Cinesiologia
A mecânica e a patomecânica do movimento humano

Cinesiologia
A mecânica e a patomecânica do movimento humano

2ª edição

Carol A. Oatis, P.T., Ph.D.
Professor
Department of Physical Therapy
Arcadia University
Glenside, Pennsylvania

e colaboradores

Título do original em inglês: *Kinesiology: The Mechanics and Pathomechanics of Human Movement*, 2nd edition.
Copyright © 2009, 2004 Lippincott Williams & Wilkins/Wolters Kluwer Health Inc., EUA. Todos os direitos reservados.
Publicado mediante acordo com Lippincott Williams & Wilkins/Wolters Kluwer Health Inc., EUA, mas sem sua participação na tradução.

Este livro contempla as regras do Novo Acordo Ortográfico da Língua Portuguesa.

Editor gestor: Walter Luiz Coutinho
Editora de traduções: Denise Yumi Chinem
Produção editorial: Priscila Mota, Renata Mello e Cláudia Lahr Tetzlaff

Tradução: Fernando Gomes do Nascimento (Capítulos 15, 20, 23, 30 e 39)

    Jerri Luiz Ribeiro (Parte inicial, capítulos 1 a 14, 16 a 19, 21 a 22, 24 a 29, 31 a 38, 40 a 48 e Índice remissivo)
    Professor Titular do Centro Universitário Metodista IPA – Rio Grande do Sul
    Coordenador do programa de pós-graduação em reabilitação e inclusão
    Doutor em ciências do movimento humano pela Universidade Federal do Rio Grande do Sul (UFRGS), com colaboração da Universidade do Porto – Portugal

Revisão de tradução e revisão de prova: Depto. editorial da Editora Manole
Adaptação de projeto gráfico e diagramação: Luargraf Serviços Gráficos Ltda. – ME
Capa: Rubens Lima

    Dados Internacionais de Catalogação na Publicação (CIP)
        (Câmara Brasileira do Livro, SP, Brasil)

    Oatis, Carol A.
        Cinesiologia : a mecânica e a patomecânica do
    movimento humano / Carol A. Oatis e colaboradores ;
    [tradução Fernando Gomes do Nascimento]. --
    2. ed. -- Barueri, SP : Manole, 2014.

        Título original: Kinesiology : the mechanics
    and pathomechanics of human movement.
    Bibliografia.
    ISBN 978-85-204-3240-2

        1. Cinesiologia 2. Locomoção humana 3. Músculos
    I. Título.

13-13452   CDD-612.76
                                NLM-WE 103

        Índices para catálogo sistemático:
    1. Cinesiologia : Biomecânica : Sistema
        musculoesquelético : Fisiologia humana :
        Ciências médicas 612.76

Nenhuma parte deste livro poderá ser reproduzida, por qualquer processo, sem a permissão expressa dos editores.
É proibida a reprodução por xerox.
A Editora Manole é filiada à ABDR – Associação Brasileira de Direitos Reprográficos.

Edição brasileira – 2014

Direitos em língua portuguesa adquiridos pela:
Editora Manole Ltda.
Avenida Ceci, 672 – Tamboré
06460-120 – Barueri – SP – Brasil
Fone: (11) 4196-6000 – Fax: (11) 4196-6007
www.manole.com.br
info@manole.com.br

Impresso no Brasil
Printed in Brazil

Nota
Os autores, os editores e os distribuidores não se responsabilizam por quaisquer erros, omissões ou consequências decorrentes da aplicação das informações contidas nesta obra, e não dão garantia, expressa ou implícita, a respeito do conteúdo da publicação. Os autores, os editores e os distribuidores se eximem da responsabilidade de quaisquer lesões e/ou danos a pessoas ou propriedades em decorrência do uso desta publicação.

*Este livro é dedicado à memória de duas pessoas que agraciaram minha vida
e cujas amizades me ampararam:*

*Marian Magee, P.T., M.S., profissional clínico-acadêmica cujo respeito pelos pacientes,
alunos e colegas pode servir como modelo para todos os profissionais.
Ela demonstrou o valor da prática interprofissional e do respeito mútuo
em suas interações diárias. E dividiu generosamente comigo sua
sabedoria, humor e amizade.*

*Steven S. Goldberg, J.D., Ph.D., educador, autor, mediador e colega.
Ele exigia muito de seus alunos e de si mesmo. Foi um colega generoso e um
amigo que escutava atentamente, oferecia conselhos sábios e criteriosos e
nunca falhava em me fazer rir.*

Sumário

Colaboradores viii
Revisores ix
Apresentação xi
Prefácio da primeira edição xii
Prefácio da segunda edição xiv
Agradecimentos xv

PARTE I: PRINCÍPIOS DA BIOMECÂNICA   1

1   Introdução à análise biomecânica 3
2   Propriedades mecânicas dos materiais 22
3   Biomecânica do osso 38
4   Biomecânica do músculo esquelético 47
5   Biomecânica da cartilagem 71
6   Biomecânica dos tendões e ligamentos 87
7   Biomecânica das articulações 106

PARTE II: CINESIOLOGIA DOS MEMBROS SUPERIORES   119

Unidade 1: O complexo do ombro 120
8   Estrutura e função dos ossos e das articulações do complexo do ombro .. 122
9   Mecânica e patomecânica da atividade muscular no complexo do ombro ... 153
10 Análise das forças sobre o complexo do ombro durante atividade 190

Unidade 2: Cotovelo 199
11 Estrutura e função dos ossos e dos elementos não contráteis do cotovelo . 200
12 Mecânica e patomecânica da atividade muscular no cotovelo 221
13 Análise das forças sobre o cotovelo durante atividade 245

Unidade 3: Punho e mão 255
14 Estrutura e função dos ossos e das articulações do punho e da mão 257
15 Mecânica e patomecânica dos músculos do antebraço 296
16 Análise das forças sobre o punho durante atividade 333
17 Mecânica e patomecânica dos tecidos conjuntivos especiais da mão 341
18 Mecânica e patomecânica dos músculos intrínsecos da mão 353
19 Mecânica e patomecânica dos movimentos de pinça e preensão palmar 372

PARTE III: CINESIOLOGIA DA CABEÇA E DA COLUNA   391

Unidade 4: Funções musculoesqueléticas na cabeça 392
20 Mecânica e patomecânica dos músculos da face e dos olhos 393
21 Mecânica e patomecânica da vocalização 414
22 Mecânica e patomecânica da deglutição 425
23 Estrutura e função das estruturas articulares da ATM 440
24 Mecânica e patomecânica dos músculos da ATM 454
25 Análise das forças sobre a ATM durante atividade 467

Unidade 5: Coluna vertebral 474
26   Estrutura e função dos ossos e das articulações da coluna cervical 475
27   Mecânica e patomecânica da musculatura cervical 494
28   Análise das forças sobre a coluna cervical durante atividade 513
29   Estrutura e função dos ossos e das articulações da coluna torácica 522
30   Mecânica e patomecânica dos músculos da coluna vertebral torácica 540
31   Sobrecargas sustentadas pela coluna torácica 558
32   Estrutura e função dos ossos e das articulações da coluna lombar 565
33   Mecânica e patomecânica dos músculos que atuam na coluna lombar 589
34   Análise das forças sobre a coluna lombar durante atividade 603
35   Estrutura e função dos ossos e das articulações da pelve 623
36   Mecânica e patomecânica da atividade muscular na pelve 657
37   Análise das forças sobre a pelve durante atividade 680

PARTE IV: CINESIOLOGIA DOS MEMBROS INFERIORES — 689

Unidade 6: Quadril 690
38   Estrutura e função dos ossos e dos elementos não contráteis do quadril 691
39   Mecânica e patomecânica da atividade muscular no quadril 709
40   Análise das forças sobre o quadril durante atividade 730

Unidade 7: Joelho 740
41   Estrutura e função dos ossos e dos elementos não contráteis do joelho 741
42   Mecânica e patomecânica da atividade muscular no joelho 770
43   Análise das forças sobre o joelho durante atividade 794

Unidade 8: Tornozelo e pé 809
44   Estrutura e função dos ossos e dos elementos não contráteis do complexo do tornozelo e do pé 810
45   Mecânica e patomecânica da atividade muscular do tornozelo e do pé 841
46   Análise das forças sobre o tornozelo e o pé durante atividade 868

PARTE V: POSTURA E MARCHA — 875

47   Características da postura normal e anormalidades posturais comuns 877
48   Características da marcha normal e fatores que a influenciam 894

Índice remissivo 921

Colaboradores da edição norte-americana

PAUL F. BEATTIE, Ph.D., P.T., OCS
Clinical Associate Professor
Program in Physical Therapy
Department of Exercise Science
School of Public Health
University of South Carolina
Columbia, SC

EMILY L. CHRISTIAN, Ph.D., P.T.
Restore Management Co, LLC
Pelham, AL

JULIE E. DONACHY, Ph.D., P.T.
Restore Management Co, LLC
Pelham, AL

Z. ANNETTE IGLARSH, P.T., Ph.D., MBA
Chair and Professor
Department of Physical Therapy
University of the Sciences in Philadelphia
Philadelphia, PA

ANDREW R. KARDUNA, Ph.D.
Assistant Professor
Department of Exercise and Movement Science
University of Oregon
Eugene, OR

MARGERY A. LOCKARD, P.T., Ph.D.
Clinical Associate Professor
Pathway to Health Professions Program
Drexel University
Philadelphia, PA

JOSEPH M. MANSOUR, Ph.D.
Professor
Department of Mechanical and Aerospace Engineering
Case Western Reserve University
Cleveland, OH

THOMAS P. MAYHEW, P.T., Ph.D.
Associate Professor and Chair
Department of Physical Therapy
School of Allied Health Professions
Virginia Commonwealth University
Richmond, VA

STUART M. McGILL, Ph.D.
Professor
Department of Spine Biomechanics
University of Waterloo
Waterloo, Canada

SUSAN R. MERCER, Ph.D., BPHTY (HON), FNZCP
Senior Lecturer
Department of Anatomy & Developmental Biology
The University of Queensland
Brisbane, Australia

PETER E. PIDCOE, P.T., D.P.T., Ph.D.
Associate Professor
Department of Physical Therapy
School of Allied Health Professions
Virginia Commonwealth University
Richmond, VA

NEAL PRATT, Ph.D., P.T.
Emeritus Professor of Rehabilitation Sciences
Drexel University
Philadelphia, PA

L. D. TIMMIE TOPOLESKI, Ph.D.
Professor
Department of Mechanical Engineering
University of Maryland, Baltimore County
Baltimore, MD

Revisores da edição norte-americana

ROSCOE C. BOWEN, Ph.D.
Associate Professor
Campbellsville University
Campbellsville, KY

BETH KIPPING DESCHENES, P.T., M.S., OCS
Clinical Assistant Professor
Department of Physical Therapy
UT Southwestern Medical Center at Dallas
Dallas, TX

JEFF LYNN, Ph.D.
Assistant Professor
Slippery Rock University
Slippery Rock, PA

CORRIE A. MANCINELLI, P.T., Ph.D.
Associate Professor
West Virginia University School of Medicine
Morgantown, WV

ROBIN MARCUS, P.T., Ph.D., OCS
Assistant Professor
University of Utah
Salt Lake City, UT

LEE N. MARINKO, P.T., OCS, FAAOMPT
Clinical Assistant Professor
Boston University
Sargent College of Health and Rehabilitative Sciences
Boston, MA

PATRICIA ANN McGINN, Ph.D., ATC, CSCS, LAT
Assistant Professor of Athletic Training
Nova Southeastern University
Ft. Lauderdale, FL

MARCIA MILLER SPOTO, P.T., D.C., OCS
Associate Professor
Nazareth College of Rochester
Rochester, NY

KEITH SPENNEWYN, M.S.
Department Head
Globe University
Minneapolis, MN

CARACTERÍSTICAS DA SEGUNDA EDIÇÃO

- Quadros sobre **Relevância clínica** permitem enfatizar a aplicabilidade das informações contidas neste livro. Essa característica foi um dos aspectos mais populares da primeira edição e pretende uma vez mais contribuir com o foco na informação e ampliação do conhecimento. Nesta edição, novos quadros de Relevância clínica foram inseridos ao longo dos capítulos, fornecendo exemplos adicionais de como um clínico pode utilizar as informações apresentadas para entender uma disfunção ou escolher uma estratégia de intervenção.

- Tabelas sobre a **Ação muscular** apresentam a discussão acerca das ações musculares de cada músculo e incluem as conclusões baseadas em evidências a respeito de cada ação. A evidência é discutida em detalhes após a tabela. Esse formato permite ao leitor identificar rapidamente quais ações relatadas são comprovadas pela evidência, o que é refutado e o que permanece controverso.

- Os quadros denominados **Examinando as forças** e **Inserção muscular** explicam e destacam os mais avançados conceitos matemáticos e apresentam informações sobre inervação e inserções musculares, respectivamente. Os quadros sobre Inserção muscular agora incluem também breves descrições de estratégias de palpação.

- **Apresentação visual nova e atualizada**, incluindo ilustrações e fotografias, foi criada e revista especificamente para esta edição.

- **Referências bibliográficas atualizadas** continuam a fornecer ao capítulo um suporte baseado em evidências atuais e direcionam o estudante para fontes adicionais de pesquisa.

Apresentação

Esta nova edição de *Cinesiologia: a mecânica e a patomecânica do movimento humano* está sendo lançada em um momento muito oportuno. Dificilmente se passa um dia sem que um artigo de jornal ou revista exalte os valores da prática de exercícios físicos como uma parte regular e de conservação da atividade diária. O exercício somente pode se tornar um hábito da vida diária se ele não causar lesão, mas qualquer programa de exercícios gera um potencial para lesão do sistema musculoesquelético. Um desafio da prática de exercícios consiste em encontrar o equilíbrio correto entre a atividade que melhora a saúde dos tecidos e aquela que pode lesioná-los. Otimizar a precisão do movimento é fundamental para obter esse equilíbrio. Um entendimento claro da precisão do movimento e de seus fatores que contribuem para essa precisão exige um conhecimento completo da cinesiologia. Na área da fisioterapia, o foco está no movimento e nas disfunções e deficiências relacionadas a ele. A cinesiologia, por sua vez, é a ciência que oferece o principal fundamento da fisioterapia.

Desde que os primeiros textos sobre cinesiologia foram publicados, a profundidade do material tem crescido imensamente. Embora o conhecimento no campo da cinesiologia, patocinesiologia e cinesiopatologia tenha aumentado substancialmente desde os primeiros textos publicados, as alterações que podem emergir a partir desse novo conhecimento nem sempre podem se refletir na prática clínica. Todos os estudantes de fisioterapia estudam a cinesiologia durante a graduação, mas a informação geralmente não é retida para a aplicação na clínica, nem é expandida por meio de estudos adicionais. A ênfase no desempenho funcional, movida em parte por critérios de compensação, tem desvirtuado a busca pela melhora na profundidade do conhecimento das deficiências subjacentes ao comprometimento do desempenho. Da mesma forma, o foco nas técnicas de tratamento aplicadas aos diversos problemas, sem a devida atenção à disfunção de movimento subjacente ou aos efeitos das técnicas, compromete o cuidado ao paciente e o estado da profissão. *Cinesiologia: a mecânica e a patomecânica do movimento humano* é um excelente exemplo da amplitude e profundidade da expansão do conhecimento cinesiológico, bem como da aplicação clínica desse conhecimento. Os especialistas em reabilitação serão extremamente beneficiados com a leitura desta obra, uma vez que as informações mais importantes de que necessitam estão nela disponíveis.

Atualmente, coloca-se uma forte ênfase sobre a prática baseada em evidências. Pode levar muito tempo para que uma pequena porcentagem de nossos procedimentos de tratamento alcance o nível 3 de evidência, e toda evidência é apenas a melhor disponível nesse determinado momento. Nos campos da fisioterapia, da terapia ocupacional e do treinamento esportivo, a evidência para os melhores tratamentos e métodos utilizados, quando o objetivo é o movimento de uma pessoa, irá se alterar à medida que ela é necessária aos tratamentos médicos para o metabolismo, sistema cardiopulmonar ou condições neurológicas. A melhora do diagnóstico e do tratamento de qualquer sistema do corpo humano é baseada no aumento da compreensão de mecanismos e da patofisiologia. Portanto, é preciso continuar a busca pela compreensão dos mecanismos relacionados a qualquer sistema corporal que os terapeutas, treinadores e instrutores de exercícios objetivem durante seus atendimentos, especialmente os sistemas envolvidos no movimento e suas disfunções ou deficiências.

Este livro é de fato único em sua abordagem completamente baseada em pesquisas e fornece evidências convincentes para desbancar teorias ultrapassadas e imprecisas. Essa abordagem científica para a aplicação clínica da biomecânica significa que as informações contidas nesta obra são particularmente importantes para qualquer pessoa envolvida na especialidade da reabilitação.

Tive muitas oportunidades de interagir com terapeutas e treinadores no mundo todo e fiquei perplexo ao constatar que poucos possuem um conhecimento sólido da cinesiologia básica, bem como uma compreensão do ritmo escapuloumeral, da amplitude de movimento lombar e dos determinantes da marcha. Em associação a essa carência, existe uma deficiência na capacidade de observar o movimento e de reconhecer desvios e variações sutis dos padrões normais. Atribuo isso tanto a uma ênfase em técnicas passivas como à falta de um sólido conhecimento básico acerca do desenvolvimento de programas de exercícios.

Esta obra é uma fonte valiosa para quem deseja estar à frente dos demais. Os fisioterapeutas devem demonstrar claramente que são especialistas em movimento e no diagnóstico de disfunções do movimento, e o conteúdo deste livro é essencial para adquirir o nível de *habilidade* exigido. Os fundamentos da cinesiologia estão todos presentes nesta obra, que traz também os tópicos básicos de biomecânica dos tecidos bem explicados por especialistas da área. As especificidades das ações musculares e a base biomecânica dessas ações, bem como a cinética e a cinemática para cada região do corpo, são analisadas e bem descritas. Os textos apresentados são ideais tanto para leitores que estão interessados em adquirir um conhecimento básico e introdutório como para aqueles que desejam ampliar sua compreensão da cinesiologia com foco específico na biomecânica. Na seleção dos autores para cada capítulo, a dra. Oatis fez boas escolhas; cada especialista forneceu uma apresentação excelente e relevante da cinesiologia normal e anormal. *Cinesiologia: a mecânica e a patomecânica do movimento humano* constitui uma referência imprescindível para todos os estudantes e profissionais da área de fisioterapia, bem como para outros especialistas da reabilitação e todos aqueles que desejam obter o conhecimento dos aspectos biomecânicos do sistema do movimento humano.

Shirley Sahrmann, P.T., Ph.D., FAPTA
Professor of Physical Therapy
Departments of Physical Therapy, Neurology,
Cell Biology, and Physiology
Washington University School of Medicine – St. Louis
St. Louis, Missouri

Prefácio da primeira edição

Um clínico que atua na área de reabilitação trata pacientes com diversas e variadas desordens, e geralmente os objetivos da intervenção incluem a melhora da capacidade de locomoção do indivíduo.[1] Os fisioterapeutas previnem, identificam, avaliam e corrigem ou amenizam as disfunções do movimento.[3] De forma semelhante, os terapeutas ocupacionais trabalham para restaurar ou otimizar "ações intencionais". A otimização do movimento e de ações intencionais, bem como o tratamento das desordens do movimento, exigem uma base sólida em **cinesiologia**, que consiste no estudo científico do movimento do corpo humano ou de suas partes.

Para avaliar e tratar de forma eficaz as desordens do movimento, os clínicos devem focar em duas questões principais: o que é necessário para realizar o movimento e quais os efeitos que o movimento produz no indivíduo? Este livro auxiliará o leitor a desenvolver o conhecimento e a aperfeiçoar as habilidades que lhe permitirão responder a essas questões.

Dois fatores gerais determinam o movimento de uma estrutura: a composição dessa estrutura e as forças aplicadas sobre ela. Um princípio central na cinesiologia é que a forma ou formato de uma estrutura biológica é diretamente influenciada por sua função. De fato, a relação entre movimento, estrutura e força é multidirecional. Trata-se de uma relação interdependente complexa na qual a estrutura influencia um movimento do corpo; este movimento afeta a força aplicada na estrutura; e as forças, por sua vez, influenciam a estrutura (ver figura abaixo). Por exemplo, a *estrutura* única da articulação tibiofemoral produz um *movimento* tridimensional complexo do joelho, que leva a padrões de sobrecarga intrincados (*forças*) sobre a tíbia e o fêmur capazes de contribuir para *alterações estruturais* e para osteoartrite em um estágio avançado da vida. De forma semelhante, o tipo de movimento ou função e sua intensidade influenciam as forças sustentadas em cada região, que por sua vez alteram a estrutura. Por exemplo, à medida que os músculos hipertrofiam com o exercício e a atividade, eles estimulam o crescimento ósseo e seus locais de inserção; indivíduos fisicamente ativos tendem a possuir esqueletos mais robustos do que pessoas inativas.

A função é interdependente entre estrutura, força e movimento; portanto, essa estrutura afeta tanto as forças como os seus movimentos. De forma semelhante, as forças sobre uma estrutura influenciam a própria estrutura e o movimento. Finalmente, o movimento influencia tanto a estrutura como as forças sustentadas por ela.

Uma estrutura anormal produz movimentos anormais e forças anormais sobre a estrutura, contribuindo para alterações adicionais na própria estrutura. A anteversão excessiva do quadril, por exemplo, leva a deformações de torção do joelho, que podem contribuir para padrões de carga anormais no quadril e também no joelho ou no pé, levando finalmente à dor e à disfunção. O clínico precisa entender essas inter-relações para elaborar e direcionar as intervenções utilizadas a fim de restaurar ou otimizar o movimento humano.

Uma compreensão da relação entre estrutura, força e movimento exige uma imagem detalhada da estrutura de uma região, assim como o domínio das leis básicas do movimento e das propriedades materiais básicas dos tecidos que fazem parte do sistema musculoesquelético. Os objetivos deste livro são:

- Fornecer uma análise detalhada das estruturas do sistema musculoesquelético dentro de regiões funcionais individuais.
- Discutir como as estruturas afetam a função dentro de cada região.
- Analisar as forças sustentadas na região durante a função.

Este livro ajudará o leitor a reconhecer as relações entre forma e função e entre estruturas anormais e disfunção. Essa base teórica deve levar a uma melhor avaliação e a abordagens otimizadas de intervenção para disfunções do movimento.

Foi empregada a terminologia padrão do cuidado em saúde para descrever os elementos das incapacidades com base na classificação da função desenvolvida pela Organização Mundial da Saúde (OMS) e outras. Nesse esquema de classificação, um processo de doença, ou **patologia**, altera um tecido que, ao modificar a função da estrutura, produz uma deficiência. A deficiência pode causar uma dificuldade individual de executar uma tarefa ou atividade, produzindo uma **limitação da atividade** ou **disfunção.** Quando a disfunção altera a capacidade do indivíduo de participar das funções da vida diária, ele apresenta uma **restrição de participação** ou uma **incapacidade**.[2,4]

Embora a melhora da atividade e da participação seja geralmente o principal objetivo da reabilitação, o modelo de doença da OMS fornece uma visão de como os clínicos podem melhorar a função não somente pela intervenção direta na disfunção, mas também trabalhando com as deficiências subjacentes. Ao compreender a estrutura detalhada e o movimento preciso de uma região anatômica, o clínico adquire as ferramentas para identificar as deficiências e sua influência na função e também as intervenções que foquem

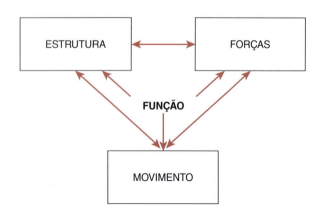

no mecanismo que produziu a disfunção. Este livro permite ao leitor examinar a estrutura e a função normais e então considerar as deficiências que resultam das alterações na estrutura anatômica, gerando respostas sobre as disfunções que podem ocorrer. Por exemplo, ao compreender o ritmo glenoumeral normal do ombro, o clínico pode avaliar as consequências de uma escápula instável durante a elevação do braço sobre o tronco e desenvolver estratégias que melhorem a função.

As necessidades individuais de cada leitor variam, e este livro foi elaborado para permitir que o utilizem da maneira que melhor as satisfaça. A Parte I apresenta os princípios da biomecânica e as propriedades dos materiais, e então examina as propriedades dos principais tecidos que compõem o sistema musculoesquelético: osso, músculo, cartilagem e tecido conjuntivo denso. Esses capítulos são baseados nos fundamentos da biomecânica para examinar o movimento humano. As Partes II a IV exploram o movimento de cada região anatômica, investigando a estrutura detalhada dos ossos, articulações e músculos naquela região e examinando como suas estruturas influenciam seu movimento. A capacidade da região de sustentar as forças geradas durante movimentos e função também é explorada nas Partes II a IV. Finalmente, a Parte V abrange movimentos mais globais, ou do corpo todo, especificamente a postura e a locomoção.

Discussões detalhadas das forças sobre as articulações são apresentadas em capítulos separados para que os leitores possam buscar essas informações quando precisarem delas. Ainda que muitos leitores estejam interessados em aprofundar as análises matemáticas utilizadas para determinar as forças sobre as estruturas articulares, outros não sentirão grande necessidade de estudar esse detalhe. Os cálculos reais são separados em quadros que acompanham os capítulos. As conclusões baseadas nos cálculos estão contidas no texto dos capítulos para que os leitores possam lê-los e assimilar a informação essencial retornando para as análises específicas conforme desejado.

Neste livro, as conclusões acerca da estrutura, função e disfunção são baseadas nas melhores evidências disponíveis, e cada capítulo é amplamente baseado em referências tanto de fontes clássicas como de recentes. Acredito que o clínico estará mais bem equipado para avaliar a prática atual e desbancar crenças antigas se tiver acesso às fontes clássicas que estabeleceram um conceito e às evidências mais atuais que confirmam ou refutam impressões de senso comum. Ao longo desta obra, crenças clínicas comuns que não possuem fundamentação por meio de fortes evidências (ou que são de fato refutadas) são explicitamente identificadas para que o leitor possa aprimorar sua habilidade de ceticismo saudável e desenvolver a prática de exigir a evidência para comprovar um conceito. O livro também observa onde a evidência é escassa ou inconclusiva ou quando a conclusão é a opinião do autor. Em cinesiologia, um fundamento fortemente baseado em evidência também ajuda a desenvolver acadêmicos clínicos que possam contribuir para nossa compreensão do movimento e da disfunção do movimento por meio da observação criteriosa e sistemática e para o registro de fenômenos clínicos. Apesar do comentário feito há muito tempo por um colega da graduação de que "não há mais nada a aprender em anatomia geral", ainda existe muito a ser aprendido em anatomia funcional e cinesiologia.

Hoje alguém pode descobrir os erros de ontem e obter amanhã uma nova luz sobre aquilo que parecia certo hoje.

(Oração de Maimônides)

Referências bibliográficas

1. Guide to Physical Therapy Practice, 2nd ed. Phys Ther 2001; 81: 6–746.
2. Nagi SZ: An epidemiology of disability among adults in the United States. Milbank Mem Fund Q Health Soc 1976; 54: 439–467.
3. Sahrmann SA: Moving precisely? Or taking the path of least resistance? Twenty-ninth Mary McMillan Lecture. Phys Ther 1998; 78: 1208–1218.
4. www3.who.int/icf/icftemplate.cfm?myurlintroduction.html%20&mytitle=Introduction

Prefácio da segunda edição

Os objetivos de *Cinesiologia: a mecânica e a patomecânica do movimento humano* foram articulados no Prefácio da primeira edição e não se alteraram nesta nova edição. São eles:

- Fornecer uma análise detalhada das estruturas do sistema musculoesquelético em regiões funcionais individuais.
- Discutir como as estruturas afetam a função em cada região.
- Analisar as forças sustentadas em cada região durante a função.

Se os objetivos deste livro permanecem os mesmos, qual é o propósito de uma segunda edição? Existe uma razão convincente para produzi-la? Uma vez que considerei essas questões, relembro a conclusão do Prefácio da primeira edição, a Oração de Maimônides. Essa prece aponta para o ímpeto desta nova edição:

Hoje alguém pode descobrir os erros de ontem e obter amanhã uma nova luz sobre aquilo que parecia certo hoje.

(Oração de Maimônides)

Uma nova edição gera a oportunidade de corrigir "os erros de ontem" e oferecer sugestões de onde procurar por uma "nova luz" amanhã. O principal objetivo desta 2ª edição é assegurar que ela reflita o conhecimento mais recente das ciências da cinesiologia e da biomecânica. Os colaboradores dos capítulos revisaram a literatura e os atualizaram nas partes em que isso foi necessário. Novos conhecimentos e áreas emergentes de estudo ou controvérsia também foram identificados explicitamente. Esses acréscimos irão auxiliar o leitor na busca pelos princípios que fundamentam e guiam a melhor prática nos campos da reabilitação e do exercício.

O segundo objetivo da revisão foi desenvolver as fortes relações clínicas disponíveis desde a primeira edição. Fornecemos exemplos adicionais das inter-relações entre estrutura, força e movimento e seus efeitos sobre a função (como descrito no Prefácio da primeira edição). Uma compreensão clara e consistente da interdependência desses fatores permite aos profissionais reconhecer movimentos anormais e buscar e identificar sistematicamente a patomecânica subjacente. Reconhecendo os mecanismos subjacentes, os profissionais estarão aptos para intervir no nível do mecanismo a fim de normalizar ou remediar a disfunção. Uma forma de demonstrar essas relações e melhorar a aplicabilidade das informações contidas neste livro é representada pelos quadros de Relevância clínica. Foram acrescentados novos quadros desse tipo ao longo do livro para fornecer exemplos mais diretos de como estrutura, função e forças afetam o movimento, demonstrando caminhos pelos quais um clínico pode utilizar as informações deste livro para compreender uma disfunção ou escolher uma estratégia de intervenção.

Atualizar o conteúdo para refletir novas informações e pesquisa e prática atuais também nos ajudou a construir essas conexões clínicas. Embora tenha havido poucas alterações nos princípios da biomecânica abordados no Capítulo 1, o dr. Karduna esclareceu certos aspectos da análise. Os drs. Topoleski e Mansour reorganizaram seus capítulos sobre as propriedades básicas dos materiais (Cap. 2) e sobre as propriedades dos ossos e cartilagens (Caps. 3 e 5) e adicionaram exemplos clínicos para auxiliar os leitores a perceberem as conexões entre os princípios da engenharia e as questões clínicas importantes para os profissionais. A dra. Lockard incluiu evidências emergentes acerca das respostas dos tecidos às atividades captadas de novas pesquisas tecnológicas (Cap. 6). Os drs. Pidcoe e McGill reorganizaram seus capítulos para ajudar os leitores a utilizar as informações e compreender a evidência (Caps. 27, 33 e 34). O dr. McGill também atualizou e abordou algumas questões contemporâneas. Os drs. Beattie e Christian revisaram a literatura para assegurar que seus capítulos refletissem uma compreensão baseada nas evidências científicas atuais (Caps. 32, 35 e 36).

O objetivo final de produzir uma segunda edição foi fornecer ilustrações dinâmicas dos princípios e conceitos apresentados neste livro. O formato dos capítulos que abordam músculos de regiões específicas também foi levemente modificado. Essas alterações ajudarão o leitor a reconhecer rapidamente a força da evidência que sustenta as ações musculares identificadas. As ações de cada músculo agora são apresentadas no formato de tabela, o que inclui as conclusões baseadas em evidências acerca de cada região.

Essas modificações foram feitas porque acredito firmemente que as pessoas com desordens musculoesqueléticas ou aquelas que desejam otimizar suas funções normais precisam da sabedoria e do acompanhamento de indivíduos que possuam uma compreensão clara, baseada em evidências, acerca da estrutura e função musculoesqueléticas, e tenham um domínio dos princípios da biomecânica, bem como a capacidade de observar e documentar o movimento. Esta nova edição pretende ajudar a melhorar ainda mais a capacidade dos especialistas do exercício e da reabilitação no cumprimento de seu papel.

Carol A. Oatis

Agradecimentos

A finalização desta segunda edição exigiu o trabalho e comprometimento de diversas pessoas. Revisar os capítulos costuma ser menos "divertido" do que escrever o texto original. Gostaria de agradecer aos autores colaboradores por assumirem o projeto com vontade e entusiasmo. Seus esforços para identificar alterações no conhecimento ou na perspectiva ajudaram a assegurar que este livro permanecesse na vanguarda da cinesiologia. Agradeço também aos colaboradores dos capítulos sobre regiões funcionais que também avaliaram e revisaram seus capítulos conforme necessário.

Uma ampla equipe da Lippincott Williams & Willkins forneceu um valioso suporte administrativo, técnico e de desenvolvimento ao longo do projeto. Peter Sabatini, editor de aquisições, ajudou na articulação dos meus objetivos para o projeto e me deu liberdade e suporte para assumir novas abordagens. Andrea Klingler, gerente editorial, foi paciente, persistente e entusiasmada – tudo isso geralmente ao mesmo tempo! Ela me manteve nos prazos enquanto acolhia simultaneamente desafios instigantes com os quais nos deparávamos. Gostaria de agradecer também a todas as pessoas que foram fotografadas e filmadas, incluindo estudantes e pessoas com deficiências físicas, que participaram com entusiasmo para que outros pudessem aprender.

Estou em débito com três pessoas que forneceram conhecimento clínico, assistência técnica e organizacional e suporte moral durante a produção desta obra: Amy Miller, D.P.T., Marianne Adler, P.T., e Michele Stake, M.S., D.P.T.. Amy auxiliou com a montagem das EMGs e monitorou tais atividades. Seu conhecimento de EMG e cinesiologia foi muito valioso. Além disso, seu entusiasmo em relação a todo o projeto foi um suporte constante. Michele Stake coordenou o programa fotográfico, do encontro e agendamento dos pacientes até a ajuda no sentido de dirigir cada foto e assegurar que a fotografia contasse a história desejada. Sem o comprometimento dessas mulheres ao projeto e suas amizades, eu não teria concluído o trabalho.

Tive a incrível sorte de trabalhar novamente com Kim Battista, a talentosa artista que criou a arte gráfica da primeira edição. Ela contribuiu com nova arte na mesma habilidade e espírito artístico da primeira edição. Da mesma maneira, Gene Smith, o fotógrafo da primeira edição, trabalhou comigo novamente para criar novas fotografias que, como na primeira edição, "contam a história". Esses dois profissionais juntos criaram as imagens que tornaram vivas a cinesiologia e a biomecânica. Jennifer Clements, diretora de arte, orientou todo o programa de arte e coordenou a produção de arte nova e revisada. Ela foi maravilhosamente paciente e receptiva aos pequenos "ajustes" que solicitamos para otimizar o programa de arte.

Sou grata a Jon McCaffrey, D.P.T., que forneceu a ajuda essencial de localizar as referências e realizar a revisão das provas, além de oferecer sugestões editoriais úteis, e a Luis Lopez, S.P.T., que exerceu um papel central na produção do manuscrito final. Novamente agradeço ao Departamento de Fisioterapia e à Arcadia University pelo apoio durante esse processo. Agradeço especialmente pelo suporte fornecido por Margaret M. Fenerty, Esq., que acolheu todos os meus receios, tolerou meu estresse e encorajou meus esforços.

Finalmente, gostaria de agradecer a todos os alunos e colegas que utilizaram a primeira edição e deram retorno criativo e valiosas sugestões informadas nesta nova edição. Eles ajudaram a identificar erros, ofereceram novas ideias e gentilmente relataram o que funcionou. Espero receber novas ideias e sugestões a partir desta segunda edição.

PARTE I

Princípios da biomecânica

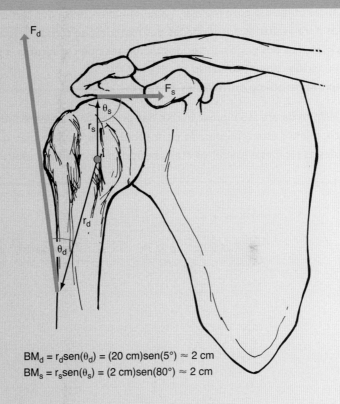

$BM_d = r_d \text{sen}(\theta_d) = (20 \text{ cm})\text{sen}(5°) \approx 2 \text{ cm}$
$BM_s = r_s \text{sen}(\theta_s) = (2 \text{ cm})\text{sen}(80°) \approx 2 \text{ cm}$

Capítulo 1 Introdução à análise biomecânica
Capítulo 2 Propriedades mecânicas dos materiais
Capítulo 3 Biomecânica do osso
Capítulo 4 Biomecânica do músculo esquelético
Capítulo 5 Biomecânica da cartilagem
Capítulo 6 Biomecânica dos tendões e ligamentos
Capítulo 7 Biomecânica das articulações

PARTE I

Esta parte introduz o leitor aos princípios básicos utilizados ao longo deste livro para compreender a estrutura e a função do sistema musculoesquelético. A biomecânica é o estudo dos sistemas biológicos pela aplicação das leis da física. O intuito desta parte é revisar os princípios e as ferramentas da análise mecânica e descrever o comportamento mecânico dos tecidos e as unidades estruturais que compõem o sistema musculoesquelético. Os objetivos específicos desta parte são:

- Revisar os princípios que formam os fundamentos da análise biomecânica para corpos rígidos
- Revisar as abordagens matemáticas utilizadas para realizar a análise biomecânica dos corpos rígidos
- Examinar os conceitos utilizados para avaliar as propriedades dos materiais de corpos deformáveis
- Descrever as propriedades dos materiais dos principais tecidos biológicos que constituem o sistema musculoesquelético: osso, músculo, cartilagem e tecido conjuntivo denso
- Revisar os componentes e comportamentos de articulações complexas

Ao obter o conhecimento dos princípios da análise biomecânica e das propriedades biomecânicas dos principais tecidos do sistema musculoesquelético, o leitor estará preparado para aplicá-los em cada região do corpo para entender a mecânica do movimento normal dessas regiões e avaliar os efeitos dos danos na patomecânica do movimento.

CAPÍTULO 1

Introdução à análise biomecânica

Andrew R. Karduna, ph.D.

SUMÁRIO

Revisão de matemática ... 4
    Unidades de medida ... 4
    Trigonometria ... 4
    Análise de vetores ... 5
    Sistemas de coordenadas ... 7
Forças e momentos ... 8
    Forças ... 8
    Momentos ... 8
    Forças musculares ... 10
Estática ... 11
    Leis de Newton ... 11
    Solucionando problemas ... 11
    Problemas musculoesqueléticos simples ... 12
    Problemas musculoesqueléticos avançados ... 14
Cinemática ... 17
    Movimento rotacional e translacional ... 17
    Deslocamento, velocidade e aceleração ... 18
Cinética ... 18
    Forças inerciais ... 18
    Trabalho, energia e potência ... 20
    Fricção ... 20
Resumo ... 21

Apesar de o corpo humano ser um sistema biológico complexo inacreditável composto por trilhões de células, ele está sujeito às mesmas leis fundamentais da mecânica que governam as estruturas plásticas e os metais simples. O estudo da resposta dos sistemas biológicos às forças mecânicas é chamado de biomecânica. Embora não tenha sido reconhecida como uma disciplina formal até o século XX, a biomecânica foi estudada por personalidades como Leonardo da Vinci, Galileu Galilei e Aristóteles. A aplicação da biomecânica ao sistema musculoesquelético levou ao melhor entendimento tanto da função como da disfunção articular, resultando no aperfeiçoamento do modelo de equipamentos para tratamento como sistemas de artroplastia articular e ortostáticos. Além disso, os conceitos básicos da biomecânica musculoesquelética são importantes para clínicos como cirurgiões ortopédicos, fisioterapeutas e terapeutas ocupacionais.

A biomecânica é frequentemente referida como a ligação entre estrutura e função. Embora seja comum um terapeuta avaliar um paciente a partir de uma perspectiva cinesiológica, ela normalmente não é prática ou necessária para realizar uma análise biomecânica completa. Entretanto, é preciso ter amplo conhecimento da biomecânica e da anatomia para entender como o sistema musculoesquelético funciona. A biomecânica também pode ser útil na avaliação crítica de avaliações e tratamentos atuais ou novos propostos para pacientes. Finalmente, um conhecimento básico da biomecânica é necessário para entender algumas das terminologias associadas com a cinesiologia (p. ex., torque, momento, braços de momento).

Os objetivos deste capítulo são:

- Revisar alguns dos princípios matemáticos básicos usados na biomecânica
- Descrever forças e momentos
- Discutir os princípios da análise estática
- Apresentar os conceitos básicos na cinemática e na cinética

A análise é restrita ao estudo dos corpos rígidos. Corpos deformáveis são discutidos nos Capítulos 2 a 6. O conteúdo deste capítulo é uma referência importante para os capítulos de análise de força ao longo do livro.

Revisão de matemática

Esta seção pretende revisar alguns conceitos matemáticos básicos usados na biomecânica. Ainda que o leitor esteja familiarizado com este assunto, pode ser útil revisá-la.

Unidades de medida

Nunca é demais ressaltar a importância de incluir as unidades com as medidas. Estas devem ser acompanhadas pela unidade para que tenham um significado físico. Algumas vezes, existem situações em que determinadas unidades são presumidas. Nos Estados Unidos, se um clínico pergunta para um paciente a sua altura e a resposta é "5-6", é razoável assumir que o paciente tem 5 pés e 6 polegadas de altura (cerca de 1,70m). Entretanto, essa interpretação seria imprecisa se o paciente estivesse na Europa, onde o sistema métrico é utilizado. Também há situações em que a falta de uma unidade torna o número completamente inútil. Se for solicitada ao paciente uma série de exercícios por dois, ele não saberá se isso significa 2 dias, 2 semanas, 2 meses ou até mesmo 2 anos.

As unidades utilizadas na biomecânica podem ser divididas em duas categorias. Primeiro, existem as quatro **unidades fundamentais** de comprimento, massa, tempo e temperatura, que são definidas com base nos padrões aceitos universalmente. Todas as outras unidades são consideradas **unidades derivadas** e podem ser definidas nos termos das unidades fundamentais. Por exemplo, a velocidade é igual à distância divida pelo tempo e força é igual à massa multiplicada pela distância dividida pelo tempo ao quadrado. Uma lista de unidades necessárias para a biomecânica se encontra na Tabela 1.1.

Trigonometria

Como os ângulos são tão importantes na análise do sistema musculoesquelético, a trigonometria constitui uma ferramenta biomecânica muito útil. A unidade aceita para a medida de ângulos na clínica é o grau. Existem 360° em um círculo. Se considerarmos somente uma parte de um círculo, então o ângulo formado é uma fração de 360°. Por exemplo, um quarto de círculo significa um ângulo de 90°. Apesar de, em geral, a unidade grau ser adotada neste livro, os ângulos também podem ser descritos em radianos. Uma

TABELA 1.1 Unidades utilizadas na biomecânica

Medida	Métrica	Unidade inglesa	Conversão
Distância	metro (m)	pé (ft)	1 ft = 0,3048 m
Massa	quilograma (kg)	*slug*	1 *slug* = 14,59 kg
Tempo	segundo (s)	segundo (s)	1 s = 1 s
Temperatura	Celsius (°C)	Fahrenheit (°F)	°F = (9/5) × °C + 32°
Força	newton (N = kg × m/s^2)	libra (lb = *slug* × ft/s^2)	1 lb = 4,448 N
Pressão	pascal (Pa = N/m^2)	libras por polegada ao quadrado (psi = lb/in^2)	1 psi = 6895 Pa
Energia	joule (J = N × m)	pé-libras (ft-lb)	1 ft-lb = 1,356 J
Potência	watt (W = J/s)	cavalos (hp)	1 hp = 7457 W

vez que existem 2π radianos em um círculo, existem 57,3° por radiano. Quando se utiliza uma calculadora, é importante determinar se ela está configurada para usar graus ou radianos. Além disso, alguns programas de computador, como *Microsoft Excel*, utilizam radianos para realizar cálculos trigonométricos.

As funções trigonométricas são muito úteis na biomecânica para calcular as forças de seus componentes por meio da relação entre os ângulos e as distâncias em um triângulo retângulo (um triângulo que contém um ângulo de 90°). A mais básica dessas relações (**seno, cosseno** e **tangente**) está ilustrada na Figura 1.1A. Uma mnemônica simples para ajudar a relembrar essas relações é a **sohcahtoa** - seno é o cateto **o**posto divido pela **h**ipotenusa, cosseno é o cateto **a**djacente dividido pela **h**ipotenusa e tangente é o cateto **o**posto dividido pelo cateto **a**djacente. Embora a maioria das calculadoras possa ser usada para calcular essas funções, alguns valores importantes valem a pena ser relembrados:

$$\text{sen}(0°) = 0, \text{sen}(90°) = 1 \quad \text{(Equação 1.1)}$$

$$\cos(0°) = 1, \cos(90°) = 0 \quad \text{(Equação 1.2)}$$

$$\tan(45°) = 1 \quad \text{(Equação 1.3)}$$

Além disso, o Teorema de Pitágoras afirma que para um triângulo retângulo, a soma dos quadrados dos catetos que formam o ângulo retângulo é igual ao quadrado da hipotenusa (Fig. 1.1A). Apesar de menos utilizadas, existem também equações relacionadas a ângulos e comprimento dos catetos para triângulos que não possuem um ângulo reto (Fig. 1.1B).

Análise de vetores

Os parâmetros biomecânicos podem ser representados por medidas **escalares** ou **vetoriais**. Uma escala é simplesmente representada por sua magnitude. Massa, tempo e distância são exemplos de medidas escalares. Um vetor é geralmente descrito por **magnitude** e **orientação**. Além disso, uma descrição completa de um vetor também inclui sua **direção** (ou **sentido**) e **ponto de aplicação**. Forças e momentos são exemplos de medidas vetoriais. Considere a situação de um homem de 60 kg sentado em uma cadeira por 10 segundos. A força que seu peso está exercendo na cadeira é representada por um vetor com magnitude (60 kg), orientação (vertical), direção (para baixo) e ponto de aplicação (o assento da cadeira). Entretanto, o tempo gasto na cadeira é uma medida escalar e pode ser representado por sua magnitude (10 segundos).

Para evitar confusão, ao longo do texto, notações em negrito são utilizadas para distinguir os vetores (**A**) das medidas escalares (B). Notações alternativas para vetores encontradas na literatura (e nas salas de aulas, onde é difícil colocar letras em negrito) incluem letras sublinhadas ($\underline{A}$), linhas sobre as letras ($\overline{A}$) ou uma seta sobre a letra $\vec{A}$. A **magnitude** de um determinado vetor (**A**) é representada pela mesma letra, mas sem negrito (A).

Sem dúvida, o uso mais comum dos vetores na biomecânica é para representar forças, como musculares, de reação articular e de resistência. Esses vetores podem ser representados graficamente com a utilização de uma linha com uma seta na extremidade (Fig. 1.2A). O comprimento da linha representa sua magnitude, a posição angular da linha sua orientação, a extremidade com a seta sua direção, e o local da linha no espaço seu ponto de aplicação. De forma alternativa, esse mesmo vetor pode ser representado matematicamente com o uso de **coordenadas polares** ou a **resolução de componentes**. As coordenadas polares representam diretamente a magnitude

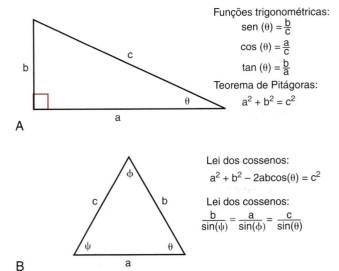

Figura 1.1 Relações trigonométricas básicas. Estas são algumas das relações trigonométricas básicas úteis para a biomecânica. **A.** Triângulo retângulo. **B.** Triângulo equilátero.

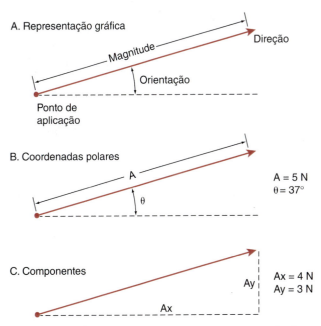

Figura 1.2 Vetores. **A.** Em geral, um vetor possui magnitude, orientação, ponto de aplicação e direção. Algumas vezes o ponto de aplicação não é especificamente indicado na figura. **B.** Representação de coordenada polar. **C.** Representação de componente.

e a orientação do vetor. Nessas coordenadas, o mesmo vetor poderia ser 5N a 37° a partir da horizontal (Fig 1.2B). Com os componentes, o vetor é calculado pelas suas contribuições relativas a partir dos eixos. Neste exemplo, o vetor **A** é calculado a partir de seus componentes: $A_X = 4N$ e $A_Y = 3N$ (Fig. 1.2C). Normalmente, é útil dividir os vetores em seus componentes que estão alinhados com direções anatômicas. Por exemplo, os eixos x e y podem corresponder às direções superior e anterior, respectivamente. Apesar de as representações gráficas serem úteis por questões de visualização, as representações analíticas são mais convenientes quando se adicionam e multiplicam vetores.

Observe que a direção (para cima e para a direita) do vetor também está incorporada nessa informação. Um vetor com a mesma magnitude e orientação daquele representado na Figura 1.2C, mas com a direção oposta (para baixo e para a esquerda), é representado por $A_x = -4N$ e $A_y = -3N$, ou 5N a 217°. A descrição da informação do ponto de aplicação é discutida mais adiante neste capítulo.

Adição de vetores

Quando se estuda a biomecânica musculoesquelética, é comum ter mais de uma força a considerar. Por isso, é importante entender como trabalhar com mais de um vetor. Quando se adiciona ou subtrai dois vetores, existem propriedades importantes a considerar. A adição de vetores é cumulativa:

$$\mathbf{A} + \mathbf{B} = \mathbf{B} + \mathbf{A} \quad \text{(Equação 1.4)}$$

$$\mathbf{A} - \mathbf{B} = \mathbf{A} + (-\mathbf{B}) \quad \text{(Equação 1.5)}$$

A adição de vetores também é associativa:

$$\mathbf{A} + (\mathbf{B} + \mathbf{C}) = (\mathbf{A} + \mathbf{B}) + \mathbf{C} \quad \text{(Equação 1.6)}$$

Ao contrário das escalares, que podem ser somadas juntas, tanto a magnitude quanto a orientação de um vetor devem ser levados em conta. O procedimento detalhado para adicionar dois vetores (**A + B = C**) é mostrado no Quadro 1.1 para as representações gráficas, as coordenadas polares e a componente. A representação gráfica utiliza o método "ponta à cauda". O primeiro passo é desenhar o primeiro vetor, **A**. Depois o segundo vetor, **B**, é desenhado de maneira que a cauda fique junto à ponta do primeiro vetor. O vetor que representa a soma desses dois vetores (**C**) é obtido conectando a cauda do vetor **A** e a ponta do vetor **B**. Como a adição de vetores é cumulativa, a mesma solução poderia ter sido obtida se **B** fosse o primeiro vetor. Quando se usa coordenadas polares, os vetores são desenhados como no método gráfico e, então, a lei dos cossenos é utilizada para determinar a magnitude de **C** e a lei dos senos, para determinar a direção de **C** (ver Fig. 1.1 para as definições dessas leis).

Para o método de resolução de componentes, cada vetor é dividido em seus respectivos componentes x e y, que representam a magnitude do vetor naquela direção. Os componentes x e y são somados:

$$C_x = A_x + B_x \quad \text{(Equação 1.7)}$$

$$C_y = A_y + B_Y \quad \text{(Equação 1.8)}$$

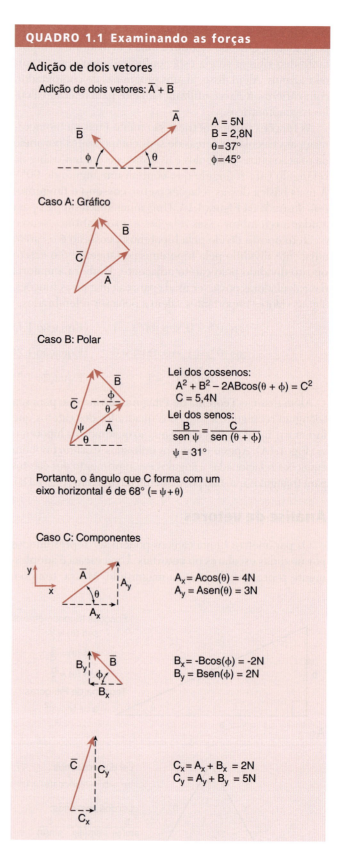

QUADRO 1.1 Examinando as forças

Adição de dois vetores

O vetor **C** pode ser referido nos termos de seus componentes, C_x e C_y, ou convertido em magnitude, C, com o teorema de Pitágoras, e orientação θ, com trigonometria. Esse método é o mais eficiente dos três apresentados e é utilizado ao longo do texto.

Multiplicação de vetores

A multiplicação de um vetor por uma escala é relativamente simples. Em essência, cada componente do vetor é multiplicado individualmente pela escala, resultando em outro vetor. Por exemplo, se o vetor na Figura 1.2 for multiplicado por 5, o resultado será $A_x = 5 \times 4N = 20N$ e $A_y = 5 \times 3N = 15N$. Outra forma de multiplicação de vetores é o **produto cruzado**, no qual dois vetores são multiplicados juntos, resultando em outro vetor ($\mathbf{C} = \mathbf{A} \times \mathbf{B}$). A orientação de **C** é mutuamente perpendicular a **A** e **B**. A magnitude de C é calculada como $C = A \times B \times \operatorname{sen}(\theta)$, em que θ representa o ângulo entre A e B e $\times$ denota multiplicação escalar. Essas relações estão ilustradas na Figura 1.3. O produto cruzado é utilizado para calcular torques articulares mais adiante neste capítulo.

Sistemas de coordenadas

Uma análise tridimensional é necessária para uma representação completa do movimento humano. Tais análises exigem um sistema de coordenadas, que em geral é composto por eixos alinhados anatomicamente: medial/lateral (ML), anterior/posterior (AP) e superior/inferior (SI). Normalmente é conveniente realizar apenas uma análise bidimensional, ou planar, na qual somente dois dos três eixos são considerados. No corpo humano existem três planos anatômicos perpendiculares que são chamados de **planos cardinais**. O **plano sagital** é formado pelos eixos SI e AP, o **plano frontal** (ou **coronal**) pelos eixos SI e ML, e o **plano transverso** pelos eixos AP e ML (Fig. 1.4).

O movimento de cada osso pode ser classificado de acordo com seu sistema de coordenadas **local** ou **global**. Por exemplo, o movimento da tíbia pode ser descrito pela forma como ela se desloca em relação ao fêmur (sistema de coordenadas local) ou em relação ao espaço (sistema de coordenadas global). Os sistemas de coordenadas locais são úteis para a compreensão da função articular e da avaliação da amplitude de movimento, enquanto os sistemas de coordenadas globais são úteis quando atividades funcionais são consideradas.

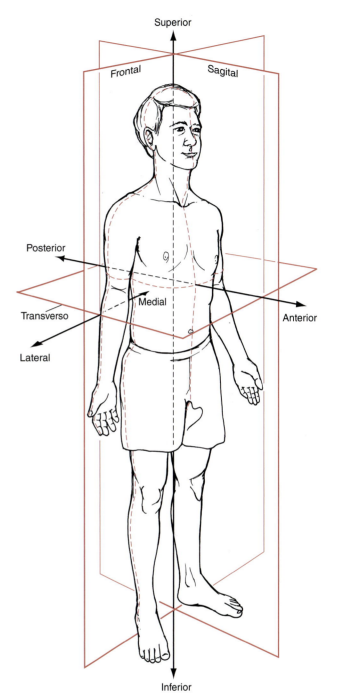

Figura 1.4 Planos cardinais. Os planos cardinais, sagital, frontal e transverso são quadros de referência úteis em uma representação tridimensional do corpo. Na análise bidimensional, o plano sagital é o quadro de referência mais comum.

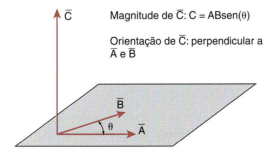

Figura 1.3 Produto cruzado de vetores. **C** é mostrado como o produto cruzado de **A** e **B**. Observe que **A** e **B** poderiam ser quaisquer dois vetores no plano indicado e C ainda poderia ter a mesma orientação.

Por diversas razões, a maior parte deste texto é focada na análise bidimensional. Primeiro, é difícil mostrar a informação tridimensional em páginas bidimensionais de um livro. Além disso, a análise matemática de um problema tridimensional é muito complexa. Talvez a razão mais importante seja que os princípios fundamentais da biomecânica em uma análise bidimensional sejam os mesmos da análise tridimensional. Portanto, é possível utilizar uma representação bidimensional simplificada de um problema tridimensional para ajudar a explicar um conceito com o mínimo de complexidade matemática (ou, pelo menos, menor complexidade).

Forças e momentos

O sistema musculoesquelético é responsável pela geração de forças que movem o corpo humano no espaço e previne o movimento indesejado. Compreender a mecânica e a patomecânica do movimento humano exige uma capacidade para estudar as forças e os momentos aplicados ao e gerados pelo corpo ou um segmento corporal em particular.

Forças

O leitor pode ter uma ideia conceitual sobre o que é uma força, mas pode ser difícil encontrar uma definição formal. Para os objetivos do texto, uma **força** é definida como um "puxão ou empurrão" que resulta do contato físico entre dois objetos. A única exceção a essa regra considerada neste texto é a força da gravidade, na qual não existe contato físico entre dois objetos. Alguns dos geradores de força mais comuns relacionados com o sistema musculoesquelético incluem os músculos/tendões, ligamentos, fricção, reação ao solo e peso.

Deve ser feita uma distinção entre a **massa** e o **peso** de um corpo. A massa de um objeto é definida como a quantidade de substância que compõe o objeto. O peso de um objeto é a força que age sobre ele por causa da gravidade e o produto de sua massa pela aceleração da gravidade (g = 9,8 m/s^2). Assim, enquanto a massa de um objeto é a mesma na Terra e na Lua, seu peso na Lua é menor, já que a aceleração da gravidade nela é menor. Essa distinção é importante na biomecânica, não para ajudar a planejar uma viagem à Lua, mas para garantir que uma unidade de massa não seja tratada como uma unidade de força.

Como mencionado anteriormente, a força é uma medida vetorial com magnitude, orientação, direção e ponto de aplicação. A Figura 1.5 representa diversas forças que agem na perna no plano frontal durante uma posição. As forças dos músculos abdutores e adutores agem pelas suas inserções tendíneas, enquanto a força de reação articular do quadril atua pelo seu respectivo centro de rotação articular. Em geral, o ponto de aplicação de uma força (p. ex., inserção do tendão) está localizado em relação a um ponto fixo do corpo, normalmente o centro de rotação articular. Essa informação é utilizada para calcular o **momento** resultante daquela força.

Momentos

Na cinesiologia, um momento (**M**) é normalmente causado por uma força (**F**) que age em uma distância (**r**) de um centro de rotação do segmento. Um momento tende a causar uma rotação e é definido pela função do produto cruzado: $\mathbf{M} = \mathbf{r} \times \mathbf{F}$. Portanto, um momento é representado por

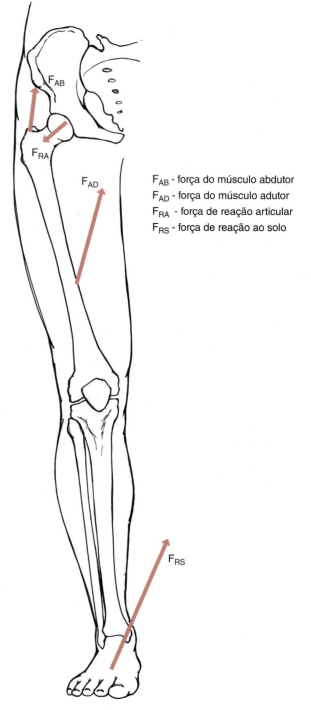

Figura 1.5 Vetores na anatomia. Exemplo de como os vetores podem ser combinados com detalhes anatômicos para representar a ação das forças. Algumas das forças que atuam sobre a perna são mostradas aqui.

F_{AB} - força do músculo abdutor
F_{AD} - força do músculo adutor
F_{RA} - força de reação articular
F_{RS} - força de reação ao solo

um vetor que passa pelo ponto de interesse (p. ex., o centro de rotação) e é perpendicular aos vetores força e distância (Fig. 1.6). Para uma análise bidimensional, os vetores força e distância estão no plano do papel, então o vetor momento é sempre direcionado perpendicularmente à página, com uma linha de ação através do ponto de interesse. Já que ele tem somente uma orientação e linha de ação, um momen-

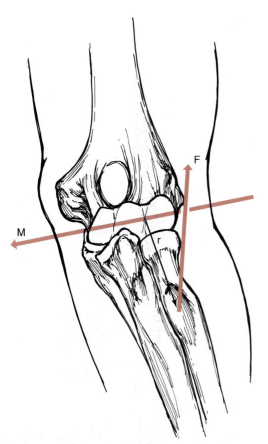

Figura 1.6 Análise tridimensional do momento. O momento que atua no cotovelo a partir da força do bíceps é mostrado como um vetor alinhado ao eixo de rotação. *F*, vetor força; *r*, distância do vetor força ao CR articular; *M*, vetor momento.

to é, em geral, tratado como uma medida escalar em uma análise bidimensional, com apenas magnitude e direção. O **torque** é outro termo sinônimo de momento escalar. A partir da definição de um produto cruzado, a magnitude de um momento (ou torque) é calculada como $M = r \times F \times \text{sen}(\theta)$. Sua direção é definida como a direção na qual ele tende a causar uma rotação do objeto (Fig. 1.7A).

Apesar de existirem diversas distâncias diferentes que podem ser utilizadas para ligar um vetor a um ponto, **o mesmo momento é calculado não importando a distância selecionada** (Fig. 1.7B). A distância perpendicular ao vetor força é chamada de **braço de momento** (BM) de uma força (r_2 na Fig. 1.7B). Já que o seno de 90° é igual a 1, a utilização de um braço de momento simplifica o cálculo do momento $M = BM \times F$. O braço de momento também pode ser calculado a partir de qualquer distância como $BM = r \times \text{sen}(\theta)$. Além disso, embora haja quatro ângulos separados entre os vetores força e distância, todos eles resultam no mesmo cálculo de momento (Fig. 1.7C).

Os exemplos nas Figuras 1.6 e 1.7 possuem ambos os componentes força e momento. Entretanto, considere a situação na Figura 1.8A. Apesar de as duas forças aplicadas criarem um momento, elas possuem a mesma magnitude e orientação, mas em direções opostas. Portanto, a soma

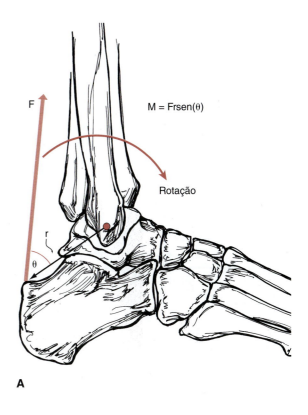

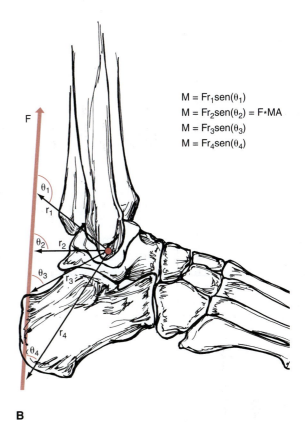

Figura 1.7 Análise bidimensional do momento. **A.** Momento da flexão plantar gerado por força no tendão do calcâneo. **B.** Observe que não importa a distância escolhida do vetor, o momento do vetor é sempre o mesmo. *(continua)*

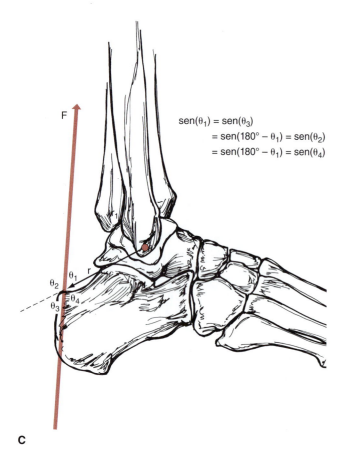

Figura 1.7 *(continuação)* **C.** Também, não importa o ângulo escolhido, o valor para o seno do ângulo é o mesmo, então o momento é o mesmo.

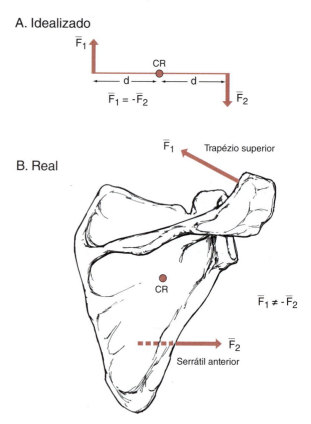

Figura 1.8 Forças em equilíbrio. Diferença entre um sistema de forças em equilíbrio idealizado **(A)** e um mais realista **(B)**. Embora o exemplo escapular apresentado não seja um sistema de forças em equilíbrio verdadeiro, ele normalmente é chamado assim. *CR*, centro de rotação.

de seus vetores é zero. Esse é um exemplo de **sistema de forças em equilíbrio**. Um sistema de forças em equilíbrio puro resulta somente em movimento de rotação, já que não há forças desequilibradas. No sistema musculoesquelético, todas essas condições são raramente encontradas; portanto, forças acopladas puras são raras. Em geral, os músculos são responsáveis pela produção de forças e momentos, resultando então em movimento rotacional e translacional. Entretanto, existem exemplos no corpo humano nos quais dois ou mais músculos trabalham em conjunto para produzir um momento, como o trapézio superior e o serrátil anterior (Fig. 1.8B). Embora esses músculos não possuam magnitudes e orientações idênticas, essa situação é frequentemente chamada de sistema de forças em equilíbrio.

Forças musculares

Como mencionado anteriormente, existem três parâmetros importantes a se considerar com relação à força de um músculo: orientação, magnitude e ponto de aplicação. Com algum cuidado, é possível medir a orientação e a linha de ação a partir de cadáveres ou de técnicas de imagem como a imagem por ressonância magnética (IRM) e tomografia computadorizada (TC).[1,3] Essa informação auxilia na determinação da função e eficiência de um músculo na produção do momento. Como exemplo, dois músculos que alcançam a articulação glenoumeral, o supraespinal e o deltoide medial são mostrados no Quadro 1.2. A partir da informação fornecida sobre a orientação muscular e o ponto de aplicação nessa posição, o braço de momento do deltoide é aproximadamente igual ao do supraespinal, embora a inserção do deltoide no úmero seja muito mais distante do centro de rotação do que a inserção do supraespinal.

Relevância clínica

Forças musculares: Além de gerarem momentos que são responsáveis pelo **movimento angular** (rotação), os músculos também produzem forças que podem causar o **movimento linear** (translação). Essa força pode ser tanto estabilizadora como desestabilizadora. Por exemplo, já que a orientação do supraespinal mostrada no Quadro 1.2 possui direção principalmente medial, ele tende a puxar a cabeça do úmero para dentro da cavidade glenoidal. Essa força compressiva ajuda a estabilizar a articulação glenoumeral. Entretanto, como a orientação do deltoide possui direção superior, ele tende a produzir uma força desestabilizadora que pode resultar na translação superior da cabeça do úmero.

QUADRO 1.2 Examinando as forças

Braços de momento do deltoide (BMd) e do supraespinal (BMs)

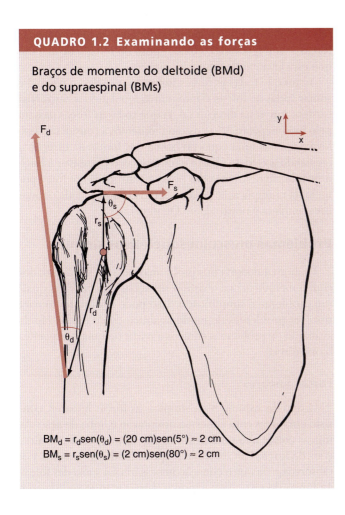

$BM_d = r_d sen(\theta_d) = (20\ cm)sen(5°) \approx 2\ cm$
$BM_s = r_s sen(\theta_s) = (2\ cm)sen(80°) \approx 2\ cm$

Essas análises são úteis, pois elas podem ser realizadas mesmo se a magnitude de uma força muscular for desconhecida. Entretanto, para entender completamente a função de um músculo, a magnitude da força deve ser conhecida. Embora as forças possam ser medidas com transdutores invasivos de força, [13] sistemas instrumentados de artroplastia [6] ou simulações em modelos de cadáveres, [9] não existem atualmente métodos experimentais não invasivos que possam ser utilizados para medir a força *in vivo* de músculos intactos. Consequentemente, os conceitos básicos emprestados da física moderna podem ser utilizados para predizer as forças musculares. Apesar de eles envolverem muitos pressupostos simplificadores, tais métodos podem ser muito úteis para o entendimento da mecânica articular e são apresentados na próxima seção.

Estática

A estática é o estudo das forças que atuam sobre um corpo em repouso ou em movimento com velocidade constante. Apesar de o corpo humano estar quase sempre em aceleração, uma análise estática oferece um método simples de abordar problemas musculoesqueléticos. Essa análise pode resolver o problema ou fornecer uma base para uma análise dinâmica mais sofisticada.

Leis de Newton

Como o sistema musculoesquelético é simplesmente uma série de objetos em contato um com os outros, alguns dos princípios básicos da física desenvolvidos por *Sir* Isaac Newton (1642-1727) são úteis. As Leis de Newton são as seguintes:

Primeira lei: um objeto permanece em repouso (ou continua em movimento em uma velocidade constante) a menos que uma força externa desequilibrada atue sobre ele.

Segunda lei: Se houver uma força desequilibrada atuando sobre um objeto, ela produz aceleração na direção da força, diretamente proporcional a ela (F = ma).

Terceira lei: Para cada ação (força) existe uma reação (força oposta) de mesma magnitude, mas na direção oposta.

A partir da primeira lei de Newton, fica claro que se um corpo está em repouso, não podem haver forças externas desequilibradas agindo sobre ele. Nessa situação, chamada **equilíbrio estático**, todas as forças externas que atuam sobre o corpo devem somar (no sentido de vetor) zero. Uma extensão dessa lei para objetos maiores do que uma partícula é que a soma dos momentos externos que agem sobre o corpo deve ser igual a zero para que o corpo fique em repouso. Portanto, em uma análise tridimensional, existe um total de seis equações que devem ser satisfeitas para o equilíbrio estático:

$$\Sigma F_x = 0 \quad \Sigma F_y = 0 \quad \Sigma F_z = 0$$
$$\Sigma M_x = 0 \quad \Sigma M_y = 0 \quad \Sigma M_z = 0 \quad \text{(Equação 1.9)}$$

Em uma análise bidimensional (no plano x-y), existem somente componentes de força no plano e um componente momento (torque) perpendicular:

$$\Sigma F_x = 0 \quad \Sigma F_y = 0 \quad \Sigma M_z = 0 \quad \text{(Equação 1.10)}$$

Sob diversas condições, é razoável assumir que todas as partes do corpo estão em estado de equilíbrio estático e essas três equações podem ser utilizadas para calcular algumas das forças que atuam sobre o sistema musculoesquelético. Quando um corpo não está em equilíbrio estático, a segunda lei de Newton diz que quaisquer forças e momentos desequilibrados são proporcionais à aceleração do corpo. Tal situação é considerada mais adiante neste capítulo.

Solucionando problemas

Uma abordagem geral utilizada para solucionar as forças durante um equilíbrio estático é a seguinte:

Passo 1 Isolar o corpo de interesse.
Passo 2 Esboçar esse corpo e todas as forças externas (chamado de **diagrama livre do corpo**).
Passo 3 Somar as forças e os momentos igualando a zero.
Passo 4 Solucionar as forças desconhecidas.

Como um exemplo simples, considere duas bolas de 1 kg penduradas por um fio mostradas no Quadro 1.3. Qual é a

QUADRO 1.3 Examinando as forças

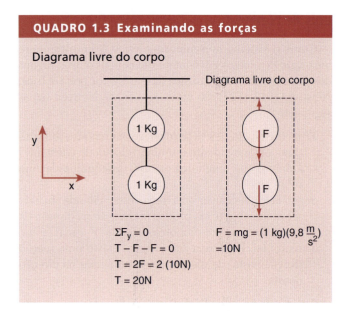

força que atua sobre o fio superior? Apesar desse problema ser simples, podendo ser resolvido por inspeção, uma análise formal é apresentada. O passo 1 é esboçar todo o sistema e então colocar um quadro pontilhado em torno do corpo de interesse. Considere um quadro que circunde ambas as bolas e parte do fio acima da bola superior, como mostrado no Quadro 1.3.

Seguindo para o passo 2, um diagrama livre do corpo é desenhado. Como indicado pela primeira lei de Newton, somente as forças externas são consideradas para essas análises. Para esse exemplo, tudo que estiver dentro do quadro pontilhado é considerado parte do corpo de interesse. As forças externas são causadas pelo contato de dois objetos, um dentro do quadro e um fora. Nesse exemplo, existem três forças externas: a tensão no fio superior e o peso de cada uma das bolas.

Por que a tensão no fio superior é considerada uma força externa e não a força no fio inferior? O motivo é que a tensão no fio superior é uma **força externa** (parte do fio está no quadro e parte está fora) e a força no fio inferior é uma força interna (o fio inteiro está localizado no interior do quadro). Essa é uma diferença importante porque permite o isolamento das forças em músculos ou articulações específicas no sistema musculoesquelético.

Por que o peso de cada bola é considerado uma força externa? Embora a gravidade não seja causada pelo contato entre dois objetos, ela é causada pela interação entre dois objetos e é tratada da mesma maneira que uma força de contato. Um dos objetos está dentro do quadro (a bola) e o outro objeto está fora (a Terra). Em geral, enquanto um objeto estiver localizado dentro do quadro, a força da gravidade que age sobre ele deve ser considerada força externa.

Por que o peso do fio não é considerado força externa? Para encontrar a resposta exata para o problema, ele deve ser considerado. Entretanto, como seu peso é muito menor que o das bolas, ele é considerado desprezível. Na análise biomecânica, normalmente pressupõe-se que determinadas forças sejam ignoradas, como o peso do relógio de alguém que está levantando peso.

Assim que todas as forças forem localizadas, o passo 3 é somar todas as forças e momentos igualando a zero. Não existem forças na direção x e, já que todas as forças passam pelo mesmo ponto, não existem momentos a considerar. Isso leva a apenas uma equação: soma das forças na direção y igualando a zero. O quarto e último passo é resolver a força desconhecida. A massa das bolas é convertida em força por meio da multiplicação pela aceleração da gravidade. A análise completa é mostrada no Quadro 1.3.

Problemas musculoesqueléticos simples

Embora a maioria dos problemas possam ser abordados com o método acima, existem situações especiais nas quais um problema é simplificado. Isso pode ser útil tanto para resolver problemas de modo analítico como para a rápida avaliação de problemas clínicos a partir de uma perspectiva biomecânica.

Forças lineares

O tipo de sistema mais simples, as forças lineares, consiste em forças com a mesma orientação e linha de ação. As únicas coisas que podem variar são as magnitudes e direções da força. Um exemplo é apresentado no Quadro 1.3. Observe que a única equação necessária é a soma das forças ao longo do eixo y igualando a zero. Quando se lida com forças lineares, é melhor alinhar tanto o eixo x como o y com a orientação das forças.

Forças paralelas

Um sistema levemente mais complicado é aquele no qual todas as forças possuem a mesma orientação, mas não a mesma linha de ação. Em outras palavras, todos os vetores força são paralelos um ao outro. Nessa situação, ainda existem apenas forças ao longo de um eixo, mas também existem momentos a se considerar.

Alavancas

Uma **alavanca** é um exemplo de um sistema de força paralela muito comum no sistema musculoesquelético. Apesar de nem todas as alavancas conterem forças paralelas, esse caso específico é focado aqui. Um conhecimento básico desse conceito permite uma análise rudimentar de um problema biomecânico com muito pouca matemática.

Uma alavanca consiste em um corpo rígido com duas forças aplicadas externamente e um ponto de rotação. Em geral, para uma articulação musculoesquelética, uma das forças é produzida pelo músculo, uma força é gerada pelo contato com o ambiente (ou pela gravidade) e o ponto de rotação é o centro de rotação da articulação. As duas forças podem ocorrer tanto do mesmo lado como em lado diferentes do **centro de rotação (CR)**. Se as forças estiverem em lados diferentes do CR, o sistema é considerado uma **alavan-**

ca de primeira classe. Se as forças estiverem no mesmo lado do CR e a força externa estiver mais perto do CR do que a força muscular, isso é uma **alavanca de segunda classe**. Se as forças estiverem no mesmo lado do CR e a força muscular estiver mais perto do CR do que a força externa, isso é uma **alavanca de terceira classe**. Existem diversos casos de alavancas de primeira classe; entretanto, a maioria das articulações do corpo humano se comporta como alavancas de terceira classe. As alavancas de segunda classe quase nunca são observadas no corpo. Exemplos das três alavancas são mostrados na Figura 1.9.

Se os momentos em torno do CR para qualquer articulação forem somados, a força resistiva será igual à força muscular multiplicada pela razão entre os braços de momento muscular e resistivo:

$$F_R = F_M \times (BM_M/BM_R) \qquad \text{(Equação 1.11)}$$

A razão entre os braços de momento muscular e resistivo (BM_M/BM_R) é chamada de **vantagem mecânica** da alavanca. Baseado nessa equação e nas definições de alavanca, a vantagem mecânica é maior em uma alavanca de segunda classe, menor em uma alavanca de terceira classe, e não possui restrição em uma alavanca de primeira classe. Uma consequência disso é que, como a maioria das articulações se comporta como alavancas de terceira classe, as forças musculares são maiores do que a força de sobrecarga resistiva a que elas se opõem. Embora isso possa parecer um modelo ineficiente, os músculos sacrificam sua vantagem mecânica para produzir movimentos amplos e em alta velocidade. Essa equação também é válida nos casos em que duas forças não são paralelas, contanto que seus braços de momento sejam conhecidos. Os efeitos de um braço de momento muscular em um movimento de uma articulação é discutido no Capítulo 4.

Centro de gravidade e estabilidade

Outro exemplo de um sistema de força paralela é o uso do **centro de gravidade** para determinar a estabilidade. O centro de gravidade de um objeto é o ponto em que se pode considerar que todo o peso do corpo está concentrado e ele depende do formato do corpo e da distribuição de massa. O

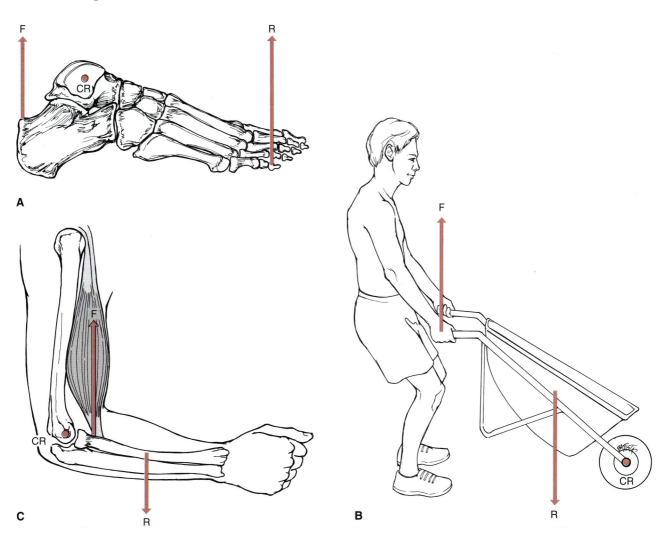

Figura 1.9 Classificação dos sistemas de alavanca. Exemplos das três diferentes classes de alavancas, nos quais F é a força exercida, R é a força de reação e CR é o centro de rotação. A maioria das articulações musculoesqueléticas se comporta como alavancas de terceira classe. **A.** Alavanca de primeira classe. **B.** Alavanca de segunda classe. **C.** Alavanca de terceira classe.

centro de gravidade do corpo humano na posição anatômica está aproximadamente no nível da segunda vértebra sacral.[8] Esse local muda à medida que o formato do corpo se altera. Quando uma pessoa se inclina para a frente, o seu centro de gravidade muda para os planos anterior e inferior. O local do centro de gravidade também é influenciado pelas alterações na distribuição da massa corporal. Por exemplo, se uma pessoa desenvolvesse mais massa muscular na perna, o centro de massa poderia se deslocar mais para baixo.

O local do centro de gravidade de uma pessoa é importante nos esportes e outros movimentos rápidos porque simplifica a utilização da segunda lei de Newton. Mais importante, de um ponto de vista clínico, é o efeito do centro de gravidade no equilíbrio. Para movimentos nos quais a aceleração é desprezível, pode ser mostrado com a primeira lei de Newton que o centro de gravidade deve estar contido na base de suporte de uma pessoa para manter o equilíbrio.

Considere a situação de uma pessoa preocupada em cair para a frente. Suponha que nesse momento exista uma força de reação ao solo nos seus dedos dos pés e calcanhares. Quando ele estiver na posição ereta, seu centro de gravidade estará atrás de seus dedos, portanto existe um momento anti-horário nos seus dedos (Fig. 1.10A). Essa é uma posição estável, já que o momento pode ser equilibrado pela força de reação ao solo em seu calcanhar. Se ele se inclinar para a frente, curvando os quadris para tocar o solo, e avançar demais, seu centro de gravidade se moverá para a frente de seus dedos e o peso da parte superior do corpo produzirá um momento no sentido horário em seus dedos (Fig. 1.10B). Já que não existe suporte à frente, esse momento é desequilibrado e o homem cairá para a frente. Entretanto, se, além da flexão do quadril, ele realizar uma flexão plantar dos tornozelos enquanto mantém os joelhos retos, ele ficará em uma posição estável com seu centro de gravidade posterior aos seus dedos (Fig. 1.10C).

Problemas musculoesqueléticos avançados

Uma das utilizações mais comuns do equilíbrio estático aplicado ao sistema musculoesquelético é a resolução de forças musculares desconhecidas. Essa é um ferramenta muito útil porque, como mencionado acima, não existem atualmente métodos experimentais não invasivos que possam medir as forças musculares *in vivo*. Há normalmente três tipos de forças a considerar em um problema musculoesquelético: *(a)* a força de reação articular entre duas superfícies articulares, *(b)* forças musculares e *(c)* forças que resultam da interação do corpo com o mundo externo. Então quantos parâmetros desconhecidos estão associados a essas forças? Para responder essa questão, o local de todas as forças com seus pontos de aplicação deve ser identificado. Para a força de reação articular nada mais é conhecido, então existem dois parâmetros desconhecidos: magnitude e orientação. A orientação de uma força muscular pode ser medida; portanto, existe somente um parâmetro desconhecido, a magnitude. Finalmente, qualquer interação da força com o mundo externo pode, em teoria, ser medida, possivelmente com um dinamômetro manual, placa de força ou pelo conhecimento do peso do segmento, não existindo, portanto, parâmetros desconhecidos (Tab. 1.2).[5,8]

Consequentemente, há dois parâmetros desconhecidos para a força de reação articular e um parâmetro desconhecido para cada músculo. Entretanto, existem apenas três equações disponíveis para uma análise bidimensional da primeira lei de Newton. Portanto, se existe mais de uma força muscular a considerar, existem mais parâmetros desconhecidos do que equações disponíveis. Essa situação é chamada de **estatisticamente indeterminada**, e há um número infinito de possíveis soluções. Para evitar esse problema, somente uma força muscular pode ser considerada. Apesar de ser uma simplificação da maioria das situações musculoesqueléticas, as soluções baseadas em um único músculo podem fornecer uma perspectiva geral das exigências de uma atividade. As opções para resolver um problema estatisticamente indeterminado são brevemente discutidas mais adiante.

Análise de força para um único músculo

Existem pressupostos adicionais que são normalmente assumidos para resolver a força de um único músculo:

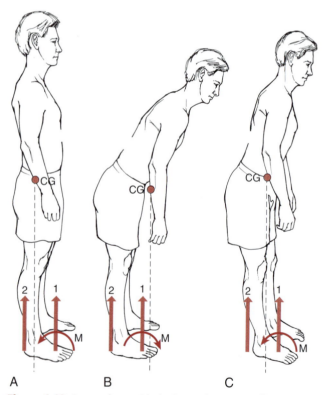

Figura 1.10 Centro de gravidade. Para o homem na figura manter seu equilíbrio, seu centro de gravidade deve ser mantido dentro da base de suporte. Isso não é um problema na posição ereta normal **(A)**. Entretanto, quando ele se inclina, flexionando o abdome, seu centro de gravidade pode se alterar para a frente da base de suporte, gerando uma situação instável **(B)**. O homem precisa realizar uma flexão plantar dos tornozelos para manter seu equilíbrio **(C)**.

TABELA 1.2 Parâmetros dos segmentos corporais[12]

	Massa (% do peso corporal total)	Local do centro de massa (% do comprimento do segmento do membro a partir da extremidade proximal)	Raio de giro (% do comprimento do segmento do membro a partir da extremidade proximal)
Cabeça e pescoço	8,1	100,0[a]	11,6
Tronco	49,7	50,0	ND
Membros superiores	5,0	53,0	64,5
Braço	2,8	43,6	54,2
Antebraço e mão	2,2	68,2	82,7
Antebraço	1,6	43,0	52,6
Mão	0,6	50,6	58,7
Membros inferiores	16,1	44,7	56,0
Coxa	10,0	43,3	54,0
Perna e pé	6,1	60,6	73,5
Perna	4,7	43,3	52,8
Pé	1,5	50,0	69,0

[a]Medida de C7-T1 até a orelha.

ND, não disponível.

- Análise bidimensional
- Nenhuma deformação de quaisquer tecidos
- Nenhuma fricção no sistema
- A força de um único músculo que foi selecionada pode ser concentrada em uma única linha de ação
- Nenhuma aceleração

A articulação glenoumeral mostrada no Quadro 1.4 é utilizada como exemplo para ajudar a demonstrar a estratégia geral para abordar esses problemas. Como apenas a força de um músculo pode ser considerada, o supraespinal foi escolhido para análise. A mesma abordagem geral para um sistema em equilíbrio estático introduzida anteriormente neste capítulo é utilizada.

O primeiro passo é isolar o corpo de interesse, que neste problema é o úmero. No segundo passo, um diagrama livre do corpo é desenhado, com todas as forças externas claramente identificadas: o peso do braço (F_G), a força do supraespinal (F_S) e a força de reação articular glenoumeral (F_A) no Quadro 1.4. Observe que objetos externos como a escápula são normalmente incluídos no diagrama livre do corpo para completá-lo. Entretanto, a escápula é externa à análise e está incluída somente por conveniência (por isso está desenhada em cinza). É importante manter o rastreamento de quais objetos são internos e quais são externos ao corpo isolado.

O próximo passo é somar as forças e momentos igualando a zero para resolver os valores desconhecidos. Já que a força de reação articular atua no CR, uma boa estratégia é começar a somar os momentos igualando a zero nesse ponto. Isso elimina efetivamente a força de reação articular dessa equação porque seu braço de momento é igual a zero. As forças ao longo dos eixos x e y são somadas igualando a zero para encontrar os componentes da força de reação articular. O quarto e último passo é resolver os parâmetros desconhecidos nessas três equações. Os detalhes dos cálculos são apresentados no Quadro 1.4. Neste exemplo, a magnitude da força de reação articular é de 180N direcionada lateralmente e 24N direcionada para cima. Os componentes representam a força da escápula que atua no úmero. A terceira lei de Newton pode ser utilizada para encontrar a força do úmero que atua na escápula: 180N medial e 24N inferior, com magnitude total de 182N.

Observe que a força muscular é muito maior do que o peso do braço. Isso é esperado, considerando o pequeno braço de momento do músculo comparado com o braço de momento da força da gravidade. Enquanto isto impõe aos músculos uma desvantagem mecânica para a produção da força, permite que eles amplifiquem seu movimento. Por exemplo, uma contração de 1 cm do supraespinal resulta em um movimento de 7,5 cm na mão. Isso é discutido com mais detalhes no Capítulo 4.

O problema pode ser resolvido novamente considerando o deltoide medial em vez do supraespinal. Para tais condições, o Quadro 1.5 mostra que a força do músculo deltoide é de 200N e a força do úmero que atua na escápula é de 115N direcionada medialmente e 140N para cima, com magnitude total de 181N. Observe que embora a força exigida de cada músculo e a magnitude total da força de reação articular sejam similares em ambos os casos, o deltoide gera uma força superior maior e o supraespinal gera uma força medial bem maior.

Embora a magnitude das forças muscular e de reação articular neste exemplo sejam similares, isso pode não ser o caso para outros problemas. Consequentemente, uma abordagem alternativa é simplesmente registrar o **momento interno** articular (gerado pelos músculos e ligamentos da articulação) que é necessário para equilibrar o **momento externo** articular (gerado pelas forças externas:

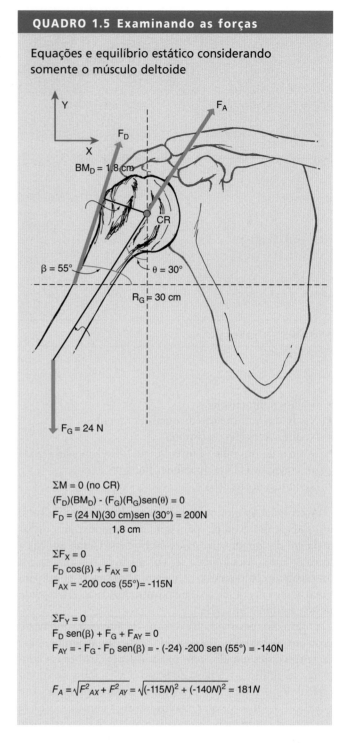

> **QUADRO 1.4 Examinando as forças**
>
> Equações de equilíbrio estático considerando somente o supraespinal
>
> $\Sigma M = 0$ (no CR)
> $(F_S)(BM_S) - (F_G)(R_G)\operatorname{sen}(\theta) = 0$
> $F_S = \dfrac{(24\ N)(30\ cm)\operatorname{sen}(30°)}{2{,}0\ cm} = 180N$
>
> $\Sigma F_X = 0$
> $F_S + F_{AX} = 0$
> $F_{AX} = -F_S = -180N$
>
> $\Sigma F_Y = 0$
> $F_G + F_{AY} = 0$
> $F_{AY} = -F_G = -(-24\ N) = 24N$
>
> $F_A = \sqrt{F^2_{AX} + F^2_{AY}} = \sqrt{(-180N)^2 + (24N)^2} = 182N$

> **QUADRO 1.5 Examinando as forças**
>
> Equações e equilíbrio estático considerando somente o músculo deltoide
>
> $\Sigma M = 0$ (no CR)
> $(F_D)(BM_D) - (F_G)(R_G)\operatorname{sen}(\theta) = 0$
> $F_D = \dfrac{(24\ N)(30\ cm)\operatorname{sen}(30°)}{1{,}8\ cm} = 200N$
>
> $\Sigma F_X = 0$
> $F_D \cos(\beta) + F_{AX} = 0$
> $F_{AX} = -200 \cos(55°) = -115N$
>
> $\Sigma F_Y = 0$
> $F_D \operatorname{sen}(\beta) + F_G + F_{AY} = 0$
> $F_{AY} = -F_G - F_D \operatorname{sen}(\beta) = -(-24) -200\ \operatorname{sen}(55°) = -140N$
>
> $F_A = \sqrt{F^2_{AX} + F^2_{AY}} = \sqrt{(-115N)^2 + (-140N)^2} = 181N$

a gravidade, neste exemplo). Portanto, em ambos os casos (supraespinal e deltoide), o momento externo é igual a um momento adução de 360N cm (a partir de $F_G \cdot R_G \cdot \operatorname{sen}[\theta]$). Consequentemente, o momento interno é um momento adução de 360N cm.

A análise apresentada acima serve como um modelo para analisar as forças muscular e de reação articular nos capítulos subsequentes. Apesar de alguns aspectos do problema variarem claramente de articulação para articulação, o método básico subjacente é o mesmo.

Análise de força com múltiplos músculos

Apesar de a maioria dos problemas abordados neste texto focar na solução de forças musculares quando somente um músculo é levado em consideração, poderia ser vantajoso resolver problemas nos quais existe mais de um músculo ativo. Entretanto, tais sistemas são estatisticamente indeterminados. Informações adicionais são necessárias com relação à contribuição relativa de cada músculo para desenvolver uma solução adequada.

> **Relevância clínica**
>
> **Forças musculares do supraespinal e deltoide:** Uma aplicação clínica desses resultados é que, sob condições normais, o supraespinal ajuda a manter a estabilidade articular com sua força direcionada medialmente. Entretanto, se sua integridade estiver comprometida, como ocorre na doença do manguito rotador, e o deltoide exercer um papel maior, então existe uma força estabilizadora medial mais baixa e uma força superior mais alta que pode causar impacto do manguito rotador na região subacromial.

Um dos métodos para analisar sistemas indeterminados é o **método de otimização**. Visto que um sistema indeterminado permite um número infinito de soluções, a abordagem da otimização ajuda a selecionar a "melhor" solução. Um modelo de otimização minimiza alguns custos da função para produzir uma única solução. Essa função pode ser a força total em todos os músculos ou possivelmente o estresse total (força/área) em todos os músculos. Embora pareça lógico que o sistema nervoso central tente minimizar o trabalho que ele precisa fazer para realizar uma função, demandas competitivas de uma articulação também devem ser levadas em conta. Por exemplo, no caso glenoumeral acima, deve ser mais eficiente, do ponto de vista da produção de força, assumir que o deltoide atue isoladamente. Entretanto, do ponto de vista da estabilidade, a contribuição do manguito rotador é essencial.

Outro método para analisar sistemas indeterminados é o **modelo reducionista** no qual uma série de regras é aplicada para a distribuição relativa das forças musculares baseada nos sinais eletromiográficos (EMG). Uma abordagem envolve o desenvolvimento dessas regras com base no conhecimento subjetivo do investigador da atividade EMG, na anatomia e nas restrições fisiológicas.[4] Outra abordagem é fazer com que os sujeitos realizem contrações isométricas em diferentes níveis de força enquanto se mede os sinais EMG e desenvolver uma relação empírica entre EMG e nível de força.[2,7] Talvez a abordagem mais comum seja baseada no pressuposto de que a força muscular seja proporcional à sua área de secção transversa e ao nível EMG. Esse método tem sido utilizado em muitas articulações, como o ombro,[10] o joelho e o quadril. Um dos pressupostos-chave em todas essas abordagens é que existe um relação conhecida entre os níveis EMG e a produção de força.

Cinemática

Até agora, o foco tem sido o estudo das forças estáticas que agem no sistema musculoesquelético. A próxima seção trata da **cinemática**, que é definida como o estudo do movimento sem considerar as forças que causam esse movimento. Assim como a análise da força estática, esta seção é restrita ao movimento bidimensional, ou planar.

Movimento rotacional e translacional

O **movimento translatório** ou linear puro de um objeto inteiro ocorre quando todos os pontos naquele objeto se movem na mesma distância (Fig. 1.11A). Entretanto, com a possível exceção da manipulação passiva das articulações, o movimento translatório puro não ocorre normalmente nas articulações musculoesqueléticas. Ao contrário, o **movimento rotacional** é mais comum e nele há um ponto do osso que permanece estacionário (o CR) e todos os outros pontos traçam arcos de um círculo em volta daquele ponto (Fig. 1.11B). Para o movimento tridimensional, o **CR** poderia ser substituído por um **eixo de rotação**, e poderia haver também translação ao longo desse eixo.

Considere o movimento geral de um osso que se move de uma posição inicial para uma posição final. O componente rotacional desse movimento pode ser medido pelo rastreamento da mudança na orientação de uma linha no osso. Apesar de haver um número infinito de linhas para escolher, verifica-se que, independentemente de qual linha for selecionada, o número de rotações será sempre o mesmo. Da mesma forma, o componente translacional desse movimento pode ser medido pelo rastreamento da mudança de posição de um ponto no osso. Nesse caso, entretanto, a quantidade de movimento translatório *não* é a mesma para todos os pontos. De fato, o deslocamento de um ponto aumenta linearmente à medida que a distância do CR aumenta (Fig. 1.11B). Portanto, do ponto de vista prático, se houver qualquer rotação de um osso, uma descrição da translação articular ou do deslocamento deve se referir a um ponto específico do osso.

Considere o movimento de translação superior/inferior do úmero na Figura 1.12A que rodou 90°. O ponto 1 representa o centro geométrico da cabeça do úmero e não faz a translação da posição 1 para 2. Entretanto, o ponto 2 na superfície articular da cabeça do úmero faz uma translação no sentido inferior. O movimento na Figura 1.12B é semelhante, exceto que agora o ponto 1 faz translação no sentido superior, enquanto o ponto 2 ainda faz translação no sentido inferior. Esse exemplo demonstra como é importante o ponto de referência quando se descreve translações articulares.

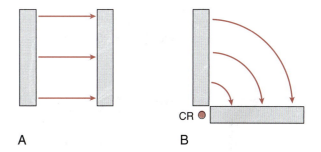

Figura 1.11 Translações e rotações. Na biomecânica, o movimento é normalmente descrito em termos de translações e rotações. **A.** No movimento de translação, todos os pontos no objeto se movem na mesma distância. **B.** No movimento de rotação, todos os pontos no objeto giram em torno do centro de rotação (CR), que é fixo no espaço.

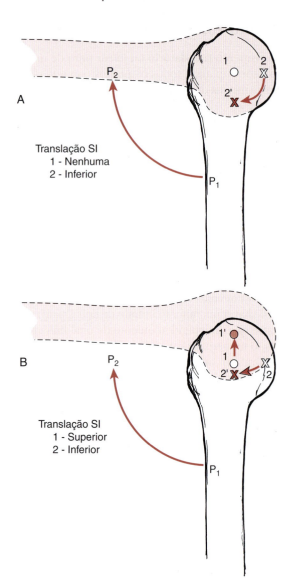

Figura 1.12 Translações e rotações em uma articulação. Para ambos os exemplos, é razoavelmente direta a descrição do movimento de rotação do úmero – ele roda 90°. Entretanto, o movimento de translação é mais complicado e é importante se referir a um ponto específico. Considere a translação superior/inferior (SI) de dois pontos: o ponto 1 está localizado no centro da cabeça do úmero e o ponto 2 fica perto da superfície articular. **A.** O centro de rotação do movimento está no ponto 1, então não existe translação neste ponto, mas o ponto 2 se move para baixo. **B.** O ponto 1 se move para cima e o ponto 2, para baixo.

Deslocamento, velocidade e aceleração

Os deslocamentos linear e angular são medidas de distância. A **posição** é definida como o local de um ponto ou objeto no espaço. O **deslocamento** é definido como a distância percorrida entre dois locais. Por exemplo, considere a articulação do joelho durante a marcha. Se sua posição angular é 10° de flexão quando o calcanhar toca o solo e 70° de flexão quando os dedos deixam o solo, o deslocamento angular entre uma posição e a outra é 60° de flexão.

Mudar a posição linear e angular (deslocamento) ao longo do tempo é definido como **velocidade** linear e angular, respectivamente. Encontrar a velocidade instantânea em determinado ponto no tempo exige o uso de cálculo. A *velocidade instantânea* é definida como a diferença de posição em relação ao tempo. A velocidade média pode ser calculada simplesmente considerando dois locais separados de um objeto, tomando a alteração na sua posição e dividindo pela alteração do tempo (Tab. 1.3). À medida que o intervalo de tempo se torna menor e se aproxima de zero, a velocidade média se aproxima da velocidade instantânea.

Da mesma forma, alterações na velocidade linear e angular ao longo do tempo são definidas como **aceleração** linear e angular. A *aceleração instantânea* é definida como a diferença da velocidade em relação ao tempo. A aceleração média pode ser calculada simplesmente considerando dois locais separados de um objeto, tomando a alteração de sua velocidade e dividindo pela alteração do tempo (Tab. 1.3). Um exemplo do efeito da aceleração constante na velocidade e na posição é demonstrado na Figura 1.13.

Cinética

Até agora, as forças e o movimento têm sido discutidos como tópicos separados. A **cinética** é o estudo do movimento sob a ação de forças. Este é um tópico muito complexo que somente será introduzido aqui para dar ao leitor algumas definições de trabalho. O único capítulo neste texto que trata destes termos em detalhe é o Capítulo 48 na análise da marcha.

Forças inerciais

A cinemática e a cinética são ligadas pela segunda lei de Newton, que determina que a força externa (f) em um obje-

TABELA 1.3 Relações cinemáticas

	Posição	Velocidade Instantânea	Velocidade Média	Aceleração Instantânea	Aceleração Média
Linear	P	$v = \dfrac{dp}{dt}$	$v = \dfrac{P_2 - P_1}{t_2 - t_1}$	$a = \dfrac{dv}{dt}$	$a = \dfrac{v_2 - v_1}{t_2 - t_1}$
Angular	0	$\omega = \dfrac{d\theta}{dt}$	$\omega = \dfrac{\theta_2 - \theta_1}{t_2 - t_1}$	$\alpha = \dfrac{d\omega}{dt}$	$\alpha = \dfrac{\omega_2 - \omega_1}{t_2 - t_1}$

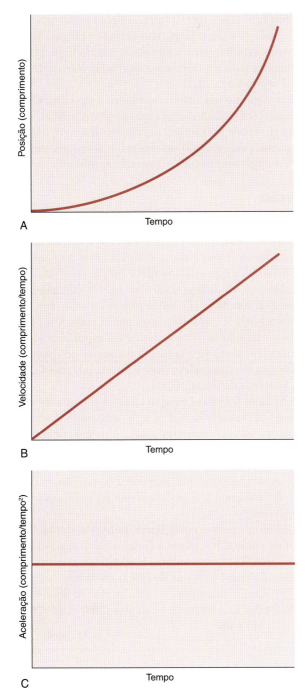

Figura 1.13 Aceleração, velocidade e deslocamento. Representação esquemática do movimento de um objeto que se desloca em uma aceleração constante. A velocidade aumenta de forma linear ao longo do tempo, enquanto a posição aumenta de forma não linear.

to é proporcional ao produto da massa do objeto (m) com a aceleração linear (a):

$$F = ma \qquad \text{(Equação 1.12)}$$

Para as condições do equilíbrio estático, não existem forças externas porque não existe aceleração, e a soma das forças externas pode ser igualada a zero. Entretanto, quando um objeto está acelerando, as chamadas **forças inerciais** (geradas pela aceleração) devem ser consideradas, e a soma das forças não é mais igual a zero.

Considere um exemplo simples de um sistema de força linear no qual alguém está tentando pegar uma caixa de 20 kg. Se isso for realizado muito lentamente, de modo que a aceleração seja desprezível, as condições de equilíbrio estático podem ser aplicadas (soma das forças igual a zero) e a força exigida é 200N (Quadro 1.6). Entretanto, se a mesma caixa for levantada com uma aceleração de 5 m/s², então a soma das forças *não* será igual a zero, e a força exigida será de 300N (Quadro 1.6).

Há uma relação análoga para o movimento rotacional, no qual o momento externo (M) em um objeto é proporcional ao **momento de inércia (I)** deste e à aceleração angular (α):

$$M = I\alpha \qquad \text{(Equação 1.13)}$$

Assim como a massa é uma medida de resistência à aceleração linear, o momento de inércia é uma medida de resistência à aceleração angular. Ela é influenciada pela magnitude de todos os pontos de massa que formam um corpo e pela distância de cada massa ao centro de rotação (r), como segue:

$$I = \Sigma mr^2 \qquad \text{(Equação 1.14)}$$

Portanto, quanto mais distante a massa de um ponto de massa estiver do centro de rotação, maior será sua contribuição para o momento de inércia. Por exemplo, quando uma patinadora gira e fecha os seus braços, ela move sua massa para mais perto do centro de rotação, reduzindo assim seu momento de inércia. A consequência dessa ação é o aumento de sua velocidade angular.

Embora a Equação 1.14 possa teoricamente ser usada para calcular o momento de inércia de um segmento, uma abordagem mais prática é tratar o segmento como um objeto com uma única massa (m) e raio de giro (k):

$$I = mk^2 \qquad \text{(Equação 1.15)}$$

QUADRO 1.6 Examinando as forças

Equilíbrio estático e dinâmico

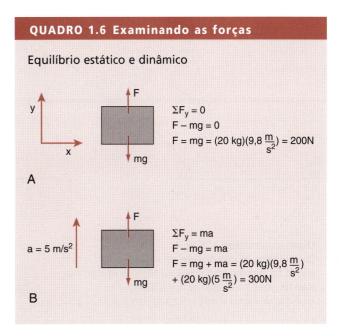

O raio de giro de um objeto representa a distância na qual toda a massa do objeto poderia estar concentrada para ter um mesmo momento de inércia assim como o próprio objeto. O raio de giro para diversos segmentos do corpo humano são apresentados na Tabela 1.2. Um exemplo de como calcular um momento de inércia de um segmento em torno de sua extremidade proximal é apresentado no Quadro 1.7.

Trabalho, energia e potência

Outra combinação de cinemática e cinética se apresenta na forma do **trabalho**, que é definido como a força exigida para mover um objeto em uma determinada distância (trabalho = força x distância). A unidade padrão de trabalho no sistema métrico é o joule (J; newton × metro). Por exemplo, se a caixa de 20 kg no Quadro 1.6 for levantada 1 m sob condições de equilíbrio estático, o trabalho realizado será igual a 200 joules (200N × 1m). Por analogia com a análise no Quadro 1.6, sob condições dinâmicas, o trabalho realizado é igual a 300 J (300N × 1m).

A **potência** é definida como a taxa em que o trabalho é realizado (potência = trabalho/tempo). A unidade padrão de potência é o watt (W; watt = newton × metro/segundo). Continuando com o exemplo acima, se a caixa fosse levantada por um período de 2 segundos, a potência média poderia ser 100 W sob condições estáticas e 150 W sob condições dinâmicas. Em termos práticos, o levantamento estático gera a mesma quantidade de potência necessária para acender uma lâmpada elétrica de 100W por 2 segundos.

A *energia* de um sistema se refere a sua capacidade de realizar o trabalho. A energia tem a mesma unidade do trabalho (J) e pode ser dividida em energia potencial e cinética. Enquanto a **energia potencial** se refere à energia armazenada, a **energia cinética** é a energia do movimento.

Fricção

As forças de fricção podem prevenir o movimento de um objeto quando este está em repouso e resistir ao movimento de um objeto quando este está em movimento. Esta discussão foca especificamente a fricção de Coulomb, ou fricção entre duas superfícies secas [11]. Considere uma caixa com um peso (P) em repouso no solo (Fig. 1.14). Se uma força (F) aplicada ao longo do eixo x for igual à força de fricção (F_f), a caixa fica em equilíbrio estático. Entretanto, se a força aplicada for maior do que a força de fricção, a caixa acelera para a direita por causa de uma força externa de desequilíbrio.

A força de fricção se equipara à força aplicada até que ela alcance um valor crítico, $F = \mu_e N$, em que N é a força de reação do solo que empurra a caixa e μ_e é o coeficiente de fricção *estático*. Nesse exemplo, N é igual à magnitude da força causada pelo peso da caixa. Quando esse valor crítico é alcançado, existe ainda uma força de fricção, mas agora ela é definida por: $F = \mu_d N$, em que μ_d é o coeficiente de fricção *dinâmico*.

Os valores para o coeficiente de fricção dependem de diversos parâmetros, como a composição e rugosidade das duas superfícies em contato. Em geral, o coeficiente de fricção dinâmico é menor do que o coeficiente de fricção estático. Como consequência, seria preciso menos força para manter a caixa na Figura 1.14 se movendo do que para iniciar o movimento.

QUADRO 1.7 Examinando as forças

Calculando o raio de giro e momento de inércia do membro inferior em torno da articulação do quadril

Massa corporal total = 75 kg
Comprimento do membro inferior = 0,9 m
Massa do membro inferior (m) = 0,161 · 75 kg = 12,1 kg
Raio de giro (k) = (0,56) · (0,9) = 0,504m
Momento de inércia = m k² = (12,1 kg) · (0,504 m)² = 3,1 kg m²

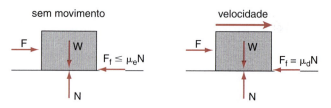

Figura 1.14 Fricção. **A.** Sob condições estáticas (sem movimento), a magnitude da força friccional (F_f) exercida na caixa é a mesma que a força aplicada (F) e não pode ser maior do que o coeficiente de fricção estático (μ_e) multiplicado pela força normal (N). Se a força aplicada exceder a força friccional estática máxima, a caixa irá se mover e alterar as condições dinâmicas. **B.** Sob condições dinâmicas, a força de fricção é igual ao coeficiente de fricção dinâmico (μ_d) multiplicado pela força normal.

Resumo

Este capítulo inicia com uma revisão de alguns princípios matemáticos importantes associados com a cinesiologia e segue abordando a estática, a cinemática e a cinética a partir de uma perspectiva biomecânica. Essa informação é utilizada ao longo do texto para a análise de atividades como o levantamento, a utilização de muletas e a posição de um membro. Pode ser útil consultar este capítulo quando esses problemas forem abordados.

Referências bibliográficas

1. An KN, Takahashi K, Harrigan TP, Chao EY: Determination of muscle orientations and moment arms. J Biomech Eng 1984; 106: 280–282.
2. Arwert HJ, de Groot J, Van Woensel WWLM, Rozing PM: Electromyography of shoulder muscles in relation to force direction. J Shoulder Elbow Surg 1997; 6: 360–370.
3. Chao EY, Lynch JD, Vanderploeg MJ: Simulation and animation of musculoskeletal joint system. J Biomech Eng 1993; 115: 562–568.
4. Dempster WT: Space requirements of the seated operator. In: Human Mechanics; Four Monographs Abridged AMRL-TDR-63-123. Krogman WM, Johnston FE, eds. Wright-Patterson Air Force Base, OH: Behavioral Sciences Laboratory, 6570th Aerospace Medical Research Laboratories, Aerospace Medical Division, Air Force Systems Command, 1963; 215–340.
5. Fuller JJ, Winters JM: Assessment of 3-D joint contact load preditions during postural/stretching exercises in aged females. Ann Biomed Eng 1993; 21: 277–288.
6. Krebs DE, Robbins CE, Lavine L, Mann RW: Hip biomechanics during gait. J Orthop Sports Phys Ther 1998; 28: 51–59.
7. Laursne B, Jensen BR, Németh G, Sjøgaard G: A model predicting individual shoulder muscle forces based on relationship between electromyographic and 3D external forces in static position. J Biomech 1998; 31: 731–739.
8. LeVeau BF: Williams and Lissner's Biomechanics of Human Motion, 3rd ed. Philadelphia: WB Saunders, 1992.
9. McMahon PJ, Debski RE, Thompson WO, et al.: Shoulder muscle forces and tendon excursions during glenohumeral abduction in the scapular plane. J Shoulder Elbow Surg 1995; 4: 199–208.
10. Poppen NK, Walker PS: Forces at the glenohumeral joint in abduction. Clin Orthop 1978; 135: 165–170.
11. Stevens KK: Statics and Strength of Materials. Englewood Cliffs, NJ: Prentice-Hall, 1987.
12. Winter DA: Biomechanics and Motor Control of Human Movement, 3rd ed. Hoboken, NJ: John Wiley & Sons, 2005.
13. Xu WS, Butler DL, Stouffer DC, et al.: Theoretical analysis of an implantable force transducer for tendon and ligament structures. J Biomech Eng 1992; 114: 170–177.

Livros sobre biomecânica musculoesquelética

Bell F: Principles of Mechanics and Biomechanics. Cheltenham, UK: Stanley Thornes Ltd, 1998.
Enoka R: Neuromechanics of Human Movement, 3rd ed. Champaign, IL: Human Kinetics, 2002.
Hall S: Basic Biomechanics, 5th ed. Boston: WCB/McGraw-Hill, 2006.
Hamill J, Knutzen K. Biomechanical Basis of Human Movement, 2nd ed. Philadelphia: Lippincott Williams & Wilkins, 2003.
Low J, Reed A: Basic Biomechanics Explained. Oxford, UK: Butterworth-Heinemann 1996.
Lucas G, Cooke F, Friis, E: A Primer of Biomechanics. New York: Springer, 1999.
McGinnis P: Biomechanics of Sports and Exercise. Champaign, IL: Human Kinetics, 2005.
Nigg B, Herzog W: Biomechanics of the Musculo-skeletal System, 3rd ed. New York: John Wiley and Sons, 2007.
Nordin M, Frankel V: Basic Biomechanics of the Musculoskeletal System, 3rd ed. Philadelphia: Lippincott Williams & Wilkins, 2001.
Özkaya N, Nordin M: Fundamentals of Biomechanics: Equilibrium, Motion and Deformation, 2nd ed. New York: Springer, 1999.

CAPÍTULO 2

Propriedades mecânicas dos materiais

L. D. Timmie Topoleski, ph.D.

SUMÁRIO

Propriedades básicas dos materiais	23
Estresse e estiramento	23
O teste de tensão	26
Os fundamentos (módulo de Young, razão de Poisson)	26
Sobrecarga até a falha	29
Fratura de materiais	32
Tenacidade à fratura	32
Fadiga	32
Taxa de sobrecarga	33
Curvamento e torção	34
Curvamento	34
Torção	35
Resumo	36

Existem mais de 1.000 tipos de propriedades (reações ao estímulo externo) que descrevem um comportamento de um material. Visto que todo o tecido humano é composto por um material ou outro, as mesmas propriedades do material que descrevem materiais como o aço, o concreto e a borracha podem ser aplicadas ao comportamento do tecido humano. Os leitores podem perceber de forma intuitiva que diferentes tecidos se comportam de forma diferente; por exemplo, a pele e o músculo parecem se alongar ou deformar mais facilmente do que o osso. Também é mais fácil cortar a pele ou um músculo do que um osso. A definição e a medição das propriedades de diferentes materiais quantificam as diferenças entre eles (quanto é mais fácil cortar um músculo do que um osso?) e predizem como o material se comportará em um ambiente conhecido (quanta força é necessária para quebrar um osso durante, digamos, um acidente no esqui?).

Os objetivos deste capítulo são:

- familiarizar os leitores com as definições básicas dos termos da mecânica e dos materiais;
- descrever algumas das propriedades dos materiais mais úteis e gerais;
- apresentar uma apreciação da relevância clínica das propriedades mecânicas dos tecidos biológicos.

Propriedades básicas dos materiais

A maioria das pessoas, independente de sua formação, pode nomear algumas propriedades dos materiais. Uma ideia inicial pode ser o **peso**. O peso, entretanto, é definido pela aceleração da massa na gravidade da Terra. Então a **massa** pode ser uma candidata mais adequada para uma propriedade de material. Contudo, alguém pode questionar o que possui mais massa, um quilo de ouro ou um quilo de papel? Bem, um quilograma é um quilograma, então a massa de um quilograma de ouro é a mesma de um quilograma de papel. Mas certamente é preciso menos ouro do que papel para conseguir um quilo. Então, a massa de um objeto depende de quanto material existe nele. As propriedades que dependem da quantidade de material são chamadas de **propriedades extensivas**. O **volume** e a **energia interna** são outros exemplos de propriedades extensivas.

É mais fácil comparar o comportamento dos materiais quando não se leva em consideração se eles são da mesma massa ou volume. Tais propriedades são frequentemente *normalizadas* com sua divisão pela massa ou volume. Por exemplo, a massa/unidade do volume é a **densidade** do material. A densidade do ouro é a mesma para uma onça, um quilograma ou uma pedra de ouro (uma pedra é uma unidade britânica antiga de peso, igual a 14 libras). A densidade é um exemplo de propriedade **intensiva**, uma propriedade que não depende da quantidade de material. Muitas das propriedades de materiais úteis na biomecânica são propriedades intensivas.

Uma das mais importantes propriedades dos materiais é a sua **força**. Por exemplo, as pessoas ficam especialmente impressionadas com a força de um material quando cruzam uma ponte. Talvez cada pessoa que já viveu, em algum ponto, tenha se perguntado "este objeto é forte o suficiente?", o que significa, o objeto em uso pode quebrar durante a utilização? Alguns materiais parecem quebrar prontamente em horas inconvenientes. Por exemplo, muitas pessoas vão lembrar quando os dentes de um garfo de plástico quebraram durante um piquenique, quando um pneu furou na estrada ou quando os cardarços arrebentaram enquanto estavam sendo amarrados. Os engenheiros têm devotado muito tempo e esforços para assegurar que os materiais não quebrem, especialmente quando vidas das pessoas dependem da integridade deles (p. ex., os materiais utilizados para a construção de uma ponte).

Diversos fatores além da força influenciam como e quando o material pode quebrar. Um experimento simples com um clipe de papel deve convencer o leitor de que a falha do material pode ocorrer sob condições que inicialmente não são óbvias (Quadro 2.1).

Antes de se preocupar com os detalhes de como a força é medida, considere se a força é uma propriedade intensiva ou extensiva. Um fio de aço fino pode segurar o mesmo peso que uma viga espessa? Não, porque a força é uma propriedade extensiva. Outro experimento simples demonstra que a espessura de um fio, por exemplo, influencia quando ele arrebenta (Quadro 2.2).

QUADRO 2.1 Examinando as forças

O experimento do clipe de papel

A maioria dos leitores experimentou um fenômeno marcante. "Estenda" um clipe de papel comum e prenda as suas extremidades, digamos com um par de alicates. Você não consegue quebrar o clipe de papel, mesmo se puxar com toda a sua força; no entanto, se você dobrar o clipe para trás e para a frente, você acabará quebrando um pedaço de aço com suas próprias mãos! Como isso é possível? A resposta é que a quebra de um material depende das condições aplicadas a ele; puxar as duas extremidades de um clipe gera condições diferentes de dobra para a frente e para trás. A primeira está relacionada com a força de tensão do material e a segunda, com uma forma de força de fadiga; ambas serão discutidas em detalhes mais adiante.

QUADRO 2.2 Examinando as forças

O experimento para testar o ponto de quebra de fios de diferentes espessuras

Faça um experimento simples para responder a questão. Para esse experimento, são necessários fios de diferentes diâmetros feitos do mesmo material. A maioria das lojas de equipamentos elétricos possui algum tipo de fio, por exemplo, de cobre ou chumbo, disponíveis em diferentes espessuras. A solda de chumbo é um bom material para utilizar, já que, normalmente, ela quebra em sobrecargas moderadas. Pendure os fios em um suporte conveniente e coloque o mesmo peso (ou massa) em cada um deles. Em seguida, adicione mais peso em cada fio, mantendo o mesmo peso em cada um. Que fio arrebenta primeiro? O mais fino, é claro, e você provavelmente já tinha previsto isso. O experimento demonstra um fato muito importante: a força, definida como o peso máximo que um fio pode suportar antes de arrebentar, é uma propriedade extensiva.

Estresse e estiramento

Os resultados do experimento no Quadro 2.2 apresentam um problema. Seria mais conveniente se um material, seja ele um tipo de aço ou polímero, artificial ou biológico, possuísse um único valor para força; isto é, se a força fosse uma propriedade intensiva. Para chegar-se a uma definição de força como uma propriedade intensiva, é necessária alguma fundamentação adicional, especificamente a definição e o entendimento de dois conceitos, o **estresse** e o **estiramento**. Muito antes de essas palavras serem utilizadas para descrever o sentimento dos estudantes antes das provas finais, o estresse e o estiramento eram utilizados como medidas do comportamento dos materiais. Mais importante, estresse e estiramento possuem significados diferentes; eles não são sinônimos e não podem ser utilizados alternadamente. O **estresse** é definido pelas unidades de força/área, as mesmas unidades de pressão (p. ex., libras por polegada ao quadrado, newtons por metro quadrado). O estresse é uma medida independente da quantidade de material. Esse conceito simples é incrivelmente útil. Um peso de 10 lb pendurado em um fio com uma área de secção transversa de 0,1 in^2 produz um estresse dentro do fio de 10 lb/0,1 in^2 (força/área), ou 100 psi (libras por polegada ao quadrado; 1 psi é igual a cerca de 6900 N/m^2) (Fig. 2.1). Um fio mais fino, por exemplo, com uma área de secção transversa de 0,05 in^2, necessita de menos força aplicada para suportar o mesmo estresse de 100 psi. O cálculo completo do estresse em um fio mais fino é mostrado no Quadro 2.3. Observe que o estresse é uma medida de sobrecarga (ou energia) que está em um objeto. O estresse é semelhante a uma pressão interna em um material sólido ou sobrecarga normalizada (ou peso) em um material. Embora não seja uma propriedade do material, o estresse tem a *qualidade* de ser intensivo, porque não depende da quantidade de material.

O estresse possui uma medida complementar chamada **estiramento**. Do mesmo modo que o estresse é como uma força normalizada pela área de secção transversa (ou quantidade de material) de um fio, o estiramento é como um alongamento normalizado ou deslocamento de um material (Quadro 2.4).

Para definir estresse ou estiramento mais formalmente, imagine um cilindro de qualquer material sob uma sobrecarga aplicada (ou força). O comprimento e o diâmetro do cilindro são medidos. A área de secção transversa é facilmente calculada a partir do diâmetro. A direção na qual o cilindro é sobrecarregado é importante. A ação de empurrar ao longo do eixo do cilindro é chamada de *compressão*; o que significa que o cilindro está sob uma sobrecarga compressiva (Fig. 2.2A). Já a ação de puxar o cilindro é chamada de *tensão* e diz-se que o cilindro está sob sobrecarga tensora (Fig. 2.2B).

Conhecendo a força aplicada ao cilindro, o estresse é calculado como

$$\sigma = \frac{F}{A} \qquad \text{(Equação 2.1)}$$

na qual σ é um símbolo geralmente aceito para o estresse, F é a sobrecarga aplicada e A é a área de secção transver-

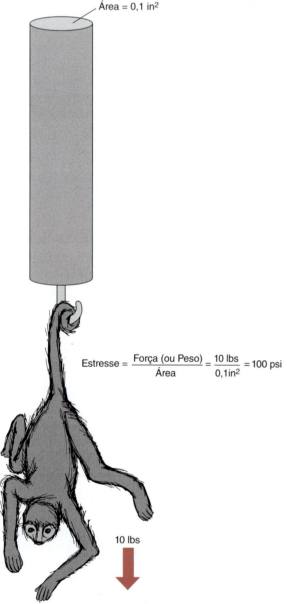

Figura 2.1 O estresse em uma barra simples é definido como a sobrecarga (neste caso, o peso do macaco) dividida pela área de secção transversa da barra (com unidades de psi, libras por polegada ao quadrado).

QUADRO 2.3 Examinando as forças

Cálculo do estresse em um fio

Quanto peso deve ser adicionado a um fio com uma área de secção transversa de 0,05 in^2 para produzir um estresse de 100 psi?

Prepare uma equação:

$$\frac{100 \text{ lb}}{\text{in}^2} = \frac{X}{0,05 \text{ in}^2}$$

em que X seja o peso necessário, em libras. Como observado no Capítulo 1, é sempre importante manter o rastreamento das unidades quando se realiza cálculos em mecânica. Os leitores que não acham as unidades importantes não teriam problema em dar a alguém uma nota de R$ 20,00 e aceitar 20 centavos em troca! Afinal, 20 é 20 se as unidades forem desconsideradas. Resolvendo a equação, X é igual a 5 lb. Portanto, para obter 100 psi de estresse em um fio de 0,1 in^2, utilize 10 lb de peso, mas em um fio de 0,05 in^2 utilize somente 5 lb de peso.

QUADRO 2.4 Examinando as forças

Experimento para avaliar o estiramento em tiras de borracha de diferentes comprimentos

Selecione tiras de borracha do mesmo material e espessura, mas com diferentes comprimentos e coloque no mesmo suporte conveniente como no Quadro 2.2. Pendure o peso de mesmo tamanho em cada uma. Qual delas estende mais? A tira de borracha mais longa. Pense assim: suponha que as tiras de borracha, puxadas pelo peso do experimento, estendam 25%. Uma tira de borracha de 2,5 cm se alonga até 3 cm, ganhando 0,5 cm, mas a tira de borracha de 25 cm, alonga-se até 31 cm, ganhando 6 cm. O alongamento absoluto, ou ganho em comprimento, depende do comprimento original do material. No entanto, poderia-se dizer, a premissa original era de que a tira de borracha alongava 25% do seu comprimento original, então, em termos percentuais, o alongamento relativo é o mesmo.

sa. Para qualquer força F, se o estresse for calculado com base na área de secção transversa original (chamada de A_0), ele será chamado de **tensão normal**. Por que ela é importante? Quando o material está em tensão, o diâmetro diminui (é fácil observar em um cilindro de borracha), e se o material estiver em compressão, o diâmetro aumenta (o cilindro alarga). Quanto mais você puxa (ou empurra), mais o diâmetro diminui (ou aumenta). Para diversos metais e outros materiais, é difícil detectar a compressão ou o alargamento, e a diferença de poucos micrômetros quadrados de área não altera muito o valor do estresse.

Portanto, pode não ser necessário medir o diâmetro do cilindro para todas as forças. Para outros materiais, como a borracha, o alargamento pode ser uma percentagem significativa da alteração e, então, é importante conhecer a área de secção transversa exata (chamada de **área instantânea**). A utilização da área instantânea ou da área real no cálculo do estresse (Equação 2.1) determina o **estresse verdadeiro**.

O estiramento também possui as definições "normal" e "verdadeiro". O **estiramento normal** (e) é definido como a alteração no comprimento de uma amostra dividida pelo comprimento original:

$$e = \frac{\Delta L}{L_0} = \frac{L - L_0}{L_0} \qquad \text{(Equação 2.2)}$$

em que L é o comprimento no momento da medida, L_0 é o comprimento original, e ΔL é a variação calculada do comprimento. O **estiramento verdadeiro** (ε) é definido por:

$$\varepsilon = \ln\frac{L}{L_0} \qquad \text{(Equação 2.3)}$$

Observe que o estiramento parece não ter dimensão. Entretanto, ele é normalmente apresentado em termos de centímetros/centímetro ou milímetros/milímetro. As unidades se anulam, mas elas dão um sentido de escala e normalmente transmitem a informação do tamanho da amostra testada.

Diversos materiais (p. ex., os metais estruturais) estiram pouco antes de quebrar. Portanto, suas vidas úteis ocorrem em *pequenos estiramentos*. As definições de estiramentos (nas equações 2.2 e 2.3) são na verdade aproximações e valem apenas para pequenos estiramentos. A definição de *pequeno estiramento* pode variar de pessoa para pessoa, mas provavelmente é seguro dizer que qualquer valor menor do

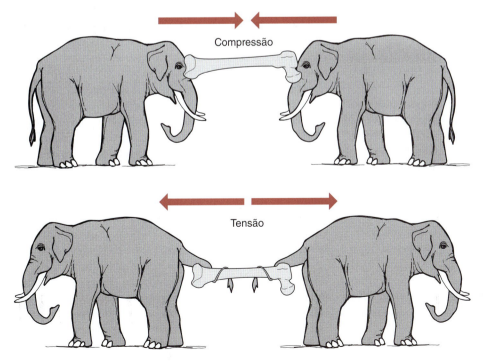

Figura 2.2 A. Compressão. À medida que os elefantes empurram o osso, ele é submetido à compressão. **B.** Tensão. À medida que os elefantes puxam o osso, ele é submetido à tensão.

que 1% é um pequeno estiramento, e as definições supracitadas são aplicáveis. A Equação 2.3 para o *estiramento verdadeiro* é determinada pela integração de aumentos diferenciais no comprimento sobre a amostra completa. Para pequenos estiramentos, menos de 1%, o estiramento normal é uma aproximação razoável do estiramento verdadeiro. Determinados pressupostos simplificadores são utilizados no cálculo de pequenos estiramentos. Entre 1 e 10%, as definições podem ser úteis, dependendo do sistema de materiais e da precisão da informação necessária. Se os estiramentos forem maiores que 10%, como devem ser para a maioria dos tecidos moles, então aqueles pressupostos não serão mais válidos. São necessários tratamentos mais complexos para definir "estiramentos finitos" ou "grandes". Na biomecânica, as definições para estiramentos finitos são importantes porque eles ocorrem em muitos tecidos; entretanto, uma discussão de estiramento finito está além do escopo deste livro. Isso não representa um grande problema para o estresse. Tanto o estresse como o estiramento possuem definições matemáticas precisas e, na verdade, apresentam diversas definições diferentes, que são amplamente baseadas no ponto de vista do definidor. Os tratamentos profundos do estresse e do estiramento aparecem nos cursos de mecânica continuada e deformações finitas.

Há um tópico a ser discutido relacionado com pequenos estiramentos. A tensão é definida pelas forças que tendem a romper alguma coisa. É algo como afastar as mãos depois de bater palma. A compressão é a força aplicada quando as mãos se juntam nas palmas. Para continuar a analogia mão/estresse, considere uma pessoa esfregando as mãos uma na outra, por exemplo, quando elas estão frias. O movimento de vai e vem pode ocorrer em materiais e é conhecido como **estiramento de cisalhamento** (normalmente representado pela letra grega γ). O estiramento de cisalhamento possui uma contrapartida, o **estresse de cisalhamento** (representado pela letra grega τ) (Fig. 2.3). O estresse de cisalhamento, τ, é definido como a força de cisalhamento, F_c, dividida pela área sobre a qual ela atua, A:

$$\tau = \frac{F_c}{A} \quad \text{(Equação 2.4)}$$

Os estresses de cisalhamento são muito importantes porque muitas teorias da falha para materiais flexíveis (definidas a seguir) mostram que a falha ocorre quando o **estresse de cisalhamento máximo** é alcançado. Se um investigador quebrasse um cilindro de cobre, um material flexível, ele iria fraturar em um ângulo de 45° na direção das forças aplicadas. Por quê? Por causa da direção do estresse de cisalhamento máximo.

Os conceitos de estresse e estiramento não são necessariamente fáceis de compreender. Muitos leitores podem se sentir confortáveis com a descrição do estresse como uma "pressão interna". O estiramento pode ser mais bem entendido como um percentual de alteração no comprimento. No entanto, uma vez que o estresse e o estiramento não sejam mais um mistério, definir a maioria das propriedades mecânicas se torna relativamente simples.

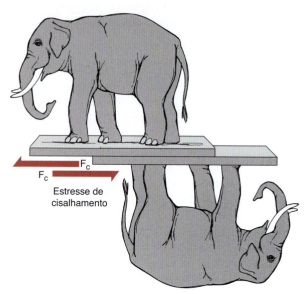

Figura 2.3 Cisalhamento. À medida que os elefantes deslizam um em relação ao outro, as pranchas sobre as quais eles estão são submetidas ao cisalhamento.

O teste de tensão

Os fundamentos (módulo de Young, razão de Poisson)

As definições de estresse e estiramento são os primeiros passos em direção ao entendimento e à conceituação de algumas das propriedades mais úteis dos materiais, como o conceito nebuloso de força discutido anteriormente. É mais fácil compreender algumas das propriedades dos materiais mais importantes no contexto de um teste de tensão simples em uma amostra cilíndrica de material. Tudo que se aplica ao teste de tensão simples também se aplica a um teste de compressão simples; entretanto, os valores das propriedades na tensão e na compressão podem não ser simples negativos de cada um!

Imagine que o diretor de desenvolvimento de novos materiais de uma grande corporação multinacional de biotecnologia acabou de receber amostras de um novo material desenvolvido por um de seus engenheiros. O engenheiro acredita que esse novo material seja um excelente candidato para reposição óssea. Esse produto poderia ser mais útil se tivesse propriedades similares ao do osso natural. A primeira ação que os engenheiros de materiais devem tomar é determinar as propriedades do novo material e compará-las com as propriedades dos ossos (suponha que cilindros de tamanho adequado estejam disponíveis para realizar o teste).

Para testar as propriedades do novo material, as amostras do teste são cuidadosamente colocadas nos grampos de um equipamento de avaliação de tensão e, então, o teste se inicia (com estresse e estiramento iniciais iguais a zero). Cada vez mais força tensora é gradualmente aplicada à amostra. A maioria dos equipamentos de avaliação da tensão gera dados de força e deslocamento, ao invés de estresse e estiramento. Entretanto, isso não é problema; o estresse e o estiramento são facilmente calculados a partir das Equações 2.1 a 2.3, já que o diâmetro e o comprimento da amostra são conhecidos. Um **diagrama de estresse-estiramento** (ou gráfico) é uma função do estresse para cada estiramento. Inicialmente, o engenheiro pode tender a ser um pouco cauteloso, talvez porque exista apenas uma quantidade limitada de amostra do material. Então o teste é programado para produzir somente 20-30 lb de força. Após o cálculo do estresse e do estiramento para o teste inicial, um diagrama estresse-estiramento é gerado, que pode ser parecido com a Figura 2.4.

Observe que na figura, quando a amostra está sem sobrecarga, a curva estresse-estiramento desce para a mesma linha a partir da qual havia subido e para exatamente no ponto em que tinha iniciado. Isso significa que o estiramento é zero no final do teste, assim como no início. Quando o material retorna à sua forma original, após a colocação e a retirada da sobrecarga, as deformações, ou estiramentos, que ocorreram durante a sobrecarga são chamadas de **elásticas**. Essa é uma definição diferente das definições a que a maioria das pessoas está acostumada. Por exemplo, o termo *elástico* pode produzir imagens de tiras elásticas nas roupas; elástico é algumas vezes entendido com o significado de "alongável". Na linguagem da mecânica dos materiais, *elástico* tem uma definição precisa: significa que o material retorna à sua forma original após uma sobrecarga. O que acontece se o material não voltar ao seu formato original? O experimento deve continuar para a resposta ser revelada.

Como a amostra parece não ter sofrido danos, os engenheiros se tornam um pouco mais corajosos e aumentam a sobrecarga sobre ela, talvez para cerca de 100 lb. A nova função estendida no diagrama estresse-estiramento ainda parece uma linha reta (Fig. 2.5). De fato, muitos materiais demonstram esse comportamento **linear** (p. ex., aço, concreto, vidro). Entretanto, é extremamente importante saber que a maioria dos tecidos moles (p. ex., músculo, pele, ligamento, tendão, cartilagem) não demonstra esse comportamento linear; os materiais exibem um comportamento **não linear**. Os materiais não lineares são mais difíceis de entender e exigem um conhecimento básico de como se comportam os materiais lineares.

A função da linha reta no diagrama estresse-estiramento é uma das propriedades fundamentais e mais importantes de qualquer material; a função é chamada de **módulo de Young** ou **módulo de elasticidade** (os engenheiros utilizam normalmente a letra E para representar o módulo de Young) (Fig. 2.6). O módulo de Young é semelhante à constante elástica da mola, com a exceção de que ele se relaciona ao estresse e ao estiramento, não à força e ao deslocamento. O módulo de

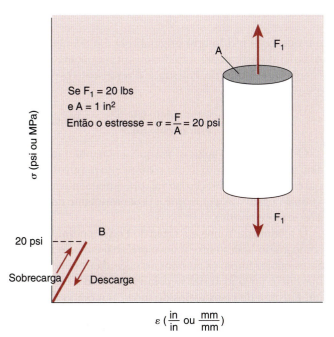

Figura 2.4 Diagrama estresse-estiramento. A força aplicada (F_1) na amostra testada é variável independente. O deslocamento é medido após a força ser aplicada e, portanto, é a variável dependente. Entretanto, nos diagramas estresse-estiramento, o estresse atua tradicionalmente como a variável dependente (ou "y") e o estiramento, como a variável independente (ou "x"). Uma amostra do teste cilíndrica (área de secção transversa = 1 in²) é sobrecarregada aplicando-se uma força de 20 lb, e, portanto, o estresse uniforme na amostra é de 20 psi. O diagrama estresse-estiramento é linear do estresse zero ao estresse máximo em 20 psi (ponto B).

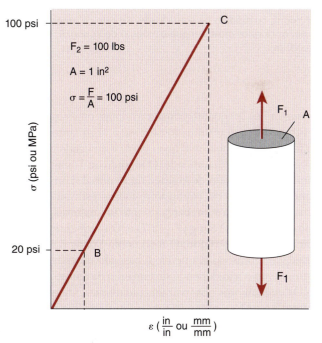

Figura 2.5 Diagrama estresse-estiramento para grandes forças. A amostra do teste é sobrecarregada com uma força (F_2) de 100 lb. O estresse normal correspondente é de 100 psi. O diagrama estresse-estiramento mostra que a relação estresse-estiramento permanece linear do ponto B (20 psi) ao ponto C (100 psi). Observe que os estiramentos correspondentes ao ponto B (0,0005 $\frac{in}{in}$) e ao ponto C (0,0025 $\frac{in}{in}$) também estão registrados.

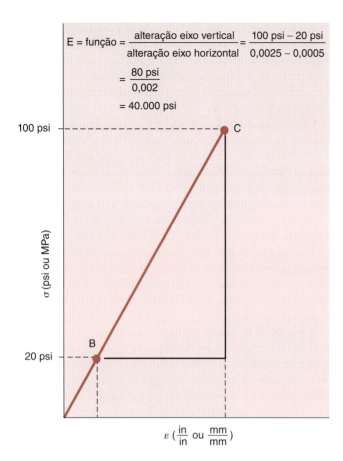

Figura 2.6 Módulo de Young. A relação estresse-estiramento entre os pontos B e C é linear, e a função da linha é o módulo de Young ou módulo de elasticidade. No caso da amostra do teste, os cálculos mostram que o módulo de Young, E, é igual a 40.000 psi.

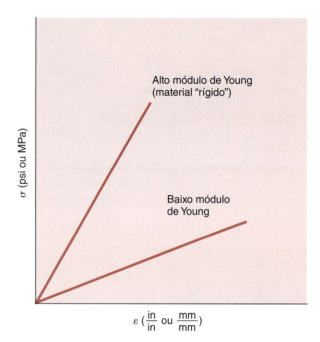

Figura 2.7 Módulos de Young para dois materiais diferentes. Neste diagrama estresse-estiramento são ilustrados dois materiais diferentes, um com uma função maior que a do outro. O material com a função maior (ou módulo de Young) é "rígido" em relação ao material com uma função menor (ou módulo de Young).

Young indica (a) quanto o material alonga ou estira quando é submetido a determinado estresse e (b) quanto estresse se forma em um material quando ele é alongado ou estirado em uma certa quantidade. O módulo de Young às vezes também é chamado de **rigidez** do material. Um material com alto módulo de Young sofre menos estiramento com uma determinada sobrecarga do que um material com um baixo módulo de Young (Fig. 2.7) e, consequentemente, é um material mais rígido. O módulo de Young é uma propriedade intensiva, já que ele é baseado no estresse e no estiramento e não depende do tamanho da amostra.

Os engenheiros observaram cuidadosamente a amostra durante o teste e notaram que o seu diâmetro diminui à medida que ela é esticada! O estiramento pode ser medido na direção em que atravessa o cilindro, assim como é medido na direção em que a amostra é estendida (ao longo do eixo do cilindro). O estiramento verdadeiro na direção perpendicular à direção da sobrecarga também pode ser calculado como

$$\varepsilon = 2 \ln \left(\frac{D_0}{D} \right) \quad \text{(Equação 2.5)}$$

em que D_0 é o diâmetro original e D é o diâmetro atual. A razão do estiramento axial com o estiramento lateral é chamada de **razão de Poisson** e é representada pela letra grega nu, ν:

$$\nu = \frac{-\text{estiramento lateral}}{\text{estiramento axial}} \quad \text{(Equação 2.6)}$$

O sinal negativo aparece porque, enquanto o material é alongado na direção axial (um estiramento positivo), o material é contraído na direção lateral (um estiramento negativo). O sinal negativo assegura que a razão resultante de Poisson será sempre positiva.

O módulo de Young e a razão de Poisson permitem uma comparação básica entre o novo material e o osso humano. Se os valores forem os mesmos, os engenheiros podem confiar que o novo material se comporta como o osso humano. Existem diversos meios de medir o módulo de Young e a razão de Poisson; o teste de tensão é apenas um modo potencial e simples. O módulo de Young e a razão de Poisson são **propriedades dos materiais** porque seus valores são os mesmos, independente do tipo de teste ou da geometria da amostra. Eles também são propriedades intensivas, pois são os mesmos, independente da quantidade de material. Pode haver somente uma diferença sutil entre uma propriedade de material e uma propriedade intensiva. Uma propriedade de material deve ser sempre a mesma independente da maneira como o material é testado; é concebível que possam existir dois métodos de teste diferentes que usam a mesma quantidade de material. Pode não haver diferença alguma, é claro. Portanto, se os cilindros tiverem diferentes diâmetros, mas forem constituídos pelo mesmo material e o módulo de Young for determinado para cada amostra, o valor deverá ser o mesmo todas as vezes!

O módulo de Young e a razão de Poisson também permitem os cálculos de estresse e estiramento em outras direções além daquela da carga, por meio da relação entre estresse e estiramento chamada de **Lei de Hooke** (Quadro 2.5).

Sobrecarga até a falha

Uma vez conhecido o módulo de Young do novo material com alguma segurança, o próximo objetivo do teste é descobrir quando a amostra quebra. À medida que a amostra é cada vez mais sobrecarregada, uma destas duas coisas normalmente ocorre. No primeiro caso, o estresse e o estiramento continuam a aumentar em uma linha reta e, então, de repente há um estrondo! A amostra quebra. Isso é um acontecimento bastante excitante quando acontece, porque (apesar de não ser calculado aqui) grandes quantidades de energia elástica foram armazenadas no material, e os fragmentos remanescentes voltam rapidamente à sua forma original. O maior estresse que o material suporta antes de quebrar é chamado de **estresse tênsil final**, ou **força tênsil final**, ou somente **força final**. A força final é uma definição intensiva de força baseada no estresse máximo que um material pode suportar (Fig. 2.8).

A segunda resposta possível do material ao aumento do estresse é que, à medida que o teste progride, a linha estresse-estiramento se desvia da linha reta e precisa que seguia desde o início do teste. Normalmente, a função da linha diminui (Fig. 2.9). Se o teste é revertido depois que a "inclinação" no gráfico estresse-estiramento se torna evidente, a amostra não é descarregada na mesma linha que descreveu quando a sobrecarga estava aumentando. O gráfico mostra uma histerese (Fig. 2.10). Quando o estresse chega a zero, o estiramento não retorna à zero, como aconteceria no caso de deformação elástica. A deformação permanente é conhecida como **deformação inelástica** ou **plástica**. Um material deforma plasticamente quando ele não retorna ao

---

QUADRO 2.5 Examinando as forças

Lei de Hooke

A forma geral da lei de Hooke é dividida em três equações, uma para cada direção (x, y, z):

$$\varepsilon_x = \frac{1}{E}[\sigma_x - \nu(\sigma_y + \sigma_z)]$$

$$\varepsilon_y = \frac{1}{E}[\sigma_y - \nu(\sigma_x + \sigma_z)]$$

$$\varepsilon_z = \frac{1}{E}[\sigma_z - \nu(\sigma_x + \sigma_y)]$$

em que ε_x, ε_y e ε_z são os estiramentos nas direções x, y e z; σ_x, σ_y e σ_z são os estresses nas direções x, y e z; e E é o módulo de Young. Existem relações análogas entre o estresse de cisalhamento (τ) e estiramento de cisalhamento (γ) que também fazem parte da lei de Hooke:

$$\gamma_{xy} = \frac{\tau_{xy}}{G}$$

$$\gamma_{xy} = \frac{\tau_{yz}}{G}$$

$$\gamma_{xy} = \frac{\tau_{xz}}{G}$$

em que γ_{ij} é o estiramento de cisalhamento na superfície da lateral i na direção j, τ_{ij} é o estresse de cisalhamento na superfície da lateral i na direção j (figura) e G é chamado de *módulo de cisalhamento* (análogo ao módulo de Young). O módulo de cisalhamento, o módulo de Young e a razão de Poisson são relacionados pela equação

$$G = \frac{E}{2(1 + \nu)}$$

na qual G é o módulo de cisalhamento, E é o módulo de Young e ν é a razão de Poisson.

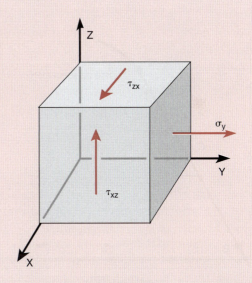

Estresses de cisalhamento. Os estresses de cisalhamento são designados por dois subscritos (p. ex., τ_{xy}), em que o primeiro subscrito indica a lateral na qual o estresse age, e o segundo subscrito indica a direção na qual ele age. Oficialmente, na mecânica, os estresses normais também têm dois subscritos. As equações utilizam uma grafia frequentemente adotada: o estresse normal na direção y, que é designado por σ_y, é mais corretamente grafado como σ_{yy}, que indica que o estresse atua na lateral "y" em uma direção y.

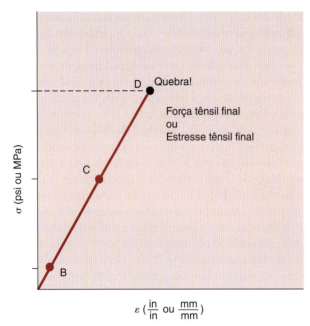

Figura 2.8 Falha frágil. Um cenário para a falha da amostra testada nas Figuras 2.4 e 2.5 é aquele em que há aumento continuado da sobrecarga e consequente quebra da amostra no ponto D. Observe que a relação estresse-estiramento permanece linear. O ponto D representa a força tênsil final do material.

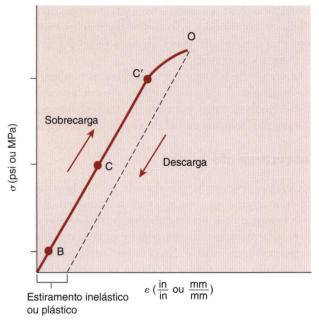

Figura 2.10 Deformação permanente. Após o estresse na amostra ter passado do ponto C', pode-se dizer até o ponto O, a sobrecarga é removida da amostra. Quando não há sobrecarga na amostra, ainda existe um estiramento mensurável; a amostra não retornou a sua forma original e está permanentemente deformada. O início do estiramento inelástico ou plástico no ponto C' identifica este ponto como o limite de escoamento (ou estresse de escoamento) do material.

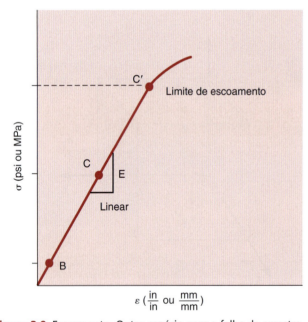

Figura 2.9 Escoamento. Outro cenário para a falha da amostra testada nas Figuras 2.4 e 2.5 é o comportamento do material ser linear até o ponto C'. No ponto C', o limite de escoamento, a relação estresse-estiramento não é mais linear, apesar de o material não quebrar.

to em que o curvamento ou a deformação plástica se iniciam é chamado de **limite de escoamento** ou **limite elástico**. O nível de estresse no qual o material começa a deformar plasticamente é denominado **força de escoamento**. É importante reiterar que, uma vez excedida a força de escoamento, o material é deformado permanentemente e *não* irá recuperar seu formato original. Isso introduz uma mudança interessante ao conceito de "falha". É fácil dizer que uma peça quebrada de metal "falhou" quando ela excedeu sua força tênsil final e está em dois pedaços. Entretanto, um material não precisa estar em dois pedaços para falhar. Os engenheiros consideram uma falha quando uma parte ou o material não funciona mais como quando foi elaborado. Então, por exemplo, se uma ponte foi feita de um material que escoa um pouco cada vez que uma pessoa caminha sobre ela, digamos uns 2 cm ou 2,5 cm, essa ponte pode acabar escoando inteira para dentro da água. Ela não funciona mais para o que foi construída (i. e., para manter os pés secos enquanto as pessoas caminham sobre a água) e, portanto, falhou em razão do escoamento excessivo. Se houver tubarões na água, então o ponto deve ficar mais claro.

Quando o teste de tensão é continuado e a amostra é puxada além do seu limite de escoamento, normalmente ela quebra. O ponto de quebra, como já mencionado, é algumas vezes chamado de *força final*, mesmo que o material tenha escoado antes de alcançar seu ponto de quebra (Fig. 2.11). O Quadro 2.6 fornece comparações de algumas propriedades de materiais, incluindo a força final de diversos materiais.

seu formato original no momento em que a sobrecarga é removida. É muito fácil demonstrar a deformação plástica (p. ex., dobrando um clipe de papel).

Quando um material começa a deformar plasticamente, o material foi **escoado**. O ponto no gráfico estresse-estiramen-

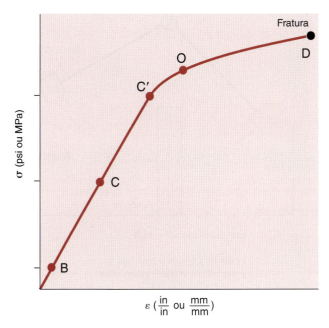

Figura 2.11 Falha flexível. Após a amostra escoar, com um aumento continuado na carga aplicada, a amostra normalmente fratura (ponto D). Este é um exemplo de fratura flexível porque a amostra escoa antes de fraturar. Para este material flexível, o ponto D representa a força tênsil final.

As Figuras 2.8 e 2.11 ilustram dois modos nos quais um material pode se comportar antes de quebrar. O primeiro é que a deformação antes da fratura é toda elástica (Fig. 2.8). Se não houver deformação plástica antes da quebra do material, então seu comportamento é **frágil**. Observe que somente o *comportamento* do material é descrito como frágil; o *material* em si não é frágil. Alguns não se preocupam com a diferença, mas ela é importante. Se o material deforma plasticamente antes de quebrar, o que significa que ele escoa antes (Fig. 2.11), então o seu comportamento é **flexível**. Materiais usados no dia a dia com comportamento frágil incluem vidro, concreto e canecas de cerâmica para café. Se o comportamento do material não é frágil, então é flexível; a única questão é o grau. Um ponto interessante é que para a maioria dos materiais, a temperatura exerce um grande papel na classificação de um material como frágil ou flexível. Muitos leitores assistiram à demonstração na qual uma bola flexível é colocada em nitrogênio líquido e logo após perde a capacidade de quicar. Ao invés disso, ela quebra quando cai! Os materiais são submetidos à **transição flexível-frágil** em temperaturas específicas. Portanto, um material que mostra um comportamento flexível no laboratório pode ser frágil no espaço externo. Um material que parece ser frágil no laboratório pode ser flexível na temperatura do corpo.

QUADRO 2.6 Examinando as forças

Propriedades de materiais diferentes

Uma determinada propriedade de material varia em uma amplitude considerável. Entretanto, isso não deveria ser surpresa. O leitor provavelmente já manipulou diferentes materiais, até mesmo na semana passada. Observa-se, por exemplo, que itens feitos de plástico (p. ex., um porta CD ou copo plástico) são leves e possuem alguma flexibilidade, enquanto itens feitos de metal (p. ex., um martelo) são mais pesados e tendem a ser menos flexíveis. A tabela lista alguns materiais comuns e seus módulos de Young e forças de escoamento. Os estudantes devem utilizar as informações fornecidas para realizar um valioso exercício: em uma planilha de papel (ou em programa de computador) registre o comportamento estresse-estiramento dos materiais da tabela até a sua força de escoamento. A representação gráfica pode ajudar a avaliar as diferenças nos comportamentos dos materiais.

Material	Módulo de Young (GPa)	Força de escoamento (MPa)	Força tênsil final (MPa)
Liga de alumínio 2014-T4[a]	73	324	469
Osso cortical[b]	17-20 (compressivo)	182	195
Aço inoxidável 304L[a]	193	206	517
Liga Ti6Al4V[a]	114	965	1.103
Ouro[c]	75	207	220
Tungstênio[a]	407	(1.516)[e]	1.516
PMMA (cimento de osso)[d]	2,0	(40)[e]	40

[a]Adaptado de Budinski KG, Budinski MK: Engineering Materials, Properties and Selections, 6. ed. Upper Saddle River, NJ: Prentice Hall, 1999.

[b]Adaptado de Cowin SC: The mechanical properties of cortical bone tissue. In: Bone Mechanics. Cowin SC, ed. Boca Raton, FL: CRC Press, 1989. Observe que as propriedades ósseas medidas variam amplamente, dependendo da idade do osso, do método de análise etc., e os números apresentados são exemplos de valores "razoáveis".

[c]Adaptado de Properties of Some Metals and Alloys, 3. ed., uma publicação da International Nickel Company, 1968.

[d]Os valores são aproximados e são baseados no resumo de diferentes medidas experimentais apresentadas em Lewis G: Properties of acrylic bone cement: state of the art review. J Biomed Mater Res Appl Biomater 1997; 68: 155-182.

[e]Frágil (sem escoamento antes da fratura).

Fratura de materiais

Tenacidade à fratura

Uma discussão aprofundada a respeito da fratura de materiais está além do escopo deste livro, mas esta seção introduz alguns dos conceitos mais importantes sobre o tema. Por diversas razões, é difícil quantificar as propriedades da fratura de materiais a partir dos dados de um teste de tensão. Na metade do século XX, por volta dos anos 1940-1950, as pessoas observavam, por exemplo, que os grandes navios se partiam quando ficavam no porto, mesmo que não estivessem carregados acima de seus limites de escoamento. Ver uma grande embarcação se partir no porto provavelmente produziu uma forte impressão, e as pessoas que se questionavam por que isso ocorria criaram uma ramificação da mecânica chamada de **mecânica da fratura**. A partir da mecânica da fratura veio o conceito de **tenacidade à fratura**. A tenacidade à fratura é análoga à força tênsil final de um material, mas, na realidade, é uma medida que mostra quão resistente à fratura um material é na *existência de uma pequena fenda ou falha*. A tenacidade à fratura pode ser determinada por experimentos similares ao teste de tensão, que são discutidos apenas brevemente aqui. É interessante que as unidades do estresse tênsil final ou estresse de escoamento sejam as mesmas do estresse, por exemplo, libras por polegada ao quadrado (psi) ou megapascais (MPa; em que um pascal = um newton/metro^2). As unidades para tenacidade à fratura são em psi (polegadas)$^{1/2}$ ou MPa (m)$^{1/2}$. A raiz quadrada do comprimento aparece porque a tenacidade à fratura depende do comprimento da fenda no material. Em consequência, quanto mais longa for a fenda inicial, menor será a força necessária para quebrar o material.

Outro modo de quantificar a força de fratura de um material é utilizar o teste de impacto. O mais comum é chamado de **teste de impacto Charpy** (Fig. 2.12). No teste Charpy, um pêndulo pesado é liberado com a amostra em seu caminho. O pêndulo balança e, provavelmente, quebra a amostra. A diferença entre a altura inicial e a altura final do pêndulo representa uma perda de energia. Essa perda de energia é a energia necessária para quebrar a amostra. A força da fratura em um teste Charpy é determinada em unidades de energia, como newton-metros ou joules. Um teste de impacto Charpy, por exemplo, pode fornecer informações úteis sobre a possibilidade de um osso quebrar sob determinado impacto.

Fadiga

Outra palavra comum encontrada no dicionário de falha da engenharia é "fadiga". Uma pessoa que está cansada diz que está "fadigada". A fratura por fadiga é um tipo de fratura de material que pode ser potencialmente muito perigosa, porque ela pode se deslocar inesperadamente. Considere o exemplo de um clipe de papel discutido anteriormente. Apesar de um clipe de papel não poder se arrebentar, ele normalmente quebra após ser dobrado repetidas vezes. Isso

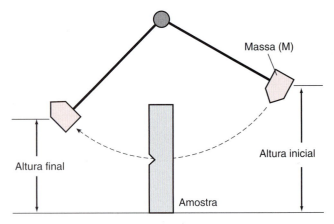

Figura 2.12 Teste de impacto Charpy. No teste de impacto Charpy, uma massa em um pêndulo é levantada até uma altura inicial (e, portanto, possui uma energia potencial inicial, massa x aceleração da gravidade x altura). O pêndulo é liberado e balança descrevendo um arco que o leva ao contato com a amostra do teste, fraturando-a. A altura final da amostra (e, portanto, a energia potencial final) pode ser medida. A diferença na energia potencial é igual à energia absorvida pela amostra quando ela fratura.

é uma forma de fadiga. A **fratura por fadiga** ocorre quando um material é sobrecarregado e descarregado, sobrecarregado e descarregado, repetidamente, e a sobrecarga máxima está abaixo da força tênsil final ou força de escoamento. Quando um clipe de papel é dobrado muitas vezes, ele permanece assim, o que significa que ele foi escoado. A fadiga ocorre em sobrecargas acima e abaixo do escoamento. A falha por fadiga é mais difícil de determinar do que qualquer um dos comportamentos discutidos anteriormente. É difícil identificar uma propriedade intensiva de material para a falha por fadiga. Uma propriedade que pode ser interessante é chamada de **limite de fadiga** ou **resistência**. Para determinadas sequências de testes, o limite de resistência é definido como o estresse abaixo do qual o material nunca falhará sob fadiga. Por exemplo, um clipe de papel pode suportar inúmeras dobraduras pequenas para a frente e para trás. Se a dobradura aumentar, entretanto, o clipe de papel quebrará. Algum lugar entre "muito" e "pouco" é o limite de resistência. Para complicar ainda mais, alguns materiais parecem não ter um limite de resistência, e outros parecem tê-lo sob determinadas condições. O comportamento de fadiga de um material, incluindo o limite de resistência, depende de muitas variáveis, como a temperatura, que determina se o comportamento do material é frágil ou flexível.

Outro fator que controla a falha de um material que está sobrecarregado de modo que o estresse máximo seja menor que o estresse de fratura ou escoamento é o estresse máximo inicial (ou nominal). O **estresse máximo nominal** é o estresse máximo no início de um teste de fadiga, antes que qualquer dano ocorra à amostra. Em geral, quanto maior o estresse nominal, mais cedo o material falha. Uma curva E-N (E, estresse máximo nominal; N, número de ciclos de sobrecarga até a falha; dobrar uma vez um clipe de papel no exemplo anterior, para a frente e para trás, é considerado um ciclo) é uma ferramenta gráfica que os pesquisadores utilizam para compreender como a sobrecarga inicial influencia a vida de um material em fadiga (Fig. 2.13).

Taxa de sobrecarga

Muitos materiais se comportam de forma diferente quando são sobrecarregados em diferentes taxas. As **taxas de estresse** podem ser determinadas em psi/segundo ou megapascais/segundo. As **taxas de estiramento** podem ser determinadas tanto como frequência pura, por segundo, ou em unidades como polegada/polegada/segundo ou milímetro/milímetro/segundo. Em geral, quanto mais rápido um material é sobrecarregado, de maneira mais frágil ele se comporta. Qualquer um que já brincou de esculpir em argila, com massa de modelar ou mesmo massa de pão já experimentou isso. Quando a argila é puxada rapidamente ela parece arrebentar. Quando puxada devagar, ela pende e estende por um momento antes de arrebentar. Outra ilustração é colocar a mão na água. Quando a palma da mão dá um tapa na água rapidamente, dói como se tivesse batido no concreto. Coloque a mão lentamente, e a água se afasta prontamente do caminho. Materiais mais estruturais, como o aço e o concreto, comportam-se da mesma maneira independente da taxa de estiramento. Os polímeros e muitos tecidos moles (biológicos), por outro lado, são sensíveis à taxa de estiramento. Nesse caso, *sensíveis* significa que os materiais se comportam de forma diferente sob diferentes condições de sobrecarga. É especialmente importante perceber isso no contexto das lesões, por exemplo, as fraturas ósseas ou lesões nos ligamentos. Os Capítulos 3 e 6 discutem essa questão para ossos e ligamentos, respectivamente.

A razão pela qual o estiramento ou a taxa de sobrecarga podem levar a diferentes comportamentos está diretamente relacionada à estrutura complexa dos materiais. Diversos materiais, especialmente os tecidos moles, possuem um componente semelhante a um fluido em seu comportamento, muito parecido com os amortecedores utilizados nas portas para impedirem que elas batam na parede. O componente semelhante a um fluido leva a comportamentos dependentes do tempo. As diferenças nos comportamentos para diferentes taxas de estiramento são um exemplo de dependência do tempo, pois é preciso menos tempo para se obter um estiramento de 20% (ou 0,2 mm/mm) a uma taxa de 0,05/s do que a uma taxa de 0,001/s. Uma discussão mais detalhada das relações entre a composição de tecidos específicos e suas propriedades mecânicas é apresentada nos Capítulos 3 ao 6.

Os fluidos possuem uma propriedade familiar a todos, informalmente conhecida como "pegajosa", formalmente conhecida como **viscosidade**. Os fluidos com alta viscosidade (p. ex., o mel) fluem lentamente. Os fluidos com baixa viscosidade (p. ex., a água) fluem rapidamente. O gelo na parte debaixo de uma geleira, sob o enorme peso de todo

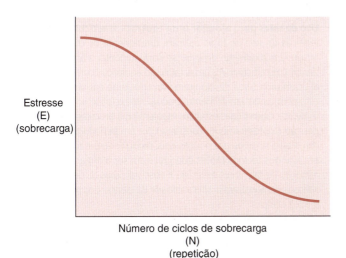

Figura 2.13 Tempo de fadiga. O tempo de fadiga de um material é fortemente influenciado pelas sobrecargas (e, portanto, os estresses) aplicadas ao material. Quanto maior o estresse, menor o tempo de fadiga ou o número de ciclos necessários para a falha.

Relevância clínica

Fraturas por estresse: Os tecidos biológicos demonstram falha por fadiga. Sobrecargas repetidas que geram estresses abaixo do estresse tênsil final podem levar a falhas por fadiga; quando isso ocorre no osso, a lesão é chamada de fratura por estresse. O termo fratura por estresse na realidade é impróprio, já que o leitor aprendeu, até agora, que todas as fraturas são causadas por estresse, na linguagem da engenharia mecânica. Portanto, a fratura clínica por estresse pode ser mais bem denominada como dano por fadiga subcrítico.

Relevância clínica

Taxas de sobrecarga: Taxas de estiramento rápidas ou lentas podem levar a diferentes tipos de lesão. Por exemplo, alguns ligamentos falham sob taxas de sobrecarga muito altas, enquanto o osso no qual os ligamentos estão fixados falha em taxas de sobrecarga mais baixas. Baixas taxas de sobrecarga parecem produzir fraturas por avulsão na interface osso-ligamento, ao passo que altas taxas de sobrecarga produzem falhas nas porções centrais dos ligamentos. O tipo de tecido danificado ou o tipo de lesão sustentada é útil para explicar o mecanismo da lesão. Especialistas em biomecânica são normalmente chamados de "testemunhas especializadas" em julgamentos para estabelecer o mecanismo de lesão em casos de lesões pessoais.

o gelo da parte de cima, age como um fluido extremamente viscoso, talvez se movendo apenas poucos centímetros por ano. Portanto, os sólidos que possuem comportamentos mecânicos dependentes do tempo, por causa do componente semelhante a um fluido, são **viscoelásticos**. Os modelos mais simples de comportamentos viscoelásticos nos materiais contêm um único elemento elástico, como uma mola, e um elemento viscoso, representado pelo amortecedor (da porta), tanto em série (alinhado um após o outro, o "Modelo de Maxwell") como em paralelo (alinhado próximo ao outro, o "Modelo de Kelvin-Voigt") (Fig. 2.14). A natureza viscoelástica dos materiais leva a dois importantes comportamentos relacionados, o **arraste** e o **relaxamento do estresse**.

O *arraste* é a deformação continuada de um material ao longo do tempo à medida que ele é submetido a uma carga constante. A ilustração mais simples de arraste é um material cilíndrico sobrecarregado com um peso fixo aplicado na direção axial por um longo tempo. Inicialmente, o peso gera um estresse no material, deformando-o de acordo com o estiramento elástico. Como o material, neste caso, é viscoelástico, ele continua a deformar e estirar ao longo do tempo, geralmente muito devagar. Nos experimentos com arraste, a sobrecarga fixa é mantida na amostra, e o estiramento é medido como uma função do tempo. O fechamento lento e constante de uma porta com amortecedor é um exemplo de arraste. A porta (e possivelmente a sua mola) aplica uma força constante no amortecedor, que deforma lentamente e permite o seu fechamento.

O experimento complementar ao do arraste é o teste de relaxamento do estresse. O *relaxamento do estresse* é a redução do estresse em um material ao longo do tempo à medida que ele é submetido a uma deformação constante. Para o teste do relaxamento do estresse, ao invés de aplicar uma sobrecarga fixa à amostra, um deslocamento fixo, ou estiramento, é mantido, e a força resistente (a partir da qual o estresse é calculado) é medida como uma função do tempo. O estresse geralmente diminui com o tempo, e por essa razão dá-se o nome "relaxamento". Tanto o arraste como o relaxamento do estresse são comportamentos importantes nos tecidos moles biológicos.

> ### Relevância clínica
>
> **Uso de talas para alongar uma contratura articular:** Muitas técnicas de uso de talas aplicam diretamente os conceitos de arraste e relaxamento do estresse para aumentar a amplitude de movimento articular. Algumas talas são equipadas com molas que aplicam uma força de alongamento constante em uma articulação, permitindo um aumento gradual na excursão articular (estiramento). Outras talas estáticas mantêm uma articulação em uma posição fixa (estiramento constante) por um período prolongado, como uma noite ou por poucos dias, produzindo um relaxamento gradual dos tecidos moles que precisam ser alongados. Após a remoção da tala, mais excursão é possível. Essas técnicas clínicas valiosas demonstram a aplicabilidade da ciência dos materiais na prática clínica.

Curvamento e torção

Curvamento

Muitos ossos agem como vigas estruturais no corpo. Portanto, eles estão sujeitos a diversas forças, como as vigas, e podem ser analisados como elas. As vigas que são utilizadas em pontes ou prédios orientados verticalmente estão, em geral, sujeitas às sobrecargas compressivas. As vigas que são orientadas horizontalmente, entretanto, são muitas vezes sobrecarregadas no ponto central ou perto dele e estão sujeitas ao **curvamento**. A maioria dos leitores já quebrou, por exemplo, uma vareta dobrando-a.

O mais incrível sobre a fórmula para o estresse em uma viga sujeita ao curvamento é que *as propriedades dos materiais estão ausentes!* (Quadro 2.7). Isso significa que para uma viga de concreto, aço ou osso, se as áreas de secção transversa tiverem a mesma geometria e as sobrecargas aplicadas forem as mesmas, os estresses serão exatamente os mesmos. Portanto, a diferença no comportamento das vigas é amplamente controlada pelo módulo de Young

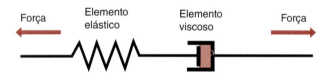

A. Modelo de Maxwell

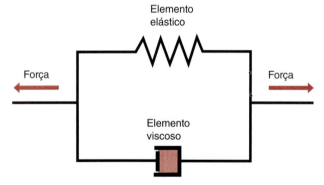

B. Modelo Kelvin-Voigt

Figura 2.14 Modelos viscoelásticos. Dois modelos simples de comportamento de materiais viscoelásticos. **A.** No modelo de Maxwell, o elemento viscoso, ou amortecedor, está em série com a mola. O deslocamento do amortecedor não é recuperado como o da mola. Quando a sobrecarga é removida, a mola retorna à sua posição original, mas o amortecedor não, e, portanto, há deformação plástica ou permanente do modelo. **B.** No modelo Kelvin-Voigt, a mola e o amortecedor estão em paralelo. Quando a sobrecarga é removida, a mola se recupera e puxa o amortecedor para trás com ela; não há deformação plástica. Em cada caso, a deformação do amortecedor depende da taxa de sobrecarga.

QUADRO 2.7 Examinando as forças

A equação do curvamento da viga

Para uma viga composta por um único material (concreto, aço ou osso, por exemplo), o estresse gerado pelo curvamento puro de uma viga pode ser calculado por

$$\sigma = \frac{My}{I}$$

em que σ é o estresse calculado na posição y, M é o momento em que o curvamento é aplicado e I é o momento inércia (uma função da área de secção transversa da viga).

(para determinar quanto uma viga deforma) e pela força de falha do material. Outro resultado interessante da análise da viga é que existe um eixo ao longo do qual não há estresse, chamado de **eixo neutro**. Os estresses em um lado do eixo neutro são compressivos e, no lado oposto, tensores. Para as vigas com geometrias de secção transversa simétricas, o eixo neutro atravessa o centro da viga. O Quadro 2.8 calcula o estresse em uma viga sujeita ao curvamento e utiliza esse cálculo para determinar o estresse na ulna quando se levanta uma carga de 5 lb.

Torção

Esta seção considera a torção de um cilindro. O tratamento da torção para secções transversas que não são cilíndricas está além do escopo deste capítulo. A torção de cilindros, entretanto, é diretamente aplicável à torção de ossos longos, nos quais a secção transversa pode se aproximar de um cilindro. Na torção, um torque, ou retorção, é aplicado à viga,

QUADRO 2.8 Examinando as forças

A ulna irá quebrar quando "curvada" no levantamento de uma carga?

Para determinar se uma viga falha sob um momento de curvamento, considere somente o valor máximo de y, a distância do eixo neutro (Fig. A). Para uma viga com uma área de secção transversa retangular, o valor máximo é h/2 ou metade da altura da viga. Para uma viga com uma área de secção transversa circular, o valor máximo é r, o raio da viga. Utilizando a fórmula mostrada na figura, o estresse máximo em uma viga com área de secção transversa retangular é $6M/(b \times h^2)$ e em uma viga com área de secção transversa circular é $4M/(\pi \times r^3)$.

Os resultados calculados em qualquer outra página deste livro (Cap. 13) podem ser utilizados para estimar os estresses em um dos ossos do antebraço (p. ex., na metade da ulna). Assumindo que a ulna possa ser modelada como uma viga com uma área de secção transversa circular (embora oca) (Fig. B), com um raio externo r_o e um raio interno r_i. O Capítulo 13 (Quadro 13.2) mostra um *momento interno* de 13,4 Nm; isto é, o momento que existe dentro do material ósseo para resistir às forças externas (levantar uma carga de 5lb) e manter o osso em equilíbrio é de 13,4 Nm. O Quadro 2.7 demonstra o cálculo dos estresses em uma viga sob um momento de curvamento. Para uma viga com uma área de secção transversa circular, como o modelo da ulna, o eixo neutro é o centro geométrico da viga. Portanto, o estresse máximo ocorre em $y = r_o$, a maior distância do eixo neutro. O momento de curvamento, M, é de 13,4 Nm. A única informação perdida é o momento inércia da ulna, I_{ulna}. Para calcular I para um círculo oco, primeiro

calcula-se I para o osso como se ele fosse um cilindro sólido e então subtrai-se I do círculo oco interno. Portanto,

$$I_{\text{círculo externo}} = \frac{\pi(r_o)^4}{4}$$

$$I_{\text{círculo interno}} = \frac{\pi(r_i)^4}{4}$$

$$I_{ulna} = I_{\text{círculo externo}} - I_{\text{círculo interno}} = \frac{\pi(r_o)^4}{4} - \frac{\pi(r_i)^4}{4}$$

$$= \frac{\pi}{4}\left[(r_o)^4 - (r_i)^4\right]$$

Agora é fácil calcular I_{ulna} para quaisquer valores de r_0 e r_i. Para testar este exemplo, assuma que o raio externo seja 25 mm (0,025 m) e o raio interno seja 20 mm (0,020 m). Consequentemente, $I_{ulna} = 180 \times 10^{-9}$ m^4. Aplique a equação no Quadro 2.7 para calcular

$$\sigma = \frac{13,4 \text{ Nm} \times (0,025 \text{ m})}{180 \times 10^{-9} \text{ m}^4}$$

$$= 185 \times 10^6 \text{ N/m}^2, \text{ ou } 1,85 \text{ MPa}.$$

Relembre que em uma viga sujeita ao curvamento, um de seus lados está em compressão e o outro está em tensão. A comparação do valor do estresse calculado com os valores de força listados na tabela do Quadro 2.6 mostra claramente que o estresse na ulna está bem abaixo do estresse tênsil final ou de escoamento do osso. Isto é, claro, uma coisa boa e era esperado, já que pessoas raramente quebram a ulna levantando um saco de açúcar de 5 lb!

(continua)

QUADRO 2.8 Examinando as forças (continuação)

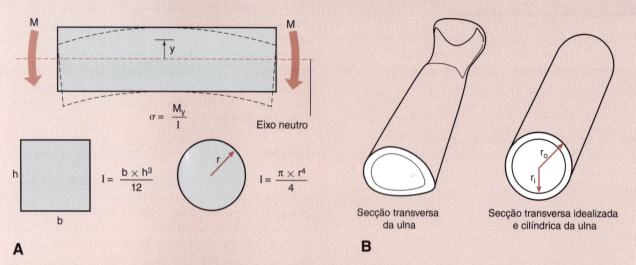

A — **B**

Curvamento de viga. Um momento de curvamento, *M*, aplicado a uma viga longa e fina, gera uma distribuição de estresse mostrada na Equação 2.6. O momento de inércia (I) é determinado para vigas com secção transversa retangular e circular.

---

em vez de um momento curvatura (Quadro 2.9). A torção gera estresses de cisalhamento em uma viga, e a equação para calcular esse estresse é diretamente análoga à equação de curvatura.

Relevância clínica

Fraturas por curvamento *versus* torção: Muitas fraturas ósseas ocorrem tanto por um curvamento excessivo como por torção no osso. Por exemplo, uma fratura por torção pode ocorrer durante um acidente ao esquiar se o esqui ficar preso, por exemplo, em uma árvore e as presilhas não se soltarem. A aceleração do esquiador faz seu corpo girar, aplicando, portanto, torção ao osso. Dependendo da velocidade em que a torção é aplicada, isso pode resultar em uma fratura "espiral" complexa ou mesmo em um estilhaçamento mais sério do osso. No entanto, se o osso quebra sob sobrecarga de curvamento, é provável que a fratura seja mais simples e do tipo linear. Outra lesão comum no esqui, uma fratura debaixo para cima, ocorre com uma sobrecarga de curvamento à medida que o esquiador cai para a frente com o esqui relativamente sem movimento e a tíbia "se curva" sobre a bota parada.

Resumo

Este capítulo discute as definições básicas das propriedades dos materiais intensivas (p. ex., densidade) e extensivas (p. ex., volume). Utilizando um exemplo de um teste de tensão simples, algumas das mais importantes propriedades dos materiais são definidas na linguagem da mecânica dos materiais: módulos de tensão ou compressão (módulo de elasticidade ou

QUADRO 2.9 Examinando as forças

Estresses de cisalhamento em uma viga submetida à torção

O estresse de cisalhamento em uma viga que está submetida à torção ou "retorção" é calculado a partir de:

$$\tau = \frac{Tr}{J}$$

em que o estresse de cisalhamento, τ, é calculado no raio *r*, *T* é o torque aplicado, ou torção, e *J* é o momento polar de inércia.

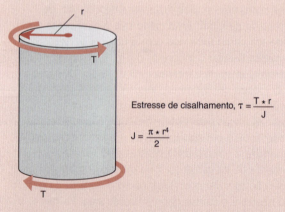

Estresse de cisalhamento, $\tau = \dfrac{T*r}{J}$

$$J = \frac{\pi * r^4}{2}$$

Um torque T que retorce um cilindro gera uma distribuição do estresse de cisalhamento mostrada na equação. O momento polar de inércia (*J*) é para a secção transversa cilíndrica.

módulo de Young), razão de Poisson, força tênsil final, limite de escoamento e força de escoamento, limite de resistência e tenacidade à fratura. O teste de tensão simples também permite a introdução dos conceitos de sobrecarga e deformação, estresse e estiramento, testes de materiais e comportamento frágil *versus* flexível. Conceitos adicionais importantes para a compreensão do comportamento dos materiais biológicos incluem a falha por fadiga, curvamento de vigas, torção e taxa de sobrecarga (viscoelasticidade). As propriedades específicas dos materiais biológicos, como ossos, tendões e ligamentos, são discutidas em detalhe nos capítulos apropriados.

Leitura complementar

Beer FP, Johnston ER: Mechanics of Materials, 2nd ed. New York: McGraw-Hill, 1992.

Gere JM, Timoshenko SP: Mechanics of Materials, 4th ed. Boston: PWS Publishing, 1997.

Panjabi MM, White AA III. Biomechanics in the Musculoskeletal System. New York: Churchill Livingstone, 2001.

Popov EP: Mechanics of Materials, 2nd ed. Englewood Cliffs, NJ: Prentice Hall, 1976.

Ruoff AL: Materials Science. Englewood Cliffs, NJ: Prentice Hall, 1973.

CAPÍTULO
3

Biomecânica do osso

L. D. Timmie Topoleski, ph.D.

SUMÁRIO

Breve revisão da biologia, estrutura e composição química do osso 39
Propriedades mecânicas do osso 40
    Propriedades *versus* geometria dos materiais 41
    Anisotropia 41
    Constantes elásticas do osso 43
    Força 43
    Tenacidade à fratura 43
    Taxa de estiramento 44
Alterações nas propriedades mecânicas com a idade e a atividade 44
Cicatrização da fratura 45
Resumo 45

T odos os organismos vivos possuem uma estratégia para sustentar e proteger suas partes corporais. Os invertebrados marinhos, como a água-viva, dependem do equilíbrio da pressão hídrica interna e externa para a sustentação. Uma água-viva fora do meio hídrico parece mais um pedaço de gelatina (como os leitores que caminham na praia já devem ter observado). Insetos, lagostas e outras pequenas criaturas escorregadias podem valer-se de um exoesqueleto (uma camada dura externa composta de quitina em muitos casos), ou esqueleto externo, que fornece suporte e contenção. Considerando a biomecânica, um exoesqueleto não funciona para grandes animais; os animais e seus órgãos pesam muito. Animais grandes terrestres são equipados com o conhecido endoesqueleto (ou esqueleto interno) para a função de suporte. O esqueleto no corpo humano fornece suporte para o corpo, atua como um sistema rígido de alavancas que transfere as forças dos músculos e protege os órgãos vitais (p. ex., o crânio para o cérebro e a caixa torácica para o coração e órgãos torácicos). Existem alguns pequenos e peculiares ossos nos ouvidos de alguns animais (incluindo os humanos) que são necessários para transmitir os sons e permitir a audição.

O Capítulo 2 introduziu o leitor à linguagem e aos princípios necessários para a compreensão do comportamento mecânico geral dos materiais. Este capítulo discute os aspectos estruturais e de suporte dos ossos, fornecendo informações sobre as propriedades mecânicas do osso como um material específico. Os objetivos deste capítulo são:

- revisar brevemente a biologia básica do osso e a terminologia;
- descrever as propriedades mecânicas do osso humano;
- discutir a relevância clínica da compreensão das propriedades ósseas.

As pesquisas sobre as propriedades mecânicas do osso continuam. A revisão fornecida neste capítulo pretende oferecer ao leitor somente um entendimento introdutório dessas propriedades. As propriedades mecânicas do osso não são absolutamente tão bem compreendidas como aquelas da engenharia de materiais mencionadas no

Capítulo 2; o osso é mais complexo do que o aço, por exemplo. Muitas das referências citadas são, talvez, "antigas" no contexto do campo relativamente jovem da engenharia biomédica. No caso do osso, entretanto, antigo não significa "inválido". Muitos dos trabalhos dos anos 1970 e 1980 ainda são valiosos para os estudantes, clínicos e pesquisadores de biomecânica. O trabalho mais recente sobre as propriedades mecânicas do osso envolve detalhes do comportamento ósseo que estão além do escopo deste livro – por exemplo, os modelos numéricos da micromecânica da remodelação óssea ou a investigação das interações complexas dentro da rede trabecular [p. ex., 7, 10, 12, 17, 19]. De fato, seria necessária uma monografia substancial para justificar a revisão de todos os trabalhos sobre propriedades ósseas. Os leitores interessados em aspectos específicos do comportamento ósseo são encorajados a consultar a literatura básica a respeito.

Breve revisão da biologia, estrutura e composição química do osso

As propriedades mecânicas do osso são determinadas principalmente pelos seus componentes estruturais. Os ossos contêm dois principais componentes estruturais: o **colágeno** e a **hidroxiapatita** (HA). O colágeno é um material orgânico encontrado em todos os tecidos conjuntivos do corpo (ver Caps. 5 e 6). Os componentes orgânicos dos ossos representam aproximadamente 40% do peso seco ósseo, e o colágeno é responsável por cerca de 90% do seu conteúdo orgânico. O colágeno do osso é principalmente do **tipo I** (*bone* = b + *one*, ou *I*)*. Outros tipos de colágeno são encontrados em diferentes tecidos conjuntivos; por exemplo, os tipos II, IX e X são conhecidos como *colágenos específicos das cartilagens* porque eles parecem ser encontrados somente nelas [6]. Um projeto de pesquisa excelente para o leitor seria determinar o número de tipos diferentes de colágeno e onde eles são localizados.

Os componentes inorgânicos ou minerais representam aproximadamente 60% do peso seco ósseo. O principal mineral componente é a HA, um mineral baseado em fosfato de cálcio: $Ca_{10}(PO_4)_6(OH)_2$. Os cristais de HA são encontrados principalmente entre as fibras de colágeno. A HA está relacionada com os minerais de Ca encontrados em corais marinhos (eles são carbonatos de cálcio), mas é diferente deles. A HA pura é uma cerâmica e pode ser encontrada na forma de cristal como um mineral (p. ex., apatita). Visto que a HA é uma cerâmica, pode-se esperar que o osso tenha propriedades semelhantes às desse material. Por exemplo, as cerâmicas são geralmente frágeis, tolerando pouca deformação antes de fraturar. As cerâmicas e os ossos são também relativamente fortes na compressão, mas fracos na tensão.

A estrutura do osso humano se altera com a idade. O osso na criança é diferente do osso nos adultos. O osso infantil é composto de **osso imaturo**. Nesse tipo de osso, as fibras de cartilagem são mais ou menos distribuídas aleatoriamente (assim como na pele). A distribuição aleatória das fibras gera alguma força em todas as direções (i. e., em nenhuma direção preferencial), mas o osso imaturo não é tão forte quanto o osso maduro. O osso imaturo das crianças é mais flexível do que o osso adulto, presumivelmente para gerar resiliência a todas as quedas e cambalhotas da infância.

À medida que o osso amadurece, as células ósseas, chamadas de *osteoclastos*, cavam túneis no osso. Outras células, chamadas de *osteoblastos*, alinham os túneis com o colágeno tipo I. Este é então mineralizado com a HA. A mineralização pode ser controlada pelas células chamadas *osteócitos*, osteoblastos "mais velhos" que foram presos na matriz de colágeno. Os osteócitos exercem um papel no controle do cálcio e fósforo extracelulares. O resultado de toda atividade dos osteoclastos, osteoblastos e osteócitos é uma série de tubos, chamados de canais haversianos, que são alinhados com camadas ósseas (**lamelas**) e orientados na direção principal de sustentação de carga do osso (p. ex., ao longo do eixo maior do fêmur). Os canais haversianos, também conhecidos como *ósteons*, representam as unidades estruturais do osso. As cavidades ósteons também são passagens para os vasos sanguíneos e nervos no osso. Outras passagens, que tendem a ser perpendiculares aos canais haversianos, chamadas de *canais de Volkmann*, permitem aos vasos sanguíneos se conectarem através do osso e formar uma rede nele todo (Fig. 3.1).[3, 8, 13]

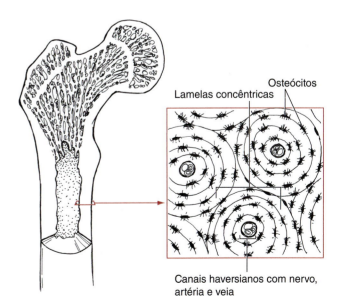

Figura 3.1 Figura esquemática que mostra a organização microestrutural do osso.

---

* N. T.: *Bone* significa "osso" em inglês e *one* significa "um". O autor isola a letra b na palavra bone (b + one) para destacar a palavra *one*, ou seja, o osso é formado pelo colágeno tipo I.

Os primeiros ósteons que se desenvolvem no osso maduro são chamados de *ósteons primários*. Ao longo da vida, entretanto, os osteoclastos, osteoblastos e osteócitos permanecem ativos e novos canais haversianos são constantemente formados. Os novos ósteons são formados sobre os antigos e são chamados de *ósteons secundários*. Os canais haversianos são formados por eles.

Uma vez que o osso imaturo foi substituído pelo sistema de ósteons, o osso é considerado maduro. Existem dois tipos principais de osso humano maduro: o **osso cortical** e o **osso esponjoso**. O osso cortical (também conhecido como *osso compacto*) é duro e denso. O osso esponjoso (também conhecido como *osso trabecular*) não é tão denso quanto o osso cortical e é preenchido por espaços.

O osso entre os espaços pode ser comparado a pequenas vigas que são chamadas de *trabéculas*. O osso cortical é encontrado, por exemplo, na metade do fêmur, e o osso esponjoso, no interior da cabeça do fêmur. No final do século XIX, Wolff observou que o osso, principalmente o esponjoso, é orientado para resistir às forças primárias às quais o osso é submetido. Wolff sugeriu que "a forma do osso é determinada somente pela sobrecarga estática".[13] Atualmente, está claro que a sobrecarga dinâmica do osso exerce um papel importante, talvez até fundamental, na estrutura óssea. Portanto, Nigg e Grimston sugeriram a reformulação da Lei de Wolff declarando que "As leis da física são o principal fator que influencia a modelação e a remodelação óssea".[13] Uma declaração menos formal, mas talvez mais apropiada e pontual, da lei de Wolff é "a função determina a forma".

A maioria dos leitores conhece a forma geral de um osso longo, como o fêmur ou tíbia humanos (Fig. 3.2). No local em que dois ossos se conectam e se atritam um contra o outro, o osso é coberto com cartilagem articular, que permite uma fricção articular muito baixa nas **articulações** (onde dois ossos se juntam). Observe que nem todas as articulações são móveis; por exemplo, não se espera que os ossos do crânio se movam um em relação ao outro. Em crianças, o osso cresce a partir das extremidades, na **metáfise** e na **epífise**. As regiões em que o osso realmente cresce são chamadas de *placas de crescimento*. Se uma placa de crescimento de uma criança é danificada, o osso pode parar de crescer completamente e não irá alcançar o comprimento normal.

A descrição prévia da estrutura e da biologia ósseas é apenas uma breve introdução para permitir que os leitores se familiarizem um pouco com a linguagem e a arquitetura do osso. Os leitores são estimulados a investigar uma ou mais referências no final deste capítulo para aprender mais detalhes do osso.

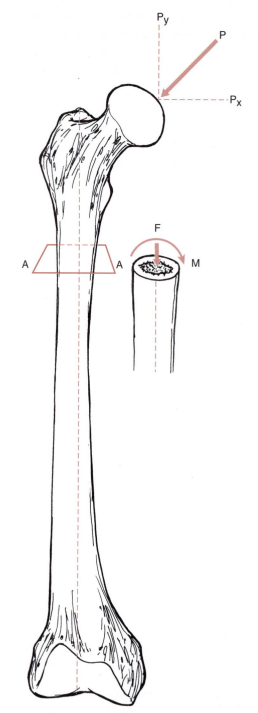

Figura 3.2 Figura esquemática de um fêmur, um "osso longo" do corpo. A força (P) aplicada ao fêmur através da articulação está deslocada da linha central do eixo longo do osso. O deslocamento gera momentos de curvamento (M) no osso.

Propriedades mecânicas do osso

As propriedades mecânicas do osso variam com o tipo de osso (p. ex., esponjoso *vs.* cortical) e com sua localização (p. ex., costela *vs.* fêmur). Por causa da grande variedade de propriedades, não existe um "valor padrão" para a força ou módulo elástico do osso, por exemplo. A análise e a avaliação da mecânica óssea, portanto, exigem que o estudante ou pesquisador investiguem as propriedades específicas dos ossos em questão. Entretanto, conhecendo somente algumas propriedades fundamentais do osso, é possível predizer o comportamento geral, já que o foco aqui é a função estrutural do osso.

Em um sentido geral, as propriedades importantes de um osso particular podem ser deduzidas pela consideração cuidadosa da(s) função(ões) do osso. Por exemplo, o fêmur suporta todo o peso do corpo durante cada passo de uma caminhada. O peso vem, em grande parte, de cima, de modo que o osso deve ser firme (módulo de Young alto) e forte durante a compressão na direção do eixo longo. O osso deve ser firme para que, a cada passo, ele não seja comprimido como uma mola. Ele seria um material estrutural ineficaz se, para cada passo realizado, as pernas encurtassem 3 ou 4 cm. O osso também seria ineficaz se, quando fosse sobrecarregado mais severamente do que em uma caminhada normal (p. ex., na corrida ou no salto), fraturasse ou rachasse durante a compressão. A avaliação das demandas funcionais do fêmur revela que o osso deve ser forte durante a compressão. Entretanto, se a maioria da sobrecarga aparente é compressiva, o osso também deve resistir à tensão? Finalmente, quão forte o osso deve ser?

Estudos biomecânicos das forças articulares mostram que a força no fêmur varia de acordo com a atividade. Por exemplo, o simples ato de ficar em pé em uma perna pode resultar em uma força no fêmur de 1,8-2,7 vezes o peso corporal. Levantar da cama pode resultar em uma força de 1,5 vezes o peso corporal, e caminhar em um ritmo agradável pode exercer uma força de até 6,9 vezes o peso corporal.[1] No entanto, um indivíduo possui somente um peso corporal – então de onde vem esse peso "extra"? O Capítulo 1 explica a abordagem analítica para determinar as forças nos músculos aplicadas nas articulações durante a atividade. Esse capítulo revela que os músculos com seus pequenos braços de momento devem gerar grandes forças para equilibrar os grandes momentos produzidos por sobrecargas externas como o peso corporal. A Figura 3.2 demonstra que a cabeça do fêmur está deslocada medialmente da linha central da diáfise femoral. O deslocamento sugere que momentos mecânicos são aplicados ao osso (pelos músculos) para equilibrar o corpo. Atividades dinâmicas, como caminhar e correr, demandam momentos musculares ainda maiores porque o corpo está acelerando. O Capítulo 48 discute as forças geradas durante a locomoção normal. Os momentos adicionais dos músculos resultam em forças articulares aumentadas. Então, um osso não é exigido somente para suportar o peso corporal, mas também para sustentar cargas que são potencialmente muitas vezes maiores que o peso corporal durante uma atividade normal.

A discussão anterior revela que o fêmur deve suportar grandes sobrecargas compressivas. O fêmur também ajuda a ilustrar porque o osso deve suportar sobrecargas tensoras. Como a sobrecarga na cabeça do fêmur está fora do centro, (excêntrica), o deslocamento gera um momento de curvamento no osso. No Capítulo 2, a equação no Quadro 2.7 mostra que um momento de curvamento aplicado gera tanto compressão como tensão em uma viga ou osso. Portanto, de acordo com os princípios da mecânica, os estresses no osso são determinados pela superposição (adição) de sobrecargas compressivas e de curvamento. Na face medial do fêmur, por exemplo, as sobrecargas axial compressiva e de curvamento se somam, de modo que os estresses são predominantemente compressivos. Na face lateral, em contraste, as sobrecargas axiais compressivas e de curvamento tênsil são opostas, e o estresse tênsil pode ocorrer. Sob condições particularmente intensas (p. ex., um acidente no esqui), as forças tensoras sobre um osso podem ser substanciais e, de fato, levar à fratura. Dependendo do tipo de acidente, forças de torção que são geradas também podem levar a diversas fraturas. Portanto, o osso deve ser capaz de suportar sobrecargas compressivas e tensoras (assim como a torção).

Relevância clínica

Fraturas que resultam de diferentes tipos de sobrecarga: Os ossos estão sujeitos a diferentes formas de sobrecarga e falham sob diferentes condições. Ossos longos, como a tíbia e o fêmur, sustentam grandes sobrecargas compressivas na articulação, mas normalmente falham em resposta às forças de torção, como aquelas aplicadas na tíbia em uma fratura espiral descrita no Capítulo 2. Fraturas vertebrais, por outro lado, normalmente resultam de forças compressivas nos corpos vertebrais. As forças tensoras produzem fraturas por avulsão quando os ligamentos ou tendões são tracionados para longe de suas inserções ósseas.

Propriedades *versus* geometria dos materiais

A resposta mecânica dos materiais utilizados em arranha-céus e pontes depende da sua geometria. Por exemplo, a forma de uma área de secção transversa de uma viga controla o quanto ela inclina quando submetida a uma sobrecarga. Vigas com uma área de secção transversa circular se comportam de forma diferente daquelas em forma de I com a mesma altura, por exemplo. A geometria estrutural do osso contribui para sua resposta mecânica e, portanto, diferentes ossos possuem diferentes formas.[11] Os ossos longos das pernas, por exemplo, possuem área de secção transversa que são cilindros ocos e irregulares. A área de secção transversa cilíndrica permite que a tíbia, por exemplo, suporte forças de curvamento aproximadamente iguais em qualquer direção. Uma viga em forma de I, por outro lado, suporta bem sobrecargas de curvamento quando está em pé, mas quando está de lado (como uma viga na forma de "H"), não suporta tão bem esse tipo de sobrecarga. Observe a orientação das vigas de aço da próxima vez que você passar sob uma passarela na estrada.

Anisotropia

O osso é um **material anisotrópico**; ele possui propriedades diferentes em direções diferentes. O módulo de Young na direção axial do fêmur, por exemplo, difere do módulo de Young na direção transversa (lateral ou medial). Diversos materiais estruturais comuns, como o aço, são geralmente tratados como **materiais isotrópicos**, e um único valor do módulo de Young ou do estresse de escoamento é suficiente para analisar a deformação ou as características de falha, respectivamente. O osso, entretanto, assim como outros materiais anisotrópicos especiais (p. ex., madeira), possui uma estrutura que destaca as diferenças nas propriedades mecânicas e age em diversos ângulos. Embora as propriedades do osso sejam diferentes nas direções longitudinal e transversa, pode não fazer qualquer diferença qual direção transversa é escolhida; as propriedades são quase as mesmas em todas as direções dentro do plano transverso (Fig. 3.3). Tal material é chamado **transversalmente ortotrópico** (Quadro 3.1). Uma boa aproximação inicial com o osso consiste em considerar que ele é transversalmente ortotrópico.

Estresse e *estiramento* são definidos no Capítulo 2 como força por área e a taxa de alteração na forma original do material, respectivamente. São fatores relacionados com a lei de Hooke (Quadro 2.5). A relação entre estresse e estiramento é chamada de **equação constitutiva**. As equações constitutivas para materiais anisotrópicos ou ortotrópicos são mais complexas do que a Equação 2.6. Duas constantes de propriedades de materiais são necessárias para relacionar o estresse e o estiramento em um material isotrópico: sua rigidez, ou módulo de Young, E, e a medida da quantidade de abaulamento do material submetido à compressão, conhecida como razão de Poisson, v. Para um material anisotrópico, 21 constantes de propriedades de materiais são necessárias para relacionar o estresse e o estiramento! Um material ortotrópico geral é um pouco mais simples, exigindo 9 constantes. Para um material transversalmente ortotrópico como o osso, somente 5 constantes são necessárias. *Somente* é um termo relativo, é claro. As constantes podem ser avaliadas apenas pela experimentação cuidadosa; considerando a geometria do osso, entretanto, tais experimentos podem ser bastante difíceis. Consequentemente, uma descrição completa

> **QUADRO 3.1 Examinando as forças**
>
> **Um experimento para demonstrar o comportamento anisotrópico**
>
> O conceito de anisotropia e, mais especificamente, ortotropia, pode ser ilustrado por um experimento simples. Para este experimento, utilize seis folhas de papel de 21 × 28 cm e um pedaço de fita adesiva. Enrole cada pedaço de papel em forma de tubo de 21 cm de altura e fixe com a fita para que ele fique enrolado. Fixe todos os seis tubos juntos em uma estrutura de pirâmide (Fig. 3.4). Com os tubos fixados com a fita adesiva e em pé, você pode colocar o seu livro ou outro em cima, e os tubos suportam o peso facilmente. Depois deite os tubos, deixando-os de lado, e coloque o livro em cima. Os tubos cedem e são esmagados pelo peso do livro. A rigidez e a força são diferentes em diferentes direções; elas são maiores na direção paralela ao comprimento dos rolos do que na direção perpendicular aos seus comprimentos. Apesar de o módulo de Young, ou a força do próprio papel, ser constante, quando o papel possui uma estrutura diferente, semelhante à do osso cortical, as propriedades nas direções que possuem ângulos retos uma com a outra são diferentes.

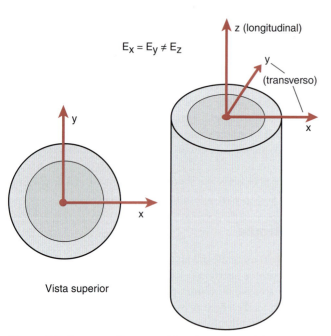

Figura 3.3 O osso pode ser considerado um material transversalmente isotrópico, o que significa que as propriedades, como o módulo de elasticidade e a força final, são as mesmas nas direções x e y (e não faz diferença onde aquelas direções são realizadas), mas diferentes na direção z.

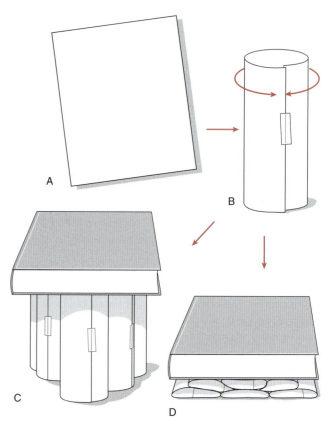

Figura 3.4 Demonstração de anisotropia. A força de um conjunto de tubos (B) é diferente se eles forem sobrecarregados a partir do topo (C) ou das laterais (D).

da resposta óssea à sobrecarga (i. e., a definição precisa da relação entre estresse e estiramento no osso) é uma análise complexa, que vai além do escopo deste livro.

Constantes elásticas do osso

Já que o osso pode ser considerado tanto ortotrópico como transversalmente isotrópico, nós devemos definir mais do que duas constantes (o módulo de Young e a razão de Poisson) indicadas no Quadro 2.5. Em um sentido elementar, o módulo de Young é necessário para cada uma das três direções principais: ao longo do eixo maior, na direção radial e na direção circunferencial. Para um resumo excelente e mais detalhado do trabalho sobre propriedades mecânicas do osso, veja o livro de Cowin.[5] O módulo de Young ao longo do eixo maior do osso cortical humano ou bovino varia entre 17 e 27 GPa e, nas direções circunferencial ou radial, varia entre 7 e 20 GPa. A rigidez transversa, portanto, é aproximadamente a metade da rigidez longitudinal. Para colocar esses exemplos de rigidez em um contexto familiar ao leitor, o módulo de Young (a) do aço é aproximadamente 200 GPa; (b) da liga de titânio utilizada em articulações artificiais (Ti6Al4V), aproximadamente 115 GPa; (c) do alumínio, aproximadamente 70 GPa; e (d) do acrílico, aproximadamente 2 GPa. As constantes elásticas que correspondem à razão de Poisson são mais difíceis de interpretar e não são comentadas aqui.

As constantes elásticas do osso esponjoso apresentam um desafio interessante. As propriedades gerais, ou a capacidade, de um pedaço de osso esponjoso dependem da estrutura, do alinhamento e da densidade do componente trabecular. Uma trabécula individual, ou trave óssea, pode realmente ter propriedades próximas do osso cortical. No entanto, quando muitas e pequenas traves ósseas são unidas em uma rede como o osso esponjoso, as propriedades aparentes se alteram. Estudos experimentais sugerem relações, por exemplo, entre o módulo compressivo e a densidade aparente (ou medida) do material. Hayes determina a relação entre o módulo de Young compressivo do osso esponjoso (E) como

$$E = 2.915 \, p^3 \qquad \text{(Equação 3.1)}$$

em que p é a densidade aparente.[8] A pesquisa sobre as constantes elásticas do osso cortical ou esponjoso continuam.

Força

A força final do osso também não é representada por um único valor. Os valores registrados variam dependendo do método de avaliação utilizado e do tipo de osso testado. A força tênsil do osso cortical na direção longitudinal varia aproximadamente de 100 a 150 MPa ou mais. A força compressiva na direção longitudinal é maior do que a força tênsil e varia de aproximadamente 130 a 230 Mpa ou mais.[5] Para comparação, a força final de uma estrutura de aço padrão é aproximadamente 400 MPa, para a Ti6Al4V ela é 900 MPa, e para o cimento ósseo aproximadamente 25-40 MPa.

Tenacidade à fratura

O Capítulo 2 explica que a tenacidade à fratura é uma medida da capacidade do material de resistir ao crescimento de uma rachadura se ela já tiver iniciado. Os valores registrados de tenacidade à fratura variam (dependendo do estudo, da localização do osso, dos métodos etc.) de cerca de 3,3 a 6,4 MPa-m^{½}.[14,15,18] A faixa de variação de tenacidade à fratura mostra aproximadamente um fator de 2 diferenças entre os valores mínimo e máximo registrados. É difícil, portanto, atribuir um único valor de tenacidade à fratura ao osso e, além disso, ela não foi medida em diversos locais do osso. A magnitude relativa (3-6 MPa-m^{½}) da tenacidade à fratura do osso comparada com outros materiais gera uma perspectiva útil. Essa tenacidade é comparável, por exemplo, ao PMMA (como o Plexiglas®) com uma tenacidade à fratura de cerca de 1,5 MPa-m^{½}, ou uma cerâmica como

> ### Relevância clínica
>
> **Articulações artificiais:** Uma articulação artificial do quadril é normalmente mantida no osso cortical do fêmur pelo cimento ósseo polimetilmetacrilato ou PMMA, que é basicamente o mesmo polímero que o Plexiglas®. Portanto, a secção distal da prótese é realmente um composto ou uma estrutura multimaterial feita de uma camada externa de osso, uma camada de PMMA e um núcleo central de Ti6Al4V (Fig. 3.5). O módulo de elasticidade varia entre aproximadamente duas ordens de magnitude, de 2 a 115 GPa. A análise mecânica desse sistema composto está além do escopo deste livro, mas o leitor deve estar ciente de que a introdução de uma articulação artificial em um osso altera o ambiente mecânico do osso consideravelmente.

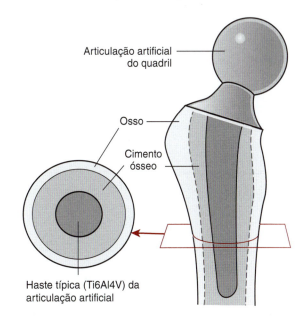

Figura 3.5 Uma articulação artificial introduz diversos materiais diferentes no osso. O sistema já não pode ser modelado como uma estrutura óssea homogênea. Os efeitos da haste de artroplastia e do cimento ósseo (se usado) devem ser considerados.

a alumina (Al_2O_3, um mineral básico do rubi e da safira) com uma tenacidade à fratura de 2,7-4,8-$m^{1/2}$. A tenacidade à fratura do osso é baixa comparada com a liga de alumínio (20-30 MPa-$m^{1/2}$), o aço (70-140 MPa-$m^{1/2}$), ou a liga de titânio (70-110 MPa-$m^{1/2}$). O osso cortical tem uma tenacidade à fratura relativamente baixa porque ele é frágil e não absorve a energia do estiramento com facilidade, deformando plasticamente. Portanto, a tenacidade à fratura do osso é consistente com aquela das cerâmicas não biológicas.

Taxa de estiramento

As propriedades materiais dos ossos não são somente diferentes em direções diferentes, mas também dependem da taxa de estiramento ou da velocidade com que o osso é sobrecarregado; isto é, o osso é viscoelástico. Em geral, o módulo de elasticidade e a força do osso aumentam com a taxa de sobrecarga. Por exemplo, os modelos baseados em resultados experimentais predizem que o módulo elástico longitudinal do osso pode variar até 15% por causa das diferenças nas taxas de estiramento encontradas nas atividades de vida diária.[5] A dependência das propriedades de materiais da taxa de estiramento pode ser um dos mecanismos protetores do corpo; o osso é capaz de suportar maiores estresses durante a sobrecarga rápida e traumática quando necessário. Lembre-se que o osso possui dois materiais constituintes principais: o colágeno e os cristais de HA. O colágeno confere o componente viscoelástico ao comportamento ósseo (ver Cap. 2). O comportamento viscoelástico do osso é um exemplo no qual o comportamento do osso difere das cerâmicas estruturais padrão.

> ### Relevância clínica
>
> **Efeitos da taxa de sobrecarga no osso:** Os esquiadores sabem que uma queda acontece de repente e rapidamente. A maioria dos esquiadores é capaz de levantar e continuar a esquiar montanha abaixo mesmo após quedas aparentemente muito graves. Parte da explicação é a propriedade viscoelástica do osso, que lhe permite suportar grandes sobrecargas quando estas são aplicadas em uma alta velocidade. Entretanto, existem limites para tal proteção, e quando as sobrecargas excedem a força do osso, ele fratura. Muitos esquiadores sofrem a fratura tibial quando caem. Antes do advento dos modernos mecanismos de presilhas de segurança, os esquiadores presos aos esquis poderiam estar sujeitos à sobrecarga de torção rápida nos ossos da perna (Fig. 3.6).
>
> Compreender como os ossos respondem a diferentes taxas de sobrecarga ajuda a explicar o tipo de fratura que um indivíduo sofre. As fraturas resultantes de projéteis com velocidades extremamente altas, como as balas, são caracterizadas por fragmentos ósseos do osso destruído. As fraturas de eventos de sobrecarga em velocidades menores, como uma queda, normalmente consistem em somente dois ou três fragmentos.

Alterações nas propriedades mecânicas com a idade e a atividade

Tanto a geometria como as propriedades materiais fundamentais do osso parecem mudar com a idade, embora esse assunto não tenha sido estudado a fundo. Em um estudo sobre ossos entre 35 e 92 anos de idade, muitas das propriedades mecânicas testadas diminuíram com a idade.[21] Por exemplo, o módulo de Young, predito pelo quadrado mínimo em uma curva linear a partir de dados experimentais, diminui cerca de 2,3% para cada 10 anos após os 35 anos, iniciando com um valor de 15,2 GPa (que é razoavelmente consistente com os valores apresentados por Cowin).[5] A resistência do osso à fratura, como medida pela tenacidade à fratura, diminui com a idade em uma taxa de aproximadamente 4% em 10 anos (6,4 MPa-$m^{1/2}$), e a força de curvamento diminui cerca de 3,7% em 10 anos (170 MPa).[21] As diminuições nas propriedades podem ser resultado de alterações no conteúdo mineral ósseo ou talvez alterações na estrutura do osso. Estudos adicionais são necessários para entender completamente como as propriedades mecânicas do osso se alteram com a idade.

A atividade se traduz em sobrecarga aumentada no osso. Quando o osso é sobrecarregado ou estressado, ele tende a se fortalecer; o osso se torna mais denso com o uso. Quando a atividade e as sobrecargas diminuem, o osso perde massa através da remodelação.[2] Uma das preocupações com viagens extensas em ambientes de baixa gravidade do espaço (p. ex., voos a Marte ou estadias de longo prazo em estações espaciais permanentes) é que o osso não é sobrecarrega-

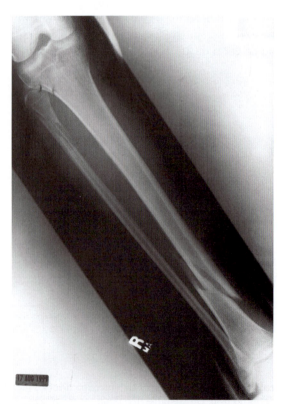

Figura 3.6 Fratura por torção. A radiografia ilustra a fratura em espiral oblíqua típica da tíbia e da fíbula resultante de uma lesão por torção, como em um acidente no esqui.

do como na Terra e a massa óssea pode diminuir.[4,9] Os investigadores induzem algumas vezes a **osteoporose** ou um estado osteoporótico, restringindo a sobrecarga óssea ou imitando a baixa gravidade em modelos experimentais com animais.[16,20] A osteoporose é uma doença ou condição mais comum em idosos. Consiste na perda da densidade óssea causada pela falha dos osteoblastos em gerar osso novo nas lacunas criadas pelos osteoclastos. Sabe-se que a osteoporose é mediada pelos hormônios, por exemplo, no caso de mulheres em pós-menopausa.

Relevância clínica

Prevenção e tratamento da osteoporose: A perda de massa óssea (osteoporose) pela inatividade ou doença aumenta o risco de fraturas. As mulheres pós-menopáusicas são particularmente suscetíveis à osteoporose e, portanto, possuem risco aumentado de fraturas. Exercícios com sustentação do peso corporal, como a caminhada, são um componente importante da manutenção da saúde óssea pelo aumento da sobrecarga nos ossos e pela estimulação do seu crescimento. Meninas e mulheres jovens devem ser encorajadas a se exercitar para aumentar a força óssea muito antes de começar a perda de massa óssea durante os anos peri- e pós-menopausa. De forma semelhante, a Aeronáutica e as agências espaciais continuam à procura de melhores programas de treinamento e nutrição que permitam aos astronautas manter a massa óssea durante períodos extensos em um ambiente de microgravidade.

Cicatrização da fratura

Quando um osso é fraturado, o corpo inicia uma cascata de eventos para reparar a lesão. O primeiro passo é semelhante a uma resposta inflamatória: o osso e, possivelmente, os tecidos ao seu redor sangram no local da fratura, e um coágulo se forma. As células que recuperam a fratura se unem no local. Em torno de duas semanas, um **calo** começa a se formar. Um calo é o precursor do osso calcificado. Quando o calo calcifica, ele se torna um tecido ósseo, muito parecido com o osso imaturo da criança. O tecido ósseo é submetido à remodelação; isto é, osteoclastos geram lacunas em túneis, e os osteoblastos depositam colágeno para preenchê-los e criar sistemas haversianos de ossos maduros ou lamelares. O processo de remodelação continua ainda após a cicatrização do osso. No devido tempo, o osso se reconfigura na sua forma natural (p. ex., um cilindro oco para a tíbia ou fêmur), e o espaço intermedular é preenchido novamente com medula óssea. O tecido ósseo do calo não é tão forte quanto o osso maduro, mas é mais flexível e mais isotrópico do que o osso lamelar. Esse parece ser o mecanismo do corpo para permitir que o osso cicatrize e reduza o potencial de dano do novo osso. Quase todos os dados de força do calo durante a cicatrização óssea se originam de modelos animais, e é difícil determinar os valores das propriedades de materiais para o osso em cicatrização nos humanos. Nós sabemos, qualitativamente, que a força do calo aumenta à medida que a densidade mineral óssea aumenta, isto é lógico; entretanto, as constantes elásticas e as forças tênsil/compressiva não são conhecidas.

Relevância clínica

Procedimento de alongamento do membro: Um exemplo fascinante de uma utilização "artificial" do processo de cicatrização do osso é o alongamento do membro, um processo pioneiro do médico russo Gavril Ilizarov. Atualmente, o procedimento Ilizarov é utilizado para alongar, de forma não natural, ossos encurtados por condições congênitas ou danos à placa de crescimento, corrigir deformidades ósseas e auxiliar na cicatrização de fraturas. Esse procedimento utiliza um mecanismo mecânico externo que é fixado ao osso por pinos e fios percutâneos (Fig. 3.7). No caso de um alongamento, o cirurgião fixa primeiro o equipamento e depois quebra o osso. O osso é gradualmente tracionado durante diversos dias; na maioria das vezes, o paciente faz ajustes no fixador externo para separar as extremidades do osso quebrado. Por meio do que poderia ser simplesmente chamado de maravilha da natureza, um novo tecido ósseo começa a crescer no espaço do osso afastado. O novo osso, chamado **calo**, é como o tecido ósseo que se forma durante a cicatrização "padrão" da fratura. O método iniciado por Ilizarov utiliza o próprio peso do paciente para ajudar o osso a cicatrizar. Ao longo do tratamento, o osso gradualmente suporta mais peso do paciente. O suporte do peso estimula o fluxo sanguíneo no novo osso e, desse modo, estimula a sua formação. À medida que o paciente progride, o osso fica mais rígido até que possa suportar o peso total do paciente. O mecanismo é então removido.

Resumo

O osso serve como um suporte mecânico, como um sistema de alavancas que transmite forças e como uma proteção para os órgãos vitais do corpo humano. Mecanicamente, ele é um material anisotrópico e possui propriedades mecâni-

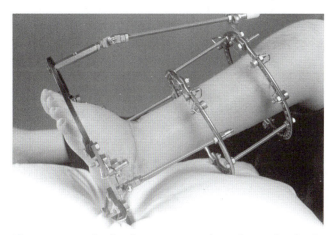

Figura 3.7 Um fixador Ilizarov. O mecanismo Ilizarov é aplicado externamente para estabilizar fraturas e alongar membros. (Foto cortesia de James J. McCarthy, MD, Shriners Hospitals for Children, Philadelphia, PA).

cas diferentes em diferentes direções. O osso é um material composto que consiste principalmente em colágeno e mineral HA. Em diversos aspectos, em função da HA, o osso se comporta como um material de cerâmica: ele é mais forte na compressão do que na tensão e demonstra fratura por fragilidade. O colágeno confere algum comportamento viscoelástico, bem como uma força tênsil aumentada. Diversos dos textos citados (em particular o 5 e o 8) apresentam um resumo excelente das propriedades ósseas. No entanto, o leitor é bastante encorajado a consultar as principais publicações que registram as propriedades mecânicas, quando uma determinada propriedade de um osso específico é necessária para a análise.

Referências bibliográficas

1. An K-N, Chao EYS, Kaufman KR: Analysis of muscle and joint loads. In: Basic Orthopaedic Biomechanics. Mow VC, Hayes WC, eds. New York: Raven Press, 1991; 1–50.
2. Bikle DD, Halloran BP: The response of bone to unloading. J Bone Miner Metab 1999; 17: 233–244.
3. Brinker MR: Basic sciences, section 1, Bone. In: Review of Orthopaedics, 3rd ed. Miller MD, ed. Philadelphia: WB Saunders, 2000; 1–22.
4. Buckey JC Jr: Preparing for Mars: the physiologic and medical challenges. Eur J Med Res 1999; 4: 353–356.
5. Cowin SC: The mechanical properties of cortical bone tissue. In: Bone Mechanics. Cowin SC, ed. Boca Raton: CRC Press, 1989; 97–128.
6. Eyre DR, Wu JJ, Niyibizi C, Chun L: The cartilage collagens—analysis of their cross-linking interactions and matrix organizations. In: Methods in Cartilage Research. Maroudas A, Kuettner K, eds. San Diego: Academic Press, 1990; 28–32.
7. Fenech CM, Keaveny TM: A cellular solid criterion for predicting the axial-shear failure properties of bovine trabecular bone. J Biomech Eng 1999; 121: 414–422.
8. Hayes WC: Biomechanics of cortical and trabecular bone: implications for assessment of fracture risk. In: Basic Orthopaedic Biomechanics. Mow VC, Hayes WC, eds. New York: Raven Press, 1991; 93–142.
9. Holick MF: Perspective on the impact of weightlessness on calcium and bone metabolism. Bone 1998; 22(5 Suppl): 105S–111S.
10. Kabel J, van Rietbergen B, Odgaard A, Huiskes R: Constitutive relationships of fabric, density, and elastic properties in cancellous bone architecture. Bone 1999; 25: 481–486.
11. Martin RB: Determinants of the mechanical properties of bones. J Biomech 1991; 24(Suppl 1): 79–88.
12. Niebur GL, Yuen JC, Hsia AC, Keaveny TM: Convergence behavior of high-resolution finite element models of trabecular bone. J Biomech Eng 1999; 121: 629–635.
13. Nigg BM, Grimston SK: Bone. In: Biomechanics of the Musculo-Skeletal System. Nigg BM, Herzog W, eds. Chichester: John Wiley & Sons, 1994; 47–78.
14. Norman TL, Nivargikar SV, Burr DB: Resistance to crack growth in human cortical bone is greater in shear than in tension. J Biomech 1996; 29: 1023–1031.
15. Norman TL, Vashishth D, Burr DB: Fracture toughness of human bone under tension. J Biomech 1995; 28: 309–320.
16. Thomas T, Vico L, Skerry TM, et al.: Architectural modifications and cellular response during disuse-related bone loss in calcaneus of the sheep. J Appl Physiol 1996; 80: 198–202.
17. Van Rietbergen B, Muller R, Ulrich D, et al.: Tissue stresses and strain in trabeculae of a canine proximal femur can be quantified from computer reconstructions. J Biomech 1999; 32: 443–451.
18. Wang X, Agrawal CM: Fracture toughness of bone using a compact sandwich specimen: effects of sampling sites and crack orientations. J Biomed Mater Res (Appl Biomater) 1996; 33: 13–21.
19. Weiner S, Traub W, Wagner HD: Lamellar bone: structure-function relations. J Struct Biol 1999; 30; 126: 241–255.
20. Wimalawansa SM, Wimalawansa SJ: Simulated weightlessness-induced attenuation of testosterone production may be responsible for bone loss. Endocrine 1999; 10: 253–260.
21. Zioupos P, Currey JD: Changes in the stiffness, strength, and toughness of human cortical bone with age. Bone 1998; 22: 57–66.

CAPÍTULO 4

Biomecânica do músculo esquelético

L. D. Timmie Topoleski, ph.D.

SUMÁRIO

Estrutura do músculo esquelético **48**
    Estrutura de uma fibra muscular individual 48
    O sistema de tecido conjuntivo dentro do ventre muscular 50
Fatores que influenciam a capacidade do músculo de produzir movimento **50**
    Efeito do comprimento da fibra na excursão articular 50
    Efeito dos braços de momento do músculo na excursão articular 51
    Excursão articular como uma função do comprimento da fibra e do braço de momento anatômico de um músculo. 53
Fatores que influenciam a força muscular **54**
    Tamanho muscular e seu efeito na produção de força 54
    Relação entre a produção de força e o comprimento (estiramento) muscular instantâneo 56
    Relação entre o braço de momento do músculo e sua produção de força 58
    Relação entre produção de força e velocidade de contração 60
    Relação entre produção de força e nível de recrutamento de unidades motoras no músculo 62
    Relações entre a produção de força e o tipo de fibra 63
Adaptação do músculo à função alterada **64**
    Adaptação do músculo às alterações prolongadas no comprimento ... 64
    Adaptações do músculo às alterações mantidas no nível de atividade ... 65
Resumo **66**

O músculo esquelético é um tecido biológico fascinante capaz de transformar energia química em energia mecânica. O foco deste capítulo é o comportamento mecânico do músculo esquelético à medida que ele contribui para a função e disfunção do sistema musculoesquelético. Embora o conhecimento básico da transformação de energia química em energia mecânica seja essencial para a total compreensão do comportamento de um músculo, isso está além do escopo deste livro. O leitor é estimulado a consultar outras fontes para uma discussão das interações químicas e fisiológicas que produzem e afetam uma contração muscular. [41,52,86]

O músculo esquelético possui três parâmetros básicos de desempenho que descrevem sua função:

- produção de movimento;
- produção de força;
- resistência.

A produção de movimento e força é o resultado mecânico da contração muscular esquelética. Os fatores que influenciam esses parâmetros são o foco deste capítulo. Uma breve descrição da morfologia dos músculos e dos processos fisiológicos que produzem a contração, necessários para compreender esses parâmetros mecânicos, também são apresentados aqui. Especificamente, os objetivos deste capítulo são:

- revisar brevemente a estrutura do músculo e o mecanismo da contração muscular esquelética;
- examinar os fatores que influenciam a capacidade do músculo de produzir o movimento;
- examinar os fatores que influenciam a capacidade do músculo de produzir força;
- considerar como a arquitetura muscular é especializada para aperfeiçoar a capacidade do músculo para produzir força e movimento articular;
- demonstrar como uma compreensão desses fatores pode ser utilizada clinicamente para otimizar o desempenho de uma pessoa;
- discutir as adaptações que um músculo sofre com alterações prolongadas no comprimento e na atividade.

Estrutura do músculo esquelético

A unidade funcional que produz movimento em uma articulação consiste em duas unidades discretas, o ventre muscular e o tendão que une o ventre muscular ao osso. A estrutura do ventre muscular isolada é apresentada neste capítulo. A estrutura e as propriedades mecânicas do tendão, composto de tecido conjuntivo, são apresentadas no Capítulo 6. O ventre muscular consiste em células musculares, ou fibras, que produzem a contração e o tecido conjuntivo que envolve as fibras musculares. Cada um é discutido a seguir.

Estrutura de uma fibra muscular individual

Uma fibra muscular esquelética é uma célula longa, cilíndrica e multinucleada, e preenchida com filamentos de unidades menores (Fig. 4.1). Essas estruturas filamentosas

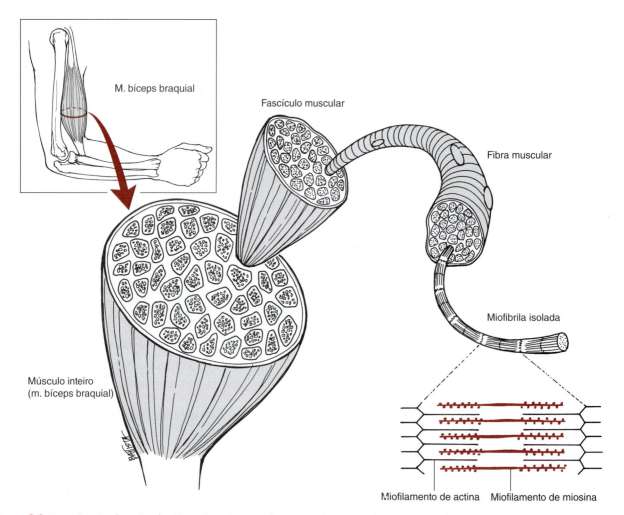

Figura 4.1 Organização do músculo. Uma vista aumentada progressivamente de um músculo inteiro demonstra a organização dos filamentos que compõem o músculo.

são alinhadas mais ou menos paralelamente à fibra muscular isolada. O filamento mais largo é a miofibrila, composta de subunidades chamadas *sarcômeros* que são dispostos de uma extremidade à outra do comprimento da miofibrila. Cada sarcômero também contém filamentos conhecidos como *miofilamentos*. Existem dois tipos de miofilamentos dentro de cada sarcômero. Os miofilamentos mais grossos são compostos de moléculas proteicas de miosina, e os miofilamentos mais finos, de moléculas proteicas de actina. O deslizamento do miofilamento de actina sobre a cadeia de miosina é o mecanismo básico da contração muscular.

A teoria dos filamentos deslizantes da contração muscular

O sarcômero, que contém as proteínas contráteis actina e miosina, é a unidade funcional básica do músculo. A contração de um músculo inteiro é, na verdade, a soma de eventos de contração singular que ocorrem dentro dos sarcômeros individuais. Portanto, é necessário compreender a organização do sarcômero. As cadeias finas de actina são mais abundantes do que os miofilamentos de miosina em um sarcômero. Os miofilamentos de actina estão ancorados nas extremidades do sarcômero na linha Z e se projetam para seu interior, envolvendo o miofilamento grosso de miosina (Fig. 4.2). Esse arranjo dos miofilamentos de miosina envolvidos pelos miofilamentos de actina se repete por todo o sarcômero, preenchendo seu interior e dando à fibra muscular seus estriamentos característicos. A quantidade dessas proteínas contráteis dentro das células está fortemente relacionada à força contrátil do músculo.[6,7,27]

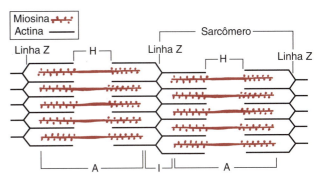

Figura 4.2 Organização de actina e miosina dentro de uma fibra muscular. O arranjo das cadeias de actina e miosina em dois sarcômeros adjacentes dentro de uma fibra produz os estriamentos característicos do músculo esquelético.

A contração resulta da formação de pontes cruzadas entre os miofilamentos de miosina e actina, causando o "deslizamento" das cadeias de actina sobre as cadeias de miosina (Fig. 4.3). A tensão da contração depende do número de pontes cruzadas formadas entre os miofilamentos de actina e miosina. Esse número não depende somente da abundância de moléculas de actina e miosina, mas também da frequência de estímulo para formar as pontes cruzadas.

A contração é iniciada por um estímulo elétrico de um neurônio motor associado que causa despolarização da fibra muscular. Quando a fibra é despolarizada, cálcio é liberado dentro da célula e se liga com a proteína reguladora troponina. A combinação de cálcio com troponina age como um gatilho, causando a ligação da actina com a miosina e, dessa

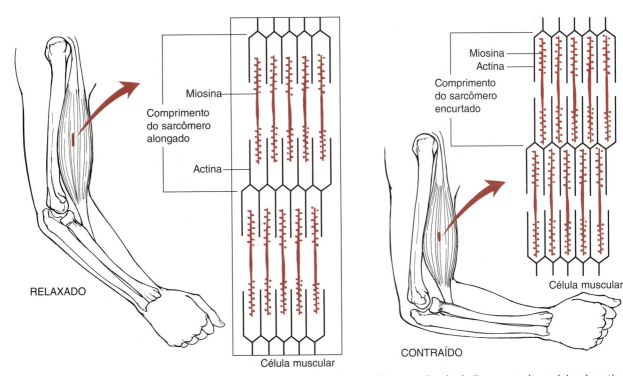

Figura 4.3 Modelo dos filamentos deslizantes. A contração do músculo esquelético resulta do deslizamento das cadeias de actina sobre as cadeias de miosina.

forma, iniciando a contração. A interrupção do estímulo nervoso causa uma redução nos níveis de cálcio dentro da fibra muscular, inibindo as pontes cruzadas entre actina e miosina. O músculo relaxa.[86] Se o estímulo da fibra muscular ocorrer em uma frequência suficientemente alta, novas pontes cruzadas são formadas antes das interações anteriores terem sido completadas, causando uma fusão de contrações sucessivas. Por fim, uma contração sustentada, ou tetânica, é produzida. A modulação da frequência e da magnitude do estímulo inicial produz um efeito na força de contração de um músculo inteiro e isso será discutido mais adiante neste capítulo.

O sistema de tecido conjuntivo dentro do ventre muscular

O ventre muscular consiste nas células musculares, ou fibras, e é o tecido conjuntivo que mantém as células juntas (Fig. 4.4). A camada mais externa de tecido conjuntivo que envolve o ventre muscular inteiro é chamada de *epimísio*. O ventre muscular é dividido em feixes ou fascículos menores por tecido conjuntivo adicional conhecido como *perimísio*. Finalmente, as fibras individuais dentro dessas grandes bainhas são envolvidas por mais tecido conjuntivo, o *endomísio*. Portanto, o ventre muscular inteiro é revestido por uma grande rede de tecido conjuntivo que se liga ao tecido conjuntivo dos tendões nas extremidades do músculo. A quantidade de tecido conjuntivo dentro de um músculo e o tamanho dos tendões que se conectam a ele varia muito de músculo para músculo. A quantidade de tecido conjuntivo encontrada dentro de cada músculo influencia as propriedades mecânicas do músculo e ajuda a explicar as respostas mecânicas variadas individuais dos músculos. A contribuição do tecido conjuntivo para o comportamento do músculo é discutida mais adiante neste capítulo.

Fatores que influenciam a capacidade do músculo de produzir movimento

Uma função essencial do músculo é produzir movimento articular. A amplitude de movimento passiva (ADM) possível em uma articulação depende da forma das superfícies articulares bem como dos tecidos moles circundantes. Entretanto, a ADM ativa da articulação depende da capacidade do músculo de puxar o membro ao longo da ADM possível da articulação. Em condições normais, a ADM ativa é aproximadamente igual à ADM passiva da articulação. Contudo, existe uma ampla variação na quantidade de movimento passivo possível nas articulações ao longo do corpo. A articulação do joelho pode fazer flexão em um arco de aproximadamente 140°, mas a articulação metacarpofalângica (MCF) do polegar geralmente é capaz de apenas 90° de flexão. Articulações que possuem grandes ADMs exigem músculos capazes de movê-las por toda essa amplitude. No entanto, tais músculos são desnecessários em articulações com excursões menores. Portanto, os músculos demonstram especializações estruturais que influenciam a magnitude da excursão que é produzida por uma contração. Essas especializações são:

- o comprimento das fibras que compõem o músculo;
- o comprimento do braço de momento do músculo.

O modo como cada uma dessas características influencia o movimento ativo de uma articulação é discutido a seguir.

Efeito do comprimento da fibra na excursão articular

O comprimento da fibra exerce uma influência significativa na magnitude do movimento articular que resulta da contração de um músculo. O comportamento fundamental de um músculo é o encurtamento, e é isso que produz o movimento articular. Os miofilamentos em cada sarcômero possuem 1 a 2 μm de comprimento; os miofilamentos de miosina são mais longos do que os de actina.[125,149] Portanto, sarcômeros em humanos possuem poucos micrômetros de comprimento, variando de aproximadamente 1,25 a 4,5 μm com a contração e o alongamento muscular.[90-92,143] Cada sarcômero pode encurtar até aproximadamente o comprimento de suas moléculas de miosina. Por causa da disposição em série dos sarcômeros na miofibrila, a quantidade

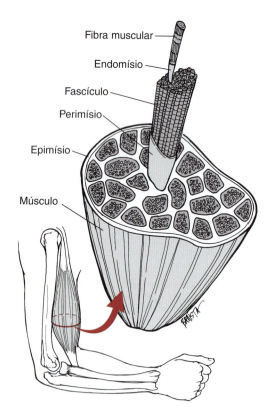

Figura 4.4 Organização do tecido conjuntivo dentro do músculo. O ventre muscular inteiro é revestido em um sistema organizado de tecido conjuntivo. Ele consiste no epimísio que envolve o ventre inteiro, no perimísio que encobre pequenos feixes de fibras musculares e no endomísio que cobre as fibras musculares individuais.

de encurtamento que uma miofibrila e, finalmente, uma fibra muscular podem produzir é a soma do encurtamento de todos os sarcômeros. Portanto, o encurtamento total de uma fibra muscular depende do número de sarcômeros arranjados em série dentro de cada miofibrila. Quanto mais sarcômeros em uma fibra, mais longa ela é e maior é sua capacidade de encurtamento (Fig. 4.5). A quantidade que uma fibra muscular pode encurtar é proporcional ao seu comprimento.[15,89,155] Uma fibra pode encurtar aproximadamente 50 a 60% de seu comprimento,[44,155] apesar de existir alguma evidência de que as fibras exibem capacidades de encurtamento variadas.[15]

A quantidade absoluta de encurtamento que uma fibra se submete é uma função do seu comprimento. Da mesma forma, a quantidade que um músculo inteiro pode encurtar é determinada pelo comprimento de suas fibras constituintes. Um músculo inteiro individual é composto principalmente por fibras de comprimentos semelhantes.[15] Entretanto, há uma ampla variação nos comprimentos das fibras encontradas no corpo humano, variando de poucos centímetros a aproximadamente meio metro.[86,146] O comprimento das fibras dentro de um músculo é mais uma função da arquitetura desse músculo do que de seu comprimento total. As seções a seguir descrevem como o comprimento das fibras e a arquitetura muscular estão relacionados.

Arquitetura do músculo esquelético

Embora todos os músculos esqueléticos sejam compostos de fibras musculares, o arranjo dessas fibras pode variar significativamente entre os músculos. Esse arranjo das fibras possui efeitos marcantes na capacidade do músculo de produzir movimento e gerar força. Os arranjos das fibras recebem diferentes nomes, mas entram em duas categorias principais, **paralelos** e **peniformes**[42] (Fig. 4.6). Em geral, as fibras dentro de um músculo de fibras paralelas são aproximadamente paralelas ao comprimento do músculo inteiro. Esses músculos podem ser classificados como **fusiformes** ou músculos **em fita**. Os músculos fusiformes possuem tendões em suas extremidades e isso faz com que as fibras musculares se afunilem para se inserirem nos tendões. Os músculos em fita possuem tendões menos proeminentes e, por isso, suas fibras se afunilam menos nas extremidades do músculo inteiro. Os músculos de fibras paralelas são compostos de fibras relativamente longas, apesar de elas ainda serem mais curtas do que o músculo todo. Mesmo o músculo sartório, um músculo em fita clássico, contém fibras que são cerca de 90% do seu comprimento total.

Em contraste, um músculo peniforme possui um ou mais tendões que se estendem pela maior parte do músculo inteiro. As fibras se inserem obliquamente nesses tendões. Os músculos peniformes dividem-se em subcategorias de acordo com o número de tendões que penetram o músculo. Existem músculos **unipeniformes**, **bipeniformes** e **multipeniformes**. Uma comparação entre dois músculos de comprimento total similar, um com fibras paralelas e outro com arranjo peniforme, ajuda a ilustrar o efeito do arranjo das fibras no seu comprimento (Fig. 4.7). O músculo com fibras paralelas possui fibras mais longas do que aquelas encontradas no músculo peniforme. Como a quantidade de encurtamento que um músculo pode sofrer depende do comprimento de suas fibras, o músculo com fibras paralelas é capaz de encurtar mais do que os músculos peniformes. Se o comprimento de uma fibra influenciasse a excursão articular, o músculo com fibras paralelas poderia produzir uma excursão maior do que o músculo composto de fibras peniformes.[90] Entretanto, a capacidade do músculo de mover um membro em uma excursão também depende do comprimento do braço de momento do músculo. Seu efeito é descrito a seguir.

Efeito dos braços de momento do músculo na excursão articular

O Capítulo 1 define o braço de momento de um músculo como a distância perpendicular entre o músculo e o ponto de rotação. Esse braço de momento depende do local de fixação do músculo no osso e do ângulo entre a linha de tração do músculo e o membro no qual se insere. Esse ângulo é conhecido como **ângulo de aplicação** (Fig. 4.8). O local de fixação de um músculo individual no osso é relativamente constante na população. Portanto, a distância ao longo do osso entre a fixação do músculo e o centro de rotação da articulação pode ser aproximadamente estimada por qualquer um com conhecimento de anatomia e também pode ser medida com precisão.[57,81,95,151] Essa distância está relacionada com o braço de momento verdadeiro pelo seno do ângulo de aplicação, θ, que pode ser estimado ou medido diretamente.

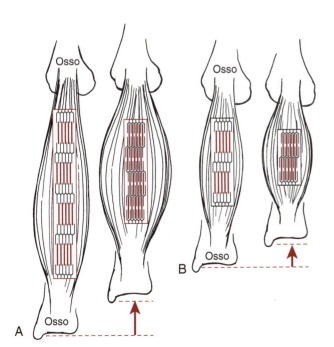

Figura 4.5 A relação entre o comprimento da fibra e a capacidade de encurtamento do músculo inteiro. Um músculo com mais sarcômeros em série (**A**) pode encurtar mais do que uma fibra com menos sarcômeros em série (**B**).

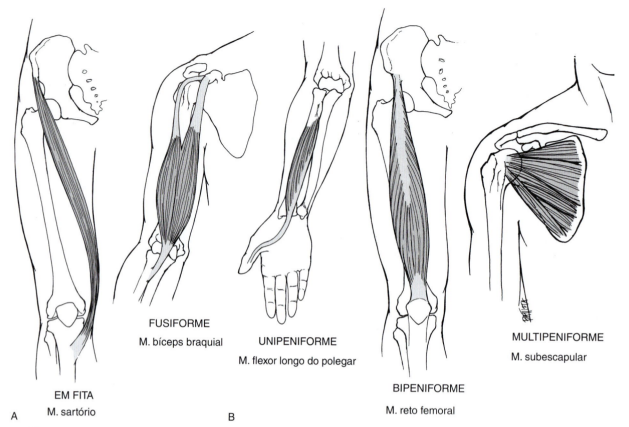

Figura 4.6 Arquitetura muscular. **A**. Músculos com fibras paralelas incluem os músculos fusiformes (bíceps braquial) e em fita (sartório). **B**. Os músculos peniformes incluem os unipeniformes (flexor longo do polegar), bipeniformes (reto femoral) e os multipeniformes (subescapular).

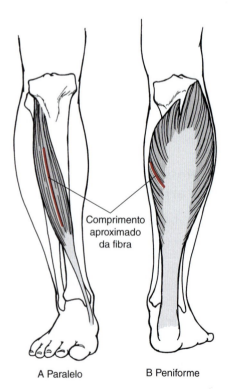

Figura 4.7 A relação entre a arquitetura muscular e o comprimento da fibra muscular. As fibras em um músculo com fibras paralelas são normalmente mais longas do que aquelas em um músculo de tamanho total similar, mas com fibras peniformes.

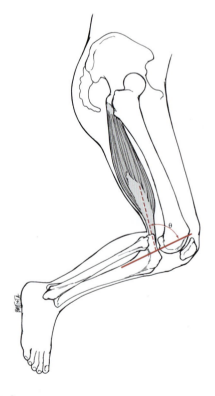

Figura 4.8 Ângulo de aplicação. Um ângulo de aplicação do músculo é o ângulo formado entre a linha de tração do músculo e o osso no qual ele se insere.

Um braço de momento do músculo possui efeito significativo na excursão articular produzida pela contração do músculo. Um músculo com um braço de momento curto produz uma excursão angular maior do que um com uma capacidade de encurtamento similar, mas com um braço de momento maior. Os princípios da geometria básica ajudam a explicar a relação entre os braços de momento do músculo e a excursão angular. Considerando dois círculos de tamanhos diferentes, um ângulo, θ, define um arco em cada círculo (Fig. 4.9). Entretanto, o arco do círculo maior é maior do que o arco do círculo menor. Portanto, a distância percorrida no círculo maior para se mover pelo ângulo θ é maior do que no círculo menor. De forma semelhante, um músculo com um braço de momento longo deve encurtar mais para produzir o mesmo deslocamento angular que um músculo com um braço de momento curto.[76,77]

Excursão articular como uma função do comprimento da fibra e do braço de momento anatômico de um músculo

A discussão anterior revela que o comprimento da fibra de um músculo e seu braço de momento possuem efeitos diretos na quantidade de excursão que uma contração muscular produz. Esses efeitos podem ser resumidos pelos itens a seguir:

- como as fibras musculares possuem uma capacidade de encurtamento relativa similar, as fibras mais longas produzem mais encurtamento absoluto do que as mais curtas;
- visto que os músculos com fibras paralelas geralmente possuem fibras mais longas do que os músculos peniformes, os músculos inteiros compostos de fibras paralelas possuem uma capacidade de encurtamento maior do que músculos inteiros de comprimento similar compostos de fibras peniformes;
- músculos com braços de momento anatômicos mais curtos são capazes de produzir excursões angulares maiores de uma articulação do que músculos de comprimento de fibra similar com braços de momento anatômicos maiores.

É interessante observar como essas características são combinadas em músculos individuais. Os músculos combinam esses atributos aparentemente opostos de diversas maneiras, resultando em diversas capacidades funcionais. Parece que alguns músculos, como o glúteo máximo, possuem tanto fibras longas como braços de momento relativamente curtos. Tais músculos são capazes de produzir excursões articulares relativamente longas.[62] Outros, como o músculo braquiorradial no cotovelo, combinam fibras musculares relativamente longas com braços de momento grandes.[89] As fibras longas aumentam a capacidade do músculo de produzir uma excursão longa. Entretanto, o braço de momento maior diminui a capacidade do músculo de produzir uma excursão longa. Essa aparente contradição é explicada em parte pelo reconhecimento de que os fatores que influenciam a produção do movimento, a arquitetura muscular e o braço de momento anatômico também influenciam a capacidade de produção de força em um músculo. Os músculos devem encontrar formas de equilibrar as demandas competitivas da produção de força e da excursão articular. A razão entre o comprimento da fibra muscular e seu braço de momento é um descritor útil da capacidade do músculo de produzir uma excursão e de gerar torque.[99] Essa razão ajuda os cirurgiões a determinar músculos doadores adequados para substituir os disfuncionais.

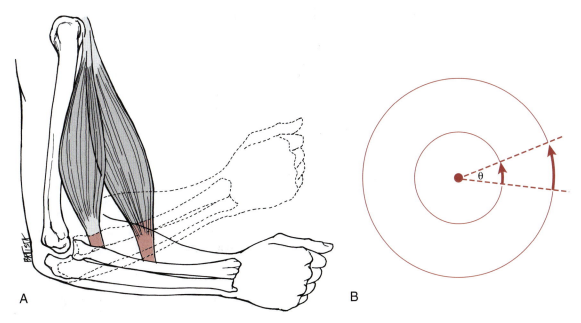

Figura 4.9 A relação entre um braço de momento do músculo e a excursão. O comprimento de um braço de momento do músculo influencia a excursão que resulta de uma contração. **A.** Movimento por um ângulo, θ, exige mais encurtamento em um músculo com um braço de momento longo do que em um músculo com um braço de momento curto. **B.** O arco subentendido por um ângulo, θ, é maior em um círculo maior do que em um círculo menor.

> ### Relevância clínica
>
> **Considerações acerca da transferência de tendões:** O arranjo da fibra muscular e os braços de momento do músculo são características inerentes de um músculo e normalmente se alteram muito pouco com exercício ou uso funcional. Entretanto, os cirurgiões normalmente transferem um ou mais músculos para substituir a função de músculos paralisados.[15,16] O restabelecimento bem-sucedido da função exige que o cirurgião não apenas substitua os músculos disfuncionais por músculos funcionais, mas que também se certifique de que o músculo substituído tenha uma capacidade de geração de excursão similar à do músculo original. Isso pode ser cumprido pela escolha de um músculo estruturalmente similar ou pela manipulação cirúrgica do braço de momento para aumentar ou diminuir a capacidade de excursão.[155]
>
> Por exemplo, o músculo flexor radial do carpo no punho é um bom substituto para o músculo extensor dos dedos na paralisia do nervo radial. O flexor do punho possui fibras musculares longas e, portanto, a capacidade de estender os dedos por toda a sua AM. Em contraste, o flexor ulnar do carpo, outro músculo do punho, possui fibras muito curtas e carece de capacidade para mover os dedos em toda a sua excursão. Portanto, o resultado funcional depende do conhecimento do cirurgião acerca da mecânica muscular, incluindo aqueles fatores que influenciam a produção de movimento.

Fatores que influenciam a força muscular

A força é a característica mais familiar do desempenho muscular. Entretanto, o termo *força* possui muitas interpretações diferentes. A compreensão dos fatores que influenciam a força exige um conhecimento claro de como o termo é utilizado. A atividade básica do músculo é o encurtamento, portanto, a produção de uma força tênsil. Como observado no Capítulo 1, uma força também produz um momento, ou uma tendência para a rotação, quando a força é exercida em alguma distância a partir de um ponto de rotação. A capacidade de gerar uma força tênsil e a capacidade de criar um momento são utilizadas para descrever a força de um músculo. A avaliação da força muscular *in vivo* é normalmente realizada pela determinação da capacidade do músculo de produzir um momento. Tais avaliações incluem a determinação da quantidade de resistência manual que um indivíduo pode sustentar sem a rotação da articulação, a quantidade de peso que ele pode levantar, ou a medição direta dos momentos com a utilização de um equipamento como o dinamômetro isocinético. Em contraste, estudos *in vitro* frequentemente avaliam a força muscular pela medição da capacidade do músculo de gerar uma força tênsil. É claro que a força tênsil de contração do músculo e seu momento resultante estão relacionados com:

$$M = r \times F \qquad \text{(Equação 4.1)}$$

em que **M** é o momento gerado pela força tênsil do músculo (**F**) aplicada a uma distância (r, o braço de momento do músculo) a partir do ponto de rotação (o eixo articular). Portanto, a força muscular, avaliada normalmente na clínica pela medida do momento produzido por uma contração, é uma função de um conjunto de fatores que influenciam tanto a força tênsil da contração, **F**, como o braço de momento do músculo, r.[54] Para se obter medidas válidas da força muscular e para otimizar a função do músculo, o clínico deve compreender os fatores que influenciam a produção do músculo. Todos os fatores a seguir influenciam, em última instância, o momento produzido pela contração do músculo. Alguns afetam a força contrátil e outros influenciam a capacidade do músculo de gerar um momento. Os principais fatores que influenciam a força muscular são:

- tamanho muscular;
- braço de momento do músculo;
- estiramento do músculo;
- velocidade de contração;
- nível de recrutamento de fibras musculares;
- tipos de fibras na composição do músculo.

Cada um dos fatores supracitados possui um efeito significativo na produção do momento do músculo. Uma compreensão de cada um dos fatores e seu papel na produção do momento permite ao clínico usá-los para otimizar o desempenho de uma pessoa e para entender a alteração no desempenho do músculo com uma doença. Os efeitos do tamanho, do braço de momento e do estiramento são mais aparentes nas contrações isométricas, que são contrações que não produzem movimento articular discernível. Consequentemente, os experimentos que demonstram esses efeitos geralmente empregam contrações isométricas. Entretanto, o leitor deve reconhecer que os efeitos se manifestam em todos os tipos de contração. Cada fator é discutido a seguir.

Tamanho muscular e seu efeito na produção de força

Como observado anteriormente neste capítulo, a força de contração é uma função do número de pontes cruzadas criadas entre as cadeias de miosina e actina.[1,39] Quanto mais pontes cruzadas formadas, maior a força de contração. Portanto, a força de contração depende da quantidade de actina e miosina disponível e, consequentemente, do número de fibras que o músculo contém. Em outras palavras, a força de contração está relacionada com o tamanho do músculo.[67,126] De fato, o tamanho do músculo é o mais importante fator isolado na determinação da força tênsil gerada por uma contração muscular.[44,60] As estimativas da força contrátil máxima por unidade de músculo variam de aproximadamente 20 a 135 N/cm^2.[15,22,120,155] Esses dados revelam uma ampla disparidade nas estimativas da força tênsil máxima que o músculo pode produzir. Pesquisas adicionais são necessárias para determinar se todos os músculos esqueléticos possuem o mesmo potencial máximo e qual é realmente o máximo.

Embora as estimativas apresentadas anteriormente variem muito, elas, de fato, demonstram que a força tênsil máxima produzida por um músculo individualmente é uma função de sua área. Entretanto, o tamanho total de um músculo pode ser uma indicação insuficiente do número de fibras contidas no músculo. A relação entre o tamanho do músculo e a força de contração é complicada pela arquitetura do músculo. A área de secção transversa anatômica do músculo é a área de secção transversa no ponto mais largo do músculo e perpendicular ao seu comprimento inteiro. Em um músculo de fibras paralelas essa área de secção transversa corta a maioria das fibras do músculo (Fig. 4.10). Entretanto, em um músculo peniforme, a área de secção transversa anatômica corta somente uma parte das fibras que compõem o músculo. Portanto, a área de secção transversa anatômica subestima o número de fibras contidas em um músculo peniforme e, consequentemente, suas capacidades de produção de força.

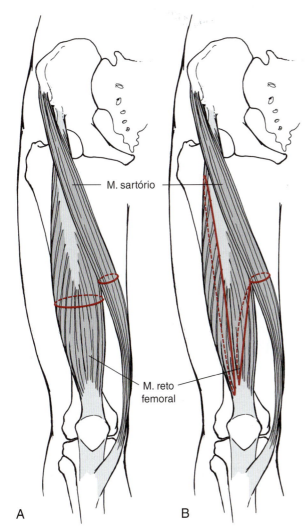

Figura 4.10 A relação entre a arquitetura muscular e o tamanho do músculo. **A.** A área de secção transversa anatômica de um músculo é a área de uma fatia da parte mais larga do músculo perpendicular ao seu comprimento. Ela é similar em um músculo de fibras paralelas e um músculo peniforme de tamanhos semelhantes. **B.** A área de secção transversa fisiológica de um músculo é a área de uma fatia que corta todas as fibras de um músculo. Ela é bastante diferente em um músculo de fibras paralelas e em um músculo peniforme.

A medida padrão utilizada para estimar o número de fibras de um músculo inteiro é sua área de secção transversa fisiológica (ASTF). A ASTF é a área de uma fatia que atravessa todas as fibras de um músculo.[15] Em um músculo de fibras paralelas a ASTF é aproximadamente igual à área de secção transversa anatômica. Entretanto, em um músculo peniforme a ASTF é consideravelmente mais larga do que a área de secção transversa anatômica. As ASTFs de dois músculos de tamanho geral similar demonstram a influência da arquitetura de um músculo na produção de força. Apesar de suas áreas de secção transversa anatômicas serem muito similares, um músculo peniforme possui uma ASTF muito maior. Portanto, se todos os outros fatores forem iguais, o músculo peniforme é capaz de gerar mais força de contração do que o músculo com fibras paralelas.[64,90,114]

O ângulo em que as fibras se inserem no tendão também influencia a força total que é aplicada ao membro por um músculo peniforme. Esse ângulo é conhecido como *ângulo de penação*. A força tênsil gerada pelo músculo inteiro é a soma dos vetores dos componentes da força que são aplicados paralelamente ao tendão do músculo (Fig. 4.11). Portanto, à medida que o ângulo de penação aumenta, o componente tênsil da força de contração diminui. Entretanto, quanto maior for o ângulo de penação, maior é a ASTF.[2] Na maioria dos músculos, o ângulo de penação é 30° ou menos, e, portanto, a penação normalmente aumenta a força tênsil produzida pela contração.[86,146] O treinamento de força aumenta o ângulo de penação das fibras (e a ASTF do músculo). Esse aumento parece resultar de aumentos, ou hipertrofia, da área de secção transversa das fibras musculares individuais.[2,13]

A arquitetura muscular demonstra como os músculos exibem especializações que melhoram uma ou outra característica de desempenho. As fibras longas em um músculo promovem sua capacidade de produção de excursão. Entretanto, restrições espaciais do corpo humano impedem que um músculo com fibras longas tenha uma área de secção transversa grande e, por isso, uma capacidade de produção de força maior. Por outro lado, os músculos com uma ASTF grande podem se adaptar a pequenas áreas pelo arranjo das fibras em um padrão de penação. Entretanto, as fibras curtas limitam a capacidade de excursão do músculo. Portanto, o arranjo das fibras sugere que os músculos peniformes são especializados na produção de força, mas possuem capacidade limitada de produzir uma excursão grande. De modo inverso, um músculo com fibras paralelas possui uma melhor capacidade de produzir uma excursão, mas produz menor força contrátil do que um músculo peniforme de mesmo tamanho total. Portanto, as características estruturais intrínsecas de um músculo ajudam a definir seu desempenho interferindo na força de contração e na quantidade de excursão articular resultante. Esses fatores intrínsecos respondem ao aumento ou à diminuição na atividade ao longo do tempo.[27,64,119,145] Entretanto, alterações instantâneas no músculo também resultam em respostas expressivas, mas temporárias, no desempenho do músculo. Essas alterações incluem o alongamento do músculo e a alteração no seu braço de momento. Esses efeitos são descritos a seguir.

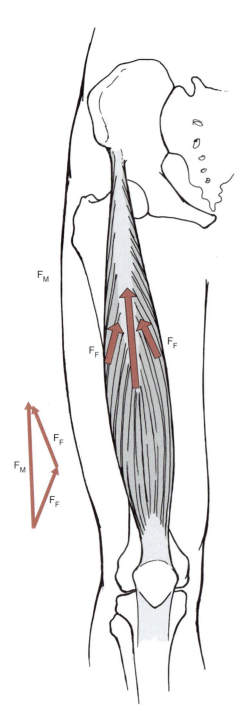

Figura 4.11 A tração de um músculo peniforme. A força tênsil total de um músculo (F_M) é a soma vetorial da força de contração das fibras peniformes (F_F).

Relação entre a produção de força e o comprimento (estiramento) muscular instantâneo

Visto que a força de contração muscular é uma função do número de pontes cruzadas feitas entre as cadeias de actina e miosina dentro dos sarcômeros, as alterações na proximidade dessas cadeias também influenciam a força de contração do músculo. O número máximo de pontes cruzadas entre os miofilamentos de actina e miosina e, consequentemente, a força contrátil máxima no sarcômero ocorre quando o comprimento total dos filamentos de actina de cada extremidade do sarcômero está em contato com a molécula de miosina[34,50,125] (Fig. 4.12). Esse comprimento é operacionalmente definido como **comprimento de repouso** do músculo. O sarcômero pode encurtar levemente a partir desse ponto, mantendo o máximo de pontes cruzadas. Entretanto, o encurtamento aumentado promove uma interferência de um filamento de actina no outro em cada extremidade do sarcômero. Isso reduz o número de sítios disponíveis para a formação de pontes cruzadas, e a força de contração diminui. De forma semelhante, quando o sarcômero é estirado a partir de seu comprimento de repouso, o contato entre os miofilamentos de actina e miosina diminui, e, portanto, o número de pontes cruzadas que podem ser formadas de novo diminui. Consequentemente, a força de contração diminui.

A investigação dos efeitos do estiramento no músculo inteiro revela a sua resposta ao estiramento é influenciada tanto pelo comportamento do sarcômero como pelas propriedades elásticas dos componentes não contráteis do músculo, incluindo o epimísio, o perimísio, o endomísio e os tendões.[43,45,53,121] Os estudos clássicos das relações comprimento-tensão no músculo foram realizados por Blix no século XIX, mas foram repetidos e expandidos por outros nos 100 anos seguintes.[43,45,88,90,121] Esses estudos, realizados no músculo inteiro, demonstram consistentemente que à medida que o músculo é estirado na ausência de contração, há um comprimento no qual o músculo começa a resistir ao estiramento (Fig. 4.13). À medida que o estiramento do músculo aumenta, este exerce uma tração maior contra o alongamento. Essa tração é atribuída ao recuo elástico das estruturas passivas dentro do músculo, como o tecido conjuntivo que o reveste. Esses componentes são conhecidos como **componentes elásticos paralelos**. Os tendões em cada extremidade do músculo também geram força contra o estiramento. Eles são descritos como **componentes elásticos em série**.

Os efeitos combinados da contração muscular e do estiramento dos componentes elásticos são representados meca-

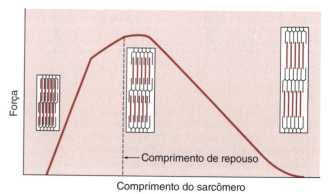

Figura 4.12 A curva comprimento-tensão de um sarcômero. Essa curva demonstra como o comprimento do sarcômero influencia sua produção de força.

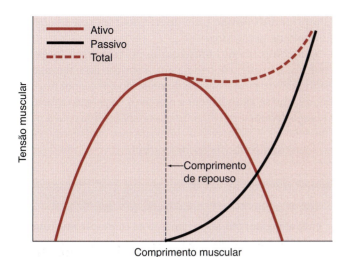

Figura 4.13 A curva comprimento-tensão de um músculo inteiro. Essa curva demonstra como o comprimento muscular influencia a produção de força do músculo. O componente contrátil, ou ativo, o componente passivo principalmente devido ao tecido conjuntivo e a tensão total do músculo são influenciados pelo estiramento do músculo.

nicamente por elementos contráteis em série e em paralelo com os componentes elásticos (Fig. 4.14). A resposta dos componentes contráteis e elásticos juntos é avaliada pela medição da resistência ao estiramento aumentado durante o estímulo simultâneo do músculo para induzir a contração. Tais experimentos revelam que quando o músculo é muito curto e não permite força passiva do recuo, a estimulação

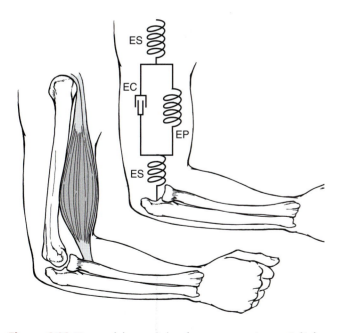

Figura 4.14 Um modelo mecânico dos componentes contráteis e elásticos de um músculo. Os componentes contráteis (actina e miosina) e elásticos (tecido conjuntivo) são com frequência modelados mecanicamente como uma combinação do elemento contrátil (EC) com molas que representam os elementos elásticos que estão tanto em série (ES) como em paralelo (EP) com o componente contrátil.

produz uma pequena força de contração. À medida que o estiramento aumenta e a estimulação continua, a tensão no músculo se eleva. Na região mediana do estiramento, a força do músculo forma um platô ou até mesmo diminui, mesmo com a estimulação. Esse platô ocorre aproximadamente no comprimento de repouso do músculo. Com mais estiramento, a tensão no músculo inteiro começa a aumentar novamente e continua aumentando com mais estiramento. Pela subtração dos resultados do teste passivo dos resultados do teste combinado, a contribuição dos componentes ativos, ou contráteis, para a tensão do músculo é determinada. A contribuição ativa da tensão do músculo é similar à relação comprimento-tensão observada em cada sarcômero. Esses resultados demonstram que enquanto a contribuição contrátil à tensão muscular atinge o pico na região mediana do estiramento, os componentes passivos do músculo aumentam a contribuição para a força após essa região. Portanto, a tensão total do músculo é mais alta quando o músculo é estirado ao máximo.

Relevância clínica

A relação comprimento-tensão dos músculos in vivo: A debilidade muscular é uma disfunção comum em indivíduos que participam da reabilitação. Às vezes, os indivíduos estão muito fracos para conseguir mover muito o membro. Posicionando o membro do paciente de modo que os músculos em contração trabalhem na posição estirada, o terapeuta aumenta a capacidade do músculo de gerar tensão. Por exemplo, a hiperextensão do ombro aumenta a força de flexão do cotovelo pelo estiramento do bíceps braquial. De modo contrário, colocar os músculos em uma posição muito encurtada diminui sua capacidade de gerar força. Os músculos do punho e dos dedos são um exemplo claro de como a eficiência dos músculos se altera quando eles estão encurtados ou alongados (Fig. 4.15). É difícil fechar o punho com força quando seus músculos estão flexionados porque os músculos flexores dos dedos estão tão encurtados que produzem força insuficiente. Esse fenômeno é conhecido como **insuficiência ativa**. O exame da posição do punho quando a mão está fechada normalmente revela que o punho está estendido, desse modo, estirando os músculos, aumentando sua força contrátil e impedindo a insuficiência ativa.

É importante reconhecer que os experimentos supracitados são realizados em músculos desarticulados. Consequentemente, os extremos de encurtamento e alongamento testados não são fisiológicos. Um músculo humano intacto trabalha em algum local da porção central da curva comprimento-tensão, embora o formato preciso da curva varie através dos músculos.[45,152] A resposta ao estiramento depende da arquitetura do músculo individual bem como da razão entre o tecido contrátil e o tecido conjuntivo no músculo.[45] Além disso, a quantidade exata de estiramento e encurtamento sustentada por um músculo depende do músculo individual e da articulação. Os músculos que cruzam duas ou mais articulações sofrem mais encurtamento e alongamento do que os músculos que passam por apenas

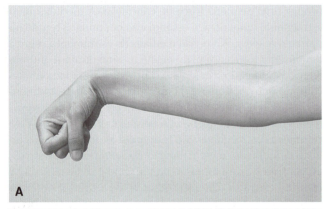
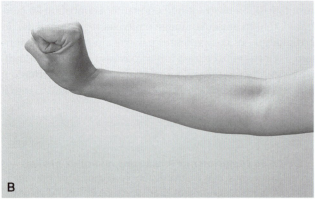

Figura 4.15 Os efeitos do comprimento muscular no desempenho. **A.** Quando o punho está em flexão é difícil flexionar os dedos totalmente porque os flexores dos dedos estão muito encurtados. **B.** Quando o punho está em extensão, os dedos prontamente flexionam para fazer a preensão palmar já que os flexores dos dedos estão alongados.

uma articulação. A produção de força de músculos multiarticulares é influenciada significativamente pela relação comprimento-tensão.[56,123]

A relação clássica comprimento-tensão descrita até agora tem sido estudada pela alteração passiva do comprimento de um músculo e, então, pela avaliação da força de contração no novo comprimento. Estudos mais recentes têm investigado os efeitos das alterações no comprimento na força isométrica enquanto o músculo se contrai ativamente. Esses estudos demonstram de forma coerente que as relações tradicionais comprimento-tensão são amplificadas se as alterações de comprimento ocorrem durante a contração. Especificamente, se um músculo em contração é alongado e então mantido nessa posição, a força gerada na posição alongada é maior do que a força medida na mesma posição sem nenhuma alteração de comprimento precedente.[55,128] De modo semelhante, encurtar um músculo enquanto este se contrai produz mais redução de força do que colocar o músculo em repouso na posição de encurtamento e então medir sua força.[124,128] Muitas atividades funcionais vigorosas ocorrem com a utilização de contrações musculares que consistem em um ciclo de alongamento e, em seguida, encurtamento.[102] Esse padrão de atividade muscular parece utilizar a relação comprimento-tensão para aperfeiçoar a capacidade do músculo de gerar força.

Um comprimento muscular e, portanto, sua força de contração, se altera à medida que a posição articular muda. Entretanto, o comprimento do músculo é somente um dos fatores que se alteram com a mudança da posição articular. O braço de momento do músculo também varia com a posição articular. A influência do braço de momento do músculo no seu desempenho é descrita a seguir.

Relevância clínica

Ciclo alongamento-encurtamento da contração muscular nos esportes: A melhora da força que decorre do alongamento de um músculo em contração antes de usá-lo para produzir o movimento é visível em inúmeras atividades, particularmente nos esportes. Por exemplo, o balanço que precede um arremesso ou uma tacada no golfe serve para estirar os músculos que irão arremessar a bola ou bater com o taco de golfe. Os rotadores mediais do ombro são estirados antes do movimento para a frente no arremesso, e os abdutores e rotadores laterais do ombro do braço esquerdo são estirados antes do movimento para a frente no balanço do golfe para um atleta destro. De forma semelhante, o início de um tiro de velocidade na corrida é caracterizado por um breve estiramento dos flexores plantares, extensores do joelho e extensores dos quadris antes desses mesmos músculos encurtarem para impulsionar o corredor contra a pista. O estiramento de todos esses músculos ocorre à medida que eles se contraem e, consequentemente, amplifica ainda mais os ganhos de força que resulta do próprio estiramento. (Ver a atividade de salto no laboratório do Cap. 4.)

Relação entre o braço de momento do músculo e sua produção de força

Como observado anteriormente, a capacidade de um músculo de provocar a rotação de uma articulação depende da força de contração do músculo e de seu braço de momento, a distância perpendicular da força muscular e o ponto de rotação.[125] A discussão prévia revela que o tamanho do músculo e seu estiramento possuem um impacto significativo na força de contração. Entretanto, o braço de momento do músculo é fundamental na determinação do momento gerado pela contração muscular. Quanto maior o braço de momento, maior o momento criado pela contração muscular. A relação entre o braço de momento do músculo e seu ângulo de aplicação foi descrita antes neste capítulo. O braço de momento é determinado pelo seno do ângulo de aplicação e pela distância entre a inserção do músculo e o eixo de rotação da articulação (Fig. 4.16). O braço de momento do músculo é máximo quando o ângulo de aplicação do músculo é 90°, já que o seno de 90° é igual a 1. Um músculo com um braço de momento grande produz um momento maior do que um músculo com um braço de momento mais curto se ambos gerarem forças contráteis iguais (Fig. 4.17). Os braços de momento de alguns

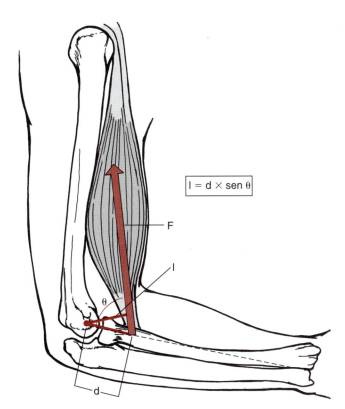

Figura 4.16 Braço de momento de um músculo. O braço de momento de um músculo (l) é facilmente calculado utilizando o ângulo de aplicação do músculo (θ) e a distância (d) da inserção do músculo no eixo de rotação.

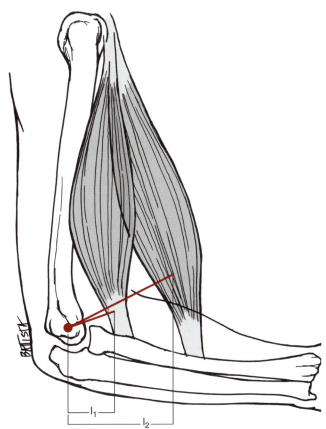

Figura 4.17 O efeito do braço de momento de um músculo no seu desempenho. Um músculo com um braço de momento curto (l_1) gera um momento menor do que um músculo com um braço de momento maior (l_2) que gera a mesma força de contração.

músculos, como os isquiotibiais, mudam muitos centímetros ao longo da AM completa da articulação, enquanto outros, como o flexor profundo dos dedos, demonstram muito pouca alteração (Fig. 4.18).[57,70,71,81,113,135,151] Portanto, a capacidade do músculo de produzir um momento varia com a posição articular.

Interação entre um braço de momento do músculo e seu comprimento com alterações da posição articular

É fácil observar as posições que encurtam ou alongam um músculo. Por exemplo, a flexão do cotovelo alonga os músculos extensores e encurta os flexores dessa região. Apesar de um pouco menos óbvio, um conhecimento da anatomia permite ao clínico estimar os efeitos da posição articular em um ângulo de aplicação do músculo e, portanto, em seu braço de momento. O ângulo de aplicação do bíceps braquial é quase zero com o cotovelo estendido e aumenta acima de 90° com o cotovelo flexionado ao máximo. Nesse caso, o braço de momento do músculo está no mínimo quando o comprimento do músculo está no máximo. Em contraste, o ângulo de aplicação é mais alto quando o comprimento é mais curto. O ângulo ótimo de aplicação, 90°, ocorre quando o cotovelo está flexionado em aproximadamente 100°.[4,113] Portanto, a capacidade do músculo de gerar uma grande força contrátil como resultado de um estiramento é máxima na posição em que a capacidade do músculo de produzir um momento é menor em virtude de seu braço de momento. Consequentemente, o bíceps produz momentos de pico na metade da amplitude da flexão do cotovelo na qual nem o músculo nem o ângulo de aplicação são ótimos. A contribuição relativa do braço de momento e do comprimento do músculo para a sua capacidade de produzir um momento varia entre os músculos do corpo e depende das características individuais de cada músculo e da articulação.[62,82,87,100,112,148]

Em uma série de experimentos distintos, Lieber et al. avaliaram os efeitos combinados do tamanho muscular, do braço de momento e do comprimento na capacidade dos principais músculos do punho, o flexor ulnar do carpo, o flexor radial do carpo, o extensor ulnar do carpo, o extensor radial longo do carpo e o extensor radial curto do carpo, de produzir um torque articular nas direções de flexão, extensão e desvio radial e ulnar do punho.[88,94,95] Essas investigações revelam que a influência dos braços de momento e do comprimento dos músculos difere sig-

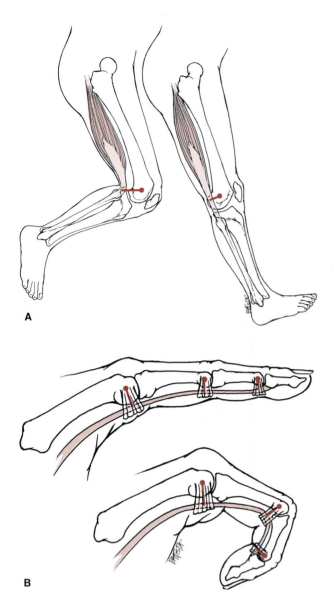

Figura 4.18 Alterações nos braços de momento musculares. **A.** O braço de momento dos isquiotibiais no joelho é menor com o joelho estendido e muito maior com o joelho flexionado. **B.** O braço de momento de um tendão do flexor profundo dos dedos se altera pouco com os dedos estendidos ou flexionados.

nificativamente entre aqueles músculos do punho. A produção dos músculos extensores do punho se correlaciona bem com os braços de momento dos músculos, sugerindo que sua produção depende muito de seus braços de momento e é menos influenciada pelo comprimento muscular. Em contraste, a produção dos flexores do punho está próxima do máximo na maior parte da amplitude do punho, sugerindo que tanto o braço de momento como o comprimento do músculo têm impacto significativo no desempenho muscular.

> ### Relevância clínica
>
> **A influência da posição articular na força muscular:** É provável que a posição articular tenha um efeito dramático na produção a partir de uma contração muscular, já que influencia tanto o estiramento como o braço de momento de um músculo. A influência exata é revelada pela avaliação cuidadosa e varia entre os músculos e as articulações. De forma semelhante, somente a investigação cuidadosa gera uma explicação para a natureza precisa da relação entre a posição articular e a força muscular. Entretanto, uma avaliação clínica válida da força exige que a posição articular na qual ela é determinada seja mantida em cada teste subsequente. O clínico deve considerar os efeitos da posição articular na produção muscular quando medir a força e também quando elaborar as estratégias de intervenção para melhorar a função muscular. A menos que os efeitos do braço de momento do músculo e de seu comprimento sejam mantidos constantes, as alterações na força que resultam da intervenção não podem ser distinguidas das alterações que resultam da mudança mecânica no músculo.
>
> O caso clínico a seguir fornece uma demonstração útil. Na visita inicial a um paciente que recebe tratamento em casa, o médico mede a força de flexão do quadril enquanto o paciente está sentado em uma cadeira de rodas. A debilidade muscular é identificada, e são prescritos exercícios. Na próxima visita, 2 dias depois, o médico encontra o paciente na cama e então mede a força de flexão do quadril na cama com o quadril estendido. A força de flexão do quadril é maior nessa medida do que na anterior. O terapeuta astuto reconhece que o aumento aparente na força pode ser atribuído à alteração na posição, visto a pouca probabilidade de ter ocorrido hipertrofia muscular como resultado do exercício após somente 2 dias. As pesquisas demonstram que os flexores do quadril são mais fortes com o quadril perto da extensão, quando os músculos estão em uma posição alongada (Cap. 39). É importante reconhecer que, nessa posição, o ângulo de aplicação é relativamente pequeno, sugerindo que o comprimento do músculo é uma influência maior na força de flexão do quadril do que o ângulo de aplicação.

Relação entre produção de força e velocidade de contração

Até este ponto, o capítulo examinou a influência de fatores musculares na produção de força somente em contrações isométricas, sem nenhuma alteração visível no comprimento do músculo. Entretanto, nas contrações não isométricas, a direção e a velocidade de contração influenciam a produção do músculo. A velocidade de movimento e sua direção são descritas juntas pelo vetor quantidade de velocidade. Esta seção avalia os efeitos da velocidade de contração na produção do músculo. A direção e a magnitude da velocidade são importantes influências discutidas individualmente a seguir.

Efeitos da magnitude da velocidade de contração na produção de força no músculo

A velocidade de contração de um músculo é determinada normalmente por alterações macroscópicas no comprimento por unidade de tempo. Portanto, uma **contração isométrica** possui velocidade de contração igual a zero. É importante reconhecer que no nível microscópico existe alteração no comprimento do músculo mesmo em uma contração isométrica. Em contraste, a **contração concêntrica**, também conhecida como **contração de encurtamento**, é definida como uma contração na qual é visível o encurtamento do músculo.[37] Portanto, uma contração concêntrica possui uma velocidade de contração positiva.

Relevância clínica

Avaliando a força muscular na clínica: Tanto a contração isométrica como a concêntrica são utilizadas na clínica para avaliar a força. Por exemplo, uma forma de procedimento de avaliação muscular manual padrão avalia a força de uma contração isométrica no final da amplitude, enquanto outra forma mede a força de uma contração concêntrica ao logo de toda a AM para graduar a força do músculo.[59] Da mesma maneira, os clínicos utilizam os dinamômetros isocinéticos para medir tanto a força isométrica como a concêntrica. Cada um desses testes é válido, e há uma correlação entre a força máxima em diversas velocidades de contração.[74,118] Entretanto, é importante para os clínicos reconhecer que a produção de força absoluta depende do tipo de avaliação. Se todos os outros fatores do desempenho muscular forem constantes, as contrações isométricas produzirão forças maiores do que as forças concêntricas. Julgamentos com relação à adequação da força de um indivíduo devem considerar os efeitos da velocidade de contração.

A relação entre a força contrátil e a velocidade de contração nas contrações isométricas e de encurtamento foi estudada na maior parte do século XX e é bem compreendida.[36,38,68,75,122,141,147] Um gráfico da força de contração do músculo pela velocidade de contração para contrações isométrica e concêntrica revela que a força contrátil é máxima quando a velocidade de contração é zero (contração isométrica) e diminui à medida que a velocidade aumenta (Fig. 4.19). Portanto, uma contração isométrica produz mais força do que uma concêntrica de magnitude similar. Da mesma forma, uma contração de encurtamento rápido produz menos força do que uma de encurtamento lento.

Efeitos da direção da contração na produção de força no músculo

Como observado anteriormente, tanto a magnitude como a direção da contração influenciam o desempenho muscular. Uma contração que ocorre enquanto o músculo se alonga visivelmente é chamada de **contração excêntrica**. A força contrátil excêntrica não é tão bem compreendida quanto a força isométrica e a concêntrica, pelo menos em parte, por causa da dificuldade de estudar contrações com alongamento em um amplo espectro de velocidades em músculos intactos. Apesar dessa limitação, muitos estudos foram completados e forneceram informações importantes acerca da força contrátil comparativa de contrações excêntricas. Um gráfico da tensão muscular pelo espectro inteiro de velocidades de contração revela que as contrações excêntricas produzem mais força do que as contrações isométricas ou concêntricas[28,36,46,58,61,78,80,117,127,132,140,154] (Fig. 4.20). A força excêntrica máxima é estimada entre 1,5 a 2,0 vezes a força concêntrica máxima.[127,144] Um gráfico da força muscular como função da velocidade de contração também revela que o efeito da magnitude da velocidade de contração na produção de força forma um platô em uma contração excêntrica.[28,36,91]

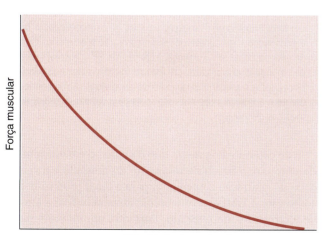

Figura 4.19 A relação entre a força contrátil e a velocidade de contração em contrações isométricas e concêntricas. Um gráfico da força contrátil e da velocidade de contração de contrações isométricas (F$_I$) a concêntricas mostra que a força de contração diminui com o aumento de sua velocidade.

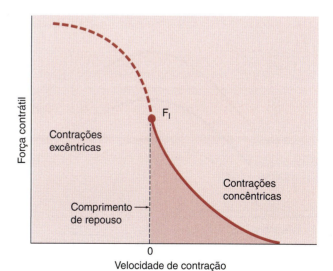

Figura 4.20 A relação entre a força contrátil e a velocidade de contração nas contrações isométrica, concêntrica e excêntrica. Um gráfico da força contrátil e da velocidade de contração de contrações excêntricas a concêntricas mostra que uma contração excêntrica é mais forte do que uma isométrica (F$_I$) ou concêntrica.

> **Relevância clínica**
>
> **Dor muscular pós-exercício:** Estudos indicam que a dor muscular tardia (DMT) normalmente está associada com o exercício que utiliza atividade excêntrica resistida.[11,40] Embora esse fenômeno não tenha sido completamente explicado, uma possível explicação seria que o músculo gera forças maiores nas contrações excêntricas máximas do que nas contrações concêntricas máximas. Portanto, a DMT pode ser mais um resultado de sobrecarga mecânica excessiva do músculo do que uma diferença intrínseca na fisiologia da contração excêntrica.

É importante observar que a relação comprimento-tensão no músculo, já demonstrada neste capítulo, persiste independentemente da direção ou velocidade de contração. Como resultado, as formas dos gráficos da força muscular pela AM são similares em qualquer velocidade[75,79] (Fig. 4.21).

Relação entre produção de força e nível de recrutamento de unidades motoras no músculo

Anteriormente neste capítulo, foi mostrado que a força das pontes cruzadas entre a actina e a miosina é influenciada pela frequência de estimulação pelo nervo motor. A avaliação da função de um músculo inteiro revela uma relação similar. Um músculo inteiro é composto de unidades menores chamadas *unidades motoras*. Uma **unidade motora** consiste em fibras musculares individuais inervadas por uma única célula nervosa motora, ou motoneurônio. A força de contração de um músculo inteiro é modulada pela frequência de estimulação causada pelo nervo motor e pelo número de unidades motoras ativas. Um único estímulo de baixa intensidade do nervo motor produz despolarização do músculo e uma contração **espasmódica** de uma ou mais unidades motoras. À medida que a frequência de estímulo aumenta, o espasmo se repete. Como em uma única fibra, se o estímulo é repetido antes do músculo relaxar, os espasmos começam a se fundir, e uma contração sustentada, ou **tetânica**, é realizada. À medida que aumenta a intensidade do estímulo, mais unidades motoras são estimuladas, e a força de contração aumenta. Portanto, um músculo é capaz de produzir contrações máximas ou submáximas pela modificação das características do estímulo do nervo.

A quantidade de atividade de um músculo é medida pela eletromiografia (EMG). A EMG é a atividade elétrica induzida pela despolarização das fibras musculares. Em uma contração isométrica, há uma forte relação entre a atividade elétrica do músculo, sua EMG e a força de contração. À medida que a força isométrica aumenta, a EMG também aumenta.[24,30,31,78,130,136,137,142] Essa relação é lógica, já que a força de contração é uma função do número de pontes cruzadas entre as cadeias de actina e miosina e, portanto, uma função do número de fibras musculares em contração. A EMG reflete o número de fibras ativas bem como sua frequência de disparo.[8,10,12,26,134] Entretanto, a relação da EMG do músculo e sua força de contração é mais complicada quando o músculo está livre para alterar seu comprimento, e a articulação, para se mover.

> **Relevância clínica**
>
> **Avaliação da força de pico:** A premissa básica da avaliação da força é que o indivíduo em teste esteja produzindo uma contração máxima; isto é, o indivíduo está recrutando de forma máxima as unidades motoras disponíveis. A validade e a confiabilidade da avaliação muscular dependem da capacidade do avaliador de motivar o indivíduo a produzir uma contração máxima. Um estudo clássico da confiabilidade do teste muscular manual revelou que um fator importante que explica a falta de confiabilidade é que alguns avaliadores falham em exigir contração máxima, graduando erroneamente uma contração submáxima.[65] O encorajamento de um indivíduo a produzir um esforço máximo exige habilidades psicológicas e mecânicas que são desenvolvidas com o conhecimento e a prática, mas são essenciais para validar e confiar nas medidas de força.

Este capítulo demonstra que o tamanho e o estiramento do músculo, o braço de momento do músculo e a velocidade de contração contribuem para a força produzida pela contração. A EMG serve meramente para indicar a atividade elétrica em um músculo. Portanto, um músculo maior produz um padrão de EMG maior durante uma contração máxima do que um músculo menor durante o mesmo tipo de contração, já que existem mais unidades motoras disparando em um músculo maior. Entretanto, no mesmo músculo, uma contração excêntrica máxima gera um padrão de EMG similar àquele produzido durante uma contração

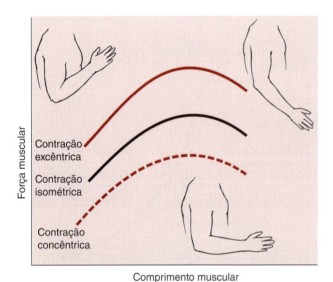

Figura 4.21 Comparação das forças musculares excêntrica, isométrica e concêntrica com comprimentos do músculo variados. Essa comparação ao longo da AM revela que a força de uma contração excêntrica é maior do que a de uma contração isométrica, que é maior do que a força de uma contração concêntrica, independentemente do comprimento do músculo.

concêntrica máxima, embora a força de contração seja maior na contração excêntrica.[78,127] No caso de contrações máximas, o músculo recruta quase o mesmo número de unidades motoras independentemente da produção. A magnitude da produção de força das contrações concêntricas e excêntricas varia principalmente em função dos efeitos mecânicos da velocidade de contração.

Assume-se que as contrações máximas ativam todas as unidades motoras do músculo. Em adultos jovens saudáveis, isso parece ser o caso; isto é, eles normalmente conseguem ativar 98-100% das unidades motoras disponíveis.[103] Em contraste, indivíduos que têm dor ou que estão cronicamente inativos podem não ser capazes de ativar totalmente o músculo, ainda que eles tentem realizar uma contração voluntária máxima (CVM) e aparentemente possuam um sistema neuromuscular normal intacto.[63,106,138] Esses indivíduos demonstram **falha de ativação** na qual, apesar dos melhores esforços e na presença de músculos e nervos intactos, eles não são capazes de recrutar todas as unidades motoras disponíveis no músculo. É importante que o clínico seja capaz de determinar se a debilidade muscular é o resultado de alterações morfológicas nos músculos ou nervos ou falha de ativação.

Relevância clínica

Falha de ativação em indivíduos com osteoartrite: Indivíduos com osteoartrite do quadril ou joelho demonstram falha de ativação nas articulações envolvidas.[63,138] Essa falha é também descrita como inibição artrogênica, sugerindo que a dor articular inibe a ativação muscular total. Contudo, falha de ativação similar é encontrada em indivíduos após 1 ano de reposição total do joelho quando a dor não é mais um reclamação. Exercícios tradicionais parecem ter pouco efeito na falha de ativação, mas exercícios funcionais mais dinâmicos têm produzido uma melhora no recrutamento em pacientes com osteoartrite do joelho.[63] A estimulação elétrica neuromuscular também reduz a falha de ativação. A identificação da falha de ativação como uma causa da debilidade muscular pode alterar as estratégias de intervenção utilizadas para melhorar a força.

Em uma contração submáxima, o músculo recruta unidades motoras suficientes para produzir a força muscular necessária. Quando um músculo é alongado ou posicionado com um braço de momento grande, diz-se que ele está em **vantagem mecânica**. Pode-se produzir o mesmo momento com menor recrutamento e consequentemente uma EMG menor do que quando o músculo está em desvantagem mecânica, posicionado em comprimento encurtado ou com um braço de momento pequeno.[66,109] Quando um músculo está em vantagem mecânica ou quando ele é mais forte, necessita de poucas unidades motoras para gerar um de momento; quando o músculo está em desvantagem mecânica ou está mais fraco, ele deve recrutar mais unidades motoras para gerar o mesmo momento.[9,30,108]

Essa revisão de literatura demonstra que a EMG reflete a atividade relativa de um músculo em vez de fornecer uma medida direta da força daquela contração muscular. A literatura está repleta de estudos da atividade EMG dos músculos durante a sua função. Esses estudos são utilizados para explicar o papel dos músculos durante a atividade. Há referências a esses artigos frequentemente ao longo deste livro. Entretanto, é preciso ter cautela quando se interpreta esses estudos, já que a EMG reflete somente a atividade relativa de um músculo. O tamanho do músculo e a vantagem mecânica influenciam a atividade elétrica registrada. Há também diversos fatores técnicos que influenciam a magnitude da EMG produzida durante uma contração muscular. Eles incluem o tipo e o tamanho dos eletrodos de registro e os procedimentos de processamento do sinal. Essas questões estão além do escopo deste livro, mas elas servem como um aviso ao clínico de que a interpretação da EMG e as comparações entre os estudos devem ser procedidas com cuidado. Para melhorar a capacidade de generalização dos dados da EMG, a análise da atividade elétrica de um músculo normalmente envolve alguma forma de **normalização** dos dados. Um procedimento comum de normalização é a comparação da atividade de um músculo com a EMG produzida pela contração voluntária máxima (CVM). A premissa básica nessa abordagem é que a CVM exige o recrutamento máximo das unidades motoras de um músculo, que então produz um sinal elétrico máximo. Essa atividade máxima é utilizada como a base para a comparação do nível de atividade do músculo em outras atividades. O processamento do sinal elétrico também influencia a interpretação do sinal.[8] Uma discussão dessas questões envolvidas na análise dos dados da EMG está além do escopo deste livro. Entretanto, o leitor é estimulado a utilizar os dados da EMG cuidadosamente quando analisar as funções dos músculos individuais.

Relações entre a produção de força e o tipo de fibra

A última característica do músculo que influencia a força de contração a ser discutida neste capítulo é o tipo de fibras que o compõe. Diferentes tipos de fibras musculares possuem propriedades contráteis. Portanto, sua distribuição dentro de um músculo influencia o desempenho contrátil de um músculo inteiro. Entretanto, como os músculos humanos são compostos de vários tipos de fibras, o tipo de fibra tem menor influência na capacidade de produção de força de um músculo do que os fatores discutidos até este ponto.

Há uma variedade de maneiras de categorizar as fibras musculares voluntárias com base em características como seus processos metabólicos, sua composição histoquímica e seu fenótipo. Embora cada método examine propriedades diferentes, cada um identifica grupos que variam de fibras resistentes à fadiga com propriedades contráteis lentas até as células que fadigam rapidamente com velocidades contráteis mais rápidas.[153] Um sistema de catalogação comum baseado nas propriedades metabólicas classifica a maioria das fibras musculares humanas como tipo I, tipo IIa ou tipo IIb. As características desses três tipos de fibras estão listadas na Tabela 4.1. Para os objetivos da discussão atual, é indicado um exame mais atento das propriedades mecânicas dessas fibras. Em geral, a força contrátil de uma fibra do tipo IIb é maior do que uma do tipo I.[14] Portanto, os músculos compostos de mais fibras do tipo IIb estão propensos a gerar forças contráteis maiores do que um músculo comparável que consiste principalmente em fibras tipo I.[110] As fibras do tipo I são inervadas por axônios de diâmetro pequeno do nervo motor. Elas são recrutadas a princípio, em uma contração muscular. As fibras do tipo IIb são inervadas por grandes axônios e recrutadas somente após as fibras do tipo I e IIa. As fibras do tipo IIb são recrutadas à medida que a resistência aumenta.[105,107]

A velocidade de contração também difere entre os tipos de fibra.[3,14] Consequentemente, a relação força-velocidade também varia entre os tipos de fibra. Dados de músculos humanos sugerem que as fibras do tipo IIb exercem forças maiores em velocidades mais altas, enquanto as fibras do tipo I possuem velocidades de contração máximas mais lentas, bem como forças de pico menores.[14] Portanto, os músculos com preponderância de fibras do tipo II possuem uma maior taxa de produção de força e uma força contrátil maior do que aqueles com mais fibras do tipo I.[1]

Os músculos posturais normalmente são compostos, em sua maioria, por fibras do tipo I, enquanto os músculos cujas funções demandam grandes explosões de força consistem em mais fibras do tipo II.[1,133] Entretanto, como já observado, os músculos humanos contêm uma mistura de tipos de fibras.[32,33,104,107] Portanto, as propriedades contráteis dos músculos inteiros refletem os efeitos combinados dos tipos de fibras. Consequentemente, os outros fatores que afetam a produção de força, como o tamanho do músculo e a vantagem mecânica, parecem ter uma influência maior na força contrátil.[25] Contudo, as fibras musculares demonstram respostas diferentes às alterações na atividade e, assim, exercem um papel significativo na adaptação muscular. A adaptabilidade do músculo é discutida brevemente a seguir.

Adaptação do músculo à função alterada

O músculo talvez seja o mais mutável dos tecidos biológicos. Uma discussão de suas propriedades mecânicas não pode ser completa sem uma breve consideração das alterações nessas propriedades que resultam de mudanças nas demandas impostas ao músculo. A seguir é fornecida uma breve discussão das alterações no músculo que ocorrem em resposta às mudanças mantidas no:

- comprimento muscular;
- nível de atividade.

Compreender os efeitos de mudanças mantidas no comprimento muscular ou no nível de atividade é complicado pelo reconhecimento de que esses fatores são frequentemente combinados em investigações. Os estudos que avaliam os efeitos das alterações no comprimento em geral utilizam a imobilização para aplicar a alteração do comprimento. Consequentemente, os músculos respondem tanto ao comprimento alterado como à atividade diminuída. Como resultado, uma compreensão completa da influência desses fatores na função muscular continua a frustrar os investigadores. Uma breve revisão do estado do conhecimento atual da adaptação dos músculos à função alterada é apresentada a seguir.

Adaptação do músculo às alterações prolongadas no comprimento

A relação entre o estiramento de um músculo e sua força de contração é apresentada em detalhe neste capítulo. Essa relação é uma função dos componentes contráteis e não contráteis do músculo. Entretanto, também é importante ponderar o efeito da alteração prolongada no comprimento na relação comprimento-tensão. Visto que os músculos são organizados em grupos de músculos em oposição, quando um músculo é mantido em estiramento, outro é mantido em posição encurtada. Portanto, é importante considerar uma resposta do músculo ao alongamento e ao encurtamento prolongados. A vasta maioria dos estudos que avalia as alterações no músculo que resultam das mudanças prolongadas do comprimento utiliza procedimentos de imobilização para mudar o comprimento. Por essa razão, o leitor deve ter cuidado ao tentar generalizar esses resultados para outros casos como as anormalidades posturais que não envolvem imobilização.

Alterações no músculo com alongamento prolongado

Em geral, o estiramento prolongado de um músculo induz a síntese proteica e a produção de sarcômeros adicionais.[48,49,139,150,153] O músculo sofre hipertrofia e, como resultado, a força contrátil de pico é aumentada com o estiramento prolongado. A adição de sarcômeros em série aumenta o comprimento total das fibras musculares. Esse remodelamento parece importante para permitir ao músculo a manutenção da relação comprimento-tensão. Há também evidência de alterações nas características metabólicas das células musculares sujeitas ao alongamento

TABELA 4.1 Características básicas de desempenho das fibras musculares dos tipos I, IIa e IIb.

	I	IIa	IIb
Velocidade de contração	Lenta	Moderadamente rápida	Rápida
Força contrátil	Baixa	Variável	Alta
Fatigabilidade	Resistente à fadiga	Um pouco resistente à fadiga	Fadiga rapidamente

prolongado. Alguns músculos demonstram alterações no RNAm consistentes com uma transição das fibras do tipo II para o tipo I.[153]

Apesar da hipertrofia ser a resposta normal do músculo ao estiramento prolongado, estudos mostram respostas mais variadas entre músculos individuais. As alterações na massa muscular, na força de pico e mesmo na expressão gênica com o estiramento prolongado variam entre os músculos e parecem depender da composição dos tipos de fibras do músculo e sua função.[86,96]

Alterações no músculo mantido em posição encurtada por período prolongado

A investigação dos efeitos do encurtamento prolongado também demonstra uma resposta complexa. O encurtamento prolongado pela imobilização parece acelerar a atrofia e os músculos apresentam uma perda de sarcômeros.[48,139,153] Alguns músculos imobilizados em uma posição encurtada também mostram evidências de uma transição para as fibras do tipo II. No entanto, um estudo que examinou os efeitos do encurtamento sem a imobilização relata um aumento nos sarcômeros.[77] Os resultados desse estudo sugerem que a excursão do tendão pode ser um fator mais forte do que o encurtamento em si na determinação da remodelagem do músculo. Além disso, assim como o alongamento prolongado, o encurtamento prolongado resulta em diferentes respostas em diferentes músculos.[86]

Claramente, a compreensão completa dos fatores que induzem à adaptação do músculo exige mais investigação. Os estudos mostrados aqui demonstram que a adaptabilidade do músculo às alterações prolongadas do comprimento é complexa e depende de muitos fatores além da alteração específica no comprimento. Contudo, esses estudos de fato demonstram consistentemente alterações que parecem ser direcionadas, pelo menos em parte, para a manutenção de uma relação comprimento-tensão segura e funcional em cada músculo.[86,125,139]

Relevância clínica

Alterações prolongadas do comprimento no músculo que resultam de anormalidades posturais: Anormalidades posturais aparentemente produzem alongamento prolongado em alguns músculos e encurtamento prolongado em outros.[69] Isso levou à crença de que a má postura produz alterações na força muscular. Estudos tentaram identificar tais alterações na força e alterações nas relações comprimento-tensão de músculos que parecem ser afetados por anormalidades posturais.[23,116] Entretanto, esses estudos não demonstram uma alteração clara na força atribuível às alterações do comprimento. Ainda assim, os especialistas continuam tratando o alinhamento postural anormal com exercícios de fortalecimento e alongamento. Embora estudos recentes não provem nem refutem a existência de alterações clinicamente mensuráveis no músculo que resultem de mudanças prolongadas do comprimento, eles enfatizam que é necessário que os especialistas tenham cautela ao supor relações entre alinhamento postural e força muscular.

Adaptações do músculo às alterações mantidas no nível de atividade

A resposta básica do músculo às alterações no nível de atividade é bem conhecida: atividade aumentada resulta em hipertrofia e aumento da produção de força, e atividade diminuída leva à atrofia e diminuição da produção de força. É claro que a resposta exata é muito mais complicada do que isso. A resposta depende da natureza da alteração da atividade e da natureza do músculo cuja atividade foi alterada.

O exercício de força gera hipertrofia muscular e aumento de força em homens e mulheres de praticamente todas as idades.[18,72,83,119,145] Exercícios de fortalecimento em humanos produzem um aumento na área de secção transversa (AST) tanto das fibras do tipo I como do tipo II, apesar de haver evidência de que o aumento é maior na AST das fibras do tipo II.[25,27,61,97,101,115]. Além disso, estudos em animais revelam que a síntese proteica é consistente com uma transição de fibras tipo IIb para o tipo I.[6,86]

Em contraste, a atividade diminuída produz uma diminuição da AST e perda de força.[47,85,115] Um estudo mostra uma diminuição de 13% na força de membros inferiores em 10 sujeitos saudáveis que se submeteram a apenas 10 dias de atividade sem sustentação do peso do corpo [9]! A atrofia por desuso é aparente tanto em fibras do tipo I como do tipo II. Além disso, há evidências que confirmam uma transição de fibras do tipo I para tipo II.[5,6,96]

Embora a discussão anterior demonstre padrões gerais de resposta muscular às alterações do nível de atividade, a resposta é realmente muito dependente do músculo.[85,86] Um estudo mostra uma perda de 26% na força de flexão plantar sem perda significativa na força de dorsiflexão em indivíduos saudáveis após 5 semanas de repouso na cama.[85] Estudos com animais mostram diferenças similares entre os grupos musculares.[19,86] Outros fatores mecânicos como o estiramento também influenciam a resposta do músculo à atividade reduzida.[96]

Relevância clínica

Atrofia por desuso em pacientes: Pacientes que passaram períodos prolongados na cama estão propensos a apresentar perdas significativas da força que resultam diretamente da inatividade e não estão relacionadas com outras disfunções simultâneas ou comorbidades. Entretanto, os efeitos da inatividade podem ser manifestados diferentemente nos diversos grupos musculares do corpo. O clínico deve estar atento à provável perda de força e também deve considerar a possível perda de resistência muscular que pode resultar de uma transição das fibras musculares do tipo I para o tipo II. Além disso, ele deve também investigar cuidadosamente essas alterações para identificar aqueles grupos musculares que são mais afetados pelo desuso.

Os astronautas e cosmonautas experimentam um caso único de atrofia por desuso que resulta de seu tempo gasto em um ambiente de microgravidade. Assim como o repouso na cama, a microgravidade induz a atrofia dos tipos I e II com evidência de uma transição mais em direção às fibras do tipo II.[29] O recrutamento das unidades motoras também parece ser alterado. A debilidade muscular resultante e a resistência muscular diminuída apresentam desafios significativos para as viagens prolongadas ao espaço e, particularmente, para a volta ao campo gravitacional da Terra.

Relevância clínica

Prática de exercício no espaço: O Laboratório Espacial Internacional foi elaborado para permitir estadias prolongadas no espaço e pode servir como parada intermediária para viajantes que vão a locais distantes como Marte. Entretanto, a menos que esses viajantes do espaço possam se exercitar suficientemente para prevenir a perda da função muscular que em geral acompanha a viagem ao espaço, essa viagem ficaria limitada a poucos indivíduos capazes de tolerar essas alterações. Os peritos em exercício e reabilitação que inventam equipamentos e rotinas de treinamento para uso em microgravidade encontrarão um público muito interessado na Agência de Espaço e Aeronáutica Nacional (NASA, em inglês) e outras agências de espaço internacionais.

O envelhecimento como outro modelo de atividade alterada

A perda da força é um resultado bem estabelecido em idosos.[17,83,93,98,119,131] Essa perda de força é atribuída ao percentual diminuído de, e maior atrofia nas, fibras do tipo II.[73,84,129] Assim como em outras adaptações do músculo descritas, as alterações que ocorrem com a idade variam entre os músculos.[20] Alguns grupos musculares parecem ser mais suscetíveis às alterações relacionadas com a idade; outros parecem insensíveis a tais alterações. Novamente, esses dados revelam que o clínico deve avaliar a força no indivíduo idoso. Entretanto, ele também deve ter cuidado para identificar aqueles grupos musculares que estão debilitados e os que não foram relativamente afetados, para direcionar a intervenção no sentido de otimizar os resultados.

Relevância clínica

Diminuição da força com a idade: A capacidade funcional diminuída é um achado frequente com a idade. Apesar de muitos fatores contribuírem para a diminuição da função com a idade, investigações demonstram uma relação entre a capacidade funcional diminuída e a diminuição da força.[21,23,51] Da mesma forma, o aumento da força em idosos melhora a capacidade funcional.[35,111] Um dos desafios para a reabilitação é identificar estratégias eficientes para prevenir ou reduzir a perda de força e preservar a capacidade funcional da população idosa.

Resumo

Este capítulo revisa os mecanismos básicos do encurtamento muscular e discute em detalhes os fatores individuais que influenciam a capacidade do músculo de produzir movimento e gerar força. Os principais fatores que influenciam a capacidade do músculo de produzir movimento articular são o comprimento das fibras musculares dentro dele e o comprimento de seu braço do momento. A força muscular, incluindo sua força de contração tênsil e seu momento resultante, é uma função do tamanho muscular, do comprimento do braço do momento e do estiramento do músculo, da velocidade de contração, dos tipos de fibras musculares e da quantidade de recrutamento de fibras. Cada fator é descrito e exemplos são fornecidos para demonstrar como um conhecimento de um fator pode ser usado na clínica para explicar ou melhorar o desempenho. A discussão também demonstra que normalmente à medida que um fator melhora uma característica do desempenho, outro fator pode diminuir esse desempenho. A produção final de um músculo é o resultado de todos os fatores que influenciam o desempenho. Portanto, para compreender a base do desempenho de um paciente, o médico deve ser capaz de reconhecer como os fatores individuais influenciam a alteração do desempenho muscular, assim como a alteração da posição articular e do movimento.

Referências bibliográficas

1. Aagaard P, Andersen JL: Correlation between contractile strength and myosin heavy chain isoform composition in human skeletal muscle. Med Sci Sports Exerc 1998; 30: 1217–1222.
2. Aagaard P, Andersen JL, Dyhre-Poulsen P, et al.: A mechanism for increased contractile strength of human pennate muscle in response to strength training: changes in muscle architecture. J Physiol 2001; 534: 613–623.
3. Adam C, Eckstein F, Milz S, Putz R: The distribution of cartilage thickness within the joints of the lower limb of elderly individuals. J Anat 1998; 193: 203–214.
4. An KN, Kaufman KR, Chao EYS: Physiological considerations of muscle force through the elbow joint. J Biomech 1989; 22: 1249–1256.
5. Andersen JL, Gruschy-Knudsen T, Sabdri C, et al.: Bed rest increases the amount of mismatched fibers in human skeletal muscle. J Appl Physiol 1999; 86: 455–460.
6. Baldwin KM: Effects of altered loading states on muscle plasticity: what have we learned from rodents? Med Sci Sports Exerc 1996; 28: S101–S106.
7. Baldwin KM, Valdez V, Herrick RE, et al.: Biochemical properties of overloaded fast-twitch skeletal muscle. J Appl Physiol 1982; 52: 467–472.
8. Basmajian JV, DeLuca CJ: Muscles Alive. Their Function Revealed by Electromyography. Baltimore: Williams & Wilkins, 1985.
9. Berg HE, Tesch PA: Changes in muscle function in response to 10 days of lower limb unloading in humans. Acta Physiol Scand 1996; 157: 63–70.
10. Bergstrom RM: The relation between the number of impulses and the integrated electrical activity in electromyogram. Acta Physiol Scand 1959; 45: 97–101.

11. Berry CB, Moritani T, Tolson H: Electrical activity and soreness in muscles after exercise. Am J Phys Med Rehabil 1990; 69: 60–66.
12. Bigland B, Lippold OCJ: The relation between force, velocity and integrated electrical activity in human muscles. J Physiol 1954; 123: 214–224.
13. Blazevich AJ, Gill ND, Deans N, Zhou S: Lack of human muscle architectural adaptation after short-term strength training. Muscle Nerve 2007; 35: 78–86.
14. Bottinelli R, Pellegrino MA, Canepari M, et al.: Specific contributions of various muscle fibre types to human muscle performance: an in vitro study. J Electromyogr Kinesiol 1999; 9: 87–95.
15. Brand PW, Beach RB, Thompson DE: Relative tension and potential excursion of muscles in the forearm and hand. J Hand Surg [Am]. 1999; 6: 209–219.
16. Brand PW, Hollister A: Clinical Mechanics of the Hand. St. Louis, MO: Mosby-Year Book, 1993.
17. Brown DA, Miller WC: Normative data for strength and flexibility of women throughout life. Eur J Appl Physiol 1998; 78: 77–82.
18. Brown M: Exercising and elderly person. Phys Ther Pract 1992; 1: 34–42.
19. Brown M, Hasser EM: Weight-bearing effects on skeletal muscle during and after simulated bed rest. Arch Phys Med Rehabil 1995; 76: 541–546.
20. Brown M, Hasser EM: Complexity of age-related change in skeletal muscle. J Gerontol 1996; 51A: B117–B123.
21. Brown M, Sinacore D, Host H: The relationship of strength to function in the older adult. J Gerontol 1995; 50A: 55–59.
22. Buchanan TS: Evidence that maximum muscle stress is not a constant: differences in specific tension in elbow flexors and extensors. Med Eng Phys 1995; 17: 529–536.
23. Buchner DM, Beresford SAA, Larson EB, et al.: Effects of physical activity on health status in older adults II: intervention studies. Annu Rev Public Health 1992; 13: 469–488.
24. Clancy EA, Hogan N: Relating agonist-antagonist electromyograms to joint torque during isometric, quasi-isotonic, non-fatiguing contractions. IEEE Trans Biomed Eng 1997; 44: 1024–1028.
25. Clarkson PM, Kroll W, Melchionda AM: Isokinetic strength, endurance, and fiber type composition in elite American paddlers. Eur J Appl Physiol 1982; 48: 67–76.
26. Coburn JW, Housh TJ, Malek MH, et al.: Mechanomyographic and electromyographic responses to eccentric muscle contractions. Muscle Nerve 2006; 33: 664–671.
27. Cress NM, Conley KE, Balding SL, et al.: Functional training: muscle structure, function and performance in older women. J Orthop Sports Phys Ther 1996; 24: 4–10.
28. Cress NM, Peters KS, Chandler JM: Eccentric and concentric force-velocity relationships of the quadriceps femoris muscle. J Orthop Sports Phys Ther 1992; 16: 82–86.
29. di Prampero PE, Narici MV: Muscles in microgravity: from fibres to human motion. J Biomech 2003; 36: 403–412.
30. Dolan P, Adams MA: The relationship between EMG activity and extensor moment generation in the erector spinae muscles during bending and lifting activities. J Biomech 1993; 26: 513–522.
31. Dolan P, Kingman I, DeLooze MP, et al: An EMG technique for measuring spinal loading during asymmetric lifting. Clin Biomech 2001; 16 Suppl: S17–S24.
32. Edgerton VR, Smith JL, Simpson DR: Muscle fibre type populations of human leg muscles. Histochem J 1975; 7: 259–266.
33. Elder GCB, Bradbury K, Roberts R: Variability of fiber type distributions within human muscles. J Appl Physiol 1982; 53: 1473–1480.
34. Elftman H: Biomechanics of muscle, with particular application to studies of gait. J Bone Joint Surg [AM] 1966; 48: 363–377.
35. Evans WJ: Exercise training guidelines for the elderly. Med Sci Sports Exerc 1999; 31: 12–17.
36. Evetovich TK, Housh TJ, Johnson GO, et al.: Gender comparisons of the mechanomyographic responses to maximal concentric and eccentric isokinetic muscle actions. Med Sci Sports Exerc 1998; 30: 1697–1702.
37. Faulkner JA: Terminology for contractions of muscles during shortening, while isometric, and during lengthening. J Appl Physiol 2003; 95: 455–459.
38. Fenn WO, Marsh BS: Muscular force at different speed of shortening. Proc R Soc B [Lond] 1998; 277–297.
39. Fitts RH, McDonald KS, Schluter JM: The determinants of skeletal muscle force and power: their adaptability with changes in activity pattern. J Biomech 1991; 24: 111–122.
40. Fitzgerald GK, Rothstein JM, Mayhew TP, Lamb RL: Exercise-induced muscle soreness after concentric and eccentric isokinetic contractions. Phys Ther 1991; 71: 505–513.
41. Foss ML, Keteyian SJ: Fox's physiological basis of exercise and sport. Boston: WCB/McGraw-Hill, 1998.
42. Fukunaga T, Kawakami Y, Kuno S, et al.: Muscle architecture and function in humans. J Biomech 1997; 30: 457–463.
43. Gandevia SC, McKenzie DK: Activation of human muscles at short muscle lengths during maximal static efforts. J Physiol [Lond] 1988; 407: 599–613.
44. Gans C: Fiber architecture and muscle function. Exerc Sports Sci Rev 1982; 10: 160–207.
45. Gareis H, Solomonow M, Baratta R, et al.: The isometric length-force models of nine different skeletal muscles. J Biomech 1992; 25: 903–916.
46. Ghena DR, Kurth AL, Thomas M, Mayhew J: Torque characteristics of the quadriceps and hamstring muscles during concentric and eccentric loading. J Orthop Sports Phys Ther 1991; 14: 149–154.
47. Gogia PP, Schneider VS, LeBlanc AD, et al.: Bed rest effect on extremity muscle torque in healthy men. Arch Phys Med Rehabil 1988; 69: 1030–1032.
48. Goldspink G: The influence of immobilization and stretch in protein turnover of rat skeletal muscle. J Physiol 1977; 264: 267–282.
49. Goldspink G: Changes in muscle mass and phenotype and the expression of autocrine and systemic growth factors by muscle in response to stretch and overload. J Anat 1999; 194: 323–334.
50. Gordon AM, Huxley AF, Julian FJ: The variation in isometric tension with sarcomere length in vertebrate muscle fibres. J Physiol 1966; 184: 170–192.
51. Graafmans WC, Ooms ME, Hofstee HMA, et al.: Falls in the elderly: a prospective study of the risk factors and risk profiles. Am J Epidemiol 1996; 143: 1129–1136.
52. Harms-Ringdahl K: Muscle strength. Edinburgh: Churchill Livingstone, 1993.
53. Hawkins D, Bey M: Muscle and tendon force-length properties and their interactions in vivo. J Biomech 1997; 30: 63–70.
54. Hawkins DA, Hull ML: A computer simulation of muscle-tendon mechanics. Comput Biol Med 1991; 21: 369–382.
55. Herzog W, Leonard TR: The role of passive structures in force enhancement of skeletal muscles following active stretch. J Biomech 2005; 38: 409–415.

56. Herzog W, Leonard TR, Renaud JM, et al.: Force-length properties and functional demands of cat gastrocnemius, soleus, and plantaris muscles. J Biomech 1992; 25: 1329–1335.
57. Herzog W, Read LJ: Lines of action and moment arms of the major force-carrying structures crossing the human knee joint. J Anat 1993; 182: 213–230.
58. Higbie EJ, Cureton KJ, Warren GLI, Prior BM: Effects of concentric and eccentric training on muscle strength, cross-sectional area, and neural activation. J Appl Physiol 1996; 81: 2173–2181.
59. Hislop HJ, Montgomery J: Daniel's and Worthingham's Muscle Testing: Techniques of Manual Examination. Philadelphia: WB Saunders, 1995.
60. Holzbaur KR, Delp SL, Gold GE, Murray WM: Moment-generating capacity of upper limb muscles in healthy adults. J Biomech 2007; 40(4): 742–749.
61. Hortobagyi T, Hill JP, Houmard JA, et al.: Adaptive responses to muscle lengthening and shortening in humans. J Appl Physiol 1996; 80: 765–772.
62. Hoy MG, Zajac FE: A musculoskeletal model of the human lower extremity: the effect of muscle, tendon, and moment arm on the moment-angle relationship of musculotendon actuators at the hip, knee, and ankle. J Biomech 1990; 23: 157–169.
63. Hurley MV, Newham DJ: The influence of arthrogenous muscle inhibition on quadriceps rehabilitation of patients with early, unilateral osteoarthritic knees. Br J Rheumatol 1993; 32: 127–131.
64. Ichinose Y: Relationship between muscle fiber pennation and force generation capability in Olympic athletes. Int J Sports Med 1998; 19: 541–546.
65. Iddings DM, Smith LK, Spencer WA: Muscle testing: Part 2. Reliability in clinical use. Phys Ther Rev 1960; 41: 249–256.
66. Inman VT, Ralston HJ, Saunders JBDM, et al.: Relation of human electromyogram to muscular tension. Electroenceph Clin Neurophysiol 1952; 4: 187–194.
67. Kanehisa H, Ikegawa S, Fukunaga T: Force-velocity relationships and fatigability of strength and endurance-trained subjects. Int J Sports Med. 1997; 18: 106–112.
68. Katz B: The relation between force and speed in muscular contraction. J Physiol 1939; 96: 45–64.
69. Kendall FP, McCreary EK, Provance PG: Muscle Testing and Function. Baltimore: Williams & Wilkins, 1993.
70. Ketchum LD, Thompson D, Pocock G, Wallingford D: A clinical study of forces generated by the intrinsic muscles of the index finger and the extrinsic flexor and extensor muscles of the hand. J Hand Surg [Am]. 1978; 3: 571–578.
71. Klein P, Mattys S, Rooze M: Moment arm length variations of selected muscles acting on talocrural and subtalar joints during movement: an in vitro study. J Biomech 1996; 29: 21–30.
72. Klinge K, Magnusson SP, Simonsen EB, et al.: The effect of strength and flexibility training on skeletal muscle electromyographic activity, stiffness, and viscoelastic stress relaxation response. Am J Sports Med. 1997; 25: 710–716.
73. Klitgaard H, Mantoni M, Schiaffino S, et al.: Function, morphology and protein expression of ageing skeletal muscle: a cross-sectional study of elderly men with different training backgrounds. Acta Physiol Scand. 1990; 140: 41–54.
74. Knapik JJ: Isokinetic, isometric and isotonic strength relationships. Arch Phys Med Rehabil 1983; 64: 77–80.
75. Knapik JJ, Wright JE, Mawdsley RH, Braun J: Isometric, isotonic, and isokinetic torque variations in four muscle groups through a range of joint motion. Phys Ther 1983; 63: 938–947.
76. Koh TJ, Herzog W: Increasing the moment arm of the tibialis anterior induces structural and functional adaptation: implications for tendon transfer. J Biomech 1998; 31: 593–599.
77. Koh TJ, Herzog W: Excursion is important in regulating sarcomere number in the growing rabbit tibialis anterior. J Physiol [Lond] 1998; 508: 267–280.
78. Komi PV: Relationship between muscle tension, EMG, and velocity of contraction under concentric and eccentric work. In: New Developments in Electromyography and Clinical Neurophysiology. Desmedt JE, ed. Basel: Karger, 1973; 596–606.
79. Komi PV: Measurement of the force-velocity relationship in human muscle under concentric and eccentric contractions. Biomechanics III 1979; 224–229.
80. Krylow AM, Sandercock TG: Dynamic force responses of muscle involving eccentric contraction. J Biomech 1997; 30: 27–33.
81. Kuechle DK, Newman SR, Itoi E, et al.: Shoulder muscle moment arms during horizontal flexion and elevation. J Shoulder Elbow Surg 1997; 6: 429–439.
82. Kulig K, Andrews JG, Hay JG: Human strength curves. Exerc Sports Sci Rev 1984; 12: 417–466.
83. Laforest S, St-Peirre DMM, Cyr J, Gayton D: Effects of age and regular exercise on muscle strength and endurance. Eur J Appl Physiol 1990; 60: 104–111.
84. Larsson L, Grimby G, Karlsson J: Muscle strength and speed of movement in relation to age and muscle morphology. J Appl Physiol 1979; 46: 451–456.
85. LeBlanc A, Gogia P, Schneider VS, et al.: Calf muscle area and strength changes after 5 weeks of horizontal bed rest. Am J Sports Med 1988; 16: 624–629.
86. Lieber RL: Skeletal Muscle Structure and Function: Implications for Rehabilitation and Sports Medicine. Baltimore: Williams & Wilkins, 1992.
87. Lieber RL, Boakes JL: Sarcomere length and joint kinematics during torque production in frog hindlimb. Am J Phys 1988; 254: C759–C768.
88. Lieber RL, Friden J: Musculoskeletal balance of the human wrist elucidated using intraoperative laser diffraction. J Electromyogr Kinesiol 1998; 8: 93–100.
89. Lieber RL, Jacobson MD, Fazeli BM, et al.: Architecture of selected muscles of the arm and forearm: anatomy and implications for tendon transfer. J Hand Surg [Am]. 1992; 17: 787–798.
90. Lieber RL, Ljung B, Friden J: Intraoperative sarcomere length measurements reveal differential design of human wrist extensor muscles. J Exp Biol 1997; 200: 19–25.
91. Lieber RL, Ljung B, Friden J: Sarcomere length in wrist extensor muscles, changes may provide insights into the etiology of chronic lateral epicondylitis. Acta Orthop Scand 1997; 68: 249–254.
92. Lieber RL, Loren GJ, Friden J: In vivo measurement of human wrist extensor muscle sarcomere length changes. J Neurophysiol. 1994; 71: 874–881.
93. Lindle RS, Metter EJ, Lynch NA, et al.: Age and gender comparisons of muscle strength in 654 women and men aged 20–93 yr. J Appl Physiol 1997; 83: 1581–1587.
94. Loren GJ, Lieber RL: Tendon biomechanical properties enhance human wrist muscle specialization. J Biomech 1995; 28: 791–799.
95. Loren GJ, Shoemaker SD, Burkholder TJ, et al.: Human wrist motors: biomechanical design and application to tendon transfers. J Biomech 1996; 29: 331–342.

96. Loughna PT: Disuse and passive stretch cause rapid alterations in expression of developmental and adult contractile protein genes in skeletal muscle. Development 1990; 109: 217–223.
97. MacDougall JD, Elder GCB, Sale DG, et al.: Effects of strength training and immobilization on human muscle fibers. J Appl Physiol 1980; 43: 25–34.
98. Maclennan WJ, Hall MPR, Timithy JI, Robinson M: Is weakness in old age due to muscle wasting? Age Ageing 1980; 9: 188–192.
99. Maganaris CN, Baltzopoulos V, Tsaopoulos D: Muscle fibre length-to-moment arm ratios in the human lower limb determined in vivo. J Biomech 2006; 39: 1663–1668.
100. Marshall RN, Mazur SM, Taylor NAS: Three-dimensional surfaces for human muscle kinetics. Eur J Appl Physiol 1990; 61: 263–270.
101. McCall GE, Byrnes WC, Dickinson A, et al.: Muscle fiber hypertrophy, hyperplasia, and capillary density in college men after resistance training. J Appl Physiol 1996; 81: 2004–2012.
102. Mero A, Kuitunen S, Harland M, et al.: Effects of muscle-tendon length on joint moment and power during sprint starts. J Sports Sci 2006; 24: 165–173.
103. Miller M, Holmback AM, Downham D, Lexell J: Voluntary activation and central activation failure in the knee extensors in young women and men. Scand J Med Sci Sports 2006; 16: 274–281.
104. Miller AEJ, MacDougall JD, Tarnopolsky MA, Sale DG: Gender differences in strength and muscle fiber characteristics. Eur J Appl Physiol. 1993; 66: 254–262.
105. Milner-Brown HS, Stein RB, Yemm R: The orderly recruitment of human motor units during voluntary isometric contractions. J Physiol 1973; 230: 359–370.
106. Mizner RL, Petterson SC, Stevens JE, et al.: Early quadriceps strength loss after total knee arthroplasty: the contributions of muscle atrophy and failure of voluntary muscle activation. J Bone Joint Surg Am 2005; 87: 1047–1053.
107. Mizuno M, Secher NH, Quistorff B: 31P-NMR spectroscopy, rsEMG, and histochemical fiber types of human wrist flexor muscles. J Appl Physiol. 1994; 76: 531–538.
108. Moritani T: 1998 ISEK Congress Keynote Lecture: The use of electromyography in applied physiology. International Society of Electrophysiology and Kinesiology. J Electromyogr Kinesiol. 1998; 8: 363–381.
109. Moritani T, DeVries HA: Reexamination of the relationship between the surface integrated electromyogram (IEMG) and force of isometric contraction. Am J Phys Med. 1978; 57: 263–277.
110. Moss CL: Comparison of the histochemical and contractile properties of human gastrocnemius muscle. J Orthop Sports Phys Ther 1991; 13: 322–327.
111. Mulrow CD, Gerety MB, Kanten D, et al.: A randomized trial of physical rehabilitation for very frail nursing home residents. JAMA 1994; 271: 519–524.
112. Murphy AJ, Wilson GJ, Pryor JF, Newton RU: Isometric assessment of muscular function: the effect of joint angle. J Appl Biomech 1995; 11: 205–214.
113. Murray WM, Delp SL, Buchanan TS: Variation of muscle moment arms with elbow and forearm position. J Biomech 1995; 28: 513–525.
114. Narici M: Human skeletal muscle architecture studied in vivo by non-invasive imaging techniques: functional significance and applications. J Electromyogr Kinesiol 1999; 9: 97–103.
115. Narici MV, Roi GS, Landoni L, et al.: Changes in force, cross-sectional area and neural activation during strength training and detraining of the human quadriceps. Eur J Appl Physiol. 1989; 59: 310–319.
116. Neumann DA, Soderberg GL, Cook TM: Comparison of maximal isometric hip abductor muscle torques between hip sides. Phys Ther 1988; 68: 496–502.
117. Olson VL, Smidt GL, Johnston RC: The maximum torque generated by the eccentric, isometric, and concentric contractions of the hip abductor muscles. Phys Ther 1972; 52: 149–158.
118. Osternig LR, Bates BT, James SL: Isokinetic and isometric torque force relationships. Arch Phys Med Rehabil 1977; 58: 254–257.
119. Payne VG, Morrow JR Jr, Johnson L, Dalton SN: Resistance training in children and youth: a meta-analysis. Res Q Exerc Sport 1997; 68: 80–88.
120. Powell PL, Roy RR, Kanim P, et al.: Predictability of skeletal muscle tension from architectural determinations in guinea pig hindlimbs. J Appl Physiol 1984; 57: 1715–1721.
121. Ralston HJ, Inman VT, Strait LA, Shaffrath MD: Mechanics of human isolated voluntary muscle. Am J Phys 1947; 151: 612–620.
122. Ralston HJ, Polissar MJ, Inman VT, et al.: Dynamic features of human isolated voluntary muscle in isometric and free contractions. J Appl Physiol 1949; 1: 526–533.
123. Raschke U, Chaffin DB: Support for a linear length-tension relation of the torso extensor muscles: an investigation of the length and velocity EMG-force relationships. J Biomech 1996; 29: 1597–1604.
124. Rassier DE, Herzog W: Effects of shortening on stretch-induced force enhancement in single skeletal muscle fibers. J Biomech 2004; 37: 1305–1312.
125. Rassier DE, MacIntosh BR, Herzog W: Length dependence of active force production in skeletal muscle. J Appl Physiol. 1999; 86: 1445–1457.
126. Raty HP, Kujala U, Videman T, et al.: Associations of isometric and isoinertial trunk muscle strength measurements and lumbar paraspinal muscle cross-sectional areas. J Spinal Disord 1999; 12: 266–270.
127. Rogers KL, Berger RA: Motor-unit involvement and tension during maximum voluntary concentric, eccentric and isometric contractions of elbow flexors. Med Sci Sports 1974; 6: 253–254.
128. Rousanoglou EN, Oskouei AE, Herzog W: Force depression following muscle shortening in sub-maximal voluntary contractions of human adductor pollicis. J Biomech 2007; 40: 1–8.
129. Scelsi R, Marchetti C, Poggi P: Histochemical and ultrastructural aspects of muscle vastus lateralis in sedentary old people (age 65–89). Acta Neuropathol 1980; 51: 99–105.
130. Seroussi RE, Pope MH: The relationship between trunk muscle electromyography and lifting moments in the sagittal and frontal planes. J Biomech 1987; 20: 135–146.
131. Shephard RJ, Sidney KH: Exercise and aging. Exerc Sports Sci Rev 1978; 6: 1–57.
132. Shklar A, Dvir Z: Isokinetic strength relationships in shoulder muscles. Clin Biomech 1995; 10: 369–373.
133. Sirca A, Kostevc V: The fibre type composition of thoracic and lumbar paravertebral muscles in man. J Anat 1985; 141: 131–137.
134. Solomonow M, Baratta R, Shoji H, D'Ambrosia R: The EMG-force relationships of skeletal muscle; dependence

on contraction rate, and motor units control strategy. Electromyogr Clin Neurophysiol 1990; 30: 141–152.
135. Spoor C, Van Leeuwen J, Meskers C, et al.: Estimation of instantaneous moment arms of lower-leg muscles. J Biomech 1990; 23: 1247–1259.
136. Stokes IAF: Relationships of EMG to effort in the trunk under isometric conditions: force-increasing and decreasing effects and temporal delays. Clin Biomech 2005; 20: 9–15.
137. Stokes IAF, Moffroid M, Rush S, Haugh LD: EMG to torque relationship in rectus abdominis muscle: results with repeated testing. Spine 1989; 14: 857–861.
138. Suetta C, Aagaard P, Rosted A, et al.: Training-induced changes in muscle CSA, muscle strength, EMG, and rate of force development in elderly subjects after long-term unilateral disuse. J Appl Physiol 2004; 97: 1954–1961.
139. Tabary JC, Tabary C, Tardieu C, et al.: Physiological and structural changes in the cat's soleus muscle due to immobilization at different lengths by plaster casts. J Physiol 1972; 224: 231–244.
140. Tesch PA, Dudley GA, Duvoisin MR, et al.: Force and EMG signal patterns during repeated bouts of concentric or eccentric muscle actions. Acta Physiol Scand. 1990; 138: 263–271.
141. Thorstensson A, Grimby G, Karlsson J: Force-velocity relations and fiber composition in human knee extensor muscles. J Appl Physiol 1976; 40: 12–16.
142. Vogt R, Nix WA, Pfeifer B: Relationship between electrical and mechanical properties of motor units. J Neurol Neurosurg Psychiatry 1990; 53: 331–334.
143. Walker SM, Schrodt GR: I segment lengths and thin filament periods in skeletal muscle fibers of the rhesus monkey and human. Anat Rec 1974; 178: 63–81.
144. Webber S, Kriellaars D: Neuromuscular factors contributing to in vivo eccentric moment generation. J Appl Physiol. 1997; 83: 40–45.
145. Welle S, Totterman S, Thornton C: Effect of age on muscle hypertrophy induced by resistance training. J Gerontol A Biol Sci Med Sci 1996; 51: M270–M275
146. Wickiewicz TL, Roy RR, Powell PL, Edgerton VR: Muscle architecture of the human lower limb. Clin Orthop 1983; 179: 275–283.
147. Wilkie DR: The relation between force and velocity in human muscle. J Physiol 1950; 110: 249–286.
148. Williams M, Stutzman L: Strength variation through the range of joint motion. Phys Ther Rev 1959; 39: 145–152.
149. Williams P, Bannister L, Berry M, et al.: Gray's Anatomy, The Anatomical Basis of Medicine and Surgery, Br. ed. London: Churchill Livingstone, 1995.
150. Williams P, Kyberd P, Simpson H, et al.: The morphological basis of increased stiffness of rabbit tibialis anterior muscles during surgical limb-lengthening. J Anat 1998; 193: 131–138.
151. Wilson DL, Zhu Q, Duerk JL, et al.: Estimation of tendon moment arms from three-dimensional magnetic resonance images. Ann Biomed Eng 1999; 27: 247–256.
152. Winters J, Stark L, Seif-Naraghi A: An analysis of the sources of musculoskeletal system impedance. J Biomech 1988; 21: 12: 1011–1025.
153. Yang H, Alnaqeeb M, Simpson H, Goldspink G: Changes in muscle fibre type, muscle mass and IGF-I gene expression in rabbit skeletal muscle subjected to stretch. J Anat 1997; 190: 613–622.
154. Yeadon MR, King MA, Wilson C: Modelling the maximum voluntary joint torque/angular velocity relationship in human movement. J Biomech 2006; 39: 476–482.
155. Zajac FE: How musculotendon architecture and joint geometry affect the capacity of muscles to move and exert force on

CAPÍTULO

Biomecânica da cartilagem

Joseph M. Mansour, ph.D.

SUMÁRIO

Composição e estrutura da cartilagem articular 72
Comportamento mecânico e modelagem... 74
Propriedades dos materiais 75
Relação entre propriedades biomecânicas e composição 77
Falha mecânica da cartilagem 78
Lubrificação articular 81
Modelos de osteoartrite.. 81
Exercício e saúde da cartilagem 82
Resumo 83

Os materiais classificados como cartilagem existem em diversas formas e exercem uma variedade de funções no corpo. Dependendo de sua composição, a cartilagem é classificada como articular (também conhecida como hialina), fibrocartilagem ou elástica. A cartilagem elástica ajuda a manter a forma de estruturas como a orelha e a traqueia. Nas articulações, a cartilagem funciona tanto como uma estrutura de proteção como de suporte entre os ossos. O anel fibroso do disco intervertebral é um exemplo de uma articulação fibrocartilaginosa com movimento limitado (uma anfiartrose). Nas articulações sinoviais com movimento livre (diartroses), a cartilagem articular é a superfície de suporte que permite o movimento macio entre segmentos ósseos contíguos. O quadril, o joelho e o cotovelo são exemplos de articulações sinoviais. Este capítulo trata do comportamento mecânico e da função da cartilagem articular encontrada em articulações sinoviais (diartróideas) com movimento livre.

Na articulação sinovial típica, as extremidades de ossos opostos são cobertas com uma camada fina de cartilagem articular (Fig. 5.1). No côndilo femoral medial do joelho, por exemplo, a espessura da cartilagem é de aproximadamente 0,41 mm nos coelhos e 2,21 mm nos humanos.[2] A cartilagem articular normal é branca, e sua superfície é macia e brilhante. A cartilagem é aneural e, em animais maduros normais, ela não possui suprimento sanguíneo. A articulação inteira é fechada em uma cápsula de tecido fibroso, a superfície interna que está alinhada com a membrana sinovial que secreta um fluido conhecido como *líquido sinovial*. Uma quantidade relativamente pequena de fluido está presente em uma articulação normal: menos de 1 mL, que é menos que um quinto de uma colher de chá. O líquido sinovial tem coloração clara a amarelada e é pegajoso. Em geral, o líquido sinovial se parece com a clara do ovo, e essa semelhança determina o nome das articulações, *sinóvia*, significando "com ovo"[1].

A cartilagem realiza claramente uma função mecânica. Ela fornece uma superfície de sustentação com fricção e desgaste baixos e, por causa de sua complacência, ela ajuda a distribuir as sobrecargas entre os ossos opostos em uma articulação sinovial. Se a cartilagem fosse um material rígido como o osso, o estresse de contato em uma articulação

---
[1] N. T.: A palavra sinóvia pode ter sua origem na palavra grega syn (com) e na palavra latina ovum (ovo).

72 Parte I Princípios da biomecânica

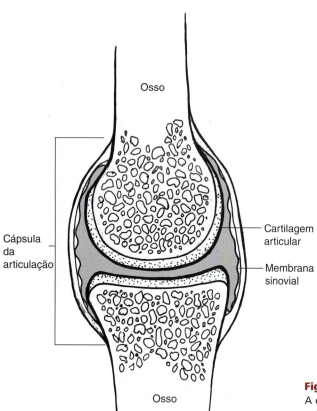

Figura 5.1 Representação esquemática de uma articulação sinovial. A cartilagem articular forma uma superfície de sustentação nas extremidades de ossos opostos. O espaço entre a cápsula e os ossos está exagerado na figura para facilitar o entendimento.

seria muito maior, já que a área de contato seria muito menor. Essas funções mecânicas sozinhas provavelmente não poderiam ser suficientes para justificar um estudo profundo da biomecânica da cartilagem. Entretanto, a ligação aparente entre a osteoartrite e os fatores mecânicos em uma articulação acrescentam um forte ímpeto para o estudo do comportamento mecânico da cartilagem articular.

Os objetivos específicos deste capítulo são:

- descrever a estrutura e a composição da cartilagem em relação ao seu comportamento mecânico;
- examinar as propriedades de materiais da cartilagem, o que elas significam fisicamente e como elas podem ser determinadas;
- descrever modelos de falha mecânica da cartilagem;
- descrever o conhecimento atual da lubrificação articular;
- descrever a etiologia da osteoartrite nos termos dos fatores mecânicos.

Antes de seguir este capítulo, o leitor deve se familiarizar com os conceitos básicos e a terminologia introduzida nos Capítulos 1 e 2.

Composição e estrutura da cartilagem articular

A cartilagem articular é um material vivo composto de um número relativamente pequeno de células conhecidas como *condrócitos* cercado por uma matriz multicomponente. Mecanicamente, a cartilagem articular é um composto de materiais com propriedades muito diferentes. Aproximadamente 70 a 85% do peso de todo o tecido é água. O tecido restante é composto principalmente de proteoglicanos, colágeno e uma quantidade relativamente pequena de lipídeos. Os proteoglicanos consistem em uma proteína central na qual os glicosaminoglicanos (sulfato de condroitina e sulfato de queratano) são ligados na forma de uma estrutura parecida com escova de limpar mamadeira. Esses proteoglicanos podem se ligar ou agregar a uma coluna de ácido hialurônico para formar uma macromolécula com um peso de até 200 milhões de daltons[76] (Fig. 5.2). Aproximadamente 30% do peso seco da cartilagem articular são compostos de proteoglicanos. A concentração

Capítulo 5 Biomecânica da cartilagem   73

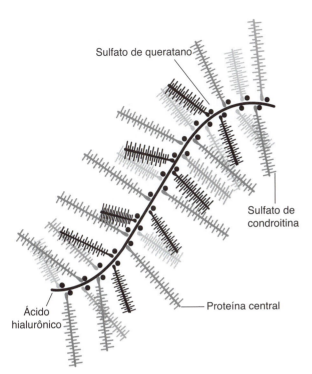

Figura 5.2 Um agregado de proteoglicano que mostra um conjunto de proteoglicanos ligados a uma coluna de ácido hialurônico. Os proteoglicanos são estruturas com forma de escova de mamadeira e consistem em uma proteína central com cadeias laterais de sulfato de condroitina e sulfato de queratano. Locais com cargas negativas nas cadeias de sulfato de condroitina e queratano fazem com que o agregado se espalhe e ocupe um grande domínio quando colocado em solução aquosa.

de proteoglicanos e conteúdo hídrico varia dependendo da profundidade do tecido. Próximo à superfície articular, a concentração de proteoglicanos é relativamente baixa, e o conteúdo hídrico é o mais alto no tecido. Nas regiões mais profundas da cartilagem, perto do osso subcondral, a concentração dos proteoglicanos é a mais alta e o conteúdo hídrico, o mais baixo.[67,74] O colágeno é uma proteína fibrosa que forma 60 a 70% do peso seco do tecido. O tipo II é o colágeno predominante na cartilagem articular, apesar de os outros tipos estarem presentes em pequenas quantidades.[25] A arquitetura do colágeno varia de acordo com a profundidade do tecido.

A estrutura da cartilagem articular é normalmente descrita em quatro zonas entre a superfície articular e o osso subcondral: a superfície ou zona tangencial superficial, a zona intermediária ou média, a zona profunda ou radiada e a zona calcificada (Fig. 5.3). A cartilagem calcificada é o limite entre a cartilagem e o osso subcondral subjacente. A interface entre a zona profunda e a cartilagem calcificada é conhecida como *linha de crescimento*. A microscopia óptica (p. ex., a luz polarizada), a microscopia por escaneamento de elétrons e a microscopia por transmissão de elétrons têm sido utilizadas para revelar a estrutura da cartilagem articular.[10,11,36,37,53,76,111] Embora cada um desses métodos sugira uma orientação do colágeno aproximadamente semelhante para as zonas superficial e profunda, a orientação das fibras na zona média permanece controversa.

Utilizando a microscopia por escaneamento de elétrons para investigar a estrutura da cartilagem nos planos paralelo

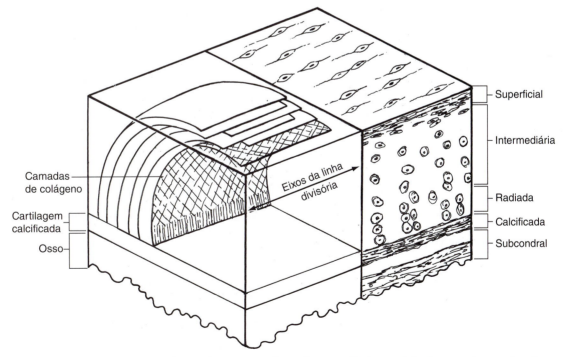

Figura 5.3 Corte de secções transversas ao longo da espessura da cartilagem articular em dois planos mutuamente ortogonais. Esses planos são orientados paralela e perpendicularmente às linhas divisórias na superfície da cartilagem. A parte de trás mostra quatro zonas da cartilagem: superficial, intermediária, radiada e calcificada. A parte anterior mostra a organização das fibras de colágeno em "camadas" com estrutura e organização variadas ao longo da espessura da cartilagem. As camadas de colágeno são ligadas por pequenas fibras não mostradas na figura.

e perpendicular às linhas divisórias, Jeffrey et al.[37] contribuíram com novas perspectivas sobre a estrutura do colágeno (Fig. 5.3). As **linhas divisórias** são formadas pela perfuração da superfície da cartilagem em múltiplos locais com um perfurador circular. Os espaços resultantes são elípticos, não circulares, e os longos eixos das elipses estão alinhados na chamada *direção da linha divisória*. No plano paralelo à linha divisória, o colágeno é organizado em camadas largas ou folhas; já no plano ortogonal a essa linha, a estrutura tem um padrão estriado que é interpretado como as extremidades das folhas (Fig. 5.3). Nas zonas calcificada e profunda, as fibras de colágeno estão orientadas radialmente e estão dispostas em feixes agrupados de modo compacto. Os feixes são ligados por numerosas fibrilas. Da zona profunda superior até a zona média, a orientação radial se torna menos distinta, e as fibrilas de colágeno formam uma rede que envolve os condrócitos. Na zona superficial, as fibras são mais finas do que nas zonas profundas, e a estrutura de colágeno está organizada em diversas camadas. Uma camada amorfa que parece não conter fibras é encontrada na superfície articular.

A microscopia por escaneamento de elétrons também é utilizada para investigar a estrutura da cartilagem osteoartrítica.[16,53] Essas investigações demonstram duas alterações estruturais principais associadas com degeneração: rolos de folhas deslaminadas em frondes[2] e formação e propagação de rachaduras grandes. Em regiões deslaminadas de tecido abaixo da camada superficial e em grandes fissuras, as rachaduras parecem se propagar mais pela separação ou descamação das fibrilas paralelas de colágeno que pela fratura das fibrilas.[53] Essa observação sugere um mecanismo que liga as fibrilas dentro de estruturas paralelas.[9,53]

> **Relevância clínica**
>
> **Estrutura:** Em um nível estrutural, a osteoartrite é caracterizada por fibrilação superficial, fissuras e eventual remoção da cartilagem do osso subjacente. A microscopia por escaneamento de elétrons fornece uma imagem detalhada de alterações estruturais específicas que ocorrem na osteoartrite. O reconhecimento de que a descamação das fibrilas de colágeno em regiões deslaminadas e fissuradas pode envolver a falha de um componente que "gruda" as fibrilas, pode levar a novos procedimentos para o tratamento da osteoartrite.

Comportamento mecânico e modelagem

O comportamento mecânico da cartilagem articular é determinado pela interação de seus principais componentes: o colágeno, os proteoglicanos e o líquido intersticial. Em meio aquoso, os proteoglicanos são polianiônicos; isto é, a molécula possui sítios com cargas negativas que se originam de seus grupamentos sulfato e carboxila. Em solução, a repulsão mútua dessas cargas faz com que a molécula de proteoglicanos agregados se espalhe e ocupe um grande volume. Na matriz da cartilagem, o volume ocupado pelos agregados de proteoglicanos é limitado pela rede de colágeno entrelaçado. O inchaço de moléculas agregadas contra a rede de colágeno é um elemento essencial na resposta mecânica da cartilagem. Quando a cartilagem é comprimida, os sítios com cargas negativas nos agregados são empurrados para perto um do outro, o que aumenta sua força de repulsão mútua e aumenta o enrijecimento compressivo da cartilagem. Os proteoglicanos não agregados não poderiam ser efetivos na resistência às sobrecargas compressivas, já que eles não são fáceis de prender na matriz de colágeno. Os danos à rede de colágeno também reduzem o enrijecimento compressivo do tecido, já que os proteoglicanos agregados são contidos de maneira menos eficiente.

A resposta mecânica da cartilagem também está fortemente ligada ao fluxo de fluidos pelo tecido. Quando deformada, o líquido flui pela cartilagem e através da superfície articular.[56] Se uma diferença de pressão for aplicada através de uma secção de cartilagem, o líquido também flui pelo tecido.[66] Essas observações sugerem que a cartilagem se comporta como uma esponja, embora não permita que o líquido flua por ela facilmente.

> **Relevância clínica**
>
> **Modelo bifásico da cartilagem:** Simulações matemáticas, que utilizam o modelo bifásico da cartilagem, mostram que quando uma sobrecarga compressiva é aplicada a uma articulação, a pressão no líquido intersticial, não o estresse na matriz sólida, suporta uma porção significativa da sobrecarga.[2] Se esta for mantida por centenas de segundos, a pressão do líquido diminui e o estresse da matriz sólida aumenta. O modelo bifásico mostra que a pressão do líquido protege a matriz sólida do alto nível de estresse que ela poderia sofrer se a cartilagem fosse um simples material elástico sem interação significativa dos seus componentes líquidos e sólidos. Na cartilagem osteoartrítica, que é mais permeável que o normal, a proteção contra o estresse pela pressurização do líquido é menor e mais estresse é transferido para a matriz sólida.
>
> O comportamento bifásico às vezes é descrito por meio de uma analogia de um balão que é apertado dentro de uma caixa de papelão. A pressão no balão permite que a caixa suporte mais carga compressiva do que quando estava vazia. Se a pressão no balão for reduzida, mais estresse é transferido para a caixa.

O reconhecimento de que o fluxo de líquido e a deformação são interdependentes determinou a modelagem da cartilagem como uma mistura de componentes líquidos e sólidos.[74-76] Isso é chamado de *modelo bifásico da cartilagem*. Nessa modelagem, todos os componentes sólidos da cartilagem, os proteoglicanos, o colágeno, as células e os lipídeos são aglomerados para constituir a fase sólida da mistura. O líquido intersticial que está livre para se mover pela matriz constitui a fase líquida. Normalmente, a fase sólida é modelada como um material elástico incompressível e não viscoso, ou seja, não possui viscosidade.[75] Com sobrecargas

---

[2]N. T.: Em botânica, frondes são folhas verdes e geralmente compostas, como as das samambaias e palmeiras.

de impacto, a cartilagem se comporta como um sólido de fase única, incompressível e elástico; simplesmente não há tempo para o líquido fluir com relação à matriz sólida sob sobrecargas aplicadas rapidamente. Para algumas aplicações, um modelo viscoelástico é utilizado para descrever o comportamento da cartilagem na deformação, no relaxamento por estresse ou no cisalhamento. Embora a matemática da modelagem da cartilagem esteja fora do escopo deste capítulo, alguns exemplos ilustram a interação fundamental líquido-sólido na cartilagem.

Propriedades dos materiais

A modelagem da cartilagem como um material bifásico isotrópico exige duas constantes de materiais independentes para a matriz sólida e uma para o fluxo de fluidos. Assim como no material elástico simples, as constantes múltiplas dos materiais podem ser determinadas para a matriz sólida (os módulos elástico, agregado, de cisalhamento e de volume e a razão de Poisson), mas somente duas delas são independentes. A constante associada com o fluxo de fluidos é chamada de permeabilidade. Normalmente, essas constantes são determinadas pela compressão confinada ou não confinada. Os testes de cisalhamento também são utilizados para determinar as propriedades intrínsecas de materiais da matriz sólida.

Um teste de compressão confinada é um dos métodos mais comuns utilizados para a determinação das propriedades de materiais da cartilagem (Fig. 5.4). Um disco da cartilagem é cortado da articulação e colocado em um tanque impermeável. A compressão confinada é utilizada tanto no modo "deformação" como no modo "relaxamento". No modo deformação, uma sobrecarga constante é aplicada à cartilagem por meio de uma placa porosa, e o deslocamento do tecido é mensurado como uma função do tempo. No modo relaxamento, um deslocamento constante é aplicado ao tecido, e a força necessária para manter o deslocamento é mensurada.

No modo deformação, a cartilagem se deforma sob uma sobrecarga constante, mas a deformação não é instantânea, como seria em um material elástico de fase única como uma mola. O deslocamento da cartilagem é uma função do tempo, já que o fluido não pode escapar da matriz instantaneamente (Fig. 5.5). Inicialmente, o deslocamento é rápido. Isso corresponde a um fluxo de fluido relativamente grande para fora da cartilagem. Como a taxa de deslocamento diminui e se aproxima de um valor constante, o fluxo de fluido diminui da mesma forma. Em equilíbrio, o deslocamento é constante e o fluxo de fluido é interrompido. Em geral, demora vários segundos para alcançar o deslocamento em equilíbrio.

Quando se utiliza o modelo bifásico matemático para medir o deslocamento, duas propriedades de materiais da cartilagem são determinadas: o módulo agregado e a permeabilidade. O módulo agregado é uma medida de rigidez do tecido em equilíbrio quando todo o fluxo de fluido foi interrompido. Quanto maior o módulo agregado, menor a deformação do tecido sob uma determinada sobrecarga. O módulo agregado da cartilagem está normalmente na faixa de 0,5 a 0,9 MPa.[3] Não existe nenhuma constante de material análoga para materiais sólidos, mas se se utilizar o módulo agregado e valores representativos da razão de Poisson (descritos a seguir), o módulo de Young da cartilagem fica na faixa de 0,45 a 0,80 MPa. Em comparação, o módulo de Young do aço é 200 GPa e para muitas madeiras é cerca de 10 GPa de acordo com a textura. Esses números mostram que a car-

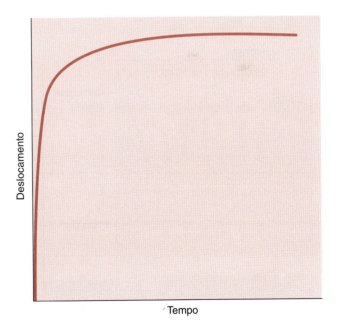

Figura 5.5 Deslocamento típico da cartilagem analisado em um teste de deformação com compressão confinada. Uma sobrecarga constante é aplicada à cartilagem, e o deslocamento é medido ao longo do tempo. A princípio, a deformação ocorre rápido, à medida que quantidades relativamente grandes de fluido são exsudadas da cartilagem. Quando o deslocamento atinge um valor constante, o fluxo reduz a zero. Duas propriedades de materiais são determinadas a partir desse teste.

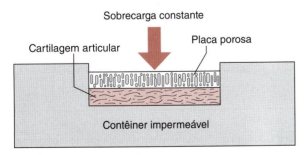

Figura 5.4 Figura esquemática de um equipamento utilizado para realizar um teste de compressão confinada da cartilagem. Um pedaço de cartilagem é colocado em um tanque impermeável cheio de fluido. O tecido é sobrecarregado por uma placa porosa. Na configuração mostrada, a sobrecarga é constante ao longo de todo o teste, que pode durar muitos segundos. Já que o tanque é impenetrável, o fluxo pela cartilagem só poderá ocorrer na direção vertical e para fora da cartilagem.

tilagem possui uma rigidez (módulo) muito menor que a maioria dos materiais da engenharia.

Além do módulo agregado, a permeabilidade da cartilagem também é determinada a partir de um teste de compressão confinada. A permeabilidade indica a resistência ao fluxo de fluido pela matriz da cartilagem. A permeabilidade foi inicialmente introduzida no estudo de fluxo por meio dos solos. A velocidade média do fluido por uma amostra porosa (v_{med}) é proporcional ao gradiente de pressão (∇p) (Fig. 5.6). A constante de proporcionalidade (k) é chamada de *permeabilidade*. A relação é expressa pela lei de Darcy, como mostrado no Quadro 5.1.

Nas unidades SI, a permeabilidade da cartilagem está em geral na faixa de 10^{-15} a 10^{-16} m^4/Ns. Se a diferença de pressão de 210.000 Pa (aproximadamente a mesma pressão em um pneu de automóvel) é aplicada atravessando um pedaço de cartilagem de 1 mm de espessura, a velocidade média do fluido será somente $1 \cdot 10^{-8}$ m/s, que é aproximadamente 100 milhões de vezes mais lenta que uma velocidade normal de caminhada.

A permeabilidade não é constante em todo o tecido. A permeabilidade da cartilagem articular é mais alta perto da superfície articular (tornando o fluxo de fluido relativamente fácil) e mais baixa na zona profunda (tornando o fluxo de fluido relativamente difícil).[65-67] Ela também varia com a deformação do tecido. À medida que a cartilagem é comprimida, sua permeabilidade diminui.[49,63] Portanto, quando uma articulação é sobrecarregada, a maior parte do fluido que atravessa a superfície articular vem da cartilagem mais próxima da superfície articular. Com o aumento da sobrecarga, o fluxo de fluido diminuirá por causa da redução da permeabilidade que acompanha a compressão.

> **QUADRO 5.1 Examinando as forças**
>
> **Definição quantitativa de permeabilidade**
>
> $$v_{med} = k\nabla p$$
>
> em que o gradiente de pressão é aproximadamente
>
> $$\nabla p \approx \frac{P_2 - P_1}{h}$$

> **Relevância clínica**
>
> **Permeabilidade variável:** A permeabilidade dependente de deformação pode ser um mecanismo valioso para manter a divisão da sobrecarga entre as fases sólida e fluida da cartilagem. Se o líquido fluísse facilmente para fora do tecido, então a matriz sólida suportaria todo o estresse de contato e, sob esse estresse aumentado, estaria propensa à falha.

Um teste de indentação é uma alternativa atrativa à compressão confinada[29,31,42,60,73,106] (Fig. 5.7). Utilizando um teste de indentação, a cartilagem é testada *in situ*. Visto que os discos de cartilagem não são removidos do osso subjacente, como deve ser feito na compressão confinada, a indentação pode ser utilizada para avaliar a cartilagem de pequenas articulações. Além disso, três propriedades de materiais independentes são obtidas

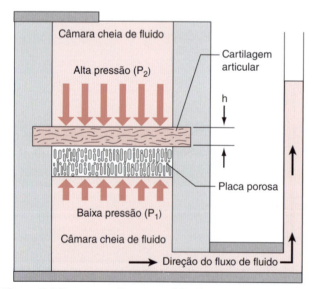

Figura 5.6 Representação esquemática de um equipamento utilizado para medir a permeabilidade da cartilagem. Um pedaço de cartilagem é colocado sobre uma placa porosa dentro de uma câmara cheia de fluido. A alta pressão aplicada em um dos lados da cartilagem direciona o fluxo do fluido. A velocidade média do fluido pela cartilagem é proporcional ao gradiente de pressão, e a constante de proporcionalidade é chamada de *permeabilidade*.

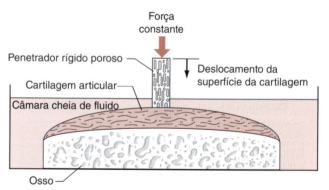

Figura 5.7 Representação esquemática de um equipamento utilizado para realizar um teste de indentação na cartilagem articular. Ao contrário da compressão confinada e da maioria dos testes de permeabilidade, a cartilagem permanece presa ao osso subjacente, proporcionando um ambiente mais natural para a avaliação. Uma sobrecarga constante é aplicada a uma pequena área da cartilagem através de um penetrador poroso. O deslocamento da cartilagem é semelhante ao mostrado na Figura 5.6. Três propriedades de materiais são determinadas a partir desse teste.

a partir desse teste, enquanto somente duas são obtidas a partir da compressão confinada. Normalmente, um teste de indentação é realizado com sobrecarga constante. O diâmetro do penetrador varia dependendo da curvatura da superfície articular, mas geralmente é menor que 0,8 mm. Com uma sobrecarga constante, o deslocamento do penetrador se assemelha ao da compressão confinada e necessita de muitos segundos para alcançar o equilíbrio. Utilizando o modelo bifásico do teste para medir a indentação, o módulo agregado, a razão de Poisson e a permeabilidade são determinados. A razão de Poisson é normalmente menor que 0,4 e com frequência se aproxima de zero. Esse resultado é um avanço significativo em relação a estudos prévios, que assumiam que a cartilagem era incompressível e, portanto, possuía uma razão de Poisson de 0,5. Esse pressuposto foi baseado no fato de a cartilagem ser composta, na sua maior parte, por água e a água normalmente ser modelada como material incompressível. Entretanto, quando a cartilagem é sobrecarregada, o fluido se desloca para fora da matriz sólida, reduzindo o volume de toda a cartilagem. O reconhecimento de que a cartilagem é uma mistura de sólido e líquido leva à constatação que todo o tecido se comporta como um material compressível, apesar de seus componentes serem incompressíveis.

A interpretação da razão de Poisson utilizada aqui é um pouco diferente da definição normalmente utilizada, a razão do estiramento transverso pelo axial. Entretanto, um material que possui uma razão de Poisson de 0,5, como é normalmente definido, deformará como se fosse incompressível; isto é, seu volume não irá se alterar. A relação entre a razão de Poisson igual a 0,5 e a incompressibilidade se aplica somente a pequenas deformações. A borracha e muitos outros materiais poliméricos são normalmente modelados como incompressíveis.

O deslocamento em equilíbrio é determinado pelo módulo agregado e pela razão de Poisson. A permeabilidade influencia a taxa de deformação. Se a permeabilidade é alta, o fluido pode fluir para fora da matriz facilmente e o equilíbrio é alcançado relativamente rápido. Uma baixa permeabilidade causa uma transição mais gradual do deslocamento inicial rápido para o equilíbrio. Esses resultados qualitativos são úteis para a interpretação de dados de testes de cartilagens normais e osteoartríticas.

O cisalhamento puro é um meio de avaliar as propriedades intrínsecas da matriz sólida. Pequenos deslocamentos por torção de amostras cilíndricas (que produzem cisalhamento puro) não resultam em alterações de volume da cartilagem para direcionar o fluxo de fluido. Além disso, o fluido intersticial é a água. Ela possui baixa viscosidade e não contribui significativamente para a resistência ao cisalhamento. Portanto, a resistência ao cisalhamento está relacionada com a matriz sólida. Os testes da cartilagem em relação ao cisalhamento mostram que a matriz se comporta como um sólido viscoelástico.[27-29] Os modelos matemáticos da deformação da cartilagem também sugerem que a matriz pode se comportar dessa forma.[59,103]

Relação entre propriedades biomecânicas e composição

Além das descrições qualitativas supracitadas, as correlações quantitativas entre as propriedades mecânicas da cartilagem e o conteúdo de glicosaminoglicanos, colágeno e água têm sido estabelecidas. A rigidez compressiva da cartilagem aumenta como uma função do conteúdo total de glicosaminoglicanos[45] (Fig. 5.8). Em contraste, não há correlação da rigidez compressiva com o conteúdo de colágeno. Nesses casos, a rigidez compressiva é medida na forma de deformação, 2 segundos após uma sobrecarga ser aplicada ao tecido. A permeabilidade e a rigidez compressiva, medidas pelo módulo agregado, são altamente correlacionadas ao conteúdo hídrico. À medida que aumenta o conteúdo hídrico, a cartilagem se torna menos rígida e mais permeável[1] (Fig. 5.9). Observe que o inverso da permeabilidade está demonstrado na Figura 5.9B. Isso é feito por conveniência, já que a permeabi-

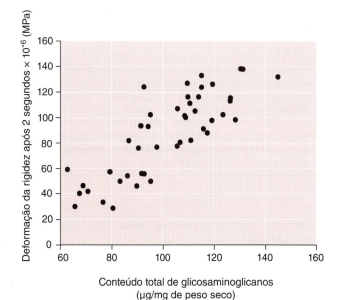

Figura 5.8 Correlação da rigidez compressiva com a concentração total de glicosaminoglicanos. À medida que a concentração total de glicosaminoglicanos diminui, a rigidez compressiva também é reduzida.

Relevância clínica

Permeabilidade da cartilagem osteoartrítica: Baixo módulo e a permeabilidade aumentada da cartilagem osteoartrítica resulta em uma deformação maior e mais rápida do tecido do que o normal. Essas alterações podem influenciar a atividade sintética dos condrócitos, que são conhecidas pela resposta ao seu ambiente mecânico.[13,114,123]

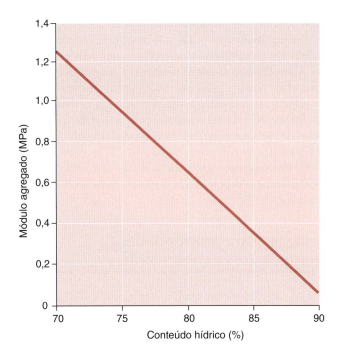

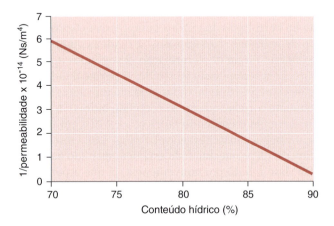

Figura 5.9 A. Correlação do módulo agregado com o conteúdo hídrico da cartilagem articular. Uma linha de regressão obtida a partir de testes de um grande número de amostras está representada. À medida que o conteúdo hídrico aumenta, o módulo agregado diminui. **B.** Correlação do inverso da permeabilidade com o conteúdo hídrico. Uma linha de regressão obtida a partir de testes de um grande número de amostras está representada. À medida que o conteúdo hídrico aumenta, a permeabilidade também aumenta.

Relevância clínica

Propriedades de materiais da cartilagem: As relações entre as propriedades de materiais e o conteúdo hídrico ajudam a explicar alterações precoces da cartilagem em modelos animais de osteoartrite. O conteúdo de proteoglicanos e o equilíbrio da rigidez diminuem, e a taxa de deformação e o conteúdo hídrico aumentam nesse modelo.[50,71] A diminuição do conteúdo de proteoglicanos proporciona mais espaço no tecido para o fluido. Um aumento no conteúdo hídrico se correlaciona a um aumento na permeabilidade. A permeabilidade aumentada permite que o fluido se desloque para fora do tecido mais facilmente, resultando em uma taxa de deformação mais rápida.

A partir dos testes de compressão confinada, indentação, tensão e cisalhamento, as propriedades mecânicas podem ser determinadas. Tais propriedades são necessárias para quaisquer análises do estresse no tecido. Entretanto, as propriedades de materiais não dão qualquer indicativo de falha da cartilagem. Por exemplo, simplesmente saber o valor do módulo agregado ou da razão de Poisson não é suficiente para predizer se a cartilagem desenvolverá rachaduras, fissuras e desgaste em geral que são características da osteoartrite. Diversas condições de sobrecarga têm sido utilizadas para obter uma melhor compreensão a respeito das propriedades de falha da cartilagem.

lidade se torna muito maior à medida que o conteúdo hídrico aumenta.

Falha mecânica da cartilagem

Um aspecto característico da osteoartrite é a quebra, a fibrilação e o desgaste da cartilagem. Isso parece ser um processo direcionado mecanicamente e motiva diversas investigações que pretendem identificar os estresses e as deformações responsáveis pela falha da cartilagem articular. Visto que a cartilagem é um material anisotrópico, espera-se que ela tenha uma resistência maior a alguns componentes do estresse do que outros. Por exemplo, ela poderia ser relativamente forte na tensão paralela às fibras de colágeno, mas fraca no cisalhamento ao longo dos planos entre as camadas de colágeno.

O estudo das propriedades tênseis da cartilagem ilustra sua anisotropia, sua não homogeneidade, algumas surpreendentes alterações dependentes da idade no comportamento mecânico e sua interação adicional proteoglicanos-colágeno. Os testes de tensão da cartilagem são realizados primeiramente pela retirada da cartilagem de seu osso subjacente. Esse pedaço de cartilagem é algumas vezes cortado em camadas finas (200-500 mm de espessura) paralelas à superfície articular, utilizando-se um micrótomo. Amostras na forma de haltere são cortadas de cada camada com um cortador de massa para fazer biscoitos.

Um estudo particularmente meticuloso sobre as propriedades de tensão da cartilagem mostra que amostras orientadas paralelamente às linhas de divisão possuem maior força tênsil e rigidez do que aquelas perpendiculares a essas linhas. Em animais esqueleticamente maduros (epífises fechadas), a força tênsil e a rigidez diminuem da superfície para a zona profunda. Em contraste, a força tênsil e a rigidez aumentam com a profundidade a partir da superfície articular em animais esqueleticamente imaturos (epífises abertas).[96]

A influência relativa da rede de colágeno e dos proteoglicanos no comportamento tênsil da cartilagem depende da taxa de sobrecarga.[100] Quando tracionada em uma taxa lenta, a rede de colágeno sozinha é responsável pela força tênsil e rigidez da cartilagem. Em altas taxas de sobrecarga, a interação do colágeno e dos proteoglicanos é responsável pelo comportamento tênsil; os proteoglicanos restringem a rotação das fibras de colágeno quando o tecido é sobrecarregado rapidamente.

A falha por tensão da cartilagem tem recebido interesse particular, já que geralmente se acreditava que as quebras verticais na cartilagem eram iniciadas por estresses tênseis relativamente altos na superfície articular. Modelos computacionais mais recentes do contato articular mostram que o estresse tênsil na superfície é menor do que originalmente se pensava, embora o estresse tênsil ainda exista dentro da cartilagem.[20-22] Agora parece que a falha pelo estresse de cisalhamento pode dominar. Estudos da falha tênsil da cartilagem estão principalmente preocupados com as variações nas propriedades entre articulações, os efeitos de sobrecargas repetidas e a idade.

Kempson et al. relataram uma diminuição no estresse por falha tênsil com a idade para as cartilagens do quadril e joelho.[40,41,43,44] Entretanto, eles não encontraram diminuição dependente da idade significativa no estresse por falha tênsil para cartilagem do tálus (Fig. 5.10).

> **Relevância clínica**
>
> **Incidência de osteoartrite no tornozelo:** Existe uma baixa incidência de osteoartrite no tornozelo comparada com o quadril e o joelho. A manutenção da força tênsil da cartilagem do tornozelo pode exercer um papel na redução da probabilidade de degeneração nessa articulação.

A sobrecarga tênsil repetida (fadiga) diminui a força tênsil da cartilagem assim como em diversos outros materiais. À medida que o estresse tênsil de pico aumenta, o número de ciclos até a falha diminui (Fig. 5.11).[120-122] Para qualquer valor de estresse de pico, o número de ciclos até a falha é mais baixo para a cartilagem de indivíduos mais velhos que para os mais jovens.

As sobrecargas compressivas repetidas aplicadas à superfície da cartilagem *in situ* também causam uma diminuição na força tênsil, se um número suficiente de ciclos de sobrecarga é aplicado [68]. Após 64.800 ciclos de sobrecarga compressiva, não há alteração na força tênsil da cartilagem, mas, após 97.200 ciclos, a força tênsil é reduzida significativamente. Dano à superfície não foi encontrado em nenhuma amostra. Isso mostra que o dano pode ser induzido dentro do tecido antes que qualquer sinal de fibrilação apareça na superfície.

Como o número de ciclos utilizados nesse teste se relaciona com a atividade humana? Correr uma maratona de 42 km com uma passada de 1,8 m corresponde aproximadamente a 11.440 ciclos de sobrecarga em cada perna. Pedalar por 4 horas com uma cadência de 90 rotações por minuto corresponde a 21.600 ciclos por perna.

Deve-se tomar cuidado quando se avaliam os efeitos da sobrecarga repetida na cartilagem. Em muitos casos a falha ocorre sob grande estiramento aplicado a amostras removidas do osso subjacente. O estiramento até a falha pode ser maior do que aquele experimentado *in vivo*. Além disso, as propriedades da maioria dos materiais biológicos se alteram com o estiramento aplicado; a rede de colágeno se torna alinhada na direção do estiramento tênsil, e o material se torna fortemente anisotrópico. Finalmente, a sobrecarga repetida do tecido morto não inclui qualquer resposta biológica e, portanto, pode não apresentar um quadro completo dos efeitos da sobrecarga.

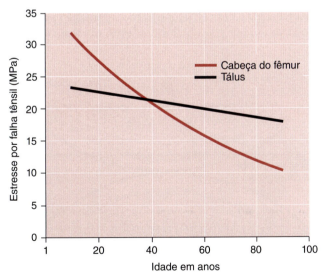

Figura 5.10 Comparação entre o estresse por falha tênsil da cartilagem do quadril e do tálus. Há uma queda estatisticamente significativa no estresse por falha, como uma função de idade, na cartilagem do quadril, mas não na cartilagem do tálus. Curiosamente, há, em termos relativos, alta ocorrência de osteoartrite no quadril em comparação com o tornozelo (tálus).

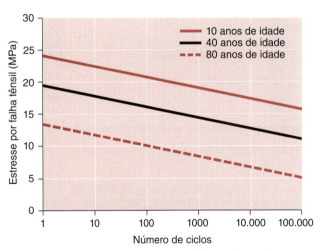

Figura 5.11 Efeitos da sobrecarga tênsil repetida na força tênsil da cartilagem. À medida que o estresse por sobrecarga tênsil aumenta, menos ciclos de sobrecarga são necessários para causar a falha. A idade também é um fator importante. A cartilagem de indivíduos mais velhos falha com menor estresse que a de indivíduos mais jovens. As linhas de regressão ajustadas para testes múltiplos estão representadas.

Mais do que assumir que o estresse tênsil é responsável pela fibrilação da superfície articular, a viabilidade de diversos critérios é considerada em uma combinação de abordagem experimental e computacional para a falha da cartilagem.[4-6] Derrubar três diferentes penetradores esféricos de tamanhos diferentes (2, 4 e 8 mm) em uma superfície articular produz três diferentes estados de estresse e, em alguns casos, uma rachadura na superfície. Baseado nos estresses na cartilagem em cada teste e na presença ou ausência de rachadura, uma regressão é utilizada para determinar a condição mais provável de causar uma rachadura. O estresse de cisalhamento máximo na cartilagem é o preditor mais provável da formação de rachadura baseado no local da rachadura com relação aos estresses calculados.

Uma vez que a cartilagem é sobrecarregada em compressão, a ideia de falha por estresse de cisalhamento pode parecer não realista. Os estresses de cisalhamento realmente existem na cartilagem, apesar da sua orientação não ser óbvia. Para ilustrar isso, imagine uma situação de sobrecarga mais simples do que em uma articulação, como uma barra reta sobrecarregada por compressão (Fig. 5.12). Se a barra for cortada em um plano perpendicular ao seu comprimento, então a força resultante na secção transversa também deve ser compressiva e igual à força aplicada para manter o equilíbrio. Agora imagine que a barra foi cortada em um ângulo de 45° no seu comprimento (o ângulo exato não é importante). A força resultante ainda deve ser igual à força aplicada. O cálculo da força resultante em seus componentes paralelo e perpendicular à superfície do corte determina um aumento da força de cisalhamento e da força normal. Os estresses de cisalhamento (força por unidade de área) se originam da força de cisalhamento que atua sobre a área de corte inclinada da barra. O mesmo conceito se aplica a qualquer situação de sobrecarga, incluindo a cartilagem em uma articulação sinovial. Entretanto, em uma articulação sinovial os estresses são multiaxiais, não uniaxiais como na barra.

Radine et al. também mostram que a falha da cartilagem poderia ser induzida pelo estresse de cisalhamento.[86] Entretanto, eles estão particularmente interessados na falha na interface cartilagem-osso, não na superfície articular. A motivação para essa investigação vem de estudos *post mortem* que mostram rachaduras na interface cartilagem-osso e o reconhecimento que com sobrecargas rápidas, a cartilagem se comporta como um material elástico incompressível, isto é, sua razão de Poisson é 0,5. A cartilagem relativamente complacente, mas incompressível, demonstra um grande deslocamento lateral (em razão de sua alta razão de Poisson) quando sobrecarregada em compressão, mas essa expansão é contida pelo osso rígido subjacente (Fig. 5.13). Sob essas condições, o alto estresse de cisalhamento se desenvolve no limite entre a cartilagem e o osso.

A maioria dos estudos da falha da cartilagem está baseada diretamente nos valores do estresse ou estiramento final. Uma alternativa é a utilização de parâmetros que representam mais diretamente a propagação de uma rachadura em uma amostra de material sobrecarregado. A viabilidade de utilizar dois métodos para determinar os parâmetros da fratura de uma cartilagem foi avaliada extensivamente por Chin-Purcell e Lewis (Fig. 5.14).[14] A chamada integral J é uma medida da energia dissipada na fratura por unidade de extensão da rachadura. Normalmente, a integral J também assume que uma rachadura se propaga no material, em oposição à deformação ou ao fluxo do material, o que resulta em uma falha mais flexível. Já que as rachaduras não podem se propagar em materiais biológicos leves, um teste de resis-

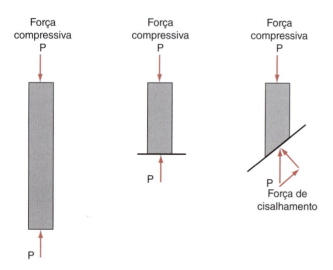

Figura 5.12 Ilustração do estresse de cisalhamento em uma condição simples de sobrecarga. **A.** Um diagrama corporal livre de uma barra sobrecarregada em compressão. **B.** Um diagrama corporal livre da mesma barra cortada perpendicularmente à sobrecarga em um local arbitrário. Na superfície do corte, a força resultante deve ser P para manter o equilíbrio. **C.** A mesma barra cortada em um ângulo arbitrário. Novamente, para estar em equilíbrio a força resultante paralela à barra deve ser igual a P. Essa força sempre pode ser decomposta em seus componentes paralelo e perpendicular ao corte. O componente paralelo ao corte é a força de cisalhamento que determina o aumento do estresse de cisalhamento na superfície inclinada.

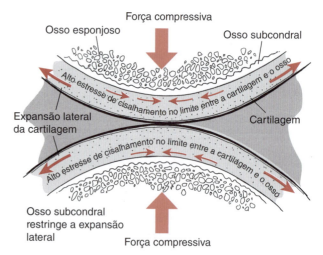

Figura 5.13 Sob cargas compressivas impulsivas, a cartilagem sofre um deslocamento lateral relativamente grande por causa de sua alta razão de Poisson. Essa expansão é restrita pelo osso subcondral muito rígido, causando um alto estresse de cisalhamento na ligação entre o osso e a cartilagem.

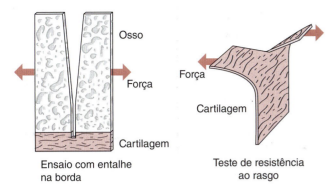

Figura 5.14 Formato da amostra e aplicação de sobrecarga para ensaio com entalhe na borda e teste de resistência ao rasgo. Cada teste resulta em uma medida específica de fratura, a energia necessária para propagar uma rachadura no material.

tência também é avaliado. O teste de resistência resulta em um parâmetro de fratura similar à integral J. Assim como nas ideias de falha baseadas no estresse tênsil, é necessário aplicar grandes estiramentos para causar a falha das amostras: esses estiramentos podem ser bem maiores do que aqueles encontrados em qualquer condição de sobrecarga *in vivo*. Atualmente, a aplicação desses parâmetros de fratura é limitada à patela canina normal.

Lubrificação articular

As articulações sinoviais normais operam com um coeficiente de fricção relativamente baixo, em torno de 0,001.[54,69,113] Em comparação, o Teflon deslizando no Teflon possui um coeficiente de fricção em torno de 0,04, uma magnitude maior do que a das articulações sinoviais. A identificação dos mecanismos responsáveis pela baixa fricção nas articulações sinoviais tem sido uma área de pesquisa contínua por décadas. Tanto a película de fluido como os mecanismos de lubrificação do limite têm sido investigados.

Para uma película de fluido lubrificar superfícies móveis efetivamente, ela deve ser mais fina do que a rugosidade das superfícies em oposição. A espessura da película depende da viscosidade do fluido, da forma do espaço entre as partes e de sua velocidade relativa, assim como da rigidez das superfícies. Um coeficiente de fricção baixo também pode ser obtido sem uma película de fluido por meio de um mecanismo conhecido como lubrificação do limite. Nesse caso, moléculas aderidas às superfícies são cisalhadas em vez de formar uma película de fluido.

Agora parece que a combinação da lubrificação da película de fluido e do limite é responsável pela fricção baixa nas articulações sinoviais.[55,90,92]

Diversos mecanismos para desenvolver uma película de fluido lubrificante na superfície articular têm sido requeridos.[19,38,62,69,116,118,119] Se a cartilagem é modelada como um material rígido, não é possível gerar uma película de fluido com espessura suficiente para separar a rugosidade da superfície da cartilagem. Entretanto, os modelos que incluem a deformação da cartilagem e sua rugosidade da superfície têm mostrado que uma película suficientemente grossa pode ser desenvolvida.[38] Isso é conhecido como lubrificação microelastohidrodinâmica. A deformação também causa um fluxo de fluido através da superfície da cartilagem, que modifica a espessura da película, apesar de haver algum questionamento sobre a importância prática desse componente do fluxo.[32,33,38]

A lubrificação do limite da superfície articular parece estar ligada a uma fração glicoproteica no líquido sinovial conhecida como lubricina.[17,24,26,30,69,85,90,93,94,98,101,108-110] Evidências recentes sugerem que a lubricina pode ser um transportador de moléculas lubrificantes conhecidas como fosfolipídeos ativos de superfície que podem gerar a propriedade de lubrificação do limite das articulações sinoviais.[101] Acredita-se que os fosfolipídeos ativos de superfície não sejam lubrificantes de limite apenas nas articulações sinoviais, mas também em outras partes do corpo como no espaço pleural.

Modelos de osteoartrite

Os modelos animais são utilizados para gerar um ambiente controlado para o estudo da progressão da osteoartrite. Apesar de a osteoartrite poder ser induzida por diversos meios, os modelos baseados no rompimento do ambiente mecânico da articulação, tanto por alteração cirúrgica das estruturas periarticulares como pela sobrecarga anormal da articulação, são normalmente mais utilizados.[34,35,72,83,89,91,104]

A ressecção cirúrgica de um ou de combinações de ligamento cruzado anterior, ligamento colateral medial e menisectomia medial parcial produz a osteoartrite do joelho. Esses modelos são conhecidos por produzir uma articulação instável, mas estudos cinemáticos mostram a variação dos graus de desvio da cinemática articular normal.

Pequenas diferenças na cinemática entre joelhos controle e operados (rompimento do ligamento cruzado anterior e menisectomia medial parcial) foram mostrados em coelhos.[64] Após 4 semanas da cirurgia, existe uma alteração significativa, segundo dados estatísticos, no deslocamento anterior máximo do joelho, mas o deslocamento anterior não é significativamente diferente do normal em 8 ou 12 semanas após a cirurgia. As alterações cinemáticas mais notáveis estão na rotação lateral em 8 semanas e na adução em 4, 8 e 12 semanas após a cirurgia. No cachorro, que possui um joelho mais extensível, um maior curso anterior-posterior é encontrado após o rompimento do ligamento cruzado anterior (cranial).[48,115] As alterações relativamente pequenas na cinemática de articulações instáveis (particularmente no coelho) sugerem que as forças alteradas e, possivelmente, os influxos sensoriais podem ser mais importantes do que os deslocamentos articulares no desenvolvimento da osteoartrite.[39]

A sobrecarga por impulso repetitivo também produz a osteoartrite em articulações de animais.[87,89,91] Uma vantagem desse modelo é o maior controle em comparação a modelos cirúrgicos; a força aplicada ao membro é conhecida e pode ser alterada. Esse modelo demonstrou o efeito da taxa de sobrecarga no desenvolvimento da osteoartrite. Foi demonstrado que sobrecargas aplicadas impulsivamente causam a osteoartrite, enquanto sobrecargas maiores aplicadas em uma taxa baixa, não. A importância da sobrecarga por impulso no desenvolvimento da osteoartrite também aparece em humanos; pessoas com dor no joelho, mas sem histórico que sugira sua origem, sobrecarregam suas pernas mais rapidamente no toque do calcanhar do que pessoas sem dor no joelho.

Embora os ensaios bioquímicos, metabólicos e mecânicos tenham sido utilizados para avaliar as propriedades da cartilagem de modelos animais da osteoartrite, este capítulo se concentra nas propriedades mecânicas da cartilagem. Após a ressecção do ligamento cruzado anterior no cachorro, a rigidez tênsil, o módulo agregado e o módulo de cisalhamento são menores do que na cartilagem de articulações controle não operadas.[102] A permeabilidade aumenta significativamente 12 semanas após a cirurgia. Existe um aumento significativo no conteúdo hídrico de amostras do platô tibial medial, do côndilo lateral e da cavidade femoral.

Resumindo, diversas alterações mecânicas de uma articulação levam ao desenvolvimento da osteoartrite. A instabilidade cinemática induzida por alterações cirúrgicas pode ser pequena, sugerindo que as forças alteradas são as principais responsáveis pelo desenvolvimento da osteoartrite. Os modelos baseados somente na sobrecarga anormal da articulação apoiam a visão de que as alterações na força podem gerar a osteoartrite. Após a ressecção do ligamento cruzado anterior, a cartilagem é menos rígida tanto na compressão como no cisalhamento, e o fluido se desloca mais facilmente pelos tecidos nas articulações com osteoartrite. Isso sugere um deslocamento maior da cartilagem osteoartrítica do que o normal (rigidez diminuída) e uma maior taxa de deformação (permeabilidade aumentada).

Exercício e saúde da cartilagem

A participação em determinados esportes também parece aumentar o risco de desenvolvimento da osteoartrite. Com base em uma revisão extensiva da literatura, Saxon et al.[99] concluíram que as atividades que envolvem sobrecarga por torção, aceleração e desaceleração rápidas, alto impacto repetitivo e altos níveis de participação parecem aumentar o risco de desenvolvimento de osteoartrite. Atletismo, esportes de raquete e futebol figuram entre os esportes relacionados ao risco mais alto de osteoartrite. A natação e o ciclismo não estão ligados a um risco maior de desenvolvimento de osteoartrite no quadril, embora o ciclismo possa estar relacionado com a osteoartrite da patela.

As lesões do ligamento cruzado anterior, do ligamento colateral ou do menisco estão implicadas no desenvolvimento da osteoartrite do joelho.[51] A perda do ligamento cruzado anterior pode prejudicar a função sensorial e os mecanis-

Relevância clínica

Osteoartrite: A osteoartrite é uma causa importante de incapacidade em países desenvolvidos.[15] Nos Estados Unidos, é a segunda causa mais comum, após a doença cardiovascular, de incapacidade.[82] Apesar da ampla ocorrência de osteoartrite, é difícil estudá-la em populações humanas. Sintomas físicos prévios, como a fibrilação e a rasgadura da superfície articular, não podem ser detectados pelo indivíduo, já que a cartilagem é aneural. Danos à cartilagem podem levar anos para progredir ao ponto no qual os sintomas são detectados pelas estruturas articulares próximas e pelo osso subjacente. Embora numerosos estudos epidemiológicos sobre a osteoartrite tenham sido realizados, eles têm sido descritos como "desapontadores", visto que não levam a uma explicação dos mecanismos subjacentes ao desenvolvimento da osteoartrite.[82] Entretanto, o que parece estar claro é que o desenvolvimento da osteoartrite depende de uma combinação de fatores, incluindo idade, sexo, hereditariedade, mecânica articular, biologia da cartilagem e bioquímica.[16,61,70]

Embora não seja uma consequência inevitável da idade, a osteoartrite é mais prevalente nos idosos.[77,81] Nos Estados Unidos, aproximadamente 80% das pessoas acima de 65 anos e essencialmente todos acima de 80 anos possuem osteoartrite, apesar de não ser comum antes dos 40 anos. Após os 55 anos de idade, a osteoartrite é mais comum em mulheres do que em homens. Normalmente, as articulações interfalângica distal, primeira carpometacarpal e do joelho são as primeiras afetadas.[77] Entretanto, ligações específicas entre a idade e a osteoartrite não são conhecidas.

A sobrecarga mecânica excessiva também pode predispor as articulações à osteoartrite. Os trabalhadores em ocupações fisicamente desgastantes (mineiros de carvão) possuem uma incidência mais alta de osteoartrite do que aqueles em linhas de trabalho menos extenuantes (trabalhadores de escritório).[82] É interessante notar que a evidência de osteoartrite do ombro e do cotovelo é encontrada em indivíduos relativamente mais jovens em populações ancestrais que dependiam da caça.[82] Entretanto, o trabalho extenuante pode não ser o único fator de risco para osteoartrite, já que pessoas que usam equipamentos pneumáticos ou professores de educação física não possuem um risco aumentado para a doença.[82]

Radin argumenta que não é a magnitude da sobrecarga, mas, ao contrário, a taxa de sobrecarga que é o fator determinante no desenvolvimento da osteoartrite. A osteoartrite se desenvolve somente quando sobrecargas impulsivas são aplicadas; isto é, a sobrecarga alcança seu valor máximo em um tempo relativamente curto. Isso é demonstrado em modelos animais que utilizam sobrecargas aplicadas externamente e em ovelhas que caminham em superfícies suaves e duras.[84,88,89,91,104] O papel da sobrecarga impulsiva em vez da aplicada mais lentamente também é confirmado por testes em humanos. Os indivíduos com dor no joelho que são diagnosticados como "pré-artróticos" possuem uma taxa de sobrecarga maior no momento do contato do calcanhar do que indivíduos normais.[86] Esses estudos sugerem que certas atividades isoladas não necessariamente predispõem um indivíduo à osteoartrite. Além disso, o modo pelo qual a atividade é realizada pode ser o fator que determina se a osteoartrite se desenvolverá.

A obesidade também está correlacionada a um risco aumentado de desenvolvimento da osteoartrite, particularmente nas articulações tibiofemoral, patelofemoral e carpometacarpal.[15] Embora se espere que o sobrepeso aumente a sobrecarga nas articulações dos membros inferiores e, possivelmente, predisponha um indivíduo à osteoartrite, a obesidade não possui efeito mecânico direto na articulação carpometacarpal.

mos protetores do joelho. A ruptura das estruturas internas da articulação pode alterar seu alinhamento e as áreas da cartilagem que sofrem sobrecarga. Se o dano ao ligamento resultar em perda da estabilidade articular, então a sobrecarga articular pode ser aumentada pela contração dos músculos ativos que tentam estabilizar a articulação. Também se pode esperar que a menisectomia parcial ou total aumente o estresse na articulação, já que a força articular é concentrada sobre uma área menor.[117]

Apesar de um risco maior de desenvolvimento da osteoartrite a partir da sobrecarga articular excessiva ou anormal, algum nível de sobrecarga ou exercício parece ser benéfico para a saúde da articulação. Em um estudo *in vivo* com 37 voluntários humanos saudáveis, Tiderius et al.[112] mostram que o conteúdo de glicosaminoglicanos na cartilagem do côndilo femoral medial e lateral é menor em sujeitos sedentários do que naqueles que se exercitam regularmente. Após um programa de treinamento há também um aumento do conteúdo de glicosaminoglicanos no joelho de pacientes com risco de desenvolvimento de osteoartrite.[95] Esses dois últimos estudos utilizam a tecnologia de imagem IRM conhecida como dGEMRIC [7,8] para medir quantitativamente o conteúdo de glicosaminoglicanos *in vivo*. Eles mostram uma adaptação bioquímica ao exercício, apesar de aparentemente não existir adaptação da morfologia da cartilagem ao exercício como determinado pela massa tecidual.[23] Já que o exercício pode aumentar a produção das moléculas da matriz, parece razoável esperar que ele exerça um efeito positivo na saúde articular.

Não é surpreendente que o movimento ativo ou passivo possa ter efeitos positivos na cartilagem articular. Como estabelecido anteriormente neste capítulo, a cartilagem é um material poroso deformável saturado por líquido. O movimento articular ativo ou passivo resulta em deformação da cartilagem, pressão hidrostática e movimento do líquido intersticial na matriz da cartilagem. Um grande número de pesquisas, não revisadas neste capítulo, mostra que a produção da matriz da cartilagem é sensível à pressão ou deformação hidrostática aplicada. A variação da pressão ou deformação aplicada em faixas de amplitude e frequência definidas podem aumentar ou inibir a produção da matriz.[12,47,52,78,79,114,123] Os efeitos do exercício ativo e passivo na saúde da cartilagem articular são consistentes com os modelos aceitos e com os resultados experimentais cuidadosamente controlados.

Resumo

Resumindo, a cartilagem articular fornece uma superfície eficiente resistente à sobrecarga para as articulações sinoviais que é capaz de funcionar por toda a vida de um indivíduo. O comportamento mecânico desse tecido depende da interação de seus componentes fluido e sólido. Diversos fatores podem prejudicar a função da cartilagem e levar à osteoartrite e a uma articulação dolorida e não funcional. Os fatores mecânicos estão fortemente implicados no desenvolvimento da osteoartrite, embora os mecanismos exatos ainda não sejam conhecidos. O exercício possui tanto efeitos benéficos como prejudiciais para a cartilagem. Ele produz alterações bioquímicas positivas e reduz a dor, aumentando a função em pessoas com artrite. Ao contrário, lesões esportivas contribuem significativamente para a osteoartrite.

Referências bibliográficas

1. Armstrong CG, Mow VC: Variations in the intrinsic mechanical properties of human articular cartilage with age, degeneration, and water content. J Bone Joint Surg [Am] 1982; 64: 88–94.
2. Ateshian, G.A., W.M. Lai, W.B. Zhu, and V.C. Mow, *An asymptotic solution for the contact of two biphasic cartilage layers*. J Biomech, 1994. 27(11): p. 1347–60.
3. Athanasiou KA, Rosenwasser MP, Buckwalter JA, et al.: Interspecies comparisons of in situ intrinsic mechanical properties of distal femoral cartilage. J Orthop Res 1991; 9: 330–340.
4. Atkinson TS, Haut RC, Altiero NJ: A poroelastic model that predicts some phenomenological responses of ligaments and tendons. J Biomech Eng 1997; 119: 400–405.

Relevância clínica

Terapia com exercício: Smidt et al.[105] revisaram a literatura sobre a efetividade da terapia com exercício para pacientes com desordens dos sistemas musculoesquelético, nervoso, respiratório e cardiovascular. Eles concluíram que entre as desordens musculoesqueléticas, a terapia com exercício é efetiva em pacientes com osteoartrite do joelho e dor crônica e subaguda lombar. Eles também encontraram indicativos de que a terapia com exercício é efetiva para pacientes com osteoartrite do quadril e espondilite anquilosante. Entretanto, as evidências existentes não são suficientes para defender ou refutar a efetividade da terapia com exercício para dor no pescoço e ombro ou lesão por estiramento repetitivo, e eles concluíram que a terapia com exercício não é efetiva para pacientes com dor lombar aguda. O exercício para pessoas com osteoartrite demonstra efeitos positivos em diversos resultados de medidas como dor, força, incapacidade autodeclarada, incapacidade observada na caminhada e velocidade de caminhada e passada autosselecionada.[46,80] Embora o exercício leve a moderado seja normalmente recomendado, o protocolo de exercício terapêutico ideal para pessoas com osteoartrite não é conhecido.[46,58,80]

Apesar de o exercício ativamente controlado por uma pessoa com osteoartrite possuir múltiplos efeitos positivos, o movimento articular passivo pode ser superior para a cura de defeitos da cartilagem articular. Utilizando defeitos gerados cirurgicamente em um modelo animal, Salter et al.[97] mostraram uma taxa de cicatrização significativamente maior em articulações sujeitas ao movimento passivo contínuo (44% dos defeitos curados) do que aqueles submetidos ao movimento ativo intermitente (5% dos defeitos curados) ou à imobilização (3% dos defeitos curados).

5. Atkinson TS, Haut RC, Altiero NJ: Impact-induced fissuring of articular cartilage: an investigation of failure criteria. J Biomech Eng 1998; 120: 181–187.
6. Atkinson TS, Haut RC, Altiero NJ: An investigation of biphasic failure criteria for impact-induced fissuring of articular cartilage. J Biomech Eng 1998; 120: 536–537.
7. Bashir, A.; Gray, M. L.; Boutin, R. D.; and Burstein, D.: Glycosaminoglycan in articular cartilage: in vivo assessment with delayed Gd(DTPA)(2-)-enhanced MR imaging. Radiology, 205(2): 551–8, 1997.
8. Bashir, A.; Gray, M. L.; Hartke, J.; and Burstein, D.: Nondestructive imaging of human cartilage glycosaminoglycan concentration by MRI. Magn Reson Med, 41(5): 857–65, 1999.
9. Broom, N. D.: An enzymatically induced structural transformation in articular cartilage. Its significance with respect to matrix breakdown. Arthritis Rheum, 31(2): 210–8, 1988.
10. Broom ND: Further insights into the structural principles governing the function of articular cartilage. J Anat 1984; 139 (Pt 2): 275–294.
11. Broom ND, Myers DD: Fibrous waveforms or crimp in surface and subsurface layers of hyaline cartilage maintained in its wet functional condition. Connect Tissue Res 1980; 7: 165–175.
12. Buschmann, M. D.; Gluzband, Y. A.; Grodzinsky, A. J.; and Hunziker, E. B.: Mechanical compression modulates matrix biosynthesis in chondrocyte/agarose culture. J Cell Sci, 108 (Pt 4): 1497–508., 1995.
13. Buschmann MD, Kim YJ, Wong M, et al.: Stimulation of aggrecan synthesis in cartilage explants by cyclic loading is localized to regions of high interstitial fluid flow. Arch Biochem Biophys 1999; 366: 1–7.
14. Chin-Purcell MV, Lewis JL: Fracture of articular cartilage. J Biomech Eng 1996; 118: 545–556.
15. Cicuttini FM, Baker JR, Spector TD: The association of obesity with osteoarthritis of the hand and knee in women: a twin study. J Rheumatol 1996; 23: 1221–1226.
16. Clark, J. M., and Simonian, P. T.: Scanning electron microscopy of "fibrillated" and "malacic" human articular cartilage: technical considerations. Microsc Res Tech, 37(4): 299–313, 1997.
17. Davis, W. H., Jr.; Lee, S. L.; and Sokoloff, L.: Boundary lubricating ability of synovial fluid in degenerative joint disease. Arthritis Rheum, 21(7): 754–6, 1978.
18. Dijkgraaf LC, de Bont LG, Boering G, Liem RS: The structure, biochemistry, and metabolism of osteoarthritic cartilage: a review of the literature. J Oral Maxillofac Surg 1995; 53: 1182–1192.
19. Dowson D: Lubrication and wear of joints. Physiotherapy 1973; 59: 104–106.
20. Eberhardt AW, Keer LM, Lewis JL, Vithoontien V: An analytical model of joint contact. J Biomech Eng 1990; 112: 407–413.
21. Eberhardt AW, Lewis JL, Keer LM: Contact of layered elastic spheres as a model of joint contact: effect of tangential load and friction. J Biomech Eng 1991; 113: 107–108.
22. Eberhardt AW, Lewis JL, Keer LM: Normal contact of elastic spheres with two elastic layers as a model of joint articulation. J Biomech Eng 1991; 113: 410–417.
23. Eckstein, F.; Hudelmaier, M.; and Putz, R.: The effects of exercise on human articular cartilage. J Anat, 208(4): 491–512, 2006.
24. Elsaid, K. A.; Jay, G. D.; Warman, M. L.; Rhee, D. K.; and Chichester, C. O.: Association of articular cartilage degradation and loss of boundary-lubricating ability of synovial fluid following injury and inflammatory arthritis. Arthritis Rheum, 52(6): 1746–55, 2005.
25. Eyre DR: The collagens of articular cartilage. Semin Arthritis Rheum 1991; 21(Suppl 2): 2–11.
26. Foy JR, Williams PF 3rd, Powell GL, et al.: Effect of phospholipidic boundary lubrication in rigid and compliant hemiarthroplasty models. Proc Inst Mech Eng [H] 1999; 213: 5–18.
27. Hayes W: Some viscoelastic properties of human articular cartilage. Acta Orthop Belg 1972; 38(Suppl 1): 23–31.
28. Hayes WC, Bodine AJ: Flow-independent viscoelastic properties of articular cartilage matrix. J Biomech 1978; 11: 407–419.
29. Hayes WC, Mockros LF: Viscoelastic properties of human articular cartilage. J Appl Physiol 1971; 31: 562–568.
30. Hills, B. A., and Monds, M. K.: Enzymatic identification of the load-bearing boundary lubricant in the joint. Br J Rheumatol, 37(2): 137–42, 1998.
31. Hirsch C: The pathogenesis of chondromalacia of the patella. Acta Chir Scand 1944; 83(Suppl): 1–106.
32. Hou JS, Holmes MH, Lai WM, Mow VC: Boundary conditions at the cartilage-synovial fluid interface for joint lubrication and theoretical verifications. J Biomech Eng 1989; 111: 78–87.
33. Hou JS, Mow VC, Lai WM, Holmes MH: An analysis of the squeeze-film lubrication mechanism for articular cartilage. J Biomech 1992; 25: 247–259.
34. Hulth A: Experimental osteoarthritis: a survey. Acta Orthop Scand 1982; 53: 1–6.
35. Hulth A, Lindberg L, Telhag H: Experimental osteoarthritis in rabbits. Preliminary report. Acta Orthop Scand 1970; 41: 522–530.
36. Hwang WS, Li B, Jin LH, et al.: Collagen fibril structure of normal, aging, and osteoarthritic cartilage. J Pathol 1992; 167: 425–433.
37. Jeffery AK, Blunn GW, Archer CW, Bentley G: Three-dimensional collagen architecture in bovine articular cartilage. J Bone Joint Surg [Br] 1991; 73: 795–801.
38. Jin ZM, Dowson D, Fisher J: Effect of porosity of articular cartilage on the lubrication of a normal human hip joint. Proc Inst Mech Eng Part H J Eng Med 1992; 206: 117–124.
39. Johansson H, Sjolander P, Sojka P: A sensory role for the cruciate ligaments. Clin Orthop 1991; 268: 161–178.
40. Kempson GE: Age-related changes in the tensile properties of human articular cartilage: a comparative study between the femoral head of the hip joint and the talus of the ankle joint. Biochim Biophys Acta 1991; 1075: 223–230.
41. Kempson GE: Relationship between the tensile properties of articular cartilage from the human knee and age. Ann Rheum Dis 1982; 41: 508–511.
42. Kempson GE, Freeman MA, Swanson SA: The determination of a creep modulus for articular cartilage from indentation tests of the human femoral head. J Biomech 1971; 4: 239–250.
43. Kempson GE, Freeman MA, Swanson SA: Tensile properties of articular cartilage. Nature 1968; 220: 1127–1128.
44. Kempson GE, Muir H, Pollard C, Tuke M: The tensile properties of the cartilage of human femoral condyles related to the content of collagen and glycosaminoglycans. Biochim Biophys Acta 1973; 297: 456–472.
45. Kempson GE, Muir H, Swanson SAV, Freeman MAR: Correlations between stiffness and the chemical constituents of cartilage on the human femoral head. Biochim Biophys Acta 1970; 215: 70–77.
46. Kettunen, J. A., and Kujala, U. M.: Exercise therapy for people with rheumatoid arthritis and osteoarthritis. Scand J Med Sci Sports, 14(3): 138–42, 2004.

47. Kim, Y. J.; Bonassar, L. J.; and Grodzinsky, A. J.: The role of cartilage streaming potential, fluid flow and pressure in the stimulation of chondrocyte biosynthesis during dynamic compression. *J Biomech*, 28(9): 1055–66., 1995.
48. Korvick DL, Pijanowski GJ, Schaeffer DJ: Three-dimensional kinematics of the intact and cranial cruciate ligament-deficient stifle of dogs [published erratum appears in J Biomech 1994; 27: 1295]. J Biomech 1994; 27: 77–87.
49. Lai WM, Mow VC: Drag-induced compression of articular cartilage during a permeation experiment. Biorheology 1980; 17: 111–123.
50. Lane JM, Chisena E, Black J: Experimental knee instability: early mechanical property changes in articular cartilage in a rabbit model. Clin Orthop 1979; 140: 262–265.
51. Lane NE, Buckwalter JA: Exercise: a cause of osteoarthritis? Rheum Dis Clin North Am 1993; 19: 617–633.
52. Lee, D. A., and Bader, D. L.: Compressive strains at physiological frequencies influence the metabolism of chondrocytes seeded in agarose. *J Orthop Res*, 15(2): 181–8, 1997.
53. Lewis, J. L., and Johnson, S. L.: Collagen architecture and failure processes in bovine patellar cartilage. *J Anat*, 199(Pt 4): 483–92, 2001.
54. Linn FC: Lubrication of animal joints. I. The arthrotripsometer. J Bone Joint Surg [Am] 1967; 49: 1079–1098.
55. Linn FC, Radin EL: Lubrication of animal joints. 3. The effect of certain chemical alterations of the cartilage and lubricant. Arthritis Rheum 1968; 11: 674–682.
56. Linn FC, Sokoloff L: Movement and composition of interstitial fluid of cartilage. Arth Rheum 1965; 8: 481–494.
57. Lipshitz H, Etheredge Rd, Glimcher MJ: In vitro wear of articular cartilage. J Bone Joint Surg [Am] 1975; 57: 527–534.
58. Lucas, B.: Treatment options for patients with osteoarthritis of the knee. *Br J Nurs*, 14(18): 976–81, 2005.
59. Mak AF: The apparent viscoelastic behavior of articular cartilage—the contributions from the intrinsic matrix viscoelasticity and interstitial fluid flows. Trans. ASME J Biomech Eng 1986; 108: 108–130.
60. Mak AF, Lai WM, Mow VC: Biphasic indentation of articular cartilage—I. Theoretical analysis. J Biomech 1987; 20: 703–714.
61. Malemud CJ: Changes in proteoglycans in osteoarthritis: biochemistry, ultrastructure and biosynthetic processing. J Rheumatol Suppl 1991; 27: 60–62.
62. Mansour JM, Mow VC: Natural lubrication of synovial joints' normal and degenerate. Trans Asme Ser F 1977; 99: 163–173.
63. Mansour JM, Mow VC: The permeability of articular cartilage under compressive strain and at high pressures. J Bone Joint Surg [Am] 1976; 58: 509–516.
64. Mansour JM, Wentorf FA, Degoede KM: In vivo kinematics of the rabbit knee in unstable models of osteoarthritis. Ann Biomed Eng 1998; 26: 353–360.
65. Maroudas A: Physicochemical properties of cartilage in the light of ion exchange theory. Biophys J 1968; 8: 575–595.
66. Maroudas A, Bullough P: Permeability of articular cartilage. Nature 1968; 219: 1260–1261.
67. Maroudas A, Bullough P, Swanson SA, Freeman MA: The permeability of articular cartilage. J Bone Joint Surg [Br] 1968; 50: 166–177.
68. McCormack T, Mansour JM: Reduction in tensile strength of cartilage precedes surface damage under repeated compressive loading in vitro. J Biomech 1998; 31: 55–61.
69. McCutchen C: Mechanism of animal joints. Nature 1959; 184: 1284–1285.
70. McDevitt CA, Miller RR: Biochemistry, cell biology, and immunology of osteoarthritis. Curr Opin Rheumatol 1989; 1: 303–314.
71. McDevitt CA, Muir H: Biochemical changes in the cartilage of the knee in experimental and natural osteoarthritis in the dog. J Bone Joint Surg [Br] 1976; 58: 94–101.
72. Moskowitz RW, Davis W, Sammarco J, et al.: Experimentally induced degenerative joint lesions following partial meniscectomy in the rabbit. Arthritis Rheum 1973; 16: 397–405.
73. Mow VC, Gibbs MC, Lai WM, et al.: Biphasic indentation of articular cartilage—II. A numerical algorithm and an experimental study. J Biomech 1989; 22: 853–861.
74. Mow VC, Holmes MH, Lai WM: Fluid transport and mechanical properties of articular cartilage: a review. J Biomech 1984; 17: 377–394.
75. Mow VC, Kuei SC, Lai WM, Armstrong CG: Biphasic creep and stress relaxation of articular cartilage in compression? Theory and experiments. J Biomech Eng 1980; 102: 73–84.
76. Mow VC, Lai WM: Recent developments in synovial joint biomechanics. SIAM Rev 1980; 22: 275–317.
77. Oddis CV: New perspectives on osteoarthritis. Am J Med 1996; 100: 10S–15S.
78. Parkkinen, J. J.; Lammi, M. J.; Inkinen, R.; Jortikka, M.; Tammi, M.; Virtanen, I.; and Helminen, H. J.: Influence of short-term hydrostatic pressure on organization of stress fibers in cultured chondrocytes. *J Orthop Res*, 13(4): 495–502, 1995.
79. Parkkinen, J. J.; Lammi, M. J.; Pelttari, A.; Helminen, H. J.; Tammi, M.; and Virtanen, I.: Altered Golgi apparatus in hydrostatically loaded articular cartilage chondrocytes. *Ann Rheum Dis*, 52(3): 192–8, 1993.
80. Petrella, R. J.: Is exercise effective treatment for osteoarthritis of the knee? *Br J Sports Med*, 34(5): 326–31, 2000.
81. Peyron JG: Osteoarthritis. The epidemiologic viewpoint. Clin Orthop 1986; 213: 13–19.
82. Peyron JG: Clinical features of osteoarthritis, diffuse idiopathic skeletal hyperostosis, and hypermobility syndromes. Curr Opin Rheumatol 1991; 3: 653–661.
83. Pond MJ, Nuki G: Experimentally-induced osteoarthritis in the dog. Ann Rheum Dis 1973; 32: 387–388.
84. Radin EL: The effects of repetitive loading on cartilage. Advice to athletes to protect their joints. Acta Orthop Belg 1983; 49: 225–232.
85. Radin, E. L.: Synovial fluid as a lubricant. *Arthritis Rheum*, 11(5): 693–5, 1968.
86. Radin EL, Burr DB, Caterson B, et al.: Mechanical determinants of osteoarthritis. Semin Arthritis Rheum 1991; 21 (3 Suppl 2): 12–21.
87. Radin EL, Ehrlich MG, Chernack R, et al.: Effect of repetitive impulsive loading on the knee joints of rabbits. Clin Orthop 1978; 131: 288–293.
88. Radin EL, Orr RB, Kelman JL, et al.: Effect of prolonged walking on concrete on the knees of sheep. J Biomech 1982; 15: 487–492.
89. Radin EL, Parker HG, Pugh JW, et al.: Response of joints to impact loading—III Relationship between trabecular microfractures and cartilage degeneration. J. Biomech 1973; 6: 51–57.
90. Radin EL, Paul IL: A consolidated concept of joint lubrication. J Bone Joint Surg 1972; 54-A: 607–616.
91. Radin EL, Paul IL: Response of joints to impact loading. I. In vitro wear. Arthritis Rheum 1971; 14: 356–362.

92. Radin EL, Paul IL, Pollock D: Animal joint behavior under excessive loading. Nature 1970; 226: 554–555.
93. Radin, E. L.; Swann, D. A.; and Weisser, P. A.: Separation of a hyaluronate-free lubricating fraction from synovial fluid. *Nature*, 228(5269): 377–8, 1970.
94. Roberts, B. J.; Unsworth, A.; and Mian, N.: Modes of lubrication in human hip joints. *Ann Rheum Dis*, 41(3): 217–24, 1982.
95. Roos, E. M., and Dahlberg, L.: Positive effects of moderate exercise on glycosaminoglycan content in knee cartilage: a four-month, randomized, controlled trial in patients at risk of osteoarthritis. *Arthritis Rheum*, 52(11): 3507–14, 2005.
96. Roth V, Mow VC: The intrinsic tensile behavior of the matrix of bovine articular cartilage and its variation with age. J Bone Joint Surg [Am] 1980; 62: 1102–1117.
97. Salter, R. B.; Simmonds, D. F.; Malcolm, B. W.; Rumble, E. J.; MacMichael, D.; and Clements, N. D.: The biological effect of continuous passive motion on the healing of full-thickness defects in articular cartilage. An experimental investigation in the rabbit. *J Bone Joint Surg Am*, 62(8): 1232–51, 1980.
98. Sarma, A. V.; Powell, G. L.; and LaBerge, M.: Phospholipid composition of articular cartilage boundary lubricant. *J Orthop Res*, 19(4): 671–6, 2001.
99. Saxon, L.; Finch, C.; and Bass, S.: Sports participation, sports injuries and osteoarthritis: implications for prevention. *Sports Med*, 28(2): 123–35, 1999.
100. Schmidt MB, Mow VC, Chun LE, Eyre DR: Effects of proteoglycan extraction on the tensile behavior of articular cartilage. J Orthop Res 1990; 8: 353–363.
101. Schwarz IM, Hills BA: Surface-active phospholipid as the lubricating component of lubricin. Br J Rheumatol 1998; 37: 21–26.
102. Setton, L. A.; Mow, V. C.; and Howell, D. S.: Mechanical behavior of articular cartilage in shear is altered by transection of the anterior cruciate ligament. *J Orthop Res*, 13(4): 473–82, 1995.
103. Setton LA, Zhu W, Mow VC: The biphasic poroviscoelastic behavior of articular cartilage: role of the surface zone in governing the compressive behavior [see comments]. J Biomech 1993; 26: 581–592.
104. Simon SR, Radin EL, Paul IL: The response of joints to impact loading—II In vivo behavior of subchondral bone. J Biomech 1972; 5: 267.
105. Smidt, N. et al.: Effectiveness of exercise therapy: a best-evidence summary of systematic reviews. *Aust J Physiother*, 51(2): 71–85, 2005.
106. Sokoloff L: Elasticity of aging cartilage. Fed Proc 1966; 25: 1089–1095.
107. Suh J-K, DiSilvestro MR: Biphasic poroviscoelastic behavior of hydrated biological soft tissues. Trans ASME J Appl Mech 1999; 66: 538–535.
108. Swann, D. A.; Bloch, K. J.; Swindell, D.; and Shore, E.: The lubricating activity of human synovial fluids. *Arthritis Rheum*, 27(5): 552–6, 1984.
109. Swann DA, Hendren RB, Radin EL, et al.: The lubricating activity of synovial fluid glycoproteins. Arthritis Rheum 1981; 24: 22–30.
110. Swann, D. A., and Radin, E. L.: The molecular basis of articular lubrication. I. Purification and properties of a lubricating fraction from bovine synovial fluid. *J Biol Chem*, 247(24): 8069–73, 1972.
111. Teshima R, Otsuka T, Takasu N, et al.: Structure of the most superficial layer of articular cartilage. J Bone Joint Surg [Br] 1995; 77: 460–464.
112. Tiderius, C. J.; Svensson, J.; Leander, P.; Ola, T.; and Dahlberg, L.: dGEMRIC (delayed gadolinium-enhanced MRI of cartilage) indicates adaptive capacity of human knee cartilage. *Magn Reson Med*, 51(2): 286–90, 2004.
113. Unsworth A, Dowson D, Wright V: The frictional behaviour of human synovial joints. I. Natural joints. Trans Asme Ser F 1975; 97: 369–376.
114. Urban JP: The chondrocyte: a cell under pressure. Br J Rheumatol 1994; 33: 901–908.
115. Vilensky JA, O'Connor BL, Brandt KD, et al.: Serial kinematic analysis of the unstable knee after transection of the anterior cruciate ligament: temporal and angular changes in a canine model of osteoarthritis. J Orthop Res 1994; 12: 229–237.
116. Walker PS, Dowson D, Longfield MD, Wright V: Lubrication of human joints. Ann Rheum Dis 1969; 28: 194.
117. Walker PS, Erkman MJ: The role of the menisci in force transmission across the knee. Clin Orthop 1975; 109: 184–192.
118. Walker PS, Sikorski J, Dowson D, et al.: Features of the synovial fluid film in human joint lubrication. Nature 1970; 225: 956–957.
119. Walker PS, Unsworth A, Dowson D, et al.: Mode of aggregation of hyaluronic acid protein complex on the surface of articular cartilage. Ann Rheum Dis 1970; 29: 591–602.
120. Weightman B: In vitro fatigue testing of articular cartilage. Ann Rheum Dis 1975; 34(Suppl): 108–110.
121. Weightman B: Tensile fatigue of human articular cartilage. J Biomech 1976; 9: 193–200.
122. Weightman B, Chappell DJ, Jenkins EA: A second study of tensile fatigue properties of human articular cartilage. Ann Rheum Dis 1978; 37: 58–63.
123. Wong M, Wuethrich P, Buschmann MD, et al.: Chondrocyte biosynthesis correlates with local tissue strain in statically compressed adult articular cartilage. J Orthop Res 1997; 15: 189–196.

CAPÍTULO

6

Biomecânica dos tendões e ligamentos

Margery A. Lockard, P.T., ph.D.

SUMÁRIO

Estrutura do tecido conjuntivo	88
Composição dos tendões e ligamentos	88
Propriedades mecânicas	90
Determinação do estresse e estiramento	91
Curva estresse-estiramento para tendões e ligamentos	91
Tipos de falha	93
Efeitos das condições físicas nas propriedades mecânicas	93
Efeitos biológicos nas propriedades mecânicas	95
Resposta dos tendões e ligamentos à imobilização	98
Imobilização e remobilização do tecido conjuntivo normal	98
Imobilização e mobilização no tecido conjuntivo em cicatrização	100
Resposta dos tendões e ligamentos ao aumento do estresse	101
Resumo	102

Os tendões e ligamentos são estruturas densas de tecido conjuntivo que ligam o músculo ao osso e o osso ao osso, respectivamente. Ambos são localizados no interior e em volta de articulações do corpo e, como resultado, estão sujeitos a sobrecargas dispersivas e tênseis. Essas estruturas são em grande medida responsáveis por gerar a estabilidade articular durante o movimento e a função. Os tendões e ligamentos são estruturas biologicamente ativas, e, como resultado, as lesões, a idade e as condições anormais como a imobilização articular produzem alterações em sua composição e estrutura. Essas alterações na estrutura afetam as propriedades mecânicas dos tendões e ligamentos, bem como o funcionamento das articulações com as quais eles estão associados. É importante para os clínicos que estão tratando pacientes com lesões de tendão e ligamento compreender essas alterações estruturais e mecânicas para que os tratamentos selecionados estimulem positivamente as adaptações teciduais e melhorem a articulação e a função geral.

Os objetivos específicos deste capítulo são:

- descrever os componentes e a organização dos tecidos conjuntivos regulares densos, particularmente tendões e ligamentos;
- discutir o comportamento mecânico de tendões e ligamentos em respostas às sobrecargas tênseis;
- descrever fatores físicos que influenciam as propriedades mecânicos de tendões e ligamentos;
- descrever fatores biológicos que influenciam as propriedades mecânicas de tendões e ligamentos;

- discutir a resposta de tendões e ligamentos à imobilização e remobilização;
- descrever as propriedades mecânicas dos tendões e ligamentos durante a cicatrização;
- descrever os efeitos do aumento do estresse nas propriedades mecânicas dos tendões e ligamentos.

Antes da leitura deste capítulo, o leitor deve conhecer as propriedades mecânicas dos tecidos viscoelásticos que foram descritas no Capítulo 2.

Estrutura do tecido conjuntivo

Os tendões e ligamentos são compostos por tecido conjuntivo. Os tecidos conjuntivos geram e mantêm a forma no corpo, e funcionam mecanicamente para conectar e ligar células e órgãos dando, portanto, suporte ao corpo. Esses tecidos são normalmente classificados em três grupos principais: tecido conjuntivo próprio, tecidos conjuntivos de suporte e tecidos conjuntivos especializados. Os tecidos conjuntivos de suporte incluem ossos e cartilagem. As propriedades histológicas e mecânicas desses tecidos são descritas nos Capítulos 3 e 5. Os tecidos conjuntivos especializados incluem os tecidos adiposo e hematopoiético. O tecido conjuntivo próprio é descrito como solto ou denso. Solto, ou areolar, o tecido conjuntivo é o "material de embrulho" encontrado dentro e entre as bainhas musculares, dando sustentação ao tecido epitelial e em torno dos feixes neurovasculares. O tecido conjuntivo solto é muito delicado e pouco resistente ao estresse e estiramento. O tecido conjuntivo denso é menos flexível e mais resistente ao estresse. A derme da pele é classificada como tecido conjuntivo denso e irregular, visto que os feixes de fibras são desorganizados e sem orientação específica. Os tendões e ligamentos são classificados como tecido conjuntivo denso e regular. Os feixes de fibras em tendões e ligamentos ficam compactados e paralelos um aos outros, assim como às forças frequentemente aplicadas. Esse arranjo os torna particularmente bem-adaptados para resistir à tração ou às forças tênseis.

Composição dos tendões e ligamentos

Assim como todos os tecidos conjuntivos densos, os tendões e ligamentos são compostos de dois compartimentos principais, as células e a matriz extracelular. O principal tipo de célula nos tendões e ligamentos é o fibrócito, também chamado de *fibroblasto*, quando ele está produzindo proteínas ativamente. As células, entretanto, representam apenas cerca de 20% do volume total do tecido. Os fibroblastos produzem e secretam os componentes da matriz extracelular que compõem os 80% restantes. A matriz extracelular é composta de fibras (colágeno e elastina) e da substância fundamental. A substância fundamental é um material gelatinoso que preenche os espaços entre as células e as fibras. Ela é composta por glicoproteínas estruturais não colágenas (fibronectina), proteoglicanos (decorina, biglicano) e água (Fig. 6.1).

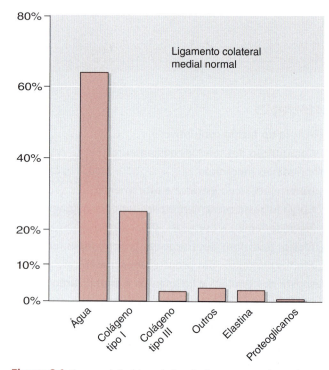

Figura 6.1 Composição bioquímica do ligamento colateral medial normal do coelho. Esse gráfico demonstra a proporção de componentes no ligamento (baseado na análise do ligamento do coelho).

Matriz extracelular: fibras

O componente fibroso dos tendões e ligamentos é composto principalmente de colágeno, que dá aos tendões e ligamentos sua aparência branca. O colágeno, que possui força semelhante à do aço, é produzido no retículo endoplasmático rugoso dos fibroblastos. Ele é composto de aminoácidos que estão agregados em cadeias longas de peptídeos nas quais cada terceiro resíduo é glicina. Três cadeias polipeptídicas se ligam para formar uma hélice tripla chamada *pró-colágeno*. O pró-colágeno, um cristal orgânico, é secretado nos fibroblastos para a matriz extracelular, os componentes das extremidades são clivados e uma molécula ligeiramente mais curta é agora chamada de *tropocolágeno*. As moléculas de tropocolágeno no espaço extracelular polimerizam-se em microfibrilas de colágeno que, por sua vez, se agregam em subfibrilas, fibrilas e finalmente fibras (Fig. 6.2).[64] As moléculas de tropocolágeno são inicialmente atraídas umas para as outras em ligações de hidrogênio fracas, hidrofóbicas, hidrofílicas e covalentes.

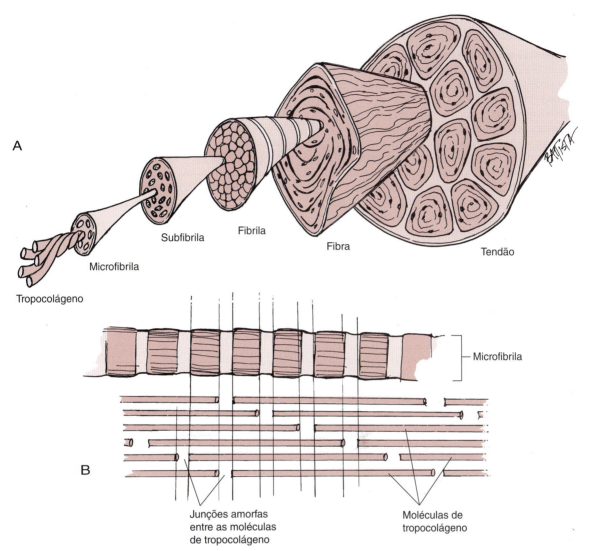

Figura 6.2 Composição estrutural do ligamento e tendão. **A.** A organização hierárquica do tendão e ligamento da molécula de tropocolágeno até a estrutura completa. As fibras e seu padrão enrugado podem ser observados com microscopia óptica. Os níveis das fibrilas podem ser visualizados somente com microscopia eletrônica. **B.** A formação das microfibrilas de uma extremidade à outra e a agregação lateral de moléculas de tropocolágeno. Ocorrem microfalhas nas junções amorfas nas extremidades das moléculas de tropocolágeno.

Uma vez ocorrida a agregação em microfibrilas, as alterações nas ligações intra e intermoleculares progridem de menos para mais estáveis. À medida que o colágeno matura, há um aumento na densidade e na estabilidade da ligação, que resulta em força e rigidez teciduais aumentadas.[6] Essa é uma breve revisão de como o colágeno é produzido nos tecidos conjuntivos. Uma descrição mais detalhada pode ser encontrada em um livro de histologia.

A sequência de aminoácidos das cadeias polipeptídicas que constituem as moléculas de tropocolágeno não é sempre a mesma. Como resultado, muitos tipos de colágenos geneticamente distintos têm sido identificados, cada um com uma composição química e propriedades mecânicas diferentes. Dezenove tipos diferentes de colágeno foram identificados. Os tendões e ligamentos possuem principalmente o tipo I (cerca de 70% do peso seco) com uma pequena quantidade do tipo III (3-10%) e vestígios dos tipos V, X, VII e XIV.[92] Entretanto, a proporção dos tipos de colágeno presente varia entre tendões e ligamentos específicos. Por exemplo, os tendões normalmente têm muito pouco colágeno do tipo III; já os ligamentos possuem uma proporção maior. O ligamento cruzado do joelho tem uma proporção maior de colágeno do tipo III do que os ligamentos colaterais mediais. Tecidos granulados possuem uma proporção muito alta de colágeno do tipo III. As variações na composição do tipo de colágeno podem contribuir para as variações no comportamento mecânico de diferentes ligamentos e tendões.

As fibras de elastina constituem uma proporção muito menor de composição fibrosa dos tendões e ligamentos. Os tendões possuem muito pouca elastina. A proporção de elastina para fibras de colágeno varia entre os ligamentos. Entretanto, na maioria dos ligamentos das articulações,

> ### Relevância clínica
>
> **Distúrbios genéticos que afetam o colágeno:** A síndrome de Ehlers-Danlos (SED) é um distúrbio do tecido conjuntivo herdado geneticamente que resulta do defeito nos colágenos dos tipos I, II, III ou V. Existem diversos tipos de SED, cada um com uma apresentação clínica. Entretanto, em todos os tipos, diversas anormalidades genéticas causam os defeitos no colágeno que fica incapaz de formar as fibrilas adequadamente. Por isso, os tecidos conjuntivos com esse colágeno defeituoso são muito fracos. Alguns pacientes sofrem de hipermobilidade articular, subluxações e deslocamentos. Outros sintomas relacionados com os tecidos conjuntivos defeituosos incluem prolapso da válvula mitral, problemas no trato gastrintestinal, tendência a se machucar facilmente e ferimentos na pele com cicatrização lenta.
>
> Outro distúrbio genético que resulta de defeitos de um gene que codifica o colágeno do tipo I é a osteogênese imperfeita. As mutações resultam na incapacidade de formar a hélice tripla corretamente, o que interfere na formação subsequente das fibrilas. Os resultados são ossos quebradiços, manifestados clinicamente em diversos graus de severidade e produzindo fraturas múltiplas com baixa sobrecarga.

assim como nos tendões, o colágeno está presente em uma proporção muito maior do que a elastina. Contrariamente, o ligamento amarelo, um ligamento interlaminar na coluna, possui mais elastina do que o colágeno.[66]

Matriz extracelular: substância fundamental

A substância fundamental, ou a parte não fibrosa da matriz extracelular, é composta de glicoproteínas estruturais, proteoglicanos e água. As glicoproteínas estruturais contêm uma grande fração de proteínas e um pequeno componente de carboidratos. Essas glicoproteínas, como a fibronectina, trombospondina, tenascina-C e undulina, exercem um papel importante na adesão das células às fibras e outros componentes da matriz extracelular.[43]

Embora os proteoglicanos constituam menos de 1% do peso seco total do tendão ou ligamento, eles exercem um papel fundamental no seu funcionamento (Fig. 6.1). Os proteoglicanos são macromoléculas grandes e complexas com uma proteína central à qual um ou mais glicosaminoglicanos (GAGs) se liga de forma covalente. Os GAGs são moléculas lineares ou unidades de dissacarídeos repetitivas, que estão ligadas à proteína central em uma extremidade e irradiam a partir dela para formar uma configuração em forma de "escova de limpar mamadeira" (ver Fig. 5.2). A concentração de GAGs é consideravelmente menor no tendão e ligamento do que na cartilagem. Entretanto, em razão de sua alta densidade de carga e força de repulsão entre cargas, as moléculas de proteoglicanos estão rigidamente estendidas e, portanto, contribuem para a capacidade dos tendões e ligamentos de resistir à compressão e às forças tênseis.[43] A natureza polar dessas moléculas também atrai e armazena a água dentro dos tecidos conjuntivos. Essa característica hidrofílica ajuda a manter a extensibilidade do tendão e ligamento em resposta às forças tênseis. Por exemplo, o tendão úmido é capaz de alongar facilmente em resposta à força de distração, enquanto o tendão seco perde complacência.[100] A propriedade hidrofílica dos proteoglicanos também permite a difusão rápida de moléculas solúveis em água e a migração das células de dentro da matriz extracelular para o tendão ou ligamento.[43]

Os proteoglicanos também ajudam a regular e manter a organização estrutural do tecido fornecendo suporte e espaço para os componentes do tecido conjuntivo celular e fibroso. As ligações entre os GAGs e as fibras de colágeno ocorrem no tecido conjuntivo, o que contribui para a agregação do colágeno em feixes de fibras e para a força do tecido. O padrão enrugado (aparência ondulada das fibras de colágeno no tecido conjuntivo regular denso) tem sido atribuído às ligações dos GAGs ao colágeno.[9] Exemplos de GAGs incluem o sulfato de condroitina, o sulfato de dermatan e o ácido hialurônico, embora o sulfato de dermatan seja normalmente mais comum nos tendões e ligamentos. Exemplos de proteoglicanos comuns nos tendões e ligamentos incluem a decorina e o biglicano.

Propriedades mecânicas

As propriedades mecânicas dos tendões e ligamentos são medidas pelas preparações de tecido submetidas à sobrecarga tênsil uniaxial até a falha. As preparações de tecido normalmente consistem em complexos osso-ligamento-osso ou tendão. Os dados coletados desses testes são utilizados para criar curvas sobrecarga-deformação por meio da representação gráfica da sobrecarga aplicada externamente em relação à quantidade correspondente de alongamento do tecido. Essas curvas sobrecarga-deformação representam as propriedades estruturais do tecido testado (Fig. 6.3). Como descrito no Capítulo 2, as curvas sobrecarga-deformação podem ser convertidas em curvas estresse-estiramento que matematicamente descrevem as propriedades mecânicas do tendão ou ligamento testado. Essas propriedades mecânicas dependem da composição do tecido, da orientação das fibras de colágeno e da interação entre o colágeno e os componentes da substância fundamental. Entretanto, esse método de determinação das propriedades mecânicas do ligamento e tendão exige a extração de tecidos inteiros. Portanto, os estudos que empregam esses métodos utilizam tecidos de uma variedade de modelos animais ou tecido humano removido durante cirurgias (p. ex., ligamentos degenerados removidos para inserção de componentes prostéticos na reposição total de joelho).

Mais recentemente, o estiramento do tendão tem sido medido *in vivo* em humanos utilizando-se métodos de escaneamento por ultrassom em tempo real. Esses métodos emergentes permitem aos pesquisadores estudar os efeitos de diversos fatores, como a idade e o exercício, nas propriedades mecânicas do tendão diretamente em humanos durante o movimento.[57]

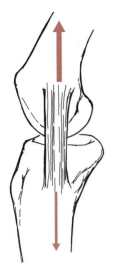
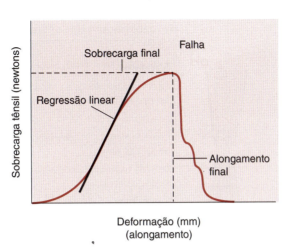

Figura 6.3 Uma curva sobrecarga--deformação típica para um complexo osso--ligamento-osso. Quando as forças tênseis (sobrecargas) são aplicadas ao complexo osso-ligamento-osso, uma curva sobrecarga--deformação pode ser desenhada para representar suas propriedades estruturais.

Determinação do estresse e estiramento

O **estiramento** tênsil é definido como o alongamento por unidade de comprimento de um material em resposta à sobrecarga tênsil. Ele é representado pela fórmula estiramento = $(c - c_0)/c_0$, onde c_o é o comprimento antes de a sobrecarga tênsil ser aplicada e c é o comprimento após a sobrecarga ter sido aplicada. Portanto, o estiramento não possui unidades e é normalmente expresso como um percentual. O comprimento pode ser medido diretamente nos tecidos extraídos pela colocação de marcadores no tecido mole na região a ser estudada. Ele também pode ser medido pela utilização de equipamentos como os transformadores diferenciais lineares variáveis (TDLV), que são instrumentos usados para medir a mudança de voltagem durante o alongamento e convertê-la para a mudança correspondente no comprimento. Esse método pode ser usado para coletar dados *in vivo* durante o movimento articular, mas exige métodos invasivos para fixar o equipamento diretamente no tecido.[13,92] Métodos não invasivos de ultrassom *in vivo* também são usados para medir o alongamento, estiramento e rigidez tecidual do tendão durante o movimento articular, mas exige que o sujeito esteja estacionário.[30]

O **estresse** tênsil é definido como a carga tênsil aplicada externamente por área de secção transversa do tendão ou ligamento avaliado. É representado pela fórmula do estresse = F/A, onde F é a quantidade de força de distração aplicada externamente, e A é a área de secção transversa do material avaliado. Normalmente é expresso em newtons por milímetro quadrado. Apesar dessa relação simples, a determinação precisa da área de secção transversa da estrutura pode ser difícil. Diversos métodos para determinar a área são utilizados, variando de compassos com tecnologia simples para medir a largura e a espessura da amostra até métodos sofisticados com laser sem contato.[92] Este método exige amostras de tecidos de modelos animais ou de tecidos humanos descartados em cirurgias.

As forças ou estresses nos tendões e ligamentos também são medidos *in vivo* durante o movimento utilizando-se equipamentos que são colocados dentro ou ao redor da substância central do tecido de interesse. Exemplos desses instrumentos incluem transdutores, sensores de fibra ótica e outros transdutores de força implantáveis.[30]

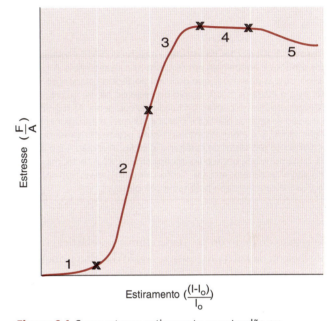

Figura 6.4 Curva estresse-estiramento para tendão ou ligamento. Cinco regiões são identificadas: 1, região do dedo do pé; 2, região linear ou elástica; 3, região da falha progressiva ou plástica; 4, região da falha principal; e 5, região da ruptura ou falha completa.

Curva estresse-estiramento para tendões e ligamentos

Uma curva estresse-estiramento típica para um tendão ou ligamento foi desenhada na Figura 6.4. Cinco regiões principais podem ser identificadas na curva estresse-estiramento de um tendão ou ligamento. Essas regiões são chamadas

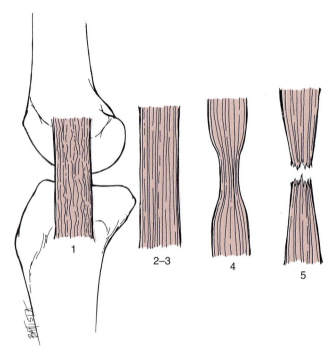

Figura 6.5 Alterações na estrutura interna do tecido colagenoso dos tendões e ligamentos em resposta às cargas tênseis. A figura demonstra as alterações que ocorrem no tecido colagenoso durante o estiramento. 1, região do dedo do pé, na qual o estiramento alisa o padrão ondulado do colágeno. As regiões 2 e 3 são as regiões elástica e plástica, na qual o enrugamento é eliminado, e o alongamento do tecido ocorre por causa do estiramento das fibras de colágeno alisadas. A região 4 é o local da falha principal, onde o ligamento ainda está intacto, mas há um visível estreitamento, ou "enforcamento", da estrutura. A região 5 é caracterizada pela falha completa.

TABELA 6.1 Estiramento de pico nos ligamentos cruzados anteriores de humanos durante atividades de reabilitação selecionadas (n = 8-18)

Atividade	Estiramento de pico (%)
Contração isométrica do quadríceps femoral @15°	4,4
Agachamento com banda elástica	4,0
Extensão/flexão ativa do joelho com botas de 45N de peso	3,8
Teste de Lachman (sobrecarga de 150N de cisalhamento)	3,7
Agachamento	3,6
Flexão/extensão ativa (sem peso)	2,8
Bicicleta estacionária	1,7

de região do dedo do pé, região linear ou elástica, região plástica ou da falha progressiva, região da falha principal e falha completa.[84]

A primeira região é a região do dedo do pé. Nela, o estresse aumenta muito pouco à medida que o tecido alonga. O estiramento também é muito baixo (1,2-1,5%). Os estresses que produzem estiramentos na região do dedo do pé têm sido comparados com aqueles aplicados por um avaliador durante os testes clínicos de estresse de ligamento. Nos tendões, o estresse da região do dedo do pé é suficiente para deixar o padrão enrugado do colágeno liso e é equivalente à força produzida por uma contração tetânica máxima do músculo correspondente (Fig. 6.5).

Na região linear, ou elástica, região da curva, o alongamento em resposta à sobrecarga aplicada continua a aumentar. A rigidez ou resistência ao alongamento também aumenta, mas a relação entre estresse e estiramento permanece consistentemente linear. O micro e macroexame da resposta do estiramento dos tendões à sobrecarga tênsil mostra que as cargas que excedem aquelas que tornam o enrugamento liso resultam em alongamento do tecido por meio do deslizamento das fibras de colágeno umas sobre as outras.[78] Quando a força tênsil é removida, o tendão ou ligamento retorna ao comprimento e forma que possuía antes do estresse. Entretanto, dependendo da duração dessa amplitude de deformação elástica, um tempo adicional pode ser necessário para a recuperação completa do comprimento original pré-estresse. A persistência do alongamento demonstra a propriedade de histerese do material viscoelástico. O estresse e estiramento que ocorrem nos tendões e ligamentos porque os movimentos fisiológicos normais diminuem nessa região linear, ou elástica, da curva, e o estiramento é estimado em até 6%. Os estiramentos fisiológicos nos ligamentos cruzado anterior e colateral medial no joelho estão na faixa de 4-5% (Tab. 6.1).[12,13] Uma visão atual é que durante movimentos normais o alongamento do tendão não excede 4%.[43,84]

Os estiramentos fisiológicos variam entre tendões e ligamentos diferentes e entre regiões diferentes dentro do mesmo tendão. Por exemplo, os métodos ópticos que examinam o comportamento do estiramento nos tendões tibiais anteriores normais revelam que a medida do estiramento na região próxima ao músculo foi cinco vezes maior do que aquela encontrada tanto na região média do tendão como na região próxima ao osso.[9] Os fascículos tendíneos de tendões patelares de homens jovens também demonstram a variação regional no estiramento. Os fascículos da porção anterior desses tendões mostram estresse de pico e de escoamento e módulo elástico consideravelmente maiores quando comparados com a porção posterior do tendão.[36] A variação regional do estiramento dentro dos tendões também pode ser influenciada pela posição articular. Pesquisadores que examinaram o estiramento tênsil nos tendões patelares com o joelho em diversas posições relataram estiramentos uniformes ao longo do tendão com o joelho em extensão completa. Entretanto, quando o joelho está flexionado, o estiramento tênsil aumenta no lado anterior do tendão e diminui no lado posterior.[3] Uma melhor compreensão dessas variações regionais nas propriedades biomecânicas e nos estresses e estiramentos dentro dos tendões e ligamentos pode contribuir para nosso entendimento de tendinopatia e outras lesões por microtrauma.

A regressão da porção elástica, ou linear, da curva estresse-estiramento é chamada de **módulos de Young de elasticidade** e é representada numericamente como o estresse dividido pelo estiramento (ver Fig. 2.6). Ela representa a resistência do tecido ao alongamento. Quando a regressão da curva é íngreme e o módulo, alto, o material exibe um alto grau de rigidez, ou resistência ao alongamento. Quando a regressão da curva é gradual e o módulo, baixo, o tecido é mais complacente e deforma facilmente quando submetido à força tênsil (ver Fig. 2.7).

A terceira região da curva é a região de microfalhas progressivas, também chamada de **amplitude plástica**. O ponto no qual a região elástica transita para a região plástica é chamado de **ponto de escoamento**. As forças tênseis da região plástica rompem fibras e ligações de colágeno suficientes para desenredar lentamente as fibras de colágeno e diminuir a regressão na curva estresse-estiramento.[78] Portanto, quando a força de deformação é removida, a estrutura não está apta para retornar completamente à sua dimensão pré-estiramento. O tecido fica permanentemente deformado, embora, a olho nu, pareça normal e intacto. Os estresses nessa faixa poderiam ocorrer durante uma lesão que causa uma entorse ligamentosa. Uma entorse de ligamento nessa extensão pode permanecer excessivamente estirada ou relaxada, causando instabilidade articular e futuras lesões recorrentes.

Quando a amplitude plástica é excedida, a regressão da curva torna-se plana drasticamente. Essa é a região da falha principal. Embora o tendão ou ligamento ainda esteja intacto, existe um estreitamento visível, ou formação de um "pescoço", da estrutura (Fig. 6.5). O alongamento do material pode ocorrer sem força adicional. Esse estágio é seguido pela falha completa. O estresse e o estiramento no ponto de falha são chamados de **estresse final** e de **estiramento final**, respectivamente. Durante a sobrecarga fisiológica, um tendão é submetido a estiramentos tênseis de até 6%.[78] Quando um estresse agudo causa um alongamento de 8% ou mais, o tendão ou ligamento provavelmente romperá, dependendo da estrutura específica e do método de sobrecarga.[43] Essas são propriedades dos tecidos do tendão ou ligamento, portanto elas somente podem ser determinadas se a falha ocorrer através da substância do próprio tecido do ligamento ou tendão. Entretanto, a falha final em um tendão ou ligamento pode ocorrer de três maneiras diferentes. A falha pode ocorrer por ruptura na qual há laceração da substância do tecido, pela falha na entese (local de inserção do ligamento ou tendão) ou ao arrancar a porção da inserção óssea do ligamento ou tendão. A falha no local ósseo é chamada de **fratura por avulsão**.

Tipos de falha

A natureza da falha varia entre os diferentes tendões e ligamentos e pode ser influenciada por diversos fatores incluindo a idade ou maturidade esquelética, diferenças estruturais entre diferentes tendões e ligamentos e a velocidade ou taxa na qual a força de alongamento é aplicada. Os modelos de falha nos ligamentos, em particular, dependem da idade ou maturidade esquelética. Por exemplo, os ligamentos colaterais no joelho falham por avulsão tibial em animais com epífises abertas, enquanto em os animais com epífises fechadas, a falha ocorre por ruptura ligamentosa.[98] As diferenças estruturais dentro do ligamento ou tendão e as diferenças na natureza de suas inserções no osso também influenciam o método de falha. Por exemplo, em estudos com animais, os ligamentos colaterais no joelho normalmente falham por ruptura na parte média, enquanto os ligamentos cruzados anteriores (LCAs) falham por avulsão tibial. Os tendões patelares falham por avulsão no polo inferior da patela.[24] Entretanto, observações clínicas mostram que as lesões no ligamento do joelho em humanos normalmente causam falhas no ligamento por ruptura na substância. Portanto, pode haver diferenças nas espécies bem como entre diferentes tendões e ligamentos de um indivíduo.

Efeitos das condições físicas nas propriedades mecânicas

As propriedades biomecânicas dos tendões e ligamentos e seu comportamento em resposta às cargas tênseis são influenciados pelas condições físicas. Duas condições que têm sido estudadas extensivamente são a velocidade, ou taxa, de aplicação da força de estiramento e a temperatura das estruturas no momento do estiramento.

Efeitos da taxa de aplicação de força

O efeito da taxa de alongamento, ou taxa de estiramento, nas propriedades biomecânicas dos tendões e ligamentos tem sido investigado e debatido há muitos anos. Estudos que utilizam tendões e ligamentos humanos demonstram que a velocidade de estiramento possui um efeito em suas curvas de estresse-estiramento.[68,86] Foi sugerido que a taxa de estiramento que ocorre durante a lesão tem um efeito na natureza da lesão resultante do ligamento. Por exemplo, à medida que a taxa de aplicação de força aumenta, a rigidez e a sobrecarga final também aumentam e há maior suscetibilidade para a ocorrência de falha por ruptura. Ao contrário, em velocidades lentas, a falha ocorre predominantemente por avulsão.[22,68] Entretanto, dados de estudos mais recentes sugerem que os efeitos da taxa de estiramento são superestimados.[92] Os ligamentos testados em baixas, médias e altas taxas de alongamento mostram respostas biomecânicas similares. Pequenas diferenças são observadas nos módulos de elasticidade entre as taxas de estiramento baixa e média, mas o módulo na taxa de extensão rápida é somente 30% maior.[24] Consistente com esse resultado, os tendões também mostram aumentos moderados no módulo elástico e na força tênsil final à medida que a taxa de estiramento aumenta.[62] Os tipos de falha (ruptura por avulsão *versus* na substância) em ligamentos são independentes da taxa de estiramento, mas dependem da idade e da maturação esquelética. Em animais com epífises abertas, todas as falhas ocorrem por avulsão, independente da taxa de esti-

Relevância clínica

Utilização do calor para estabilizar o ombro: Na população jovem e ativa, uma causa comum de dor no ombro é a instabilidade articular devida à lesão capsular. Uma vez que a instabilidade no ombro esteja presente, a reincidência de lesão é alta. Como resultado, a intervenção cirúrgica pode ser exigida para restaurar a estabilidade articular necessária para o retorno ao estilo de vida ativo. Procedimentos cirúrgicos abertos para retensionar ligamentos relaxados exigem um longo tempo de cicatrização e reabilitação. Por isso, outro procedimento, a capsulorrafia térmica, foi desenvolvido. Nele, a energia térmica é utilizada para retrair a cápsula relaxada e os ligamentos restaurando, portanto, a estabilidade articular. A energia térmica, produzida por sondas eletrotermais com *lasers* ou radiofrequência (RF), desnatura o colágeno e rompe as ligações moleculares covalentes, produzindo um colágeno enrolado e condensado que resulta na diminuição do comprimento do tecido. A quantidade de retração do tecido é variável e se eleva com o aumento da energia térmica aplicada, com a temperatura do tecido e com a duração da aplicação.[55]

A energia térmica aplicada artroscopicamente a uma temperatura entre 55 e 65°C é em geral utilizada para produzir retração do tecido e alterações histológicas associadas.[38] A análise biomecânica demonstra que a capsulorrafia térmica glenoumeral resulta em uma diminuição da translação da cabeça do úmero glenoidal e no restabelecimento da pressão intra-articular dentro da articulação do ombro.[71,83] Embora a articulação pareça estar estabilizada pelos ligamentos retraídos pelo calor, estudos mostram que ligamentos tratados com calor possuem um aumento no estiramento final e de escoamento e uma diminuição na rigidez do tecido.[71,80] A sobrecarga de falha de ligamentos retraídos também é reduzida como resultado do tratamento termal. Pacientes que receberam esse tratamento e seus terapeutas devem proteger as articulações tratadas a partir de sobrecargas tênseis excessivas durante o período pós-operatório para permitir a cicatrização e a restauração da força no tecido retraído. Pesquisadores testaram ligamentos retraídos pelo calor até a falha em intervalos de 3 semanas durante 9 semanas após o tratamento termal. Eles descobriram que a sobrecarga mais alta até a falha ocorreu na terceira semana após o tratamento; isto é, os ligamentos tratados estavam mais fortes 3 semanas após o tratamento. Entretanto, 9 semanas após o tratamento termal, os ligamentos retraídos pelo calor que também tinham sido imobilizados estavam significativamente mais fracos do que 3 semanas após o tratamento e também estavam mais fracos do que aqueles em que o movimento foi permitido.[25] A imobilização total parece ter um efeito negativo na cicatrização do ligamento. Contudo, o momento ideal para a remobilização ainda é controverso. A instabilidade articular em outras regiões que também são tratadas com procedimentos de retração térmica incluem a instabilidade crônica lateral do tornozelo e o retináculo patelar medial na instabilidade patelar recorrente.[21,41]

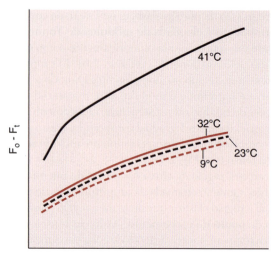

Figura 6.6 Efeito da temperatura nas curvas de relaxamento por estresse. As curvas de relaxamento por estresse para o tendão da cauda de rato em um determinado estiramento para diversas temperaturas acima e abaixo da transição térmica. F_0, força original; F_t, força no final do período de estiramento sustentado. Observe que à medida que o relaxamento por estresse aumenta, a diferença entre F_0 e F_t aumenta. (Dados de Rigby BJ, Hirai N, Spikes JD: The mechanical behavior of rat tail tendon. J Gen Physiol 1959; 43: 265-283.)

é submetido a um encolhimento irreversível.[65] Presume-se que essa temperatura crítica, chamada de *temperatura de fusão*, cause a quebra de ligações químicas que mantêm a estrutura e a organização das fibras de colágeno.

Um aumento menos severo da temperatura para 37-40°C é chamado de *transição térmica*. Quando o colágeno nos tendões e ligamentos é aquecido a temperaturas na amplitude de transição térmica, as propriedades viscoelásticas da estrutura são afetadas, incluindo o relaxamento do estres-

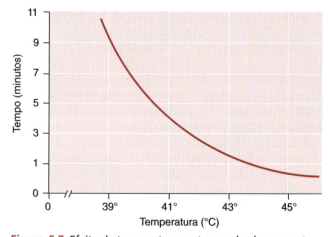

Figura 6.7 Efeito da temperatura no tempo de alongamento do tendão. O gráfico demonstra o efeito das temperaturas acima da transição térmica no tempo necessário para alcançar um estiramento (alongamento) de 2,6% no tendão da cauda de um rato. (Dados de Warren CG, Lehman JF, Koblanski JN: Elongation of rat tail tendon: effect of load and temperature. Arch Phys Med Rehabil 1971; 52: 465-484.)

ramento, enquanto em animais com as epífises fechadas, as falhas ocorrem por ruptura do ligamento.[70]

Efeitos da temperatura

A temperatura possui um efeito importante nas propriedades moleculares e mecânicas do colágeno. Quando um tendão ou ligamento não estirado é aquecido a 59-60°C, ele

Capítulo 6 Biomecânica dos tendões e ligamentos 95

> ### Relevância clínica
>
> **Utilização do calor para aumentar a amplitude de movimento:** Os clínicos são frequentemente confrontados com pacientes que possuem restrições na amplitude de movimento articular que interferem nas atividades funcionais. A restrição articular pode ser produzida pelos tecidos conjuntivos densos dentro dos músculos e nas cápsulas articulares assim como nos tendões e ligamentos. O tratamento para aumentar a amplitude de movimento articular é normalmente focado no aumento do comprimento dos tecidos conjuntivos densos que encurtaram por causa da imobilização ou cicatrização. Os tratamentos envolvem a aplicação de forças de estiramento. Entre os métodos que podem ser utilizados para produzir o estiramento estão procedimentos rápidos e intensos como a mobilização articular ou o estiramento osteocinemático manual, bem como as técnicas de estiramento prolongadas com sobrecarga baixa e utilização de talas, gessos ou outros equipamentos. A extensibilidade aumentada do tecido conjuntivo é útil na administração de qualquer uma dessas técnicas de estiramento. Os estudos descritos mostraram que o tecido conjuntivo denso aquecido a aproximadamente 40°C afeta a ligação entre as moléculas de tropocolágeno resultando em flexibilidade aumentada. O aumento da taxa de deformação e o relaxamento por estresse que ocorrem no tecido conjuntivo denso aquecido deve facilitar a efetividade das técnicas de estiramento. O preaquecimento ou o aquecimento aplicado simultaneamente com o estiramento permite aos clínicos produzir alongamento em tecidos conjuntivos encurtados com menos força, portanto, reduzindo o risco de lesionar tecidos em cicatrização ou outros adjacentes. Entretanto, o aquecimento também resulta em sobrecarga ou estiramento de ruptura reduzido. Quando um estiramento de 2% é excedido, o colágeno começa a ceder. Visto que os tecidos conjuntivos aquecidos falham em sobrecargas significativamente mais baixas do que os tecidos não aquecidos, clínicos que aplicam forças de estiramento em tecidos conjuntivos aquecidos durante o tratamento devem monitorar com cuidado a quantidade de força de estiramento aplicada para evitar o rompimento indesejado do tecido.
>
> Outra consideração clínica é como obter o aumento de temperatura necessário para produzir o efeito desejado no tecido-alvo. A temperatura de 40°C necessária para aumentar a extensibilidade do tecido refere-se à temperatura do colágeno, não à temperatura da superfície do corpo. Dado que a maioria dos métodos de aquecimento utilizados na clínica exige a transmissão da energia térmica através da pele e talvez do músculo e da gordura sobrejacentes antes de chegar ao tecido-alvo, os clínicos devem estar cientes da profundidade da penetração do método de aquecimento selecionado. As modalidades de aquecimento com profundidades superficiais de penetração, como os sacos com misturas aquecidas, podem não obter a elevação de temperatura necessária nas estruturas de tecido conjuntivo denso como tendões e ligamentos que estão localizados abaixo dos músculos sobrejacentes. Como resultado, o aquecimento insuficiente comprometerá a efetividade do tratamento.

se, a taxa de deformação e o estiramento e a sobrecarga de ruptura.[84] Quando os tendões são mantidos sob tensão durante estudos de sobrecarga-deformação, o relaxamento por estresse é independente da temperatura até serem atingidos os 37°C. Acima dessa temperatura, o relaxamento por estresse aumenta à medida que a temperatura se eleva (Fig. 6.6).[76] A recuperação do relaxamento por estresse também é dependente da temperatura. Por exemplo, quando se permite que tendões aquecidos a 37°C e submetidos a estiramentos entre 1 e 4% resfriem, eles retornam ao seu estresse original. Entretanto, nos tendões aquecidos a 40°C, a alteração é irreversível.[75]

Aquecer os tendões em temperaturas de transição térmica também aumenta a taxa de deformação. Isto é, leva menos tempo para alcançar um determinado estiramento em resposta à aplicação de uma sobrecarga de alongamento quando os tendões estão aquecidos (Fig. 6.7).[91] Os tendões aquecidos demonstram taxas de deformação aumentadas em resposta tanto ao estiramento cíclico como à sobrecarga constante. Ambas as condições de sobrecargas produzem aumentos similares na deformação em resposta ao aquecimento.[51]

A sobrecarga e o estiramento de ruptura de tendões também são influenciados pelo calor. Por exemplo, os tendões aquecidos a 40°C demonstram um estiramento de ruptura de somente 3-4%, em comparação com 8-14% para tendões em temperaturas mais baixas do que 37°C. Esses resultados confirmam a conclusão de que o calor a 40°C pode produzir dano estrutural ao colágeno.[75] Além disso, tendões que são aquecidos e depois resfriados enquanto a sobrecarga tênsil é mantida rompem em estiramentos menores do que aqueles em que a sobrecarga não foi mantida durante o resfriamento. Isso sugere que o resfriamento na posição alongada inibe o restabelecimento das ligações estruturais, enfraquecendo, portanto, o tendão estruturalmente.[91] Essas conclusões foram retiradas de estudos *in vitro* conduzidos em tendão da cauda de rato e cão. Um estudo *in vivo* mais recente examinou o efeito da imersão das pernas de homens jovens na água a 5°C ou 42°C por 30 minutos. Nenhuma alteração no comportamento do estiramento de seus tendões do calcâneo foi encontrada. Esses resultados fornecem evidência de que a aplicação geral de calor superficial ou de agentes de resfriamento pode não afetar as propriedades mecânicas dos tendões.[48]

Efeitos biológicos nas propriedades mecânicas

As propriedades biomecânicas dos tendões e ligamentos são influenciadas por diversos fatores biológicos. Os fatores biológicos discutidos neste capítulo incluem maturidade esquelética, idade, sexo e hormônios.

Efeitos da maturação e da idade

A maturação esquelética e a idade possuem efeitos significativos nas propriedades biomecânicas dos ligamentos e tendões. Em geral, a força tênsil, a sobrecarga até a falha e o módulo elástico melhoram rapidamente durante a maturação até a maturidade esquelética (fechamento das epífises) ser alcançada. O relaxamento por estresse e a deformação em resposta às sobrecargas estática e cíclica também são maiores em animais muito jovens e melhoram com a maturação. A força máxima do tecido é alcançada perto da idade de maturidade esquelética. Ela declina gradualmente durante a idade

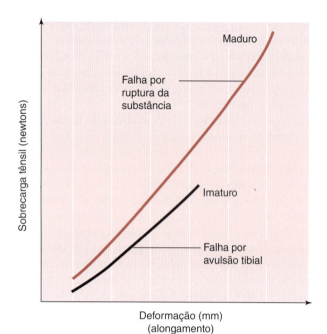

Figura 6.8 Propriedades mecânicas dos complexos osso-ligamento-osso de coelhos esqueleticamente maturados e não maturados. Uma curva sobrecarga-deformação demonstra as propriedades mecânicas dos complexos osso-ligamento-osso de coelhos maturados e não maturados. Os coelhos esqueleticamente não maturados possuem epífises abertas; os coelhos maturados possuem epífises fechadas.

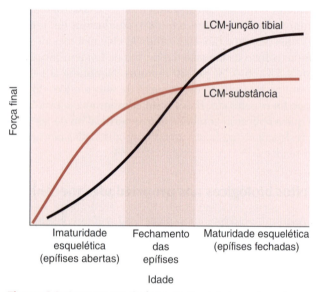

Figura 6.9 Comparação da força do local de inserção e da substância do ligamento durante a maturação esquelética em ligamentos colaterais mediais de coelhos. O gráfico demonstra que as diferenças na força final entre o local de inserção e a substância dos ligamentos colaterais mediais de coelhos à medida que o animal matura. Em animais imaturos esqueleticamente, a falha é mais frequente por avulsão tibial do ligamento porque sua força final é menor do que a da substância. Em animais esqueleticamente maduros, a falha ocorre por ruptura da substância do ligamento, que agora é mais fraca do que o local de inserção. (Adaptado de Woo SL-Y, Ohland KJ, Weiss JA: Aging and sex-related changes in the biomechanical properties of the rabbit medial collateral ligament. Mech Ageing Dev 1990; 56: 129-142).

adulta e na senescência.[96,97] Portanto, ligamentos e tendões de animais muito jovens e idosos suportam sobrecargas tênseis máximas menores do que jovens e adultos de meia-idade (Fig. 6.8).[96] Além da influência nas propriedades mecânicas dos ligamentos, a maturação também altera o tipo de falha causado pela sobrecarga tênsil. Em jovens animais com epífises abertas, o mecanismo de falha que ocorre mais frequentemente é a fratura por avulsão do osso. Em animais maduros com epífises fechadas, a falha do ligamento ocorre mais provavelmente por ruptura da substância (Fig. 6.9).[96]

As alterações biomecânicas e histológicas também ocorrem durante a maturação e o envelhecimento e podem explicar algumas das alterações mecânicas associadas com a idade. Durante a maturação, o tamanho das fibrilas de colágeno aumenta, e a concentração e a síntese de colágeno são maiores do que em adultos.[43] Antes da maturidade esquelética há um

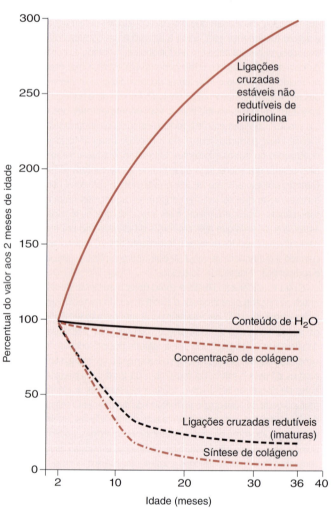

Figura 6.10 Alterações bioquímicas nos ligamentos cruzado anterior e colateral medial de coelhos. Coelhos com 2 meses de idade são imaturos esqueleticamente (epífises abertas), enquanto coelhos de 12 e 36 meses de idade possuem epífises fechadas; os coelhos de 36 meses de idade são considerados velhos ou idosos. (Dados de Amiel D, Kuiper SD, Wallace D, et al: Age-related properties of medial collateral ligament and anterior cruciate ligament: a morphologic and collagen maturation study in the rabbit. J Gerontol 1991; 46: B159-B165).

grande número de ligações cruzadas imaturas e redutíveis de colágeno, que corresponde à síntese de colágeno. Os adultos possuem uma proporção maior de ligações cruzadas de piridinolina mais estáveis (Fig. 6.10).[6] A superioridade mecânica dos ligamentos dos adultos pode estar relacionada à mudança do tipo de colágeno predominante nas ligações cruzadas e ao aumento do tamanho das fibrilas. Os tendões e ligamentos em idade avançada possuem concentração de colágeno reduzida e um número aumentado de fibrilas de colágeno de diâmetro pequeno.[82] Além disso, o colágeno tipo V, um conhecido regulador do diâmetro das fibrilas de colágeno, é encontrado em tendões e ligamentos em idade avançada, mas não naqueles de animais jovens. Outras análises *in vitro* de tendões em idade avançada mostram que o envelhecimento também está associado com uma redução no ângulo de enrugamento das fibrilas de colágeno, um aumento no conteúdo de elastina e uma redução na água extracelular e no conteúdo de proteoglicanos. O efeito líquido dessas alterações é uma redução da rigidez de tendões em idade avançada.[59]

Embora a maioria desses resultados tenha sido obtida de investigações que utilizaram modelos animais, os estudos nos tecidos humanos também demonstram a inferioridade mecânica de tendões e ligamentos com mais idade. Por exemplo, a rigidez, a sobrecarga final e o módulo elástico de amostras do LCA de adultos jovens (idade 22-35 anos) são aproximadamente três vezes maiores do que os de pessoas mais idosas.[69,95] Os ligamentos espinais anterior e posterior retirados de humanos no momento da cirurgia mostram uma forte relação inversa entre a idade e a força tênsil.[42,60] Os tendões patelares de humanos idosos também mostram mais complacência e perda de rigidez.[73] Entretanto, estudos recentes, tanto em animais como em humanos, mostram que a redução na rigidez do tendão e ligamento que ocorre com a idade pode ser minimizada, se não revertida, em resposta ao exercício de força de intensidade baixa ou moderada.[18,49,74]

Relevância clínica

Implicações do exercício de força para a manutenção da força e rigidez do tendão em adultos idosos: Indivíduos mais idosos que desejam continuar a praticar atividades esportivas normalmente são impedidos por lesões de estiramento musculoesquelético que são, pelo menos em parte, causadas pela deterioração das propriedades mecânicas dos tecidos conjuntivos envelhecidos. Os efeitos protetores do exercício de força na manutenção da rigidez do tendão e ligamento e da resistência às forças de alongamento podem reduzir a probabilidade de lesões por estiramento do tendão. Além disso, como os tendões são estruturas de tecido conjuntivo que conectam o músculo ao osso, eles podem influenciar a velocidade de transmissão da força de contração muscular. A rigidez do tendão aumentada induzida pelo treinamento de força está associada com a produção mais rápida de torque na articulação. As atividades funcionais que exigem a produção rápida de torque na articulação, como a recuperação da perda do equilíbrio bem como as atividades esportivas, também podem melhorar como resultado desse treinamento de força. Portanto, o treinamento de força possui benefícios para os idosos além de simplesmente aumentar a força muscular.

Relevância clínica

Efeitos da idade na capacidade funcional dos ligamentos e tendões: Os ligamentos e tendões ajudam a manter a estabilidade articular. À medida que os tendões e ligamentos envelhecem, eles se tornam menos capazes de suportar sobrecargas tênseis. Como resultado, eles podem ser menos efetivos na estabilização de uma articulação em resposta às forças repetitivas ou de alta intensidade que ocorrem durante atividades funcionais. A instabilidade articular pode resultar na mecânica anormal da articulação durante o movimento. Essa alteração na mecânica articular pode impor estresse excessivo nas estruturas articulares e levar à doença degenerativa articular.

Efeito dos hormônios

Os hormônios também podem influenciar as propriedades mecânicas dos tecidos conjuntivos densos. O hormônio adrenocorticotrópico da pituitária e a cortisona do córtex adrenal diminuem o conteúdo de GAG da matriz extracelular dos tecidos conjuntivos. Níveis excessivos de cortisol também reduzem a síntese de colágeno do tipo I. Ambos os efeitos reduzem a força do tecido conjuntivo. Outro hormônio, a relaxina, que é produzida durante a gravidez, relaxa e aumenta a extensibilidade dos ligamentos pélvicos. O hormônio sexual feminino estrogênio também pode exercer um papel na determinação das propriedades tênseis dos ligamentos. As observações de que mais atletas do sexo feminino do que do sexo masculino sofrem lesões do LCA levam alguns clínicos e pesquisadores a formular hipóteses do papel do estrogênio na determinação da força do ligamento.[8] Os receptores funcionais de estrogênio e progesterona têm sido encontrados nos ligamentos de coelhos e humanos.[77] Além disso, a incubação *in vitro* de LCAs com estrogênio produz alterações no comportamento das células, incluindo a sub-regulação (transcrição reduzida) da síntese de colágeno do tipo I.[54] O comportamento mecânico dos ligamentos também é influenciado pelas alterações na concentração do hormônio. Por exemplo, o aumento da concentração de estrogênio circulante está associado com as propriedades tênseis reduzidas nos LCAs de coelhos.[81] Esse resultado incitou outros a tentar encontrar uma relação entre a fase do ciclo menstrual e a incidência de lesão no LCA.[35] Entretanto, um estudo recente mostra que não há diferenças significativas na lassidão do LCA em qualquer uma das três fases do ciclo menstrual, tanto antes como após o exercício.[58] Além disso, uma investigação bem-elaborada e controlada examina a influência do estrogênio e seus receptores nas propriedades mecânicas do ligamento do joelho em um modelo animal. Esses autores mostram que o tratamento com estrogênio não exerce efeito significativo nas propriedades viscoelástica e tênseis do LCM ou do LCA. Portanto, não parece provável que o estrogênio exerça um papel significativo na explicação da alta incidência de lesões do LCA em mulheres.[90]

Resposta dos tendões e ligamentos à imobilização

A mobilidade articular diminuída tem efeitos significativos no osso e tecidos moles. A Lei de Wolff descreve o efeito dos estresses mecânicos na remodelagem óssea. Essa lei frequentemente é reafirmada como o princípio da adaptação específica à demanda imposta (SAID), que é utilizado para explicar a remodelagem em resposta às alterações na sobrecarga externa nos tecidos moles como tendões e ligamentos.[17] A imobilização articular por engessamento ou pinagem normalmente é usada para estudar os efeitos da redução do estresse nos tendões e ligamentos. Esse modelo de imobilização permite a avaliação das respostas dos tecidos moles normais bem como dos tecidos moles que foram lesionados ou estão em processo de cicatrização. A importância de compreender os efeitos da imobilização nos tecidos conjuntivos em cicatrização é óbvia, já que muitas lesões de tendões e ligamentos são tratadas com períodos de repouso e imobilização. Os clínicos precisam decidir quando começar e quanto movimento é desejável para facilitar o movimento articular sem produzir efeitos negativos no tecido em cicatrização. Entretanto, os tecidos conjuntivos não lesionados também podem ser imobilizados. Por exemplo, o repouso na cama ou a dor após procedimentos cirúrgicos podem resultar na imobilização articular. Condições neuromusculares como o acidente vascular encefálico ou a lesão da coluna vertebral também podem causar paralisia muscular, debilidade muscular ou dor como resultado da perda de movimento articular. Compreender os efeitos da imobilização na cicatrização, assim como nas estruturas articulares normais, é importante para gerar tratamentos de reabilitação efetivos e seguros.

Imobilização e remobilização do tecido conjuntivo normal

A imobilização articular, que reduz as forças tênseis normalmente aplicadas aos tendões e ligamentos durante o movimento articular, altera as propriedades biomecânicas das estruturas articulares. Essas alterações incluem redução da sobrecarga na falha, rigidez e módulo elástico diminuídos e sobrecarga de alongamento até a falha aumentada (Fig. 6.11).[44] Além disso, no teste de sobrecarga até a falha, a frequência de falha por avulsão no local de inserção, em vez de ruptura da substância, está significativamente aumentada em ligamentos imobilizados. Isso está relacionado com a atividade subperióstea osteoclástica aumentada, que resulta em reabsorção óssea subperióstea.

As alterações bioquímicas e histológicas também ocorrem em tendões e ligamentos imobilizados, o que pode ajudar a explicar as alterações biomecânicas. Tanto a síntese de colágeno como a degradação aumentam, resultando em aumento da renovação de colágeno. Esse aumento na ressíntese de colágeno é dependente do tempo. Por exemplo, quando a imobilização é limitada a 9 semanas, a ressíntese de colágeno aumenta, mas a massa total de colágeno não se altera.[7] Entretanto, quando a imobilização é continuada por 12 semanas, a ressíntese aumentada de colágeno resulta em redução da massa de colágeno ou atrofia.[4] Os ligamentos submetidos a períodos extensos de imobilização articular também demonstram desorganização da orientação da fibra de colágeno e alteração no seu tamanho.[15,28,44] Essas alterações podem contribuir para a sobrecarga de falha e rigidez reduzidas observadas nos tecidos imobilizados. As ligações cruzadas de colágeno também são afetadas pela imobilização. A análise química do tecido conjuntivo denso imobilizado mostra um aumento total na quantidade de ligações cruzadas de colágeno. Entretanto, o maior aumento é encontrado na proporção de ligações cruzadas associadas com novo colágeno sintetizado, indicando a presença de quantidades maiores de colágeno imaturo.[2] O conteúdo hídrico e o total de GAGs diminuem durante a imobilização.[1] Essas perdas podem ser associadas com o desenvolvimento de contraturas no tecido conjuntivo em estruturas de tecido conjuntivo denso imobilizadas.[5]

A posição articular durante um período de imobilização afeta a natureza das alterações biomecânicas que ocorrem nos tendões e ligamentos. Por exemplo, a imobilização dos ligamentos com alguma tensão resulta em menor deterioração de suas propriedades tênseis do que a imobilização sem tensão.[61] A desorganização da fibra de colágeno ocorre nos tendões mantidos em posição de estresse reduzido nas articulações imobilizadas. Entretanto, engessar a articulação de novo em uma posição na qual o tendão é alongado pode reverter a desorganização da fibra.[28] Portanto, nos ligamentos e tendões a manutenção da sobrecarga tênsil no tecido durante a imobilização articular gera alguma proteção contra a redução de suas propriedades biomecânicas.

Os experimentos de **proteção do estresse** sem imobilização articular também demonstram o papel protetor da tensão na manutenção da força do tecido.[37] Nesses estudos, os

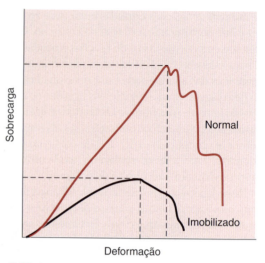

Figura 6.11 As curvas típicas de sobrecarga-deformação de ligamentos normais e imobilizados. O gráfico demonstra as curvas típicas de sobrecarga-deformação para os complexos osso-ligamento-osso de articulações normais e normais imobilizadas.

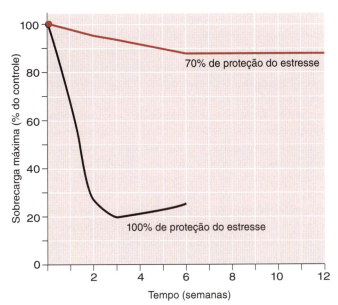

Figura 6.12 Alterações na sobrecarga máxima de falha com proteção do estresse. O gráfico demonstra a diferença na sobrecarga máxima de falha de tendões patelares de coelhos em resposta à proteção do estresse total (100%) ou parcial (70%). (Dados de Hayashi K: Biomechanical studies of the remodeling of knee joint tendons and ligaments. J Biomech 1996; 29: 707-716).

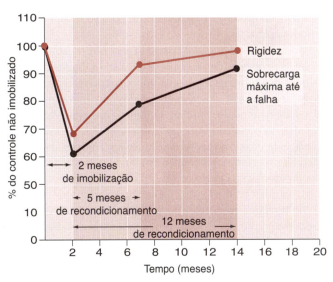

Figura 6.13 Efeito da imobilização e do recondicionamento nas propriedades mecânicas dos ligamentos. Este gráfico demonstra o efeito de 2 meses de imobilização articular do joelho nas propriedades mecânicas do ligamento cruzado anterior em primatas. A recuperação após 5 e 12 meses de remobilização é somente parcial. (Dados de Noyes FR: Functional properties of knee ligaments and alterations induced by immobilization: a correlative biomechanical and histological study in primates. Clin Orthop 1977; 123: 210-242).

tendões patelares foram totalmente (100%) ou parcialmente (70%) protegidos da sobrecarga tênsil e foi permitido aos animais o uso da amplitude total de movimento da articulação do joelho e o suporte do peso do corpo. Após 2 semanas de proteção do estresse, os complexos osso-tendão-osso foram testados até a falha. Apesar de todos os tendões protegidos do estresse mostrarem sobrecarga de falha reduzida, aqueles que mantiveram algum estresse tênsil foram muito menos afetados (Fig. 6.12).[37]

Felizmente, as alterações histológicas, bioquímicas e mecânicas deletérias associadas com a imobilização articular são reversíveis. O restabelecimento dos estresses normais aos tecidos restaura a estrutura e a função normais. Entretanto, a recuperação completa das características biomecânicas do complexo pode ser mais longa do que o tempo necessário para produzir uma alteração indesejável. A restauração das propriedades mecânicas também parece variar entre as estruturas específicas e entre animais de diferentes espécies. Por exemplo, em um estudo dos LCAs de primatas, 5 meses de remobilização (após 2 meses de imobilização) foram necessários para recuperar aproximadamente 80% da sobrecarga máxima até a falha. Após 12 meses de recuperação, a força do ligamento representava somente 90% dos valores pré-imobilização (Fig. 6.13).[67] Para os complexos do ligamento colateral medial de coelhos, 12 semanas de imobilização exigem 9 a 12 semanas de remobilização para restaurar a maior parte das propriedades biomecânicas dos ligamentos.[93] Os locais de inserção, entretanto, são mais resistentes à recuperação e exigem 3-4 meses de atividade aumentada para reverter os efeitos deletérios da imobilização. Em geral, o tempo de

Relevância clínica

Tratamento durante e após a imobilização: Os clínicos devem considerar estas alterações biomecânicas quando tratam pacientes com articulações que são imobilizadas por qualquer razão. A aplicação de sobrecargas tênseis seguras a tendões e ligamentos afetados durante a imobilização pode minimizar a quantidade de atrofia do tecido conjuntivo e a perda da integridade mecânica que, caso contrário, devem ocorrer. Isso pode ser feito por métodos muito simples, como fazer os pacientes realizarem contrações isométricas dos músculos imobilizados para sobrecarregar os tendões imobilizados ou mover as articulações que não estão sendo utilizadas funcionalmente em sua amplitude de movimento.

Os clínicos também devem tomar cuidado na aplicação de forças durante o exercício para remobilizar as estruturas articulares que foram imobilizadas por períodos extensos. Os tecidos conjuntivos imobilizados podem desenvolver contraturas durante o período de imobilização. Como resultado, os clínicos normalmente selecionam técnicas terapêuticas para estirar ou alongar os tecidos encurtados. Essas técnicas envolvem a aplicação de uma sobrecarga tênsil na tentativa de alongar as estruturas articulares restritas. Além de estarem encurtados, esses tecidos e seus locais de inserção óssea podem estar mais fracos e mais suscetíveis ao rompimento em resposta às sobrecargas tênseis. Portanto, para evitar lesões inadvertidas, quando se trata tecidos conjuntivos encurtados pós-imobilização, pode ser prudente selecionar técnicas que apliquem sobrecarga baixa e estiramento prolongado ao invés de estiramento breve, mas intenso ou com alta sobrecarga.

recuperação prolongado é necessário para se recuperar de períodos curtos de privação do estresse.

Por causa dos métodos do passado necessários para determinar as propriedades mecânicas do tecido, os resultados encontrados sobre os efeitos da imobilização e da proteção do estresse supracitados vêm de estudos que utilizaram uma variedade de modelos animais, de ratos a primatas. Avanços recentes no escaneamento por ultrassom têm permitido a avaliação *in vivo* dos efeitos do desuso em algumas das propriedades mecânicas do tendão humano intacto. Utilizando essa metodologia a curto prazo (20 dias) e longo prazo (90 dias), estudos com repouso na cama mostram que a rigidez do tendão é reduzida em aproximadamente 30 e 40%, respectivamente.[47,72] As respostas adaptativas do tendão à perda da sobrecarga mecânica normal também são estudadas pela medição da rigidez do tendão e do módulo elástico nos tendões de músculos paralisados em pacientes com lesões da coluna vertebral de longa duração (1,5 a 24 anos).[56] Os investigadores mostraram que a rigidez do tendão e o módulo elástico eram menores em 77% nos indivíduos com lesões da coluna vertebral quando comparados com os controles saudáveis da mesma idade. Apesar do comprimento do tendão ter sido mantido nos músculos paralisados, a área de secção transversa (AST) foi reduzida em 17%. Essa redução na AST do tendão que ocorre com músculos paralisados é diferente de músculos imobilizados não paralisados, nos quais a AST é mantida. Esses resultados acerca das propriedades mecânicas dos tendões de músculos paralisados têm implicações de segurança para os clínicos que utilizam os protocolos de estimulação elétrica com pacientes com lesões da coluna vertebral.

Imobilização e mobilização no tecido conjuntivo em cicatrização

A cicatrização nos tendões e ligamentos possui quatro fases sobrepostas.[94] Elas incluem a fase hemorrágica na qual a falha é preenchida com um coágulo sanguíneo, linfócitos e leucócitos que expandem a resposta inflamatória. Na segunda fase, a fase inflamatória, os macrófagos tornam-se o tipo predominante de célula. Eles secretam fatores de crescimento que induzem a neovascularização e a formação de tecido granulado. Eles também são quimiotáticos para os fibroblastos e estimulam sua proliferação e a síntese de colágenos dos tipos I, III e V e proteínas não colagenosas. O último tipo de célula a se tornar proeminente é o fibroblasto. Esse evento sinaliza o início da terceira fase, ou fase proliferativa, da cicatrização. Durante esse estágio, os fibroblastos produzem colágeno e outras proteínas da matriz. Isso normalmente ocorre dentro de 1 semana da lesão. O último estágio, remodelagem e maturação, é marcado pela diminuição gradual na celularidade do tecido cicatrizado. A matriz se torna mais densa e longitudinalmente orientada. A ressíntese de colágeno, o conteúdo hídrico, a razão entre os colágenos do tipo I e III e a razão entre as diversas ligações cruzadas começam a se aproximar dos níveis normais.

Durante o último estágio da cicatrização, diversos sinais biomecânicos e mecânicos são fundamentais na facilitação do processo de remodelagem. A sobrecarga por tensão ou fisiológica é um sinal importante necessário para desencadear as alterações necessárias para o ligamento cicatrizado recuperar a força tênsil normal e outras propriedades biomecânicas. Determinados fatores de crescimento também influenciam a cicatrização e facilitam a recuperação da força. O tecido cicatrizado continua a amadurecer por muitos meses, mas pode nunca obter as características morfológicas ou propriedades mecânicas normais. O grau de recuperação da composição, organização e força tênsil normais varia entre as estruturas em um indivíduo bem como entre as espécies. Por exemplo, no joelho, os LCAs não cicatrizam após o rompimento como os ligamentos colaterais. Além disso, os tendões e ligamentos cicatrizam muito mais lentamente do que um ferimento na pele. A variação no tempo de cicatrização entre tecidos ocorre por uma variedade de razões, incluindo a quantidade de suprimento sanguíneo ao tecido e o método pelo qual o tecido recebe nutrição e os metabólitos são removidos.

A avaliação biomecânica dos tendões e ligamentos em cicatrização mostra que assim como os ligamentos normais que tenham sido imobilizados, a cicatrização dos tecidos conjuntivos densos possui características de estresse-estiramento mais fracas, incluindo sobrecargas de falha mais baixas e rigidez reduzida (módulo elástico menor). A cicatrização de tendões e ligamentos apresenta fibras de colágeno com diâmetro menor, uma proporção maior de colágeno tipo III e uma proporção maior de ligações cruzadas redutíveis, indicando colágeno imaturo. O efeito da imobilização articular *versus* o movimento articular livre na cicatrização do tendão e do ligamento foi estudado para determinar o método de tratamento mais benéfico. Por muitos anos, o controle clínico da cicatrização de tendões e ligamentos incluiu a proteção contra sobrecargas tênseis pelo engessamento ou colocação de tala por longos períodos. A prática atual foca na mobilização precoce durante a cicatrização, já que a proteção prolongada de ferimentos no tendão e ligamento contra o estresse é prejudicial para a restauração da força e das características de estresse-estiramento normais. O movimento dentro dos limites fisiológicos introduzido imediatamente após o reparo resulta em ligações mais fortes do que a mobilização tardia ou imobilização prolongada.[29,33,34] Além disso, comparado com o resultado da atividade tardia, o movimento precoce para cicatrizar o tecido conjuntivo resulta em cicatrização mais rápida e adesões reduzidas na cicatriz dos tecidos.[23]

Como a proporção da população classificada como idosa aumenta e mais adultos mais velhos escolhem tratamentos cirúrgicos de lesões musculoesqueléticas em vez da redução do nível de atividade, os clínicos precisam de conhecimentos específicos acerca dos efeitos do envelhecimento na cicatrização de tendões e ligamentos para tomar decisões clínicas razoáveis sobre o tratamento do paciente. Muitos estudos descrevem os efeitos prejudiciais do envelhecimento na cicatrização de ferimentos na derme; entretanto, pouco se sabe sobre a cicatrização de tendões e ligamentos em adultos idosos. Curiosamente, pelo menos um estudo com animais que utilizou coelhos idosos saudáveis demonstrou que as propriedades biomecânicas de tendões em cicatrização em animais mais velhos (4,8 anos de idade) são tão boas quanto as dos coelhos jovens (1 ano de idade). Parece que a idade não influencia negativamente as propriedades biomecânicas da cicatrização do tendão patelar.[26] De fato, a força tênsil da cicatriz do tecido em cicatrização em ferimentos do tendão dos coelhos mais velhos era tão forte quanto da cicatriz no tendão dos coelhos mais jovens. Contudo, mais estudos são necessários para determinar as interações entre os processos de cicatrização do tendão e ligamento, os fatores de comorbidade normalmente presentes em idosos que sabidamente afetam a cicatrização (p. ex., diabetes melito, nutrição deficiente e tabagismo) e o exercício nas propriedades biomecânicas dos tendões e ligamentos em cicatrização em idosos.

Relevância clínica

Mobilização precoce no reparo do tendão: As abordagens de tratamento mais usadas no manejo pós-operatório dos reparos do tendão principal da mão utilizam a mobilização precoce passiva. Durante os estágios inflamatório e fibroblástico precoce da cicatrização (as 3 primeiras semanas após o reparo cirúrgico), o tendão reparado é protegido do movimento ativo. No entanto, com as articulações da mão e o punho posicionados de modo que o tendão reparado esteja protegido da tensão excessiva ou dos estresses de alongamento, que podem romper ou atenuar o local do reparo, cada articulação do dedo é movida passivamente em toda sua amplitude de movimento. Os tendões em cicatrização submetidos a esse tipo de movimento passivo durante as 3 primeiras semanas de cicatrização são duas a três vezes mais fortes que os tendões imobilizados.[40] De fato, os tendões reparados que são imobilizados por 3 semanas não são mais fortes do que imediatamente após a sutura.[32]

Os fatores de crescimento também afetam o resultado da cicatrização em tendões e ligamentos. Os fatores de crescimento endógenos e seus receptores aumentam durante as 2 primeiras semanas após a lesão de ligamento.[50,53] Essa observação levou os pesquisadores a adicionar fatores de crescimento selecionados aos ligamentos em cicatrização. Quando fatores de crescimento exógenos, como os fatores de crescimento derivados de plaquetas-BB e o fator transformador de crescimento 1, são aplicados individualmente nos ligamentos em cicatrização, a força tênsil e a rigidez aumentam de forma significativa.[39,46] Esse efeito é maior quando os fatores de crescimento são aplicados dentro de 24 horas após a lesão.[10] Embora os ligamentos em cicatrização tratados com fatores de crescimento sejam mais fortes que os não tratados, sua força tênsil ainda não se aproxima da força dos ligamentos não lesionados.[10] O estudo continuado dos efeitos dos fatores de crescimento para facilitar e melhorar a cicatrização do tendão e do ligamento é necessário à medida que as aplicações clínicas emergem.

Relevância clínica

Tratamento de rupturas de tendão e ligamento: Nem todos os tendões e ligamentos cicatrizam da mesma maneira. As capacidades de cicatrização dos ligamentos colateral e cruzado no joelho e dos enxertos extrassinoviais *versus* intrassinoviais para lesões nos tendões foram comparadas.[99] Lesões isoladas do ligamento colateral medial cicatrizam com segurança sem intervenção cirúrgica. Ao contrário, é pouco provável que os ligamentos cruzados cicatrizem após o rompimento. Como resultado, quando a ruptura de um ligamento cruzado resulta em instabilidade articular funcional, a reconstrução do ligamento com enxertos de tecido conjuntivo normalmente é realizada.

As revisões de literatura clínica sobre reconstruções do cruzado anterior mostram aproximadamente 30% de incidência de lassidão pós-operatória.[19,52] Existe uma preocupação de que a sobrecarga excessiva durante a reabilitação possa contribuir para o alongamento dos enxertos de ligamentos.[13,63] Como resultado, é importante que os clínicos compreendam as propriedades de deformação dos enxertos de ligamento ao longo do tempo e o efeito da imobilização e da mobilização articulares nessas propriedades. Os autoenxertos para os ligamentos colaterais mediais em coelhos são mais suscetíveis à deformação do que os ligamentos colaterais mediais normais de controles. Além disso, a imobilização de autoenxertos durante a cicatrização resulta em aumento da vulnerabilidade dos enxertos à deformação. O alongamento progressivo dos enxertos pode ocorrer ao longo do tempo por causa da sua incapacidade de se recuperar do estiramento imposto pela deformação, comparado com ligamentos normais.[16] Consequentemente, a maioria dos protocolos pós-operatórios para a reabilitação após a reconstrução do LCA inclui a mobilização precoce ao invés de longos períodos de imobilização. Além disso, para prevenir o acúmulo da deformação excessiva ao longo do tempo, é importante que os clínicos entendam o efeito dos exercícios pós-operatórios no estiramento do ligamento e do enxerto. Os exercícios que podem ser efetivos no aumento da força muscular podem aplicar estiramento excessivo ao enxerto de ligamento e, portanto, contribuir potencialmente para a recorrência de instabilidade do ligamento devida à deformação do enxerto (Tab. 6.1).[12]

Resposta dos tendões e ligamentos ao aumento do estresse

Visto que a imobilização e a redução do estresse nos tendões e ligamentos produzem um efeito deletério em suas propriedades biomecânicas, os pesquisadores se interessaram no efeito do exercício e do aumento do estresse nos tecidos conjuntivos densos. Estudos que determinam se o exercício influencia os tendões e ligamentos normais identificaram alguns efeitos positivos na força dos ligamentos e tendões e em seus locais de inserção.[20,85,87,88] Por exemplo, após um treinamento de resistência aeróbia, os animais treinados possuem ligamentos com feixes de fibras de colágeno com diâmetro menor, conteúdo de colágeno maior, força tênsil e sobrecarga máxima de falha aumentadas. Os animais que realizaram outro tipo de exercício não demonstraram essas adaptações.[89] No entanto, os resultados de um estudo mais recente mostraram que um programa de treinamento de resistência aeróbia mais longo (420-557 semanas de treinamento) possui pouco ou nenhum efeito nas propriedades biomecânicas dos ligamentos colaterais mediais de animais adultos normais.[98] Portanto, parece que o exercício pode proteger apenas contra o efeito de enfraquecimento da inatividade e não fortalece tendões e ligamentos normais. Uma desvantagem de todos esses estudos é que a quantidade de sobrecarga realmente aplicada aos tendões e ligamentos pelo exercício não é conhecida. Estudos previamente discutidos neste capítulo (ver "Efeitos da maturação e da idade") mostram que o exercício de força de baixa a moderada intensidade pode minimizar ou reverter a perda de rigidez do tendão que ocorre com a idade.[49,73] O exercício de resistência aeróbia, entretanto, não possui o mesmo efeito protetor nos tendões de idade avançada, apesar de um estudo *in vitro* no qual o estiramento tênsil cíclico foi aplicado aos explantes de tendão ter mostrado uma suprarregulação da síntese de colágeno e retenção do colágeno novo sintetizado após a sobrecarga tênsil ser interrompida.[45,79] Esses resultados são muito interessantes, mas estudos adicionais são necessários para ajudar a desenvolver aplicações clínicas.

Além disso, para alterar a sobrecarga tênsil nos tendões e ligamentos pelo exercício, o aumento do estresse nos tendões e ligamentos é estudado em animais pela remoção parcial do tecido da estrutura.[37] Por exemplo, cortando ambas as extremidades do tendão patelar do coelho, a área de secção transversa do tendão remanescente é reduzida e este tendão é submetido ao estresse mais alto quando o animal realiza atividade normal (a força permanece a mesma, mas a área de secção transversa diminui). Os testes biomecânicos realizados nos tendões de animais que experimentaram o aumento do estresse por esse método mostram que quando o estresse é elevado em 33% acima do normal, não há diferença significativa entre a força tênsil dos tendões experimentais (tendões com área de secção transversa reduzida) e dos controles (normais). Curiosamente, a área de secção transversa desses tendões submetidos a maior estresse aumenta até o normal em 6 a 12 semanas. Entretanto, quando o estresse é elevado em 100%, apesar de todos os tendões aumentarem gradualmente sua área de secção transversa, nem todos respondem da mesma maneira na avaliação biomecânica. Um grupo de tendões com estresse aumentado (grupo A) não demonstra alteração no comportamento estresse-estiramento, nem diferenças histológicas e somente pequena alteração na força tênsil. Entretanto, outro grupo de tendões com estresse aumentado (grupo B) mostra força tênsil e rigidez reduzidas, bem como alterações histológicas incluindo um número maior de fibroblastos e quebra dos feixes de colágeno (Fig. 6.14).[37] Esses resultados indicam que os tendões e ligamentos da articulação do joelho parecem ter a capacidade de se adaptar ao estresse excessivo em determinada amplitude (menos de 100% do estresse excessivo). Contudo, eles não conseguem se adaptar se o estresse exceder esse limite.[37]

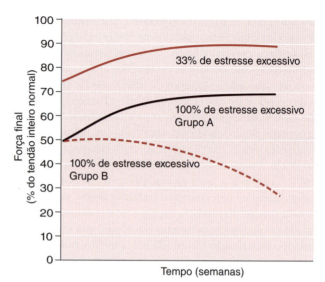

Figura 6.14 Efeitos do aumento do estresse na força tênsil. Este gráfico demonstra o efeito do aumento do estresse na força tênsil final de tendões patelares de coelhos. (Dados de Hayashi K: Biomechanical studies of the remodeling of knee joint tendons and ligaments. J Biomech 1996; 29: 707-716).

Relevância clínica

Enxertos do tendão patelar: A metade do terço do tendão patelar é normalmente utilizada como um enxerto autogênico na cirurgia de reconstrução do LCA. O tendão remanescente é submetido a sobrecargas tênseis causadas pela contração muscular do quadríceps e pelo suporte do peso corporal. Os pacientes normalmente não têm dificuldades com a função do quadríceps por causa da redução do tendão patelar; entretanto, ocasionalmente um paciente desenvolve tendinite patelar. Isso pode estar relacionado ao estresse excessivo em um tendão suscetível.

Resumo

Os tendões e ligamentos fornecem estabilidade passiva e dinâmica às articulações. São estruturas colagenosas com uma estrutura geral e molecular desenhadas para resistir às sobrecargas tênseis. As alterações nas condições físicas e biológicas alteram a composição bioquímica, a estrutura e organização histológicas e as propriedades biomecânicas do tecido. Essas alterações podem ocorrer por meios físicos, como a quebra de ligações intermoleculares, ou por meios biológicos. A alteração por meios biológicos é chamada de *remodelagem*. Durante a remodelagem, diversos fatores afetam os fibroblastos dentro do tecido, causando uma resposta celular que altera os componentes da matriz extracelular e o modo pelo qual ele responde à sobrecarga. Os fatores que causam a deterioração das propriedades biomecânicas dos tendões e ligamentos incluem a imobilização, a idade, a cicatrização e a proteção contra o estresse. A aplicação de sobrecargas fisiológicas durante a imobilização e a cicatrização reduz a quantidade de deterioração das propriedades biomecânicas. Os ligamentos normais podem suportar o aumento da sobrecarga por estresse dentro de uma faixa (cerca de 133% do normal), depois disso as propriedades biomecânicas dos ligamentos submetidos a excesso de estresse se deterioram. A manutenção do funcionamento bioquímico normal dos tendões e ligamentos é importante para assegurar a cinemática articular normal e a tolerância à sobrecarga durante atividades funcionais.

Referências bibliográficas

1. Akeson WH, Amiel D, LaViolette D: The connective tissue response to immobility: a study of the chondroitin-4 and 6-sulfate and dermatan-sulfate changes in periarticular connective tissue of control and immobilized knees of dogs. Clin Orthop 1967; 51: 183.
2. Akeson WH, Amiel D, Mechanic GL, et al.: Collagen crosslinking alterations in joint contractures: changes in the reducible cross-links in periarticular connective tissue collagen after nine weeks of immobilization. Connect Tissue Res 1977; 5: 15.
3. Almekinders LC, Vellema JH, Weinhold PS: strain patterns in the patellar tendon and the implications for patellar tendinopathy. Knee Surg Sports Traumatol Arthrosc 2002; 10:.2–5.
4. Amiel D, Akeson WH, Harwood FL, Frank CB: Stress deprivation effect on metabolic turnover of the medial collateral ligament collagen: a comparison between nine- and 12-week immobilization. Clin Orthop 1983; 172: 265–270.
5. Amiel D, Frey C, Woo SL-Y: Value of hyaluronic acid in the prevention of contracture formation. Clin Orthop 1985; 196: 306–311.
6. Amiel D, Kuiper SD, Wallace D, et al.: Age-related properties of medial collateral ligament and anterior cruciate ligament: a morphologic and collagen maturation study in the rabbit. J Gerontol 1991; 46: B159–B165.
7. Amiel D, Woo SL-Y, Harwood FL, Akeson WH: The effect of immobilization on collagen turnover in connective tissue: a biochemical-biomechanical correlation. Acta Orthop Scand 1982; 53: 325–332.
8. Arendt E, Dick R: Knee injury patterns among men and women in collegiate basketball and soccer: NCAA data and review of literature. Am J Sports Med 1995; 23: 694–701.
9. Arruda EM, Calve S, Dennis RG et al.: Regional variation of tibialis anterior tension mechanics is lost following denervation. J Appl Physiol 2001; 90:164–171.
10. Batten ML, Hansen JC, Dahners LE: Influence of dosage and timing of application of platelet-derived growth factor on early healing of the rat medial collateral ligament. J Orthop Res 1996; 14: 736–741.
11. Betsch EF, Baer E: Structure and mechanical properties of rat tail tendon. Biorheology 1980; 17: 83–94.
12. Beynnon BD, Fleming BC: Anterior cruciate ligament strain in vivo: a review of previous work. J Biomech 1998; 31: 519–525.
13. Beynnon BD, Fleming BC, Johnson RJ, et al.: Anterior cruciate ligament strain behavior during rehabilitation exercises in vivo. Am J Sports Med 1995; 23: 24–34.
14. Beynnon BD, Johnson RJ, Fleming BC, et al.: The strain behavior of the anterior cruciate ligament during squatting and active flexion-extension: a comparison of open and a closed kinetic chain exercise. Am J Sports Med 1997; 25: 223–229.
15. Binkley JM, Peat M: The effects of immobilization on the ultrastructure and mechanical properties of the medial collateral ligament of rats. Clin Orthop 1986; 203: 301–308.
16. Boorman RS, Shrive NG, Frank CB: Immobilization increases the vulnerability of rabbit medial collateral ligament autografts to creep. J Orthop Res 1998; 16: 682–689.
17. Brody LT: Mobility impairment. In: Therapeutic Exercise: Moving toward Function. Hall CM, Brody LT, eds. Philadelphia: Lippincott Williams & Wilkins, 1999; 88.
18. Buchanan CI, Marach RL: Effects of long-term exercise on the biomechanical properties of Achilles tendon of guinea fowl. J Appl Physiol 2001; 90:164–171.
19. Byum EB, Barrack RL, Alexander AH: Open versus closed chain kinetic exercises after anterior cruciate ligament reconstruction: a prospective randomized study. Am J Sports Med 1995; 23: 401–406.
20. Cabaud HE, Chatty A, Gildengorin V, Feltman RJ: Exercise effects on the strength of the rat anterior cruciate ligament. Am J Sports Med 1980; 8: 79–886.
21. Coons DA, Barber FA: Thermal medial retinaculum shrinkage and lateral release for the treatment of recurrent patellar instability. Arthroscopy: J Arthroscop Rel Surg 2006; 22: 166–171.
22. Crowninshield RD, Pope MH: The strength and failure characteristics of rat medial collateral ligaments. J Trauma 1976; 16: 99–105.
23. Cummings GS, Tillman LJ: Remodeling of dense connective tissue in normal adult tissues. In: Dynamics of Human Biologic Tissues. Currier DP, Nelson RM, eds. Philadelphia: FA Davis, 1992; 60.
24. Danto MI, Woo SL-Y: The mechanical properties of skeletally mature rabbit anterior cruciate ligament and patellar tendon over a range of strain rates. J Orthop Res 1993; 11: 58–67.
25. Demirham M, Uysal M, Kilioylu O, et al.: tensile strength of ligaments after thermal shrinkage depending on time and immobilization: in vivo study in the rabbit. J Shoulder Elbow Surg 2005; 12: 193–200.
26. Dressler MR, Butler DL, Boivin GP: Age-related changes in the biomechanics of healing patellar tendon. J Biomech 2006; 39: 2205–2213.
27. Dressler MR, Butler DL, Wenstrup R, et al.: A potential mechanism for age-related declines in patellar tendon biomechanics. J Orthop Res 2006; 20: 1315–1322.
28. Enwemeka CS: Connective tissue plasticity: ultrastructural, biomechanical and morphometric effects of physical factors on intact and regenerating tendons. J Orthop Sports Phys Ther 1991; 12: 198–212.
29. Frank C, Woo SL-Y, Amiel D: Medial collateral ligament healing: a multidisciplinary assessment in rabbits. Am J Sports Med 1983; 11: 379–389.
30. Flemming BC, Beynnon BD: In vivo measurement of ligament/tendon strains and forces: a review. Annals Biomed Eng 2004; 32: 318–328.
31. Fung YC: Biomechanics: Mechanical Properties of Living Tissues. New York: Springer-Verlag, 1981.
32. Gelberman RH: Effects of early intermittent passive mobilization on healing canine flexor tendons. J Hand Surg 1982; 7: 170–175.
33. Gelberman RH, Vande Berg JS, Lundborg GN: Flexor tendon healing and restoration of the gliding surface: an ultrastructural study in dogs. J Bone Joint Surg 1983; 65A: 70–80.
34. Gomez MA, Woo SL-Y, Amiel D, et al.: The effects of increased tension on healing medial collateral ligaments. Am J Sports Med 1991; 19: 347–354.

35. Griffin LY, Agel J, Albohm MJ, et al.: Noncontact anterior cruciate ligament injuries: risk factors and prevention strategies. J Am Acad Orthop Surg 2000; 8: 141–150.
36. Haraldsson BT, Aagaard P, Krogsgaard M et al.: Region-specific mechanical properties of the human patellar tendon. J Appl Physiol 2005; 98: 1006–1012.
37. Hayashi K: Biomechanical studies of the remodeling of knee joint tendons and ligaments. J Biomech 1996; 29: 707–716.
38. Hayashi K, Thabit G, Massa KL: The effect of thermal heating on the length and histological properties of the glenohumeral joint capsule. Am J Sports Med 1997; 25: 107–112.
39. Hildebrand KA, Woo SL-Y, Smith DW: The effects of platelet-derived growth factor-BB on healing of the rabbit medial collateral ligament: an in vivo study. Am J Sports Med 1998; 26: 549–554.
40. Hitchcock T: The effect of immediate constrained digital motion on strength of flexor tendon repairs in chickens. J Hand Surg 1987; 12A: 590–595.
41. Hyer CF, VanCourt R: Arthroscopic repair of lateral ankle instability by using the thermal-assisted capsular shift procedure: a review of four cases. J Foot Ankle Surg 2004; 43: 104–109.
42. Iida T, Abumi K, Kotani Y et al.: Effects of aging and spinal degeneration on mechanical properties of lumbar supraspinous and interspinous ligaments. Spine J 2002; 2: 95–100.
43. Kannus P: Structure of the tendon connective tissue. Scand J Med Sci Sports 2000; 10: 312–320.
44. Kannus P, Jozsa L, Renstrom P, Jarvinen M: The effects of training, immobilization and remobilization on musculoskeletal tissue. I. Training and immobilization. Scand J Med Sci Sports 1992; 2: 100–118.
45. Karamanidis K, Arampatzis A: Mechanical and morphological properties of human quadriceps femoris and triceps surae muscle-tendon unit in relation to aging and running. J Biomech 2006; 39: 406–417.
46. Kobayashi D, Kurosaka M, Yoshiya S, Mizuno K: Effect of basic fibroblast growth factor on the healing of defects in the canine anterior cruciate ligament. Knee Surg Sports Traumatol Arthrosc 1997; 5: 189–194.
47. Kubo K, Akima H, Ushiyama J, et al.: Effects of 20 days of bedrest on the viscoelastic properties of tendon structures in lower limb muscles. Br J Sports Med 2004; 38: 324–330.
48. Kubo K, Kanehisa H, Fukunaga T: Effects of cold and hot water immersion on the mechanical properties of human muscle and tendon in vivo. Clin Biomech 2005; 20: 291–300.
49. Kubo K, Kanehisa M, Miyatani M, et al.: Effect of low load resistance training on the tendon properties of middle aged and elderly women. Acta Physiol Scand 2003; 178: 25–32.
50. Lee J, Chamberlin TA, Schreck PJ, Amiel D: In situ localization of growth factors during the early healing of knee ligaments: Trans Orthop Res Soc 1995; 20: 158.
51. Lehman JF, Masock AJ, Warren CG: Effect of therapeutic temperatures on tendon extensibility. Arch Phys Med Rehabil 1970; 50: 481–487.
52. Lerat JL, Moyen BJ, Mandrino A, et al.: A prospective study of the outcome of anterior laxity of the knee after anterior cruciate ligament reconstruction with procedures using two different patellar tendon grafting methods. Rev Chir Orthop 1997; 83: 217–228.
53. Letson AK, Dahners LE: The effect of combinations of growth factors on ligament healing. Clin Orthop 1994; 308: 207–212.
54. Liu SH, al-Shaikh RA, Panossian V, et al.: Estrogen affects the cellular metabolism of the anterior cruciate ligament: a potential explanation for female athletic injury. Am J Sports Med 1997; 25: 704–709.
55. Lopez MJ, Hayaski K, Vanderby R, el al.: Effects of monopolar radiofrequency energy on ovine joint capsular mechanical properties. Clin Orthop Rel Res 2000; 374:286–297.
56. Maganaris CN, Reeves ND, Rittwegner J, et. al.: Adaptive response of human tendon to paralysis. Muscle Nerve 2006; 33:85–92.
57. Maganaris CN: Tensile properties of in vivo human tendinous tissue. J Biomech 2002; 35:1019–1027.
58. Moore MJ, Crisco DC, Fadale JJ, et al.: Knee laxity does not vary with menstrual cycle, before or after exercise. Am J Sports Med 2004; 32:1150–1157.
59. Narici MV, Maganaris CN, Reeves ND: Myotendinous alterations and effects of resistive loading in old age. Scand J Med Sci Sports 2005; 12:392–401.
60. Neuman P, Ekstrom LA, Keller B, et al.: Aging, vertebral density, and disc degeneration alter the tensile stress-strain characteristics of human anterior longitudinal ligament. J Orthop Res 1994; 12: 103–112.
61. Newton PO, Woo SL-Y, MacKenna DA, Akeson WH: Immobilization of the knee joint alters the mechanical and ultrastructural properties of the rabbit anterior cruciate ligament. J Orthop Res 1995; 13: 191–200.
62. Ng BH, Chou SM, Lim BH, et al.: Strain rate effect on failure properties of tendons. Proc Inst Mech Eng 2004; 218:203–206.
63. Ng GY, Oakes BW, Deacon OW, et al.: Biomechanics of patellar tendon autograft for reconstruction of the anterior cruciate ligament in the goat: three-year study. J Orthop Res 1995; 13: 602–608.
64. Nimni ME: Collagen: structure, function, and metabolism in normal and fibrotic tissues. Semin Arthritis Rheum 1983; 13: 1–83.
65. Nordschow CD: Aspects of aging in human collagen: an exploratory thermoelastic study. Exp Molec Pathol 1966; 5: 350–373.
66. Norkin CC, Levangie PK: Joint Structure and Function: A Comprehensive Analysis, 2nd ed. Philadelphia: FA Davis, 1992; 75–76.
67. Noyes FR: Functional properties of knee ligaments and alterations induced by immobilization: a correlative biomechanical and histological study in primates. Clin Orthop 1977; 123: 210–242.
68. Noyes FR, DeLucas JL, Torvik PJ: Biomechanics of anterior cruciate ligament failure: an analysis of strain-rate sensitivity and mechanisms of failure in primates. J Bone Joint Surg 1974; 56A: 236–241.
69. Noyes FR, Grood ES: The strength of the anterior cruciate ligament in humans and rhesus monkeys. J Bone Joint Surg 1976; 58A: 1074–1082.
70. Peterson RH, Gomez MA, Woo SL-Y: The effects of strain rate on the biomechanical properties of the medial collateral ligament: a study of immature and mature rabbits. Trans Orthop Res Soc 1987; 12: 127.
71. Pullin J, Collier M, Johnson L: Holmium:YAG laser-assisted capsular shift in a canine model: intraarticular pressure and histological observations. J Shoulder Elbow Surg 1997; 6: 272–285.

72. Reeves ND, Maganaris CN, Ferretti G et al.: Influence of 90-day simulated microgravity on human tendon mechanical properties and the effect of resistive countermeasures. J Appl Physiol 2005; 98:2278–2286.
73. Reeves ND, Maganaris CN, Narici MV: Effect of strength training on human patellar tendon mechanical properties of older individuals. J Physiol (Lond) 2003; 548:971–981.
74. Reeves ND, Narici MV, Maganaris CN: Strength training alters the visoelastic properties of tendons in elderly humans. Muscle Nerve 2003; 28: 74-81.
75. Rigby BJ: The effect of mechanical extension upon the thermal stability of collagen. Biochim Biophys Acta 1964; 79: 634–636.
76. Rigby BJ, Hirai N, Spikes JD: The mechanical behavior of rat tail tendon. J Gen Physiol 1959; 43: 265–283.
77. Sciore P, Frank CB, Hart DA: Identification of sex hormone receptors in human and rabbit ligaments of the knee by reverse transcription-polymerase chain reaction: evidence that receptors are present in tissue from both male and female subjects. J Orthop Res 1998; 16: 604–610.
78. Screen HR, Lee DA, Bader DL, et al.: An investigation into the effects of the hierarchical structure of tendon fascicles on micromechanical properties. Proc Inst Mech Eng (H) 2004; 218: 109–119.
79. Screen HR, Shelton JC, Bader DL, et al.: Cyclic tensile strain upregulates collagen synthesis in isolated tendon fascicles. Biochem Biophys Res Comm 2005; 21: 424–429.
80. Selecky MT, Vangsness T, Lias WL: The effects of laser induced collagen shortening on the biomechanical properties of the inferior glenohumeral ligament complex. Am J Sports Med 1999; 27: 168–172.
81. Slauterbeck J, Clevenger C, Lundberg W, Burchfield DM: Estrogen level alters the failure load of the rabbit anterior cruciate ligament. J Orthop Res 1999; 17: 405–408.
82. Strocchi R, DePasquale V, Facchini A, et al.: Age-related changes in human anterior cruciate ligament collagen fibrils. Ital J Anat Embryol 1996; 101: 213–220.
83. Tibone JE, McMahon PJ, Shrader TA. Glenohumeral joint translation after arthroscopic nonablative thermal capsuloplasty with a laser. Am J Sports Med 1998; 26: 495–598.
84. Tillman LJ, Cummings GS: Biologic mechanisms of connective tissue mutability. In: Dynamics of Human Biologic Tissues. Currier DP, Nelson RM, eds. Philadelphia: FA Davis, 1992; 17–22.
85. Tipton CM, Vailas AC, Matthes RD: Experimental studies on the influences of physical activity on ligaments, tendons and joints: a brief review. Acta Med Scand Suppl 1986; 711: 157–168.
86. Van Brocklin JD, Ellis DG: A study of the mechanical behavior of toe extensor tendons under applied stress. Arch Phys Med Rehabil 1965; 46: 369–370.
87. Viidik A: Elasticity and tensile strength of the anterior cruciate ligament in rabbits and influenced by training. Acta Physiol Scand 1968; 74: 372–380.
88. Viidik A: Interdependence between structure and function in collagenous tissue. In: Biology of Collagen. Viidik A, Vuust J, eds. London: Academic Press, 1980; 257–280.
89. Wang CW, Weiss JA, Albright JP, et al.: The effects of long term exercise on the structural and mechanical properties of the canine medial collateral ligament. In: 1989 Biomechanics Symposium. Torzilli PA, Friedman MH, eds. New York: ASME, 1989; 69–72.
90. Warden SJ, Saxon LK, Castillo AB, et al.: knee ligament mechanical properties are not influenced by estrogen or its receptors. Am J Physiol Endocrinol Metab 2006; 290: E1034–E1040.
91. Warren CG, Lehman JF, Koblanski JN: Elongation of rat tail tendon: effect of load and temperature. Arch Phys Med Rehabil 1971; 52: 465–484.
92. Woo SL-Y, Debski RE, Withrow JD, Janaushek MA: Biomechanics of knee ligaments. Am J Sports Med 1999; 27: 533–542.
93. Woo SL-Y, Gomez MA, Sites TJ, et al.: The biomechanical and morphological changes in the medial collateral ligament of the rabbit after immobilization and remobilization. J Bone Joint Surg 1987; 69A: 1200–1211.
94. Woo SL-Y, Hildebrand K, Watanabe N, et al.: Tissue engineering of ligament and tendon healing. Clin Orthop 1999; 367S: S312–S323.
95. Woo SL-Y, Hollis JM, Adams DJ, et al.: Tensile properties of the human femur-anterior cruciate ligament-tibia complex: the effects of specimen age and orientation. Am J Sports Med 1991; 19: 217–225.
96. Woo SL-Y, Ohland KJ, Weiss JA: Aging and sex-related changes in the biomechanical properties of the rabbit medial collateral ligament. Mech Ageing Dev 1990; 56: 129–142.
97. Woo SL-Y, Orlando CA, Gomez MA, Frank CB: Tensile properties of the medial collateral ligament as a function of age. J Orthop Res 1986; 4: 133–141.
98. Woo SL-Y, Peterson RH, Ohland KJ, et al.: The effects of strain rate on the properties of the medial collateral ligament in skeletally immature and mature rabbits: a biomechanical and histological study. J Orthop Res 1990; 8: 712–721.
99. Woo SL-Y, Suh JK, Parson IM, et al.: Biological intervention in ligament healing effect of growth factors. Sports Med Arthrosc Rev 1998; 6: 74–82.
100. Yannas IV, Huang C: Fracture of tendon collagen. J Polymer Sci 1972; 10: 577–584.

CAPÍTULO 7

Biomecânica das articulações

Margery A. Lockard, P.T., ph.D.
Carol A. Oatis, P.T., ph.D.

SUMÁRIO

Classificação e estrutura das articulações humanas 107
    Diartroses 107
Movimento articular 108
    Classificação do movimento 108
Centro instante de rotação 111
    Classificação das articulações sinoviais 111
Fatores que influenciam o movimento em uma articulação 113
    O efeito da estrutura articular no movimento da articulação 113
    Forças externas em uma articulação 115
    Interações entre articulações e o ambiente externo 116
Resumo 117

As articulações, locais de movimento entre ossos articulados, são ligadas umas às outras por diversas estruturas de tecido conjuntivo que devem manter a integridade da junção enquanto permitem o movimento entre os ossos. Portanto, o desafio da arquitetura das articulações é gerar um equilíbrio entre mobilidade e estabilidade. A quantidade de mobilidade ou estabilidade varia muito entre as articulações de todo o corpo. Por exemplo, a função principal das articulações do crânio é gerar estabilidade entre os ossos articulados. Outras articulações, como a glenoumeral do ombro, permitem considerável mobilidade entre os ossos adjacentes e demonstram estabilidade muito menor. Articulações com mais movimento devem demonstrar uma combinação de estabilidade e mobilidade, produzindo movimento estável capaz de suportar a utilização funcional da parte do corpo na qual a articulação se localiza. Portanto, a estrutura das articulações deve ser capaz de suportar uma grande amplitude de funções desde a extrema estabilidade, sem permitir quase nenhum movimento, até a mobilidade máxima.

O corpo exibe uma ampla variedade de formas e estruturas articulares. Apesar de a estrutura variar de articulação para articulação, os tecidos conjuntivos discutidos nos capítulos anteriores – osso, cartilagem e tecidos conjuntivos fibrosos e densos – são utilizados em cada formato de articulação. Portanto, o leitor é estimulado a revisar as propriedades biomecânicas de cada tipo de tecido conjuntivo para compreender como cada componente da articulação contribui para a função geral da articulação.

Os objetivos específicos deste capítulo são:

- descrever a forma e a estrutura geral das articulações humanas;
- discutir os fatores que influenciam a estabilidade e a mobilidade da articulação;
- classificar as articulações anatômica e biomecanicamente;
- definir a terminologia utilizada para descrever o movimento articular de forma biomecânica;
- discutir a produção e o controle do movimento articular.

Classificação e estrutura das articulações humanas

O nível mais abrangente de classificação divide as articulações em dois grupos com base na quantidade de movimento possível na articulação. As **diartroses** permitem o movimento livre dos ossos, enquanto que as **sinartroses** permitem um movimento muito limitado ou nenhum. As sinartroses são subclassificadas como **sinostoses**, **sincondroses** e **sindesmoses**.

Em uma **sinostose**, dois ossos são ligados por outro osso. Nenhum movimento é possível. Em pessoas idosas, as suturas do crânio são sinostoses. Nas sincondroses e sindesmoses, um osso é conectado a outro por cartilagem ou tecido conjuntivo fibroso, respectivamente. A conexão por tecido conjuntivo entre ossos adjacentes é sólida, permitindo uma quantidade de movimento somente leve a moderada. Uma **sincondrose** contém tanto cartilagem hialina como fibrocartilagem. As ligações das costelas com o esterno são sincondroses formadas pela cartilagem hialina. Elas fornecem muita estabilidade, que é necessária para que a caixa torácica proteja os órgãos vitais dentro do peito. Entretanto, elas também proporcionam a mobilidade necessária para deixar a parede do peito expandir e relaxar durante a ventilação.

A sínfise púbica é uma sincondrose composta de fibrocartilagem. Essa articulação transmite forças entre os membros inferiores e a pelve quando sustentam o peso do corpo. Ela deve suportar sobrecargas altas e, portanto, deve ser muito estável, permitindo pouco movimento. Entretanto, durante a gravidez, os hormônios amolecem a fibrocartilagem na sínfise para permitir o movimento necessário para o bebê passar pelo canal do nascimento. Normalmente, as articulações cartilaginosas possibilitam mais movimento do que as fibrosas.

Em uma **sindesmose**, ou articulação fibrosa, ossos adjacentes são conectados por uma membrana de tecido conjuntivo fibroso que permite algum movimento, mas que foi criada principalmente para estabilidade. A articulação tibiofibular distal é uma sindesmose na qual as formas da tíbia e da fíbula são conectadas e estabilizadas pela membrana sindesmótica. Além disso, na fase inicial da infância, as suturas do crânio são conectadas em sinartroses por membranas fibrosas. Apesar da estabilidade inerente, essas conexões fibrosas possibilitam que algum movimento ocorra. Isso é necessário para permitir o modelamento da cabeça da criança durante a passagem pelo canal de nascimento e o crescimento.

Diartroses

As **diartroses**, ou **articulações sinoviais**, são articulações com liberdade de movimento porque existe um espaço entre as extremidades dos ossos que se encontram na articulação. As extremidades dos ossos longos são normalmente unidas nesse tipo de articulação. As extremidades de ossos longos adjacentes são conectadas por uma cápsula articular fibrosa que recobre uma cavidade selada chamada de **cavidade articular** (ver Fig. 5.1). Uma **membrana sinovial** se alinha com a cápsula e produz o **líquido sinovial** que está contido dentro da cavidade. As extremidades dos ossos dentro da cavidade articular são cobertas por uma camada lisa de **cartilagem articular**, que é normalmente uma cartilagem hialina. A cartilagem articular não possui pericôndrio. A superfície articular lisa, acoplada com as propriedades lubrificantes do líquido sinovial, facilita o movimento com baixa fricção dentro dessas articulações.

Além dos componentes comuns das diartroses ou articulações sinoviais, algumas podem conter estruturas adicionais que protegem a articulação e guiam o movimento. Por exemplo, as articulações sinoviais podem conter menisco fibrocartilaginoso, ou discos, ou camadas de gordura para aumentar a proteção das superfícies ósseas contra as sobrecargas compressivas. Os lábios fibrocartilaginosos e o menisco se aprofundam nas superfícies articulares côncavas, aumentando, portanto, a congruência e a estabilidade. As articulações são protegidas das sobrecargas tênseis, ou forças que tendem a separar as superfícies, pelos ligamentos e tendões, bem como pela contração dos músculos cujos tendões cruzem a articulação.

Cápsula articular e membrana sinovial

As cápsulas articulares possuem uma **camada fibrosa** externa e uma **camada sinovial** interna. A camada fibrosa, composta de tecido conjuntivo fibroso denso, liga-se ao periósteo, que por sua vez se liga ao osso subjacente por meio das fibras de Sharpey, fibras que se originam no periósteo e perfuram o osso subjacente.[4,23]

Embora a camada fibrosa da cápsula articular possua um escasso suprimento sanguíneo, sua inervação é rica. As cápsulas normalmente recebem a inervação dos nervos articulares, que são ramificações dos nervos periféricos adjacentes, e das ramificações de nervos que suprem os músculos responsáveis pelo controle da articulação. Diversos nervos normalmente suprem as cápsulas articulares, e suas distribuições tendem a se sobrepor. Os receptores articulares, localizados em cápsulas, tendões e ligamentos, transmitem a informação sobre o estado da articulação ao sistema nervoso central. Essa informação aferente é utilizada pelo sistema nervoso central para coordenar a atividade muscular em torno da articulação e assim manter um equilíbrio adequado entre mobilidade e estabilidade articular.[12] As cápsulas articulares contêm vários tipos de receptores articulares que, junto com receptores localizados na pele, outros tecidos conjuntivos e músculo, contribuem para a sensação de posição estática, sensação de movimento, direção do movimento, alteração do movimento e regulação do tônus muscular.[25,29]

Ligamentos adicionais nas áreas que estão sujeitas a grande estiramento também podem reforçar a camada externa fibrosa da cápsula articular. Alguns desses ligamentos de reforço podem se separar ou se distinguir da própria cápsula. Outros podem gerar espessamento da substância da cápsula e não podem ser separados dela. Por exemplo, no joelho, o ligamento colateral lateral é uma estrutura discreta,

> **Relevância clínica**
>
> **Entorse articular:** Clínicos observaram redução contínua do desempenho funcional em cápsulas articulares e ligamentos lesionados, como em uma entorse, mesmo após todos os prejuízos como inchaço, dor, restrição de amplitude de movimento e diminuição de força terem sido corrigidos. Uma segunda avaliação normalmente revela propriocepção reduzida (sensação de posição) na articulação lesionada, mesmo após a cicatrização da lesão original parecer completa. Os pacientes podem continuar a se queixar de "sensação de instabilidade" na articulação, mesmo quando os resultados dos testes de estabilidade estrutural forem normais. Esses déficits podem ser resultado do influxo sensorial anormal ou reduzido nos receptores articulares que também podem ser lesionados durante uma entorse. Como resultado, os clínicos podem precisar incluir atividades de equilíbrio e coordenação em superfícies instáveis, como uma prancha de propriocepção, para melhorar as capacidades funcionais do paciente.[6,7]

separada e localizada fora da cápsula articular, que resiste às forças varo, ou forças que aduzem a tíbia no fêmur. O ligamento colateral medial, entretanto, é um espessamento do aspecto medial da cápsula articular do joelho e não pode ser separado dela. Ele restringe as forças valgo que abduzem a tíbia no fêmur.

Os tendões dos músculos que cruzam a articulação podem se inserir no osso por fora da cápsula articular, como o tendão do semimembranáceo no aspecto medial do joelho. Nesse caso, o tendão ajuda a reforçar a cápsula e protegê-la dos estresses tênseis. Os tendões, contudo, também podem se ligar ao osso por dentro da cápsula articular. Nesse outro caso, o tendão deve perfurar a cápsula articular, como a ligação da cabeça longa do bíceps braquial no ombro.

> **Relevância clínica**
>
> **Artrite reumatoide:** A artrite reumatoide (AR) é uma doença caracterizada pelas alterações inflamatórias crônicas nas membranas sinoviais das articulações. Como resultado da inflamação crônica, a sinóvia se torna congestionada e edematosa, infiltrada por leucócitos e células inflamatórias e, além disso, espessada pela proliferação de células sinoviais e hipertrofia das vilosidades sinoviais. A sinovite crônica que resulta em hipertrofia sinovial pode contribuir para o estiramento da cápsula fibrosa de uma articulação, resultando em instabilidade articular e, por fim, em deformidades articulares características da AR.

A camada interna da cápsula articular, alinhada com a cavidade articular, é a **camada sinovial**. Ela é mais celular do que a camada fibrosa. As células em sua superfície sintetizam o ácido hialurônico e proteínas que são secretadas no líquido sinovial. Esses componentes do líquido sinovial são essenciais para a redução da fricção e produzem lubrificação articular. A estrutura da membrana sinovial é variável. Em algumas articulações, ela simplesmente se alinha com a cápsula fibrosa. Outras articulações possuem dobras que se projetam bastante para o interior da cavidade articular. As dobras de membrana sinovial podem ser formações transitórias, dependendo da posição da articulação, ou vilosidades permanentes que se estendem para dentro da cavidade articular. O tecido conjuntivo frouxo ou denso e o tecido adiposo se depositam abaixo da estrutura das células da sinóvia. Embora a sinóvia possua pouca inervação em comparação com a cápsula fibrosa, ela contém numerosos vasos sanguíneos e linfáticos.

O **líquido sinovial**, produzido pela membrana sinovial, está contido na cápsula articular. O líquido sinovial normal é claro, pálido, amarelado e viscoso. Sua composição é semelhante ao plasma do sangue, com a adição de hialuronato e outras proteínas que auxiliam a lubrificação articular. O líquido sinovial também exerce um papel importante no suprimento nutricional e na remoção dos produtos metabólicos da cartilagem articular e da fibrocartilagem intra-articular. Isso ocorre por difusão e embebição entre o líquido sinovial e a cartilagem. A compressão intermitente e a retração das superfícies articulares que ocorrem durante o suporte do peso corporal e o movimento ativo das articulações facilitam a difusão dos nutrientes e são necessários para manter a função articular saudável.[17,18]

> **Relevância clínica**
>
> **Remobilização precoce após a lesão articular:** Uma visão da mecânica e da patomecânica da estrutura articular e dos tecidos apoia a prática corrente da mobilização precoce após fraturas e entorses. As entorses de tornozelo são frequentemente tratadas com talas que limitam os movimentos que provocam estresse nos os ligamentos lesionados, mas que ao mesmo tempo permitem outros movimentos do tornozelo para promover a lubrificação articular normal durante o período de cicatrização. A mobilização precoce minimiza os efeitos deletérios da imobilização e facilita o retorno mais rápido à função normal.[24] O movimento articular precoce e seguro durante o processo de cicatrização exige que os clínicos apliquem seu conhecimento sobre a mecânica dos tecidos e da articulação.

Movimento articular

Classificação do movimento

Como descrito no Capítulo 1, os dois tipos básicos de movimento são rotação e translação. A **rotação** é o movimento em torno de um eixo, fazendo com que pontos do corpo em rotação percorram diferentes distâncias dependendo de sua distância do ponto de rotação (ver Fig. 1.11). A **translação** produz um movimento linear no qual todos os pontos no corpo percorrem a mesma distância independentemente de sua localização no corpo. A maioria das articulações cartilaginosas e fibrosas permite translação, ou movimento linear. As articulações sinoviais, por outro lado, permitem tanto rotação como translação.

Planos e eixos de movimento

A rotação em torno de um eixo produz movimento em um plano que é perpendicular àquele eixo. Portanto, a flexão da maioria das articulações ocorre em torno de um eixo medial-lateral e acontece no plano sagital (Fig. 7.1). De forma semelhante, a abdução da maioria das articulações ocorre no plano frontal em torno de um eixo anteroposterior. A rotação da maioria dos pontos ocorre no plano transverso em torno do eixo longitudinal.

Graus de liberdade

Outro modo de definir o tipo de movimento possível em uma articulação é descrever seus **graus de liberdade** (GL). Um movimento pode ser totalmente descrito pelo sistema de coordenadas. O movimento em um espaço bidimensional pode ser descrito como uma combinação da translação ao longo dos eixos x e y e a rotação em torno do eixo z (Fig. 7.2). Portanto, diz-se que o movimento em um espaço bidimensional possui três GLs. Em contraste, um corpo em um espaço tridimensional pode fazer translação ao longo dos três eixos, x, y e z, assim como rotação em torno deles. Consequentemente, um corpo que se move no espaço tridimensional pode ter até seis GLs.[5]

Combinação de translação e rotação em uma articulação sinovial

Embora a maioria dos movimentos que ocorrem em articulações sinoviais sejam rotações, eles também permitem a translação. Essa translação é normalmente sutil, mas essencial ao movimento normal da articulação. Para compreender as combinações de movimentos que ocorrem na maioria das articulações sinoviais, é necessário entender como um objeto que normalmente faz rotação pode se submeter à translação simultânea. Um objeto que demonstra rotação pura sem translação possui um eixo fixo, e o movimento resultante é descrito como **giro** (Fig. 7.3). Um pneu de automóvel que perde a tração no gelo gira com seu eixo fixo no espaço. À medida que o pneu gira, todos os pontos dele acabam

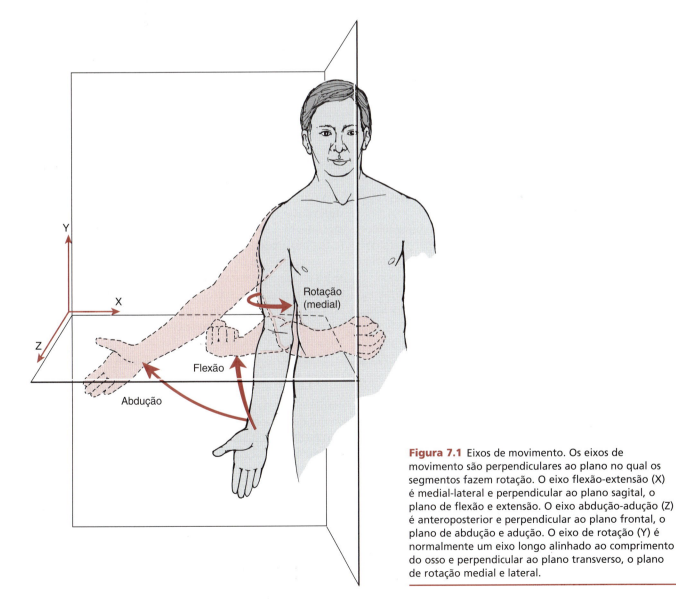

Figura 7.1 Eixos de movimento. Os eixos de movimento são perpendiculares ao plano no qual os segmentos fazem rotação. O eixo flexão-extensão (X) é medial-lateral e perpendicular ao plano sagital, o plano de flexão e extensão. O eixo abdução-adução (Z) é anteroposterior e perpendicular ao plano frontal, o plano de abdução e adução. O eixo de rotação (Y) é normalmente um eixo longo alinhado ao comprimento do osso e perpendicular ao plano transverso, o plano de rotação medial e lateral.

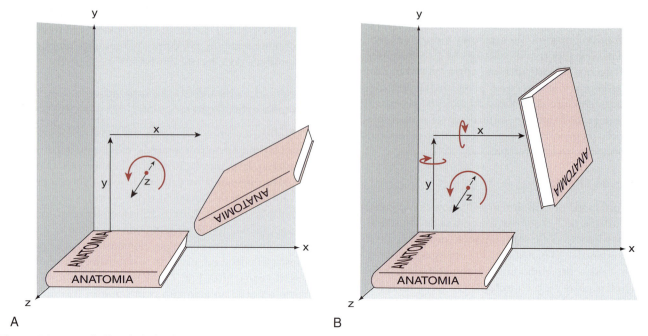

Figura 7.2 Graus de liberdade (GLs). **A.** Um objeto que se move em um espaço bidimensional possui até três GLs, translação ao longo dos eixos x e y e rotação no plano dos dois eixos em torno do eixo z. **B.** Um objeto que se move no espaço tridimensional possui até seis GLs, translação em torno dos eixos x, y e z e rotação em torno dos três eixos.

entrando em contato com um único ponto no pavimento. Ao contrário, a progressão normal de um carro na estrada acontece quando o pneu **rola** na superfície da estrada. O rolamento faz com que cada ponto na superfície do pneu entre em contato com um local diferente na estrada. Finalmente, a translação pura das superfícies articulares normalmente é chamada de **deslizamento**, análogo de um carro derrapando, quando um único ponto do pneu desliza sobre diversos pontos na estrada.[19]

Muitas articulações sinoviais exibem uma combinação de rotação e translação durante o movimento normal. Quando se observa a flexão do joelho a partir da tíbia, o fêmur rola na direção posterior (Fig. 7.4). Durante a extensão do joelho, o fêmur rola na direção anterior. Pesquisas bidimensionais iniciais sugeriram que, durante a flexão do joelho, o fêmur também fazia translação anterior, dando origem à assim chamada **regra do côncavo-convexo**, que sugeria que a direção do deslizamento intra-articular acompanhado de rotação poderia ser predita pela forma da superfície articular em movimento. Essa regra foi utilizada por clínicos para ajudar na determinação do deslizamento articular particular necessário para recuperar um movimento articular limitado específico. Entretanto, estudos tridimensionais mais recentes mostram que durante a flexão do joelho uma translação femoral leve pode ocorrer nas direções anterior e posterior no mesmo movimento de flexão (Fig. 7.4). Outras análises biomecânicas demonstram que muitas outras articulações sinoviais com superfícies articulares côncavas e convexas também não se comportam de acordo com a regra do côncavo-convexo. Por exemplo, estudos da articulação glenoumeral demonstram que existe um leve deslizamento superior da cabeça do úmero à medida que ele rola na direção superior durante a flexão e abdução do ombro.[10,26] A cabeça do úmero também desliza na direção posterior durante a rotação lateral e na direção anterior durante a rotação medial.[10,20,26] Esses estudos mostram que a cabeça do úmero convexa rola e desliza na mesma direção durante o movimento do ombro, contradizendo a regra do côncavo-convexo.

As articulações metacarpais, também compostas de superfícies côncavas e convexas, possuem eixos fixos de movimento durante a flexão e a extensão, sem nenhum deslizamento aparente.[9,30] O movimento dessas articulações é essencialmente de rotação pura. Portanto, parece que a regra do côncavo-convexo não é correta nem útil de forma clínica. Entretanto, o conhecimento atual do movimento articular continua a indicar uma necessidade de restaurar o deslizamento articular bem como as rotações quando se tenta melhorar a mobilidade articular.

As articulações sinoviais se movem pela combinação de rotação e translação ou pela rotação pura. O movimento rotacional de um osso sobre outro é descrito como **osteocinemática** da articulação. Os movimentos de deslizamento das superfícies articulares que podem acompanhar as rotações articulares são descritos como **artrocinemática** da articulação.[19,28] Esses deslizamentos articulares são normalmente movimentos muito menores e mais sutis do que as rotações que acompanham, e são conhecidos como **movimentos componentes** ou **acessórios** de uma articulação. Apesar de pequenos, os movimentos componente são essenciais para a mecânica normal da articulação. O deslizamento inadequado pode inibir a recuperação do movimento normal, enquanto o deslizamento excessivo pode contribuir para danificar os tecidos moles que circundam a articulação.

Relevância clínica

Mobilização articular: A mobilização articular é uma técnica de terapia manual utilizada para recuperar o deslizamento articular necessário para a amplitude de movimento (ADM) articular normal. As mobilizações específicas utilizadas em uma articulação são geralmente baseadas na artrocinemática normal da articulação. Por exemplo, para aumentar a ADM de flexão e extensão do joelho, um clínico pode trabalhar para recuperar o deslizamento anterior e posterior da tíbia no fêmur enquanto estira também os tecidos moles em torno com flexão e extensão.

Centro instante de rotação

As articulações que demonstram rotação pura se movem sobre um eixo fixo. As articulações que fazem rotação enquanto deslizam simultaneamente estão fazendo rotação em torno

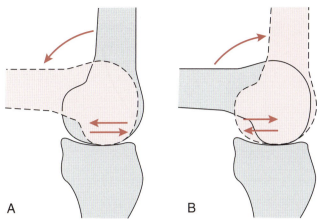

Figura 7.4 Rolamento e deslizamento do joelho. Na flexão (**A**) o fêmur rola na direção posterior. Na extensão (**B**) o fêmur rola na direção anterior. Em ambas, o fêmur pode deslizar nas direções anterior e posterior.

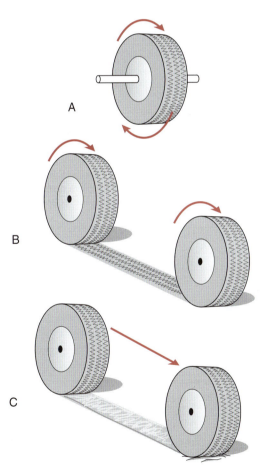

Figura 7.3 Giro, rolamento e deslizamento. **A.** O giro de um objeto é a rotação em torno de um eixo fixo de modo que todos os pontos do objeto que gira entrem em contato com um único ponto na superfície estacionária. **B.** O rolamento de um objeto é a rotação em torno de um eixo que se move de modo que todos os pontos do objeto que gira entrem em contato com pontos específicos na superfície estacionária. **C.** O deslizamento de um objeto é a translação sem qualquer rotação, um único ponto do objeto que desliza entra em contato com diversos pontos na superfície estacionária.

de um eixo que se move no espaço, assim como um carro que derrapa está deslizando na superfície da estrada mesmo quando o pneu continua a rodar sobre seu eixo. O movimento bidimensional de uma articulação que se submete à rotação e ao deslizamento simultâneos é normalmente descrito pelo **centro instante de rotação** (CIR) da articulação (Fig. 7.5).[21,27] O CIR é o eixo de rotação teórico para a articulação em uma determinada posição articular. Uma articulação que possui um eixo fixo exibe um CIR constante, mas uma articulação que exibe rotação e deslizamento articular, como o joelho, possui múltiplos CIRs. Um método comum de determinação do CIR é mostrado na Figura 7.6. Um **eixo de rotação helicoidal** descreve o movimento de um eixo de rotação articular no espaço tridimensional. Uma discussão detalhada dos eixos helicoidais está além do escopo deste livro.

Relevância clínica

Goniometria: A avaliação da ADM é um método clínico comum para identificar a disfunção articular. Um goniômetro de eixo simples permite determinar a posição angular de um segmento do membro com relação a outro quando o equipamento está alinhado adequadamente na articulação (Fig. 7.7). O conhecimento do movimento de uma articulação ajuda o clínico a alinhar o goniômetro corretamente para obter uma medida precisa da ADM articular.

Classificação das articulações sinoviais

A maioria das articulações do corpo é diartrodial ou sinovial e se movimenta livremente. Embora dividam diversas características estruturais, essas articulações também demonstram considerável variação na estrutura que produz um largo espectro de capacidades funcionais. As articulações sinoviais são classificadas anatomicamente pelas suas formas da superfície e tipos de movimento, ou biomecanicamente, pelo número de eixos de movimento que possuem (Tab. 7.1).[23,28] Por exemplo, uma articulação em dobradiça também

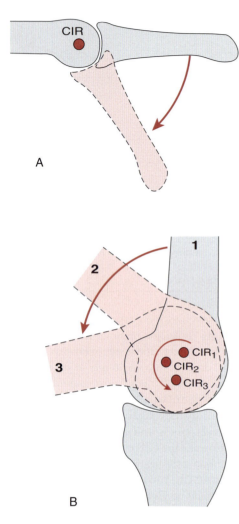

Figura 7.5 Centro instante de rotação (CIR). O CIR é o eixo teórico de rotação em uma posição articular específica. Ele é constante na rotação pura (**A**), mas variável em movimentos que combinam rotação e deslizamento (**B**).

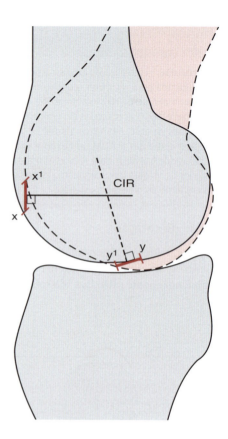

Figura 7.6 Método para determinar o centro instante de rotação. Um método comum para determinar o CIR é localizar dois pontos no segmento que se move e desenhar uma linha que conecte dois locais de cada ponto. A intersecção das linhas desenhadas perpendicularmente às primeiras linhas identifica o CIR. Pela repetição desse procedimento em diversas posições articulares consecutivas, o CIR é identificado ao longo da amplitude de movimento.

é chamada de *articulação uniaxial* porque o movimento ocorre em torno de um único eixo. A articulação radiulnar superior e as articulações interfalângicas distais dos dedos são classificadas como uniaxiais, apesar de também poderem ser classificadas separadamente como articulações em pivô e em dobradiça, respectivamente. Do ponto de vista da reabilitação, a classificação mecânica baseada nos eixos de movimento é útil porque identifica o tipo de movimento que normalmente é possível em determinada articulação.

A classificação das articulações sinoviais pelo número de eixos de rotação sugere que elas permitem somente movimentos de rotação. Entretanto, muitas articulações sinoviais exibem tanto a translação como a rotação durante o movimento normal.[28] Uma articulação uniaxial que permite rotação pura possui um único GL. A maioria das articulações sinoviais possui pelo menos três GLs. As articulações como o joelho exibem seis GLs, demonstrando translação ao longo de todos os três eixos e rotação em torno deles. Por exemplo, os movimentos a seguir podem ocorrer no joelho: (1) deslizamento anterior e posterior, (2) deslizamento medial e

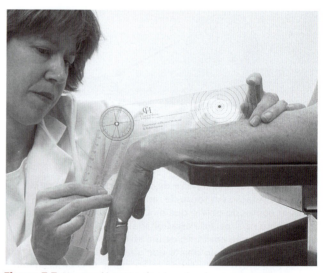

Figura 7.7 Um goniômetro de eixo simples para medir o movimento articular. O goniômetro de eixo simples mede a posição angular de uma articulação.

Tabela 7.1 Classificação das articulações sinoviais

Classificação anatômica	Classificação mecânica	Exemplo
Dobradiça (gínglimo)	Uniaxial	Articulação interfalângica distal
Pivô (trocoide)	Uniaxial	Articulação radiulnar superior
Condiloide	Biaxial	Articulação metacarpofalângica dos dedos
Elipsoide	Biaxial	Articulação do punho (radiocarpal)
Selar	Triaxial	Articulação carpometacarpal do polegar
Bola e soquete	Triaxial	Articulação glenoumeral
Deslizante (plano ou deslize)	Sem rotação possível	Articulação mediotarsal do pé

lateral, (3) deslizamento superior e inferior, (4) rotação em torno do eixo medial-lateral (ML) na flexão e na extensão, (5) rotação em torno do eixo AP na abdução e na adução, e (6) rotação medial e lateral em torno do eixo vertical (longitudinal).

Fatores que influenciam o movimento em uma articulação

A estrutura articular e as forças externas aplicadas na articulação determinam juntas o tipo e a quantidade do movimento que ocorre em uma articulação. Esses fatores também influenciam a natureza e a quantidade de forças internas necessárias aos músculos e ligamentos da articulação para controlá-la efetivamente (Fig. 7.8). A interação entre uma articulação e suas articulações adjacentes e o ambiente externo também afeta o movimento articular.

O efeito da estrutura articular no movimento da articulação

A estrutura de uma articulação é descrita por suas superfícies articulares e estruturas ligamentosas de suporte. Cada

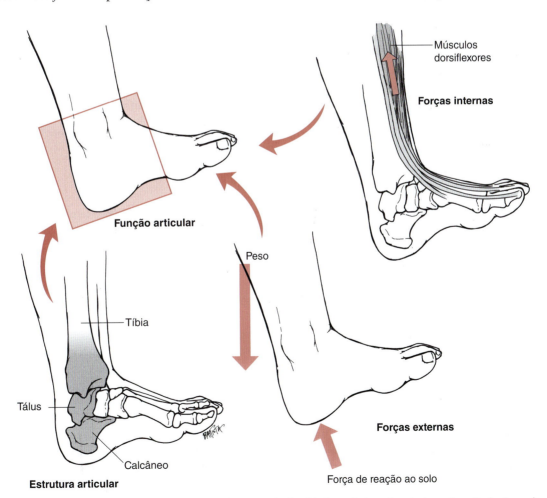

Figura 7.8 Fatores que influenciam a função articular. A função articular é influenciada pela estrutura da articulação, pelas forças aplicadas externamente, como o peso do membro e as sobrecargas externas, e pelas forças internas aplicadas pelos músculos e ligamentos da articulação.

uma possui um efeito significativo no movimento possível em uma articulação.

Superfícies articulares

Tanto a quantidade como o tipo de movimento possível em uma articulação são determinados em grande parte pelas formas de suas superfícies articulares. As formas das extremidades dos ossos que se encontram em uma articulação são bastante variáveis. Por exemplo, em algumas articulações, as formas das superfícies adjacentes se ajustam uma a outra congruentemente como peças adjacentes de quebra-cabeça, enquanto, em outras articulações, as superfícies que se encontram são bastante diferentes, ou **incongruentes** (Fig. 7.9). As articulações mais congruentes tendem a restringir o movimento e são mais estáveis, enquanto aquelas que possuem superfícies menos congruentes normalmente permitem mais mobilidade.

A quantidade de curvatura das superfícies que se articulam também afeta a mobilidade e a estabilidade de uma articulação. O **raio de curvatura** descreve a curvatura de uma superfície articular. O raio de curvatura de uma superfície articular é igual ao raio de um círculo que possui a mesma superfície curvada da articular (Fig. 7.10). Quanto mais curvada a superfície, menor o raio de curvatura. As superfícies que se articulam e possuem os raios similares de curvatura são **congruentes**. A quantidade de curvatura das superfícies que se articulam e sua congruência influenciam a combinação de translação e rotação que ocorre em uma articulação.

> ### Relevância clínica
>
> **A articulação do joelho:** O joelho inclui quatro superfícies que se articulam entre o fêmur e a tíbia, cada uma com um raio de curvatura diferente. Essas diferenças ajudam a produzir a combinação de rotação e translação que acompanha a flexão e extensão do joelho. Os clínicos precisam de um entendimento claro desses movimentos complexos para recuperar o movimento articular normal.

As articulações com superfícies relativamente planas permitem a translação, enquanto as superfícies mais curvadas permitem rotação. As superfícies curvadas variam em suas formas, definindo ainda mais os tipos de movimentos que ocorrem na articulação. Por exemplo, as superfícies em forma de polia, ou trocleares, encontradas nas articulações entre a ulna e o úmero ou entre as falanges mediais e distais dos dedos restringem o movimento disponível de rotação em torno de um único eixo, assim como um trem deslocando-se em um trilho. Outras superfícies articulares exibem formas que parecem ser partes de esferas, com superfícies que são tanto côncavas em duas direções (normalmente anteroposterior ou medial-lateral) como convexas em duas direções. Essas superfícies são chamadas de **bicôncavas** e **biconvexas**, respectivamente. As articulações entre superfícies bicôncavas e biconvexas permitem movimentos livres, com rotações em torno de

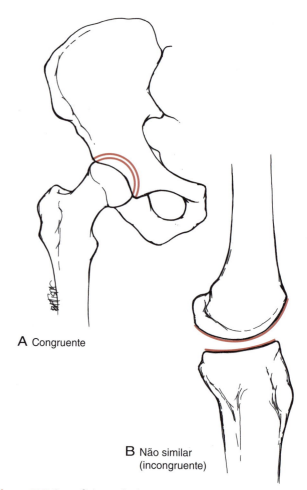

Figura 7.9 Superfícies articulares congruentes e incongruentes. **A.** Algumas superfícies articulares possuem formas semelhantes, como a articulação do quadril, e são descritas como congruentes. **B.** Outras consistem em superfícies não similares (incongruentes), como o joelho.

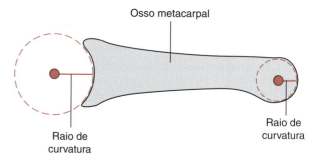

Figura 7.10 Raio de curvatura. O raio de curvatura descreve a quantidade de curvatura de uma superfície articular. Ele é o comprimento do raio de um círculo de mesma curvatura.

dois ou três eixos, comparadas com superfícies trocleares. Um exemplo de articulação com esses tipos de superfícies é a articulação radiocarpal. Nessa articulação, o carpo é a superfície biconvexa, que se articula com a extremidade distal bicôncava do rádio.

Mesmo articulações compostas de superfícies convexas sobre côncavas com curvaturas similares exibem um amplo espectro de movimentos. As articulações glenoumeral e do quadril consistem em superfícies ósseas convexas que se ajustam em superfícies côncavas com superfícies articulares relativamente congruentes. No entanto, essas duas articulações permitem quantidades muito diferentes de mobilidade. A cavidade glenoidal cobre menos da metade da superfície articular da cabeça do úmero,[13,15] mas aproximadamente três quartos da cabeça do fêmur é coberta pelo acetábulo no quadril.[11,14] Como resultado, a articulação glenoumeral é mais móvel do que o quadril, e o quadril é mais estável do que a articulação glenoumeral. Essas duas articulações demonstram como as formas das superfícies articulares influenciam a mobilidade e a estabilidade de uma articulação.

Suporte ligamentoso

O suporte ligamentoso de uma articulação também influencia sua mobilidade e estabilidade. Os ligamentos exibem formas únicas para gerar estabilidade sem limitar muito o movimento. Muitas cápsulas de articulações sinoviais possuem dobras que se desdobram à medida que são alongadas para permitir mais movimento articular. Por exemplo, a porção inferior da cápsula articular glenoumeral fica na forma de dobras quando o ombro está em posição neutra (próximo ao corpo), mas se desdobra durante sua flexão e abdução. Isso permite mobilidade considerável, embora, como consequência, a cápsula articular inferior adicione pouca estabilidade à articulação glenoumeral.

> **Relevância clínica**
>
> **Estabilidade articular glenoumeral:** Subluxações inferiores da articulação glenoumeral aparecem mais frequentemente em indivíduos com debilidade muscular severa e são observadas com o ombro neutro. Os músculos contribuem com forças estabilizadoras importantes porque a cápsula articular glenoumeral inferior em dobras é incapaz de estabilizar a articulação.

Outra característica comum na forma dos ligamentos é observada nos ligamentos colaterais que são encontrados nos lados medial e lateral da maioria das articulações em dobradiça e biaxiais. Os ligamentos colaterais dão estabilidade, prevenindo e limitando o movimento de lado a lado. Muitos ligamentos colaterais radiam de uma inserção proximal pequena localizada para uma inserção distal mais larga, mais extensa (Fig. 7.11). Esse arranjo permite que algumas partes do ligamento permaneçam tensas ao longo de toda a AM da articulação, gerando uma força de estabilização de um lado ao outro em qualquer posição articular. Os ligamentos colaterais mediais do cotovelo e do joelho são ligamentos triangulares largos que mantém alguma capacidade de estabilização independente de onde o joelho se acomoda na flexão ou extensão.[3,8,16,22]

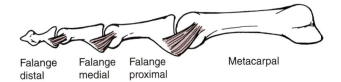

Figura 7.11 Ligamentos colaterais típicos. Os ligamentos colaterais típicos se ligam a um pequeno local proximal à articulação e radiam distalmente para uma inserção mais larga pela articulação.

Forças externas em uma articulação

O Capítulo 1 descreve a interação entre as forças aplicadas em uma articulação a partir do ambiente e as forças internas produzidas pelos músculos e ligamentos articulares. O peso do membro e as forças de sobrecargas adicionais, como a resistência manual aplicada por um terapeuta ou a resistência de um equipamento de treinamento com pesos, aplicam momentos e torques na articulação, produzindo rotação sobre ela. Eles são equilibrados pelos momentos ou torques produzidos pelos músculos e ligamentos (Fig. 7.12). Se as forças externas e momentos equilibram as forças internas e momentos, o equilíbrio estático acontece e a articulação permanece em repouso ou em movimento uniforme. A identificação e a caracterização das forças externas aplicadas em uma articulação durante a atividade ajudam os clínicos a determinar quais músculos e ligamentos são necessários para mover ou estabilizar a articulação.

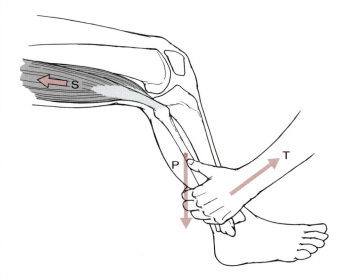

Figura 7.12 Momentos externos e internos em uma articulação. Uma articulação é controlada pelas sobrecargas aplicadas externamente, incluindo o peso (P) do membro e qualquer força adicional, como a resistência manual de um terapeuta (T), e pelas sobrecargas aplicadas internamente (S) dos músculos e ligamentos.

Relevância clínica

Músculos utilizados para descer e subir escadas: Um indivíduo que está descendo um degrau move gradualmente da extensão do quadril e do joelho para flexão do quadril e do joelho à medida que o pé oposto é levado para o degrau debaixo (Fig. 7.13). Ele precisa dos músculos flexores ou extensores do quadril e do joelho para descer o degrau? Para responder essa questão, o clínico deve reconhecer que o peso de cabeça, braços, tronco e membro inferior oposto produz uma flexão nas articulações do quadril e do joelho que suportam o peso corporal (Fig. 7.14). Consequentemente, o indivíduo deve utilizar os músculos extensores do quadril e do joelho para baixar o corpo e controlar a flexão do quadril e do joelho produzida pelo peso corporal. Quando sobe uma escada, o indivíduo também utiliza os músculos extensores do quadril e do joelho para subir o degrau. Nesse caso, as articulações do quadril e do joelho estão em extensão, mas o peso do corpo continua a produzir uma flexão momento em cada articulação. Os músculos extensores do quadril e do joelho devem produzir torques que excedem o torque de flexão produzido pelo peso corporal. Tanto subindo quanto descendo um degrau, são utilizados os músculos extensores da perna que sustenta o peso corporal. A diferença está no tipo de contração produzida pelos músculos extensores em cada caso. Quando se desce um degrau, os músculos extensores contraem-se excentricamente. Quando se sobe, os músculos extensores contraem-se concentricamente. Em ambos os casos, a identificação das sobrecargas externas e de seu efeito no movimento articular permite que o profissional determine quais músculos devem ser contraídos e o tipo de contração necessária.

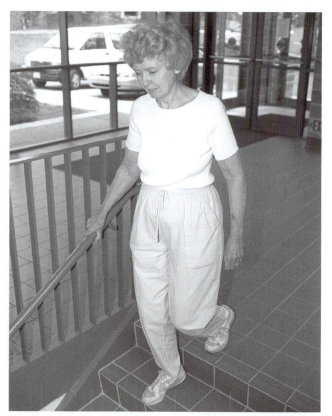

Figura 7.13 Descendo escadas. À medida que um indivíduo desce um degrau, o quadril e o joelho que suportam o peso corporal se movem de uma posição de extensão para uma de flexão.

Muitas articulações do corpo sustentam forças de reação articular muito grandes durante atividades da vida diária. A área de superfície sobre a qual a força de reação articular é aplicada determina o estresse (força/área) que uma articulação sustenta durante a atividade. As alterações na superfície ou alinhamento articulares podem modificar os estresses aplicados em uma articulação. As forças de reação articular e os estresses resultantes parecem exercer um papel na produção de dor e degeneração articulares.[1,2] As forças de reação articular que ocorrem durante o exercício e atividades funcionais são influenciadas por diversos fatores, incluindo a posição articular e o método de aplicação de cargas externas. Os clínicos devem elaborar exercícios e atividades funcionais que minimizem as forças de reação articular para proteger as superfícies articulares.

Interações entre articulações e o ambiente externo

O corpo humano consiste em mais de 150 articulações. O movimento de uma articulação pode afetar diversas articulações próximas. Isso é particularmente verdadeiro quando o membro em movimento está fixo em um objeto relativamente imóvel. Por exemplo, quando se está ereto, de pé, com o braço ao lado do corpo e a mão livre, a flexão do cotovelo pode ocorrer sem movimento nas articulações adjacentes. Ao contrário, quando o indivíduo realiza o exercício de flexão de braço, a flexão do cotovelo exige movimentos simultâneos do punho e do ombro. No primeiro caso, quando o cotovelo se move isolado, está exercendo sua função como parte de uma **cadeia aberta**. Outros termos utilizados para descrever a mesma condição incluem *cadeia cinética aberta* e *cadeia cinemática aberta*. Quando o cotovelo é flexionado durante o exercício de flexão de braço, ele está exercendo sua função como parte de uma **cadeia fechada** (*cadeia cinética fechada* ou *cadeia*

Relevância clínica

Técnicas de proteção articular: As técnicas de proteção articular são métodos para realizar as atividades comuns da vida diária de um modo que minimize as forças de reação articular. Essas técnicas são importantes para pacientes com artrite ou outras condições nas quais as articulações estão em risco de degeneração. Por exemplo, as forças de reação articular na articulação carpometacarpal (basal) do polegar são extremamente altas durante a pinça lateral, em geral utilizada para virar uma chave na ignição de um carro ou para abrir a tampa de um frasco. Para reduzir as forças de reação articular durante essas atividades, equipamentos podem ser utilizados para que as duas mãos possam ser substituídas pela pinça lateral de uma das mãos.

Capítulo 7   Biomecânica das articulações   117

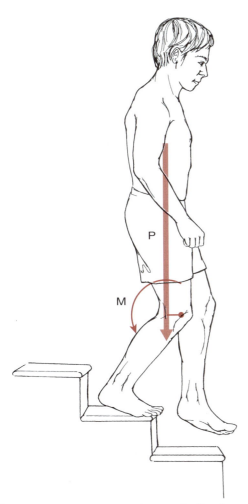

Figura 7.14 Momentos articulares no joelho durante a descida de escadas. Na descida de escadas, o peso (P) de cabeça, braços, tronco e membro inferior oposto produz uma flexão momento no joelho que sustenta o peso corporal. O músculo quadríceps deve aplicar uma extensão momento para controlar a descida para o próximo degrau.

> ### Relevância clínica
>
> **Locomoção:** A locomoção humana normal é dividida em uma fase de sustentação do peso do corpo e outra sem essa sustentação para cada membro inferior. Durante a fase da marcha sem sustentação do peso (balanço), o membro inferior funciona em uma cadeia aberta, e os movimentos de quadril, joelho e pé são mecanicamente independentes um do outro. Entretanto, durante a fase da marcha com sustentação do peso (apoio), o membro funciona em cadeia fechada. Movimentos anormais em uma articulação, talvez por causa da dor, podem causar movimentos compensatórios anormais nas articulações adjacentes. Estes podem impor estresse excessivo aos tecidos moles que limitam as articulações em compensação. Como resultado, os movimentos ou posições anormais em uma articulação no membro inferior podem causar dor ou outros sintomas em uma articulação adjacente, mas compensatória. O diagnóstico preciso das condições dolorosas em uma articulação que sustenta o peso corporal exige uma avaliação completa da função de todas as articulações próximas, e a intervenção com sucesso em uma articulação normalmente inclui intervenções nas articulações adjacentes. Um exemplo é um indivíduo com pronação excessiva na articulação subtalar do pé durante a corrida. Ele pode desenvolver dor no joelho em função dos movimentos compensatórios nessa região. O tratamento direcionado somente ao joelho não será efetivo até que o movimento anormal da articulação subtalar seja tratado.

Resumo

Os ossos articulados são fixos uns aos outros pelas articulações. As articulações são compostas de uma variedade de estruturas de tecido conjuntivo arranjadas para gerar uma combinação de mobilidade e estabilidade. A estrutura de algumas articulações favorece a estabilidade, enquanto outras articulações favorecem a mobilidade. As sinartroses permitem muito pouco movimento e são moldadas para a estabilidade extrema. Os tipos de sinartroses incluem sinostoses, sincondroses e sindesmoses. As diartroses, ou articulações sinoviais, são mais móveis. As diartroses são subclassificadas tanto anatomicamente, de acordo com a forma de suas superfícies articulares, como biomecanicamente, de acordo com o número de eixos em torno dos quais o movimento ocorre. O movimento dentro de articulações sinoviais inclui a rotação e o deslizamento, ou translação. Embora esses movimentos possam ocorrer isolados, é mais comum que ocorram juntos durante o movimento articular. As rotações descrevem a osteocinemática do movimento articular, enquanto os deslizamentos, ou movimentos acessórios, descrevem a artrocinemática desse movimento. A quantidade e a natureza do movimento que ocorre em uma articulação sinovial são influenciadas pelas formas das superfícies articulares, pelas estruturas de tecido conjuntivo presentes na articulação (p. ex., ligamentos e meniscos) e pelas forças externas aplicadas sobre a articulação. As forças que são aplicadas sobre as articulações e produzem movimento incluem forças da contração dos músculos que cruzam a articulação, bem como forças do peso corporal ou de outros segmentos

cinemática fechada). Isso é descrito como uma condição de cadeia fechada já que as articulações em movimento dos membros superiores se apoiam entre sobrecargas relativamente imóveis do corpo e do solo. O movimento de qualquer uma das articulações na cadeia fechada influenciará o movimento das articulações adjacentes. Os membros inferiores também funcionam sob as condições das cadeias aberta ou fechada. Por exemplo, quando se chuta uma bola, a extremidade da perna que se move não está fixa e os movimentos da articulação no quadril, joelho e tornozelo são independentes um do outro. Entretanto, na perna que está fixa com o pé no solo imóvel, o movimento em uma articulação influencia o movimento nas articulações adjacentes. Por exemplo, a flexão do joelho na perna fixa exige dorsiflexão do tornozelo e flexão do quadril. As articulações dos membros superiores e inferiores podem funcionar sob as condições tanto da cadeia aberta como da fechada, e ambas são exigidas durante atividades funcionais.

dos membros. O movimento articular pode ocorrer em condições de cadeia aberta ou fechada. Nas condições de cadeia aberta, as extremidades dos membros (braço ou perna) estão livres; portanto, as articulações do membro podem se mover independentemente uma da outra. Nas condições de cadeia fechada, as extremidades estão fixas ou relativamente imóveis; portanto, o movimento de uma articulação do membro afetará o movimento das outras articulações desse mesmo local. Uma compreensão completa da estrutura articular e de sua função é fundamental para analisar a mecânica das articulações normais e a patomecânica de movimentos articulares anormais associados a condições de dor.

Referências bibliográficas

1. Ateshian GA, Ark JW, Rosenwasser MP, et al.: Contact areas in the thumb carpometacarpal joint. J Orthop Res 1995; 13: 450–458.
2. Ateshian GA, Rosenwasser MP, Mow VC: Curvature characteristics and congruence of the thumb carpometacarpal joint: differences between female and male joints. J Biomech 1992; 25: 591–607.
3. Brantigan OC, Voshell AF: The mechanics of the ligaments and menisci of the knee joint. J Bone Joint Surg 1941; 23: 44–65.
4. Cooper RR, Misra S: Tendon and ligament insertion: a light and electron microscopic study. J Bone Joint Surg 1970; 52: A1–A21.
5. Dvir Z: Clinical Biomechanics. Philadelphia: Churchill Livingstone, 2000.
6. Fitzgerald GK, Axe MJ, Snyder-Mackler L: Efficacy of perturbation training in nonoperative anterior cruciate ligament rehabilitation programs for physically active individuals. Phys Ther 2000; 80: 128–140.
7. Freeman MAR: Treatment of ruptures of the lateral ligament of the ankle. J Bone Joint Surg 1965; 47B: 661–668.
8. Fuss FK: The ulnar collateral ligament of the human elbow joint. Anatomy, function and biomechanics. J Anat 1991; 175: 203–212.
9. Hagert CG: Anatomical aspects on the design of metacarpophalangeal implants. Reconstr Surg Traumatol 1981; 18: 92–110.
10. Harryman DT II, Sidles JA, Harris SL, Matsen FA III: The role of the rotator interval capsule in passive motion and stability of the shoulder. J Bone Joint Surg [AM] 1992; 74: 53–66.
11. Harty M.: Symposium on surface replacement arthroplasty of the hip: anatomic considerations. 1982; 13, 667–679.
12. Hertling D, Kessler R: Management of Common Musculoskeletal Disorders: Physical Therapy Principles and Methods. Philadelphia: JB Lippincott, 1996.
13. Jobe CM, Iannotti JP: Limits imposed on glenohumeral motion by joint geometry. J Shoulder Elbow Surg 1995; 4: 281–285.
14. Johnston RC: Mechanical considerations of the hip joint. Arch Surg 1973; 107: 411–417.
15. Kent BE: Functional anatomy of the shoulder complex: a review. Phys Ther 1971; 51: 867–888.
16. Lloyd DG, Buchanan TS: A model of load sharing between muscles and soft tissues at the human knee during static tasks. J Biomech Eng 1996; 118: 367–376.
17. Mankin HJ: The reaction of articular cartilage to injury and osteoarthritis. N Engl J Med 1974; 291: 1285–1292.
18. Mankin HJ: The reaction of articular cartilage to injury and osteoarthritis. N Engl J Med 1974; 291: 1335–1340.
19. Neumann DA: Joint deformity and dysfunction: a basic review of underlying mechanisms. Arthritis Care Res 1999; 12: 139–151.
20. Novotny JE, Beynnon BD, Nichols CE: Modeling the stability of the human glenohumeral joint during external rotation. J Biomech 2000; 33: 345–354.
21. Panjabi MM, Goel VK, Walters SD, et al.: Errors in the center and angle of rotation of a joint; an experimental study. J Biomech Eng 1982; 104: 232–237.
22. Regan WD, Korinek SL, Morrey BF, An KN: Biomechanical study of ligaments around the elbow joint. Clin Orthop 1991; 271: 170–179.
23. Romanes GJE: Cunningham's Textbook of Anatomy. Oxford: Oxford University Press, 1981.
24. Salter RB: Textbook of Disorders and Injuries of the Musculoskeletal System, 3rd ed. Baltimore: Williams & Wilkins, 1999.
25. Skoglund S: Anatomic and physiologic studies of knee joint innervation in the cat. Acta Physiol Scand 1956; 124: 1–100.
26. Soslowsky LJ, Flatow EL, Bigliani L, et al.: Quantitation of in situ contact areas at the glenohumeral joint: a biomechanical study. J Orthop Res 1992; 10: 524–534.
27. Volz RG: Basic biomechanics: lever arm, instant center of motion, moment force, joint reactive force. Orthop Rev 1986; 15: 101–108.
28. Williams P, Bannister L, Berry M, et al.: Gray's Anatomy, The Anatomical Basis of Medicine and Surgery, Br. ed. London: Churchill Livingstone, 1995.
29. Wyke B: The neurology of joints. Ann R Coll Surg Engl 1967; 41: 25–50.
30. Youm Y: Instantaneous center of rotation by least square method. J Bioeng 1978; 2: 129–137.

Cinesiologia dos membros superiores

PARTE II

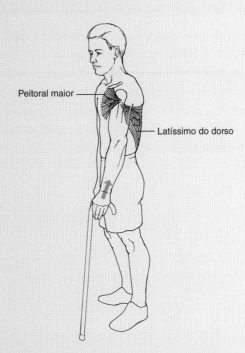

UNIDADE 1: O COMPLEXO DO OMBRO

Capítulo 8 Estrutura e função dos ossos e das articulações do complexo do ombro
Capítulo 9 Mecânica e patomecânica da atividade muscular no complexo do ombro
Capítulo 10 Análise das forças sobre o complexo do ombro durante atividade

UNIDADE 2: COTOVELO

Capítulo 11 Estrutura e função dos ossos e dos elementos não contráteis do cotovelo
Capítulo 12 Mecânica e patomecânica da atividade muscular no cotovelo
Capítulo 13 Análise das forças sobre o cotovelo durante atividade

UNIDADE 3: PUNHO E MÃO

Capítulo 14 Estrutura e função dos ossos e das articulações do punho e da mão
Capítulo 15 Mecânica e patomecânica dos músculos do antebraço
Capítulo 16 Análise das forças sobre o punho durante atividade
Capítulo 17 Mecânica e patomecânica dos tecidos conjuntivos especiais da mão
Capítulo 18 Mecânica e patomecânica dos músculos intrínsecos da mão
Capítulo 19 Mecânica e patomecânica dos movimentos de pinça e preensão palmar

Unidade 1 — O complexo do ombro

O complexo do ombro é a unidade funcional que resulta no movimento do braço com relação ao tronco. Essa unidade consiste na clavícula, na escápula e no úmero, nas articulações que os ligam e nos músculos que os movem. Essas estruturas são tão inter-relacionadas funcionalmente umas às outras que estudar suas funções individuais é quase impossível. Entretanto, um estudo cuidadoso das estruturas que compõem a unidade do ombro revela um sistema elegantemente simples de ossos, articulações e músculos que, juntos, possibilitam ao ombro um número quase infinito de movimentos (ver figura abaixo). Uma fonte importante de queixa dos pacientes com dor e disfunção do complexo do ombro é a interrupção da coordenação normal dessas estruturas interdependentes.

A principal função do complexo do ombro é posicionar o membro superior no espaço para permitir que a mão realize suas funções. A maravilha do complexo do ombro é o espectro de posições que ele pode realizar; embora essa mobilidade também seja a fonte de maior risco ao complexo do ombro. A instabilidade da articulação é outra importante fonte de queixa para pacientes com disfunções do ombro. Portanto, um conhecimento da função e da disfunção do complexo do ombro exige uma compreensão da função integrada e coordenada entre os componentes individuais do complexo do ombro, bem como uma apreciação das funções estruturais encontradas no ombro que permitem extrema mobilidade, além de fornecer estabilidade suficiente.

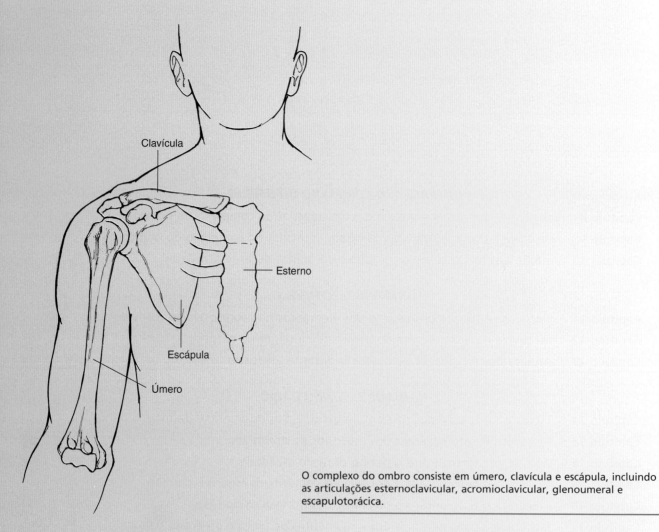

O complexo do ombro consiste em úmero, clavícula e escápula, incluindo as articulações esternoclavicular, acromioclavicular, glenoumeral e escapulotorácica.

Unidade 1 — O complexo do ombro

Esta unidade de três capítulos sobre o complexo do ombro descreve sua estrutura e implicações na função e disfunção. Os objetivos da unidade são:

- fornecer ao clínico conhecimento da morfologia dos componentes individuais do complexo;
- identificar as relações funcionais entre os componentes individuais;
- discutir como as estruturas do complexo do ombro contribuem para a mobilidade e estabilidade;
- possibilitar a compreensão dos estresses que o complexo do ombro suporta durante as atividades da vida diária.

A unidade é dividida em três capítulos. O primeiro capítulo apresenta as estruturas ósseas que formam o complexo do ombro e as articulações que as ligam. O segundo capítulo apresenta os músculos dos ombros e seus colaboradores para a função e disfunção. O terceiro capítulo investiga as sobrecargas às quais o complexo do ombro e seus componentes individuais são submetidos durante as atividades da vida diária.

CAPÍTULO

8

Estrutura e função dos ossos e das articulações do complexo do ombro

SUMÁRIO

Estrutura dos ossos do complexo do ombro 123
    Clavícula 123
    Escápula 123
    Úmero proximal 127
    Esterno e tórax 128
Estrutura das articulações e estruturas de suporte do complexo do ombro 129
    Articulação esternoclavicular 129
    Articulação acromioclavicular 132
    Articulação escapulotorácica 135
    Articulação glenoumeral 137
Movimento total do ombro 143
    Movimento da escápula e do úmero durante a elevação do braço sobre o tronco ... 143
    Movimento esternoclavicular e acromioclavicular durante a elevação do braço sobre o tronco ... 144
    Disfunções nas articulações individuais e seus efeitos no movimento do ombro 146
Amplitude de movimento do ombro 148
Resumo 149

Este capítulo descreve a estrutura dos ossos e articulações do complexo do ombro especificamente em sua relação com a função do ombro. Os objetivos específicos deste capítulo são:

- descrever as estruturas dos ossos individuais que constituem o complexo do ombro;
- descrever as articulações que ligam os elementos ósseos;
- discutir os fatores que contribuem para estabilizar e desestabilizar cada articulação;
- discutir os colaboradores relativos de cada articulação para o movimento geral do complexo do ombro;
- revisar a descrição da literatura para a amplitude de movimento (ADM) normal do ombro;
- discutir as implicações do movimento anormal em uma articulação individual ao movimento geral do complexo do ombro.

Estrutura dos ossos do complexo do ombro

O complexo do ombro consiste em três ossos individuais: a clavícula, a escápula e o úmero. Cada um desses ossos é discutido em detalhe a seguir. Entretanto, o próprio complexo é conectado ao esqueleto axial pelo esterno e se localiza no tórax, cuja forma exerce alguma influência na função do complexo inteiro. Desse modo, apresentamos também uma discussão breve sobre o esterno e a forma do tórax, assim como sua relação com o complexo do ombro.

Clavícula

A clavícula funciona como um suporte que mantém o complexo do ombro e, na verdade, o membro superior inteiro suspenso no esqueleto axial.[84] Outras funções atribuídas à clavícula são fornecer um local para a inserção muscular, proteger os nervos e vasos sanguíneos subjacentes, contribuir para a AM aumentada do ombro e ajudar a transmitir a força muscular para a escápula.[52,69] Esta seção descreve os detalhes da clavícula que contribuem para sua capacidade de realizar cada uma dessas funções. Discute-se nas seções seguintes deste capítulo como essas características contribuem para as funções da clavícula e como elas estão implicadas nas lesões dessa estrutura.

A clavícula está posicionada, com seu longo eixo, perto do plano transverso. Trata-se de um osso em forma de manivela quando vista de cima, com seus dois terços mediais anteriormente convexos, quase correspondendo ao tórax anterior, e seu terço lateral posteriormente convexo (Fig. 8.1). A significância funcional dessa forma incomum torna-se aparente na discussão do movimento geral do ombro.

A superfície superior da clavícula é lisa e facilmente palpável sob a pele. No plano anterior, a superfície é rugosa em razão das inserções mediais do peitoral maior e laterais do deltoide. A superfície posterior é rugosa no terço lateral por causa da inserção do trapézio superior. No plano inferior, a superfície é rugosa medialmente em função das inserções do ligamento osteoclavicular e do músculo subclávio e lateralmente por causa do ligamento coracoclavicular. O último produz duas marcas proeminentes na superfície inferior do aspecto lateral da clavícula, o tubérculo conoide e, lateral a ele, a linha do trapézio.

As extremidades medial e lateral da clavícula geram superfícies articulares para o esterno e o acrômio, respectivamente. O aspecto medial da clavícula expande para formar a cabeça da clavícula. A superfície medial dessa expansão se articula com o esterno e interfere no disco articular, ou menisco, bem como com a primeira cartilagem costal. A superfície articular da cabeça clavicular é côncava na direção anteroposterior e levemente convexa na direção superior-inferior.[93,101] Ao contrário da maioria das articulações sinoviais, a superfície articular da clavícula maturada é coberta por fibrocartilagem grossa. O terço lateral da clavícula é plano com relação aos outros dois terços e extremidades em uma expansão plana e larga que se articula com o acrômio na articulação acromioclavicular. A superfície arti-

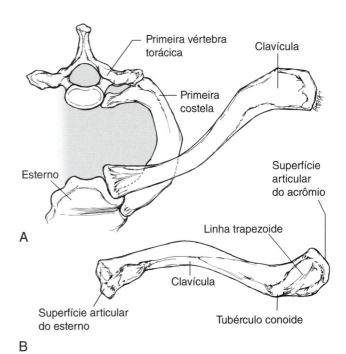

Figura 8.1 Clavícula. **A.** Vista da superfície superior. **B.** Vista da superfície inferior.

cular real é uma pequena faceta normalmente virada para o plano inferior e lateral. Ela também é coberta por fibrocartilagem em vez de cartilagem hialina. Os aspectos medial e lateral da clavícula são facilmente palpáveis.

Escápula

A escápula é um osso plano cuja função principal é fornecer um local para a inserção muscular do ombro. Um total de 15 músculos principais que atuam no ombro se insere na escápula.[58,101] Em animais quadrúpedes, a escápula é longa e fina e se localiza sobre o aspecto lateral do tórax. Em primatas, existe uma expansão gradual mediolateral do osso, assim como uma migração gradual de uma posição lateral no tórax para uma localização mais posterior (Fig. 8.2). A expansão médio-lateral é, em grande parte, resultado de uma fossa infraespinal aumentada e uma superfície costal que fornece a inserção para três dos quatro músculos do manguito rotador, bem como para diversos outros músculos do ombro.[40,83] Essas alterações na estrutura e localização da escápula refletem a alteração gradual na função dos membros superiores de uma função de suportar o peso corporal para outra de alcançar e agarrar. Essas mudanças na função exigem uma mudança no papel dos músculos que agora devem se posicionar e dar suporte à escápula e à articulação glenoumeral, que não são mais essencialmente o suporte do peso corporal e, ao contrário, estão livres para se movimentar em uma excursão maior.

A escápula possui duas superfícies, a costal, ou anterior, e a dorsal, ou posterior (Fig. 8.3). A superfície costal é geralmente lisa e oferece a inserção proximal do músculo subescapular.

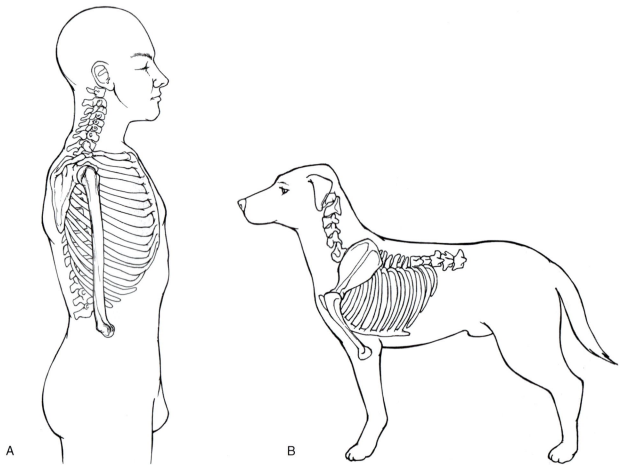

Figura 8.2 Localização da escápula. **A.** Nos humanos, a escápula é localizada mais posteriormente. **B.** A escápula é localizada no aspecto lateral do tórax em animais quadrúpedes.

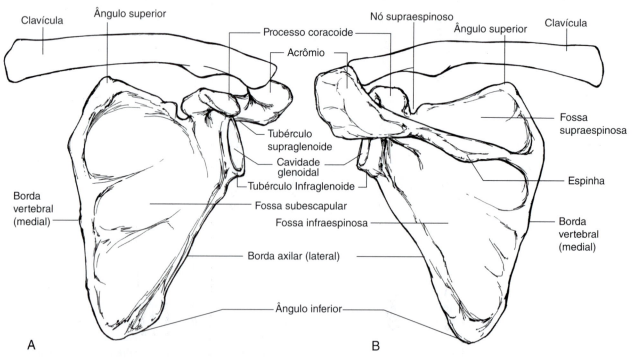

Figura 8.3 Escápula. **A.** Superfície anterior. **B.** Superfície posterior.

Ao longo da borda medial da superfície anterior, uma superfície estreita e lisa dá origem ao músculo serrátil anterior.

A superfície dorsal da escápula é dividida em duas regiões pela espinha da escápula, um espaço pequeno superior chamado fossa supraespinosa e um espaço grande inferior conhecido como fossa infraespinosa. A espinha é uma grande crista dorsalmente saliente do osso que vai da borda medial da escápula até a parte lateral e superior atravessando a largura da escápula. A espinha termina em uma superfície grande e plana que se projeta lateral e anteriormente e um pouco para a parte superior. Esse processo é conhecido como processo do acrômio. O acrômio é como um telhado sobre a cabeça do úmero. Ele possui uma faceta articular para a clavícula no aspecto anterior de sua superfície medial. Assim como a superfície clavicular com a qual se articula, essa superfície articular é coberta mais por fibrocartilagem do que por cartilagem hialina. Essa faceta é virada para a região medial e um pouco para a superior. O acrômio é geralmente descrito como plano. Entretanto, Bigliani et al. descrevem diversas formas do acrômio incluindo plana, arredondada e processos em forma de gancho.[4] Esses autores sugerem que a variedade de processos em forma de gancho do acrômio pode contribuir para as síndromes do impacto no ombro. Fatores adicionais que contribuem para essas síndromes são discutidos ao longo deste capítulo.

A escápula possui três bordas: a medial ou vertebral, a lateral ou axilar e a superior. A borda medial é facilmente palpável ao longo de seu comprimento, da parte inferior para a superior. A borda medial se curva para a parte anterior a partir da raiz da espinha até o ângulo superior, portanto, ajustando-se ao contorno do tórax subjacente. Ela se junta à borda superior no ângulo superior da escápula que pode ser palpado somente em indivíduos com músculos pequenos, ou atrofiados, que cobrem o ângulo superior, particularmente o trapézio e o levantador da escápula.

O processo coracoide que se projeta a partir da superfície anterior da borda superior da escápula é uma projeção parecida com um dedo que se estende na direção superior e, em seguida, anterior e lateral da escápula. Ele está localizado aproximadamente em dois terços da largura da escápula a partir de sua borda medial. O processo coracoide é prontamente palpável abaixo do terço lateral da clavícula no aspecto anterior do tronco. Logo na região medial da base do processo coracoide na borda superior está o nó supraespinal ao longo do qual passa o nervo supraescapular.

A borda medial da escápula se junta à borda lateral no ângulo inferior, uma marca importante e facilmente identificada. A borda lateral da escápula é palpável ao longo de sua porção inferior até o ponto em que é coberta pelos músculos redondo maior, redondo menor e latíssimo do dorso. A borda lateral continua em direção superior e se junta à borda superior no ângulo anterior ou cabeça e pescoço da escápula. A cabeça dá início à cavidade glenoidal que fornece a superfície articular da escápula para a articulação glenoumeral. A fossa é um tanto estreita na parte superior e se alarga na inferior, o que a deixa com uma aparência de "forma de pera". A profundidade da fossa é aumentada pelo lábio fibrocartilaginoso circulante. Acima e abaixo da fossa estão os tubérculos supraglenoide e infraglenoide, respectivamente.

A orientação da cavidade glenoidal é um tanto controversa. Sua orientação é descrita como

- lateral;[2]
- superior;[2]
- inferior;[80]
- anterior;[2,84]
- retrovertida.[85]

Somente para a orientação lateral da cavidade glenoidal parece não haver contestação. Apesar de as diferenças na literatura poderem refletir distinções reais na avaliação ou na população estudada, pelo menos parte da variação é devida a diferenças nas estruturas anatômicas de referência utilizadas por diversos investigadores para descrever a posição da escápula. As estruturas de referência utilizadas incluem um embutido na escápula e um embutido no corpo inteiro. A estrutura de referência fixa da escápula permite a comparação da posição de uma marca óssea da escápula com outra marca na escápula. A outra estrutura anatômica de referência fixa do corpo permite a comparação da posição de uma marca escapular com outras regiões do corpo.

Para compreender as controvérsias com relação à orientação da cavidade glenoidal, é útil considerar primeiro a orientação da escápula como um todo. Utilizando um quadro de referência fixo do corpo, a posição normal de repouso da escápula pode ser descrita com relação aos planos sagital, frontal e transverso. Na vista do plano transverso, a escápula está em rotação medial sobre o eixo vertical. O **plano da escápula** é orientado em aproximadamente 30 a 45° a partir do plano frontal (Fig. 8.4).[46,86] Essa posição direciona a glenoide para a região anterior com relação ao corpo. Entretanto, o quadro de referência fixo da escápula revela que a cavidade glenoidal é retrovertida ou está em rotação posterior, com relação ao pescoço da escápula.[14,85]

Portanto, a cavidade glenoidal é direcionada anteriormente (com relação ao corpo) e ao mesmo tempo é retrovertida (com relação à escápula).

A rotação da escápula no plano frontal sobre um eixo fixo do corpo anteroposterior (AP) também é descrita (Fig. 8.5). Essa rotação é descrita tanto na orientação para cima como para baixo da cavidade glenoidal ou pelo local medial ou lateral do ângulo inferior da escápula.[2,25,80] Uma rotação sobre esse eixo AP que inclina a cavidade glenoidal para baixo, movendo o ângulo inferior da escápula para a região medial (i. e., para perto da coluna vertebral), é descrita como **rotação inferior** ou **medial** da escápula. Uma rotação que inclina a cavidade glenoidal para cima, movendo o ângulo inferior lateralmente para longe da coluna vertebral, é uma **rotação superior** ou **lateral**. Duas investigações mostraram que a cavidade glenoidal é inclinada para cima na posição em repouso.[2,61] Dois outros estudos mostraram uma inclinação para baixo de aproximadamente 5°.[25,80] A postura dos indivíduos dos estudos pode ajudar a explicar essas diferenças. Talvez os sujeitos que demonstraram uma inclinação para cima tenham sido instruídos a empur-

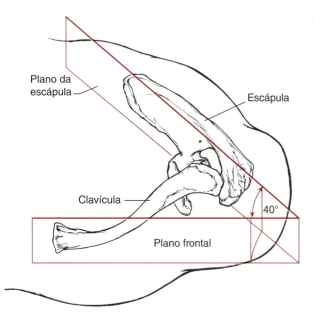

Figura 8.4 Plano da escápula. Uma vista transversa da escápula revela que o plano da escápula forma um ângulo de aproximadamente 40° com o plano frontal.

rar seus ombros para trás em uma postura "ereta" enquanto aqueles que tiveram inclinação para baixo da cavidade glenoidal teriam ombros levemente caídos (Fig. 8.6). Uma determinação final da orientação normal da escápula no plano frontal exige uma definição aceita do alinhamento postural normal do ombro. Essa definição infelizmente é

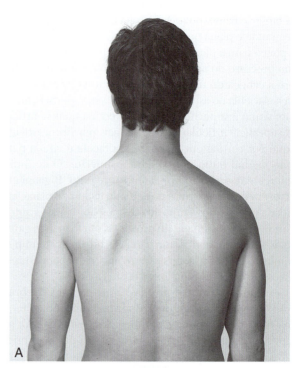

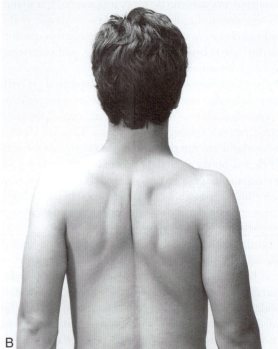

Figura 8.6 Alterações posturais da escápula. **A.** Este indivíduo está em pé com os ombros caídos, ou arredondados, e as escápulas em rotação, de modo que a cavidade glenoidal se inclina para baixo. **B.** Este indivíduo está em pé com os ombros empurrados para trás e as escápulas inclinadas para cima.

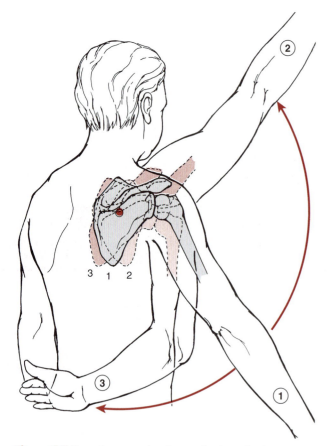

Figura 8.5 Rotação escapular. A rotação da escápula em torno de um eixo anteroposterior (AP) vira a cavidade glenoidal para cima (2) ou para baixo (3).

carente de apresentação. Portanto, ainda permanece a controvérsia acerca da orientação da escápula e sua cavidade glenoidal no plano frontal.

Vista sagitalmente, a escápula se inclina para a frente, a partir do plano frontal, aproximadamente 10° em torno do eixo lateral medial (Fig. 8.7).[17] Essa inclinação para a frente é o resultado parcial da posição da escápula no tórax superior, que se afunila em direção ao seu ápice. Mais inclinação para a frente da escápula causa a protração do ângulo inferior a partir do tórax.

Relevância clínica

Posição escapular na disfunção do ombro: As posições escapulares anormais têm sido implicadas em diversas disfunções do ombro. A orientação anormal da cavidade glenoidal tem sido associada com a instabilidade da articulação glenoumeral.[2,85,91] Além disso, a inclinação anterior excessiva é encontrada em indivíduos com síndromes do impacto do ombro durante a abdução ativa do ombro.[61] A avaliação cuidadosa da posição escapular é um componente essencial de um exame completo dos pacientes com disfunção do ombro.

Úmero proximal

O úmero é um osso longo composto de uma cabeça, colo e corpo ou eixo. O corpo termina distalmente no capítulo e na tróclea. Este capítulo apresenta somente algumas porções do úmero que são relevantes para a discussão da mecânica e patomecânica do complexo do ombro. O resto do úmero é discutido no Capítulo 11, com o cotovelo. A superfície articular da cabeça do úmero é mais frequentemente descrita como uma metade aproximada de uma esfera quase perfeita (Fig. 8.8).[39,89,99,101] A cabeça do úmero se projeta medialmente, para cima e para trás com relação ao plano formado

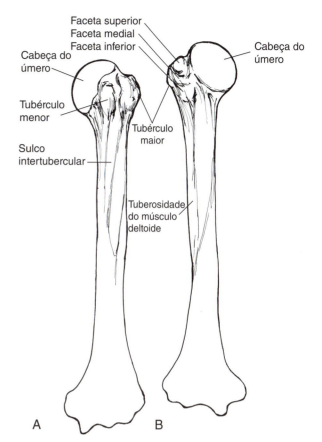

Figura 8.8 Úmero proximal. **A.** Vista anterior. **B.** Vista posterior.

pelos côndilos medial e lateral (Fig. 8.9).[40] A cabeça do úmero termina no pescoço anatômico marcando o fim da superfície articular.

No aspecto lateral do úmero proximal está o tubérculo maior, uma proeminência óssea grande que é facilmente palpada no aspecto lateral do complexo do ombro. O tubérculo maior é marcado por três diferentes facetas em suas superfícies superior e posterior. Essas facetas dão origem de cima para trás aos músculos supraespinal, infraespinal e redondo menor, respectivamente. No aspecto anterior do úmero proximal está uma projeção óssea menor, mas ainda proeminente, o tubérculo menor. Ele também possui uma faceta que fornece a inserção para o músculo remanescente do manguito rotador, o subescapular. Separando os tubérculos está o sulco intertubercular, ou bicipital, que contém o tendão da cabeça longa do bíceps braquial. Os tubérculos maior e menor continuam para dentro do corpo do úmero como os lábios medial e lateral do sulco. O colo cirúrgico é um leve estreitamento do eixo do úmero distal aos tubérculos.

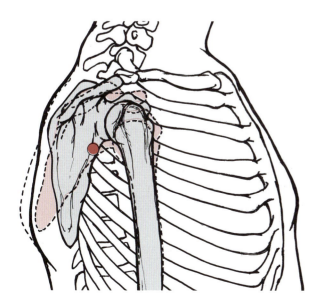

Figura 8.7 Rotação escapular. A rotação da escápula em torno de um eixo ML inclina a escápula anterior e posteriormente.

Relevância clínica

A profundidade do sulco bicipital: A profundidade do sulco bicipital varia. Um sulco raso parece ser um fator que contribui nos deslocamentos do tendão do bíceps.[56,58]

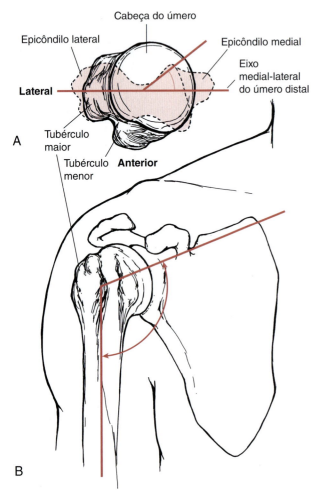

Figura 8.9 Orientação da cabeça do úmero. **A.** No plano transverso, a cabeça do úmero está em rotação posterior com relação aos côndilos do úmero distal. **B.** No plano frontal, a cabeça do úmero está angulada medial e superiormente com relação ao eixo do úmero.

Aproximadamente na metade da distância medial do corpo do úmero está a tuberosidade do músculo deltoide na superfície anterolateral. Ela provê a inserção distal para esse músculo. O sulco espiral é outra marca importante no corpo do úmero. Ele é encontrado na metade proximal do úmero, formando uma espiral da região proximal para a distal e da medial para a lateral na superfície posterior. O nervo radial percorre o sulco espiral junto com os vasos braquiais profundos. O nervo radial é particularmente suscetível à lesão, já que ele se localiza no sulco espiral.

Esterno e tórax

Embora o esterno e o tórax não façam parte do complexo do ombro, ambos estão intimamente relacionados com o ombro; portanto, uma breve descrição de suas estruturas, visto que elas se relacionam com o complexo do ombro, é necessária. Tanto o esterno como o tórax são abordados com maiores detalhes no Capítulo 29. A porção superior do esterno, o manúbrio, fornece uma superfície articular para a extremidade proximal de cada clavícula (Fig. 8.10). A superfície articular é uma depressão rasa chamada nó clavicular, coberta de fibrocartilagem como a cabeça clavicular com a qual ela se relaciona. Cada nó fornece consideravelmente menos superfície articular do que a cabeça clavicular que se articula com ela. Os dois nós claviculares são separados pelo nó esternal ou jugular no aspecto superior do manúbrio. Esse nó é muito proeminente e é uma marca útil para a identificação das articulações esternoclaviculares. Outra marca confiável e útil é o ângulo formado pela junção do manúbrio com o corpo do esterno conhecido como ângulo esternal, ou ângulo de Louis. Esse também é o local de inserção da cartilagem da segunda costela ao manúbrio e ao corpo do esterno.

O tórax ósseo forma o substrato no qual as duas escápulas deslizam. Consequentemente, a forma do tórax se configura em uma restrição aos movimentos da escápula.[97] Cada escápula fica na porção superior do tórax, posicionada, numa postura em pé, aproximadamente da primeira até a oitava costela e a partir dos corpos vertebrais aproximadamente da T2 até a T7 ou T8. O aspecto medial da espinha da escápula é normalmente descrito como alinhado com o processo espinhoso da T2. O ângulo inferior é normalmente citado como alinhado com o processo espinhoso da T7. Entretanto, é importante reconhecer que o alinhamento postural do ombro e da coluna vertebral pode alterar essas relações significativamente.

A superfície dorsal do tórax na região da escápula é caracterizada por sua forma convexa, conhecida como cifose torácica. As costelas superiores são menores do que as inferiores, então a forma geral do tórax pode ser descrita como elipsoide (Fig. 8.11).[99] Portanto, à medida que a escápula desliza superiormente no tórax, também

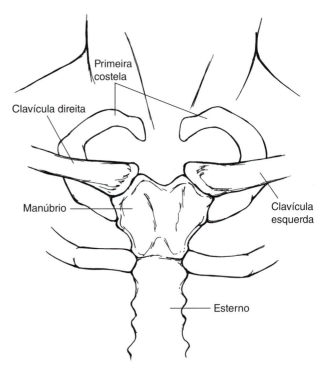

Figura 8.10 A superfície articular do esterno. O esterno fornece uma superfície articular estreita para a cabeça da clavícula.

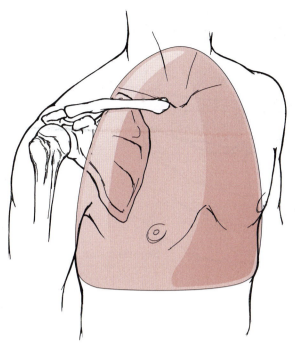

Figura 8.11 Forma do tórax. A forma elíptica do tórax influencia o movimento da escápula.

se inclina anteriormente. Uma análise da forma do tórax sobre o qual a escápula desliza ajuda a explicar a posição de repouso dela e seus movimentos causados pelas contrações de determinados músculos como o romboide e o peitoral menor.[17,49]

Em conclusão, como mencionado no início deste capítulo, o complexo do ombro é um arranjo intrincado de três ossos específicos, e cada um deles é único. Esses três ossos também estão funcional e estruturalmente relacionados com as partes do esqueleto axial (i. e., o esterno e o tórax). Uma imagem clara de cada osso e sua posição em relação aos outros é essencial para um exame físico completo e preciso. As marcas ósseas palpáveis relevantes para o complexo do ombro estão listadas a seguir:

- nó esternal;
- ângulo esternal;
- segunda costela;
- cabeça da clavícula;
- articulação esternoclavicular;
- superfície superior da clavícula;
- superfície anterior da clavícula;
- acrômio;
- articulação acromioclavicular;
- processo coracoide;
- borda vertebral da escápula;
- espinha da escápula;
- ângulo inferior da escápula;
- borda axilar da escápula;
- tubérculo maior do úmero;
- tubérculo menor do úmero;
- fossa intertubercular do úmero.

A seção a seguir descreve a estrutura e a mecânica das articulações do complexo do ombro formadas por esses componentes ósseos.

Estrutura das articulações e estruturas de suporte do complexo do ombro

O complexo do ombro é composto de quatro articulações:

- esternoclavicular;
- acromioclavicular;
- escapulotorácica;
- glenoumeral.

Todas, com exceção da articulação escapulotorácica, são articulações sinoviais. A articulação escapulotorácica está fora de qualquer categoria tradicional das articulações porque os componentes móveis, a escápula e o tórax não se fixam diretamente uns aos outros nem se articulam entre si e porque são os músculos, e não a cartilagem ou o material fibroso que separam esses componentes. Entretanto, ela é o local de movimentos sistemáticos ou repetidos entre ossos e, portanto, justificadamente pode ser designada como uma articulação. Esta seção apresenta a estrutura e a mecânica de cada uma das quatro articulações do complexo do ombro.

Articulação esternoclavicular

A articulação esternoclavicular é descrita por alguns como uma articulação em bola e soquete[84] e por outros como articulação selar.[93,101] Já que ambos os tipos de articulações são triaxiais, existe pouca significância funcional para a distinção. A articulação esternoclavicular inclui, na verdade, a clavícula, o esterno e o aspecto superior da primeira cartilagem costal (Fig. 8.12). Ela é encoberta por uma cápsula sinovial que se fixa ao esterno e à clavícula, um pouco afastada das superfícies articulares. A cápsula é relativamente fraca na parte inferior, mas reforçada nas regiões anterior, posterior e superior por ligamentos acessórios que são espessamentos da própria cápsula. Os ligamentos anterior e posterior são conhecidos como ligamentos esternoclaviculares anterior e posterior. Esses ligamentos servem para limitar o deslizamento anterior e posterior da articulação esternoclavicular. Eles também fornecem alguns limites ao movimento normal no plano transverso da articulação, conhecido como *protração* ou *retração*.

O espessamento superior da cápsula articular se origina do ligamento interclavicular, uma banda fibrosa fixa que se estende de uma articulação esternoclavicular à outra e cobre a base do nó esternal. Esse ligamento ajuda a prevenir deslocamentos superiores e laterais da clavícula em relação ao esterno. A cápsula com seus espessamentos ligamentosos é descrita como o limitador mais forte do movimento excessivo na articulação esternoclavicular.[3]

A cápsula e os ligamentos descritos até agora são os principais limitadores dos movimentos anterior, posterior e lateral. Entretanto, outras estruturas geram limites adicio-

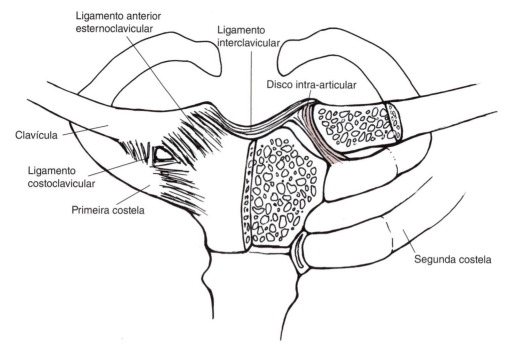

Figura 8.12 A articulação esternoclavicular. As estruturas de suporte da articulação esternoclavicular incluem a cápsula, o disco intra-articular, os ligamentos esternoclaviculares anterior e posterior, o ligamento interclavicular e o ligamento costoclavicular.

nais para a translação medial e elevação da clavícula. Como observado nas descrições dos ossos, a superfície articular da clavícula é consideravelmente maior do que a superfície respectiva do esterno. Consequentemente, o aspecto superior da cabeça clavicular se projeta na direção superior sobre o esterno e é facilmente palpado. Essa disparidade entre as superfícies articulares resulta em uma instabilidade inerente da articulação que permite à clavícula deslizar na direção medial sobre o esterno. Tal migração pode ser precipitada por uma força direcionada medialmente na clavícula, como aquela provocada por um golpe ou queda sobre o ombro (Fig. 8.13). Um disco intra-articular interposto entre a clavícula e o esterno aumenta a superfície articular na qual a clavícula se move e também serve para bloquear qualquer movimento medial da clavícula. O disco está fixado na região inferior do aspecto superior da primeira cartilagem costal e na região superior na borda superior da superfície articular da clavícula, dividindo a articulação em duas cavidades sinoviais separadas. As ligações específicas do disco ajudam-no a prevenir a migração medial da clavícula sobre o esterno. Um golpe no aspecto lateral do ombro aplica uma força medial na clavícula, tendendo a empurrá-la na direção medial sobre o esterno. A clavícula está ancorada na primeira cartilagem costal subjacente pelo disco intra-articular, resistindo a qualquer movimento medial. Entretanto, um estudo com cadáver sugere que o disco pode ser rompido facilmente de sua ligação na cartilagem costal.[3] Portanto, a magnitude de seu papel como estabilizador da articulação esternoclavicular, particularmente na limitação da translação medial da clavícula sobre o esterno, ainda não está clara. O disco também pode servir como um absorvente do choque entre a clavícula e o esterno.[50]

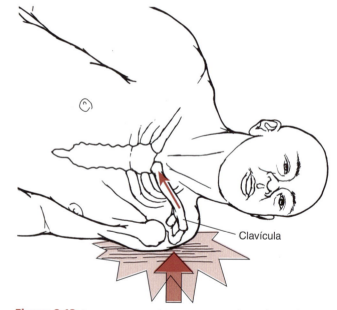

Figura 8.13 Forças que tendem a mover a clavícula na direção medial. Uma queda sobre o aspecto lateral do ombro produz uma força sobre a clavícula, tendendo a empurrá-la na direção medial.

Outra importante estrutura de estabilização da articulação esternoclavicular é o ligamento costoclavicular, um ligamento extracapsular que fica na lateral da própria articulação. Estende-se do aspecto lateral da primeira cartilagem costal superiormente até o aspecto inferior da região medial da clavícula. Suas fibras anteriores se direcionam nos sentidos superior e lateral, enquanto as fibras posteriores se direcionam para a região superior e medial. Consequentemente, esse ligamento gera limites significativos para os movimentos medial, lateral, anterior e posterior da clavícula, bem como para sua elevação.

Uma revisão das estruturas de suporte da articulação esternoclavicular revela que, apesar de uma superfície articular instável inerente, essas estruturas de suporte juntas limitam os deslocamentos medial, lateral, posterior, anterior e superior da clavícula sobre o esterno. O movimento inferior da clavícula é limitado pelo ligamento interclavicular e pela própria cartilagem costal. Portanto, está claro que a articulação esternoclavicular é tão reforçada que se torna uma articulação bastante estável.[72,96]

Relevância clínica

Fratura da clavícula: A articulação esternoclavicular é tão estável que as fraturas da clavícula são consideravelmente mais comuns do que deslocamentos da articulação esternoclavicular. De fato, a clavícula é normalmente o osso mais fraturado em humanos.[32] O trauma da articulação esternoclavicular e da clavícula em geral ocorre a partir de forças aplicadas aos membros superiores. Embora se acredite que as fraturas claviculares normalmente ocorrem a partir de quedas sobre o braço estendido, uma revisão de 122 casos de fraturas claviculares demonstrou que 94% dos casos desse tipo de fratura (115 pacientes) ocorreu por um golpe direto sobre o ombro.[92] As quedas sobre o ombro são uma causa comum. Quando um indivíduo cai de uma bicicleta, por exemplo, virando-se levemente para proteger a face e a cabeça, o ombro sofre a violência da queda. O solo exerce uma força no aspecto lateral e superior do acrômio e da clavícula. Essa força empurra a clavícula na direção medial e inferior.[96] Entretanto, a articulação esternoclavicular está firmemente suportada contra tais movimentos, então a força de reação do solo tende a deformar a clavícula. A primeira cartilagem costal inferior à clavícula é uma barreira para a sua deformação e, como resultado, a clavícula está propensa à fratura (Fig. 8.14). Normalmente, a fratura ocorre no terço medial ou lateral da clavícula, o primeiro com mais frequência do que o segundo.[32] O mecanismo exato da fratura não é claro. Alguns sugerem que a fratura é resultante do curvamento, enquanto outros que ocorre por compressão direta.[32,92] Independente do mecanismo, está claro que as fraturas da clavícula são mais comuns do que os deslocamentos articulares esternoclaviculares, parcialmente por causa da estabilização firme gerada pelo disco e pelos ligamentos da articulação esternoclavicular.[15,96]

Quer seja uma articulação em sela ou em bola e soquete, o movimento da articulação esternoclavicular ocorre sobre três eixos, um anteroposterior (AP), um vertical superior-inferior (SI) e um longitudinal (ML) ao longo do comprimento da clavícula (Fig. 8.15). Embora esses três eixos sejam descritos como levemente oblíquos aos planos cardinais do corpo,[93] os movimentos da clavícula ocorrem muito perto desses planos. O movimento em torno do eixo AP produz **elevação** e **depressão**, que ocorrem aproximadamente no plano frontal. Os movimentos em torno do eixo SI são conhecidos como **protração** e **retração** e ocorrem no

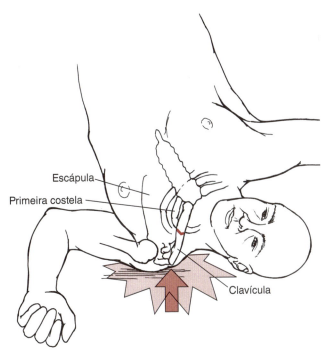

Figura 8.14 Uma maneira comum de fraturar a clavícula. Uma queda sobre o topo do ombro produz uma força na direção inferior da clavícula, empurrando-a para baixo da primeira costela. Esta previne a depressão do aspecto medial da clavícula, mas a força da queda continua a deprimir sua porção lateral, resultando em uma fratura no terço medial da clavícula.

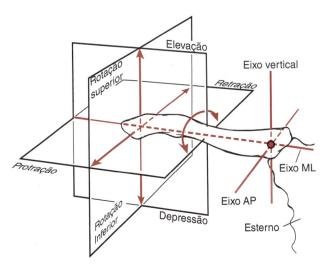

Figura 8.15 Eixos de movimento da articulação esternoclavicular: elevação e depressão da articulação esternoclavicular ocorrem em torno do eixo anteroposterior; protração e retração da articulação esternoclavicular ocorrem em torno do eixo vertical; rotação superior e inferior da articulação esternoclavicular ocorrem em torno do eixo medial-lateral.

plano transverso. As rotações em torno do eixo longitudinal são **para cima (posterior)** e para **baixo (anterior)**, definidas pelo fato de a superfície anterior da clavícula virar para cima (rotação superior) ou para baixo (rotação inferior).

Apesar de o movimento na articulação esternoclavicular ser rotacional, a proeminência da cabeça da clavícula e o local dos eixos de rotação permitem a fácil palpação da cabeça da clavícula durante a maioria desses movimentos. Essa palpação frequentemente resulta em confusão para os clínicos novatos. Observe que a retração da clavícula causa o movimento da cabeça da clavícula na direção anterior sobre o esterno à medida que o corpo da clavícula faz uma rotação posterior (Fig. 8.16). Da mesma forma, na protração, a cabeça da clavícula rola em direção posterior à medida que o corpo se move para a direção anterior. Igualmente, na elevação, o corpo da clavícula e o acrômio levantam-se, mas a cabeça da clavícula desce sobre o esterno; a depressão da articulação esternoclavicular faz o contrário. Esses movimentos das superfícies claviculares proximal e distal em direções opostas são consistentes com a rotação da articulação esternoclavicular e são o resultado da localização dos eixos dentro da própria clavícula. O local exato dos eixos sobre os quais os movimentos da articulação esternoclavicular ocorrem são debatidos, mas, provavelmente, os eixos ficam perto da lateral da cabeça da clavícula.[3,82] Essa localização explica o movimento das extremidades lateral e medial da clavícula em direções aparentemente opostas. Com os eixos de movimento localizados entre as duas extremidades da clavícula, a rotação pura resulta em movimentos opostos das duas extremidades, assim como as duas extremidades de uma gangorra se movem em direções opostas durante a rotação pura sobre um ponto pivô.

Poucos estudos estão disponíveis sobre a investigação da AM possível na articulação esternoclavicular. Foi demonstrado que a excursão total de elevação e depressão é de 50° a 60°, sendo que a depressão é de menos de 10° do total.[69,93] A elevação é limitada pelo ligamento costoclavicular e a depressão pela porção superior da cápsula e pelo ligamento interclavicular.[3,93] Alguns sugerem que o contato entre a clavícula e a primeira costela também limita a depressão da articulação esternoclavicular.[82] As facetas encontradas em algumas amostras de cadáveres entre a clavícula e a primeira cartilagem costal fornecem fortes evidências do contato entre essas estruturas, pelo menos em alguns indivíduos.[3,82]

A protração e a retração parecem ter mais semelhanças na excursão, com uma excursão total demonstrada variando entre 30° e 60°.[82,93] A protração é limitada pelo ligamento esternoclavicular posterior, que restringe o movimento da cabeça da clavícula para trás, e pelo ligamento costoclavicular que restringe o movimento à frente do corpo da clavícula. A retração é limitada de forma semelhante pelo ligamento esternoclavicular anterior e pelo ligamento costoclavicular. O ligamento interclavicular auxilia na limitação de ambos os movimentos.[3]

As rotações superior e inferior parecem ser mais limitadas por outros movimentos, com uma estimativa de AM da rotação superior variando entre 25° e 55°.[3,40,82] Apesar de não haver estudos conhecidos sobre a AM da rotação anterior, ela parece ser bem menor do que a rotação superior, provavelmente abaixo de 10°. Independentemente da quantidade exata de excursão disponível na articula-

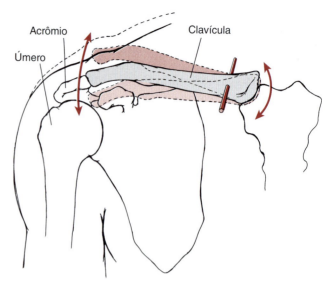

Figura 8.16 Movimento da cabeça da clavícula. A rotação da articulação esternoclavicular sobre um eixo provoca o movimento da cabeça da clavícula na direção oposta ao movimento do restante da clavícula, assim como as duas extremidades de uma gangorra se movem em direções opostas em torno de um ponto pivô central.

ção esternoclavicular, compreende-se bem que o movimento na articulação esternoclavicular está intimamente relacionado com os movimentos de outras articulações no complexo do ombro. A maneira como esses movimentos estão relacionados é discutida após a apresentação de cada articulação.

Articulação acromioclavicular

A articulação acromioclavicular é geralmente considerada uma articulação deslizante com superfícies articulares planas, apesar de as superfícies serem descritas algumas vezes como côncava e convexa, reciprocamente (Fig. 8.17).[93,101] Ambas as superfícies articulares são cobertas por fibrocartilagem mais do que por cartilagem hialina. A articulação é suportada por uma cápsula que é reforçada na parte superior e inferior pelos ligamentos acromioclaviculares (Fig. 8.18). Embora a cápsula seja frequentemente descrita como fraca, os ligamentos acromioclaviculares podem ser o suporte principal para a articulação nos momentos de pequenos deslocamentos e sobrecargas baixas.[26,55] Além disso, os ligamentos acromioclaviculares parecem gerar limitações importantes para o deslizamento posterior da articulação acromioclavicular independente da magnitude do deslocamento ou da sobrecarga.[26] O ligamento acromioclavicular inferior também pode fornecer resistência significativa ao deslocamento anterior excessivo da clavícula sobre a escápula.[55] A articulação também possui um menisco intra-articular que normalmente é menor do que um disco inteiro e não gera suporte adicional conhecido.

O outro principal suporte do ligamento acromioclavicular é o ligamento coracoclavicular extracapsular que

Capítulo 8 Estrutura e função dos ossos e das articulações do complexo do ombro

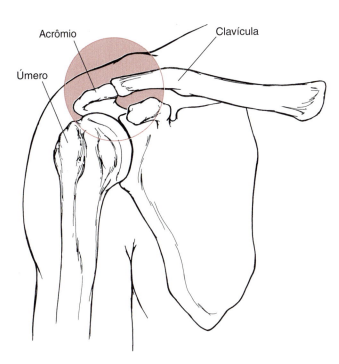

Figura 8.17 As superfícies articulares da articulação acromioclavicular são relativamente mais planas e chanfradas com relação às outras.

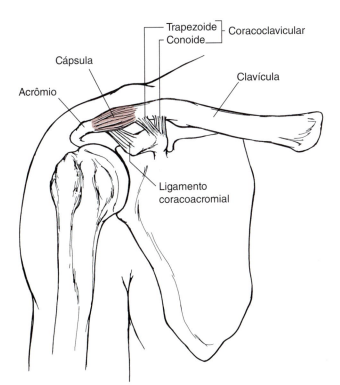

Figura 8.18 Articulação acromioclavicular. A articulação acromioclavicular é suportada pela cápsula, pelos ligamentos acromioclaviculares e pelo ligamento coracoclavicular.

vai da base do processo coracoide à superfície inferior da clavícula. Esse ligamento fornece um suporte fundamental para a articulação acromioclavicular, particularmente contra grandes excursões e deslocamentos mediais.[26,55] Ele é considerado por muitos um dos principais ligamentos suspensórios do complexo do ombro. Testes mecânicos revelam que ele é substancialmente mais rígido do que os ligamentos acromioclavicular, coracoacromial e glenoumeral superior.[13]

É curioso que um ligamento que nem mesmo cruza a articulação diretamente possa ser tão importante para fornecer estabilidade. Compreender a orientação precisa do ligamento ajuda a explicar seu papel na estabilização da articulação. O ligamento é composto de duas partes: o ligamento conoide, que se estende verticalmente do processo coracoide ao tubérculo conoide na clavícula, e o ligamento trapezoide, que segue nas direções vertical e lateral até a linha trapezoide. A porção alinhada verticalmente, o ligamento conoide, é descrita como limitadora do deslizamento superior excessivo na articulação acromioclavicular. Os ligamentos acromioclaviculares supostamente limitam os deslocamentos superiores menores.[26,55]

O ligamento trapezoide alinhado mais obliquamente protege contra as forças de cisalhamento que podem levar o acrômio para a região mais inferior e medial sob a clavícula. Tais forças podem se originar de uma queda sobre o ombro ou um golpe nele. A forma das superfícies da articulação acromioclavicular faz com que ela seja particularmente propensa a tais deslocamentos. Como citado antes, a faceta articular da clavícula fica virada para a lateral e para a região inferior, enquanto a do acrômio, para as regiões medial e superior. Essas superfícies dão à articulação acromioclavicular uma aparência chanfrada que permite o deslocamento medial do acrômio abaixo da clavícula. O deslocamento medial do acrômio resulta em deslocamento simultâneo do processo coracoide, já que ele é parte da mesma escápula. O exame do ligamento trapezoide mostra que ele está alinhado para bloquear a translação medial do processo coracoide, ajudando, portanto, a manter a clavícula com a escápula e a prevenir o deslocamento (Fig. 8.19).[82] O deslocamento da articulação acromioclavicular pode ser acompanhado pelo rompimento do ligamento coracoclavicular e por fraturas do processo coracoide.

Relevância clínica

Deslocamento da articulação acromioclavicular: O deslocamento da articulação acromioclavicular (AC) é uma lesão esportiva comum, especialmente em esportes de contato, como futebol americano e rúgbi. O mecanismo é semelhante ao das fraturas claviculares: um golpe ou uma queda sobre o ombro. Por causa da força do ligamento coracoclavicular, o deslocamento da articulação AC normalmente ocorre com a fratura do processo coracoide (deslocamento tipo III) em vez de uma ruptura do próprio ligamento.

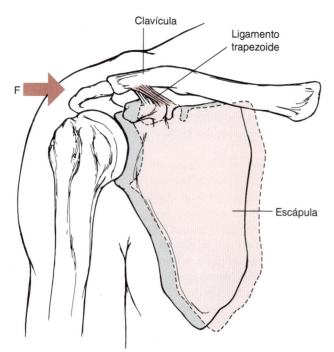

Figura 8.19 Ligamento trapezoide, que ajuda a prevenir o deslocamento medial do acrômio para baixo da clavícula durante um golpe medial no ombro.

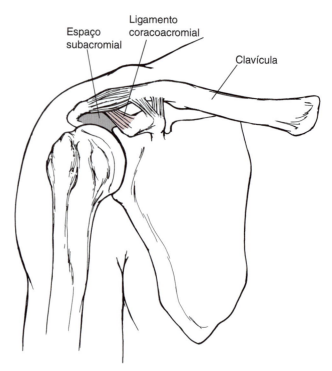

Figura 8.20 Ligamento coracoacromial. Esse ligamento forma uma cobertura sobre a cabeça do úmero e ajuda a criar o espaço subacromial.

O ligamento coracoacromial é outro ligamento incomum associado com a articulação acromioclavicular. Ele é incomum porque não cruza nenhuma articulação. Ao contrário, forma uma cobertura sobre a articulação glenoumeral ligando uma marca à outra na escápula (Fig. 8.20). Esse ligamento fornece proteção para a bursa e para o tendão supraespinal subjacentes. Ele também gera um limite para o deslizamento superior do úmero em uma articulação glenoumeral muito instável.[58] O ligamento coracoacromial também está implicado como um fator no choque das estruturas subjacentes e é mais espesso em alguns ombros com rompimento do manguito rotador. A questão que ainda permanece é se o espessamento é uma resposta ao contato com o úmero instável resultante do rompimento do manguito rotador ou se o espessamento é, por si só, um fator predisponente para o rompimento do manguito rotador.[88] Pesquisas adicionais são necessárias para esclarecer a relação entre a morfologia do ligamento coracoacromial e a integridade dos músculos do manguito rotador.

Poucos estudos mostraram medidas objetivas das excursões da articulação acromioclavicular. Sahara et al. mostraram translações totais de aproximadamente 4 mm nas direções anterior e posterior e de aproximadamente 2 mm nas direções inferior/superior durante o movimento do ombro.[87]

Embora as articulações deslizantes permitam somente movimentos translacionais, muitos autores descrevem o movimento rotacional em torno de eixos específicos de movimento da articulação acromioclavicular.[17,82,101] Os eixos normalmente descritos são vertical, AP e medial/lateral (ML) (Fig. 8.21). O eixo vertical permite o movimento da escápula que a traz para mais perto, ou para mais longe, da clavícula no plano transverso. O movimento em torno do eixo AP resulta no alargamento ou encolhimento do ângulo formado pela clavícula e a espinha da escápula no plano frontal. O movimento em torno do eixo ML inclina a borda superior da escápula em direção à clavícula e para longe dela. As medidas diretas da excursão angular variam de menos de 10° até 20° em torno de eixos individuais.[40,82] Utilizando um eixo em parafuso (um eixo simples que descreve a rotação e translação totais), Sahara et al. demonstraram um total de 35° de rotação com abdução total do ombro.[87] Esses estudos sugerem que a articulação acromioclavicular possibilita movimento significativo entre a escápula e a clavícula.

Observada no contexto do complexo do ombro, a articulação acromioclavicular é responsável por manter a articulação da clavícula com a escápula, mesmo que esses dois ossos se movam em padrões separados. Esses resultados dos movimentos rotacionais sistemáticos ou da reorientação no deslizamento dos ossos não são fundamentais para o clínico, já que em qualquer um dos casos o movimento não pode ser prontamente medido. O que é essencial é o reconhecimento de que, apesar de a clavícula e a escápula se moverem juntas, suas contribuições para o movimento do ombro inteiro exigem que elas também se movam de forma um pouco independente uma da outra. Esse movimento independente exige o deslocamento da articulação acromioclavicular.

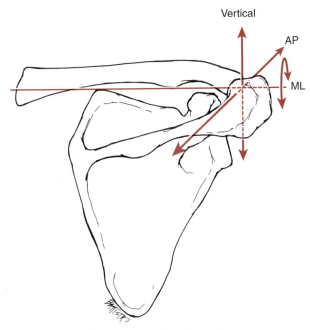

Figura 8.21 Eixos de movimento da articulação acromioclavicular. O movimento em torno de um eixo vertical da articulação acromioclavicular move a escápula em um plano transverso. O movimento em torno de um eixo anteroposterior (AP) vira a cavidade glenoidal para cima e para baixo. O movimento em torno de um eixo medial-lateral (ML) inclina a escápula para frente e para trás.

Relevância clínica

Osteoartrite da articulação acromioclavicular: A articulação acromioclavicular é um lugar comum para a osteoartrite, particularmente em indivíduos que possuem um histórico de trabalho ou atividades esportivas pesados. A mobilidade normal da articulação ajuda a explicar por que a dor e a perda de movimento decorrente de alterações artríticas podem produzir perda significativa da mobilidade e da função do ombro.

Articulação escapulotorácica

A articulação escapulotorácica, como referido anteriormente, é uma articulação atípica na qual faltam todas as características tradicionais de uma articulação com exceção de uma, o movimento. O papel principal dessa articulação é amplificar o movimento da articulação glenoumeral aumentando, portanto, a amplitude e a diversidade de movimentos entre o braço e o tronco. Além disso, a articulação escapulotorácica com sua musculatura adjacente é descrita como uma importante absorvente de choque que protege o ombro, particularmente durante quedas com o braço estendido.[50]

Os principais movimentos da articulação escapulotorácica incluem duas translações e três rotações (Fig. 8.22). Esses movimentos são:

- elevação e depressão;
- abdução e adução;
- rotações inferior (medial) e superior (lateral);
- rotações medial e lateral;
- inclinação escapular.

A **elevação** é definida como o movimento da escápula inteira no sentido superior sobre o tórax. A **depressão** é o oposto. A **abdução** é definida como o movimento da borda medial inteira de afastamento da vértebra e a **adução**, como o movimento em direção à vértebra. A abdução e a adução da articulação escapulotorácica são ocasionalmente referidas como protração e retração. Entretanto, a protração também é utilizada por alguns para se referir à combinação de abdução e rotação superior da escápula. Outros utilizam o termo protração para se referir à postura com os ombros arredondados, que pode incluir a abdução e a rotação inferior da escápula. Portanto, para evitar confusão, este texto descreve os movimentos escapulares distintamente como elevação e depressão, abdução e adução, e rotação superior e inferior. A *protração* e a *retração* se referem somente aos movimentos da articulação esternoclavicular no plano transverso.

A **rotação inferior (medial)** da escápula é definida como a rotação em torno do eixo AP que resulta em uma volta inferior da cavidade glenoidal à medida que o ângulo inferior se move em direção à vértebra. A **rotação superior (lateral)** é o oposto. O local do eixo de rotação inferior e superior é controverso, mas parece ser levemente inferior à espinha da escápula, aproximadamente equidistante das bordas vertebral e axilar.[97] É provável que a localização exata do eixo varie com a ADM do ombro.

As rotações medial e lateral da escápula ocorrem em torno de um eixo vertical. A rotação medial vira a borda axilar da escápula no sentido anterior, e a rotação lateral, no sentido posterior. A forma do tórax pode melhorar esse movimento. À medida que a escápula faz uma translação lateral sobre o tórax em abdução escapular, a escápula faz uma rotação medial. Ao contrário, à medida que a escápula faz adução, ela tende a fazer rotação lateral.

As inclinações anterior e posterior da escápula ocorrem em torno de um eixo ML. A inclinação anterior move a porção superior da escápula para a região anterior enquanto move o ângulo inferior da escápula para a região posterior. A inclinação posterior reverte o movimento. Novamente, a forma do tórax pode melhorar esses movimentos. À medida que a escápula se eleva, tende a se inclinar no sentido anterior, e, à medida que ela faz depressão, tende a se inclinar posteriormente (Fig. 8.23).

Os movimentos da articulação escapulotorácica dependem dos movimentos das articulações esternoclavicular e acromioclavicular e, em condições normais, ocorrem por meio dos movimentos nas duas articulações. Por exemplo, a elevação da articulação escapulotorácica ocorre com a elevação da articulação esternoclavicular. Portanto, um importante fator limitante para a excursão de elevação escapulotorácica é a ADM esternoclavicular. De forma semelhante, dentre os fatores limitantes da abdução e adução escapulotorácica, bem como de sua rotação, estão os movimentos disponíveis das articulações esternoclavicular e acromioclavicular. O encurtamento dos músculos da articulação escapuloto-

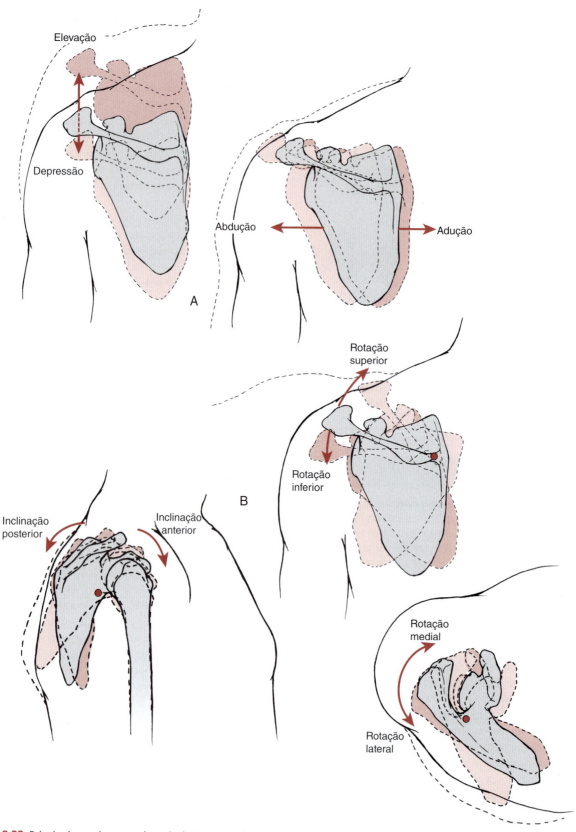

Figura 8.22 Principais movimentos da articulação escapulotorácica. **A.** Translações. **B.** Rotações.

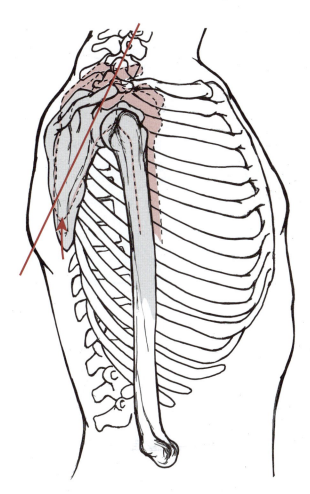

Figura 8.23 Movimento escapular no tórax elíptico. A forma do tórax causa a inclinação anterior da escápula à medida que ela se eleva sobre o tórax.

sua excursão. Entretanto, a rotação inferior é muito reduzida em comparação com a rotação superior. Apesar de excursões potenciais completas não terem sido relatadas, há registros de que a escápula inclina no sentido posterior e faz rotação lateral de aproximadamente 30° e 25°, respectivamente, durante a elevação do ombro.

Articulação glenoumeral

Apesar de a articulação glenoumeral ser normalmente referida como a *articulação do ombro*, deve-se enfatizar que o "ombro" é um composto de quatro articulações, das quais a articulação glenoumeral é somente uma parte, embora seja uma parte muito importante. A articulação glenoumeral é uma articulação bola e soquete clássica que é a mais móvel no corpo humano.[18] Contudo, sua grande mobilidade apresenta sérios desafios para a estabilidade inerente da articulação. A interação entre estabilidade e mobilidade dessa articulação é o principal tema que se deve ter em mente para compreender a mecânica e a patomecânica da articulação glenoumeral.

As duas superfícies articulares, a cabeça do úmero e a cavidade glenoidal, são esféricas (Fig. 8.24). A curva de suas superfícies é descrita como seus **raios de curvatura**. Como

rácica – particularmente o trapézio, o serrátil anterior e os romboides – pode limitar a excursão da escápula. Os efeitos específicos do encurtamento muscular individual são discutidos no Capítulo 9.

Embora a excursão da articulação escapulotorácica não seja normalmente medida na clínica e existam poucos estudos que investigaram o movimento normal disponível nessa articulação, ela é útil para se ter uma ideia da magnitude da excursão possível na articulação escapulotorácica. As excursões de 2 a 10 cm de elevação escapular e não mais do que 2 cm de depressão são encontradas na literatura.[46,50] Amplitudes de até 10 cm são registradas para abdução e 4 a 5 cm para a adução.[46,50]

A rotação superior da escápula é mais completamente investigada do que outros movimentos da articulação escapulotorácica. A articulação permite pelo menos 60° de rotação superior da escápula, mas a excursão completa depende da elevação da articulação esternoclavicular e da excursão disponível da articulação acromioclavicular.[40,63,80] O encurtamento dos músculos que fazem rotação inferior da escápula pode também prevenir ou limitar a excursão normal. A rotação inferior da escápula, por outro lado, é pouco estudada. Não existem estudos conhecidos que descrevam

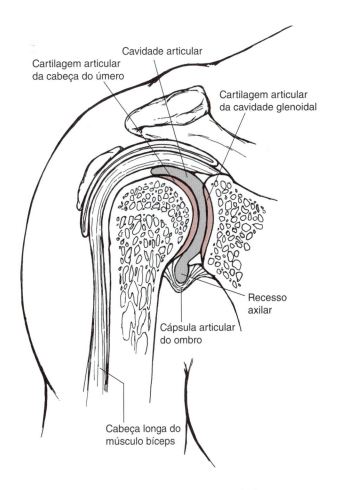

Figura 8.24 Superfícies da articulação glenoumeral. A cabeça do úmero e a cavidade glenoidal possuem curvaturas similares.

detalhado no Capítulo 7, o raio de curvatura quantifica a extensão de curva em uma superfície por meio da descrição do raio do círculo a partir do qual essa superfície se deriva. Apesar de as superfícies ósseas da cabeça do úmero e da cavidade glenoidal poderem ter curvaturas levemente diferentes, suas superfícies articulares cartilaginosas possuem aproximadamente o mesmo raio de curvatura.[39,89,99] Por possuírem curvaturas similares, essas superfícies se ajustam bem; isto é, existe um alto grau de congruência. A congruência aumentada distribui as sobrecargas aplicadas na articulação através de uma área de superfície maior e, portanto, reduz o estresse (força/área) aplicado na superfície articular. Entretanto, a quantidade de congruência é variável, mesmo em articulações glenoumerais saudáveis.[4] Em cadáveres, a congruência diminuída gera um aumento dos movimentos deslizantes entre a cabeça do úmero e a cavidade glenoidal.[4,48] Portanto, a congruência diminuída pode ser um fator de colaboração para a instabilidade da articulação glenoumeral.

Embora as superfícies articulares da articulação glenoumeral sejam curvadas de forma semelhante, as áreas reais das superfícies articulares são bastante diferentes uma da outra. Enquanto a cabeça do úmero é aproximadamente a metade de uma esfera, a área de superfície da cavidade glenoidal é menos do que a metade da área da cabeça do úmero.[45,52] Essa disparidade nos tamanhos das superfícies articulares tem efeitos dramáticos tanto na estabilidade como na mobilidade da articulação glenoumeral. Primeiro, a diferença no tamanho das superfícies articulares permite um alto grau de mobilidade, já que não há limitação óssea para a excursão. O tamanho das superfícies articulares é um fator importante para tornar a articulação glenoumeral mais móvel no corpo. Entretanto, por permitir extrema mobilidade, as superfícies articulares fornecem pouca ou nenhuma estabilidade para a articulação glenoumeral.[58] A estabilidade da articulação glenoumeral depende das estruturas não ósseas.

Estruturas de suporte da articulação glenoumeral

As estruturas de suporte da articulação glenoumeral consistem em:

- lábio;
- cápsula;
- três ligamentos glenoumerais;
- ligamento coracoumeral;
- musculatura adjacente.

As estruturas de suporte não contráteis da articulação glenoumeral são discutidas nesta seção. O papel dos músculos no suporte dessa articulação é discutido no Capítulo 9.

A cavidade glenoidal rasa já foi identificada como um fator de contribuição para a instabilidade da articulação glenoumeral. A estabilidade é aumentada com o aprofundamento da fossa pelo lábio (Fig. 8.25). O lábio é um anel de tecido fibroso e fibrocartilagem que circunda a periferia da fossa, dobrando aproximadamente a profundidade da superfície articular da fossa.[38,70] Além de aumentar a profundidade da superfície articular, o anel aumenta a área de conta-

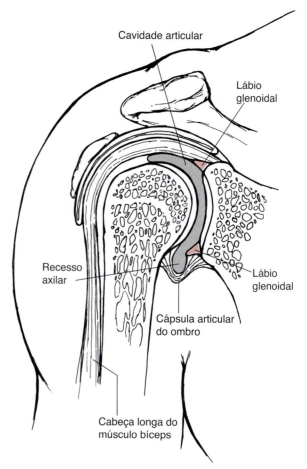

Figura 8.25 Lábio glenoidal. O lábio glenoidal aprofunda a cavidade glenoidal.

to articular, que também diminui o estresse (força/área) na cavidade glenoidal. O lábio gera esses benefícios enquanto é deformado, adicionando desse modo pouca ou nenhuma restrição ao movimento glenoumeral. A ressonância magnética por imagem (IRM) mostra variação considerável na forma do lábio em ombros assintomáticos, incluindo nós e separações, particularmente no aspecto anterior do anel. Uma pequena porcentagem de indivíduos não possui porções do lábio.[77]

As rupturas labiais são bem descritas na literatura clínica.[16,76] Os testes mecânicos do anel demonstram que ele é mais fraco nas regiões anterior e inferior, o que é consistente com os resultados clínicos que mostram a ruptura anterior como a mais comum.[31] Entretanto, a significância funcional de um lábio rompido na ausência de outra disfunção permanece controversa.[17,76,79] A quantidade de disfunção que resulta de uma ruptura labial provavelmente depende da severidade da lesão. Pequenas rupturas podem exercer pouco ou nenhum efeito, enquanto grandes rupturas que se estendem a outras partes da cápsula articular produzem instabilidade significativa. A variabilidade normal do lábio em ombros assintomáticos dá força ao conceito de que pequenas rupturas labiais isoladas não resultam em disfunções significativas. Entretanto, estudos adicionais são necessários para esclarecer o papel da ruptura labial na disfunção glenoumeral.

As estruturas de suporte de tecido conjuntivo remanescente da articulação glenoumeral são conhecidas coletivamente como **complexo capsuloligamentoso**. Este consiste na cápsula articular e nos ligamentos de reforço. Ele circunda a articulação toda e fornece proteção contra a rotação e a translação excessivas em todas as direções. É importante reconhecer que a integridade do complexo depende da integridade de cada um de seus componentes.

A cápsula fibrosa da articulação glenoumeral está intimamente relacionada com o lábio. A cápsula se liga distalmente ao pescoço anatômico do úmero e, pela região proximal, à periferia da cavidade glenoidal e/ou ao próprio lábio. Na região inferior, ela é bastante solta e forma dobras (Fig. 8.26). Essas dobras devem se abrir, ou se desdobrar, à medida que a articulação glenoumeral se eleva na abdução ou flexão.

Relevância clínica

Bursite: Na bursite, as adesões fibrosas se formam na cápsula da articulação glenoumeral. A cápsula então fica incapaz de permitir a flexão ou a abdução completas, resultando em excursão articular diminuída. O início é normalmente insidioso e a etiologia é desconhecida. Entretanto, os resultados físicos clássicos são limitações severas e doloridas na ADM articular.[30,73]

A cápsula normal é bastante relaxada e, por si só, contribui pouco para a estabilidade da articulação glenoumeral. Entretanto, ela é reforçada anteriormente por três ligamentos glenoumerais e, pela região superior, pelo ligamento coracoumeral. Ela também é suportada nas regiões anterior, superior e posterior pelos músculos do manguito rotador que se ligam a ela. Somente a porção mais inferior da cápsula fica sem suporte adicional.

Os três ligamentos glenoumerais são espessamentos da própria cápsula (Fig. 8.27). O ligamento glenoumeral superior vai da porção superior do lábio e base do processo coracoide até o aspecto superior do pescoço do úmero. O ligamento glenoumeral médio possui uma fixação larga no aspecto anterior do lábio inferior até o ligamento glenonumeral superior e passa pela região inferior e lateral, expandindo-se até que cruze o aspecto anterior da articulação glenoumeral. Ele se fixa no tubérculo menor abaixo do tendão do subescapular. O ligamento glenoumeral superior, junto com o ligamento coracoumeral e o tendão da cabeça longa do bíceps, localiza-se no espaço entre os tendões dos músculos supraespinal e subescapular. Esse espaço é conhecido como **intervalo rotador**.

O ligamento glenoumeral inferior é uma banda espessa que se liga às porções anterior, posterior e média do lábio glenoide e aos aspectos inferior e medial do pescoço do úmero. O ligamento coracoumeral se fixa ao aspecto lateral da base do processo coracoide e ao tubérculo maior do úmero. Ele se junta ao tendão supraespinal e à cápsula.

Esses ligamentos de reforço dão suporte à articulação glenoumeral pela limitação da translação excessiva da cabeça do úmero na cavidade glenoidal. A rigidez desses ligamentos

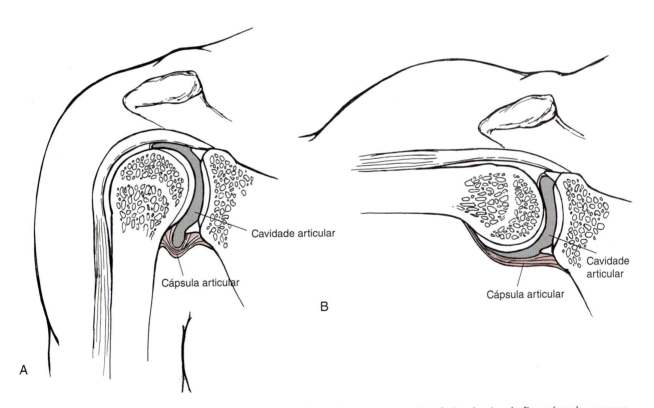

Figura 8.26 Cápsula articular glenoumeral. **A.** Quando o ombro está neutro, a porção inferior da cápsula fica relaxada e parece dobrada. **B.** Em abdução, as dobras da cápsula inferior estão desdobradas e a cápsula está mais esticada.

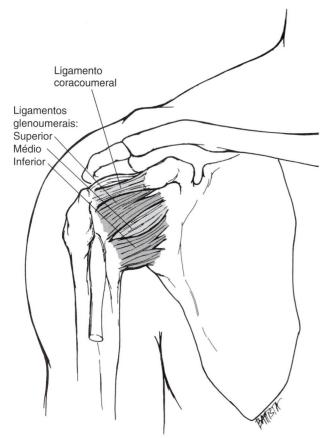

Figura 8.27 Articulação glenoumeral. A cápsula articular glenoumeral é reforçada pelos ligamentos glenoumerais superior, médio e inferior. A articulação também é sustentada pelo ligamento coracoumeral.

realmente contribui para o aumento da translação da cabeça do úmero na direção oposta.[34] O ligamento coracoumeral fornece proteção contra o deslizamento posterior excessivo do úmero na cavidade glenoidal.[7] Todos os três ligamentos glenoumerais ajudam a prevenir o deslocamento anterior da cabeça do úmero na cavidade glenoidal, especialmente quando eles são estendidos pela rotação lateral da articulação glenoumeral.[68] A posição da articulação glenoumeral no plano frontal influencia as partes desses ligamentos que são estendidas.[18] Na abdução neutra e moderada, os ligamentos glenoumerais superior e médio são estendidos. Entretanto, com mais abdução, o ligamento glenoumeral inferior fornece a maior parte da resistência ao deslocamento anterior.[5,37,78,81] Os três ligamentos glenoumerais também limitam a rotação lateral excessiva da articulação glenoumeral.[54,75] Assim como no deslocamento anterior, a abdução aumentada amplia o papel do ligamento glenoumeral inferior na limitação da rotação lateral.[43]

Apesar de a cápsula posterior ser reforçada passivamente somente por uma porção do ligamento glenoumeral inferior, ela também fornece resistência ao deslizamento excessivo da articulação glenoumeral. A cápsula posterior funciona como uma barreira ao deslizamento posterior excessivo da cabeça do úmero. Ela também limita a rotação medial excessiva da articulação. Em determinadas posições da articulação glenoumeral, as porções anterior e posterior da cápsula articular glenoumeral estão simultaneamente sob tensão, demonstrando como a função da cápsula e seus ligamentos de reforço são complexos e interdependentes.[10,95]

Existem duas visões opostas acerca do suporte da articulação glenoumeral contra o deslizamento inferior. O peso do membro superior na postura em pé promove o deslizamento inferior da cabeça do úmero na cavidade glenoidal. Alguns autores sugerem que esse deslizamento inferior é resistido pela tração do ligamento coracoumeral e, em grau menor, pelo ligamento glenoumeral superior, particularmente quando a articulação está em rotação lateral.[18,34,42] Entretanto, outro estudo com cadáver mostra pouco suporte do ligamento glenoumeral superior contra a subluxação inferior.[90] Esse estudo, que sugere que o ligamento glenoumeral inferior fornece mais suporte na direção inferior, com suporte adicional do ligamento coracoumeral, examina deslocamentos menores do que os estudos anteriores. As contribuições individuais dessas estruturas de suporte podem depender da posição da articulação glenoumeral e da magnitude dos deslocamentos do úmero. Pesquisas adicionais são necessárias para elucidar os papéis da cápsula e dos ligamentos articulares glenoumerais no suporte da articulação glenoumeral. Alterações sutis na posição articular também parecem alterar os estresses aplicados ao complexo capsuloligamentoso.

> ### Relevância clínica
>
> **Avaliando ou estirando os ligamentos articulares glenoumerais:** Alterar a posição da articulação glenoumeral permite ao clínico avaliar seletivamente porções específicas do complexo capsuloligamentoso glenoumeral. Por exemplo, a rotação lateral da articulação glenoumeral reduz a quantidade de translação anterior da cabeça do úmero em diversos milímetros. Se o clínico avaliar o deslizamento anterior da cabeça do úmero com a articulação em rotação lateral e não observar a redução na excursão de deslizamento anterior, ele pode suspeitar de lesão no complexo capsuloligamentoso anterior.
>
> Da mesma forma, alterando a posição da articulação glenoumeral, o clínico pode direcionar o tratamento para uma porção particular do complexo. O deslizamento anterior com a articulação glenoumeral abduzida aplica um estiramento maior no ligamento glenoumeral inferior em comparação com os ligamentos glenoumerais superior e médio. O clínico também pode utilizar esse conhecimento para reduzir as sobrecargas em uma estrutura lesionada ou em recuperação.

Um dos fatores que liga o suporte dos ligamentos glenoumerais e a cápsula um ao outro é a **pressão intra-articular**, que também ajuda a sustentar a articulação glenoumeral.[41,42] Puncionar, ou **ventilar**, o intervalo rotador nos cadáveres resulta em uma redução da estabilidade inferior da cabeça do úmero, mesmo na presença, em uma situação contrária, de uma cápsula intacta.[42,102] O fechamento isolado dos defeitos do intervalo rotador parece restaurar a estabilidade em indivíduos jovens que não possuem danos adicionais na articulação glenoumeral.[23] Isso fundamenta a noção de que a ruptura nessa parte da cápsula pode desestabilizar a articulação não somente por uma debilidade estrutural da cápsula por si só, mas também por um rompimento da pressão intra-articular normal.

Portanto, a cápsula com seus ligamentos de reforço age como uma barreira à translação excessiva da cabeça do úmero e limita o movimento da articulação glenoumeral, particularmente nas extremidades da ADM glenoumeral. Ela também contribui para o deslizamento normal do úmero na cavidade glenoidal durante o movimento do ombro. Entretanto, esse complexo de ligamentos ainda é insuficiente para estabilizar a articulação glenoumeral, em especial quando sobrecargas externas são aplicadas ao membro superior ou à medida que o ombro se move na metade de sua ADM completa. O papel dos músculos na estabilização da articulação glenoumeral é discutido no Capítulo 9.

Movimentos da articulação glenoumeral

Como todas as articulações em bola e soquete, a articulação glenoumeral possui três eixos de movimento que estão nos planos cardinais do corpo. Portanto, os movimentos na articulação glenoumeral são:

- flexão/extensão;
- abdução/adução;
- rotação medial/lateral (interna/externa).

A abdução e a flexão algumas vezes são referidas como **elevação**. Os autores também distinguem entre elevação da articulação glenoumeral no plano da escápula e nos planos sagital e frontal.

A flexão e a abdução nos planos sagital e frontal do corpo, respectivamente, ocorrem com a rotação simultânea da articulação glenoumeral em torno de seu eixo longo. A rotação do úmero durante a elevação do ombro é necessária para maximizar o espaço entre o acrômio e o úmero proximal. Esse espaço, conhecido como **espaço subacromial**, contém a bursa acromial, o músculo e o tendão supraespinal, a porção superior da cápsula articular glenoumeral e o tendão intra-articular da cabeça longa do bíceps braquial (Fig. 8.28). Cada uma dessas estruturas pode sustentar a lesão com a compressão repetida ou sustentada que poderia ocorrer sem a rotação do úmero durante a elevação do ombro.

A determinação da direção exata e do padrão de rotação do úmero durante a elevação do ombro tem se provado desafiadora. A visão clínica tradicional afirma que a rotação lateral do úmero acompanha a abdução do ombro e a rotação medial ocorre com a flexão do ombro.[6,86,93] Consistente com essa visão é o fato de que pouca ou nenhuma rotação ocorre com a elevação do ombro no plano da escápula.[86] Dados que fundamentam esses conceitos se originam de cadáveres e da análise bidimensional do movimento do úmero *in vivo*.

Estudos tridimensionais mais recentes do movimento do braço sobre o tronco questionam esses dados. Muitos desses estudos concordam que o úmero se submete à rotação lateral durante a abdução do ombro.[63,94] Entretanto, os estudos também sugerem que a rotação lateral possa ocorrer igualmente com a flexão do ombro. Para interpretar essas diferentes visões com relação à rotação axial e à flexão do ombro, é fundamental observar que esses estudos mais recentes utilizam análise tridimensional e empregam os ângulos de Euler para descrever esses movimentos. Os

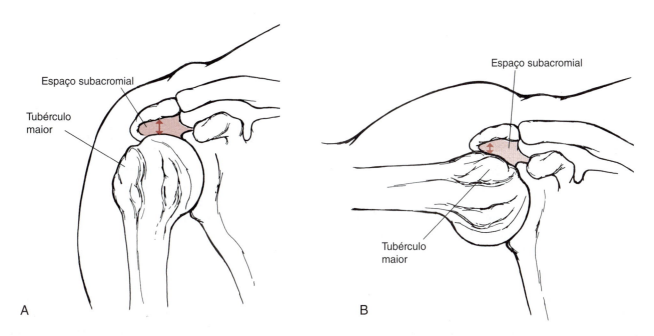

Figura 8.28 Espaço subacromial durante a abdução. **A.** O espaço subacromial é maior quando o ombro está em posição neutra. **B.** Durante a abdução do ombro, o tubérculo maior se move para perto do acrômio, estreitando o espaço subacromial.

ângulos de Euler são extremamente sensíveis à ordem em que eles são determinados e não são comparáveis com as medidas anatômicas bidimensionais.

Apesar da confusão com relação às rotações anatômicas exatas que ocorrem com a elevação do ombro, permanece claro que a rotação axial do úmero é o ingrediente essencial da elevação do ombro. Grandes forças compressivas são registradas no ligamento coracoumeral em indivíduos saudáveis que fazem rotação medial ativa do ombro ao longo de toda a ADM enquanto mantém a abdução do ombro em 90°.[103] Tais forças deveriam também comprimir o conteúdo do espaço subacromial, desse modo criando a possibilidade de uma síndrome do impacto no ombro.

Relevância clínica

Síndrome do impacto no ombro em nadadores de competição: A síndrome do impacto no ombro é o conjunto de sinais e sintomas que resulta da irritação crônica de alguma ou todas as estruturas no espaço subacromial. Tal irritação pode se originar da compressão repetida ou sustentada resultante de um estreitamento intermitente ou prolongado do espaço subacromial. Os sintomas da síndrome do impacto no ombro são comuns em nadadores de competição e incluem a dor no aspecto superior do ombro começando na metade da amplitude da elevação do ombro e a piora com o aumento da excursão da flexão e da abdução.
A maioria dos nados de competição exige que o ombro assuma ativa e repetidamente uma posição de abdução com rotação medial. Essa posição estreita o espaço subacromial e, consequentemente, aumenta o risco de impacto. Alguns clínicos e treinadores sugerem que, para prevenir o impacto, os nadadores fortaleçam seus músculos escapulares para que a posição escapular possa aumentar o espaço subacromial até mesmo quando a posição do úmero tenda a estreitá-lo.

Embora a flexão, abdução e rotação da articulação glenoumeral envolvam movimentos rotacionais puros, as áreas articulares assimétricas da cabeça do úmero e da cavidade glenoidal, a tração do complexo capsuloligamentoso e as forças dos músculos adjacentes resultam em uma combinação complexa de movimentos de rotação e deslizamento na articulação glenoumeral. Se o movimento da articulação glenoumeral consistisse inteiramente de rotação pura, o movimento poderia ser descrito como uma rotação em torno de um eixo fixo. Quando a rotação é acompanhada de deslizamento, ela pode ser descrita como ocorrendo em torno de um eixo móvel. Como citado no Capítulo 7, o grau de mobilidade do eixo de rotação no caso tridimensional é descrito pelo **centro instante de rotação (CIR)**. O CIR é o local do eixo de movimento em uma determinada posição articular. Quanto mais estável o eixo de movimento, mais constante é o CIR. O CIR da articulação glenoumeral se move apenas levemente durante a flexão ou abdução do ombro, indicando somente translação mínima.[100]

A quantidade de translação da cabeça do úmero durante o movimento do ombro tem recebido considerável atenção entre os clínicos e pesquisadores.[28,33,34,52,100] A translação glenoumeral é menor durante movimentos ativos do ombro, quando as contrações musculares ajudam a estabilizar a cabeça do úmero, do que durante movimentos passivos.[28] Na elevação ativa da articulação glenoumeral no plano da escápula, a cabeça do úmero sofre deslizamento superior mínimo (≤ 3 mm) e, então, permanece fixa ou desliza não mais do que 1 mm na direção inferior.[11,21,28,50,80,89] Indivíduos com fadiga muscular ou instabilidade glenoumeral, entretanto, exibem de forma consistente deslizamento superior excessivo durante a elevação ativa do ombro.[10,18,21,46]

A cabeça do úmero desliza em direção posterior na extensão do ombro e na rotação lateral; ela faz translação na direção anterior durante a abdução e a rotação medial.[28,33,68,70,75,89] Esses dados contradizem a chamada **regra do côncavo-convexo**, que diz que a cabeça convexa do úmero desliza sobre a cavidade glenoidal côncava em direções opostas ao rolamento do úmero. Por exemplo, a regra do côncavo-convexo prediz que o deslizamento inferior do úmero acompanha seu rolamento superior na flexão ou abdução e a rotação lateral ocorre com o deslizamento anterior.[86,93] Medidas diretas revelam o contrário, mostrando repetidamente que a regra do côncavo-convexo *não* se aplica à articulação glenoumeral.

Apesar de leve, o deslizamento articular parece acompanhar os movimentos glenoumerais. Esse reconhecimento suporta a prática clínica padrão de restaurar o movimento translacional para recuperar a ADM completa da articulação glenoumeral. O conceito de deslizamento articular na articulação glenoumeral também forma a base teórica de muitas técnicas de mobilização utilizadas na clínica. Demonstrando a quantidade de deslizamento passivo da cabeça do úmero disponível como um percentual do diâmetro glenoide na direção do deslizamento, um estudo com indivíduos anestesiados sem disfunção no ombro mostrou que a cabeça do úmero pode deslizar 17, 26 e 29% nas direções anterior, posterior e inferior, respectivamente, com a articulação glenoumeral em posição neutra.[35] Deslizamentos passivos de quase 1,5 cm foram relatados em indivíduos sem disfunções no ombro.[9,65] Os pacientes com instabilidades anteriores demonstram aumentos significativos nas direções anterior e inferior. Os pacientes com instabilidades multidirecionais exibem aumentos significativos nas excursões em todas as três direções.[11,21] É essencial para o clínico compreender que uma leve translação ocorre no movimento normal da articulação glenoumeral. Já a translação excessiva pode contribuir para uma disfunção significativa.

A elevação total da articulação glenoumeral é mais frequentemente descrita como um porcentual do movimento do complexo do ombro. Foi relatado que a flexão e a abdução glenoumerais ficam entre 100° e 120°;[40,80,98] entretanto, a rotação do ombro se origina apenas da articulação glenoumeral. Apesar de a protração da articulação esternoclavicular e da abdução e a rotação medial da articulação escapulotorácica virarem o úmero para a direção medial, elas são substituições para a rotação medial do ombro em vez de contribuições para a rotação medial verdadeira. Da mesma forma, a retração da articulação esternoclavicular e a adução, a inclinação posterior e a rotação lateral da articulação escapulotorácica podem substituir a rotação lateral do ombro. Os valores reais da ADM de rotação do ombro variam de aproximadamente 70 a 90° para as rotações medial e lateral. Não existem estudos conhecidos que identifiquem a contribuição da articulação glenoumeral para a extensão do ombro, mas a articulação glenoumeral é a fonte mais provável de maior excursão na extensão, com somente uma contribuição menor a partir da adução, da rotação inferior e da inclinação anterior da articulação escapulotorácica.

Em resumo, esta seção revisou a articulações individuais que constituem o complexo do ombro. Cada articulação possui uma estrutura única que resulta em um padrão específico de mobilidade e estabilidade. A função geral do complexo do ombro depende das contribuições individuais de cada articulação. As queixas de um paciente para um clínico geralmente estão focadas na função do ombro como um todo, como uma incapacidade de alcançar acima da cabeça ou a presença de dor no arremesso de uma bola. O clínico deve então determinar se a disfunção está no complexo do ombro. Uma compreensão completa do papel de cada articulação na função geral do complexo do ombro é fundamental para uma avaliação precisa desse complexo. A seção a seguir apresenta o papel de cada articulação na produção do movimento normal do complexo do ombro.

Movimento total do ombro

O termo *ombro* significa coisas diferentes para diferentes pessoas (i. e., o complexo do ombro ou a articulação glenoumeral). Portanto, o movimento nessa região talvez seja mais claramente apresentado como **movimento do braço em relação ao tronco**, visto que o movimento do complexo do ombro geralmente é descrito pelo ângulo formado entre o braço e o tronco (Fig. 8.29). Entretanto, a literatura e o vocabulário clínico normalmente utilizam **movimento do ombro** para descrever o movimento do braço em relação ao tronco. Portanto, ambos os termos, *movimento do braço em relação ao tronco* e *movimento do ombro*, são utilizados alternadamente no restante deste capítulo. Por questão de clareza, os termos **elevação do braço sobre o tronco** e **elevação do ombro** são utilizados para descrever a abdução ou flexão do complexo do ombro, que podem ocorrer nos planos cardinais do corpo ou no plano da escápula. Quando a distinção for importante, o plano do movimento será identificado. É fundamental reconhecer a distinção entre *elevação do ombro*, que envolve todas as articulações do complexo do ombro, e *elevação escapular*, que é o movimento da articulação escapulotorácica e produz elevação indiretamente na articulação esternoclavicular, mas não inclui movimento da articulação glenoumeral. A seção a seguir descreve as contribuições individuais das quatro articulações do complexo do ombro para o movimento total do braço em relação ao tronco. Além disso, são discutidos o momento dessas contribuições e a interação rítmica dessas articulações.

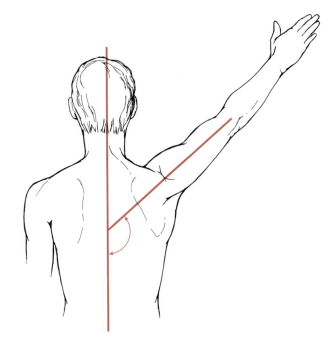

Figura 8.29 Movimento do braço em relação ao tronco. O movimento do ombro é descrito pela orientação do eixo mecânico do braço em relação ao tronco.

Movimento da escápula e do úmero durante a elevação do braço sobre o tronco

Durante a elevação do braço sobre o tronco, a escápula faz rotação superior à medida que a articulação glenoumeral faz flexão ou abdução. Além disso, a escápula se inclina para a região posterior em torno do eixo medial-lateral e faz rotação lateral em torno do eixo vertical durante a elevação do ombro.[29,47,60,63] A rotação superior é o movimento escapulotorácico mais amplo na elevação do ombro. É bem reconhecido que a rotação superior da escápula e a flexão ou a abdução do úmero ocorrem sincronizadamente ao longo da elevação do braço sobre o tronco em indivíduos saudáveis. [66] Nos últimos 50 anos, diversos estudos sistemáticos foram realizados para quantificar esse ritmo aparente, conhecido como **ritmo escapuloumeral**. A vasta maioria desses estudos examinou a relação do movimento nas articulações do complexo do ombro durante o movimento ativo e voluntário do ombro. Além disso, algumas dessas investigações avaliaram o movimento do braço em relação ao tronco nos planos cardinais do corpo, enquanto outros registraram movimentos no plano da escápula. Algumas das diferenças nos resultados dos estudos discutidos a seguir podem ser atribuídas a essas diferenças metodológicas.

O estudo clássico do movimento do ombro foi realizado por Inman et al. em 1944.[40] Apesar de alguns dados registrados nesse estudo terem sido refutados, ele continua a fornecer a base para a compreensão das contribuições feitas pelas articulações individuais ao movimento total do complexo do ombro. Esses investigadores avaliaram o movimento ativo e voluntário do complexo do ombro nos planos sagital e frontal do corpo em indivíduos sem disfunções no ombro. Eles determinaram que para cada 2° de abdução ou flexão da articulação glenoumeral há 1° de rotação superior da articulação escapulotorácica, resultando em uma razão de 2:1 do movimento glenoumeral para o movimento escapulotorácico da articulação tanto na flexão como na abdução (Fig. 8.30). Portanto, esses autores sugerem que a articulação glenoumeral contribua aproximadamente com 120° de flexão ou abdução e a articulação escapulotorácica, com cerca de 60° de rotação superior da escápula, resultando em aproximadamente 180° de elevação do braço sobre o tronco. Esses autores determinaram que a razão do movimento glenoumeral para o escapulotorácico se torna aparente e permanece constante após aproximadamente 30° de abdução e cerca de 60° de flexão. McClure et al. também encontraram uma razão de 2:1 para o ritmo escapuloumeral durante a flexão ativa do ombro.[63] Em contraste, esses e outros autores encontraram razões, na maioria, menores para a elevação do ombro no plano da escápula.[1,25,29,63,80] Em outras palavras, eles relataram mais contribuição escapular (ou menos glenoumeral) para o movimento total.

Esses resultados são apresentados na Tabela 8.1. McQuade e Smidt não demonstraram razões médias.[66] Entretanto, em contraste com os dados mostrados na Tabela 8.1, seus dados sugerem ainda mais contribuição para o movimento total pela articulação glenoumeral do que é sugerido por Inman et al., com razões que variam de aproximadamente 3:1 a 4:1 ao longo da amplitude. Além disso, diversos autores mostram uma razão mais variável do que a constante de Inman et al.[1,29,66,80] Embora exista pouco consenso na mudança real das razões, a maioria dos autores demonstra uma contribuição maior ao movimento do braço sobre o tronco da articulação escapulotorácica no final da ADM do que no início ou na metade.

Alguns autores também investigaram o efeito da atividade muscular sobre o ritmo escapuloumeral. É demonstrado que o movimento passivo possui uma contribuição glenoumeral maior para o movimento no início da amplitude, com uma contribuição da articulação escapulotorácica maior no final do movimento, bem como uma contribuição glenoumeral mais alta para o movimento total.[29,66] Está demonstrado que a resistência e a fadiga musculares durante o movimento ativo diminuem o ritmo escapuloumeral, resultando em um aumento da contribuição escapulotorácica ao movimento.[64,66]

Além da rotação superior, a escápula também demonstra leve rotação lateral até pelo 90° de elevação do ombro.[19,22,63] A escápula também exibe poucos graus de inclinação posterior pelo menos nos 90° iniciais de elevação do ombro.

Apesar das diferenças registradas na literatura, existem algumas semelhanças muito importantes. As conclusões retiradas desses estudos de ombros saudáveis são:

- As articulações escapulotorácica e glenoumeral se movem simultaneamente pela maior parte da amplitude total da elevação do ombro.
- Tanto a articulação glenoumeral como a escapulotorácica contribuem significativamente para o movimento total de flexão e abdução do ombro.
- A escápula e o úmero se movem em um ritmo sistemático e coordenado.
- A razão exata do movimento glenoumeral pelo escapulotorácico pode variar de acordo com o plano de movimento e local da ADM.
- A razão exata do movimento glenoumeral pelo escapulotorácico durante a ADM ativa provavelmente depende da atividade muscular.
- Existe uma provável variabilidade significativa entre indivíduos.

O clínico pode utilizar essas observações para ajudá-lo a identificar padrões de movimento anormais e compreender os mecanismos relacionados com as disfunções no ombro.

Movimento esternoclavicular e acromioclavicular durante a elevação do braço sobre o tronco

Com a rotação superior da escápula durante a elevação do braço sobre o tronco, deve haver elevação concomitante

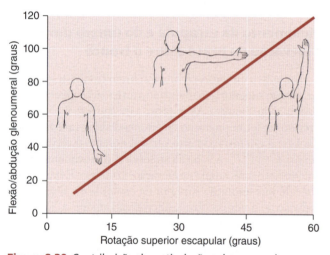

Figura 8.30 Contribuição das articulações glenoumeral e escapuloumeral para o movimento do braço sobre o tronco. Existem aproximadamente 2° de movimento glenoumeral para cada 1° de movimento escapulotorácico durante a flexão ou abdução do ombro.

TABELA 8.1 Razões médias registradas do movimento glenoumeral pelo escapulotorácico durante a elevação ativa do braço sobre o tronco no plano da escápula

Autores	Razão
Freedman e Munro [25]	1,58:1
Poppen e Walker [80]	1,25:1
Bagg e Forrest [1]	1,25:1 a 1,33:1
Graichen et al. [29]	1,5:1 a 2,4:1
McClure [63]	1,7:1

Relevância clínica

Outro possível mecanismo causador da síndrome do impacto no ombro: A síndrome do impacto no ombro, ou subacromial, resulta de uma compressão persistente ou repetida das estruturas internas do espaço subacromial, o espaço entre o processo do acrômio e a cabeça do úmero. Como observado antes neste capítulo, a rotação axial anormal do úmero pode contribuir para as forças compressivas, levando ao impacto. Outra possível fonte de impacto é o movimento escapulotorácico anormal durante a elevação do ombro. Tanto a rotação medial excessiva escapular como a inclinação anterior podem estreitar o espaço subacromial e produzir compressão do seu conteúdo. A compressão repetida ou prolongada pode causar uma resposta inflamatória, resultando em dor.

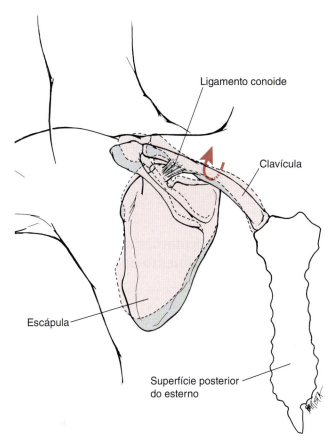

da clavícula à qual a escápula está ligada. A articulação esternoclavicular se eleva em 15 a 40° durante a elevação do braço sobre o tronco.[1,40,59,98] A articulação também se retrai e faz rotação superior durante a elevação do braço sobre o tronco.[40,63,59]

Observe que a rotação superior total da escápula é de 60° e a elevação clavicular total é de aproximadamente 40°. Essa disparidade de movimento sugere que a escápula se afasta da clavícula, causando movimento da articulação acromioclavicular (Fig. 8.31). Apesar de o movimento da articulação acromioclavicular ser estudado de forma inadequada, durante a flexão do braço sobre o tronco e a abdução ele parece inegável.[82,87,98] Um possível mecanismo para controlar o movimento acromioclavicular foi proposto por Inman et al.[40] À medida que a escápula é distanciada da clavícula pela rotação superior, o ligamento conoide (a porção vertical do ligamento coracoclavicular) é estendido com firmeza e puxa o tubérculo conoide situado na superfície inferior da clavícula na forma de manivela. O tubérculo é puxado na direção do processo coracoide, tracionando a clavícula em uma rotação superior (Fig. 8.31). A forma de manivela da clavícula permite que ela permaneça perto da escápula, à medida que completa sua rotação lateral, sem ADM em elevação adicional na articulação esternoclavicular. A articulação esternoclavicular, portanto, se eleva menos do que sua ADM completa disponível, que é de aproximadamente 60°. Logo, a flexão completa do ombro ou a abdução ainda podem ser aumentadas pela elevação esternoclavicular adicional em atividades que exigem um alcance extralongo, como alcançar uma prateleira muito alta. Essa sequência de eventos demonstra a significância da forma de manivela da clavícula e a mobilidade da articulação acromioclavicular para o movimento total do complexo do ombro (Fig. 8.32). O padrão coordenado de movimento nas articulações esternoclavicular e escapulotorácica durante a flexão normal do ombro e a abdução também revela o papel do ligamento conoide na *produção* do movimento, ao contrário da maioria dos ligamentos que o limitam.

Essa descrição do movimento esternoclavicular e acromioclavicular revela uma marcante sinergia do movimento,

Figura 8.31 Rotação superior da clavícula durante o movimento do braço sobre o tronco. À medida que a escápula se afasta da clavícula durante a elevação do braço sobre o tronco, o ligamento conoide é estendido e provoca rotação superior da clavícula.

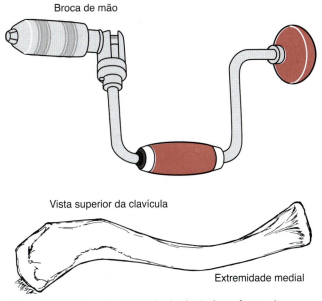

Figura 8.32 Forma de manivela da clavícula. A forma da clavícula permite que o tubérculo conoide faça rotação na direção da escápula, enquanto as extremidades medial e lateral da clavícula ficam relativamente fixas.

entre todas as quatro articulações do complexo do ombro, necessária para completar a flexão e a abdução total do braço sobre o tronco. A articulação escapulotorácica deve fazer rotação superior para permitir a flexão glenoumeral total ou a abdução. A clavícula deve se elevar e fazer rotação superior para permitir a rotação escapular. Essa extraordinária coordenação ocorre em atividades tão diversas e exigentes como levantar uma criança de 9 kg sobre a cabeça e arremessar uma bola a 150 km/h. Entretanto, o ritmo certamente é interrompido em alguns indivíduos. Qualquer uma das quatro articulações pode ser lesionada. A seção a seguir considera os efeitos das disfunções das articulações individuais no movimento geral do ombro.

Disfunções nas articulações individuais e seus efeitos no movimento do ombro

A seção precedente discutiu os ritmos intrincadamente entrelaçados das quatro articulações do complexo do ombro durante o movimento do braço sobre o tronco. Esta seção foca nos efeitos das alterações na mecânica de qualquer uma dessas articulações sobre o movimento do ombro. Doenças comuns que envolvem a articulação glenoumeral incluem o rompimento capsular, a artrite reumatoide e as subluxações inferiores derivadas do trauma. A articulação esternoclavicular pode ser afetada pela artrite reumatoide ou pela espondilite anquilosante. A articulação acromioclavicular é frequentemente deslocada e também é suscetível à osteoartrite. A função da articulação escapulotorácica pode ser comprometida por traumas como um ferimento de arma de fogo ou por escaras resultantes de lesões como queimaduras. Esses são apenas exemplos que enfatizam que cada articulação do complexo do ombro é suscetível a doenças que prejudicam sua função. Cada articulação é capaz de perder a mobilidade e, portanto, afetar a mobilidade de todo o complexo do ombro. Não é possível considerar todas as doenças concebíveis e as consequências. O objetivo desta seção é considerar a mecânica alterada e as possíveis substituições resultantes do movimento anormal em cada uma das articulações do complexo do ombro. Tal consideração ilustra o quadro pelo qual se avalia a função do complexo do ombro e a integridade de seus componentes.

Perda do movimento da articulação glenoumeral ou escapulotorácica

Como discutido antes neste capítulo, os dados de estudos do ritmo escapuloumeral sugerem que a articulação glenoumeral gera mais de 50% da flexão total do ombro ou da abdução. Portanto, a perda do movimento glenoumeral tem um efeito profundo sobre o movimento do ombro. Entretanto, deve ser enfatizado que o movimento do ombro não é perdido completamente, mesmo com a completa imobilidade da articulação glenoumeral. As articulações escapulotorácica e esternoclavicular com a acromioclavicular se combinam para gerar o terço restante ou mais de movimento. Na ausência do movimento glenoumeral, essas articulações, se estiverem saudáveis, podem se tornar ainda mais móveis. Portanto, sem o movimento da articulação glenoumeral e na presença das articulações escapulotorácica, esternoclavicular e acromioclavicular intactas, um indivíduo pode ainda ter pelo menos um terço da ADM normal de flexão ou abdução.

A perda completa do movimento da articulação glenoumeral, entretanto, resulta em perda total da rotação do ombro. Mesmo sob essas condições, o movimento escapulotorácico pode gerar alguma substituição. O rebaixamento anterior da escápula em torno do eixo medial-lateral é uma substituição comum para a rotação medial diminuída do ombro.

Relevância clínica

Avaliação da ADM da rotação medial do ombro: A goniometria manual descreve a medida da rotação medial do ombro com o indivíduo deitado em posição supina e o ombro abduzido em 90°.[74] Nessa posição, o ombro é palpado para identificar a inclinação anterior da escápula à medida que o ombro faz rotação medial. A estabilização manual firme é normalmente necessária para impedir que a escápula incline anteriormente para substituir a rotação medial (Fig. 8.33).

Ao contrário, a perda de movimento escapulotorácico resulta em uma perda de pelo menos um terço da ADM total de elevação do ombro. Embora isso pareça extremamente verdadeiro na ADM passiva, Inman et al. mostraram que, na ausência de movimento da articulação escapulotorácica, a abdução ativa do ombro está mais perto de 90° de abdução do que os 120° esperados.[40] Esses autores tinham a hipótese de que a rotação superior da escápula era fundamental para manter um comprimento contrátil adequado do músculo

Relevância clínica

Não é de se admirar que a síndrome do impacto no ombro seja tão comum! A síndrome do impacto no ombro é a fonte mais comum de queixas sobre o ombro, e a mecânica complicada e refinadamente coordenada do complexo do ombro ajuda a explicar a frequência de reclamações.[67] Quadros clínicos relevantes anteriores demonstraram as possíveis contribuições para as síndromes de impacto que se originam da disfunção dos componentes individuais do complexo do ombro, como a rotação axial anormal do úmero ou as posições escapulares anormais.[50,53,61] O ritmo escapulotorácico anormal durante a flexão do ombro ou a abdução também está associado com as síndromes do impacto no ombro, apesar de não estar claro se o ritmo anormal é uma causa ou um efeito do impacto.[12,60]

As disfunções mecânicas múltiplas que podem levar aos sintomas de impacto demonstram a importância da compreensão do comportamento mecânico normal de cada componente individual do complexo do ombro, bem como do comportamento do complexo como um todo. Com tal conhecimento, o clínico estará apto a avaliar de forma completa e precisa os movimentos e alinhamentos das partes individuais do ombro, bem como da função coordenada do complexo inteiro no sentido de desenvolver uma estratégia adequada para intervenção

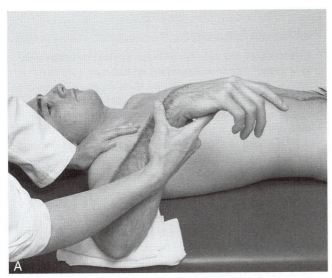
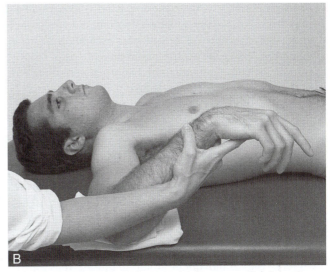

Figura 8.33 Substituições escapulares na ADM do ombro. **A.** A medida goniométrica padrão da ADM de rotação medial do ombro exige estabilização adequada da escápula. **B.** Estabilização inadequada produz inclinação anterior da escápula com um aumento aparente na ADM de rotação medial do ombro.

deltoide. A rotação superior da escápula alonga o deltoide mesmo quando o músculo se contrai através da articulação glenoumeral durante a abdução (Fig. 8.34). Na ausência de rotação escapular superior, o deltoide se contrai e alcança seu encurtamento máximo, aproximadamente 60% de seu comprimento em repouso, no momento em que a articulação glenoumeral alcança cerca de 90° de abdução. (ver Cap. 4 para detalhes sobre a mecânica muscular.) Portanto, sem as contribuições do movimento da articulação escapulotorácica, a ADM passiva de flexão e abdução do ombro é reduzida em pelo menos um terço. Entretanto, amplitudes ativas nessas duas direções parecem ser ainda mais severamente afetadas.

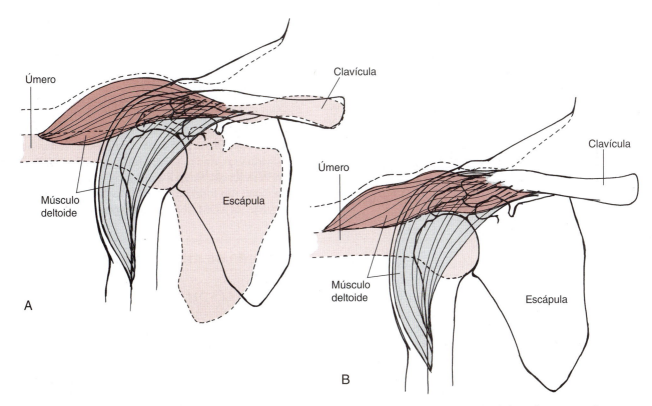

Figura 8.34 Movimento da escápula e função do músculo deltoide. **A.** Durante a abdução ativa normal do ombro, a rotação superior da escápula alonga o deltoide, mantendo um comprimento contrátil adequado. **B.** Durante a abdução do ombro sem a rotação da escápula, o deltoide alcança seu encurtamento máximo e é capaz de puxar a articulação glenoumeral em sua ADM completa de abdução.

Além da perda geral de excursão passiva e ativa, o movimento da articulação escapulotorácica diminuído prejudica o ritmo sinérgico entre as articulações escapulotorácica e glenoumeral. Isso pode contribuir diretamente para o movimento da articulação glenoumeral anormal e resultar em uma síndrome do impacto no ombro.

Perda do movimento da articulação esternoclavicular e acromioclavicular

Para a articulação escapulotorácica fazer rotação superior até 60°, a articulação esternoclavicular deve se elevar, e a acromioclavicular deslizar ou fazer uma leve rotação. Se a clavícula for incapaz de se elevar, mas a articulação acromioclavicular ainda poder se mover, a articulação escapulotorácica ainda poderá ser capaz de contribuir levemente para o movimento total do ombro, mas é provável que tenha uma redução significativa do movimento. Os efeitos da perda ou diminuição do movimento da articulação escapulotorácica observado na seção precedente poderiam então acontecer. Se o movimento articular acromioclavicular for perdido, o rompimento do movimento articular escapulotorácico ocorre novamente, apesar de, talvez, em um menor grau do que na restrição articular esternoclavicular.

É importante reconhecer a plasticidade potencial do complexo do ombro. O movimento diminuído na articulação acromioclavicular parece resultar em movimentos esternoclaviculares aumentados, e a diminuição do movimento na articulação esternoclavicular resulta em movimento aumentado na articulação acromioclavicular.[82] Inman et al. demonstraram que um indivíduo com a articulação acromioclavicular presa possui somente 60° de elevação do ombro restante.[40] Entretanto, outros trabalhos demonstram disfunção muito menor com a perda do movimento da articulação acromioclavicular.[51] Talvez os efeitos da perda do movimento acromioclavicular dependam da viabilidade das estruturas remanescentes ou da presença de dor.

Estudos de caso sugerem que a ressecção total da clavícula causada por doença neoplástica e infecção crônica não gera efeitos negativos na ADM passiva do ombro.[57] Entretanto, os ritmos escapuloumerais não foram estudados. Da mesma forma, em outro estudo, 71% dos indivíduos que sofreram ressecção distal da clavícula para diminuir a dor acromioclavicular retornaram aos esportes amadores.[24] Esses dados sugerem que, embora exista uma clara interação entre as quatro articulações do complexo do ombro, também parece haver uma capacidade marcante de compensar as perdas pela alteração do desempenho das estruturas remanescentes. Entretanto, uma consequência importante de tais alterações pode ser a sobrecarga das articulações remanescentes ou o desenvolvimento da hipermobilidade em qualquer local do sistema. Portanto, o diagnóstico das disfunções mecânicas do ombro exigem uma avaliação cuidadosa da função geral do ombro, mas também a identificação da contribuição de cada articulação ao movimento total do ombro.

> ### Relevância clínica
>
> **Identificação das ligações entre as queixas de um paciente e a mobilidade anormal da articulação:** Um paciente do sexo masculino de 60 anos de idade chegou à fisioterapia com queixas de dor no ombro. Ele declarou uma história de fratura severa no "ombro" em um acidente de motocicleta 30 anos antes. Ele observou que nunca reconquistara a mobilidade normal do ombro. Entretanto, disse que fazia bom uso funcional do ombro. Ele possuía um posto de gasolina, era mecânico de carros e conseguia desenvolver completamente essas funções, mas declarou um desconforto aumentado no ombro durante e após a atividade. Ele observou que a dor acontecia principalmente "em cima" do ombro.
>
> As ADMs passiva e ativa estavam igualmente limitadas no ombro sintomático: 0 a 80° de flexão, 0 a 70° de abdução, 0° de rotação medial e lateral. A palpação durante a AM revelou uma razão de 1:1 do movimento escapular para movimento do braço sobre o tronco, mostrando que todo movimento do braço sobre o tronco partia da articulação escapulotorácica. A palpação revelou fragilidade e crepitação na articulação acromioclavicular durante o movimento do ombro.
>
> Esses resultados sugerem que na ausência de movimento da articulação glenoumeral, as articulações esternoclavicular e acromioclavicular desenvolveram hipermobilidade, à medida que o paciente maximizava a função do ombro, resultando finalmente em dor na articulação acromioclavicular. Essa impressão foi corroborada mais tarde por resultados radiológicos da completa fusão da articulação glenoumeral e da osteoartrite da articulação acromioclavicular. Já que não havia chance de aumentar a mobilidade da articulação glenoumeral, o tratamento foi direcionado para a diminuição da dor na articulação acromioclavicular.

Deve estar claro que, em razão de o movimento do ombro se originar de diversos locais e normalmente ocorrer de maneira sistemática e coordenada, a avaliação da função total do ombro depende da capacidade de testar os componentes individuais e, então, considerar suas contribuições para o todo. A avaliação exige a consideração do movimento do ombro como um todo também. A seção a seguir apresenta uma revisão da ADM normal do braço sobre o tronco.

Amplitude de movimento do ombro

Os valores da ADM "normal" registrados na literatura estão apresentados na Tabela 8.2. O exame dessa tabela revela grandes diferenças entre os valores publicados da ADM normal, particularmente na extensão, abdução e rotação lateral do complexo do ombro. Infelizmente, muitos autores não oferecem informações para explicar como esses valores normais foram determinados. Consequentemente, é impossível explicar a disparidade demonstrada na literatura.

Todas menos uma das referências demonstram que a rotação lateral é maior do que a rotação medial. Os dois

and the rotator interval capsule. Mayo Clin Proc 1998; 73: 508–515.
43. Jansen JHW, de Gast A, Snijders CJ: Glenohumeral elevation-dependent influence of anterior glenohumeral capsular lesions on passive axial humeral rotation. J Biomech 2006; 39: 1702–1707.
44. Jobe CM: Superior glenoid impingement. Orthop Clin North Am 1997; 28: 137–143.
45. Jobe CM, Iannotti JP: Limits imposed on glenohumeral motion by joint geometry. J Shoulder Elbow Surg 1995; 4: 281–285.
46. Kapandji IA: The Physiology of the Joints. Vol 1, The Upper Limb. Edinburgh: Churchill Livingstone, 1982.
47. Karduna AR, McClure PW, Michener L: Scapular kinematics: effects of altering the Euler angle sequence of rotations. J Biomech 2000; 33: 1063–1068.
48. Karduna AR, Williams GR, Williams JL, Iannotti JP: Glenohumeral joint translations before and after total shoulder arthroplasty. J Bone Joint Surg 1997; 79–A: 1166–1174.
49. Kebaetse M, McClure P, Pratt NA: Thoracic position effect on shoulder range of motion, strength, and three-dimensional scapular kinematics. Arch Phys Med Rehabil 1999; 80: 945–950.
50. Kelley MJ: Biomechanics of the shoulder. In: Orthopedic Therapy of the Shoulder. Kelley MJ, Clark WA, eds. Philadelphia: JB Lippincott, 1995.
51. Kennedy JC, Cameron H: Complete dislocation of the acromio-clavicular joint. J Bone Joint Surg 1954; 36: 202–208.
52. Kent BE: Functional anatomy of the shoulder complex a review. Phys Ther 1971; 51: 867–888.
53. Kibler WB: The role of the scapula in athletic shoulder function. Am J Sports Med 1998; 26: 325–337.
54. Kuhn JE, Huston LJ, Soslowsky LJ, et al.: External rotation of the glenohumeral joint: ligament restraints and muscle effects in the neutral and abducted positions. J Shoulder Elbow Surg 2005; 14: 39S–48S.
55. Lee K, Debski RE, Chen C, et al.: Functional evaluation of the ligaments at the acromioclavicular joint during anteroposterior and superoinferior translation. Am J Sports Med 1997; 25: 858–862.
56. Levinsohn EM, Santelli ED: Bicipital groove dysplasia and medial dislocation of the biceps brachii tendon. Skeletal Radiol 1991; 20: 419–423.
57. Lewis MM, Ballet FL, Kroll PG, Bloom N: En bloc clavicular resection: operative procedure and postoperative testing of function case reports. Clin Orthop 1985; 214–220.
58. Lucas D: Biomechanics of the shoulder joint. Arch Surg 1973; 107: 425–432.
59. Ludewig PM, Behrens SA, Meyer SM, et al.: Three-dimensional clavicular motion during arm elevation: reliability and descriptive data. JOSPT 2004; 34: 140–149.
60. Ludewig PM, Cook TM: Alterations in shoulder kinematics and associated muscle activity in people with symptoms of shoulder impingement. Phys Ther 2000; 80: 276–291.
61. Lukasiewicz AM, McClure P, Michener L, et al.: Comparison of 3-dimensional scapular position and orientation between subjects with and without shoulder impingement. J Orthop Sports Phys Ther 1999; 29: 574–586.
62. Magermans DJ, Chadwick EKJ, Veeger HEJ, van der Helm FCT: Requirements for upper extremity motions during activities of daily living. Clin Biomech 2005; 20: 591–599.
63. McClure PW, Michener LA, Sennett BJ, Karduna AR: Direct 3-dimensional measurement of scapular kinematics during dynamic movements in vivo. J Shoulder Elbow Surg 2001; 10: 269–277.
64. McQuade KJ, Dawson J, Smidt GL: Scapulothoracic muscle fatigue associated with alterations in scapulohumeral rhythm kinematics during maximum resistive shoulder elevation. JOSPT 1998; 28: 74–80.
65. McQuade KJ, Murthi AM: Anterior glenohumeral force/translation behavior with and without rotator cuff contraction during clinical stability testing. Clin Biomech 2004; 19: 10–15.
66. McQuade KJ, Smidt GL: Dynamic scapulohumeral rhythm: the effects of external resistance during elevation of the arm in the scapular plane. JOSPT 1998; 27: 125–133.
67. Michener LA, McClure PW, Karduna AR: Anatomical and biomechanical mechanisms of subacromial impingement syndrome. Clin Biomech 2003; 18: 369–379.
68. Moore SM, Musahl V, McMahon PJ, Debski RE: Multidirectional kinematics of the glenohumeral joint during simulated simple translation tests: impact on clinical diagnoses. J Orthop Res 2004; 22: 889–894.
69. Moseley H: The clavicle: its anatomy and function. Clin Orthop 1968; 58: 17–27.
70. Moseley H, Övergaard B: The anterior capsular mechanism in recurrent anterior dislocation of the shoulder. J Bone Joint Surg 1962; 44 B: 913–927.
71. Murray MP, Gore DR, Gardner GM, Mollinger LA: Shoulder motion and muscle strength of normal men and women in two age groups. Clin Orthop 1985; 268–273.
72. Nettles JL, Linscheid RL: Sternoclavicular dislocations. J Trauma 1968; 8: 158–164.
73. Neviaser TJ: Adhesive capsulitis. Orthop Clin North Am 1987; 18: 439–443.
74. Norkin CC, White DJ: Measurement of Joint Motion. A Guide to Goniometry. Philadelphia: FA Davis, 1995.
75. Novotny JE, Beynnon BD, Nichols CE: Modeling the stability of the human glenohumeral joint during external rotation. J Biomech 2000; 33: 345–354.
76. Novotny JE, Nichols CE, Beynnon BD: Kinematics of the glenohumeral joint with Bankart lesion and repair. J Bone Joint Surg 1998; 16: 116–121.
77. Nuemann CH, Petersen SA, Jahnke AH: MR imaging of the labral-capsular complex: normal variations. Am J Roentgenol 1991; 157: 1015–1021.
78. O'Connell PW, Nuber GW, Mileski RA, Lautenschlager E: The contribution of the glenohumeral ligaments to anterior stability of the shoulder joint. Am J Sports Med 1990; 18: 579–584.
79. Pagnani MJ, Deng XH, Warren RF, et al.: Effect of lesions of the superior portion of the glenoid labrum on glenohumeral translation. J Bone Joint Surg 1995; 77A: 1003–1010.
80. Poppen NK, Walker PS: Normal and abnormal motion of the shoulder. J Bone Joint Surg 1976; 58A: 195–201.
81. Pratt NE: Anatomy and biomechanics of the shoulder. J Hand Ther 1994; 7: 65–76.
82. Pronk GM, van der Helm FCT, Rozendaal LA: Interaction between the joints in the shoulder mechanism: the function of the costoclavicular, conoid and trapezoid ligaments. Proc Inst Mech Eng 1993; 207: 219–229.
83. Roberts D: Structure and function of the primate scapula. In: Primate Locomotion. Jenkins FA Jr., ed. New York: Academic Press, 1974; 171–200.
84. Romanes GJE: Cunningham's Textbook of Anatomy. Oxford: Oxford University Press, 1981.
85. Saha AK: Mechanics of elevation of glenohumeral joint, its application in rehabilitation of flail shoulder in upper brachial plexus injuries and poliomyelitis and in replacement of the

upper humerus by prosthesis. Acta Orthop Scand 1973; 44: 668–678.
86. Saha AK: The classic mechanism of shoulder movements and a plea for the recognition of "zero position" of glenohumeral joint. Clin Orthop 1983; 3–10.
87. Sahara W, Sugamoto K, Murai M, et al.: 3D kinematic analysis of the acromioclavicular joint during arm abduction using vertically open MRI. J Orthop Res 2006; 24: 1823–1831.
88. Soslowsky LJ, An CH, Johnston SP, Carpenter JE: Geometric and mechanical properties of the coracoacromial ligament and their relationship to rotator cuff disease. Clin Orthop 1994; 10–17.
89. Soslowsky LJ, Flatow EL, Bigliani L, et al.: Quantitation of in situ contact areas at the glenohumeral joint: a biomechanical study. J Orthop Res 1992; 10: 524–534.
90. Soslowsky LJ, Malicky DM, Blasier RB: Active and passive factors in inferior glenohumeral stabilization: a biomechanical model. J Shoulder Elbow Surg 1997; 6: 371–379.
91. Spencer EE, Valdevit A, Kambic H, et al.: The effect of humeral component anteversion on shoulder stability with glenoid component retroversion. J Bone Joint Surg 2005; 87: 808–814.
92. Stanley D, Trowbridge EA, Norris SH: The mechanism of clavicular fracture: a clinical and biomechanical analysis. J Bone Joint Surg 1988; 70B: 461–464.
93. Steindler A: Kinesiology of the Human Body under Normal and Pathological Conditions. Springfield, IL: Charles C. Thomas, 1955.
94. Stokdijk M, Eilers PHC, Nagels J, Rozing PM: External rotation in the glenohumeral joint during elevation of the arm. Clin Biomech 2003; 18: 296–302.
95. Terry GC, Hammon D, France P, Norwood LA: The stabilizing function of passive shoulder restraints. Am J Sports Med 1991; 19: 26–34.
96. Thomas CB Jr, Friedman RJ: Case report ipsilateral sternoclavicular dislocation and clavicle fracture. J Orthop Trauma 1989; 3: 353–357.
97. van der Helm FCT: A finite element musculoskeletal model of the shoulder mechanism. J Biomech 1994; 27: 551–569.
98. van der Helm FCT, Pronk G: Three-dimensional recording and description of motions of the shoulder mechanism. J Biomech Eng 1995; 117: 27–40.
99. van der Helm FCT, Veeger HEJ, Pronk GM: Geometry parameters for musculoskeletal modelling of the shoulder mechanism. J Biomech 1992; 25: 129–144.
100. Veeger HEJ: The position of the rotation center of the glenohumeral joint. J Biomech 2000; 33: 1711–1715.
101. Williams P, Bannister L, Berry M, et al: Gray's Anatomy, The Anatomical Basis of Medicine and Surgery, Br. ed. London: Churchill Livingstone, 1995.
102. Wuelker N, Korell M, Thren K: Dynamic glenohumeral joint stability. J Shoulder Elbow Surg 1998; 7: 43–52.
103. Yanai T, Fuss FK, Fukunaga T: In vivo measurements of subacromial impingement: substantial compression develops in abduction with large internal rotation. Clin Biomech 2006; 21: 692–700.

CAPÍTULO

9

Mecânica e patomecânica da atividade muscular no complexo do ombro

SUMÁRIO

Músculos axioescapulares e axioclaviculares 154
    Trapézio. 155
    Serrátil anterior 160
    Levantador da escápula, romboide maior e romboide menor 164
    Peitoral menor 166
    Subclávio 169
    Esternocleidomastóideo 169
    Resumo dos músculos axioescapulares e axioclaviculares 170
Músculos escapuloumerais 170
    Deltoide. 171
    Supraespinal 173
    Infraespinal 175
    Redondo menor 176
    Subescapular 177
    Redondo maior 179
    Coracobraquial 180
    Resumo dos músculos escapuloumerais 182
Músculos axioumerais 182
    Peitoral maior 182
    Latíssimo do dorso 184
    Depressão do ombro 185
    Resumo dos músculos axioumerais 186
Comparações de força muscular 187
Resumo 187

O capítulo precedente descreve os ossos e as articulações do complexo do ombro, bem como a interação entre essas estruturas. Este capítulo apresenta os músculos que suportam e movem esse complexo (Fig. 9.1). O objetivo do capítulo é:

- descrever as características dos músculos individuais;
- discutir como esses músculos trabalham juntos para gerar mobilidade e estabilidade para o complexo do ombro;
- discutir como as disfunções desses músculos contribuem para a patomecânica do ombro.

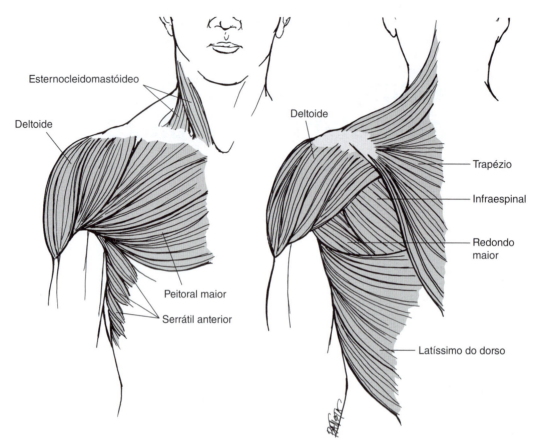

Figura 9.1 Músculos superficiais do complexo do ombro. Os músculos do ombro são agrupados por suas funções de mover as articulações escapulotorácica e glenoumeral ou adicionar força ao complexo inteiro. **A.** Vista anterior. **B.** Vista posterior.

É importante reconhecer que diversos músculos do ombro também possuem ações no axioesqueleto. Essas ações são discutidas nos capítulos adequados sobre a cabeça, a coluna vertebral e o tronco. Este capítulo foca na contribuição dos músculos do ombro para a função deste.

Os músculos do ombro podem ser divididos em três grupos de acordo com suas inserções e as articulações que afetam. Esses grupos são:

- axioescapular e axioclavicular;
- escapuloumeral;
- axioumeral.

Os grupos são discutidos separadamente para que o clínico possa reconhecer a função principal de cada um, bem como as funções dos músculos individuais que os compõem.

Músculos axioescapulares e axioclaviculares

Os músculos do grupo axioescapular e axioclavicular possuem uma inserção no axioesqueleto bem como no cíngulo do membro superior, isto é, na escápula ou clavícula (Fig. 9.2). A principal função desses músculos é posicionar a escápula e a clavícula movendo as articulações esternoclavicular e escapulotorácica, com o movimento resultante na articulação acromioclavicular. Para entender completamente a função desses músculos, é importante relembrar que a única inserção óssea da escápula é na pequena articulação acromioclavicular. Portanto, a escápula flutua livremente no tórax, suportada em especial pelos músculos. Os músculos do conjunto axioescapular trabalham com frequência em grupos para manter a escápula estável à medida que ela se move no tórax. Os grupos axioescapular e axioclavicular incluem os seguintes músculos: trapézio, serrátil anterior, levantador da escápula, romboide maior e menor, peitoral menor, subclávio e esternocleidomastóideo. Cada um é dis-

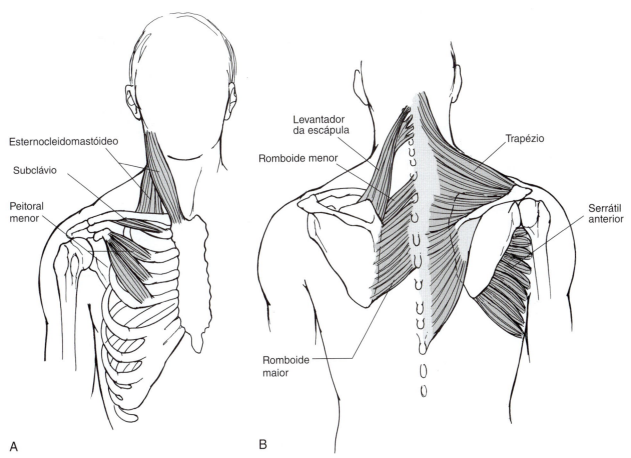

Figura 9.2 Músculos axioescapulares e axioclaviculares. Os músculos axioescapulares e axioclaviculares **(A)** na superfície anterior do tronco são o subclávio, o peitoral menor e o esternocleidomastóideo. Os músculos axioescapulares posteriores **(B)** são o trapézio, o romboide maior e o menor, o levantador da escápula e o serrátil anterior.

cutido separadamente a seguir. Os músculos que funcionam juntos em grupos também são discutidos.

Trapézio

O trapézio é composto por três ventres distintos: o superior, o médio e o inferior (Fig. 9.3) (Quadro 9.1). Cada um deles possui uma função única e contribui significativamente para a função do trapézio como um todo. As inserções do músculo tanto na clavícula como na escápula indicam que ele age nas articulações esternoclavicular e escapulotorácica. A seguir são discutidos as ações e os efeitos da debilidade e da rigidez muscular de cada ventre do músculo e apresentada a função do músculo como um todo.

Ações do trapézio superior

AÇÃO MUSCULAR: TRAPÉZIO SUPERIOR

Ação	Evidência
Elevação da articulação esternoclavicular	Suportada
Elevação da escápula	Suportada
Adução da escápula	Suportada
Rotação superior da escápula	Suportada

A dissecação cuidadosa dos fascículos individuais do trapézio em cadáveres revela que o trapézio superior realmente possui feixes musculares muito menores do que as outras duas porções do trapézio.[31] Esse estudo também sugere que as fibras do trapézio superior se inserem apenas na clavícula, sem nenhuma inserção direta na escápula.

A eletromiografia (EMG) revela uma atividade considerável do trapézio superior durante a elevação ativa do cíngulo do membro superior bem como no encolhimento dos ombros (Fig. 9.4).[8,11,12] O abaixamento gradual da escápula a partir da posição elevada na posição ereta do corpo também é acompanhado pela contração do trapézio superior, presumivelmente como um controle excêntrico da ação.[11,12] De forma semelhante, a adução da escápula na posição em pé ereta exige atividade significativa do trapézio superior. Portanto, dados EMG apoiam a percepção de que o trapézio superior eleva ativamente e faz a adução do cíngulo do membro superior. Apesar de não haver estudos conhecidos que avaliem diretamente a contribuição do músculo trapézio superior para a rotação superior da articulação escapulotorácica, sua inserção na lateral da clavícula é consistente com essa função, já que a elevação da clavícula deve acompanhar a rotação superior normal da articulação escapulotorácica. Estudos EMG que demonstram a atividade

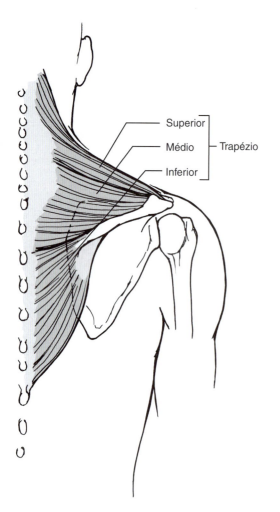

Figura 9.3 Músculo trapézio. O trapézio é dividido nas partes superior, média e inferior.

QUADRO 9.1 Inserção muscular

Inserções e inervações do trapézio

Inserção proximal: Terço medial da linha superior da nuca, protuberância occipital externa, ligamento nucal, as pontas dos processos espinhosos e os ligamentos supraespinais de C7 até T12.

Inserção distal: Aspecto posterior do terço lateral da clavícula, aspecto medial do acrômio, lábio superior da crista da espinha escapular e o aspecto medial e tubérculo da espinha escapular.

Inervação: Nervo acessório espinal (11º nervo cranial, porção espinal). Ele também recebe fibras sensoriais do ramo ventral de C3 e C4.

Palpação: O trapézio é superficial e todas as suas três porções são facilmente palpadas e distinguidas uma da outra.

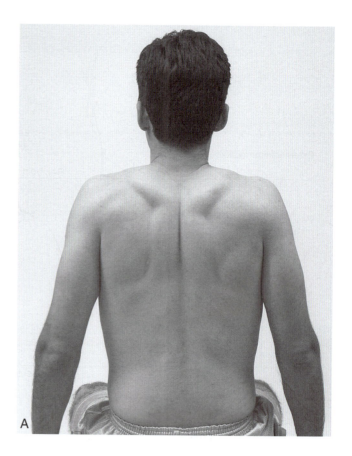

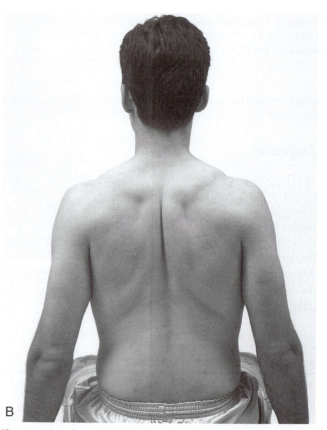

Figura 9.4 A função do trapézio superior. O trapézio superior está ativo durante um encolhimento dos ombros **(A)** e durante a adução escapular **(B)**.

do trapézio superior durante a abdução do ombro apoiam indiretamente sua função na rotação superior da escápula porque a rotação superior é um ingrediente essencial da abdução do ombro.[30,49]

A função do trapézio superior na manutenção de uma postura ereta não é uma certeza. Enquanto alguns estudos demonstram atividade elétrica no trapézio superior durante a posição em pé em repouso, outros estudos EMG do trapézio superior revelam pouca ou nenhuma atividade na postura ereta de repouso, mesmo que na postura ereta os membros superiores tendam a deprimir a clavícula e a escápula.[3,27] De acordo com Basmajian, mesmo a adição de pesos nas mãos não tem efeitos facilitadores aparentes no músculo trapézio superior.[3] Estudos adicionais são necessários para determinar se essas diferenças na literatura são metodológicas ou populacionais nas diversas investigações ou a faixa de respostas é observada na população normal. A tensão de repouso de um trapézio superior normal provavelmente contribui de forma passiva para o suporte superior do complexo do ombro pela sua inserção na clavícula.[5,27] Portanto, mesmo sem uma inserção direta na escápula, permanece uma ampla concordância de que o trapézio superior exerce alguma função no suporte do cíngulo do membro superior na postura ereta.[5,27,31]

Efeitos da debilidade muscular do trapézio superior

A debilidade muscular isolada do trapézio superior é incomum, mas é provável que contribua para a diminuição da força na elevação do cíngulo do membro superior. Steindler observa que a postura em pé na presença de debilidade muscular do trapézio é caracterizada pela depressão, abdução e inclinação anterior da escápula.[75] Bearn constata que, embora a clavícula esteja deprimida com a paralisia do trapézio, a depressão não é tão grande quanto era esperado, nem é tudo o que está disponível.[5] Apesar disso, alguns estudos citados na seção anterior negam contribuições ativas do trapézio superior para a postura em pé, as anormalidades posturais normalmente associadas com a debilidade muscular do trapézio superior podem ser resultado da perda de tônus de repouso suficiente em um trapézio superior enfraquecido. Entretanto, elas também podem ser resultado da debilidade muscular do trapézio inteiro. Estudos adicionais são necessários para demonstrar uma relação clara entre a força do trapézio superior e o alinhamento postural.

Efeitos da rigidez do trapézio superior

A rigidez do trapézio superior está associada com os ombros elevados ou posições assimétricas da cabeça, bem como uma restrição das amplitudes de movimento (ADM) da cabeça e do pescoço. Entretanto, por causa da existência de outros levantadores da escápula, é difícil identificar a rigidez pura do trapézio superior. Se o trapézio superior isolado é rígido, é provável que a elevação escapular seja acompanhada pela rotação superior da escápula. Contudo, a avaliação cuidadosa da posição escapular é fundamental para distinguir os levantadores escapulares.

Ações do trapézio médio

AÇÃO MUSCULAR: TRAPÉZIO MÉDIO

Ações	Evidência
Adução escapular	Suportada
Elevação escapular	Suportada

O trapézio médio é considerado um adutor escapular puro em razão de suas fibras alinhadas horizontalmente. Em amostras de cadáveres, o trapézio médio possui a área de secção transversa mais larga dos três segmentos do músculo trapézio.[31] Portanto, o trapézio médio gera força considerável na adução escapular e exerce uma função importante na estabilização da escápula. Estudos EMG demonstram atividade durante o encolhimento dos ombros, sugerindo que suas fibras superiores possam auxiliar o trapézio superior menor na elevação escapular.[30]

Debilidade muscular do trapézio médio

A debilidade muscular do trapézio médio resulta em uma diminuição significativa na força da adução escapular. A debilidade muscular isolada do trapézio médio é incomum, apesar de alguns autores sugerirem que ela possa ocorrer a partir do alongamento prolongado do músculo, como deve ocorrer em uma postura caracterizada pela abdução escapular.[35] Entretanto, tentativas de correlacionar a posição escapular com a força do trapézio médio não obtiveram sucesso até então.[14] A perda da força do trapézio médio também apresenta dificuldades quando se contrai os músculos escapuloumerais. Por exemplo, os rotadores laterais do ombro, incluindo os músculos infraespinal e deltoide posterior, necessitam de uma escápula estável para exercer sua força na articulação glenoumeral. A força de adução escapular diminuída pode permitir que esses músculos tracionem a escápula em direção ao úmero, em vez de tracionar o úmero na direção da escápula.

Rigidez do trapézio médio

A rigidez do trapézio médio isolada é rara porque o peso do membro superior inteiro traciona a escápula para abdução.

Ações do trapézio inferior

AÇÃO MUSCULAR: TRAPÉZIO INFERIOR

Ações	Evidência
Depressão escapular	Suportada
Adução escapular	Inadequada
Rotação superior escapular	Suportada

A inspeção cuidadosa da linha de tração do trapézio inferior explica suas possíveis contribuições para todas essas ações. Tal inspeção também sugere que o músculo está mais propenso para a depressão e rotação superior. A linha de tração do trapézio inferior é ideal para a depressão da escápula.

Entretanto, na postura em pé, o peso do membro superior já traciona a escápula para a depressão. A depressão adicional pela atividade do trapézio inferior não é necessária. Em contraste, quando o indivíduo está pronado, a resistência manual contra a depressão escapular exige atividade elétrica do trapézio inferior.[8] A importância da força de depressão escapular gerada pelo trapézio inferior é mais aparente com a contração simultânea do trapézio superior. Essa atividade combinada é discutida quando o trapézio é abordado como um todo.

Relevância clínica

Teste muscular manual do trapézio médio: Na posição pronada com o ombro flexionado, o peso do membro superior tende a tracionar a escápula em uma elevação. Consequentemente, o trapézio inferior é utilizado para estabilizar a escápula (Fig. 9.5). Portanto, a resistência em um teste "justo" do trapézio inferior é o peso do membro superior.

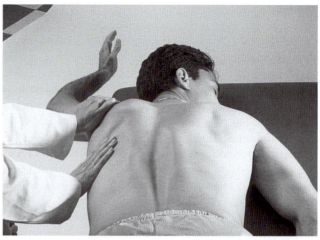

Figura 9.5 Posição no TMM para o trapézio inferior. O trapézio inferior estabiliza a escápula à medida que o peso do membro superior tende a elevar a escápula sobre o tórax, quando o sujeito está em posição pronada.

A atividade EMG do trapézio inferior durante a adução isométrica do ombro a partir da posição abduzida também pode suportar a função do trapézio inferior como um adutor escapular.[30]

Para compreender a contribuição do músculo trapézio inferior para a rotação superior da escápula, é fundamental relembrar a localização do eixo de rotação escapular superior e inferior (Cap. 8). Apesar de a localização precisa do eixo permanecer controversa, está claro que o eixo fica na lateral da inserção escapular do trapézio inferior na raiz da espinha da escápula. Portanto, à medida que o trapézio inferior puxa o aspecto medial da espinha escapular no sentido inferior, a escápula faz rotação superior (Fig. 9.6). Assim como o trapézio superior, a atividade do trapézio inferior durante a elevação do ombro suporta sua função na rotação superior da escápula.

Debilidade muscular do trapézio inferior

A debilidade muscular isolada do trapézio inferior tem sido sugerida como uma consequência do estiramento prolongado resultante de uma escápula elevada e em rotação inferior.[35] Entretanto, não há estudos conhecidos que tenham verificado tal relação. A debilidade muscular do trapézio inferior pode gerar dificuldade de estabilização da escápula durante a contração de outros músculos que fazem a rotação superior dela.

Rigidez do trapézio inferior

A rigidez do trapézio inferior resulta, teoricamente, em uma ADM diminuída na elevação e rotação inferior da articulação escapulotorácica e, talvez, em um cíngulo do membro superior em depressão e inclinação posterior na posição em pé no repouso. Entretanto, não há estudos conhecidos da rigidez isolada do trapézio inferior, apesar de uma diferença na altura do ombro ser frequentemente

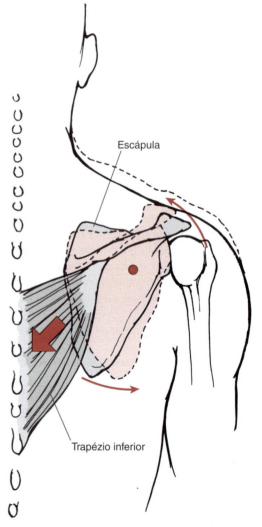

Figura 9.6 Rotação superior da escápula pelo trapézio inferior. A inserção do trapézio inferior no aspecto medial da espinha da escápula causa sua rotação superior.

observada em adultos saudáveis. A diferença registrada está associada com a dominância da mão.[35,72] A ausência de rigidez identificada no trapézio inferior, apesar da depressão escapular aparente em alguns indivíduos, tem diversas explicações possíveis. A depressão pode ser acompanhada por rotação inferior e/ou abdução concomitante da escápula, que pode equilibrar ou até ultrapassar o efeito de encurtamento da depressão (Fig. 9.7). Pode não haver alteração adaptativa no trapézio inferior, apesar da depressão prolongada da escápula, porque ela é interrompida o suficiente pela elevação da escápula durante o uso do membro superior. Além disso, já que não existe padrão aceito da posição escapular em indivíduos saudáveis, o que parece uma depressão escapular pode ser na verdade uma elevação contralateral. Portanto, as disfunções resultantes da rigidez do trapézio inferior não estão claras e podem ser inexistentes.

Ações do trapézio inteiro

As ações de todo o trapézio podem ser consideradas a soma dos vetores de força dos músculos trapézios superior, médio e inferior. Como um todo, o trapézio faz adução e rotação superior da escápula. Os movimentos de elevação e depressão dos componentes superior e inferior, respectivamente, equilibram-se. De fato, é esse equilíbrio entre duas forças opostas que é fundamental para a estabilidade da escápula. Esses dois músculos que puxam em direções opostas e, juntos, causam rotação, formam a conhecida força de acoplamento anatômica (Fig. 9.8). A ação combinada dos músculos trapézio superior e inferior permite que a escápula faça rotação superior sem ser deslocada no sentido superior ou inferior sobre o tórax. Um desequilíbrio entre esses dois músculos, tanto por rigidez como por debilidade muscular de um deles, pode gerar dificuldade no equilíbrio da escápula durante a rotação superior da articulação escapulotorácica (i. e., durante a flexão ou abdução do ombro).

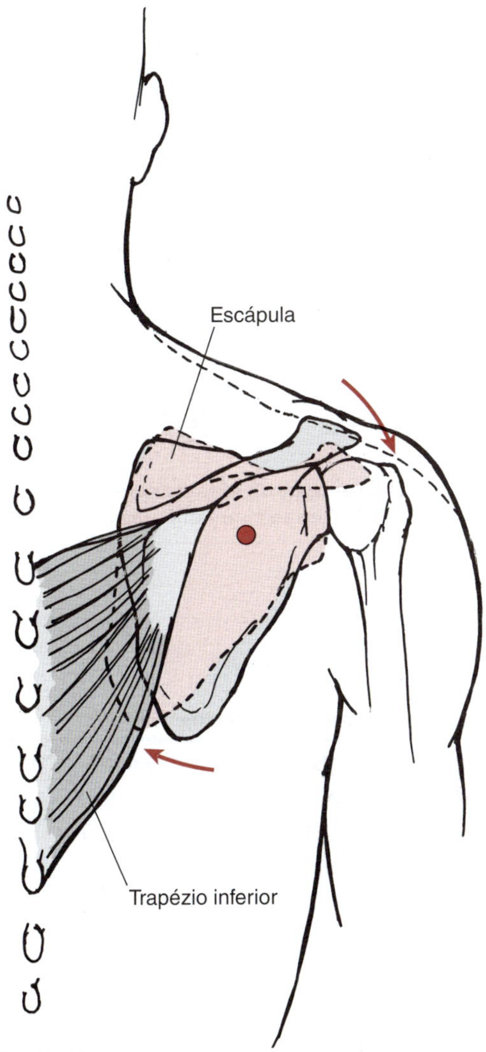

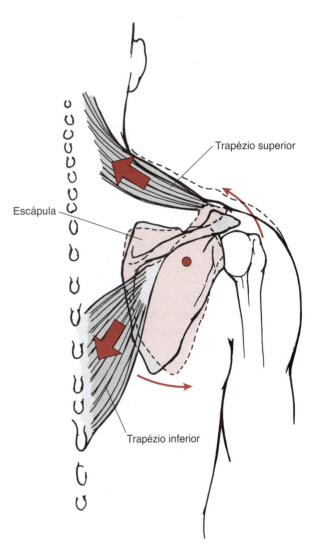

Figura 9.7 Comprimento do trapézio inferior. O trapézio inferior pode realmente ser alongado em um indivíduo quando a escápula está abduzida e em rotação inferior, produzindo uma postura na qual o ombro parece caído.

Figura 9.8 Conjunto de forças composto pelos trapézios superior e inferior. A elevação e a depressão tracionadas pelo trapézio superior e inferior, respectivamente, são equilibradas, ao passo que ambos fazem a rotação superior da escápula.

O trapézio como um todo é um importante colaborador para a rotação superior da escápula, que é um ingrediente necessário para a flexão ou abdução normal do braço sobre o tronco. Ele parece exercer uma função maior na abdução do ombro comparada com a flexão do ombro.[27,49] Seu maior papel na abdução do ombro é consistente com o fato de que o músculo fica principalmente no plano frontal. Agindo por si só, o trapézio inteiro faz a rotação superior da escápula e a sua abdução. Além disso, a elevação do braço sobre o tronco ocorre sem adução escapular significativa. Portanto, o trapézio inteiro necessita de outro músculo para equilibrar seu componente de adução. Esse equilíbrio é gerado pelo serrátil anterior, descrito a seguir.

Relevância clínica

Lesão do nervo acessório espinal: A debilidade muscular de um ou todos os trapézios pode resultar de uma lesão do nervo acessório espinal, que fica superficialmente no triângulo posterior do pescoço, formado pela borda anterior do músculo trapézio superior, a borda posterolateral do músculo esternocleidomastóideo e pelo terço médio da clavícula. O nervo pode ser lesionado durante uma cirurgia no pescoço, como uma biópsia do nodo linfático ou por um golpe ou laceração no topo do ombro.

Um paciente com uma paralisia do nervo acessório espinal normalmente reporta fraqueza nas atividades acima da cabeça. A postura dos indivíduos pode ser caracterizada pelo ombro caído e a escápula pode estar em abdução. A posição abduzida da escápula é acentuada durante a abdução ativa do ombro e é conhecida, algumas vezes, como **escápula alada aduzida**. A avaliação da força do ombro revela diminuição de força na elevação do ombro, particularmente na abdução do ombro, bem como na debilidade muscular em movimentos discretos da escápula atribuíveis ao trapézio.

Serrátil anterior

O serrátil anterior é um músculo grande descrito por alguns como um único músculo distribuído uniformemente ao longo das inserções costais (Inserção muscular, Quadro 9.2) (Fig. 9.9).[63] Outros descrevem o serrátil anterior como um feixe pequeno e superior e outro feixe grande e inferior, cada um com uma função separada.[27,31,84]

QUADRO 9.2 Inserção muscular

Inserções e inervação do serrátil anterior

Inserção proximal: superfícies anterolaterais e bordas superiores das primeiras 8 a 10 costelas e os músculos intercostais entre elas.

Inserção distal: borda medial da superfície ventral da escápula a partir do ângulo superior até o ângulo inferior.

Inervação: Nervo torácico longo, C5-7.

Palpação: O serrátil anterior é mais facilmente palpado na sua inserção na lateral do tórax quando ele cruza com o músculo abdominal oblíquo externo.

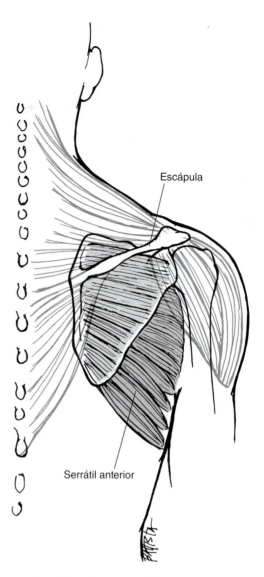

Figura 9.9 Serrátil anterior. O serrátil anterior cruza a superfície anterior da escápula para se inserir em sua borda medial.

Ações do serrátil anterior

AÇÃO MUSCULAR: SERRÁTIL ANTERIOR

Ações	Evidência
Abdução escapular	Suportada
Rotação superior da escápula	Suportada
Elevação escapular	Suportada

Os livros normalmente chamam a ação do serrátil anterior de *protração*. Entretanto, como discutido no Capítulo 8, a protração pode significar tanto a abdução da escápula como a rotação superior e inferior. Portanto, para evitar ambiguidade, este texto lista as ações especificamente. Quando o serrátil anterior é descrito em duas partes, a função de elevação é atribuída à porção superior e a de abdução e rotação superior à porção inferior e maior.[12,27,84]

Debilidade muscular do serrátil anterior

A debilidade muscular do serrátil anterior normalmente resulta de uma lesão de seu nervo estimulador, o nervo torácico longo. O nervo torácico longo fica na superfície ventral da maior parte do músculo e pode ser lesionado durante procedimentos cirúrgicos, como a mastectomia, na qual tumores próximos ao nervo devem ser excisados. Lesões também são registradas após outros procedimentos cirúrgicos e durante a administração de anestesia local.[32] Lesões por tração direta ao nervo em jovens atletas também são identificadas.[20] Em todos os relatos de lesão, as disfunções resultantes são classificadas como severas, embora a recuperação seja possível.[32,78,80]

A debilidade muscular do serrátil anterior resulta em fraqueza na abdução escapular, na rotação superior e, em alguma extensão, na elevação escapular. A abdução escapular é utilizada para alcançar à frente. Então a debilidade muscular do serrátil anterior fica aparente quando se empurra para a frente contra uma resistência, como ao empurrar uma porta vaivém para a frente (Fig. 9.10). Nessa situação, a porta exerce uma força de reação no membro superior (incluindo o cíngulo do membro superior) que tende a aduzir a escápula. Na ausência de força suficiente do serrátil anterior, a escápula desliza para a região medial no tórax. Uma vez que o serrátil anterior se insere no aspecto medial da superfície ventral da escápula, ele a prende firmemente no tórax. Consequentemente, na presença de debilidade muscular do serrátil anterior, as forças que fazem a adução da escápula também tendem a causar a protração posterior do aspecto medial da escápula a partir do tórax. Isso é conhecido como **escápula alada aduzida** e é um sinal de debilidade muscular do serrátil anterior proeminente durante a abdução da escápula contra uma resistência (Fig. 9.11). A escápula alada aduzida em razão da debilidade muscular do serrátil anterior também é aparente durante a flexão e a abdução ativas do ombro.

Para compreender completamente a mecânica da escápula alada durante a elevação ativa do ombro, devemos entender a função do serrátil anterior com o músculo trapézio na elevação do ombro. Relembre que o trapézio faz adução e rotação superior da escápula, ao passo que o serrátil anterior faz abdução e rotação superior. Relembre também que a escápula está livre para deslizar na região posterior do tórax. Finalmente, recorde que a flexão e a abdução do ombro exigem aproximadamente 60° de rotação superior da escápula. O trapézio e o serrátil anterior formam outro acoplamento de forças que faz a rotação superior da escápula enquanto equilibra os componentes de adução e abdução dos músculos respectivos (Fig. 9.12). Essa atividade combinada é fundamental para estabilizar a escápula durante a flexão e a abdução do braço sobre o tronco.[2] Ao contrário do trapézio, o serrátil anterior exerce uma função maior na flexão do ombro, mantendo sua orientação próxima ao plano sagital.[27,49]

Já que tanto o músculo trapézio como o serrátil anterior contribuem para a rotação da escápula durante a ele-

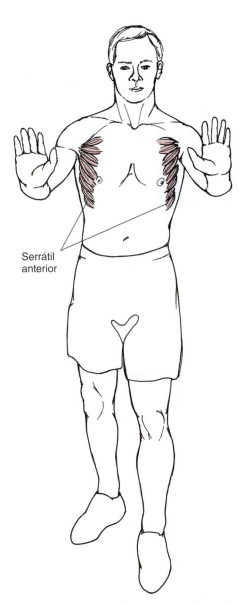

Figura 9.10 Função do serrátil anterior. O serrátil anterior está ativo quando um indivíduo empurra para a frente uma porta móvel.

vação do ombro, a distinção entre a debilidade muscular de um ou de outro é fundamental na escolha do tratamento adequado. Como observamos, a debilidade muscular do serrátil anterior é manifestada por um sinal clássico chamado escápula alada aduzida. A escápula alada fica aparente durante as atividades do membro superior que exigem a contração do serrátil anterior incluindo a elevação *ativa* do ombro, particularmente na flexão do ombro. A escápula alada derivada da debilidade muscular do serrátil anterior é uma protrusão da borda medial da escápula que se afasta do tórax, visível durante a elevação ativa do ombro, especialmente na flexão. Ela resulta de um desequilíbrio residual da tração do músculo na escápula. O serrátil anterior está inserido na superfície ventral da escápula, ao passo que o trapézio está inserido na superfície dorsal. Durante a cocontração desses músculos, a tração dorsal do trapézio tende a aduzir a escápula e

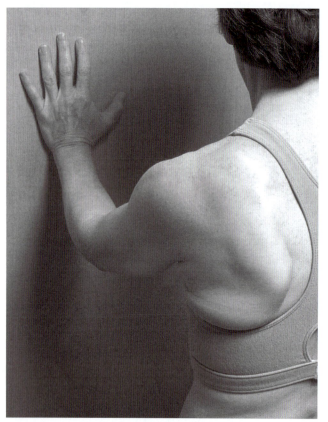

Figura 9.11 Escápula alada aduzida por causa da debilidade muscular do serrátil anterior. A escápula é empurrada em adução e fica alada para a região medial à medida que um indivíduo empurra uma parede para a frente na presença de debilidade muscular do serrátil anterior.

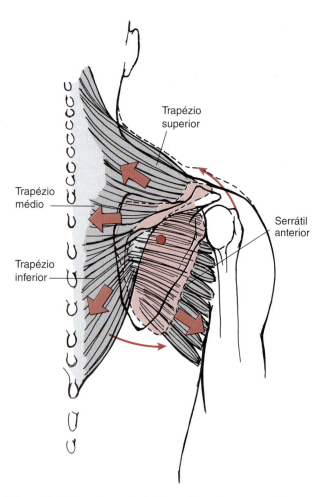

Figura 9.12 Acoplamento de forças formado por trapézio e serrátil anterior. As trações de adução e abdução do trapézio e do serrátil anterior se equilibram uma com a outra enquanto os dois músculos produzem rotação superior da escápula.

Relevância clínica

Escápula alada por causa da debilidade muscular do serrátil anterior: A escápula alada aduzida durante a elevação do braço sobre o tronco é um sinal clássico de debilidade muscular do serrátil anterior. A escápula alada por causa da debilidade muscular do serrátil anterior é visível durante atividades que exigem a contração ativa do serrátil anterior. Tais atividades incluem flexão ou abdução ativa do ombro ou abdução escapular com resistência (Fig. 9.14). Em contraste, a escápula alada em repouso ou durante o movimento passivo do ombro pode ser um sinal de AM restrita na articulação glenoumeral ou de anormalidades posturais. Por exemplo, como descrito no capítulo anterior, a inclinação anterior da escápula é um substituto efetivo para a rotação medial inadequada da articulação glenoumeral. A posição da escápula quando ela está inclinada para a região anterior é semelhante àquela observada com a debilidade muscular do serrátil (Fig. 9.15). Entretanto, no caso de restrição articular glenoumeral, a proeminência da escápula ocorre durante atividades, como pegar algo no bolso de trás, em que não é necessária a contração do serrátil anterior. Portanto, a proeminência da escápula nesse caso não pode ser o resultado da debilidade muscular do serrátil anterior. Essa é uma diferença fundamental para o clínico observar.

puxá-la levemente para a região dorsal. Entretanto, a tração ventral simultânea do músculo serrátil anterior prende a borda vertebral da escápula firmemente ao tórax (Fig. 9.13). Com a debilidade do músculo serrátil anterior, há uma perda dessa tração ventral e a borda medial da escápula é protraída para a região posterior do tórax, isto é, ela fica **alada**.

Consequências da debilidade muscular do serrátil anterior e do trapézio

O Capítulo 8 descreve a contribuição da articulação escapulotorácica para o movimento do ombro. De forma passiva, a rotação superior da articulação escapulotorácica contribui em pelo menos um terço da ADM total de flexão e abdução do ombro. Entretanto, a perda de movimento da articulação escapulotorácica parece ter um efeito mais dramático na ADM ativa do ombro. A debilidade muscular do trapézio e/ou do serrátil anterior dificulta a elevação ativa do ombro de duas formas. Primeiro, a debilidade muscular de qualquer um ou de ambos limita, e talvez elimine, a rotação superior ativa da articulação escapulotorácica,

Capítulo 9   Mecânica e patomecânica da atividade muscular no complexo do ombro   163

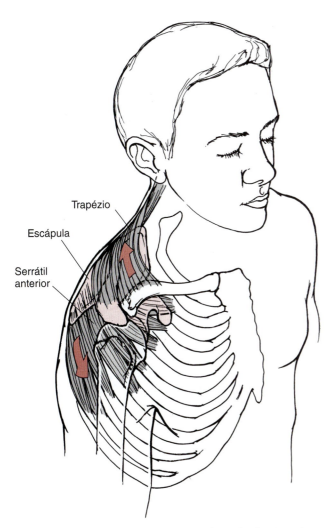

Figura 9.13 Vista do plano transverso da escápula. Uma vista transversa da escápula sobre o tórax revela como a tração do serrátil anterior sobre a borda medial da escápula a estabiliza contra a tração do trapézio no aspecto lateral da escápula.

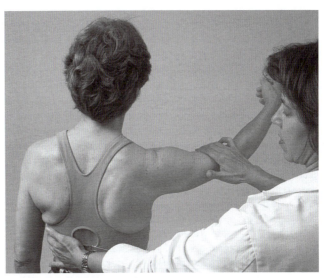

Figura 9.14 Escápula alada medial devida à debilidade muscular do serrátil anterior durante a flexão do ombro com resistência. Com a debilidade muscular do serrátil anterior, a escápula torna-se alada no sentido medial durante a flexão do ombro, quando a rotação superior da escápula é necessária.

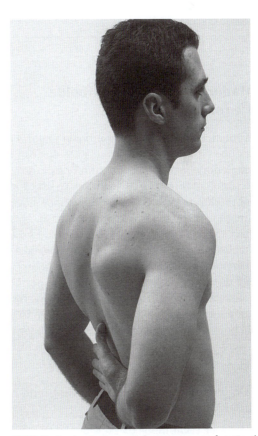

Figura 9.15 Escápula alada medial aparente em função da ADM diminuída. Um indivíduo com a ADM de rotação medial do ombro diminuída pode utilizar a inclinação anterior da escápula para alcançar as costas. A escápula parece estar alada; entretanto, essa posição não é o resultado da debilidade muscular do serrátil anterior, já que este não é exigido para realizar a atividade.

reduzindo assim a ADM ativa de flexão ou abdução do ombro em pelo menos um terço. Além disso, entretanto, a rotação superior normal da escápula ajuda a manter o comprimento contrátil adequado do deltoide e dos músculos do manguito rotador, permitindo o movimento completo da articulação glenoumeral. Portanto, a debilidade de qualquer um dos músculos que fazem a rotação superior da escápula ou de ambos não só prejudica o movimento dela, mas também interrompe as ações dos músculos na articulação glenoumeral. A debilidade muscular do serrátil anterior e/ou trapézio pode resultar em incapacidade severa do complexo do ombro.

Rigidez do serrátil anterior

Embora a rigidez do músculo serrátil anterior seja raramente descrita, a rigidez da porção superior pode concebivelmente ocorrer com a rigidez do trapézio superior. Essa rigidez pode resultar em uma postura caracterizada por ombros elevados e escápulas em rotação superior.

Relevância clínica

Debilidade muscular do serrátil anterior ou do trapézio: Tanto a debilidade muscular do serrátil anterior como do trapézio resulta em disfunção na flexão e abdução do ombro.[20,50] Independentemente do serrátil anterior, do trapézio ou ambos estarem fracos, a debilidade muscular prejudica o movimento ativo da articulação escapulotorácica. A rotação anormal da articulação escapulotorácica durante a elevação do ombro pode contribuir para o impacto do conteúdo do espaço subacromial. Consequentemente, uma queixa de um paciente originada da debilidade muscular dos rotadores da escápula normalmente consiste em fraqueza e dificuldade de alcançar acima da cabeça, mas também pode incluir reclamações de dor ao tentar realizar atividades acima da cabeça. De forma semelhante, a avaliação de um indivíduo com síndrome do impacto no ombro deve incluir uma avaliação cuidadosa dos músculos que fazem rotação superior da escápula.

Su et al.[76] avaliaram 20 nadadores de competição com queixas e sinais consistentes com síndrome do impacto subacromial e 20 nadadores pareados sem queixas ou sinais de síndrome. Os movimentos escapulares durante a elevação do ombro foram similares em ambos os grupos antes de nadar. Entretanto, após uma atividade de nado intensa, aqueles nadadores com queixas demonstraram rotação superior da escápula significativamente menor. Esses dados sugerem a importância do controle escapular ativo durante atividades repetitivas de elevação do ombro na proteção contra síndromes de impacto.

Levantador da escápula, romboide maior e romboide menor

O levantador da escápula, o romboide maior e o romboide menor são quase paralelos uns aos outros, indo no sentido superior e medial da borda vertebral da escápula até a coluna vertebral (Fig. 9.16) (Quadros 9.3 e 9.4). Esses três músculos produzem essencialmente os mesmos movimentos na articulação escapulotorácica. Entretanto, suas inserções na coluna vertebral resultam em ações diferentes sobre ela. Os músculos romboides causam rotação contralateral da coluna cervical, e o levantador da escápula produz rotação ipsilateral da coluna cervical. Essas diferenças permitem ao clínico cuidadoso diferenciar entre os músculos romboide e o levantador da escápula. As ações desses músculos na escápula bem como os efeitos de suas debilidades musculares e rigidez são muito semelhantes e serão discutidos juntos.

Ações do levantador da escápula, romboide maior e romboide menor

AÇÃO MUSCULAR: LEVANTADOR DA ESCÁPULA, ROMBOIDE MAIOR E ROMBOIDE MENOR

Ações	Evidência
Elevação da escápula	Suportada
Adução da escápula	Suportada
Rotação inferior da escápula	Suportada

Inman demonstrou uma contração ativa do levantador da escápula junto com o trapézio superior e a porção superior do músculo serrátil anterior na posição de repouso, sugerindo que esses músculos fornecem suporte na elevação do cíngulo do membro superior e do membro superior.[27] Entretanto, Johnson observou que somente o levantador da

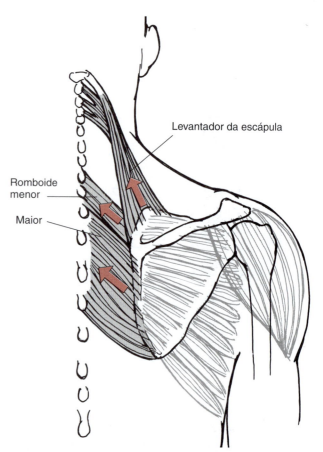

Figura 9.16 Músculos levantador da escápula, romboide menor e romboide maior. A linha de tração é aproximadamente a mesma para o levantador da escápula e para os romboides maior e menor.

QUADRO 9.3 Inserção muscular

Inserções e inervação do levantador da escápula

Inserção proximal: Tubérculos posteriores dos processos transversos das quatro primeiras vértebras cervicais.

Inserção distal: Borda medial da escápula entre o ângulo superior e a espinha da escápula.

Inervação: Nervos espinais C3-5. A contribuição de C5 é feita pelo nervo escapular dorsal.

Palpação: O levantador da escápula é palpado entre o trapézio superior e o esternocleidomastóideo, particularmente com a elevação e a rotação inferior da escápula.

> **QUADRO 9.4 Inserção muscular**
>
> **Inserções e inervação dos romboides maior e menor**
>
> Inserção proximal: O romboide maior possui inserção proximal nas espinhas e nos ligamentos supraespinais da segunda até a quinta vértebra torácica. O músculo romboide menor possui uma inserção mais superior na porção inferior do ligamento nucal e dos processos espinhosos de C7 e T1.
>
> Inserção distal: O romboide maior se insere na borda medial da escápula a partir da raiz da espinha até o ângulo inferior. O romboide menor se insere no aspecto medial da escápula no nível da espinha escapular.
>
> Inervação: Nervo escapular dorsal, C4 e 5.
>
> Palpação: As fibras dos romboides maior e menor são aproximadamente paralelas umas às outras. Esses dois músculos ficam abaixo do trapézio, mas podem ser palpados através dele durante movimentos que combinam a rotação inferior e a adução da escápula.

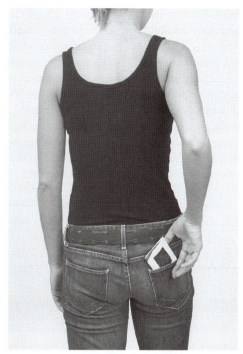

Figura 9.17 Função do levantador da escápula e dos romboides maior e menor. Para alcançar um bolso atrás normalmente se necessita dos músculos romboides maior e menor e do levantador da escápula.

escápula e os romboides maior e menor podem suspender diretamente a escápula.[31] Estudos EMG mostram que na presença de relaxamento voluntário do trapézio superior em repouso há aumento na atividade EMG dos dois músculos romboides, mas diminuição da atividade do levantador da escápula.[56] Esses dados dão base para a noção de que os músculos romboides podem e suportam a posição reta do cíngulo do membro superior, pelo menos em certas circunstâncias. Ainda permanece discutível se o levantador da escápula contribui para o suporte adicional.

A inspeção das linhas de tração desses três músculos sugere que os músculos romboides estão mais bem alinhados para a adução da escápula do que o levantador da escápula. A atividade EMG nos romboides aumenta com a adução resistida da escápula, confirmando seu papel como adutores.[68] Um estudo mostra que os músculos romboide maior e menor estão ativos com o trapézio médio durante a flexão e abdução do ombro, com mais atividade na porção final.[27] Entretanto, a maioria dos autores concorda que os músculos trapézio e serrátil anterior são os principais músculos escapulotorácicos necessários para a flexão e abdução do ombro.

A rotação inferior da escápula pode ser utilizada quando um indivíduo alcança um bolso atrás do quadril ou coça o meio das costas (Fig. 9.17). Essas ações exigem atividade EMG considerável dos músculos romboides (maior do que 50% da EMG exigida durante um teste muscular manual).[74] A inserção do levantador da escápula, do romboide maior e do romboide menor ao longo da borda vertebral da escápula permite que eles façam a rotação inferior da escápula em torno de seu eixo localizado na lateral da raiz da espinha. À medida que eles se contraem para fazer a rotação inferior da escápula, causam elevação e adução simultâneas da escápula. Portanto, para obter uma rotação inferior mais isolada, esses músculos exigem a contração de outro músculo para gerar o equilíbrio. O músculo que forma uma **força de acoplamento** anatômica com o levantador da escápula, o romboide maior, e com o romboide menor para produzir uma rotação inferior isolada da articulação escapulotorácica é o peitoral menor. Ele será discutido mais adiante, neste capítulo.

Debilidade muscular do levantador da escápula, romboide maior e romboide menor

As ações de tração como empurrar portas abertas e remar podem ser prejudicadas pela debilidade muscular do levantador da escápula, do romboide maior e do romboide menor. A debilidade desses músculos também é citada como causa de uma postura caracterizada por ombros arredondados. Alguns sugerem que os músculos são necessários para a postura ereta e, portanto, sua debilidade muscular permite que a escápula fique abduzida e em depressão.[14] Entretanto, nenhum estudo obteve sucesso na identificação de uma relação entre a força desses músculos e o alinhamento postural, nem a incidência de debilidade desses músculos foi descrita. Consequentemente, embora exista a crença generalizada de que esses músculos podem contribuir para o prejuízo postural do cíngulo do membro superior, essa relação ainda não foi estabelecida.

Rigidez do levantador da escápula, do romboide maior e do romboide menor

Assim como a debilidade muscular do levantador da escápula, do romboide maior e do romboide menor, a rigidez desses músculos tem sido descrita como a base da postura dos ombros arredondados.[35] O encurtamento adaptativo desses músculos resulta na elevação, adução e rotação inferior da escápula. Essa posição vira a cavidade glenoidal para baixo e inclina a escápula para a região anterior, portanto, baixando e arredondando o ombro. Consequentemente, a rigidez desses três músculos resulta, teoricamente, em uma alteração de posição tridimensional complexa da escápula. Entretanto, nenhuma ligação direta entre a rigidez desses músculos e as anormalidades posturais foi estabelecida. A dificuldade no estabelecimento dessa ligação está na quantificação da posição exata da escápula e do comprimento verdadeiro dos músculos. Até que resultados de estudos que utilizem ferramentas de medida mais precisas estejam disponíveis, continuará difícil ter clara compreensão do impacto postural da rigidez ou debilidade muscular do levantador da escápula, do romboide maior e do romboide menor.

Relevância clínica

Dor no levantador da escápula, romboide maior e romboide menor: A dor e a sensibilidade no levantador da escápula, romboide maior e romboide menor são normais nos resultados clínicos.[56,77] Tanto a debilidade muscular como a rigidez têm sido descritas como a explicação para a dor ao longo do aspecto medial da escápula e do seu ângulo superior. No momento atual, apesar de haver crenças generalizadas com relação às contribuições da debilidade muscular e da rigidez a essas queixas, não há resultados claros que as suportem ou refutem. Portanto, é fundamental que meios mais precisos de avaliar a força e a rigidez desses músculos sejam disponibilizados.

Peitoral menor

O peitoral menor é um músculo axioescapular incomum porque fica inteiramente na superfície anterior do tórax e se insere no processo coracoide, uma projeção anterior da escápula (Quadro 9.5) (Fig. 9.18).

Mesmo o serrátil anterior, que possui uma inserção anterior sobre o tórax, fixa-se posteriormente na escápula. A localização anterior do peitoral menor possui um efeito ainda mais dramático sobre as ações que resultam de sua contração. Sua localização também produz contradições confusas em suas ações repetidas.

Ação

AÇÃO MUSCULAR: PEITORAL MENOR	
Ações	Evidência
Inclinação anterior da escápula	Suportada
Elevação escapular	Inadequada
Depressão escapular	Inadequada
Adução escapular	Inadequada
Abdução escapular	Inadequada
Rotação superior da escápula	Inadequada

QUADRO 9.5 Inserção muscular

Inserções e inervação do peitoral menor

Inserção proximal: Superfícies anteriores e bordas superiores da terceira até a quinta costela perto das cartilagens costais, mas podendo incluir também a segunda ou sexta costela. A inserção é fornecida também pela fáscia que cobre os músculos intercostais externos na região.

Inserção distal: Borda medial e superfície superior do processo coracoide da escápula.

Inervação: Nervos peitorais medial e lateral C5-T1.

Palpação: Esse músculo fica abaixo do peitoral maior e, consequentemente, é difícil de palpar. Entretanto, ele pode ser palpado logo abaixo do processo coracoide da escápula durante atividades que necessitem de contrações ativas dos músculos no acoplamento de forças para a rotação inferior da escápula.

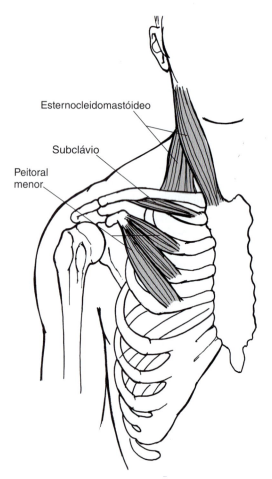

Figura 9.18 Os músculos peitoral menor, subclávio e esternocleidomastóideo. Os músculos peitoral menor, subclávio e esternocleidomastóideo ficam no aspecto anterior do tórax.

A contração isolada do peitoral menor traciona o processo coracoide, inclinando a escápula para a região anterior (Fig. 9.19). Entretanto, como a escápula fica no aspecto posterior do tórax, para se inclinar para a frente ela também deve se elevar. Portanto, o peitoral menor eleva a escápula à medida que ela se inclina para a frente. Apesar disso, a inspeção da linha de tração do peitoral menor revela que ela está alinhada para tracionar o processo coracoide para baixo. Quando outros músculos se contraem para impedir a inclinação anterior da escápula causada pela tração do processo coracoide pelo peitoral menor, o peitoral menor, junto com esses outros músculos, contribui para a depressão da escápula. O Capítulo 8 aponta que existe muito pouca ADM disponível para depressão da articulação escapulotorácica. Portanto, a contração ativa do músculo peitoral menor junto com outros depressores da escápula é mais importante quando os membros superiores estão expostos a uma sobrecarga externa diretamente superior, tal como a força de reação de uma muleta que aplica uma força de elevação sobre a escápula pelo membro superior. Sob essa circunstância, o peitoral menor e outros músculos depressores da escápula geram uma força depressora para estabilizar a escápula e o cíngulo do membro superior contra a força de elevação (Fig. 9.20).[24] Portanto, o peitoral menor eleva a escápula quando se contrai sozinho e provoca a depressão do cíngulo do membro superior quando se contrai com outros músculos depressores do ombro.

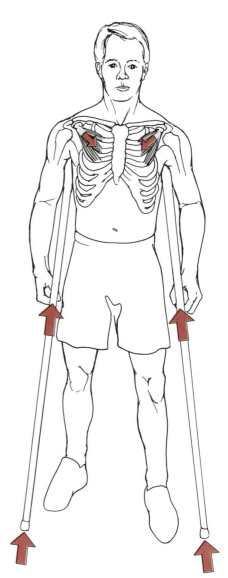

Figura 9.20 A função do peitoral menor provoca a depressão do ombro. O peitoral menor exerce força para baixo sobre a escápula para estabilizá-la contra a força de reação de uma muleta que está direcionada para cima e tende a elevar o ombro.

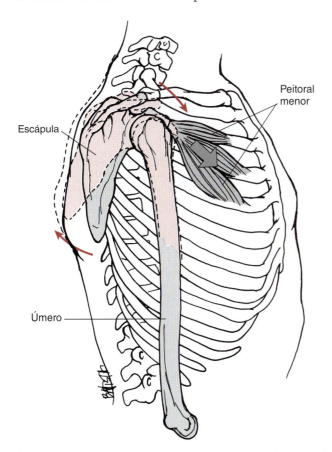

Figura 9.19 Função do peitoral menor. A contração do peitoral menor puxa o processo coracoide para a frente, inclinando a escápula para a frente e elevando-a.

De forma semelhante, a inspeção da linha de tração do peitoral menor gera confusão com relação a sua função na abdução e adução da escápula.[24,89] O músculo certamente traciona para a região medial pelo processo coracoide, o que é interpretado por alguns como adução da escápula. Entretanto, a posição do músculo sobre o aspecto anterior do tórax significa que sua tração anterior sobre o processo coracoide gera o deslizamento anterior da escápula sobre o tórax, causando a abdução da escápula. Por isso o peitoral menor faz a abdução da escápula, apesar de sua tração medial sobre o processo coracoide.

A capacidade do peitoral menor de abduzir a escápula torna-o um parceiro adequado dos músculos levantadores da escápula, romboide maior e romboide menor, em um acoplamento anatômico de forças para a rotação inferior da escápula. A ação do peitoral menor de abdução equilibra o componente adução do levantador da escápula, romboide maior e romboide menor, ao passo que juntos eles contribuem para a rotação inferior da escápula (Fig. 9.21).[63,84] A ação desses músculos na rotação inferior da escápula gera um quadro clínico confuso no qual o ângulo inferior da escápula é elevado, mas o acrômio é deprimido. A inspeção de somente um desses pontos de referência pode levar o clínico a concluir que a escápula está elevada ou deprimida quando está simplesmente em rotação inferior. Os clínicos devem ter cautela ao analisar a posição da escápula.

Debilidade muscular do peitoral menor

A debilidade muscular pode contribuir para a dificuldade no controle do cíngulo do membro superior, particularmente durante as atividades com o suporte do peso corporal pelos membros superiores, como andar de muletas. A estabilidade da escápula também pode estar diminuída durante atividades que exigem a rotação inferior da articulação escapulotorácica, já que a debilidade muscular do peitoral menor rompe a força de acoplamento para a rotação inferior da escápula.

Rigidez do peitoral menor

A rigidez do peitoral menor tracionará a escápula para uma inclinação anterior (Fig. 9.22). Além disso, a rigidez do peitoral menor pode, com os outros músculos de seu acoplamento de força, contribuir para a postura do "ombro arredondado".[6] Os indivíduos com o peitoral menor encurtado demonstram menos inclinação posterior e mais rotação medial da escápula durante a elevação do ombro.[7] As alterações nos movimentos escapulares durante as elevações do ombro registradas em indivíduos com músculos peitorais menores encurtados podem aumentar o risco de síndrome do impacto no ombro nesses pacientes.

Relevância clínica

Rigidez do peitoral menor: Os vasos sanguíneos do plexo braquial e axilar ficam abaixo do músculo peitoral menor. Portanto, o alongamento de um peitoral menor rígido pode comprimir essas estruturas sensíveis e causar sintomas que se irradiam pelo membro superior para a região distal. O impacto dos vasos sanguíneos do plexo braquial ou axilar por um músculo peitoral menor rígido é uma forma de síndrome do desfiladeiro torácico (SDT).[44] Os sintomas neurológicos normalmente incluem o formigamento e, talvez, a dormência na mão. Os sintomas vasculares podem incluir a palidez da pele e a diminuição do pulso. Os exercícios de alongamento do músculo peitoral menor devem ser prescritos com cuidado para evitar a exacerbação dos sintomas.

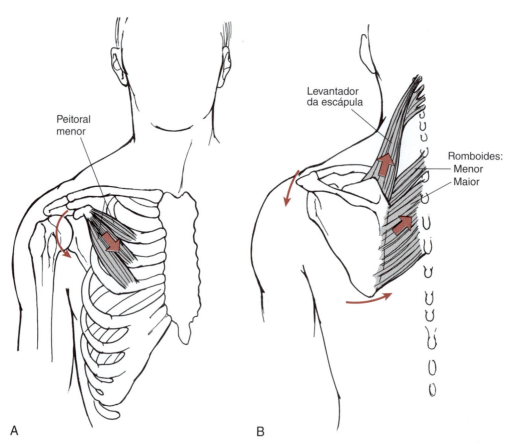

Figura 9.21 Acoplamento de forças formado pelos músculos romboide, levantador da escápula e peitoral menor. O peitoral menor abduz a escápula e equilibra a tração de adução dos romboides maior e menor e do levantador da escápula à medida que todas as quatro forças fazem a rotação inferior da escápula.

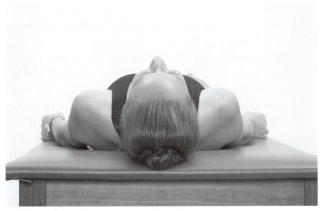

Figura 9.22 Rigidez do peitoral menor. A rigidez do músculo peitoral menor traciona a escápula em uma inclinação anterior. Na posição supina, o ombro rígido aparece mais à frente do que o lado oposto.

Subclávio

O subclávio é um músculo pequeno que liga a clavícula à primeira costela (Quadro 9.6). Por causa de seu tamanho e localização, ele não foi bem estudado; fica muito profundo para ser palpado.

Ações do subclávio

AÇÃO MUSCULAR: SUBCLÁVIO

Ações	Evidência
Depressão da articulação esternoclavicular	Inadequada

Acredita-se que o subclávio deprima a clavícula. Já que existe realmente pouca ADM da articulação esternoclavicular na direção da depressão, é provável que esse músculo, assim como o peitoral menor, seja um estabilizador da clavícula contra forças que tendem a elevar a articulação esternoclavicular, como na sustentação do peso corporal pelos membros superiores. Existem muitos outros músculos que também causam a depressão do ombro. Sua função na estabilização do ombro durante atividades de sustentação do peso do corpo é discutida no final deste capítulo. O único estudo EMG conhecido do subclávio sugere que o músculo se contrai para estabilizar a articulação esternoclavicular, reforçando o suporte ligamentar.[62]

Efeitos da debilidade muscular e rigidez do subclávio

Uma vez que o subclávio não foi estudado em detalhe, os efeitos da debilidade muscular e da rigidez podem ser somente teorizados. A debilidade muscular provavelmente não possui efeitos significativos na força, já que existem muitos outros músculos maiores que deprimem a articulação esternoclavicular. Entretanto, essa contribuição do músculo para a estabilização dinâmica da articulação poderia ser perdida na presença de debilidade muscular do subclávio. A rigidez provavelmente liga a clavícula à primeira costela, limitando, portanto, a elevação da articulação esternoclavicular. Os efeitos da elevação diminuída da articulação esternoclavicular são discutidos em detalhe no Capítulo 8. Essa discussão revela que a elevação da articulação esternoclavicular inadequada provavelmente prejudica a ADM de elevação do ombro tanto pela limitação da rotação superior da articulação escapulotorácica e, portanto, da restrição da ADM total do ombro como pela excessiva excursão articular acromioclavicular e dor durante a elevação do ombro.

Esternocleidomastóideo

O esternocleidomastóideo é tratado geralmente como um músculo da cabeça e do pescoço (Quadro 9.7). Entretanto, sua inserção na clavícula permite que ele participe com outros músculos axioescapulares e axioclaviculares no posicionamento do cíngulo do membro superior.

AÇÃO MUSCULAR: ESTERNOCLEIDOMASTÓIDEO

Ações	Evidência
Elevação da articulação esternoclavicular	Conflitante

QUADRO 9.6 Inserção muscular

Inserções e inervação do subclávio

Inserção proximal: Junção da primeira costela e primeira cartilagem costal, anterior ao ligamento costoclavicular.

Inserção distal: Superfície inferior do terço médio da clavícula.

Inervação: Ramo subclávio do tronco superior do plexo braquial, C5 e C6.

Palpação: Esse músculo não pode ser palpado diretamente.

QUADRO 9.7 Inserção muscular

Inserções e inervação do esternocleidomastóideo

Inserção proximal: Superfície lateral do processo mastoide e metade lateral ou terço superior da linha nucal do occipital.

Inserção distal: Pelas duas cabeças do manúbrio do esterno e superfície superior do terço medial da clavícula.

Inervação: Nervo acessório espinal e do ramo ventral de C2-3.

Palpação: Esse músculo é fácil de palpar nas suas inserções distais. Entretanto, a contração do esternoclavicular é mais bem estimulada com a inclinação lateral e rotação contralateral da cabeça. Esses movimentos são discutidos novamente no Capítulo 27.

O esternocleidomastóideo supostamente pode auxiliar na elevação da clavícula. Entretanto, como eixos da articulação esternoclavicular são laterais à própria articulação, a inserção do esternocleidomastóideo na clavícula é muito próxima dos eixos de movimento da articulação esternoclavicular. Portanto, o músculo possui um braço de momento muito curto e uma vantagem mecânica ruim para a elevação da articulação esternoclavicular.[5] Suas ações e disfunções são mais bem observadas na cabeça e no pescoço, o que é discutido com maiores detalhes no Capítulo 27, com outros músculos da cabeça e do pescoço.

Resumo dos músculos axioescapulares e axioclaviculares

Os músculos dos grupos axioescapular e axioclavicular posicionam e estabilizam o cíngulo do membro superior. O movimento das articulações escapulotorácica e esternoclavicular é essencial ao movimento completo e normal do complexo do ombro. Por exemplo, um modelo complexo tridimensional do complexo do ombro sugere que os músculos escapulotorácicos fornecem até 45% de energia para flexionar o ombro rapidamente em pequenas excursões.[22] Portanto, a debilidade desses músculos pode romper o movimento do complexo do ombro, prevenindo ou limitando a contribuição essencial do cíngulo do membro superior e alterando seriamente a mecânica do complexo do ombro inteiro.

A função dos músculos escapulotorácicos na estabilização da escápula também é fundamental para a função adequada do ombro. Como a escápula está livre para deslizar através da região posterior do tórax, os músculos dos grupos axioescapular e axioclavicular normalmente se contraem em pares, criando uma força de acoplamento anatômica. Esses acoplamentos de forças estabilizam a escápula enquanto geram forças similares para produzir a rotação. A capacidade dos músculos escapuloumerais de mover a articulação glenoumeral depende de sua contração a partir de uma escápula estável. Se a escápula não está fixa adequadamente, a tração a partir de qualquer um dos músculos escapuloumerais pode mover a escápula, em vez do úmero. O reconhecimento desses princípios gerais que determinam a função dos músculos desse grupo fornece ao clínico as ferramentas para identificar a mecânica anormal que contribui para as queixas do paciente de dor ou disfunção no ombro.

Músculos escapuloumerais

Os músculos escapuloumerais geram movimento e estabilização dinâmica para a articulação glenoumeral (Fig. 9.23). A articulação glenoumeral gera mais de 50% da AM da elevação do braço sobre o tronco. Portanto, esses músculos são fundamentais para a mobilidade ativa do ombro como um todo. Os

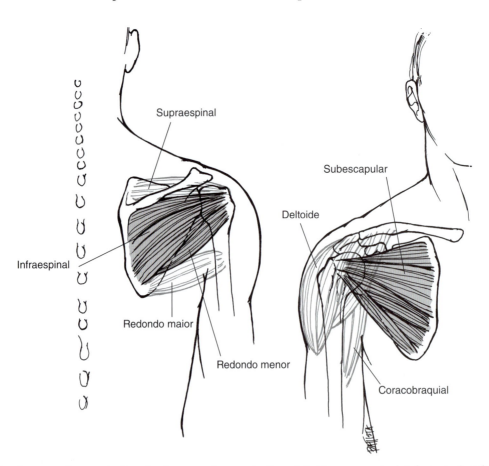

Figura 9.23 Músculos escapuloumerais. Os músculos escapuloumerais são o deltoide, supraespinal, infraespinal, redondo menor, subescapular, redondo maior e coracobraquial.

músculos do grupo escapuloumeral são o deltoide, o redondo maior, o coracobraquial e os quatro músculos do manguito rotador, supraespinal, infraespinal, redondo menor e subescapular. As funções desses músculos estão intimamente relacionadas umas com as outras, particularmente do deltoide e dos músculos do manguito rotador. O deltoide e os músculos do manguito rotador são apresentados primeiro individualmente; em seguida, suas interações funcionais são descritas. Os dois músculos escapuloumerais remanescentes são discutidos depois.

Deltoide

O deltoide exibe alteração substancial do deltoide dos primatas para os outros mamíferos (Quadro 9.8).[27] Ele possui grande crescimento em tamanho para acompanhar o crescimento na largura da escápula, descrito no Capítulo 8. A expansão do acrômio nos humanos aumenta a vantagem mecânica do deltoide, assim como a migração distal da tuberosidade do deltoide aumenta efetivamente seu comprimento contrátil.[27] Essas alterações melhoram a capacidade do deltoide de movimentar a articulação glenoumeral em sua grande AM disponível.

O deltoide é dividido em três partes: anterior, médio e posterior (Fig. 9.24). Assim como alguns músculos axioescapulares, os componentes individuais do deltoide possuem ações únicas que são apresentadas primeiro e seguidas pelos efeitos da disfunção de cada componente. As ações do músculo e disfunções como um todo são discutidas mais adiante.

Ações do deltoide anterior

AÇÃO MUSCULAR: DELTOIDE ANTERIOR

Ações	Evidência
Flexão do ombro	Suportada
Rotação medial do ombro	Conflitante
Abdução do ombro	Conflitante
Adução horizontal do ombro	Inadequada

Existe uma aceitação geral com relação à contribuição do deltoide anterior para a flexão do ombro.[3,24,35,39,63,82,84] Entretanto, há menor concordância acerca de sua função em outras ações. Alguns estudos EMG mostram atividade do músculo deltoide anterior na rotação medial, enquanto outros negam essa atividade.[3,39] A análise de seu braço de momento suporta sua função na rotação medial na maioria das posições.[41]

Brandell e Wilkinson demonstraram a contração seletiva do deltoide anterior durante a contração isométrica com resistência na direção combinada de abdução e flexão com o ombro levemente em rotação lateral (Fig. 9.25).[8] Essa posição representa uma posição padrão para avaliar a força do músculo deltoide anterior no teste muscular manual, e esses dados apoiam a visão de que a posição recruta seletivamente o deltoide anterior sem as outras duas porções do deltoide.[35] Apesar de não haver estudos conhecidos que neguem a atividade do deltoide anterior na adução horizontal, apenas poucos autores mencionam essa ação.[3,24,82]

> **QUADRO 9.8 Inserção muscular**
>
> **Inserções e inervação do deltoide**
>
> Inserção proximal: Superfícies anterior e superior do terço lateral da clavícula, borda lateral e superfície superior do acrômio e lábio inferior da crista da espinha escapular. É um músculo multipeniforme.
>
> Inserção distal: Tuberosidade do deltoide.
>
> Inervação: Nervo axilar, C5-6.
>
> Palpação: Cada parte do músculo deltoide é facilmente identificada sobre o aspecto superior do ombro.

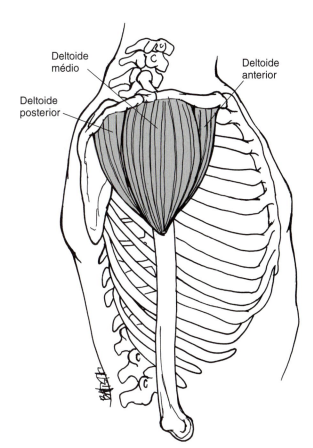

Figura 9.24 Músculo deltoide. O músculo deltoide consiste na porção anterior, média e posterior.

A maioria dos estudos EMG na literatura demonstra dados coletados de poucos indivíduos e avaliam um grupo relativamente pequeno de músculos.[8,39] Portanto, a variação normal nos padrões de recrutamento exibidos na população saudável está provavelmente sub-representada. Além disso, claramente, determinadas ações possuem múltiplos músculos que contribuem para o movimento. A ordem de recrutamento pode ser individual. Por exemplo, Jackson et al. mostraram que durante a flexão do ombro, o deltoide ante-

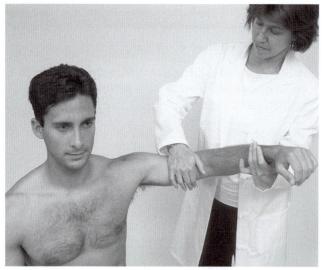

Figura 9.25 A posição do teste muscular manual (TMM) para a porção anterior do músculo deltoide. Estudos EMG mostram que a posição do TMM de flexão, abdução e leve rotação lateral do ombro isola melhor o deltoide anterior do que outras posições sugeridas.

rior é geralmente recrutado antes da porção clavicular do músculo peitoral maior, mas alguns indivíduos invertem essa ordem.[28] Portanto, a investigação continuada é necessária para esclarecer a função do deltoide anterior em ações do ombro. Ele, sem dúvida, contribui para a flexão do ombro, mas sua contribuição para outras ações ainda é duvidosa.

Efeitos da debilidade muscular do deltoide anterior

Os efeitos da debilidade muscular do músculo deltoide anterior depende, é claro, da função que ele exerce nas ações listadas anteriormente.

A debilidade do músculo deltoide anterior provavelmente produz a debilidade muscular na flexão do ombro. Entretanto, essa debilidade também pode resultar na diminuição de força na rotação medial, abdução e adução horizontal do ombro.

Efeitos da rigidez do deltoide anterior

Assim como a debilidade muscular, os efeitos da rigidez do deltoide anterior dependem de suas ações. Entretanto, é normalmente aceito que a rigidez do deltoide anterior pode contribuir para a ADM diminuída na extensão e rotação lateral do ombro.

Ações do deltoide posterior

AÇÃO MUSCULAR: DELTOIDE POSTERIOR

Ações	Evidência
Extensão do ombro	Suportada
Rotação lateral do ombro	Conflitante
Abdução do ombro	Conflitante
Adução do ombro	Conflitante
Abdução horizontal do ombro	Suportada

Assim como para o deltoide anterior, há confusão e discordância acerca das ações do deltoide posterior. Concorda-se que o músculo deltoide posterior contribui para a extensão do ombro.[3,8,82] Em um estudo, a hiperextensão do ombro isolou melhor a atividade do deltoide posterior a partir de seu repouso do que a rotação lateral, a abdução ou os movimentos combinados.[8] A rotação lateral também é mostrada por alguns como ativadora da atividade do músculo deltoide posterior, mas outros negam sua contribuição.[3,39] Seu braço de momento para rotação é pequeno, mas pode produzir rotação lateral com o ombro neutro.[41]

Diversos estudos demonstram que a abdução horizontal ativa o deltoide posterior.[2,3,8,71,82] Finalmente, alguns autores mostraram a atividade no deltoide posterior durante a abdução, enquanto outros o encontraram ativo durante a adução.[3,39] A análise do braço de momento do deltoide posterior confirma sua função como um adutor do ombro nos planos da escápula e frontal, especialmente com o ombro em rotação lateral.[4,40,55] Está claro, a partir dessa discussão, que a função completa do deltoide posterior no movimento do ombro ainda precisa ser elucidada. Também é provável que a posição do ombro possa alterar a linha de tração do deltoide posterior com relação aos eixos de movimento do ombro. Tal alteração pode permitir que o deltoide posterior produza uma ação em uma posição do ombro e a ação oposta em outra posição do ombro onde a linha de tração do músculo cruze seu eixo de movimento. Estudos EMG combinados adicionais com análises completas da linha de tração do músculo são necessários para definir claramente a função do músculo deltoide posterior.

Efeitos da debilidade muscular do deltoide posterior

Os efeitos da debilidade muscular do deltoide posterior dependem de suas funções, descritas anteriormente, mas certamente incluem a diminuição da força de extensão do ombro. A identificação dos efeitos adicionais exige mais estudos.

Efeitos da rigidez do deltoide posterior

Assim como na debilidade muscular, a maioria dos prováveis efeitos da rigidez do músculo deltoide posterior está restrita à ADM de flexão do ombro e abdução horizontal. Efeitos adicionais podem incluir ADM de rotação medial reduzida, mas estudos adicionais são necessários para determinar isso conclusivamente.

Ações do deltoide médio

O deltoide médio é a única cabeça do deltoide que é multipeniforme.[63,84] Além disso, ele possui uma grande inserção proximal e uma grande área de secção transversa comparada com as outras duas partes do músculo deltoide.[43,45] Esses resultados sugerem que a porção média do músculo deltoide é especializada na produção de força.

AÇÃO MUSCULAR: DELTOIDE MÉDIO

Ações	Evidência
Abdução do ombro	Suportada
Flexão do ombro	Suportada
Extensão do ombro	Inadequada

Há pouca dúvida de que o deltoide médio seja um abdutor do ombro. Embora alguns autores sugiram que os músculos deltoide anterior e posterior também contribuem para a abdução do ombro,[39] Brandell e Wilkinson declararam que a abdução resistida ao máximo com rotação neutra do ombro ou com leve rotação medial resultou em atividade isolada consistente do músculo deltoide médio comparada com outras partes do músculo deltoide em três indivíduos sem doença no ombro.[8] Apesar das contribuições dos segmentos anterior e posterior, o músculo deltoide médio é o principal colaborador para a abdução do ombro. Ele se contrai ao longo de toda a abdução ativa, mas está mais ativo na metade da AM.[39] Entretanto, a função do músculo deltoide como um abdutor está intimamente relacionada com as funções dos músculos do manguito rotador. Portanto, a ação do músculo deltoide (particularmente o deltoide médio) na abdução é revista após a apresentação dos músculos do manguito rotador.

Os estudos de EMG revelam a atividade do deltoide médio durante a flexão do ombro.[2,3] A análise do braço de momento do músculo também suporta sua capacidade de auxiliar na flexão do ombro.[40] Em contraste, existe menos evidência que suporte uma função na extensão do ombro.[39]

Efeitos da debilidade muscular do deltoide médio

A perda do deltoide médio enfraquece, mas não elimina, a abdução ativa do ombro.[25,82] Estudos de caso sugerem que a paralisia do deltoide resulta em somente uma diminuição moderada na força de abdução.[82] Os efeitos da debilidade muscular no componente abdutor do músculo deltoide são abordados novamente após a discussão dos músculos do manguito rotador. A debilidade muscular do músculo deltoide médio provavelmente também contribui para a diminuição da força de flexão do ombro.

Efeitos da rigidez do deltoide médio

Não é provável que a rigidez do músculo deltoide médio realmente possa restringir a ADM de abdução do ombro. Entretanto, a posição de adução do ombro aplica tensão ao deltoide médio e pode causar dor e rompimento adicional do tendão do deltoide ou da bursa que fica abaixo dele.

Supraespinal

O supraespinal é parte do manguito rotador, que também inclui o infraespinal, o redondo menor e o subescapular. Todos esses músculos exercem uma função essencial na estabilização da articulação glenoumeral. Os dados de EMG demonstram atividade nesses músculos por toda a elevação mais ativa do ombro.[27,39,65] Parte dessa atividade reflete a função dos músculos como mobilizadores primários e outra parte provavelmente reflete suas funções como estabilizadores dinâmicos. Esta seção apresenta os músculos individuais e suas funções específicas como mobilizadores primários. Após a discussão dos músculos individuais, é apresentada sua função conjunta como estabilizadores dinâmicos durante o movimento do ombro.

O músculo supraespinal é o mais superior do grupo do manguito rotador (Fig. 9.26) (Inserção muscular Quadro 9.9). Ele fica abaixo da bursa subacromial (subdeltóidea), do ligamento coracoacromial, do músculo deltoide e do processo acromial.[47]

Ações do supraespinal

AÇÃO MUSCULAR: SUPRAESPINAL

Ações	Evidência
Abdução do ombro	Suportada
Rotação lateral do ombro	Suportada
Rotação medial do ombro	Suportada
Estabilização do ombro	Suportada

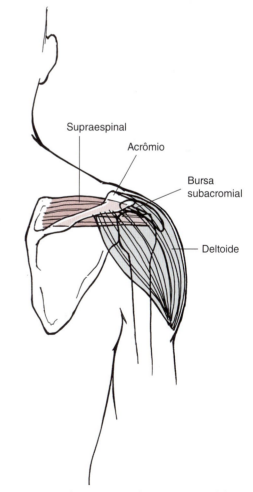

Figura 9.26 Músculo supraespinal. O supraespinal fica abaixo do acrômio, do deltoide e da bursa subacromial.

Existe um consenso geral de que o supraespinal é um abdutor do ombro.[3,63,84] A análise do braço de momento de abdução do músculo apoia essa visão.[55] A atividade máxima do supraespinal com atividade mínima dos músculos adjacentes é observada durante a abdução do ombro no plano da escápula acompanhada pela rotação lateral.[34] Entretanto, um teste clássico da integridade do supraespinal é a abdução do ombro resistida no plano da escápula com rotação medial do ombro.[44,85] Essas posições sugerem que o supraespinal possa contribuir tanto para rotação medial como lateral do ombro. A análise dos braços de momento do supraespinal sugere que a porção posterior do músculo é capaz de fazer rotação lateral; a porção anterior possui um braço de momento de rotação medial leve quando o ombro está neutro ou em flexão, mas pode causar um momento de rotação lateral com o ombro moderadamente abduzido.[41,55] A atividade EMG suporta a função do supraespinal em rotação lateral do ombro.[61]

Algumas referências dizem que o supraespinal "inicia" a abdução do ombro.[63] Entretanto, dados EMG revelam claramente a atividade em todos os músculos do manguito rotador e do músculo deltoide ao longo de toda a amplitude de abdução ativa.[27,39] Um estudo no qual o músculo supraespinal foi temporariamente paralisado por um bloqueio neural demonstrou amplitude de abdução de ombro ativa mesmo na ausência de qualquer força supraespinal.[79] Esses estudos demonstram que o músculo supraespinal não é somente responsável pelo início da abdução do ombro.

Foi mostrado que o músculo supraespinal também participa especificamente na estabilização da articulação glenoumeral na direção inferior.[3,73] Embora o músculo deltoide esteja bem alinhado para prevenir o abaixamento da cabeça do úmero na cavidade glenoidal na posição em pé de repouso,[21] alguns indivíduos não exibem atividade no deltoide na postura ereta.[3] Em contraste, o supraespinal, em alguns indivíduos, demonstra atividade EMG durante a posição em pé, particularmente quando os membros superiores são tracionados para baixo por um peso na mão. O supraespinal ajuda a estabilizar a articulação glenoumeral, exercendo uma tração horizontal para manter a cabeça do úmero contra o processo glenoidal.[3] Essa função pode ser melhorada pela inclinação superior da cavidade glenoidal na postura em pé porque o abaixamento da cabeça do úmero na cavidade glenoidal virada para cima exige movimento lateral simultâneo da cabeça do úmero (Fig. 9.27).

Uma força que previne o movimento lateral, como aquela aplicada pelo supraespinal, também previne o abaixamento. Entretanto, como alguns autores sugerem que a cavidade glenoidal está realmente virada para baixo no alinhamento normal, a função do supraespinal na prevenção da instabilidade inferior da articulação glenoumeral permanece indefinida.

Relevância clínica

Subluxação inferior da articulação glenoumeral: A função proposta do supraespinal na prevenção da subluxação inferior da articulação glenoumeral é facilitada pela inclinação superior da cavidade glenoidal. Portanto, a debilidade dos músculos que suspendem a escápula pode contribuir para subluxações inferiores da articulação. Tais subluxações inferiores do ombro são normalmente encontradas em pacientes com debilidade muscular difusa do membro superior após infarto (Fig. 9.28). Foi mostrado que a debilidade do trapézio é caracterizada pela depressão do processo do acrômio demonstrando a rotação inferior da escápula. Portanto, a subluxação inferior da articulação glenoumeral pode ser resultado dos efeitos combinados da debilidade muscular do supraespinal e do trapézio. As talas que exercem uma força para cima no úmero para estabilizar uma articulação glenoumeral subluxada na região inferior são normalmente ineficazes na redução da subluxação. Métodos de tratamento atuais incluem exercícios para recuperar uma inclinação superior da cavidade glenoidal enquanto facilitam a atividade dos músculos do manguito rotador.[13,64] Estudos adicionais são necessários para esclarecer o mecanismo da subluxação inferior e aperfeiçoar o tratamento. Entretanto, a posição da escápula deve ser considerada quando se desenvolve estratégias para estabilizar a articulação glenoumeral.

Efeitos da debilidade muscular do supraespinal

A debilidade do músculo supraespinal é bastante comum. Ela pode resultar de uma denervação secundária a uma compressão do nervo supraescapular.[36,51] Entretanto, ela normalmente resulta de um rompimento mecânico do tendão do músculo ou de sua inserção na cápsula da articulação glenoumeral. A debilidade muscular também pode resultar da inibição da contração do músculo causada por dor secundária a desordens como a tendinite. A degeneração dos tendões do manguito rotador com a idade está bem documentada e é particularmente evidente no supraespinal.[9,66,67] Uma diminuição da vascularidade do tendão supraespinal é inerente a esse processo de degeneração e predispõe o tendão a mais dano. A degeneração do tendão supraespinal está correlacionada com uma diminuição na

---

QUADRO 9.9 Inserção muscular

Inserções e inervação do supraespinal

Inserção proximal: Dois terços mediais da fossa supraespinal e a fáscia supraespinosa suprajacente.

Inserção distal: Faceta superior do tubérculo maior do úmero e da cápsula articular glenoumeral.

Inervação: Nervo subescapular, C5-6.

Palpação: A porção superficial do ventre do músculo supraespinal pode ser palpada na fossa supraespinal através do trapézio relaxado. O tendão do músculo supraespinal também pode ser palpado na sua inserção pelo músculo deltoide relaxado com o ombro em extensão e adução. Dados de cadáveres revelam que a posição que combina adução máxima, rotação medial de 80° a 90° e hiperextensão de 30° a 40° fornece a melhor exposição do tendão.[46]

Capítulo 9   Mecânica e patomecânica da atividade muscular no complexo do ombro   175

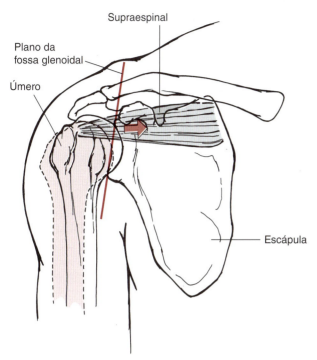

Figura 9.27 Tração do supraespinal. A tração medial do supraespinal ajuda a prevenir o deslocamento inferior da cabeça do úmero, já que, em uma cavidade glenoidal virada para cima, a cabeça do úmero deve se mover para lateral à medida que desliza para baixo na fossa.

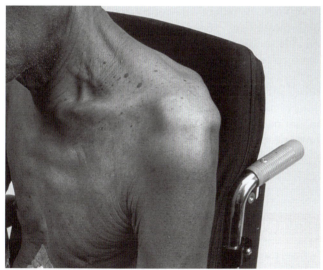

Figura 9.28 Subluxação inferior da articulação glenoumeral. A subluxação inferior da articulação glenoumeral é observada em indivíduos frequentemente após um infarto. A rotação inferior da escápula pode diminuir as forças que estabilizam os músculos e ligamentos alinhados horizontalmente.

força do material do tendão. Consequentemente, a degeneração do tendão supraespinal pode ser um fator de causa no rompimento do manguito rotador, particularmente porque o rompimento do manguito rotador envolve mais fre-quentemente o supraespinal.[84] Portanto, existem muitos fatores a considerar para explicar a presença de debilidade muscular do supraespinal.

A debilidade muscular do supraespinal é manifestada por uma diminuição significativa na força e resistência aeróbia de abdução do ombro.[79] Entretanto, deve ser enfatizado que a abdução ativa de ombro ainda é possível, apesar de significativamente mais fraca, mesmo na presença de paralisia completa ou rompimento do supraespinal.

Efeitos da rigidez do supraespinal

Apesar de a rigidez espontânea do tendão do supraespinal ser improvável, ela pode estar presente após o reparo cirúrgico de um rompimento do manguito rotador. Devem-se considerar as posições que podem alongar o supraespinal, já que elas devem ser evitadas na presença de um rompimento do manguito rotador ou após o reparo do tendão do supraespinal. A adução ou rotação medial, particularmente com a hiperextensão do ombro, alonga o supraespinal.[53] A adução do ombro pelo plano do corpo também pode alongar o supraespinal. Kelley aconselha que se tome cuidado quando se exercitar na posição de rotação medial do ombro e adução na presença de disfunção do supraespinal.[33]

Infraespinal

O infraespinal é descrito na maioria dos livros de anatomia como um ventre muscular único (Quadro 9.10).[63,84] Entretanto, na literatura biomecânica o músculo é descrito com duas ou três porções separadas (Fig. 9.29).[31,55]

Ações do infraespinal

AÇÃO MUSCULAR: INFRAESPINAL

Ações	Evidência
Rotação lateral do ombro	Suportada
Abdução horizontal do ombro	Suportada
Abdução do ombro	Suportada
Estabilização do ombro	Suportada

O músculo infraespinal é denominado por muitos autores como um músculo importante e potente que faz rotação lateral.[24,35,63,84] Isso é consistente com a grande inserção do músculo na escápula e seu grande braço de momento de rotação lateral. Kuechle o descreve como o rotador lateral mais eficiente do ombro.[41] Dados EMG e a análise de seus braços de momento também apoiam a função do infraespinal na abdução horizontal.[2,3,40] Apesar de não ser normalmente descrito como um abdutor do ombro, uma análise cuidadosa dos braços de momento das partes individuais do infraespinal sugere que ele também está posicionado para contribuir para o momento abdutor total.[26,40,55] A ablação seletiva do infraespinal diminui o momento de abdução produzido pela atividade simulada dos músculos remanescentes em amostras de cadáveres.[52]

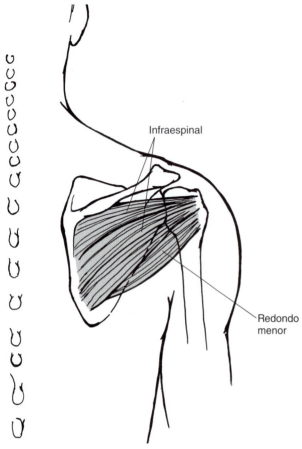

Figura 9.29 Infraespinal e redondo menor são importantes rotadores laterais do ombro.

Efeitos da rigidez do infraespinal

A rigidez do infraespinal contribui para a ADM de rotação medial do ombro diminuída e também pode contribuir para a ADM de adução horizontal diminuída. Entretanto, Muraki et al. sugerem que o deltoide posterior e a cápsula da articulação glenoumeral posterior são mais provavelmente limitadores.[53]

Redondo menor

Alguns descrevem o redondo menor como um ventre distal do músculo deltoide, observando sua inervação comum e a inserção do músculo redondo menor distal na cápsula da articulação glenoumeral (Quadro 9.11).[27,31] Ele também possui a menor área de secção transversa fisiológica dos músculos do manguito rotador, apesar de ser substancialmente maior do que em outros mamíferos.

Ações do redondo menor

AÇÃO MUSCULAR: REDONDO MENOR

Ações	Evidência
Rotação lateral do ombro	Suportada
Adução do ombro	Suportada
Estabilização do ombro	Suportada

A função do redondo menor como um rotador lateral do ombro está bem estabelecida.[24,35,63,84] Entretanto, sua área de secção transversa fisiológica é aproximadamente um terço da área do infraespinal.[31] Portanto, o redondo menor pode contribuir somente com uma pequena quantidade adicional de força para a rotação lateral. Embora a adução não seja mencionada como uma ação do redondo menor na maioria dos textos de anatomia, a análise de seu braço de momento confirma sua capacidade de produzir um momento de adução.[55]

QUADRO 9.10 Inserção muscular

Inserções e inervação do infraespinal

Inserção proximal: Dois terços mediais da fossa infraespinal e fáscia suprajacente infraespinal.

Inserção distal: Faceta medial no tubérculo maior do úmero e cápsula articular glenoumeral.

Inervação: Nervo supraescapular, C5-6.

Palpação: O ventre do músculo infraespinal é palpável na fossa infraespinal lateral ao trapézio e inferior ao músculo deltoide. O tendão também pode ser palpado com o ombro flexionado, aduzido e em rotação medial.[46]

Efeitos da debilidade muscular do infraespinal

A debilidade muscular do infraespinal é incomum, mas tem sido registrada.[36,42] Ela se manifesta clinicamente por uma redução significativa na força de rotação lateral do ombro. Mais frequentemente o infraespinal é enfraquecido junto com outros músculos do manguito rotador pelo rompimento mecânico do próprio manguito.

QUADRO 9.11 Inserção muscular

Inserções e inervação do redondo menor

Inserção proximal: Dois terços superiores do aspecto lateral da superfície dorsal da escápula, lateral ao infraespinal.

Inserção distal: Faceta inferior do tubérculo maior do úmero e distal na direção do eixo do úmero. Ele também se insere na cápsula da articulação glenoumeral.

Inervação: Nervo axilar, C5-6.

Palpação: O músculo redondo menor pode ser palpado com o músculo infraespinal.

Efeitos da debilidade muscular do redondo menor

A debilidade muscular do redondo menor pode contribui para uma diminuição na força de rotação lateral do ombro. Entretanto, uma vez que a área de secção transversa fisiológica do redondo menor é muito menor do que dos outros rotadores laterais, a diminuição na força de rotação lateral provavelmente não é significativa.

Efeitos da rigidez do redondo menor

A rigidez isolada do redondo menor é improvável. O tamanho do redondo menor também sugere que a rigidez do redondo menor por si só possui pouca significância funcional. Entretanto, a rigidez do redondo menor provavelmente é acompanhada pela rigidez do infraespinal. Juntas elas limitam a ADM de rotação medial.

Subescapular

O músculo subescapular é o maior dos músculos do manguito rotador (Quadro 9.12) (Fig. 9.30).[27,31,43]

Ações do subescapular

AÇÃO MUSCULAR: SUBESCAPULAR

Ações	Evidência
Rotação medial do ombro	Suportada
Flexão do ombro	Inadequada
Extensão do ombro	Inadequada
Abdução do ombro	Suportada
Adução do ombro	Suportada
Adução horizontal do ombro	Inadequada
Estabilização do ombro	Suportada

> **QUADRO 9.12 Inserção muscular**
>
> **Inserções e inervação do subescapular**
>
> Inserção proximal: Fossa subescapular e borda lateral da superfície ventral da escápula. Ele também se insere no septo intramuscular tendinoso e na aponeurose que cobre o músculo vetralmente.
>
> Inserção distal: Tubérculo menor do úmero e no aspecto superior da cápsula da articulação glenoumeral.
>
> Inervação: Nervos subescapulares superior e inferior, C5-6 e talvez C7.
>
> Palpação: Esse músculo é difícil de palpar, mas pode ser sentido na axila pela palpação da superfície ventral da escápula quando ela está abduzida. Dados de cadáveres também sugerem que o tendão é palpável no triângulo deltopeitoral com o membro superior contra o tórax e o ombro na posição neutra.[46]

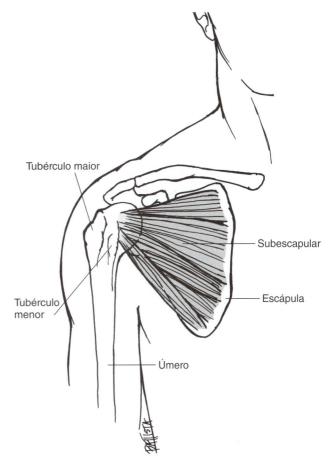

Figura 9.30 Músculo subescapular. O subescapular é o único músculo do manguito rotador no aspecto superior da articulação glenoumeral.

Existe ampla concordância acerca da função do subescapular na rotação medial do ombro.[24,35,63,84] As ações remanescentes são registradas com pouca frequência. A função do subescapular na abdução e adução pode depender da posição da articulação glenoumeral.[71] A análise dos braços de momento do músculo subescapular sugere que ele pode fazer adução quando o ombro está em rotação medial, mas pode fazer abdução quando o ombro está neutro ou em rotação lateral.[26,40,55]

Uma explicação para a confusão acerca das ações do subescapular pode ser o fato de o subescapular se contrair durante a maioria dos movimentos ativos da articulação glenoumeral.[39] Entretanto, a atividade registrada pode ser a atividade do subescapular para estabilizar a articulação glenoumeral. Distinguir sua função como um estabilizador dinâmico do ombro de um mobilizador primário do ombro é difícil e exige o esforço de combinar dados EMG e a análise cuidadosa da linha de tração do músculo.

Efeitos da debilidade muscular do subescapular

A debilidade muscular resulta em uma diminuição significativa da força de rotação medial do ombro.[19] A debilidade do subescapular também pode contribuir para a instabilidade anterior da articulação glenoumeral.

> **Relevância clínica**
>
> **Debilidade muscular do subescapular:** A ativação diminuída do subescapular é registrada em alguns indivíduos que podem subluxar suas articulações glenoumerais espontaneamente fazendo a rotação lateral.[10,29,33] A reeducação muscular para facilitar o subescapular e outros rotadores mediais é um componente importante no programa de reabilitação para aumentar a estabilidade.[48]

Efeitos da rigidez do subescapular

A rigidez do subescapular causa diminuição da AM de rotação lateral no ombro. A rigidez do músculo subescapular algumas vezes é induzida deliberadamente para melhorar a estabilidade articular por meio de cirurgia em indivíduos com deslocamentos crônicos anteriores das articulações glenoumerais.

Estabilização dinâmica pelo manguito rotador

O Capítulo 8 apresenta a função das estruturas de suporte não contráteis da articulação glenoumeral na estabilização da articulação. Embora essas estruturas forneçam alguma estabilidade, elas são insuficientes para estabilizar a articulação contra grandes forças e em todas as posições articulares. Estudos EMG e com cadáveres, bem como em modelos matemáticos, indicam de maneira consistente a importância do manguito rotador na estabilização da articulação glenoumeral.[2,22] Os músculos do manguito rotador fornecem suporte adicional fundamental para a articulação. Um estudo demonstrou que a contração do manguito rotador previne a instabilidade visível da articulação glenoumeral durante o movimento do ombro, mesmo na presença de grandes rompimentos anteriores da cápsula articular.[1] Esse mesmo estudo sugere que a contração dos músculos do manguito rotador ainda previne o deslocamento após o rompimento completo anterior-posterior da cápsula. Ao contrário, a força de contração diminuída do manguito rotador resulta em deslizamento aumentado anterior e posterior da articulação glenoumeral durante a abdução no plano da escápula.[86] A debilidade muscular também pode permitir deslizamento superior aumentado da cabeça do úmero durante a elevação do ombro.

> **Relevância clínica**
>
> **Músculos do manguito rotador e reabilitação da articulação glenoumeral instável:** Estudos que demonstraram a importância da atividade do manguito rotador na estabilização da articulação glenoumeral sugerem que esses músculos devem ser avaliados cuidadosamente na presença de instabilidade da articulação glenoumeral. Além disso, os exercícios que fortalecem os músculos do manguito rotador são um elemento importante do tratamento do ombro instável.[17,38]

Atividade coordenada do deltoide e dos músculos do manguito rotador durante a elevação do ombro

As funções do deltoide e dos músculos do manguito rotador na produção da flexão e abdução do ombro foram bem estudadas. Esses estudos se desenvolveram a partir da observação clínica de indivíduos com debilidade muscular do manguito rotador, particularmente do supraespinal, que tinham dificuldade severa de elevar o ombro. Essas observações levaram ao mito de que o supraespinal é responsável pelo início da abdução do ombro, o que foi subsequentemente refutado, apesar de não ter sido completamente abandonado. A evidência clínica suporta, mas não explica, a função integral do manguito rotador na elevação do braço sobre o tronco. Estudos anatômicos e biomecânicos cuidadosos fornecem atualmente evidência sólida e uma explicação clara para a função integrada do deltoide e do manguito rotador durante esses movimentos.

Quando a articulação glenoumeral está em posição neutra, o músculo deltoide possui um pequeno ângulo de aplicação, ou braço de momento, para abdução, enquanto o supraespinal possui um grande braço de momento de abdução (1,42 vs. 2,6 cm) (Fig. 9.31).[55] Nessa posição, a linha de tração do deltoide médio, o principal abdutor do ombro, está direcionado mais para cima, de forma que a contração do deltoide médio tenda a produzir translação superior da cabeça do úmero na cavidade glenoidal em vez de uma rotação em abdução. O supraespinal possui uma

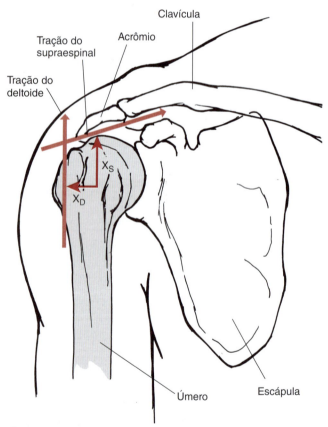

Figura 9.31 Braços de momento do deltoide e supraespinal para abdução. O braço de momento de abdução do músculo supraespinal é levemente maior do que o do músculo deltoide com o ombro neutro. Entretanto, o braço de momento do deltoide melhora na metade da amplitude de abdução.

vantagem mecânica graças ao seu braço de momento maior, por isso, a contração do supraespinal tende a produzir abdução enquanto comprime simultaneamente a articulação glenoumeral. Portanto, os músculos deltoide e supraespinal formam uma força de acoplamento anatômica para produzir abdução. Entretanto, a área de secção transversa fisiológica do músculo supraespinal é consideravelmente menor do que a do músculo deltoide e, consequentemente, o supraespinal é incapaz de gerar grandes momentos de abdução. Assim, a abdução com potência exige a atividade simultânea dos músculos deltoide e supraespinal.

O deslizamento superior irrestrito da cabeça do úmero resulta em compressão dos conteúdos do espaço subacromial. Entretanto, à medida que o deltoide se contrai no início da elevação, todos os músculos do manguito rotador também se contraem e exercem uma força compressiva no úmero proximal, mantendo a cabeça do úmero firme contra a cavidade glenoidal. Simultaneamente, o redondo menor, a menor porção do infraespinal e o subescapular aplicam uma força inferior sobre a cabeça do úmero, fornecendo proteção adicional contra o deslizamento superior da cabeça do úmero (Fig. 9.32).[27,58] A contração do redondo menor, do infraespinal e do subescapular com o deltoide é outro exemplo de uma força de acoplamento anatômica na qual as trações superior e inferior dos músculos são equilibradas e as forças contribuem para a abdução.

Na metade da amplitude de abdução a vantagem mecânica do deltoide melhora, seu braço de momento de abdução excede o do supraespinal.[55] Portanto, como os momentos exigidos para abdução do membro superior aumentam, o músculo deltoide maior está mais apto a realizar a tarefa. Entretanto, o manguito rotador inteiro continua se contraindo ao longo da amplitude completa de abdução, gerando forças de estabilização continuadas para a articulação glenoumeral.[27,39] Detalhes das forças envolvidas nessa função são apresentados no Capítulo 10.

Portanto, a abdução e a flexão da articulação glenoumeral dependem de três fatores: o deltoide; o supraespinal; e os depressores da cabeça do úmero, incluindo os músculos infraespinal, o redondo menor e o subescapular. O deltoide gera força para o movimento; o supraespinal fornece vantagem mecânica no início da AM e, com o resto do manguito rotador, compressão articular ao longo de todo o movimento; e os músculos infraespinal, redondo menor e subescapular estabilizam a cabeça do úmero no sentido inferior. A perda de qualquer um desses elementos resulta em incapacidade significativa de elevar o ombro.

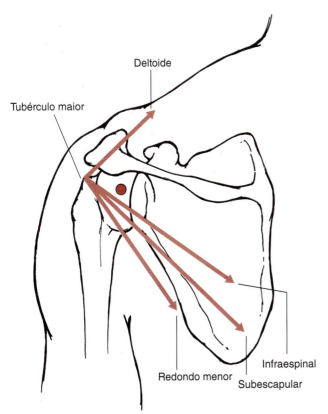

Figura 9.32 Força de acoplamento formada por deltoide e infraespinal, redondo menor e subescapular. A tração superior do deltoide é equilibrada pela tração inferior dos músculos infraespinal, redondo menor e subescapular.

Relevância clínica

Debilidade muscular do manguito rotador: outra possível causa da síndrome do impacto no ombro: Os músculos do manguito rotador parecem ser particularmente suscetíveis à fadiga e ao uso excessivo, especialmente em adultos de meia-idade. Portanto, não é surpresa ver pacientes de meia-idade que reportam história de início agudo de dor no ombro devido a atividade sobre a cabeça incomum e prolongada, como três séries de tênis no início da temporada de tênis ou uma tarde limpando janelas. Um possível cenário para explicar as queixas é (a) atividade prolongada sobre a cabeça; (b) fadiga dos músculos do manguito rotador; (c) estabilização inadequada da cabeça do úmero; e (d) deslizamento superior do úmero causando compressão dos conteúdos do espaço subacromial, incluindo a bursa subacromial e o tendão supraespinal; com (e) bursite ou tendinite resultante. O tratamento eficiente das queixas dos pacientes deve incluir intervenções que reduzam a inflamação, medicamento, repouso e gelo. Entretanto, o tratamento também deve se direcionar para a patomecânica subjacente, com foco particular no treinamento de força e resistência aeróbia para os músculos do manguito rotador. A educação do paciente com explicações sobre a relação entre fadiga e patomecânica, também pode ajudá-lo a evitar a recorrência.

Redondo maior

Ações do redondo maior

AÇÃO MUSCULAR: REDONDO MAIOR

Ações	Evidência
Rotação medial do ombro	Suportada
Extensão do ombro	Suportada
Adução do ombro	Suportada

O redondo maior não foi bem estudado (Quadro 9.13) (Fig. 9.33). Entretanto, dados EMG disponíveis revelam atividade do músculo redondo maior durante todas as três ações na presença de resistência, mas nenhuma atividade sem resistência a não ser que o ombro esteja hiperestendido.[3] O redondo maior parece ser recrutado sem resistência durante a hiperextensão do ombro e durante a adução na posição hiperestendida. A análise do braço de momento suporta seu potencial como um rotador medial na maioria das posições do ombro.[41]

O redondo maior também exibe atividade EMG com o ombro mantido em posições estáticas de flexão ou abdução.[27] Isso contradiz a visão clássica das ações do redondo maior. Entretanto, esse músculo também é capaz de tracionar a escápula quando o úmero é mantido fixo. Talvez a atividade registrada do redondo maior durante a flexão ou abdução isométrica do ombro seja mais um auxílio na estabilização da articulação escapulotorácica do que um movimento ou manutenção da articulação glenoumeral (Fig. 9.34). Estudos adicionais são necessários para esclarecer sua função nos movimentos do ombro.

Efeitos da debilidade muscular do redondo maior

Uma vez que poucos estudos investigaram a função do músculo redondo maior, pode-se somente criar hipóteses sobre os efeitos da debilidade muscular É lógico esperar debilidade na rotação medial, extensão e hiperextensão do ombro e adução com a debilidade muscular do redondo maior. Entretanto, dados são necessários para fundamentar essas expectativas.

Efeitos da rigidez do redondo maior

Novamente, na ausência de dados detalhados, pode-se esperar que a rigidez do redondo maior resulte em ADM restrita na rotação lateral, flexão e abdução do ombro. A rigidez também pode influenciar na posição de repouso e na mobilidade da articulação escapulotorácica. Especificamente, a rigidez do redondo maior pode tracionar a escápula em uma posição de abdução e rotação superior, contribuindo para outra variante da postura de ombros arredondados (Fig. 9.35).

QUADRO 9.13 Inserção muscular

Inserções e inervação do redondo maior

Inserção proximal: Superfície dorsal do ângulo inferior da escápula e da fáscia circunjacente.

Inserção distal: Lábio medial da fossa intertubercular do úmero.

Inervação: Nervo subescapular inferior, C6-7 e talvez C5.

Palpação: Esse músculo é facilmente identificado no ângulo inferior da escápula.

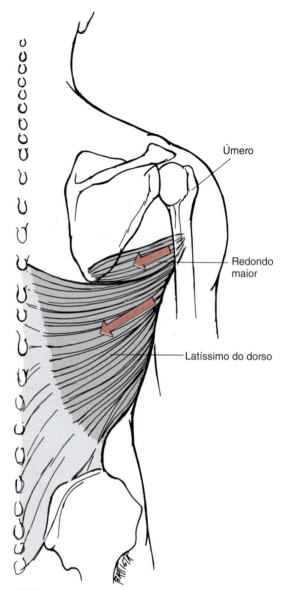

Figura 9.33 Redondo maior e latíssimo do dorso. O redondo maior e o latíssimo do dorso possuem direções semelhantes de tração sobre o ombro.

Coracobraquial

Ações do coracobraquial

AÇÃO MUSCULAR: CORACOBRAQUIAL

Ações	Evidência
Flexão do ombro	Inadequada
Adução do ombro	Inadequada

O coracobraquial é ainda mais superficialmente estudado do que o redondo maior (Quadro 9.14) (Fig. 9.36). Uma avaliação do braço de momento do coracobraquial em ombros de cadáveres posicionados a 90° de abdução e rotação lateral suporta sua função como um flexor do ombro.[4] Nessa posição o músculo possui braços de momento quase desprezíveis para a adução e rotação lateral do ombro.

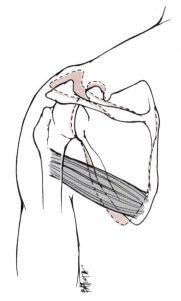

Figura 9.35 Rigidez do redondo maior. A rigidez do redondo maior pode tracionar a escápula em rotação superior se o úmero estiver fixo.

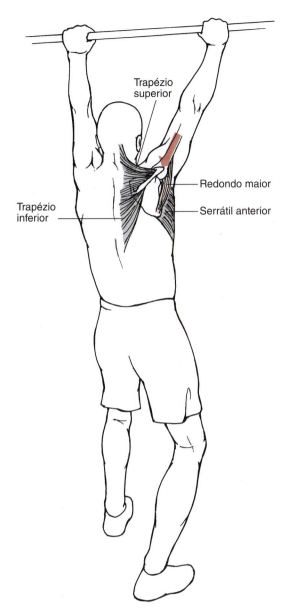

Figura 9.34 A função do redondo maior durante levantamentos acima da cabeça. Uma sobrecarga pesada acima da cabeça tende a aduzir a escápula e a contração do redondo maior pode ajudar a estabilizá-la.

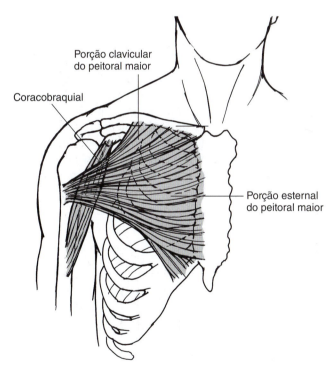

Figura 9.36 Coracobraquial e peitoral maior. O coracobraquial e o peitoral maior contribuem para a flexão do ombro.

QUADRO 9.14 Inserção muscular

Inserções e inervação do coracobraquial

Inserção proximal: Ponta do processo coracoide da escápula.

Inserção distal: Metade do aspecto medial do eixo do úmero entre as inserções dos músculos tríceps braquial e braquial.

Inervação: Nervo musculocutâneo, C6-7 e talvez C5.

Palpação: O coracobraquial é palpável no braço proximal, exatamente distal à inserção do peitoral maior e medial ao tendão da cabeça curta do músculo bíceps.

Efeitos da debilidade muscular ou rigidez do coracobraquial

Deve-se fazer hipóteses a respeito dos efeitos da debilidade muscular e incluir a diminuição da força na flexão e adução do ombro, assim como sobre os efeitos da rigidez, que deve presumivelmente incluir ADM diminuída na abdução e extensão do ombro. A rigidez isolada do coracobraquial é improvável.

Resumo dos músculos escapuloumerais

Os músculos escapuloumerais são responsáveis pelo posicionamento da articulação glenoumeral, bem como pela estabilidade dinâmica da articulação. A debilidade desses músculos pode diminuir seriamente a força dos movimentos do ombro. Além disso, a debilidade muscular pode prejudicar a estabilidade da articulação glenoumeral, contribuindo para uma variedade de disfunções do movimento de subluxações glenoumerais até desordens de impacto do ombro. A análise cuidadosa de cada um desses músculos é fundamental para identificar a base da disfunção da articulação glenoumeral.

Músculos axioumerais

Os músculos axioumerais incluem o peitoral maior e o latíssimo do dorso. Esses músculos se inserem no tórax e no úmero. Portanto, suas fibras cruzam e, consequentemente, afetam todas as quatro articulações do complexo do ombro. Os músculos descritos nas duas seções anteriores, axioescapular, axioclavicular e escapuloumeral, são capazes de movimentar todas as quatro articulações do complexo do ombro em suas ADM completas. Os dois músculos do grupo axioumeral são redundantes para o objetivo de gerar ADM completa do complexo do ombro. Além disso, esses dois músculos são caracterizados por seus locais de inserção massivos e grandes áreas de secção transversa fisiológicas. Essas características sugerem que a função do peitoral maior e do latíssimo do dorso é fornecer força adicional aos movimentos do ombro. Entre eles, o peitoral maior e o latíssimo do dorso auxiliam em todos os movimentos do ombro, exceto na rotação lateral. Sua função combinada na depressão do ombro é discutida especificamente no final desta seção.

Peitoral maior

O peitoral maior possui dois ventres distintos, uma porção clavicular menor e uma porção esternal bem maior, cada uma denominada pela sua inserção proximal (Quadro 9.15). Essas duas porções podem funcionar juntas ou independente uma da outra. A seguir é discutido o músculo como um todo e depois são apresentados os componentes individuais do peitoral maior.

Ações do peitoral maior

AÇÃO MUSCULAR: PEITORAL MAIOR

Ações	Evidência
Rotação medial do ombro	Suportada
Adução do ombro	Inadequada
Adução horizontal do ombro	Inadequada
Depressão do ombro	Suportada

QUADRO 9.15 Inserção muscular

Inserções e inervação do peitoral maior

Inserção proximal: Superfície anterior da metade medial ou dois terços da clavícula, metade da superfície anterior do esterno a partir do nó esternal no nível próximo da sexta ou sétima cartilagem costal, a primeira através da sexta ou sétima cartilagem costal e aponeurose do músculo abdominal oblíquo externo.

Inserção distal: Lábio lateral da fossa intertubercular do úmero.

Inervação: Nervos peitoral medial e lateral. A porção clavicular recebe inervação de C5-6 e talvez C7. A porção esternal recebe inervação de C8 a T1 e talvez também de C6 e C7.

Palpação: As porções clavicular e esternal do peitoral maior são palpadas individualmente na região anterior à axila.

Apesar de haver concordância geral de que o peitoral maior faz a rotação medial do ombro, há discordância acerca das condições sob as quais isso ocorre. A análise do braço de momento suporta seu potencial como um rotador medial com seu maior potencial com o ombro na posição neutra.[41] Alguns investigadores observaram que ele participa na rotação medial somente contra resistência, enquanto outros registraram atividade particularmente na porção clavicular independente da resistência.[3] Essas diferenças podem representar a variabilidade individual nos padrões de recrutamento, como tem sido registrado com o deltoide anterior.[24] O subescapular e peitoral maior parecem ter o maior potencial de rotação medial de todos os rotadores mediais independente da posição do ombro.[41] Entretanto, estudos adicionais são necessários para esclarecer a função do músculo peitoral maior na rotação medial, bem como nas outras ações propostas. Os estudos EMG verificaram que o peitoral maior, incluindo seus ventres, exerce uma função importante na depressão do ombro junto com o latíssimo do dorso.[18,59] Essa função é descrita com mais detalhes com o latíssimo do dorso. Dados EMG também demonstram atividade do músculo peitoral maior durante a inspiração forçada.[3] Sua função como um músculo da respiração é discutida novamente no Capítulo 30.

Efeitos da debilidade muscular do peitoral maior

A debilidade muscular do peitoral maior afeta as ações combinadas do músculo inteiro e as ações de cada parte isolada. A debilidade muscular do peitoral maior inteiro pode resultar em diminuição da força na rotação medial, adução, adução horizontal e depressão do ombro.

Efeitos da rigidez do peitoral maior

A rigidez do peitoral maior é normalmente detectada após cirurgia torácica ou cirurgia das mamas.[72] A rigidez limita a ADM do ombro na rotação lateral e abdução horizontal. Ela pode limitar a ADM de flexão do ombro também. Isso é explicado com maiores detalhes na discussão dos componentes individuais do peitoral maior.

> ### Relevância clínica
>
> **Mastectomia radical, um estudo de caso:** Procedimentos cirúrgicos para o tratamento do câncer de mama incluem a remoção do tecido do seio e algumas vezes a musculatura subjacente. A mastectomia radical, raramente realizada, envolve a remoção de todas as partes do peitoral maior. Embora tenha sido demonstrada debilidade muscular após a cirurgia, alguns indivíduos apresentam surpreendentemente pouca disfunção. Uma mulher de 62 anos de idade foi submetida a uma mastectomia radical bilateral e ressecção total do músculo peitoral maior bilateralmente nos anos 1960. Mesmo 10 anos após ela foi campeã feminina de tênis no clube local. A ausência de perda de função profunda é consistente com o fato de que o peitoral maior gera força adicional ao ombro, mas sem movimentos adicionais que não estão disponíveis a partir da contração de outros músculos.

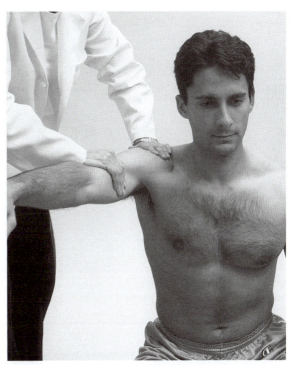

Figura 9.37 Porção clavicular do peitoral maior. A contração da porção clavicular do peitoral maior é visível durante a flexão de ombro resistida.

Ações do peitoral maior – porção clavicular

**AÇÃO MUSCULAR:
PEITORAL MAIOR – PORÇÃO CLAVICULAR**

Ações	Evidência
Flexão do ombro	Suportada
Rotação medial do ombro	Suportada
Depressão do ombro	Suportada

Essas ações são amplamente aceitas e fundamentadas pelos estudos EMG.[3,27] A cabeça clavicular dos músculos peitoral maior e deltoide anterior são os flexores primários do ombro (Fig. 9.37).[27,28] O músculo deltoide anterior foi recrutado primeiro, seguido pela cabeça clavicular do peitoral maior em sete de oito indivíduos do sexo masculino saudáveis durante a flexão de ombro dinâmica. A ordem foi revertida no indivíduo remanescente.[28] Esses dados embasam a noção de que esses dois músculos trabalham sincronizadamente ao longo de toda a ADM da flexão do ombro, apesar de o padrão exato de recrutamento poder variar.

Efeitos da debilidade muscular da porção clavicular do peitoral maior

A debilidade muscular da porção clavicular do peitoral maior causa redução significativa na força de flexão do ombro e pode contribuir para uma diminuição na força de rotação medial do ombro.

Efeitos da rigidez da porção clavicular do peitoral maior

Por causa do peso do membro superior que tende a manter o ombro em posição neutra no plano sagital, é improvável que haja rigidez apenas da cabeça clavicular do peitoral maior. Entretanto, como uma parte do peitoral maior inteiro, a rigidez da cabeça clavicular pode contribuir para a diminuição da ADM de rotação lateral do ombro.

Ações do peitoral maior – porção esternal

**AÇÃO MUSCULAR:
PEITORAL MAIOR – PORÇÃO ESTERNAL**

Ações	Evidência
Extensão do ombro	Suportada
Flexão do ombro	Suportada
Adução do ombro	Inadequada
Rotação medial do ombro	Inadequada
Depressão do ombro	Suportada

A maioria dos autores mostrou que a porção esternal do peitoral maior estende o ombro contra uma resistência. Observe que, em uma posição em pé, o peso do membro superior tende a estender o ombro e nenhuma força adicional é necessária. Entretanto, quando o indivíduo empurra para baixo a parte de uma mobília com o ombro flexionado a 90°, a porção esternal está ativa (Fig. 9.38).

Somente Inman et al. mostraram alguma atividade do peitoral maior, porção esternal, durante a flexão, e eles observaram que a atividade é encontrada na maior parte da porção superior e geralmente pela metade da amplitude de flexão apenas.[27] As atividades remanescentes da porção esternal do músculo peitoral maior parecem ser amplamente aceitas, mas aparentemente não foram testadas.[24,35,63,71,84]

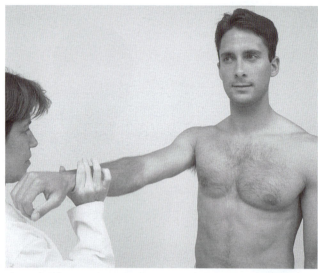

Figura 9.38 Porção esternal do peitoral maior. A contração da porção esternal do peitoral maior é aparente durante a extensão do ombro resistida.

Relevância clínica

Teste muscular manual da porção esternal do peitoral maior: A posição padrão para o indivíduo durante o teste muscular manual da porção esternal do peitoral maior é supina com o ombro flexionado (Fig. 9.39).[55] Nessa posição, o peso do membro superior tende a manter o ombro flexionado; isto é, o peso gera um momento de flexão no ombro. Portanto, o músculo deve gerar um momento extensor para contrabalançar o peso do membro superior. A porção esternal do peitoral maior é recrutada à medida que o indivíduo tenta retornar o membro superior para a posição neutra.

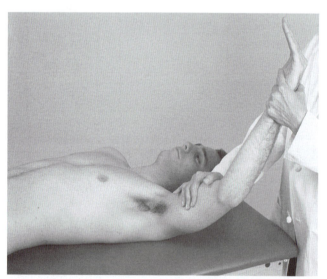

Figura 9.39 Teste muscular manual da porção esternal do peitoral maior. Quando o indivíduo está em posição supina com o ombro flexionado, o peso do membro superior tende a flexionar o ombro. A extensão do ombro a partir dessa posição exige uma contração concêntrica da porção esternal do peitoral maior.

Efeitos da debilidade muscular da porção esternal do peitoral maior

A debilidade muscular da porção esternal do peitoral maior causa perda de força na extensão do ombro a partir da posição flexionada e, talvez, na rotação medial e adução.

Efeitos da rigidez da porção esternal do peitoral maior

A rigidez da porção esternal do peitoral maior provavelmente restringe a ADM de abdução e flexão do ombro, bem como a ADM de rotação lateral.

Latíssimo do dorso

O latíssimo do dorso é um músculo largo e plano com uma inserção extensa na coluna e na pelve, sugerindo que esse músculo é capaz de gerar grandes forças (Quadro 9.16).

Ações do músculo latíssimo do dorso

AÇÃO MUSCULAR: LATÍSSIMO DO DORSO

Ações	Evidência
Extensão do ombro	Suportada
Adução do ombro	Suportada
Rotação medial do ombro	Suportada
Depressão do ombro	Suportada

Estudos EMG confirmam a função do latíssimo do dorso em todos os movimentos com e sem resistência, ao contrário do redondo maior, que parece participar nas atividades de extensão, adução e rotação medial somente quando há resistência.[3,57] Os estudos EMG verificaram a função do latíssimo

QUADRO 9.16 Inserção muscular

Inserções e inervação do latíssimo do dorso

Inserção proximal: Pelo deslizamento tendinoso até os processos espinhosos das seis vértebras torácicas inferiores, anteriores ao trapézio, pela fáscia toracolombar até as espinhas e ligamentos supraespinosos da vértebra lombar e sacral, o lábio externo do aspecto posterior da crista ilíaca lateral ao eretor da espinha e as três ou quatro costelas inferiores.

Inserção distal: No solo da fossa intertubercular. O músculo também pode se inserir no aspecto lateral do ângulo inferior da escápula, já que ele passa sobre a escápula.

Inervação: Nervo toracodorsal, C6-8.

Palpação: O latíssimo do dorso é mais facilmente palpado ao longo de sua borda lateral na linha axilar do tronco. Com o músculo redondo maior, o latíssimo do dorso forma a parede axilar posterior.

do dorso com o peitoral maior na depressão do ombro.[18,59] Os estudos EMG também sugerem que o latíssimo do dorso está ativo tanto na expiração como na inspiração forçadas.[84]

Efeitos da debilidade muscular do latíssimo do dorso

A debilidade muscular do latíssimo do dorso contribui para a diminuição da força nos movimentos listados acima.

> **Relevância clínica**
>
> **Pedículo do latíssimo do dorso para cirurgia reconstrutiva:** Em razão de seu tamanho e suprimento vascular de artérias múltiplas, o latíssimo do dorso é uma fonte frequente de material de enxerto para cirurgia de reconstrução, incluindo o fechamento de feridas e reconstrução de seios. Tal cirurgia pode prejudicar significativamente a força do ombro do qual o latíssimo do dorso é retirado.[16]

Efeitos da rigidez do latíssimo do dorso

O latíssimo do dorso é um músculo importante na natação, muito forte e, talvez, seja superdesenvolvido em nadadores de competição. A rigidez do latíssimo do dorso limita a ADM de movimento do ombro na flexão, na rotação lateral e talvez na abdução. Inserido na pelve e na coluna lombar posteriormente ao aspecto anterior do úmero, o latíssimo do dorso cruza da superfície posterior para a anterior do tronco. Consequentemente, a rigidez do latíssimo do dorso também pode contribuir para a flexão da coluna torácica superior (Fig. 9.40).

Depressão do ombro

Apesar de existir pouco movimento disponível na direção da depressão do ombro, as forças musculares nessa direção são excessivamente importantes. A força de depressão do ombro é particularmente importante quando o membro superior é utilizado em atividades de sustentação do peso do corpo. Por exemplo, quando uma pessoa usa uma bengala, o braço está sustentando o peso (Fig. 9.41). A força de reação da bengala tende a elevar o ombro. A contração ativa dos depressores do ombro o estabiliza, prevenindo a elevação.

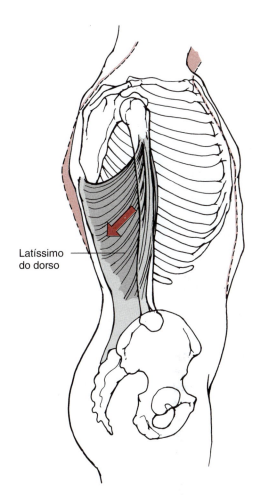

Figura 9.40 Rigidez do latíssimo do dorso. Um latíssimo do dorso rígido pode contribuir para uma cifose torácica aumentada.

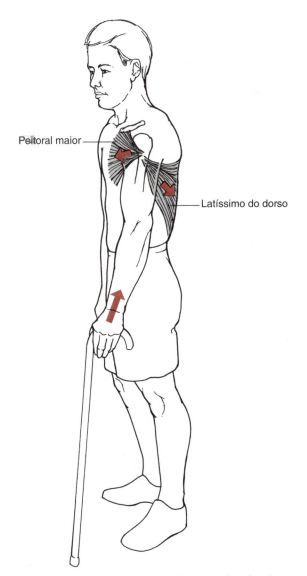

Figura 9.41 Função do latíssimo do dorso e peitoral maior. O latíssimo do dorso e o peitoral maior ajudam a estabilizar o ombro contra a força de reação para cima de uma bengala.

186 Parte II Cinesiologia dos membros superiores

> ### Relevância clínica
>
> **Sustentação do peso do corpo pelo membro superior:** A sustentação do peso do corpo nos membros superiores é extremamente importante na reabilitação e também em eventos esportivos. Um indivíduo que utiliza cadeira de rodas deve se levantar do assento para aliviar a pressão nas nádegas ou para se transferir para outro assento. Sem o uso dos membros inferiores, como ocorre após algumas lesões na coluna, o indivíduo levanta quase todo o peso do corpo com os membros superiores, empurrando para baixo com as mãos (Fig. 9.42). A cadeira de rodas exerce uma força de reação nos membros superiores na direção para cima. Essa força tende a elevar os ombros, portanto, os músculos depressores do ombro são exigidos para "deprimir" o ombro, ou mais precisamente, "fixar" o ombro, prevenindo-o de ser elevado pela força de reação. Pela estabilização do cíngulo do membro superior, os músculos depressores do ombro permitem que a força de reação para cima da cadeira de rodas seja transmitida para o resto do corpo para levantá-lo da cadeira. Da mesma forma, um ginasta suporta o peso do corpo nos membros superiores durante muitos movimentos da ginástica (Fig. 9.43). Em ambos os casos, os músculos peitoral maior e latíssimo do dorso são os principais músculos responsáveis pelo levantamento do peso corporal, pela "depressão do ombro". Esses dois músculos podem ser auxiliados pelos depressores do ombro adicionais, incluindo os músculos peitoral menor e o subclávio.

Resumo dos músculos axioumerais

Estes dois músculos, o peitoral maior e o latíssimo do dorso, são grandes, potentes e cruzam todas as articulações do complexo do ombro. Contudo, as ações que eles causam no ombro também são geradas por outros músculos do ombro. Esses dois músculos possuem ações únicas no ombro. Entretanto, eles somam forças significativas para todos os movimentos do ombro, exceto a rotação lateral.

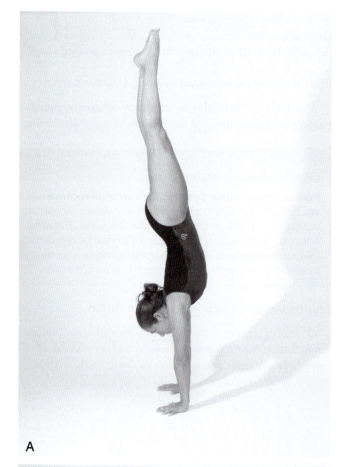

A

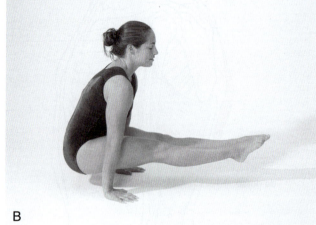

B

Figura 9.43 Ginasta praticando exercícios de solo. A ginasta sustenta o peso do corpo com os membros superiores em muitos exercícios de solo.

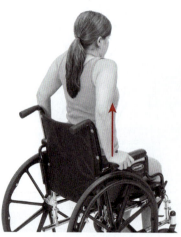

Figura 9.42 Liberação do peso em uma cadeira de rodas. Uma pessoa que usa cadeira de rodas e é incapaz de usar os membros inferiores se vale dos membros superiores para levantar o peso do corpo, aliviando a pressão nas nádegas. A cadeira de rodas empurra para cima os membros superiores, tendendo a elevar os ombros. Os músculos depressores do ombro preparam-no para transferir a força para levantar o corpo.

Além disso, são depressores primários do ombro, que geram força essencial e estabilidade em atividades quando o membro superior suporta o peso do corpo. A debilidade desses músculos provavelmente se manifesta mais em atividades com potência, como o suporte do peso do corpo ou atividades esportivas como a ginástica e o golfe.[60] A rigidez desses músculos pode limitar todos menos a AM de rotação medial do complexo do ombro. Portanto, a disfunção de qualquer um desses músculos pode afetar significativamente algumas funções do ombro.

Comparações de força muscular

Compreender a força relativa dos músculos do ombro em indivíduos sem doença nessa região esclarece as exigências funcionais do ombro nas atividades da vida diária. Também fornece uma perspectiva para o clínico que está tentando julgar a significância funcional da debilidade na musculatura do ombro. Diversos estudos avaliam a força de vários grupos musculares do ombro e os fatores que afetam essas forças. Enquanto dois estudos mostram uma tendência na direção do aumento de força no ombro do lado dominante, esses estudos negam quaisquer diferenças estatisticamente significativas na força do ombro entre os lados dominante e não dominante.[54,70] Não surpreende que as forças do ombro nos homens sejam substancialmente maiores do que nas mulheres.

Shklar e Dvir listam a força dos grupos musculares do ombro em ordem descendente: extensores, adutores, flexores, abdutores, rotadores mediais e rotadores laterais.[70] Esses autores observaram que em homens essa ordem não se altera pela direção da contração (concêntrica ou excêntrica). Entretanto, nas mulheres estudadas, a força concêntrica dos flexores é maior do que a dos adutores. Dois outros estudos mostram que a força dos flexores do ombro excede a dos extensores nos homens, enquanto as duas são essencialmente iguais nas mulheres.[54] As diferenças nos resultados desses estudos demonstram um aspecto importante na comparação dos músculos. O estudo de Shklar e Dvir avalia o pico de torque durante as contrações concêntricas e excêntricas ao longo de toda a ADM do ombro da posição neutra para a flexionada. O estudo de Murray et al. avalia a força isométrica com o ombro na posição neutra.[54,70] Williams e Stutzman mostram a força isométrica em diversas posições do ombro e demonstram o efeito da posição do ombro na força isométrica dos flexores e extensores do ombro.[83] Esses dados fundamentam a noção de que o pico de força isométrica é maior nos músculos flexores do que nos extensores. Esse pico ocorre quando o ombro está hiperestendido (i. e., quando os músculos flexores estão alongados). Nenhum dos estudos previamente citados registrou a força nessa posição. Com o ombro em posição neutra, os flexores do ombro produzem uma força maior do que os extensores, confirmando as conclusões de Murray et al.[54] Entretanto, quando o ombro está flexionado, os extensores produzem mais força do que os flexores, como mostrado por Shklar e Dvir. Portanto, a posição articular e o tipo de contração provavelmente afetam as forças musculares comparativas. O clínico deve considerar todos os fatores que influenciam a força muscular quando interpreta os resultados de testes de força muscular (Cap. 4).

Diversos estudos comparam as forças dos grupos musculares dos rotadores mediais e laterais do ombro e, consistentemente, descobrem que os rotadores mediais são mais fortes do que os rotadores laterais, independente da velocidade de contração ou da posição do ombro.[15,37,46,54,69,70] Esses resultados são bastante compreensíveis quando o número e a área total de secção transversa fisiológica dos músculos rotadores mediais são comparados com o número e a área total de secção transversa fisiológica dos músculos rotadores laterais.

É frequentemente sugerido que a força do ombro é maior quando testada no plano da escápula. Apesar de poucos estudos terem avaliado isso diretamente, dois estudos não mostraram diferenças na força de abdução ou rotação quando testados no plano frontal e no plano da escápula.[23,81] Embora haja questões de estabilidade e conforto que são otimizadas pela medida da força do ombro no plano da escápula, não existe base, no presente momento, para a noção de que essa posição aumente a força. Esses estudos servem para lembrar o clínico das complexidades que afetam o desempenho muscular. A avaliação do desempenho do músculo no ombro e a compreensão da contribuição do músculo para a disfunção do ombro exigem que o clínico tenha vasto conhecimento do desempenho normal desses músculos e dos fatores que influenciam sua produção.

Resumo

Este capítulo discutiu os músculos do ombro individualmente. Eles são apresentados nos grupos funcionais axioescapular, axioclavicular, escapuloumeral e axioumeral. Esses grupos, denominados de acordo com as inserções dos músculos no respectivo grupo, possuem responsabilidades funcionais únicas no ombro. Os músculos axioescapulares e axioclaviculares posicionam as articulações escapulotorácica e esternoclavicular. Da mesma forma, os músculos do grupo escapuloumeral posicionam a articulação glenoumeral. Finalmente, os músculos axioumerais somam potência aos movimentos do ombro.

As disfunções dos músculos nesses grupos produzem efeitos previsíveis na função do ombro. As disfunções nos grupos axioclavicular e axioescapular prejudicam a capacidade de posicionar a escápula durante a elevação ativa do ombro. As disfunções no grupo muscular escapuloumeral prejudicam a capacidade de posicionar a articulação glenoumeral, e as disfunções nos músculos axioumerais prejudicam a capacidade de exercer grandes forças musculares no ombro, particularmente durante as atividades de sustentação do peso do corpo com os membros superiores. Compreender o papel funcional de cada músculo permite ao clínico avaliar a contribuição dos músculos individualmente para a função e disfunção do ombro. As comparações das forças dos grupos musculares revelam como a posição articular e o tipo de contração afetam a produção de força muscular no ombro. O pico de força na flexão do ombro é maior do que o pico de força na extensão, e a força de rotação medial é maior do que a força de rotação lateral.

O capítulo seguinte discute a força sustentada pelas articulações do ombro e pelos músculos adjacentes durante as atividades da vida diária, bem como durante atividades mais vigorosas como os esportes.

Referências bibliográficas

1. Apreleva M, Hasselman CT, Debski RE, et al.: A dynamic analysis of glenohumeral motion after simulated capsulolabral injury, a cadaver model. J Bone Joint Surg 1998; 80A: 474–480.
2. Arwert HJ, de Groot J, Van Woensel WWLM, Rozing PM: Electromyography of shoulder muscles in relation to force direction. J Shoulder Elbow Surg 1997; 6: 360–370.
3. Basmajian JV, DeLuca CJ: Muscles Alive. Their Function Revealed by Electromyography. Baltimore: Williams & Wilkins, 1985.
4. Bassett RW, Browne AO, Morrey BF, An KN: Glenohumeral muscle force and moment mechanics in a position of shoulder instability. J Biomech 1990; 23: 405–415.
5. Bearn JG: Direct observations on the function of the capsule of the sternoclavicular joint in clavicular support. J Anat 1967; 101: 159–170.
6. Borstad JD: Resting position variables at the shoulder: evidence to support a posture-impairment association. Phys Ther 2006; 86: 549–557.
7. Borstad JD, Ludewig PM: The effect of long versus short pectoralis minor resting length on scapular kinematics in healthy individuals. JOSPT 2005; 35: 227–238.
8. Brandell BR, Wilkinson DA: An electromyographic study of manual testing procedures for the trapezius and deltoid muscles. Physiother Can 1991; 43: 33–39.
9. Brewer BJ: Aging of the rotator cuff. Am J Sports Med 1979; 7: 102–110.
10. Brostrom L, Kronberg M, Nemeth G: Muscle activity during shoulder dislocation. Acta Orthop Scand 1989; 60: 639–641.
11. Bull ML, Vitti M, De Freitas V: Electromyographic study of the trapezius (upper portion) and levator scapulae muscles in some movements. Anat Anz [Jena] 1985; 159: 21–27.
12. Bull ML, Vitti M, De Freitas V: Electromyographic study of the trapezius (pars superior) and serratus anterior (pars inferior) muscles in free movements of the shoulder. Electromyogr Clin Neurophysiol 1989; 29: 119–125.
13. Davies PM: Steps to Follow. A Guide to the Treatment of Adult Hemiplegia. Berlin: Springer-Verlag, 1985.
14. DiVeta J, Walker M, Skibinski B: Relationship between performance of selected scapular muscles and scapular abduction in standing subjects. Phys Ther 1990; 70: 470–476.
15. Ellenbecker TS, Mattalino AJ: Concentric isokinetic shoulder internal and external rotation strength in professional baseball pitchers. JOSPT 1997; 25: 323–328.
16. Elliott LF, Raffel B, Wade J: Segmental latissimus dorsi free flap: Clin Appl Ann Plast Surg 1989; 23: 231–238.
17. Engle RP, Canner GC: Posterior shoulder instability: approach to rehabilitation. J Orthop Sports Phys Ther 1989; 488–494.
18. Gagnon D, Nadeau S, Gravel D et al.: Biomechanical analysis of a posterior transfer maneuver on a level surface in individuals with high and low-level spinal cord injuries. Clin Biomech 2003; 18: 319–331.
19. Gerber C, Krushell RJ: Isolated rupture of the tendon of the subscapularis muscle, clinical features in 16 cases. J Bone Joint Surg [Br] 1991; 73: 389–394.
20. Gregg JR, Labosky D, Harty M, et al: Serratus anterior paralysis in the young athlete. J Bone Joint Surg 1979; 61A: 825–832.
21. Halder AM, Halder CG, Zhao KD, et al.: Dynamic inferior stabilizers of the shoulder joint. Clin Biomech 2001; 16: 138–143.
22. Happee R, van der Helm FCT: The control of shoulder muscles during goal directed movements, an inverse dynamic analysis. J Biomech 1995; 28: 1179–1191.
23. Hartsell HD, Forwell L: Postoperative eccentric and concentric isokinetic strength for the shoulder rotators in the scapular and neutral planes. JOSPT 1997; 25: 19–25.
24. Hislop HJ, Montgomery J: Daniel's and Worthingham's Muscle Testing: Techniques of Manual Examination. Philadelphia: WB Saunders, 1995.
25. Howell SM, Imobersteg AM, Seger DH, Marone PJ: Clarification of the role of the supraspinatus muscle in shoulder function. J Bone Joint Surg [AM] 1986; 68: 398–404.
26. Hughes RE, Niebur G, Liu J, An K: Comparison of two methods for computing abduction moment arms of the rotator cuff. J Biomech 1998; 31: 157–160.
27. Inman VT, Saunders JB, Abbott LC: Observations of the function of the shoulder joint. J Bone Joint Surg 1944; 42: 1–30.
28. Jackson KM, Joseph J, Wyard SJ: Sequential muscular contraction. J Biomech 1977; 10: 97–106.
29. Jobe FW, Moynes DR, Brewster CE: Rehabilitation of shoulder joint instabilities. Orthop Clin North Am 1987; 18: 473–482.
30. Johnson GR, Pandyan AD: The activity in the three regions of the trapezius under controlled loading conditions—an experimental and modeling study. Clin Biomech 2005; 20: 155–161.
31. Johnson GR, Spalding D, Nowitzke A, Bogduk N: Modelling the muscles of the scapula morphometric and coordinate data and functional implications. J Biomech 1996; 29: 1039–1051.
32. Kauppila LI, Vastamaki M: Iatrogenic serratus anterior paralysis long-term outcome in 26 patients. Chest 1996; 109: 31–34.
33. Kelley MJ: Biomechanics of the Shoulder. In: Orthopedic Therapy of the Shoulder. Kelley MJ, Clark WA, eds. Philadelphia: JB Lippincott, 1995.
34. Kelly BT, Kadrmas WR, Speer KP: The manual muscle examination of rotator cuff strength. An electromyographic investigation. Am J Sports Med 1996; 24: 581–588.
35. Kendall FP, McCreary EK, Provance PG: Muscle Testing and Function. Baltimore: Williams & Wilkins, 1993.
36. Kiss G, Komar J: Suprascapular nerve compression at the spinoglenoid notch. Muscle Nerve 1990; 13: 556–557.
37. Kramer JF, Ng LR: Static and dynamic strength of the shoulder rotators in healthy, 45- to 75-years-old men and women. JOSPT 1996; 24: 11–18.
38. Kronberg M, Brostrom L, Nemeth G: Differences in shoulder muscle activity between patients with generalized joint laxity and normal controls. Clin Orthop 1991; 26: 181–192.
39. Kronberg M, Nemeth G, Brostrom L: Muscle activity and coordination in the normal shoulder, an electromyographic study. Clin Orthop 1990; 76–85.
40. Kuechle DK, Newman SR, Itoi E, et al.: Shoulder muscle moment arms during horizontal flexion and elevation. J Shoulder Elbow Surg 1997; 6: 429–439.
41. Kuechle DK, Newman SR, Itoi E, et al.: The relevance of the moment arm of shoulder muscles with respect to axial rotation of the glenohumeral joint in four positions. Clin Biomech 2000; 15: 322–329.
42. Kukowski B: Suprascapular nerve lesion as an occupational neuropathy in a semiprofessional dancer. Arch Phys Med Rehabil 1993; 74: 768–769.
43. Langenderfer J, Jerabek SA, Thangamani VB, et al.: Musculoskeletal parameters of muscles crossing the shoulder and elbow and the effect of sarcomere length sample size on estimation of optimal muscle length. Clin Biomech 2004; 19: 664–670.

44. Magee DA: Orthopedic Physical Assessment. Philadelphia: WB Saunders, 1998.
45. Makhsous M, Hogfors C, Siemien'ski A, Peterson B: Total shoulder and relative muscle strength in the scapular plane. J Biomech 1999; 32: 1213–1220.
46. Malerba JL, Adam ML, Harris BA, Krebs DE: Reliability of dynamic and isometric testing of shoulder external and internal rotators. JOSPT 1993; 18: 543–552.
47. Mattingly GE, Mackarey PJ: Optimal methods for shoulder tendon palpation: a cadaver study. Phys Ther 1996; 76: 166–174.
48. McQuade KJ, Murthi AM: Anterior glenohumeral force/translation behavior with and without rotator cuff contraction during clinical stability testing. Clin Biomech 2004; 19: 10–15.
49. Meskers CGM, de Groot JH, Arwert HJ, et al.: Reliability of force direction dependent EMG parameters of shoulder muscles for clinical measurements. Clin Biomech 2004; 19: 913–920.
50. Moore KL: Clinically Oriented Anatomy. Baltimore: Williams & Wilkins, 1980.
51. Moskowitz E, Rashkoff ES: Suprascapular nerve palsy. Conn Med 1989; 53: 639–640.
52. Mura N, O'Dirscoll SW, Zobitz ME, et al.: The effect of supraspinatus disruption on glenohumeral torque and superior migration of the humeral head: a biomechanical study. J Shoulder Elbow Surg 2003; 12: 179–184.
53. Muraki T, Aoki M, Uchiyama E, et al.: The effect of arm position on stretching of the supraspinatus, infraspinatus, and posterior portion of deltoid muscles: a cadaveric study. Clin Biomech 2006; 21: 474–480.
54. Murray MP, Gore DR, Gardner GM, Mollinger LA: Shoulder motion and muscle strength of normal men and women in two age groups. Clin Orthop 1985; 268–273.
55. Otis JC, Jiang C, Wickiewicz TL, et al.: Changes in the moment arms of the rotator cuff and deltoid muscles with abduction and rotation. J Bone Joint Surg 1994; 76A: 667–676.
56. Palmerud G, Sporrong H, Herberts P, Kadefors R: Consequences of trapezius relaxation on the distribution of shoulder muscle forces: an electromyographic study. J Electromyogr Kinesiol 1998; 8: 185–193.
57. Paton ME, Brown JMM: Functional differentiation within latissimus dorsi. Electromyogr Clin Neurophysiol 1995; 35: 301–309.
58. Payne LZ, Deng XH, Craig EV, et al.: The combined dynamic and static contributions to subacromial impingement. Am J Sports Med 1997; 25: 801–808.
59. Perry J, Gronley JK, Newsam CJ, et al.: Electromyographic analysis of the shoulder muscles during depression transfers in subjects with low-level paraplegia. Arch Phys Med Rehabil 1996; 77: 350–355.
60. Pink M, Jobe FW, Perry J: Electromyographic analysis of the shoulder during the golf swing. Am J Sports Med 1990; 18: 137–140.
61. Reinold MM, Wilk KE, Fleisig GS, et al.: Electromyographic analysis of the rotator cuff and deltoid musculature during common shoulder external rotation exercises. JOSPT 2004; 34: 385–394.
62. Reis FP, deCamargo AM, Vitti M, de Carvalho CA: Electromyographic study of the subcalvius muscle. Acta Anat [Basel] 1979; 105: 284–290.
63. Romanes GJE: Cunningham's Textbook of Anatomy. Oxford: Oxford University Press, 1981.
64. Ryerson S, Levit K: Functional Movement Reeducation. New York: Churchill Livingstone, 1997.
65. Saha AK: Mechanics of elevation of glenohumeral joint: its application in rehabilitation of flail shoulder in upper brachial plexus injuries and poliomyelitis and in replacement of the upper humerus by prosthesis. Acta Orthop Scand 1973; 44: 668–678.
66. Sano H, Ishii H, Yeadon A, et al.: Degeneration at the insertion weakens the tensile strength of the supraspinatus tendon: a comparative mechanical and histologic study of the bone-tendon complex. J Orthop Res 1997; 15: 719–726.
67. Sano H, Uhthoff HK, Backman DS, et al.: Structural disorders at the insertion of the supraspinatus tendon. J Bone Joint Surg 1998; 80B: 720–725.
68. Schüldt K, Harms-Ringdahl K: Activity levels during isometric test contractions of neck and shoulder muscles. Scand J Rehab Med 1988; 20: 117–127.
69. Scoville CR, Arciero RA, Taylor DC, Stoneman PD: End range eccentric antagonist/concentric agonist strength ratios: a new perspective in shoulder strength assessment. JOSPT 1997; 25: 203–207.
70. Shklar A, Dvir Z: Isokinetic strength relationships in shoulder muscles. Clin Biomech 1995; 10: 369–373.
71. Smith LK, Weiss EL, Lehmkuhl LD: Brunnstrom's Clinical Kinesiology. Philadelphia: FA Davis, 1996.
72. Sobush DC, Simoneau GG, Dietz KE, et al.: The Lennie test for measuring scapular position in healthy young adult females: a reliability and validity study. JOSPT 1996; 23: 39–50.
73. Soslowsky LJ, Malicky DM, Blasier RB: Active and passive factors in inferior glenohumeral stabilization: a biomechanical model. J Shoulder Elbow Surgery 1997; 6: 371–379.
74. Stefko JM, Jobe FW, VanderWilde RS, et al.: Electromyographic and nerve block analysis of the subscapularis liftoff test. J Shoulder Elbow Surg 1997; 6: 347–355.
75. Steindler A: Kinesiology of the Human Body under Normal and Pathological Conditions. Springfield, IL: Charles C Thomas, 1955.
76. Su KPE, Johnson MP, Gracely EJ, Karduna AR: Scapular rotation in swimmers with and without impingement syndrome: practice effects. Med Sci Sports Exerc 2004; 36: 1117–1123.
77. Travell J: Myofascial Pain and Dysfunction: The Trigger Point Manual. Baltimore: Williams & Wilkins, 1982.
78. Truong XT, Rippel DV: Orthotic devices for serratus anterior palsy: some biomechanical considerations. Arch Phys Med Rehabil 1979; 60: 66–69.
79. Van Linge B, Mulder JD: Function of the supraspinatus muscle and its relation to the supraspinatus syndrome. An experimental study in man. J Bone Joint Surg 1963; 45B: 750–754.
80. Watson C, Schenkman M: Physical therapy management of isolated serratus anterior muscle paralysis. Phys Ther 1995; 75: 194–202.
81. Whitcomb LJ, Kelley MJ, Leiper CI: A comparison of torque production during dynamic strength testing of shoulder abduction in the coronal plane and the plane of the scapula. JOSPT 1995; 21: 227–232.
82. Williams M: Action of the deltoid muscle. Phys Ther Rev 1949; 29: 154–157.
83. Williams M, Stutzman L: Strength variation through the range of joint motion. Phys Ther Rev 1959; 39: 145–152.
84. Williams P, Bannister L, Berry M, et al.: Gray's Anatomy, The Anatomical Basis of Medicine and Surgery, Br. ed. London: Churchill Livingstone, 1995.
85. Worrell TW, Corey BJ, York SL, Santiestaban J: An analysis of supraspinatus EMG activity and shoulder isometric force development. Med Sci Sports Exerc 1992; 744–748.
86. Wuelker N, Korell M, Thren K: Dynamic glenohumeral joint stability. J Shoulder Elbow Surg 1998; 7: 43–52.

CAPÍTULO

10

Análise das forças sobre o complexo do ombro durante atividade

SUMÁRIO

Análise bidimensional das forças da articulação glenoumeral... 190
Necessidades mecânicas impostas às estruturas de todo o complexo do ombro........................... 195
Forças no complexo do ombro quando os membros superiores são utilizados para propulsão...... 196
Conexões entre análise das articulações e forças musculares e prática clínica............................. 197
Resumo... 197

O s dois capítulos anteriores descreveram a estrutura dos ossos, articulações e músculos do complexo do ombro. A proposta do presente capítulo é discutir as necessidades mecânicas localizadas nessa estrutura durante as atividades diárias. Essa discussão irá auxiliar na compreensão clínica das sobrecargas diárias sustentadas pela estrutura articular do complexo do ombro e da força que deve ser gerada pelos músculos do ombro em condições normais de atividade. Por meio do entendimento das necessidades localizadas no complexo do ombro em circunstâncias normais, o clínico poderá avaliar como as diversas condições patológicas podem afetar a carga a qual o complexo do ombro é submetido.

Especificamente, os objetivos deste capítulo são:

- revisar a análise bidimensional simplificada utilizada para estimar a força sustentada pela articulação glenoumeral enquanto mantida em posição de repouso;
- examinar as forças sustentadas pela estrutura em todo o complexo do ombro;
- utilizar análise mecânica para avaliar os efeitos das lesões leves nos músculos e nas articulações em sobrecargas sustentadas por estruturas intactas;
- considerar as sobrecargas no ombro quando os membros superiores são utilizados para atividades propulsoras.

Análise bidimensional das forças da articulação glenoumeral

O Quadro 10.1 delineia o modelo bidimensional clássico para calcular as forças geradas na articulação glenoumeral durante a abdução do ombro e apresenta um diagrama livre do corpo que identifica as forças presentes nessa atividade. A análise bidimensional também pode ser utilizada para determinar a carga na cabeça do úmero durante as contrações isométricas de uma dada posição de abdução. Essa análise mostra as sobrecargas necessárias dos músculos abdutores para suportar os membros superiores nessa posição. Mediante a repetição da análise em diferentes posições, a sobrecarga de toda a amplitude do movimento (ADM) pode ser estimada. A Figura 10.1 apresenta as estimativas de tais análises baseada nos dados de Inman et al.[7]

A análise apresentada no Quadro 10.1 utiliza várias simplificações. Primeiro, apenas a articulação glenoumeral é examinada. Ainda assim, a rotação superior da escápula permite que a cavidade glenoidal suporte o aspecto inferior da articulação, particularmente na parte final da ADM nas articulações. Ignorando a posição da escápula, as forças de cisalhamento na cabeça do úmero podem ser superestimadas. Por outro lado, a análise também agrupa todas as forças

QUADRO 10.1 Examinando as forças

Análise bidimensional das forças incidentes sobre a cabeça do úmero com o ombro abduzido a 90° e o cotovelo estendido

As dimensões a seguir são baseadas em um homem bem condicionado com 1,83 m de altura e 81,65 Kg. Os segmentos do braço são extrapolados a partir dos dados antropométricos de Braune e Fischer.[2]

C é o comprimento do membro superior, 0,8 m

P é o peso do membro superior

O peso do membro superior está localizado no centro gravitacional do braço, em aproximadamente 48% do comprimento do braço a partir do ombro, 0,38 m

F é a força do músculo abdutor

O braço de momento do músculo abdutor é 0,05 m

O ângulo de aplicação do músculo é de 30°

FRA é a força de reação de articulação

Solução para a força de abdução (F):

$$\Sigma M = 0$$
$$(F \times 0{,}05m) - (P \times 0{,}38m) = 0$$
$$(F \times 0{,}05m) = (P \times 0{,}38m)$$
$$F = 7{,}6\ P$$

Cálculo das forças na cabeça do úmero

ΣF_x: $F_x + FRA_x = 0$

$FRA_x = -F_x$ Em que : $F_x = -F(\cos 30°)$

$FRA_x = F(\cos 30°)$

$FRA_x = 6{,}6\ P$

ΣF_y: $F_y - P + FRA_y = 0$

$FRA_y = P - F_y$ Em que : $F_y = F(\text{sen}\ 30°)$

$FRA_y = -2{,}8\ P$

Utilizando o teorema de Pitágoras:

$$FRA^2 = FRA_x^2 + FRA_y^2$$
$$FRA \approx 7{,}2\ P$$

Considerando que o peso do membro superior é 0,05 vezes o peso corpóreo (PC), $FRA \approx 0{,}4\ PC$

Utilizando trigonometria, a direção de FRA pode ser determinada:

$$\cos \alpha = FRA_x/FRA$$
$$\alpha \approx 24° \text{ a partir da horizontal}$$

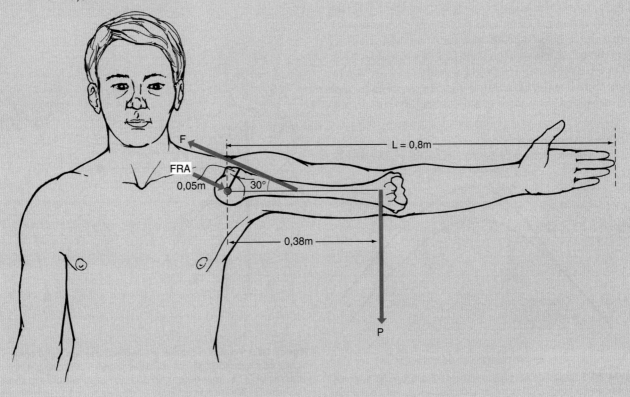

musculares e de ligamento na força do músculo deltoide. Essa simplificação é necessária para reduzir o número de dúvidas, de modo que o número de incógnitas seja igual ao número de equações disponíveis. Dessa forma, como descrito no Capítulo 1, a análise bidimensional fornece apenas três equações para analisar as forças relevantes: $\Sigma F_x = 0$, $\Sigma F_y = 0$ e $\Sigma M = 0$. Assim, apenas três incógnitas podem ser esclarecidas, a força deltoide, a força de compressão na cabeça do úmero e a força de cisalhamento na cabeça do úmero. Contudo, o Capítulo 9 apresenta evidências convincentes de que vários músculos são ativados simultaneamente tanto durante a flexão quanto durante a abdução do ombro, rotacionando e estabilizando a articulação glenoumeral. Considerando essas forças como um todo, é provável que a análise subestime a força local da cabeça do úmero. Esses músculos se equilibram entre si enquanto produzem o movimento. Por exemplo, a inclinação superior do músculo deltoide e a inclinação inferior do músculo infraespinal equilibram-se entre si fazendo com que não haja translação resultante da cabeça do úmero. No entanto, ambos utilizam a força na cabeça do úmero que o comprime contra a cavidade glenoidal (Fig. 10.2). As forças compressivas adicionais geradas por cocontração junto com o músculo deltoide não são detectadas nesse modelo simplificado.

Apesar das deficiências, esse modelo oferece informações valiosas. Inman et al. estimam que o pico da carga de compressão na cabeça do úmero é quase dez vezes o peso do membro superior. Considerando que o membro superior corresponde a cerca de 5% do peso corpóreo, isso significa que a cabeça do úmero é submetida a sobrecargas de aproximadamente a metade de todo o peso corpóreo durante um simples trabalho de manter o ombro abduzido.[2,4] É fácil imaginar então que exista uma sobrecarga maior nos músculos e articulações enquanto se segura uma criança de 7 Kg com o braço estendido e tentando fazê-la sorrir (Fig. 10.3).

O pico da força de reação da articulação ocorre quando o ombro é abduzido a 90°, o que não surpreende, uma vez que sob tal abdução, o momento adução causado pelo

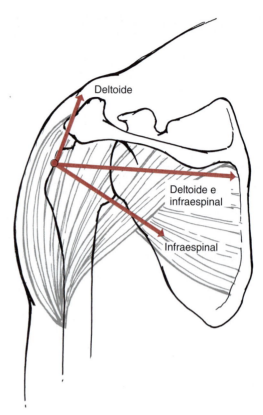

Figura 10.2 O efeito da cocontração na força de reação da articulação. O vetor resultante das forças dos músculos deltoide e infraespinal aumenta a sobrecarga na articulação.

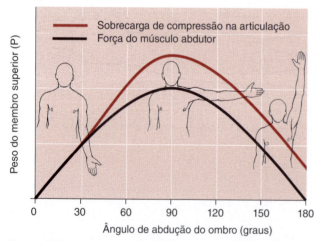

Figura 10.1 Forças de reação do músculo e articulação durante a abdução do ombro. Essas forças são maiores quando o ombro é abduzido a 90°.

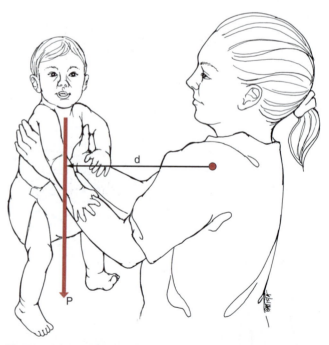

Figura 10.3 Análise de atividade. Ao segurar um bebê com os braços estendidos, são produzidas grandes sobrecargas nos ombros, uma vez que o peso (P) do bebê atua em uma grande distância (d) a partir da articulação do ombro, necessitando de grandes forças musculares para o equilíbrio.

peso dos membros superiores está no seu máximo (Fig. 10.4). Portanto, a força do músculo abdutor precisa ser maior para reverter o momento adução criado pelo peso dos membros superiores. Essa grande força muscular de abdução, estimada em aproximadamente oito vezes o peso do membro superior, é o principal fator a influenciar a força de reação da articulação. Forças máximas de cisalhamento ligeiramente menores que 50% do peso corpóreo também são relatadas, mas ocorrem no início na ADM, em aproximadamente 60% da abdução.[7]

O Quadro 10.2 apresenta o efeito da flexão do cotovelo a 90°, encurtando o braço de momento do peso dos membros superiores. De maneira semelhante, segurar uma criança com os cotovelos flexionados diminui o braço de momento do peso da criança (Fig. 10.5). Os resultados dessa análise, baseada em uma supersimplificação significativa de uma realidade mecânica manifestada pelo complexo do ombro, continuam desafiando a tradicional visão de que o ombro não suporta o peso corporal. Embora em circunstâncias normais os seres humanos não caminhem com as suas mãos, esses dados claramente sugerem que o complexo do ombro precisa suportar grandes e repetidas forças durante as atividades diárias.

Análises mecânicas recentes têm sido utilizadas para melhorar as análises clássicas de Inman et al. Esses resultados sugerem que o ombro é submetido regularmente a forças ainda maiores que o sugerido por Inman et al.[17] Essas estimativas aumentadas indicam uma grande sofisticação do processo de modelagem. Um modelo com uma representação mais precisa do músculo do manguito rotador sugere que a sobrecarga de compressão máxima na cabeça do úmero durante abdução do ombro no plano da escápula é de aproximadamente 90% do peso corpóreo total, quase o dobro do estimado pelo estudo anterior, e o cisalhamento máximo é quase 50% do peso corpóreo! A adição de apenas 1 Kg de sobrecarga na mão resulta em um aumento de 60% nas forças de reação da articulação. Não é de se surpreender que atividades que utilizam os membros superiores possam resultar em grandes forças articulares e dores em indivíduos com artrite. Muitas atividades da vida diária (AVDs) necessitam de considerável movimentação do ombro. Muitas dessas atividades ocorrem com flexão simultânea do cotovelo, diminuindo efetivamente o momento externo do ombro.[12] Consequentemente, as forças relatadas sobre o ombro durante atividades como beber de uma caneca ou levantar um bloco leve na altura do ombro representam apenas de 8–50 newtons (aproximadamente de 0,90–5 Kg) na direção superior. Ensinar ao paciente maneiras de reduzir a sobrecarga no ombro durante atividades diárias é uma parte importante de um tratamento efetivo.[3]

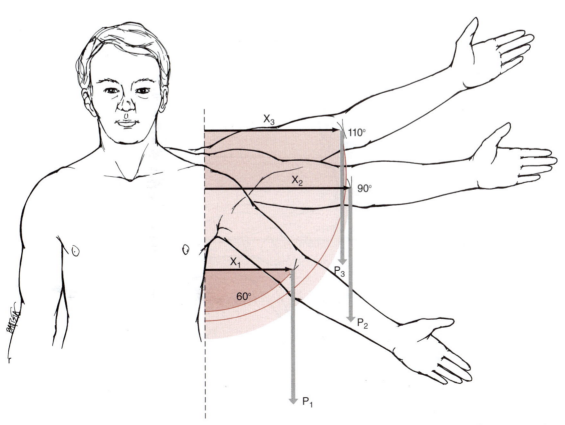

Figura 10.4 O braço de momento do peso do membro superior. Comparando essas três posições, o braço de momento do peso do membro superior (P) é menor quando o ombro está abduzido em 60° e maior quando em 90°.

QUADRO 10.2 Examinando as forças

Análise bidimensional das forças incidentes sobre a cabeça do úmero com o ombro abduzido a 90° e o cotovelo flexionado a 90°

O diagrama livre do corpo apresenta o ombro abduzido a 90° e o cotovelo flexionado a 90°, demonstrando que o braço de momento, em decorrência do peso do membro superior, é mais curto com o cotovelo flexionado. Consequentemente, menos força muscular é necessária para suportar o braço, e uma menor força de reação é produzida.

Comprimento do braço (do ombro até o cotovelo): 0,4 m

Centro da gravidade do braço é 44% do comprimento do braço a partir da extremidade proximal: 0,18 m

Peso do braço: 0,028 peso corpóreo (PC)

Peso do antebraço e mão 0,022 peso corpóreo (PC)

Braço de momento do deltoide: 0,05 m

Ângulo de aplicação do músculo deltoide: 30°

Solução para a força de abdução (F):

$\Sigma M = 0$

$(F \times 0,05m) - (0,028 \, PC \times 0,18m)$
$\quad - (0,022 \, PC \times 0,4 \, m) = 0$

$(F \times 0,05m) = (0,028 \, PC \times 0,18m)$
$\quad + (0,022 \, PC \times 0,4 \, m)$

$F = 0,28 \, PC$

Cálculo das forças na cabeça do úmero

$\Sigma F_x: F_x + FRA_x = 0$

$\quad FRA_x = -F_x \qquad$ Em que: $F_x = -F(\cos 30°)$

$\quad FRA_x = F(\cos 30°)$

$\quad FRA_x = 0,24 \, PC$

$\Sigma F_y: F_y - P_A - P_F + FRA_y = 0$

$\quad FRA_y = P_A + P_F - F_y \qquad$ Em que: $F_y = F(\mathrm{sen}\, 30°)$

$\quad FRA_y = -0,09 \, PC$

Utilizando o teorema de Pitágoras:

$FRA^2 = FRA_x^2 + FRA_y^2$

FRA ≈ 0,26 PC

Utilizando trigonometria, a direção de FRA pode ser determinada:

$$\cos \alpha = FRA_x/FRA$$

$$\alpha \approx 23° \text{ a partir da horizontal}$$

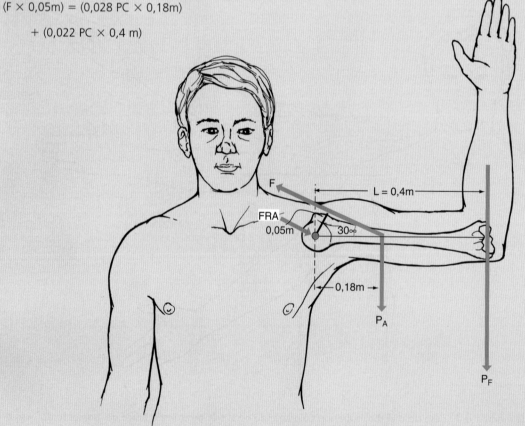

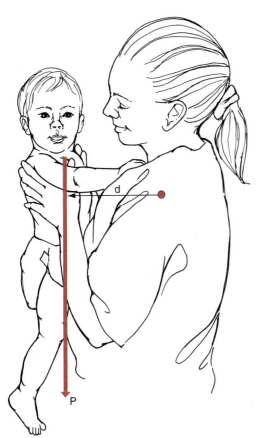

Figura 10.5 Aplicação dos princípios em um paciente com problemas. Um indivíduo com dor no ombro precisa ser instruído a evitar segurar um bebê com os braços estendidos (d). Segurar uma criança com os ombros menos flexionados e os cotovelos mais flexionados reduz a sobrecarga sobre o ombro por meio da redução do momento criado pelo peso (P) da criança.

Necessidades mecânicas impostas às estruturas de todo o complexo do ombro

Pesquisadores têm investigado a fundo modelos que retratem fielmente a morfologia e o comportamento de todo o complexo do ombro.[1,5,9,13,14,21] Como apresentado anteriormente, a aproximação clássica da análise das forças na articulação têm sido utilizada na forma simplificada que reduz o número de incógnitas para um número igual ao de equações viáveis para descrever o fenômeno. Entretanto, a realidade é que qualquer articulação no corpo humano possui muito mais incógnitas que equações viáveis. Isso é chamado **redundância** e o sistema com essas incógnitas é conhecido como **indeterminado**, possuindo um número infinito de soluções para as equações. Entretanto, algoritmos matemáticos sofisticados estão disponíveis e permitem que os investigadores determinem a "melhor" solução, ou a ideal, com base em alguns critérios ideais predeterminados. Utilizando essa abordagem, modelos numéricos estão sendo desenvolvidos para calcular as forças nos músculos e ligamentos da articulação glenoumeral assim como em outras articulações do complexo do ombro. A seguir são brevemente apresentados dados a partir desses modelos. Esses resultados são apenas aproximações de sobrecargas reais sustentadas pelas estruturas do ombro. Todavia, eles podem fornecer ao clínico ao menos uma perspectiva das necessidades e consequências da atividade e do exercício em estruturas específicas do complexo do ombro.

Em um modelo bem mais complexo do ombro, van der Helm[20] relatou que o pico das forças articulares medial-lateral da articulação glenoumeral é de aproximadamente 300 N (30,39 Kg) e 100 N (10,21 Kg) para abdução e flexão, respectivamente. (Um quilograma equivale a 9,81 newtons (N), ou 0,45 Kg equivale a 4,45 N.) As forças de reação da articulação anteroposterior e longitudinal são um pouco menores. Diferente das forças de reação articular estimadas por estudos anteriores, esse estudo apresenta componentes tridimensionais mais separados do que a força total de reação. Assim, as magnitudes não podem ser comparadas diretamente. Todavia, como em estudos anteriores, o pico aparece em aproximadamente 90°, quando o momento devido ao peso do membro superior é maior. Nesse mesmo estudo, é relatado que as forças de reação articular no pico nas articulações esternoclavicular e acromioclavicular são aproximadamente 50 e 120 N (4,9 e 12,25 Kg), respectivamente, e estão na direção medial-lateral. Esse estudo fornece evidências analíticas para o papel integral da articulação escapulotorácica na mobilidade e estabilidade de todo o complexo do ombro. Esse também é um dos poucos estudos que fornece alguma estimativa da sobrecarga sustentada por outras articulações do ombro. Um modelo similar, porém menos detalhado, prevê sobrecargas musculares até 150 N (15,42 Kg) no músculo deltoide e superiores a 100 N (10,21 Kg) no supraespinal durante a abdução com o peso de 1 Kg na mão[9]. Esse estudo também relata o pico de força de reação na articulação de aproximadamente 80% do peso do corpo no meio da ADM.

Relevância clínica

Mudanças artríticas na articulação glenoumeral: Artrite reumatoide frequentemente afeta a articulação glenoumeral, resultando em incapacidade e dor significativas.[10] A grande sobrecarga suportada pelas articulações da cabeça do úmero durante uma simples ADM ativa fornece uma boa justificativa para a reclamação de dor por parte dos pacientes. Os benefícios do exercício para manter a mobilidade e aumentar a força devem ser avaliados considerando os riscos de aumento de sobrecarga e dor nas articulações, bem como o aceleramento da destruição das articulações. O clínico deve investigar o posicionamento da articulação e formas de exercício que minimizem os riscos na articulação enquanto maximiza os benefícios fisiológicos. Por exemplo, atividades de AM ativa realizadas em posição supina ou na água reduzem o momento gerado pelo peso dos membros superiores. Portanto, uma menor força muscular é necessária para mover o ombro. Consequentemente, a força da reação articular é menor. A diminuição da força da reação articular é uma razão para os pacientes com artrite tolerarem mais facilmente esse tipo de exercício.

Os estudos descritos até o momento utilizam análise matemática com padrão mecânico newtoniano para estimar a sobrecarga na articulação e tecidos moles do complexo do ombro. Outra abordagem utiliza modelos baseados na anatomia que mimetizam o comportamento dos músculos. A partir da criação de modelos físicos realistas dos músculos do ombro ou da investigação da atividade relativa dos músculos do ombro, esses estudos auxiliam na compreensão sobre a dificuldade comparativa das atividades, bem como contribuições individuais dos músculos para certas atividades. Um desses estudos relata que o pico médio de força do músculo deltoide necessário para abdução do ombro no plano da escápula é aproximadamente 250 N (±34,5), cerca de 25,4 Kg.[25] Os efeitos da ausência do supraespinal, do manguito rotador e do músculo deltoide também são apontados. A ativação total de elevação do ombro diminui em 6, 16 e 25%, respectivamente, com a retirada seletiva do supraespinal, dos outros músculos do manguito rotador ou do deltoide. Um modelo semelhante que utiliza um modelo físico dos músculos do ombro informa que a força necessária para o deltoide elevar o membro superior na ausência dos músculos do manguito rotador aumenta em 17%.[16] Outro estudo utiliza a eletromiografia (EMG) e a pressão intramuscular para examinar a atividade relativa do supraespinal e verificar o que é relatado na análise matemática, isto é, o aumento da atividade do músculo supraespinal quando o ombro é abduzido de 0 a 90°.[8] Esses estudos auxiliam na identificação de contribuições relativas e da importância das estruturas para o funcionamento global do ombro. Eles mostram consistentemente que a perda da função de um músculo resulta tanto no prejuízo do movimento quanto no aumento da sobrecarga dos músculos remanescentes. Esses resultados fornecem uma base teórica para explicar tais observações clínicas assim como as queixas dos pacientes acerca de debilidade muscular e fadiga no ombro na presença de rompimento do manguito rotador.

Dois trabalhos adicionais servem como exemplo de como os estudos que investigam sobrecargas nos músculos podem ampliar o conhecimento do clínico, auxiliando-o a compreender as bases mecânicas para a queixa dos pacientes. O primeiro estudo utiliza um modelo matemático do ombro e registros da EMG dos músculos do ombro para determinar a fadiga de alguns desses músculos.[14] Esses autores sugerem que o músculo deltoide, o infraespinal e o supraespinal são os primeiros a demonstrar sinais de fadiga durante contração isométrica prolongada do ombro na flexão de 90° contra 4 Kg de peso. O trapézio parece mais resistente à fadiga nesse estudo. O segundo estudo investiga o nível de atividade da EMG nos músculos do ombro em diferentes posições do ombro e cotovelo com ou sem a realização de tarefa manual de baixa resistência.[19] A presença de uma tarefa manual resulta no aumento da atividade EMG na maioria das posições e músculos. Embora nenhum desses estudos forneça uma medida direta das forças geradas nos músculos do ombro, juntos eles sugerem que mesmo pequenos aumentos de sobrecarga realizados pelos membros superiores podem aumentar significativamente as sobrecargas suportadas pelos músculos.

Relevância clínica

Relato de caso: Uma mulher com cerca de 30 anos chega à fisioterapia queixando-se de dor crescente no ombro. Ela é uma artista plástica cuja principal forma de arte é pintura a óleo. Ela estava trabalhando em um novo projeto que utiliza uma tela muito grande e necessita de elevações prolongadas do seu braço acima do nível da cabeça. A paciente começou a sentir dor quando estava trabalhando. Ela relata que a dor começou na primeira semana do novo projeto e normalmente aparecia após algumas horas de trabalho. Contudo, a dor estava ficando mais intensa e duradoura após cada sessão de pintura.

A avaliação inicial da paciente ocorreu na segunda-feira pela manhã. Ela não pintava há três dias. Ela negou dor no momento da avaliação, e nenhum teste desencadeou dor. Ela foi instruída a retornar à fisioterapia após ter pintado por alguns dias. Ela também foi instruída a agendar uma visita após um dia inteiro de pintura. No momento de sua segunda visita, ela apresentava dor leve durante a palpação no aspecto superior do tubérculo maior. A AM foi completa e livre de dor, e as contrações isométricas do ombro na posição de repouso foram fortes, mas levemente doloridas. A resistência do ombro na abdução foi moderadamente dolorida, em particular na metade da amplitude. A dor aumentou com as repetições.

Esses achados são coerentes com o impacto moderado ou com irritação no tendão supraespinal. A hipótese do terapeuta é de que o trabalho de pintar em uma tela tão grande provocou a fadiga dos músculos do manguito rotador, o que gradualmente fez com que perdesse a habilidade de estabilizar a articulação glenoumeral. Com a estabilidade diminuída, o deslizamento superior da articulação glenoumeral aumentou e gradualmente permitiu o impacto no tendão. Essa hipótese é compatível com os dados relatados na literatura. A história da paciente revela que seu trabalho necessita de períodos prolongados de elevação cada vez maior do ombro, o que é novo para ela, assim os músculos não estão preparados para essa nova atividade extenuante. (A paciente não havia percebido isso como uma atividade nova ou extenuante.) Ela foi tratada com exercícios de força e resistência para os músculos do manguito rotador e foi instruída a fazer pausas prolongadas enquanto pintava, para evitar a fadiga excessiva. A paciente relatou redução da dor em 1 semana e negou qualquer tipo de dor enquanto pintava após 4 semanas.

Forças no complexo do ombro quando os membros superiores são utilizados para propulsão

No Capítulo 9 foi discutido o papel dos músculos que deprimem o ombro. Esses músculos são particularmente importantes nas atividades em que os membros superiores carregam peso, como empurrar uma cadeira de rodas ou andar de muletas. Os membros superiores são muito importantes como estruturas de sustentação de peso quando a função dos membros inferiores está comprometida. É razoável pensar que a tarefa de utilizar muletas ou impulsionar uma cadeira de rodas submete os músculos, ligamentos e superfícies articulares dos ombros a forças consideravelmente maiores do que as atividades em que os membros superiores permaneçam flexionados. Contudo, apenas poucos trabalhos apresentam análises das sobrecargas mantidas durante essas atividades. Vários trabalhos apresentam análises das sobrecargas durante as atividades com cadeira de rodas. Investigadores relatam que o pico médio de força de contato na articulação glenoumeral varia aproximadamente de 110 a 200N (11,34 a 20,41 Kg) durante a propulsão da cadeira de rodas de indivíduos com lesões na medula espinal.[11,22] Momentos de pico médios de 20 a 35 Nm também são relatados durante a propulsão.[11,18]

Os usuários utilizam como manobra para aliviar o peso da cadeira de rodas o levantamento das nádegas do assento da cadeira de rodas para evitar feridas por causa da pressão no sacro que gera sobrecarga no ombro de aproximadamente 1.000 a 1.500 N (102,06 a 152,86 Kg).[22,23] Esses dados demonstram o fardo que os ombros sustentam normalmente nos usuários de cadeira de rodas e explica porque as queixas de dor no ombro são comuns nesses indivíduos. Uma análise cuidadosa das tarefas e da própria cadeira de rodas auxiliará os pesquisadores, clínicos e usuários de cadeira de rodas a desenvolver estratégias e equipamentos para proteger os ombros dos cadeirantes.

Em um estudo com usuários de muleta que utiliza uma marcha na forma de balanço, os momentos flexores de pico no ombro normalizados pelo peso do corpo foram relatados com uma média de 0,4 N-m/Kg em cinco indivíduos paraplégicos, comparados a uma média de momentos levemente maiores do que 0,2 N-m/Kg em oito indivíduos não paraplégicos.[15] Os momentos relatados durante essas atividades são de aproximadamente três vezes o momento relatado durante a abdução isométrica de 90° do ombro com o cotovelo estendido.[6] Nenhum desses estudos relata cálculos reais das forças de reação das articulações, mas é provável que os momentos durante a sustentação do peso corpóreo, três vezes maiores que os momentos gerados durante posturas estáticas sem resistência, resultem em grandes aumentos semelhantes nas forças de reação da articulação. Apesar das aparentes grandes sobrecargas sustentadas durante o uso de muletas, um estudo com 10 indivíduos com uma média de duração de uso de muletas de 8,7 anos revelam ausência de degeneração bilateral no ombro.[24] Esses dados enfatizam a considerável resiliência do complexo do ombro.

Conexões entre análise das articulações e forças musculares e prática clínica

Este capítulo apresenta os resultados de vários estudos que investigam as forças sustentadas pelas articulações e músculos do complexo do ombro. Essas análises utilizam hipóteses simplificadas ou representações físicas descomplicadas das estruturas anatômicas do complexo. Consequentemente, esses resultados são os melhores na estimativa das sobrecargas reais às quais o ombro é submetido. A comparação dos valores absolutos das forças relatadas por esses estudos com a sobrecarga máxima para cartilagens, ossos e músculos pode auxiliar o clínico na avaliação dos efeitos potencialmente prejudiciais de uma atividade física. Similarmente, tal conhecimento é essencial para o desenho de dispositivos adequados de substituição da articulação. De qualquer forma, no sentido amplo, esses estudos oferecem ao clínico um quadro teórico a partir do qual poderá analisar qualquer queixa do paciente. Mesmo um modelo simplificado que representa as forças envolvidas em uma atividade permite ao clínico questionar: Quanta força muscular é necessária para erguer esse bebê de 9 kg? E ainda mais importante: existe outra forma de erguer esse bebê que utilize menos força muscular? Da mesma forma, o clínico pode perguntar: Qual é a sobrecarga nesta articulação inflamada durante este exercício de fortalecimento? O exercício pode ser realizado de forma diferente para reduzir a força na articulação? Apesar de poucos clínicos terem a oportunidade de responder quantitativamente a essas questões, a compreensão da abordagem básica da análise permite que o clínico gere hipóteses para respondê-las. A observação clínica pode então apoiar ou descartar essas estimativas.

Resumo

Neste capítulo é apresentada a abordagem básica bidimensional para calcular a força muscular e as forças de reação das articulações. Um modelo simplificado demonstra que o ombro suporta sobrecargas de aproximadamente 50% do peso corpóreo durante a abdução ativa sem resistência. Resultados de análises mais sofisticadas indicam sobrecargas ainda maiores, e pode-se esperar que as atividades que suportam o peso corpóreo gerem sobrecargas ainda maiores no ombro. Deficiências no complexo do ombro provavelmente também alteram a direção e magnitude das sobrecargas nos ombros. Embora os dados publicados ofereçam apenas uma estimativa das forças no ombro, o uso clínico do quadro teórico para análise é discutido, e o exemplo de um paciente demonstra a relevância clínica de alguns dos dados apresentados.

Os dois capítulos anteriores apresentaram a estrutura e o funcionamento dos ossos, articulações e músculos do complexo do ombro. Os efeitos das deficiências também são discutidos. O presente capítulo mostra um esquema para conceitualizar o ombro como um sistema mecânico que sustenta sobrecargas diversas dependentes da natureza da atividade. Tal quadro oferece ao clínico um método para identificar os mecanismos básicos responsáveis pelo desempenho anormal de ossos, articulações e músculos do ombro e a base teórica para prescrever regimes de tratamento para melhorar ou recuperar a função normal. Esse mesmo quadro de análise mecânica é repetido no resto das regiões anatômicas apresentadas neste livro.

Referências bibliográficas

1. Bassett RW, Browne AO, Morrey BF, An KN: Glenohumeral muscle force and moment mechanics in a position of shoulder instability. J Biomech 1990; 23: 405–415.

2. Braune W, Fischer O: Center of gravity of the human body. In: Human Mechanics; Four Monographs Abridged AMRL-TDR-63-123. Krogman WM, Johnston FE, eds. Wright-Patterson Air Force Base, Ohio: Behavioral Sciences Laboratory, 6570th Aerospace Medical Research Laboratories, Aerospace Medical Division, Air Force Systems Command, 1963; 1–57.
3. Cordery J, Rocchi M: Joint protection and fatigue management. In: Rheumatologic Rehabilitation Series. Melvin M, Jensen GM, eds. Bethesda: American Occupational Therapy Association, 1998; 279–322.
4. Dempster WT: Space requirements of the seated operator. In: Human Mechanics; Four Monographs Abridged AMRL-TDR-63-123. Krogman WM, Fischer O, eds. Wright-Patterson Air Force Base, Ohio: Behavioral Sciences Laboratory, 6570th Aerospace Medical Research Laboratories, Aerospace Medical Division, Air Force Systems Command, 1963; 215–340.
5. Hogfers C, Karlsson D, Peterson B: Structure and internal consistency of a shoulder model. J Biomech 1995; 28: 767–777.
6. Hughes RE, An K: Force analysis of rotator cuff muscles. Clin Orthop 1996; 330: 75–83.
7. Inman VT, Saunders JB, Abbott LC: Observations of the function of the shoulder joint. J Bone Joint Surg 1944; 42: 1–30.
8. Jarvholm U, Palmerud G, Herberts P, et al.: Intramuscular pressure and electromyography in the supraspinatus muscle at shoulder abduction. Clin Orthop 1989; 245:102–109.
9. Karlsson D, Peterson B: Towards a model for force predictions in the human shoulder. J Biomech 1992; 25: 189–199.
10. Klippel JH: Primer on the Rheumatic Diseases. Atlanta: Arthritis Foundation, 2001.
11. Koontz AM, Cooper RA, Boninger ML, et al.: Shoulder kinematics and kinetics during two speeds of wheelchair propulsion. J Rehab Res Dev 2002; 39: 635–650.
12. Murray IA, Johnson GR: A study of the external forces and moments at the shoulder and elbow while performing every day tasks. Clin Biomech 2004; 19: 586–594.
13. Niemi J, Nieminen H, Takala EP, Viikari-Juntura E: A static shoulder model based on a time-dependent criterion for load sharing between synergistic muscles. J Biomech 1996; 29: 451–460.
14. Nieminen H, Takala EP, Viikari-Juntura E: Load-sharing patterns in the shoulder during isometric flexion tasks. J Biomech 1995; 28: 555–566.
15. Noreau L, Comeau F, Tardif D, Richards CL: Biomechanical analysis of swing-through gait in paraplegic and non-disabled individuals. J Biomech 1995; 28: 689–700.
16. Payne LZ, Deng XH, Craig EV, et al.: The combined dynamic and static contributions to subacromial impingement. Am J Sports Med 1997; 25: 801–808.
17. Poppen N, Walker PS: Forces at the glenohumeral joint in abduction. Clin Orthop 1978; 135: 165–170.
18. Robertson RN, Boninger ML, Cooper RA, Shimada SD: Pushrim forces and joint kinetics during wheelchair propulsion. Arch Phys Med Rehabil 1996; 77: 856–864.
19. Sporrong H, Palmerud G, Kadefors R, Herberts P: The effect of light manual precision work on shoulder muscles—an EMG analysis. J Electromyogr Kinesiol 1998; 8: 177–184.
20. van der Helm FCT: A finite element musculoskeletal model of the shoulder mechanism. J Biomech 1994; 27: 551–569.
21. van der Helm FCT: Analysis of the kinematic and dynamic behavior of the shoulder mechanism. J Biomech 1994; 27: 5: 527–569.
22. van Drongelen S, van der Woude LH, Janssen TW, et al.: Glenohumeral contact forces and muscle forces evaluated in wheelchair-related activities of daily living in able-bodied subjects versus subjects with paraplegia and tetraplegia. Arch Phys Med Rehabil 2005; 86: 1434–1440.
23. van Drongelen S, van der Woude LHV, Janssen TWJ, et al.: Glenohumeral joint loading in tetraplegia during weight relief lifting: a simulation study. Clin Biomech 2006; 21: 128–137.
24. Wing PC, Tredwell SJ: The weightbearing shoulder. Paraplegia 1983; 21: 107–113.
25. Wuelker N, Wirth CJ, Plitz W, Roetman B: A dynamic shoulder model: reliability testing and muscle force study. J Biomech 1995; 28: 489–499.

Unidade 2   Cotovelo

Na unidade anterior, foram apresentadas a estrutura e a função do ombro. Foi demonstrado que a função do ombro, posicionar os membros superiores no espaço, requer que o complexo do ombro possua extraordinária flexibilidade. Tal flexibilidade é provida pela coordenação única de quatro articulações separadas, assim como pela flexibilidade extrema disponível na própria articulação glenoumeral. Contudo, tal mobilidade possui um custo para a estabilidade. A articulação glenoumeral possui várias características anatômicas exclusivas para aumentar a estabilidade, particularmente os músculos do manguito rotador.

Em contraste, a função do cotovelo é mais simples. O papel do cotovelo é principalmente encurtar ou alongar os membros superiores, permitindo que a mão se afaste do corpo durante tais atividades, como abrir um refrigerador ou levar um alimento à boca. Além disso, o cotovelo auxilia o movimento da mão para perto ou longe do corpo. Essas demandas funcionais simplificadas se identificam pela diminuição da complexidade estrutural. Uma redução no movimento disponível é acompanhada por um aumento significativo na estabilidade inerente. Os próximos três capítulos revisam a estrutura e o funcionamento necessários para a articulação do cotovelo e demonstram como as questões de mobilidade e estabilidade do cotovelo diferem das encontradas no ombro.

Os objetivos desta unidade, com três capítulos sobre o cotovelo, são:

- apresentar a estrutura da articulação do cotovelo e discutir seus efeitos na mobilidade e estabilidade da articulação;
- discutir o papel dos músculos na mecânica e patomecânica da articulação do cotovelo;
- analisar as forças às quais o cotovelo é submetido e os fatores que influenciam tais forças.

CAPÍTULO

11

Estrutura e função dos ossos e dos elementos não contráteis do cotovelo

SUMÁRIO

Estrutura dos ossos do cotovelo 200
    Úmero distal 200
    Ulna proximal 203
    Rádio proximal 204
Articulação e estruturas de suporte do cotovelo 206
    Articulações umeroulnar e umerorradial 206
    Articulação radiulnar superior 212
    Movimento da articulação do cotovelo 214
    Comparações entre ombro e cotovelo 218
Resumo 218

foco deste capítulo é a arquitetura óssea, as estruturas de suporte da articulação do cotovelo e suas contribuições para a função. Especificamente, os objetivos do capítulo são:

- discutir a estrutura dos ossos que constituem o cotovelo e seus efeitos na mobilidade e estabilidade da articulação;
- apresentar as unidades funcionais do cotovelo e as estruturas não contráteis que dão suporte a ele;
- examinar o movimento normal da articulação do cotovelo;
- comparar as estruturas e funções do cotovelo com as do ombro.

Estrutura dos ossos do cotovelo

A articulação do cotovelo consiste de articulações ao longo do úmero distal, da ulna proximal e do rádio proximal (Fig. 11.1). Os detalhes relevantes de cada osso serão apresentados a seguir. Como na unidade anterior do complexo do ombro, apenas os detalhes de cada osso relacionado com o cotovelo serão abordados. Assim, este capítulo promove uma discussão sobre o úmero distal e a ulna e o rádio proximais. O Capítulo 8 apresenta uma descrição detalhada da estrutura do úmero proximal por causa de sua associação direta com o ombro. Da mesma forma, o rádio e a ulna distal serão discutidos no Capítulo 14, o qual apresenta os ossos e articulações do punho e da mão.

Úmero distal

O Capítulo 8 descreve o úmero no nível da tuberosidade do deltoide e da fossa radial, que está localizado na parte média da diáfise do úmero. A forma do úmero é aproximadamente arredondada na secção transversa, mas fica gradualmente plana anterior e posteriormente e se alarga medial e lateralmente à medida que se aproxima da região distal (Fig 11.2). A forma distal também se curva ligeiramente para a região anterior, direcionando suas superfícies articulares mais anteriormente, posicionando assim a superfície da articulação de uma maneira que favorece a mobilidade de flexão (Fig 11.3). O achatamento do eixo distal do úmero dá origem às cristas supracondilares medial e lateral.

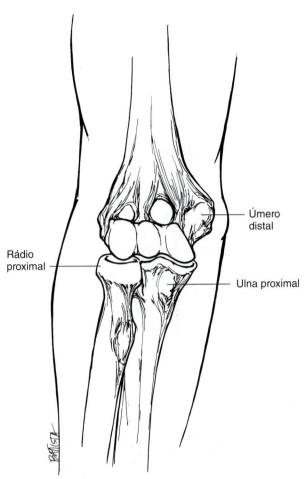

Figura 11.1 A articulação do complexo do cotovelo é composta por úmero distal, ulna proximal e rádio proximal.

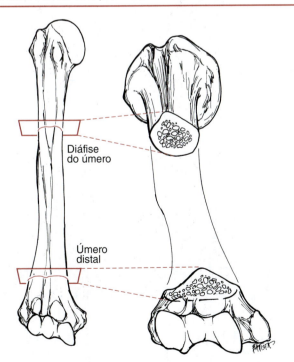

Figura 11.2 Uma visão transversal da forma da diáfise do úmero e do úmero distal demonstra como o úmero distal se achata anterior e posteriormente.

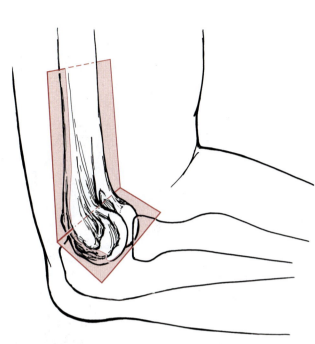

Figura 11.3 Uma visão sagital do úmero demonstra a curvatura anterior da extremidade distal.

A extremidade distal do úmero consiste em uma superfície articular, incluindo a tróclea e o capítulo, e a superfície não articulada, o epicôndilo medial e lateral, assim como a fossa do olécrano, a coronoide e a fossa radial (Fig. 11.4). Os epicôndilos medial e lateral são projeções proeminentes, terminações distais das cristas supracondilares medial e lateral. Embora ambos os epicôndilos sejam palpáveis, o epicôndilo medial é mais proeminente do que o lateral. Engloba aproximadamente um terço do úmero distal. Possui um sulco superficial na região posterior para o nervo ulnar. À medida que o nervo ulnar se direciona nesse sulco, este repousa diretamente contra o osso e é suscetível à compressão contra o úmero pelo golpe do cotovelo médio. O sulco é envolvido por uma cobertura fascial que vai do epicôndilo medial até a extremidade proximal do olécrano da ulna. Essa cobertura forma o túnel ulnar para o nervo ulnar.[53]

O epicôndilo medial fornece importantes inserções para a cápsula articular e o ligamento colateral (ulnar) do cotovelo, assim como para o músculo flexor superficial do antebraço. O epicôndilo lateral é proeminente posteriormente, em particular na flexão do cotovelo. Dá origem ao ligamento colateral lateral e ao músculo extensor superficial do antebraço.

As fossas radial e coronoide do úmero são depressões rasas na superfície anterior do úmero distal próxima às superfícies articulares do capítulo e da tróclea, respectivamente. Essas depressões permitem uma aproximação entre

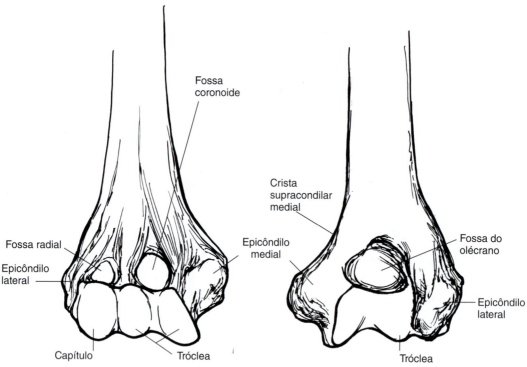

Figura 11.4 Úmero distal. **A.** Vista anterior. **B.** Vista posterior.

Relevância clínica

A extremidade do olécrano: Os nervos são mais suscetíveis a danos em locais onde se posicionam contra estruturas ou espaços rígidos. O nervo radial é particularmente vulnerável enquanto transcorre ao longo do úmero na fossa radial (espiral). Da mesma forma, o nervo ulnar está em risco, uma vez que envolve o epicôndilo medial do cotovelo. Poucos indivíduos escapam da dor e formigamento característicos que irradiam distalmente pelo aspecto medial do antebraço e mão, quando o aspecto medial do cotovelo (a extremidade do olécrano) atinge uma porta ou uma saliência da mobília (Fig. 11.5). Lesões mais graves e duradouras no nervo ulnar também podem ocorrer, pois o nervo transcorre ao longo do espaço restrito do túnel ulnar. Estudos preliminares sugerem que o túnel ulnar se estreita durante a flexão do cotovelo, como resultado de um estiramento da cobertura fascial. Esse estreitamento é aparentemente acompanhado pelo estiramento do próprio nervo. A combinação do estreitamento do túnel e estiramento do nervo pode contribuir para algumas neuropatias do nervo ulnar no cotovelo.

superfície posterior (Fig. 11.4). A tróclea é uma superfície em forma de roldana que se estende sobre os aspectos anterior, distal e posterior do úmero, quase formando um círculo de 330°.[59,60] A porção medial da tróclea expande-se mais distalmente do que lateralmente, o que ajuda a explicar a

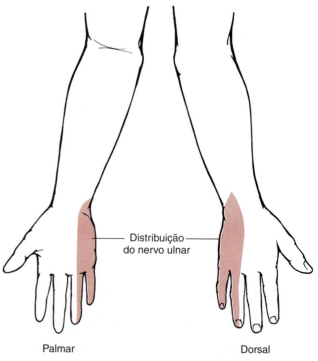

Figura 11.5 Distribuição sensorial do nervo ulnar. **A.** Vista palmar. **B.** Vista dorsal.

o úmero, o rádio e a ulna durante a flexão máxima do cotovelo (Fig. 11.6). A fossa do olécrano é uma depressão profunda da superfície posterior do úmero distal, próxima à tróclea. O aspecto proximal do olécrano da ulna se encaixa nessa fenda quando o cotovelo é estendido.

A superfície articular do úmero distal forma os dois terços laterais do seu aspecto distal. A tróclea encontra-se no terço médio, e o capítulo no terço lateral. O capítulo forma aproximadamente um hemisfério e está situado nos aspectos anterior e distal do úmero, mas não se estende para a

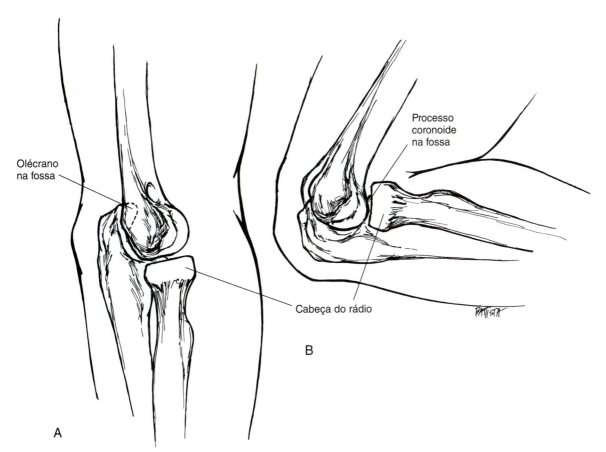

Figura 11.6 O papel das fossas do olécrano, radial e coronoide no úmero. **A.** A articulação do cotovelo revela o olécrano na fossa do olécrano na extensão. **B.** A cabeça do rádio e o processo coronoide na fossa radial e coronoide, respectivamente, na flexão.

orientação lateral da ulna com relação ao úmero. Essa orientação é descrita como **ângulo de transporte** e será discutida com mais detalhes no final deste capítulo.

As superfícies articulares, tanto da tróclea quanto do capítulo, são revestidas por cartilagem hialina. A espessura média da cartilagem do capítulo de 12 amostras de cadáver variou entre 1,06 e 1,42 mm (± 0,24 a 0,30 mm).[51] A mineralização e a densidade do osso subcondral parece ser maior anteriormente sobre o capítulo e distal e anteriormente sobre a tróclea (Fig 11.7).[16,18,19] De acordo com a lei de Wolff, a mineralização e a densidade do úmero distal sugerem que o úmero distal sustenta grandes sobrecargas anterior e distalmente (ver Cap. 3 para mais detalhes sobre a lei de Wolff.).

Ulna proximal

A extremidade proximal da ulna é consideravelmente mais larga que a distal. Assim como a extremidade distal do úmero, a ulna proximal é curvada anteriormente. Ela é constituída principalmente pelos processos do olécrano e coronoide e pela incisura troclear que eles formam (Fig. 11.8). A incisura se articula com a tróclea do úmero. O olécrano é uma projeção do tipo gancho que se estende para a região proximal e então para a anterior. Ele é liso e facilmente palpável na região posterior quando o cotovelo está estendido, posicionado entre os dois epicôndilos umerais. Quando o cotovelo está flexionado, o ponto de junção entre a superfície posterior e a superior do olécrano é

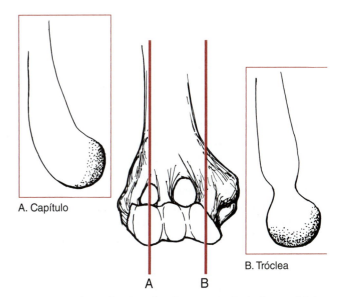

Figura 11.7 Áreas de mineralização aumentada do úmero distal. As áreas com grande mineralização óssea no úmero distal são **(A)** anteriores no capítulo e **(B)** anteriores e distais na tróclea.

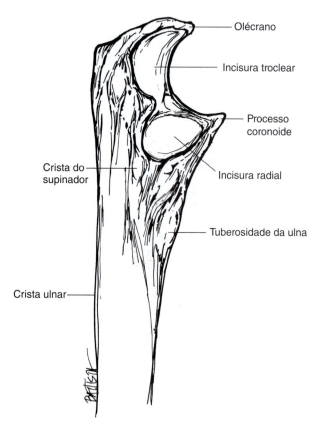

Figura 11.8 Visão anterolateral da ulna proximal revela aspectos e superfícies importantes da ulna proximal.

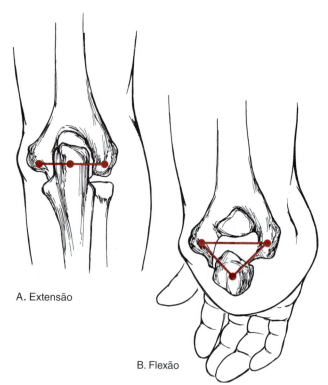

Figura 11.9 Relação do olécrano com o epicôndilo umeral. Uma visão posterior da articulação do cotovelo revela a relação entre o olécrano e os côndilos medial e lateral na (**A**) extensão do cotovelo e (**B**) flexão do cotovelo.

encontrado na região distal dos dois epicôndilos, formando um triângulo com esses dois aspectos ósseos (Fig. 11.9). O olécrano é continuamente distal com a borda posterior da ulna, também conhecida como crista ulnar, a qual é palpável na extensão da ulna.

O processo coronoide encontra-se no aspecto anterior da ulna proximal, e sua superfície superior forma a base da incisura troclear. O aspecto distal da superfície anterior do processo é conhecido como tuberosidade da ulna. No aspecto lateral do processo coronoide existe a faceta oval lisa. Essa faceta, a incisura radial, é o local para a articulação com a cabeça do rádio. Exatamente na região distal dessa faceta está a fossa que provê a ligação para o músculo supinador. Essa fossa é limitada posteriormente pela crista do supinador.

A incisura troclear é formada pela superfície anterior do olécrano e pela superfície superior do processo coronoide. A incisura troclear é recoberta com cartilagem articular e possui um cume central que se estende proximal e distalmente pela extensão da incisura. Ele se encaixa na parte mais profunda da tróclea no úmero. A junção dos processos do olécrano e coronoide na incisura troclear é um pouco reduzida medial e lateralmente. A superfície articular da incisura troclear é frequentemente separada em duas superfícies articulares proximal e distal distintas, divididas por uma área não articular áspera (Fig. 11.10).[19,62,69] A cartilagem hialina que cobre a incisura troclear é mais fina medial e lateralmente, aumentando sua espessura em direção à linha mediana da superfície, com uma espessura máxima de aproximadamente 2 mm, em média, observada em 14 cadáveres.[38] Entretanto, o padrão de espessura de cartilagem parece variar proximal e distalmente ao longo da superfície e parece depender do fato de a superfície articular da incisura troclear ser contínua ou separada em superfícies articulares individuais. Assim como no úmero, o grau de mineralização do osso subcondral também varia através da incisura troclear, maior nas regiões distal e proximal do que na região central, novamente sugerindo que a arquitetura óssea depende das sobrecargas suportadas.[38]

Rádio proximal

O rádio proximal inclui cabeça do rádio, pescoço e tuberosidade (Fig. 11.11). A cabeça do rádio é uma expansão em forma de disco da extremidade proximal do rádio. A superfície proximal da cabeça é côncava e conhecida como a fóvea do rádio, a qual se articula com o capítulo.[61] A superfície periférica, ou arco, da cabeça é também articulada, fazendo rotação na fossa radial da ulna. Na visão transversal, o arco da cabeça do rádio pode ser tanto circular quanto elíptico.[9,65] A forma exata do arco dita o caminho do rádio distal durante a pronação e a supinação. O arco é maior medialmente e menos profundo lateralmente.[1,69] O arco da cabeça do rádio é palpável no aspecto lateral do cotovelo, exatamente distal ao epicôndilo lateral do úmero.

Assim como o úmero e a ulna, a superfície articular do rádio proximal, incluindo a cabeça e o arco, é coberta por cartilagem hialina, com uma espessura que varia entre 0,9 a 1,10 mm, observada na fóvea de cadáveres.[38] A mineralização do osso subcondral relatada é mais espessa na parte central da fóvea.[19]

Distal da cabeça do rádio, o diâmetro do rádio diminui, formando o pescoço do rádio. Em adultos, a cabeça do rádio é expandida além da circunferência do pescoço, criando uma constrição do pescoço na qual o ligamento anular se fixa. A tuberosidade radial é distal ao colo do rádio, no aspecto medial do rádio. O eixo do rádio é ligeiramente inclinado, com a curvatura máxima encontrada aproximadamente na parte média da diáfise onde o pronador redondo se fixa (Fig. 11.12). O rádio pode, então, funcionar como uma manivela para alterar o braço do momento do pronador redondo (Cap. 12).[6]

Os ossos do cotovelo possuem vários pontos de referência que são identificados por palpação. A identificação segura dessas estruturas é um ingrediente essencial para um exame físico válido. As seguintes estruturas ósseas são identificáveis por meio da palpação:

- epicôndilo medial do úmero;
- epicôndilo lateral do úmero;

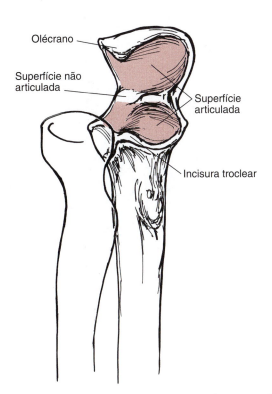

Figura 11.10 Superfície articular na incisura troclear. Uma visão anterior da incisura troclear demonstra dois locais de contato, sem contato na parte mais profunda da incisura, um padrão comum de contato com a tróclea.

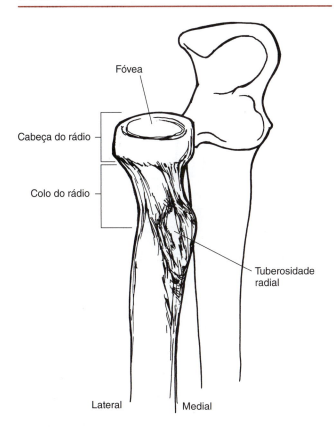

Figura 11.11 Uma visão anterior do rádio proximal revela a superfície articular e importantes pontos de referência do rádio proximal.

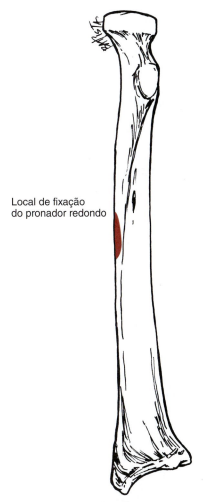

Figura 11.12 Forma curva do rádio. A curvatura do rádio aumenta efetivamente no braço de momento do pronador redondo que se insere no pico da curvatura.

- crista supracondilar medial do úmero;
- crista supracondilar lateral do úmero;
- olécrano;
- fossa do olécrano do úmero;
- crista da ulna;
- cabeça do rádio.

Articulação e estruturas de suporte do cotovelo

Embora o cotovelo seja fechado por uma única cápsula articular, existem três articulações distintas dentro dessa cápsula: articulação **umeroulnar**, **umerorradial** e **radiulnar superior**. O termo *cotovelo* refere-se às articulações umeroulnar e umerorradial. Entretanto, uma vez que a articulação radiulnar superior está intimamente ligada às outras articulações, o termo algumas vezes é utilizado para incluir a articulação radiulnar superior. Sendo assim, o clínico deve ter cuidado para esclarecer se o cotovelo também se refere à articulação radiulnar superior. A discussão seguinte separa a apresentação das articulações que envolvem o úmero daquela entre apenas o rádio e a ulna. Essa separação resulta de distinções funcionais entre esses dois sistemas. A articulação umeral com a ulna e o rádio é a base para a flexão e a extensão. A articulação radiulnar superior permite a pronação e a supinação.

Articulações umeroulnar e umerorradial

As articulações umeroulnar e umerorradial são distintas uma da outra. Entretanto, juntas elas formam a articulação do cotovelo, descrita como uma articulação de dobradiça, promovendo o movimento de flexão e extensão. Elas também compartilham algumas estruturas de suporte. Portanto, as superfícies articulares de cada unidade são descritas separadamente, mas as estruturas de suporte para ambas articulações são apresentadas juntas. Os movimentos permitidos pelas articulações são descritos juntos logo após a descrição das articulações e estruturas de suporte.

Articulação umeroulnar

A articulação umeroulnar consiste da incisura troclear da ulna que envolve a tróclea do úmero. As superfícies articulares recíprocas são geralmente congruentes, com a crista da dobradiça da incisura troclear da ulna se ajustando adequadamente na fenda da tróclea (Fig. 11.13). Entretanto, um exame mais minucioso revela que o ajuste não é perfeito. A avaliação de 15 cadáveres sustenta uma sobrecarga de 10 N (cerca de 1 kg), sugerindo que o espaço articular varia entre 0,5 a 1,0 mm em profundidade da incisura troclear e pode alcançar 3,0 mm medial e lateralmente.[17] Nessa mesma análise, espaços articulares muito menores são reportados anterior e posteriormente (Fig. 11.14). A congruência articular aumenta com a elevação da sobrecarga, enquanto a cartilagem se deforma.

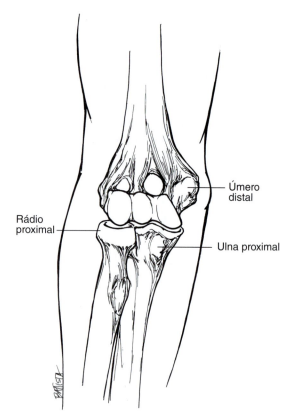

Figura 11.13 Congruência da superfície articular do cotovelo. A visão anterior do complexo do cotovelo revela que as superfícies articulares do úmero, do rádio e da ulna se encaixam muito bem uma na outra.

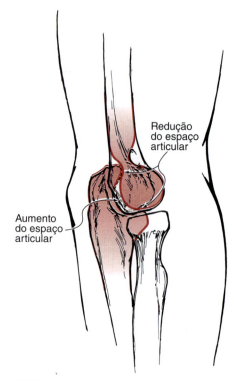

Figura 11.14 Superfícies articulares umeroulnares. A visão sagital da articulação umeroulnar demonstra um espaço articular assimétrico, profundo no meio e raso nos limites superior e inferior da articulação.

A curva anterior do úmero distal e a dobra semelhante na ulna proximal auxiliam na definição das quantidades relativas dos movimentos de flexão e extensão na articulação umeroulnar. A inclinação anterior de ambos os ossos posiciona as superfícies articulares para favorecer a excursão de flexão sobre a excursão de extensão (Fig. 11.15). Uma orientação mais superior dessas superfícies permite uma gama maior de amplitude de movimento (ADM) por meio do aumento da distância que a ulna poderia percorrer antes que o olécrano entrasse na fossa do olécrano. Entretanto, a flexão seria limitada mais cedo pelo processo coronoide, entrando na fossa coronoide.

Relevância clínica

Mudanças no alinhamento ósseo após uma fratura: Fraturas no úmero distal ou na ulna proximal podem alterar a orientação normal das superfícies da articulação umeroulnar. Mudanças no alinhamento relativo dessas superfícies podem ter uma influência na AM disponível do cotovelo após a fratura. É claro que exercícios de alongamento não podem amenizar as restrições de movimento devidas ao mau alinhamento ósseo. Entretanto, o clínico deve diferenciar entre restrição secundária às limitações nos tecidos moles e aquelas causadas por blocos ósseos.

O alinhamento da ulna e do úmero no plano frontal também está relacionado à forma de sua articulação. O alargamento medial da tróclea estende-se mais distalmente do que o alargamento lateral. Essas expansões também colocam o aspecto medial da incisura troclear da ulna ainda mais distante distalmente, resultando em um desvio lateral da ulna em relação ao úmero (Fig. 11.16). Embora essa orientação seja tipicamente descrita como o ângulo de transporte, um termo mais genérico para o alinhamento é **valgo**. O valgo é definido como um desvio lateral do segmento distal com relação ao segmento proximal a ele. **Varo** é o oposto, isto é, um desvio medial do segmento do membro com relação ao segmento proximal. A posição neutra entre varo e valgo é alcançada quando o ângulo entre o segmento distal e o proximal é de 180° (usualmente descrito como 0°) (Fig. 11.17). O alinhamento valgo, ou ângulo de transporte do cotovelo, tem sido foco de estudos consideráveis. A média do ângulo de transporte relatada é de 10° a 15°.[27,60] Apesar de os textos frequentemente relatarem que o ângulo de transporte é maior em mulheres do que em homens,[49,59] medidas cautelosas sugerem que não existe diferença significativa no ângulo de transporte entre os sexos.[27,68]

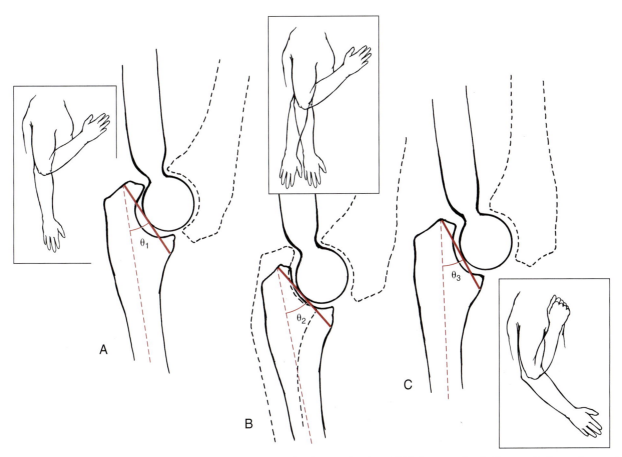

Figura 11.15 Efeito das curvas tanto do úmero distal quanto da ulna proximal na ADM do cotovelo. **A.** Curva anterior recíproca do úmero distal e da ulna proximal permite a ADM na flexão, mas limita a extensão da ADM. **B.** Um aumento hipotético na orientação superior da incisura troclear aumenta a extensão da ADM e reduz sua flexão. **C.** Um aumento teórico na orientação anterior da ulna diminui a extensão da ADM e aumenta a flexão da ADM.

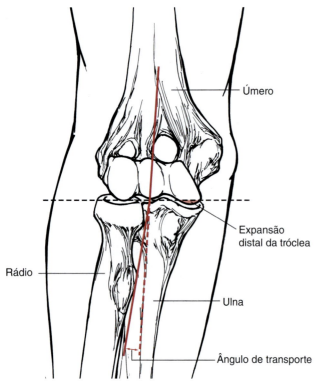

Figura 11.16 Ângulo de transporte do cotovelo. A expansão distal da tróclea umeral contribui para o desvio lateral da ulna definido como ângulo de transporte normal.

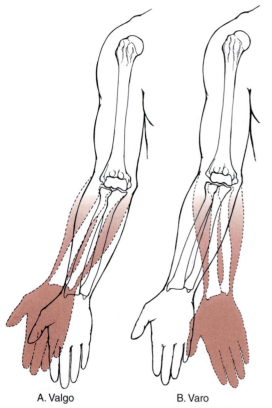

Figura 11.17 Alinhamento do cotovelo no plano frontal. **A.** Valgo. **B.** Varo.

Articulação umerorradial

A articulação umerorradial consiste na cabeça do rádio que se apoia no capítulo do úmero. Como o capítulo encontra-se na superfície anterior do úmero distal, a cabeça do rádio articula-se apenas com uma porção do capítulo quando o cotovelo é estendido (Fig. 11.18). O contato ente o úmero e o rádio aumenta a flexão do cotovelo.[68] O Capítulo 2 define *estresse* como força/área. Assim, para uma dada sobrecarga na articulação umerorradial, o estresse na articulação é menor quando o cotovelo é flexionado do que quando está em extensão máxima porque o contato entre os ossos é maior na flexão.

Estruturas estabilizadoras das articulações umeroulnar e umerorradial

A primeira fonte de apoio das articulações umeroulnar e umerorradial consiste nas próprias superfícies ósseas. Embora, como mencionado anteriormente, não haja uma congruência perfeita entre úmero, ulna e rádio, uma visão frontal dos três ossos revela quase um encaixe macho-e--fêmea entre eles (Fig. 11.13). Esse encaixe torna o deslizamento medial e lateral entre as superfícies proximal e distal praticamente impossível. Contrariamente, as superfícies côncava-convexa recíprocas servem como guia para a flexão e a extensão, de modo semelhante aos trilhos de um trem, nos quais o descarrilamento ocorre pela inclinação do trem para um lado ou para o outro.

> **Relevância clínica**
>
> **Deslocamentos umeroulnares:** Os deslocamentos da articulação umeroulnar podem ocorrer posteriormente onde existe uma pequena limitação óssea na incisura troclear que é empurrada para fora da tróclea. Mais frequentemente, deslocamentos ocorrem em uma combinação do movimento lateral e posterior do antebraço resultando de uma força diretamente lateral do antebraço distal (Fig. 11.19).[27] Tais deslocamentos são usualmente acompanhados por rompimentos dos ligamentos de suporte, descritos a seguir.

Os principais suportes para a articulação do cotovelo são a cápsula, o ligamento colateral medial (LCM) ou ulnar, e o ligamento colateral lateral (LCL). O ligamento anular suporta a articulação radiulnar superior e é descrita com ela. A cápsula da articulação do cotovelo envolve todas as três articulações: a umeroulnar, a umerorradial e a articulação radiulnar superior (Fig. 11.20). A cápsula é anexada proximalmente ao úmero nas margens da fossa do olécrano, do coronoide e radial, assim como nas superfícies anterior e posterior do epicôndilo medial. Ele também fixa a superfície posterior do capítulo. Distalmente, a cápsula se fixa na borda dos processos do olécrano e coronoide e ao ligamento anular.

A cápsula é, por necessidade, um tanto frouxa na região anterior e, em especial, na posterior. Assim como a cápsula da

Capítulo 11   Estrutura e função dos ossos e dos elementos não contráteis do cotovelo   209

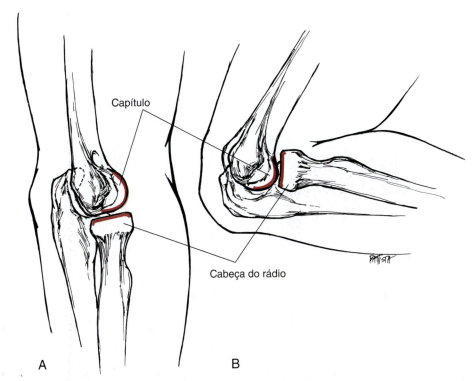

Figura 11.18 Vista sagital do cotovelo. **A.** Estendido, o capítulo se articula apenas com a metade anterior da cabeça do rádio. **B.** Flexionado, o capítulo se articula com toda a cabeça do rádio.

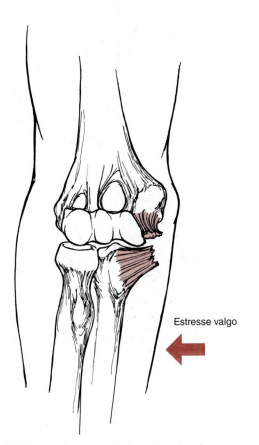

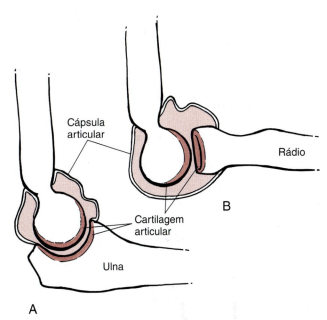

Figura 11.20 Cápsula articular do cotovelo. **A.** Vista medial. **B.** Vista lateral.

articulação glenoumeral, a cápsula de articulação do cotovelo possui dobras que se desdobram e dobram durante a flexão e extensão, permitindo a plena ADM. Na flexão, a cápsula posterior se desdobra para possibilitar a excursão total; na extensão, a cápsula anterior se desdobra enquanto a cápsula superior se dobra. Essas dobras permitem maiores excursões de

Figura 11.19 O deslocamento lateral do cotovelo ocorre quando a ulna gira lateralmente, porque a translação lateral é prevenida pelas superfícies congruentes do úmero, da ulna e do rádio.

flexão e extensão, mas fornecem pouca estabilidade articular. A dissecação de cadáveres revela um aumento na frouxidão da articulação com transecção isolada da cápsula articular do cotovelo.[43] Dados coletados de 13 cadáveres sugerem que toda a cápsula articular do cotovelo é mais frouxa em 80° de flexão do cotovelo.[44] A tensão na cápsula articular na presença de efusão articular parece ser minimizada nessa posição.

> ### Relevância clínica
>
> **Inchaço nas articulações e contraturas na flexão dos cotovelos:** Pacientes com inflamação na articulação do cotovelo com frequência sentem que a posição de conforto é com o cotovelo significativamente flexionado. Esse achado clínico é consistente com a evidência que sugere que a tensão na cápsula articular é minimizada com o cotovelo flexionado a 80°.[44] É provável que os pacientes procurem uma posição para minimizar a tensão na cápsula articular, aliviando assim a dor associada com um estiramento do ligamento capsular. Entretanto, o posicionamento prolongado na flexão na presença de inflamação pode resultar em mudanças adaptativas na musculatura ao redor, assim como em mudanças estruturais na própria cápsula, causando uma contratura de flexão. O tratamento para reduzir a inflamação é crítico para manter a função da articulação.

O LCM e LCL fortalecem a cápsula medial e lateralmente, respectivamente. O LCM é o maior dos dois ligamentos colaterais. É constituído de partes anterior e posterior distintas a uma porção transversa menor (Fig. 11.21). O LCM é ligado proximalmente à superfície distal do epicôndilo medial. A porção anterior do LCM se liga distalmente ao processo coronoide, e a posterior, ao processo do olécrano. A porção transversa na verdade abrange o aspecto medial da incisura troclear, sem inserção no úmero. O LCM como um todo resiste às forças em valgo que tendem a se desviar do antebraço lateralmente.

O alinhamento valgo normal do cotovelo o predispõe ao estresse valgo. Atividades sobre a cabeça e de lançamento aumentam ainda mais o estresse valgo (Fig. 11.22). Sendo assim, não surpreende que o LCM seja um ligamento mais extenso e complexo do que o LCL. A organização do LCM fornece proteção contra valgo excessivo em toda a amplitude de flexão e extensão.

Estudos demonstram repetidamente que a porção posterior do LCM (LCMP) é tensionada quando o cotovelo é flexionado.[8,24,48] Similarmente, a porção anterior do LCM (LCMA) é tensionada na extensão.[8,24,40,48,55] Uma inspeção mais rigorosa do LCMA sugere que existam três porções isoladas, as quais fornecem suporte através de regiões distintas da excursão articular.[24,48] O segmento mais anterior do LCMA é apertado em extensão, a porção do meio é tensionada na amplitude média da flexão, e a

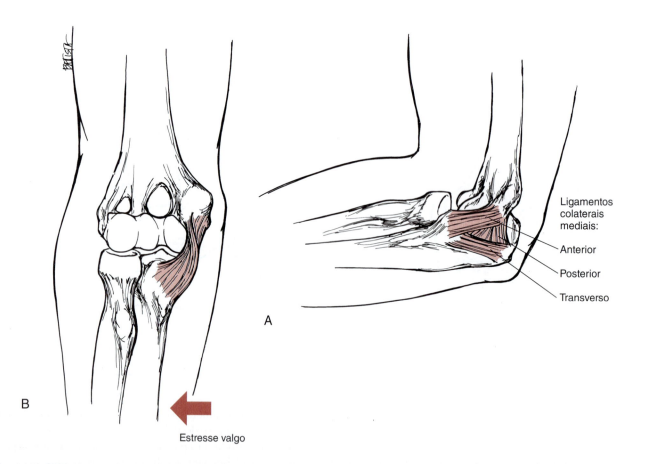

Figura 11.21 Ligamento colateral medial. **A.** O ligamento colateral medial consiste em uma seção anterior, posterior e transversa. **B.** O ligamento colateral medial resiste ao estresse valgo.

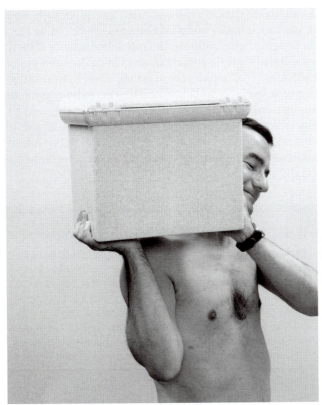

Figura 11.22 Estresse valgo no cotovelo. Muitas atividades diárias produzem grandes sobrecargas que tendem a empurrar o cotovelo em valgo.

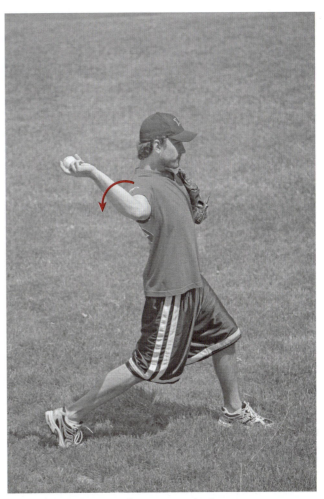

Figura 11.23 Estresse valgo no cotovelo durante o arremesso. A ampla rotação lateral do ombro usada pela maioria dos arremessadores de beisebol produz grandes estresses em valgo.

porção mais posterior do LCMA, nos estágios finais da flexão. Estudos indicam que o LCMA é a principal proteção contra valgo excessivo através da extensão e flexão moderada de ADM.[8,21,47] Essa organização complexa de LCM assegura que o cotovelo está protegido do deslocamento valgo ao longo de sua ADM inteira.

Relevância clínica

Cotovelo do arremessador: O movimento de arremesso provoca um estresse valgo significante no cotovelo e, consequentemente, no ligamento colateral medial (LCM) (Fig. 11.23). O estresse repetitivo sustentado pelos arremessadores de beisebol desde os jogadores da liga mirim até jogadores da liga sênior pode e frequentemente leva a lesões no LCM. Quando o dano inclui rompimento do LCM, a reparação cirúrgica pode ser indicada. A mais comum, conhecida como cirurgia Tommy John, nome do principal arremessador da liga sênior cuja carreira foi salva pela cirurgia, reconstrói o LCM rompido com um tendão, normalmente do músculo palmar longo ou do músculo plantar, pequenos músculos do antebraço ou perna, respectivamente. A melhor maneira de prevenir tais danos em crianças é limitar o número de arremessos que a criança lança.

O LCL se insere no epicôndilo lateral do úmero e pode ser dividido em três feixes discretos (Fig. 11.24). Uma porção, conhecida como ligamento colateral ulnar lateral (LCUL), insere-se na porção proximal da crista do supinador da ulna. A porção radial do LCL é conhecida como ligamento colateral radial (LCR) e se estende a partir do epicôndilo lateral ao ligamento anular em um arranjo na forma de leque com segmentos anterior, médio e posterior.[48] O terceiro componente do LCL, conhecido como LCL acessório (LCLA), estende-se desde o ligamento anular até a crista do supinador.[60] Essas três porções do LCL fornecem estabilidade contra desvio vago excessivo. Assim como no LCM, os segmentos distintos parecem possuir papéis individuais na promoção da estabilidade. Especificamente, a porção média do LCR é tensionada em todo o seu comprimento em flexão e extensão, enquanto os segmentos anterior e posterior são tensionados em extensão e flexão, respectivamente. O LCUL é tensionado nas extremidades da flexão do cotovelo, mas é bem apertado com um estresse varo adicional em qualquer momento na amplitude de flexão ou extensão. Um estudo com 30 cadáveres sugere que o LCR fornece o suporte primário ao aspecto lateral do cotovelo.[45] Entretanto, em um estudo apenas com quatro cadáveres, Morrey e An sugerem

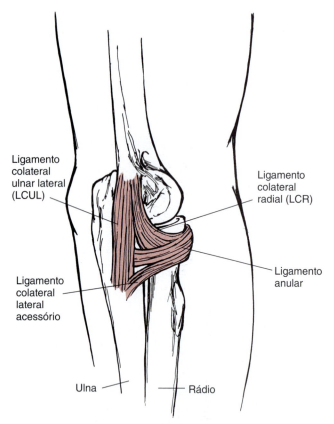

Figura 11.24 O ligamento colateral lateral consiste em colateral radial, colateral ulnar lateral e ligamento colateral lateral acessório.

que a contribuição do LCL para a estabilidade do cotovelo seja menor do que a fornecida pelas próprias articulações ósseas.[40] Contudo, esses autores testaram nos cotovelos dos cadáveres apenas em 0° e 90° de flexão. Mais estudos são necessários para esclarecer a significância funcional de cada elemento do ligamento para a estabilidade total da articulação do cotovelo. Independentemente dos resultados dos futuros estudos nessa área, o cotovelo parece ser protegido de excursões varo e valgo excessivas pelos suportes ligamentares e ósseos em toda a ADM.

Os ligamentos colaterais também parecem limitar a rotação medial e lateral da ulna no úmero. Em um estudo com 10 cotovelos de 5 cadáveres, a média de rotação lateral máxima na articulação umeroulnar foi de quase 10°, e o pico médio de rotação medial foi menor que 5°.[63] Esse mesmo estudo demonstrou que sobrecargas repentinas em alta velocidade no cotovelo em hiperextensão e supinação levam ao rompimento da cápsula anterior e de ambos os ligamentos colaterais. Essas lesões resultam em um aumento na hiperextensão e relaxamento valgo e rotacional. O relaxamento rotacional é mais aparente do que o relaxamento valgo, e, consequentemente, o relaxamento rotacional do cotovelo pode ser um importante sinal de danos no ligamento.

Os ossos do cotovelo contribuem claramente para a estabilidade medial e lateral da articulação do cotovelo.

A cabeça do rádio é relatada como um importante limite para a excursão valgo no cotovelo.[30,40,51] Um estudo reportou uma redução de aproximadamente 30% na estabilidade após a ressecção da cabeça do rádio em 30 cadáveres.[30] Contudo, outro estudo com cadáveres sugere que a ausência isolada da cabeça do rádio resulta em aumento não significante no movimento do cotovelo.[42] Em contraste, o cadáver exibiu um aumento de 6° a 8° na excursão valgo com uma lesão no ligamento LCM. A lesão tanto no LCM quanto na cabeça do rádio parece resultar em instabilidade valgo total.

Relevância clínica

Excisão da cabeça do rádio: A remoção da cabeça do rádio, ou excisão da cabeça do rádio, é um procedimento cirúrgico considerado na presença de fratura na cabeça do rádio ou mudanças artríticas severas.[23] Alguns estudos sugerem que talvez exista um pequeno aumento no relaxamento da articulação como resultado, enquanto outros reportam maior significância na instabilidade. Parece haver poucas deficiências funcionais como resultado. A instabilidade do cotovelo após a ressecção da cabeça do rádio talvez indique um dano tecidual mais extensivo no tecido mole.[28] Danos que envolvem a cabeça do rádio e o ligamento LCM frequentemente necessitam de vasta intervenção cirúrgica, e as consequências funcionais são mais severas.[68]

Portanto, as articulações umeroulnar e umerorradial, as quais compõem a própria articulação do cotovelo, são suportadas pelas superfícies ósseas envolvidas e também pelas estruturas ligamentares, incluindo a cápsula e os ligamentos colaterais.

Articulação radiulnar superior

A articulação radiulnar superior é bastante distinta mecanicamente das articulações umerais, apesar de seu fechamento dentro da cápsula da articulação do cotovelo (Fig. 11.25). A articulação é descrita como um conjunto de articulações com um único eixo de movimento. Ao contrário das articulações umerais, a arquitetura óssea da articulação radiulnar superior, que inclui o arco da cabeça do rádio e a faceta radial da ulna, fornece pouca ou nenhuma sustentação para a articulação. Entretanto, a sustentação da articulação radiulnar superior vem do tecido conjuntivo circundante, incluindo a cápsula e o LCL, o ligamento anular, a membrana interóssea e a corda oblíqua. A cápsula e o LCL foram descritos e não necessitam de revisão. A seguir são apresentadas a estrutura e a função dos ligamentos restantes.

Ligamento anular

O ligamento anular é uma faixa grande e fibrosa que envolve o pescoço do rádio, ligando as margens anterior e posterior da incisura radial à ulna. Desse modo, forma-se um arco que circunda o rádio e é primeiramente ligado à ulna, embora existam algumas ligações secundárias na cápsula, assim como no aspecto posterior da tróclea e do colo do rádio. A superfície profunda do ligamento anular é recoberta por fibrocartilagem, fornecendo rigidez e resistência adicional. O aumento da rigidez mecânica é importante porque, ao contrário da maioria dos ligamentos, que se ligam diretamente aos ossos que os sustentam, o ligamento anular funciona primeiramente como um estilingue, atuando como uma barreira para o deslizamento do rádio. Existe pouco ou nenhum efeito limitador sobre o movimento normal da articulação radiulnar superior.

O ligamento anular une o rádio à ulna, servindo como um exame eficaz para a subluxação lateral. Além disso, o ligamento anular é a principal proteção contra a subluxação distal ou deslocamento da articulação radiulnar superior. Tal lesão ocorre normalmente por causa de uma força de tração que puxa o antebraço distalmente a partir do cotovelo, como a que é aplicada ao balançar uma criança pelas mãos (Fig. 11.26).

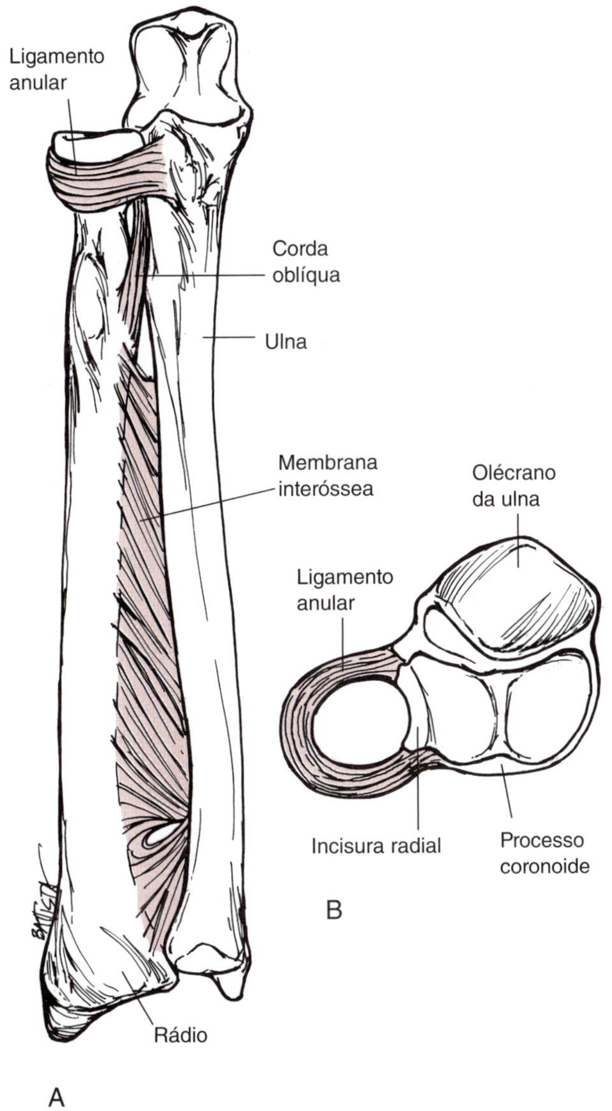

Relevância clínica

Lesões "cotovelo puxado": Os deslocamentos inferiores da articulação radiulnar superior ocorrem mais frequentemente em crianças no período da pré-escola e em geral acontecem quando a criança se pendura pelos braços brincando.[46,54,57] Consequentemente, a lesão é conhecida como "cotovelo puxado" ou "cotovelo da ama-seca". A cabeça do rádio é tracionada pelo anel do ligamento anular por meio da força tênsil aplicada no antebraço. Uma explicação comum para esse deslocamento tem sido de que, nesse estágio de desenvolvimento, a cabeça do rádio está inadequadamente formada e não é mais larga do que o pescoço do rádio; portanto, o ligamento anular não pode servir como um laço satisfatório que previna o deslizamento da cabeça do rádio. Dados mais recentes sugerem que a cabeça do rádio é mais larga do que o pescoço do rádio ao longo do desenvolvimento. Entretanto, em crianças mais novas, o ligamento anular é mais fraco e mais fácil de romper.[50] Além disso, parece que o aspecto lateral mais estreito da cabeça do rádio desliza facilmente quando o cotovelo está estendido e o antebraço pronado.[1] A lesão também pode ser mais prevalente em crianças com hipermobilidade. À medida que a criança se desenvolve, o ligamento anular se torna mais forte assim como a musculatura adjacente. A lesão raramente ocorre após a idade de seis ou sete anos. A incidência de lesão pode ser reduzida pela prevenção dos pais e outros cuidadores evitando puxar as crianças pelos braços.

Corda oblíqua e membrana interóssea

A corda oblíqua é um conjunto de fibras finas que percorre distalmente desde a tuberosidade da ulna até o rádio, apenas distal à tuberosidade (Fig. 11.25). Seu significado funcional ainda não está claro. A membrana interóssea se liga ao longo do comprimento da superfície medial do eixo do raio e passa medial e distalmente pela borda interóssea da ulna. As fibras da borda interóssea correm perpendicularmente às fibras da corda oblíqua. Uma função bem clara da membrana interóssea é a de ligar o rádio à ulna ao longo do comprimento do antebraço. Outro papel, diretamente relacionado à orientação da membrana da fibra, também já foi identificado.[4,14] No cotovelo, a ulna transmite a maior parte da sobrecarga para ou a partir do úmero. No punho, o rádio transmite a principal sobrecarga (aproximadamente dois terços) para ou a partir da mão.[56] A membrana interóssea executa um papel na distribuição das sobrecargas aplicadas no rádio distal para a ulna.[22] Tais sobrecargas são distribuídas durante a sustentação de peso sobre a mão ou durante uma queda com a mão estendida.

Figura 11.25 A articulação radiulnar superior é suportada pelo ligamento anular que circunda o pescoço do rádio, pela corda oblíqua e pela membrana interóssea. **A.** Vista anterior mostra as três estruturas de suporte. **B.** Vista superior revela como o ligamento anular circunda a cabeça do rádio.

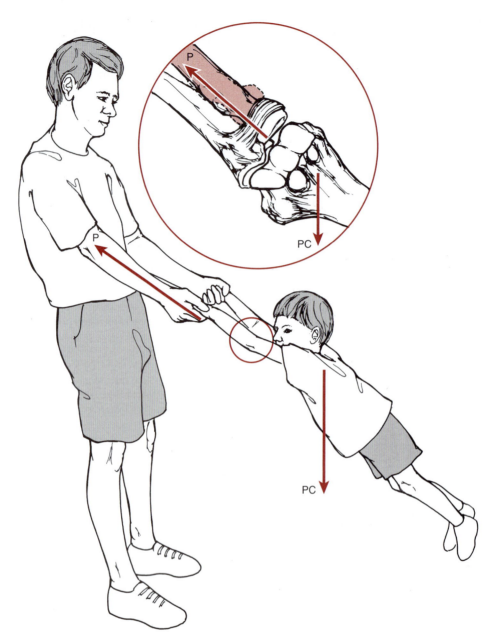

Figura 11.26 Mecanismo típico de deslocamento distal da articulação superior radiulnar. O mecanismo clássico que produz um deslocamento distal da articulação radiulnar superior é um puxão rápido e forte (P) no rádio distal, puxando a cabeça do rádio através do ligamento anular à medida que o peso do corpo (PC) puxa o úmero para longe do rádio.

Em conclusão, todas as articulações do cotovelo dependem do suporte do tecido mole não contrátil. A articulação umeral ganha suporte adicional a partir da congruência dos próprios ossos. A maneira como essas superfícies ósseas e as estruturas dos ligamentos afetam a mobilidade das articulações será apresentada na próxima seção.

Movimento da articulação do cotovelo

A articulação do complexo do cotovelo possui uma articulação gínglimo e uma pivô. Por isso, ela é descrita algumas vezes como articulação **trocogínglimo**. Todavia, os movimentos de flexão e extensão envolvem as articulações umerais, e os movimentos de pronação e supinação ocorrem na articulação radiulnar superior. Os movimentos são completamente independentes um do outro e serão discutidos separadamente a seguir.

Flexão e extensão

A flexão e a extensão ocorrem ao redor de um eixo que passa através do centro da tróclea e do capítulo.[34,39] O Capítulo 7 apresenta o conceito do **centro instante de rotação (CIR)**, um método bidimensional que descreve a quantidade de translação que ocorre na articulação durante a rotação. O CIR muda muito pouco em toda a amplitude de flexão e extensão do cotovelo, indicando que esses movimentos ocorrem em torno de um eixo quase fixo.[10,34,68]

Relevância clínica

Distribuição de sobrecarga no cotovelo: Quando um indivíduo cai com a mão estendida, o rádio sustenta grande sobrecarga axial que pode ser transmitida diretamente ao úmero distal (Fig. 11.27). Entretanto, a orientação da membrana interóssea permite que ela disperse parte da sobrecarga para a ulna, promovendo assim uma redução da sobrecarga direcionada para o capítulo.[4,14,37,68] A sobrecarga no rádio tende a empurrá-lo na região proximal na direção do úmero. Todavia, à medida que o rádio tende a se mover na região proximal, a membrana interóssea puxa a ulna na região proximal também, distribuindo assim a sobrecarga axial à ulna e, finalmente, à tróclea. Consequentemente, a sobrecarga está espalhada por uma área maior do úmero, e o estresse (força/área) é reduzido, possivelmente diminuindo o risco de fratura. Porém, o ressecamento da cabeça ulnar como resultado de artrite severa ou fratura elimina efetivamente a capacidade de dividir a sobrecarga da ulna quando a carga é aplicada através da mão.[56]

De toda forma, há estudos importantes quanto à mudança no ângulo de transporte durante a flexão e extensão. Alguns sugerem que o ângulo diminui quando o cotovelo é flexionado.[10,31,37,70] Isso tem sido atribuído à grande expansão distal do aspecto medial da tróclea, assim como à forma espiral proposital do sulco da tróclea. Entretanto, estudos cuidadosos revelam que a mudança no ângulo de transporte depende da forma como ela é medida e reconfirma a noção de um eixo de rotação relativamente fixo durante a flexão e extensão normais.[2,34]

A articulação umeral possui ligeira mobilidade medial e lateral, assim como uma mobilidade de rotação medial e lateral, totalizando cerca de 10°.[59,68] Esses movimentos são aparentes durante a flexão e extensão quando o estresse varo ou valgo é aplicado. Eles também podem ser importantes durante a pronação e a supinação.[3] O reconhecimento da existência dessa mobilidade que não se parece com um gínglimo tem sido crucial para o desenvolvimento de próteses totais viáveis do cotovelo.

Relevância clínica

Artoplastia total da articulação do cotovelo: Substituições totais precoces do cotovelo utilizavam dispositivos de articulação estritamente na forma de gínglimo. Tais dispositivos falhavam com frequência porque o dispositivo começava a afrouxar. Desenvolvimentos mais recentes incluem implantes de articulação do cotovelo desvinculados e "semifixados" que permitem uma pequena mobilidade no plano frontal e transverso da articulação durante a flexão e a extensão.[29] Esses dispositivos apresentaram alguns problemas com o afrouxamento.[53]

Pronação e supinação

A pronação e a supinação ocorrem na articulação radiulnar superior, mas também envolvem a articulação radiulnar distal. O eixo de pronação e supinação é uma linha que se

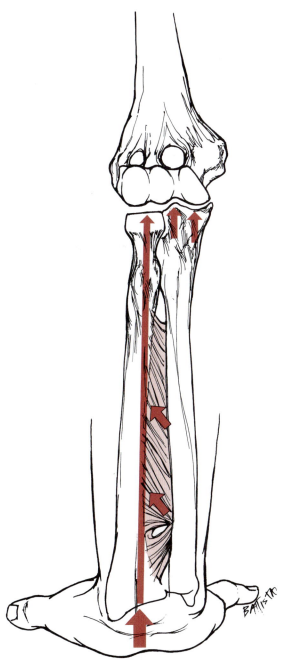

Figura 11.27 Papel da membrana interóssea na transmissão da sobrecarga do rádio para a ulna. Durante a sustentação de peso no membro superior, o rádio é sobrecarregado inicialmente, mas a orientação das fibras da membrana interóssea permite que a sobrecarga seja transmitida para a ulna.

inicia perto do centro da fóvea da cabeça do rádio e segue até a cabeça da ulna.[68,70] Assim como o eixo da flexão e extensão, o eixo da pronação e supinação aparece fixo, com o rádio distal deslizando sobre uma ulna distal relativamente imóvel. Durante a pronação e a supinação com uma ulna fixa, o eixo do movimento é localizado na cabeça da ulna.[10,70] Quando a pronação ocorre com o rádio se movendo sobre uma ulna fixa, a mão precisa se mover no espaço (Fig. 11.28). Entretanto, é possível realizar pronação da mão

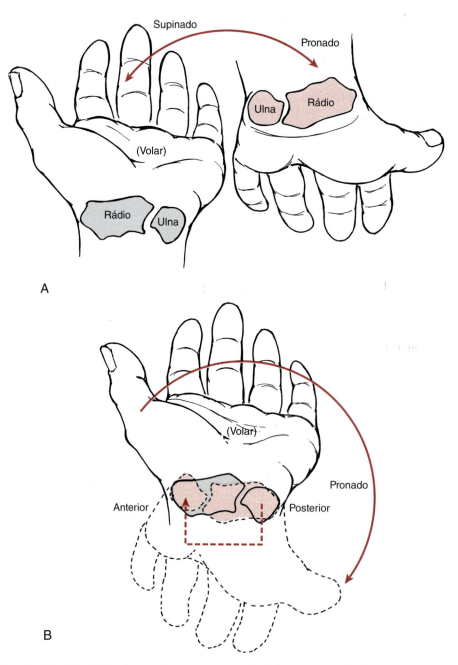

Figura 11.28 O movimento do rádio distal e da ulna durante a pronação. **A.** Pronação produzida pelo movimento do rádio sobre uma ulna fixa causa o movimento da mão no espaço. **B.** Pronação com a mão parada no espaço requer que a ulna se mova posterior, lateral e, então, anteriormente.

enquanto a mantém fixa no espaço sem compensação do ombro ou o punho. Essa capacidade sugere que a ulna se move radialmente à medida que o rádio gira em torno dela, mantendo assim a mão no mesmo lugar. Evidências para a existência de movimento causado pela ulna durante a pronação e a supinação são encontradas durante o movimento do antebraço com a mão fixa, como quando se gira uma chave de fenda. Vários estudos demonstram que a pronação e a supinação envolvem ligeiro desvio radial da ulna.[3,20,30-33,67,70] Nesse caso, o eixo do movimento fica mais lateralmente na ulna.[33] Esse movimento complexo, tanto do rádio quanto da ulna durante a pronação e a supinação, fornece evidência adicional de que a articulação do complexo do cotovelo possui um movimento mais elaborado do que geralmente se acreditava. Esse conhecimento também sustenta que é necessário mais cuidado para desenvolver dispositivos protéticos que sejam menos rígidos do que as articulações simples na forma de gínglimo.

Amplitudes de movimento do cotovelo relatadas na literatura

As amplitudes de movimento do cotovelo relatadas na literatura são apresentadas na Tabela 11.1. Assim como muitas das amplitudes articulares do movimento relatadas na literatura, valores são em geral relatados sem suporte de dados. Com frequência, os valores que são baseados em estudos de populações controladas diferem daqueles valores comumente aceitos como "normais", como é o caso do cotovelo. Embora a ADM na hiperextensão do cotovelo seja observada, estudos que a medem de fato são poucos ou não relatam a ADM na hiperextensão.[5,64,66] Também é grande a variabilidade dentre os valores reportados para a flexibilidade de pronação e supinação normais. O grande desvio padrão relatado para pronação e supinação por Schoenmarklin e Marras sugere que algumas diferenças descritas em diversas categorias de movimento podem resultar de diferenças individuais.[52]

Relevância clínica

Julgamento clínico a partir da medida da ADM: Quando é feito o julgamento clínico com relação à qualidade da AM de pacientes, o clínico precisa lembrar-se da grande variedade de diferenças encontrada entre os indivíduos. As diferenças entre os lados direito e esquerdo do indivíduo talvez sejam mais importantes do que as diferenças entre a AM individual e os valores "normais" encontrados na literatura. O clínico precisa avaliar o lado não envolvido para facilitar o estabelecimento da excursão "normal" do paciente.

As diferenças entre os estudos que relatam dados com base na descrição de medidas também podem resultar das diferenças entre as populações estudadas.[5,52,66] Boone e Azin apresentam dados apenas de homens, e a idade média dos indivíduos é consideravelmente mais baixa do que a dos indivíduos estudados por Walker et al.[5,66] Walker et al. observaram significativamente mais flexão, extensão e supinação em mulheres do que em homens. Todavia, esses autores negam qualquer efeito da idade na ADM do cotovelo nas populações analisadas; o estudo examinou apenas um pequeno espectro de indivíduos idosos. Schoenmarklin e Marras relatam pronação e supinação em homens e mulheres cuja ocupação exige atividades manuais muito repetitivas que podem influenciar na sua ADM.[52] Eles não reportam comparações baseadas no sexo ou idade. As diferenças entre os valores encontrados por Walker et al., por Boone e Azin e por Schoenmarklin e Marras talvez sejam resultado da idade, gênero e diferenças ocupacionais.

Investigações nas excursões do cotovelo que ocorrem durante atividades funcionais auxiliam a colocar esses valores de ADM em perspectiva.[7,11,41] Estudos reportam que a maioria das atividades diárias utilizam a amplitude média da excursão articular para a flexão e extensão do cotovelo em cerca de 30° a 130°.[11,36,41] Tarefas de cuidados pessoais como se alimentar e de higiene pessoal provavelmente usam mais que 150° de flexão, porém pouca extensão. Atividades como levantar de uma cadeira ou amarrar um cadarço usam menos flexão e mais extensão.

Similarmente, esses estudos sugerem que a maioria das atividades usa amplitudes médias de pronação e supinação de aproximadamente 50° de um a 50° de outro.

Relevância clínica

Compensação para ADM limitada do cotovelo: Compensações para ADM limitada do cotovelo durante atividades funcionais incluem um aumento do movimento do ombro.[12] Dor no ombro pode ser desenvolvida em pacientes com mobilidade limitada no cotovelo, como resultado de uso demasiado do ombro. Entretanto, clínicos precisam ter cuidado ao avaliar o ombro em pacientes com disfunção no cotovelo. Reciprocamente, o cotovelo precisa ser avaliado em pacientes com queixas no ombro.

TABELA 11.1 Variação normal passiva dos valores de movimento encontrada na literatura (em graus)

	Flexão	Hiperextensão	Pronação	Supinação
Steindler [59]	135-140	10-20		
Exército/Força Aérea dos EUA [15]	150	0	80	80
Boone e Azin [5]a	140,59 ± 4,9	0,3 ± 2,7	75,0 ± 5,3	88,1 ± 4,0
American Academy of Orthopaedic Surgeons[26]b	150	10		
Walker et al. [66]c	143 ± 11	-4 ± 5d	71 ± 11	74 ± 14
Youm et al. [70]e	140 ± 5		70 ± 5	85 ± 4
Schoenmarklin e Marras [52]f			80 ± 20	100 ± 19
Gerhardt e Rippstein [25]	150	0	80	90
Solveborn e Olerud [58]g	143 (141-145)	4(1-6)		

aBaseado em 56 homens com idade maior que 20 anos (x = 34,9 ± 3,4 anos).
bDados relatados por Boone e Azin.
cBaseado em 30 homens e 30 mulheres com idade entre 60 e 84 anos (x = 75,6 ± 7,4 anos).
dNúmeros negativos indicam a incapacidade de alcançar a posição de extensão.
eBaseado em oito cadáveres recém-congelados.
fBaseado em 39 trabalhadores industriais, 22 homens e 17 mulheres. A idade média foi 41,7 ± 10,5 anos.
gBaseado no cotovelo direito de 16 indivíduos, 12 homens e 4 mulheres. A idade média foi de 46 anos. Relatados como média e 95% IC.

Por fim, esses dados sugerem que a ADM do cotovelo comumente aceita necessita de análise de estudos cuidadosos. Os efeitos da idade e do gênero também devem ser considerados. Por enquanto, o clínico precisa elaborar conclusões cuidadosamente, considerando as implicações da articulação alterada na ADM do cotovelo.

Estruturas que limitam a ADM normal no cotovelo

A discussão da cápsula articular do cotovelo no início deste capítulo demonstra que a cápsula é um tanto frouxa anterior e posteriormente para permitir a ADM total na flexão e extensão. Entretanto, os ligamentos colaterais são estendidos na flexão e na extensão. Esses ligamentos colaterais possuem algum efeito na excursão normal da articulação; contudo, seu papel principal é prevenir a ADM excessiva. A flexão do cotovelo é limitada principalmente pelo contato com os tecidos moles do antebraço e músculos do braço. O cotovelo fornece uma oportunidade para aprender a reconhecer as estruturas responsáveis por interromper um movimento pela avaliação da **sensação no final** do movimento da articulação. A sensação no final do movimento é tátil e gerada no final da ADM passiva. O contato ósseo que impede um movimento produz uma sensação desagradável no final do movimento. O estiramento de um ligamento produz uma sensação forte, mas flexível. A aproximação de tecidos moles causa uma leve sensação no final do movimento.[35]

Relevância clínica

Movimento do cotovelo e sensação no final: A amplitude de flexão normal do cotovelo possui uma sensação macia característica no final do movimento resultante do contato do músculo do antebraço contra os flexores do cotovelo relaxados. A extensão do cotovelo gera uma sensação no final do movimento flexível, sugerindo limites a partir dos ligamentos e alongamento dos flexores do cotovelo. O contato ósseo é relatado algumas vezes como um fator limitante na extensão do cotovelo. Entretanto, o bloqueio de nervos dos flexores do cotovelo em indivíduos saudáveis tem resultado em aumento na ADM da extensão, sugerindo que os músculos fornecem os limites iniciais para a ADM da extensão normal do cotovelo na maioria dos indivíduos.[13] É importante relembrar que existe uma ampla gama de variabilidade dentro da população saudável, como sugerido pelos desvios padrões apresentados na Tabela 11.1. É possível que indivíduos com pouca massa muscular e hipermobilidade generalizada possuam limitações ósseas na ADM do cotovelo, particularmente na extensão. Avaliações da sensação no final do movimento podem auxiliar na determinação das estruturas responsáveis pela interrupção do movimento da articulação.

A ADM na pronação e supinação do cotovelo também é limitada principalmente pelo estiramento recíproco dos músculos antagonistas. O LCL pode contribuir para alguma limitação na ADM da pronação, e a membrana interóssea pode restringir tanto a pronação quanto a supinação. Entretanto, as excursões normais de pronação e supinação são limitadas pelo alongamento do músculo.

Comparações entre ombro e cotovelo

A ligação entre estrutura e função são particularmente aparentes quando regiões tão diferentes como o cotovelo e o ombro são comparadas. O cotovelo possui superfícies articulares que se encaixam firmemente e levam à limitação do movimento do cotovelo. O cotovelo também possui ligamentos colaterais que servem como importantes estruturas estabilizadoras na direção médio-lateral e contribuem para limitar a extensão do cotovelo. Embora os músculos do cotovelo tenham algum papel na estabilização da articulação, sua principal responsabilidade é a de movimentar o cotovelo. Em contraste, o ombro, a principal unidade móvel do corpo, depende fortemente dos músculos para sua estabilidade. De fato, o formato do osso da articulação glenoumeral fornece considerável mobilidade, mas auxilia pouco na estabilidade. Os ligamentos da articulação glenoumeral fornecem suporte, mas somente no final da amplitude do movimento. Portanto, o cotovelo e o ombro apresentam contrastes consideráveis nas necessidades funcionais e na arquitetura para cumprir as exigências.

Resumo

Este capítulo apresentou a estrutura óssea e os elementos de suporte da articulação do cotovelo e os movimentos viáveis. Os ossos oferecem superfícies articulares congruentes que fornecem uma estabilidade significativa para o complexo do cotovelo. O LCM e o LCL fornecem o principal suporte ligamentar para a articulação umeroulnar e radioumeral. O LCM e LCL resistem ao estresse valgo e varo, respectivamente, por toda a amplitude de flexão e extensão. Os ligamentos anular e interósseo sustentam a articulação radiulnar superior.

A variedade e magnitude do movimento disponível no cotovelo são muito menores que a do ombro, mostrando a diferença na estrutura do cotovelo, a qual consiste em articulações menos complexas e uma organização de ligamentos simples, contribuindo para um complexo articular que é inerentemente mais estável e menos móvel. Há considerável variabilidade na mobilidade do cotovelo reportada e isso pode indicar efeitos de gênero, idade e uso. O papel dos músculos na propulsão dessa articulação será apresentado no capítulo a seguir.

Referências bibliográficas

1. Amir D, Frankl U, Pogrund H: Pulled elbow and hypermobility of joints. Clin Orthop 1990; 257: 94–99.
2. An KN, Morrey BF, Chao EY: Carrying angle of the human elbow joint. J Orthop Res 1984; 1: 369–378.
3. Basmajian JV, DeLuca CJ: Muscles Alive. Their Function Revealed by Electromyography. Baltimore: Williams & Wilkins, 1985.
4. Birkbeck DP: The interosseous membrane affects load distribution in the forearm. J Hand Surg [Am] 1997; 22: 975–980.
5. Boone DC, Azen SP: Normal range of motion of joints in male subjects. J Bone Joint Surg 1979; 61-A: 756–759.

6. Bremer AK, Sennwald GR, Favre P, Jacob HAC: Moment arms of forearm rotators. Clin Biomech 2006; 21: 683–691.
7. Buckley MA, Yardley A, Johnson GR, Carus DA: Dynamics of the upper limb during performance of the tasks of everyday living—a review of the current knowledge base. Proc Inst Mech Eng 1996; 210: 241–247.
8. Callaway GH, Field LD, Deng XH, et al: Biomechanical evaluation of the medial collateral ligament of the elbow. J Bone Joint Surg 1997; 79-A: 1223–1231.
9. Captier G, Canovas F, Mercier N, et al.: Biometry of the radial head: biomechanical implications in pronation and supination. Surg Radiol Anat 2002; 24: 295–301.
10. Chao EY: Three-dimensional rotation of the elbow. J Biomech 1978; 11: 57–73.
11. Chao EY, An KN, Askew LJ, Morrey BF: Electrogoniometer for the measurement of human elbow joint rotation. J Biomech Eng 1980; 102: 301–310.
12. Cooper JE, Shweddyk E, Quanbury AO, et al.: Elbow joint restrictions: effect on functional upper limb motion during performance of three feeding activities. Arch Phys Med Rehabil 1993; 74: 805–808.
13. Cummings GS: Comparison of muscle to other joint soft tissue in limiting elbow extension. J Orthop Sports Phys Ther 1984; 5: 170–174.
14. Defrate LE, Li G, Zayontz SJ, Herndon JH: A minimally invasive method for the determination of force in the interosseous ligament. Clin Biomech 2001; 16: 895–900.
15. Departments of the U.S. Army and Air Force. US Army Goniometry Manual: Technical Manual no. 8-640. Air Force Pamphlet no. 160-14. 1-8-1968. Washington, DC: Departments of the Army and Air Force, 1968.
16. Eckstein F, Jacobs CR, Merz BR: Mechanobiological adaptation of subchondral bone as a function of joint incongruity and loading. Med Eng Phys 1997; 19: 720–728.
17. Eckstein F, Lohe F, Schulte E, et al.: Physiological incongruity of the humero-ulnar joint: a functional principle of optimized stress distribution acting upon articulating surfaces? Anat Embryol 1993; 188: 449–455.
18. Eckstein F, Merz B, Schon M, et al.: Tension and bending, but not compression alone determine the functional adaptation of subchondral bone in incongruous joints. Anat Embryol (Berl) 1999; 199: 85–97.
19. Eckstein F, Muller-Gerbl M, Steinlechner M, et al.: Subchondral bone density in the human elbow assessed by computed tomography osteoabsorptiometry: a reflection of the loading history of the joint surfaces. J Orthop Res 1995; 13: 268–278.
20. Ekenstam FA: Anatomy of the distal radioulnar joint. Clin Orthop 1992; 275: 14–18.
21. Eygendaal D, Olsen BS, Jensen SL, et al.: Kinematics of partial and total ruptures of the medial collateral ligament of the elbow. J Shoulder Elbow Surg 1999; 8: 612–616.
22. Fischer KJ, Bastidas JA, Pfaeffle HJ, Towers JD: A method for estimating relative bone loads from CT data with application to the radius and the ulna. CMES 2003; 4: 397–403.
23. Fuchs S, Chylarecki C: Do functional deficits result from radial head resection? J Shoulder Elbow Surg 1999; 8: 247–251.
24. Fuss FK: The ulnar collateral ligament of the human elbow joint. Anatomy, function and biomechanics. J Anat 1991; 175: 203–212.
25. Gerhardt JJ, Rippstein J: Measuring and Recording of Joint Motion Instrumentation and Techniques. Lewiston, NJ: Hogrefe & Huber, 1990.
26. Greene WB, Heckman JDE: The Clinical Measurement of Joint Motion. Rosemont, IL: American Academy of Orthopaedic Surgeons, 1994.
27. Habernek H, Ortner F: The influence of anatomic factors in elbow joint dislocation. Clin Orthop 1992; 274: 226–230.
28. Hall JA, McKee MD: Posterolateral rotatory instability of the elbow following radial head resection. J Bone Joint Surg Am 2005; 87: 1571–1579.
29. Hargreaves D, Emery R: Total elbow replacement in the treatment of rheumatoid arthritis. Clin Orthop 1999; 366: 61–71.
30. Hotchkiss RN: Valgus stability of the elbow. J Orthop Res 1987; 5: 372–377.
31. Kapandji IA: The Physiology of the Joints. Vol 1, The Upper Limb. Edinburgh: Churchill Livingstone, 1982.
32. Kasten P, Krefft M, Hesselbach J, Weinberg AM: Kinematics of the ulna during pronation and supination in a cadaver study: implications for elbow arthroplasty. Clin Biomech 2004; 19: 31–35.
33. Linscheid RL: Biomechanics of the distal radioulnar joint. Clin Orthop 1992; 275: 46–55.
34. London JT: Kinematics of the elbow. J Bone Joint Surg 1981; 63-A: 529–534.
35. Magee DA: Orthopedic Physical Assessment. Philadelphia: WB Saunders, 1998.
36. Magermans DJ, Chadwick EKJ, Veeger HEJ, van der Helm FCT: Requirements for upper extremity motions during activities of daily living. Clin Biomech 2005; 20: 591–599.
37. Markolf KL, Lamey D, Yang S, et al.: Radioulnar load-sharing in the forearm. A study in cadavera. J Bone Joint Surg [Am] 1998; 80-A: 879–888.
38. Milz S, Eckstein F, Putz R: Thickness distribution of the subchondral mineralization zone of the trochlear notch and its correlation with the cartilage thickness: an expression of functional adaptation to mechanical stress acting on the humeroulnar joint? Anat Rec 1997; 248: 189–197.
39. Morrey BF: Passive motion of the elbow joint. J Bone Joint Surg [Am] 1976; 58: 501–508.
40. Morrey BF, An KN: Articular and ligamentous contributions to the stability of the elbow joint. Am J Sports Med 1983; 11: 315–319.
41. Morrey BF, Askew LJ, An KN, Chao EY: A biomechanical study of normal functional elbow motion. J Bone Joint Surg 1981; 63-A: 872–876.
42. Morrey BF, Tanaka S, An KN: Valgus stability of the elbow: a definition of primary and secondary constraints. Clin Orthop 1991; 265: 187–195.
43. Nielsen KK, Olsen BS: No stabilizing effect of the elbow joint capsule. A kinematic study. Acta Orthop Scand 2000; 70: 6–8.
44. O'Driscoll SW, Morrey BF, An KN: Intraarticular pressure and capacity of the elbow. Arthroscopy 1990; 6: 100–103.
45. Olsen BS, Sojbjerg JO, Dalstra M, Sneppen O: Kinematics of the lateral ligamentous constraints of the elbow joint. J Shoulder Elbow Surg 1996; 5: 333–341.
46. Prendergast M: Hysteria or pulled elbow? Lancet 1994; 343: 926.
47. Pribyl CR, Hurley DK, Wascher DC, et al.: Elbow ligament strain under valgus load; a biomechanical study. Orthopedics 1999; 22: 607–612.
48. Regan WD, Korinek SL, Morrey BF, An KN: Biomechanical study of ligaments around the elbow joint. Clin Orthop 1991; 271: 170–179.
49. Romanes GJE: Cunningham's Textbook of Anatomy. Oxford: Oxford University Press, 1981.

50. Salter RB: Textbook of Disorders and Injuries of the Musculoskeletal System. 3rd ed. Baltimore: Williams & Wilkins, 1999.
51. Schenck RC Jr, Athanasiou KA, Constantinides G, Gomez E: A biomechanical analysis of articular cartilage of the human elbow and a potential relationship to osteochondritis dissecans. Clin Orthop 1994; 299: 305–312.
52. Schoenmarklin RW, Marras WS: Dynamic capabilities of the wrist joint in industrial workers. Int J Ind Ergonom 1993; 11: 207–224.
53. Schuind FA, Goldschmidt D, Bastin C, Burny F: A biomechanical study of the ulnar nerve at the elbow. J Hand Surg 1995; 20B: 623–627.
54. Schunk JE: Radial head subluxation: epidemiology and treatment of 87 episodes. Ann Emerg Med 1990; 19: 1019–1023.
55. Schwab GH: Biomechanics of elbow instability: the role of the medial collateral ligament. Clin Orthop 1980; 146: 42–52.
56. Shaaban H, Giakas G, Bolton M, et al.: The load-bearing characteristics of the forearm: pattern of axial and bending force transmitted through ulna and radius. J Hand Surg [Br] 2006; 31B: 274–279.
57. Snyder HS: Radiographic changes with radial head subluxation in children. J Emerg Med 1990; 8: 265–269.
58. Solveborn SA, Olerud C: Radial epicondylalgia (tennis elbow): measurement of range of motion of the wrist and the elbow. J Orthop Sports Phys Ther 1996; 23: 251–257.
59. Steindler A: Kinesiology of the Human Body under Normal and Pathological Conditions. Springfield, IL: Charles C Thomas, 1955.
60. Stroyan M, Wilk KE: The functional anatomy of the elbow complex. JOSPT 1993; 17: 279–288.
61. Swieszkowski W, Skalski K, Pomianowski S, Kedzior K: The anatomic features of the radial head and their implication for prothesis design. Clin Biomech 2001; 16: 880–887.
62. Tillmann B: A contribution to the functional morphology of articular surfaces. Norm Pathol Anat (Stuttg) 1978; 34: 1–50.
63. Tyrdal S, Olsen BS: Combined hyperextension and supination of the elbow joint induces lateral ligament lesions: an experimental study of the pathoanatomy and kinematics in elbow ligament injuries. Knee Surg Sports Traumatol Arthrosc 1998; 6: 36–43.
64. Tyrdal S, Olsen BS: Hyperextension trauma to the elbow joint induced through the distal ulna or the distal radius: pathoanatomy and kinematics: an experimental study of the ligament injuries. Scand J Med Sci Sports 1998; 8: 177–182.
65. van Riet RP, Van Glabbeek F, Neale PG, et al.: The noncircular shape of the radial head. J Hand Surg [Am] 2003; 28: 972–978.
66. Walker JM, Sue D, Miles-Elkousy N, et al.: Active mobility of the extremities in older subjects. Phys Ther 1984; 64: 919–923.
67. Weinberg AM, Pietsch IT, Helm MB, et al.: A new kinematic model of pro- and supination of the human forearm. J Biomech 2000; 33: 487–491.
68. Werner FW, An KN: Biomechanics of the elbow and forearm. Hand Clin 1994; 10: 357–373.
69. Williams P, Bannister L, Berry M, et al: Gray's Anatomy, The Anatomical Basis of Medicine and Surgery, Br. ed. London: Churchill Livingstone, 1995.
70. Youm Y, Dryer RF, Thambyrajah K, et al.: Biomechanical analyses of forearm pronation-supination and elbow flexion-extension. J Biomech 1979; 12: 245–255.

CAPÍTULO 12

Mecânica e patomecânica da atividade muscular no cotovelo

SUMÁRIO

Músculos flexores do cotovelo **222**
    Bíceps braquial 222
    Braquial... 226
    Braquiorradial.. 227
    Pronador redondo 228
    Comparações entre os flexores do cotovelo 229
Extensores do cotovelo **235**
    Tríceps braquial.. 235
    Ancôneo 238
Músculos supinadores **239**
    Supinador 239
Comparações da força de flexão e extensão do cotovelo **241**
Resumo **242**

O capítulo anterior apresentou os ossos e as articulações que constituem o complexo articular do cotovelo. Apesar de estar claro que a estrutura e a função do complexo articular do cotovelo são mais simples do que no ombro, a musculatura possui suas especializações próprias. O complexo articular do cotovelo consiste em duas articulações distintas mecanicamente: as articulações umerais, que permitem a extensão e a flexão, e a articulação radiulnar superior, que contribui para a pronação e a supinação do antebraço e da mão. Portanto, os músculos do cotovelo são organizados de um modo que permite ao cotovelo funcionar em qualquer combinação de posição do cotovelo e do antebraço.

Os objetivos deste capítulo são:

- discutir a arquitetura e a ação de cada músculo primário do cotovelo;
- examinar os papéis funcionais individuais de cada músculo do cotovelo;
- discutir as contribuições para os déficits funcionais de disfunções dos músculos individuais;
- comparar as forças relativas dos grupos musculares flexores e extensores do cotovelo.

Para os objetivos deste capítulo, os músculos primários do cotovelo são definidos como aqueles que cruzam o cotovelo e se fixam no antebraço sem nenhuma inserção através do punho. A maioria dos músculos que age sobre o cotovelo pode ser caracterizada como músculos que flexionam ou estendem o cotovelo. Esses músculos são o bíceps braquial, o braquial, o braquiorradial, o pronador redondo, o tríceps braquial e o ancôneo. O supinador também é um músculo do cotovelo. Apesar de não contribuir para a flexão ou extensão, ele é um músculo essencial para o cotovelo, funcionando somente na articulação radiulnar superior.

Os músculos braquiorradial, pronador redondo e supinador, na realidade, possuem suas inserções proximais com os músculos do antebraço. Embora o restante dos músculos do antebraço também afetem o cotovelo, suas ações principais são no punho. Os músculos braquiorradial, pronador redondo e supinador atuam mais no cotovelo do que no punho. Este capítulo enfoca todos os músculos cuja ação primária se dá no cotovelo. Os outros músculos do antebraço são descritos no Capítulo 15, assim como seus efeitos nos movimentos das articulações umeral e radiulnar.

Músculos flexores do cotovelo

Os flexores primários do cotovelo são o bíceps braquial, o braquial e o braquiorradial (Fig. 12.1). O pronador redondo também contribui para a flexão ativa do cotovelo e está incluído nesse grupo. As ações atribuíveis para cada músculo são apresentadas a seguir. Após cada músculo ser discutido individualmente, apresentamos o entendimento atual de suas contribuições para o movimento coordenado da flexão do cotovelo. Essa compreensão é baseada em dados eletromiográficos (EMG), bem como em modelos matemáticos na região.

Bíceps braquial

O bíceps braquial é um músculo fusiforme com duas cabeças (Quadro 12.1). Suas inserções vão do ombro ao cotovelo, e no cotovelo ele cruza tanto a articulação umeral como a radiulnar. Portanto, as contrações do bíceps braquial afetam as articulações glenoumeral, umeroulnar e umerorradial, assim como a articulação radiulnar superior.

Ações

AÇÃO MUSCULAR: BÍCEPS BRAQUIAL

Ação	Evidência
Flexão do cotovelo	Suportada
Supinação do cotovelo	Suportada
Flexão do ombro	Suportada
Abdução do ombro	Suportada
Estabilização da articulação glenoumeral	Suportada

Não há dúvida de que o bíceps braquial flexiona o cotovelo e supina o antebraço.[6,10,33,41,44,53] Apesar de ambas as cabeças do bíceps braquial contribuírem para essas ações, suas contribuições relativas não estão claras. Basmajian e De Luca sugerem que a cabeça longa está mais ativa do que a cabeça curta durante a flexão concêntrica do cotovelo e durante a supinação sem resistência na maioria dos indivíduos.[6] Entretanto, Stewart et al. não encontraram diferenças na atividade das duas cabeças durante a flexão do cotovelo, independentemente da posição do antebraço ou da velocidade de contração.[47] Um estudo com 10 pessoas com rupturas crônicas (uma média de 3,2 anos) do tendão da cabeça longa do bíceps revelou déficits de força de 10 a 15% para a flexão do cotovelo e menos de 2% para a supinação em comparação com o lado não afetado.[49] Os dados EMG sugerem que os músculos do cotovelo possuem funções individuais específicas no movimento do cotovelo dependendo da posição do antebraço, da quantidade de resistência durante o movimento e da velocidade de movimento. A atividade do bíceps braquial

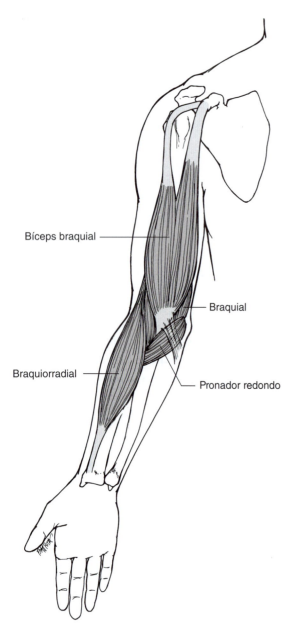

Figura 12.1 Os músculos flexores primários do cotovelo incluem o bíceps braquial, o braquial, o braquiorradial e o pronador redondo.

> **QUADRO 12.1 Inserção muscular**
>
> **Inserções e inervação do bíceps braquial**
>
> Inserção proximal: A cabeça longa se insere no tubérculo supraglenoide da escápula. Ela é intracapsular e coberta por uma bainha sinovial. Ela também possui uma inserção direta na parte anterossuperior do lábio glenoide.[4] A cabeça curta do bíceps braquial se insere no processo coracoide da escápula.
>
> Inserção distal: Os dois tendões fundem-se e inserem-se juntos como o tendão do bíceps na tuberosidade do rádio. O tendão possui uma expansão medial, a aponeurose bicipital, que se funde com a fáscia profunda dos músculos flexores do punho.
>
> Inervação: Nervo musculocutâneo, C5 e C6.
>
> Palpação: O ventre do bíceps braquial é facilmente palpado na superfície volar do braço. O tendão distal e a aponeurose também são palpáveis. O tendão da cabeça longa normalmente pode ser discernido na fossa intertubercular.

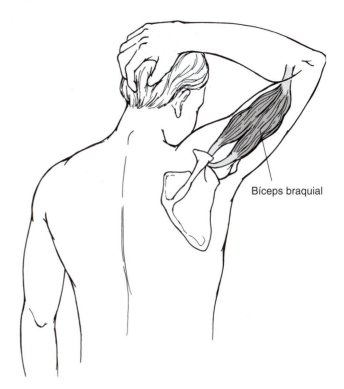

Figura 12.2 A insuficiência ativa do bíceps braquial ocorre como resultado da flexão combinada do cotovelo e ombro colocando o músculo em uma posição excessivamente encurtada.

durante o movimento do cotovelo depende dessas condições. As condições específicas sob as quais o bíceps braquial participa na flexão do cotovelo e supinação do antebraço serão revistas após a discussão dos outros flexores do cotovelo.

O bíceps braquial é normalmente citado como um flexor do ombro.[44,50] Basmajian e De Luca mostraram dados EMG que sustentam essa visão normalmente aceita.[6] Esses autores observaram a atividade nas duas cabeças do bíceps braquial durante a flexão do ombro, porém mais acentuada na cabeça longa na maioria dos indivíduos. Entretanto, um estudo com os ombros de cinco cadáveres sugere que a cabeça curta do bíceps braquial possui um braço do momento para a flexão do ombro substancial, enquanto o da cabeça longa é desprezível.[7]

Uma vez que o bíceps braquial cruza tanto o ombro como o cotovelo, o comprimento do músculo é afetado pelas alterações de posição em cada articulação. A flexão passiva do cotovelo coloca o músculo em posição encurtada, deixando, portanto, o músculo relaxado. A flexão passiva do ombro faz o mesmo. A extensão passiva do ombro e do cotovelo coloca o músculo em posição alongada, estirando, assim, o músculo.

A relação comprimento-tensão sugere que, quando o músculo está alongado, sua força de contração é aumentada e, quando um músculo está encurtado, sua força de contração é diminuída. (Detalhes dessa relação são apresentados no Cap. 4.) Visto que o bíceps braquial é um músculo biarticular, a contração isolada gera a flexão de cotovelo e ombro juntos. Entretanto, se ocorrer flexão suficiente de cotovelo e ombro ao mesmo tempo, o bíceps braquial pode ser tão encurtado que acaba gerando pouca força. Isso é conhecido como **insuficiência ativa** (Fig. 12.2). Ao contrário, a extensão do ombro alonga o bíceps braquial e aumenta a força contrátil do bíceps durante a flexão do cotovelo.

A contração do bíceps braquial com contração simultânea do músculo extensor do ombro produz flexão do cotovelo e extensão do ombro mantendo, portanto, comprimento suficiente do músculo bíceps braquial. Allen et al. observaram a presença de leve hiperextensão do ombro durante uma contração voluntária máxima (CVM) dos flexores do cotovelo (Fig. 12.3).[1] Esses autores interpretaram esse resultado como um meio de aumentar a força de contração pelo alongamento do bíceps de acordo com a relação comprimento-tensão de um músculo. Os clínicos podem usar esse efeito de posicionamento para facilitar a força de flexão do cotovelo de um paciente.

> **Relevância clínica**
>
> **Alteração da posição do ombro para influenciar na força de contração do bíceps braquial no cotovelo:** Os clínicos influenciam na força de flexão do cotovelo de um paciente variando a posição da articulação do cotovelo ou do ombro. Para identificar corretamente uma alteração na força como resultado de intervenção ou doença, um clínico deve padronizar a posição do ombro e do cotovelo quando avalia a força do cotovelo. Por outro lado, a hiperextensão do ombro é uma posição útil para exercitar um paciente com debilidade muscular do bíceps braquial, já que o alongamento muscular resultante aumenta a produção de força do músculo.

Poucos estudos descreveram o bíceps braquial como um abdutor do ombro.[6,41] Sturzenegger et al.[49] mostraram uma redução média de 8% na força de abdução do ombro

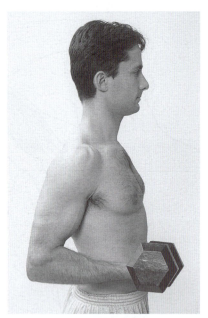

Figura 12.3 Alongamento do bíceps braquial para aumentar sua força de contração. Uma hiperextensão leve do ombro durante a flexão do cotovelo com resistência de alta intensidade alonga o bíceps braquial e aumenta sua produção de força.

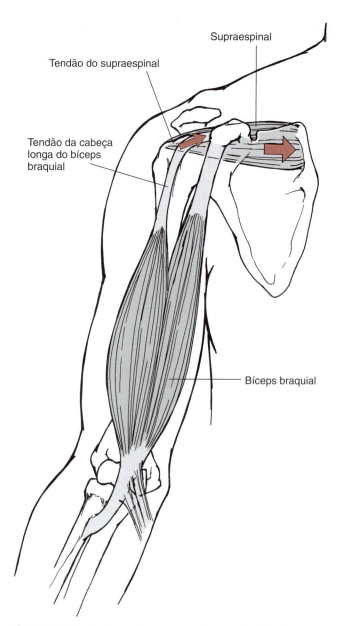

Figura 12.4 A função do bíceps braquial na estabilização da articulação glenoumeral. A tração do tendão da cabeça longa do bíceps braquial é quase paralela à tração do supraespinal, permitindo ao bíceps braquial contribuir para a estabilização da articulação glenoumeral.

na presença de rompimentos crônicos do tendão da cabeça longa do bíceps braquial. Um estudo de cinco ombros de cadáveres sugeriu que ambas as cabeças do bíceps braquial possuem braços do momento de abdução, indicando que o músculo é capaz de produzir abdução do ombro. Entretanto, não existem estudos conhecidos que tenham avaliado a atividade EMG do bíceps braquial durante a abdução do ombro. O estudo com cadáveres também sugeriu que a cabeça longa do bíceps pode produzir um braço do momento de rotação lateral. Entretanto, dados EMG não mostram atividade do bíceps braquial na rotação lateral, mas, ocasionalmente, atividade da cabeça curta durante a rotação medial.[6] Esses estudos sustentam a noção de que o bíceps braquial possa contribuir para a abdução e a rotação do ombro. Pesquisas adicionais são necessárias para esclarecer essas funções.

Diversos autores identificaram a cabeça longa do bíceps braquial como um importante estabilizador dinâmico da articulação glenoumeral.[4,8,37,45] A extremidade proximal do tendão da cabeça longa do bíceps braquial é quase paralela ao músculo supraespinal e, provavelmente, funciona de forma similar para estabilizar a articulação glenoumeral comprimindo a articulação (Fig.12.4).[8,37] Um estudo detalhado com cadáveres sugeriu que o bíceps pode fornecer uma proteção importante contra o deslocamento anterior e posterior da articulação glenoumeral, dependendo da rotação da articulação.[8] Outros estudos com cadáveres sustentam o papel do bíceps na estabilização da articulação glenoumeral nas direções anteroposterior (AP), superior e inferior.[29,37,45] Entretanto, dados EMG não revelam atividade do bíceps braquial para estabilizar a articulação glenoumeral contra cargas que provocam a subluxação da articulação no sentido inferior em indivíduos sem disfunção no ombro.[6]

Apesar de esses estudos parecerem contradizer uns aos outros, é importante reconhecer a dificuldade em compará-los. Os estudos com cadáveres demonstram o potencial do bíceps braquial em estabilizar a articulação glenoumeral. Os dados EMG são de um estudo com indivíduos com estabilidade articular normal que avaliou o movimento do úmero somente na direção inferior. Estudos adicionais são necessários para avaliar a função do bíceps braquial na estabilização da articulação glenoumeral em cada direção em indivíduos vivos com e sem ombros estáveis. Até que esses dados estejam disponíveis, a função do bíceps braquial na estabilização da articulação glenoumeral em direções específicas ainda não estará clara. Entretanto, existe ampla evidência que suporta sua função como um estabilizador da articulação glenoumeral quando outros estabilizadores estão em disfunção.

Efeitos da debilidade muscular

A debilidade muscular do bíceps braquial causa perda de força na flexão do cotovelo e na supinação. Entretanto, um estudo de caso de um indivíduo com uma lesão isolada do nervo musculocutâneo com completa denervação do bíceps braquial revelou que o indivíduo tinha função excelente por causa das compensações geradas por outros músculos do cotovelo.[12] Deve-se observar que "função excelente" não é definida no artigo e nenhuma avaliação de força foi registrada. Embora o cotovelo possua diversos músculos que produzem flexão, o bíceps braquial é um flexor primário e sua debilidade muscular resulta em uma diminuição significativa da força. Entretanto, os músculos flexores do cotovelo restantes aparentemente preservam uma função considerável. Da mesma forma, a debilidade muscular do bíceps braquial produz uma significativa diminuição na força de supinação, apesar de os músculos restantes que supinam o antebraço limitarem a perda funcional.[40]

A debilidade muscular do bíceps braquial também pode se manifestar pela debilidade leve na flexão do ombro. Entretanto, os flexores primários do ombro são tão grandes e fortes que a debilidade isolada do músculo bíceps provavelmente não produz uma perda funcionalmente significativa da força de flexão do ombro. Além disso, a força diminuída do bíceps braquial na presença de disfunção do manguito

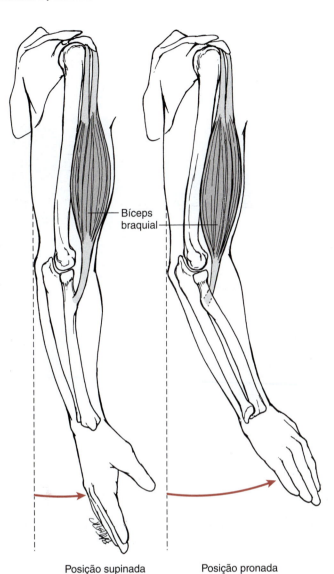

Figura 12.5 A pronação passiva do antebraço alonga o bíceps braquial. **A.** A rigidez do bíceps braquial limita a extensão do cotovelo com o antebraço supinado. **B.** Uma tração adicional no bíceps braquial exercida quando o antebraço é movido passivamente em pronação faz com que o bíceps braquial tracione o cotovelo em uma flexão adicional.

rotador pode contribuir para ainda mais instabilidade na articulação glenoumeral.

Efeitos da rigidez

A rigidez do músculo bíceps braquial pode causar uma redução na amplitude de movimento (ADM) de extensão e pronação do cotovelo e, talvez, até na ADM de extensão do ombro. Entretanto, como um músculo biarticular, os efeitos da rigidez em uma articulação são alterados pela posição da outra articulação. A inter-relação entre as posições do ombro e do cotovelo e o efeito que essa relação possui sobre o bíceps braquial podem ajudar o clínico na diferenciação entre diversas estruturas que podem limitar a ADM de extensão do cotovelo do ombro.

> **Relevância clínica**
>
> **Identificação da rigidez do bíceps braquial:** Uma contratura em flexão do cotovelo é a perda da AM passiva completa da extensão do cotovelo. Isso pode resultar da rigidez da cápsula articular anterior e dos ligamentos colaterais ou de um ou todos os músculos flexores do cotovelo. O tratamento adequado para reduzir a contratura exige a identificação correta da estrutura atingida. A identificação da rigidez do músculo bíceps braquial está baseada na compreensão de suas ações nas articulações do cotovelo e do ombro e na capacidade do clínico de manipular o comprimento do músculo pela alteração da posição do ombro e do cotovelo. Se o complexo capsuloligamentoso da articulação do cotovelo está rígido, a ADM da articulação do cotovelo é restrita, independentemente da posição do ombro e do antebraço. Entretanto, se o bíceps braquial está rígido e limita a ADM de extensão da articulação do cotovelo, a flexão da articulação do ombro coloca o músculo em uma posição relaxada que pode permitir um aumento na ADM de movimento de extensão da articulação. Da mesma forma, a pronação do antebraço alonga o bíceps braquial e pode diminuir a ADM de extensão disponível do cotovelo (Fig. 12.5). O músculo bíceps braquial é alongado ao máximo pela extensão do ombro combinada com a extensão do cotovelo e a pronação do antebraço. Ele é encurtado ao máximo pela flexão do ombro e cotovelo com a supinação do antebraço. As combinações desses movimentos podem ser usadas para identificar qualquer contribuição do bíceps braquial para uma contratura de flexão do cotovelo (Fig. 12.6).

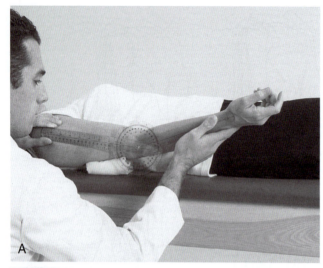

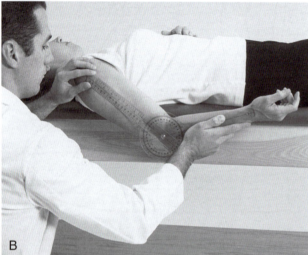

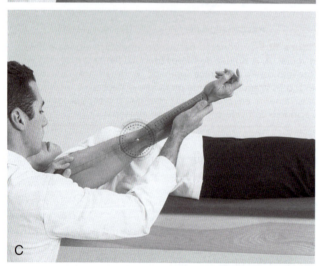

Figura 12.6 Um indivíduo com rigidez do bíceps braquial. Todas as posições do ombro e cotovelo incluindo flexão-extensão e supinação-pronação afetam o comprimento do bíceps braquial. **A.** A contratura em flexão do cotovelo é avaliada com o ombro em posição neutra e com o antebraço supinado. **B.** Com o ombro hiperestendido e o antebraço ainda supinado, a contratura em flexão do cotovelo parece maior. **C.** Com o ombro flexionado e o antebraço ainda supinado, a contratura em flexão do cotovelo parece menor.

Braquial

O braquial é um músculo peniforme com uma larga inserção no úmero distal (Quadro 12.2). Essa inserção extensiva indica que o músculo é grande e capaz de gerar força significativa.[22]

Ações

AÇÃO MUSCULAR: BRAQUIAL

Ação	Evidência
Flexão do cotovelo	Suportada

O braquial é um músculo monoarticular. Consequentemente, suas ações ocorrem somente no cotovelo. A ação registrada do braquial é a flexão do cotovelo. O papel do braquial como um flexor do cotovelo é amplamente aceito e bem estabelecido.[6,22,36,41,44,47,53] A inserção do músculo na ulna explica por que ele não possui participação aparente na pronação ou supinação do antebraço, já que a ulna permanece relativamente fixa durante a pronação e a supinação. Fundamentalmente, o braquial não possui braço do momento para pronação ou supinação independentemente da posição do cotovelo e do antebraço e não pode gerar momento, tanto para pronação como para supinação.[15,36] Portanto, a única ação do músculo braquial é a flexão do cotovelo.

Efeitos da debilidade muscular

A debilidade muscular do braquial resulta na diminuição da força de flexão do cotovelo em todas as posições do antebraço.

Efeitos da rigidez

Ao contrário da rigidez do músculo bíceps braquial, a rigidez do braquial causa diminuição da ADM de extensão do cotovelo independentemente da posição do ombro e antebraço.

> ### Relevância clínica
>
> **Identificação da rigidez do músculo braquial:** Como um músculo monoarticular, a rigidez do braquial produz uma contratura em flexão similar aos efeitos da rigidez capsular no cotovelo, isto é, inalterada pela posição do ombro ou antebraço (**Fig. 12.7**). Portanto, a rigidez do braquial pode ser diferenciada da rigidez do bíceps braquial pela avaliação dos efeitos da posição do ombro na AM de extensão do cotovelo. Entretanto, o clínico deve distinguir entre a rigidez braquial e capsular. A única maneira de fazer essa diferença é pela identificação da **sensação no final do movimento**. A sensação no final do movimento, descrita no Capítulo 11, é a sensação tátil que o avaliador recebe quando uma articulação é movimentada passivamente até o final de sua ADM disponível. Um movimento articular limitado pelo tecido muscular rígido provoca um sensação de borracha ou elástico no final da amplitude. Uma articulação com uma cápsula anormalmente rígida produz uma sensação no final do movimento mais dura, menos elástica. É claro que no cotovelo a restrição pode ser o resultado da rigidez no braquial e na cápsula, talvez a partir de uma inflamação crônica na articulação com posicionamento concomitante de flexão do cotovelo para o conforto.

Capítulo 12   Mecânica e patomecânica da atividade muscular no cotovelo   227

QUADRO 12.2 Inserção muscular

Inserções e inervação do braquial

Inserção proximal: Metade distal aos dois terços da superfície volar do úmero e septo medial e lateral intermuscular.

Inserção distal: Tuberosidade da ulna e aspecto distal do processo coracoide.

Inervação: Nervo musculocutâneo, C5 e C6. Um ramo do nervo radial inerva uma pequena porção do músculo, mas isso pode gerar somente influxo sensorial.[38]

Palpação: O braquial fica abaixo do bíceps braquial, mas pode ser palpado nos aspectos medial e lateral do tendão do bíceps à medida que o bíceps braquial se afunila na direção de sua inserção. A palpação é facilitada durante a flexão do cotovelo com o antebraço pronado, diminuindo a atividade do bíceps braquial.

Braquiorradial

O braquiorradial é posicionado com os músculos extensores superficiais do punho e compartilha uma inervação com ele a partir do nervo radial (Quadro 12.3). Apesar dessas características compartilhadas, o braquiorradial é, sem dúvida, um músculo do cotovelo.

Ações

AÇÃO MUSCULAR: BRAQUIORRADIAL

Ação	Evidência
Flexão do cotovelo	Suportada
Supinação do cotovelo	Suportada
Pronação do cotovelo	Suportada

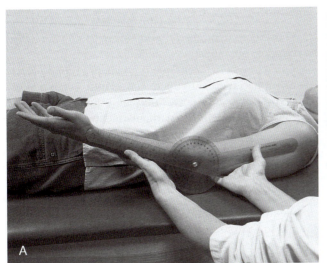
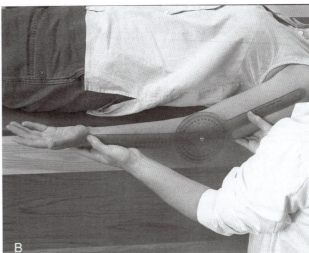
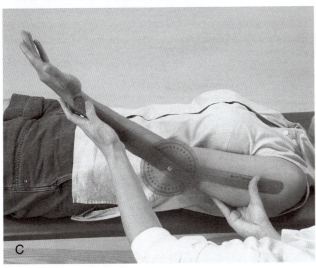
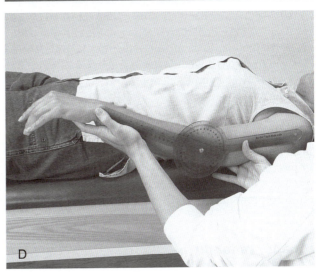

Figura 12.7 Um indivíduo com rigidez do braquial e da cápsula articular do cotovelo. As posições do ombro e do antebraço não possuem efeito sobre a contratura em flexão do cotovelo. A ADM de extensão do cotovelo é a mesma com (**A**) o ombro em posição neutra e o antebraço supinado; (**B**) o ombro hiperestendido e o antebraço supinado; (**C**) o ombro flexionado e o antebraço supinado; e (**D**) o ombro em posição neutra e o antebraço pronado.

> **QUADRO 12.3 Inserção muscular**
>
> **Inserções e inervação do braquiorradial**
>
> Inserção proximal: Dois terços proximais da crista supracondilar lateral do úmero e superfície anterior do septo intermuscular lateral.
>
> Inserção distal: Aspecto lateral do rádio distal proximal ao processo estiloide radial.
>
> Inervação: Nervo radial, C5 e C6.
>
> Palpação: O braquiorradial é facilmente palpado no aspecto lateral da superfície volar do antebraço proximal, particularmente durante a flexão do cotovelo com resistência e com o antebraço em posição neutra.

Existe aceitação praticamente completa da função do braquiorradial como um flexor do cotovelo.[6,41,44,47,53] Entretanto, sua função nos movimentos do antebraço não é tão bem compreendida. Modelos computacionais e de simulação dos braços do momento do músculo braquiorradial revelam que o músculo possui um braço do momento de pronação quando o cotovelo está supinado e um braço do momento de supinação quando o cotovelo está pronado.[10,36] Além disso, estudos anatômicos revelam somente braços do momento muito pequenos e também demonstram variabilidade significativa entre os indivíduos.[15,33] Dados EMG sugerem que o músculo braquiorradial pode contribuir para a pronação e supinação em posição neutra contra uma resistência intensa, mas não contra o movimento sem resistência.[6]

Efeitos da debilidade muscular

A debilidade muscular do braquiorradial contribui para a diminuição da força de flexão do cotovelo. Ela também pode resultar na diminuição da produção de força na pronação e supinação resistidas à medida que o antebraço se move na direção da posição neutra.

Efeitos da rigidez

A rigidez do músculo braquiorradial resulta em diminuição da ADM de extensão do cotovelo e pode contribuir para a diminuição da ADM de pronação e supinação. Entretanto, essas consequências tardias são somente conjecturas e precisam ser verificadas por estudos cuidadosos.

Pronador redondo

O pronador redondo está localizado com os flexores superficiais do punho (Quadro 12.4). Entretanto, funciona isoladamente no cotovelo e na articulação radiulnar superior.

Ações

AÇÃO MUSCULAR: PRONADOR REDONDO

Ação	Evidência
Flexão do cotovelo	Suportada
Pronação do cotovelo	Suportada

Parece ser consenso que o pronador redondo flexiona o cotovelo.[6,25,36,41,44,53] Ele possui um braço do momento de flexão significativo, consistente com o conceito de que o músculo pronador redondo é capaz de contribuir para a flexão do cotovelo.[15,35,36] Entretanto, as condições sob as quais o músculo contribui para a flexão do cotovelo são menos claras. Basmajian e De Luca mostram que o pronador redondo contribui para a flexão do cotovelo somente contra resistência.[6] Outros estudos revelaram atividade elétrica do pronador redondo durante a flexão do cotovelo com resistência mínima, mesmo quando o antebraço está supinado.[43,47] Essas diferenças podem refletir variações normais entre os indivíduos ou diferenças na coleta e análise de dados. Está claro, entretanto, que, pelo menos sob algumas condições, o pronador redondo contribui para a flexão do cotovelo em indivíduos saudáveis.

Também é bem aceito que o pronador redondo participa na pronação do antebraço. Entretanto, como na flexão do cotovelo, existem outros músculos que também fazem a pronação do antebraço, particularmente o pronador quadrado, que é apresentado no Capítulo 15. Portanto, uma análise cuidadosa é necessária para identificar a função exata que o pronador redondo exerce na flexão do cotovelo. Infelizmente, existem poucos estudos controlados dos músculos pronadores. Bremer et al. mostraram que o braço do momento do pronador redondo é maior com o cotovelo em pronação e supinação neutras e é quase zero com o antebraço supinado ao máximo.[10] O formato de manivela do

> **QUADRO 12.4 Inserção muscular**
>
> **Inserções e inervação do pronador redondo**
>
> Inserção proximal: A cabeça do úmero, a maior das duas cabeças, surge proximal ao epicôndilo medial do úmero a partir do tendão comum dos músculos flexores superficiais do antebraço. Ela também se insere no septo intermuscular medial. A cabeça ulnar se insere no processo coronoide da ulna.
>
> Inserção distal: As duas cabeças se inserem juntas no aspecto lateral do rádio no eixo medial ao longo do seu corpo.
>
> Inervação: Nervo mediano, C6 e C7.
>
> Palpação: O pronador redondo é palpável na superfície volar do antebraço à medida que ele atravessa diagonalmente a partir do epicôndilo medial do meio do eixo do rádio.

rádio descrito no Capítulo 11 explica a variação nos braços do momento. Basmajian e De Luca mostraram que o músculo pronador redondo é mantido em reserva durante a pronação, sendo recrutado somente com resistência ou durante a pronação ativa rápida.[6] Eles também observaram que a posição do cotovelo não exerce efeito no recrutamento do músculo pronador redondo. Esse último resultado precisa de considerações cuidadosas porque a posição do cotovelo é uma variável importante na avaliação da força dos músculos pronadores. Basmajian e De Luca investigaram o nível de recrutamento do músculo, que pode ser bastante diferente do nível de força gerado pela contração muscular. (Uma discussão completa da relação entre a atividade elétrica de um músculo e a produção de força é apresentada no Cap. 4.) Entretanto, Kendall utilizou a flexão do cotovelo para ajudar a discernir a diferença entre o pronador redondo e outros pronadores.[25]

Relevância clínica

Teste muscular manual (TMM) dos músculos pronadores do antebraço: A posição padrão para realizar o TMM dos pronadores do antebraço é a flexão parcial do cotovelo. Entretanto, para avaliar a força do pronador quadrado sozinho, o cotovelo é flexionado ao máximo (Fig. 12.8).[25] Embora, de acordo com Basmajian e De Luca, essa posição do cotovelo não altere o padrão de recrutamento do músculo pronador redondo, ela coloca-o em uma posição muito encurtada e altera o braço do momento do músculo.[15] Portanto, apesar de ele poder permanecer eletricamente ativo, a posição do cotovelo encurta o pronador redondo o bastante para que ele não possa gerar, efetivamente, uma força de pronação. O pronador redondo aparentemente exibe insuficiência ativa como descrito anteriormente no bíceps braquial com a flexão do ombro e do cotovelo. A força de pronação com o cotovelo flexionado ao máximo presumivelmente vem do músculo pronador quadrado.

Efeitos da debilidade muscular

Com base na discussão anterior, está claro que a debilidade muscular do pronador redondo pode contribuir para a debilidade de flexão do cotovelo e pronação do antebraço. Entretanto, a função do pronador redondo em ambos os movimentos é fornecer força adicional contra resistência. Portanto, limitações funcionais por causa da debilidade desse músculo isolado podem ser aparentes somente durante atividades que exigem força adicional, como afrouxar um parafuso com a mão direita.

Efeitos da rigidez

A rigidez do pronador redondo pode contribuir para uma perda da ADM na extensão de cotovelo e na supinação do antebraço. Entretanto, o pronador redondo é fundamentalmente um músculo biarticular, que cruza as articulações umeroulnar e umerorradial (a própria articulação do cotovelo) e a articulação radiulnar superior. Portanto, a manifestação da rigidez do pronador redondo depende da posição relativa dessas articulações. A extensão do cotovelo e a supinação do antebraço juntas aplicam um estiramento máximo no pronador redondo. Se o músculo estiver rígido, a ADM na supinação estará mais limitada quando o cotovelo estiver estendido. Da mesma forma, quando o pronador redondo estiver rígido, a ADM de supinação poderá aumentar à medida que o cotovelo for flexionado (Fig. 12.9). Portanto, assim como o bíceps braquial, o pronador redondo demonstra que compreender a inter-relação da posição articular e do comprimento do músculo permite ao clínico identificar a contribuição de tecidos específicos para as restrições da ADM da articulação.

Comparações entre os flexores do cotovelo

O Capítulo 4 apresenta os parâmetros do desempenho do músculo, da produção de força e da produção de movi-

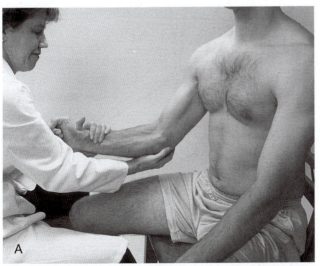
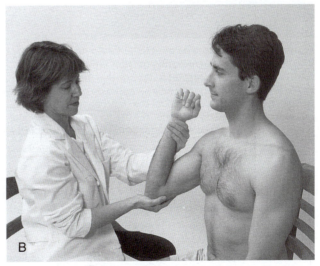

Figura 12.8 Procedimentos-padrão do teste muscular manual para avaliar a força da pronação do antebraço. **A.** Com o cotovelo levemente flexionado, tanto o pronador redondo como o pronador quadrado contribuem para a força de pronação. **B.** Com o cotovelo flexionado ao máximo, o pronador redondo está em uma posição muito mais encurtada e não consegue exercer uma força de pronação efetiva.

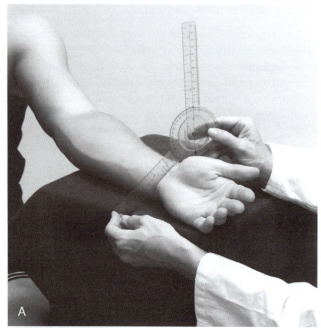

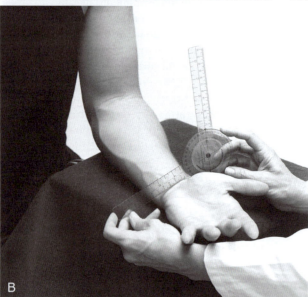

Figura 12.9 A utilização da posição de flexão do cotovelo para diferenciar a rigidez do músculo pronador redondo de outras estruturas. **A.** ADM de supinação do cotovelo medida com o pronador redondo alongado pela extensão do cotovelo. **B.** ADM de supinação do cotovelo medida com o pronador redondo relaxado pela flexão do cotovelo. A ADM de supinação é maior em (**B**) do que em (**A**) se o pronador redondo estiver limitando a ADM de supinação.

mento. Ele também discute os fatores que influenciam o desempenho de um músculo, incluindo seu tamanho, ângulo de aplicação e nível de recrutamento. São esses fatores que diferenciam os flexores do cotovelo. Apesar de haver quatro flexores do cotovelo primários, cada um parece fazer sua própria contribuição para a função do cotovelo. Nesta seção, os dados são apresentados comparando as características estruturais desses músculos, especificamente suas áreas de secção transversas fisiológicas (ASTFs), braços de momen-to e comprimentos musculares. Então os dados EMG são discutidos para gerar uma compreensão do papel que cada músculo parece exercer na função do cotovelo.

Comparações estruturais dos flexores do cotovelo

A AST é uma medida do número e tamanho das fibras musculares disponíveis em um músculo e, portanto, um indicador do potencial do músculo para produção de força. Quanto maior a AST, maior o potencial de produção de força. O braquial possui a maior AST (aproximadamente 5,5 a 8,0 cm^2). O bíceps braquial é o próximo (aproximadamente 4,5 cm^2), seguido de perto pelo pronador redondo (aproximadamente 4,0 cm^2). O braquiorradial possui a menor AST (aproximadamente 1,3 cm^2).[2,11,30,32,35]

Além da força de contração, a produção mecânica do músculo depende de seu braço de momento e de seu comprimento muscular. O braço de momento ($M = r \times F$) que um músculo aplica à articulação é a função de sua força de contração (**F**) e seu braço do momento (**r**). O braquiorradial, que se insere na região distal do rádio, possui o maior braço de momento, seguido do bíceps braquial e depois do braquial (Fig. 12.10).[36,51] O pronador redondo possui o menor braço de momento.[35,36]

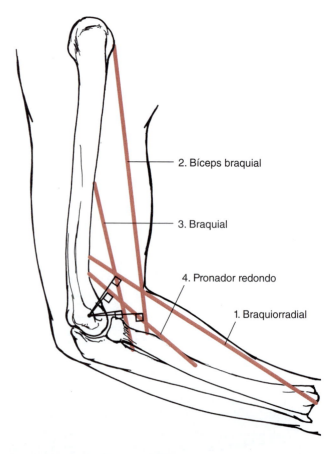

Figura 12.10 Braços de momento dos músculos flexores primários do cotovelo. Um braço de momento de um músculo é medido pela distância perpendicular a partir de um ponto de rotação até o ponto de tração do músculo. Na ordem do maior para o menor braço de momento, os músculos são 1, braquiorradial; 2, bíceps braquial; 3, braquial e 4, pronador redondo.

Portanto, embora o braquial seja o maior flexor do cotovelo, ele possui uma desvantagem mecânica por causa de seu braço do momento. É impossível medir diretamente a contribuição que cada músculo faz para o momento de flexão total aplicado ao cotovelo. Entretanto, modelos biomecânicos sugerem que o braquial e o bíceps braquial fazem as maiores contribuições para o torque de flexão do cotovelo durante a flexão com o antebraço neutro, apesar de suas contribuições relativas permanecerem discutíveis.[3,35] Os modelos também sugerem que a contribuição relativa dos músculos flexores do cotovelo varia ao longo da amplitude de flexão do cotovelo.[3,11]

A variação das contribuições para o momento total feita por esses músculos pode ser explicada parcialmente por seus braços do momento, que variam ao longo da excursão articular. Estudos anatômicos e modelos de computador demonstram que os braços do momento dos flexores do cotovelo se alteram significativamente ao longo da amplitude de flexão e extensão, bem como pela pronação e supinação.[36,39,51] Os ângulos de aplicação alcançam seu máximo na segunda metade da amplitude de flexão do cotovelo. O bíceps braquial alcança um braço do momento máximo entre aproximadamente 90° e 110° de flexão do cotovelo. O braço do momento braquial também alcança seu pico em aproximadamente 90° de flexão. O pronador redondo parece alcançar o pico mais cedo, em aproximadamente 75°, e o braquial chega ao braço do momento máximo entre 100° e 120° de flexão do cotovelo. A Figura 12.11 mostra o gráfico dos braços do momento aproximados desses quatro músculos à medida que o cotovelo se move em sua ADM. Os dados na Figura 12.11 são baseados nos resultados de Pigeon et al.[39] e Murray et al.[36] As estimativas de alteração no braço do momento da extensão completa até a flexão completa variam de 30 a 85%. O momento gerado por uma contração muscular é proporcional ao braço do momento do músculo. Portanto, para um determinado nível de contração, um músculo gera um momento maior quando seu braço do momento também é maior. Portanto, a capacidade dos flexores do cotovelo de gerar um momento varia muito ao longo da amplitude por causa da alteração de seus braços do momento.

O comprimento de cada flexor do cotovelo também altera significativamente ao longo da ADM, aumentando à medida que o cotovelo se estende e diminuindo à medida que ele é flexionado. De acordo com a relação comprimento-tensão, a capacidade de um músculo de produzir força melhora à medida que o músculo é alongado e diminui à medida que ele é encurtado. Portanto, quando o cotovelo é estendido, os flexores do cotovelo são alongados, facilitando a produção de força. A Figura 12.12 apresenta estimativas de comprimentos musculares dos músculos flexores do cotovelo ao longo da ADM, baseadas nos dados publicados de Pigeon et al.[39] Entretanto, na posição estendida, os braços do momento para os flexores são bastante pequenos e, por isso, diminuem a capacidade dos músculos de gerar um torque. Portanto, o efeito da posição articular do cotovelo no comprimento dos seus flexores é bem diferente do seu efeito no braço do momento do músculo.

Visto que esses dois fatores importantes que influenciam no desempenho muscular, braço do momento e comprimento muscular, variam de maneiras significativamente diferentes ao longo da amplitude de movimento do cotovelo, a posição

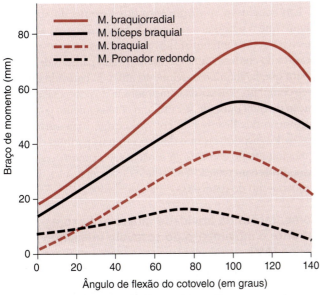

Figura 12.11 Uma comparação dos braços de momento dos quatro músculos flexores primários do cotovelo à medida que eles se alteram ao longo da ADM de flexão do cotovelo. Os braços de momento dos flexores do cotovelo alcançam seu pico na metade da amplitude de flexão. O pronador redondo alcança seu pico primeiro, em aproximadamente 75°. O braquiorradial alcança seu pico por último, entre 100° e 120° de flexão.

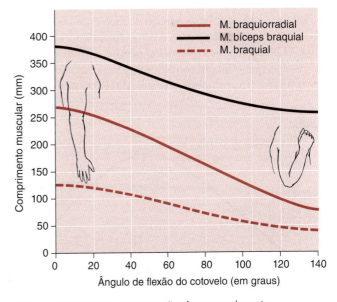

Figura 12.12 Uma comparação dos comprimentos musculares do braquiorradial, bíceps braquial e braquial à medida que eles se alteram pela ADM de flexão do cotovelo. O comprimento do músculo diminui prontamente ao longo da maior parte da amplitude de extensão do cotovelo até a flexão completa. Não há dados disponíveis para o pronador redondo.

na qual os flexores do cotovelo geram o maior torque de flexão está na metade da amplitude.[5,28,38] A Figura 12.13 mostra o gráfico da relação geral entre a força e a posição de flexão do cotovelo, baseada nos dados apresentados por Williams e Stutzman[52] e por Knapik et al.[27] Na posição média, nem o braço do momento nem o comprimento muscular são ótimos (Fig. 12.14). Preferencialmente, a posição de maior produção de torque de flexão do cotovelo é aquela em que há harmonia entre o comprimento muscular e o braço do momento. Estudos demonstram que a força isométrica de pico de flexão do cotovelo ocorre com o cotovelo flexionado a 90°.[11,14,52] Entretanto, essa conclusão está baseada em dados coletados em aumento de 25 a 30° ao longo da ADM do cotovelo. Outro estudo demonstrou que o pico de produção de força ocorre em 70° de flexão do cotovelo em mulheres durante contrações isométricas e isocinéticas e em homens durante contrações isocinéticas.[27] Esse estudo demonstrou que o pico de força de contração isométrica ocorre em 90° em homens e que o local real do pico de força varia consideravelmente entre os indivíduos. Apesar dessas discordâncias, o ponto central é claro: o pico de força de flexão do cotovelo ocorre em algum local na metade da ADM de flexão do cotovelo onde nem os braços do momento dos músculos nem seu comprimento são ótimos para a produção de força.

O comprimento do braço do momento de um músculo e o comprimento de suas fibras também influenciam na quantidade de excursão causada pela contração. Como observado no Capítulo 4, um músculo com um braço do momento curto pode causar uma grande excursão para uma determinada quantidade de encurtamento, ao passo que um músculo com um grande braço do momento produz menos excursão articular para a mesma quantidade de encurtamento. Portanto, o braquial com o braço do momento mais curto está bem adequado para mover o cotovelo por uma excursão maior. O bíceps e o braquiorradial possuem fibras musculares longas que também contribuem para a capacidade de mover o cotovelo ativamente em sua ADM completa.[35]

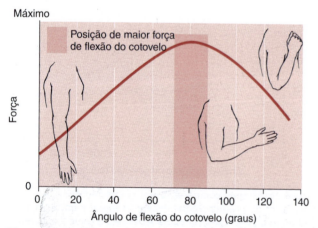

Figura 12.13 Força isométrica máxima de flexão do cotovelo à medida que ela se altera ao longo da ADM de flexão do cotovelo. A força de flexão do cotovelo atinge o pico na metade da amplitude entre 75° e 90° de flexão.

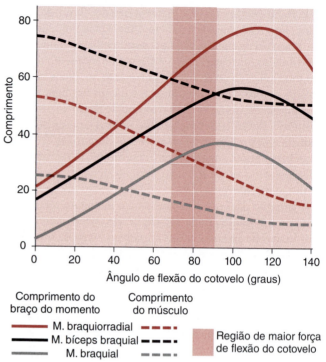

Figura 12.14 Comparação das alterações nos comprimentos musculares e braços do momento do braquiorradial, bíceps braquial e braquial ao longo da ADM de flexão do cotovelo. À medida que o cotovelo se move da extensão completa à flexão máxima, o comprimento dos flexores do cotovelo diminui. Entretanto, seus braços de momento aumentam à medida que a flexão aumenta, até a metade da amplitude de flexão, pelo menos. Portanto, a vantagem de aumentar os braços de momento é equilibrada pela desvantagem de diminuir o comprimento muscular.

Em conclusão, a arquitetura dos flexores do cotovelo sugere que o braquial e o bíceps braquial são mais adequados para gerar momentos flexores maiores no cotovelo. Os flexores do cotovelo também demonstram padrões de arquitetura que facilitam o movimento ativo do cotovelo em seu arco completo. Apesar da compreensão do potencial de produção de cada músculo ser útil, um conhecimento completo da função dos flexores do cotovelo exige uma apreciação dos dados disponíveis que descrevem seus padrões durante o movimento do cotovelo. A seção a seguir mostra os dados disponíveis com relação à atividade desses músculos durante o movimento do cotovelo.

Comparações da atividade muscular flexora durante o movimento do cotovelo utilizando dados EMG

Poucos estudos EMG controlados foram realizados para determinar as contribuições individuais para o movimento de cada um dos flexores do cotovelo. Os estudos clássicos são aqueles descritos por Basmajian e De Luca.[6] A seguir é apresentada uma breve sinopse de suas conclusões. Os dados que eles mostraram sugerem que o bíceps braquial, o braquial e o braquiorradial funcionam de maneira precisamente coordenada e cada músculo tem uma função única.

Entretanto, os autores também enfatizam que existe uma variedade significativa no comportamento desses músculos entre a população saudável. Apesar desse embargo, os dados sugerem padrões funcionais para cada músculo.

O bíceps braquial é ativado na maioria dos indivíduos durante a flexão do cotovelo com o antebraço supinado, independente da velocidade ou resistência de flexão. Quando o antebraço está parcialmente pronado, o bíceps braquial parece ser recrutado somente com resistência. Quando o antebraço está completamente pronado, o músculo é recrutado somente com resistência e, mesmo assim, parece estar apenas parcialmente ativado. Da mesma forma, o bíceps está ativo durante a supinação do antebraço com resistência quando o cotovelo está flexionado. Entretanto, quando o cotovelo está estendido, somente a supinação vigorosamente resistida ativa o bíceps braquial e é normalmente acompanhada por uma leve flexão do cotovelo.

Esses dados sugerem que o bíceps braquial está mais ativo quando o cotovelo se move tanto na flexão como na supinação. Esse resultado é bastante lógico, já que estes são movimentos diretamente atribuídos ao bíceps braquial. Visto que a função de um músculo é encurtar e o movimento resultante é uma função da linha de tração do músculo, espera-se que o músculo esteja mais ativo realizando os movimentos para os quais ele está alinhado. Quando um desses movimentos é indesejado, a escolha é recrutar outro músculo cuja ação precisa é desejada ou inibir a atividade inteira do músculo com ações múltiplas enquanto se utiliza outro músculo para estabilizar a articulação na direção desejada. Essa última escolha parece acontecer durante a flexão do cotovelo com muita resistência com o antebraço pronado, bem como em uma supinação resistida do antebraço com o cotovelo estendido. Em cada caso o bíceps contribui para o movimento desejado, mas também adiciona uma tração na direção indesejada. Na flexão do cotovelo resistida com pronação, o bíceps braquial, enquanto ativo, é inibido da atividade completa para que sua função de supinação não interfira na posição de pronação. A supinação resistida com extensão do cotovelo inibe de forma semelhante a atividade do bíceps braquial para evitar a interferência na extensão do cotovelo. Em ambos os exemplos, o bíceps braquial é recrutado, mas apenas parcialmente.

Em contraste, o braquial está ativo sempre que o cotovelo está flexionado, independentemente da posição do antebraço, da resistência ou velocidade do movimento. O braquial se insere na ulna, que se move muito pouco durante a pronação ou supinação do antebraço. Por isso, o braquial não é afetado pela posição do antebraço. A constância de sua atividade é eficiente, já que ele possui a maior ASTF e, portanto, uma força contrátil potencial maior. Ele também é capaz de mover o cotovelo ao longo de toda a excursão por causa do braço do momento curto. A atividade consistente do braquial durante qualquer flexão do cotovelo determinou seu codinome: o "cavalo de batalha" da flexão do cotovelo.

O braquiorradial parece estar ativado com a flexão do cotovelo resistida, particularmente nas posições parcialmente pronada e completamente pronada, mas também quando o antebraço está supinado. Ele também está ativo durante a flexão rápida do cotovelo. Essa última atividade é um pouco surpreendente por causa do grande braço do momento do músculo. Entretanto, acredita-se que o alinhamento do músculo ao longo do comprimento do antebraço gere uma força estabilizadora importante para o cotovelo contra a força centrífuga que tende a distrair o cotovelo durante movimentos rápidos (Fig. 12.15). Finalmente, como observado antes, o pronador redondo parece ser recrutado tanto para a flexão do cotovelo como para pronação, quando se adiciona resistência.

Esses resultados estão resumidos na Tabela 12.1. A flexão do cotovelo resistida com o antebraço levemente pronado exige maior atividade elétrica do bíceps braquial, do braquial e do braquiorradial. Embora os autores não relatem dados coletados durante a flexão do cotovelo com a posição do antebraço neutra, seus dados não contradizem o resultado de que a flexão do cotovelo é mais forte com o antebraço em posição neutra.[5,52] A flexão resistida do cotovelo com o antebraço pronado vigorosamente ativa o braquial e o braquiorradial, mas exige somente atividade parcial do bíceps, apoiando a observação de que a flexão do cotovelo com o antebraço pronado é a mais fraca. Para testar essa observação é preciso apenas comparar a dificuldade de um exercício de barra com o antebraço supinado com o mesmo exercício com o antebraço pronado (Fig. 12.16).

Não existem estudos conhecidos que tenham reproduzido completamente os estudos revisados acima. Entretanto, alguns estudos corroboraram parcialmente. Stewart et al. também demonstraram a atividade do braquial na flexão do cotovelo, independente da posição do antebraço.[47] Os estudos mostram menor atividade

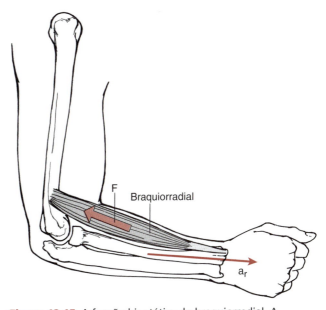

Figura 12.15 A função hipotética do braquiorradial. A explicação hipotética para a atividade do braquiorradial durante a flexão rápida do cotovelo é exercer uma força de estabilização (F) na articulação do cotovelo contra as forças resultantes da aceleração radial (a_r) do antebraço durante a flexão do cotovelo em alta velocidade.

TABELA 12.1 Resumo dos dados EMG para os músculos flexores do cotovelo

	Flexão do cotovelo na supinação	Flexão do cotovelo na posição semipronada	Flexão do cotovelo com pronação
Bíceps braquial	+	com resistência	levemente ativo com resistência
Braquial	+	+	+
Braquiorradial	com resistência	com resistência	com resistência
Pronador redondo	não ativo	com resistência	com resistência

Dados de Basmajian JV; De Luca CJ. *Muscles Alive*: their function revealed by electromyography. Baltimore: Williams & Wilkins, 1985.

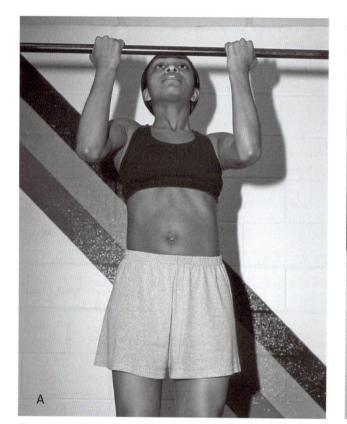 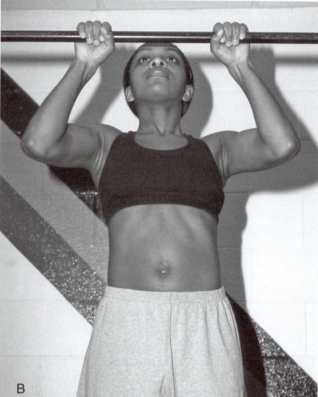

Figura 12.16 Exercícios de barra. A dificuldade de um exercício de barra se altera com a posição dos antebraços. **A.** Os antebraços estão supinados, permitindo o recrutamento dos três maiores músculos flexores do cotovelo. **B.** Os antebraços estão pronados, inibindo parcialmente o bíceps braquial, portanto reduzindo a força de flexão do cotovelo.

do bíceps braquial e maior atividade do braquiorradial durante a flexão do cotovelo com pronação do antebraço comparado com a supinação.[43,47] Entretanto, em um desses estudos, a atividade do braquiorradial ocorre sem resistência.[43] Outro estudo sugere que o braquiorradial não está totalmente ativado quando o bíceps braquial é recrutado por completo durante uma contração voluntária máxima, sugerindo que o braquiorradial atua como uma reserva adicional de força, como suportado por Basmajian e De Luca.[1,6] Finalmente, em um estudo com remadores de competição bem treinados, uma pegada parcialmente pronada gera uma força maior do que a tradicional posição completamente pronada.[9] Mesmo que esse estudo não forneça dados EMG diretos, ele oferece evidência funcional importante que suporta a crença de que os flexores do cotovelo são recrutados mais completamente quando o antebraço está somente pronado parcialmente do que quando está completamente pronado.

Esses dados embasam a afirmação original de Basmajian e De Luca de que existe uma coordenação muito precisa entre os flexores do cotovelo durante o movimento do cotovelo e do antebraço. Uma compreensão da interação entre esses músculos permite ao clínico uma avaliação precisa dos músculos que flexionam o cotovelo, para desenvolver uma estratégia de intervenção específica que pode focar o tratamento mais efetivamente na disfunção específica.

> **Relevância clínica**
>
> **Identificação da debilidade muscular individual dos flexores do cotovelo:** Os dados EMG para os músculos flexores do cotovelo revelam que nenhum movimento simples isola qualquer um dos flexores do cotovelo. Consequentemente, a identificação da debilidade em um músculo flexor do cotovelo individual exige a medida da força de flexão do cotovelo em diversas posições do antebraço combinada com a palpação cuidadosa (Fig. 12.17). A debilidade muscular isolada do bíceps afeta mais a força de flexão do cotovelo quando o antebraço está supinado ou em posição neutra e em menor grau com a pronação do antebraço. Em contraste, a debilidade muscular do braquiorradial tem pouco efeito na força de flexão do cotovelo com o antebraço supinado, mas um grande efeito quando o antebraço está pronado ao máximo. A debilidade muscular isolada do braquial diminui a força do cotovelo em todas as posições do antebraço. Entretanto, deve ser mais evidente quando o antebraço está pronado, já que nessa posição o bíceps possui uma função menor e, consequentemente, gera menos compensação pela debilidade do braquial. A avaliação da força de supinação com o cotovelo flexionado e estendido também ajuda a identificar a debilidade do bíceps braquial.

Extensores do cotovelo

Os extensores primários do cotovelo são os músculos tríceps braquial e ancôneo (Fig. 12.18). Como na flexão do cotovelo, os músculos do antebraço também podem contribuir para a extensão do cotovelo.

Entretanto, esses músculos exercem suas funções primárias no punho e na mão e, por isso, são discutidos no Capítulo 15.

Tríceps braquial

O tríceps braquial é o músculo grande que contribui para a massa muscular inteira no aspecto posterior do braço (Quadro 12.5).

Ações

AÇÃO MUSCULAR: TRÍCEPS BRAQUIAL

Ação	Evidência
Extensão do cotovelo	Suportada
Extensão do ombro	Inadequada
Adução do ombro	Inadequada

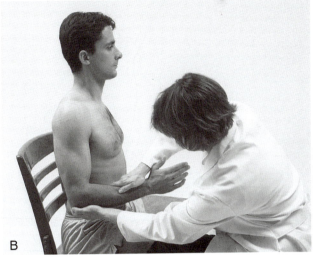

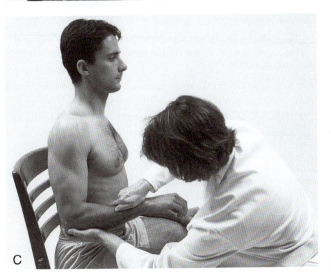

Figura 12.17 Avaliação da força dos três flexores do cotovelo: bíceps braquial, braquial e braquiorradial. Três posições do antebraço são necessárias para avaliar completamente a contribuição dos três maiores músculos flexores do cotovelo para a força isométrica. **A.** Com o antebraço supinado, o bíceps e o braquial são recrutados. Uma resistência adicional recruta o braquiorradial. **B.** Com o antebraço em posição neutra, os três músculos estão ativos. O braquiorradial é prontamente observado e palpado. **C.** Com o antebraço pronado, o bíceps é parcialmente inibido e o braquial é mais facilmente palpado.

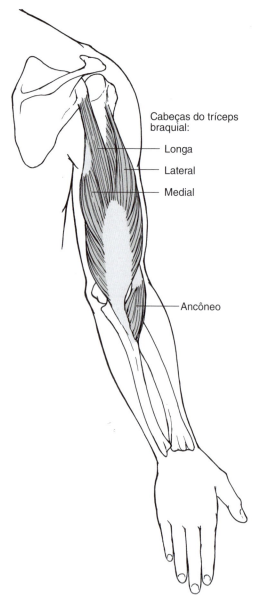

Figura 12.13 Músculos extensores primários do cotovelo. Os extensores do cotovelo incluem o tríceps braquial e o ancôneo.

> **QUADRO 12.5 Inserção muscular**
>
> **Inserções e inervação do tríceps braquial**
>
> Inserção proximal: A cabeça longa do tríceps braquial se insere no tubérculo infraglenoide da escápula. A cabeça lateral surge do aspecto posterior do úmero, proximal e lateral ao sulco radial. A cabeça medial, que é a maior das três cabeças, surge no aspecto posterior do úmero, distal e medial ao sulco radial. As cabeças lateral e medial também se inserem no septo intermuscular lateral e medial, respectivamente.
>
> Inserção distal: As três cabeças se inserem no processo do olécrano da ulna e na fáscia profunda do antebraço medial e lateral. A cabeça medial também envia fibras para o aspecto superior da cápsula articular do cotovelo.
>
> Inervação: Nervo radial, C6, C7 e C8.
>
> Palpação: O tríceps braquial constitui a massa muscular inteira do braço posterior distal ao deltoide e é, portanto, facilmente palpável. A cabeça lateral é paralela à borda posterior do músculo deltoide e proeminente no aspecto lateral do braço. Medial à cabeça lateral está o ventre da cabeça longa. Ela também pode ser identificada quando entra na região inferior da axila e anterior ao deltoide posterior. A cabeça medial é palpada distalmente ao braço, perto do epicôndilo medial.

A função do tríceps braquial como um extensor do cotovelo é incontestável. O músculo se insere na ulna. Como consequência, diferentemente de seu antagonista bíceps braquial, ele contribui somente para a extensão do cotovelo, sem nenhuma influência na pronação e na supinação. Os dados EMG a partir de eletrodos de superfície sugerem que as três cabeças do músculo tríceps são recrutadas individualmente, embora haja variação individual nos padrões de recrutamento na população saudável.[18] Alguns estudos sugerem que a cabeça medial é mais frequentemente recrutada primeiro.[6,18] Esses resultados sugerem que a resistência aumentada parece ativar as cabeças longa e lateral. Entretanto, outro estudo, com eletrodos de superfície e internos, demonstrou recrutamento similar das três cabeças, mesmo durante contrações com pouca resistência.[31] Assim como a do braquial, a atividade EMG do tríceps braquial não é influenciada pela posição do antebraço.

A análise biomecânica sugere que a cabeça medial do tríceps braquial contribui mais para o momento extensor no cotovelo do que a cabeça lateral e que a cabeça longa não contribui mais do que 25% do momento extensor total.[54] A área de secção transversa fisiológica da cabeça longa do tríceps é menor do que um terço da área de secção transversa fisiológica do tríceps braquial inteiro.[35]

Assim como a força de flexão do cotovelo, a maior força de extensão acontece na metade da amplitude da articulação. Alguns autores mostraram que o pico de torque de extensão ocorre em 90° de flexão do cotovelo,[5,13] ao passo que outro estudo mostrou picos em 70° de flexão.[27] As diferenças entre esses estudos são provavelmente o resultado das diferenças nas técnicas de medida. A variação normal também pode contribuir para as diferenças, e mais pesquisas são necessárias para resolvê-las. Assim como os flexores do cotovelo, a metade da amplitude de excursão do cotovelo não é uma posição de maior comprimento muscular nem de maior ângulo de aplicação para o tríceps braquial. O comprimento do tríceps braquial aumenta à medida que o ângulo de flexão do cotovelo aumenta.[31] Entretanto, o braço do momento do músculo parece alcançar um pico no início da flexão do cotovelo e, então, diminui imediatamente à medida que o ângulo de flexão do cotovelo continua a aumentar.[17,36] O braço do momento do tríceps braquial se altera menos do que o de qualquer um dos flexores do cotovelo.[36] Isso pode ser o resultado da inserção expandida do tríceps em torno do processo do olécrano maximizando o braço do momento de pelo menos parte do tríceps braquial em toda a amplitude de flexão do cotovelo.

Apesar da extensão do ombro ser geralmente aceita como uma função da cabeça longa do tríceps braquial, pouca literatura que tenha verificado essa função está disponível.[23,25,41,44] Em um modelo matemático do ombro durante a flexão e a extensão rápidas, Happee e van der Helm forneceram evidências indiretas da participação do tríceps na extensão ativa do ombro e na ação de frenagem para controlar a flexão rápida do ombro.[20] Entretanto, não existem estudos conhecidos que forneçam dados EMG para identificar as condições sob as quais o tríceps braquial é ativado durante o movimento do ombro. Da mesma forma, não existem estudos conhecidos que confirmem a capacidade do tríceps braquial de aduzir o ombro, apesar de diversas referências mostrarem a adução como uma ação da cabeça longa do músculo.[25,41,46] Está claro que mais estudos são necessários para esclarecer a ação do tríceps braquial no ombro.

Efeitos da debilidade muscular

A debilidade muscular do tríceps braquial exerce um efeito profundo na força de extensão do cotovelo. Apesar de outros músculos contribuírem levemente para a extensão do cotovelo, nenhum outro músculo possui a capacidade de gerar tanta força na extensão do cotovelo. A perda do músculo tríceps resulta em perda quase completa de força de extensão. As implicações funcionais da força de extensão de cotovelo igual a zero devem ser consideradas cuidadosamente. Na postura em pé, o peso do antebraço e da mão causa a extensão do cotovelo. Pegar e largar um objeto exige contrações concêntricas e excêntricas dos flexores do cotovelo. Entretanto, empurrar um objeto ou utilizar os membros superiores para ajudar a levantar-se de uma cadeira exige a contração ativa do tríceps braquial (Fig. 12.19).

> ### Relevância clínica
>
> **Debilidade muscular do tríceps em indivíduos com tetraplegia:** Os indivíduos com tetraplegia no nível da C6 não têm o controle ativo do tríceps braquial (mmT ≤ 3), inervado no nível da C7 e C8. Apesar disso, esses indivíduos geralmente possuem o controle dos flexores do cotovelo e dos músculos do ombro. Esse controle motor remanescente permite que a maioria realize transferências por deslizamento independentes, como subir ou descer da cadeira de rodas. Apesar da ausência de força de extensão do cotovelo, o indivíduo é capaz de suportar o peso nos membros superiores fixando o cotovelo em extensão. O cotovelo pode ser mantido em extensão passivamente colocando-o em hiperextensão e suportando-o pelos ossos e ligamentos da articulação ou mantendo o peso da cabeça e do tronco atrás da articulação do cotovelo, gerando então um momento de extensão na articulação (Fig. 12.20). Entretanto, a presença de uma contratura por flexão impede o indivíduo de suportar o cotovelo passivamente pela sua fixação e pode comprometer a função.[21] Grover et al. demonstraram que uma contração de flexão do cotovelo de aproximadamente 25° impede um paciente com tetraplegia no nível da C6 e perda completa da força do tríceps braquial de realizar uma transferência por deslizamento.[19] Portanto, a prevenção das contraturas por flexão do cotovelo é um elemento essencial na meta de função independente para indivíduos com tetraplegia no nível da C6.

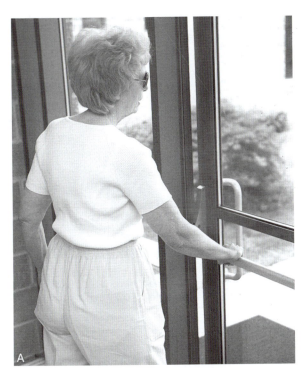 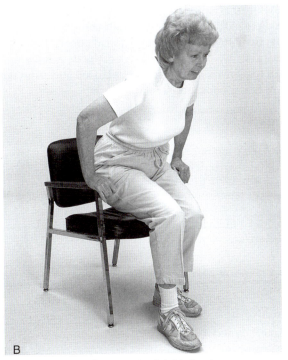

Figura 12.19 Atividades funcionais que exigem a contração dos músculos extensores do cotovelo. Atividades de empurrar recrutam o tríceps braquial. **A.** O indivíduo empurra uma porta com a extensão ativa do cotovelo. **B.** A extensão ativa do cotovelo é utilizada para auxiliar um indivíduo a levantar de uma cadeira.

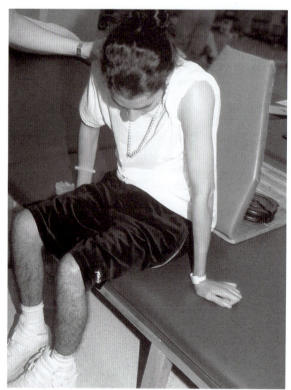

Figura 12.20 A fixação do cotovelo permite a extensão estável do cotovelo durante o suporte do peso corporal nos membros superiores, mesmo na ausência de força de extensão do cotovelo.

> ### Relevância clínica
>
> **Reflexo tônico assimétrico do pescoço (RTAP) em uma criança com desordem de desenvolvimento:** O RTAP é um reflexo motor que ocorre normalmente em bebês. O reflexo é manifestado nos membros superiores por uma alteração no tônus muscular de cada membro superior, determinada pela rotação da cabeça e do pescoço. À medida que a cabeça é virada para um lado, há um aumento no tônus motor nos músculos extensores do membro superior para o qual a cabeça está virada. Existe um aumento concomitante no tônus flexor no membro oposto (Fig. 12.21). O tônus muscular aumentado nos músculos extensores gera um aumento da resistência para a flexão. Esse reflexo normalmente é integrado à medida que o desenvolvimento motor normal evolui no primeiro ano, antes que a criança possa realizar diversas atividades da vida diária independentes. Entretanto, em algumas crianças com retardo de desenvolvimento e controle motor deficiente, o reflexo pode continuar evidente mesmo quando a criança está pronta para alguma independência funcional. Nesse caso, a presença anormal de um RTAP pode interferir na capacidade da criança de ganhar independência em atividades como a autoalimentação. Quando a criança olha para a mão com a comida, o tônus extensor aumenta naquele membro, aumentando a dificuldade de flexionar o cotovelo e trazer a comida à boca.

Efeitos da rigidez

A rigidez do tríceps braquial limita a ADM de flexão do cotovelo e pode contribuir para diminuir a ADM de elevação do ombro. O Capítulo 11 observa que a maioria das atividades da vida diária pode ser realizada com uma excursão de flexão do cotovelo total de aproximadamente 100°.[34] Portanto, a rigidez significativa do tríceps pode resultar em prejuízos funcionais sérios, especialmente em atividades de cuidado pessoal, como a alimentação e a higiene.

Ancôneo

O ancôneo é um músculo curto e pequeno que fica levemente distal ao tríceps braquial (Quadro 12.6).

Ações

As ações e significância funcional do ancôneo ainda precisam ser esclarecidas.

AÇÃO MUSCULAR: ANCÔNEO

Ação	Evidência
Extensão do cotovelo	Suportada
Desvio lateral da ulna	Inadequada

Os autores demonstraram consistentemente que o ancôneo auxilia o tríceps braquial na extensão do cotovelo.[23,25,41,44,53] Bozec et al. utilizaram dados EMG para con-

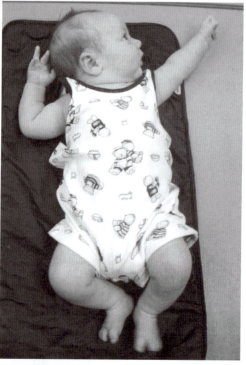

Figura 12.21 Reflexo tônico assimétrico. Um bebê demonstra a postura típica assumida por uma criança saudável ao realizar um reflexo tônico assimétrico (RTA).

cluir que o ancôneo é um "músculo extensor verdadeiro", particularmente quando um sujeito gera pequenos níveis de torque de extensão.[31] Entretanto, a avaliação do ancôneo revela que o músculo é consideravelmente menor na ASTF do que o tríceps. Portanto, sua força potencial é muito menor.

> **QUADRO 12.6 Inserção muscular**
>
> **Inserções e inervação do ancôneo**
>
> Inserção proximal: A superfície posterior do epicôndilo lateral do úmero e cápsula articular adjacente.
>
> Inserção distal: Aspecto lateral do processo do olécrano e superfície posterior da ulna proximal.
>
> Inervação: Nervo radial, C6, C7 e C8.
>
> Palpação: O ancôneo pode ser palpado distal ao tríceps braquial no aspecto lateral do cotovelo. Ele pode ser cuidadosamente distinguido do extensor ulnar do carpo que fica próximo.[41]

Além disso, seu braço do momento é menor do que o do tríceps braquial, que se insere no processo do olécrano da ulna. Consequentemente, embora o ancôneo possa contribuir para a extensão do cotovelo, é improvável que ele possa adicionar força significativa ao movimento ou ser capaz de compensar a perda do tríceps braquial. Estima-se que ele contribua apenas 10 a 15% para um momento muscular extensor total.[31,54] À medida que a atividade muscular extensora aumenta, a contribuição relativa do ancôneo diminui.[54]

Entretanto, a inserção do ancôneo na cápsula articular posterior do cotovelo pode explicar outra função do ancôneo na extensão ativa do cotovelo. A cápsula é relaxada posteriormente, permitindo à articulação sua grande ADM de flexão. Contudo, essa lassidão pode permitir que uma porção da cápsula fique presa entre o processo e a fossa do olécrano durante a extensão. Esse impacto pode ser muito doloroso, já que a cápsula articular possui grandes inervações sensoriais. A função do ancôneo pode ser auxiliar no afastamento da cápsula articular posterior do cotovelo da lesão durante a extensão ativa.

A função do ancôneo de mover a ulna lateralmente continua a ser debatida. A pronação do antebraço é classicamente descrita como a rotação do rádio em torno da ulna fixa. Entretanto, para manter a mão fixa no espaço, a pronação ocorre com leve desvio lateral da ulna à medida que o rádio gira em torno dela. Alguns autores sugerem que o ancôneo contribui para o desvio lateral, ou abdução da ulna, durante a pronação do antebraço quando a mão deve permanecer fixa no espaço, como quando se gira uma chave de fenda.[24,53] Estudos EMG mostraram atividade no ancôneo durante a pronação. Contudo, o músculo parece ativo durante a supinação também.[6] Portanto, sua função na abdução ulnar não foi nem verificada nem refutada, exigindo mais estudos para resolver essa questão.

Efeitos da debilidade muscular

Os estudos da debilidade muscular isolada do ancôneo não foram encontrados na literatura. Como observado anteriormente, o tríceps braquial permanece o extensor primário da articulação do cotovelo. Portanto, a debilidade muscular do ancôneo pode ter pouco efeito na força de extensão. Entretanto, a debilidade muscular pode prejudicar a capacidade de prevenir o impacto da cápsula articular posterior durante a extensão do cotovelo. Além disso, talvez a debilidade muscular do ancôneo prejudique a capacidade de pronar o antebraço enquanto mantém a mão no mesmo local. Esses dois últimos déficits funcionais são meramente conjecturas. Estudos adicionais e evidência clínica são necessários para esclarecer o impacto da debilidade do músculo ancôneo.

Efeitos da rigidez

A rigidez isolada do ancôneo não é realista, já que os fatores que levam à sua rigidez poderiam também afetar o tríceps braquial, bem como outras estruturas próximas. Portanto, os efeitos da rigidez em outras estruturas poderiam ser mais importantes do que a rigidez do ancôneo.

Músculos supinadores

Os músculos supinadores primários do antebraço são o bíceps braquial e o supinador. Outros músculos do antebraço, que são discutidos no Capítulo 15, podem contribuir para a supinação, mas suas ações primárias são no punho e na mão. O bíceps braquial foi discutido antes neste capítulo. Somente o supinador será apresentado a seguir.

Supinador

O músculo supinador é normalmente apresentado com outros músculos do antebraço inervados pelo nervo radial. Ele é apresentado aqui porque sua ação está focada na articulação radiulnar superior (Quadro 12.7). Ele fica abaixo dos músculos extensores do punho e dos dedos no antebraço proximal (Fig. 12.22).

> **QUADRO 12.7 Inserção muscular**
>
> **Inserções e inervação do supinador**
>
> Inserção proximal: O epicôndilo lateral do úmero com inserções no aspecto lateral da cápsula articular, o ligamento anular e a fossa do supinador e a crista da ulna.
>
> Inserção distal: Superfícies lateral, anterior e posterior do terço proximal do rádio.
>
> Inervação: O fornecimento de nervos para o músculo supinador pode partir do nervo interósseo posterior ou do tronco principal do nervo radial.[50] Por isso, autores relatam inervação espinhal da C6 e C7[50] ou da C5 e C6.[31,38]
>
> Palpação: O músculo está bem abaixo dos músculos extensores superficiais do antebraço e é difícil palpá-lo. A palpação pode ser possível bem na região posterior à massa do músculo extensor se este permanecer relaxado.[41]

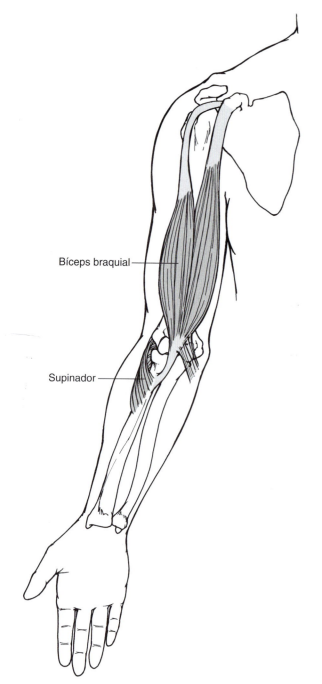

Figura 12.22 Principais músculos supinadores do cotovelo. Os principais supinadores do cotovelo são os músculos bíceps braquial e supinador.

Ações

AÇÃO MUSCULAR: SUPINADOR

Ação	Evidência
Supinação do cotovelo	Comprobatória

A ação reportada do supinador é, como seu nome sugere, a supinação. Parece não haver dúvida entre os autores quanto à sua função como supinador.[23,25,41,44,53]

Entretanto, poucos dados estão disponíveis a respeito de sua coordenação com o bíceps braquial, o outro supinador essencial do antebraço. Os dados EMG mais conclusivos disponíveis que avaliaram as funções desses dois músculos foram apresentados por Basmajian e De Luca.[6] Os dados EMG sugerem que o supinador é responsável pela supinação lenta sem resistência, independente da posição do cotovelo. O bíceps braquial parece ser mantido em reserva até que a supinação seja resistida. O supinador permanece particularmente importante durante a supinação quando o cotovelo está estendido, mesmo com resistência, já que, como observado antes neste capítulo, o bíceps braquial é inibido durante a supinação quando o cotovelo está estendido. Adicionalmente, a posição de flexão ou extensão parece ter pouco efeito sobre o braço do momento de supinação do supinador.[10] Em contraste, a extensão do cotovelo parece reduzir significativamente o braço do momento de supinação do bíceps braquial.

Relevância clínica

Teste muscular manual (TMM) do músculo supinador: Os procedimentos padrão do TMM do músculo supinador são descritos com o cotovelo estendido e com o cotovelo e ombro flexionados (Fig. 12.23). Os dados EMG e um conhecimento da mecânica da ação muscular demonstram as teorias subjacentes a essas duas posições. Os dados EMG sugerem que, com o cotovelo estendido, o bíceps braquial é inibido. Sua contribuição para a força de supinação também pode ser reduzida por causa de seu braço do momento de supinação diminuído na extensão do cotovelo. Portanto, a supinação nessa posição presumivelmente resulta da atividade do músculo supinador. Entretanto, a supinação resistida em excesso com o cotovelo estendido parece exigir atividade do bíceps braquial, normalmente resultando em flexão do cotovelo. Já que o TMM foi elaborado para oferecer o máximo de resistência ao paciente, é provável que o bíceps seja recrutado nesse teste, pelo menos na fase em que a resistência máxima é aplicada.

Por outro lado, a posição do TMM com o cotovelo e o ombro flexionados provavelmente recruta tanto o músculo supinador quanto o bíceps braquial. Entretanto, nessa posição o bíceps braquial está encurtado quase ao máximo. Como observado anteriormente neste capítulo e em detalhe no Capítulo 4, encurtar um músculo reduz sua força contrátil. Portanto, apesar de o bíceps braquial provavelmente estar mais ativo durante esse TMM de supinação, a força que ele gera na supinação é muito reduzida e a força de supinação medida é principalmente a força do músculo supinador. É importante para o clínico reconhecer que qualquer teste pode ser sensível em determinadas circunstâncias. Entretanto, é essencial manter em mente os fatores que influenciam os resultados de cada teste.

Efeitos da debilidade muscular

A debilidade muscular do supinador diminui a força de supinação. É claro que se o bíceps braquial permanecer intacto, o indivíduo continuará com considerável força de supinação. Entretanto, a supinação forçada e a capacidade de supinação com o cotovelo estendido são prejudicadas.

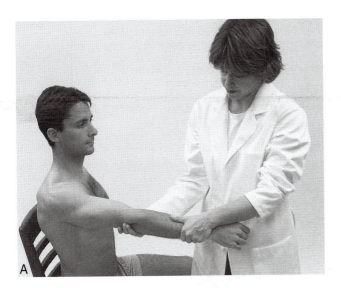
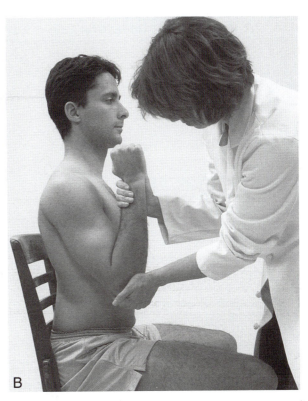

Figura 12.23 Posições do teste muscular manual padrão (TMM) para avaliar a força de supinação sem a contribuição do bíceps braquial. **A.** A supinação resistida com o cotovelo estendido inibe o bíceps braquial. **B.** Apesar de o músculo bíceps braquial estar ativo durante a supinação resistida com o cotovelo flexionado ao máximo, o músculo está tão encurtado que é incapaz de gerar força de supinação significativa.

Relevância clínica

Um estudo de caso: Um homem de 20 anos de idade sofreu lesões múltiplas após um acidente com um caminhão. Estava incluída entre as lesões uma fratura na metade do úmero com paralisia do nervo radial distal à inervação do tríceps braquial. O tratamento focou na recuperação da força dos músculos extensores do punho e dos dedos. O indivíduo foi reavaliado após um ano do acidente. No momento da reavaliação o indivíduo observou recuperação considerável na força da mão e nenhuma dificuldade aparente no cotovelo. A avaliação do cotovelo revelou uma ADM e força dos flexores e extensores do cotovelo normais. Também mostrou que a força de supinação com o cotovelo flexionado a 90° estava levemente reduzida. O indivíduo não foi capaz de supinar na ADM completa. Qualquer resistência adicional contra a supinação com o cotovelo estendido resultou em flexão do cotovelo. Esses resultados revelam debilidade do músculo supinador que não havia sido detectada nos exames anteriores.

Efeitos da rigidez

A rigidez isolada do músculo supinador é improvável. Entretanto, ele pode estar rígido junto com o bíceps braquial. A rigidez do supinador pode ser distinguida da rigidez do bíceps braquial pela aplicação do conhecimento dos músculos biarticulares. Como descrito na discussão da rigidez do bíceps braquial, a posição do ombro influencia o comprimento do bíceps e, portanto, pode alterar as manifestações da rigidez do bíceps no cotovelo. A posição do ombro não exerce efeito sobre o comprimento do músculo supinador.

Comparações da força de flexão e extensão do cotovelo

A determinação da significância funcional de debilidade dos músculos do cotovelo é um elemento fundamental para uma avaliação válida. Compreender a força relativa dos grupos musculares pode ajudar a fornecer uma perspectiva sobre a extensão da debilidade que um paciente demonstra. Diversos estudos mostraram tanto a força do grupo muscular flexor como a do grupo muscular extensor.[13,42,48,52] Entretanto, somente poucos estudos compararam diretamente a força dos flexores e extensores do cotovelo em indivíduos sem disfunção.[5,16,26] Medidas absolutas da força mostradas na literatura são difíceis de comparar porque elas são publicadas em diferentes unidades de força e torque. Os valores de força isométrica coletados a 90° de flexão do cotovelo são apresentados na Tabela 12.2. Askew et al. mostraram que a média de força de extensão isométrica fica em 61% da força de flexão isométrica média em 104 homens e mulheres.[5] Entretanto, Knapik e Ramos mostraram que a força de extensão isométrica do cotovelo fica em aproximadamente 82% da força de flexão isométrica do cotovelo em 352 homens.[26] Apesar de nenhuma comparação direta ser apresentada, Gallagher et al. demonstraram consistentemente maior força de flexão do que de extensão durante contrações isocinéticas concêntricas em diversas velocidades.[16] A comparação dos dados entre os estudos apoia a conclusão de que a força de flexão é maior do que a força de extensão no cotovelo.[30]

Os homens demonstram força de flexão e de extensão significativamente maiores do que as mulheres, indepen-

TABELA 12.2 Força dos grupos musculares flexores e extensores do cotovelo registrada na literatura

	Gallagher et al.[16][a]	Askew et al.[5][b]	Sale et al.[42][c]	Currier[13][d]	Williams e Stutzman[52][e]
Flexão, homens lado dominante	40,0 Nm	725 ± 154 kg-cm	60 Nm	NT[f]	80lb
Flexão, homens lado não dominante	NT	708 ± 156 kg-cm	NT	NT	NT
Flexão, mulheres lado dominante	NT	336 ± 80 kg-cm	30 Nm	NT	NT
Flexão, mulheres lado não dominante	NT	323 ± 78 kg-cm	NT	NT	NT
Extensão, homens lado dominante	27,1 Nm	421 ± 109 kg-cm	NT	48,8 lb	NT
Extensão, homens lado não dominante	NT	406 ± 106kg-cm	NT	NT	NT
Extensão, mulheres lado dominante	NT	210 ± 61 kg-cm	NT	NT	NT
Extensão, mulheres lado não dominante	NT	194 ± 50 kg-cm	NT	NT	NT

[a]N = 30 homens, 20-30 anos de idade.
[b]N = 50 homens, 41,0 ± 12,3 anos; 54 mulheres, 45,1 ± 16,1 anos.
[c]Valores de torque estimados de gráficos. N = 13 homens, 22,5 ± 1,6 anos; 8 mulheres, 21,0 ± 0,6 anos.
[d]N = 41 homens, 20-40 anos de idade.
[e]Valores de torque estimados de gráficos. N = 10 "homens universitários".
[f]NT, autores não avaliaram aquele fator.

dentemente do tipo de contração.[5,16,27,42] As forças de flexão e extensão também parecem diminuir com a idade. Um pequeno, mas significativo, aumento na força de flexão do cotovelo foi demonstrado no lado dominante.[5,16] Entretanto, não existe consenso com relação ao efeito da dominância da mão na força de extensão do cotovelo; um estudo mostra pequenos, mas significativos, aumentos no lado dominante, semelhante ao encontrado na força de flexão.[5] Outro estudo não encontrou efeito da dominância sobre a força de extensão.[16]

Apesar de os dados serem escassos e as comparações diretas não serem feitas facilmente, veja a seguir determinados princípios que começam a emergir desses estudos.

- A média de força de flexão do cotovelo é maior do que a média de força de extensão.
- A média de força do cotovelo é maior em homens do que em mulheres.
- A força do cotovelo parece diminuir com a idade.
- A dominância da mão explica somente uma pequena diferença na força entre os cotovelos direito e esquerdo.

Pesquisas adicionais são necessárias para confirmar essas regras aparentes em populações maiores bem como para examinar outros fatores que afetam a força. Entretanto, os clínicos podem usar esses conceitos preliminares para fornecer perspectiva adicional à medida que eles tentam interpretar as medidas de força adquiridas de pacientes na clínica.

Resumo

Este capítulo revisou o papel dos principais músculos do cotovelo na função e disfunção. Os músculos incluídos aqui são os que se inserem no antebraço sem efeitos distais no punho. Cada músculo é apresentado separadamente para avaliar sua contribuição específica para o movimento do cotovelo e para o comportamento motor em disfunção. Os dados EMG são utilizados para examinar a coordenação entre os músculos do cotovelo e o modo pelo qual a função é distribuída entre os músculos. Os princípios da mecânica muscular apresentados no Capítulo 4 são utilizados para explicar as funções individuais de cada músculo e os métodos usados para isolar cada músculo durante a avaliação clínica.

O braquial e o bíceps braquial geram os maiores momentos de flexão no cotovelo e os três flexores primários do cotovelo possuem arquiteturas elaboradas para fornecer movimentos ativos pela excursão completa do cotovelo. As cabeças medial e lateral do tríceps braquial geram os maiores momentos de extensão do cotovelo. O pronador redondo e o supinador são testados pelo posicionamento do cotovelo do indivíduo, de maneira que os outros músculos se tornem ineficazes. Diversos músculos do punho também afetam o cotovelo. Esses músculos e seus efeitos no punho e no cotovelo são apresentados no Capítulo 15. No capítulo a seguir, as questões de estrutura articular e desempenho muscular apresentadas nos capítulos anteriores e no atual são examinadas em combinação pelo estudo de seus efeitos nas forças da articulação do cotovelo e nas sobrecargas nos músculos do cotovelo durante a atividade.

Referências bibliográficas

1. Allen GM, McKenzie DK, Gandevia SC: Twitch interpolation of the elbow flexor muscles at high forces. Muscle Nerve 1998; 21: 318–328.
2. An KN, Hui FC, Morrey BF, et al.: Muscles across the elbow joint: a biomechanical analysis. J Biomech 1981; 14: 659–669.
3. An KN, Kaufman KR, Chao EYS: Physiological considerations of muscle force through the elbow joint. J Biomech 1989; 22: 1249–1256.

4. Andrews JR: Glenoid labrum tears related to the long head of the biceps. Am J Sports Med 1985; 13: 337–341.
5. Askew LJ, An KN, Morrey BF, Chao EYS: Isometric elbow strength in normal individuals. Clin Orthop 1987; 261–266.
6. Basmajian JV, De Luca CJ: Muscles Alive. Their Function Revealed by Electromyography. Baltimore: Williams & Wilkins, 1985.
7. Bassett RW, Browne BF, Morrey BF, An KN: Glenohumeral muscle force and moment mechanics in a position of shoulder instability. J Biomech 1990; 23: 405–415.
8. Blasier RB, Soslowsky LJ, Malicky DM, Palmer ML: Posterior glenohumeral subluxation: active and passive stabilization in a biomechanical model. J Bone Joint Surg 1997; 79A: 433–440.
9. Bompa TO, Borms J, Hebbelinck M: Mechanical efficiency of the elbow flexors in rowing. Am J Phys Med Rehabil 1990; 69: 140–143.
10. Bremer AK, Sennwald GR, Favre P, Jacob HAC: Moment arms of forearm rotators. Clin Biomech 2006; 21: 683–691.
11. Chang YW, Su F-C, Wu HW, An KN: Optimum length of muscle contraction. Clin Biomech 1999; 14: 537–542.
12. Corner NB, Milner SM, MacDonald R, Jubb M: Isolated musculocutaneous nerve lesion after shoulder dislocation. J R Army Med Corps 1990; 136: 107–108.
13. Currier DP: Maximal isometric tension of the elbow extensors at varied positions. Part 1. Assessment by cable tensiometer. Phys Ther 1972; 52: 1043–1049.
14. Downer AH: Strength of the elbow flexor muscles. Phys Ther Rev 1953; 33: 68–70.
15. Ettema GJC, Styles G, Kippers V: The moment arms of 23 muscle segments of the upper limb with varying elbow and forearm positions: implications for motor control. Hum Mov Sci 1998; 17: 201–220.
16. Gallagher MA, Cuomo F, Polonsky L, et al.: Effects of age, testing speed, and arm dominance on isokinetic strength of the elbow. J Shoulder Elbow Surg 1997; 6: 340–346.
17. Gerbeaux M, Turpin E, Lensel-Corbeil G: Musculo-articular modelling of the triceps brachii. J Biomech 1996; 29: 171–180.
18. Grabiner MD, Jaque V: Activation patterns of the triceps brachii muscle during sub-maximal elbow extension. Med Sci Sports Exerc 1987; 19: 616–620.
19. Grover J: The effect of a flexion contracture of the elbow on the ability to transfer in patients who have quadriplegia at the sixth cervical level. J Bone Joint Surg [Am] 1996; 78: 1397–1400.
20. Happee R, van der Helm FCT: The control of shoulder muscles during goal directed movements, an inverse dynamic analysis. J Biomech 1995; 28: 1179–1191.
21. Harvey LA, Crosbie J: Weight bearing through flexed upper limbs in quadriplegics with paralyzed triceps brachii muscles. Spinal Cord 1999; 37: 780–785.
22. Herbert RD, Gandevia SC: Changes in pennation with joint angle and muscle torque: in vivo measurements in human brachialis muscle. J Physiol 1995; 484: 523–532.
23. Hislop HJ, Montgomery J: Daniel's and Worthingham's Muscle Testing: Techniques of Manual Examination. Philadelphia: WB Saunders, 1995.
24. Kapandji IA: The Physiology of the Joints. Vol 1, The Upper Limb. Edinburgh: Churchill Livingstone, 1982.
25. Kendall FP, McCreary EK, Provance PG: Muscle Testing and Function. Baltimore: Williams & Wilkins, 1993.
26. Knapik JJ: Isokinetic and isometric torque relationships in the human body. Arch Phys Med Rehabil 1980; 61: 64–67.
27. Knapik JJ, Wright JE, Mawdsley RH, Braun J: Isometric, isotonic, and isokinetic torque variations in four muscle groups through a range of joint motion. Phys Ther 1983; 63: 938–947.
28. Kulig K, Andrews JG, Hay JG: Human strength curves. Exerc Sport Sci Rev 1984; 12: 417–466.
29. Kumar VP: The role of the long head of biceps brachii in the stabilization of the head of the humerus. Clin Orthop 1989; 172–175.
30. Langenderfer J, Jerabek SA, Thangamani VB, et al.: Musculoskeletal parameters of muscles crossing the shoulder and elbow and the effect of sarcomere length sample size on estimation of optimal muscle length. Clin Biomech 2004; 19: 664–670.
31. Le Bozec S, Maton B, Cnockaert JC: The synergy of elbow extensor muscles during static work in man. Eur J Appl Physiol 1980; 43: 57–68.
32. Lemay MA, Crago PE: A dynamic model for simulating movements of the elbow, forearm, and wrist. J Biomech 1996; 29: 56–52.
33. Moore KL: Clinically Oriented Anatomy. Baltimore: Williams & Wilkins, 1980.
34. Morrey BF, Askew LJ, An KN, Chao EY: A biomechanical study of normal functional elbow motion. J Bone Joint Surg 1981; 63-A: 872–876.
35. Murray WM, Buchanan TS, Delp SL: The isometric functional capacity of muscles that cross the elbow. J Biomech 2000; 33: 943–952.
36. Murray WM, Delp SL, Buchanan TS: Variation of muscle moment arms with elbow and forearm position. J Biomech 1995; 28: 513–525.
37. Pagnani MJ, Deng XH, Warren RF, et al.: Effect of lesions of the superior portion of the glenoid labrum on glenohumeral translation. J Bone Joint Surg 1995; 77A: 1003–1010.
38. Petrofsky JS: The effect of elbow angle on the isometric strength and endurance of the elbow flexors in men and women. J Hum Ergol (Tokyo) 1980; 9: 125–131.
39. Pigeon P, Yahia L, Feldman AJ: Moment arms and lengths of human upper limb muscles as functions of joint angles. J Biomech 1996; 29: 1365–1370.
40. Rokito AS, McLaughlin JA, Gallagher MA, Zuckerman JD: Partial rupture of the distal biceps tendon. J Shoulder Elbow Surg 1996; 5: 73–75.
41. Romanes GJE: Cunningham's Textbook of Anatomy. Oxford: Oxford University Press, 1981.
42. Sale DG, MacDougall JD, Alway SE, Sutton JR: Voluntary strength and muscle characteristics in untrained men and women and male bodybuilders. J Appl Physiol 1987; 62: 1786–1793.
43. Sergio LE, Ostry SJ: Coordination of multiple muscles in two degree of freedom elbow movements. Exp Brain Res 1995; 105: 123–137.
44. Smith LK, Weiss EL, Lehmkuhl LD: Brunnstrom's Clinical Kinesiology. Philadelphia: FA Davis, 1996.
45. Soslowsky LJ, Malicky DM, Blasier RB: Active and passive factors in inferior glenohumeral stabilization: a biomechanical model. J Shoulder Elbow Surg 1997; 6: 371–379.
46. Steindler A: Kinesiology of the Human Body under Normal and Pathological Conditions. Springfield, IL: Charles C Thomas, 1955.
47. Stewart OJ, Peat M, Yaworski GR: Influence of resistance, speed of movement, and forearm position on recruitment of the elbow flexors. Am J Phys Med 1981; 60:165–179.
48. Stratford PW, Balsor BE: A comparison of make and break

tests using a hand-held dynamometer and the kin-com. J Orthop Sports Phys Ther 1994; 19: 28–32.
49. Sturzenegger M, Beguin D, Grunig B, Jakob RP: Muscular strength after rupture of the long head of the biceps. Arch Orthop Trauma Surg 1986; 105: 18–23.
50. van Bolhuis BM, Gielen CCAM: The relative activation of elbow-flexor muscles in isometric flexion and in flexion/extension movements. J Biomech 1997; 30: 803–811.
51. van Zuylen EJ, van Velzen A, van der Gon JJD: A biomechanical model for flexion torques of human arm muscles as a function of elbow angle. J Biomech 1988; 21: 183–190.
52. Williams M, Stutzman L: Strength variation through the range of joint motion. Phys Ther Rev 1959; 39: 145–152.
53. Williams P, Bannister L, Berry M, et al: Gray's Anatomy, The Anatomical Basis of Medicine and Surgery, Br. ed. London: Churchill Livingstone, 1995.
54. Zhang LQ, Nuber GW: Moment distribution among human elbow extensor muscles during isometric and submaximal extension. J Biomech 2000; 33: 145–154.

CAPÍTULO

13

Análise das forças sobre o cotovelo durante atividade

SUMÁRIO

Análise das forças exercidas no cotovelo 245
    Forças no cotovelo durante técnicas simples de levantamento com os membros superiores 245
    Forças no cotovelo durante o suporte do peso do corpo no membro superior 249
Estresses aplicados nas superfícies articulares do cotovelo 250
Resumo 253

Nos dois capítulos anteriores, descrevemos as estruturas da articulação do cotovelo e seus elementos de suporte e as funções dos músculos principais do cotovelo. O objetivo do presente capítulo é discutir as sobrecargas às quais a articulação do cotovelo e as estruturas adjacentes são submetidas. Especificamente, os objetivos deste capítulo são:

- apresentar uma análise bidimensional das sobrecargas no cotovelo durante uma atividade simples de levantamento;
- apresentar uma análise bidimensional das sobrecargas no cotovelo durante o suporte do peso corporal com os membros superiores;
- revisar as sobrecargas que o cotovelo sustenta durante uma variedade de atividades;
- discutir os estresses (carga/área) aplicados nas articulações umeroulnar e umerorradial.

Análise das forças exercidas no cotovelo

Forças no cotovelo durante técnicas simples de levantamento com os membros superiores

A flexão do cotovelo é um elemento básico de inúmeras atividades da vida diária, tão diversas como comer uma maçã e levantar uma sacola de alimentos ou um livro de anatomia. O Quadro 13.1 apresenta um diagrama livre do corpo que representa uma atividade de suspender um saco de açúcar de 2,27 kg.[5,18] Ele também fornece uma análise bidimensional da força flexora necessária e da força de reação articular resultante no cotovelo gerada durante a atividade. Ao concentrar todas as forças flexoras no músculo braquial, o cálculo revela que a força flexora necessária para sustentar uma sobrecarga de 2,27 kg em um membro estendido é maior do que 1 vez o peso corporal! O cálculo da força de reação articular sugere sobrecargas compressivas de quase 1,2 vez o peso corporal.

A solução apresentada no Quadro 13.1 exige uma suposição muito ampla e imprecisa de que todas as forças flexoras podem ser atribuídas ao músculo braquial, cujo braço de momento é conhecido. Na realidade, é mais provável que o braquial e o bíceps participem e estejam sob resistência suficiente, e que o braquiorradial e o pronador redondo possam também contribuir para a força flexora. Entretanto, a situação real de múltiplos músculos em contração simultânea gera mais incógnitas do que equações a serem resolvidas e é conhecida como estatisticamente indeterminada (Fig. 13.1).[4]

QUADRO 13.1 Examinando as forças

Análise bidimensional das forças no cotovelo durante a sustentação de uma sobrecarga de 2,27 kg com o cotovelo flexionado a 30°

As dimensões a seguir são baseadas em um homem bem condicionado com 1,83 m de altura e peso corporal de 81,65 kg (800 N). Os parâmetros do segmento corporal são extrapolados de dados antropométricos de Braune e Fischer.[5] Assume-se que a força de flexão seja fornecida totalmente pelo músculo braquial (B).

Comprimento do antebraço e mão (C): 0,4 m

O centro de gravidade (c.g.) do antebraço e da mão está a 47% do comprimento do antebraço e da mão a partir da extremidade proximal (c)

Peso do antebraço e da mão (P): 3% do peso corporal (PC)

Peso na mão: 2,27 kg (3% do PC)

Braço de momento do braquial (ma): 0,015 m

Cálculo da força do braquial (B):

$\Sigma M = 0$

$(B \times 0{,}015 \text{ m}) - (0{,}03 \text{ PC} \times 0{,}47 \times 0{,}4 \text{ m})$
$\quad - (0{,}03 \text{ PC} \times 0{,}4 \text{ m}) = 0$

$(B \times 0{,}015 \text{ m}) = (0{,}03 \text{ PC} \times 0{,}47 \times 0{,}4 \text{ m})$
$\quad + (0{,}03 \text{ PC} \times 0{,}4 \text{ m})$

B = 1,18 PC

Cálculo das forças de reação articulares (FRA) sobre a ulna assumindo que o braquial se insere sobre a ulna em um ângulo de 25°.

$\Sigma F_x: FRA_x - B_x = 0$

$FRA_x = B_x$, onde $B_x = B (\cos 25°)$

$FRA_x = B (\cos 25°)$

$FRA_x = 1{,}07 \text{ PC}$

$\Sigma F_y: FRA_y + B_y - 0{,}03 \text{ PC} - 0{,}03 \text{ PC} = 0$, onde o peso do antebraço e da mão é 0,03 PC e o peso de 2,27 kg = 0,03 PC

$FRA_y = 0{,}06 \text{ PC} - B_y$, onde $B_y = B (\text{sen } 25°)$

$FRA_y = -0{,}45 \text{ PC}$

Utilizando o teorema de Pitágoras:

$FRA^2 = FRA_x^2 + FRA_y^2$

FRA ≈ 1,16 PC

Utilizando a trigonometria, a direção de FRA pode ser determinada:

$\text{sen } \theta = \dfrac{FRA_x}{FRA}$

μ ≈ 67° a partir da vertical

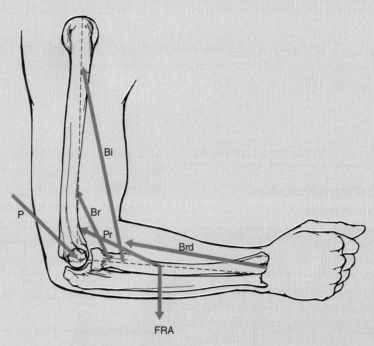

Diagrama livre do corpo para o cotovelo na tarefa de levantar uma sobrecarga de 2,27 kg identificando todas as forças que atuam no antebraço. (Bi = bíceps; Br = braquial; Pr = pronador redondo; Brd = braquiorradial; FRA = força de reação articular; P = peso).

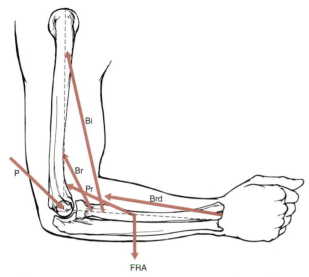

Figura 13.1 Diagrama livre do corpo durante a flexão do cotovelo. O diagrama livre do corpo mostra as forças de todos os flexores do cotovelo, demonstrando que existem mais forças do que as que podem ser determinadas utilizando-se equações de equilíbrio estático. O sistema é descrito como estatisticamente indeterminado. Bi, bíceps; Br, braquial; Pr, pronador redondo; Brd, braquiorradial; FRA, força de reação articular; P, peso.

Um problema indeterminado possui um número infinito de possíveis soluções. O Capítulo 1 descreve brevemente os métodos utilizados para solucionar um problema indeterminado pela escolha da *melhor* solução, com base em alguns critérios um tanto arbitrários de otimização. Outro método de lidar com o caso de mais incógnitas do que equações para solucionar, é resolver somente pelo **momento interno** que deve ser exercido pelos músculos e ligamentos adjacentes. O momento interno é o momento gerado pelos músculos e ligamentos para resistir ao **momento externo** gerado pelo peso do membro e quaisquer pesos adicionais ou forças aplicadas pelo ambiente. Tais forças incluem pesos adicionais, como um saco de açúcar, a resistência aplicada por um terapeuta e as forças de reação ao solo. Resolvendo somente pelo momento interno, não há tentativa de distribuir o momento aos músculos ou outros tecidos adjacentes. Portanto, não há necessidade para suposições simplificadas e errôneas como acumular a força em um único músculo. Entretanto, a solução não fornece a estimativa das forças do músculo ou articulação. O Quadro 13.2 apresenta um diagrama livre do corpo e o cálculo do momento interno utilizando o mesmo caso descrito no Quadro 13.1.

O momento interno necessário para os músculos flexores suportarem um saco de 2,27 kg (22,24 N) é 13,4 Nm. Em uma análise biomecânica publicada do levantamento, foi registrado um momento interno de pico necessário para levantar um haltere de 17,24 kg (170 N) durante a amplitude de flexão do cotovelo de aproximadamente 45 Nm.[7] Esses resultados oferecem semelhança suficiente entre o modelo apresentado no Quadro 13.2 e o modelo publicado que fornecem ao menos uma validade ao modelo no Quadro 13.2.

Apesar de a solução no Quadro 13.1 estar baseada em uma simplificação claramente errônea, ela oferece ao clínico uma perspectiva útil da magnitude da sobrecarga exigida dos músculos do cotovelo durante uma atividade simples como o levantamento de uma carga relativamente leve. A razão para essas sobrecargas musculares grandes é a desvantagem mecânica dos músculos comparada com a vantagem da sobrecarga de 2,27 kg e o peso do antebraço e da mão. O braço de momento do braquial é aproximadamente 8% do braço de momento do peso do antebraço e da mão e menos de 4% do braço de momento da sobrecarga de 2,27 kg (Fig. 13.2). Consequentemente, o músculo deve gerar grandes forças para criar um momento que equilibre os momentos exercidos pelo peso do membro e da sobrecarga de 2,27 kg.

Uma força de contração de um músculo possui um impacto direto sobre a força de reação articular. A solução observada no Quadro 13.1, apesar de ser apenas uma estimativa grosseira, demonstra que a articulação do cotovelo sustenta grandes sobrecargas mesmo durante atividades simples como o levantamento de cargas leves. Diversos modelos biomecânicos mais elaborados examinam as forças da articulação do cotovelo durante a sua função. Sobrecargas de até 1.600 N (163 kg) e 800 N (81,5 kg) são registradas nas articulações umeroulnar e radioumeral, respectivamente, durante tarefas de levantamento simples, levantando cargas de somente 2-4 kg.[6] As forças do cotovelo variam significativamente com o tipo de preensão palmar utilizada. Os movimentos de flexão e extensão de alta velocidade geram sobrecargas ainda maiores nas articulações umeroulnar e radioumeral, 1.910 N (aproximadamente 195 kg) e 2.680 N (aproximadamente 273 kg), respectivamente.[2] O esforço na flexão isométrica máxima gera sobrecargas ainda maiores, acima de 3.000 N (306 kg) em cada articulação.[1] As forças compressivas de pico paralelas ao antebraço e direcionadas ao úmero são estimadas em aproximadamente 45% do peso do corpo durante o apoio com as duas mãos e aproximadamente 65% do peso do corpo no apoio com uma das mãos.[9,10]

Sobrecargas similares no cotovelo foram registradas em quedas de uma pequena altura (3-6 cm) com um membro estendido.[8] Parece surpreendente que atividades de levantamento possam gerar forças maiores da articulação do cotovelo comparadas com o apoio. As diferenças nos modelos podem explicar algumas das diferenças nos resultados, mas diferenças nos braços de momento das sobrecargas externas no cotovelo também podem contribuir para o aumento das sobrecargas nele durante o levantamento. Os efeitos dos braços de momento são discutidos com maiores detalhes na próxima seção. Esses dados, apesar de somente estimarem, revelam que as articulações do cotovelo sustentam sobrecargas muito altas durante a atividade. Um clínico deve ser cuidadoso com essas sobrecargas quando estabelecer uma estratégia de intervenção para um indivíduo com disfunção articular e modificar a intervenção de maneira que reduza as sobrecargas na articulação.

QUADRO 13.2 Examinando as forças

Cálculo do momento interno (M_i) gerado no exemplo apresentado no Quadro 13.1

As dimensões apresentadas no Quadro 13.1 permanecem as mesmas.

Comprimento do antebraço e mão (C): 0,4 m

O centro de gravidade (c.g.) do antebraço e da mão está a 47% do comprimento do antebraço e da mão a partir da extremidade proximal (c)

Peso do antebraço e da mão (P): 3% do peso corporal

Peso corporal: 81,65 kg (800 N)

Peso na mão: 2,27 kg (22,24 N)

$\Sigma M = 0$

$M_{interno} + M_{externo} = 0$, onde $M_{interno}$ é o momento gerado pelos músculos e ligamentos do cotovelo e $M_{externo}$ é o momento gerado pelos pesos do antebraço e da mão e pela carga de 2,27 kg

$M_{interno} = - M_{externo}$

$M_{interno} = (0,03 \times 800\ N \times 0,47 \times 0,4\ m) + (22,24\ N \times 0,4\ m) = 0$

$M_{interno} = 13,4\ Nm$

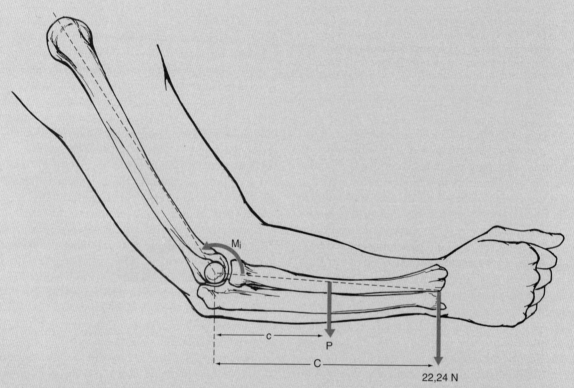

Diagrama livre do corpo para o cotovelo na atividade de levantar uma carga de 2,27 kg, indicando as sobrecargas externas e o momento interno. O diagrama livre do corpo reduz as forças musculares e seus braços de momento a um momento interno único (M_i).

Relevância clínica

Sobrecargas no cotovelo em arremessadores do beisebol: Momentos valgos externos (momentos no plano frontal que tendem a fazer a rotação do cotovelo para valgo) de aproximadamente 18 Nm foram registrados em arremessadores do beisebol do sexo masculino entre 11 e 12 anos de idade.[23] Registrou-se que os arremessadores profissionais de beisebol sustentam momentos valgos de aproximadamente 65 Nm.[15] Contraste esses momentos que são equilibrados pelo ligamento colateral medial do cotovelo com, talvez, suporte adicional dos músculos do antebraço com o momento de flexão de 28 Nm equilibrado pelos músculos extensores do cotovelo durante o deslocamento com muletas. Não deveria ser surpresa que as lesões de cotovelo sejam comuns em arremessadores do beisebol. Esses dados dão suporte à necessidade de limitar o número de arremessos por atletas esqueleticamente imaturos.

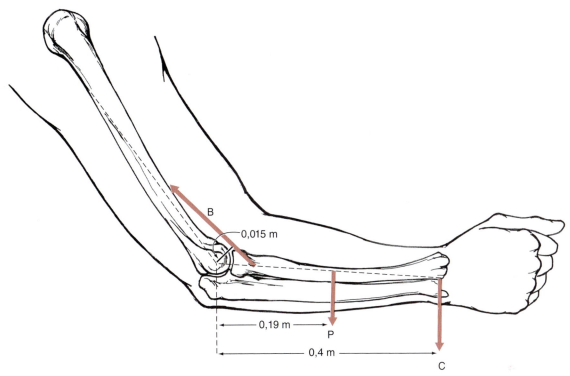

Figura 13.2 Comparação do braço de momento do músculo braquial com os braços de momento de sobrecargas externas. Os braços de momento das sobrecargas externas são muito maiores do que o braço de momento do braquial (B), aumentando a vantagem mecânica do peso do antebraço e da mão (P) e da carga na mão (C).

Forças no cotovelo durante o suporte do peso do corpo no membro superior

Apesar de os membros superiores serem normalmente descritos como articulações que não suportam o peso corporal, as discussões acerca do ombro nos Capítulos 9 e 10 indicam claramente que mesmo em indivíduos saudáveis, o membro superior participa frequentemente de atividades de suporte do peso corporal, como levantar-se de uma cadeira. Quando um indivíduo possui uma disfunção nos membros inferiores, os membros superiores podem se tornar mais envolvidos no suporte do peso corporal pela real participação na locomoção, como no deslocamento com muletas e na propulsão na cadeira de rodas. A densidade mineral óssea aumentada foi registrada no corpo do rádio em 10 indivíduos com uma média de duração de 8,7 anos de utilização de muletas.[25] Esses dados fornecem uma indicação indireta de estresse aumentado aplicado à região do cotovelo como resultado da responsabilidade adicional de suporte do peso do corpo em indivíduos que se deslocam com equipamentos assistivos. Esses dados também demonstram a aplicação da Lei de Wolff, já que as estruturas dos ossos do cotovelo respondem a sua função alterada. O Quadro 13.3 apresenta uma análise bidimensional básica das sobrecargas na articulação do cotovelo durante a fase de balanço do deslocamento com muletas.

A solução no Quadro 13.3 Examinando as forças é apresentada como a força estimada do tríceps braquial (1,4 vezes

Relevância clínica

O impacto da altura da muleta nos momentos da articulação do cotovelo: Embora o clínico possa raramente alterar o braço de momento de um músculo, o braço de momento de uma resistência é facilmente manipulado. Reisman et al. mostram um aumento de quase 100% no momento interno em sujeitos que se deslocam com muletas axilares quando o manete delas é levantado 2,5-5 cm acima de sua altura ótima.[21] Esse aumento significativo nas exigências dos músculos é resultado de um aumento na flexão do cotovelo e, consequentemente, um aumento no braço de momento da resistência (Fig. 13.4). Alterações similares nas sobrecargas articulares foram registradas em exercícios tais como as barras e o supino.[10,14] Esses são exemplos importantes de como o conhecimento dos momentos articulares pode guiar o clínico na alteração das exigências dos músculos de uma articulação e a sobrecarga sobre a articulação de um paciente pela alteração do momento aplicado pela sobrecarga externa.

o peso corporal) e o momento interno resultante (28 Nm). É útil comparar a força estimada do tríceps braquial no exemplo da caminhada com muletas com a força flexora no exemplo do levantamento no Quadro 13.1. Apesar da resistência na atividade de caminhada com muletas (metade do peso corporal) ser muitas vezes maior do que a resistência na atividade de levantamento, a força exigida do tríceps braquial é somente 30% maior do que a dos flexores. A razão para a diferença nas exigências mecânicas dessas duas atividades é a diferença no comprimento dos braços de momento entre as resistências e entre os músculos (Fig. 13.3). No exemplo do deslocamento com muletas, o braço de momento do peso corporal é 0,07 m, mas, na atividade de levantamento, o braço de momento do peso de 2,27 kg é 0,4 m. De forma semelhante, o braço de momento do braquial é 0,015 m, enquanto o braço de momento do tríceps braquial é 0,025 m.

O momento resultante de 28 Nm no exemplo da caminhada com muleta também pode ser comparado com outros estudos na literatura. Robertson et al. calcularam a média dos momentos internos de pico no cotovelo de 12,3 Nm durante a propulsão da cadeira de rodas por usuários regulares desse equipamento e até mesmo médias de momentos de pico maiores naqueles que não eram usuários de cadeira de rodas.[22] No Quadro 13.3, o momento interno é normalizado pelo peso corporal para comparar os resultados desse modelo com os resultados adicionais de estudos publicados. [19,20] Nordau et al. mostraram momentos internos de cerca de 0,2 Nm/kg em uma análise cuidadosa e completa dos indivíduos, com e sem paraplegia, que se deslocavam com muletas com apoio no antebraço. Apesar de o acordo não ser perfeito, a solução desse exemplo está perto o suficiente de uma reflexão razoável da atividade biomecânica. Uma análise das forças sustentadas pelos músculos e articulações durante uma atividade como a propulsão da cadeira de rodas ou da caminhada com muletas ajuda o clínico a avaliar o desgaste e a agressão que o membro superior sustenta durante a atividade.

Estresses aplicados nas superfícies articulares do cotovelo

Os estudos descritos até aqui revelam que o cotovelo sustenta sobrecargas muito grandes durante as atividades diárias. Entretanto, a maneira como essas sobrecargas são aplicadas nas superfícies articulares também é um fator

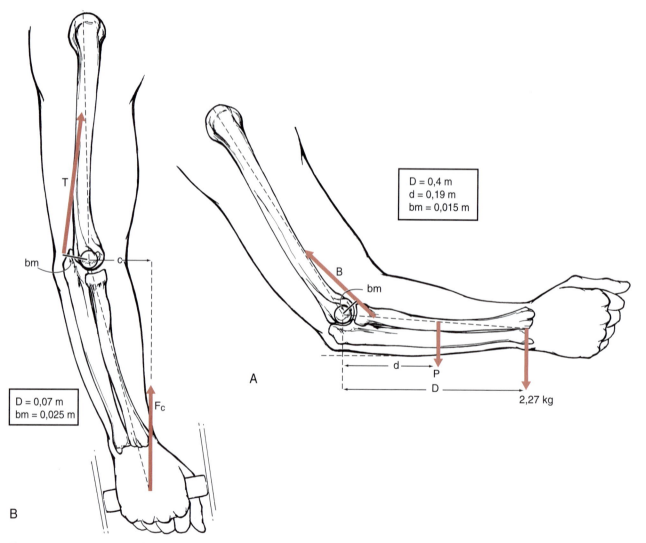

Figura 13.3 Comparações dos braços de momento dos músculos e sobrecargas externas na tarefa de levantamento (**A**) e na caminhada com muletas (**B**). Apesar de as resistências serem menores na tarefa de levantamento, seus braços de momento são bem maiores do que o braço de momento da força da muleta.

QUADRO 13.3 Examinando as forças

Cálculo da força de extensão do tríceps braquial (T) e o momento interno de extensão (M_i) gerado no cotovelo durante a caminhada com muletas

As medidas antropométricas do indivíduo são as mesmas utilizadas nos Quadros 13.1 e 13.2. Assume-se que o cotovelo esteja flexionado a 10°.[7] Observe que o indivíduo empurra para baixo a muleta e, portanto, esta exerce uma força de reação (F_c) sobre a mão e o antebraço. Essa força (F_c) é assumida como igual a 1/2 PC, baseado na premissa de que o peso é dividido igualmente entre as duas muletas. A força de reação articular sobre a ulna é (FRA).

O braço de momento do tríceps braquial (T) na flexão de cotovelo a 10° é 0,025 m.[17]

O braço de momento (d) da força da muleta (F_c) = 0,4 m (sen 10°) = 0,07 m

$\Sigma M = 0$

$F_c \times 0{,}07\ m - T \times 0{,}025\ m = 0$

$0{,}5\ PC \times 0{,}07\ m = T \times 0{,}025\ m$

T = 1,4 PC

$M_{interno} + M_{externo} = 0$

$M_{interno} = (0{,}5\ PC \times 0{,}07\ m) = 0{,}035\ PC\ m$,

onde PC = 800 N

$M_{interno}$ = 28 Nm

Normalizando pelo peso corporal:

$M_{interno}$ = 0,34 N m/kg, onde PC = 81,6 kg

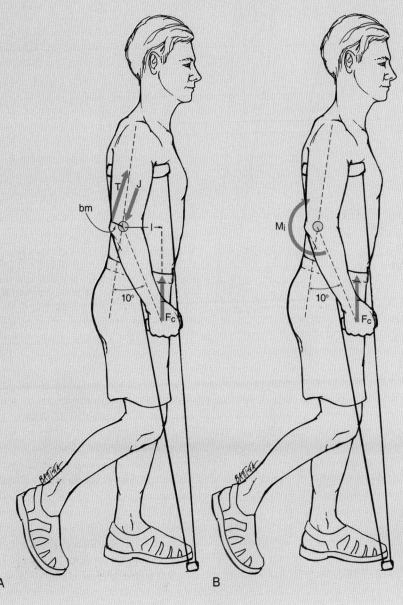

Diagrama livre do corpo para o cotovelo durante a caminha com muletas. **A.** Sobrecarga externa e as forças internas exercidas pelo músculo tríceps e a força de reação articular. **B.** Sobrecarga externa e momento interno para o equilíbrio.

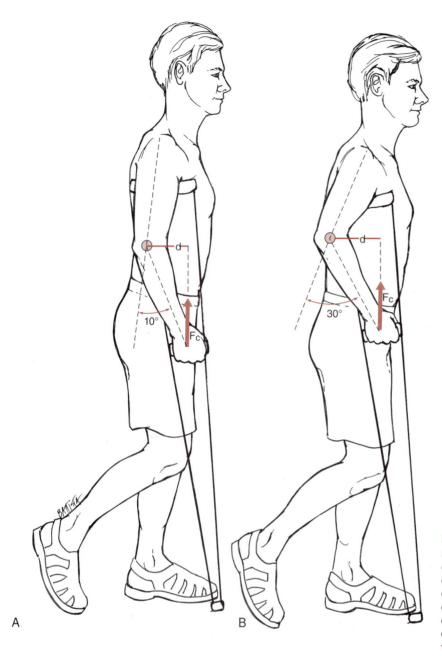

Figura 13.4 Comparação do braço de momento da força da muleta com posições diferentes do cotovelo. A flexão aumentada do cotovelo aumenta o braço de momento da força da muleta, gerando um momento de flexão maior sobre o cotovelo. **A.** O cotovelo está flexionado a 10°. **B.** O cotovelo está flexionado a 30°.

importante na compreensão da mecânica e da patomecânica do cotovelo. A forma e o ajuste relativo das superfícies articulares do úmero, da ulna e do rádio são descritos no Capítulo 11. Essa apresentação revela que, em diversos cotovelos, o contato entre o úmero e a ulna ocorre somente nas extensões proximal e distal da superfície articular da incisura troclear.[12,17,24] De fato, as medidas do espaço articular revelam que existe um espaço maior entre o úmero e a ulna no centro da incisura troclear do que nos aspectos proximal e distal.[11]

As forças de reação articular no cotovelo são dispersas somente nas superfícies de contato do úmero e da ulna. O estresse é a medida de como a força está distribuída sobre uma área (estresse = força/área). Portanto, o estresse no cotovelo está concentrado nas extremidades proximal e distal da articulação umeroulnar. Um estudo que utilizou tanto a análise matemática como testes experimentais em uma única amostra de cadáver avaliou os estresses na articulação umeroulnar resultantes de forças isométricas de extensão simuladas de até 500 N (aproximadamente 50,8 kg).[16] Os estresse de até 3,6 MPa (M N/m²) (aproximadamente 522 lb/in², psi) foram registrados no aspecto proximal da incisura troclear e até 2,3 MPa (aproximadamente 334 psi) no aspecto distal do nó, com somente 0,45 MPa (aproximadamente 65 psi) na parte mais profunda do nó (Fig. 13.5). Esse mesmo estudo sugere que o osso subcondral na porção mais profunda do nó sustenta forças tênseis, enquanto os aspectos proximal e distal são submetidos à sobrecarga compressiva (Fig. 13.6). Como a Lei de Wolff afirma que a estrutura do osso responde às sobrecargas aplicadas a ele, uma compreensão do padrão de

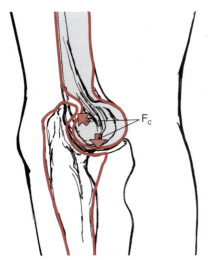

Figura 13.5 Forças compressivas na tróclea. As forças compressivas (F_c) na tróclea são exercidas nos aspectos proximal e distal da incisura troclear.

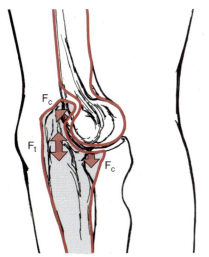

Figura 13.6 Forças tênseis sobre a incisura troclear. As forças tênseis (F_t) são exercidas no aspecto mais profundo da incisura troclear.

Relevância clínica

Fraturas do olécrano: As fraturas do olécrano podem ocorrer a partir de uma tração agressiva do tríceps, causando uma fratura por avulsão, ou a partir de um golpe direto na extremidade do olécrano. Experimentos *in vitro* com 40 membros de cadáveres revelam que as fraturas do olécrano na parte mais profunda da incisura troclear são facilmente produzidas por impactos diretos no próprio olécrano[3] (Fig. 13.7). O impacto médio que produz a fratura é 4.100 N (aproximadamente 417,3 kg). Tal impacto simula uma queda sobre o cotovelo. É significativo que a fratura ocorra na parte mais profunda da incisura troclear, onde há menos mineralização no osso subcondral. Portanto, preocupar-se com a arquitetura óssea do cotovelo ajuda a explicar uma lesão comum.

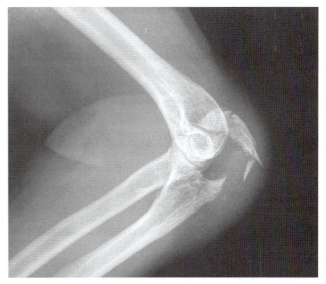

Figura 13.7 Radiografia de uma fratura no olécrano. O raio-X de uma fratura no olécrano revela que ela ocorreu no meio da incisura troclear em seu ponto mais profundo, onde a mineralização óssea está reduzida e a incisura sustenta forças tênseis. (Cortesia de S. Kozin, MD, Shriner's Hospital for Children, Philadelphia, PA.)

sobrecarga da articulação ajuda a explicar a arquitetura óssea da ulna. Estudos demonstram um aumento da mineralização óssea no osso subcondral nos aspectos proximal e distal da incisura troclear.[13] Esses dados fornecem evidências de que a Lei de Wolff é aplicável para a arquitetura do cotovelo.

Resumo

Este capítulo examina as forças que são provavelmente sustentadas pela musculatura do cotovelo durante a atividade. Exemplos simples utilizados para determinar as forças musculares e articulares demonstram que o cotovelo sustenta sobrecargas iguais a pelo menos o peso corporal durante atividades simples de levantamento e pode sustentar sobrecargas muitas vezes maiores que o peso corporal durante atividades mais vigorosas. Os exemplos demonstraram que as forças musculares necessárias, e consequentemente as sobrecargas nas articulações, podem ser alteradas facilmente pela manipulação da magnitude ou local de aplicação das sobrecargas externas.

A força de reação articular no cotovelo é distribuída de forma desigual pela superfície da articulação umeroulnal, resultando em duas áreas de estresse concentrado na incisura troclear. Os dados apresentados demonstram desigualdade na mineralização óssea consistente com a Lei de Wolff. O clínico pode utilizar o conhecimento das forças articulares obtido neste capítulo para guiar intervenções e otimizar os resultados positivos enquanto minimiza os efeitos deletérios da sobrecarga articular. Essa compreensão também ampliará a investigação clínica de obstáculos a serem superados no desenvolvimento de equipamentos protéticos para uma das articulações mais simples, o cotovelo.

Referências bibliográficas

1. Amis AA: The derivation of elbow joint forces, and their relation to prosthesis design. J Med Eng Technol 1979; 3: 229–234.
2. Amis AA, Dowson D, Wright V: Analysis of elbow forces due to high-speed forearm movements. J Biomech 1980; 13: 825–831.
3. Amis AA, Miller JH: The mechanisms of elbow fractures: an investigation using impact tests in vitro. Injury 1995; 26: 163–168.
4. Andrews JR: Glenoid labrum tears related to the long head of the biceps. Am J Sports Med 1985; 13: 337–341.
5. Braune W, Fischer O: Center of gravity of the human body. In: Human Mechanics; Four Monographs Abridged AMRL-TDR-63-123. Krogman WM, Johnston FE, eds. Wright-Patterson Air Force Base, Ohio: Behavioral Sciences Laboratory, 6570th Aerospace Medical Research Laboratories, Aerospace Medical Division, Air Force Systems Command, 1963; 1–57.
6. Chadwick EKJ, Nicol AC: Elbow and wrist joint contact forces during occupational pick and place activities. J Biomech 2000; 33: 591–600.
7. Challis JH, Kerwin DG: Quantification of the uncertainties in resultant joint moments computed in a dynamic activity. J Sports Sci 1996; 14: 219–231.
8. Chou P-H, Chou Y-L, Lin C-J, et al.: Effect of elbow flexion on upper extremity impact forces during a fall. Clin Biomech 2001; 16: 888–894.
9. Chou PH, Lin CJ, Chou YL, et al.: Elbow load with various forearm positions during one-handed pushup exercise. Int J Sports Med 2002; 23: 457–462.
10. Donkers MJ, An K, Chao EYS, Morrey BF: Hand position affects elbow joint load during push-up exercise. J Biomech 1993; 26: 625-632.
11. Eckstein F, Lohe F, Hillebrand S, et al.: Morphomechanics of the humero-ulnar joint: I. Joint space width and contact areas as a function of load and flexion angle. Anat Rec 1995; 243: 318–326.
12. Eckstein F, Lohe F, Schulte E, et al.: Physiological incongruity of the humero-ulnar joint: a functional principle of optimized stress distribution acting upon articulating surfaces? Anat Embryol 1993; 188: 449–455.
13. Eckstein F, Muller-Gerbl M, Steinlechner M, et al.: Subchondral bone density in the human elbow assessed by computed tomography osteoabsorptiometry: a reflection of the loading history of the joint surfaces. J Orthop Res 1995; 13: 268–278.
14. Elliott BC, Wilson GJ, Kerr GK: A biomechanical analysis of the sticking region in the bench press. Med Sci Sports Exerc 1989; 21: 450–462.
15. Fleisig GS, Barrentine SW, Zheng N, et al.: Kinematic and kinetic comparison of baseball pitching among various levels of development. J Biomech 1999; 32: 1371–1375.
16. Merz B, Eckstein F, Hillebrand S, Putz R: Mechanical implications of humero-ulnar incongruity-finite element analysis and experiment. J Biomech 1997; 30: 713–721.
17. Milz S, Eckstein F, Putz R: Thickness distribution of the subchondral mineralization zone of the trochlear notch and its correlation with the cartilage thickness: an expression of functional adaptation to mechanical stress acting on the humeroulnar joint? Anat Rec 1997; 248: 189–197.
18. Murray WM, Delp SL, Buchanan TS: Variation of muscle moment arms with elbow and forearm position. J Biomech 1995; 28: 513–525.
19. Noreau L, Comeau F, Tardif D, Richards CL: Biomechanical analysis of swing-through gait in paraplegic and non-disabled individuals. J Biomech 1995; 28: 689–700.
20. Opila KA: Upper limb loadings of gait with crutches. J Biomech Eng 1987; 109: 285–290.
21. Reisman M, Burdett RG, Simon SR, Norkin C: Elbow moment and forces at the hands during swing-through axillary crutch gait. Phys Ther 1985; 65: 601–605.
22. Robertson RN, Boninger ML, Cooper RA, Shimada SD: Pushrim forces and joint kinetics during wheelchair propulsion. Arch Phys Med Rehabil 1996; 77: 856–864.
23. Sabick MB, Torry MR, Lawton RL, Hawkins RJ: Valgus torque in youth baseball pitchers: a biomechanical study. J Shoulder Elbow Surg 2004; 13: 349–355.
24. Tillmann B: A contribution to the functional morphology of articular surfaces. Norm Pathol Anat (Stuttg) 1978; 34: 1–50.
25. Wing PC, Tredwell SJ: The weightbearing shoulder. Paraplegia 1983; 21: 107–113.

Unidade 3 — Punho e mão

Os capítulos anteriores discutiram a estrutura e a função do ombro e do cotovelo. O ombro é acentuadamente móvel, e essa mobilidade fornece um espaço importante pelo qual a mão pode se mover (ver figura abaixo). O cotovelo, por sua vez, possui uma mobilidade bem menor, mas permite que a mão se aproxime ou se afaste do corpo. A aplicação funcional desses dois complexos articulares é posicionar a mão, responsável pela realização do trabalho dos membros superiores.

As funções que podem se cumpridas pela mão são bastante variadas, como sovar massa de pão, fazer uma escultura, cortar carne e realizar uma neurocirurgia. As mãos são um manipulador e um comunicador. Elas arremessam algo indesejável ou acariciam ternamente a bochecha de um bebê. São potentes o suficiente para se tornarem uma arma e gentis o bastante para serem uma ferramenta de arte e amor.

Essa diversidade exige amplitude de posições e forças, bem como sensibilidade acentuada. Um espectro de desempenho tão amplo exige uma complexidade estrutural com relativa facilidade de operação. A mão representa um aumento significativo na complexidade estrutural comparada com as articulações mais proximais dos membros superiores. Além disso, sua organização proporciona uma notável sinergia entre suas estruturas, o que permite maior eficiência no cumprimento de uma tarefa.

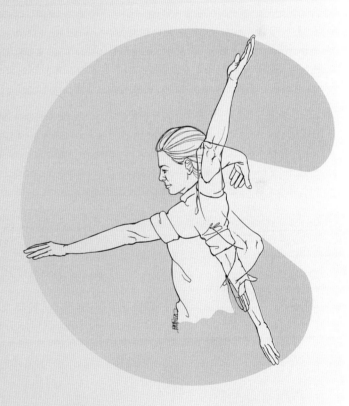

Espaço aproximado pelo qual a mão pode ser movimentar. O movimento do ombro e do cotovelo pode posicionar a mão em qualquer ponto de um amplo volume à frente, ao lado e atrás do corpo.

Unidade 3   Punho e mão

O foco dos próximos seis capítulos é a estrutura e a função da mão e de todos os seus componentes. Esses capítulos demonstram como os componentes funcionam individualmente e em conjunto, de forma que o clínico possa compreender como a patologia em um dos componentes influencia o complexo todo. Os capítulos estão divididos em dois grupos inter-relacionados. Os capítulos 14, 15 e 16 apresentam a ligação entre a mão e o restante dos membros superiores, com foco no punho e nos músculos do antebraço. Como muitos dos músculos do antebraço a influenciam, esta seção inclui os ossos e as articulações da mão. Assim como nas unidades anteriores sobre o ombro e o cotovelo, o primeiro capítulo desta unidade (Cap. 14) apresenta os ossos e as articulações da região. O segundo (Cap. 15) fornece uma discussão sobre a mecânica e a patomecânica dos músculos, e o terceiro (Cap. 16) permite uma análise das forças sustentadas pela região.

Os objetivos específicos dos capítulos 14, 15 e 16 em relação ao punho e à mão são:

- apresentar a estrutura e a função dos ossos e das articulações do punho e da mão;
- discutir os músculos do antebraço e sua contribuição para a função e a disfunção da mão;
- analisar as forças que são transmitidas pelo punho.

Os Capítulos 17, 18 e 19 apresentam a morfologia e a função das estruturas específicas da mão, incluindo os músculos intrínsecos. Os objetivos dos capítulos 17, 18 e 19 são discutir as estruturas de tecidos moles intrínsecas da mão e relacionar sua função com as articulações e músculos extrínsecos examinados anteriormente. O Capítulo 17 apresenta as estruturas de tecidos conjuntivos especiais da mão e discute sua participação na função e disfunção da mão. O Capítulo 18 apresenta a estrutura e a função dos músculos intrínsecos da mão. O Capítulo 19 examina a mecânica da pinça e preensão e, então, explora as forças aplicadas aos dedos. Os objetivos específicos desses capítulos são:

- analisar a morfologia e função das estruturas de tecido conjuntivo especial encontradas na mão;
- discutir a mecânica e a patomecânica dos músculos intrínsecos da mão;
- apresentar a inter-relação funcional entre os músculos intrínsecos e extrínsecos da mão;
- discutir a mecânica e a patomecânica da pinça e preensão;
- analisar as forças sustentadas pelos dedos e apenas pelo polegar durante uma atividade.

CAPÍTULO 14

Estrutura e função dos ossos e das articulações do punho e da mão

SUMÁRIO

Estrutura dos ossos do punho e da mão 258
    Diáfise e superfície distal do rádio 258
    Diáfise e superfície distal da ulna 259
    Ossos carpais 261
    Metacarpais 264
    Falanges 266
    Ossos sesamoides 266
    Pontos ósseos de referência 267
Articulações e estruturas de suporte das articulações do punho e da mão ... 267
    Articulação radiulnar distal 267
    Articulações do punho 270
    Movimentos do punho 275
    Movimentos globais do punho 277
    Articulações carpometacarpais 280
    Articulações MCF dos dedos 285
    Articulações interfalângicas dos dedos e do polegar 288
Resumo 291

Este capítulo foca no esqueleto e nas articulações do punho e da mão. Todas essas estruturas são consideradas juntas, já que muitos dos músculos do antebraço estendem-se até os dedos. Entender o papel desses músculos nos dedos requer um conhecimento minucioso das articulações e movimentos dos dedos. Os objetivos específicos deste capítulo são:

- Descrever a estrutura dos ossos do punho e da mão para entender como eles contribuem para os movimentos da mão.
- Discutir os ligamentos e estruturas de suporte das articulações do punho e da mão e suas contribuições para a estabilidade da mão.
- Demonstrar a relevância clínica de alguns dos detalhes específicos anatômicos dos ossos e ligamentos da região.
- Revisar a amplitude normal de movimento no punho e na mão.

Detalhes das estruturas ósseas do punho e da mão são apresentados primeiro para demonstrar como as formas dos ossos influenciam a mecânica e a patomecânica do punho e da mão. A estrutura das articulações e suas estruturas de suporte serão discutidas em seguida. A compreensão das articulações e estruturas circunjacentes forma a base para a apresentação dos movimentos que ocorrem do punho até a mão.

Estrutura dos ossos do punho e da mão

Uma explicação parcial para a precisão dos movimentos disponíveis na mão é a presença de muitos ossos e articulações que podem mover-se juntos ou independentemente uns dos outros. O complexo do ombro e do cotovelo consiste em três ossos, embora o complexo do ombro também envolva um quarto osso, o esterno. A mão, entretanto, contém 27 ossos primários com uma importante, embora indireta, associação com um 28º, a ulna, e um número variável de ossos sesamoides! As características relevantes dos ossos que influenciam a mecânica e a patomecânica do punho e da mão serão apresentadas a seguir.

Diáfise e superfície distal do rádio

O rádio proximal é descrito no Capítulo 11 com o cotovelo. O corpo (diáfise) do rádio é um pouco triangular no plano transverso, com uma extremidade medial afiada que faz a ligação com a membrana interóssea, também conhecida como ligamento interósseo. O corpo radial é em grande parte coberto por músculos do antebraço, e apenas as extremidades proximal e distal do rádio podem ser palpadas. O rádio alarga-se de forma distal nas direções medial e lateral, de modo que a extremidade distal torna-se a parte mais larga do rádio.

A extremidade distal do rádio tem cinco superfícies importantes: dorsal (posterior), volar (anterior), radial (lateral), ulnar (medial) e distal (Fig. 14.1). A superfície dorsal é caracterizada por uma elevação palpável conhecida como tubérculo dorsal, com ranhuras em ambos os lados para o tendão extensor longo do polegar do lado ulnar e para os tendões extensores dos dedos e do indicador de forma radial. O tubérculo dorsal serve como uma polia para redirecionar a tração do extensor longo do polegar.

A superfície radial do rádio é áspera e se encerra na projeção distal, o processo estiloide, que pode ser facilmente palpado no aspecto radial da articulação do punho na fossa radial. A superfície volar do rádio é levemente côncava na direção radiulnar e se encerra de forma distal em uma extremidade distinta à qual a cápsula do punho se liga. Essa extremidade é palpável em torno de 2,5 cm da palma da mão. Isso serve como uma marcação de identificação confiável sobre as articulações radiocarpais.

A superfície ulnar do rádio distal é composta pela incisura ulnar e oferece uma superfície articular para a articulação radiulnar distal. Essa incisura é geralmente descrita como côncava da margem volar até a margem dorsal;[77,141] entretanto, seu formato é bastante variável. Pode ser côncavo, plano e até mesmo em formato de S, ou sigmoide.[38] Consequentemente, a literatura clínica com frequência refere-se à incisura ulnar como **incisura sigmoide**.[34,77] Em virtude de seu uso na literatura clínica, este texto emprega o termo *incisura sigmoide* em vez do termo anatômico *incisura ulnar*. A incisura é variável em relação à sua orientação proximal a distal[34,77] e parece ser influenciada pelo comprimento relativo da ulna[29,65] (Fig. 14.2). Como todas as articulações, a mobilidade e a estabilidade da articulação distal radiulnar são influenciadas de forma significativa pela forma das superfícies articulares, incluindo a incisura sigmoide.

A superfície distal do rádio é a superfície articular proximal do punho. Ela se articula com o escafoide e o semilunar. Ela é bicôncava, côncava nas direções volar-dorsal e ulnar-radial (Fig. 14.3). Embora a superfície articular seja contínua, há uma extremidade que separa a superfície em superfícies distintas para o escafoide de forma radial e o semilunar do lado ulnar da extremidade. A superfície articular distal é inclinada na direção volar aproximadamente 10 a 15° e está voltada para a direção ulnar aproximadamente 15 a 25°[12,127] (Fig. 14.4). Karnezis sugere que a inclinação volar reduz as forças de cisalhamento sobre o rádio distal durante tarefas de elevação e está positivamente relacionada com a força da reação da articulação do punho[64]. A inclinação do rádio distal também auxilia a explicar a direção da subluxação carpal, ulnar e volar nos punhos instáveis dos pacientes com artrite reumatoide.

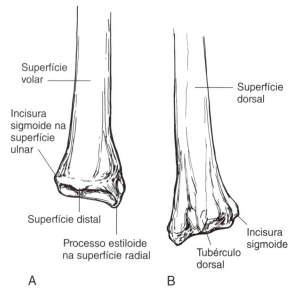

Figura 14.1 Extremidade distal do rádio. O rádio distal alarga-se e apresenta cinco superfícies distintas: dorsal, volar, radial, ulnar e distal. **A.** Vista volar. **B.** Vista dorsal.

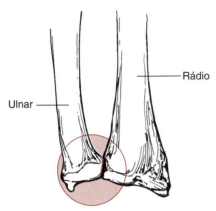

Figura 14.2 Inclinação da incisura sigmoide. A inclinação proximal-distal da incisura sigmoide é influenciada pela extensão relativa da ulna articulatória. Quando a ulna é relativamente curta, a incisura frequentemente se inclina de forma proximal, como demonstrado na figura.

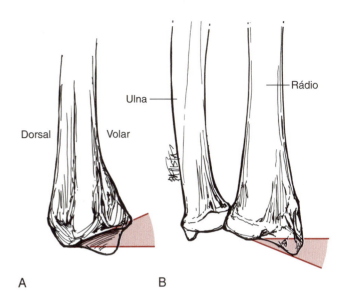

Figura 14.4 Inclinação da superfície articular do rádio distal. A superfície articular do rádio distal é inclinada (**A**) em sentido volar (anteriormente) e (**B**) na direção ulnar.

Relevância clínica

Fratura do rádio distal: Fraturas do rádio distal são as fraturas mais comuns em adultos com mais de 50 anos de idade, mais de três vezes mais comuns em homens do que em mulheres.[74,78,79,107] O tipo mais comum de fratura do rádio distal é a fratura de Colles, uma fratura extra-articular na qual o fragmento distal do rádio passa por um deslocamento dorsal acompanhado por uma inclinação dorsal.[99] Uma aproximação similar do alinhamento original do rádio é essencial para recuperar o movimento normal e a distribuição de sobrecarga pelo punho.[64,94,103,126,145] Um desalinhamento do fragmento pode levar a reduções significativas na amplitude do movimento resultante (ADM) no punho e na articulação radiulnar distal. A amplitude do movimento limitada decorrente do desalinhamento ósseo não responde ao exercício. O clínico deve ser capaz de distinguir entre as limitações de amplitude resultantes de bloqueios ósseos e aquelas causadas por restrições de tecidos moles, que podem responder ao tratamento conservador.

Diáfise e superfície distal da ulna

Embora a ulna seja separada do punho por um disco fibrocartilaginoso, ela é um elemento funcional importante do punho, indispensável para a função normal do antebraço e da mão.[38] O aspecto proximal à ulna está descrito no Capítulo 11. O corpo (diáfise) da ulna é triangular na maior parte de sua extensão e estreita-se da região proximal para a distal. A borda posterior do corpo da ulna é subcutânea e palpável ao longo de toda a sua extensão. A extremidade distal do corpo ulnar expande-se levemente até a cabeça da ulna que se articula com o rádio distal e com a fibrocartilagem triangular entre a ulna e os ossos carpais. A cabeça arredondada da ulna é facilmente palpável na direção dorsal quando o antebraço está pronado.

A cabeça da ulna tem duas superfícies articulares (Fig. 14.5). A superfície articular para articulação com o rádio é conhecida como o assento da ulna e posiciona-se sobre a circunferência da cabeça da ulna. O assento da ulna abrange de dois terços a três quartos do perímetro da cabeça ulnar e é coberto por cartilagem articular.[38,77] Como a superfície articular do rádio para a ulna, a superfície articular da ulna para o rádio varia em forma e curvatura.[65,77] A ulna é geralmente mais plana do que a superfície correspondente do rádio na direção anterior-posterior, permitindo movimentos de deslizamento entre os dois ossos e oferecendo certa estabilidade inerente.[34,77]

O aspecto distal da ulna consiste em três partes, o processo estiloide ulnar, a fóvea e o polo (Fig. 14.5). O processo estiloide ulnar é uma projeção óssea média, facilmente palpável no aspecto ulnar do punho com o antebraço supinado. A fóvea é uma depressão rugosa na base do processo estiloide em seu aspecto radial. Isso oferece uma ligação ao vértice do disco fibrocartilaginoso. O polo é uma superfí-

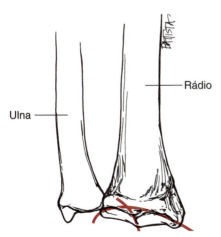

Figura 14.3 A superfície do rádio distal é bicôncava, côncava nas direções radiulnar e dorsal-volar.

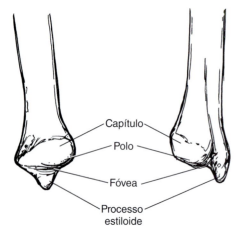

Figura 14.5 Cabeça da ulna. A circunferência da cabeça, conhecida como o *capítulo da ulna*, é a superfície articular para a articulação radiulnar distal. A extremidade distal da ulna consiste no processo estiloide, a fóvea e o polo, que se articula com o disco fibrocartilaginoso.

cie articular em forma de U para a articulação com o disco fibrocartilaginoso. Ele se posiciona de forma radial para o processo estiloide e a fóvea.

As extensões relativas do rádio e da ulna são variáveis.[29] A diferença entre as extensões desses ossos é chamada **variação ulnar** e é descrita como anormal quando há mais de 1 mm de diferença em comprimento do rádio distal e da ulna medidos nas suas superfícies articulares distais (Fig. 14.6). A variação ulnar é determinada pela idade e por traços genéticos de uma pessoa, bem como por forças externas no punho ou disfunção no cotovelo. Embora a variação ulnar seja descrita como um alinhamento estático, as extensões relativas do rádio e da ulna também mudam com a posição do antebraço. A pronação resulta em uma redução funcional do rádio à medida que a ulna se move distalmente, e a supinação causa a extensão funcional do rádio à medida que a ulna se move para a região proximal.[38,61] Essa mudança em extensões relativas do rádio e da ulna afeta a tensão na membrana interóssea durante a pronação e a supinação.[38] A supinação gera maior tensão na membrana interóssea do que a pronação quando o rádio se move na direção distal.[30] Pessoas com uma variação ulnar negativa (ulna mais curta) exibem um aumento no desvio ulnar na amplitude de movimento (ADM) no punho em comparação com aqueles com um rádio e ulna de extensões iguais.[128]

> ### Relevância clínica
>
> **Variação ulnar:** Uma variação ulnar positiva na qual a superfície articular distal da ulna estende-se mais do que 1 mm além do rádio é associada com mudanças degenerativas da ulna, do disco fibrocartilaginoso e de alguns ossos carpais.[29] A extensão relativa aumentada da ulna pode produzir sobrecarga anormal do aspecto ulnar da articulação do punho (impacto unocarpal), já que a ulna se projeta em posição distal além do rádio. Por outro lado, uma redução na extensão relativa da ulna (variação ulnar negativa) pode levar à redução da estabilidade do osso semilunar, causando o aumento das forças de cisalhamento, um microtrauma e, talvez, por fim, a necrose avascular do semilunar (doença de Kienböck) (Fig. 14.7). A variação ulnar negativa pode também resultar em um aumento de sobrecarga no lado radial do punho.[113,127]
>
> Alinhamentos da variação ulnar positivos e negativos em pessoas sem histórico de trauma no punho estão associados às diferenças em mineralização do osso subcondral do rádio distal, dando suporte à noção de padrões de sobrecarga alterada com deformidades da variação ulnar.[42]
>
> A variação ulnar positiva é encontrada em jovens mulheres ginastas que expõem seus punhos a sobrecargas repetidas, induzindo aparentemente o microtrauma que leva ao encerramento prematuro do crescimento radial da placa. Da mesma forma, paciente com fraturas radiais distais ou que foram submetidos a cirurgias na cabeça radial podem exibir variação ulnar positiva quando o rádio migra na direção proximal.[29] Esses pacientes podem estar propícios a mais mudanças degenerativas na ulna, nos ossos carpais médios e no disco intravenal. Em casos de variação ulnar, o paciente pode precisar aprender estratégias de proteção para as articulações para reduzir a magnitude das sobrecargas sustentadas pelo punho.

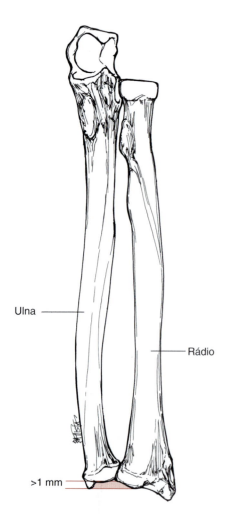

Figura 14.6 Variação ulnar é maior que 1 mm de diferença entre as superfícies articulares do rádio distal e da ulna distal.

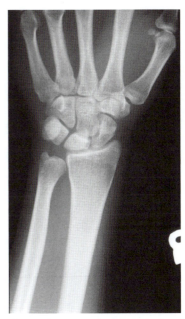

Figura 14.7 Variação ulnar negativa. A variação ulnar negativa aumenta as forças de cisalhamento sobre o osso semilunar.

Ossos carpais

O carpo é composto de oito ossos que são alinhados grosseiramente em duas filas, proximal e distal (Fig. 14.8). A linha proximal contém o escafoide, o semilunar, o piramidal e o pisiforme. A linha distal é formada por trapézio, trapezoide, capitato e hamato. O escafoide parece estender-se através das duas linhas, dando a aparência de que a linha proximal curva-se ao redor do capitato. Como um todo, os ossos carpais formam um arco, convexo na região dorsal e côncavo na região volar (Fig. 14.9). O arco é transformado em um túnel do carpo fechado pelo ligamento carpal transversal, também conhecido como retináculo flexor. Esse ligamento atravessa o arco carpal, unindo-se ao escafoide e ao trapézio do lado radial e ao pisiforme e ao hamato no seu aspecto ulnar.

A superfície proximal do carpo é biconvexa, articulando-se com a biconcavidade recíproca do rádio e da fibrocartilagem triangular (Fig. 14.10). A superfície distal do carpo é muito mais irregular, formando superfícies articulares múltiplas para as superfícies proximais dos ossos metacarpais articulados. Essas variações em superfícies articulares resultam em variedade considerável no movimento e na estabilidade disponíveis no carpo. As superfícies articulares e ligamentos próximos oferecem o suporte essencial para o arco carpal e para as articulações individuais. Os tendões dos músculos do antebraço que cruzam o punho também oferecem importante suporte indireto ao carpo.[82,136]

Embora os oito ossos do carpo possam funcionar juntos como unidades, cada osso possui características únicas que ajudam a explicar o mecanismo normal do punho e da mão, bem como alguns dos mecanismos anormais que resultam de trauma ou doença. As articulações entre os ossos carpais

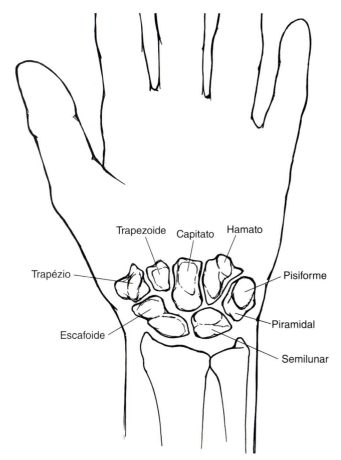

Figura 14.8 Os oito ossos carpais. Uma vista exposta do aspecto volar dos oito ossos carpais revela suas posições nas linhas distal e proximal do carpo.

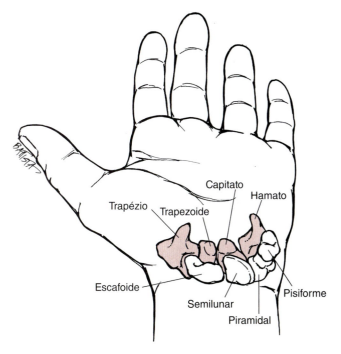

Figura 14.9 Vista do carpo a partir da sua extremidade proximal. Os ossos carpais formam um arco com uma concavidade anterior, que é o arco carpal da mão.

262 Parte II Cinesiologia dos membros superiores

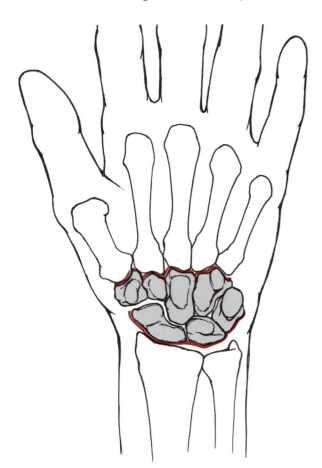

Figura 14.10 As superfícies articulares distal e proximal do carpo exibem dois tipos de superfícies muito diferentes. A superfície proximal é biconvexa, e a superfície distal é irregular com muitas facetas articulares distintas.

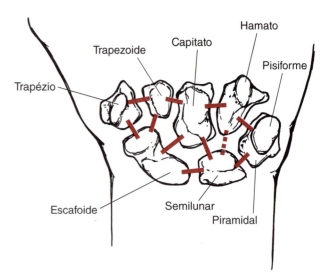

Figura 14.11 As superfícies articulares entre os ossos carpais adjacentes variam consideravelmente entre os ossos carpais e influenciam a direção e a totalidade de movimento entre os ossos carpais adjacentes.

estão apresentadas na Figura 14.11. Cada osso possui uma posição única dentro do carpo, com articulações que contribuem para a estabilidade e mobilidade de cada osso.

Escafoide (também conhecido como navicular)

O escafoide é o maior osso carpal da linha proximal. É em certa medida alongado, com seu eixo longitudinal projetando-se em sentido radial, distal e volar. O escafoide articula-se com cinco outros ossos, embora as formas de suas superfícies articulares sejam variadas. Sua superfície articular para o rádio é convexa, ao passo que sua superfície articular para o capitato é côncava. Essas articulações permitem mobilidade significativa entre as superfícies articulares. Entretanto, as superfícies para a articulação com o semilunar, o trapézio e o trapezoide são geralmente planas. Essas superfícies oferecem consideravelmente menos mobilidade, já que elas permitem maior transição entre as superfícies adjacentes. O tubérculo escafoide posiciona-se no lado radial da superfície volar do escafoide e oferece contato para o ligamento carpal transverso, bem como para alguns dos músculos intrínsecos do polegar. Ele é palpável apenas próximo à eminência tenar quando o punho está estendido.

Relevância clínica

Fratura no escafoide e necrose avascular: As porções proximal e distal do escafoide, conhecidas como **polos proximal e distal**, são unidas por uma região estreita conhecida como a cintura do escafoide. Esse é o local da maioria das fraturas no escafoide, a fratura mais comum dos ossos carpais.[40] Fraturas no escafoide geralmente ocorrem como resultado de um impacto entre a superfície dorsal do escafoide e a borda dorsal do rádio distal. Tais impactos ocorrem por causa da hiperextensão forçada do punho. Como em fraturas do rádio distal, o mecanismo típico para uma fratura no escafoide é uma queda sobre a mão estendida.[142] Relatórios sugerem que impactos com o punho em mais de 95° de hiperextensão resultam em fraturas no escafoide, ao passo que impactos com menos hiperextensão do punho são mais prováveis de acarretar fraturas do rádio distal.[137,138]

A face não articular dorsal do escafoide é também o local principal dos forames nutrícios, por meio dos quais o escafoide recebe suprimento sanguíneo. Entretanto, em aproximadamente 13 a 14% das pessoas, os forames nutrícios estão localizados na posição distal à cintura do escafoide.[40,141] Uma fratura no escafoide, na cintura do escafoide, em uma pessoa cujos forames nutrícios estão localizados apenas no polo distal do escafoide, deixa o fragmento proximal sem suprimento sanguíneo. A **necrose avascular** do fragmento proximal é uma complicação comum das fraturas do escafoide, retardando ou evitando a união da fratura (Fig. 14.2). O escafoide é palpável no assoalho da fossa radial (Fig. 14.13). A maciez ao palpar aqui, na presença de histórico de trauma do polegar ou do punho, indica a necessidade de maior avaliação para diferenciar uma fratura escafoide ou necrose avascular de uma fratura não diagnosticada anteriormente.[138]

Capítulo 14   Estrutura e função dos ossos e das articulações do punho e da mão   263

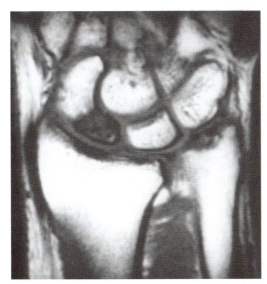

Figura 14.12 Necrose avascular do escafoide seguida de fratura. Imagem com ressonância magnética coronal (IRM) do punho mostra um sinal escuro substituindo o sinal claro normal do polo proximal do escafoide, indicando necrose do polo proximal. (Reproduzido com permissão de Chew FS, Maldjian C, Leffler SG: Musculoskeletal Imaging, A Teaching File. Philadelphia: Lippincott Williams & Wilkins, 1999.)

parcialmente ulnar para o tubérculo dorsal do rádio com o punho levemente flexionado.[55,127] O tubérculo dorsal está próximo à linha de articulação do escafolunato, ou intervalo. Maciez no intervalo sugere uma lesão no ligamento do escafolunato.

Já que nenhum músculo está anexado a ele, a estabilidade do semilunar dentro do arco carpal depende principalmente do formato das superfícies articulares e das estruturas dos ligamentos próximos.[123] Diferentemente da maioria dos ossos carpais, a superfície volar do semilunar é mais ampla do que sua superfície dorsal.

Relevância clínica

Deslocamento semilunar: A forma do semilunar pode explicar por que deslocamentos do semilunar geralmente ocorrem na direção volar. A superfície dorsal mais estreita pode deslizar em sentido volar com pequena obstrução, enquanto a superfície volar mais ampla está menos suscetível a mover-se no sentido dorsal. O semilunar é o segundo osso carpal mais frequentemente ferido.[40] O semilunar é particularmente suscetível à necrose avascular (doença de Kienböck) (Fig. 14.14). Um estudo relata que em torno de 8% dos 75 membros de cadáveres examinados tinham um semilunar que recebia seu suprimento sanguíneo apenas da superfície volar.[40] Os autores sugerem que tal suprimento pode ser interrompido facilmente por uma lesão.

Semilunar

O osso semilunar recebe este nome por causa de sua forma crescente, convexa no sentido proximal para articular-se com o rádio e a fibrocartilagem triangular e côncava no sentido distal para articular-se com a cabeça do capitato. Suas outras superfícies articulares são relativamente planas, permitindo maior transição entre as superfícies articulares. O semilunar localiza-se no centro da linha proximal dos ossos carpais e tem o importante papel de estabilizar todo o carpo. É possível palpá-lo apenas na posição distal e

Piramidal

O osso piramidal é pequeno, e boa parte de sua superfície é coberta por ligamentos.[12] Ele articula-se com o disco fibrocartilaginoso na sua superfície proximal e ulnar durante o desvio ulnar do punho. Ele anexa-se ao hamato por uma superfície côncavo-convexa, permitindo movimento significativo entre os dois ossos. O piramidal é palpável do lado ulnar do punho durante o desvio radial.

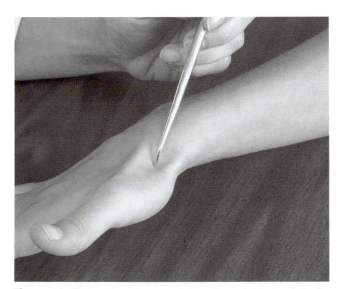

Figura 14.13 Examinando o escafoide. O escafoide é palpável no assoalho da fossa radial.

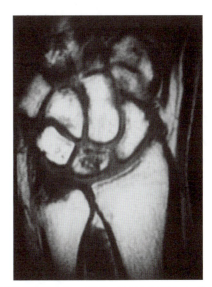

Figura 14.14 IRM revela necrose avascular do semilunar (doença de Kienböck).

Pisiforme

O osso pisiforme é chamado assim por ser similar a uma ervilha. Ele posiciona-se anteriormente ao piramidal e oferece conexão ao tendão do músculo flexor ulnar do carpo, aperfeiçoando a vantagem mecânica deste músculo. O pisiforme também oferece conexão para a continuação distal do flexor ulnar do carpo, o ligamento piso-hamato.[100,141] Ele oferece conexão para muitos outros ligamentos importantes e estruturas musculares do punho e da mão, incluindo o ligamento carpal transverso. O pisiforme é facilmente palpável no calcanhar da mão em posição distal na dobra distal do punho.

Trapézio (anteriormente conhecido como multiangular maior)

O osso trapézio possui uma faceta em formato de sela para a articulação do osso metacarpal do polegar. Entretanto, suas outras superfícies articulares são planas ou pouco curvadas. O tubérculo do trapézio está localizado na direção proximal na superfície anterior e oferece conexão para o ligamento carpal transverso. Ele é palpável na base da eminência tenar, na direção distal para a dobra distal do punho. É importante notar que o trapézio se articula em sentido volar com o escafoide. Essa articulação posiciona o trapézio fora do plano dos outros ossos carpais da linha distal. Consequentemente, o polegar posiciona-se em um ângulo de 45° com o dedo indicador[25,127] (Fig. 14.5). O trapézio é palpável na posição radial e distal na articulação do trapézio e do metacarpal do polegar.

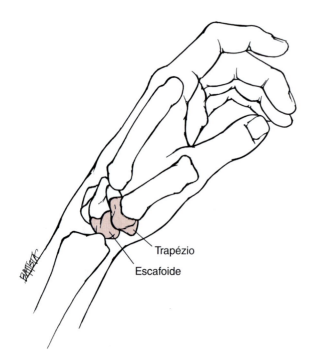

Figura 14.15 Posição do polegar. O polegar é posicionado um pouco anterior à palma da mão porque o trapézio se articula anteriormente no escafoide.

Trapezoide (anteriormente conhecido como multiangular menor)

O osso trapezoide é um dos menores ossos carpais e é quase inteiramente coberto por superfícies articulares planas. Ele oferece a principal articulação para o osso metacarpal do dedo indicador, e está cercado por ossos de todos os lados. Além disso, contribui para a base estável do dedo indicador.[138] Essa base estável é importante para o papel do dedo indicador durante o movimento de pinça forte, que é discutido com mais detalhes no Capítulo 19. O trapezoide não é palpável.

Capitato

O osso capitato é o maior osso carpal e está localizado no centro do carpo, atuando como base do arco carpal, à qual muitos dos ligamentos que apoiam o punho se ligam. O capitato é dividido em uma cabeça proximal e um corpo distal. A cabeça é aproximadamente uma meia esfera que se projeta para a concavidade pelo semilunar e o escafoide. As outras superfícies articulares para os ossos carpais e metacarpais são planas[12,104] ou levemente curvadas.[141] O capitato está alinhado com o tubérculo dorsal do rádio, com o semilunar e com a base do metacarpal do dedo médio. Ele é palpável na posição proximal do osso metacarpal, com o punho levemente flexionado.

Hamato

O hamato também é um osso carpal grande, caracterizado por uma grande projeção ou gancho em sua superfície anterior distal. O hâmulo dá ao osso carpal seu nome. O gancho projeta-se em sentido volar e radial, fazendo com que sua ponta aponte em direção ao lado radial da mão. A ponta é facilmente palpável ao posicionar a articulação interfalângica (AI) do polegar palpável sobre o pisiforme, apontando em direção ao espaço da rede do polegar do indivíduo. O hâmulo do hamato posiciona-se diretamente sob a ponta do polegar palpável[55] (Fig. 14.16). Esse gancho oferece a quarta e final conexão do ligamento carpal transverso (Fig. 14.17). O segmento proximal do hamato é convexo para articular-se com o piramidal e, em desvio ulnar, com o lado ulnar do semilunar. As facetas distais são mais planas, permitindo a transição entre as superfícies adjacentes.

Metacarpais

Os ossos metacarpais são ossos longos em miniatura, com características comuns entre todos os dedos. Cada metacarpal consiste em uma base proximal, um corpo e uma cabeça distal. As bases são as mais variadas das características metacarpais entre os cinco dedos (Fig. 14.18). Seus formatos refletem as articulações entre cada metacarpal e os ossos carpais correspondentes. A base do metacarpal do polegar é caracterizada por sua superfície articular com formato de sela, que permite movimento de oposição distinto disponível no polegar humano.[138] A base do metacarpal do indicador e do dedo médio tem facetas mais planas para a articulação

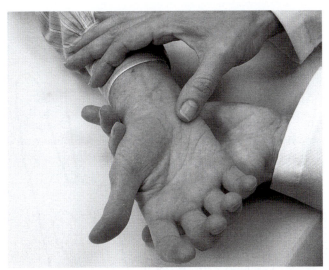

Figura 14.16 Exame do hâmulo do osso hamato. Para palpar o hâmulo do hamato, posicione a articulação interfalângica do polegar palpável sobre o pisiforme, apontando em direção ao espaço interdigital do polegar do indivíduo. O hâmulo do hamato posiciona-se diretamente sob a ponta do polegar.

com seus respectivos ossos carpais. Entretanto, o metacarpal do dedo anelar possui uma faceta um pouco mais curvada para o hamato, e a base do metacarpal do dedo menor possui uma faceta similar a uma sela para articulação com o hamato. Essa variação na base dos ossos metacarpais dos dedos produz diferenças na mobilidade das suas articulações carpometacarpais (CMC). As articulações CMC do indicador e

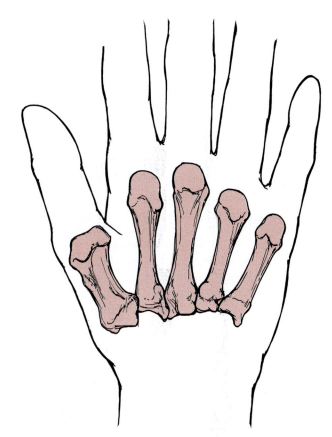

Figura 14.18 Os formatos das bases metacarpais dos dedos são bastante variados e influenciam na quantidade de movimento disponível em cada articulação.

do dedo médio quase não demonstram movimento, ao passo que a articulação entre o osso metacarpal do dedo mínimo e o hamato é considerada móvel.

As cabeças dos metacarpais dos dedos são quase perfeitamente redondas do volar ao dorsal e mais curvas do que as bases das falanges às quais se unem[9] (Fig. 14.19). A cartilagem articular nas cabeças dos metacarpais cobre as superfícies volar e distal e estende-se sobre a superfície dorsal, oferecendo uma superfície articular para uma pequena

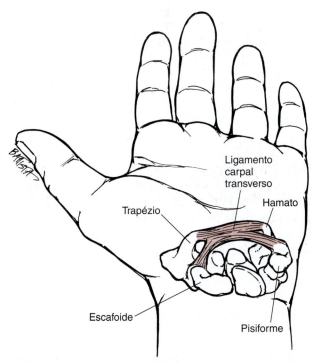

Figura 14.17 O ligamento carpal transverso une-se aos quatro "pilares" do carpo: o escafoide, o trapézio, o pisiforme e o hamato.

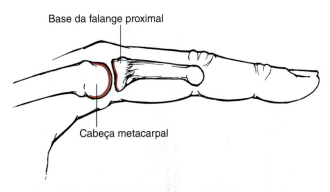

Figura 14.19 Uma vista sagital da cabeça metacarpal e da base da falange articulatória. A cabeça metacarpal é mais curvada do que a respectiva base da falange.

quantidade de hiperextensão das articulações metacarpofalângicas (MCF).

Nas direções ulnar e radial, as superfícies articulares das cabeças metacarpais são convexas, mas um pouco assimétricas e mais variáveis[45,48,86,127] (Fig. 14.20). Essa assimetria influencia a quantidade de desvio radial e ulnar que pode ocorrer em cada uma das articulações MCF dos dedos. As cabeças metacarpais também são mais amplas na direção radiulnar de suas superfícies volares do que nas suas superfícies dorsais[138]. Essa variação em largura contribui para a diminuição da mobilidade radiulnar das articulações MCF quando estas estão flexionadas.

A cabeça do metacarpal do polegar é mais plana e mais ampla na direção radiulnar do que a dos outros metacarpais[63] (Fig. 14.21). Esse achatamento reduz o movimento radiulnar disponível na articulação MCF do polegar. Entretanto, o formato da cabeça do metacarpal do polegar é bem variável, o que pode ajudar a explicar a grande variação de movimento disponível da articulação explicada na literatura.[17,138,141]

Falanges

As falanges, como os metacarpais, possuem bases, cabeças e corpos (Fig. 14.22). Há 14 falanges em cada mão, 3 em cada dedo (proximal, medial e distal), e 2 no polegar (proximal e distal). As falanges diminuem em tamanho da proximal para a distal. As bases das falanges proximais são bicôncavas, embora a base da falange proximal do polegar seja mais plana na direção radiulnar do que a dos dedos. A superfície articulatória de cada base das falanges medial e distal é quase uma imagem espelhada da cabeça articu-

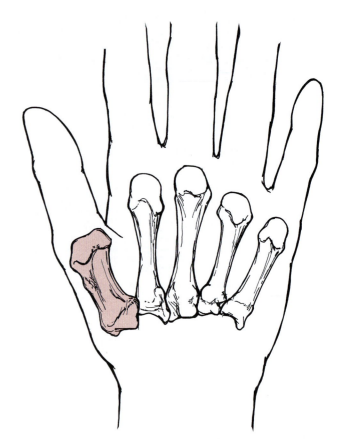

Figura 14.21 A cabeça do metacarpal do polegar é mais ampla e mais plana na direção radial e ulnar do que as cabeças metacarpais dos dedos.

latória da respectiva falange. Entretanto, como nos ossos metacarpais, a base das falanges é um pouco mais plana do que as superfícies articulares das cabeças da falange adjacente.[1] As cabeças das falanges proximal e medial são convexas na direção dorsal-volar, com uma ranhura central proeminente que faz com que cada cabeça tenha o formato de uma roldana, ou troclear, similar à do cotovelo.[17] Os aspectos ulnar e radial da trócleas são também conhecidos como côndilos. Esse formato troclear limita o movimento radiulnar das articulações. Os dois côndilos da falange proximal são levemente assimétricos; os côndilos das cabeças das falanges mediais são mais simétricos.[76] Os formatos das cabeças das falanges afetam a direção precisa da flexão e extensão que ocorre em cada dedo.[72,138] Dessa forma, os dedos convergem em direção à base do polegar durante a flexão dos dedos. As cabeças das falanges distais estreitam-se para um ponto distal não articulado e oferecem uma âncora para as unhas.

Ossos sesamoides

Normalmente há dois ossos sesamoides, um em cada tendão do flexor curto e do adutor do polegar. Ossos sesamoides similares são mais comuns nos tendões anteriores da articulação MCF do dedo menor, menos frequentes no dedo indicador e raros nos outros dedos.[141] Esses ossos

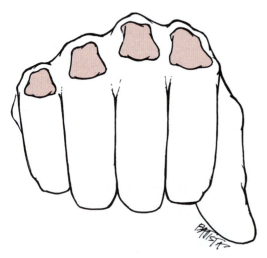

Figura 14.20 Uma vista frontal das cabeças metacarpais dos dedos revela assimetria entre os dedos. A imagem também demonstra que a largura das cabeças metacarpais é mais estreita na borda dorsal do que na superfície volar. Essa diferença contribui para a diminuição da mobilidade no desvio radial e ulnar quando as articulações MCF são flexionadas.

Capítulo 14 Estrutura e função dos ossos e das articulações do punho e da mão 267

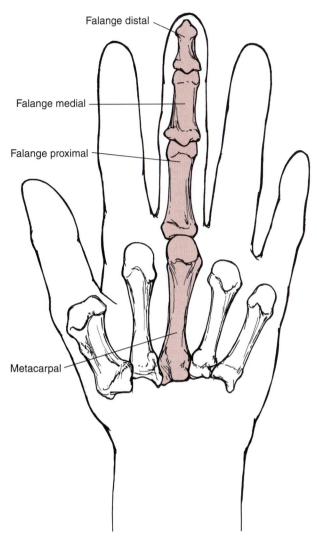

Figura 14.22 Vista dorsal das falanges. Como os ossos metacarpais, as falanges possuem uma base, um corpo e uma cabeça. As cabeças das falanges proximal e medial têm um formato troclear distinto.

alteram as linhas de força dos tendões nos quais se inserem, aperfeiçoando a mecânica dos músculos.

Pontos ósseos de referência

O punho e a mão são compostos por mais de 27 ossos, cada um com suas características singulares. Os pontos ósseos de referência que podem ser palpados no antebraço e na mão estão listados abaixo:

- processo estiloide radial;
- aresta volar do rádio distal;
- tubérculo dorsal do rádio;
- crista ulnar;
- cabeça ulnar;
- processo estiloide da ulna;
- superfície dorsal do escafoide;
- tubérculo do escafoide;
- superfície dorsal do semilunar;
- piramidal;
- trapézio;
- superfície dorsal do capitato;
- osso pisiforme;
- hâmulo do osso hamato;
- corpos e margens das bases e cabeças dos ossos metacarpais e falanges.

Como já demonstrado no capítulo anterior sobre o ombro e o cotovelo, o formato de cada osso e suas superfícies articulares afeta diretamente o movimento e a estabilidade das articulações da mão. A seção seguinte apresenta as articulações, suas estruturas de suporte e o movimento disponível do punho e da mão.

Articulações e estruturas de suporte das articulações do punho e da mão

O punho e a mão possuem múltiplas articulações que, juntas, oferecem a destreza de movimentos exibida pela mão. Cada articulação será apresentada a seguir com uma discussão completa das articulações, mecanismo de apoio e disponibilidade de movimento. Embora o carpo esteja envolvido em quatro articulações distintas, a radiocarpal, a metacarpal e as duas articulações CMC, ele também representa uma unidade funcional distinta. Uma discussão será apresentada sobre a estabilidade e mobilidade do carpo como um todo e as estruturas que contribuem para seu suporte.

Articulação radiulnar distal

A articulação radiulnar distal tem sido descrita como parte de uma articulação composta com a articulação radiulnar proximal.[46] Juntas, essas duas articulações são a fonte para a pronação e supinação do antebraço.[38,46,65] A articulação radiulnar distal[33,65] permite a grande excursão de pronação e supinação do antebraço, bem como o desvio ulnar do punho que aumenta as habilidades da mão.[2] A articulação radiulnar distal também permite a transmissão de sobrecargas da mão e do rádio para a ulna.[115] Cirurgias da cabeça da ulna eliminam a maior parte da transmissão de sobrecarga, fazendo com que a maior parte da sobrecarga axial venha do rádio. Embora a articulação radiulnar distal não faça parte da articulação do punho propriamente, ela é importante para o funcionamento normal do punho e frequentemente está implicada na disfunção do punho.[33,34,38,61,68] Um estudo detalhado da articulação e dos tecidos ao redor é essencial para melhor compreensão do cotovelo e do punho.

A articulação radiulnar distal é uma articulação sinovial, e as superfícies que contribuem com o rádio e a ulna são ambas cobertas por cartilagem articular. Ela é classificada como articulação pivô. Entretanto, há também consideráveis deslizamentos entre a cabeça da ulna e a incisura sigmoide no rádio.[61,77] Uma razão para o deslizamento extensivo que ocorre entre o rádio e a ulna na articulação radiulnar distal são as diferenças nas curvaturas de cada superfície articular.

O raio da curvatura da cabeça ulnar é mais curto do que o da incisura sigmoide, indicando que aquela é mais curvada do que a incisura sigmoide[34,68,77] (Fig. 14.23). A diferença em curvaturas entre essas duas superfícies propicia o movimento de deslizamento na articulação.

> ### Relevância clínica
>
> **Cirurgia da cabeça ulnar e artroplastia:** Pacientes com artrite reumatoide e envolvimento do punho certas vezes desenvolvem dor e até mesmo instabilidade na articulação radiulnar distal, tornando o funcionamento da mão difícil e doloroso. Em um punho dolorido, porém estável, cirurgias da cabeça ulnar (um procedimento Darrach) podem reduzir a dor e restabelecer o funcionamento. Entretanto, em punhos instáveis, o paciente pode ter maior alívio da dor e melhora das funções com uma artroplastia da cabeça ulnar.

Estruturas de suporte da articulação radiulnar distal

Os formatos das superfícies articulares da articulação radiulnar contribuem pouco para a estabilidade da articulação radiulnar distal.[112] A estabilidade da articulação vem de estruturas de tecidos moles próximos. As estruturas de suporte não musculares da articulação radiulnar distal são a cápsula articular e o complexo de fibrocartilagem triangular (CFCT), que consiste em fibrocartilagem triangular, ligamento radiulnar dorsal e volar, complexo do ligamento colateral ulnar e o homólogo do menisco. Embora o ligamento colateral ulnar tenha o importante papel de estabilizar a articulação radiulnar distal, ele também contribui para o apoio do punho.[33,61] Entretanto, isso será discutido mais adiante neste capítulo como parte da estrutura de apoio para a articulação radiocarpal e o carpo como um todo. A membrana interóssea e os ligamentos anulares também oferecem apoio para a articulação radiulnar distal e são descritos em detalhes no Capítulo 11, com os ossos e as articulações do cotovelo. Eles unem o rádio e a ulna em direção proximal ao longo de seus corpos, apoiando as articulações radiulnar inferior e superior.[135]

A cápsula da articulação radiulnar distal une-se ao perímetro da incisura sigmoide do rádio, às bordas lateral e proximal do assento da ulna e às bordas da fibrocartilagem triangular (Fig. 14.24). A cápsula projeta um pequeno bolso entre o rádio e a ulna, criando um espaço na articulação com formato de L.[104] O aspecto distal da cápsula é mais robusto e pode ajudar a estabilizar a articulação radiulnar em uma direção axial.[68] O seccionamento isolado da cápsula articular produz uma significativa instabilidade na articulação radiulnar distal em modelos com cadáveres.[134] A cápsula é consideravelmente fina anteriormente, mas possui dobras que se abrem durante a supinação para permitir a ADM completa. Embora a cápsula se torne mais espessa posteriormente, ela possui menos dobras do que em sua contraparte anterior.

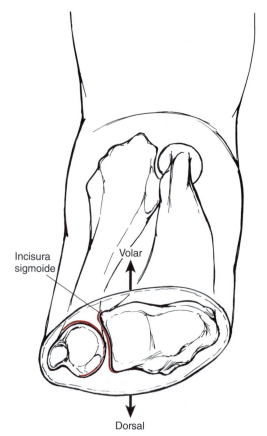

Figura 14.23 Curvatura da incisura sigmoide. Uma vista da superfície distal do rádio e da ulna mostra que o raio da curvatura da incisura sigmoide é mais extenso que aquele da cabeça ulnar. Em outras palavras, a cabeça ulnar é mais curvada que sua superfície articular no rádio.

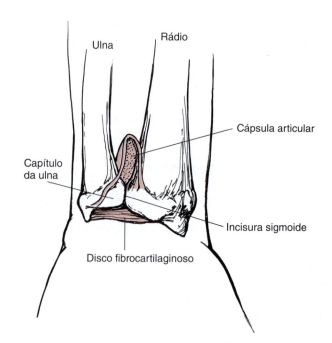

Figura 14.24 A cápsula da articulação radiulnar distal une-se ao perímetro da incisura sigmoide, ao capítulo da ulna e às bordas do disco fibrocartilaginoso.

Relevância clínica

Tensão da cápsula articular radiulnar distal e amplitude de movimento (ADM) em pronação e supinação limitada: A cápsula da articulação radiulnar distal é frequentemente descrita como fraca, oferecendo pouca resistência aos limites normais da ADM em pronação e supinação.[34] Entretanto, um estudo clínico com 9 pacientes sugere que uma cápsula de articulação anormal pode contribuir para limitações patológicas de ADM.[68] O estudo mostra que capsulectomias nesses pacientes com pronação e supinação limitadas sem qualquer disfunção de CFCT resultaram em aumento de ADM em pronação e supinação. Os autores relatam que a cicatrização da cápsula e aderências nas dobras (anteriores) volares eram visíveis nesses pacientes e podem ter contribuído para a ADM limitada. As aderências são provavelmente similares àquelas que podem se formar nas dobras da articulação glenoumeral em caso de bursite (Cap. 8). Esses dados sugerem que a cápsula da articulação radiulnar distal pode auxiliar na diminuição da ADM em pronação e supinação em alguns pacientes. Tratamentos para alongar ou soltar a cápsula podem trazer benefícios aos pacientes.

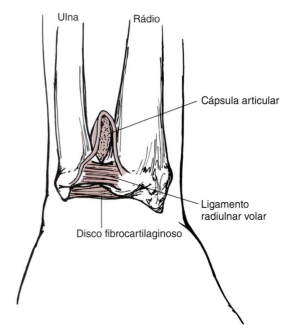

Figura 14.25 O ligamento radiulnar volar une-se à cápsula da articulação radiulnar distal na superfície volar da articulação. O ligamento radiulnar dorsal age da mesma forma na superfície dorsal.

O CFCT é importante para o funcionamento da articulação radiulnar distal[112]. Ele desenvolve várias funções incluindo:

- estabilizar a articulação radiulnar distal;
- amortecer a ulna no carpo;
- permitir sobrecarga axial do aspecto ulnar do antebraço;
- aumentar a superfície articular do carpo;
- estabilizar o lado ulnar do carpo.

Os ligamentos radiulnares volar e dorsal do CFCT unem-se com a cápsula articular, mas são histologicamente diferentes dela.[68] Eles se unem às superfícies dorsal e volar da incisura sigmoide, respectivamente, e ambos se ligam à fibrocartilagem triangular (Fig. 14.25). Esses dois ligamentos dão um importante apoio para a articulação radiulnar distal, mas o papel de cada um quanto à limitação da pronação e da supinação permanece controverso.[34,46,61,77,112] Alguns autores relatam que o ligamento radiulnar volar é pressionado durante a pronação e o ligamento radiulnar dorsal, durante a supinação.[34,46] Outros declaram exatamente o oposto; ou seja, o ligamento radiulnar dorsal é pressionado durante a pronação e o ligamento radiulnar volar, durante a supinação.[77,112,133] A natureza complexa do movimento entre o rádio e a ulna durante a pronação e a supinação pode, na verdade, justificar ambas as conclusões. Como explicado no Capítulo 11, durante a pronação com a mão fixa no espaço, a ulna desliza na direção radial enquanto o rádio rola para a pronação.[30] Nota-se que ambos os ligamentos participam juntos para estabilizar a articulação radiulnar distal durante a pronação e a supinação, limitando a rotação e a transição do rádio e da ulna.[32,38]

O disco fibrocartilaginoso triangular preenche o espaço entre a ulna e o carpo. Como indica seu nome, o disco tem forma de um triângulo, com sua base ligada à borda da incisura sigmoide do rádio (Fig. 14.26). O ápice do disco é ligado por um tecido conjuntivo frouxo à base do processo estiloide ulnar e da fóvea. O disco é côncavo em suas superfícies distal e proximal para a articulação, com o polo da ulna em sentido proximal e com o semilunar e o piramidal em

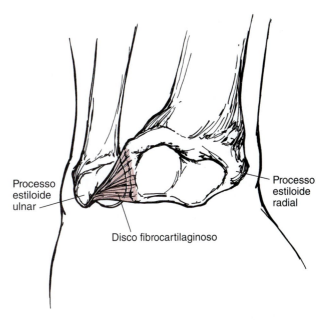

Figura 14.26 O disco fibrocartilaginoso entre a ulna e o carpo. Uma vista distal do rádio e da ulna revela que o disco fibrocartilaginoso entre a ulna e o carpo é triangular e liga-se à borda distal da incisura sigmoide do rádio e à base do processo estiloide da ulna e da fóvea.

sentido distal. A parte central do disco é fina e, na verdade, pode ser perfurada em adultos mais velhos, criando uma comunicação entre as articulações radiulnar distal e radiocarpal. A fibrocartilagem triangular serve como um absorvente de choques entre a ulna e o carpo. Isso ajuda a distribuir qualquer sobrecarga transmitida pela mão para a ulna e pode contribuir para a estabilidade axial e medial-lateral da articulação radiulnar distal.[116] Entretanto, a retirada de mais de dois terços do disco em cadáveres parece ter pouco efeito na estabilidade da articulação radiulnar distal.[87]

O homólogo do menisco é o tecido mole que se move da borda dorsal do rádio em sentido medial para a superfície volar do aspecto medial do piramidal.[61] Exames histológicos revelam que o homólogo do menisco é um tecido conjuntivo frouxo vascularizado, em vez de uma fibrocartilagem ou tecido ligamentoso.[38] Seu significado funcional não é claro.

Em suma, há várias estruturas de suporte que são essenciais para a estabilidade da articulação radiulnar distal.[67,112] Apesar da ausência relativa de estabilidade transmitida pelas superfícies articulares, o tecido conjuntivo que cerca a articulação confere estabilidade considerável à articulação radiulnar distal. O deslocamento da articulação radiulnar distal parece ocorrer apenas com o rompimento completo do CFCT.[122,133]

Movimentos da articulação radiulnar distal

O movimento da articulação radiulnar distal está intimamente ligado ao movimento da articulação radiulnar proximal; as duas articulações atuam basicamente como uma unidade. Dessa forma, a pronação e a supinação ocorrem simultaneamente nas duas articulações. Os valores da ADM normal da pronação e da supinação encontrados na literatura são apresentados na Tabela 11.1, no Capítulo 11. Entretanto, o movimento da articulação radiulnar distal é mais complexo do que um simples eixo ao redor de um ponto fixo. Como observado no Capítulo 11, a pronação pode ocorrer ao redor de uma mão fixa no espaço ou ao redor de uma mão que se move para um novo local no espaço (ver Fig. 11.28). No segundo caso, o rádio gira ao redor da ulna, com um eixo perto da fóvea da ulna. Contudo, se a mão está fixa no espaço, como quando está girando uma maçaneta ou girando uma chave de fenda, tanto a ulna quanto o rádio movem-se durante a pronação. Nesse momento, o eixo da rotação está localizado mais lateralmente na ulna. Como o rádio gira ao redor da ulna durante a pronação com a mão fixa, a ulna move-se em posição dorsal e radial ao redor do rádio[30,127,139] (Cap. 11). Esse movimento de deslizamento é permitido pelas incongruências das superfícies articulares da articulação radiulnar distal.

Articulações do punho

O punho é a junção da mão e do antebraço. Embora a articulação radiocarpal seja a mais familiar do punho, o movimento do punho também origina-se das articulações intercarpal e mediocarpal. Cada uma dessas articulações é descrita a seguir, incluindo uma discussão sobre as superfícies articulares e capsulas articulares individuais. A estabilidade e a mobilidade das articulações são tão independentes que as discussões sobre apoios extracapsulares e movimentos das articulações podem ocorrer juntas. As superfícies articulares e as cápsulas articulares individuais são apresentadas primeiro. Os apoios extracapsulares para a região são discutidos como uma unidade. Contribuições articulares individuais para os movimentos globais do punho são discutidas após a revisão de todas as articulações.

Articulação radiocarpal

A articulação radiocarpal é a articulação entre o rádio e a linha proximal dos ossos carpais, mas apenas o escafoide e o semilunar articulam-se diretamente com o rádio. O piramidal articula-se com a superfície distal da fibrocartilagem triangular. A cápsula da articulação radiocarpal inclui todas essas superfícies.

A superfície distal do rádio com a junção da fibrocartilagem triangular é bicôncava; já a superfície proximal da linha proximal dos ossos carpais é biconvexa. As superfícies articulares ósseas são cobertas por cartilagem articular. Embora as superfícies articulares recíprocas apareçam de forma congruente, o contato entre o escafoide e o semilunar com o rádio não é constante nem uniforme.[94] O contato envolve aproximadamente 20% da área da superfície quando uma sobrecarga de menos de 12 kg é aplicada. Uma sobrecarga de quase 23 kg no punho aumenta a área de contato para um máximo de 40%, causando uma deformação da cartilagem articular. Além disso, a área de contato é maior entre o escafoide e o rádio do que entre o semilunar e o rádio. Dessa forma, a articulação radiocarpal demonstra menos congruência entre as superfícies articulares do que se espera de uma articulação biaxial clássica. Embora a forma geral das superfícies da articulação radiocarpal seja consistente com uma unidade biaxial simples, há uma evidência significativa de que os ossos carpais individuais atuam isoladamente nos mecanismos da articulação radiocarpal.[28,60,69,96]

A articulação radiocarpal tem pouca estabilidade inerente oferecida pelas formas das superfícies articulares. Em vez disso, ela se apoia nos quatro lados da articulação por uma cápsula fibrosa e ligamentos. A cápsula da articulação radiocarpal circunda e une-se às bordas dorsal, radial e volar da superfície articular do rádio e às margens dorsal, ulnar e volar da fibrocartilagem triangular. Assim, a fibrocartilagem triangular forma o solo da articulação radiulnar distal e o teto do aspecto ulnar da articulação radiocarpal. A cápsula une-se em posição distal à circunferência das superfícies articulares do escafoide, do semilunar e do piramidal (Fig. 14.27).

Articulação mediocarpal

A articulação mediocarpal é a junção entre as linhas proximal e distal dos ossos carpais. Todas as superfícies articulares são cobertas com uma cartilagem articular comum. A articulação tem duas regiões distintas unidas por uma única cápsula articular. (Fig. 14.28). O compartimento medial é

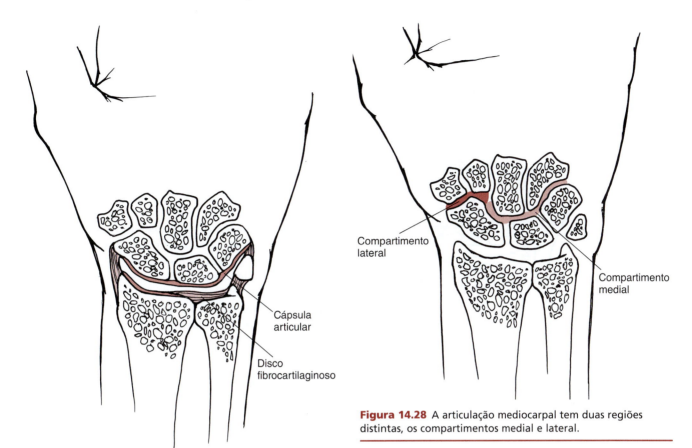

Figura 14.27 A cápsula da articulação radiocarpal une-se ao rádio distal, ao disco fibrocartilaginoso e à linha proximal dos ossos carpais.

Figura 14.28 A articulação mediocarpal tem duas regiões distintas, os compartimentos medial e lateral.

composto principalmente por uma concavidade proximal formada pelo escafoide, pelo semilunar e pelo piramidal e uma convexidade distal formada pelo capitato e pelo hamato. Essa porção de articulação funciona como uma estrutura biaxial ou condiloide.[62] A porção lateral da articulação é composta pelas facetas articulares mais planas do escafoide distal e pelos ossos do trapézio e do trapezoide. Essa porção lateral é descrita como uma articulação selar[141] ou uma articulação plana.[62] Apesar da classificação da articulação, os movimentos entre os ossos carpais adjacentes das duas linhas são complexos e serão discutidos mais adiante neste capítulo.

A superfície irregular da articulação mediocarpal leva a uma distribuição irregular das sobrecargas sobre a superfície articular.[94] Dados coletados de amostras de cadáveres sugerem que a maior sobrecarga é transmitida pela articulação escafoide-capitato e a menor, pela conexão piramidal-hamato. Como na articulação radiocarpal, sobrecargas leves parecem ser distribuídas apenas por uma pequena área da superfície articular (pouco mais de 25%). A área de contato aumenta para aproximadamente 35% com sobrecargas pesadas.

A irregularidade das superfícies da articulação mediocarpal oferece certa estabilidade inerente a ela, mas suportes ligamentosos mantêm-se como a primeira fonte de estabilidade. A articulação mediocarpal é sustentada por sua cápsula, bem como pelos ligamentos extrínsecos e intrínsecos do punho e do carpo. É importante reconhecer que, embora a articulação mediocarpal seja anatomicamente diferente da articulação carpal, estas duas articulações são estrutural e funcionalmente independentes, portanto, se uma estrutura falhar, os efeitos serão sentidos pelo punho. A cápsula da articulação mediocarpal é irregular porque une o espaço articular entre as linhas proximal e distal dos ossos carpais e também envia projeções em posição proximal e distal entre os ossos carpais adjacentes de cada linha (Fig. 14.29). Então, a cápsula da articulação mediocarpal cria espaços articulares para cada articulação intercarpal, exceto para a articulação piramidal pisiforme, que geralmente tem sua própria cápsula e espaço articulares.[141]

Articulações intercarpais

As articulações intercarpais são as articulações entre os ossos carpais adjacentes de cada linha. Essas articulações são sinoviais e encapsuladas por extensões da cápsula da articulação mediocarpal. Elas são consideradas articulações planas e são estabilizadas pela cápsula articular e pelos ligamentos extrínsecos e intrínsecos descritos na próxima seção. O ligamento carpal transverso, ou retináculo flexor, é um ligamento acessório que apoia todo o arco carpal. Ele une-se em posição medial ao osso pisiforme e ao hâmulo do hamato. A porção lateral do ligamento carpal transverso une-se aos tubérculos

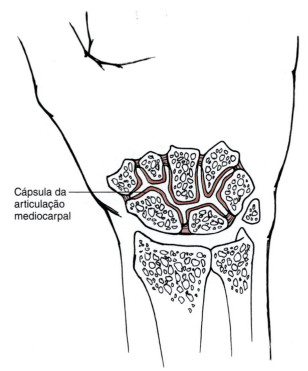

Figura 14.29 A cápsula da articulação mediocarpal é muito irregular, estendendo-se de forma proximal e distal para dentro das articulações intercarpais.

Estruturas de sustentação extracapsulares do punho

Embora exista uma variação considerável na literatura nos nomes usados para identificar estruturas de sustentação extracapsulares do punho, há uma ampla aceitação de sua organização geral. Os ligamentos do punho podem ser divididos em duas grandes categorias: extrínseco e intrínseco. Os extrínsecos se ligam ao rádio, à ulna ou ao CFCT, bem como aos ossos carpais. Os intrínsecos ficam todos dentro do carpo. A maioria dos ligamentos do punho é encontrada nas superfícies dorsal ou palmar (volar), apesar de os ligamentos colaterais ulnar e radial se posicionarem em direção lateral e medial, respectivamente. Os ligamentos palmares são mais espessos, mais fortes e mais importantes para a estabilidade do punho do que os ligamentos dorsais.[19,125]

Exames do sistema geral dos ligamentos do punho revelam que o rádio e quatro dos ossos carpais – o escafoide, o semilunar, o piramidal e o capitato – têm conexões ligamentosas extensas. Os ligamentos também formam um padrão de convergência na linha mediana da mão; os ligamentos proximais convergem para o semilunar, e os ligamentos distais para o capitato (Fig. 14.30). A seguir, é apresentada uma

do trapézio e do escafoide. Todo o ligamento carpal transverso cruza o arco carpal, criando o túnel do carpo que ajuda a estabilizar o arco e os componentes do túnel. Ele enrijece durante pronação e supinação máxima.[37] A liberação cirúrgica do ligamento carpal transverso é um tratamento comum para a **síndrome do túnel do carpo (STC)**, na qual os componentes do túnel do carpo, incluindo o nervo mediano, são comprimidos por um inchaço no túnel do carpo.

> ### Relevância clínica
>
> **Liberação do túnel do carpo (LTC):** Um tratamento para aliviar a pressão do nervo mediano é um procedimento no túnel do carpo feito por meio do corte do ligamento carpal transverso. Abordagens cirúrgicas incluem uma completa transição do ligamento, Z-plastias que retêm certa continuidade e transações completas com reconstrução de ligamentos.[18] Autores relatam um aumento na largura do arco carpal durante o descanso após a liberação do túnel do carpo e também um aumento na largura máxima do arco quando se aplica um torque de supinação à mão.[37,39] Mudanças nas dimensões do túnel do carpo após a liberação são particularmente aparentes durante atividades contra sobrecargas.[39] A importância clínica dessas mudanças no túnel do carpo é desconhecida. Embora o procedimento de liberação frequentemente ofereça o alívio da dor em pacientes com STC, o ligamento carpal transverso alterado pode contribuir para a instabilidade da mão e ocasionar dor, criando dificuldades funcionais. O clínico precisa analisar as implicações mecânicas e funcionais dessa intervenção cirúrgica.

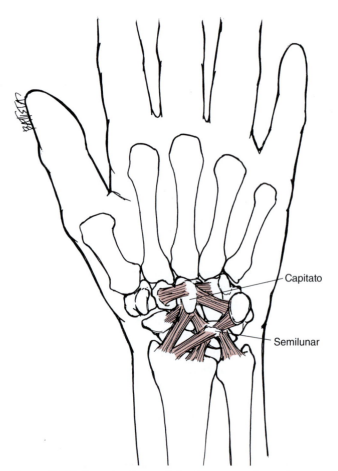

Figura 14.30 Organização geral dos ligamentos do punho. A maioria dos ligamentos proximais do punho converge para o semilunar, e a maioria dos ligamentos distais do punho converge para o capitato.

análise mais detalhada dos ligamentos individuais do punho para explicar o papel de cada um na estabilização do complexo do punho.

Os ligamentos extrínsecos do punho reforçam a cápsula articular radiocarpal nas superfícies palmar, dorsal, radial e ulnar (Fig. 14.31). Esses ligamentos servem para apoiar as articulações radiocarpal e mediocarpal. Os palmares são os ligamentos extrínsecos mais espessos e extensos.[19,125] Textos sobre anatomia descrevem cinco grandes ligamentos extrínsecos, o ligamento radiocarpal palmar, o complexo ulnocarpal (que também se posiciona do lado palmar), o ligamento radiocarpal dorsal e os ligamentos colaterais radial e ulnar.[104,141]

Os ligamentos extrínsecos também podem ser descritos como feixes de fibras mais discretos para os ossos carpais individuais, com papéis funcionais distintos.[102,118,130] Os nomes dos feixes ligamentosos individuais, baseados nos seus anexos ósseos, variam um pouco entre os autores (Tab. 14.1). Apesar das pequenas variações entre os nomes dados aos ligamentos do punho, a organização básica permanece a mesma em toda a literatura.[12,102,118,125,130]

Os ligamentos colaterais são mais fracos que outros ligamentos extrínsecos do punho.[141] Uma comparação da área transversal do ligamento colateral radial com outros ligamentos radiocarpais dorsal e palmar em sete cadáveres revela que o ligamento colateral não possui mais que metade da área transversal dos outros ligamentos extrínsecos do punho.[109]

Embora o papel dos ligamentos extrínsecos do punho tenha sido extensivamente estudado,[100,110,125,136] ainda há questões sobre seu papel individual na estabilização e no direcionamento do movimento do complexo do punho. Geralmente, os ligamentos palmares limitam a extensão excessiva de ADM, enquanto os ligamentos dorsais resistem à flexão excessiva da ADM. Os ligamentos radiais auxiliam na limitação do desvio ulnar, e os ligamentos ulna-

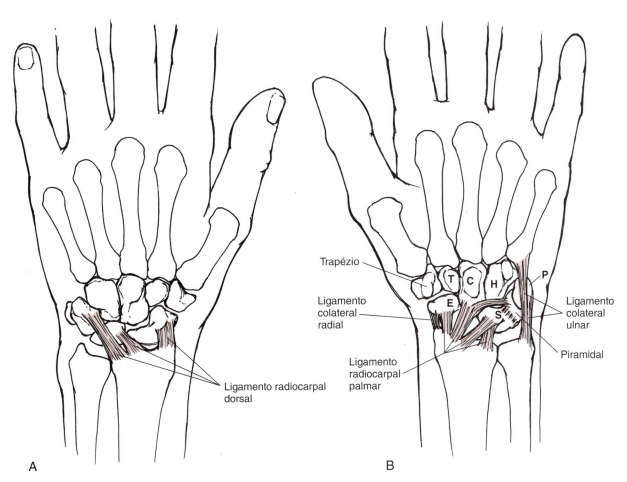

Figura 14.31 Ligamentos extrínsecos do punho. **A.** Ligamentos extrínsecos dorsais do punho. O ligamento radiocarpal dorsal surge da superfície dorsal da borda distal do rádio. Projeta-se em direção distal sobre o semilunar e o piramidal, embora anexos ao escafoide também sejam descritos. **B.** Ligamentos extrínsecos palmares do punho. O ligamento radiocarpal palmar estende-se do rádio à fileira proximal dos ossos carpais incluindo o escafoide, o semilunar e o piramidal e sobre o capitato da fileira distal. Os ligamentos colaterais ulnar e radial projetam-se dos processos estiloides ulnar e radial, respectivamente. O ligamento colateral radial estende-se para o aspecto radial do escafoide e sobre o capitato como parte do ligamento radioescafocapitato. Ele se posiciona mais na superfície palmar e às vezes é descrito como parte do complexo radiocarpal palmar. O ligamento colateral ulnar projeta-se para o piramidal e o metacarpal do quinto dedo e envia uma parte ao pisiforme.

TABELA 14.1 Ligamentos extrínsecos do punho

Superfície	Ligamento	Feixes de fibras individuais
Palmar	Radiocarpal palmar	Radioescafocapitato
		Radioescafossemilunar
		Radiossemilunar curto
		Radiossemilunar longo
Palmar	Complexo ulnocarpal	Ulnocapitato
		Ulnopiramidal
		Ulnossemilunar
Palmar e radial	Colateral radial	
Palmar e ulnar	Colateral ulnar	
Dorsal	Radiocarpal dorsal	

res ajudam na limitação do desvio radial. Os ligamentos extrínsecos funcionam com os ligamentos intrínsecos para estabilizar o complexo do punho e limitar sua mobilidade.

Os ligamentos intrínsecos do punho possuem anexos apenas no carpo. Eles são classificados como ligamentos mediocarpais dorsal e palmar e ligamentos interósseos[12,19,141] (Tab. 14.2). Como os ligamentos extrínsecos, os mediocarpais palmares são mais espessos e fortes que os mediocarpais dorsais.[123] Os interósseos são ligamentos espessos, fortes e com o formato de uma ferradura, que passam entre os ossos carpais adjacentes de cada linha. Eles são nomeados de acordo com sua conexão. Por exemplo, o ligamento escafossemilunar une-se aos ossos escafoide e semilunar da linha proximal. As porções proximais dos ligamentos interósseos da linha proximal consistem principalmente em fibrocartilagem, em vez de material fibroso, o que dá a eles propriedades mecânicas singulares.[12,102]

As propriedades mecânicas de alguns dos ligamentos do punho têm sido examinadas. Concorda-se em geral que os ligamentos interósseos são muito mais fortes que outros ligamentos intrínsecos e extrínsecos do punho.[12,102,112] Sobrecargas até a falha de mais de 300 N (30 kg) são relatadas para os ligamentos interósseos e de menos de 200 N (20 kg) para ligamentos extrínsecos, embora ligamentos individuais possam variar.[12,102] Em contraste, os ligamentos interósseos[92] são significativamente menos rígidos que outros ligamentos do punho, suportando mais alongamento antes da falha.[109] Entretanto, todos os ligamentos do punho testados toleram mais alongamento antes da falha que qualquer outro ligamento do corpo, como o ligamento cruzado anterior do joelho.[92,93] Ligamentos do punho também se comportam viscoelasticamente, exibindo sobrecargas mais altas até a falha com aumento na imposição de sobrecargas. Como visto no Capítulo 2, viscoelasticidade pode oferecer proteção, permitindo aos ligamentos sustentar as cargas altas e rapidamente aplicadas, geradas por acidentes, como queda sobre um braço alongado.

Essas propriedades mecânicas sugerem que os ligamentos individuais do punho são altamente especializados. Pelo menos dois tipos de ligamentos parecem estar presentes no punho, um que é rígido, mas capaz de sustentar apenas cargas moderadas ou grandes deformações, e outro que é menos rígido, porém mais forte, tanto em sobrecarga quanto em deformação para falha. Apesar das características mecânicas singulares desses ligamentos do punho pacientes normalmente os torcem, o que resulta em considerável irregularidade e deficiência.

TABELA 14.2 Ligamentos intrínsecos do punho

Ligamento	Feixes de fibras individuais
Mediocarpal palmar	Escafotrapézio-trapezoide
	Escafocapitato
	Piramidal-capitato
	Piramidal-hamato
Mediocarpal dorsal	Escafopiramidal dorsal
	Intercarpal dorsal
Interósseos	Escafossemilunar
	Lunopiramidal
	Pisopiramidal
	Trapézio-trapezoide
	Trapéziocapitato
	Capitato-hamato

Relevância clínica

Instabilidade semilunar – um relato de caso: Um mecânico de carros de 30 anos de idade visitou um médico queixando-se de dor no punho, em particular durante movimentos. Ele relatou que estava trocando um pneu quando, inesperadamente, o pneu caiu e flexionou seu punho. A avaliação revelou que tinha a flexão do punho limitada e dolorida. A flexão combinada com desvio ulnar era muito dolorida. A ADM era de 0–30° de flexão, com dor no final do movimento. Entretanto, em um movimento levemente reduzido, o paciente era capaz de mover o punho sem dor e demonstrava força dentro dos limites normais. O paciente estava impossibilitado de voltar ao trabalho, que requer a mobilidade total do punho. Uma avaliação revelou que ele havia rompido o ligamento interósseo do escafossemilunar, produzindo o desalinhamento do semilunar. Radiografias mostraram que o semilunar estava inclinado em sentido dorsal em relação ao escafoide (Fig. 14.32). O punho do paciente foi tratado com a inserção de um pino, ligando o semilunar ao capitato e ao escafoide e com a imobilização por 4 semanas. Depois que a tala foi removida, o paciente possuía exercício ativo e passivo. A mobilidade sem dor foi recuperada, embora a ADM passiva tenha permanecido um pouco reduzida. Ele pôde retornar ao trabalho em período integral como mecânico de carros. Esse estudo de caso demonstra que uma lesão em um único ligamento interósseo pode produzir séria irregularidade e deficiências funcionais.

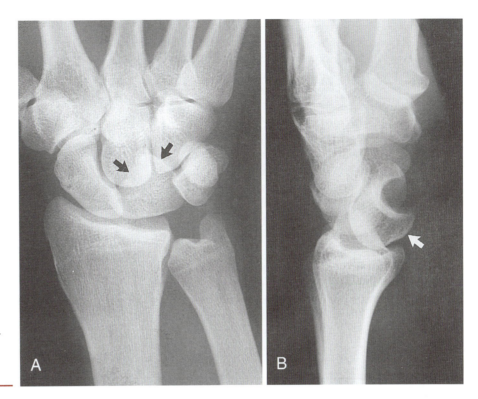

Figura 14.32 Radiografias posteroanteriores (A) e laterais (B) mostram inclinação dorsal do semilunar em relação ao escafoide.

Movimentos do punho

O punho como um todo é uma articulação condiloide ou biaxial que permite flexão, extensão, desvio radial (abdução) e desvio ulnar (adução) (Fig. 14.33). Como qualquer articulação biaxial, o punho também combina esses movimentos para desenvolver circundução, um movimento circular da mão no antebraço. Esses movimentos são geralmente chamados de **movimentos globais** do punho. Entretanto, os movimentos do punho são muito mais complexos do que esses movimentos sugerem. Para compreendê-los, devem ser avaliados os movimentos dos componentes individuais. A seguir, os movimentos individuais dos ossos do punho são revisados, bem como sua contribuição para o movimento geral do punho.

Movimento na fileira proximal dos ossos carpais

Um grande empenho tem sido dedicado para definir o movimento relativo dos ossos carpais.[22,28,60,69,96,105,108,110,124] Apesar de 20 anos de estudos, discordâncias em relação à direção e à magnitude do movimento relativo entre os ossos carpais durante movimentos do punho persistem. Há pelo menos duas razões importantes para essa confusão. Primeiro, métodos acurados para avaliar movimentos pequenos, tridimensionais, tornaram-se disponíveis apenas recentemente.[22,59,60,69,96,110]

Segundo, muitos estudos relatam com base em um pequeno número de espécimes que os resultados não podem ser generalizados.[60,110]

Apesar das limitações dos estudos do movimento carpal, há alguns conceitos aceitos. Há agora um consenso de que cada um dos ossos carpais é capaz de fazer o movimento tridimensional, flexão, extensão, desvio radial e ulnar, e até mesmo pronação e supinação.[12,22,60,69] A maioria dos estudos sugere que a linha distal se move quase como uma unidade e seu movimento reflete no movimento da mão, especificamente no movimento do metacarpal do dedo

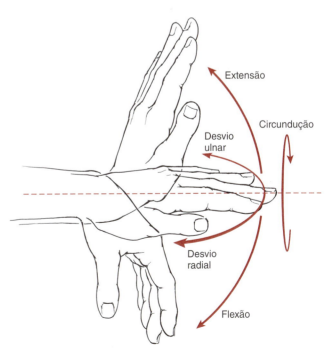

Figura 14.33 Movimentos totais, ou globais, do punho incluem flexão, extensão, desvio radial e ulnar, e circundução.

médio.[12,95,110,140] Em contraste, o escafoide, o semilunar e o piramidal parecem mover-se mais independentemente uns dos outros. Eles flexionam-se sobre o rádio durante a flexão do punho e estendem-se durante a extensão do punho,[12,69,140] com o escafoide movendo-se pela excursão maior em ambas as direções.[22,108] Essas descobertas revelam que há flexão relativa entre o escafoide e o semilunar durante a flexão do punho e a extensão relativa durante a extensão do punho.[12,69] Há também relatórios que indicam que, durante a flexão do punho, o escafoide e o piramidal submetem-se à pronação em relação ao semilunar e à supinação durante a extensão do punho.[69,117] Os movimentos que ocorrem em um plano diferente do movimento global do punho são conhecidos como **movimentos fora do plano**.

A contribuição para o movimento global do punho feita por cada linha dos ossos carpais também é importante para a compreensão dos mecanismos do movimento do punho. Durante a flexão e a extensão do punho, a linha distal dos ossos carpais move-se como uma unidade e submete-se à flexão e à extensão simples na linha proximal dos ossos.[12,110] Vários estudos que usam o capitato para representar o movimento da linha distal relatam que na flexão o capitato é mais móvel do que qualquer um dos ossos da linha proximal.[12,22,69,108] Estimativas da contribuição do capitato (e, portanto, das linhas distais) para a flexão total do punho variam de 60 a 70%.[69,108] Outros relatam que a articulação radiocarpal contribui mais para a flexão do que a articulação mediocarpal[96] ou que as contribuições das articulações radiocarpal e mediocarpal são iguais.[13,124] De forma similar, há diferenças nos relatórios sobre as contribuições relativas para a extensão da linha distal; alguns indicam que a articulação mediocarpal contribui mais para a extensão[22,95,124], e outros dizem que a maioria vem da articulação radiocarpal.[108] Finalmente, alguns estudos sugerem que o capitato (e a articulação mediocarpal) contribui com mais movimento para a flexão e a extensão do punho do que o semilunar, representando a articulação radiocarpal.[12,22,69,140] As diferenças nesses dados relatados podem ser resultado das disparidades nas técnicas de medida ou variação de conteúdo.[120] Jackson et al. afirmam que seus dois exemplares exibiram resultados praticamente opostos um ao outro.[60] Outro estudo sugere que as contribuições relativas feitas pelas articulações radiocarpal e mediocarpal para um movimento total do punho variam dependendo da região da amplitude em que as medições são feitas.[95] Embora não haja consenso sobre as contribuições relativas das duas linhas para a flexão e a extensão do punho, há reconhecimento claro de que o movimento global normal do punho requer movimento substancial em ambas as articulações radiocarpal e mediocarpal (Fig. 14.34).

Os desvios radial e ulnar do punho incluem movimentos dos ossos carpais mais complexos, fora do plano. O desvio radial do punho é acompanhado pela flexão da linha proximal dos ossos carpais, que ajuda o escafoide a evitar um impacto no processo estiloide radial.[22,123,127] Ao mesmo

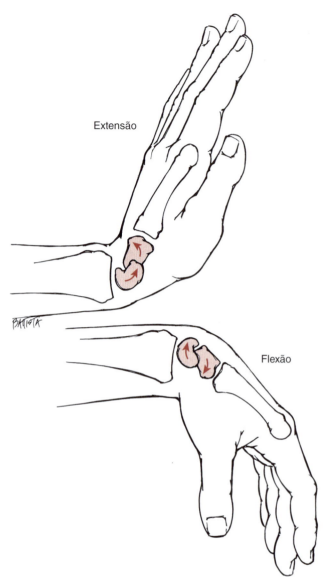

Figura 14.34 Fonte de movimento total do punho. O movimento total do punho é o resultado combinado do movimento das articulações radiocarpal e mediocarpal.

tempo, a linha distal dos ossos carpais é estendida.[12,22,69,70] O contrário mostra-se verdade no desvio ulnar do punho. De forma similar, relata-se que o desvio radial ocorre com pronação relativa da linha proximal, enquanto o desvio ulnar é acompanhado por supinação da linha proximal.[12,22,70] Estudos sugerem que a linha distal também demonstra movimentos fora do plano que são quase o contrário da linha proximal durante desvio radial e ulnar: pronação com desvio ulnar, supinação com desvio radial.[22,70] A maioria dos estudos concorda que a linha distal contribui para a maior parte da ADM durante o desvio ulnar e radial.[12,69,105,140,144] Por fim, os movimentos dos ossos carpais podem ser alterados pela posição do antebraço[13,28] e pelos movimentos do punho que combinam flexão, extensão e desvio radial ou ulnar.[110,140]

> ### Relevância clínica
>
> **Técnicas de mobilização para o punho:** Uma compreensão das contribuições individuais para o movimento do punho feitas pelos ossos carpais oferece a lógica biomecânica para os muitos manuais técnicos desenvolvidos para avaliar e restabelecer o movimento de ossos individuais no carpo. Avaliações apropriadas e intervenções dependem de uma compreensão clara de como o movimento carpal acompanha cada movimento global do punho.

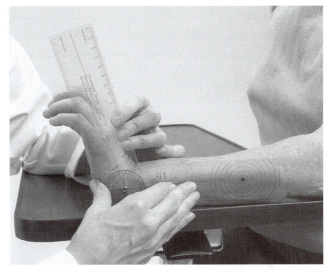

Figura 14.35 Avaliação do movimento total do punho. O movimento total do punho é estimado tipicamente pela avaliação da posição do metacarpal do dedo médio em relação ao eixo longo do antebraço.

Fica claro pelos resultados apresentados anteriormente que são necessárias mais pesquisas para esclarecer os movimentos precisos dos deslocamentos individuais dos ossos carpais, bem como os fatores que afetam estes movimentos. Entretanto, podemos tirar algumas conclusões:

- O carpo funciona principalmente como duas linhas separadas.
- A linha distal funciona mais como uma unidade.
- Os ossos da linha proximal demonstram movimento independente significativo.
- Os movimentos dos ossos carpais são tridimensionais, mesmo quando o movimento do punho ocorre em um plano único.
- Todos os movimentos do punho são compostos por contribuições significativas das articulações radiocarpal e mediocarpal.

O movimento dos ossos carpais é principalmente o resultado da tração e/ou tração e retração ligamentosa dos ossos carpais adjacentes.[12,27,114] É provável que pacientes que tenham até mesmo pequenas instabilidades ou subluxações de um único osso carpal possam exibir significativa disfunção do punho como um todo.[81,118]

Movimentos globais do punho

Embora uma compreensão dos movimentos relativos dos ossos individuais do carpo seja essencial para o entendimento da mecânica do punho, a medida do movimento total, ou global, do punho permanece como uma ferramenta de avaliação clínica padrão. Essa avaliação descreve o movimento do punho como a orientação relativa da mão em relação ao antebraço, tipicamente representado pelo metacarpal do dedo médio e do eixo longo do rádio ou da ulna[91,108] (Fig. 14.35). Essa medida considera que o movimento do punho pode ser descrito pelo movimento ao redor de um único eixo. Os dados que descrevem as contribuições individuais dos ossos carpais para o movimento do punho demonstram que essa consideração não é verdadeira. Entretanto, estudos mostram que ela permite uma aproximação razoável do movimento total do punho.[3,144] Vários estudos tentaram identificar o eixo ou eixos da rotação do punho,[3,81,110,144] mas há pouca concordância sobre o local exato.[108] Muitos autores sugerem que o eixo ou eixos teóricos, se é que existem, posicionam-se dentro ou muito perto do capitato

proximal.[3,12,60,96,144] Há alguma evidência de que a localização do eixo teórico do movimento do punho muda com a posição do punho, sugerindo que o movimento do punho inclui transição considerável dos ossos carpais em adição à rotação.[95]

> ### Relevância clínica
>
> **ADM do punho:** Visto que o movimento global do punho é um composto de movimentos entre o rádio e a linha proximal dos ossos carpais, entre as linhas proximal e distal, e entre os ossos carpais individuais, uma avaliação clínica detalhada do movimento global inclui o uso de um aparelho goniométrico, bem como a avaliação dos movimentos componentes desenvolvida por palpação e movimentos passivos discretos. De forma similar, o tratamento inclui técnicas de mobilização para restabelecer os movimentos carpais discretos e exercícios de ADM ativa e passiva para aumentar o movimento total do punho.

O movimento total do punho consiste em flexão, extensão, desvio radial e ulnar, e movimento combinado de circundução. O punho também permite uma quantidade limitada e geralmente incalculada de pronação e supinação. Quando o punho está relaxado, pode ser passivamente girado no antebraço. Para transmitir pronação e supinação do antebraço para a mão durante tarefas como girar uma lâmpada ou uma maçaneta, o punho é estabilizado por músculos, permitindo pouca pronação e supinação entre a mão e o antebraço.[12] A pronação e a supinação disponíveis no punho podem amplificar a pronação e a supinação no antebraço em tarefas nas quais é necessário aumento da ADM. Gupta e Moosawi relatam uma média de aproximadamente 15° de pronação e supinação no punho em homens saudáveis.[44]

Relevância clínica

Instabilidade do punho durante a pronação e a supinação: O punho é frequentemente afetado em pacientes com artrite reumatoide juvenil (ARJ). Um paciente com envolvimento do punho pode exibir inchaço e instabilidade no punho e na mão, sem o envolvimento do cotovelo. Uma inspeção clínica pode revelar pouca dificuldade com o movimento do antebraço quando a mão está livre para mover-se no espaço. Apesar disso, esse paciente pode ter deficiências funcionais severas associadas com uma incapacidade de pronar e supinar. Por exemplo, o paciente pode ser incapaz de girar uma maçaneta. A dificuldade acentua-se quando ele fixa a mão na maçaneta e, então, tenta transmitir o movimento do antebraço para a mão através do punho. Essa transmissão requer que o punho esteja estabilizado no antebraço por uma ativação muscular. Esse movimento do antebraço causa estresse no punho e produz dor.

ADM do punho descrita na literatura

Amplitudes de movimentos passivas normais descritas para o punho na literatura são apresentadas na Tabela 14.3. Alguns dos estudos citados oferecem descrições das populações nas quais os dados são baseados.[14,15,106,111,121,131] Há diferenças nos dados relatados, mas tendências gerais nos valores são aparentes. Todas as fontes relatam que a ADM do desvio ulnar é maior que a ADM do desvio radial. De forma similar, os relatos sugerem que a ADM da flexão do punho é igual, ou maior, que a ADM da extensão do punho. A idade e o gênero parecem ter apenas pequenos efeitos sobre a ADM.[14,91,106]

Relevância clínica

Posições do punho durante a função: Por causa da grande diversidade na ADM do punho relatada, o clínico deve utilizar critérios adicionais para determinar a adequação da ADM de um paciente. Comparação com o órgão envolvido, quando possível, é importante ao determinar se a ADM de um indivíduo é normal. Outro padrão útil ao julgar a ADM de um paciente é a ADM necessária para um funcionamento eficiente e indolor. Estudos das posições e movimentos do punho de indivíduos saudáveis durante atividades funcionais revelam que atividades de higiene pessoal são realizadas com o punho posicionado entre 50° de flexão e 40° de extensão[20] (Fig. 14.36). Outras atividades estudadas – usar um garfo, segurar um jornal, abrir um pote, servir algo – geralmente usam mais de 35–40° de extensão. Digitar em um terminal de computador padrão usa aproximadamente 10° de extensão do punho.[119] Levantar de uma cadeira com auxílio da extremidade superior usa 50° a 60° de ADM de extensão.[4,20,88,106] Em indivíduos com lesões na medula espinal, o nível da lesão na coluna vertebral influencia as posições articulares das extremidades superiores usadas durante a propulsão da cadeira de rodas; aqueles com lesões maiores usam mais extensão do punho (>40°).[90] Esses dados podem auxiliar o clínico a julgar a adequação da ADM do paciente, bem como a estabelecer objetivos de tratamento apropriado.

TABELA 14.3 Valores normais da ADM para o movimento do punho na literatura

	Flexão (°)	Extensão (°)	Desvio radial (°)	Desvio ulnar (°)
Steindler[122]	84	64	30	30–50
Forças Armadas/Força Aérea dos EUA[31]	80	70	20	30
Boone e Azin[15]a	74,8 ± 6,6	74,0 ± 6,6	21,1 ± 4,0	35,3 ± 3,8
Walker et al.[131]b	64 ± 10	63 ± 9	19 ± 6	26 ± 7
Schoenmarklin e Marras[111]c	62 ± 10	57 ± 9	20 ± 7,5	28 ± 7
Gerhardt e Rippstein[41]	60	50	20	30
Bird e Stowe[14]	96,2d	60,0d	31,5d	36,7d
	98,2e	66,5e	34,1e	37,2e
Ryu et al.[106]f	79,1	59,3	21,1	37,2
Spilman e Pinkston[121]g	–	–	16,7 ± 5,5	32 ± 5,0
	–	–	18,6 ± 5,8	32,4 ± 6,2
	–	–	18,9 ± 6,2	35 ± 5,3

[a] Dados de 56 homens acima de 19 anos de idade.
[b] Dados de 30 homens e 30 mulheres com idade entre 60 e 84 anos.
[c] Dados de 39 trabalhadores industriais, 22 homens e 17 mulheres. Idade média de 41,7 ± 10,5 anos.
[d] Dados de 8 homens e 5 mulheres com idade entre 40 e 49 anos.
[e] Dados de 5 homens e 6 mulheres com idade entre 50 e 80 (ou mais) anos.
[f] Dados de 20 homens e 20 mulheres.
[g] Dados de 63 homens e 37 mulheres com idade entre 18 e 28 anos em três posições de teste.

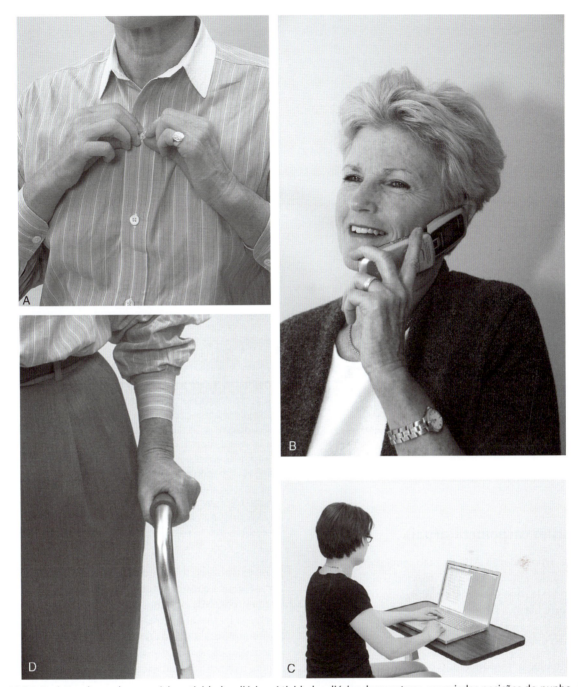

Figura 14.36 Posições do punho em várias atividades diárias. Atividades diárias demonstram as variadas posições do punho. Abotoar uma camisa **(A)**, segurar um telefone **(B)** e digitar em um computador **(C)** requerem menos extensão do punho do que a necessária quando se usa o membro superior para sustentar o peso, como com uma bengala **(D)**.

Embora os movimentos do punho sejam normalmente avaliados nos planos sagital (flexão-extensão) e frontal (desvio ulnar e radial), a observação de atividades diárias comuns demonstra que o punho em geral funciona em um plano diagonal, combinando extensão com desvio radial e flexão com desvio ulnar (Fig. 14.37). Li et al. mostram um forte acoplamento do desvio ulnar e radial com flexão e extensão, respectivamente, durante o desvio ulnar e radial, com um pouco menos de acoplamento durante a flexão e a extensão ativa.[76] Esses autores também relatam que a excursão total máxima em flexão/extensão e o desvio radial/ulnar ocorrem quando o punho está na posição neutra em relação ao outro plano de movimento. Por exemplo, a máxima excursão em flexão/extensão ocorre com o punho no desvio radial/ulnar neutro. O clínico deve tomar cuidado para manter o alinhamento neutro quando tirar medidas de ADM padrão. Ele também pode precisar considerar a avaliação do movimento do punho em ambos os planos cardinais e nos padrões diagonais mais funcionais.

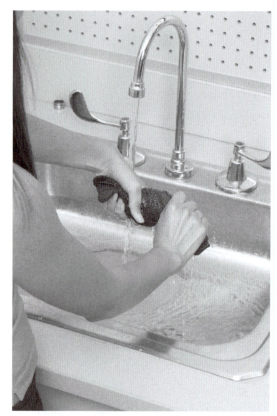

Figura 14.37 Função do punho em padrões diagonais. O punho geralmente funciona em padrão diagonal, combinando a extensão do punho com o desvio radial e a flexão com o desvio ulnar.

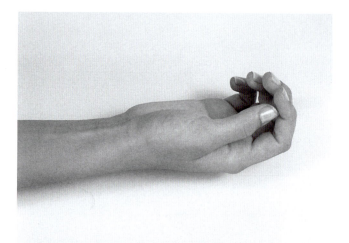

Figura 14.38 A posição de repouso do polegar é anterior ao plano da palma da mão, com o polegar ligeiramente rodado em direção aos outros dedos.

Articulações carpometacarpais

Há duas articulações CMC da mão, uma para o polegar e uma segunda para os outros quatro dedos da mão. É na articulação CMC que o polegar se separa do resto da mão. Ambas as articulações são descritas a seguir.

Articulação CMC do polegar

Essa articulação tem recebido grande atenção na anatomia e na antropologia porque ela é a fonte principal do aparentemente único movimento de oposição do polegar.[50] Ela é uma articulação sinovial cujas superfícies ósseas são cobertas com cartilagem articular. É importante notar que o trapézio é posicionado anteriormente fora do plano da mão, assim como o metacarpal do polegar. A superfície volar do polegar é girada levemente em direção ao dedo menor, e o aspecto radial do polegar é direcionado levemente em direção à superfície volar do antebraço[25] (Fig. 14.38). Essa posição facilita a oposição do polegar.

A superfície articular proximal da articulação no trapézio possui formato de sela, é côncava no plano de movimento de abdução e adução do polegar e convexa no plano de seu movimento de flexão e extensão.[24,47,104,141] A superfície articular na base do metacarpal é reciprocamente convexa e côncava.

> ### Relevância clínica
>
> **Osteoartrite da articulação CMC do polegar:** Embora as superfícies articulares do trapézio e a base do metacarpal do polegar sejam reciprocamente convexas e côncavas, elas não são imagens refletidas uma da outra.[8,97,98] As articulações em mulheres demonstram menos congruência do que nos homens. Superfícies articulares menos congruentes podem levar a áreas de alto estresse (força/área) na superfície articular. A incongruência inerente na articulação CMC do polegar pode ajudar a explicar a razão pela qual a articulação CMC é tão comumente afetada por osteoartrite, especialmente em mulheres.[7,10,97]

As estruturas de suporte da articulação CMC do polegar incluem a cápsula articular, o ligamento CMC radial, os ligamentos CMC oblíquos dorsal (posterior) e volar (anterior), e o ligamento intra-articular.[47,57,97,129] A ponta do ligamento posiciona-se do lado radial do aspecto palmar da articulação, dentro da cápsula articular. Ele oferece proteção contra transição dorsal excessiva do metacarpal do polegar sobre o trapézio durante o movimento de pinça.[97] Ele é considerado por muitos como o ligamento estabilizador principal da articulação carpometacarpal do polegar. Todos esses ligamentos apoiam a articulação, mas também servem para um importante papel de guiar o movimento da articulação CMC do polegar.[47,138] Além disso, há dois ligamentos intrametacarpais que conectam as extremidades proximais dos metacarpais do polegar e dos dedos indicadores.

A articulação é descrita tipicamente como uma articulação selar,[24,47,58,104,141] mas alguns a consideram como uma articulação esférica[21] ou como uma articulação condiloide.[52,53,57] Apesar das várias classificações da articulação, há pouca discordância sobre os movimentos disponíveis nessa articulação. As superfícies articulares em forma de sela permitem flexão, extensão, abdução e adução, bem como certa rotação ao redor do eixo longo do metacarpal.

Capítulo 14 Estrutura e função dos ossos e das articulações do punho e da mão   **281**

A classificação clássica e mais comum da articulação CMC do polegar é como uma articulação selar. Entretanto, o problema real para o médico é entender a base para o movimento e sua qualidade nessa articulação. Os nomes dos movimentos da articulação CMC do polegar variam consideravelmente entre os clínicos e anatomistas. Este livro utiliza os termos mais comuns, *flexão, extensão, abdução e adução*. É útil para o leitor também notar que muitos especialistas em mãos usam *abdução radial* no lugar de extensão, e *abdução palmar* no lugar de abdução da articulação CMC do polegar. A flexão e a extensão da articulação CMC do polegar são definidas como movimentos do metacarpal do polegar no plano da palma em direção e distante do lado ulnar da mão, respectivamente (Fig. 14.39). Abdução e adução ocorrem

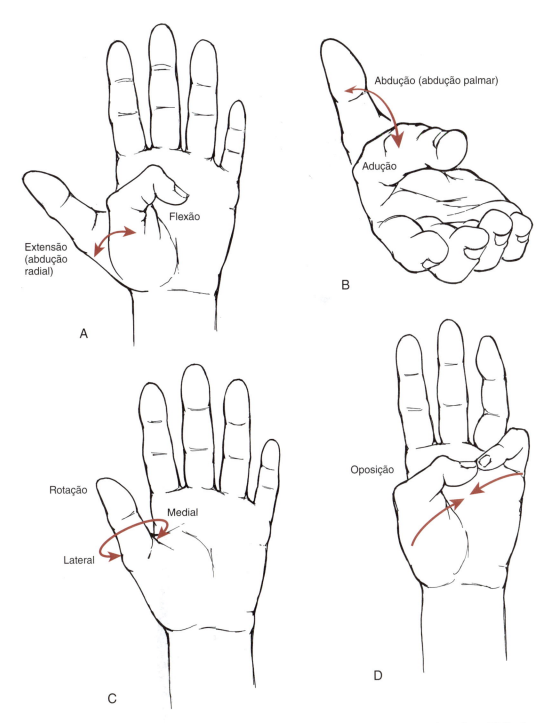

Figura 14.39 Movimento da articulação CMC do polegar. A articulação CMC do polegar é capaz de realizar (**A**) flexão e extensão (abdução radial), que ocorrem no plano da palma; (**B**) abdução (abdução palmar) e adução, que ocorrem perpendicularmente ao plano da palma; (**C**) rotação medial e lateral sobre o eixo longo do polegar; e (**D**) oposição, que é uma combinação de flexão, abdução e rotação medial.

quando o polegar se move para longe da palma e em direção a ela, respectivamente, em um plano perpendicular à palma. A adução além da palma é conhecida como *retropulsão*. A rotação medial (pronação) da articulação CMC do polegar é a rotação da polpa do polegar em direção à palma, e a rotação lateral (supinação) é a rotação da polpa para longe da polpa dos outros dedos. A oposição da articulação CMC é definida como flexão, abdução e rotação medial simultâneas.

A rotação medial da articulação CMC do polegar ocorre de forma concomitante com a flexão ou a abdução, ao passo que a rotação lateral ocorre com extensão ou adução. Uma vez que a articulação é flexionada ou quando os músculos que cruzam a articulação contraem-se e aumentam a compressão entre o trapézio e a cabeça do metacarpal do polegar, a rotação independente na articulação CMC é impossível. Nessas circunstâncias, a articulação CMC do polegar comporta-se como uma articulação biaxial, ou condiloide.[25,47,53] Entretanto, quando a articulação está na posição neutra, mais de 45° da rotação passiva da articulação torna-se disponível.[47]

Já que a rotação da articulação CMC do polegar depende da quantidade de flexão ou abdução presentes, parece que ela resulta da tensão ligamentosa, especificamente da tração dos ligamentos CMC oblíquos do polegar. O anexo desses dois ligamentos do lado ulnar da cabeça do metacarpal explica suas contribuições para a rotação da articulação CMC do polegar.[47] A flexão da articulação CMC puxa o ligamento CMC oblíquo dorsal retesado, que então puxa o metacarpal do polegar para a rotação medial (Fig. 14.40). A abdução da articulação CMC produz o mesmo efeito sobre o ligamento CMC oblíquo dorsal, resultando em rotação medial do polegar. Ao contrário, o ligamento CMC oblíquo volar puxa o metacarpal de volta para a rotação lateral à medida que é esticado durante a extensão ou a adução da articulação CMC do polegar. Portanto, os ligamentos oblíquos da articulação CMC do polegar contribuem para o movimento da articulação, assim como o ligamento coracoclavicular contribui para o movimento das articulações esternoclavicular e acromioclavicular do complexo do ombro (Cap. 8).

As amplitudes de movimento da articulação CMC do polegar descritas na literatura são apresentadas na Tabela 14.4. Relatos de ADM de retropulsão não são encontrados na literatura porque ela é raramente avaliada. Há apenas poucos relatos de ADM normal da articulação CMC do polegar e nenhum relato conhecido nos quais os métodos usados para obter as amplitudes são reportados. Embora as rotações da articulação CMC do polegar não sejam medidas separadamente, Haines afirma que a rotação passiva medial de aproximadamente 30° e a rotação lateral passiva em torno de 15° estão disponíveis.[47] A ADM de rotação disponível na articulação CMC do polegar não se relaciona com a rotação de todo o polegar que ocorre durante atividades nas quais a mão é fechada (Fig. 14.41). Discordâncias permanecem em relação à fonte da mobilidade de rotação total, ou *circundução*, do polegar.[23] Talvez a rotação também ocorra nas articulações MCF e IP do polegar. Ou, o que é mais provável, os eixos da flexão e extensão dessas articulações sejam alinhados de forma que a flexão gira o segmento distal em direção à palma e a extensão os gira para longe. Os

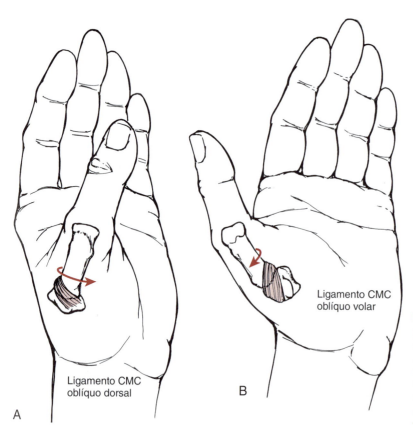

Figura 14.40 Rotação da articulação CMC do polegar produzida pela tração dos ligamentos carpometacarpais oblíquos volar e dorsal. **A.** A tração do ligamento CMC oblíquo dorsal roda o metacarpal na direção ulnar durante a flexão e a abdução. **B.** A tração do ligamento CMC oblíquo volar roda o metacarpal radialmente durante a extensão e a adução.

TABELA 14.4 Valores de ADM normal na literatura para o movimento do CMC do polegar

	Flexão (°)	Extensão (°)	Abdução (°)
Steindler[122]	a		25
American Academy of Orthopaedic Surgeons[43]		80	70
Gerhardt e Rippstein[41]	15	20	40
Forças Armadas/Força Aérea dos EUA[31]	15	70	70

a Reporta excursão combinada de flexão e extensão de 35° a 40°.

dados apresentados na Tabela 14.4 revelam consideráveis variações nos valores descritos para a ADM da articulação CMC do polegar. Estudos de população devem ser feitos para esclarecer a amplitude de movimento da articulação CMC e a variabilidade normal em uma população saudável.

> ### Relevância clínica
>
> **ADM do polegar:** Na ausência de valores normativos confiáveis da ADM do polegar e por causa da dificuldade de medi-la, médicos frequentemente avaliam as excursões das articulações do polegar examinando a habilidade do polegar de opor-se aos dedos. Isso pode ser avaliado prontamente medindo a distância linear entre a ponta do polegar e a ponta do dedo oposto (Fig. 14.42). Tal medida pode ser muito útil para monitorar o progresso de um paciente. Entretanto, essas medições são afetadas pelo comprimento dos dedos e não podem ser usadas para comparar conteúdos.

Articulações CMC e intrametacarpais dos dedos

Embora as articulações CMC dos dedos sejam unidas por apenas uma cápsula articular, criando um único espaço articular sinovial, as articulações individuais entre os ossos carpais e os metacarpais dos dedos são únicas, o que resulta em diferenças funcionais importantes. As respectivas superfícies articulares são cobertas por cartilagem articular. As estruturas de suporte incluem a cápsula que cerca toda a articulação CMC comum e envia extensões na direção distal entre os metacarpais adjacentes dos dedos. Essas projeções criam as articulações intrametacarpais dos dedos. As articulações CMC e intrametacarpal são reforçadas por ligamentos CMC e intrametacarpal dorsal e palmar e por ligamentos interósseos. Ligamentos fortes estendem-se do capitato aos metacarpais dos dedos indicador, longo e anelar. O metacarpal do dedo menor recebe um forte apoio ligamentoso dos ossos hamato e pisiforme.

As articulações CMC são tipicamente caracterizadas como uma articulação de deslizamento comum.[104] O metacarpal do dedo indicador articula-se com o trapézio, o trapezoide, o capitato e o metacarpal do dedo médio. Consequentemente, ele é preso de forma segura e é a menos móvel de todas as articulações CMC[104] (Fig. 14.43). A mobilidade das articulações CMC dos dedos aumenta do lado radial para o ulnar da mão, quando as superfícies articulares se tornam mais curvadas. O metacarpal do dedo menor articula-se apenas com o hamato e o metacarpal adjacente do dedo anelar. A articulação entre o dedo menor e o hamato é caracterizada por superfícies reciprocamente

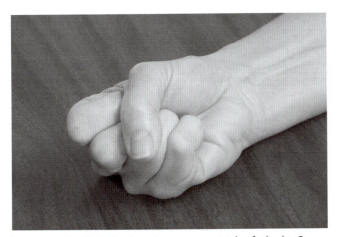

Figura 14.41 Rotação do polegar com o punho fechado. O polegar demonstra ter uma grande quantidade de rotação quando posicionado em completa oposição, como com o punho fechado.

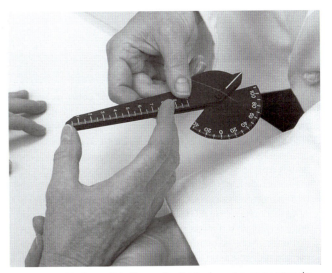

Figura 14.42 A medida linear da distância entre as pontas do polegar e dos dedos pode ser mais conveniente para avaliar mudanças na mobilidade do polegar.

284 Parte II Cinesiologia dos membros superiores

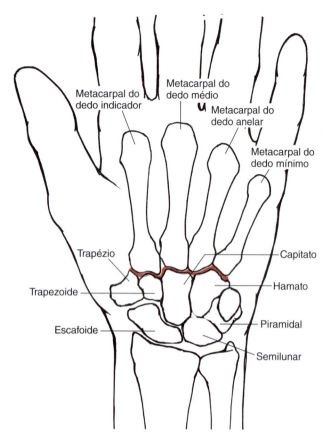

Figura 14.43 Articulação CMC dos dedos. A mobilidade da articulação CMC dos dedos é menor no dedo indicador porque o seu metacarpal está preso entre o trapézio, o trapezoide, o capitato e o metacarpal do dedo médio. A mobilidade aumenta em posição ulnar quando as articulações tornam-se mais curvadas, com menos anexos ósseos.

côncavo-convexas e às vezes descrita como uma articulação selar.[62,104] Em consequência, a articulação CMC do dedo menor exibe considerável mobilidade, secundária apenas à articulação CMC do polegar.

Relevância clínica

O efeito do movimento da articulação CMC sobre as medidas de ADM da flexão e extensão do punho: Textos que descrevem as medidas da ADM do punho direcionam o médico a alinhar o braço móvel do goniômetro ao longo do metacarpal do dedo médio[43] ou ao longo do metacarpal do dedo menor.[91] Em ambos os casos, o goniômetro cruza as articulações radiocarpal, mediocarpal e CMC, mas a articulação CMC específica varia entre os dois métodos. O uso do dedo médio significa que a medida da ADM do punho reflete no movimento do punho e no movimento entre o capitato e o metacarpal do dedo médio. Vários estudos demonstram que há pouco ou nenhum movimento entre o metacarpal do dedo médio e o capitato durante os movimentos do punho.[12,95,110,140]

O uso do dedo menor como referência para o alinhamento do goniômetro significa que a medida reflete no movimento articular radiocarpal e mediocarpal e no movimento entre o metacarpal do dedo menor e o hamato. Observações revelam movimento considerável entre o hamato e o osso metacarpal do dedo menor, em particular no plano sagital.[138] Como consequência, os valores da ADM em flexão do punho são provavelmente maiores quando se usa o metacarpal do dedo menor do que quando se usa o metacarpal do dedo médio (Fig. 14.44). Diferenças no local do braço de referência, ou móvel, do goniômetro sobre os metacarpais podem contribuir para as diferenças nas medidas da ADM do punho relatadas na literatura e demonstradas na Tabela 14.3.[43] Quando possível, o uso do osso metacarpal do dedo maior como referência é recomendado para avaliar o movimento do punho, principalmente para flexão e extensão. O uso do metacarpal do dedo menor oferece informação sobre a mobilidade da articulação CMC que pode ser clinicamente útil em alguns casos. Especialistas devem reconhecer que ambas as medidas são usadas clinicamente, mas não são intercambiáveis.

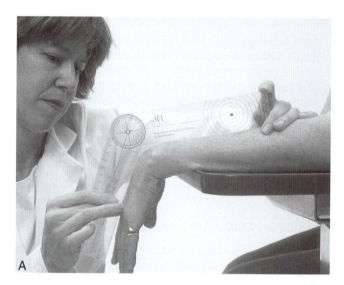

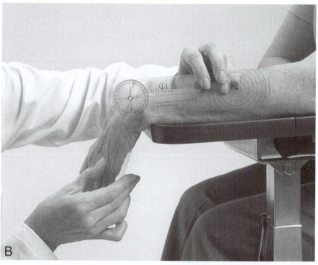

Figura 14.44 Medidas da ADM do punho na flexão usando **(A)** o metacarpal do dedo médio e **(B)** do dedo mínimo. A ADM medida na flexão ou extensão do punho pode variar dependendo de qual metacarpal, do dedo médio ou do dedo mínimo, é usado.

As articulações intrametacarpais são deslizantes, mas a maioria de seus movimentos é tão pequena que não pode ser mensurada. Já que há mais mobilidade na articulação entre o hamato e o osso metacarpal do dedo menor do que entre a articulação CMC do dedo anelar, há também deslizamentos simultâneos entre os ossos metacarpais dos dedos menor e anelar. Os movimentos nessas articulações CMC e intrametacarpais permitem a formação do segundo arco transverso da mão, distal para o primeiro arco transverso, o arco carpal. O segundo arco, conhecido como **arco volar**, é essencial para o cerramento forte (Fig. 14.45).

Relevância clínica

Perda do arco volar: Há muitas razões para um indivíduo ser incapaz de formar o arco volar, incluindo fraqueza nos músculos intrínsecos da mão, cicatrização severa da pele na superfície dorsal da mão subsequente a uma queimadura severa e estreitamento de ligamentos seguido de imobilização com o arco achatado. Se a pele ou os ligamentos podem estreitar-se o suficiente para prevenir a formação do arco transverso, o paciente pode ser incapaz de cerrar a mão com força. O médico deve ter cuidado para manter os arcos da mão durante a imobilização e o tratamento, para preservar a função. Os mecanismos de cerramento forte são discutidos com mais detalhes no Capítulo 19.

Articulações MCF dos dedos

A estrutura e o funcionamento das articulações MCF são similares nos cinco dedos. Entretanto, a articulação do polegar e dos dedos é discutida separadamente porque eles exibem diferenças pequenas, mas importantes, na estrutura que afeta suas funções.

Articulação MCF do polegar

A articulação MCF é a articulação sinovial entre a cabeça do metacarpal do polegar e a base da falange proximal do polegar. Embora a cabeça do osso metacarpal do polegar seja convexa nas direções volar-dorsal e radiulnar, ela é mais plana na direção radiulnar do que na volar-dorsal.[63] O grau de curvatura na direção radiulnar é bem variável e leva à variação considerável na mobilidade disponível e diferenças na classificação das articulações.[71,138] Quando a curvatura radiulnar é notável, a mobilidade de abdução e adução está presente, e a articulação MCF do polegar é descrita como uma articulação biaxial, refletindo sua habilidade de flexionar e estender e abduzir e aduzir.[54,62,141] Quando a curvatura radiulnar diminui, a habilidade de abduzir e aduzir é reduzida. Alguns autores relatam mobilidade de abdução muito limitada, e outros descrevem a articulação como um gínglimo que permite apenas flexão e extensão.[11,51]

As estruturas de suporte da articulação MCF do polegar incluem a cápsula, os ligamentos colaterais e uma placa volar (palmar) (Fig. 14.46). A cápsula é fina, particularmente no sentido dorsal, no qual é reforçada pelo tendão do extensor longo do polegar.[138] Os ligamentos colaterais são bandas espessas em posição oblíqua da cabeça metacarpal em direção aos aspectos volares das superfícies ulnar e radial da base da falange e à placa volar.[71] A placa volar consiste em tecido conjuntivo fibroso e fibrocartilagem; esta ofere-

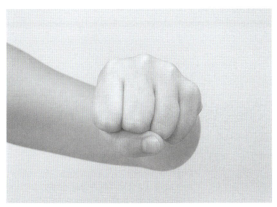

Figura 14.45 O arco volar da mão é aparente durante um cerramento forte.

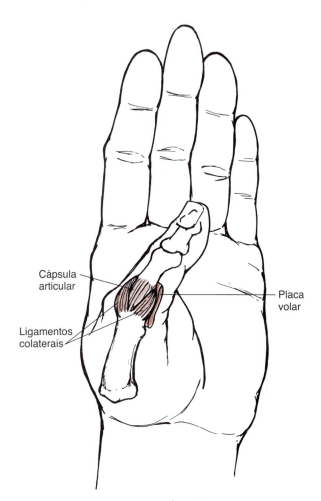

Figura 14.46 As estruturas de suporte da articulação MCF do polegar incluem a cápsula, os ligamentos colaterais e a placa volar.

ce uma superfície articular adicional para a cabeça do osso metacarpal. Ela cobre a superfície volar da articulação e fica firmemente presa com a cápsula à extremidade proximal da cabeça do metacarpal. Em posição distal, a placa é presa frouxamente distal à base da falange proximal.

Embora o movimento da articulação MCF seja altamente variável, em geral concorda-se que ele é menor do que aquele encontrado nas outras articulações MCF.[63,104,141] As superfícies articulares e as estruturas de suporte influenciam na direção e quantidade de movimento, os ligamentos colaterais retêm o movimento radial e ulnar bem como o deslocamento volar da falange proximal.[71] A placa volar limita a excursão de hiperextensão.

A ADM de flexão da articulação MCF do polegar é de aproximadamente 0 a 50°,[31,43] embora amplitudes de mais de 80° também sejam relatadas.[122] Poucos estudos descrevem um método de coleta de dados e a população dos quais as medidas de ADM são derivadas.[56] Um estudo relata ADM ativa de 35 homens com idade entre 26 e 28 anos, sem histórico de disfunção da mão. A excursão de flexão média era de 56° em 30 sujeitos, mas os outros 5 exibiram uma excursão de flexão de menos de 30°, apesar da ausência de qualquer evidência ou histórico de disfunção. Um relatório sobre sete amostras de cadáveres diz que todos os exemplares exibiram aproximadamente 10° de hiperexten-

> ### Relevância clínica
>
> **Polegar do esquiador (também conhecido como polegar do guarda de caça):** Lesões no ligamento colateral ulnar da articulação MCF do polegar são comuns e potencialmente debilitantes. Um mecanismo comum é uma queda sobre a mão estendida durante a prática de esqui. Se o esquiador mantém a tira da vara enrolada ao redor do polegar, a queda e o impacto da tira podem causar uma extensão e estresse valgo à articulação MCF do polegar, sobrecarregando o ligamento colateral ulnar. A ruptura do ligamento produz vaga lassidão, tornando difícil e doloroso estabilizar o polegar durante o movimento de pinça lateral (Fig. 14.47). Novos modelos de vara de esqui surgiram para minimizar o risco de tais lesões.

são.[49] A flexão máxima medida foi de 40° a 80°. Embora seja necessário realizar mais estudos, os especialistas devem reconhecer que pode haver uma larga amplitude de movimento encontrada na flexão da articulação MCF do polegar, mesmo em indivíduos sem disfunção.

Apenas uma fonte conhecida oferece algumas magnitudes para abdução e adução. Kapandji sugere que há apenas "poucos graus" de adução.[62] A abdução é descrita como maior do que a adução, mas não é quantificada. Os especialistas devem ter cuidado ao usar esses dados. Mais pesquisas se fazem necessárias para estabelecer valores normais baseados nos estudos populacionais e determinar a significância clínica do movimento articulatório anormal da articulação MCF do polegar.

Articulações MCF dos dedos

As articulações MCF dos dedos são geralmente descritas como articulações condiloides ou biaxiais, mas também são conhecidas como articulações elipsoides.[62,86] O termo *elipsoide* reflete a diferença nos diâmetros radiulnar e dorsal-volar das superfícies articulares. Como visto no Capítulo 7, as articulações condiloide e elipsoide são biaxiais, portanto, ambos os termos refletem o movimento disponível nas articulações.

As estruturas de suporte das articulações MCF dos dedos são similares àquelas da articulação MCF do polegar, incluindo a cápsula, os ligamentos colaterais e as placas volares (palmares) (Fig. 14.48). Além disso, as articulações são apoiadas por ligamentos colaterais acessórios e ligamentos falangio-

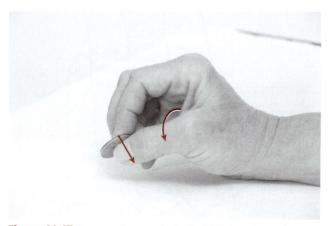

Figura 14.47 Forças sobre a articulação MCF do polegar durante o movimento de pinça. A pinça lateral aplica um estresse em valgo sobre a articulação MCF do polegar que é apoiado pelo ligamento colateral ulnar.

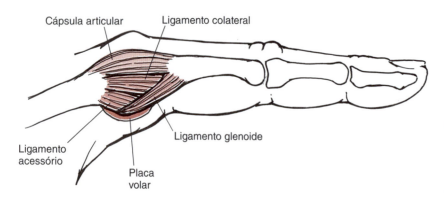

Figura 14.48 As estruturas de suporte das articulações MCF dos dedos incluem a cápsula, os ligamentos colaterais, os ligamentos acessório e glenoide e a placa volar.

glenoides[83] ou metacarpoglenoide,[138] os ligamentos intrametacarpais transversos e os tendões circunjacentes e tecidos moles associados.[83,138] Estudos demonstram que os ligamentos colateral, acessório e glenoide ajudam a apoiar as articulações MCF dos dedos durante a ADM.[73,83,84] Entretanto, os ligamentos colaterais são o apoio principal das articulações MCF dos dedos.[84]

Uma análise cuidadosa dos ligamentos colaterais revela que eles são estruturas complexas com partes profundas e superficiais. Os ligamentos radiais colaterais são mais espessos e mais largos do que os ligamentos ulnares.[83] Os ligamentos colaterais ulnar e radial possuem amplos anexos na lateral das cabeças metacarpais e das falanges proximais.[73,83] Seus amplos anexos nos metacarpais ajudam a explicar por que a mobilidade de abdução e adução está presente quando a flexão da articulação MCF aproxima-se de 90°.[83] À medida que as articulações vão da extensão para a flexão, o ligamento torna-se tenso, limitando, portanto, o deslocamento mediolateral. Além disso, como as cabeças metacarpais são mais amplas volarmente do que dorsalmente, os ligamentos colaterais são mais esticados quando se posicionam sobre a cabeça expandida durante a flexão da MCF, quando a falange está em contato com a porção volar da cabeça metacarpal (Fig. 14.49). O estiramento é aliviado na extensão quando a falange proximal está em contato com a superfície dorsal mais estreita.[127]

Como no polegar, as placas volares adicionam superfície articular à cabeça metacarpal e limitam a mobilidade de hiperextensão das articulações MCF. As placas volares também desempenham um papel importante de proteção, oferecendo uma cobertura fibrocartilaginosa de proteção para as superfícies articulares quando a mão está cerrada. Segurar um grande objeto, como uma bola de beisebol ou uma lata de refrigerante, requer apenas uma excursão de flexão pequena das articulações MCF dos dedos.[75,89] Já que a articulação entre a falange proximal e a cabeça metacarpal move-se progressivamente mais no sentido distal sobre a superfície da cabeça metacarpal quando a flexão diminui, uma leve flexão da MCF deixa a superfície volar da cabeça dos ossos metacarpais exposta às estruturas seguradas na mão. As placas volares protegem essa superfície das cabeças metacarpais de abrasão causada pelo objeto na mão. Um cerramento mais forte aumenta o risco de lesão. Atividades que envolvem uma pegada mais forte de um grande objeto, como um martelo ou um machado, poderiam ser muito dolorosas e prejudiciais às cabeças metacarpais sem a proteção das placas volares.

As amplitudes de movimento das articulações MCF dos dedos são mais bem estudadas do que a articulação MCF do polegar. As articulações são biaxiais, permitindo flexão e extensão, bem como abdução e adução. Os formatos dos ossos

> **Relevância clínica**
>
> **Irregularidade funcional resultante da tensão nos ligamentos colaterais:** A flexão das articulações MCF retesa os ligamentos colaterais. A flexão completa da MCF com excursão normal requer o auxílio dos ligamentos colaterais. Se a mão de um paciente está imobilizada com as articulações MCF estendidas, os ligamentos colaterais podem encurtar-se, prevenindo a mobilidade de flexão da articulação MCF assim que a imobilização é descontinuada. Além disso, uma mão que requer imobilização deve ser posicionada com as articulações MCF flexionadas para manter o comprimento adequado dos ligamentos colaterais.

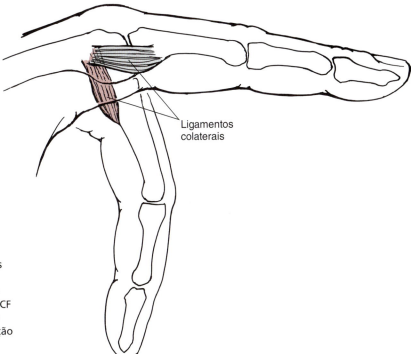

Figura 14.49 Efeitos de flexão e extensão nos ligamentos colateral e acessório das articulações MCF dos dedos. Em extensão, os ligamentos colateral e acessório são ligeiramente frouxos e permitem abdução e adução nas articulações MCF dos dedos. Em flexão, os ligamentos acessório e colateral são esticados e permitem pouca abdução e adução nas articulações MCF dos dedos.

metacarpais diferem entre os quatro dedos, produzindo diferenças no movimento disponível em cada articulação MCF. Embora essas articulações sejam biaxiais, não se sabe ao certo se o eixo da flexão e extensão é fixo ou móvel. Alguns estudos relatam que o eixo permanece fixo no centro da cabeça metacarpal.[45,143] Outros sugerem que o eixo move-se na direção volar durante flexão e na direção dorsal durante extensão.[36,73] A importância clínica dessa controvérsia é sua relação com o movimento na articulação MCF. Aqueles que sugerem que o eixo da flexão e extensão move-se, relatam uma significativa translação volar e dorsal da falange proximal sobre o metacarpal durante a flexão e a extensão da articulação.

Relevância clínica

Mobilizações articulatórias para restabelecer flexão e extensão da MCF: Um tratamento comum na terapia para restabelecer a ADM de flexão e extensão da MCF é deslizar a falange proximal passivamente em uma direção anterior e posterior na cabeça do metacarpal. A base teórica para essa abordagem é a necessidade de restabelecer o movimento transitório que ocorre durante a flexão e a extensão normal. No entanto, há evidências de que a flexão e a extensão da MCF envolvem pouca ou nenhuma transição. As técnicas de deslizamento manual podem ainda ser benéficas para o restabelecimento do movimento normal, reduzindo o estresse da articulação e aperfeiçoando a lubrificação, mesmo se uma significativa transição não ocorre no movimento normal dessas articulações. Mais pesquisas são necessárias para explicar os benefícios da terapia manual nas articulações dos dedos.

Estudos também sugerem que nos dedos a flexão, a extensão, a abdução e a adução são acompanhadas por uma leve rotação.[9,35,45,73,75,84,127] A complexidade do movimento das articulações MCF dos dedos pode ser apreciada ao notar a posição dos dedos quando a mão está aberta e quando está fechada (Fig. 14.50). Quando a mão está aberta, os dedos estendidos são levemente espalhados, e a diferença no comprimento dos dedos é aparente. Entretanto, quando os dedos se flexionam e a mão fecha, eles convergem em direção à eminência tenar, e o comprimento dos dedos parece igual em todos eles. A convergência dos dedos inicia nas articulações MCF, combinando flexão com desvio radial e rotação em direção ao polegar.[26,127] Essa combinação é particularmente aparente nos dedos menor e anelar. Os movimentos combinados de flexão, desvio radial e rotação são facilitados pelo formato das cabeças metacarpais e pela tração dos ligamentos colaterais.[73]

A excursão de desvio radial disponível é menor do que a excursão de desvio ulnar nas articulações MCF, sobretudo nos dedos indicador e longo. O dedo anelar exibe aproximadamente excursões iguais nos desvios radial e ulnar, e o dedo menor pode ter um pouco mais de desvio radial do que ulnar.[127]

Amplitudes de movimento de flexão e extensão das articulações MCF dos dedos encontradas na literatura são descritas na Tabela 14.5. Há apenas um estudo conhecido que

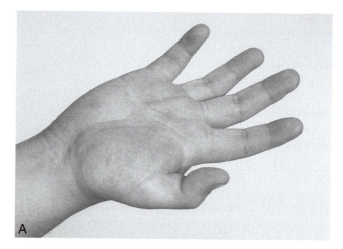

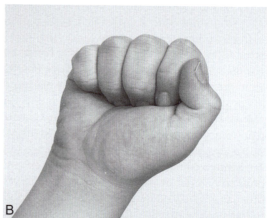

Figura 14.50 Comparação da posição dos dedos quando a mão está aberta e os dedos estendidos e quando a mão está fechada com os dedos flexionados. **A.** Quando a mão está aberta, os dedos ficam levemente separados, e o comprimento variado dos dedos é aparente. **B.** Com a mão fechada, os dedos convergem em direção à eminência tenar e as pontas dos dedos ficam quase alinhadas umas com as outras.

relata dados da ADM passiva coletados em uma população de indivíduos saudáveis.[80] Esse estudo, baseado em 60 homens e 60 mulheres de 18 a 35 anos, revela que as mulheres demonstram ADM de hiperextensão significativamente maior do que os homens nas articulações MCF dos dedos. Os dados também demonstram um aumento na mobilidade dos dedos no sentido radial-ulnar. Essa variação em excursão de flexão permite que as pontas dos dedos fiquem alinhadas umas com as outras quando a mão está fechada. Os autores negam qualquer efeito de dominância da mão sobre a mobilidade das articulações MCF.

Articulações interfalângicas dos dedos e do polegar

Há nove articulações interfalângicas nos dedos e no polegar, quatro articulações interfalângicas proximais (IFP) e quatro articulações interfalângicas distais (IFD) nos dedos e uma única articulação interfalângica (IF) no polegar. A estrutura dessas articulações é similar. Cada uma é um gín-

TABELA 14.5 Valores de ADM normais (°) da literatura para o movimento da MCF dos dedos

		Mallon et al.[80]a		Forças Armadas/Força Aérea dos EUA[31]	Hume[56]b
		60 Homens	60 Mulheres		
Flexão	Indicador	94	95	90[c]	100[c]
	Médio	98	100		
	Anelar	102	103		
	Mínimo	107	107		
Extensão	Indicador	29	56	45[c]	Não mensurado
	Médio	34	54		
	Anelar	29	60		
	Mínimo	48	62		

[a] Medidas de ADM passiva médias de 60 homens e 60 mulheres, com idade entre 18-35 anos. Desvios-padrão não foram identificados.
[b] Medidas de ADM ativa médias de 35 homens, com idade entre 26-28 anos. Desvios-padrão não foram identificados.
[c] Não há valores referentes aos dedos individuais.

glimo com superfícies articulares trocleares. As superfícies articulares são cobertas por uma cartilagem articular típica da maioria das articulações sinoviais. As cápsulas cercam as superfícies articulares e anexam-se às suas margens.

Os côndilos das falanges proximais são um pouco assimétricos, criando o que alguns descrevem como um leve **ângulo de transporte** nas articulações IFP de todos os dedos, exceto do dedo médio e na articulação IF do polegar.[6,54] A consequência dessas pequenas assimetrias é que os eixos de movimento são levemente inclinados, e os movimentos de flexão e extensão resultantes ocorrem em um pequeno ângulo em relação aos eixos longos dos dedos. (Fig. 14.50). Esse pequeno movimento de flexão e extensão fora de plano auxilia a convergência dos dedos e do polegar em direção à eminência tenar durante o fechamento da mão[54] (Fig. 14.51). Em contraste, as superfícies articulares das articulações IFD são mais simétricas, e o movimento nestas articulações ocorre em planos paralelos aos eixos longos dos dedos.

As principais estruturas de suporte não contráteis das articulações interfalângicas do polegar e dos dedos são similares. Elas consistem em uma cápsula, ligamentos colaterais e uma placa volar (palmar) (Fig. 14.52). Os ligamentos colaterais incluem uma porção com formato de corda que se anexa aos segmentos proximal e distal da articulação e outra seção com formato de um leque, ou ligamento acessório, que se anexa ao segmento proximal e à placa volar. Esses ligamentos colaterais oferecem o principal suporte às articulações em uma direção radiulnar por toda a amplitude da excursão de flexão e extensão.[66,85,101,127] As superfícies articulares e os ligamentos acessórios também contribuem para a estabilidade radiulnar, particularmente quando as articulações estão estendidas.

A placa volar de cada articulação é similar àquelas das articulações MCF. A extremidade proximal da placa volar é fixada das suas margens ulnar e radial até a falange proximal. As placas volares das articulações interfalângicas têm um propósito similar ao das articulações MCF, limitando a

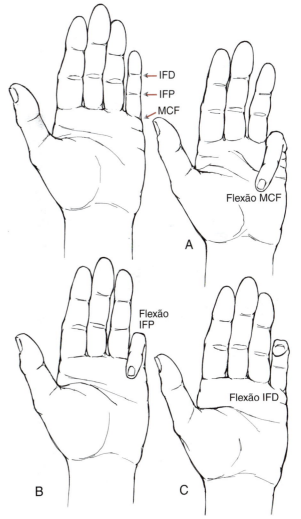

Figura 14.51 Eixos de flexão e extensão das articulações IFD, IFP e MCF dos dedos. A flexão sobre os eixos oblíquos das articulações MCF (**A**) e IFP (**B**) dos dedos contribui para a convergência dos dedos em direção ao polegar durante a flexão do dedo. A flexão sobre o eixo mediolateral (**C**) da articulação IFD produz movimento no plano sagital.

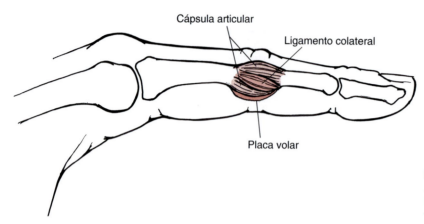

Figura 14.52 As estruturas de suporte das articulações IF dos dedos incluem a cápsula, os ligamentos colaterais e a placa volar.

excursão de hiperextensão e protegendo a superfície volar da cabeça de cada falange.[16] As articulações interfalângicas também recebem um considerável apoio dos tendões que as cercam e das estruturas de tecidos conjuntivos relacionados a esses tendões. Os aspectos dorsais das articulações recebem reforço dos tendões extensores dos dedos.

Classificadas como gínglimo, essas articulações interfalângicas permitem apenas excursão de flexão e extensão. Entretanto, um pequeno movimento radiulnar e rotação também ocorrem nessas articulações, particularmente na articulação IF do polegar.[26,85] Esses movimentos auxiliam a direcionar os dedos em direção à eminência tenar e o polegar em direção aos dedos, quando estes se flexionam. As amplitudes de movimento descritas na literatura são apresentadas nas Tabelas 14.6 e 14.7.

Há considerável variabilidade nas amplitudes apresentadas, mas certas tendências são consistentes dentro da literatura:

- A articulação IF do polegar demonstra menos mobilidade do que as articulações interfalângicas dos dedos.[91]
- As articulações IFP dos dedos demonstram mais mobilidade de flexão do que as articulações MCF e IFD dos dedos.[80]
- As articulações IFD dos dedos permitem mais excursão de extensão do que as articulações IFP.[26,127]

Poucos autores relatam excursão de extensão da articulação IF do polegar, e os valores são amplamente variados.[5,56] A extensão pode estar presente principalmente quando há mobilidade ou estabilidade anormal das articulações mais

TABELA 14.6 Valores de ADM normais (°) na literatura para o movimento da articulação interfalângica do polegar e das articulações interfalângicas proximais dos dedos

	Mallon et al.[80]a		AASO[b][43]	Forças Armadas/ Força Aérea dos EUA[31]	Hume et al.[56]c	Apfel[5]d	
	Homens	Mulheres				Homens	Mulheres
Flexão							
Polegar			80	90	73	78,6 ± 9,5	83,5 ±10,9
Indicador	106	107	e	100[f]	105[f]		
Médio	110	112					
Anelar	110	108					
Mínimo	111	111					
Extensão							
Polegar			0	Não relatado	5	35,2 ± 16,4	25,8 ± 14,4
Indicador	11	19	e	0[f]	Não mensurado		
Médio	10	20					
Anelar	14	20					
Mínimo	13	21					

[a] Medidas de ADM passiva médias de 60 homens e 60 mulheres, com idade entre 18-35 anos. Desvios-padrão não foram identificados.

[b] American Academy of Orthopaedic Surgeons.

[c] Medidas de ADM ativa médias de 35 homens, com idade entre 26-28 anos. Desvios-padrão não foram identificados.

[d] ADM passiva média baseada na mão direita de 19 homens, com idade média de 35,7 +/- 13,9 anos, e 12 mulheres, com idade média de 33,7 +/- 6,0 anos.

[e] Dados extraídos de Mallon et al.[80]

[f] Não há valores referentes a dedos individuais.

TABELA 14.7 Valores de ADM normais (°) na literatura para o movimento das articulações interfalângicas distais dos dedos

	Mallon et al.[80]a Homens	Mallon et al.[80]a Mulheres	AASO[b][43]	Forças Armadas/Força Aérea dos EUA[31]	Hume et al.[56]c
Flexão					
Indicador	75	75	d	90[e]	85[e]
Médio	80	79			
Anelar	74	76			
Mínimo	72	72			
Extensão					
Indicador	22	24	d	0[e]	Não mensurado
Médio	19	23			
Anelar	17	18			
Mínimo	15	21			

[a] Medidas de ADM passiva médias de 60 homens e 60 mulheres, com idade entre 18-35 anos. Desvios-padrão não foram identificados.
[b] American Academy of Orthopaedic Surgeons.
[c] Medidas de ADM ativa médias de 35 homens, com idade entre 26-28 anos. Desvios-padrão não foram identificados.
[d] Dados extraídos de Mallon et al.[80]
[e] Não há valores referentes aos dedos individuais.

próximas do polegar. A presença de extensão da articulação IF do polegar afeta os mecanismos de pinça, que é discutido com mais detalhes no Capítulo 19.

Relevância clínica

Medidas da mobilidade do dedo na clínica: A avaliação da ADM de todas as articulações da mão é extremamente demorada. Consequentemente, as medidas lineares dos movimentos do dedo são com frequência desenvolvidas em uma clínica. Essas medidas são convenientes, relativamente rápidas e confiáveis, mas elas refletem a mobilidade total do dedo e dependem do tamanho da mão. Elas podem ser apropriadas em algumas situações clínicas; por exemplo, medidas lineares podem ser úteis para monitorar mudanças semanais na mobilidade da mão em um paciente com queimaduras nas mãos. Medidas precisas da ADM de articulações individuais dos dedos permanecem úteis para avaliar mudanças nas articulações individuais e para comparar tópicos. Por exemplo, para comparar os resultados de dois tipos de artroplastia da articulação IFP, as medidas de ADM podem ser necessárias.

Resumo

Este capítulo apresenta uma discussão sobre os ossos e articulações que compõem o punho e a mão. A arquitetura dessa região é mais intricada do que os complexos do ombro e do cotovelo mais proximais, em virtude do grande número de ossos e articulações. A arquitetura óssea da região permite mobilidade substancial, mas oferece mínima mobilidade. Cada articulação é estabilizada por um sistema intrincado de ligamentos.

A articulação radiulnar distal é apoiada principalmente pelo CFCT e, com a articulação radiulnar proximal, permite pronação e supinação. O punho, composto das articulações radiocarpal, mediocarpal e intercarpal, é apoiado por ligamentos extrínsecos e intrínsecos. As articulações radiocarpal e mediocarpal contribuem para o movimento global do punho. A articulação CMC do polegar separa o polegar da mão e permite que ele se oponha aos dedos. As articulações CMC dos dedos auxiliam a formar o arco volar que contribui para a atividade de segurar algo com força. As articulações MCF do polegar e dos dedos são apoiadas por uma cápsula, ligamentos colaterais e uma placa volar, mas o polegar é menos móvel do que os dedos. As articulações interfalângicas do polegar e dos dedos demonstram estruturas de suporte similares, mas suas superfícies articulares permitem apenas movimento uniaxial.

Esse complexo de articulações com sua mobilidade considerável dá à mão o potencial de movimentos variados e precisos, ao mesmo tempo em que os músculos ao redor oferecem controle dinâmico adequado. O capítulo a seguir apresenta os músculos do antebraço, os principais músculos motores do punho e estruturas que contribuem significativamente para o movimento dos dedos.

Referências bibliográficas

1. Aleksandrowicz R, Pagowski S: Functional anatomy and bioengineering of the third finger of the human hand. Folia Morphol (Warsz) 1981; 40: 181–192.
2. Almquist EE: Evolution of the distal radioulnar joint. Clin Orthop 1992; 275: 5–13.

3. Andrews JG, Youm Y: A biomechanical investigation of wrist kinematics. J Biomech 1979; 12: 83–93.
4. Anglin C, Wyss UP: Arm motion and load analysis of sit-to-stand, stand-to-sit, cane walking and lifting. Clin Biomech 2000; 15: 441–448.
5. Apfel E: The effect of thumb interphalangeal joint position on strength of key pinch. J Hand Surg[Am] 1986; 11: 87–91.
6. Ash HE, Unsworth A: Proximal interphalangeal joint dimensions for the design of a surface replacement prosthesis. Proc Inst Mech Eng[H] 1996; 210: 95–108.
7. Ateshian GA, Ark JW, Rosenwasser MP, et al.: Contact areas in the thumb carpometacarpal joint. J Orthop Res 1995; 13: 450–458.
8. Ateshian GA, Rosenwasser MP, Mow VC: Curvature characteristics and congruence of the thumb carpometacarpal joint: differences between female and male joints. J Biomech 1992; 25: 591–607.
9. Backhouse KM: Mechanical factors influencing normal and rheumatoid metacarpophalangeal joints. Ann Rheum Dis 1969; 28: 15–19.
10. Barden GA: Trapezial resection arthroplasty for osteoarthritis, use of abductor pollicis longus tendoplasty with interpositional material. J South Orthop Assoc 1999; 9: 1–7.
11. Barmakian JT: Anatomy of the joints of the thumb. Hand Clin 1992; 8: 683–691.
12. Berger RA: The anatomy and basic biomechanics of the wrist joint. J Hand Ther 1996; 9: 84–93.
13. Berger RA, Crowninshield RD, Flatt AE: The three-dimensional rotational behaviors of the carpal bones. Clin Orthop 1982; 167: 303–310.
14. Bird HA, Stowe J: The Wrist. In: Clinics in Rheumatic Diseases. Wright V, ed. London: WB Saunders, 1982; 559–569.
15. Boone DC, Azen SP: Normal range of motion of joints in male subjects. J Bone Joint Surg 1979; 61-A: 756–759.
16. Bowers WH, Wolf JWJ, Nehil JL, Bittinger S: The proximal interphalangeal joint volar plate. I. An anatomical and biomechanical study. J Hand Surg[Am] 1980; 5: 79–88.
17. Brand PW, Hollister A: Clinical Mechanics of the Hand. St. Louis, MO: Mosby-Year Book, 1999.
18. Brooks JJ, Schiller JR, Allen SD, Akelman E: Biomechanical and anatomical consequences of carpal tunnel release. Clin Biomech 2003; 18: 685–693.
19. Brown RR, Fliszar E, Cotten A, et al.: Extrinsic and intrinsic ligaments of the wrist: normal and pathologic anatomy at MR arthrography with three-compartment enhancement. Radiographics 1998; 18: 667–674.
20. Brumfield RH, Champoux JA: A biomechanical study of normal functional wrist motion. Clin Orthop 1984; 187: 23–25.
21. Buchholz B, Armstrong TJ: A kinematic model of the human hand to evaluate its prehensile capabilities. J Biomech 1992; 25: 149–162.
22. Camus EJ, Millot F, Lariviere J, et al.: Kinematics of the wrist using 2D and 3D analysis: biomechanical and clinical deductions. Surg Radiol Anat 2004; 26: 399–410.
23. Coert JH, Hoek van Dijke GA, Hovius SER, et al.: Quantifying thumb rotation during circumduction utilizing a video technique. J Orthop Res 2003; 21: 1151–1155.
24. Cooney WP III, Chao EYS: Biomechanical analysis of static forces in the thumb during hand function. J Bone Joint Surg 1977; 59A: 27–36.
25. Cooney WP III, Lucca MJ, Chao EYS, Inscheid RL: The kinesiology of the thumb trapeziometacarpal joint. J Bone Joint Surg 1981; 63A: 1371–1381.
26. Craig SM: Anatomy of the joints of the fingers. Hand Clin 1992; 8: 693–700.
27. de Lange A, Huiskes R, Kauer JMG: Wrist-joint ligament length changes in flexion and deviation of the hand: an experimental study. J Orthop Res 1990; 8: 722–730.
28. de Lange A, Kauer JMG, Huiskes R: Kinematic behavior of the human wrist joint: a roentgen-stereophotogrammetric analysis. J Orthop Res 1985; 3: 56–64.
29. De Smet L: Ulnar variance: facts and fiction review article. Acta Orthop Belg 1994; 60: 1–9.
30. Defrate LE, Li G, Zayontz SJ, Herndon JH: A minimally invasive method for the determination of force in the interosseous ligament. Clin Biomech 2001; 16: 895–900.
31. Departments of the U.S. Army and Air Force. US Army Goniometry Manual.: Technical Manual no. 8-640. Air Force Pamphlet no. 160-14. 1-8-1968. Washington, DC: Departments of the Army and Air Force.
32. DiTano O, Trumble TE, Tencer AF: Biomechanical function of the distal radioulnar and ulnocarpal wrist ligaments. J Hand Surg[Am] 2003; 28: 622–627.
33. Drobner WS, Hausman MR: The distal radioulnar joint. Hand Clin 1992; 8: 631–644.
34. Ekenstam FA: Anatomy of the distal radioulnar joint. Clin Orthop 1992; 275: 14–18.
35. Fioretti S, Germani A, Leo T: Stereometry in very close-range stereophotogrammetry with non-metric cameras for human movement analysis. J Biomech 1985; 18: 831–842.
36. Fioretti S, Jetto L, Leo T: Reliable in vivo estimation of the instantaneous helical axis in human segmental movements. IEEE Trans Biomed Eng 1990; 37: 398–409.
37. Fuss FK, Wagner TF: Biomechanical alterations in the carpal arch and hand muscles after carpal tunnel release: a further approach toward understanding the function of the flexor retinaculum and the cause of postoperative grip weakness. Clin Anat 1996; 9: 100–108.
38. Garcia-Elias M: Soft-tissue anatomy and relationships about the distal ulna. Hand Clin 1998; 14: 165–176.
39. Garcia-Elias M, Sanchez-Freijo JM, Salo JM, Lluch AL: Dynamic changes of the transverse carpal arch during flexion-extension of the wrist: effects of sectioning the transverse carpal ligament. J Hand Surg[Am] 1992; 17A: 1017–1019.
40. Gelberman RH, Gross MS: The vascularity of the wrist. Identification of arterial patterns at risk. Clin Orthop 1986; 202: 40–49.
41. Gerhardt JJ, Rippstein J: Measuring and Recording of Joint Motion Instrumentation and Techniques. Lewiston, NJ: Hogrefe & Huber, 1990.
42. Giunta RE, Biemer E, Muller-Gerbl M: Ulnar variance and subchondral bone mineralization patterns in the distal articular surface of the radius. J Hand Surg 2004; 24A: 835–840.
43. Greene WB, Heckman JDE: The Clinical Measurement of Joint Motion. Rosemont, IL: American Academy of Orthopaedic Surgeons, 1994.
44. Gupta A, Moosawi NA: How much can carpus rotate axially? An in vivo study. Clin Biomech 2005; 20: 172–176.
45. Hagert CG: Anatomical aspects on the design of metacarpophalangeal implants. Reconstr Surg Traumatol 1981; 18: 92–110.
46. Hagert CG: The distal radioulnar joint in relation to the whole forearm. Clin Orthop 1992; 275: 56–64.

47. Haines RW: The mechanism of rotation at the first carpometacarpal joint. J Anat 1944; 78: 44–46.
48. Hakstian RW, Tubiana R: Ulnar deviation of the fingers. The role of joint structure and function. J Bone Joint Surg 1967; 49A: 299–316.
49. Harley BJ, Werner FW, Green JK: A biomechanical modeling of injury, repair, and rehabilitation of ulnar collateral ligament injuries of the thumb. J Hand Surg 2004; 29A: 915–920.
50. Harty M: The hand of man. Phys Ther 1971; 51: 777–781.
51. Hirsch D, Page D, Miller D, et al.: A biomechanical analysis of the metacarpophalangeal joint of the thumb. J Biomech 1974; 7: 343–348.
52. Hollister A, Buford WL, Myers LM, et al.: The axes of rotation of the thumb carpometacarpal joint. J Orthop Res 1992; 10: 454–460.
53. Hollister A, Giurintano DJ: Thumb movements, motions, and moments. J Hand Ther 1995; 8: 106–114.
54. Hollister A, Giurintano DJ, Buford WL, et al.: The axes of rotation of the thumb interphalangeal and metacarpophalangeal joints. Clin Orthop 1995; 320: 188–193.
55. Hoppenfeld S: Physical Examination of the Spine and Extremities. New York: Appleton-Century-Crofts, 1976.
56. Hume MC, Gellman H, McKellop H, Brumfield RH Jr: Functional range of motion of the joints of the hand. J Hand Surg[Am] 1990; 15A: 240–243.
57. Imaeda T, An KN, Cooney WP III: Functional anatomy and biomechanics of the thumb. Hand Clin 1992; 8: 9–15.
58. Imaeda T, Cooney WP, Niebur GL, et al.: Kinematics of the trapeziometacarpal joint: a biomechanical analysis comparing tendon interposition arthroplasty and total-joint arthroplasty. J Hand Surg[Am] 1996; 21A: 544–553.
59. Ishikawa J, Niebur GL, Uchiyama S, et al.: Feasibility of using a magnetic tracking device for measuring carpal kinematics. J Biomech 1997; 30: 1183–1186.
60. Jackson WT, Hefzy MS, Guo H: Determination of wrist kinematics using a magnetic tracking device. Med Eng Phys 1994; 16: 123–133.
61. Jaffe R, Chidgey LK, LaStayo PC: The distal radioulnar joint: anatomy and management of disorders. J Hand Ther 1996; 9: 129–138.
62. Kapandji IA: The Physiology of the Joints. Vol 1, The Upper Limb. Edinburgh: Churchill Livingstone, 1982.
63. Kaplan EB: Anatomy and Kinesiology of the Hand. In: Hand Surgery. Flynn JE, ed. Baltimore: Williams & Wilkins, 1982; 14–24.
64. Karnezis IA: Correlation between wrist loads and the distal radius volar tilt angle. Clin Biomech 2005; 20: 270–276.
65. Kauer JMG: The distal radioulnar joint. Anatomic and functional considerations. Clin Orthop 1992; 275: 37–45.
66. Kiefhaber TR, Stern PJ, Grood ES: Lateral stability of the proximal interphalangeal joint. J Hand Surg[Am] 1986; 11A: 661–669.
67. Kihara H, Short WH, Werner FW, et al.: The stabilizing mechanism of the distal radioulnar joint during pronation and supination. J Hand Surg[Am] 1995; 20A: 930–936.
68. Kleinman WB, Graham TJ: The distal radioulnar joint capsule: clinical anatomy and role in posttraumatic limitation of forearm rotation. J Hand Surg[Am] 1998; 23A: 588–599.
69. Kobayashi M, Berger RA, Linscheid RL, An KN: Intercarpal kinematics during wrist motion. Hand Clin 1997; 13: 143–149.
70. Kobayashi M, Berger RA, Nagy L, et al.: Normal kinematics of carpal bones: a three-dimensional analysis of carpal bone motion relative to the radius. J Biomech 1997; 30: 787–793.
71. Kozin SH, Bishop AT: Gamekeeper's thumb. Early diagnosis and treatment. Orthop Rev 1994; 23: 797–804.
72. Kuczynski K: Less known aspects of the proximal interphalangeal joints of the human hand. Hand 1975; 7: 31–33.
73. Landsmeer JMF: Anatomical and functional investigations of the articulation of the human fingers. Acta Anat 1955; 25: 1–69.
74. Larsen CF, Lauritsen J: Epidemiology of acute wrist trauma. Int J Epidemiol 1993; 22: 911–916.
75. Lee JW, Rim K: Measurement of finger joint angles and maximum finger forces during cylinder grip activity. J Biomed Eng 1991; 13: 153–162.
76. Li ZM, Kuxhaus L, Fisk JA, Christophel TH: Coupling between wrist flexion-extension and radial-ulnar deviation. Clin Biomech 2005; 20: 177–183.
77. Linscheid RL: Biomechanics of the distal radioulnar joint. Clin Orthop 1992; 275: 46–55.
78. Mallmin H, Ljunghall S: Incidence of Colles' fracture in Uppsala; a prospective study of a quarter-million population. Acta Orthop Scand 1992; 63: 213–215.
79. Mallmin H, Ljunghall S, Persson I, Bergstrom R: Risk factors for fractures of the distal forearm: a population-based case-control study. Osteoporos Int 1994; 4: 298–304.
80. Mallon WJ, Brown HR, Nunley JA: Digital ranges of motion: normal values in young adults. J Hand Surg[Am] 1991; 16A: 882–887.
81. McMurtry RY, Youm Y, Flatt AE, Gillespie TE: Kinematics of the wrist. Clinical applications. J Bone Joint Surg 1978; 60A: 955–961.
82. Melling M, Reihsner R, Steindl M, et al.: Biomechanical stability of abductor pollicis longus muscles with variable numbers of tendinous insertions. Anat Rec 1998; 250: 475–479.
83. Minami A, An KN, Cooney WP III, et al.: Ligamentous structures of the metacarpophalangeal joint: a quantitative anatomic study. J Orthop Res 1984; 1: 361–368.
84. Minami A, An KN, Cooney WP III, et al.: Ligament stability of the metacarpophalangeal joint: a biomechanical study. J Hand Surg[Am] 1985; 10A: 255–260.
85. Minamikawa Y, Horii E, Amadio PC, et al.: Stability and constraint of the proximal interphalangeal joint. J Hand Surg[Am] 1993; 18A: 198–204.
86. Moran CA: Anatomy of the hand. Phys Ther 1989; 69: 1007–1013.
87. Munk B, Jensen SL, Olsen BS, et al.: Wrist stability after experimental traumatic triangular fibrocartilage complex lesions. J Hand Surg 2005; 30A: 43–49.
88. Murgia A, Kyberd PJ, Chappell PH, Light CM: Marker placement to describe the wrist movements during activities of daily living in cyclical tasks. Clin Biomech 2004; 19: 248–254.
89. Napier JR: The prehensile movements of the human hand. J Bone Joint Surg 1956; 38B: 902–913.
90. Newsam CJ, Rao SS, Mulroy SJ, et al.: Three dimensional upper extremity motion during manual wheelchair propulsion in men with different levels of spinal cord injury. Gait Posture 1999; 10: 223–232.
91. Norkin CC, White DJ: Measurement of Joint Motion. A Guide to Goniometry. Philadelphia: FA Davis, 1995.

92. Nowalk MD, Logan SE: Distinguishing biomechanical properties of intrinsic and extrinsic human wrist ligaments. J Biomech Eng 1991; 113: 85–93.
93. Noyes FS, Grood ES: The strength of the anterior cruciate ligament in humans and rhesus monkeys. J Bone Joint Surg 1976; 58A: 1074–1082.
94. Patterson R, Viegas SF: Biomechanics of the wrist. J Hand Ther 1995; 8: 97–105.
95. Patterson RM, Nicodemus CL, Viegas SF, et al.: Normal wrist kinematics and the analysis of the effect of various dynamic external fixators for treatment of distal radius fractures. Hand Clin 1997; 13: 129–141.
96. Patterson RM, Nicodemus CL, Viegas SF, et al.: High-speed, three-dimensional kinematic analysis of the normal wrist. J Hand Surg[Am] 1998; 23A: 446–453.
97. Pellegrini VD Jr: The ABJS 2005 Nicolas Andry Award: osteoarthritis and injury at the base of the human thumb: survival of the fittest? Clin Orthop Relat Res 2005; 438: 266–276.
98. Pellegrini VD Jr, Olcott CW, Hollenberg G: Contact patterns in the trapeziometacarpal joint: the role of the palmar beak ligament. J Hand Surg[Am] 1993; 18A: 238–244.
99. Peltier LF: Fractures of the distal end of the radius. Clin Orthop 1984; 187: 18–22.
100. Pevny T, Rayan GM, Egle D: Ligamentous and tendinous support of the pisiform: anatomic and biomechanical study. J Okla State Med Assoc 1995; 88: 205–210.
101. Rhee RY, Reading G, Wray RC: A biomechanical study of the collateral ligaments of the proximal interphalangeal joint. J Hand Surg[Am] 1992; 17A: 157–163.
102. Ritt MJPF, Bishop AT, Berger RA, et al.: Lunotriquetral ligament properties: a comparison of three anatomic subregions. J Hand Surg[Am] 1998; 23A: 425–431.
103. Rodriguez-Merchan EC: Management of comminuted fractures of the distal radius in the adult; conservative or surgical? Clin Orthop 1998; 353: 53–62.
104. Romanes GJE: Cunningham's Textbook of Anatomy. Oxford: Oxford University Press, 1981.
105. Ruby LK, Cooney WP III, An KN, et al.: Relative motion of selected carpal bones: a kinematic analysis of the normal wrist. J Hand Surg[Am] 1988; 13A: 1–10.
106. Ryu JR, Cooney WP III, Askew LJ, et al.: Functional ranges of motion of the wrist joint. J Hand Surg 1991; 16A: 409–419.
107. Salter RB: Textbook of Disorders and Injuries of the Musculoskeletal System. 3rd ed. Baltimore: Williams & Wilkins, 1999.
108. Sarrafian SK, Melamed JK, Goshgarian GM: Study of wrist motion in flexion and extension. Clin Orthop 1977; 126: 153–159.
109. Savelberg HH, Kooloos JGM, Huiskes R, Kauer JMG: Stiffness of the ligaments of the human wrist joint. J Biomech 1992; 25: 369–376.
110. Savelberg HH, Otten JDM, Kooloos JGM, et al.: Carpal bone kinematics and ligament lengthening studied for the full range of joint movement. J Biomech 1993; 26: 1389–1402.
111. Schoenmarklin RW, Marras WS: Dynamic capabilities of the wrist joint in industrial workers. Int J Ind Ergonomics 1993; 11: 207–224.
112. Schuind F, An KN, Berglund L, et al.: The distal radioulnar ligaments: a biomechanical study. J Hand Surg[Am] 1991; 16A: 1106–1114.
113. Schuind F, Cooney WP, Linscheid RL, et al.: Force and pressure transmission through the normal wrist. A theoretical two-dimensional study in the posteroanterior plane. J Biomech 1995; 28: 587–601.
114. Sennwald GR, Zdravkovic V, Kern HP, Jacob HAC: Kinematics of the wrist and its ligaments. J Hand Surg 1993; 18A: 805–814.
115. Shaaban H, Giakas G, Bolton M, et al.: The load-bearing characteristics of the forearm: pattern of axial and bending force transmitted through ulna and radius. J Hand Surg[Br] 2006; 31: 274–279.
116. Shaw JA, Bruno A, Paul EM: Ulnar styloid fixation in the treatment of posttraumatic instability of the radioulnar joint: a biomechanical study with clinical correlation. J Hand Surg[Am] 1990; 15A: 712–720.
117. Short WH, Werner FW, Fortino MD, Mann KA: Analysis of the kinematics of the scaphoid and lunate in the intact wrist joint. Hand Clin 1997; 13: 93–108.
118. Short WH, Werner FW, Fortino MD, et al.: A dynamic biomechanical study of scapholunate ligament sectioning. J Hand Surg[Am] 1995; 20: 986–999.
119. Simoneau GG, Marklin RW, Berman JE: Effect of computer keyboard slope on wrist position and forearm electromyography of typists without musculoskeletal disorders. Phys Ther 2003; 83: 816–830.
120. Small CF, Bryant JT, Pichora DR: Rationalization of kinematic descriptors for three-dimensional hand and finger motion. J Biomed Eng 1992; 14: 133–141.
121. Spilman HW, Pinkston D: Relation of test positions to radial and ulnar deviation. Phys Ther 1967; 49: 837–844.
122. Steindler A: Kinesiology of the Human Body under Normal and Pathological Conditions. Springfield, IL: Charles C Thomas, 1955.
123. Stuchin SA: Wrist anatomy. Hand Clin 1992; 8: 603–609.
124. Sun J, Shih TT, Ko C, et al.: In vivo kinematic study of normal wrist motion: an ultrafast computed tomographic study. Clin Biomech 2000; 15: 212–216.
125. Taleisnik J: The ligaments of the wrist. J Hand Surg[Am] 1976; 1: 110–118.
126. Tang JB, Jaiyoung R, Omokawa S, et al.: Biomechanical evaluation of wrist motor tendons after fractures of the distal radius. J Hand Surg[Am] 1999; 24A: 121–132.
127. Tubiana R, Thomine JM, Mackin E: Examination of the Hand and Wrist. Philadelphia: WB Saunders, 1996.
128. Unver B, Gocen Z, Sen A, et al.: Normal ranges of ulnar and radial deviation with reference to ulnar variance. J Int Med Res 2004; 32: 337–340.
129. Van Brenk B, Richards RR, Mackay MB, Boynton EL: A biomechanical assessment of ligaments preventing dorsoradial subluxation of the trapeziometacarpal joint. J Hand Surg[Am] 1998; 23A: 607–611.
130. Viegas SF, Patterson RM, Ward K: Extrinsic wrist ligaments in the pathomechanics of ulnar translation instability. J Hand Surg[Am] 1995; 20: 312–318.
131. Walker JM, Sue D, Miles-Elkousy N, et al.: Active mobility of the extremities in older subjects. Phys Ther 1984; 64: 919–923.
132. Walker PS, Poppen NK: Biomechanics of the shoulder joint during abduction in the plane of the scapula. Bull Hosp Jt Dis 1977; 38: 107–111.
133. Ward L, Ambrose C, Masson M, Levaro F: The role of the distal radioulnar ligaments, interosseous membrane and joint capsule in distal radioulnar joint stability. J Hand Surg 2000; 25A: 341–351.

134. Watanabe H, Berger RA, An KN, et al.: Stability of the distal radioulnar joint contributed by the joint capsule. J Hand Surg 2004; 29A: 1114–1120.
135. Watanabe H, Berger RA, Berglund LJ, et al.: Contribution of the interosseous membrane to distal radioulnar joint constraint. J Hand Surg 2005; 30A: 1164–1171.
136. Weaver L, Tencer AF, Trumble TE: Tensions in the palmar ligaments of the wrist. I. The normal wrist. J Hand Surg[Am] 1994; 19: 464–474.
137. Weber ER, Chao EY: An experimental approach to the mechanism of scaphoid wrist fractures. J Hand Surg[Am] 1978; 3: 142–148.
138. Weeks PM, Gilula LA, Manske PR, et al.: Acute Bone and Joint Injuries of the Hand and Wrist; a Clinical Guide to Management. St. Louis, MO: CV Mosby, 1981.
139. Weinberg AM, Pietsch IT, Helm MB, et al.: A new kinematic model of pro- and supination of the human forearm. J Biomech 2000; 33: 487–491.
140. Werner FW, Short WH, Fortino MD, Palmer AK: The relative contribution of selected carpal bones to global wrist motion during simulated planar and out-of-plane wrist motion. J Hand Surg[Am] 1997; 22A: 708–713.
141. Williams P, Bannister L, Berry M, et al.: Gray's Anatomy, The Anatomical Basis of Medicine and Surgery, Br. ed. London: Churchill Livingstone, 1995.
142. Yanni D, Lieppins P, Laurence M: Fractures of the carpal scaphoid. A critical study of the standard splint. J Bone Joint Surg 1991; 73B: 600–602.
143. Youm Y: Instantaneous center of rotation by least square method. J Bioeng 1978; 2: 129–137.
144. Youm Y, McMurtry RY, Flatt AE, Gillespie TE: Kinematics of the wrist I. An experimental study of radial-ulnar deviation and flexion-extension. J Bone Joint Surg 1978; 60A: 423–431.
145. Zmurko MG, Eglseder Jr. WA, Belkoff SM: Biomechanical evaluation of distal radius fracture stability. J Orthop Trauma 1998; 12: 46–50.

CAPÍTULO 15

Mecânica e patomecânica dos músculos do antebraço

SUMÁRIO

Músculos superficiais na superfície volar do antebraço **299**
    Pronador redondo 299
    Flexor radial do carpo 299
    Palmar longo 301
    Flexor superficial dos dedos 302
    Flexor ulnar do carpo 304
Músculos superficiais na superfície dorsal do antebraço **306**
    Extensor radial longo do carpo e extensor radial curto do carpo 306
    Extensor dos dedos 308
    Extensor do dedo mínimo 311
    Extensor ulnar do carpo 313
Ações combinadas dos cinco músculos primários do punho **314**
Músculos profundos na superfície volar do antebraço **314**
    Flexor profundo dos dedos 315
    Flexor longo do polegar 316
    Pronador quadrado 318
Músculos profundos na superfície dorsal do antebraço **319**
    Supinador 319
    Abdutor longo do polegar 319
    Extensor curto do polegar 322
    Extensor longo do polegar 323
    Extensor do indicador 324
Função sinergística dos músculos do antebraço para o punho e a mão **325**
    Coordenação ativa dos músculos dedicados do punho e dos músculos dos dedos 325
    Interações passivas entre os músculos dedicados do punho e os músculos dos dedos .. 326
Comparações das forças nos músculos do antebraço **327**
    Pronação *versus* supinação 327
    Flexão *versus* extensão do punho 327
    Desvio radial *versus* desvio ulnar do punho 329
    Flexão *versus* extensão dos dedos 329
Resumo **330**

O capítulo precedente apresenta os ossos e articulações do punho e da mão e discute a influência das superfícies articulares e ligamentos circunjacentes nos movimentos disponíveis e na estabilidade resultante em cada articulação. O presente capítulo apresenta os músculos do antebraço, que não apenas funcionam como motores para o punho e a mão, mas também contribuem para a estabilidade de todo o complexo.

Muitos dos músculos do antebraço atravessam algumas ou todas as articulações do polegar ou dos demais dedos. Eles são conhecidos como *músculos extrínsecos da mão*. Seus efeitos na mão estão intimamente relacionados aos músculos intrínsecos da mão e às estruturas de sustentação exclusivas da mão. Em consequência, apenas será possível obter a completa compreensão da influência desses músculos extrínsecos, na mecânica e na patomecânica da mão, depois da apresentação das estruturas especiais da mão. As estruturas especiais de tecido conjuntivo existentes na mão são discutidas no Capítulo 17, e os músculos intrínsecos da mão, no Capítulo 18.

Embora mais da metade dos músculos do antebraço esteja posicionada para exercer algum efeito no cotovelo, apenas os músculos pronador redondo e supinador funcionam principalmente no cotovelo. Os demais músculos do antebraço funcionam em particular no punho e na mão. Seus papéis no cotovelo serão discutidos neste capítulo, apesar de essas ações terem sido inadequadamente estudadas e serem pouco compreendidas. Tendo em vista que o cotovelo normal possui outros grandes músculos dedicados à sua mobilização, esses músculos do antebraço podem ter pouco significado funcional nessa articulação, exceto em indivíduos que não possuem musculatura normal no cotovelo. Nesses indivíduos, os músculos do antebraço que atravessam o cotovelo podem ser funcionalmente importantes.

A manifestação de debilidade em muitos dos músculos do antebraço difere um pouco da que ocorre nos músculos mais proximais. A debilidade de um músculo altera o equilíbrio normal de forças que atravessam qualquer articulação. Como resultado desse desequilíbrio, as forças musculares de oposição mais fortes tendem a tracionar a articulação na direção oposta. Exemplificando, na presença de debilidade do tríceps braquial, os flexores do cotovelo tendem a tracionar esta articulação em flexão, mas, na posição ereta, o peso do antebraço e da mão ajuda a opor resistência à força de flexão dos flexores mais fortes do cotovelo. O peso dos segmentos distais no punho e na mão é menos significativo; portanto, está menos capacitado a resistir às forças deformantes dos desequilíbrios musculares. Em consequência, a debilidade e/ou o encurtamento dos músculos do punho e da mão estão associados mais diretamente às deformações, em comparação com qualquer outro lugar do membro superior. Nas apresentações dos músculos do antebraço que se seguem, as discussões sobre debilidade e encurtamento destes músculos abordam as deformações potenciais. É importante ter em mente que o equilíbrio muscular depende do equilíbrio entre os músculos extrínsecos apresentados neste capítulo, bem como do equilíbrio entre estes músculos extrínsecos e os músculos intrínsecos apresentados no Capítulo 18. Outros detalhes acerca de muitas dessas deformações também são encontrados no Capítulo 18.

Uma característica comum à maioria dos músculos do antebraço é a proximidade de cada músculo aos eixos do movimento das articulações que atravessam. Tipicamente, os braços de momento dos músculos no ombro e no cotovelo medem alguns centímetros, ou um pouco mais. Ao contrário, os braços de momento dos músculos do antebraço variam desde aproximadamente 0,1 a 3 cm. Tendo em vista braços de momento tão pequenos e também considerando que a maioria dos tendões pode fazer ligeira migração em torno de uma articulação, muitos dos músculos do antebraço exercem ações variáveis. Essa variabilidade tem origem em uma mudança no braço de momento do músculo, por exemplo, de extensão para flexão. O flexor radial do carpo é um bom exemplo (Fig. 15.1). Esse músculo se insere no epicôndilo medial do úmero, situando-se bastante perto do eixo de flexão e extensão do cotovelo. Artigos publicados sugerem que o músculo se situa anteriormente ao eixo quando o cotovelo está flexionado; em consequência, gera um braço de momento para flexão no cotovelo[1]. Quando o cotovelo está estendido, aparentemente o músculo desliza para o lado posterior do eixo do cotovelo, gerando um momento para extensão. A presença de pequenos braços de momento e a possibilidade de deslizamento dos tendões de um lado de um eixo articular para o outro ajuda a explicar as discordâncias apresentadas neste capítulo com respeito às ações musculares.

As finalidades do presente capítulo são:

- descrever a arquitetura e ação de cada um dos músculos do antebraço;
- discutir os papéis funcionais de cada um dos músculos do antebraço no cotovelo, punho e mão;

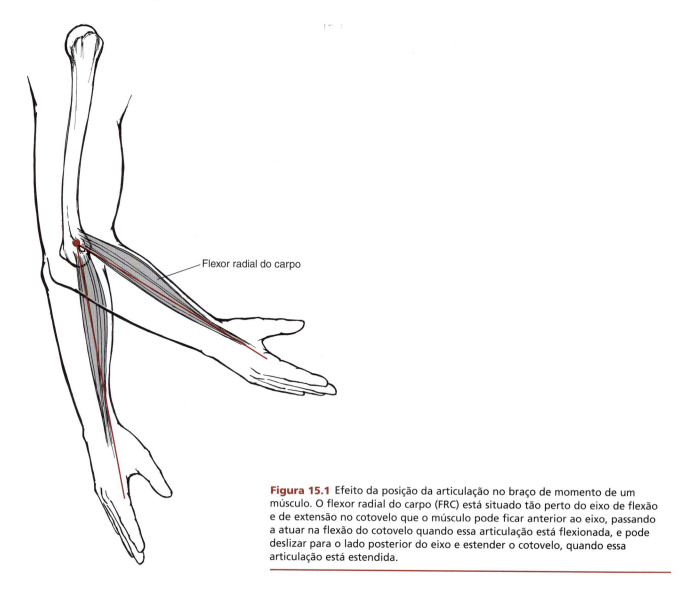

Figura 15.1 Efeito da posição da articulação no braço de momento de um músculo. O flexor radial do carpo (FRC) está situado tão perto do eixo de flexão e de extensão no cotovelo que o músculo pode ficar anterior ao eixo, passando a atuar na flexão do cotovelo quando essa articulação está flexionada, e pode deslizar para o lado posterior do eixo e estender o cotovelo, quando essa articulação está estendida.

- iniciar o exame das contribuições para as deficiências funcionais no punho e na mão, decorrentes de comprometimentos de músculos individuais;
- descrever a interação necessária entre os músculos do antebraço para o punho e a mão para um funcionamento ideal da mão;
- comparar as forças relativas dos grupos de músculos opostos do antebraço.

Os músculos do antebraço são facilmente divididos em quatro grupos distintos: dois na superfície volar e dois na superfície dorsal do antebraço. Em cada uma dessas superfícies, há grupos musculares profundos e superficiais. Os quatro grupos musculares do antebraço são:

- músculos superficiais da superfície volar;
- músculos superficiais da superfície dorsal;
- músculos profundos da superfície volar;
- músculos profundos da superfície dorsal.

Cada grupo muscular é apresentado nas seções a seguir. Após a discussão acerca de todos os músculos do antebraço, é abordada a atividade sinergística entre os músculos do punho e os músculos extrínsecos da mão. Finalmente, são revisadas as forças relativas dos músculos do antebraço.

Músculos superficiais na superfície volar do antebraço

São cinco os músculos superficiais do antebraço na superfície volar: pronador redondo, flexor radial do carpo, palmar longo, flexor superficial dos dedos e flexor ulnar do carpo (Fig. 15.2). Cada um desses músculos tem uma origem comum no epicôndilo medial do úmero, por meio do tendão flexor comum. Eles exibem outras inserções proximais, que são apresentadas na discussão de cada músculo.

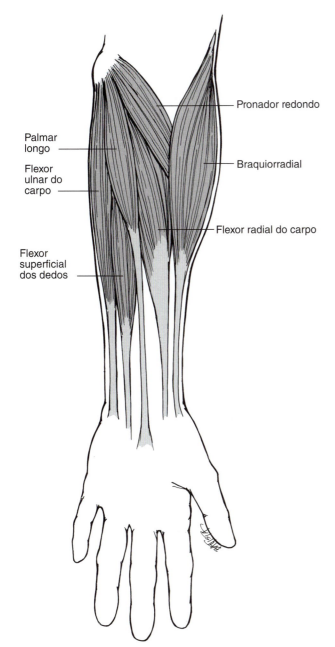

Figura 15.2 Os cinco músculos superficiais na superfície volar do antebraço. No sentido radial a ulnar, os cinco músculos superficiais na superfície volar do antebraço são o pronador redondo (PR), flexor radial do carpo (FRC), palmar longo (PL), flexor superficial dos dedos (FSD) e flexor ulnar do carpo (FUC).

Pronador redondo

O pronador redondo foi apresentado no Capítulo 12 com os demais músculos flexores do cotovelo. Suas ações consistem em flexão e pronação do cotovelo.[34,75] Dados eletromiográficos (EMG) sugerem que sua função é proporcionar força extra nesses movimentos contra uma forte resistência.[5] O pronador redondo é facilmente palpado na metade do aspecto volar do antebraço. A debilidade do pronador redondo contribui para a redução da força nos movimentos de flexão e pronação do cotovelo. Se os demais flexores do cotovelo permanecerem intactos, será mínima a debilidade resultante na flexão do cotovelo. Analogamente, se o pronador quadrado (apresentado mais adiante neste capítulo) permanecer intacto, a incapacitação associada à debilidade do pronador redondo ficará restrita às atividades dependentes de pronação vigorosa.

O encurtamento do pronador redondo pode resultar em redução da amplitude de movimento (ADM) de supinação. No entanto, o efeito do encurtamento do músculo depende da posição da flexão do cotovelo, pois o pronador redondo afeta tanto a pronação como a flexão. A inter-relação entre essas duas posições da articulação foi detalhadamente discutida no Capítulo 12, mas a flexão do cotovelo coloca o pronador redondo em uma posição afrouxada e, consequentemente, permite maior ADM de supinação (ver Fig. 12.9). Por outro lado, o aumento do estiramento do pronador redondo mediante a extensão do cotovelo diminui a flexibilidade na direção da supinação.

Flexor radial do carpo

O flexor radial do carpo é um músculo fusiforme, situado em uma localização imediatamente medial ao pronador redondo (Quadro 15.1). Ele é um dos seis músculos do antebraço dedicados do punho cuja função distal se direciona exclusivamente para o punho. Os outros músculos do punho dedicados são o palmar longo, flexor ulnar do carpo, extensores radiais longo e curto do carpo, e extensor ulnar do carpo. Outros músculos do antebraço afetam igualmente o punho, mas também exercem funções importantes nos dedos.

Ações

AÇÃO MUSCULAR: FLEXOR RADIAL DO CARPO

Ação	Evidência
Flexão do punho	Comprobatória
Desvio radial do punho	Comprobatória
Flexão do cotovelo	Conflitante
Pronação do cotovelo	Conflitante

A função do flexor radial do carpo na flexão e no desvio radial do punho é corroborada por dados EMG e pela análise dos braços de momento do músculo.[5,8,50,55,67,75] O flexor radial do carpo tem braços de momento de aproximadamente 1,0 cm tanto para a flexão como para o desvio radial do punho[8,12] (Fig. 15.3).

A contração do flexor radial do carpo resulta em flexão e desvio radial do punho simultâneos. Para que o músculo participe apenas na flexão ou apenas no desvio radial do punho, pelo menos um dos demais músculos deve contrair-se ao mesmo tempo para impedir o movimento indesejado. Exemplificando, o flexor radial do carpo participa na pura flexão do punho mediante a contração com o flexor ulnar do carpo, cuja tração de desvio ulnar proporciona uma compensação à tração do desvio radial do flexor radial do carpo (Fig. 15.4). A análise EMG sugere que o recrutamento do flexor radial do carpo é maior quando o indivíduo exerce uma força na direção tanto da flexão como do desvio radial.[12] Esse achado é similar àqueles relacionados ao recrutamento do bíceps braquial. A participação do bíceps braquial na flexão do cotovelo diminui quando o antebraço está em pronação (Cap. 12).

Há controvérsias quanto à função do flexor radial do carpo no cotovelo. A maioria dos estudos sugere que esse músculo flexiona o cotovelo,[1,8,34,51] embora um artigo tenha informado que o flexor radial do carpo tanto flexiona como estende o cotovelo, dependendo da posição dessa articulação.[1] Quase todos os estudos biomecânicos informam que esse músculo possui um braço de momento para pronação,[1,10,28,38,42] embora os limitados dados EMG disponíveis demonstrem a inexistência de contração durante a pronação.[1,5,46,51] Estudos biomecânicos sugerem que o flexor radial do carpo tem potencial mecânico para exercer momentos no cotovelo; no entanto, ainda não foi verificada sua atividade funcional nessa articulação. Recomenda-se ao clínico que reconheça que o flexor radial do carpo pode ter pouca função no cotovelo em condições normais, mas o músculo tem o potencial de participar na ausência do controle de outros músculos no cotovelo. Esse potencial pode estar presente em indivíduos com perda profunda da musculatura primária do cotovelo, por exemplo, indivíduos com pólio.

Efeitos da debilidade muscular

Não é comum uma debilidade isolada do flexor radial do carpo. No entanto, podem ocorrer casos de tendinite do flexor radial do carpo, causando dor com a contração. Em consequência, o paciente pode evitar a contração e o funcionamento, como se houvesse debilidade. O evidente comprometimento que decorre da atividade reduzida do flexor radial do carpo é a debilidade nos movimentos combinados de flexão e desvio radial do punho. A deficiência funcional resultante no punho tem sua origem no desequilíbrio muscular que se segue em decorrência da debilidade desse músculo do punho. Esse mesmo efeito é observado sempre que há comprometimento de um ou de uma combinação de músculos do punho. Após a discussão de todos os músculos dedicados do punho, será abordada mais detalhadamente a função do equilíbrio muscular e dos efeitos dos desequilíbrios musculares no punho.

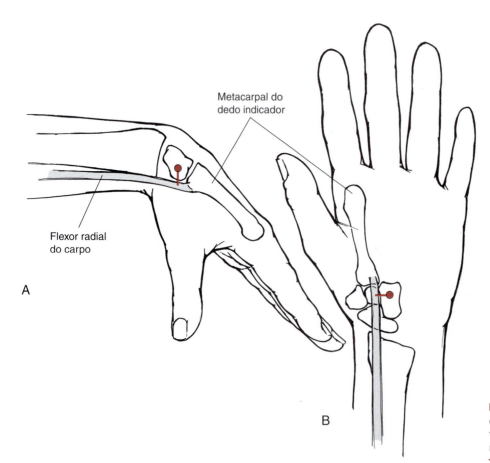

Figura 15.3 Os braços de momento do flexor radial do carpo tanto para flexão (A) como para extensão (B) medem aproximadamente 1,0 cm.

Efeitos do encurtamento

Como a debilidade, o encurtamento isolado do flexor radial do carpo, embora incomum, altera o equilíbrio dos músculos no punho. O encurtamento resulta em diminuição da flexibilidade na direção da extensão e do desvio ulnar.

Palmar longo

O palmar longo é um pequeno músculo fusiforme situado medialmente ao flexor radial do carpo (Quadro 15.2). O palmar longo tem um tendão longo que fica particularmente saliente no punho porque o tendão permanece superficial ao ligamento carpal transverso (Fig. 15.5). No entanto, o músculo está ausente em aproximadamente 10% da população.[8]

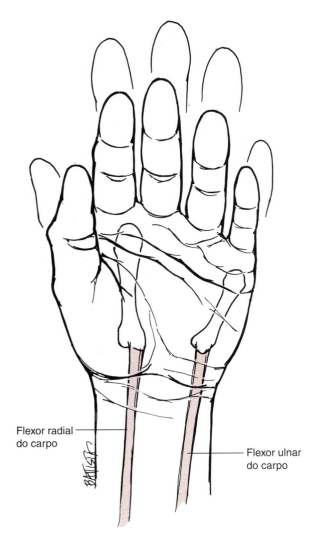

Figura 15.4 A flexão do punho sem desvio radial depende da contração combinada do flexor radial do carpo (FRC) e do flexor ulnar do carpo (FUC).

QUADRO 15.2 Inserção muscular

Inserções e inervação do palmar longo

Inserção proximal: epicôndilo medial do úmero, por meio do tendão flexor comum e da fáscia circunjacente. Situa-se medialmente ao flexor radial do carpo.

Inserção distal: superfície superficial do retináculo flexor e porção proximal da aponeurose palmar.

Inervação: nervo mediano, C8 e talvez C7.

Palpação: o músculo é palpado com facilidade superficialmente ao ligamento carpal transverso durante a flexão do punho, com simultânea oposição do polegar e do dedo mínimo.

QUADRO 15.1 Inserção muscular

Inserções e inervação do flexor radial do carpo

Inserção proximal: epicôndilo medial do úmero, por meio do tendão flexor comum e da fáscia circunjacente. Situa-se medialmente ao pronador redondo.

Inserção distal: superfícies palmares das bases dos metacarpais aos dedos indicador e médio.

Inervação: nervo mediano, C6 e C7.

Palpação: o tendão do flexor radial do carpo é facilmente palpado no antebraço distal, em um local imediatamente medial à artéria radial.

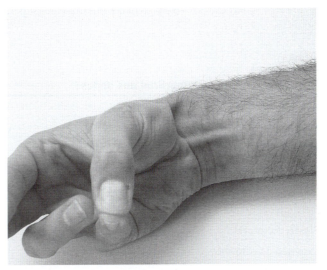

Figura 15.5 O palmar longo tem posição bastante saliente por ser superficial ao retináculo flexor do punho.

Ações

Ação muscular: palmar longo

Ação	Evidência
Flexão do punho	Comprobatória
Mão em concha	Inadequada
Fixação da pele	Inadequada

O palmar longo se situa no centro do punho e, em consequência, funciona puramente como flexor do punho. Estimativas de sua área de secção transversal fisiológica sugerem que o palmar longo mede menos da metade do flexor radial do carpo e menos de um terço do flexor ulnar do carpo.[1] Portanto, na maioria dos indivíduos, é pequena a sua contribuição para o torque de flexão no punho. Não foram publicados estudos EMG que examinem a participação desse músculo nas atividades funcionais.

As funções do palmar longo para mobilizar a mão em formato de concha e esticar ou dar sustentação à pele resultam da inserção do músculo na aponeurose palmar. Não se conhece o significado funcional desse aspecto da ação do músculo palmar longo.

Efeitos da debilidade muscular

Conforme mencionado, o palmar longo está ausente em muitos indivíduos. Ainda não foram publicados estudos sobre comprometimentos associados à ausência do palmar longo. Comumente, o tendão do músculo é utilizado pelos cirurgiões como material de enxerto para reparos de tendões.[8,21,68]

Efeitos do encurtamento

Não há relatos de encurtamento isolado do músculo palmar longo.

Flexor superficial dos dedos

O flexor superficial dos dedos é o maior dos músculos superficiais na superfície volar (Quadro 15.3).

Ações

Ação muscular: flexor superficial dos dedos

Ação	Evidência
Flexão da articulação IFP	Comprobatória
Flexão da articulação MCF	Comprobatória
Flexão do punho	Comprobatória
Desvio radial do punho	Comprobatória
Desvio ulnar do punho	Comprobatória
Flexão do cotovelo	Inadequada
Extensão do cotovelo	Inadequada
Pronação do cotovelo	Inadequada
Supinação do cotovelo	Inadequada

QUADRO 15.3 Inserção muscular

Inserções e inervação do flexor superficial dos dedos

Inserção proximal: a cabeça umeroulnar se insere no epicôndilo medial do úmero por meio do tendão flexor comum e da fáscia circunjacente e também no processo coronoide da ulna e o ligamento colateral medial do cotovelo. A parte radial surge pela superfície anterior do rádio desde a tuberosidade radial até a inserção do pronador redondo.

Inserção distal: um tendão para cada dedo penetra na bainha flexora proximal à articulação MCF. Na articulação MCF, o tendão se divide em duas faixas, por meio das quais o tendão do flexor profundo dos dedos avança. As duas tiras do flexor superficial dos dedos se reúnem na extremidade proximal da falange média, inserindo-se em sua superfície palmar.

Inervação: nervo mediano, C8 e T1, talvez C7.

Palpação: os tendões do flexor superficial dos dedos (particularmente os dos dedos anular e médio) podem ser palpados na linha média do punho ao cruzarem a articulação radiocarpiana. O ventre muscular é palpável ao longo da borda medial da ulna proximal.

O flexor superficial dos dedos é o único músculo que flexiona as articulações IFP dos dedos sem flexionar as articulações interfalângicas distais (IFD).[5,62,75] Contudo, a contração do flexor superficial dos dedos afeta cada uma das articulações cruzadas pelo músculo. Os tendões do flexor superficial dos dedos são os músculos mais superficiais na superfície volar das articulações MCF dos dedos. Em consequência, possuem os maiores braços de momento para flexão[2,8] (Fig. 15.6). Estudos EMG revelam atividade do

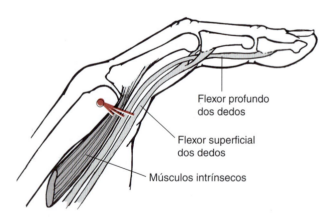

Figura 15.6 Braço de momento do flexor superficial dos dedos. Nas articulações MCF dos dedos, o flexor superficial dos dedos (FSD) se situa anteriormente a todos os demais músculos e, portanto, tem o maior braço de momento flexor entre todos esses músculos.

flexor superficial dos dedos durante a flexão dos músculos MCF.[5] O flexor superficial dos dedos para o dedo médio é substancialmente mais forte do que o flexor superficial dos dedos para os dedos indicador e anular,[15] e o flexor superficial dos dedos para o dedo mínimo é o mais fraco.[8] Aparentemente, em condições normais, o músculo não dá qualquer contribuição para o desvio radial ou ulnar das articulações MCF dos dedos.[2,7]

O músculo é descrito como tendo quatro tiras musculares separadas e distintas, cada qual avançando até um dedo diferente,[75] mas na verdade os tendões para os dedos indicador, anular e mínimo recebem fibras musculares de vários feixes musculares.[8] Apenas o tendão para o dedo médio possui fibras musculares inteiramente exclusivas. Assim, apenas o dedo médio tem uma ativação completamente independente do flexor superficial dos dedos. Pelo contrário, os dedos indicador e mínimo compartilham algumas inserções musculares proximais, mas exibem contribuições de fibras independentes mais distalmente. Como resultado, a ativação independente do flexor superficial dos dedos em qualquer um desses dedos ocorrerá apenas em atividades de baixa intensidade. Contrações mais vigorosas recrutam as unidades miotendíneas compartilhadas, de modo que os dedos indicador e mínimo se contraem em conjunto. O tendão para o dedo mínimo também pode estar deficiente, ou mesmo completamente ausente.[3,13,29]

Relevância clínica

Avaliação clínica da integridade do flexor superficial dos dedos: As inserções musculares e variações do flexor superficial dos dedos são clinicamente significativas para a tentativa de avaliar a viabilidade ou força do flexor superficial dos dedos para cada dedo. A impossibilidade de realizar a ação singular do flexor superficial dos dedos de flexão da articulação IFP do dedo mínimo pode induzir o clínico a concluir que o músculo está comprometido, quando na verdade se encontra inibido, por não ser capaz de contrair-se independentemente do dedo indicador, ou talvez o músculo esteja ausente por completo. O clínico deve recorrer a informações adicionais, inclusive a ativação disponível nos demais dedos, além da força das articulações mais proximais do mesmo dedo, para extrair conclusões pertinentes às condições do flexor superficial dos dedos. Ao permitir que o paciente flexione simultaneamente as articulações IFP dos dedos indicador e mínimo, o clínico terá uma indicação particularmente útil na avaliação do tendão do flexor superficial dos dedos do dedo mínimo.[3]

O flexor superficial dos dedos cruza o punho cerca de 1,5 cm anteriormente ao eixo de rotação para flexão e extensão e tem potencial significativo para a flexão do punho.[8] Essa função foi confirmada por estudos EMG que revelam atividade do flexor superficial dos dedos durante a flexão do punho, juntamente à atividade dos flexores dedicados do punho, do flexor radial do carpo e do flexor ulnar do carpo.[5] No punho, os tendões do flexor superficial dos dedos cruzam o capitato, a localização aproximada do eixo de desvio

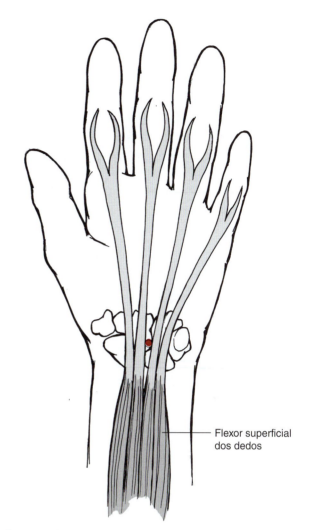

Figura 15.7 O flexor superficial dos dedos cruza o punho aproximadamente sobre o capitato, o eixo estimado de desvio radial e de desvio ulnar do punho. Os tendões podem escorregar na direção radial e ulnar, contribuindo para o desvio radial e para o desvio ulnar, respectivamente.

radial e ulnar (Fig. 15.7). Os tendões do flexor superficial dos dedos podem deslizar tanto na direção radial como na ulnar ao cruzarem o punho, confirmando relatos que suge-

Relevância clínica

Padrões de substituição observados durante testes musculares manuais (TMMs) dos músculos do punho: Os procedimentos de rotina dos TMMs para avaliar a força dos músculos flexores dedicados do punho exigem que os dedos estejam relaxados[28,34] (Fig. 15.8). A observação cuidadosa é essencial durante toda a realização do teste para que seja detectado o recrutamento gradual do flexor superficial dos dedos, à medida que a resistência aos flexores dedicados do punho suplantar sua força. Ao permitir que o flexor superficial dos dedos participe no teste de resistência à flexão do punho, o clínico talvez não identifique a debilidade no flexor dedicado do punho.

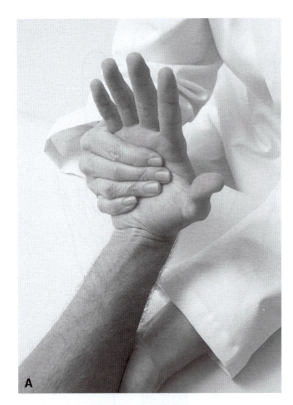

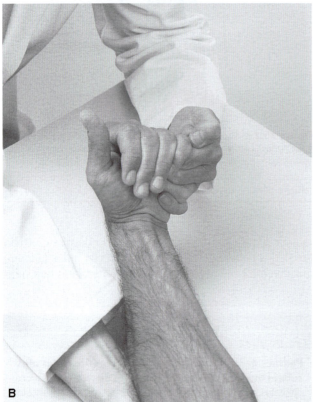

Figura 15.8 Procedimento de rotina para um teste muscular manual (TMM) para flexão do punho. **A.** Para realizar o procedimento de TMM de rotina para a força de flexão do punho, é preciso que os dedos permaneçam relaxados. **B.** A flexão das articulações IFP dos dedos durante o TMM de flexão do punho demonstra a substituição do flexor superficial dos dedos durante o teste.

rem que o flexor superficial dos dedos tenha atividade tanto no desvio radial como no desvio ulnar do punho.[5,8] Ainda não está clara a contribuição desses músculos para os dois movimentos.

Poucos autores mencionam uma função do flexor superficial dos dedos na articulação do cotovelo. Uma investigação dos braços de momento dos músculos que cruzam o cotovelo sugere que o flexor superficial dos dedos seja similar ao flexor radial do carpo, por ter um braço de momento que resulta em um momento de extensão no cotovelo quando essa articulação está estendida e em um braço de momento que contribui para um momento de flexão quando o cotovelo está flexionado.[1] Alguns estudos também informam que o flexor superficial dos dedos pode gerar um momento de pronação ou de supinação, dependendo da posição do antebraço e do cotovelo.[1,46] Os braços de momento do flexor superficial dos dedos e do flexor radial do carpo no cotovelo medem menos de 1 cm. Ainda não foi esclarecido se esses músculos contribuem significativamente para o movimento do cotovelo. Como ocorre com o flexor radial do carpo, a importância desse efeito potencial no cotovelo pode ficar mais evidente em indivíduos que não possuam os músculos primários do cotovelo.

Efeitos da debilidade muscular

O efeito singular da debilidade do flexor superficial dos dedos é a debilidade na flexão da IFP, enquanto a IFD permanece relaxada. A debilidade do flexor superficial dos dedos também pode ter impacto em todas as articulações cruzadas pelo músculo, inclusive as articulações do punho e MCF. Tendo em vista que o flexor superficial dos dedos acrescenta força à flexão dos dedos, a debilidade desse músculo pode resultar em hiperextensão da IFP e em flexão da IFD durante uma beliscada vigorosa.[8] Funcionalmente, a debilidade do flexor superficial dos dedos leva à redução na força de preensão.

Efeitos do encurtamento

Embora seja incomum um encurtamento solitário do flexor superficial dos dedos, o encurtamento desse músculo com o flexor profundo dos dedos é consequência comum de uma perda do equilíbrio muscular entre os músculos extrínsecos e intrínsecos, resultando em uma deformação de mão em garra. O Capítulo 18 apresenta uma discussão detalhada das deformações que resultam do desequilíbrio dos músculos extrínsecos e intrínsecos da mão.

Flexor ulnar do carpo

O flexor ulnar do carpo é um grande músculo peniforme que possui a maior área de secção transversal fisiológica dos músculos dedicados do punho[8,40,42] (Quadro 15.4). Em consequência, é um músculo muito poderoso, responsável pela estabilização do punho durante atividades como fatiar carne e usar um martelo[56] (Fig. 15.9).

> **QUADRO 15.4 Inserção muscular**
>
> **Inserções e inervação do flexor ulnar do carpo**
>
> Inserção proximal: a cabeça umeral se insere no epicôndilo medial do úmero por meio do tendão flexor comum e fáscia subjacente. A parte ulnar, que é maior, surge do aspecto medial do olécrano e da superfície posterior dos dois terços proximais da ulna, e do septo intermuscular adjacente.
>
> Inserção distal: osso pisiforme e, enfim, no hâmulo do hamato e na base do osso metacarpal do dedo mínimo, por meio dos ligamentos piso-hamato e pisometacarpal.
>
> Inervação: nervo ulnar, C7, C8, T1.
>
> Palpação: o tendão do flexor ulnar do carpo pode ser palpado ao cruzar o punho em direção ao osso pisiforme.

Ações

Ação muscular: flexor ulnar do carpo

Ação	Evidência
Flexão do punho	Comprobatória
Desvio ulnar do punho	Comprobatória
Flexão do cotovelo	Conflitante
Extensão do cotovelo	Conflitante
Pronação do cotovelo	Conflitante
Supinação do cotovelo	Conflitante

A flexão e o desvio ulnar do punho são ações do flexor ulnar do carpo verificadas pela análise EMG.[5,12,34,55,75] O braço de momento do flexor ulnar do carpo para a flexão do punho é muito parecido com o braço de momento do flexor radial do carpo, aproximadamente 1 cm. O braço de momento é aumentado pela inserção do músculo no osso pisiforme, o que eleva de fato o músculo anteriormente e melhora seu braço de momento para flexão (Fig. 15.10). Da mesma forma, a inserção do músculo no pisiforme impede que ocorram grandes mudanças no braço de momento para flexão durante a flexão do punho.[8,43]

Há controvérsias sobre o efeito do flexor ulnar do carpo no cotovelo. Estudos apoiam sua participação tanto na flexão[51] como na extensão do cotovelo,[1] bem como sua contribuição para a pronação[1,46] e a supinação do antebraço,[46] ao passo que outros estudos sugerem que o músculo não contribui para nenhum desses movimentos.[5,51] Esses dados revelam a necessidade de mais pesquisas que desvendem a função do flexor ulnar do carpo no cotovelo. Como os demais músculos do antebraço discutidos até agora, é improvável que o flexor ulnar do carpo seja um participante importante na função do cotovelo em indivíduos com função normal dessa articulação. No entanto, esse músculo pode desempenhar uma função pequena, mas útil, no cotovelo, na ausência de uma musculatura normal nessa articulação.

Efeitos da debilidade muscular

A debilidade do flexor ulnar do carpo reduz a força da flexão do punho com desvio ulnar. Em muitas atividades, o punho se move em um padrão diagonal da extensão e desvio radial para a flexão e desvio ulnar, à medida que a força é

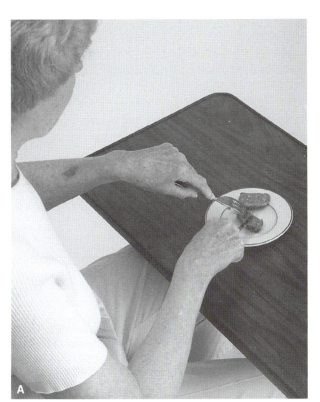
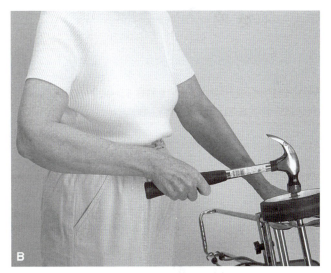

Figura 15.9 Posição do punho durante algumas atividades que exigem força. O punho fica posicionado em flexão com desvio ulnar durante muitas atividades vigorosas, por exemplo, **(A)** cortar um pedaço de carne e **(B)** martelar.

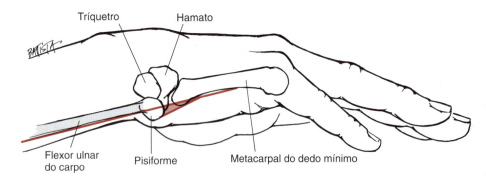

Figura 15.10 A inserção do flexor ulnar do carpo (FUC) no pisiforme aumenta o ângulo de aplicação e, portanto, o braço de momento de flexão do FUC no punho.

transmitida do antebraço para o punho e a mão, como ocorre nas atividades de cortar com um machado ou de martelar. Na atividade de martelar, na fase do impacto, a mão que segura o martelo se movimenta em flexão e desvio ulnar do pulso.[56]

Ao ser estabelecido o contato do martelo com o prego, o pino "empurra" o martelo e o punho para trás em extensão e desvio radial, o que exige que o flexor ulnar do carpo controle o martelo e evite uma ação de ricochete do prego. Pacientes com debilidade do flexor ulnar do carpo podem informar uma sensação de enfraquecimento durante essas atividades.[8]

Efeitos do encurtamento

A debilidade do flexor ulnar do carpo pode ser diagnosticada em alguns pacientes com transtornos do sistema nervoso central, resultando em espasticidade do flexor ulnar do carpo. A debilidade também é observada em pacientes com instabilidade do punho, como em casos de artrite reumatoide. Nesses casos, o punho é "empurrado" e mantido em uma posição de flexão e desvio ulnar. Tendo em vista que a extensão é importante para o movimento de preensão vigorosa, o encurtamento do flexor ulnar do carpo interfere com a preensão vigorosa e, consequentemente, pode resultar em significativo comprometimento funcional.

Músculos superficiais na superfície dorsal do antebraço

Os músculos superficiais na superfície dorsal do antebraço são os músculos restantes dedicados ao funcionamento do punho, os extensores radiais longo e curto do carpo e o extensor ulnar do carpo (Fig. 15.11). Os outros músculos existentes no grupo dorsal superficial são o extensor dos dedos e o extensor do dedo mínimo. Todos esses músculos possuem uma inserção proximal comum no epicôndilo lateral do úmero através do tendão extensor comum. Suas inserções e ações individuais serão apresentadas a seguir.

Extensor radial longo do carpo e extensor radial curto do carpo

O extensor radial longo do carpo e o extensor radial curto do carpo situam-se tão próximos um do outro no cotovelo

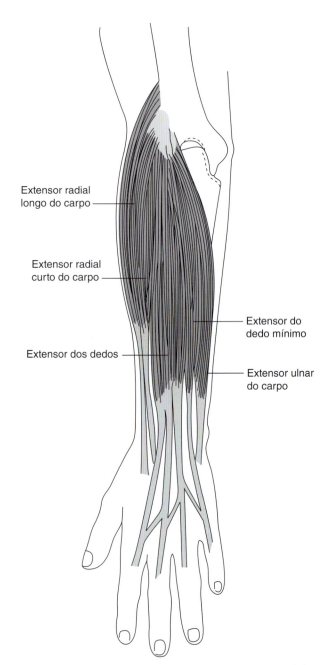

Figura 15.11 Os músculos superficiais na superfície dorsal do antebraço, no sentido radial-ulnar, são o extensor radial longo do carpo (ERLC), extensor radial curto do carpo (ERCC), extensor dos dedos (ED), extensor do dedo mínimo (EDM) e extensor ulnar do carpo (EUC).

e seguem trajetórias tão parecidas até a mão, que exercem ações similares no punho (Quadros 15.5 e 15.6). No entanto, tratam-se de músculos distintos, que exercem funções singulares no punho e no cotovelo, apresentadas a seguir. O extensor radial longo do carpo é o músculo mais proximal entre todos os que estão ligados ao tendão extensor comum. Esse músculo é coberto proximalmente pelo músculo braquiorradial. O extensor radial curto do carpo é coberto anteriormente pelo extensor radial longo do carpo.

Ações

Ação muscular: extensores radiais longo e curto do carpo

Ação	Evidência
Extensão do punho	Comprobatória
Desvio radial do punho	Comprobatória
Flexão do cotovelo	Inadequada
Pronação do cotovelo	Comprobatória
Supinação do cotovelo	Comprobatória

As ações de extensão e de desvio radial do punho por esses dois músculos já foram devidamente aceitas na literatura.[34,55,75] Dados EMG também comprovam suas funções nesses movimentos.[5,12]

Embora os músculos extensor radial longo do carpo e extensor radial curto do carpo sejam anatomicamente similares, não são idênticos. Artigos publicados sugerem que esses músculos contribuem de maneira singular para o punho.[8,12,39] Em comparação com o extensor radial longo do carpo, o extensor radial curto do carpo possui maior braço de momento para extensão e maior área de secção transversal fisiológica[40] (Fig. 15.12). Evidências sugerem que o extensor radial curto do carpo contribui mais significativamente para a força de extensão do punho,[37] sendo o principal extensor do punho, embora exista variabilidade individual.[5,8,24] O braço de momento para desvio radial é maior no extensor radial longo do carpo do que no extensor radial curto do carpo, mas sua participação no desvio radial parece ser mais equilibrada,[8,67] apesar de o extensor radial longo do carpo poder desempenhar um papel maior do que o extensor radial curto do carpo no desvio radial[8,12,43,65] (Fig. 15.13).

No cotovelo, as funções dos músculos extensor radial longo do carpo e extensor radial curto do carpo são um pouco menos claras. A proximidade do extensor radial longo do carpo ao braquiorradial, uma flexão do cotovelo, sugere que o extensor radial longo do carpo tem o potencial de flexionar o cotovelo.[8] Estudos de seus braços de momento no cotovelo sugerem que tanto o extensor radial longo do carpo como o extensor radial curto do carpo têm potencial mecânico para flexionar o cotovelo.[20,41,42,45] Contudo, não há estudos *in vivo* que confirmem essa função.[1,8,39]

Estudos de estimulação elétrica direta dos músculos extensor radial longo do carpo e extensor radial curto do carpo sugerem que cada um deles pode gerar um pequeno momento de supinação quando o antebraço se encontra em pronação e um momento de pronação mais significativo quando o antebraço está supinado, sobretudo se o cotovelo estiver flexionado.[10,46] Como ocorre com os demais músculos do punho que cruzam o cotovelo, a contribuição do extensor radial longo do carpo (e talvez do extensor radial curto do carpo) no cotovelo pode ser significativa apenas na ausência dos músculos primários desta articulação.

Efeitos da debilidade muscular

A debilidade desses dois músculos resulta em substancial perda da força, tanto na extensão como no desvio radial do punho. A perda exclusiva do extensor radial curto do carpo acarreta maior comprometimento do que a perda isolada do extensor radial longo do carpo, porque o primeiro desses músculos desempenha maior papel na extensão do punho. A debilidade na extensão do punho causa dificuldade na preensão e na beliscada vigorosa, por causa da interação necessária entre a extensão do punho e a flexão do dedo. Essa interação será explicada mais adiante neste capítulo.

QUADRO 15.5 Inserção muscular

Inserções e inervação do extensor radial longo do carpo

Inserção proximal: terço distal da crista supracondilar lateral e septo intramuscular, e do tendão extensor comum inserido ao epicôndilo lateral do úmero.

Inserção distal: aspecto radial da superfície dorsal da base do osso metacarpal do dedo indicador.

Inervação: nervo radial, C6 e C7.

Palpação: o tendão do extensor radial curto do carpo pode ser palpado no aspecto dorsolateral da articulação do punho, em um ponto imediatamente proximal à base do osso metacarpal do dedo indicador.

QUADRO 15.6 Inserção muscular

Inserções e inervação do extensor radial curto do carpo

Inserção proximal: epicôndilo lateral do úmero, por meio do tendão extensor comum.

Inserção distal: aspecto radial da superfície dorsal da base do osso metacarpal do dedo médio.

Inervação: nervo radial, C7 e C8, talvez C6.

Palpação: o tendão do extensor radial curto do carpo pode ser palpado no aspecto dorsolateral da articulação do punho, em um ponto imediatamente proximal à base do osso metacarpal do dedo médio e em uma posição ulnar ao tendão do extensor radial longo do carpo.

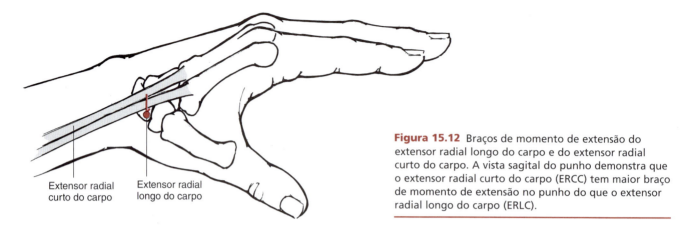

Figura 15.12 Braços de momento de extensão do extensor radial longo do carpo e do extensor radial curto do carpo. A vista sagital do punho demonstra que o extensor radial curto do carpo (ERCC) tem maior braço de momento de extensão no punho do que o extensor radial longo do carpo (ERLC).

Efeitos do encurtamento

O encurtamento desses dois músculos não é comum, mas resulta em diminuição da flexibilidade nas direções da flexão e do desvio ulnar. Essa restrição pode causar dificuldade na realização de algumas tarefas de higiene pessoal que, tipicamente, dependem da flexão com desvio ulnar do pulso.[56]

> ### Relevância clínica
>
> **Significado funcional da ADM de flexão limitada do punho (relato de caso):** Para a maioria das atividades, a posição de funcionamento do antebraço e do punho é a extensão do punho.[11,56] Portanto, a perda da ADM de flexão pode parecer menos importante. Contudo, a incapacitação de um paciente revela o significado da ADM de flexão do punho nas atividades cotidianas normais. Esse paciente foi submetido a fusões bilaterais radiulnares distais e do punho, em decorrência de uma instabilidade dolorosa secundária à artrite reumatoide. Os dois punhos foram submetidos à fusão em extensão para a finalidade de facilitar as atividades do dia a dia. O paciente tinha bom desempenho na maioria das atividades, mas se mostrava incapaz de realizar uma tarefa simples, mas essencial, a de se limpar depois de usar o toalete. Esse exemplo serve como alerta para todos os clínicos, para que reconheçam a diversidade dos movimentos exigidos para a realização do espectro normal das atividades cotidianas. Há necessidade de uma cuidadosa análise das tarefas cotidianas do paciente, para que o clínico possa apreciar o impacto funcional de muitos comprometimentos.

Extensor dos dedos

Os tendões do extensor dos dedos se abrem em leque para os quatro dedos, depois de cruzar a superfície dorsal do punho (Quadro 15.7). Os tendões extensores de todos os dedos estão interconectados por bandas fibrosas entre dedos adjacentes, conhecidas como **junturas tendíneas** (Fig. 15.14). Com frequência, o tendão do extensor do dedo mínimo é insuficiente, ou mesmo ausente,[31,70,73] e muitas vezes recebe uma tira do dedo anular por meio da juntura tendínea.

A juntura tendínea afeta os movimentos ativos e passivos dos dedos. Ativamente, essas interconexões permitem certo aumento na força de extensão para os dedos considerados individualmente durante a contração do extensor dos dedos, mediante o aumento do número de fibras musculares que exercem tração sobre um tendão isolado.[8] Passivamente, a flexão da articulação MCF de um ou dois dedos traciona distalmente os tendões extensores dos dedos restantes por meio das junturas tendíneas (Fig. 15.15). Essa migração distal faz com que os tendões extensores de todos os dedos fiquem

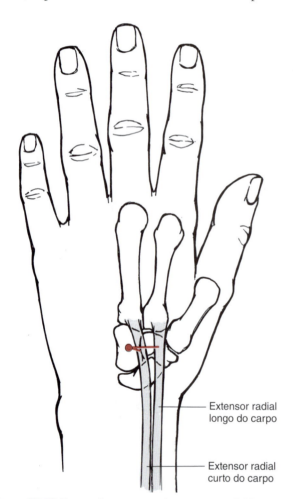

Figura 15.13 Braços de momento do extensor radial longo do carpo e do extensor radial curto do carpo para desvio radial. Uma vista frontal do punho demonstra que o extensor radial longo do carpo (ERLC) tem maior braço de momento para desvio radial do que o extensor radial curto do carpo (ERCC).

QUADRO 15.7 Inserção muscular

Inserções e inervação do extensor dos dedos

Inserção proximal: epicôndilo lateral do úmero, por meio do tendão do extensor comum e da fáscia circunjacente e do septo intermuscular.

Inserção distal: um tendão para cada dedo, que se alarga em uma expansão plana, o capuz extensor, no nível da articulação MCF. Distalmente a essa articulação, o capuz extensor recebe inserções dos músculos intrínsecos. Na extremidade distal da falange proximal, o capuz extensor se divide em um tendão central e em duas faixas laterais. O tendão – ou tira – central se insere na base da falange média, em sua superfície dorsal. As bandas laterais avançam ao longo das bordas medial e lateral da superfície dorsal da falange média, convergindo na articulação IFD. As duas bandas se reúnem e se inserem conjuntamente na superfície dorsal da base da falange distal.

Inervação: nervo radial, C7 e C8.

Palpação: os tendões do extensor dos dedos são palpados ao cruzarem o punho e ao longo dos metacarpais de cada dedo.

frouxos, permitindo sua flexão.[50] As junturas tendíneas também podem proporcionar importantes forças estabilizadoras mediais e laterais para as articulações MCF, enquanto os dedos são flexionados durante um movimento vigoroso de preensão. Contudo, essas interconexões fibrosas também podem impedir movimentos independentes dos dedos.[38]

Relevância clínica

Movimento independente dos dedos: Com os dedos relaxados em leve flexão, rapidamente se consegue a extensão ativa independente de cada articulação MCF. A extensão independente nas articulações MCF dos dedos indicador e mínimo é possível mesmo com a flexão das articulações MCF dos dedos médio e anular (Fig. 15.16). Contudo, quando as articulações MCF dos dedos indicador e mínimo são flexionadas, a extensão independente dos dedos médio e anular fica gravemente comprometida. Esse problema resulta da tração distal exercida nos tendões dos dedos médio e anular pelas junturas tendíneas dos dedos indicador e mínimo. Uma tração distal pelas junturas tendíneas faz com que os tendões do extensor dos dedos médio e anular fiquem frouxos, tornando-os ineficazes para a geração de uma extensão ativa.[62] Ao mesmo tempo, pode ocorrer inibição de qualquer extensão ativa nos dedos anular e médio, visto que os dedos indicador e mínimo, conectados aos outros dedos pelas junturas tendíneas, permanecem flexionados. A extensão independente nos dedos indicador e mínimo se dá a partir do músculo extensor acessório para cada dedo.

A dificuldade no movimento independente dos dedos apresenta um desafio especial para músicos como os pianistas, que precisam dos movimentos independentes dos dedos para a execução de composições intricadas. Essa dificuldade levou alguns músicos a procurar pela liberação cirúrgica das junturas tendíneas.[8,38] Entretanto, um estudo de 21 membros de cadáveres revela que o movimento independente melhorou apenas ligeiramente depois da transecção das junturas tendíneas.[73] Essa análise lista outras estruturas, inclusive a pele nos espaços membranosos entre os dedos, o que também contribui para a interdependência funcional dos dedos.

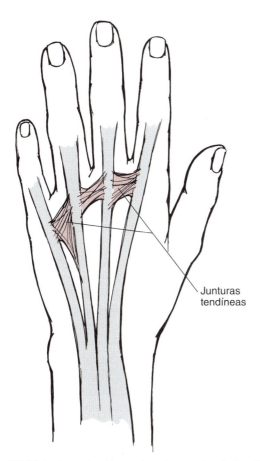

Figura 15.14 Junturas tendíneas do extensor dos dedos. Os tendões do extensor dos dedos estão conectados entre si pelas junturas tendíneas.

Ações

Ação muscular: extensor dos dedos

Ação	Evidência
Extensão da MCF do dedo	Comprobatória
Extensão da IFP do dedo	Comprobatória (apenas com atividade intrínseca)
Extensão da IFD do dedo	Comprobatória (apenas com atividade intrínseca)
Extensão do punho	Comprobatória
Desvio radial do punho	Refutada
Desvio ulnar do punho	Inadequada
Flexão do cotovelo	Conflitante
Extensão do cotovelo	Conflitante
Pronação do cotovelo	Inadequada
Supinação do cotovelo	Inadequada

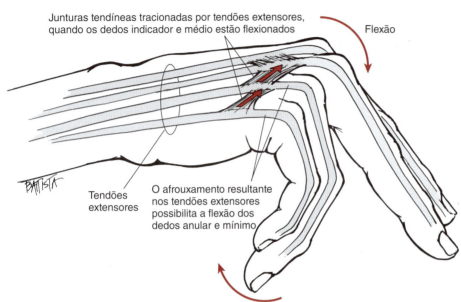

Figura 15.15 Efeito da flexão dos dedos nas junturas tendíneas e na excursão de flexão dos demais dedos. A flexão das articulações MCF do dedo indicador ou do dedo médio exerce tração nas junturas tendíneas dos dedos anular e mínimo, fazendo com que os tendões extensores desses dedos fiquem frouxos e possibilitando uma completa excursão de flexão.

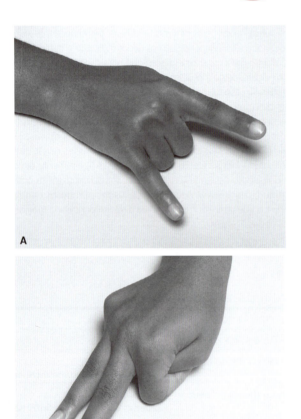

Figura 15.16 Efeito das junturas tendíneas na extensão ativa dos dedos médio e anular. **A.** A extensão ativa independente dos dedos indicador e mínimo é possível, mesmo diante da simultânea flexão das articulações MCF dos dedos médio e anular. **B.** A extensão ativa dos dedos médio e anular torna-se difícil quando as articulações MCF dos dedos indicador e mínimo estão flexionadas.

O extensor dos dedos é o extensor primário das articulações MCF dos dedos. O músculo para o dedo médio é o mais forte dos quatro.[7,8] O extensor dos dedos contribui para a extensão das articulações IFP e IFD dos dedos, embora não seja capaz de fazê-la sem a atividade simultânea dos lumbricais ou interósseos.[62,73] Estudos de EMG revelam consistentemente a atividade do extensor dos dedos durante a extensão da articulação MCF com as articulações interfalângicas (IF) flexionadas, mas uma atividade combinada do extensor dos dedos e dos músculos intrínsecos quando as articulações IF estão estendidas.[13,41] A interação coordenada do extensor dos dedos e dos músculos intrínsecos na geração de extensão nas articulações IF será discutida no Capítulo 18.

O extensor dos dedos também foi implicado na abdução dos dedos e na extensão e abdução do punho,[34,75] mas não temos conhecimento da publicação de estudos que confirmem essas ações. O papel do extensor dos dedos na abdução dos dedos é dificultado pelo complexo movimento das articulações MCF durante a flexão e a extensão. Conforme foi dito no capítulo anterior, os dedos convergem na eminência tenar durante a flexão dos dedos e retornam a uma posição de espalhamento durante a extensão. Esse movimento dá um aspecto de abdução ativa na articulação MCF, mas provavelmente é consequência da forma das articulações, sem necessidade de abdução ativa por qualquer músculo.

Estudos dos braços de momento do extensor dos dedos no punho revelam um potencial para extensão e desvio ulnar do punho.[8,51] Apesar da capacidade mecânica do extensor dos dedos de estender o punho, os músculos extensores radiais longo e curto do carpo e o extensor ulnar do carpo permanecem sendo os extensores primários do punho. No entanto, é preciso que o clínico reconheça que substituições do extensor dos dedos podem mascarar uma debilidade nos músculos extensores primários do punho.

Embora o extensor dos dedos cruze o cotovelo, não foram ainda publicados estudos que verifiquem sua participação nos movimentos desta articulação. Os estudos sobre braços de momento do músculo no cotovelo são conflitantes, informando tanto um braço de momento para extensão[51] quanto um momento de flexão.[1] A estimulação isolada do extensor dos dedos em três indivíduos resultou em pequeno momento de supinação com o antebraço em pronação e em um momento de pronação maior com o antebraço em supinação.[46] Como os demais músculos do antebraço, o extensor dos dedos parece ter o potencial de afetar o cotovelo, mas seus efeitos podem ser desprezíveis, a menos que a musculatura normal do cotovelo esteja tão comprometida que as pequenas contribuições do extensor dos dedos passem a ser mais importantes.

Efeitos da debilidade muscular

A debilidade isolada do extensor dos dedos pode ser decorrente de um trauma, como lacerações de tendões. Essas lesões causam debilidade ou perda da extensão das articulações MCF dos dedos. No entanto, se os extensores acessórios para os dedos indicador e mínimo permanecerem intactos, será possível manter algum funcionamento.

Efeitos do encurtamento

Antes de considerar os efeitos do encurtamento, é preciso levar em conta o papel que a inserção distal do extensor dos dedos desempenha na ADM de flexão normal dos dedos. É a elegante disposição dessa inserção que permite que o dedo seja flexionado simultaneamente em todas as articulações, por exemplo, quando o indivíduo cerra o punho (Fig. 15.17). O tendão central do extensor dos dedos se insere na falange média e fica retesado durante a flexão da articulação IFP. A tensão no tendão central traciona distalmente o extensor dos dedos. Essa migração distal do extensor dos dedos faz com que suas bandas laterais fiquem frouxas, permitindo com isso a mobilidade em flexão da articulação IFD (Fig. 15.18). Por outro lado, a flexão da articulação IFD retesa as bandas laterais, gerando uma tração distal no tendão do extensor dos dedos. Nesse caso, a migração distal do extensor dos dedos faz com que o tendão central fique frouxo, permitindo a ADM de flexão completa na articulação IFP (Fig. 15.19).

> **Relevância clínica**
>
> **ADM de flexão nas articulações IFP e IFD:** Para avaliar a ADM de flexão nas articulações IFP e IFD, o extensor dos dedos deve ficar frouxo. Assim, a articulação IFP deve ser flexionada ao avaliar a ADM de flexão da articulação IFD (Fig. 15.20). A ADM de flexão da articulação IFP fica maximizada se for permitido que a articulação IFD permaneça relaxada (Fig. 15.21).

O encurtamento do extensor dos dedos limita a ADM de flexão completa dos dedos, mas as manifestações de encurta-

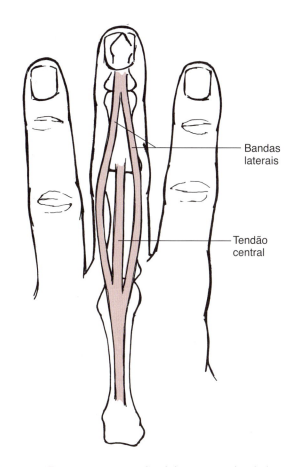

Figura 15.17 Extensa inserção distal do extensor dos dedos. Em um local imediatamente distal à articulação MCF, o tendão se divide no tendão central que se insere na base da falange média e nas bandas laterais que avançam distalmente ao longo dos lados radial e ulnar da superfície dorsal, até que voltam a se unir, inserindo-se na base da falange distal.

mento do extensor dos dedos são complexas, pois o músculo cruza muitas articulações. Em presença de encurtamento do extensor dos dedos, a extensão ou a hiperextensão das articulações MCF é seguida pela flexão das articulações IF. Essa combinação de extensão da articulação MCF e de flexão da articulação IF resulta da tração do extensor dos dedos e da correspondente tração do seu antagonista, o flexor profundo dos dedos. O encurtamento do extensor dos dedos pode resultar da presença de aderências ou da perda da extensibilidade do músculo no antebraço ou na mão. Também pode haver encurtamento em razão da perda do equilíbrio muscular resultante do enfraquecimento dos músculos intrínsecos.

Extensor do dedo mínimo

O extensor do dedo mínimo se situa em uma posição imediatamente medial ao extensor dos dedos no antebraço (Quadro 15.8). No dedo, esse músculo se diferencia do tendão do extensor dos dedos pela palpação; ele se situa no lado ulnar desse tendão no cruzamento da articulação MCF do dedo mínimo.

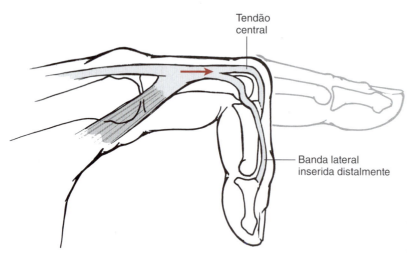

Figura 15.18 Efeito da flexão da articulação IFP no mecanismo extensor. A flexão da articulação IFP distende o tendão central, que, por sua vez, traciona distalmente as bandas laterais, afrouxando as bandas laterais no nível das articulações IFD.

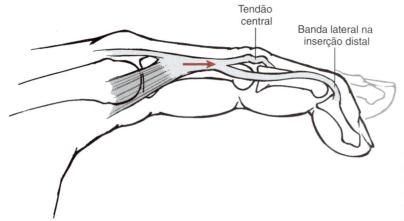

Figura 15.19 Efeito da flexão da articulação IFD no mecanismo extensor. A flexão da articulação IFD distende as bandas laterais, que, por sua vez, tracionam distalmente o tendão central, afrouxando-o quando o tendão cruza a articulação IFP.

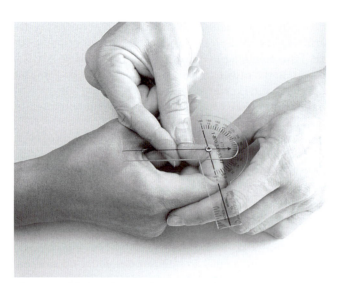

Figura 15.20 A posição-padrão para medir a ADM de flexão passiva da articulação IFD consiste na flexão da articulação IFP do mesmo dedo.

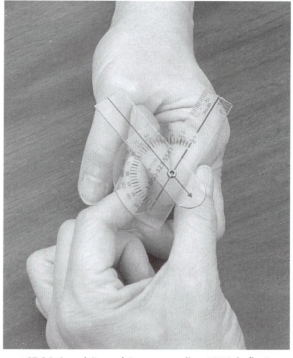

Figura 15.21 A posição-padrão para medir a ADM de flexão passiva da articulação IFP consiste em uma posição relaxada da articulação IFD, que geralmente assume uma posição de ligeira flexão.

> **QUADRO 15.8 Inserção muscular**
>
> **Inserções e inervação do extensor do dedo mínimo**
>
> Inserção proximal: epicôndilo lateral do úmero, por meio do tendão extensor comum e da fáscia circunjacente.
>
> Inserção distal: o capuz extensor do dedo mínimo por duas tiras. A parte lateral se funde com o tendão do extensor dos dedos. Assim, o tendão ulnar na articulação MCF do dedo mínimo pertence exclusivamente ao extensor do dedo mínimo.
>
> Inervação: nervo radial, C7 e C8.
>
> Palpação: o tendão do extensor do dedo mínimo é palpável no lado ulnar do tendão extensor do dedo mínimo ao cruzar a articulação MCF.

Ações

Ação muscular: extensor do dedo mínimo

Ação	Evidência
Extensão da MCF do dedo	Comprobatória
Extensão da IFP do dedo	Comprobatória (apenas com atividade intrínseca)
Extensão da IFD do dedo	Comprobatória (apenas com atividade intrínseca)
Extensão do punho	Inadequada
Desvio ulnar do punho	Inadequada
Flexão do cotovelo	Conflitante

As ações do extensor do dedo mínimo são praticamente idênticas às ações do extensor dos dedos à altura dos dedos. No entanto, se o músculo afetar o punho, é provável que resulte em desvio ulnar, porque, ao cruzar o punho, o tendão se situa ulnarmente com relação ao capitato.

Efeitos da debilidade muscular

A debilidade ou incapacitação do extensor do dedo mínimo resulta na impossibilidade de estender independentemente a articulação MCF do dedo mínimo. Tendo em vista que o extensor do dedo mínimo é, com frequência, deficiente, podendo mesmo estar ausente, sua debilidade se caracteriza por um enfraquecimento significativo da extensão da articulação MCF do dedo mínimo.

Efeitos do encurtamento

É improvável que ocorra encurtamento isolado do extensor do dedo mínimo. Contudo, os efeitos do encurtamento desse músculo refletem os efeitos do encurtamento do extensor dos dedos.

Extensor ulnar do carpo

O extensor ulnar do carpo é o último dos músculos dedicados do punho (Quadro 15.9). Trata-se de um músculo peniforme, similar em tamanho ao extensor radial curto do carpo.[1,7,40]

Ações

Ação muscular: extensor ulnar do carpo

Ação	Evidência
Extensão do punho	Comprobatória
Desvio ulnar do punho	Comprobatória
Extensão do cotovelo	Inadequada
Pronação do cotovelo	Inadequada

O papel do extensor ulnar do carpo na extensão e desvio ulnar do punho é devidamente aceito, graças às evidências obtidas por estudos EMG.[5,12,34,75] No entanto, alguns dados sugerem que o extensor ulnar do carpo é capaz de estender o punho apenas quando o antebraço está supinado.[8] A análise do braço de momento de extensão do extensor ulnar do carpo revela que o braço de momento diminui à medida que o antebraço se movimenta da supinação para a pronação.[43] Esse achado apoia a noção de que o extensor ulnar do carpo é mais efetivo na extensão do punho quando o antebraço está supinado. A análise por EMG não revela diferença significativa no nível de recrutamento do extensor ulnar do carpo durante a extensão do punho em diferentes posições do antebraço.[72] Não há estudos publicados que quantifiquem o momento de extensão aplicado ao punho pelo extensor ulnar do carpo em diferentes posições do antebraço. Há necessidade de mais pesquisas para que seja determinado se o papel da extensão do extensor ulnar do carpo é alterado pela posição do antebraço.

O extensor ulnar do carpo possui o maior braço de momento para o desvio ulnar dos músculos dedicados do punho.[8,12,43] O braço de momento muda pouquíssimo com a posição do punho, o que torna o músculo particularmente efetivo para o desvio ulnar. O extensor ulnar do carpo está

> **QUADRO 15.9 Inserção muscular**
>
> **Inserções e inervação do extensor ulnar do carpo**
>
> Inserção proximal: epicôndilo lateral do úmero, por meio do tendão extensor comum e da fáscia circunjacente, e da borda posterior da ulna, com o flexor ulnar do carpo.
>
> Inserção distal: aspecto medial do metacarpal do dedo mínimo.
>
> Inervação: nervo radial, C7 e C8.
>
> Palpação: o tendão do extensor ulnar do carpo pode ser palpado no aspecto dorsal e ulnar da articulação do punho durante a extensão do punho contra resistência com desvio ulnar.

situado em uma posição imediatamente ulnar à cabeça da ulna e ao disco fibrocartilaginoso do complexo da fibrocartilagem triangular (CFCT). Esse músculo desempenha um papel importante na sustentação da articulação radiulnar distal.[19,25,60,74] Na posição de pronação, o músculo fica esticado e ajuda a evitar a luxação dorsal; na posição de supinação, pode ajudar no deslizamento anterior da ulna.

O extensor ulnar do carpo cruza o cotovelo e pode afetar essa articulação. A medição dos braços de momento do músculo no cotovelo revela braços de momento substanciais para extensão e pronação, sugerindo que o músculo é, no mínimo, mecanicamente capaz de promover extensão do cotovelo e pronação do antebraço.[1,50] Entretanto, dados obtidos com estudos EMG demonstram não haver atividade do extensor ulnar do carpo durante a pronação do antebraço.[5] Da mesma forma que os demais músculos do antebraço que cruzam o cotovelo, há necessidade de um aprofundamento nas investigações para que seja determinado se o extensor ulnar do carpo realmente funciona no cotovelo.

Efeitos da debilidade muscular

A debilidade do extensor ulnar do carpo resulta em enfraquecimento na extensão e desvio ulnar do punho. Conforme já foi mencionado com relação aos demais músculos do punho, o extensor ulnar do carpo participa do delicado equilíbrio exibido em um punho saudável. É provável que a ruptura desse equilíbrio, em razão do comprometimento de qualquer desses músculos, venha a gerar uma disfunção significativa. O enfraquecimento na extensão do punho é particularmente problemático para a capacidade de gerar uma preensão ou beliscada vigorosas.

Efeitos do encurtamento

Isoladamente, o encurtamento, embora pouco comum, diminui a ADM do punho em flexão e em desvio radial.

Ações combinadas dos cinco músculos primários do punho

Com base na discussão de cada um dos músculos dedicados do punho, fica evidente que não existe um músculo que isoladamente movimente o punho em qualquer dos planos cardeais de movimento. Assim, para que sejam produzidos movimentos puros de flexão e extensão ou de desvio radial ou ulnar, é preciso que ocorra a contração simultânea de pares de músculos (Fig. 15.22). Exemplificando, o flexor radial do carpo e o flexor ulnar do carpo são, ambos, necessários para a flexão pura do punho.

Durante as atividades funcionais, o punho comumente se movimenta em uma trajetória diagonal, desde a extensão do punho com desvio radial para a flexão do punho com desvio ulnar.[43,56] Não surpreende que o flexor ulnar do carpo tenha uma área de secção transversal fisiológica maior do que a do flexor radial do carpo.[1] Da mesma forma, a área de secção transversal fisiológica combinada do extensor radial longo do carpo e do extensor radial curto do carpo

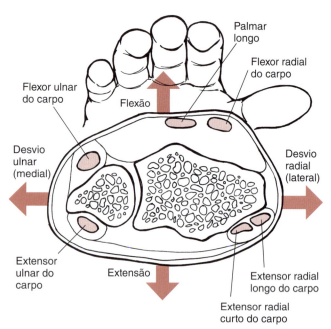

Figura 15.22 Pares de músculos dedicados do punho que movimentam essa articulação nos planos cardeais. Uma vista de secção transversal da articulação do punho demonstra a necessidade de pares de músculos dedicados dessa articulação para a produção de movimentos nos planos cardeais de flexão-extensão ou de desvio radial-ulnar.

é maior do que a área do extensor ulnar do carpo. Esses músculos parecem ser especializados para a sustentação e movimentação do punho e da mão nesse padrão diagonal.

Relevância clínica

Comprometimento isolado de um músculo dedicado do punho: O comprometimento de um músculo isolado do punho resulta no comprometimento do movimento singular proporcionado por esse músculo, interferindo com os movimentos nos planos cardeais nos quais o músculo participa. Exemplificando, o extensor ulnar do carpo se contrai e gera o movimento combinado de extensão e desvio ulnar do punho. A debilidade desse músculo resulta do enfraquecimento desse movimento combinado e também da extensão e no desvio ulnar puros do punho, visto que o extensor ulnar do carpo participa nesses dois movimentos. Em consequência, quando o clínico identifica uma dificuldade ou incapacidade do paciente em fazer determinado movimento do punho em um plano cardeal, deverá aprofundar sua avaliação para que seja determinada a distribuição da debilidade nos músculos contributivos.

Músculos profundos na superfície volar do antebraço

Os músculos profundos da superfície volar do antebraço são o flexor profundo dos dedos, o flexor longo do polegar e o pronador quadrado (Fig. 15.23).

Capítulo 15   Mecânica e patomecânica dos músculos do antebraço   315

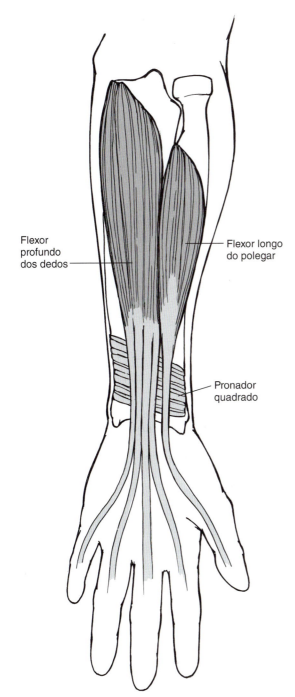

Figura 15.23 Os músculos profundos da superfície volar do antebraço são: flexor profundo dos dedos, flexor longo do polegar e pronador quadrado.

Flexor profundo dos dedos

O flexor profundo dos dedos é um grande músculo composto de numerosos feixes de músculos unipenados,[8] com uma grande área de secção transversal fisiológica e grande força potencial (Quadro 15.10). Com base em sua área de secção transversal fisiológica, o flexor profundo dos dedos é até 50% mais forte do que o flexor superficial dos dedos, e ambos são mais fortes do que o extensor dos dedos.[7,8,40]

QUADRO 15.10 Inserção muscular

Inserções e inervação do flexor profundo dos dedos

Inserção proximal: os dois terços ou três quartos proximais das superfícies anterior e medial da ulna e a metade medial da membrana interóssea, superfície medial do processo coronoide e desde a borda posterior da ulna por meio da aponeurose do flexor ulnar do carpo.

Inserção distal: um tendão para cada dedo se insere na superfície palmar da base da falange distal.

Inervação: os tendões que seguem até os dedos indicador e médio são inervados pelo ramo interósseo anterior do nervo mediano, C8, T1, talvez C7. Os tendões dos dedos mínimo e anular são inervados pelo nervo ulnar, C8 e T1.

Palpação: os tendões do flexor profundo dos dedos podem ser palpados ao longo da superfície volar da falange média de cada dedo.

Ações

Ação muscular: flexor profundo dos dedos

Ação	Evidência
Flexão da articulação IFD	Comprobatória
Flexão da articulação IFP	Comprobatória
Flexão da articulação MCF	Comprobatória
Flexão do punho	Conflitante

O flexor profundo dos dedos é o único músculo que pode flexionar a articulação IFD dos dedos. O procedimento de rotina para o teste da força e integridade do músculo é a flexão ativa da articulação IFD.[28,34] Contudo, os tendões dos dedos estão mecanicamente ligados entre si no ventre muscular e talvez até mesmo no túnel do carpo, dificultando, senão impossibilitando, a ativação individual do flexor profundo dos dedos em apenas um dedo, exceto no dedo indicador, que parece ter um controle mais independente.[13,65]

Como ocorre também com o flexor superficial dos dedos, o flexor profundo dos dedos tem o potencial de afetar todas as articulações cruzadas por este músculo. Os dois músculos são capazes de gerar flexão nas articulações IFP e MCF dos dedos e no punho. Entretanto, estudos EMG sugerem que o flexor profundo dos dedos seja o flexor primário do dedo, ativado durante o fechamento livre e sem resistência do dedo.[5,13,37] Ao que parece, o flexor superficial dos dedos é mantido "na reserva" para o fornecimento de força extra, particularmente durante movimentos vigorosos de pinçamento e de preensão.[8,41] Tendo em vista que o flexor superficial dos dedos tem uma ativação mais independente de dedos considerados individualmente, esse músculo também é utilizado nos casos em que haja

> ### Relevância clínica
>
> **TMM do flexor profundo dos dedos:** O clássico procedimento de TMM para o flexor profundo dos dedos é a avaliação da força de flexão da articulação IFD.[28,34,53] Em casos de lesão do nervo ou do tendão ou de neuropatias ou miopatias degenerativas, pode ser clinicamente importante determinar a força do flexor profundo dos dedos em cada dedo. O clínico deve reconhecer que, embora o teste possa se concentrar em apenas um dedo, a estrutura do músculo como um todo faz com que o paciente flexione todos os dedos simultaneamente. A interligação mecânica entre os músculos dos dedos não permite que a pessoa isole a flexão da articulação IFD de um único dedo (Fig. 15.24). É provável que as tentativas de impedir a flexão nos demais dedos inibam o recrutamento do músculo.

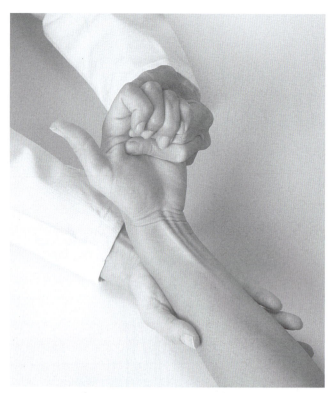

Figura 15.25 É comum a substituição pelo flexor profundo dos dedos durante um TMM dos flexores do punho; isso pode levar a uma superestimativa da força de flexão do punho.

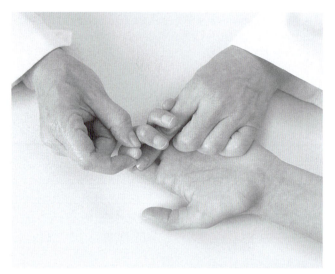

Figura 15.24 O procedimento-padrão de TMM para a avaliação da força do flexor profundo dos dedos possibilita a flexão de todos os dedos, mesmo nos casos de avaliação exclusiva de um dedo.

necessidade de movimentos de dedos individuais.[13,37] Tanto o flexor profundo dos dedos como o flexor superficial dos dedos demonstra maior força no dedo médio.[8,15,27,70]

O flexor profundo dos dedos cruza o punho e tem potencial de afetar esta articulação. Os tendões do flexor profundo dos dedos são os situados mais profundamente no túnel do carpo e possuem pequenos braços de momento para flexão do punho. A análise sugere que os braços de momento aumentam com a flexão do punho à medida que os tendões se tornam mais encorpados anteriormente no túnel.[8] Os estudos EMG são conflitantes com relação à atividade do flexor profundo dos dedos durante a flexão do punho.[5,17] Observações durante TMMs de força do punho revelam uma tendência frequente para a flexão dos dedos, no que parece ser uma tentativa de recrutar o flexor profundo dos dedos como uma flexão do punho (Fig. 15.25). Novamente, os clínicos devem ficar atentos ao uso dos músculos flexores dos dedos para aumentar a força de flexão do punho.

Efeitos da debilidade muscular

Os efeitos da debilidade do flexor profundo dos dedos se manifestam diretamente na forma de um decréscimo na força de flexão da articulação IFD, mas também fica afetada a força total de flexão dos dedos e, em consequência, a força de pinçamento e de preensão.

Efeitos do encurtamento

O encurtamento do flexor profundo dos dedos acarreta redução da excursão dos dedos em extensão. Em casos extremos, habitualmente em presença de espasticidade muscular, os dedos podem se fechar na palma da mão. Contudo, o encurtamento é também a consequência da perda do equilíbrio em todos os músculos na mão, resultante da debilidade dos músculos intrínsecos. Nessa situação, os flexores e extensores dos dedos se tornam conjuntamente retesados, fazendo que a mão fique com uma deformação em garra (Fig. 15.26). Os fatores causadores da deformação em garra estão detalhados no Capítulo 18.

Flexor longo do polegar

O flexor longo do polegar, juntamente com o flexor profundo dos dedos, se situa no assoalho do túnel do carpo (Quadro 15.11). O flexor longo do polegar é um músculo bipenado que cruza as articulações IFP, MCF e carpometacarpal (CMC) do polegar e da articulação do punho.

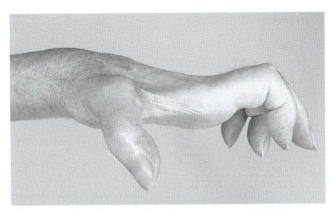

Figura 15.26 Deformação de mão em garra em indivíduo com debilidade significativa dos músculos intrínsecos da mão, com simultâneo encurtamento do flexor profundo dos dedos e do extensor dos dedos.

QUADRO 15.11 Inserção muscular

Inserções e inervação do flexor longo do polegar

Inserção proximal: superfície anterior do rádio e membrana interóssea adjacente da tuberosidade radial até a inserção do pronador quadrado. O músculo também pode se inserir ao aspecto medial do processo coronoide.

Inserção distal: superfície palmar da base da falange distal do polegar.

Inervação: ramo interósseo anterior do nervo mediano, C7, C8 e talvez T1.

Palpação: o tendão do flexor longo do polegar pode ser palpado na superfície volar da falange proximal do polegar.

Ações

Ação muscular: flexor longo do polegar

Ação	Evidência
Flexão da articulação IF do polegar	Comprobatória
Flexão da articulação MCF do polegar	Conflitante
Flexão da articulação CMC do polegar	Conflitante
Adução da articulação CMC do polegar	Comprobatória
Flexão do punho	Inadequada
Desvio radial do punho	Inadequada

O flexor longo do polegar é o único músculo capaz de flexionar a articulação IF do polegar. Ao contrário dos flexores longos dos dedos, o flexor longo do polegar é independente, e a flexão isolada da articulação IF é facilmente efetuada neste dedo. O flexor longo do polegar tem um braço de momento menor para flexão nas articulações MCF e CMC do polegar, em comparação com o que ocorre nos músculos intrínsecos deste dedo. A avaliação EMG revela uma vigorosa ativação do flexor longo do polegar com a flexão da articulação IF, mas ativação nula com a flexão isolada da articulação MCF no polegar.[13] Na verdade, a ativação do flexor longo do polegar na ausência de outra atividade muscular no polegar causa a flexão da articulação IF, mas hiperextensão da articulação MCF do polegar.[8,64] Como pode ser observado em todo o punho e a mão, o movimento estável do polegar depende da ativação balanceada de vários músculos.

Alguns estudos examinaram a contribuição do músculo flexor longo do polegar para a adução da articulação CMC. Análises biomecânicas revelam braços de momento muito pequenos, que geram momentos de abdução (abdução palmar)[63] ou de adução.[47] Análises EMG revelam atividade do flexor longo do polegar durante a adução, com pouca ou nenhuma ativação durante a abdução.[14,33] Como o flexor profundo dos dedos, o flexor longo do polegar tem apenas um pequeno braço de momento para flexão no punho.[8] Isso pode também produzir um leve momento de desvio radial.[51] Como ocorre com outros músculos extrínsecos dos dedos, a contribuição do flexor longo do polegar para esses movimentos pode ficar evidente apenas com a perda dos músculos primários para essas ações.

Efeitos da debilidade muscular

A debilidade do flexor longo do polegar resulta em enfraquecimento na flexão da articulação IF do polegar. É rara a ocorrência de debilidade isolada do flexor longo do polegar, mas isso pode ser decorrente do impingimento do nervo interósseo anterior.

Efeitos do encurtamento

Como os músculos extrínsecos para os dedos, o flexor longo do polegar raramente sofre encurtamento isoladamente. É possível observar encurtamento do flexor longo do polegar em casos de lesões do neurônio motor superior, acarretando espasticidade do flexor longo do polegar e de outros músculos da mão. Em casos de espasticidade grave, o polegar é tracionado na direção da palma da mão pela tração combinada do flexor longo do polegar, adutor do polegar e extensor longo do polegar. Essa deformação de polegar na palma compromete, ou chega mesmo a evitar, os movimentos de pinçamento e de preensão. Em casos graves, a localização do polegar na palma da mão interfere com a higiene normal da mão, podendo levar ao esfacelamento da pele.[52] Talvez haja necessidade de correção cirúrgica da deformação para melhorar a função ou facilitar os cuidados com a pele.

Com frequência, o flexor longo do polegar sofre encurtamento com o extensor longo do polegar, na ausência dos músculos intrínsecos do polegar. Essa perda de equilíbrio resulta na típica deformação do "polegar de macaco" (Fig. 15.27). A deformação será discutida mais detalhadamente no Capítulo 18.

Relevância clínica

Relato de caso: Um homem com 45 anos informou que, subitamente, notou dificuldade em abotoar sua camisa. A dificuldade foi observada uma noite depois de um dia em que se ocupou de um trabalho caseiro de reparo que envolvia o uso prolongado de uma chave de fenda em uma posição acima da cabeça. O paciente não sentia dor e observou que sua única queixa era a dificuldade com tarefas que necessitam de manipulação motora fina, por exemplo, abotoar a camisa e dar um laço de gravata. O exame físico revelou completa ADM passiva ao longo do polegar, demais dedos e punho. Não foi percebida flexão ativa na articulação IF do polegar ou na articulação IFD do dedo indicador. Todas as outras avaliações de força estavam dentro dos limites normais. A avaliação do neurologista confirmou impingimento do nervo interósseo anterior, provavelmente precipitada pela prolongada e repetida pronação do antebraço, durante o uso da chave de fenda. O nervo emerge entre as duas cabeças do pronador redondo e possivelmente sofreu compressão contra a membrana interóssea durante a prolongada e repetida contração do pronador redondo.

Um aspecto digno de nota desse caso foi o modo como poucos déficits funcionais resultaram de uma perda aparentemente completa do flexor longo do polegar e do flexor profundo dos dedos para o dedo indicador. (Não foram realizados testes eletrodiagnósticos para quantificar o grau de denervação.) O movimento de pinçamento se caracterizava pela hiperextensão da articulação IF do polegar e da articulação IFD do dedo indicador. O paciente informou apenas uma pequena inconveniência, em particular ao abotoar roupas. Os músculos se recuperaram de forma gradual até recobrar praticamente a força normal, ao longo de um período de um ano.

Pronador quadrado

O pronador quadrado é o segundo dos músculos primários de pronação (Quadro 15.12). O pronador redondo foi discutido no Capítulo 12 juntamente com os músculos flexores do cotovelo.

Ações

Ação muscular: pronador quadrado

Ação	Evidência
Pronação do cotovelo	Comprobatória

Considera-se que o pronador quadrado exerça a ação de pronação do antebraço. Conforme mencionado no Capítulo 12, estudos EMG revelam que o pronador quadrado é o pronador primário, participando na pronação ativa do antebraço, independentemente da condição.[5] O braço de momento do pronador quadrado é pelo menos tão grande quanto o braço de momento do pronador redondo (6-8 mm), ficando relativamente constante ao longo de grande parte da ADM de pronação e supinação, e diminuindo ligeiramente no extremo da pronação e ainda mais no extremo da supinação.[10] O pronador redondo parece dar suporte na pronação ativa, contraindo-se apenas contra a resistência e durante movimentos rápidos. Estudos também demonstram que o pronador quadrado desempenha papel essencial no suporte da articulação radiulnar distal.[35,48,60,61]

Efeitos da debilidade muscular

A debilidade do pronador quadrado enfraquece a força de pronação. No entanto, se o pronador redondo permanecer intacto, esse músculo proporcionará uma força de pronação substancial. A debilidade do pronador quadrado pode acarretar dificuldade na pronação com a extensão do cotovelo, visto que o pronador redondo flexiona esta articulação durante sua pronação. A debilidade do pronador quadrado também pode comprometer a estabilidade da articulação radiulnar distal.

QUADRO 15.12 Inserção muscular

Inserções e inervação do pronador quadrado

Inserção proximal: quarto distal da superfície anterior da ulna.

Inserção distal: quarto distal da superfície anterior do rádio.

Inervação: ramo interósseo anterior do nervo mediano, C7, C8 e talvez T1.

Palpação: o pronador quadrado pode ser palpado durante a pronação não resistida, mediante a colocação de um dedo na superfície volar do rádio ou ulna distal. O dedo que faz a palpação deve deslizar profundamente aos tendões suprajacentes.

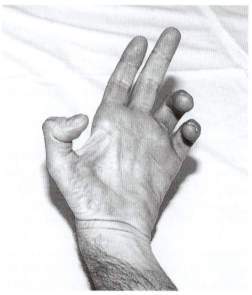

Figura 15.27 Deformação do "polegar de macaco". Essa deformação pode ser observada em um indivíduo com debilidade significativa dos músculos intrínsecos do polegar com simultâneo encurtamento do flexor longo do polegar e do extensor longo do polegar.

Efeitos do encurtamento

É improvável que ocorra encurtamento isolado do pronador quadrado. Contudo, esse músculo fica retesado em combinação com outras estruturas, como a membrana interóssea e os ligamentos da articulação radiulnar distal, resultando na restrição da ADM de supinação.

Músculos profundos na superfície dorsal do antebraço

Os músculos profundos da superfície dorsal do antebraço são o supinador, os três músculos da "tabaqueira" (abdutor longo do polegar, extensor curto do polegar e extensor longo do polegar) e o extensor do indicador (Fig. 15.28).

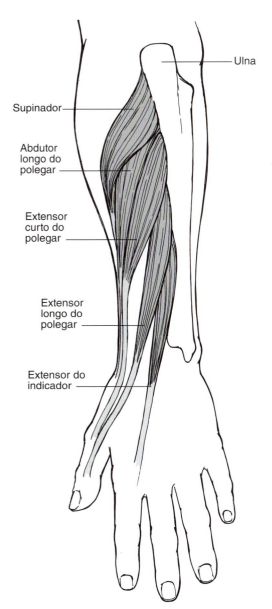

Figura 15.28 Músculos profundos da superfície dorsal do antebraço: supinador, abdutor longo do polegar, extensor curto do polegar, extensor longo do polegar e extensor do indicador.

Supinador

O músculo supinador foi apresentado no Capítulo 12 com outro supinador importante do antebraço, o bíceps braquial. Estudos EMG revelam que o supinador é um importante supinador do cotovelo, em particular quando a articulação está estendida, inibindo efetivamente o bíceps braquial. A debilidade do supinador resulta em perda significativa da força de supinação quando o cotovelo é estendido. O relato de caso apresentado no Capítulo 12 revela como o enfraquecimento do supinador pode passar despercebido, se a força de supinação for avaliada apenas na posição de rotina do TMM, na qual o cotovelo fica flexionado.[28,53] Nessa posição, o bíceps braquial é um supinador poderoso, podendo mascarar qualquer debilidade do músculo supinador.

É improvável que ocorra encurtamento isolado do supinador, mas, em combinação com o bíceps braquial, ocorrerá limitação da ADM de pronação. O Capítulo 12 discute como a avaliação da ADM de pronação com o cotovelo flexionado e estendido ajuda a diferenciar as contribuições do bíceps braquial e do supinador para a limitação da ADM de pronação.

Abdutor longo do polegar

O abdutor longo do polegar forma o limite anterior da **tabaqueira anatômica**, composta pelo abdutor longo do polegar, pelo extensor curto do polegar e pelo extensor longo do polegar (Quadro 15.13). Investigadores descreveram até sete tendões distintos do abdutor longo do polegar em sua passagem pelo primeiro compartimento dorsal do punho com o extensor curto do polegar.[18,59] Trata-se de um poderoso músculo que afeta tanto o polegar como o punho.[8]

QUADRO 15.13 Inserção muscular

Inserções e inervação do abdutor longo do polegar

Inserção proximal: superfície posterior da ulna e membrana interóssea distal à inserção do ancôneo e terço médio do rádio posterior, distalmente ao músculo supinador.

Inserção distal: trapézio e superfície radial da base do osso metacarpal do polegar.

Inervação: nervo radial, C7 e C8.

Palpação: o abdutor longo do polegar pode ser palpado no local em que forma a borda anterior da tabaqueira anatômica do polegar e em que se insere na base do osso metacarpal do polegar.

Ações

Ação muscular: abdutor longo do polegar

Ação	Evidência
Abdução da articulação CMC do polegar	Conflitante
Extensão da articulação CMC do polegar	Comprobatória
Desvio radial do punho	Comprobatória
Flexão do punho	Comprobatória
Extensão do punho	Comprobatória
Pronação do antebraço	Inadequada
Supinação do antebraço	Inadequada

Para que se compreenda as ações do abdutor longo do polegar, é essencial ter uma imagem nítida dos movimentos da articulação CMC do polegar. Esses movimentos foram apresentados no Capítulo 14 e são revisados na Figura 15.29. A abdução (abdução palmar) da articulação CMC ocorre em um plano perpendicular ao plano da palma da mão. A extensão (abdução radial) ocorre em um plano paralelo ao plano da palma. Apesar do nome do músculo, o abdutor longo do polegar parece desempenhar apenas um papel de suporte na abdução da articulação CMC. Quase todos os investigadores descrevem alguma participação do músculo na abdução do polegar,[5,13,14,33,34] embora um estudo afirme que o abdutor longo do polegar não participa absolutamente na abdução.[8] Vários estudos também informam que o abdutor longo do polegar contribui para a extensão da articulação CMC.[8,13,14,30,33,34]

Uma cuidadosa análise das inserções distais do abdutor longo do polegar e de seus braços de momento ajuda a explicar o papel deste músculo na articulação CMC do polegar. A inserção é ampla e também variável, e essa variabilidade pode ser a origem da diversidade de interpretações das ações musculares.[9,63,71] A inserção primária do abdutor longo do polegar se situa na superfície dorsal da base do metacarpal do polegar (Fig. 15.30). Tendo em vista que o polegar se situa em uma posição ligeiramente volar e em rotação medial com relação ao restante da mão (ver Fig. 14.38), a inserção do abdutor longo do polegar sobre o dorso do metacarpal é consistente com a ação de extensão da articulação CMC. Também foi descrita uma inserção do abdutor longo do polegar no aspecto lateral da superfície palmar do trapézio.[44,71] Essa inserção é consistente com uma ação de abdução da articulação CMC do polegar, embora o braço de momento para abdução seja muito menor do que o braço de momento do abdutor curto do polegar[47,63] (Fig. 15.31). Com efeito, o abdutor longo do polegar tem um braço de momento maior para extensão do que para abdução.

Estudos EMG demonstram atividade do abdutor longo do polegar e também do abdutor intrínseco durante a abdução ativa, mas esses estudos apontam maior atividade do abdutor longo do polegar durante a extensão da articulação CMC do polegar do que durante a abdução.[5,9,14,33,72] Estudos de indivíduos que passaram por bloqueios do nervo mediano, que

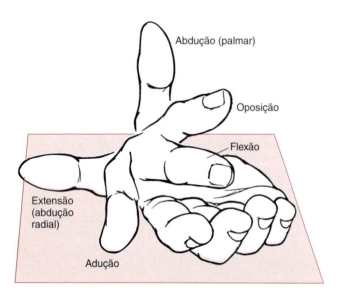

Figura 15.29 Os movimentos disponíveis na articulação CMC do polegar são a flexão e a extensão em um plano paralelo ao plano da palma da mão, abdução e adução em um plano perpendicular à palma, e oposição combinando flexão, abdução e rotação medial.

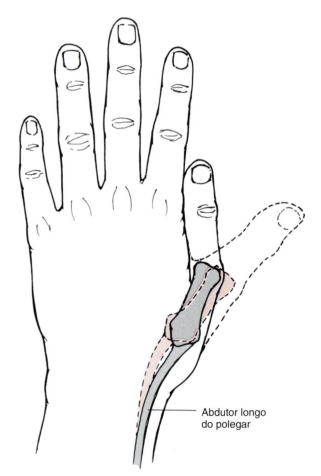

Figura 15.30 Inserção do abdutor longo do polegar no aspecto dorsal do metacarpal do polegar. Tendo em vista a posição do polegar com relação à mão, a inserção do abdutor longo do polegar no aspecto dorsal do metacarpal do polegar produz a extensão da articulação CMC.

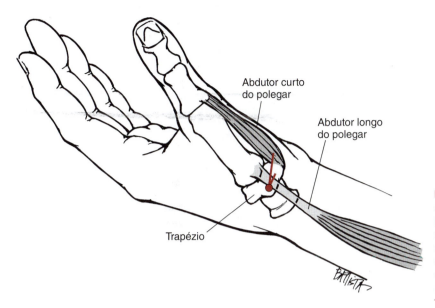

Figura 15.31 Braços de momento dos abdutores longo e curto do polegar. A inserção do abdutor longo do polegar no trapézio pode criar um pequeno momento de abdução. Contudo, o braço de momento do músculo é mais curto do que o braço de momento de abdução do abdutor curto do polegar.

inerva o abdutor curto do polegar, também ajudam a esclarecer a contribuição do abdutor longo do polegar à abdução deste dedo.[6,33] Esses pacientes demonstraram grave perda da força de abdução na articulação CMC (de 75 a 100%). As variações em resposta aos bloqueios nervosos são consistentes com a variabilidade anatômica já descrita. Portanto, parece que, embora o abdutor longo do polegar participe na abdução deste dedo, o abdutor intrínseco é muito mais eficiente nesse tocante. O abdutor longo do polegar é mais importante como extensor da articulação CMC do polegar.

O abdutor longo do polegar parece ser bastante apropriado para o desvio radial do punho. Esse músculo possui um dos maiores braços de momento para desvio radial entre qualquer dos músculos que cruzam o punho.[6,8,9] Também foi informado que o abdutor longo do polegar flexiona o punho[6,8,34,55] e permanece ativo durante a extensão desta articulação.[9,72] A avaliação do braço de momento do músculo para flexão e extensão do punho sugere que ele cruza o punho pelo eixo de flexão e extensão e, portanto, não possui momento de flexão nem de extensão.[51] Entretanto, o movimento do polegar na direção da abdução permite que o tendão do abdutor longo do polegar deslize anteriormente. Nessa posição, é provável que o músculo possa flexionar o punho[9] (Fig. 15.32). Esse é um padrão de substituição descrito em pacientes com debilidade de flexão do pulso. De forma análoga, a adução do polegar pode movimentar posteriormente o tendão, de modo que o músculo fique em uma posição posterior ao eixo de flexão e de extensão do punho, sendo capaz de fazer extensão do punho. A ampla e variável inserção do músculo no punho e no polegar também pode explicar algumas das diferenças nas ações atribuídas ao abdutor longo do polegar no punho. Os clínicos devem ter em mente que essas variações anatômicas sugerem que os pacientes podem demonstrar respostas variadas às contrações do abdutor longo do polegar. Modelos mecânicos e

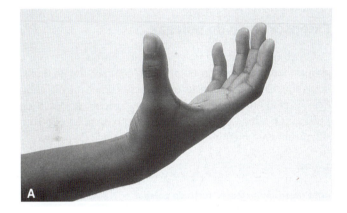

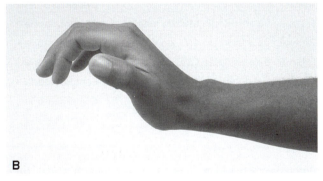

Figura 15.32 Função do abdutor longo do polegar no punho. **A.** Quando o polegar está abduzido na articulação CMC, o abdutor do polegar pode contribuir para a flexão do punho. **B.** Quando o polegar está aduzido na articulação CMC, o abdutor do polegar pode contribuir para a extensão do punho.

cadavéricos do braço de momento do músculo sugerem que o abdutor longo do polegar pode contribuir para a supinação, quando o antebraço está supinado, e para a pronação quando o antebraço se encontra a meio caminho de seu arco de movimento.[10] Os clínicos devem permanecer alertas para substituições pelo abdutor longo do polegar durante os variados movimentos do punho.

Efeitos da debilidade muscular

A debilidade do abdutor longo do polegar se manifesta principalmente no enfraquecimento na extensão da articulação CMC. A extensão na articulação CMC do polegar é componente essencial do movimento de pinçamento normal. Portanto, a debilidade do abdutor longo do polegar compromete a capacidade do indivíduo de executar um movimento poderoso de pinçamento. Os detalhes da mecânica e da patomecânica do pinçamento serão apresentados no Capítulo 19.

Efeitos do encurtamento

Não há relatos de encurtamento isolado do abdutor longo do polegar. É provável que esse músculo fique retesado em presença de encurtamento de outros músculos extrínsecos do polegar. Seu encurtamento pode contribuir para a redução da ADM de flexão na articulação CMC do polegar.

Extensor curto do polegar

O extensor curto do polegar avança juntamente com o abdutor longo do polegar no primeiro compartimento dorsal no punho. Em consequência, exerce ações praticamente idênticas, exceto em sua inserção distal na articulação MCF do polegar (Quadro 15.14). O extensor curto do polegar é consideravelmente menor do que o abdutor longo do polegar.[8]

Ações

Ação muscular: extensor curto do polegar

Ação	Evidência
Extensão da articulação MCF do polegar	Comprobatória
Abdução da articulação CMC do polegar	Comprobatória
Extensão da articulação CMC do polegar	Comprobatória
Desvio radial do punho	Comprobatória
Flexão do punho	Comprobatória
Extensão do punho	Comprobatória

Há poucas dúvidas sobre a capacidade do extensor curto do polegar, situado no dorso da articulação MCF, de estender esta articulação no polegar.[8,34,55,75] O extensor longo do polegar também pode estender a articulação MCF; é difícil recrutar isoladamente o extensor curto do polegar.

O extensor curto do polegar e o abdutor longo do polegar se situam na mesma bainha tendínea e, portanto, exercem ações praticamente idênticas no punho e na articulação CMC do polegar.[8,49,55] O extensor curto do polegar se situa em uma posição ligeiramente dorsal e medial ao abdutor longo do polegar. O extensor curto do polegar está alinhado de modo a estender a articulação CMC do polegar, mas contribui pouco para a abdução. O músculo possui

> **QUADRO 15.14 Inserção muscular**
>
> **Inserções e inervação do extensor curto do polegar**
>
> Inserção proximal: superfície posterior do rádio e membrana interóssea adjacente, distal ao abdutor longo do polegar.
>
> Inserção distal: superfície dorsal da base da falange proximal do polegar.
>
> Inervação: nervo radial, C7 e C8.
>
> Palpação: o tendão do extensor curto do polegar pode ser palpado juntamente com o abdutor longo do polegar, como o lado radial da tabaqueira anatômica do polegar. O tendão se situa dorsalmente ao tendão do abdutor longo do polegar.

um braço de momento para desvio radial do punho similar, em comparação com o abdutor longo do polegar; mas exibe menor capacidade de flexionar o punho[34,51] (Fig. 15.33). Como também ocorre com o abdutor longo do polegar, o movimento do polegar pode alterar seu efeito na flexão e extensão do punho.

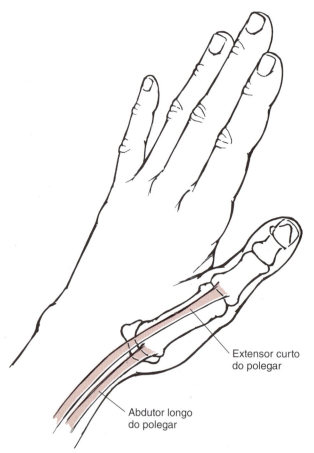

Figura 15.33 O extensor curto do polegar se situa em uma posição ligeiramente ulnar e dorsal ao abdutor longo do polegar e, assim, possui um braço de momento um pouco melhor para extensão da articulação do punho.

> **Relevância clínica**
>
> **Doença de De Quervain:** A doença de De Quervain é um espessamento e estreitamento do compartimento de tecido conjuntivo que contém o extensor curto do polegar e o abdutor longo do polegar. Trata-se de um transtorno comumente observado em pessoas que utilizam repetidamente a flexão e a extensão do polegar, por exemplo, digitadores de computador.[47] Um teste clássico para o transtorno envolve o esticamento desses músculos para reproduzir as queixas de dor do paciente. O teste, conhecido como teste de Finkelstein, coloca as articulações do polegar em flexão e o punho em desvio ulnar.[58,76] Aparentemente o teste estica mais o extensor curto do polegar, em comparação com o que ocorre com o abdutor longo do polegar, o que é consistente com a inserção mais distal do extensor curto do polegar.[36]

> **QUADRO 15.15 Inserção muscular**
>
> **Inserções e inervação do extensor longo do polegar**
>
> Inserção proximal: aspecto lateral do terço médio da ulna em sua superfície posterior e membrana interóssea adjacente.
>
> Inserção distal: superfície dorsal da base da falange distal do polegar.
>
> Inervação: nervo radial, C7 e C8.
>
> Palpação: o extensor longo do polegar pode ser palpado como a borda ulnar da tabaqueira anatômica.

Efeitos da debilidade muscular

A debilidade do extensor curto do polegar enfraquece a extensão das articulações MCF e CMC do polegar. Contudo, se o abdutor longo do polegar e o extensor longo do polegar permanecerem intactos, serão pequenas as consequências funcionais.

Efeitos do encurtamento

É improvável que ocorra encurtamento isolado do extensor curto do polegar. Esse músculo pode contribuir para a limitação do movimento da articulação CMC juntamente com o abdutor longo do polegar, um músculo de aspecto maior. O extensor curto do polegar é pequeno demais para afetar por si só o movimento da articulação MCF.

Extensor longo do polegar

Outro músculo peniforme do antebraço, o extensor longo do polegar, tem uma trajetória tortuosa ao longo do antebraço até o polegar (Quadro 15.15). O músculo se encurva em torno do tubérculo do rádio, que funciona como uma polia para redirecionar o tendão na direção do polegar. O efeito do músculo no polegar é diretamente influenciado pelo ângulo de tração do tendão, resultante de sua trajetória em torno do tubérculo dorsal.

Ações

Ação muscular: extensor longo do polegar

Ação	Evidência
Extensão da articulação IF do polegar	Comprobatória
Extensão da articulação MCF do polegar	Comprobatória
Extensão da articulação CMC do polegar	Conflitante
Adução da articulação CMC do polegar	Comprobatória
Retropulsão do polegar	Comprobatória
Desvio radial do punho	Comprobatória
Extensão do punho	Comprobatória

O extensor longo do polegar é o extensor primário da articulação IF do polegar e o único músculo capaz de estender a articulação IF por toda a sua amplitude de movimento. Contudo, é importante reconhecer que outros músculos (i. e., os músculos intrínsecos do polegar) também contribuem para a extensão da articulação IF.[32,66] O extensor longo do polegar também contribui para a extensão da articulação MCF juntamente com o extensor curto do polegar.

O papel do extensor longo do polegar na articulação CMC é mais controverso. O músculo é comumente descrito como um extensor dessa articulação.[8,34,55,75] No entanto, o extensor longo do polegar cruza o lado ulnar da articulação CMC ao contornar o tubérculo dorsal do rádio (Fig. 15.34). O reconhecimento de que a extensão da articulação CMC ocorre no plano da palma da mão e que a adução ocorre em um plano perpendicular ao plano da palma revela que o extensor longo do polegar está mais bem alinhado para promover a adução da articulação CMC do que para estendê-la.[14] À medida que o polegar faz adução, o extensor longo do polegar passa a ser um adutor ainda melhor, tornando-se cada vez menos um extensor. É o único músculo capaz de aduzir o polegar além da palma da mão. Essa ação é conhecida como *retropulsão*, podendo funcionar como um teste do extensor longo do polegar (Fig. 15.35). Com a abdução do polegar, o braço de momento do músculo para a extensão melhora.[8] O extensor longo do polegar cruza o punho dorsalmente e ligeiramente ao lado radial do capitato, e tem braços de momento tanto para extensão como para desvio radial do punho.[8,34,51,75]

> **Relevância clínica**
>
> **Uso dos "músculos da tabaqueira" nos movimentos do punho:** São necessárias observações cuidadosas para que o clínico que testa a força do punho perceba o uso, pelo paciente, de qualquer dos músculos extrínsecos do punho para obtenção de força extra durante os movimentos do punho. No entanto, a capacidade desses músculos de contribuir para a força do punho pode aumentar muito as possibilidades funcionais de um paciente com debilidade do punho (Fig. 15.36).

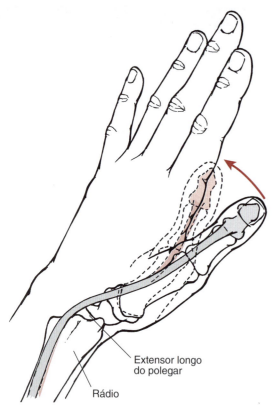

Figura 15.34 O extensor longo do polegar cruza a articulação CMC do polegar dorsalmente, gerando um grande momento de adução nesta articulação.

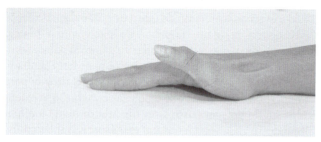

Figura 15.35 Retropulsão do polegar. O extensor longo do polegar é o único músculo capaz de tracionar o polegar em adução para além da palma, ou retropulsão.

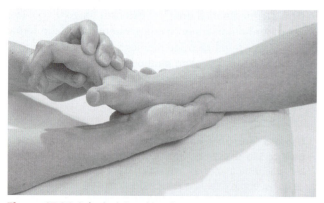

Figura 15.36 Substituições do polegar. O extensor longo do polegar e outros músculos da tabaqueira podem ajudar na extensão do punho e servir de substitutos para os músculos extensores dedicados do punho fracos.

Como o abdutor longo do polegar, o extensor longo do polegar pode ser capaz de supinação quando o antebraço está supinado e de pronação quando o antebraço se encontra na posição intermediária.[10]

Efeitos da debilidade muscular

O principal efeito da debilidade do extensor longo do polegar é o enfraquecimento da extensão da articulação IF do polegar. Entretanto, parte da extensão da articulação IF será preservada, se os músculos intrínsecos do polegar permanecerem intactos. Um estudo em que um bloqueio nervoso causou paralisia temporária do extensor longo do polegar em indivíduos demonstrou que essas pessoas estendem a articulação IF até pelo menos metade de sua excursão possível com os músculos intrínsecos intactos.[66] Esse estudo sugere que o extensor longo do polegar é importante para a completa extensão ativa da articulação, mas não é o único extensor da articulação IF.

Efeitos do encurtamento

O encurtamento do extensor longo do polegar é observado mais comumente em conjunção com o encurtamento dos demais músculos extrínsecos, particularmente o flexor longo do polegar. Com frequência, esse encurtamento combinado resulta do enfraquecimento nos músculos intrínsecos do polegar, o que altera o equilíbrio muscular necessário para o funcionamento normal do punho e da mão.

Extensor do indicador

O extensor do indicador é um pequeno músculo localizado profundamente no dorso do antebraço (Quadro 15.16).

Ações

Ação muscular: extensor do indicador

Ação	Evidência
Extensão da articulação IFD do dedo indicador	Comprobatória
Extensão da articulação IFP do dedo indicador	Comprobatória
Extensão da articulação MCF do dedo indicador	Comprobatória
Desvio ulnar da articulação MCF do dedo indicador	Inadequada
Extensão do punho	Inadequada

As ações do extensor do indicador são praticamente idênticas às ações do extensor dos dedos para o dedo indicador.

O papel do extensor do indicador nesse dedo, como o do extensor dos dedos, é a extensão da articulação MCF. A extensão de todas as articulações do dedo indicador depende da contração simultânea dos extensores extrínsecos e dos músculos intrínsecos do dedo indicador. O papel funcional primário do extensor do indicador é permitir a extensão independente do dedo indicador. Isso é essencial, visto que o extensor extrínseco primário dos dedos, o extensor dos dedos, tem interconexões (junturas tendíneas) entre os

> **QUADRO 15.16 Inserção muscular**
>
> **Inserções e inervação do extensor do indicador**
>
> Inserção proximal: superfície posterior da ulna e membrana interóssea adjacente, em um local imediatamente distal ao extensor longo do polegar.
>
> Inserção distal: capuz extensor do dedo indicador. O tendão se situa no lado ulnar do tendão extensor dos dedos.
>
> Inervação: nervo radial, C7 e C8.
>
> Palpação: o tendão do extensor do indicador pode ser palpado no lado ulnar do tendão extensor dos dedos, quando os dois tendões cruzam a articulação MCF do dedo indicador.

dedos, o que dificulta o movimento independente. Dados EMG sugerem que o extensor do indicador é mais ativo que o extensor dos dedos durante a extensão não obstaculizada da articulação MCF em indivíduos sem patologia da mão.[13] O tendão do extensor do indicador se situa no lado ulnar do tendão do extensor dos dedos, criando um diminuto braço de momento para desvio ulnar do dedo indicador.

O extensor do indicador está posicionado no centro do punho, sobre o dorso, e é teoricamente capaz de contribuir para a extensão do punho. Entretanto, trata-se de um músculo pequeno, incapaz de acrescentar grande força adicional.

Efeitos da debilidade muscular

Embora a debilidade do extensor do indicador possa causar algum enfraquecimento na extensão da articulação MCF, a limitação primária em presença de debilidade do extensor do indicador é a dificuldade no movimento independente do dedo indicador. O comprometimento funcional pode ser significativo em determinados indivíduos, como operadores de computador e músicos.

Efeitos do encurtamento

Não é provável que o encurtamento exclusivo do extensor do indicador cause o encurtamento do extensor dos dedos, mas pode contribuir para este efeito. Em conjunto, esses músculos podem contribuir para a hiperextensão das articulações MCF dos dedos.

Função sinergística dos músculos do antebraço para o punho e a mão

Coordenação ativa dos músculos dedicados do punho e dos músculos dos dedos

Músculos afetam qualquer articulação que atravessam. Assim, os músculos flexores dos dedos tendem a flexionar o punho, a articulação MCF e as articulações IFP e IFD, ao passo que os músculos extensores dos dedos tendem a estender essas articulações. As tentativas de cerrar firmemente o punho com máxima flexão não são bem-sucedidas, e normalmente causam desconforto na superfície volar e/ou dorsal do antebraço (Fig. 15.37). Por outro lado, é difícil estender completamente os dedos quando o punho está maximamente estendido. Existem dois fatores importantes que contribuem para a dificuldade de realizar essas tarefas. Primeiramente, nas duas situações os agonistas do movimento devem se contrair enquanto estão em posição de maior encurtamento. Isso resulta em uma **insuficiência ativa** dos músculos flexores ou extensores dos dedos. No Capítulo 4, a insuficiência ativa é definida como a incapacidade de determinado músculo de encurtar o suficiente para tracionar o membro ao longo de sua completa ADM disponível. Todos os músculos possuem uma capacidade máxima de encurtamento, que é definida pelo comprimento de suas fibras. Se os flexores dos dedos puderem flexionar cada articulação que cruzam, terão atingido seu comprimento de máximo encurtamento antes de terem tracionado as articulações ao longo de suas excursões completas.

Enquanto os agonistas se encontram ativamente insuficientes, os antagonistas são distendidos, podendo causar **insuficiência passiva**, que é definida como a impossibilidade de movimentar-se ao longo de toda a amplitude disponível, por causa de restrições passivas geradas pelos tecidos moles

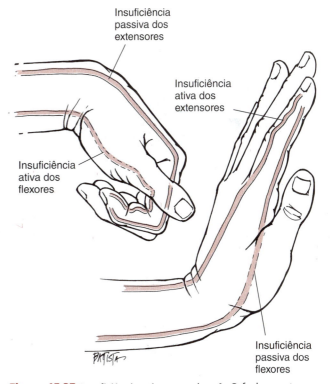

Figura 15.37 Insuficiência ativa e passiva. **A.** O fechamento total dos dedos com o punho completamente flexionado é impedido pela insuficiência ativa dos flexores dos dedos e pela insuficiência passiva dos extensores dos dedos. **B.** A abertura total dos dedos com o punho completamente estendido é impedida pela insuficiência ativa dos extensores dos dedos e pela insuficiência passiva dos flexores dos dedos.

oponentes. À medida que o punho e os dedos são flexionados, os extensores dos dedos antagonistas são distendidos, podendo limitar o completo fechamento dos dedos. No exemplo da abertura dos dedos com o punho estendido, as estruturas envolvidas são meramente invertidas. Os tendões dos extensores dos dedos exibem insuficiência ativa, e os flexores dos dedos podem manifestar insuficiência passiva.

Os músculos dedicados do punho são essenciais para a prevenção das insuficiências ativas e passivas que podem ocorrer com a contração dos músculos extrínsecos dos dedos. Observações da abertura e fechamento do pulso por um indivíduo revelam o bem programado padrão de sinergia entre punho e dedos (Fig. 15.38). Quando os dedos se fecham ativamente, cerrando o punho, ocorre automaticamente extensão do punho. Do mesmo modo, o punho flexiona à medida que os dedos ativamente se estendem. Os músculos extensores dedicados do punho se contraem com os músculos flexores dos dedos para contrabalançar o momento de flexão no pulso, exercido pelos flexores dos dedos. A extensão do punho ocorre durante a flexão dos dedos; com isso, é mantido um comprimento adequado dos flexores dos dedos, permitindo seu fechamento. Ao mesmo tempo, a extensão do punho faz com que os tendões dos extensores dos dedos fiquem suficientemente frouxos para possibilitar a necessária excursão da flexão dos dedos.

> ## Relevância clínica
>
> **"Cotovelo de tenista":** "Cotovelo de tenista" é uma condição dolorosa que envolve a inserção dos músculos superficiais dorsais do antebraço ao epicôndilo lateral do úmero. Essa condição também é conhecida como "epicondilite lateral", embora o papel da inflamação não esteja claro, e "epicondilose lateral", com base na noção de que ela consiste em alterações degenerativas nas inserções musculares.[22] Os músculos envolvidos são os extensores do pulso dedicados e também o extensor dos dedos e o extensor do dedo mínimo. Com frequência, os pacientes ficam confusos por um diagnóstico de cotovelo de tenista, mesmo nunca tendo jogado tênis. Indivíduos que realizam qualquer atividade de flexão dos dedos repetida ou contra uma forte resistência correm o risco de desenvolver cotovelo de tenista, porque a atividade exige a contração simultânea dos extensores do punho.[23] O extensor radial curto do carpo é um músculo que comumente contribui para essa dor, por ser o extensor primário do punho. Outro fenômeno que causa confusão para uma pessoa com cotovelo de tenista é a clássica queixa de dor no aspecto lateral do cotovelo, ao cumprimentar outra pessoa com um aperto de mãos, uma atividade que evidentemente envolve os músculos flexores dos dedos. A presença de dor no epicôndilo lateral durante um aperto de mãos demonstra o papel dos extensores do punho durante atividades em que são usados os flexores dos dedos.

A flexão do punho mediante a contração dos flexores radial e ulnar do carpo tem efeito similar nos extensores dos dedos. Os flexores dos dedos equilibram a força de extensão do punho gerada pelos músculos de extensão dos dedos, impedindo uma excessiva extensão do punho e possibilitando um comprimento contrátil adequado nos tendões dos extensores para os dedos e um comprimento passivo adequado nos tendões flexores dos dedos. O abdutor longo do polegar desempenha uma finalidade similar no polegar. O flexor longo do polegar flexiona as articulações CMC, MCF e IF do polegar e também o punho. Contudo, a flexão simultânea de todas essas articulações tracionaria o polegar até a palma da mão. A articulação CMC do polegar deve ficar posicionada em extensão para que o polegar faça oposição aos dedos. Portanto, o abdutor longo do polegar se contrai para bloquear a indesejada flexão da articulação CMC, estabilizando a articulação contra a tração do flexor longo do polegar.[72]

Interações passivas entre os músculos dedicados do punho e os músculos dos dedos

A contração ativa dos músculos extensores do punho traciona o punho em extensão, fazendo com que os músculos extensores dos dedos fiquem frouxos, e os músculos flexores dos dedos tensionados. O posicionamento passivo do punho em extensão tem o mesmo efeito nos comprimentos dos músculos dos dedos. Da mesma forma, tanto a flexão ativa quanto a passiva do punho afrouxa os flexores dos dedos e distende os extensores dos dedos. Esse efeito passivo da posição do punho no comprimento e na tensão passiva dos músculos dos dedos é conhecido como **tenodese** e tem aplicações muito úteis na reabilitação.

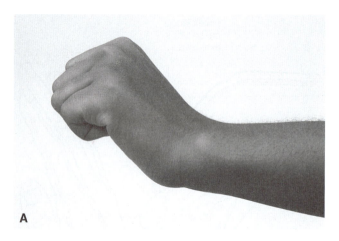
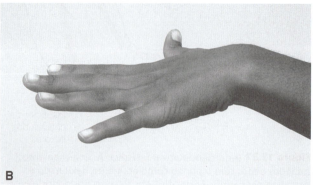

Figura 15.38 Sinergistas para flexão e extensão dos dedos. **A.** Os extensores do punho são os sinergistas para a flexão dos dedos. **B.** Os flexores do punho são os sinergistas para a extensão dos dedos.

> **Relevância clínica**
>
> **Tenodese:** Pacientes que não possuem movimento ativo dos dedos podem ainda demonstrar a abertura e fechamento dos dedos mediante o movimento ativo ou passivo do punho. Um paciente com tetraplegia do C6 completa não tem controle dos músculos flexores dos dedos extrínsecos, mas ainda assim tem a capacidade de estender ativamente o punho. Se for permitido que os músculos flexores dos dedos desenvolvam algum encurtamento passivo, será possível que a pessoa tenha uma preensão funcional, mediante a extensão ativa do pulso, resultando em fechamento passivo da mão (Fig. 15.39). É essencial que o paciente seja cuidadosamente instruído para evitar a distensão dos flexores dos dedos para que possa manter um movimento funcional de preensão.

Comparações das forças nos músculos do antebraço

Poucos estudos publicados examinam a capacidade de geração de força de músculos individuais, ou de grupos musculares, no punho. A seguir, são apresentados os dados disponíveis com respeito à capacidade de geração de força da musculatura do antebraço. Temos conhecimento de apenas um estudo publicado que investiga os efeitos da idade, gênero e dominância da mão na força do punho e dos dedos.[54] Esse estudo descreve a força de extensão do punho e das articulações MCF do polegar e dos demais dedos da mão. O estudo observa uma força significativamente maior em homens do que em mulheres, um declínio gradual da força com a idade e força significativamente maior na mão dominante. Esses fatores podem ter efeitos similares na força dos demais músculos do antebraço, embora haja necessidade de pesquisas que meçam essas forças. Esses fatores podem ter utilidade na interpretação dos resultados das medições de força na clínica.

Pronação *versus* supinação

São conflitantes os resultados de comparações entre forças de pronação e supinação. Em um estudo das forças isométricas de pronação e supinação em 20 indivíduos sem patologia, os dados revelam maior força de supinação do que de pronação, quando o antebraço se encontra na posição neutra.[69] Tendo em vista que as forças foram coletadas enquanto os voluntários agarravam e tentavam girar uma maçaneta, é provável que esses dados reflitam contribuições dos músculos pronadores e supinadores primários, e também dos músculos do punho e dos dedos. Em outros estudos que examinam a força apenas dos pronadores e supinadores primários, a força de pico de pronação é ligeiramente maior do que a força de pico de supinação.[57,62] Esses relatos também sugerem que a força de pronação aumenta à medida que o antebraço se movimenta em supinação, e a força de supinação aumenta à medida que o antebraço se movimenta em pronação. Esses dados apoiam o ponto de vista de que o desempenho dos pronadores e dos supinadores é ditado principalmente pelo comprimento muscular. À medida que o músculo é distendido, sua produção de força aumenta. Esse achado é apoiado pela evidência de que a flexão do cotovelo tende a diminuir a força de pronação.[57]

> **Relevância clínica**
>
> **Avaliação da força de pronação e de supinação:** As avaliações da força de pronação e de supinação são procedimentos clínicos comuns. O clínico deve ter o cuidado de usar posições consistentes para o teste, para que sejam controlados os efeitos da posição das articulações do punho e do cotovelo com relação à força de pronação e de supinação. Se as posições de teste forem alteradas por causa de uma mudança no estado do punho (p. ex., alterações na ADM do cotovelo), uma cuidadosa documentação das mudanças de posição facilitará a interpretação das medições clínicas de força. Do mesmo modo, o clínico deve estar ciente de qualquer atividade nos músculos dos dedos e do polegar que possam contribuir para a força de pronação ou de supinação.

Flexão *versus* extensão do punho

A Figura 15.40 ilustra uma vista da secção transversal do punho e dos músculos que cruzam o punho. Essa figura tem utilidade por nos oferecer uma visão geral dos músculos e

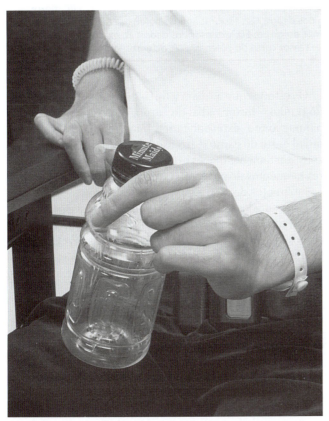

Figura 15.39 Tenodese. Um indivíduo que não possui flexão ativa dos dedos é capaz de agarrar um objeto mediante o uso da extensão do punho, que flexiona passivamente os dedos.

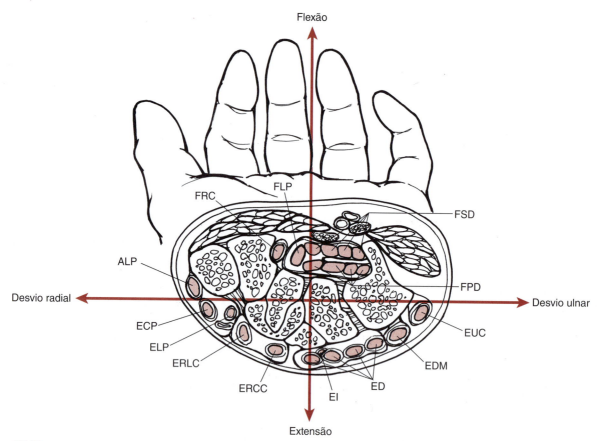

Figura 15.40 A secção transversal do punho distal revela o número de músculos com o potencial de participar na flexão ou extensão do pulso. O flexor ulnar do carpo e o palmar longo (não visualizados nessa figura) contribuem para a flexão do punho. *FRC*, flexor radial do carpo; *FSD*, flexor superficial dos dedos; *FPD*, flexor profundo dos dedos; *FLP*, flexor longo do polegar; *ERLC*, extensor radial longo do carpo; *ERCC*, extensor radial curto do carpo; *EUC*, extensor ulnar do carpo; *ED*, extensor dos dedos; *EI*, extensor do indicador; *EDM*, extensor do dedo mínimo; *ALP*, abdutor longo do polegar; *ECP*, extensor curto do polegar; *ELP*, extensor longo do polegar.

suas relações com os eixos de movimento do punho. A figura indica o número de músculos capazes de causar determinado movimento no punho. Também permite uma comparação qualitativa dos braços de momento de cada músculo para os quatro movimentos do punho: flexão, extensão e desvios radial e ulnar. Essa figura demonstra ainda o efeito potencial que os músculos do polegar e dos demais dedos exercem no punho. Esses efeitos podem ajudar a explicar as variações nos resultados de estudos que examinaram a força dos flexores e extensores do punho. Além disso, a Tabela 15.1 lista os braços de momento dos cinco músculos dedicados do punho.[1,8]

Os estudos que avaliam a força dos músculos dedicados do punho – flexor radial do carpo, flexor ulnar do carpo, palmar longo, extensor radial longo do carpo, extensor radial curto do carpo e extensor ulnar do carpo – sugerem consistentemente que os extensores do punho geram maiores momentos de pico para extensão, em comparação com os momentos de pico exercidos pelos flexores.[1,8,12,43,70] Esses resultados se baseiam em modelos biomecânicos[12] e em estudos anatômicos do tamanho dos músculos e de seus braços de momento.[1,8,17,43] Esses estudos revelam que a área de secção transversal fisiológica total dos extensores dedicados do punho é ligeiramente maior do que a área dos

TABELA 15.1 Áreas da secção transversal fisiológica (ASTF) aproximadas e braços de momento para os cinco músculos primários dedicados do punho

Músculo	Braço de momento para flexão/extensão (cm)	Braço de momento para desvio radial/ulnar (cm)
Flexor radial do carpo	1,0	1,75
Flexor ulnar do carpo	1,6	1,85
Extensor radial curto do carpo	2,1	1,0
Extensor radial longo do carpo	1,25	1,35
Extensor ulnar do carpo	2,5	0,6

Dados de Brand PW, Hollister A: Clinical Mechanics of the Hand. St. Louis, MO: Mosby-Year Book, 1999.

> **Relevância clínica**
>
> **TMM do pulso:** Os estudos da força do punho revelam que as medições de força nesta articulação são significativamente afetadas pela presença ou ausência de atividade nos músculos dos dedos. Variações nos músculos que participam no teste alteram seu resultado. Para que seja obtida uma confiabilidade inter e intra-avaliadores satisfatória na medição da força do pulso, é preciso que seja usado um método consistente para medição de forças. É provável que os TMMs de flexão do punho com e sem participação dos músculos dos dedos gerem resultados significativamente diferentes.

flexores dedicados do punho.[1,6,40] Do mesmo modo, os extensores possuem braços de momento maiores, o que lhes confere vantagem mecânica com relação aos flexores.[12] No entanto, quando se permite que o indivíduo use os músculos do polegar e dos demais dedos além dos músculos dedicados do punho, é gerado um momento de flexão significativamente maior, em comparação com o momento de extensão.[16,26] O exame da área de secção transversal fisiológica total de todos os músculos com potencial de flexionar e estender o punho revela que os flexores possuem maior área de secção transversal total.[1,26,40] A capacidade de força total de todos os extensores dos dedos é inferior a 40% da capacidade total de todos os flexores dos dedos. O extensor longo do polegar contribui para a extensão ativa do punho, mas o abdutor longo e o extensor curto do polegar podem contribuir para a flexão. Em consequência, se for permitido que os músculos para os dedos e para o polegar participem do movimento do punho, não deverá surpreender que a força de flexão seja maior do que a força de extensão do punho.

A posição do punho também afeta a força da flexão e extensão nesta articulação. Estudos baseados na arquitetura muscular e em modelos biomecânicos sugerem que tanto os flexores como os extensores do punho alcançam suas forças de pico quando o punho está estendido.[26,43] Os flexores do punho ficam esticados quando o punho está estendido, aumentando a capacidade de geração de força dos músculos. Entretanto, os braços de momento dos flexores aumentam quando o punho está flexionado. Por outro lado, os extensores do punho ficam encurtados quando o punho está estendido, mas seus braços de momento aumentam quando o punho se encontra em extensão. Esses dados sugerem que a produção de força dos flexores do punho é mais influenciada por seu comprimento, ao passo que a força dos extensores dedicados do punho é mais influenciada pelos braços de momento dos músculos.

Essas relações são consistentes com as demandas funcionais incidentes nesses grupos musculares. A atividade sinergística entre os extensores do punho e os flexores dos dedos revela que a responsabilidade primária dos extensores do punho é estabilizar o punho contra a tração dos flexores dos dedos. É importante que esses músculos estejam com força máxima quando os flexores dos dedos estão mais ativos, ou seja, quando o punho está estendido. Assim, os extensores do punho parecem ter sido arquitetonicamente planejados para serem fortes na sua posição funcional mais importante.

Desvio radial *versus* desvio ulnar do punho

Foi publicado apenas um estudo comparativo das forças dos desvios radial e ulnar do punho e dele participaram os músculos do polegar e dos demais dedos.[16] O estudo informa que o desvio radial é mais forte do que o desvio ulnar, porque o número de músculos com a capacidade de desviar radialmente o punho é muito maior. Alguns desses músculos (particularmente os da tabaqueira do polegar) possuem braços de momento muito grandes. Embora não tenham sido publicados estudos comparativos das forças do desvio radial e do desvio ulnar ao serem considerados apenas os músculos dedicados do punho, a diferença pode ser menor entre estas forças. A capacidade desses músculos de gerar um momento baseado tanto no tamanho como na vantagem mecânica do músculo é mais parecida, embora os músculos que desviam o pulso em uma direção radial possam gerar um momento total ligeiramente maior.[1,7]

Flexão *versus* extensão dos dedos

São poucos os estudos já publicados que avaliam ou comparam as forças dos dedos, e não há estudos sobre as forças ao longo das articulações do polegar. Foi informado que o flexor profundo dos dedos é 50% mais forte do que o flexor superficial dos dedos, com base principalmente na massa muscular.[8] Um estudo *in vivo* de força de flexão nas articulações IFD, IFP e MCF dos dedos informou que a flexão da articulação IFP é mais forte do que a flexão da articulação IFD.[15] O pesquisador informa que as articulações IFD dos dedos estavam fixadas em extensão ao ser medida a força de flexão da articulação IFP. Isso pode ter permitido a contração do flexor profundo dos dedos contra a fixação. Caso isso tenha ocorrido, as forças informadas na articulação IFP refletirão a força do flexor superficial dos dedos e a força do flexor profundo dos dedos.

A avaliação da força de extensão dos dedos nas articulações MCF, tanto por medições *in vivo*[4] como por estudos anatômicos,[8] revela que o dedo médio exerce a maior força de extensão, seguido pelos dedos indicador e anular. O dedo mínimo, que comumente não possui um tendão extensor do dedo, exerce a menor força.

Embora seja evidente a falta de estudos que caracterizem a variação normal de forças do punho e da mão em uma população saudável, foram publicados estudos de forças funcionais. Esses estudos avaliam as forças de pinçamento e preensão. Os resultados de alguns desses estudos estão apresentados no Capítulo 19, em seguida à discussão da mecânica dos movimentos normais de pinçamento e preensão.

Resumo

Este capítulo revisa os músculos do antebraço. Todos os músculos são apresentados, e são discutidas suas contribuições para a função e disfunção do punho e do cotovelo. As discussões revelam que as funções frequentemente dependem da posição precisa da articulação de interesse. Muitos músculos se situam tão perto de um eixo articular que o efeito do músculo na articulação muda à medida que o músculo desliza para a frente e para trás com relação ao eixo. Também é analisada a crítica inter-relação entre os músculos dedicados do punho e os músculos dos dedos, e é observada uma inter-relação similar entre os músculos do polegar.

Embora ainda restem muitos assuntos não resolvidos com relação às ações dos músculos no antebraço, foi possível derivar vários princípios orientadores:

- Muitos músculos do antebraço cruzam o cotovelo e podem afetar essa articulação, particularmente na ausência dos músculos primários do cotovelo.
- As ações dos músculos do antebraço no cotovelo e no punho podem mudar, com a mudança das posições do cotovelo e do punho.
- Os movimentos do punho nos planos cardeais dependem de pares de músculos que se contraiam conjuntamente para a realização do movimento; os músculos que compõem os pares variam de acordo com o movimento desejado.
- Os movimentos normais dos dedos dependem da contração simultânea dos músculos do punho para bloquear os efeitos indesejados dos músculos dos dedos no punho.
- A função dos músculos extrínsecos para os dedos está completamente entrelaçada com a função da musculatura intrínseca apresentada no Capítulo 18.
- Os danos resultantes da disfunção dos músculos extrínsecos dos dedos também são afetados pela integridade dos músculos intrínsecos.

O clínico deve ter em mente que, para uma avaliação do punho, também deverão ser avaliadas as estruturas do cotovelo e da mão.

Ao longo deste capítulo, constatamos que a função dos músculos extrínsecos dos dedos está relacionada a estruturas exclusivas da mão, inclusive os músculos intrínsecos. Com isso, apenas teve início a explicação da capacitação funcional da mão. Antes de prosseguir com o estudo dessas estruturas, deve-se completar uma discussão sobre a mecânica do punho. No capítulo a seguir, serão discutidas as cargas às quais o punho é submetido durante uma série de atividades. Além disso, serão também considerados os efeitos de diversas condições patológicas nas cargas que incidem sobre o punho. A melhor compreensão das cargas incidentes no punho proporcionará melhor compreensão da mecânica da aplicação de cargas na mão.

Referências bibliográficas

1. An KN, Hui FC, Morrey BF, et al.: Muscles across the elbow joint: a biomechanical analysis. J Biomech 1981; 14: 659–669.
2. An KN, Ueba Y, Chao EY, et al.: Tendon excursion and moment arm of index finger muscles. J Biomech 1983; 16: 419–425.
3. Baker DS, Gaul JS, Williams VK, Graves M: The little finger superficialis-clinical investigations of its anatomic and functional short comings. J Hand Surg[Am] 1981; 6: 374–378.
4. Barnes WJ, Allison JD: Isometric torque of the finger extensors at the metacarpophalangeal joints. Phys Ther 1978; 58: 42–45.
5. Basmajian JV, DeLuca CJ: Muscles Alive. Their Function Revealed by Electromyography. Baltimore: Williams & Wilkins, 1985.
6. Boatright JR, Kiebzak GM: The effects of low median nerve block on thumb abduction strength. J Hand Surg 1997; 22A: 849–852.
7. Brand PW, Beach RB, Thompson DE: Relative tension and potential excursion of muscles in the forearm and hand. J Hand Surg[Am] 1981; 6: 209–219.
8. Brand PW, Hollister A: Clinical Mechanics of the Hand. St. Louis, MO: Mosby-Year Book, 1999.
9. Brandsma JW, Oudenaarde EV, Oostendorp R: The abductores pollicis muscles: clinical considerations based on electromyographical and anatomical studies. J Hand Ther 1996; 9: 218–222.
10. Bremer AK, Sennwald GR, Favre P, Jacob HAC: Moment arms of forearm rotators. Clin Biomech 2006; 21: 683–691.
11. Brumfield RH, Champoux JA: A biomechanical study of normal functional wrist motion. Clin Orthop 1984; 187: 23–25.
12. Buchanan TS, Moniz MJ, Dewald JPA, Rymer WZ: Estimation of muscle forces about the wrist joint during isometric tasks using an EMG coefficient method. J Biomech 1993; 26: 547–560.
13. Close JR, Kidd CC: The functions of the muscles of the thumb, the index, and the long fingers. J Bone Joint Surg 1969; 51A: 1601–1620.
14. Cooney WP III, An KN, Daube JR, Askew LJ: Electromyographic analysis of the thumb: a study of isometric forces in pinch and grasp. J Hand Surg[Am] 1985; 10A: 202–210.
15. Darwin NM: Performance of the finger flexor muscles. Phys Ther Rev 1951; 31: 433–436.
16. Delp SL, Grierson AE, Buchanan TS: Maximum isometric moments generated by the wrist muscles in flexion-extension and radial-ulnar deviation. J Biomech 1996; 29: 1371–1375.
17. Dempster WT, Finerty JC: Relative activity of wrist moving muscles in static support of the wrist joint: an electromyographic study. Am J Physiol 1947; 150: 596–606.
18. DosRemedios C, Chapnikoff D, Wavreille G, Chantelot C et al.: The abductor pollicis longus: relation between innervation, muscle bellies and number of tendinous slips. Surg Radiol Anat 2005; 27: 243–248.
19. Ekenstam FA: Anatomy of the distal radioulnar joint. Clin Orthop 1992; 275: 14–18.
20. Ettema GJC, Styles G, Kippers V: The moment arms of 23 muscle segments of the upper limb with varying elbow and forearm positions: implications for motor control. Hum Mov Sci 1998; 17: 201–220.
21. Fahrer M, Tubiana R: Palmaris longus, anteductor of the thumb. An experimental study. Hand 1976; 8: 287–289.
22. Fedorczyk JM: Tennis elbow: blending basic science with clinical practice. J Hand Ther 2006; 19: 146–153.

23. Finestone H, Helfenstein S: Spray bottle epicondylitis. Diagnosing and treating workers in pain. Can Fam Physician 1994; 40: 336–337.
24. Finsen L, Sogaard K, Graven-Nielsen T, Christensen H: Activity patterns of wrist extensor muscles during wrist extensions and deviations. Muscle Nerve 2005; 31: 242–251.
25. Garcia-Elias M: Soft-tissue anatomy and relationships about the distal ulna. Hand Clin 1998; 14: 165–176.
26. Gonzalez RV, Buchanan TS, Delp SL: How muscle architecture and moment arms affect wrist flexion-extension moments. J Biomech 1997; 30: 705–712.
27. Hazelton FT: The influence of wrist position on the force produced by the finger flexors. J Biomech 1975; 8: 301–306.
28. Hislop HJ, Montgomery J: Daniel's and Worthingham's Muscle Testing: Techniques of Manual Examination. Philadelphia: WB Saunders, 1995.
29. Idler RS: Anatomy and biomechanics of the digital flexor tendons. Hand Clin 1985; 1: 3–11.
30. Imaeda T, An KN, Cooney WP III: Functional anatomy and biomechanics of the thumb. Hand Clin 1992; 8: 9–15.
31. Inoue G, Tamura Y: Dislocation of the extensor tendons over the metacarpophalangeal joints. J Hand Surg[Am] 1996; 21: 464–469.
32. Kaplan EB: Anatomy and Kinesiology of the Hand. In: Hand Surgery. Flynn JE, ed. Baltimore: Williams & Wilkins, 1982; 14–24.
33. Kaufman KR, An KN, Litchy WJ, et al.: In-vivo function of the thumb muscles. Clin Biomech (Bristol, Avon) 1999; 14: 141–150.
34. Kendall FP, McCreary EK, Provance PG: Muscle Testing and Function. Baltimore: Williams & Wilkins, 1993.
35. Kihara H, Short WH, Werner FW, et al.: The stabilizing mechanism of the distal radioulnar joint during pronation and supination. J Hand Surg[Am] 1995; 20A: 930–936.
36. Kutsumi K, Amadio PC, Zhao C, et al.: Finkelstein's test: a biomechanical analysis. J Hand Surg 2005; 30A: 130–135.
37. Leijnse JNAL: The controllability of the unloaded human finger with superficial or deep flexor. J Biomech 1997; 30: 1087–1093.
38. Leijnse JNAL, Snijders CJ, Bonte JE, et al.: The hand of the musician: the kinematics of the bidigital finger system with anatomical restrictions. J Biomech 1993; 10: 1169–1179.
39. Lieber RL, Friden J: Musculoskeletal balance of the human wrist elucidated using intraoperative laser diffraction. J Electromyogr Kinesiol 1998; 8: 93–100.
40. Lieber RL, Jacobson MD, Fazeli BM, et al.: Architecture of selected muscles of the arm and forearm: anatomy and implications for tendon transfer. J Hand Surg[Am] 1992; 17: 787–798.
41. Long C, Brown ME: Electromyographic kinesiology of the hand: muscles moving the long finger. J Bone Joint Surg 1964; 46A: 1683–1706.
42. Loren GJ, Lieber RL: Tendon biomechanical properties enhance human wrist muscle specialization. J Biomech 1995; 28: 791–799.
43. Loren GJ, Shoemaker SD, Burkholder TJ, et al.: Human wrist motors: biomechanical design and application to tendon transfers. J Biomech 1996; 29: 331–342.
44. Melling M, Reihsner R, Steindl M, et al.: Biomechanical stability of abductor pollicis longus muscles with variable numbers of tendinous insertions. Anat Rec 1998; 250: 475–479.
45. Murray WM, Buchanan TS, Delp SL: The isometric functional capacity of muscles that cross the elbow. J Biomech 2000; 33: 943–952.
46. Nathan RH: The isometric action of the forearm muscles. J Biomech Eng 1992; 114: 162–169.
47. Omokawa S, Ryu J, Tang JB, et al.: Trapeziometacarpal joint instability affects the moment arms of thumb motor tendons. Clin Orthop 2000; 372: 262–271.
48. Palmer AK, Werner FW: Biomechanics of the distal radioulnar joint. Clin Orthop 1984; 187: 26–35.
49. Pascarelli EF, Kella JJ: Soft-tissue injuries related to use of the computer keyboard. A clinical study of 53 severely injured persons. J Occup Med 1993; 35: 522–532.
50. Pigeon P, Yahia L, Feldman AJ: Moment arms and lengths of human upper limb muscles as functions of joint angles. J Biomech 1996; 29: 1365–1370.
51. Raikova R: A general approach for modelling and mathematical investigation of the human upper limb. J Biomech 1992; 25: 857–867.
52. Rayan GM, Saccone PG: Treatment of spastic thumb-in-palm deformity: a modified extensor pollicis longus tendon rerouting. J Hand Surg[Am] 1996; 21: 834–839.
53. Reese NB: Muscle and Sensory Testing. Philadelphia: WB Saunders, 1999.
54. Richards RR, Gordon R, Beaton D: Measurement of wrist, metacarpophalangeal joint, and thumb extension strength in a normal population. J Hand Surg[Am] 1993; 18: 253–261.
55. Romanes GJE: Cunningham's Textbook of Anatomy. Oxford: Oxford University Press, 1981.
56. Ryu JR, Cooney WP III, Askew LJ, et al.: Functional ranges of motion of the wrist joint. J Hand Surg 1991; 16A: 409–419.
57. Salter N, Darcus HD: The effect of the degree of elbow flexion on the maximum torques developed in pronation and supination of the right hand. J Anat 1952; 86: 197–202.
58. Salter RB: Textbook of Disorders and Injuries of the Musculoskeletal System. 3rd ed. Baltimore: Williams & Wilkins, 1999.
59. Sarikcioglu L, Yildirim FB: Bilateral abductor pollicis longus muscle variation. Case report and review of the literature. Morphologie 2004; 88: 160–163.
60. Schuind F, An KN, Berglund L, et al.: The distal radioulnar ligaments: a biomechanical study. J Hand Surg[Am] 1991; 16A: 1106–1114.
61. Shaw JA, Bruno A, Paul EM: Ulnar styloid fixation in the treatment of posttraumatic instability of the radioulnar joint: a biomechanical study with clinical correlation. J Hand Surg[Am] 1990; 15A: 712–720.
62. Smith RJ: Balance and kinetics of the fingers under normal and pathological conditions. Clin Orthop 1974; 104: 92–111.
63. Smutz WP, Kongsayreepong A, Hughes RE, et al.: Mechanical advantage of the thumb muscles. J Biomech 2000; 31: 565–570.
64. Srinivasan H, Landsmeer JMF: Internal stabilization in the thumb. J Hand Surg[Am] 1982; 7: 371–375.
65. Strickland JW: Flexor tendon injuries. Part 1. Anatomy, physiology, biomechanics, healing, and adhesion formation around a repaired tendon. Orthop Rev 1986; 15: 632–645.
66. Strong CL, Perry J: Function of the extensor pollicis longus and intrinsic muscles of the thumb: an electromyographic study during interphalangeal joint extension. J Am Phys Ther Assoc 1966; 46: 939–945.
67. Tang JB, Jaiyoung R, Omokawa S, et al.: Biomechanical evaluation of wrist motor tendons after fractures of the distal radius. J Hand Surg[Am] 1999; 24A: 121–132.
68. Terrono AL, Rose JH, Mulroy J, Millender LH: Camitz palmaris longus abductorplasty for severe thenar atrophy sec-

ondary to carpal tunnel syndrome. J Hand Surg[Am] 1993; 18A: 204–206.
69. Timm WN, O'Driscoll SW, Johnson ME, An KN: Functional comparison of pronation and supination strengths. J Hand Ther 1993; 6: 190–193.
70. Tubiana R, Valentin P: The anatomy of the extensor apparatus of the fingers. Surg Clin North Am 1964; 44: 897–906.
71. van Oudenaarde E: Structure and function of the abductor pollicis longus muscle. J Anat 1991; 174: 221–227.
72. van Oudenaarde E, Brandsma JW, Oostendorp RAB: The influence of forearm, hand and thumb positions on extensor carpi ulnaris and abductor pollicis longus activity. Acta Anat (Basel.) 1997; 158: 296–302.
73. von Schroeder HP, Botte MJ: The functional significance of the long extensors and juncturae tendinum in finger extension. J Hand Surg[Am] 1993; 18: 641–647.
74. Weaver L, Tencer AF, Trumble TE: Tensions in the palmar ligaments of the wrist. I. The normal wrist. J Hand Surg[Am] 1994; 19: 464–474.
75. Williams P, Bannister L, Berry M, et al: Gray's Anatomy, The Anatomical Basis of Medicine and Surgery, Br. ed. London: Churchill Livingstone, 1995.
76. Yuasa K, Kiyoshige Y: Limited surgical treatment of de Quervain's disease: decompression of only the extensor pollicis brevis subcompartment. J Hand Surg 1998; 23A: 840–843.

CAPÍTULO 16

Análise das forças sobre o punho durante atividade

SUMÁRIO

Análise das forças no punho 334
Revisão das forças sobre o punho 335
Análise de estresses aplicados à articulação do punho durante atividade 338
Implicações clínicas de estudos que analisam as forças e estresses sobre o punho .. 338
Resumo 339

Uma vez que a mão é a "extremidade de trabalho" do membro superior, ela participa de incontáveis atividades que geram grandes sobrecargas na mão e no punho. Alguns exemplos comuns incluem a ação de girar a tampa apertada de um pote ou arrancar bulbos de flores de um jardim. Outras atividades que envolvem altas sobrecargas no punho e na mão incluem atividades nas quais o membro superior deve suportar peso. Como notado nos capítulos sobre o ombro e o cotovelo, os membros superiores frequentemente participam da caminhada com o uso de muletas e outros dispositivos de assistência, em caso de disfunções nos membros inferiores. Os membros superiores podem até mesmo substituir completamente a propulsão dos membros inferiores com o uso de uma cadeira de rodas. A mão e o punho estão também envolvidos em atividades impulsivas, como acertar uma bola de tênis ou de golfe, martelar um prego, ou manusear um martelo pneumático. Tais atividades expõem o punho a grandes sobrecargas. A capacidade do punho para suportar sobrecargas como essas é uma comprovação de seu excelente desempenho.

Muitas deficiências que envolvem as estruturas do antebraço e do punho estão direta ou indiretamente associadas com as sobrecargas que são geradas no punho. Essas deficiências incluem "cotovelo do tenista" (epicondilite lateral), síndrome do túnel do carpo e artrite degenerativa. O objetivo deste capítulo é examinar as sobrecargas suportadas pelo punho durante a atividade e discutir as implicações dessas sobrecargas, tanto para os pacientes com deficiências no punho quanto para os clínicos que tratam desses pacientes. Especificamente, os objetivos deste capítulo consistem em:

- fornecer um exemplo de uma análise bidimensional das forças sobre o punho;
- examinar as forças sobre a articulação do punho e estruturas adjacentes durante atividades;
- revisar os padrões de sobrecarga e estresses sobre estruturas específicas do complexo do punho;
- discutir as implicações clínicas da magnitude e localizações das sobrecargas no punho em indivíduos com e sem deficiências.

Análise das forças no punho

na análise das forças geradas no ombro e no cotovelo (Caps. 10 e 13), suposições simplificadas são feitas a fim de solucionar as equações usadas para calcular as forças e momentos nestas articulações. Essas suposições reduzem o número de quantificações desconhecidas, presumindo que apenas um músculo ou um grupo muscular se contrai a cada momento. No punho, essa é uma suposição razoável para algumas atividades de suporte de peso corporal, nas quais os músculos do punho são essenciais, mas os músculos dos dedos podem estar um pouco relaxados. Entretanto, em uma atividade que requer uma pegada enérgica, é evidente que os músculos flexores dos dedos e os extensores do punho devem se contrair simultaneamente. Calcular as forças das articulações sob essas condições é mais complicado, pois há mais quantificações desconhecidas do que equações para resolvê-las, resultando em um caso de indeterminação estática (Cap. 1).

O exemplo a seguir foi escolhido para revisar os métodos para calcular as forças dos músculos e articulações quando as suposições simplificadas são válidas. Considere um indivíduo que usa uma bengala como apoio após um AVC. O Quadro 16.1 contém um diagrama de corpo livre e a análise desse exemplo. A avaliação revela que o paciente suporta aproximadamente 50% do peso do corpo do lado fraco durante o apoio naquele lado. Assim, a bengala deve suportar os outros 50% restantes. Durante a fase de suporte, a bengala impulsiona a mão, criando um momento de extensão no punho (Fig. 16.1). Os músculos dos dedos não são essenciais nesse momento, então o exemplo usa a suposição de que apenas os flexores do punho dedicados estão participando da atividade. Além disso, os flexores do punho são considerados juntos como uma força flexora. Essas suposições, embora não tenham sido esclarecidas completamente, permitem uma solução para as equações de movimento para determinar as forças de reação muscular e articular.

QUADRO 16.1 Examinando as forças

Diagrama livre do corpo das forças sobre o punho durante suporte de peso corporal com uma bengala

Um diagrama de corpo livre das forças sobre o punho durante o suporte do peso corporal com uma bengala indica que aproximadamente 50% do peso do corpo (PC) é apoiado sobre a bengala (F_b). Os músculos flexores geram uma força (F_M) para equilibrar a força da bengala. A força de reação articular (A) é exercida no punho.

Suposições:

X_1 = 2,0 cm, a distância perpendicular da articulação do punho até o ponto de tração dos flexores do punho

X_2 = 0,5 cm, a distância perpendicular da articulação do punho até a força de reação da bengala

F_b = ½ PC, a força de reação da bengala

F_M, a tração total dos flexores do punho

$\Sigma M = 0$

$(0,5 \times PC \times 0,005 \text{ m}) - (F \times 0,02 \text{ m}) = 0$

$(PC \times 0,0025 \text{ m}) = (F \times 0,02 \text{ m})$

F = 0,125 PC

Calcule as forças sobre o punho. Suponha que a força de reação da bengala e a força do flexor são paralelas e verticais. O peso do membro superior é de aproximadamente 7% do PC.

ΣF_x: Não há forças na direção x

ΣF_y: $A_y + F_y - 0,07$ PC + 0,5 PC = 0, onde F_y é a força dos flexores do punho

$A_y = 0,07$ PC $- 0,5$ PC $- 0,125$ PC

$A_y = -0,555$ PC

Então, a força de reação articular no punho é de aproximadamente 55,5% do peso do corpo na direção descendente verticalmente.

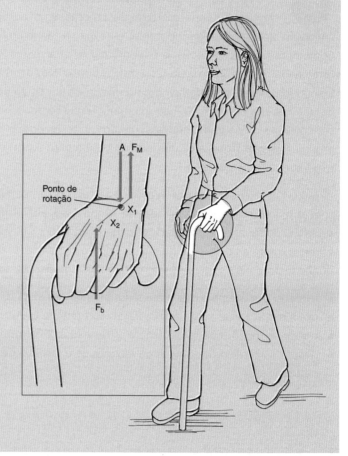

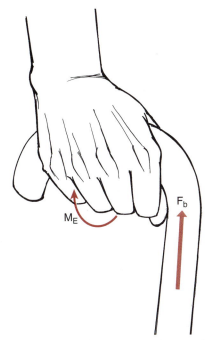

Figura 16.1 Momento de extensão no punho gerado pela bengala. A força de reação da bengala aplicada à mão cria um momento de extensão (M_E) na articulação do punho.

bengala não são exatamente análogas, mas as tarefas têm similaridades suficientes de forma que os dados publicados do estudo da cadeira de rodas podem ajudar a colocar a caminhada com bengala em perspectiva. Nenhuma dessas tarefas requer atividade significativa dos músculos flexores dos dedos. Ambas as tarefas requerem que o punho sustente uma carga que cria um momento de extensão no punho (Fig. 16.2). As sobrecargas acima de 90 N (aproximadamente 9 kg) aplicadas ao aro da cadeira de rodas são descritas para usuários de cadeiras de rodas manuais.[2,3,7] A sobrecarga aplicada pela mão sobre a muleta pode ser significativamente maior do que a sobrecarga sobre o aro

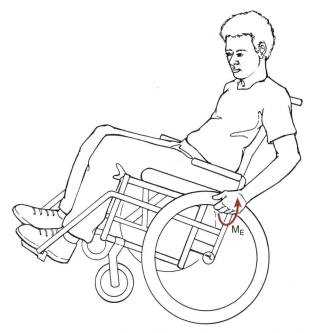

Figura 16.2 Momento de extensão gerado sobre o punho pela cadeira de rodas. Impulsionar uma cadeira de rodas cria um momento de extensão (M_E) no punho.

Essa análise simplificada sugere que a força flexora total necessária para equilibrar o momento de extensão no punho gerado pela bengala é igual a aproximadamente um oitavo do peso do corpo. Uma análise mais detalhada estima que a força de reação articular sobre o carpo seja um pouco mais do que 50% do peso corporal. Uma suposição importante nesse exemplo é a localização da força de reação da bengala. Quanto mais próxima do eixo da articulação está a força, menor é o momento de extensão criado. Entretanto, se o indivíduo suporta mais peso na palma da mão, o momento de extensão e, por conseguinte, as forças de reação articulares e musculares aumentam.

Os valores apresentados nesse exemplo são aproximações parciais da realidade, mas o exemplo demonstra que o punho pode ser submetido a grandes sobrecargas. Uma queda sobre a mão estendida pode aplicar uma sobrecarga ainda maior ao punho, já que a mão pode suportar mais que 50% do peso do corpo. Quedas experimentais, mesmo de alturas baixas (3–6 cm) geram sobrecargas sobre o punho de 50–55% do peso do corpo.[5] Quedas de alturas maiores devem gerar sobrecargas muito maiores. Além disso, a velocidade do corpo no instante do impacto significa que a energia cinética do corpo é transmitida para o punho. Não é de se surpreender que o rádio sofra fratura ou os ligamentos se rompam!

Revisão das forças sobre o punho

Não há estudos conhecidos que tenham examinado as sobrecargas sobre o punho durante a caminhada com bengala. A propulsão de cadeira de rodas e a caminhada com

Relevância clínica

Uso de dispositivos de assistência para locomoção em indivíduos com artrite reumatoide: O punho é comumente afetado em indivíduos com artrite reumatoide, que em geral também envolve os pés, os joelhos, e os quadris, tornando a locomoção difícil e dolorosa. Dispositivos de assistência como bengalas, muletas e andadores podem ser muito úteis para reduzir as sobrecargas sobre as articulações dos membros inferiores e aperfeiçoar a locomoção. Entretanto, a análise no Quadro 16.1 demonstra que o uso desses dispositivos também pode levar a grandes sobrecargas sobre o punho. O clínico enfrenta o dilema de proteger as articulações dos membros inferiores enquanto, talvez, sobrecarregue as articulações do punho. Adaptações especiais de dispositivos de assistência podem oferecer uma alternativa. Esses dispositivos de assistência podem ser combinados com apoios especiais que permitem que o paciente suporte peso sobre o antebraço em vez de suportar sobre a mão e o punho (Fig. 16.3). Tais modificações oferecem alívio para os membros inferiores enquanto minimizam o risco ao punho.

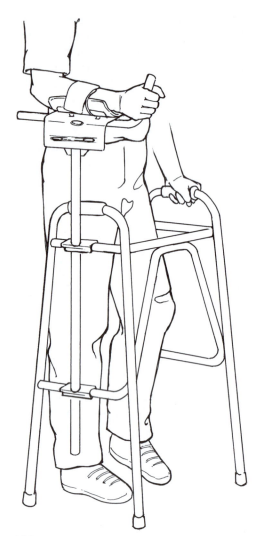

Figura 16.3 O antebraço sobre muletas é um exemplo de dispositivo de assistência adaptado que modifica bengalas e muletas para reduzir o suporte de peso na articulação do punho.

Relevância clínica

Lesões na mão e no punho relacionadas ao trabalho: Distúrbios musculoesqueléticos do punho e lesões na mão relacionados ao trabalho são associados a maior perda de produtividade e rendimentos do que distúrbios de outras regiões do corpo.[1] Profissões que requerem posições do punho repetitivas prolongadas ou de alta velocidade ou sobrecargas pesadas repetitivas têm alto risco de causar problemas para o punho e a mão. Trabalhadores com alta incidência de tais distúrbios variam entre digitadores a dentistas e trabalhadores agrícolas que ordenham vacas. Análises da profissão para identificar formas de alterar ou variar as posições do punho e a educação do empregador e do empregado sobre os padrões de segurança do trabalho podem ajudar a reduzir a frequência de lesões relacionadas ao trabalho.

da cadeira de rodas, e o indivíduo pode suportar até 50% do peso do corpo sobre a muleta.[14,16] Então, é provável que a caminhada com muleta gere sobrecargas maiores no punho do que a propulsão da cadeira de rodas.

Há poucos estudos que relatam cálculos diretos de sobrecargas aplicadas à articulação do punho durante atividades comuns da vida diária. Chadwick e Nicol descrevem forças de reação articulares de 1.200 a mais de 2.000 N (120–200 kg) quando se levantam sobrecargas de 2–4 kg (4,4–8,8 lb), dependendo do tipo de pegada usada.[4] Keir e Wells sugerem que mais de 25% do torque extensor máximo disponível é necessário para segurar o punho em 30° de extensão, uma posição geralmente assumida por digitadores.[9] Essas condições musculares presumidamente também produziriam forças de reação articulares significativas. Além disso, já que tais posturas são comumente mantidas por períodos prolongados, não é surpreendente que reclamações sobre o punho e o cotovelo sejam comuns em indivíduos nessas profissões.

Uma das razões para a escassez de investigações sobre as forças articulares no punho é a complexidade do problema. Como notado acima, a maioria das atividades que envolvem o punho exigem contração simultânea de vários músculos do punho e dos dedos. Essas contrações invalidam a suposição comum de que um músculo ou um grupo muscular atua a cada momento. Autores usam uma variedade de abordagens analíticas para investigar as sobrecargas sustentadas pelo punho durante cocontrações. Técnicas de otimização (Capítulo 1) para calcular as forças de reação articulares no punho enquanto os indivíduos pegam uma carga moderada (2–4 kg) usando diferentes pegadas resultam em forças de reação articular no punho que variam de 1.200 a 2.200 N (120–230 kg).[4] As cocontrações dos músculos dos dedos e do punho necessárias para pegar o objeto e estabilizar o punho são aparentemente responsáveis por essas grandes sobrecargas.

Um modelo teórico para estimar as sobrecargas no punho durante atividades de pegada leve (aproximadamente 1 kg) resulta em estimativas de forças totais sobre o punho de cerca de 160 N (16 kg), consideravelmente menor do que aqueles no estudo anterior.[19] Duas diferenças metodológicas ajudam a explicar os variados resultados. A força da pegada no modelo teórico é de um quarto à metade da força da pegada examinada pela técnica de otimização. Além disso, a análise de otimização inclui o momento de flexão aplicado ao punho pela sobrecarga erguida, enquanto o modelo teórico considera apenas os efeitos das sobrecargas compressivas dos músculos durante a atividade de pinça sem aplicar um momento externo adicional ao punho (Fig. 16.4). Ambas as análises demonstram que a cocontração dos grupos musculares opostos geram forças de reação articular maiores do que quando apenas um grupo muscular é considerado. Esses estudos também sugerem que mesmo em tarefas amenas, como pegar e erguer um objeto de 2 kg (menos do que 1 lb), o punho sustenta grandes forças de reação articular.

Atividades mais vigorosas, como alguns eventos esportivos, levam a grandes aumentos nas sobrecargas sobre o punho. Momentos internos de picos tão altos quanto 20 Nm são constatados no punho no instante do impacto em uma raquetada durante um jogo de tênis.[6] Isso pode ser compa-

Capítulo 16   Análise das forças sobre o punho durante atividade   337

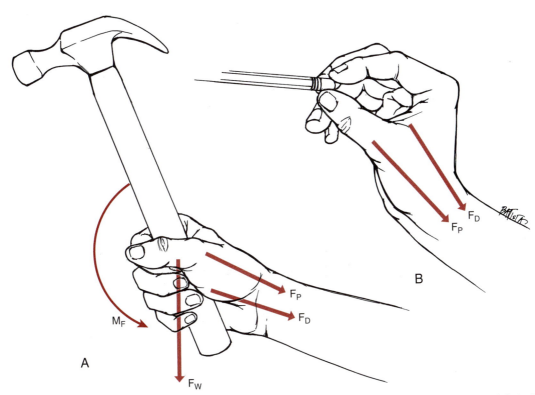

Figura 16.4 Dois modelos diferentes para examinar as forças sobre o punho durante a pegada e a pinça. **A.** O modelo inclui as forças musculares dos dedos (F_D) e do polegar (F_P), bem como o momento da flexão (M_F) criado pela própria sobrecarga. **B.** O modelo inclui apenas as forças musculares dos dedos (F_D) e do polegar (F_P) necessárias para pinçar um objeto.

rado a 12 Nm constatados no cotovelo durante a propulsão em uma cadeira de rodas.[21] A ginástica competitiva inclui vários eventos que envolvem suporte de peso corporal pelos membros superiores, geralmente em manobras balísticas que envolvem altos níveis de sobrecarga. As sobrecargas no punho durante exercícios no cavalo com alças e nas barras altas foram examinadas. Forças de reação articular de pico no punho de até duas vezes o peso do corpo são descritas em ginastas masculinos com idade entre 16 e 18 anos, ao realizarem o exercício sobre o cavalo com alças[11] (Fig. 16.5). Um estudo da cinética do exercício na barra alta relata força de reação de pico sobre a barra de até 2,2 vezes o peso do corpo em ginastas masculinos durante grandes impulsos.[12] Essas sobrecargas sobre a barra são equilibradas por forças tensoras sobre as mãos e o punho que devem, por sua vez, ser combatidas por grandes forças nos ligamentos e músculos adjacentes para estabilizar o punho e prevenir o deslocamento (Fig. 16.6). As sobrecargas descritas nesses estudos ajudam a explicar as reclamações comuns de dor no punho feitas por ginastas.[11] Outras atividades recreacionais e ocupacionais, como andar de bicicleta em terreno montanhoso, plantar bananeiras, ou usar um martelo pneumático no concreto podem gerar similarmente altas sobrecargas e levar a uma variedade de lesões e reclamações sobre o punho.

Esses estudos das forças de reação articular no punho sugerem que os músculos e ligamentos no punho também sustentam grandes sobrecargas. Uma avaliação direta de sobrecargas sobre tendões geradas durante atividade tam-

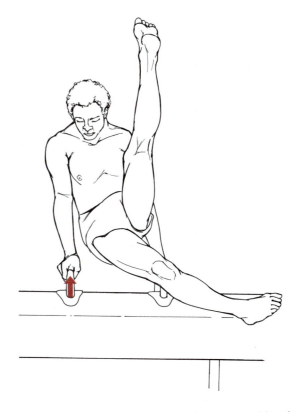

Figura 16.5 Sobrecarga sobre o punho durante exercício sobre o cavalo com alças. Esse exercício produz sobrecargas sobre o punho que podem atingir duas vezes o peso do corpo.

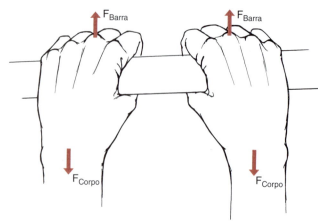

Figura 16.6 Sobrecarga sobre os punhos durante exercícios com barra alta. O punho sustenta grandes forças de distração durante o exercício de barra alta e é estabilizado pelas grandes forças geradas pelos ligamentos e músculos adjacentes.

bém são descritas. Uma análise das forças de pico no extensor radial curto do carpo durante um golpe *backhand* do tênis revela sobrecargas de 90 N (9,07 kg) em jogadores de tênis de nível avançado e 65 N (6,8 kg) em jogadores iniciantes.[15] Outro estudo baseado em um simulador de articulação do punho anatômico examinou as forças musculares necessárias para manter as posições estáticas do punho.[24] As sobrecargas descritas variam de 5 N (0,54 kg) no flexor radial do carpo a aproximadamente 30 N (3,04 kg) no flexor ulnar do carpo e no extensor ulnar do carpo, dependendo da posição. O modelo apoia a visão de que as funções do punho requerem atividade simultânea de vários músculos ao prever cocontração do extensor ulnar do carpo, do extensor radial longo do carpo, do extensor radial curto do carpo, do flexor radial do carpo, do flexor ulnar do carpo e do abdutor longo do polegar em cada uma das posições analisadas, 20° de flexão ou extensão, e 10° de desvio ulnar ou radial.

Relevância clínica

Sobrecargas nos tendões ao redor do punho durante atividade: Estudos de sobrecargas sobre o punho revelam que os músculos que envolvem o punho devem sustentar sobrecargas substanciais até mesmo em atividades de sobrecargas relativamente baixas e também maiores sobrecargas durante tarefas mais desafiadoras, como uma partida de tênis. É fácil imaginar por que as queixas de dores relacionadas com o cotovelo do tenista se tornam crônicas, uma vez que, mesmo sem jogar tênis, a maioria dos indivíduos realiza funções diárias que requerem grandes sobrecargas nos músculos adjacentes. Uma identificação dos padrões de sobrecarga requer uma análise cuidadosa das atividades ofensivas. O clínico pode ser capaz de recomendar modificações na atividade e ensinar ao paciente formas de alterar as sobrecargas. Dispositivos de assistência também podem ser úteis na redução das sobrecargas na musculatura do antebraço para permitir a cura.

Análise de estresses aplicados à articulação do punho durante atividade

Embora a análise das **forças** de reação articular no punho não seja comum, a literatura contém vários estudos que relatam cálculos e medidas diretas de **estresses** aplicados às superfícies articulares do punho e ao tecido mole adjacente. Estresse, ou pressão, é definido no Capítulo 2 como força por unidade de área (força/área). Medidas diretas são geralmente feitas em amostras de cadáveres inserindo um dispositivo sensor de pressão para medir o estresse entre as superfícies articulares adjacentes durante a sobrecarga.[8,20,22] Uma média de estresse maior é descrita na articulação radioescafoide do que na articulação radiolunar.[8,19,20,22] A posição do punho e o alinhamento articular estão entre muitos fatores que influenciam esses estresses articulares. Há um aumento na pressão radioescafoide quando o punho está no desvio radial e um aumento nos estresses radiolunar e ulnocarpal quando o punho está em desvio ulnar. Estresses tão grandes quanto 4,3 MPa (1 megaPascal = 10^6 N/m^2, Cap. 1), são relatados em amostras únicas.[20] Esses estresses podem ser comparados aos estresses entre 4,0 e 6,0 MPa descritos no quadril durante locomoção.[10] Outros estudos demonstram alterações distintas em padrões de sobrecargas na presença de morfologia articular anormal. Uma ulna anormalmente longa, descrita como variação ulnar positiva, é acompanhada por um aumento no estresse no complexo fibrocartilaginoso triangular.[8] De forma similar, a instabilidade carpal resulta em mudanças de estresse no carpo.[22]

Relevância clínica

Mudanças de pressão com instabilidades carpais: Estudos em cadáveres sugerem que há aumento de pressão entre os ossos rádio e escafoide na presença de instabilidade escafoide.[13] A área de aumento da pressão é aproximadamente a mesma área que com frequência demonstra doença articular degenerativa em adultos mais velhos. Estudos de pressão como esses sugerem associações diretas entre alinhamento articular anormal, padrões de sobrecargas anormais, e eventuais destruições articulares. Pesquisas adicionais são necessárias para esclarecer essas associações, já que uma compreensão melhor delas ajudará a guiar decisões clínicas em relação a estratégias de tratamento para desalinhamentos articulares.

Implicações clínicas de estudos que analisam as forças e estresses sobre o punho

A osteoartrite afeta primeiramente as articulações do corpo que suportam grandes pesos, em particular os quadris e os joelhos, mas menos comumente, a osteoartrite também se manifesta no punho.[7] O local mais comum para a degeneração articular no punho é entre o escafoide e o rádio.[23] Essa descoberta é consistente com os dados sobre estresses relatados anteriormente. Esses dados apoiam a existência de uma relação entre as pressões articulares e a degeneração articular. Os padrões alterados de sobrecarga encontrados nos desalinhamentos articulares do punho também sugerem que punhos com alinhamento anormal podem estar predispostos a mudanças degenerativas.

Alguns autores sugerem que indivíduos que dependem de seus membros superiores para suporte do peso corporal podem estar particularmente propícios a mudanças degenerativas no punho.[18,25] Um estudo de 50 indivíduos que usavam uma bengala para locomoção não relata aumento de incidência de artrite no punho de suporte de peso comparado com o punho que não passava pelo suporte de peso.[25] A duração média do uso da bengala entre os indivíduos estudados foi de 4 anos. Em contraste, outro estudo descreve uma alta incidência de instabilidade do osso carpal, geralmente envolvendo o semilunar, em indivíduos com paraplegia que usavam exclusivamente cadeiras de rodas.[18] A duração média da lesão na medula espinal em indivíduos com instabilidade articular no punho era de 30 anos.

Esses dois estudos parecem ter dados conflitantes, embora um estudo tenha avaliado a instabilidade articular do punho enquanto o outro examinou a prevalência de artrite degenerativa. Entretanto, a maior diferença nesses dois estudos é a duração da atividade repetitiva de suporte do peso corporal. A população com doença articular no punho observada tinha uma duração média da atividade de suporte do peso corporal de aproximadamente sete vezes a duração média vista na população sem doença. Embora se façam necessárias pesquisas adicionais para esclarecer a relação entre atividades de suporte de peso prolongadas e doença articular no punho, esses dados sugerem a possibilidade de que sobrecarga excessiva sustentada pelo punho por um período de tempo prolongado possa contribuir para o desenvolvimento de doença no punho.

O que esses estudos significam para o clínico? Evitar atividades de suporte do peso corporal para proteger as articulações não é possível em uma população que depende do suporte do peso corporal pelo membro superior para mobilidade. Mais estudos são necessários para determinar se há outros fatores que aumentam ou diminuem o risco de eventual degeneração. Talvez mudanças na flexibilidade e força articular do punho possam alterar os riscos associados a atividades de suporte do peso corporal prolongadas. Além disso, modificações nas cadeiras de rodas e nos equipamentos para locomoção podem alterar a mecânica para reduzir as sobrecargas ou redistribuir os estresses no punho. Estando consciente das possíveis conexões entre padrões de sobrecarga no punho e futura doença articular e entendendo os fatores que influenciam as sobrecargas geradas durante uma atividade, o clínico pode ser capaz de reduzir o risco de um paciente com doença articular e minimizar as deficiências resultantes de tais disfunções.

Resumo

Este capítulo examina as forças e os estresses aos quais o punho é submetido em atividades diárias. Um modelo bidimensional simples é usado para analisar as forças nos músculos e na articulação durante uma simples tarefa de suporte do peso corporal, na qual a suposição de que apenas um grupo muscular está ativo era válida. O modelo simplificado resultou em uma força de reação articular sobre o punho de 50% do peso do corpo. Dados extraídos de modelos mais complexos foram revisados, já que em muitas atividades diárias o punho requer atividade simultânea de muitos músculos. Dados desses modelos mais complexos revelaram que os músculos e as articulações do punho podem sustentar sobrecargas de mais de duas vezes o peso do corpo, particularmente durante atividades que requerem suporte de peso corporal pelos membros superiores. Estudos que descrevem os estresses (força/área) sustentados no punho também foram relatados. Esses dados sugerem que o punho suporta estresses similares àqueles no quadril durante a locomoção. Estresses no punho são alterados durante movimentos normais do punho e diretamente afetados pela mecânica e patomecânica do punho. Esses estudos oferecem uma perspectiva útil ao clínico para analisar os desafios mecânicos do punho durante atividades diárias.

Este capítulo completa a discussão sobre o punho. Entretanto, o funcionamento da mão depende em grande medida dos músculos do antebraço e da integridade das articulações do punho. Os próximos três capítulos examinam a interação das estruturas do antebraço com as estruturas especiais e músculos encontrados na mão que contribuem para a mecânica e a patomecânica do funcionamento da mão.

Referências bibliográficas

1. Barr AE, Barbe MF, Clark BD: Work-related musculoskeletal disorders of the hand and wrist: epidemiology, pathophysiology, and senorimotor changes. J Orthop Sports Phys Ther 2004; 34: 610-627.
2. Boninger ML, Cooper RA, Baldwin MA, et al.: Wheelchair pushrim kinetics: body weight and median nerve function. Arch Phys Med Rehabil 1999; 80: 910-915.
3. Boninger ML, Cooper RA, Robertson RN, Rudy TE: Wrist biomechanics during two speeds of wheelchair propulsion: an analysis using a local coordinate system. Arch Phys Med Rehabil 1997; 78: 364-372.
4. Chadwick EKJ, Nicol AC: Elbow and wrist joint contact forces during occupational pick and place activities. J Biomech 2000; 33: 591-600.
5. Chou P-H, Chou Y-L, Lin C-J, et al.: Effect of elbow flexion on upper extremity impact forces during a fall. Clin Biomech 2001; 16: 888-894.
6. Hatze H: Forces and duration of impact, and grip tightness during the tennis stroke. Med Sci Sports 1976; 8: 88-95.
7. Hochberg MC: Osteoarthritis. B. Clinical features. In: Primer of the Rheumatic Diseases. Klippel JH, ed. Atlanta: Arthritis Foundation, 2001; 289-293.
8. Kazuki K, Kusunoki M, Shimazu A: Pressure distribution in the radiocarpal joint measured with a densitometer designed for pressure-sensitive film. J Hand Surg[Am] 1991; 16A: 401-408.
9. Kier PJ, Wells RP: The effect of typing posture on wrist extensor muscle loading. Hum Factors 2002; 44: 392-403.
10. Krebs DE, Robbins CE, Lavine L, Mann RW: Hip biomechanics during gait. J Orthop Sports Phys Ther 1998; 28: 51-59.

11. Markolf KL, Shapiro MS, Mandelbaum BR, Teurlings L: Wrist loading patterns during pommel horse exercises. J Biomech 1990; 23: 1001-1011.
12. Neal RJ, Kippers V, Plooy D, Forwood MR: The influence of hand guards on forces and muscle activity during giant swings on the high bar. Med Sci Sports Exerc 1995; 27: 1550-1556.
13. Patterson R, Viegas SF: Biomechanics of the wrist. J Hand Ther 1995; 8: 97-105.
14. Reisman M, Burdett RG, Simon SR, Norkin C: Elbow moment and forces at the hands during swing-through axillary crutch gait. Phys Ther 1985; 65: 601-605.
15. Riek S, Chapman AE, Milner T: A simulation of muscle force and internal kinematics of extensor carpi radialis brevis during backhand tennis stroke: implications for injury. Clin Biomech 1999; 14: 477-483.
16. Robertson RN, Boninger ML, Cooper RA, Shimada SD: Pushrim forces and joint kinetics during wheelchair propulsion. Arch Phys Med Rehabil 1996; 77: 856-864.
17. Rodgers MM, Gayle GW, Figoni SF, et al.: Biomechanics of wheelchair propulsion during fatigue. Arch Phys Med Rehabil 1994; 75: 85-92.
18. Schroer W, Lacey S, Frost FS, Keith MW: Carpal instability in the weight-bearing upper extremity. J Bone Joint Surg 1996; 78A: 1838-1843.
19. Schuind F, Cooney WP, Linscheid RL, et al.: Force and pressure transmission through the normal wrist. A theoretical two-dimensional study in the posteroanterior plane. J Biomech 1995; 28: 587-601.
20. Short WH, Werner FW, Fortino MD, Mann KA: Analysis of the kinematics of the scaphoid and lunate in the intact wrist joint. Hand Clin 1997; 13: 93-108.
21. Veeger HEJ, van der Woude LHV, Rozendal RH: Load on the upper extremity in manual wheelchair propulsion. J Electromyogr Kinesiol 1991; 1: 270-280.
22. Viegas SF, Patterson RM: Load mechanics of the wrist. Hand Clin 1997; 13: 109-128.
23. Watson HK, Ryu J: Evolution of arthritis of the wrist. Clin Orthop 1986; 202: 57-67.
24. Werner FW, Palmer AK, Somerset JH, et al.: Wrist joint motion simulator. J Orthop Res 1996; 14: 639-646.
25. Wright V, Hopkins R: Osteoarthritis in weight-bearing wrists? Br J Rheumatol 1993; 32: 243-244.

CAPÍTULO 17

Mecânica e patomecânica dos tecidos conjuntivos especiais da mão

SUMÁRIO

Pontos de referência dentro da mão 342
Tecido conjuntivo na mão 342
    Aponeuroses palmares 342
    Sistemas retinaculares ou de polias 344
    Bainhas tendíneas 346
    Estruturas que fixam o conjunto dos flexores e extensores dos dedos 348
Resumo 351

O s três capítulos anteriores discutem a estrutura e a função dos ossos e articulações do punho e da mão, a função dos músculos do antebraço e as sobrecargas que o punho sustenta durante certas atividades funcionais. Nesses capítulos o leitor é lembrado de que a função e a disfunção de todas essas estruturas estão intimamente relacionadas à integridade das estruturas encontradas na mão. Os objetivos dos próximos três capítulos são discutir as estruturas de tecido mole intrínsecas à mão, discutir suas contribuições para o funcionamento da mão e apresentar as sinergias funcionais que existem entre as estruturas intrínsecas e extrínsecas da mão.

A mão contém várias estruturas de tecido conjuntivo especial que são importantes para seu funcionamento normal. Os objetivos deste capítulo são:

- descrever a estrutura dos elementos de tecido conjuntivo especial que são intrínsecos à mão;
- descrever como essas estruturas de tecido conjuntivo contribuem para a função e disfunção da mão;
- discutir deformidades comuns da mão que resultam de rompimentos dessas estruturas de tecido conjuntivo.

A principal função da maioria das estruturas de tecido conjuntivo especial apresentada neste capítulo é estabilizar os outros tecidos moles na mão, particularmente os músculos e tendões. Algumas estruturas também são essenciais para a nutrição, lubrificação e deslizamento suave dos tendões que se estendem até os dedos. Embora a maioria das estruturas de tecido conjuntivo especial da mão seja subcutânea, a pele possui um papel importante no funcionamento e mecânica da mão. Em particular, a pele dos espaços das redes entre os dedos participa da limitação do desvio radial e ulnar das articulações metacarpofalângicas (MCF) dos dedos, bem como da abdução do polegar. A perda do espaço da rede do polegar como resultado de uma cicatrização, por exemplo, pode causar significantes deficiências funcionais. As dobras da pele e glândulas sudoríparas reduzem o deslizamento entre a mão e os objetos na mão. A pele também oferece pontos de referência superficiais úteis ao clínico que está avaliando a mão. Talvez os pontos de referência mais úteis e confiáveis na mão sejam os vincos da pele que são mais salientes na superfície palmar da mão. O texto a seguir revisa as relações entre esses vincos da pele na mão e as estruturas subjacentes.

Pontos de referência dentro da mão

Os vincos na pele formam-se perpendicularmente à direção de tração dos músculos subjacentes. Um exame dos vincos da pele na mão revela que eles são dirigidos, na maioria das vezes, para uma direção radiulnar. Esses vincos são constantes, com apenas pequenas variações entre indivíduos sem disfunção na mão (Fig. 17.1). Uma inspeção na superfície palmar da mão da região proximal para a distal revela:

- de um a três vincos na mão;
- um vinco na base da eminência tenar;
- um vinco distal palmar;
- um par de vincos na base de cada dedo;
- um vinco na base do polegar;
- um par de vincos na articulação interfalângica proximal (IFP) de cada dedo;
- um único vinco na articulação interfalângica distal (IFD) de cada dedo e na articulação IF do polegar.

O vinco proximal do punho fica próximo à articulação radiocarpal. O vinco medial passa diretamente sobre o espaço da articulação radiocarpal, e o vinco distal posiciona-se distalmente à linha articular. Esses vincos oferecem uma forma confiável de identificar a linha da articulação radiocarpal. O vinco palmar distal posiciona-se próximo às articulações MCF dos dedos médio, longo e menor, enquanto o vinco nas bases dos dedos posicionam-se de modo distal às articulações MCF. A palpação das articulações MCF ocorre entre o vinco palmar distal e os vincos nas bases dos dedos. Os vincos nos dedos e polegar posicionam-se diretamente sobre as articulações subjacentes ou próximo a elas.[14,15] Similarmente, há vincos sobre o dorso dos dedos, que se posicionam aproximadamente sobre as articulações MCF, IFP e IFD dos dedos (Fig. 17.2).

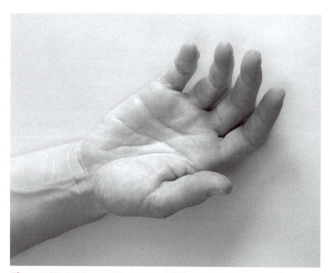

Figura 17.1 Vincos sobre a superfície palmar da mão oferecem pontos de referência confiáveis para palpar as estruturas subjacentes.

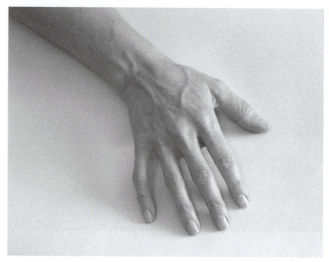

Figura 17.2 Vincos sobre o dorso dos dedos posicionam-se sobre as articulações dos dedos.

Relevância clínica

Edema na mão: Os vincos no lado palmar da mão raramente são ausentes e, dessa forma, são úteis ao clínico que está avaliando estruturas mais profundas. Em contraste, os vincos no lado dorsal dos dedos são deslocados ou obscurecidos por inchaço nos dedos. O inchaço é mais aparente na superfície dorsal da mão porque as estruturas de tecido conjuntivo na superfície palmar previnem a distensão da pele e de estruturas mais profundas. Os tecidos não podem expandir-se para acomodar o aumento de volume. Consequentemente, o edema acumula-se na superfície dorsal na qual a pele é distendida. Os vincos dorsais não são pontos de referência confiáveis na presença de inchaço.

Tecido conjuntivo na mão

A prevalência de inchaço no dorso da mão é uma consequência das únicas estruturas de tecido conjuntivo encontradas na mão. Essas estruturas de tecido conjuntivo especial consistem em aponeuroses palmares; sistemas retinaculares ou de polia, do punho e dos dedos; bainhas tendíneas; e ligamentos especiais que estabilizam os aparelhos dos tendões flexores e extensores em cada dedo. Cada uma dessas estruturas serve para um propósito um pouco diferente e é descrita separadamente nas seções seguintes.

Aponeuroses palmares

Há duas camadas de aponeuroses na palma da mão, a superficial e a profunda. A aponeurose palmar superficial tem três partes: as aponeuroses tenar, hipotenar e mediopalmar (Fig. 17.3). Essas camadas aponeuróticas projetam tentáculos fibrosos à pele sobreposta, oferecendo estabilização essencial da pele para a atividade de pegar um objeto. A habilidade de puxar uma corda ou abrir a tampa de um pote requer que a pele palmar fique fixa aos tecidos subjacentes

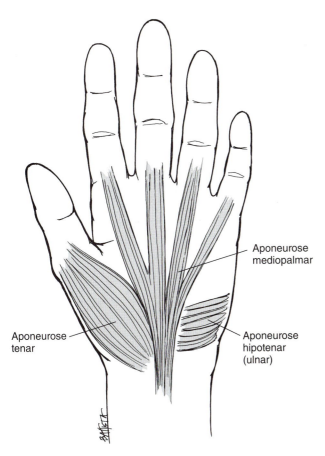

Figura 17.3 A aponeurose palmar superficial é dividida em aponeuroses tenar, hipotenar e mediopalmar.

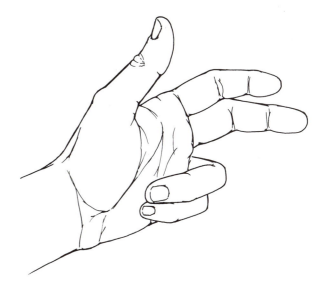

Figura 17.4 A contratura de Dupuytren produz flexão dos dedos ulnares.

da mão. Caso contrário, a mão deslizaria dentro de sua pele como um pé desliza em uma bota grande demais para seu tamanho. Não há conexões entre uma aponeurose e a pele no dorso da mão, o que permite que a pele deslize livremente. É a ausência dessas amarras entre a pele e as estruturas adjacentes que permite que o inchaço acumule-se mais na superfície dorsal da mão do que na superfície palmar.

Além das fibras verticais que se projetam em direção à pele, a aponeurose mediopalmar superficial contém fibras transversas e longitudinais que se estendem em direção aos dedos. Embora a maioria dessas fibras acabem no espaço da rede dos dedos, algumas fibras estendem-se até os dedos e tornam-se contínuas com a fáscia digital.[21]

A aponeurose palmar profunda posiciona-se anteriormente aos ossos metacarpais e aos músculos intraósseos. Há extensões fasciais que passam entre as aponeuroses palmares profunda e superficial, criando compartimentos dentro da palma da mão[21,32] (Fig. 17.5). Compartimentos individuais são criados para conter os tendões do flexor superficial e profundo para um único dedo. Esses compartimentos também são formados para os feixes lumbricais e neurovasculares de cada dedo. Consequentemente, as estruturas de cada dedo são estabilizadas dentro de seus próprios túneis fasciais conforme se projetam em direção aos dedos.

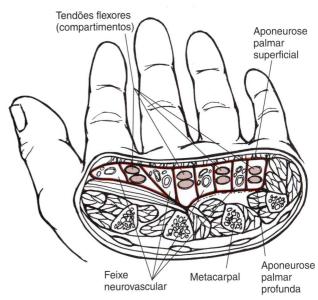

Figura 17.5 Compartimentos fibrosos na palma da mão. A aponeurose palmar profunda é conectada à aponeurose palmar superficial por bandas fasciais que criam compartimentos na mão para tendões, nervos e vasos sanguíneos.

Relevância clínica

Contratura de Dupuytren: A aponeurose mediopalmar superficial é submetida a mudanças fibróticas progressivas em alguns indivíduos, principalmente em homens com mais de 50 anos de idade. Embora a etiologia não seja clara, o distúrbio conhecido como **contratura de Dupuytren** é manifestado por um espessamento palpável da fáscia palmar e uma contratura de flexão progressiva dos dois dedos ulnares[6,27] (Fig. 17.4). A extensão distal da aponeurose palmar nos dedos explica a flexão progressiva dos dedos.

As aponeuroses palmares servem para vários propósitos. Elas fixam a pele para prevenir deslizamentos durante a preensão palmar; oferecem proteção para os músculos adjacentes, nervos e vasos sanguíneos; e também criam túneis para estabilizar essas estruturas conforme movem-se pela mão. Em contraste, os tendões extensores são compartimentados apenas quando cruzam o punho. Eles deslizam relativamente livres entre as bainhas no dorso da mão.

Os dedos também possuem compartimentos fasciais que contêm os feixes neurovasculares nos aspectos radial e ulnar de cada dedo, bem como conexões fibrosas na pele. Essas conexões incluem extensões da aponeurose palmar e apoios especializados nas articulações IFP e IFD. Os compartimentos têm a mesma função estabilizadora que a aponeurose palmar, prevenindo o deslocamento dos feixes neurovasculares, bem como o da pele durante a preensão palmar.

> ### Relevância clínica
>
> **Inchaço dentro dos compartimentos da mão ou dos dedos:** Os compartimentos fibrosos dentro da mão e dos dedos são essenciais para estabilizar a pele, os músculos e os suplementos neurovasculares. Entretanto, uma inflamação em um compartimento pode causar dor severa e pode levar à compressão e dano do conteúdo neurovascular. As paredes fibrosas desses compartimentos criam espaços relativamente rígidos, que não podem acomodar um aumento de volume. Consequentemente, um edema em um compartimento leva ao aumento de pressão que pode comprimir e prejudicar as estruturas neurovasculares sensíveis. O exemplo mais comum disso é a compressão do nervo mediano dentro do túnel carpal, mas exemplos similares podem ocorrer também nos compartimentos dos dedos.

Sistemas retinaculares ou de polias

Os sistemas retinaculares no corpo servem para fixar os tendões no lugar. Eles são encontrados em locais onde o movimento articular ou a tensão nos tendões faz com que os tendões se distanciem da articulação. No punho, a flexão faz os tendões flexores se projetarem anteriormente para longe da articulação do punho. Do mesmo modo, os tendões extensores migram posteriormente para longe do punho durante extensão deste. As bandas retinaculares flexoras e extensoras atam os tendões ao punho para limitar suas saliências distantes das articulações. Dessa forma, as bandas retinaculares ajudam a manter um braço de momento mais constante para cada músculo.

O movimento de distanciamento de um tendão de sua articulação é conhecido como fenômeno "corda de arco", porque o tendão é esticado para longe da articulação e segmentos dos membros como a corda de um arco (Fig. 17.6). Um dos perigos do fenômeno corda de arco é que o tendão torna-se mais saliente e mais suscetível a lesões. Isso acontece no punho e nos dedos, nos quais um tendão saliente pode ser esmagado ou rompido. Tendões flexores suscetíveis ao fenômeno corda de arco na mão também interferem no contato estável entre a mão e o objeto que é segurado firmemente.

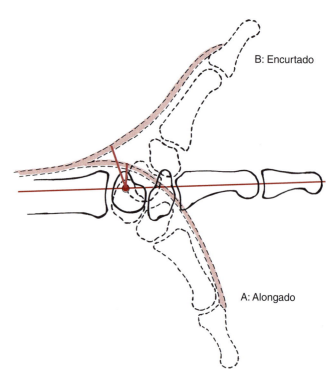

Figura 17.6 A função de um retináculo estabilizador. **(A)** Quando uma articulação é movida de forma que o tendão seja alongado, o tendão posiciona-se próximo à superfície articular. **(B)** Quando a articulação é movida, colocando o tendão em uma posição frouxa, o tendão move-se como uma corda de arco para longe da articulação, aumentando o braço de momento do músculo.

O fenômeno corda de arco modifica a mecânica do músculo, aumentando significativamente seu braço de momento. Isso coloca o músculo em vantagem mecânica, já que um braço de momento mais longo aumenta a habilidade de um músculo de gerar um momento. A vantagem mecânica aperfeiçoada é demonstrada pela diminuição na força requerida para flexionar um dedo quando o tendão flexor pode sofrer o fenômeno corda de arco.[13] Entretanto, um músculo com um braço de momento maior requer mais encurtamento do que um músculo com um braço de momento mais curto para produzir a mesma excursão angular (Cap. 4). Quando um músculo sofre o fenômeno corda de arco aumentando seu braço de momento, ele deve encurtar-se mais durante a contração para produzir o mesmo deslocamento angular como antes do fenômeno. Como resultado, o músculo fica suscetível à **insuficiência ativa**, a incapacidade de contrair-se por um comprimento longo o suficiente para retrair a articulação por toda sua excursão.[30]

Sistemas retinaculares no punho

O ligamento carpal transverso (LCT) no punho, ou retináculo flexor, serve para estabilizar o arco carpal e os tendões que cruzam a superfície volar do punho no túnel carpal. A flexão do punho faz com que esses tendões deslizem em uma direção volar, e o LCT previne o deslizamento volar excessivo. O LCT certas vezes é transeccionado cirurgicamente como parte do tratamento da síndrome do túnel do carpo, na esperança de aliviar a pressão no nervo mediano no túnel. Uma transecção completa permite que os tendões flexores migrem anteriormente, ou sofram o fenômeno corda de arco no túnel carpal durante a contração, diminuindo a eficiência de contração. A transecção cirúrgica do LCT diminui a força muscular necessária para gerar uma dada sobrecarga de pinça seguida de transecção, consistente com os braços de momento musculares aumentados quando os tendões sofrem corda de arco seguido da soltura do retináculo flexor. Entretanto, dados descritos também revelam um aumento de 16-26% no encurtamento requerido pelos flexores dos dedos para retraí-los por meio da mesma excursão.[8,9] Apesar do braço de momento aperfeiçoado nos flexores dos dedos seguido da soltura do LCT, muitos pacientes demonstram diminuição da força durante os movimentos de pinça e pegada.[7,9] Essa redução da força pode resultar da insuficiência ativa que se desenvolve por causa do fenômeno corda de arco.

> ### Relevância clínica
>
> **Reconstrução do ligamento carpal transverso:** Pacientes com síndrome do túnel carpal são frequentemente tratados com uma soltura cirúrgica do ligamento carpal transverso para diminuir a pressão dentro do túnel carpal, descomprimindo o nervo mediano. Embora a maioria dos pacientes relate redução na dor e aperfeiçoamento das funções, alguns pacientes continuam a ter dor e diminuição da força da pegada. Uma explicação é que a soltura do ligamento carpal transverso permite o aumento do encurvamento dos tendões flexores para o polegar e os dedos, resultando em perda de força do flexor. A reconstrução do ligamento por um reparo com uma aba de transposição usando um segmento da aponeurose palmar parece estabilizar os tendões flexores e aperfeiçoar a força da pegada.[17,18]

Os tendões extensores no punho são estabilizados por um retináculo extensor similar (Fig. 17.7). Porém, alguns tendões extensores ainda distanciam-se da superfície articular durante a extensão do punho, aumentando seus braços de momento. Essa mobilidade e o aumento resultante nos braços de momento ajudam a explicar porque a força do extensor radial longo e do extensor radial curto do carpo é maior quando o punho está estendido.[10,12] A insuficiência ativa é evitada no extensor radial longo e no extensor radial curto do carpo porque esses músculos possuem fibras musculares mais longas, que produzem maior excursão angular durante a contração.[3,12]

Sistemas retinaculares nos dedos

Os tendões flexores dos dedos também têm um sistema retinacular elaborado, ou de polia, que estabiliza os tendões em todo o comprimento dos dedos sobre a superfície volar (Fig. 17.8). Esse sistema consiste em bandas fibrosas que se anexam às placas volares subjacentes das articulações MCF, IFP e IFD ou aos ossos dos dedos.[20] Algumas dessas bandas envolvem os tendões flexores, assim como o ligamento anular da articulação radiulnar superior envolve o rádio. As cinco bandas fibrosas que passam circunferencialmente pelos dedos são chamadas ligamentos anelares.[4,32] Eles são numerados de um a cinco, do proximal ao distal. Três pares de polias cruzadas são encontrados sobre a superfície volar das falanges proximal e medial. Embora suas disposições típicas estejam ilustradas na Figura 17.8, é importante reconhecer que as polias demonstram alguma variabilidade normal na população.[11]

Essas polias são essenciais para o funcionamento dos tendões flexores dos dedos. Estudos sugerem que os ligamentos anelares, A2 e A4, são particularmente essenciais para o funcionamento do flexor profundo.[23,30] O ligamento A3 é importante para o funcionamento do flexor superficial.[7] Além de afetar a eficiência da excursão de flexão dos músculos, a polia A1 dos dedos oferece uma força estabilizadora radiulnar sobre os tendões flexores quando cruzam as articulações MCF.[4] O polegar também possui um sistema de ligamentos anelar e cruzado para estabilizar o tendão do flexor longo do polegar quando transverso no polegar.[33]

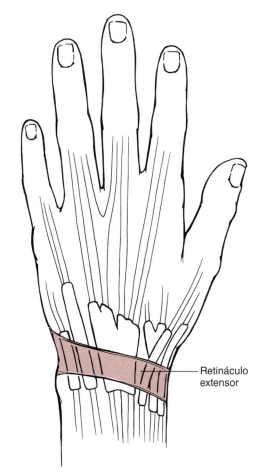

Figura 17.7 O retináculo extensor no punho estabiliza os tendões extensores no punho.

> **Relevância clínica**
>
> **Lesões na polia em alpinistas:** Rupturas na polia nos dedos podem ocorrer com lesões de hiperextensão, mas também como resultado de grandes forças nos tendões flexores, especialmente com os dedos flexionados. Alpinistas geram grandes forças de flexão nos dedos quando puxam e suspendem-se em rochas verticais pelos dedos. Uma posição comum da mão chamada pegada fechada usa flexão considerável nas articulações IFP e requer grandes forças nos tendões flexores. Essa pegada coloca as polias A2, A3 e A4 em grande risco de ruptura.[28]

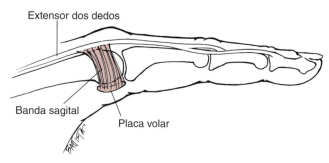

Figura 17.9 Os tendões do extensor dos dedos são estabilizados nas articulações MCF por bandas sagitais.

Os tendões do extensor dos dedos são estabilizados por um retináculo menos elaborado quando cruzam as articulações MCF dos dedos. Os tendões são seguros pelas **bandas sagitais**, que passam dos tendões extensores à placa volar sobre a superfície volar da articulação[22] (Fig. 17.9). Essas bandas estabilizam os tendões na direção radiulnar para prevenir seu deslocamento nas laterais dos dedos.

Bainhas tendíneas

Os tendões do punho e dos dedos são envolvidos em bainhas sinoviais. Os tendões flexores para os três dedos radiais têm bainhas separadas no punho, na palma e nos dedos[25,32] (Fig. 17.10). A bainha para os tendões, no dedo mínimo, é contínua com a bainha palmar. Os tendões extensores são cercados por bainhas apenas no punho. Essas bainhas reduzem a fricção dos tendões quando eles deslizam sobre o punho e ao longo do dedo. A fricção reduzida é importante, já que os tendões para os dedos deslizam vários centímetros durante o movimento total do dedo[1-3].

As bainhas sinoviais também têm um papel importante na nutrição dos tendões flexores nos dedos[5,26]. Há três fontes vasculares para esses tendões: (a) vasos procedentes distalmente do ventre muscular pela junção musculotendinosa, (b) vasos sanguíneos procedentes proximalmente no tendão do osso no anexo distal do tendão e (c) vasos que entram na superfície dorsal dos tendões pelos pequenos e frágeis **vinculares**[20] (Fig. 17.11). Essas três fontes deixam algumas

> **Relevância clínica**
>
> **"Terra de ninguém":** Cirurgiões de mão referem-se à região da mão que contém os tendões flexores dos dedos com suas bainhas digitais como Zona II. Entretanto, historicamente essa região é conhecida como "terra de ninguém" porque acreditava-se que os primeiros reparos do flexor profundo ou superficial dos dedos não eram bem-sucedidos ali porque a nutrição para esses tendões era muito tênue e a cicatrização e adesão eram prováveis[31] (Fig. 17.12). O rompimento de um tendão nessa região pode facilmente romper os vinculares próximos, comprometendo um suprimento sanguíneo já precário.
>
> Nas últimas décadas, exames cuidadosos e pesquisas clínicas têm demonstrado que reparos primários dos tendões nessa região não são apenas possíveis, mas desejáveis, visto que a alternativa são enxertos de tendões.[19,29] Porém, o sucesso de tais reparos requer muito da reabilitação pós-operatória. O reconhecimento de que o fluido sinovial difundido pela bainha tendínea contribui para a nutrição de um tendão tem levado ao uso de mobilização precoce no tratamento de reparos de tendões. A mobilização consiste em banhar o tendão no fluido sinovial ao mesmo tempo em que reduz o desenvolvimento de adesões. Entretanto, a mobilização precoce também corre o risco de romper o tendão reparado. O clínico deve evitar tensão ativa e passiva excessiva no tendão durante os primeiros estágios de cura. O Capítulo 19 discute as sobrecargas sustentadas pelos tendões flexores do dedo durante atividade.

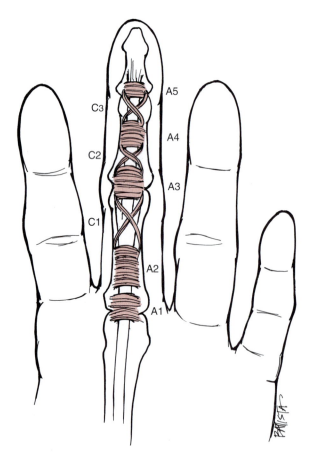

Figura 17.8 Os tendões flexores dos dedos são estabilizados por uma série extensiva de polias fibrosas. Tipicamente há cinco ligamentos circunferenciais, ou anelares (A1-A5), e três pares de ligamentos cruzados (C1-C3).

Capítulo 17 Mecânica e patomecânica dos tecidos conjuntivos especiais da mão

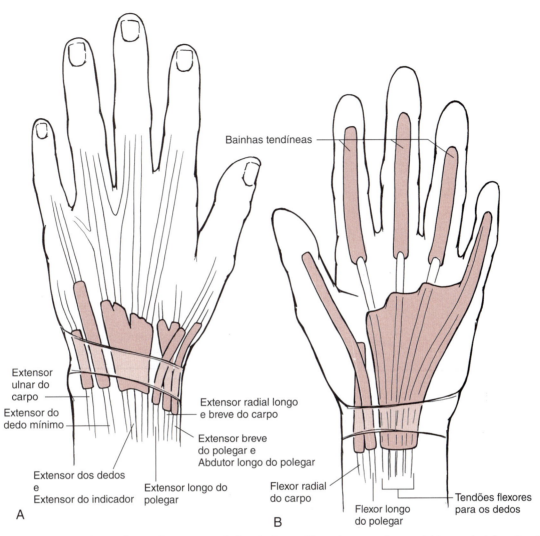

Figura 17.10 As bainhas tendíneas dos tendões para os dedos. **A**. Os tendões extensores são envolvidos em bainhas sinoviais apenas no punho. **B**. Os tendões flexores para os dedos são cercados por bainhas sinoviais no punho e nos dedos.

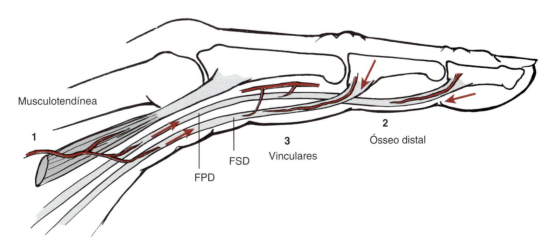

Figura 17.11 O suprimento sanguíneo para os tendões flexores nos dedos. Os tendões flexores (FPD e FSD) nos dedos recebem seus suprimentos sanguíneos da (1) junção musculotendínea proximal, (2) do anexo ósseo distal e (3) de pequenos vasos sanguíneos que passam pelas vinculares.

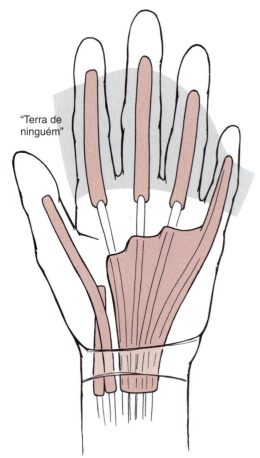

Figura 17.12 "Terra de ninguém" é a área onde a cura é mais difícil para os tendões flexores dos dedos. Ela abrange grande parte da região onde os tendões digitais estão em suas bainhas tendíneas.

Relevância clínica

Dedo em gatilho: O complexo da bainha tendínea é suscetível à inflamação como resultado de doença, uso excessivo ou trauma. A membrana sinovial, portanto, pode demonstrar todos os sinais cardinais de inflamação incluindo inchaço. Conforme a bainha incha no túnel fibroso relativamente rígido formado pelo sistema de polia, o inchaço causa compressão do tendão incluso. A compressão do tendão pode comprometer o fluxo vascular para o tendão e levar ao inchaço do próprio tendão. Conforme o dedo é flexionado, a bainha sinovial espessa é retraída proximalmente através das polias do dedo. Geralmente o espessamento pode ser palpado na palma próximo à articulação MCF. Conforme o dedo é estendido, o espessamento deve entrar novamente no túnel fibroso, mas o tendão inchado ou a bainha encontra dificuldade de ingressar novamente dentro do canal estreito (Fig. 17.13). A extensão do dedo é bloqueada, e o paciente relata que o dedo está "trancado". Com força de extensão adicional o espessamento de repente desliza para dentro do túnel, e o dedo estende-se.[5,16,27] Tais bloqueios de movimento podem ocorrer tanto na flexão quanto na extensão conforme o espessamento desliza por qualquer uma das polias individuais. O bloqueio do movimento libera-se tão repentinamente que o dedo atua como um "gatilho". O bloqueio mecânico do movimento resulta do processo inflamatório inicial e do consequente espessamento. Tratamentos para reduzir a inflamação e prevenir a recorrência são beneficiais. Estes podem incluir medicamentos anti-inflamatórios, injeções de corticosteroide, o uso de talas e educação do paciente para evitar uso excessivo.

regiões dos tendões relativamente distantes de uma fonte vascular. A nutrição, particularmente nessas regiões, depende da difusão pelas bainhas sinoviais similar ao mecanismo de nutrição da cartilagem articular.

A disfunção da própria bainha sinovial também contribui para irregularidades funcionais comuns dos dedos. A infecção na bainha pode resultar de um trauma, como perfurações na mão e pode levar à circulação irregular e necrose dos tendões flexores e adesões na bainha. Como um tecido sinovial, a bainha tendínea também está suscetível a processos inflamatórios, como artrite reumatoide. Fricção excessiva nas bainhas e nos túneis fibrosos também podem contribuir para síndromes por uso excessivo e inflamação.

Estruturas que fixam o conjunto dos flexores e extensores dos dedos

Os tendões flexores para os dedos são unidos firmemente a cada dedo pelas bainhas sinoviais e polias fibrosas recentemente descritas. Os tendões extensores são estabilizados nas articulações MCF pela interseção do interósseo e dos lumbricais, formando o **mecanismo do capuz extensor**, que é conhecido por muitos nomes, incluindo mecanismo extensor, expansão extensora e capuz dorsal (Fig. 17.14). A inserção distal do extensor dos dedos, composta do tendão central ligado à falange mediana, e bandas laterais ligadas à falange distal forma o esqueleto do capuz extensor (Cap. 15). As inserções distais dos músculos intrínsecos dos dedos expandem-se em uma camada fibrosa que abrange os tendões extensores dos dedos formando uma cobertura fibrosa sobre o dorso da falange dos dedos. Uma expansão fibrosa similar de músculos intrínsecos do polegar forma uma

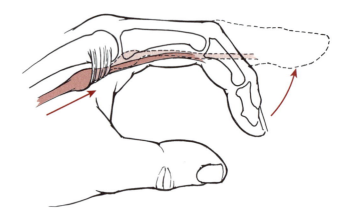

Figura 17.13 Um dedo em gatilho emperra movendo-se para flexão ou extensão conforme o tendão flexor inchado ou a bainha tenta deslizar dentro do túnel fibroso.

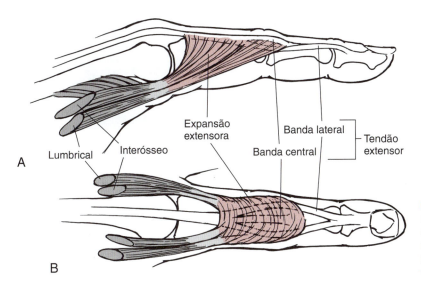

Figura 17.14 O mecanismo do capuz extensor consiste no tendão central e bandas laterais do extensor dos dedos e na camada fibrosa, que é uma extensão dos anexos distais dos lumbricais e interósseos. **A**. Visão lateral. **B**. Visão dorsal.

expansão fibrosa sobre o dorso da falange do polegar, combinando com os tendões do extensor longo do polegar e o extensor breve do polegar.

Uma inspeção cuidadosa de cada dedo revela estruturas de tecido mole adicionais que contribuem para a estabilidade dos tendões flexores e dos mecanismos do capuz extensor conforme eles percorrem o comprimento de cada dedo. Essas estruturas adicionais possuem um papel integral na manutenção do equilíbrio entre os músculos flexores e extensores, mas também participam do desenvolvimento de deformidades estruturais comuns na mão. A vista transversal de um dedo no nível da articulação MCF revela interconexão entre as muitas estruturas que cruzam a articulação. A interconexão ocorre nas bordas laterais da superfície volar da articulação MCF[31] (Fig. 17.15). As bandas sagitais do extensor dos dedos, da bainha tendínea flexora e dos ligamentos colaterais unem-se com a placa volar e com os ligamentos intrametacarpais transversos nessa interseção. Os grupos musculares flexores e extensores opostos também são conectados às articulações IFP pelos ligamentos retinaculares transversos e oblíquos que passam da bainha flexora na superfície volar para a expansão extensora no lado dorsal do dedo[31] (Fig. 17.16). Esses ligamentos suspendem as bandas laterais do mecanismo do capuz extensor sobre os aspectos laterais do dorso do

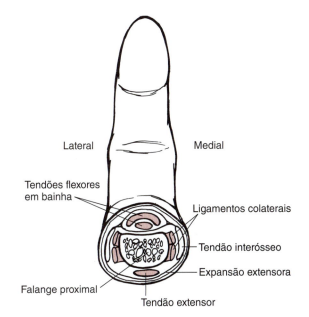

Figura 17.15 Interconexões entre os tendões e ligamentos na articulação MCF de um dedo. A secção transversa de uma articulação MCF de um dedo revela as interconexões entre a bainha tendínea flexora, o tendão extensor, os ligamentos colaterais, os ligamentos intrametacarpais transversos e a placa volar.

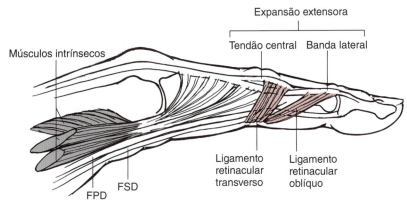

Figura 17.16 Os ligamentos retinaculares transverso e oblíquo na articulação IFP de um dedo conectam as bainhas tendíneas flexoras e o capuz extensor.

dedo. Dessa forma, os músculos flexores e extensores são, na verdade, conectados uns aos outros por grande parte do comprimento do dedo.

Essas conexões não apenas ajudam a estabilizar os tendões circunferencialmente no dedo, mas também contribuem para o equilíbrio total das forças opostas nele.

A importância do equilíbrio oferecido por esses ligamentos é mais evidente na sua ausência. As deformidades da mão clássica, pescoço de cisne e botoeira, encontradas em pacientes com artrite reumatoide oferecem demonstrações vívidas do impacto da disfunção que envolve as estruturas que equilibram as forças de flexão e extensão nos dedos.[24] Ambas as deformidades são precipitadas por sinovite na articulação IFP de qualquer dedo.

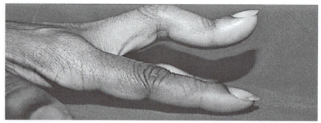

Figura 17.17 Uma deformidade botoeira em um indivíduo com artrite reumatoide exibe flexão da articulação IFP e hiperextensão da articulação IFD. (Reproduzido da AHPA Teaching Slide Collection Second Edition, agora conhecida como ARHP Assessment and Management of the Rheumatic Diseases: The Teaching Slide Collection for Clinicians and Educators. Copyright 1997. Usado com permissão do American College of Rheumatology.)

Relevância clínica

Deformidades botoeira e pescoço de cisne: A deformidade botoeira é caracterizada por flexão da articulação IFP e hiperextensão da articulação IFD do dedo (Fig. 17.17). Nessa deformidade, o inchaço da articulação IFP resultante da inflamação da sinóvia da articulação é localizado particularmente no dorso da articulação. Isso coloca tensão prolongada no tendão extensor dos dedos, especialmente o tendão central e a camada fibrosa que conecta as bandas laterais do mecanismo extensor. O inchaço prolongado faz com que essas estruturas se estirem. Conforme elas estiram-se, as bandas laterais deslizam gradualmente em direção à superfície volar do dedo. Quando as bandas deslizam volarmente, passando do eixo da flexão e extensão da articulação, elas começam a exercer um momento de flexão na articulação (Fig. 17.18). A flexão IFP resultante adiciona estiramento ao tendão central, que pode sofrer ruptura. A articulação IFP projeta-se pelo capuz extensor como um botão através de uma casa, dando à deformidade o seu nome. Ao mesmo tempo, a migração volar das bandas laterais causa um aumento de extensão retraída do tendão extensor intacto na articulação IFD e essa articulação hiperestende-se.

Um mecanismo similar, mas ao contrário, ocorre na **deformidade pescoço de cisne**. Essa deformidade é caracterizada por hiperextensão de uma articulação IFP de um dedo com flexão concomitante da articulação IFD (Fig. 17.19). Nessa deformidade, o inchaço da articulação IFP possui um efeito maior nas laterais da cápsula articular IFP. O inchaço prolongado nessa região adiciona estiramento prolongado à cápsula articular lateral e aos ligamentos retinaculares. A lassidão resultante nos ligamentos retinaculares faz que as bandas laterais do capuz extensor migrem dorsalmente, aumentando seus braços de momento de extensão e o momento de extensão na IFP (Fig. 17.20). A articulação IFP é impulsionada à hiperextensão por esse momento de extensão aumentado estirando o tendão do flexor profundo dos dedos, que responde impulsionando a IFD para flexão.

Deformidades pescoço de cisne são frequentemente associadas a outra clássica deformidade da mão, o desvio ulnar dos dedos na articulação MCF. O desvio ulnar é também resultado de uma perda de equilíbrio entre os mecanismos flexor e extensor nos dedos, mas, como as sobrecargas externas nos dedos são importantes fatores contribuintes, essa deformidade é descrita no Capítulo 19, no contexto das forças sustentadas pelos dedos, e particularmente o polegar, durante atividade.

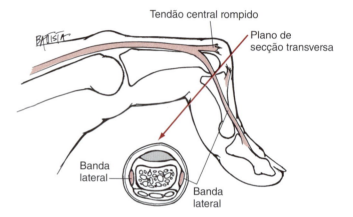

Figura 17.18 O mecanismo de uma deformidade botoeira. A secção transversa de uma articulação IFP de um dedo revela como a ruptura do tendão central do capuz extensor faz que as bandas laterais deslizem para o lado volar da articulação, produzindo flexão na IFP. O anexo distal intacto das bandas laterais produz hiperextensão da articulação IFD.

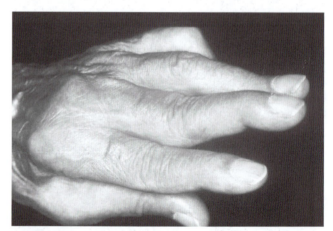

Figura 17.19 Uma deformidade pescoço de cisne em um indivíduo com artrite reumatoide consiste em hiperextensão da articulação IFP com flexão da articulação IFD. (Reproduzido da AHPA Teaching Slide Collection Second Edition, agora conhecida como ARHP Assessment and Management of the Rheumatic Diseases: The Teaching Slide Collection for Clinicians and Educators. Copyright 1997. Usado com permissão do American College of Rheumatology.)

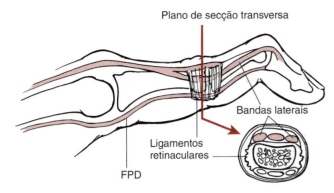

Figura 17.20 O mecanismo de uma deformidade pescoço de cisne. A secção transversa de uma articulação IFP de um dedo revela como o estiramento dos ligamentos retinaculares faz que as bandas laterais do capuz extensor deslizem dorsalmente, aumentando o momento de extensão na articulação IFP e causando hiperextensão. A hiperextensão estira o flexor profundo dos dedos, produzindo flexão na articulação IFD.

Resumo

Este capítulo apresenta as estruturas de tecidos conjuntivos especiais que têm importantes contribuições para a mecânica da mão. Essas estruturas possuem vários papéis, que incluem estabilizar a pele, os músculos e os feixes neurovasculares; proteger estruturas subjacentes; e contribuir para o equilíbrio entre os conjuntos de flexores e extensores. Muitas deformidades comuns da mão e irregularidades articulares resultam de rompimento dessas estruturas de tecido conjuntivo. A perda de equilíbrio entre os mecanismos flexores e extensores contribui para deformidades clássicas da mão constatadas em pacientes com artrite reumatoide. Outro sistema que é essencial para manter o equilíbrio da mão é o grupo muscular intrínseco. Esses músculos serão apresentados no capítulo seguinte.

Referências bibliográficas

1. Aleksandrowicz R, Pagowski S: Functional anatomy and bioengineering of the third finger of the human hand. Folia Morphol (Warsaw) 1981; 40: 181–192.
2. An KN, Ueba Y, Chao EY, et al.: Tendon excursion and moment arm of index finger muscles. J Biomech 1983; 16: 419–425.
3. Brand PW, Beach RB, Thompson DE: Relative tension and potential excursion of muscles in the forearm and hand. J Hand Surg[Am] 1981; 6: 209–219.
4. Brand PW, Cranor KC, Ellis JC: Tendon and pulleys at the metacarpophalangeal joint of a finger. J Bone Joint Surg 1975; 57A: 779–784.
5. Ferlic DC: Rheumatoid flexor tenosynovitis and rupture. Hand Clin 1996; 12: 561–572.
6. Gelberman RH, Amiel D, Rudolph RM, Vance RM: Dupuytren's contracture. J Bone Joint Surg 1980; 62-A: 425–432.
7. Hamman J, Ali A, Phillips C, et al.: A biomechanical study of the flexor digitorum superficialis: effects of digital pulley excision and loss of the flexor digitorum profundus. J Hand Surg[Am] 1997; 22A: 328–335.
8. Kang HJ, Lee SG, Phillips CS, Mass DP: Biomechanical changes of cadaveric finger flexion: the effect of wrist position and of the transverse carpal ligament and palmar and forearm fasciae. J Hand Surg[Am] 1996; 21A: 963–968.
9. Kiritsis PG, Kline SC: Biomechanical changes after carpal tunnel release: a cadaveric model for comparing open, endoscopic, and step-cut lengthening techniques. J Hand Surg[Am] 1995; 20: 173–180.
10. Lieber RL, Friden J: Musculoskeletal balance of the human wrist elucidated using intraoperative laser diffraction. J Electromyogr Kinesiol 1998; 8: 93–100.
11. Lin GT, Amadio PC, An KN, Cooney WP: Functional anatomy of the human digital flexor pulley system. J Hand Surg[Am] 1989; 14A: 949–956.
12. Loren GJ, Shoemaker SD, Burkholder TJ, et al.: Human wrist motors: biomechanical design and application to tendon transfers. J Biomech 1996; 29: 331–342.
13. Low CK, Pereira BP, Ng RTH, et al.: The effect of the extent of A1 pulley release on the force required to flex the digits. A cadaver study on the thumb, middle and ring fingers. J Hand Surg[Br] 1998; 23B: 46–49.
14. Magee DA: Orthopedic Physical Assessment. Philadelphia: WB Saunders, 1998.
15. Moore KL: Clinically Oriented Anatomy. Baltimore: Williams & Wilkins, 1980.
16. Mulpruek P, Prichasuk S, Orapin S: Trigger finger in children. J Pediatr Orthop 1998; 18: 239–241.
17. Netscher D, Lee M, Thornby J, Polsen C: The effect of division of the transverse carpal ligament on flexor tendon excursion. J Hand Surg 1997; 22A: 1016–1024.
18. Netscher D, Mosharrafa A, Lee M, et al.: Transverse carpal ligament: its effect on flexor tendon excursion, morphologic changes of the carpal canal, and on pinch and grip strengths after open carpal tunnel release. Plast Reconstr Surg 1997; 100: 636–642.
19. Newmeyer WL 3rd, Manske PR: No man's land revisited: the primary flexor tendon repair controversy. J Hand Surg 2004; 29A: 1–5.
20. Ochiai N, Matsui T, Miyaji N, et al.: Vascular anatomy of flexor tendons. I. Vincular system and blood supply of the profundus tendon in the digital sheath. J Hand Surg[Am] 1979; 4: 321–330.
21. Rayan GM: Palmar fascial complex anatomy and pathology in Dupuytren's disease. Hand Clin 1999; 15: 73–86.
22. Rayan GM, Murray D, Chung KW, Rohrer M: The extensor retinacular system at the metacarpophalangeal joint. Anatomical and histological study. J Hand Surg[Br] 1997; 22B: 585–590.
23. Rispler D, Greenwald D, Shumway S, et al.: Efficiency of the flexor tendon pulley system in human cadaver hands. J Hand Surg[Am] 1996; 21A: 444–450.
24. Rizio L, Belsky MR: Finger deformities in rheumatoid arthritis. Hand Clin 1996; 12: 531–540.
25. Romanes GJE: Cunningham's Textbook of Anatomy. Oxford: Oxford University Press, 1981.
26. Rosenblum NI, Robinson SJ: Advances in flexor and extensor tendon management. In: Moran CA, ed. Hand Rehabilitation. New York: Churchill Livingstone, 1986; 17–44.
27. Salter RB: Textbook of Disorders and Injuries of the Musculoskeletal System. 3rd ed. Baltimore: Williams & Wilkins, 1999.

28. Schoffl VR, Einwag F, Strecker W, Schoffl I: Strength measurement and clinical outcome after pulley ruptures in climbers. Med Sci Sports Exerc 2006; 38: 637–643.
29. Su BW, Solomons M, Barrow A, et al.: Device for zone-II flexor tendon repair. J Bone Joint Surg 2005; 87: 923–935.
30. Tomaino M, Mitsionis G, Basitidas J, et al.: The effect of partial excision of the A2 and A4 pulleys on the biomechanics of finger flexion. J Hand Surg[Br] 1998; 23B: 50–52.
31. Tubiana R, Thomine JM, Mackin E: Examination of the Hand and Wrist. Philadelphia: WB Saunders, 1996.
32. Williams P, Bannister L, Berry M, et al.: Gray's Anatomy, The Anatomical Basis of Medicine and Surgery, Br. ed. London: Churchill Livingstone, 1995.
33. Zissimos AG, Szabo RM, Yinger KE, Sharkey NA: Biomechanics of the thumb flexor pulley system. J Hand Surg[Am] 1994; 19A: 475–479.

CAPÍTULO 18

Mecânica e patomecânica dos músculos intrínsecos da mão

SUMÁRIO

Principais músculos motores intrínsecos do polegar 354
    Abdutor curto do polegar 354
    Flexor curto do polegar 355
    Oponente do polegar 356
    Adutor do polegar 356
Principais músculos motores intrínsecos do dedo mínimo 358
    Abdutor do dedo mínimo (também conhecido como abdutor do quinto dedo) 359
    Flexor do dedo mínimo (também conhecido como flexor do quinto dedo) 360
    Oponente do dedo mínimo (também conhecido como oponente do quinto dedo) 360
Interósseos e lumbricais 361
    Interósseos dorsais 361
    Interósseos palmares 363
    Músculos lumbricais 363
Deformações clássicas resultantes de desequilíbrios musculares na mão 366
    Lesão do nervo ulnar 366
    Lesão do nervo mediano 368
    Lesão do nervo radial 369
    Déficit sensorial associado a lesões nervosas na mão 369
Resumo 370

O Capítulo 15 discute os músculos do antebraço, incluindo os músculos extrínsecos da mão. Entretanto, o funcionamento normal dos músculos extrínsecos é indissociável em relação ao funcionamento dos músculos intrínsecos. Poucos movimentos funcionais normais da mão utilizam apenas os grupos musculares extrínsecos ou os intrínsecos. A mão funciona usando uma combinação delicadamente equilibrada dos músculos de ambos os grupos. Para compreender a atividade integrada desses grupos musculares, o clínico deve primeiro analisar o potencial dos músculos individuais. Os objetivos deste capítulo são:

- descrever a estrutura e o funcionamento dos músculos intrínsecos individuais da mão;
- revisar a atividade dos músculos intrínsecos durante os movimentos da mão;
- discutir a contribuição para a disfunção na mão causada por deficiências dos músculos intrínsecos;
- explicar a mecânica das deformações da mão que resultam de debilidade dos músculos intrínsecos.

Embora os músculos intrínsecos da mão sejam frequentemente classificados pela inserção muscular, este capítulo divide os músculos em quatro grupos funcionais: (a) os principais músculos motores intrínsecos do polegar, (b) os principais músculos intrínsecos do dedo mínimo, (c) os interósseos e (d) os músculos lumbricais. Esse esquema de classificação ajuda o clínico a reconhecer a interação dos músculos individuais.

Principais músculos motores intrínsecos do polegar

Os músculos que são os principais motores intrínsecos do polegar são o abdutor curto do polegar, o flexor curto do polegar, o oponente do polegar e o adutor do polegar (Fig. 18.1). Os três primeiros desses músculos são chamados músculos tenares, formando a massa muscular que cobre o metacarpal do polegar. Esses músculos são inervados pelo nervo mediano. O adutor do polegar é importante para o funcionamento do polegar, principalmente durante o movimento de pinça, mas é distinto da massa muscular tenar. Ela posiciona-se na palma da mão e é inervada pelo nervo ulnar. Os músculos tenares são raramente rígidos. Entretanto, apenas deficiências associadas à debilidade dos músculos tenares são discutidas abaixo. Por outro lado, o adutor do polegar demonstra rigidez anormal em algumas mãos, portanto, a rigidez do polegar adutor é discutida como uma possível deficiência.

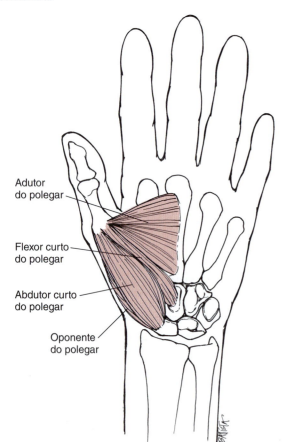

Figura 18.1 Os principais músculos motores intrínsecos do polegar incluem o abdutor curto do polegar, o flexor curto do polegar, o oponente do polegar e o adutor do polegar.

Abdutor curto do polegar

O abdutor curto do polegar é o músculo mais saliente da massa muscular tenar, posicionado sobre o aspecto volar e radial da proeminência tenar (Quadro 18.1).

Ações

AÇÃO MUSCULAR: ABDUTOR CURTO DO POLEGAR

Ação	Evidência
Abdução (abdução palmar) da articulação CMC do polegar	Comprobatória
Rotação medial da articulação CMC do polegar	Comprobatória
Oposição da articulação CMC do polegar	Comprobatória
Abdução da articulação MCF do polegar	Inadequada
Flexão da articulação MCF do polegar	Inadequada
Extensão da articulação IF do polegar	Comprobatória

As principais ações do abdutor curto do polegar são aquelas na articulação CMC. O abdutor curto do polegar é posicionado sobre a superfície volar da articulação CMC do polegar para abduzir (abdução palmar) aquela articulação. Ele possui um braço de momento de abdução maior do que o abdutor longo do polegar e é posicionado de forma ótima para tracionar o polegar à abdução.[7,27,34] Tem apenas cerca de um terço do tamanho do abdutor longo do polegar[5] e é, consequentemente, limitado em produção de força.[15] Entretanto, a abdução da articulação CMC raramente ocorre contra resistência, então grandes forças não são necessárias.[5] Estudos eletromiográficos (EMG) comprovam que este é um dos principais abdutores da CMC do polegar, e o abdutor longo do polegar é o melhor abdutor acessório.[7-9,39]

Não há estudos conhecidos que examinem especificamente o abdutor curto do polegar como um rotador medial

---

QUADRO 18.1 Inserção muscular

Inserções e inervação do abdutor curto do polegar

Inserção proximal: Retináculo flexor e os tubérculos do escafoide e do trapézio.

Inserção distal: Lado radial da base da falange proximal do polegar e a expansão extensora do ELP.

Inervação: Nervo mediano, C8 e T1.

Palpação: O abdutor curto do polegar pode ser palpado no aspecto radial da eminência tenar durante abdução ativa do polegar.

da articulação CMC. A rotação medial, também conhecida como pronação, é virtualmente inseparável da abdução ou flexão na articulação CMC[10,14] e é uma consequência automática da abdução ativa resultante da contração do abdutor curto do polegar.[13] Sendo a abdução e a rotação medial componentes de oposição, o abdutor curto do polegar também contribui para oposição.[32]

A inserção do abdutor curto do polegar no lado radial da falange proximal do polegar explica seu papel descrito como um abdutor da articulação MCF do polegar. Em alguns indivíduos a articulação MCF funciona mais como um gínglimo, permitindo apenas flexão e extensão.[1,12] Portanto, o papel do abdutor curto do polegar na articulação MCF é provavelmente variável. O músculo é localizado de forma que possa produzir abdução da articulação MCF, mas apenas em indivíduos que possuem o movimento disponível.

O abdutor curto do polegar também é descrito como um flexor da articulação MCF do polegar.[19] Estudos EMG do polegar não oferecem análise seletiva desse papel para o abdutor curto do polegar e consequentemente não podem confirmar ou refutar essa ação. Mais pesquisas são necessárias para determinar qualquer contribuição para a flexão MCF.[8,9,11]

Embora os livros de anatomia comumente descrevam uma inserção ao capuz extensor do polegar, há pouca ou nenhuma menção à extensão IF na lista de ações do abdutor curto do polegar.[18,30] Estudos clássicos demonstram repetidamente atividade EMG do abdutor curto do polegar durante a extensão do polegar.[2,8,11,36] Um estudo em 11 indivíduos cujo extensor longo do polegar estava temporariamente paralisado revela habilidade continuada de estender a articulação IF do polegar, embora com menos amplitude de movimento (ADM) do que a total.[36] Esse estudo demonstra atividade moderada, tanto no abdutor curto do polegar quanto no flexor curto do polegar, durante a extensão IF sem atividade no extensor longo do polegar, sugerindo que um ou ambos os músculos contribuam para o movimento por meio da expansão extensora do polegar. O rompimento da inserção do abdutor curto do polegar no capuz extensor também causa uma deficiência na expansão.[24] Esses estudos demonstram a participação do músculo abdutor curto do polegar na extensão IF. Em circunstâncias normais, essa atividade pode ser importante para estabilizar o tendão do extensor longo do polegar. Entretanto, na ausência do extensor longo do polegar, os músculos tenares, incluindo o abdutor curto do polegar, podem oferecer extensão IF funcionalmente útil.

Efeitos da debilidade do abdutor curto do polegar

A debilidade do músculo é uma manifestação comum de uma paralisia do nervo mediano e frequentemente, mas não sempre, ocorre com debilidade simultânea dos outros músculos tenares. A debilidade do abdutor curto do polegar geralmente é bem aparente quando inspecionado. O músculo é superficial, então a atrofia desse ventre muscular resulta em um achatamento da eminência tenar (Fig. 18.2). A debilidade do abdutor curto do polegar enfraquece a abdução da articulação CMC do polegar. A abdução ativa do polegar

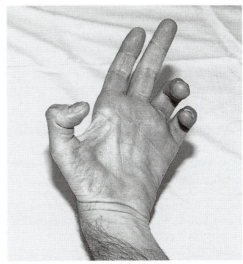

Figura 18.2 Atrofia do ACP é facilmente visível como um achatamento da eminência tenar. Vê-se aqui um indivíduo com desgaste da eminência tenar resultante de desnervação.

é necessária para posicionar o polegar para os movimentos de preensão ou pinça.

O antagonista do abdutor curto do polegar é o extensor longo do polegar, que se posiciona ulnarmente sobre o dorso do polegar e está posicionado de modo adequado para aduzir a articulação CMC do polegar. Consequentemente, a debilidade do abdutor curto do polegar compromete o equilíbrio delicado das forças no polegar. A tração desequilibrada do extensor longo do polegar interfere na habilidade de posicionar o polegar para os movimentos de pinça ou preensão e contribui para a característica deformidade do "polegar de macaco". Detalhes sobre deformações comuns da mão que resultam de desequilíbrios musculares são apresentados no final deste capítulo. A debilidade do abdutor curto do polegar também leva à diminuição de força durante os movimentos de pinça e preensão.

Flexor curto do polegar

O flexor curto do polegar posiciona-se no aspecto medial do abdutor curto do polegar e tem aproximadamente o mesmo tamanho deste[5,15] (Quadro 18.2).

Ações

AÇÃO MUSCULAR: FLEXOR CURTO DO POLEGAR

Ação	Evidência
Flexão da articulação CMC do polegar	Comprobatória
Abdução e rotação medial da articulação CMC do polegar	Inadequada
Flexão da articulação MCF do polegar	Comprobatória
Extensão da articulação IF do polegar	Comprobatória

As principais ações do flexor curto do polegar são flexão das articulações CMC e MCF do polegar. O alinhamento

> **QUADRO 18.2 Inserção muscular**
>
> **Inserções e inervação do flexor curto do polegar**
>
> Inserção proximal: A porção superficial vem do retináculo flexor e do tubérculo do trapézio. A porção profunda origina-se dos ossos capitato e trapezoide.
>
> Inserção distal: Lado radial da base da falange proximal do polegar. Há frequentemente um osso sesamoide dentro do tendão. O músculo pode também contribuir com o capuz extensor do ELP.
>
> Inervação: A cabeça superficial é geralmente suprida pelo nervo mediano, T1 e talvez C8. A cabeça profunda é com frequência suprida pelas mesmas raízes espinais do nervo ulnar.
>
> Palpação: O flexor curto do polegar é palpado no aspecto ulnar da eminência tenar durante a flexão da articulação CMC do polegar enquanto a articulação MCF está estendida.

> **QUADRO 18.3 Inserção muscular**
>
> **Inserções e inervação do oponente do polegar**
>
> Inserção proximal: Retináculo flexor e o tubérculo do trapézio.
>
> Inserção distal: A metade lateral de todo o comprimento do metacarpal do polegar.
>
> Inervação: Nervo mediano, T1 e talvez C8. Ele pode ainda receber inervação do nervo ulnar.
>
> Palpação: O oponente do polegar pode ser palpado ao longo do aspecto radial da superfície palmar do metacarpal do polegar durante leve oposição do polegar. O dedo palpador deve ser deslizado entre a borda radial do abdutor curto do polegar e o metacarpal. A oposição vigorosa gerará contração do abdutor curto do polegar, tornando impossível a palpação do oponente do polegar.

medial do flexor curto do polegar o posiciona para flexionar as articulações CMC e MCF do polegar.[2,11] Sua inserção no capuz extensor também sugere um papel na extensão IF como aquela do abdutor curto do polegar. Dados EMG revelam atividade do flexor curto do polegar durante a extensão IF na ausência de atividade do extensor longo do polegar.[36] A ação do flexor curto do polegar também está ligada à ação do oponente do polegar e do adutor do polegar.[2,9] A porção superficial do flexor curto do polegar, inervado pelo nervo mediano, às vezes é ligada diretamente ao oponente do polegar. Essa porção é mais apropriada para posicionar a articulação CMC do polegar.[5] A porção mais profunda, inervada pelo nervo ulnar, é alinhada mais próxima ao adutor do polegar e pode funcionar com este músculo na articulação MCF do polegar durante o movimento de pinça.

Efeitos da debilidade

A debilidade do flexor curto do polegar enfraquece as ações de flexão nas articulações CMC e MCF do polegar, que podem ter profundas ramificações funcionais, particularmente durante o movimento de pinça. Esse efeito é examinado com mais detalhes no Capítulo 19.

Oponente do polegar

O oponente do polegar é o segundo maior músculo intrínseco do polegar e, além disso, oferece força considerável para a base do polegar[5,25] (Quadro 18.3).

Ações

AÇÃO MUSCULAR: OPONENTE DO POLEGAR

Ação	Evidência
Oposição da articulação CMC do polegar	Comprobatória

Oposição é a combinação de abdução, flexão e rotação medial da articulação CMC do polegar. Algumas referências relatam que o oponente do polegar desenvolve essas ações individuais, mas é importante reconhecer que a contração do oponente do polegar produz abdução, flexão e rotação medial simultaneamente, ou seja, oposição. Dessa maneira, o oponente do polegar contribui para as ações tanto do abdutor curto do polegar quanto do flexor curto do polegar e adiciona força importante para ambos os músculos.[2,5,8] Em um estudo realizado por Cooney et al., no qual o flexor curto do polegar foi estudado como parte do oponente do polegar, o oponente do polegar atuava como um flexor secundário do polegar, com aumento de atividade conforme o aumento da força do movimento de pinça.[9] Nesse mesmo estudo o oponente do polegar e o abdutor curto do polegar eram os principais abdutores do polegar. Esses dados indicam que o oponente do polegar duplica e reforça as ações dos outros músculos tenares.

Efeitos de debilidade

A debilidade do oponente do polegar é geralmente acompanhada por debilidade do abdutor curto do polegar ou do flexor curto do polegar, ou de ambos. A debilidade do oponente do polegar leva à dificuldade em posicionar e estabilizar a articulação CMC do polegar durante os movimentos de pinça e preensão.

Adutor do polegar

O adutor do polegar é o maior dos músculos intrínsecos da mão, com uma área de secção transversa fisiológica similar à do extensor radial longo do carpo e do flexor radial do carpo[5,15,25] (Quadro 18.4). Esse tamanho notável revela que o músculo é especializado em produção de força.

> **QUADRO 18.4 Inserção muscular**
>
> **Inserções e inervação do adutor do polegar**
>
> inserção proximal: A cabeça oblíqua liga-se às superfícies anteriores das bases do segundo, terceiro e talvez quarto metacarpais; ao capitato; aos ligamentos carpais palmares; e à bainha sinovial do flexor radial do carpo. A cabeça transversa liga-se aos dois terços distais da superfície anterior do osso metacarpal do dedo médio.
>
> Inserção distal: A base da falange proximal do polegar e o capuz extensor do ELP. Há geralmente um osso sesamoide dentro do tendão da cabeça oblíqua.
>
> Inervação: Nervo ulnar, C8 e T1.
>
> Palpação: O adutor do polegar não pode ser palpado.

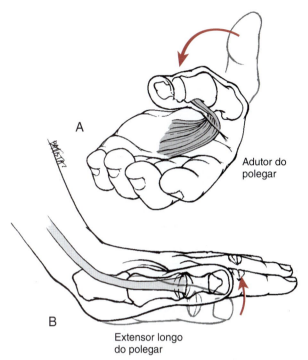

Figura 18.3 Os principais adutores do polegar são o adutor do polegar e o extensor longo do polegar. **A**. O adutor do polegar aduz o polegar à palma. **B**. O extensor longo do polegar aduz o polegar além da palma (retropulsão).

Ações

AÇÃO MUSCULAR: ADUTOR DO POLEGAR

Ação	Evidência
Adução da articulação CMC do polegar	Comprobatória
Flexão da articulação CMC do polegar	Comprobatória
Flexão da articulação MCF do polegar	Comprobatória
Adução da articulação MCF do polegar	Inadequada
Extensão da articulação IF do polegar	Comprobatória

As principais ações do adutor do polegar são flexão e adução da articulação CMC e flexão da articulação MCF do polegar. A adução da articulação CMC do polegar é definida como movimento do polegar na direção (ou além) da palma do polegar em um plano perpendicular para o plano da palma. O adutor do polegar pode aduzi-lo apenas até a palma (Fig. 18.3). É o extensor longo do polegar que é alinhado para aduzir o polegar por toda sua excursão. Dados EMG revelam que o adutor e o extensor longo do polegar são os principais músculos da adução da articulação CMC.[5,9] A adução ativa é mais funcional durante o movimento de pinça, quando o polegar é posicionado em abdução, mas deve ser tracionado em direção aos dedos para manter o movimento de pinça (Fig. 18.4).

Dados EMG também descrevem o papel do adutor do polegar como um flexor das articulações CMC e MCF do polegar.[9] A cabeça transversa do adutor do polegar cruza as articulações CMC e MCF em um ângulo de quase 90° de aplicação em ambas.[5] (Fig. 18.5). Seu braço de momento na articulação CMC é maior do que o comprimento do osso metacarpal. Dessa maneira, o comprimento do seu braço de momento e o tamanho da sua área de secção transversa fisiológica tornam o adutor do polegar um músculo extraordinariamente forte para a flexão nas articulações CMC e MCF.

Como o abdutor curto do polegar, o adutor do polegar move a articulação MCF do polegar no plano da abdução e adução. A contribuição do músculo para uma verdadei-

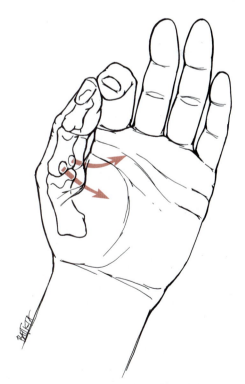

Figura 18.4 O músculo adutor do polegar fornece a maior parte da força durante o movimento de pinça.

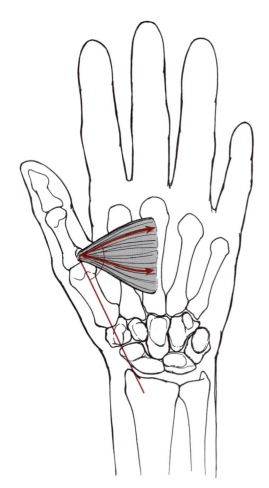

Figura 18.5 O ângulo de aplicação da maior cabeça transversa do adutor do polegar é de quase 90° nas articulações CMC e MCF do polegar.

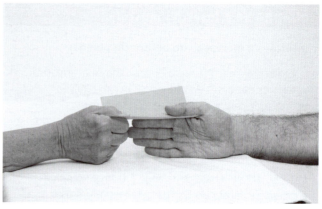

Figura 18.6 Sinal de Froment. A habilidade de segurar um pedaço de papel entre o polegar e a palma testa a força do adutor do polegar.

culação MCF do polegar. Essas deficiências podem produzir déficits funcionais severos durante os movimentos de pinça e preensão.[9,20]

Relevância clínica

Sinal de Froment: Como visto, o adutor do polegar é o maior dos músculos intrínsecos da mão. A debilidade na adução do polegar pode ser o meio mais confiável para identificar uma paralisia do nervo ulnar.[21] O sinal de Froment é um método clássico de avaliar a força do adutor do polegar. É solicitado ao paciente que segure um pedaço de papel entre o polegar e a palma enquanto o examinador tenta puxar o papel (Fig. 18.6). Um indivíduo com força normal será capaz de segurar o papel sem dificuldade, mas um indivíduo com debilidade do adutor do polegar terá dificuldade em manter o papel seguro.

ra excursão de adução depende da forma da articulação, embora ofereça importante estabilidade medial em relação ao potencial para a excursão de adução da articulação. O músculo também possui uma inserção no capuz extensor do polegar e pode participar da extensão IF com os músculos abdutor e flexor curto do polegar.[9,18,36,40]

Efeitos de rigidez e debilidade

A rigidez do adutor do polegar pode ocorrer na presença de debilidade dos músculos tenares, com uma perda resultante do equilíbrio muscular. A rigidez do adutor do polegar limita a flexibilidade de abdução e extensão da CMC e a extensão da ADM da articulação MCF. Essas restrições impedem o movimento de distanciamento do polegar em relação à palma, o que tem efeitos negativos profundos na mecânica dos movimentos de pinça e preensão. A rigidez severa do adutor do polegar e do flexor longo do polegar contribui para a deformidade do polegar flexionado, inutilizando o polegar e comprometendo a higiene da mão envolvida.[29]

A debilidade do adutor do polegar produz debilidade na flexão e na adução da articulação CMC e na flexão da arti-

Principais músculos motores intrínsecos do dedo mínimo

Os músculos hipotenares oferecem o principal controle intrínseco do dedo mínimo (Fig. 18.7). O músculo interósseo palmar para o dedo mínimo fornece algum movimento adicional e é discutido com os outros interósseos. Os músculos hipotenares são inervados pelo nervo ulnar. Suas inserções e ações são similares àquelas dos outros componentes tenares. Todas as articulações do dedo mínimo são influenciadas por esses três músculos.

A articulação CMC do dedo mínimo geralmente é descrita como uma articulação deslizante, mas o Capítulo 14 demonstra que essa articulação é mais móvel do que qualquer outra articulação CMC, exceto o polegar. Sua superfície assemelha-se a uma sela que permite deslizamento e oposição do dedo mínimo.[17]

Os músculos hipotenares possuem efeitos importantes sobre essa articulação. As ações dos músculos hipotenares na articulação CMC são descritos de forma diferente por vários

Capítulo 18 Mecânica e patomecânica dos músculos intrínsecos da mão 359

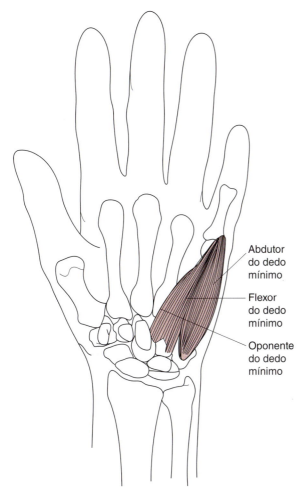

Figura 18.7 Os principais músculos motores intrínsecos do dedo mínimo incluem o abdutor do dedo mínimo, o flexor do dedo mínimo e o oponente do dedo mínimo.

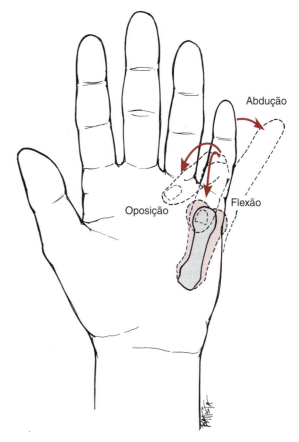

Figura 18.8 O movimento na articulação CMC do dedo mínimo é geralmente descrito como flexão, rotação e oposição.

Ações

AÇÃO MUSCULAR – ABDUTOR DO DEDO MÍNIMO

Ação	Evidência
Abdução da articulação MCF do dedo mínimo	Comprobatória
Flexão da articulação MCF do dedo mínimo	Comprobatória
Flexão da articulação CMC do dedo mínimo	Comprobatória
Extensão das articulações IF do dedo mínimo	Comprobatória

> **QUADRO 18.5 inserção muscular**
>
> **Inserções e inervação do abdutor do dedo mínimo**
>
> Inserção proximal: Osso pisiforme, ligamento piso--hamato e o tendão do flexor ulnar do carpo.
>
> Inserção distal: Aspecto ulnar da base da falange proximal do dedo mínimo e no capuz extensor.
>
> Inervação: Nervo ulnar, T1 e talvez C8.
>
> Palpação: O abdutor do dedo mínimo é palpado no aspecto ulnar da eminência hipotenar durante a abdução da articulação MCF do dedo mínimo.

autores. Algumas fontes relatam que as ações musculares desses músculos produzem os movimentos comuns de uma articulação selar, incluindo flexão, rotação e oposição (Fig. 18.8). Outras fontes descrevem as ações de acordo com a direção do movimento do metacarpal, incluindo deslizamento volar e rotação. Neste capítulo, as ações dos músculos hipotenares na articulação CMC são descritos como as ações na articulação selar, mas reconhece-se que a articulação é apenas uma articulação deslizante muito móvel. A debilidade isolada de qualquer um dos músculos hipotenares é difícil de ser identificada. Os efeitos de debilidade são apresentados juntos após a apresentação dos três músculos. Os efeitos da rigidez do músculo intrínseco nos dedos são similares em todos os dedos e serão apresentados mais adiante neste capítulo.

Abdutor do dedo mínimo (também conhecido como abdutor do quinto dedo)

O abdutor do dedo mínimo é maior do que o abdutor curto do polegar e é capaz de produzir força considerável[5,15,25] (Quadro 18.5).

As principais ações do abdutor do dedo mínimo ocorrem nas articulações CMC e MCF do dedo mínimo. A abdução da articulação MCF do dedo mínimo é o papel devidamente reconhecido do abdutor do dedo mínimo.[5,19,30,40] A ação do abdutor do dedo mínimo na articulação CMC é frequentemente ignorada, embora sua inserção ao pisiforme produza um grande braço de momento para flexão nessa articulação. Estudos clínicos e EMG indicam um papel claro para o abdutor do dedo mínimo de estabilizar e flexionar a articulação CMC. Apesar de notar uma inserção no capuz extensor do dedo mínimo, poucas fontes da anatomia relatam alguma participação na extensão das articulações IF.[30,31,40] Estudos clínicos e dados EMG comprovam o papel do abdutor do dedo mínimo na flexão MCF e na extensão IF.[2,5]

Flexor do dedo mínimo (também conhecido como flexor do quinto dedo)

O flexor do dedo mínimo é o menor e mais fraco dos músculos hipotenares[5,15,25] (Quadro 18.6).

Ações

AÇÃO MUSCULAR – FLEXOR DO DEDO MÍNIMO

Ação	Evidência
Flexão da articulação MCF do dedo mínimo	Comprobatória
Abdução da articulação MCF do dedo mínimo	Comprobatória
Flexão da articulação CMC do dedo mínimo	Comprobatória
Extensão das articulações IF do dedo mínimo	Comprobatória

O flexor do dedo mínimo é funcionalmente importante em todas as articulações do dedo mínimo. A ação assumida pelo flexor do dedo mínimo é a flexão da articulação MCF, mas sua inserção no capuz extensor sugere uma participação na extensão IF. Esse papel é descrito por observações clínicas e EMG.[2,5,11] Esses mesmos estudos descrevem a participação na abdução da articulação MCF em conjunto com o abdutor do dedo mínimo. Uma observação da inserção do músculo no hâmulo do hamato revela que o flexor do dedo mínimo atua com o abdutor do dedo mínimo para flexionar a articulação CMC desse dedo, e estudos EMG comprovam esse papel.[3,11]

Oponente do dedo mínimo (também conhecido como oponente do quinto dedo)

O oponente do dedo mínimo é o maior e mais forte dos músculos hipotenares[5,15,25] (Quadro 18.7). Como o oponente do polegar, o oponente do dedo mínimo afeta apenas a articulação CMC.

Ações

AÇÃO MUSCULAR – OPONENTE DO DEDO MÍNIMO

Ação	Evidência
Oposição da articulação CMC do dedo mínimo	Comprobatória

A oposição da articulação CMC do dedo mínimo é a ação reconhecida do oponente do dedo mínimo[40] e é apoiada por dados EMG.[2,5,9,19,30] A oposição do dedo mínimo é definida como flexão da articulação CMC com rotação, de forma que a polpa do dedo gire em direção ao polegar. Por conseguinte, algumas fontes também observam que o oponente do dedo mínimo flexiona a articulação CMC. A oposição do dedo mínimo contribui para o arco volar que é formado ao fazer um movimento de concha com a mão (Fig. 18.9).

Efeitos de debilidade dos músculos hipotenares

Uma revisão das ações dos músculos hipotenares listados acima revela que os três músculos possuem ações muito similares.

QUADRO 18.6 Inserção muscular

Inserções e inervação do flexor do dedo mínimo

Inserção proximal: Retináculo flexor e o hâmulo do hamato.

Inserção distal: Aspecto ulnar da base da falange proximal do dedo mínimo e no capuz extensor. Seu tendão pode conter um osso sesamoide.

Inervação: Nervo ulnar, T1 e talvez C8.

Palpação: O flexor do dedo mínimo é palpado no aspecto radial da eminência hipotenar.

QUADRO 18.7 Inserção muscular

Inserções e inervação do oponente do dedo mínimo

Inserção proximal: Retináculo flexor e o hâmulo do hamato.

Inserção distal: A metade ulnar da superfície palmar do osso metacarpal do dedo mínimo.

Inervação: Nervo ulnar, T1 e talvez C8.

Palpação: O oponente do dedo mínimo pode ser palpado ao longo do aspecto ulnar da superfície palmar do metacarpal do dedo mínimo durante leve oposição do dedo mínimo. Como com a palpação do oponente do polegar, o dedo palpador deve ser deslizado entre o abdutor do dedo mínimo e o metacarpal. A oposição vigorosa gerará contração do abdutor do dedo mínimo, impossibilitando a palpação do oponente do dedo mínimo.

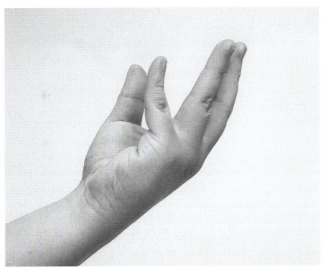

Figura 18.9 A oposição do dedo mínimo move esse dedo em direção ao polegar e cria o arco volar.

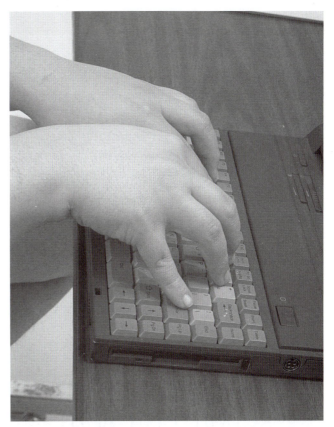

Figura 18.10 Atividade funcional que requer a movimentação dos músculos intrínsecos do dedo mínimo. A abdução ou flexão MCF com extensão IF do dedo mínimo é uma posição comum necessária para a digitação.

O abdutor do dedo mínimo e o flexor do dedo mínimo flexionam a articulação CMC, e o oponente do dedo mínimo flexiona e gira a CMC do dedo mínimo em direção ao polegar. Dessa forma, os três músculos contribuem para a oposição da articulação CMC do dedo mínimo. O oponente do dedo mínimo é o maior e mais forte dos três. A debilidade do oponente do dedo mínimo possui o maior efeito sobre a força de oposição; entretanto, a debilidade de qualquer um dos três diminui um pouco a força de oposição. Do mesmo modo, o abdutor e o flexor do dedo mínimo são abdutores da articulação MCF do dedo mínimo. Já que o abdutor do dedo mínimo é maior do que o flexor do dedo mínimo e tem um braço de momento de abdução maior, sua debilidade é manifestada mais claramente pela debilidade de abdução da articulação MCF, mas a debilidade do flexor do dedo mínimo também pode reduzir a força de abdução. Consequentemente, é difícil assegurar o nível exato de debilidade de qualquer um desses músculos. Apesar dessas dificuldades, o clínico pode utilizar o seguinte guia para avaliar a força hipotenar:

- a oposição permanece sendo o melhor indicador de força do oponente do dedo mínimo;
- a força de abdução MCF melhor indica a força do abdutor do dedo mínimo;
- a flexão MCF com extensão IF melhor reflete a força do flexor do dedo mínimo.

A debilidade dos músculos hipotenares também gera um desequilíbrio muscular no dedo mínimo. Na maioria dos casos, a debilidade dos músculos hipotenares é acompanhada por debilidade dos outros músculos da mão inervados pelo nervo ulnar. Consequentemente, os músculos extrínsecos dominam os músculos intrínsecos, resultando em uma característica deformidade da mão conhecida como mão em garra. Uma discussão mais completa dessa deformação é apresentada posteriormente neste capítulo.

Relevância clínica

Debilidade dos músculos hipotenares: A debilidade dos músculos hipotenares afeta os movimentos complexos do dedo mínimo, especialmente a abdução. Isso pode resultar em uma séria deficiência em indivíduos cujas ocupações dependem de distintos movimentos dos dedos, como operadores de computadores ou músicos (Fig.18.10). De grande importância e usada por quase todos os humanos é a habilidade de criar o arco volar. O arco volar é essencial para produzir um punho rígido (ver Fig.14.45). Como os músculos hipotenares oferecem o controle ativo do arco volar, a debilidade dos músculos hipotenares pode afetar a habilidade de formar o arco volar, levando à significativa perda de força durante o movimento de pegada.[3,19]

Interósseos e lumbricais

Interósseos dorsais

Há quatro músculos interósseos dorsais na mão (Quadro 18.8) (Fig. 18.11). Eles são músculos bipeniformes de variados tamanhos. O primeiro músculo dorsal interósseo é o segundo

> **QUADRO 18.8 Inserção muscular**
>
> **Inserções e inervação dos interósseos dorsais**
>
> Inserção proximal: Cada músculo interósseo deriva-se dos lados adjacentes de dois ossos metacarpais.
>
> Inserção distal: Os dois interósseos dorsais radiais inserem-se nos lados radiais das bases das falanges proximais dos dedos indicador e médio; os dois interósseos dorsais radiais inserem-se no lado ulnar das bases das falanges proximais dos dedos anular e médio. Cada um dos interósseos dorsais também se insere no capuz extensor de seu respectivo dedo.
>
> Inervação: Nervo ulnar, T1 e talvez C8.

> Palpação: O primeiro interósseo dorsal pode ser palpado na superfície dorsal do espaço da rede entre o dedo polegar e o indicador, particularmente durante o movimento de pinça. A palpação dos interósseos dorsais restantes ocorre sobre a superfície dos espaços intrametacarpais.

maior músculo intrínseco da mão, ligeiramente menor que o adutor do polegar.[15] Seu tamanho indica que é capaz de produzir quantidade considerável de força. O tamanho e a força dos interósseos dorsais restantes diminuem do lado radial para o lado ulnar da mão. As ações dos interósseos dorsais são similares e apresentadas como um grupo.

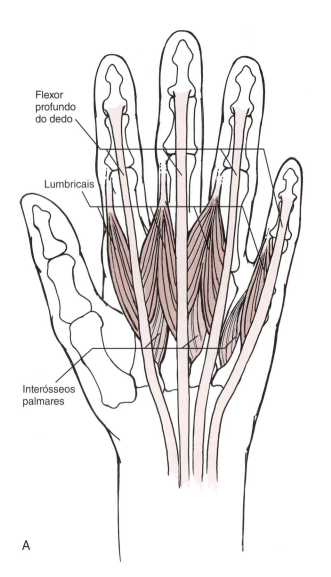 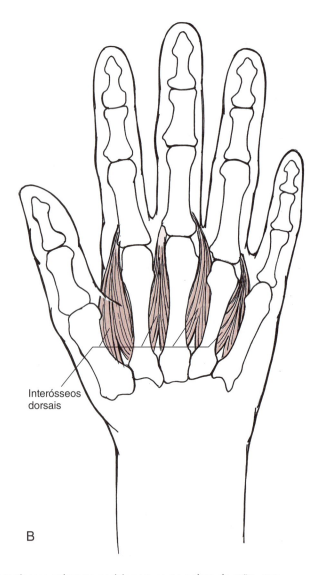

Figura 18.11 Músculos interósseos e lumbricais. **A**. Os lumbricais e interósseos palmares posicionam-se na palma da mão, com inserções distais aos dedos. **B**. Os interósseos dorsais localizam-se no dorso da mão.

Ações

AÇÃO MUSCULAR – INTERÓSSEOS DORSAIS

Ação	Evidência
Abdução das articulações MCF dos dedos indicador, médio e anular	Comprobatória
Flexão das articulações MCF dos dedos indicador, médio e anular	Comprobatória
Extensão das articulações IF dos dedos indicador, médio e anular	Comprobatória
Adução da articulação CMC do polegar no primeiro interósseo dorsal	Inadequada

Para compreender as inserções dos interósseos dorsais apenas nos dedos indicador, médio e anular é útil reconhecer que o abdutor do dedo mínimo assume o papel de um músculo interósseo dorsal para o dedo mínimo, proporcionando abdução e flexão da articulação MCF e extensão da articulação IF. O dedo mínimo não possui músculo interósseo dorsal. Além disso, como o dedo médio é a referência para a abdução e a adução, ele participa da abdução nas direções ulnar e radial. Assim o dedo médio possui um músculo interósseo dorsal radial e um ulnar. A função dos músculos interósseos dorsais na abdução e flexão das articulações MCF e na extensão IF é devidamente aceita.[2,5,19,30,40] Estudos EMG e simulação muscular *in vivo* confirmam tal atividade nesses movimentos.[16,26]

Embora se considere que o primeiro músculo interósseo dorsal possa aduzir a articulação CMC do polegar e estabilizar o polegar,[5,19] um estudo EMG de abdução isométrica e adução do polegar revela atividade mínima do primeiro interósseo dorsal em ambas as direções.[9] Dados EMG consistentemente revelam que o músculo é ativo durante o movimento de pinça, estabilizando o polegar ou o dedo indicador ou talvez ambos.[5,9]

Efeitos de debilidade

A debilidade dos interósseos dorsais é manifestada mais claramente como debilidade em abdução dos dedos indicador, médio e anular. A debilidade também contribui para uma perda de equilíbrio muscular na mão e, por conseguinte, para a formação da mão em garra. Além disso, a debilidade dos interósseos dorsais resulta em uma perda de força durante os movimentos de pinça e preensão.[20]

Interósseos palmares

Fontes descrevem três[5,15,31] ou quatro[19,30,40] interósseos palmares (Quadro 18.9). A fonte de variação é o primeiro, ou mais radial, músculo interósseo palmar, que é descrito como parte do flexor curto do polegar ou adutor do polegar por aqueles que listam apenas três interósseos palmares.[37] Apenas três interósseos palmares são descritos neste livro. O papel do ventre muscular radial está incluído na descrição das ações do flexor curto do polegar. Os músculos interósseos palmares são unipeniformes, e os três possuem áreas de secção transversa fisiológicas que são geralmente menores do que aquelas dos interósseos dorsais.[5,15]

QUADRO 18.9 Inserção muscular

Inserções e inervação dos interósseos palmares

Inserção proximal: O interósseo palmar para o dedo indicador deriva da superfície ulnar do osso metacarpal do dedo indicador. Os interósseos palmares para os dedos anular e mínimo derivam da superfície radial dos ossos metacarpais dos dedos anular e mínimo.

Inserção distal: Cada um dos interósseos palmares liga-se ao capuz extensor do mesmo dedo. O interósseo palmar para o dedo mínimo também pode inserir-se no lado radial da falange proximal do dedo mínimo.

Inervação: Nervo ulnar, T1 e talvez C8.

Palpação: Os interósseos palmares não podem ser palpados.

Ações

AÇÃO MUSCULAR – INTERÓSSEOS PALMARES

Ação	Evidência
Adução das articulações MCF dos dedos indicador, anular e mínimo	Inadequada
Flexão das articulações MCF dos dedos indicador, anular e mínimo	Inadequada
Extensão das articulações IF dos dedos indicador, anular e mínimo	Inadequada

A ausência de um músculo interósseo palmar para o dedo médio é consistente com a presença de dois interósseos dorsais para este dedo. As ações dos interósseos palmares são amplamente aceitas, embora haja poucos dados EMG disponíveis avaliando suas funções diretamente.

Efeitos de debilidade

A debilidade dos interósseos palmares é manifestada por debilidade na adução dos dedos. Indivíduos com debilidade dos interósseos palmares são incapazes de segurar os dedos unidos com as articulações MCF dos dedos estendidas (Fig. 18.12). A debilidade também contribui para a debilidade da flexão MCF com extensão IF. Logo, assim como com os interósseos dorsais, a debilidade dos interósseos palmares contribui para debilidade durante os movimentos de pinça e preensão.[6] Similarmente, a debilidade dos interósseos palmares também contribui para o desequilíbrio muscular, levando à deformidade mão em garra.

Músculos lumbricais

Os músculos lumbricais são os menores músculos da mão e possuem as fibras musculares mais longas dos músculos

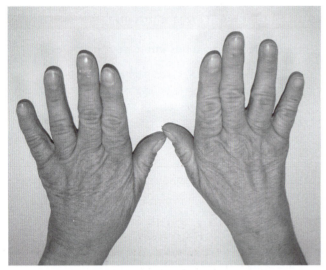

Figura 18.12 Debilidade dos interósseos palmares. Um indivíduo com debilidade dos interósseos palmares possui dificuldade em manter os dedos unidos enquanto as articulações MCF estão estendidas.

> **QUADRO 18.10 Inserção muscular**
>
> **Inserções e inervação dos músculos lumbricais**
>
> Inserção proximal: Os tendões do flexor profundo dos dedos. Os lumbricais para os dedos indicador e médio derivam das superfícies radial e palmar dos tendões para os dedos indicador e médio, respectivamente. O lumbrical para o dedo anular deriva dos tendões para os dedos médio e anular e o lumbrical para o dedo mínimo dos tendões para os dedos anular e mínimo.
>
> Inserção distal: O lado radial da expansão extensora para cada dedo.
>
> Inervação: Os lumbricais para os dedos indicador e médio são inervados pelo nervo mediano, T1 e talvez C8. Os lumbricais para os dedos anular e mínimo são inervados pelo nervo ulnar, T1 e talvez C8.
>
> Palpação: Os lumbricais não podem ser palpados.

intrínsecos.[5,15,25] Eles também estão entre os músculos mais incomuns do corpo, não possuindo inserções ósseas, ligando-se proximal e distalmente aos tendões que são opostos um ao outro[30,40] (Quadro 18.10).

Ações

AÇÃO MUSCULAR – LUMBRICAIS

Ação	Evidência
Flexão das articulações MCF dos dedos	Comprobatória
Extensão das articulações IF dos dedos	Comprobatória
Desvio radial das articulações MCF dos dedos	Inadequada

Estudos EMG verificam a atividade dos músculos lumbricais durante a flexão MCF e extensão IF.[2,26] Como essas ações são as mesmas que aquelas dos interósseos, há um considerável debate sobre a contribuição relativa de cada grupo muscular para esses movimentos. Os braços de momento dos músculos lumbricais são maiores do que aqueles dos interósseos nas articulações MCF[5] (Fig. 18.13). Os braços de momento dos interósseos dorsais são os menores. Entretanto, os interósseos dorsais são os maiores desses músculos, e os músculos lumbricais possuem menos do que um décimo da área de secção transversa fisiológica dos interósseos dorsais.[5,15] Portanto, os interósseos são considerados os principais flexores das articulações MCF quando as articulações IF estão estendidas, embora modelos biomecânicos, estudos em cadáveres e estudos em humanos demonstrem consistentemente a habilidade dos lumbricais de flexionar as articulações MCF.[23,28,35] Em um estudo de 80 dedos com paralisia interóssea, mas com músculos lumbricais intactos, Srinivasan demonstrou uma capacidade reduzida, mas real, de flexionar a articulação MCF enquanto se mantém a extensão IF.[35]

Os efeitos dos músculos lumbricais no desvio radial não são claros. O exame das suas estruturas revela braços de momento consistentes para o desvio radial, mas seus braços de momento são menores do que os dos interósseos correspondentes. Como as áreas de secção transversa fisiológicas são muito maiores do que aquelas dos músculos lumbricais, é provável que os lumbricais sejam, no mínimo, músculos acessórios para o desvio radial. Não há pesquisas conhecidas que demonstrem que a contração lumbrical produz qualquer desvio radial funcional na ausência dos interósseos.

Em contrapartida, o papel dos músculos lumbricais na extensão IF é incontestado. A importância da contribuição do lumbrical para a extensão IF é mais bem compreendi-

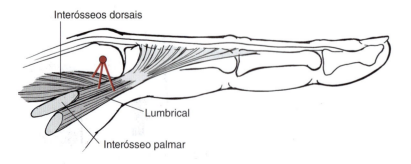

Figura 18.13 Os lumbricais possuem os braços de momento de flexão mais longos dos músculos intrínsecos nas articulações MCF; os interósseos dorsais possuem os mais curtos.

TABELA 18.1 Músculos ativos durante movimentos combinados e posturas das articulações MCF e IF dos dedos

	Extensão MCF concêntrica	Posição estática na extensão MCF	Flexão MCF concêntrica	Posição estática em flexão MCF
Posição estática em extensão IF	ED Lumbricais	ED Lumbricais	Interósseos Lumbricais	Interósseos Lumbricais
Extensão IF concêntrica	NR	ED Lumbricais	NR	Interósseos Lumbricais
Posição estática na flexão IF	ED FPD	ED FPD	FPD	FPD FSD
Flexão IF concêntrica	NR	ED FPD	NR	FPD

Dados extraídos de Long C, Brown ME: Electromyographic kinesiology of the hand; muscles moving the long finger. J Bone Joint Surg 1964; 46A: 1683–1706.
FSD, flexor superficial dos dedos; ED, extensor dos dedos; NR, não relatado; FPD, flexor profundo dos dedos.

da ao analisar a atividade EMG dos músculos intrínsecos e extrínsecos dos dedos. Os resultados do estudo clássico dos músculos dos dedos extrínsecos e intrínsecos de Long e Brown[26] são apresentados na Tabela 18.1. Esse estudo examinou a atividade muscular durante várias combinações de contrações concêntricas ou isométricas sem oposição, produzindo flexão ou extensão das articulações MCF e IF do dedo médio. As seguintes conclusões podem ser extraídas destes dados:

- o flexor profundo dos dedos é ativo sempre que as articulações IF estão flexionadas ou flexionando-se;
- o flexor profundo dos dedos é ativo com flexão MCF apenas quando as articulações IF estão flexionadas ou flexionando-se;
- o extensor dos dedos é ativo sempre que as articulações MCF estão estendidas ou estendendo-se;
- o extensor dos dedos é ativo na extensão IF apenas quando as articulações MCF estão estendidas ou estendendo-se;
- os interósseos são ativos em qualquer combinação de flexão MCF isométrica ou concêntrica com extensão IF;
- os músculos lumbricais são ativos sempre que as articulações IF estão estendidas ou estendendo-se, independentemente da posição ou movimento MCF;
- os lumbricais são ativos durante a flexão MCF quando as articulações IF estão estendidas ou estendendo-se.

Os dados relatados por Long e Brown ajudam a explicar o importante papel desenvolvido pelos músculos lumbricais. A extensão pelo extensor dos dedos é resistida pela tensão passiva dos tendões do flexor profundo dos dedos. Como visto, os lumbricais possuem inserções únicas nos tendões. Conforme um lumbrical contrai-se, ele traciona o flexor profundo dos dedos. Essa tração relaxa a porção do tendão flexor profundo dos dedos que é distal à inserção lumbrical, reduzindo a resistência passiva à extensão que poderia ser aplicada pelo tendão flexor no nível das articulações IF (Fig. 18.14). O principal papel dos músculos lumbricais é reduzir a resistência à extensão oferecida pelo flexor profundo dos dedos, mesmo quando a extensão das articulações MCF estira este flexor. Os lumbricais também auxiliam o extensor dos dedos na extensão das articulações IF durante a ADM completa.[26,38]

Os dados de Long e Brown[26] aplicam-se aos movimentos dos dedos sem oposição movendo-se no espaço (movimentos de cadeia aberta). Estudos mais recentes de movimento dos dedos contra uma resistência ou conforme os dedos pressionam contra uma sobrecarga (atividades de cadeia fechada) sugerem uma interação mais complexa entre os músculos intrínsecos e extrínsecos dos dedos, na qual as posições articulares precisas influenciam a atividade relativa dos músculos.[16]

Efeitos de debilidade

A debilidade isolada dos músculos lumbricais é incomum e difícil de identificar. O teste muscular manual clássico dos músculos lumbricais é a flexão resistida das articulações MCF enquanto as articulações IF mantém a extensão[19] (Fig. 18.5). Entretanto, dados EMG demonstram de forma convincente que esse movimento utiliza a atividade combinada dos lumbricais e dos interósseos.[6,19,26] Aliada à debilidade dos interósseos, a debilidade dos lumbricais contribui para a clássica deformação, a mão em garra.

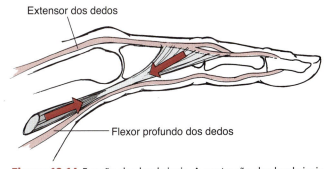

Figura 18.14 Função dos lumbricais. A contração dos lumbricais traciona o tendão flexor profundo dos dedos distalmente, relaxando a porção do tendão que é distal ao músculo lumbrical enquanto aumenta a tensão na porção distal do extensor dos dedos (ED). Isso diminui o momento de flexão passiva nas articulações IF e auxilia o ED a estender as articulações IF.

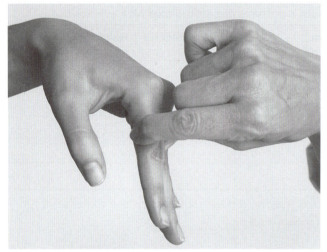

Figura 18.15 O procedimento de teste muscular manual padrão para os lumbricais é a flexão resistida das articulações MCF com as articulações IF estendidas. Dados EMG demonstram que os interósseos também participam dessa atividade.

Efeitos de rigidez dos músculos lumbrical, interósseo e hipotenar

Os dados EMG descritos na Tabela 18.1 revelam que os grupos musculares lumbricais e interósseos são ativos em flexão MCF e extensão IF combinadas dos dedos. Os músculos hipotenares participam das mesmas ações no dedo mínimo. Essa posição é conhecida como mão **intrínseca positiva**, ou **mão mais intrínseca**, uma vez que resulta de uma contração puramente intrínseca (Fig. 18.16). A rigidez dos músculos intrínsecos leva a uma postura estática em uma posição similar. Pacientes frequentemente apresentam rigidez dos músculos intrínsecos após a imobilização da mão, já que esta ocorre com as articulações MCF flexionadas para preservar a ADM de flexão MCF.

Deformações clássicas resultantes de desequilíbrios musculares na mão

Para analisar as deformações resultantes de desequilíbrios musculares, é essencial reconhecer que os músculos extrínsecos da mão são músculos multiarticulares, cruzando tipicamente três ou quatro articulações. Os efeitos dos músculos que atravessam tantas articulações são similares ao efeito das cordas que sustentam uma persiana. As cordas posicionam-se em ambos os lados da persiana e são firmemente amarradas à sua base. Conforme as cordas são puxadas juntas, a persiana dobra-se (Fig. 18.7). De forma similar, quando apenas os músculos flexor extrínseco e extensor são tracionados juntos na mesma falange distal, o dedo começa a dobrar-se, gerando um movimento de zigue-zague de flexão e hiperextensão articular.[33]

Músculos mais curtos, especialmente os músculos intrínsecos, ligando-se aos ossos mais próximos são necessários para estabilizar o dedo multiarticulado. A perda de equilíbrio ocorre quando os músculos intrínsecos estão fracos ou ausentes e é manifestada em deformações que resultam de lesões do nervo periférico. As irregularidades, deformações e déficits funcionais associados às lesões do nervo periférico são apresentadas a seguir.

Lesão do nervo ulnar

O nervo ulnar está suscetível a lesões quando envolve-se ao redor do epicôndilo medial do úmero e cruza o punho

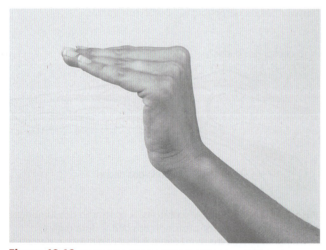

Figura 18.16 Uma mão em posição intrínseca positiva com as articulações MCF dos dedos flexionadas e as articulações IF estendidas.

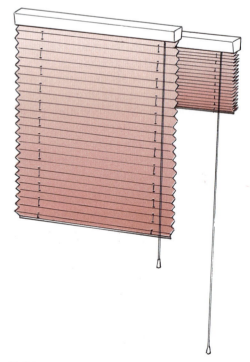

Figura 18.17 Mecanismo da deformidade mão em garra. Quando as cordas que estão presas à base de uma persiana são puxadas, a persiana dobra-se em um movimento de zigue-zague.

em direção à mão. Lesões na mão afetam a inervação dos músculos intrínsecos, enquanto lesões no cotovelo podem afetar os músculos que recebem inervação do nervo ulnar no antebraço, bem como na mão.

Lesões do nervo ulnar no punho

Os músculos que podem ser afetados por uma lesão do nervo ulnar no punho estão listados a seguir:

- músculos hipotenares, abdutor do dedo mínimo, flexor do dedo mínimo, oponente do dedo mínimo;
- interósseos dorsais;
- interósseos palmares;
- dois músculos lumbricais palmares;
- adutor do polegar;
- cabeça profunda do flexor curto do polegar.

Se esses músculos são paralisados, os dois dedos ulnares não possuem apoio muscular intrínseco, e os dedos indicador e médio possuem apenas os músculos lumbricais restantes. Os músculos extrínsecos tracionam-se diretamente um contra o outro. O extensor dos dedos tem um braço de momento maior na articulação MCF e, consequentemente, leva esta articulação à hiperextensão. Os flexores extrínsecos dos dedos estiram-se e puxam as falanges, causando flexão nas articulações IFP e IFD. A deformação resultante é a **mão em garra** (Fig 18.18). Essa deformidade demonstra o clássico movimento de zigue-zague de flexão e hiperextensão articular que se dá quando o flexor extrínseco e os tendões extensores funcionam sem o equilíbrio dos músculos intrínsecos. Como os músculos lumbricais para os dedos indicador e médio permanecem intactos, a deformidade em garra é menos óbvia nestes dedos.[35] A deformidade mão em garra também é caracterizada pelo achatamento da eminência hipotenar.

Uma deformidade mão em garra produz déficits funcionais significativos. Um indivíduo com uma mão em garra perde força na preensão palmar como resultado da perda da força muscular intrínseca que contribui diretamente para uma preensão forte.[4,20] A perda dos músculos hipotenares causa inabilidade para formar o arco volar ativamente, resultando em perda posterior de força na preensão palmar. A habilidade de pegar grandes objetos também é afetada, já que requer flexão MCF com extensão IF (Fig. 18.19). A outra perda importante é o adutor do polegar, resultando em significativa irregularidade no movimento de pinça, mas sem uma deformação associada.

Lesão do nervo ulnar no cotovelo

Os músculos que podem ser afetados por uma lesão do nervo ulnar no cotovelo estão listados a seguir:

- flexor ulnar do carpo;
- flexor profundo dos dedos para os dedos anular e mínimo;
- os músculos intrínsecos listados com lesões do nervo ulnar no punho.

A paralisia do flexor profundo dos dedos para os dois dedos ulnares altera levemente a deformidade mão em garra nesses dois dedos. Na ausência do flexor profundo dos dedos, a tração dos músculos extrínsecos é exercida pelo extensor dos dedos e pelo flexor superficial dos dedos. As articulações MCF e as articulações IFP são hiperestendidas e flexionadas, respectivamente, como em uma mão em garra típica, mas as articulações IFD nos dedos anular e mínimo permanecem estendidas. A paralisia do flexor ulnar do carpo pode resultar em desvio do punho em direção à extensão e desvio radial.

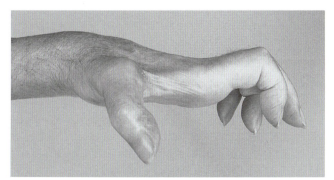

Figura 18.18 Em uma deformidade mão em garra, o flexor extrínseco profundo dos dedos e o extensor dos dedos puxam a falange distal. Ao perder o controle dos músculos intrínsecos inseridos na região mais proximal, os dedos sofrem um colapso em movimento de zigue-zague de hiperextensão nas articulações MCF e de flexão nas articulações IFP e IFD.

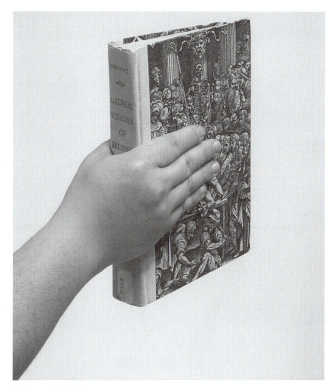

Figura 18.19 Posição da mão para segurar um objeto grande. Segurar um objeto grande requer flexão MCF dos dedos, com pouca ou nenhuma flexão das articulações IF.

Lesão do nervo mediano

Lesões do nervo mediano no túnel do carpo são comuns, mas o nervo também está suscetível a lesões no cotovelo ou no antebraço proximal. As deformações associadas e os déficits funcionais em cada lesão estão descritos a seguir.

Lesão do nervo mediano no punho

Os músculos afetados por uma lesão do nervo mediano no pulso estão listados a seguir:

- Músculos tenares: abdutor curto do polegar, cabeça superficial do flexor curto do polegar, oponente do polegar.
- Músculos lumbricais para os dedos indicador e médio.

A principal perda com essa lesão é a perda dos músculos tenares, deixando apenas o adutor do polegar, a cabeça profunda do flexor curto do polegar e o primeiro músculo interósseo dorsal como o suprimento intrínseco para o polegar. Esses músculos são insuficientes para equilibrar os músculos extrínsecos do polegar. A mecânica em funcionamento na mão em garra produz efeitos similares no polegar. O extensor médio do polegar com seu grande braço de momento adutor na articulação CMC leva a articulação CMC do polegar à adução e extensão. Consequentemente, o flexor longo do polegar é estirado e leva as articulações MCF e IF do polegar à flexão. A deformidade resultante é conhecida como "**polegar de macaco**", na qual o polegar é puxado para o lado radial da mão, com a articulação CMC estendida e aduzida e as articulações MCF e IF flexionadas (Fig. 18.20). Essa deformidade pode ser muito debilitante, já que a posição aduzida exclui os movimentos normais de pinça com a ponta dos dedos e pinça fina.[4]

> ### Relevância clínica
>
> **Lesão do nervo mediano no punho:** Uma cirurgia ortopédica para transferir músculos intactos para o polegar pode ser útil para proporcionar certo controle ativo do movimento de pinça, mas uma simples tala para posicionar o polegar em oposição também é bem-sucedida no sentido de aperfeiçoar a função, posicionando o polegar de modo funcional e permitindo aos dedos que desenvolvam movimento ativo de pinça contra um polegar estável (Fig. 18.21).

Lesão do nervo mediano no cotovelo

Os músculos afetados quando o nervo mediano está lesionado no cotovelo estão listados a seguir:

- pronador redondo;
- flexor radial do carpo;
- palmar longo;
- flexor superficial dos dedos;
- flexor longo do polegar;
- flexor profundo dos dedos para os dedos indicador e médio;
- pronador quadrado;
- os músculos intrínsecos afetados por uma lesão do nervo mediano no punho.

Esses incluem todos os flexores superficiais do antebraço, exceto o flexor ulnar do carpo, os principais pronadores do antebraço, o flexor profundo dos dedos para os dedos indicadores e médio e o flexor longo do polegar. A deformidade do "polegar de macaco" é alterada, já que a articulação IF permanece estendida. Da mesma forma, as articulações IFD dos dedos indicador e médio permanecem estendidas. O punho pode ser posicionado em extensão e talvez desvio ulnar.

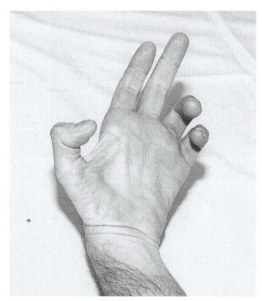

Figura 18.20 Uma deformidade do "polegar de macaco" em um indivíduo com uma neuropatia periférica é posicionada em extensão e retropulsão na articulação CMC e em flexão nas articulações MCF e IF.

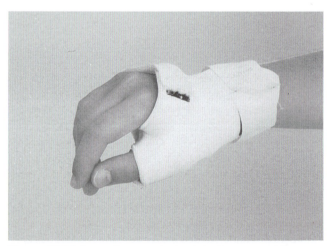

Figura 18.21 O uso de uma tala de abdução para posicionar o polegar em leve oposição pode aumentar a função de um indivíduo, mesmo na presença de debilidade significativa dos músculos tenares.

Lesão do nervo radial

Nenhum músculo intrínseco da mão é inervado pelo nervo radial. Efeitos musculares são constatados em lesões do nervo radial mais proximal. Como visto no Capítulo 8, o nervo radial é particularmente suscetível a lesões, uma vez que se posiciona contra o corpo do úmero no sulco radial. Os músculos do antebraço e do punho afetados por essa lesão estão listados a seguir:

- extensor radial longo do carpo (e talvez o braquiorradial);
- extensor radial curto do carpo;
- extensor dos dedos;
- extensor do dedo mínimo;
- extensor ulnar do carpo;
- supinador;
- abdutor longo do polegar;
- extensor curto do polegar;
- extensor longo do polegar;
- extensor do indicador.

A lista inclui todos os extensores do punho e os extensores extrínsecos para os dedos e o polegar. Essa lesão resulta na deformidade do **punho caído**. O maior déficit funcional causado por uma lesão do nervo radial é a dificuldade de posicionar o punho para o movimento de pinça ou preensão forte. A sinergia essencial entre os extensores do punho e os flexores dos dedos combina a contração dos extensores radiais longo e breve do carpo e o extensor ulnar do carpo com os flexores profundo e superficial dos dedos. Essa sinergia é necessária para evitar insuficiência passiva do extensor dos dedos e insuficiência ativa dos flexores dos dedos. Se o punho pode permanecer em flexão na ausência dos extensores do punho, o paciente é incapaz de desenvolver um movimento de pinça ou preensão forte (Fig. 18.22). Um estudo com 10 indivíduos saudáveis com bloqueios do nervo radial constatou uma redução de mais de 75% na força do movimento de pinça e uma perda de 33% na força do movimento de pinça.[22]

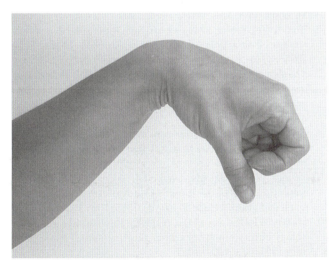

Figura 18.22 Um indivíduo com um punho caído é incapaz de fazer um punho cerrado.

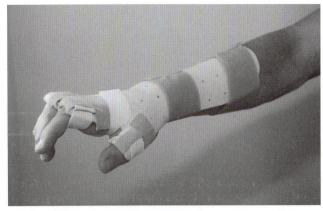

Figura 18.23 Um indivíduo com uma lesão do nervo radial pode usar uma tala para deixar o punho e os dedos em uma posição funcional, de forma que os dedos possam desenvolver uma preensão forte.

Relevância clínica

Deformidade punho caído: A necessidade funcional de extensão do punho leva os cirurgiões a desenvolverem uma variedade de transferências tendinosas para restabelecer o controle ativo. Como na deformidade do "polegar de macaco", uma tala que ajude a posicionar o punho em extensão pode ser bem-sucedida ao oferecer estabilidade ao punho em uma posição funcional, permitindo que os músculos intactos dos dedos desenvolvam seus papéis durante os movimentos de pinça e preensão (Fig. 18.23).

Déficit sensorial associado a lesões nervosas na mão

Embora este livro foque na mecânica e patomecânica do sistema musculoesquelético, as implicações funcionais de perda sensorial da mão demandam ao menos breves considerações. A distribuição sensorial para a mão é representada na Figura 18.24. Uma perda sensorial secundária a uma lesão no nervo mediano apresenta o maior desafio funcional. Um movimento de pinça útil requer o controle integrado dos músculos intrínsecos e extrínsecos do polegar, dos dedos indicador e médio. Entretanto, isso também depende da resposta sensorial aguda proporcionada pelas polpas e leitos ungueais desses dedos. Qualquer indivíduo cuja mão tenha "adormecido" pode notar a frustração da falta de sensação na ponta dos dedos.

A perda sensorial causada por uma lesão do nervo radial ou ulnar também é uma lesão potencialmente séria. Embora a resposta do dorso ou da superfície ulnar da mão seja menos importante durante os movimentos de pinça e preensão, é um alerta importante de lesão na mão. Essas superfícies são facilmente colididas contra mobílias ou encostadas em queimadores quentes de um fogão. A perda de sensação impede o reconhecimento espontâneo de tais lesões. Se essas lesões permanecem sem ser detectadas, pode haver uma infecção. O clínico deve ensinar o indivíduo a inspecionar com cuidado a pele insensível regularmente.

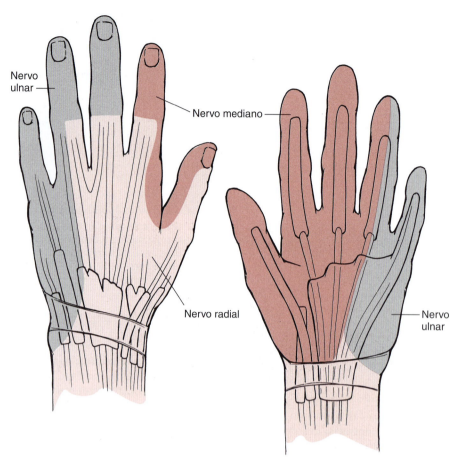

Figura 18.24 Distribuição sensorial dos nervos na mão. A perda sensorial na mão resultante de uma lesão do nervo periférico pode causar séria incapacidade. Tarefas de motricidade fina demandam impulso sensorial das polpas dos dedos, e a superfície dorsal da mão e dos dedos é submetida a um trauma que, se não detectado, pode levar a infecção e sérias irregularidades.

Resumo

Este capítulo apresenta os músculos intrínsecos da mão, que são essenciais para seu funcionamento normal. A interação normal dos músculos intrínsecos e extrínsecos é apresentada. Os principais músculos intrínsecos do polegar são os músculos tenares, inervados pelo nervo mediano, e o adutor do polegar, inervado pelo nervo ulnar. A debilidade dos músculos tenares leva à deformidade do "polegar de macaco", enquanto a debilidade do adutor do polegar enfraquece os movimentos de pinça e preensão. Uma lesão do nervo ulnar também leva à diminuição da força de preensão palmar, prejudicando a produção do arco volar e a força dos músculos intrínsecos para os dedos. O capítulo a seguir discute a mecânica e a patomecânica dos movimentos de pinça e preensão. Essas funções demonstram a atividade coordenada dos músculos intrínsecos e extrínsecos.

Referências bibliográficas

1. Barmakian JT: Anatomy of the joints of the thumb. Hand Clin 1992; 8: 683–691.
2. Basmajian JV, DeLuca CJ: Muscles Alive. Their Function Revealed by Electromyography. Baltimore: Williams & Wilkins, 1985.
3. Bendz P: The functional significance of the fifth metacarpus and hypothenar in two useful grips of the hand. Am J Phys Med Rehabil 1993; 72: 210–213.
4. Bowden RE: Peripheral Nerve Injuries. London: HK Lewis & Co, 1958.
5. Brand PW, Hollister A: Clinical Mechanics of the Hand. St. Louis, MO: Mosby-Year Book, 1999.
6. Brandsma JW: Manual muscle strength testing and dynamometry for bilateral ulnar neuropraxia in a surgeon. J Hand Ther 1995; 8: 191–194.
7. Brandsma JW, Oudenaarde EV, Oostendorp R: The abductores pollicis muscles: clinical considerations based on electromyographical and anatomical studies. J Hand Ther 1996; 9: 218–222.
8. Close JR, Kidd CC: The functions of the muscles of the thumb, the index, and the long fingers. J Bone Joint Surg 1969; 51A: 1601–1620.
9. Cooney WP III, An KN, Daube JR, Askew LJ: Electromyographic analysis of the thumb: a study of isometric forces in pinch and grasp. J Hand Surg[Am] 1985; 10A: 202–210.
10. Cooney WP III, Lucca MJ, Chao EYS, Inscheid RL: The kinesiology of the thumb trapeziometacarpal joint. J Bone Joint Surg 1981; 63A: 1371–1381.
11. Forrest WJ, Basmajian JV: Functions of human thenar and hypothenar muscles. An electromyographic study of twenty-five hands. J Bone Joint Surg 1965; 47A: 1585–1594.

12. Hirsch D, Page D, Miller D, et al.: A biomechanical analysis of the metacarpophalangeal joint of the thumb. J Biomech 1974; 7: 343–348.
13. Hollister A, Giurintano DJ: Thumb movements, motions, and moments. J Hand Ther 1995; 8: 106–114.
14. Imaeda T, An KN, Cooney WP III: Functional anatomy and biomechanics of the thumb. Hand Clin 1992; 8: 9–15.
15. Jacobson MD, Raab R, Fazeli BM, et al.: Architectural design of the human intrinsic hand muscles. J Hand Surg[Am] 1992; 17A: 804–809.
16. Kamper DG, Fischer HC, Cruz EG: Impact of finger posture on mapping from muscle activation to joint torque. Clin Biomech 2006; 21: 361–369.
17. Kapandji IA: The Physiology of the Joints. Vol 1, The Upper Limb. Edinburgh: Churchill Livingstone, 1982.
18. Kaplan EB: Anatomy and kinesiology of the hand. In: Flynn JE, ed. Hand Surgery. Baltimore: Williams & Wilkins, 1982; 14–24.
19. Kendall FP, McCreary EK, Provance PG: Muscle Testing and Function. Baltimore: Williams & Wilkins, 1993.
20. Kozin SH, Porter S, Clark P, Thoder JJ: The contribution of the intrinsic muscles to grip and pinch strength. J Hand Surg[Am] 1999; 24A: 64–72.
21. Kuxhaus L, Roach SS, Valero-Cuevas FJ: Quantifying deficits in the 3D force capabilities of a digit caused by selective paralysis: application to the thumb with simulated low ulnar nerve palsy. J Biomech 2005; 38: 725–736.
22. Labosky DA, Waggy CA: Apparent weakness of median and ulnar motors in radial nerve palsy. J Hand Surg[Am] 1986; 11A: 528–533.
23. Leijnes J, Kalker J: A two-dimensional kinematic model of the lumbrical in the human finger. J Biomech 1995; 28: 237–249.
24. Le Viet D, Lantieri L: Ulnar luxation of the extensor pollicis longus. Anatomic and clinical study. Ann Chir Main Membr Super 1993; 12: 173–181.
25. Linscheid RL, An KN, Gross RM: Quantitative analysis of the intrinsic muscles of the hand. Clin Anat 1991; 4: 265–284.
26. Long C, Brown ME: Electromyographic kinesiology of the hand: muscles moving the long finger. J Bone Joint Surg 1964; 46A: 1683–1706.
27. Omokawa S, Ryu J, Tang JB, et al.: Trapeziometacarpal joint instability affects the moment arms of thumb motor tendons. Clin Orthop 2000; 372: 262–271.
28. Ranney DA, Wells RP, Dowling J: Lumbrical function: interaction of lumbrical contraction with the elasticity of the extrinsic finger muscles and its effect on metacarpophalangeal equilibrium. J Hand Surg[Am] 1987; 12A: 566–575.
29. Rayan GM, Saccone PG: Treatment of spastic thumb-in-palm deformity: a modified extensor pollicis longus tendon rerouting. J Hand Surg[Am] 1996; 21: 834–839.
30. Romanes GJE: Cunningham's Textbook of Anatomy. Oxford: Oxford University Press, 1981.
31. Rosse C, Gaddum-Rosse P: Hollinshead's Textbook of Anatomy. Philadelphia: Lippincott-Raven, 1997.
32. Skoff HD: The role of the abductor pollicis brevis in opposition. Am J Orthop 1998; 27: 369–370.
33. Smith RJ: Balance and kinetics of the fingers under normal and pathological conditions. Clin Orthop 1974; 104: 92–111.
34. Smutz WP, Kongsayreepong A, Hughes RE, et al.: Mechanical advantage of the thumb muscles. J Biomech 2000; 31: 565–570.
35. Srinivasan H: Movement patterns of interosseous-minimus fingers. J Bone Joint Surg 1979; 61A: 557–561.
36. Strong CL, Perry J: Function of the extensor pollicis longus and intrinsic muscles of the thumb: an electromyographic study during interphalangeal joint extension. J Am Phys Ther Assoc 1966; 46: 939–945.
37. Tubiana R, Thomine JM, Mackin E: Examination of the Hand and Wrist. Philadelphia: WB Saunders, 1996.
38. Wang AW, Gupta A: Early motion after flexor tendon surgery. Hand Clin 1996; 12: 43–55.
39. Weathersby HT, Sutton LR, Krusen UL: The kinesiology of muscles of the thumb: an electromyographic study. Arch Phys Med Rehabil 1963; 321–326.
40. Williams P, Bannister L, Berry M, et al: Gray's Anatomy, The Anatomical Basis of Medicine and Surgery, Br. ed. London: Churchill Livingstone, 1995.

CAPÍTULO 19

Mecânica e patomecânica dos movimentos de pinça e preensão palmar

SUMÁRIO

Preensão 373
    Elementos necessários para a pinça 373
    Elementos necessários para uma preensão palmar forte 377
Forças sobre os dedos e polegar durante atividades 378
    Análise das forças nos dedos 378
    Revisão das forças geradas durante a pinça e a preensão palmar 380
O uso de análise de forças para tomada de decisões clínicas 384
    Como as forças contribuem para a deformidade do desvio ulnar com subluxação
    volar dos dedos 384
    Protegendo um tendão cirurgicamente reparado no dedo 386
    A relação entre as forças nos músculos flexores dos dedos e a síndrome do túnel
    do carpo 387
    As forças são a chave em avaliações ergonômicas de distúrbios osteomusculares
    relacionados ao trabalho (DORT) 387
Resumo 388

Os cinco capítulos anteriores apresentam a estrutura e o funcionamento do punho e da mão. Os ossos e as articulações são discutidos para que se compreenda os movimentos disponíveis nessa região. As funções dos músculos do antebraço e da mão são apresentadas com discussões sobre a disfunção que resulta de debilidade ou rigidez. Uma das principais funções da mão é segurar objetos. Portanto, uma compreensão detalhada do punho e da mão requer uma análise dos papéis das articulações e dos músculos durante os movimentos de pinça e preensão palmar.

Os objetivos deste capítulo final sobre a mão são detalhar as necessidades dos movimentos de pinça e preensão palmar e discutir os fatores que contribuem para preensão anormal. Especificamente, os objetivos deste capítulo são:

- discutir os esquemas de classificação que descrevem a preensão.
- examinar as posições das articulações do punho e da mão durante a pinça e a preensão palmar.
- investigar os músculos necessários para a pinça e a preensão palmar fortes.
- explorar as forças às quais os dedos são submetidos durante a pinça e a preensão palmar.
- examinar como as forças geradas durante a pinça e a preensão palmar podem contribuir para deformações na mão.

Preensão

O padrão de preensão é uma importante característica distintiva dos seres humanos. Estes, com a habilidade de opor o polegar aos dedos, exibem uma grande variedade de padrões de preensão que são comumente classificados pela posição dos dedos e pela área de contato entre os dedos, o polegar e o objeto segurado. Napier oferece a clássica descrição de padrões de preensão.[48] A preensão é geralmente classificada como pinça ou preensão palmar. A pinça é um padrão preênsil que envolve o polegar e os aspectos distais do dedo indicador e/ou médio (Fig. 19.1). Ela é usada sobretudo para precisão e manipulação cuidadosa. Em contrapartida, a preensão palmar normalmente envolve toda a mão, incluindo os dedos e a palma[31] (Fig. 19.2). Embora essa classificação simplifique a enorme variedade de padrões preênseis usados na vida diária, é um meio útil de investigar os requisitos básicos de cada padrão. Os fatores que distinguem pinça de preensão palmar são:

- área de contato com a mão;
- número de dedos envolvidos na atividade;
- quantidade de flexão dos dedos;
- posição do polegar;
- posição do punho.

A seguir serão apresentados os elementos essenciais da pinça e da preensão palmar e serão examinadas algumas das variações disponíveis em cada padrão.

Elementos necessários para a pinça

A pinça é usada para a manipulação precisa de objetos relativamente pequenos, como uma agulha ou uma caneta. Pode ser usada no manuseio delicado de uma asa de borboleta ou ao girar com força uma chave emperrada na fechadura. Apesar da grande variedade de aplicações da pinça, há certas

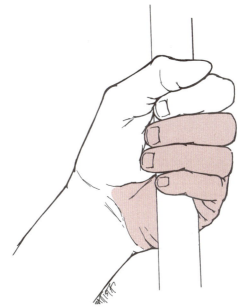

Figura 19.2 A preensão palmar utiliza todos os dedos e a palma.

características. A pinça normalmente utiliza o lado radial da mão, principalmente o polegar, os dedos indicador e médio. O polegar distancia-se dos dedos, mas gira em direção a eles em oposição. O polegar, portanto, pode sustentar um objeto de forma segura contra a posição estável dos dedos indicador e médio. A posição do polegar depende em grande parte da mobilidade da sua articulação carpometacarpal (CMC), enquanto a imobilidade relativa da articulação CMC dos dedos indicador e médio proporciona a eles a estabilidade necessária para resistir às forças do polegar. É importante lembrar que as articulações CMC dos dedos indicador e médio são as menos móveis da mão. Essa falta de mobilidade permite que esses dedos permaneçam relativamente fixos conforme o polegar os pressiona durante a pinça.

Durante a pinça, o polegar e os dedos assumem posições estereotípicas que serão descritas abaixo. Os músculos usados para alcançar e manter essas posições também serão apresentados. Por fim, os efeitos da mecânica da pinça, quando qualquer um dos dedos é incapaz de atingir a posição apropriada, serão discutidos.

Requisitos da pinça normal

Os humanos usam uma grande variedade de tipos de pinça (Fig. 19.3). Uma inspeção das posições básicas usadas na pinça com a ponta dos dedos ajuda a identificar os requisitos da pinça normal. A pinça com a ponta dos dedos é descrita como a pinça que forma um "O" entre o polegar e o dedo, geralmente o dedo indicador ou o médio (Fig. 19.4). Ela une as pontas dos dedos e é usada para pegar um alfinete ou uma pequena semente sobre uma mesa. A Tabela 19.1 lista a posição das articulações do dedo e do polegar durante a pinça com a ponta dos dedos. O punho mantém uma posição de extensão na maioria das atividades de pinça.

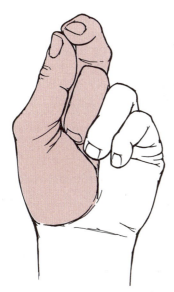

Figura 19.1 A pinça utiliza os dedos no lado radial da mão.

374 Parte II Cinesiologia dos membros superiores

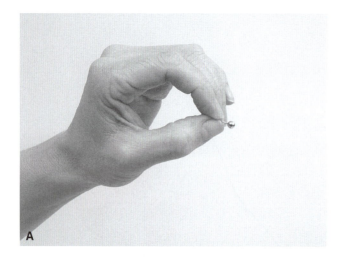
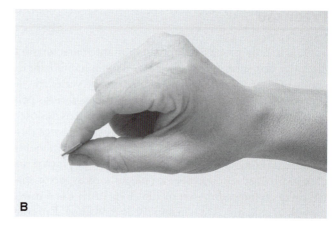
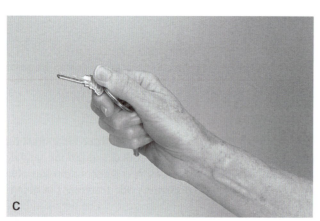
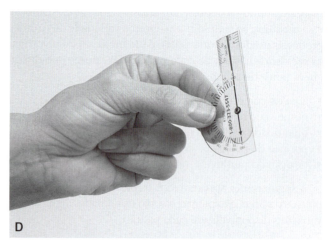

Figura 19.3 Os padrões de pinça incluem (**A**) pinça com a ponta dos dedos, (**B**) pinça fina, (**C**) pinça lateral ou de chave e (**D**) pinça em três pontos.

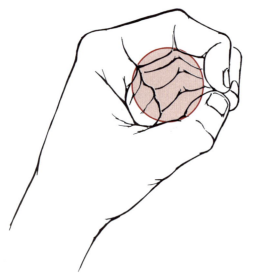

Figura 19.4 A pinça com a ponta dos dedos forma um "O" entre o polegar e o dedo indicador.

Uma análise das posições usadas na pinça com a ponta dos dedos e a consideração das forças entre os dedos opostos ajudam a explicar os músculos necessários para a pinça normal (Fig. 19.5). A articulação IFD do dedo indicador flexiona-se contra o polegar conforme este aplica um momento de extensão para a articulação IFD. O dedo indicador requer que o flexor profundo dos dedos mantenha essa posição, e o flexor profundo dos dedos requer que o punho permaneça estendido para ter um comprimento contrátil adequado (Cap. 15). Dessa maneira, os extensores do punho usados, particularmente o extensor radial breve do carpo e o extensor ulnar do carpo, estão ativos durante a

TABELA 19.1 Posições das articulações do polegar e do dedo durante a pinça com a ponta dos dedos

	Polegar	Dedo
Articulação CMC	Oposição e extensão (abdução radial)	–
Articulação MCF	Flexão	Flexão
Articulação IF (IFP)	Flexão	Flexão
Articulação IFD	–	Flexão

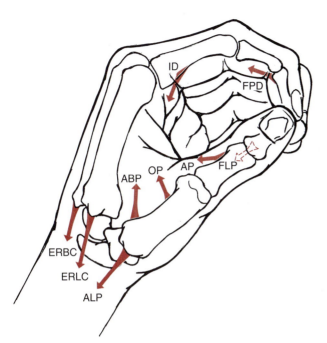

Figura 19.5 Os músculos necessários para a pinça com a ponta dos dedos incluem os extensores do punho, o extensor radial longo do carpo (ERLC) e o extensor radial breve do carpo (ERBC), o flexor profundo dos dedos (FPD), o flexor longo do polegar (FLP), o abdutor longo do polegar (ALP), o abdutor breve do polegar (ABP), o oponente do polegar (OP), o adutor do polegar (AP) e o primeiro músculo interósseo dorsal (ID).

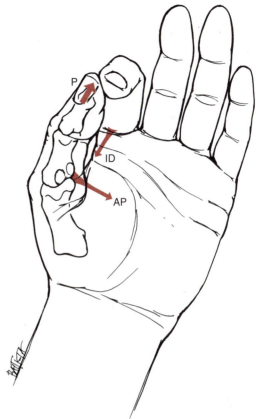

Figura 19.6 O adutor do polegar (AP) aplica uma força direcionada ulnarmente sobre o dedo indicador, aduzindo-o. Essa adução é neutralizada pela tração de abdução do primeiro músculo interósseo dorsal (ID).

pinça.[12,38,41] De forma similar, a flexão da articulação interfalângica (IF) do polegar demanda a atividade do flexor longo do polegar.[15] A articulação CMC do polegar deve ser estabilizada em extensão pelo abdutor longo do polegar contra a tração do flexor longo do polegar como descrito no Capítulo 15.[9,14,58]

Os músculos intrínsecos adicionais são essenciais para a pinça normal. O abdutor breve do polegar, o principal abdutor do polegar, é ativo para posicionar o polegar em abdução (abdução palmar) e rotação medial. O oponente do polegar também auxilia a posicionar o polegar durante a pinça.[15,19] Uma observação cuidadosa da posição do polegar relativa ao dedo indicador ajuda a explicar os papéis dos dois músculos intrínsecos restantes. Até mesmo na pinça com a ponta dos dedos, o polegar posiciona-se levemente na direção radial ao dedo indicador, exercendo uma força direcionada ulnarmente sobre o dedo indicador. O músculo adutor do polegar é situado perfeitamente para tracionar este dedo em direção ao dedo indicador, principalmente pela flexão da articulação metacarpofalângica (MCF) do polegar (Fig. 19.6). Seu tamanho e grande braço de momento tornam o adutor do polegar o flexor mais importante da articulação MCF. Logo, o adutor do polegar é um músculo essencial para a pinça, principalmente durante a pinça forte.[15,29]

Conforme o polegar exerce uma força sobre o dedo indicador na direção ulnar, o dedo indicador é tracionado ulnarmente na articulação MCF. Por conseguinte, o músculo restante essencial para a pinça é o primeiro músculo interósseo dorsal. Esse músculo estabiliza o dedo indicador, evitando desvio ulnar na articulação MCF.[15]

Em suma, os músculos do polegar essenciais para uma pinça com a ponta dos dedos normal são o flexor longo do polegar, o abdutor longo do polegar, o oponente do polegar e o adutor do polegar. No dedo indicador, o flexor profundo dos dedos e os primeiros músculos interósseos dorsais são importantes para uma pinça normal.

Os outros tipos de pinça apresentam apenas pequenas variações de requisitos da pinça com a ponta dos dedos. A pinça fina utiliza menos flexão articular IFD. Por conseguinte, o papel do flexor profundo dos dedos pode diminuir se o indivíduo utiliza a placa volar para prevenir a hiperextensão. O flexor superficial dos dedos podem assumir o papel do flexor das articulações IFP e MCF. A pinça de chave, ou lateral, e a pinça em três pontos utilizam pelo menos três dedos, o polegar e os dedos indicador e médio. Portanto, esses tipos de pinça são mais fortes e são usados quando a força é mais importante do que a precisão.[25] As posições articulares e requisitos musculares nessas formas de pinça são similares àquelas das pinças com a ponta dos dedos e fina. Simulações de lesões nervosas em amostras de cadáveres e em voluntários saudáveis com bloqueios nervosos sequenciais temporários do nervo mediano e nervos ulnares no punho revelam uma perda de 60–77% na força da pinça com uma paralisia do nervo ulnar e uma perda de 60% com uma paralisia do nervo mediano.[36,57] Esses dados demonstram a importante contribuição para a força da pinça exercida pelos músculos intrínsecos, mesmo na presença de musculatura extrínseca intacta.

Efeitos de posições articulares anormais e debilidade muscular na mecânica da pinça

A incapacidade de alcançar a posição apropriada no polegar ou nos dedos tem uma reação em cadeia sobre as outras articulações dos dedos durante a pinça porque o principal objetivo da pinça é segurar ou manusear um objeto pequeno. Durante a pinça, o polegar e os dedos funcionam em uma cadeia cinética fechada, com a terminação distal de cada dedo fixa. As articulações e os músculos acomodam-se de várias formas para manter o polegar em contato com o dedo e sustentar o objeto.

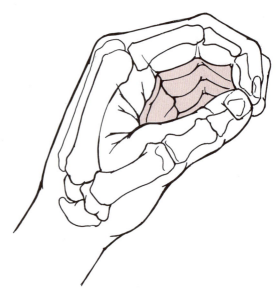

Figura 19.7 A pinça com a ponta dos dedos com espaço da rede inadequado entre o polegar e o dedo indicador demonstra posições alteradas de ambos os dedos, com menos abdução da articulação CMC do polegar e menos flexão na articulação MCF do dedo.

> ### Relevância clínica
>
> **Espaço da rede insuficiente entre o polegar e o dedo indicador: um relato de caso:** Um estudante encontrou um nódulo crescente no espaço da rede entre o polegar e o dedo indicador. O nódulo foi diagnosticado como um cisto e removido cirurgicamente. A cirurgia foi mais extensa do que o esperado porque o cisto possuía um suprimento sanguíneo extenso. Após a cirurgia e 3 semanas de imobilização, o paciente demonstrou uma cicatriz significativa e amplitude de movimento (ADM) de abdução e extensão da articulação CMC do polegar limitada. A sensação final do movimento da articulação durante a ADM passiva era consistente com o estiramento do tecido mole sem restrição capsular articular aparente, embora a ADM articular estivesse limitada. O paciente relatou um desconforto de tração na cicatriz. A conclusão foi que a ADM limitada do paciente era devida à formação de cicatriz e extensibilidade inadequada da pele no espaço da rede entre o polegar e o dedo indicador.
>
> A incapacidade do paciente de abduzir a articulação CMC do polegar resultou em um padrão de pinça anormal. A pinça foi caracterizada por leve extensão e abdução CMC do polegar, leve hiperextensão da articulação MCF do polegar e flexão excessiva da articulação IF do polegar (Fig. 19.7). O dedo indicador exibiu aumento da flexão das articulações interfalângica proximal (IFP) e interfalângica distal (IFD), com menos flexão na articulação MCF. O espaço formado pelo polegar e o dedo indicador era oval em vez do típico "O" da pinça com a ponta dos dedos. O paciente foi tratado com uma massagem gentil alongando o tecido mole e o uso de tala. A ADM completa e o funcionamento normal foram restabelecidos após aproximadamente 3 meses.

Há muitas razões para o posicionamento anormal da articulação CMC do polegar durante a pinça. Essas podem incluir debilidade do abdutor longo do polegar, de forma que o indivíduo fica incapacitado de estabilizar a articulação CMC do polegar contra a tração do flexor longo do polegar. A debilidade intrínseca que resulta na deformidade do "polegar de macaco" também afeta a posição articular CMC. Uma instabilidade secundária a alterações artríticas também pode levar à incapacidade de posicionar a articulação CMC apropriadamente. Até mesmo a presença de unhas longas pode alterar as posições relativas dos dedos e do polegar durante a pinça (Fig. 19.8). Em qualquer um desses casos, o polegar perde a habilidade de mover-se para abdução e extensão suficientes para trazer a ponta do polegar até a ponta do dedo indicador. Por conseguinte, para realizar a pinça o indivíduo altera a posição das outras articulações do polegar. No caso relatado, o indivíduo respondeu com hiperextensão da articulação MCF do polegar. Outros indivíduos podem responder com flexão da articulação MCF e

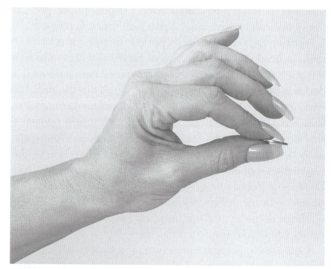

Figura 19.8 Unhas longas alteram as posições do polegar e do dedo indicador na pinça.

Requisitos da preensão palmar forte normal

Assim como os padrões de pinça, os padrões de preensão palmar são diversos e servem para uma variedade de propósitos (Fig. 19.10). O tamanho do objeto a ser pego também afeta o padrão de preensão palmar. Entretanto, existem certas características básicas de preensão palmar. As articulações dos dedos geralmente são mais flexionadas do que na pinça, e os dedos ulnares apresentam mais flexão do que os dedos radiais. Esse aumento da flexão do dedo no lado ulnar com o arco volar formado pelo movimento das articulações CMC dos dedos mínimo e anular leva o objeto empunhado em direção ao polegar e trava-o firmemente na palma da mão (Fig. 19.11).

Outra característica distinta da preensão palmar forte é a posição do polegar. O polegar tende a flexionar-se sobre os dedos e é puxado em direção à mão. A articulação CMC pode permanecer em uma posição de leve abdução, mas menos do que na pinça. O adutor do polegar contrai-se com força para puxar o polegar em direção aos dedos e ao objeto.

A força da preensão palmar tem um efeito significativo sobre as características da preensão palmar. Em geral, um aumento na força da preensão palmar é acompanhada por um aumento no seguinte:

- flexão dos dedos, principalmente nas articulações MCF;
- participação do lado ulnar da mão e o uso do arco volar;
- área de contato entre o objeto e os dedos e a palma.

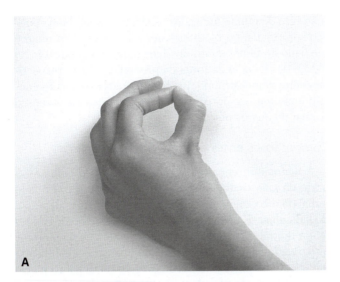
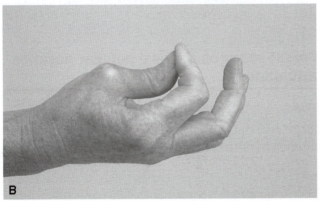

Figura 19.9 Compensação no padrão de pinça resultante de ADM limitada no polegar. Diferentes padrões de pinça podem resultar de abdução e extensão inadequadas na articulação CMC do polegar. Ambas as fotos revelam abdução limitada na articulação CMC do polegar; entretanto, as posições das articulações MCF e IF diferem. **A.** A pinça é caracterizada pela hiperextensão da articulação MCF do polegar e flexão excessiva da articulação IF. **B.** A pinça é caracterizada pela hiperextensão da articulação IF do polegar com flexão da articulação MCF.

hiperextensão da articulação IF (Fig. 19.9). A compensação depende das ADMs disponíveis nas articulações restantes. O elemento importante para o clínico reconhecer é que a posição da articulação CMC do polegar é importante para a mecânica da pinça. Anormalidades nessa articulação são refletidas no resto das articulações dos dedos participantes.

Elementos necessários para uma preensão palmar forte

Uma preensão palmar forte é diferenciada da pinça por vários fatores. A preensão palmar utiliza mais da superfície volar da palma e dos dedos. Ela geralmente utiliza todos os dedos da mão e, consequentemente, produz preensão mais forte. Como na pinça, as posições dos dedos são um tanto previsíveis, mas variam um pouco com o tipo de preensão palmar usada.

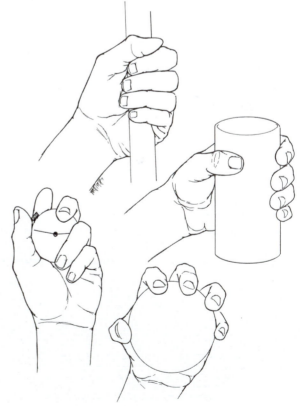

Figura 19.10 Diferentes padrões de preensão palmar demonstram quantidades variadas de flexão dos dedos e contato com a palma, levando a quantidades variadas de força da preensão palmar.

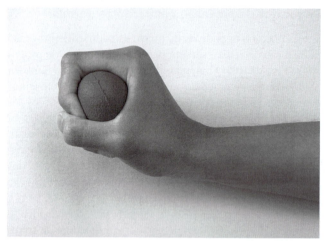

Figura 19.11 A preensão palmar forte comprime o objeto contra a eminência tenar onde o objeto é coberto pelo polegar.

A posição do punho é mais variável na preensão palmar forte. Quando se faz um punho cerrado, este fica estendido usando a sinergia entre os músculos extensores do punho utilizados e os flexores dos dedos descritos no Capítulo 15. Entretanto, em muitas atividades de força, o punho funciona em flexão neutra ou até mesmo leve com desvio ulnar.[44,52] Essa posição alinha o lado radial da mão com o eixo do antebraço. Tal posicionamento é encontrado em atividades como cortar carne ou girar uma chave de fenda (Fig. 19.12).

A preensão palmar forte requer o esforço da maioria dos músculos do punho e da mão. Os flexores extrínsecos dos dedos produzem flexão IF. Os interósseos e os lumbricais auxiliam na flexão das articulações MCF e aumentam o momento de flexão nas articulações MCF. Os músculos hipotenares formam o arco volar para adicionar força, e os músculos do punho utilizados estabilizam o punho na posição apropriada. Os bloqueios nervosos dos nervos ulnar e mediano no punho em indivíduos saudáveis produzem 38 e 32% de redução da força da preensão palmar, respectivamente, demonstrando que os músculos extrínsecos contribuem com um percentual maior de força na preensão palmar do que na pinça.[36]

Comparações entre pinça e preensão palmar

A maior diferença entre pinça e preensão palmar é a parte da mão usada em cada uma. A pinça utiliza o lado radial da mão, enquanto a preensão palmar forte depende do lado ulnar. É necessária uma ADM de flexão dos dedos maior durante a preensão palmar forte do que na pinça. A integridade da articulação CMC do polegar e a habilidade para manter o polegar em abdução é essencial para a pinça, mas a participação do polegar na preensão palmar forte também é importante.[10]

Forças sobre os dedos e polegar durante atividades

Uma compreensão das forças aplicadas às estruturas da mão é essencial para entender muitas das deformações que ocorrem na mão. Uma avaliação dessas cargas é importante para evitar cargas que possam afetar a reabilitação do paciente. Por exemplo, o clínico deve reconhecer atividades que podem romper um reparo de um tendão ou contribuir para a instabilidade e deformação. Essa seção revisa a análise usada para derivar as forças de reação musculares e articulares nos dedos. Os dados disponíveis descritos na literatura em relação a essas forças também são apresentados. Por fim, a aplicação desses dados a problemas clínicos típicos é apresentada.

Análise das forças nos dedos

Diversos pesquisadores têm analisado as forças sobre as articulações e nos músculos dos dedos e do polegar durante a pinça e a preensão palmar.[2,3,7,8,11,13,20–22,27,40,50,55,57,60] Com a exceção da articulação IFD dos dedos e da articulação IF do polegar, vários músculos contraem-se simultaneamente em cada articulação durante a pinça e a preensão palmar (Fig. 19.13). Uma consideração dos momentos criados durante a pinça ajuda a explicar a necessidade de atividade de tantos músculos. O Quadro 19.1 demonstra o momento aplicado às articulações IFD, IFP e MCF do dedo indicador durante a pinça com a ponta dos dedos. A força da pinça cria um momento de extensão em cada articulação do dedo que aumenta do lado distal para o proximal. Portanto, os momentos de flexão necessários para estabilizar as articulações também devem aumentar do lado distal para o proximal,[13,18,30,50] o que ajuda a explicar por que há mais músculos disponíveis para flexionar a articulação MCF do que nas outras articulações dos dedos.[40] Dados eletromiográficos (EMG) revelam atividade em todos esses flexores durante a pinça e a preensão palmar fortes.[14,19,53]

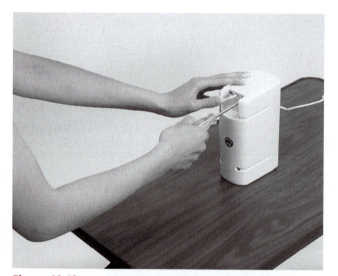

Figura 19.12 Preensão palmar forte sem extensão do punho. Em algumas preensões palmares fortes o punho está em desvio ulnar e flexão neutra, alinhando a mão com o eixo longo do antebraço.

Capítulo 19 Mecânica e patomecânica dos movimentos de pinça e preensão palmar 379

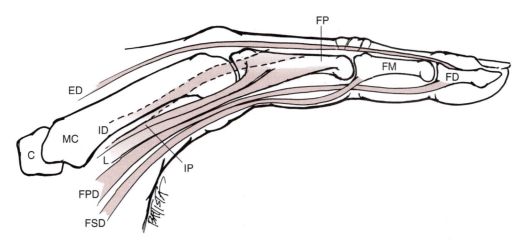

Figura 19.13 Os músculos disponíveis para flexionar e estender as articulações dos dedos incluem o flexor profundo dos dedos (FPD), o flexor superficial dos dedos (FSD), o extensor dos dedos (ED), os interósseos palmares (IP), os interósseos dorsais (ID) e os lumbricais (L).

QUADRO 19.1 Examinando as forças

A equação de momento geral em cada dedo é:

$\Sigma M = 0$

$M_{interno} + M_{externo} = 0$

onde $M_{interno}$ é o momento criado pelos músculos e ligamentos em cada articulação e $M_{externo}$ é o momento gerado pela força da pinça.

$M_{interno} = F_m \times x_i$

onde x_i é a distância perpendicular entre cada força muscular (F_m) e cada articulação.

$M_{externo} = F_p \times d_i$

onde d_i é a distância perpendicular entre a força da pinça (P) e a articulação (i).

Na IFD a equação torna-se

$(P \times d_1) + (F_{FPD} \times x_{FPD}) = 0$

Na IFP a equação torna-se

$(P \times d_2) + (F_{FPD} \times x_{FPD}) + (F_{FSD} \times x_{FSD}) = 0$

Na MCF a equação torna-se

$(P \times d_3) + (F_{FPD} \times x_{FPD}) + (F_{FSD} \times x_{FSD}) + (F_I \times x_I) = 0$

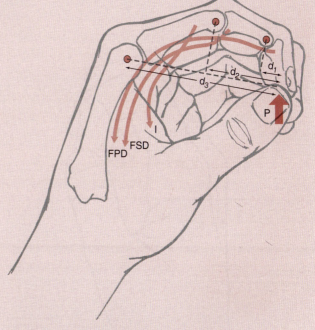

Os momentos de extensão da carga aplicada (P) sobre as articulações dos dedos durante a pinça aumentam do distal ao proximal. Os braços de momento da carga aplicada nas articulações IFD, IFP e MCF são d_1, d_2 e d_3, respectivamente.
FPD, flexor profundo dos dedos; FSD, flexor superficial dos dedos; I, músculos intrínsecos.

Relevância clínica

Padrões de pinça em indivíduos com debilidade dos músculos intrínsecos: Pacientes com debilidade significativa dos músculos intrínsecos da mão demonstram as deformidades "mão em garra" e "polegar do macaco", descritas no Capítulo 18. Entretanto, até mesmo a debilidade leve desses músculos prejudica a habilidade do indivíduo de gerar uma pinça forte. Como uma pinça forte produz um grande momento de extensão na articulação MCF do dedo, tanto os músculos intrínsecos quanto os extrínsecos são necessários para gerar momento de flexão suficiente para equilibrar esse momento externo na articulação MCF. A redução do ângulo de flexão na articulação MCF reduz o braço de momento da força da pinça e o momento de extensão aplicado à articulação MCF (Fig. 19.14). Até mesmo indivíduos com debilidade leve a moderada dos músculos intrínsecos normalmente pinçam com a articulação MCF do dedo em extensão, reduzindo com efetividade o momento de flexão necessário na articulação MCF.

O Quadro 19.2 apresenta o diagrama livre do corpo e a análise bidimensional das forças na articulação IFD do dedo indicador durante a pinça com a ponta dos dedos. Essa análise sugere que as forças no flexor profundo dos dedos e a força de reação articular sobre a falange distal equivalem a cerca de duas vezes a força aplicada da pinça. Esses resultados são consistentes com os resultados descritos na literatura.[2,21,60] Entretanto, outras estimativas sugerem que a força no flexor profundo dos dedos pode ser mais do que quatro vezes a força da pinça.[13] As forças máximas descritas na pinça com a ponta dos dedos descritas na literatura variam de aproximadamente 60 a 120 N (5,9–12,25 kg) em homens, menos do que nas mulheres.[17,25,39,45,61] Baseado nesses dados, sobrecargas no flexor profundo dos dedos e sobre a articulação são de pelo menos 11,34 kg, mas poderiam ser tão altas quanto 90,72 kg.

Como a força no tendão é constante por todo o seu comprimento, os dados da solução no Quadro 19.2 podem ser usados para determinar as forças musculares nas articulações IFP e MCF. O Quadro 19.3 apresenta diagramas livres do corpo e soluções simplificadas para as forças no flexor superficial dos dedos e no grupo muscular intrínseco nessas articulações. Os braços de momento para os músculos em cada articulação são baseados nos dados encontrados na literatura.[1,34] Esse exemplo demonstra a necessidade de músculos flexores adicionais em cada articulação proximal seguinte por causa do aumento do momento exercido pela força da pinça.

Revisão das forças geradas durante a pinça e a preensão palmar

Modelos mais complexos do que aqueles apresentados nos Quadros 19.2 e 19.3 permitem aproximações das cargas nos músculos e ligamentos e sobre as articulações dos dedos e do polegar. Estimativas das forças compressivas sobre as articulações dos dedos variam, mas aumentam em magnitude da região distal para a proximal, já que o momento da força externa está aumentando.[2,13,50] Os tipos de preensão palmar e a força da preensão palmar também influenciam as forças musculares e articulares. A pinça lateral, ou de chave, supostamente gera forças de reação musculares e articulares maiores no dedo indicador do que as outras formas de pinça.[2] Estimativas de cargas compressivas na articulação IFD durante a pinça de chave são até 12 vezes a força da pinça.[2] Estimativas das sobrecargas axiais máximas na articulação IFP durante a pinça variam de 3 a quase 20 vezes a força da pinça.[2,7,13,50] Estimativas das sobrecargas compressivas máximas na articulação MCF são ainda maiores, variando de 4 a 27 vezes a força da pinça.

Geralmente, evidências sugerem que as forças de reação articulares sobre os dedos na preensão palmar excedem as da pinça.[2,8,13] Entretanto, o tipo de preensão palmar e a posição articular resultante afetam significativamente as cargas sobre as articulações. Por exemplo, uma preensão palmar em forma de gancho, na qual as articulações MCF permanecem estendidas e as articulações IFD não suportam carga, produz forças compressivas menores sobre todas as articulações dos dedos do que qualquer outro padrão de pinça ou preensão palmar estudado[2] (Fig. 19.15). Essas descobertas são consistentes com a análise apresentada no Quadro 19.3, na qual o braço de momento da carga aplicada possui um efeito dramático sobre os momentos requeridos pelos músculos e, finalmente, sobre as forças de reação articulares. Estimativas das cargas nos dedos relatadas por An et al.[2] e por Purves e Berme[50] durante uma simulação da abertura da tampa de um pote são descritas na Tabela 19.2.

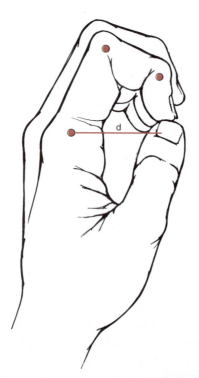

Figura 19.14 Menos flexão da articulação MCF reduz o momento de extensão exercido sobre a articulação MCF pela força da pinça, diminuindo seu braço de momento (d).

QUADRO 19.2 Examinando as forças

Cálculo das forças na articulação IFD durante a pinça

M_P momento em decorrência da FPD

F força aplicada pelo flexor profundo dos dedos (FPD)

x braço de momento da FPD (0,65 cm)

P força da pinça (6 kg)

1,2 cm braço de momento da força da pinça na IFD

10° ângulo da tração da FPD

$\sum M = 0$

$M_P - (P \times 1,2 \text{ cm}) = 0$

$(F \times x) - (P \times 1,2 \text{ cm}) = 0$

$F = (6 \text{ kg} \times 1,2 \text{ cm}) / 0,65 \text{ cm}$

$F = 11 \text{ kg}$

$\sum F_x:\ A_x + F_x = 0$

$A_x - F \times (\cos 10°) = 0$

$A_x - F \times (\cos 10°)$

$A_x = 10,8 \text{ kg}$

$\sum F_y:\ A_y + 6,0 \text{ kg} - F \times (\text{sen } 10°) = 0$

$A_y = F \times (\text{sen } 10°) - 6,0 \text{ kg}$

$A_y = -4,1 \text{ Kg}$

Usando o teorema de Pitágoras:

$A^2 = A_x^2 + A_y^2$

$A \approx 11,5 \text{ kg}$ (aproximadamente 2 vezes a carga aplicada)

sen $\alpha = -4,1/11,5$

$\alpha \cong 20°$ do eixo x

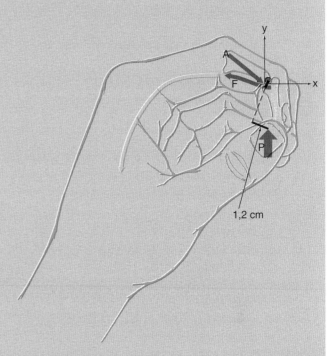

O diagrama livre do corpo para calcular as forças na articulação IFD durante a pinça com a ponta dos dedos identifica a força da pinça (P), a força no flexor profundo dos dedos (F) e a força de reação articular (A).

Relevância clínica

Riscos profissionais: O piano é tocado por meio do toque da ponta dos dedos em suas teclas. O contato com a tecla certas vezes é muito suave (pianíssimo), mas também pode ser forte (fortíssimo). Pianistas profissionais podem desenvolver problemas severos nas mãos, incluindo tendinite e dores articulares. Estudos com a utilização de modelos similares àqueles mencionados previamente descrevem forças dos tendões de cerca de três vezes a força sobre as teclas e forças de reação articulares de sete vezes a força da tecla.[26] Pesquisadores oferecem sugestões de posições do punho e dos dedos para minimizar as forças sobre os tecidos moles e as articulações. Músicos são artistas, e as demandas físicas da profissão raramente são analisadas. Um reconhecimento do estresse mecânico ao tocar alguns instrumentos pode ajudar o clínico a direcionar o tratamento para reduzir os estresses articulares e identificar estratégias de proteção articulares. Abordagens similares são úteis ao avaliar as demandas de qualquer atividade manual, incluindo operar um computador, moldar cerâmica ou cortar carne.

Embora os dados descritos na literatura sejam diversos e apenas estimativas baseadas em modelos matemáticos, eles demonstram consistentemente que os dedos suportam cargas significativas durante atividades diárias, como girar uma chave, tocar piano, abrir uma torneira, e abrir um pote.[2,26,50] A magnitude da carga sobre uma articulação é importante, mas como esta carga é distribuída sobre a superfície articular também é importante. Os dados até então demonstram que as cargas compressivas aumentam das articulações distais às proximais dos dedos. Uma análise das áreas de contato revela que a área de contato nas três articulações do dedo indicador diminui da proximal para a distal, de forma que as forças de reação articulares sejam distribuídas sobre uma área menor nas articulações distais do que nas articulações proximais.[38] Como **estresse** é a quantidade de força aplicada a uma área (força/área), esta descoberta sugere que o estresse sobre a articulação aumenta de proximal para distal. Dessa maneira, embora as forças de reação articulares sejam maiores nas articulações MCF, os estresses sobre a articulação parecem ser maiores nas articulações IFD.

QUADRO 19.3 Examinando as forças

Cálculos das forças nas articulações IFP e MCF durante a pinça

d_3	as durações dos braços de momento da força da pinça
M_P	momento aplicado pelo flexor profundo dos dedos
M_s	momento aplicado pelo FSD na IFP
M_i	momento aplicado pelos músculos intrínsecos na MCF
P	força da pinça, 6 kg
FPD	força aplicada pelo flexor profundo dos dedos
FSD	força aplicada pelo FSD
I	força aplicada pelos músculos intrínsecos
0,98 cm	braço de momento do flexor profundo dos dedos na IFP[31]
1,01 cm	braço de momento do flexor profundo dos dedos na MCF[31]
0,83 cm	braço de momento do flexor superficial dos dedos na IFP[31]
cm	braço de momento do flexor superficial dos dedos na MCF[31]
0,3 cm	braço de momento dos músculos intrínsecos na MCF[31]

Forças na IFP

$\Sigma M = 0$

$M_P + M_s - (P \times d_3) = 0$

$(11,0 \text{ kg} \times 0,98 \text{ cm}) + M_s - (P \times d_3) = 0$

onde 11,0 kg é a força no FPD calculada no Quadro 19.2 – Examinando as forças

$d_3 = 2,5$ cm

$10,8 \text{ kg-cm} + M_s - (6,0 \text{ kg} \times 2,5 \text{ cm}) = 0$

$M_s = 15,0 \text{ kg-cm} - 10,8 \text{ kg-cm}$

$M_s = 4,2$ kg-cm

$FSD \times 0,83 \text{ cm} = 4,2 \text{ kg-cm}$

$FSD = 5,1$ kg

Forças na MCF

$\Sigma M = 0$

$M_P + M_s + M_i - (P \times d_3) = 0$

Utilizando a força do flexor superficial dos dedos (FSD) descrita acima:

$(11,0 \text{ kg} \times 1,01 \text{ cm}) + (5,1 \text{ kg} \times 1,21 \text{ cm}) + M_i - (P \times d_3) = 0$

$d_3 = 4,1$ cm

kg-cm + 6,2 kg-cm + M_i – (6,0 kg × 4,1 cm) = 0

$M_i = 7,6$ kg-cm

$I \times 0,3 \text{ cm} = 7,6 \text{ kg-cm}$

$I = 25,3$ kg

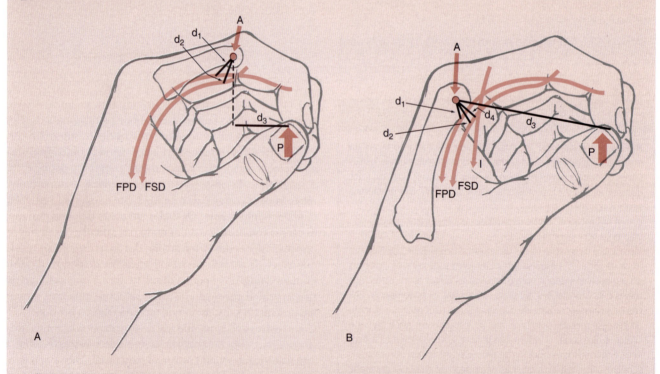

O diagrama livre do corpo identifica as forças na (**A**) articulação IFP e na (**B**) articulação MCF durante a pinça. Os comprimentos das falanges distal, média e proximal são 1,2 cm, 1,6 cm e 2,4 cm, respectivamente.

Capítulo 19 Mecânica e patomecânica dos movimentos de pinça e preensão palmar 383

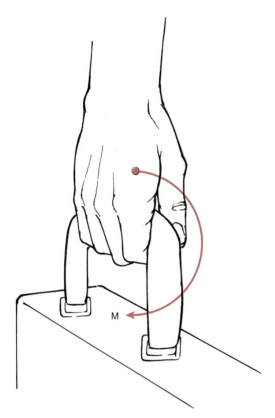

Figura 19.15 Uma preensão palmar em formato de gancho produz forças de reação articulares menores nas articulações dos dedos, pois forças musculares menores são necessárias para equilibrar o momento de extensão (M) reduzido aplicado pela maleta na articulação MCF.

Relevância clínica

Doença degenerativa articular na mão: A doença degenerativa articular (DDA) dos dedos é mais comum nas articulações IFD e relativamente rara nas articulações MCF.[28,46,47] Embora a ligação entre o estresse articular e a DDA não seja claramente identificada, dados sugerem uma conexão positiva entre a magnitude do estresse ao qual a articulação é submetida e a incidência da DDA.[4,5] Os dados relatados nos estresses articulares nos dedos sustentam essa conexão. As articulações com o maior estresse são as que possuem a maior incidência da DDA na mão. Mais pesquisas são necessárias para verificar essas informações, mas o clínico deveria usar esses dados para implementar estratégias de proteção articular com indivíduos em risco de DDA nas mãos.

polegar em 70 homens (idade média de 27 anos de idade) é de 9,07 kg (89 N). Isso sugere que as articulações do polegar poderiam suportar forças de reação de quase 226,8 kg (mais de 2.000 N). O clínico deve ter esses valores em mente e ajudar a identificar indivíduos em risco de disfunções da mão. Além disso, o clínico pode usar a perspectiva adquirida de tais estudos para ajudar indivíduos a modificar atividades para reduzir as cargas sobre o polegar e os dedos.

Estudos das áreas de contato na articulação CMC do polegar sugerem que o contato durante a pinça ocorre sobre uma área muito pequena, levando a grandes estresses. As áreas de grande estresse coincidem com os locais de significativa mudança degenerativa. Assim como nos dedos, o estresse no polegar pode ser associado às doenças articulares degenerativas.[4,5]

Muitas atividades têm evoluído usando posições do dedo e do polegar incomuns que, embora comumente aceitas, podem gerar grandes estresses sobre as pequenas articulações das mãos. Por exemplo, flautistas frequentemente assumem posições de extrema hiperextensão da articulação MCF do dedo indicador ou hiperextensão da articulação IF do polegar[35] (Fig. 19.16). Indivíduos que fazem massagem manual profunda do tecido geralmente utilizam uma

TABELA 19.2 Forças de reação articulares descritas geradas nas articulações IFP e MCF ao girar a tampa de um pote

	Direção	An et al.[2]a	Purves e Berme[50]b
Articulação IFP	Compressiva	7,2–14,2	18,0 ± 13,6
	Dorsal	2,4–4,9	41,6 ± 27,6
	Radial	0,2–0,8	15,5 ± 16,0
Articulação MCF	Compressiva	14,8–24,3	45,2 ± 27,1
	Dorsal	6,5–9,9	15,8 ± 15,5
	Radial	0,2–0,3	12,5 ± 11,4

a Descrito em unidades de força aplicada.
b Descrito em newtons, média ± desvio padrão, de 10 homens e 10 mulheres.

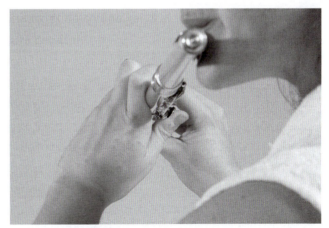

Figura 19.16 Tocar flauta geralmente requer posições extremas do polegar e/ou do dedo indicador.

Modelos aplicados às articulações do polegar também demonstram grandes forças musculares e aumento de forças de reação articulares da região distal à proximal. Os resultados também são variáveis, com forças de reação articulares variando de 2 a 24 vezes a carga aplicada.[7,16,22,27,55] Um estudo demonstra que a carga externa máxima média exercida pelo

gama de hiperextensão nas articulações do dedo e do polegar conforme seus flexores dos dedos tornam-se fatigados ou muito fracos para gerar força adequada para a massagem (Fig. 19.17). Tais posições alteram a área de contato das superfícies articulares e comumente diminuem a área total de contato. Por conseguinte, as cargas articulares são aplicadas sobre superfícies menores e causam aumento do estresse articular. Embora o usuário possa sentir que tais posições articulares são as posições mais eficientes, talvez até mesmo a posição "apropriada", o uso prolongado dessas posições extremas pode levar a síndromes por uso excessivo e finalmente a mudanças degenerativas nas superfícies articulares. O clínico pode ter um importante papel na prevenção das lesões articulares, ajudando o indivíduo a compreender a relação entre posição articular, estresse articular e degeneração articular, e então auxiliando-o a adaptar a atividade para utilizar posições articulares que maximizem a área de contato.

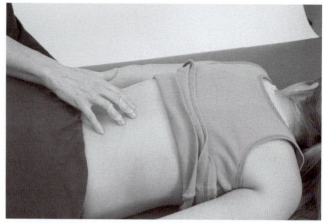

Figura 19.18 Uma tala pode proteger os dedos de hiperextensão durante uma forte pressão, como ao fazer uma massagem.

Relevância clínica

Tala nos dedos para otimizar o alinhamento articular: Certas vezes o indivíduo é incapaz de manter um bom alinhamento articular durante uma atividade. Talvez a manutenção de um bom alinhamento exija tanta concentração que faz com que o indivíduo se distraia da principal atividade. Talvez o indivíduo perca a força muscular ou resistência para manter o bom alinhamento durante toda a atividade. Nesses casos, o indivíduo pode estar mais bem protegido usando suportes externos para manter a posição desejada. Talas simples para os dedos são frequentemente usadas pelos próprios terapeutas manuais para sustentar seus dedos enquanto aplicam profundas massagens nos tecidos (Fig. 19.18). Tais dispositivos podem prevenir dor articular e fadiga e, finalmente, podem ajudar a proteger a articulação de doenças articulares degenerativas, ao diminuir episódios prolongados de alto estresse articular.

O uso de análise de forças para tomada de decisões clínicas

Como as forças contribuem para a deformidade do desvio ulnar com subluxação volar dos dedos

Os dados da literatura até então focam principalmente nas forças compressivas sobre as superfícies articulares. Estudos também demonstram forças significativas durante a pinça e a preensão palmar que tracionam os dedos em uma direção volar e ulnar. Essas forças são particularmente aparentes nas articulações MCF e contribuem para as deformações MCF comuns em indivíduos com artrite reumatoide. Há muito mais músculos flexores da articulação MCF do que músculos extensores, e esses músculos, particularmente os flexores extrínsecos dos dedos, suportam grandes forças durante a pinça e a preensão palmar. O ângulo normal de tração dos tendões flexores é pequeno.[34] Portanto, em condições normais, a maior parte da tração dos tendões flexores é direcionada paralelamente à falange adjacente, e apenas um pequeno componente exerce uma força volar (Fig. 19.19). Entretanto, se o tendão posiciona-se como a corda de um arco, seu ângulo de tração aumenta, e o tendão exerce uma força volar maior.

Em artrite reumatoide que afeta a articulação MCF, o processo inflamatório pode levar à lassidão na cápsula articular e nos ligamentos adjacentes.[23] Até mesmo a polia A1 que sustenta os tendões na articulação MCF pode enfraquecer.[53] Uma vez que a polia enfraquece, a tração dos tendões na polia contribui para seu estiramento. Conforme a polia estira-se, os tendões começam a posicionar-se como a corda de um arco, aumentando a tração volar na falange proximal. Como a articulação é instável por causa de mudanças na cápsula e nos ligamentos, a falange proximal começa a migrar volarmente. Ao mesmo tempo, conforme a polia afrouxa-se, os tendões flexores

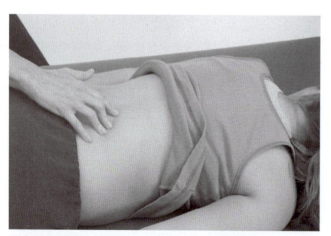

Figura 19.17 Posições dos dedos extremas durante uma massagem. A massagem profunda do tecido requer uma forte pressão dos dedos e geralmente resulta em hiperextensão nas articulações dos dedos e do polegar.

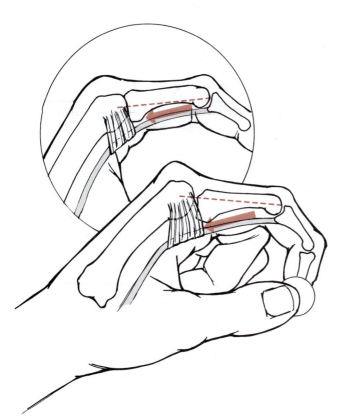

Figura 19.19 Em condições normais, a tração dos tendões flexores é quase paralela ao eixo longo do dedo (inserção). Quando um tendão posiciona-se como a corda de um arco, sua tração exerce uma tração que possui um componente paralelo à falange e outro componente significativo voltado para a direção volar.

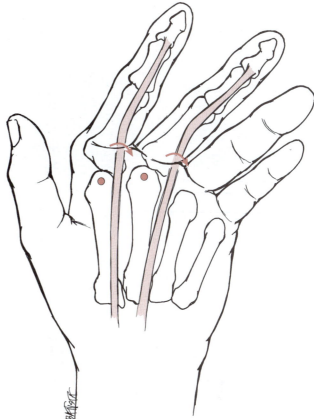

Figura 19.20 Tração ulnar de um tendão flexor subluxado. Uma vez que os tendões flexores estão posicionados, suas trações aumentam as forças empurrando os dedos para o desvio ulnar.

são capazes de deslizar para os lados, geralmente na direção ulnar.[53] Uma vez que os tendões posicionaram-se na direção ulnar, a contração ativa dos flexores produz uma tração ulnar pela articulação MCF (Fig. 19.20). Como a articulação é instável, a falange proximal migra em uma direção ulnar enquanto migra volarmente, e a deformidade do **desvio ulnar** com subluxação volar inicia (Fig. 19.21). Os tendões do extensor dos dedos também podem deslizar ulnarmente e contribuir para forças deformantes adicionais.

Há fatores de predisposição adicionais que contribuem para essa clássica deformidade:

- as cabeças dos metacarpais são normalmente inclinadas, de forma que haja naturalmente mais ADM no desvio ulnar do que no desvio radial;[56,59]
- em muitas atividades normais os dedos são empurrados em uma direção ulnar por forças externas (Fig. 19.22).

Esses fatores predisponentes, associados à presença de instabilidade articular resultante do processo inflamatório da artrite reumatoide e à influência da deformidade dos tendões flexores, criam uma cascata de fatores que podem resultar em uma deformidade incapacitante.

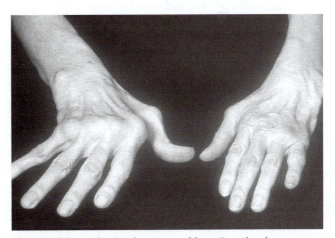

Figura 19.21 O desvio ulnar com subluxação volar das articulações MCF dos dedos em um indivíduo com artrite reumatoide ocorre quando um inchaço desestabiliza as articulações e os tendões dos dedos migram e exercem uma força deformante. (Reproduzido da AHPA Teaching Slide Collection Second Edition, agora conhecida como ARHP Assessment and Management of the Rheumatic Diseases: The Teaching Slide Collection for Clinicians and Educators. Direitos autorais de 1997. Usado com permissão do American College of Rheumatology.)

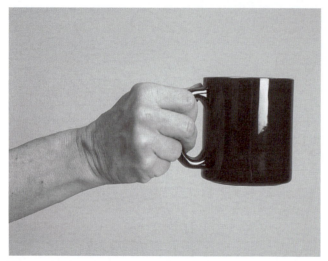

Figura 19.22 Muitas atividades da vida diária exercem forças que empurram os dedos para o desvio ulnar.

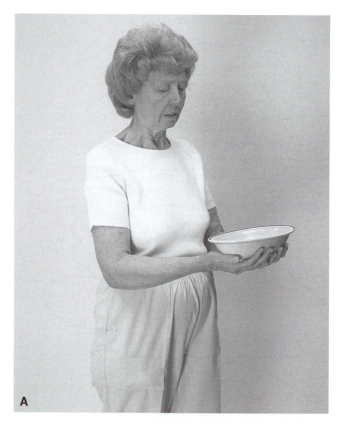

Relevância clínica

Princípios de proteção articular: Embora alguns dos elementos que contribuem para uma deformidade do desvio ulnar sejam invariáveis, outros respondem à intervenção. Primeiramente, o controle do próprio processo da doença é importante. Medicações para modificação da doença e outros tratamentos para reduzir o processo inflamatório na artrite reumatoide são bem-sucedidos, mas abordagens para diminuir os fatores de deformação também são importantes. Os clínicos devem instruir os pacientes a modificarem suas atividades para reduzir as forças deformantes da carga externa. Por exemplo, torneiras de água que abrem e fecham em forma de acelerador permitem que o indivíduo use a torneira usando a palma da mão em vez de utilizar os dedos, que são empurrados ulnarmente com uma torneira-padrão (Fig. 19.23). De forma similar, indivíduos podem ser instruídos a carregar itens na palma da mão em vez de utilizar os dedos. Finalmente, os clínicos poderiam reconhecer o perigo em exercícios para fortalecer os flexores dos dedos, como apertar uma bola. Tais exercícios são contraindicados para indivíduos com articulações MCF instáveis.

Protegendo um tendão cirurgicamente reparado no dedo

A análise das forças nos dedos durante a pinça e a preensão palmar indica que os tendões flexores dos dedos podem suportar grandes forças. O conhecimento das forças suportadas pelos tendões em várias circunstâncias é importante conforme o paciente recupera o movimento após um reparo do tendão. O movimento precoce do tendão reparado é essencial para aumentar a lubrificação e evitar aderências e cicatrizes que dificultam uma excursão normal do tendão. Entretanto, o movimento precoce do tendão também pode causar o rompimento do reparo. O clínico deve compreender a força dos tendões normais e em recuperação e deve ser capaz de ajustar as atividades para evitar cargas excessivas no tendão reparado.

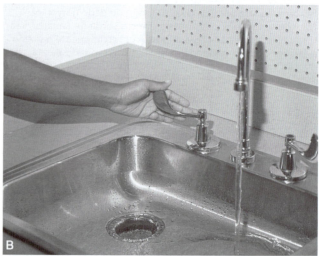

Figura 19.23 Mudanças simples nas atividades da vida diária ajudam a reduzir as forças ulnares sobre os dedos. **A.** Carregar objetos na palma em vez de utilizar os dedos reduz as forças ulnares. **B.** Torneiras que abrem com o sistema de "empurrar-puxar" exercem forças deformantes menores do que com o sistema de girar.

Uma discussão detalhada da força dos tecidos conjuntivos, incluindo os tendões, é apresentada no Capítulo 6.

A força das técnicas de reparo de diferentes tendões é extremamente variável. Cargas descritas nas quais o reparo começa a separar, ou espaçar, variam de aproximadamente 5 a 50 N (de 0,45 a 4,54 kg), dependendo da técnica de sutura.[18,54] Cargas que produzem rompimento completo também dependem da técnica de reparo e variam de menos de 10 N a mais de 100 N (de 0,91 a 9,07 kg). O objetivo da reabilitação é recuperar o tendão por completo e a função articular, o que requer mobilização do tendão reparado antes que ele tenha recuperado a força perdida. O terapeuta responsável pela reabilitação deve saber como mover a articulação e aplicar cargas ao tendão em recuperação que não romperão o reparo. Em geral, isso requer que o clínico utilize movimento ativo apenas em posições nas quais o tendão reparado permaneça frouxo e reconheça que a maioria das atividades funcionais requer cargas nos tendões que excedem a força do tendão em recuperação.

Relevância clínica

Recomendações para o movimento ativo precoce de reparos de tendões: A maioria dos cirurgiões e terapeutas recomenda o movimento ativo precoce do reparo de um tendão na mão para facilitar a lubrificação e a excursão e limitar os efeitos de cicatrização e aderências. Uma análise mecânica e a revisão de resultados clínicos sugerem que a flexão ativa do dedo com o punho estendido a 20° ou a extensão ativa do dedo com o punho flexionado a 20° pode ser realizada com segurança por reparos flexores e extensores, respectivamente.[18] A medida direta das forças dos tendões revela cargas que variam de cerca de 1 a 5 N (de 0,09 a 0,5 kg) no flexor profundo dos dedos e de 1 a 10 N (de 0,09 a 4,54 kg) no flexor superficial dos dedos durante a flexão ativa do dedo com o punho na posição neutra ou em flexão de 30°.[37] As cargas mais altas no flexor superficial dos dedos ocorreram com o punho flexionado a 30°. É necessário evitar posições extremas do dedo ou do punho para que não haja sobrecarga sobre o local reparado. A mobilização precoce dos reparos de tendões na mão é essencial para um resultado favorável da cirurgia. Entretanto, a mobilização de um tendão recentemente reparado pode causar o rompimento do reparo. Ao analisar a força do procedimento de reparo, bem como as cargas geradas durante a atividade, o terapeuta pode guiar com segurança o paciente em atividades para acelerar o processo de recuperação sem colocar em risco a integridade do reparo. Portanto, o acompanhamento com o cirurgião é essencial durante o planejamento e a implementação da reabilitação.

A relação entre as forças nos músculos flexores dos dedos e a síndrome do túnel do carpo

A síndrome do túnel do carpo (STC) é a compressão do nervo mediano no túnel do carpo. Os sintomas incluem dor e parestesia na mão, principalmente na área de distribuição sensorial do nervo mediano (ver Fig. 18.24). Os sintomas também podem incluir debilidade dos músculos intrínsecos inervados pelo nervo mediano. Embora não haja uma compreensão clara da patomecânica que causa a STC, indivíduos nos quais a STC é frequentemente observada incluem aqueles cujas profissões são caracterizadas por tarefas manuais repetitivas com alta carga.[42] A pressão elevada no túnel do carpo é uma explicação comumente dada para a STC. Cargas de pinça e atividades de pressão dos dedos similares à digitação correlacionam-se a pressões elevadas no túnel do carpo.

Essas atividades requerem ativação dos flexores extrínsecos dos dedos, e o recrutamento acentuado destes músculos corresponde a sintomas acentuados em indivíduos com a STC.[32,51] Uma teoria para explicar essa relação sugere que a tensão dos tendões flexores produzida pela contração muscular estende os tendões no túnel do carpo, causando compressão acentuada do nervo mediano.[33] Os clínicos podem ajudar a aliviar os sintomas, auxiliando os pacientes a encontrar formas de reduzir a força da contração nos músculos flexores dos dedos. O posicionamento prolongado em flexão do punho também aumenta o risco de ocorrência da STC mais do que em extensão do punho.[24] A flexão do punho coloca os flexores dos dedos em uma posição encurtada, o que pode requerer um aumento na força de contração, levando ao aumento das pressões no túnel do carpo.

Relevância clínica

Tratamento conservador da STC: O tratamento conservador da STC normalmente inclui o uso de tala para auxiliar o punho a permitir relaxamento muscular e a educação do paciente para ajudá-lo a evitar atividades que possam agravar os sintomas. Dados sugerem que talas de descanso para o punho deveriam ser posicionadas em leve flexão, mas o paciente deveria ser orientado a desenvolver tarefas manuais com o punho em leve extensão. O clínico deve estar ciente das possíveis conexões entre a força muscular e a disfunção. Essa conscientização possibilitará a ele analisar as atividades manuais de um paciente quando houver reclamações de STC. Até mesmo uma análise qualitativa dos requisitos mecânicos de uma tarefa pode oferecer uma visão, permitindo que o clínico minimize as forças nos músculos flexores dos dedos e reduza a compressão sobre o nervo mediano.

As forças são a chave em avaliações ergonômicas de distúrbios osteomusculares relacionados ao trabalho (DORT)

Distúrbios osteomusculares relacionados ao trabalho são lesões ou disfunções dos músculos, nervos, articulações e tecidos articulares relacionados à exposição a risco no trabalho.[6] Muitas profissões que demandam esforço físico podem expor o trabalhador a alto risco de distúrbios osteomusculares relacionados ao trabalho (DORT). Com o objetivo de reduzir a incidência de DORT, biomecânicos e ergonomistas tentam medir as forças necessárias para desenvolver uma tarefa e o número de vezes que um indivíduo pode suportar aquela força com segurança. Então, eles criam avaliações para identificar indivíduos que podem desenvolver a tarefa. Por exemplo, indivíduos que fazem a manutenção de redes elétricas no setor de serviços elétricos devem cortar com frequência cabos de alumínio, de normalmente 2 cm de diâmetro. Pesquisadores têm demonstrado que usar um alicate que corta cabos com alças longas para cortar um cabo de 2 cm requer uma força sobre o alicate de aproximadamente 500 N (50,8 kg).[43] Esses pesquisadores sugerem que menos de 50% da população masculina e menos de 1% da população feminina é suficientemente forte para desenvolver essa tarefa. Tais demandas ajudam a explicar a alta incidência de DORT nos membros superiores, incluindo entorses do punho e síndrome do túnel do carpo entre esses trabalhadores. Pesquisas como essas podem auxiliar a estabelecer padrões e diretrizes para condições de trabalho seguras e eficientes.[49]

Relevância clínica

Avaliações de capacidade funcional: Terapeutas ocupacionais e fisioterapeutas desenvolvem frequentemente avaliações de capacidade funcional (ACF) para determinar se um indivíduo possui a capacidade física para começar ou retornar a certo trabalho. As ACFs tentam reproduzir ou imitar as demandas específicas do trabalho para determinar se o indivíduo pode desenvolver a tarefa com segurança. Estar consciente das forças requeridas pelo trabalho permite que o terapeuta avalie especificamente a habilidade do indivíduo de desenvolver a tarefa, o número de vezes necessárias para que o trabalho seja realizado com sucesso. No caso de reabilitação, isso também permite que o terapeuta estabeleça metas claras de desempenho e construa um programa de reabilitação para atingir tais metas.

Resumo

Este capítulo examina os requisitos musculares e articulares dos movimentos de pinça e preensão palmar. A pinça normal utiliza o lado radial da mão e requer atividade dos músculos intrínsecos e extrínsecos do polegar e do dedo indicador. A preensão palmar forte utiliza o lado ulnar da mão, bem como o polegar, e também requer atividade dos músculos intrínsecos e extrínsecos.

Uma análise simples das forças suportadas pelos músculos e articulações durante a pinça é descrita. Dados de modelos biomecânicos mais complexos encontrados na literatura são apresentados. Esses dados, embora variados, demonstram que durante a preensão palmar e a pinça, as estruturas da mão suportam cargas que equivalem muitas vezes à carga preênsil. Geralmente, as cargas são maiores na preensão palmar do que na pinça. Áreas de alto estresse nos dedos e no polegar correspondem às áreas sujeitas a osteoartrite, sugerindo uma relação entre as cargas suportadas na mão e mudanças degenerativas nela. Aplicações clínicas demonstram como a conscientização sobre forças presentes nas estruturas da mão durante o funcionamento pode afetar a integridade da mão, bem como influenciar a abordagem do tratamento.

Referências bibliográficas

1. An KN, Chao EY, Cooney WP III, Linscheid RL: Normative model of human hand for biomechanical analysis. J Biomech 1979; 12: 775–788.
2. An KN, Chao EY, Cooney WP III, Linscheid RL: Forces in the normal and abnormal hand. J Orthop Res 1985; 3: 202–211.
3. Andrews JG, Youm Y: A biomechanical investigation of wrist kinematics. J Biomech 1979; 12: 83–93.
4. Ateshian GA, Ark JW, Rosenwasser MP, et al.: Contact areas in the thumb carpometacarpal joint. J Orthop Res 1995; 13: 450–458.
5. Ateshian GA, Rosenwasser MP, Mow VC: Curvature characteristics and congruence of the thumb carpometacarpal joint: differences between female and male joints. J Biomech 1992; 25: 591–607.
6. Barr AE, Barbe MF, Clark BD: Work-related musculoskeletal disorders of the hand and wrist: epidemiology, pathophysiology, and sensorimotor changes. J Orthop Sports Phys Ther 2004; 34: 610–627.
7. Berme N: Forces transmitted by the finger and thumb joints. Acta Orthop Belg 1980; 46: 669–677.
8. Berme N, Paul JP, Purves WK: A biomechanical analysis of the metacarpophalangeal joint. J Biomech 1977; 10: 409–412.
9. Brand PW, Hollister A: Clinical Mechanics of the Hand. St. Louis, MO: Mosby-Year Book, 1999.
10. Brandsma JW: Manual muscle strength testing and dynamometry for bilateral ulnar neuropraxia in a surgeon. J Hand Ther 1995; 8: 191–194.
11. Brook N, Mizrahi J, Shoham M, Dayan J: A biomechanical model of index finger dynamics. Med Eng Phys 1995; 17: 54–63.
12. Buchanan TS, Moniz MJ, Dewald JPA, Rymer WZ: Estimation of muscle forces about the wrist joint during isometric tasks using an EMG coefficient method. J Biomech 1993; 26: 547–560.
13. Chao EY, Orpgrande JD, Axmear FE: Three-dimensional force analysis of finger joints in selected isometric hand functions. J Biomech 1976; 9: 387–396.
14. Close JR, Kidd CC: The functions of the muscles of the thumb, the index, and the long fingers. J Bone Joint Surg 1969; 51A: 1601–1620.
15. Cooney WP III, An KN, Daube JR, Askew LJ: Electromyographic analysis of the thumb: a study of isometric forces in pinch and grasp. J Hand Surg[Am] 1985; 10A: 202–210.
16. Cooney WP III, Chao EYS: Biomechanical analysis of static forces in the thumb during hand function. J Bone Joint Surg 1977; 59A: 27–36.
17. Crosby CA, Wehbe MA: Hand strength: normative values. J Hand Surg[Am] 1994; 19A: 665–670.
18. Evans RB, Thompson DE: The application of force to the healing tendon. J Hand Ther 1993; 6: 266–284.
19. Forrest WJ, Basmajian JV: Functions of human thenar and hypothenar muscles. An electromyographic study of twenty-five hands. J Bone Joint Surg 1965; 47A: 1585–1594.
20. Fowler NK, Nicol AC: Measurement of external three-dimensional interphalangeal loads applied during activities of daily living. Clin Biomech 1999; 14: 646–652.
21. Fowler NK, Nicol AC: Interphalangeal joint and tendon forces: normal model and biomechanical consequences of surgical reconstruction. J Biomech 2000; 33: 1055–1062.
22. Giurintano DJ, Hollister AM, Buford WL, et al.: A virtual five-link model of the thumb. Med Eng Phys 1995; 17: 297–303.
23. Hagert CG: Anatomical aspects on the design of metacarpophalangeal implants. Reconstr Surg Traumatol 1981; 18: 92–110.
24. Hagg GM, Oster J, Bystrom S: Forearm muscular load and wrist angle among automobile assembly line workers in relation to symptoms. Appl Ergonomics 1997; 28: 41–47.
25. Halpern CA, Fernandez JE: The effect of wrist and arm postures on peak pinch strength. J Hum Ergol 1996; 25: 115–130.
26. Harding DC, Brandt KD, Hillberry BM: Finger joint force minimization in pianists using optimization techniques. J Biomech 1993; 26: 1403–1412.

27. Hirsch D, Page D, Miller D, et al.: A biomechanical analysis of the metacarpophalangeal joint of the thumb. J Biomech 1974; 7: 343–348.
28. Hochberg MC: Osteoarthritis. B. Clinical features. In: Klippel JH, ed. Primer of the Rheumatic Diseases. Atlanta: Arthritis Foundation, 2001; 289–293.
29. Imaeda T, An KN, Cooney WP III: Functional anatomy and biomechanics of the thumb. Hand Clin 1992; 8: 9–15.
30. Jindrich DL, Balakrishnan AD, Dennerlein JT: Finger joint impedance during tapping on a computer keyswitch. J Biomech 2004; 37: 1589–1596.
31. Kamakura N, Matsuo M, Ishii H, et al.: Patterns of static prehension in normal hands. Am J Occup Ther 1980; 34: 437–445.
32. Keir PJ, Bach JM, Rempel DM: Fingertip loading and carpal tunnel pressure: differences between a pinching and a pressing task. J Orthop Res 1998; 16: 112–115.
33. Keir PJ, Wells RP: Changes in geometry of the finger flexor tendons in the carpal tunnel with wrist posture and tendon load: an MRI study on normal wrists. Clin Biomech 1999; 14: 635–645.
34. Ketchum LD, Thompson D, Pocock G, Wallingford D: A clinical study of forces generated by the intrinsic muscles of the index finger and the extrinsic flexor and extensor muscles of the hand. J Hand Surg[Am] 1978; 3: 571–578.
35. Koppejan S, Snijders CJ, Kooiman T, Van Bemmel B: Hand and arm problems in flautists and a design for prevention. Ergonomics 2006; 49: 316–322.
36. Kozin SH, Porter S, Clark P, Thoder JJ: The contribution of the intrinsic muscles to grip and pinch strength. J Hand Surg[Am] 1999; 24A: 64–72.
37. Kursa K, Lattanza L, Diao E, Rempel D: In vivo flexor tendon forces increase with finger and wrist flexion during active finger flexion and extension. J Orthop Res 2006; 24: 763–769.
38. Labosky DA, Waggy CA: Apparent weakness of median and ulnar motors in radial nerve palsy. J Hand Surg 1986; 11A: 528–533.
39. Lamoreaux L, Hoffer MM: The effect of wrist deviation on grip and pinch strength. Clin Orthop 1995; 314: 152–155.
40. Lee JW, Rim K: Maximum finger force prediction using a planar simulation of the middle finger. Proc Inst Mech Eng[H.] 1990; 204: 169–178.
41. Loren GJ, Shoemaker SD, Burkholder TJ, et al.: Human wrist motors: biomechanical design and application to tendon transfers. J Biomech 1996; 29: 331–342.
42. Loslever P, Ranaivosoa A: Biomechanical and epidemiological investigation of carpal tunnel syndrome at workplaces with high risk factors. Ergonomics 1993; 36: 537–555.
43. Marklin RW, Lazuardi L, Wilzbacher JR: Measurement of handle forces for crimping connectors and cutting cable in the electric power industry. Int J Ind Ergon 2004; 34: 497–506.
44. Marklin RW, Monroe JF: Quantitative biomechanical analysis of wrist motion in bone-trimming jobs in the meat packing industry. Ergonomics 1998; 41: 227–237.
45. Mathiowetz V, Kasperczyk WJ, Volland G, et al.: Grip and pinch strength: normative data for adults. Arch Phys Med Rehabil 1985; 66: 69–72.
46. McFarland GB: Acquired deformities. In: Burton RI, Bayne LG, Becton JL, et al., eds. The Hand. Examination and Diagnosis. Aurora, CO: American Society for Surgery of the Hand, 1978; 64.
47. Moran JM, Hemann JH, Greenwald AS: Finger joint contact areas and pressures. J Orthop Res 1985; 3: 49–55.
48. Napier JR: The prehensile movements of the human hand. J Bone Joint Surg 1956; 38B: 902–913.
49. Potvin JR, Calder IC, Cort JA, et al.: Maximum acceptable forces for manual insertions using a pulp pinch, oblique grasp and finger press. Int J Ind Ergonom 2006; 36: 779–787.
50. Purves WK, Berme N: Resultant finger joint loads in selected activities. J Biomed Eng 1980; 2: 285–289.
51. Rempel D, Keir PJ, Smutz WP, Hargens A: Effects of static fingertip loading on carpal tunnel pressure. J Orthop Res 1997; 15: 422–426.
52. Ryu JR, Cooney WP III, Askew LJ, et al.: Functional ranges of motion of the wrist joint. J Hand Surg 1991; 16A: 409–419.
53. Smith EM, Juvinall RC, Bender LF, Pearson JR: Role of the finger flexors in rheumatoid deformities of the metacarpophalangeal joints. Arthritis Rheum 1964; 7: 467–480.
54. Thurman RT, Trumble TE, Hanel DP, et al.: Two-, four-, and six-strand zone II flexor tendon repairs: an in situ biomechanical comparison using a cadaver model. J Hand Surg[Am] 1998; 23A: 261–265.
55. Toft R, Berme N: A biomechanical analysis of the joints of the thumb. J Biomech 1980; 13: 353–360.
56. Tubiana R, Thomine JM, Mackin E: Examination of the Hand and Wrist. Philadelphia: WB Saunders, 1996.
57. Valero-Cuevas FJ, Towles JD, Hentz VR: Quantification of fingertip force reduction in the forefinger following simulated paralysis of extensor and intrinsic muscles. J Biomech 2000; 33: 1601–1609.
58. Weathersby HT, Sutton LR, Krusen UL: The kinesiology of muscles of the thumb: an electromyographic study. Arch Phys Med Rehabil 1963; 321–326.
59. Weeks PM, Gilula LA, Manske PR, et al.: Acute Bone and Joint Injuries of the Hand and Wrist; A Clinical Guide to Management. St. Louis, MO: CV Mosby, 1981.
60. Weightman B, Amis AA: Finger joint force predictions related to design of joint replacements. J Biomed Eng 1982; 4: 197–205.
61. Young VL, Pin P, Kraemer BA, et al.: Fluctuation in pinch and grip strength in normal subjects. J Hand Surg 1989; 14A: 125–129.

Cinesiologia da cabeça e da coluna

PARTE III

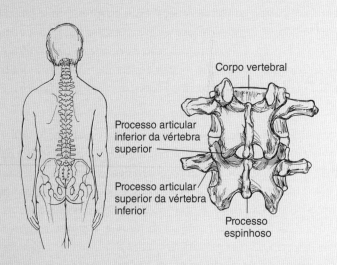

UNIDADE 4: FUNÇÕES MUSCULOESQUELÉTICAS NA CABEÇA

Capítulo 20	Mecânica e patomecânica dos músculos da face e dos olhos
Capítulo 21	Mecânica e patomecânica da vocalização
Capítulo 22	Mecânica e patomecânica da deglutição
Capítulo 23	Estrutura e função das estruturas articulares da ATM
Capítulo 24	Mecânica e patomecânica dos músculos da ATM
Capítulo 25	Análise das forças sobre a ATM durante atividade

UNIDADE 5: COLUNA VERTEBRAL

Capítulo 26	Estrutura e função dos ossos e das articulações da coluna cervical
Capítulo 27	Mecânica e patomecânica da musculatura cervical
Capítulo 28	Análise das forças sobre a coluna cervical durante atividade
Capítulo 29	Estrutura e função dos ossos e das articulações da coluna torácica
Capítulo 30	Mecânica e patomecânica dos músculos da coluna vertebral torácica
Capítulo 31	Sobrecargas sustentadas pela coluna torácica
Capítulo 32	Estrutura e função dos ossos e das articulações da coluna lombar
Capítulo 33	Mecânica e patomecânica dos músculos que atuam na coluna lombar
Capítulo 34	Análise das forças sobre a coluna lombar durante atividade
Capítulo 35	Estrutura e função dos ossos e das articulações da pelve
Capítulo 36	Mecânica e patomecânica da atividade muscular na pelve
Capítulo 37	Análise das forças sobre a pelve durante atividade

Unidade 4 | Funções musculoesqueléticas na cabeça

As três unidades anteriores examinaram a estrutura, a função e a disfunção do membro superior, que faz parte do esqueleto apendicular. Pelo fato de que a função do esqueleto apendicular restante – os membros inferiores – está tão intimamente relacionada com a coluna, é necessário primeiro investigar a coluna vertebral, que é parte do esqueleto axial. O esqueleto axial inclui a cabeça e a coluna vertebral, e este capítulo começa sua análise do esqueleto axial na cabeça e prossegue na direção caudal. A unidade atual examina a função e a disfunção dos componentes musculoesqueléticos da cabeça. Essas estruturas funcionam em harmonia umas com as outras, em diversas funções, incluindo expressões faciais, vocalizações, mastigação e deglutição. Esta unidade é dividida um tanto artificialmente por função, e as estruturas mais associadas a cada função estão descritas no contexto dessa função. No entanto, o leitor deve reconhecer que muitos dos componentes anatômicos participam nas funções musculares. Por exemplo, os lábios participam de expressões faciais, mastigação e fala, e a língua é igualmente importante na deglutição e fala.

Os três primeiros capítulos desta unidade são ligeiramente diferentes da organização utilizada em outras partes deste livro porque se centram sobre as funções globais de expressão facial, vocalização e deglutição. A estrutura de ossos e articulações desempenha um papel menor na compreensão dessas funções, por isso os capítulos apresentam uma análise menos detalhada das estruturas anatômicas relevantes. Embora os cirurgiões plásticos necessitem de um conhecimento detalhado das estruturas do rosto, e otorrinolaringologistas especialistas em fala e linguagem necessitem de uma compreensão mais detalhada da laringe e da faringe, a gestão conservadora do déficit funcional é tipicamente baseada em avaliações mais globais na deficiência nessas atividades e poucas pessoas são capazes de isolar um músculo da face, boca e garganta. Portanto, cada um dos próximos três capítulos apresentam uma discussão sobre o papel dos músculos que participam na função especificada. Os objetivos dos três primeiros capítulos são:

- examinar os músculos que movem a face e os olhos (Cap. 20);
- descrever os músculos intrínsecos da laringe e discutir o mecanismo de produção de voz (Cap. 21);
- rever os músculos da boca e da faringe e discutir a sequência de movimentos que constituem a deglutição (Cap. 22).

Os Capítulos 23 a 25 desta unidade focam na articulação temporomandibular, nos quais uma compreensão mais detalhada dos componentes articulares, esqueléticos e musculares é necessária para entender a função e a disfunção da articulação. Consequentemente, esses capítulos retornam à organização usada na maioria do texto. Os objetivos dos três últimos capítulos desta unidade são:

- apresentar as estruturas ósseas e articulares da articulação temporomandibular e descrever os movimentos que ocorrem (Cap. 23);
- rever os músculos da mastigação e sua contribuição para essa ação (Cap. 24);
- rever as forças sustentadas pelas articulações temporomandibular sob várias condições (Cap. 25).

CAPÍTULO
20

Mecânica e patomecânica dos músculos da face e dos olhos

SUMÁRIO

Distribuição do nervo facial.. 393
Músculos inervados pelo nervo facial... 394
    Músculos do couro cabeludo e das orelhas.. 395
    Músculos faciais ao redor dos olhos.. 396
    Músculos do nariz.. 399
    Músculos da boca... 401
Músculos que movimentam os olhos.. 408
Resumo... 412

Os músculos da face são pequenos e superficiais ligados, ao menos em parte, na pele do rosto. O movimento da pele resultante é uma parte essencial da comunicação humana, permitindo ao rosto expressar amor, raiva, tristeza, medo e várias outras emoções humanas.[14,20,23]

A expressão humana é reforçada pelo movimento dos olhos, tais como quando um indivíduo desvia os olhos com nojo. O movimento ocular apropriado e coordenado também é fundamental para a visão clara e precisa. Este capítulo apresenta os músculos que produzem movimento facial e ocular e discute as disfunções resultantes da patologia que afeta estes músculos. Os objetivos específicos deste capítulo são:

- apresentar os músculos da expressão facial;
- discutir as disfunções de movimento que resultam da fraqueza nos músculos;
- descrever os músculos que movimentam os olhos;
- discutir a coordenação dos músculos do olho que produzem movimentos suaves e essenciais para a visão adequada.

Distribuição do nervo facial

Os músculos da expressão facial são inervados pelo ramo motor do nervo craniano VII, conhecido como nervo facial (Fig. 20.1). À medida que emerge do forame estilomastóideo do osso temporal, o nervo facial provêm de um ramo, o nervo auricular posterior, para o occipital e o músculo auricular posterior. Na porção terminal do nervo facial, encontra-se a glândula parótida, que se divide em vários ramos para delimitar o resto dos músculos da expressão facial:

- O ramo temporal inerva os músculos auriculares anterior e superior e os músculos frontal, orbicular do olho e corrugador do supercílio.
- O ramo zigomático supre as porções laterais do músculo orbicular do olho.
- O ramo bucal inerva os músculos do nariz e os músculos zigomático, levantador do lábio superior, levantador do ângulo da boca, orbicular da boca e bucinador.
- O ramo mandibular supre os músculos do lábio inferior e o mental.
- O ramo cervical supre o platisma.

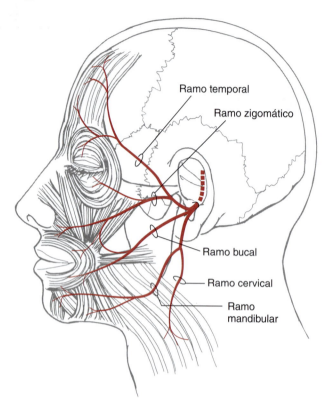

Figura 20.1 O nervo facial provêm do nervo auricular posterior, e depois sua porção terminal se divide em vários ramos: temporal, zigomático, bucal, mandibular e cervical.

Compreender a organização do nervo facial ajuda o clínico a reconhecer e avaliar as manifestações clínicas da paralisia do nervo facial.

Músculos inervados pelo nervo facial

A maioria dos músculos inervados pelo nervo facial são **músculos de expressão facial** singulares porque eles se cruzam sem articulações e se inserem em aponeuroses e, direta ou indiretamente, na pele do rosto, produzindo movimento da pele facial.[39,50,51] Há aproximadamente 21 pares de músculos na face. No entanto, a assimetria em movimento produzida por músculos individuais dentro de um par é comum entre os indivíduos saudáveis.[13,30,36,44] Consequentemente, os clínicos devem ser cautelosos ao determinar a significância clínica da excursão facial assimétrica. Por exemplo, muitas pessoas podem levantar uma sobrancelha, mas não a outra.[13] A incapacidade de levantar uma sobrancelha pode refletir uma falta comum de controle motor ou pode ser uma manifestação de debilidade muscular. A confirmação desta evidência abrange a função dos músculos circundantes, a postura de repouso da face e a condição da pele facial.

Os músculos da expressão facial circundam os **orifícios** da face, regulando suas **aberturas** e a tração sobre a pele, modificando assim as expressões faciais. As funções dos músculos de expressão facial são bem menos estudadas do que as dos

Relevância clínica

Rugas faciais: Como observado no Capítulo 17, a maioria das rugas normais da pele são formadas pela tração dos músculos subjacentes que são perpendiculares às dobras. A maioria das rugas faciais é consequência da atividade dos músculos faciais que se encontram logo abaixo da pele. Em virtude das rugas faciais serem manifestações superficiais da atividade muscular sob a pele, a ausência delas em um adulto pode indicar fraqueza subjacente dos músculos faciais. O clínico deve ser cauteloso para evitar interpretar a pele lisa e sem rugas do paciente idoso como consequência de uma vida de bons cuidados da pele quando pode realmente indicar fraqueza muscular. A observação cuidadosa das rugas de ambos os lados da face permite ao clínico reconhecer padrões de rugas assimétricas que podem indicar o desempenho muscular assimétrico e uma possível disfunção. Uma vez que a palpação individual de um único músculo é impossível, a inspeção destas rugas faciais é um componente importante de uma avaliação dos músculos faciais.

membros e da coluna vertebral. O entendimento clássico dessas ações musculares é relatado em textos de anatomia padrão, que são citados nas discussões que seguem.[39,51] No entanto, houve aumento na literatura que descreve a atividade dos músculos faciais usando eletromiografia (EMG) para analisar a participação desses músculos no movimento facial, e esses estudos também são citados nas discussões adiante.[22,55]

Muitos dos músculos da face ligam-se uns aos outros e, portanto, participam juntos do movimento facial. Outros músculos, embora anatomicamente separados, parecem funcionar em conjunto de forma rotineira em certas expressões.[40] A contração coordenada notável do zigomático maior, um músculo da boca, com o orbicular do olho, o músculo circundante do olho durante um sorriso, sugere que esses dois músculos podem até mesmo compartilhar uma inervação comum. Outros músculos também parecem funcionar em sinergia para produzir expressões faciais que envolvem a maior parte do rosto.

Poucas pessoas podem contrair voluntariamente todos os músculos da face de forma individual.[4] Ao contrário da maioria dos músculos dos membros superiores e inferiores, os músculos da expressão facial não podem ser avaliados individualmente por meio da palpação ou de teste muscular manual. Não só eles raramente se contraem em isolado, mas também são pequenos e próximos uns dos outros para serem palpados. Neely e Pomerantz relatam o uso de um transdutor de força para avaliar a força do movimento facial, mas músculos individuais não podem ser isolados.[34] A sobrecarga medida no aparelho indica que movimentos perto do olho e dos lábios podem suportar menos de 0,45 quilo de força aplicada.

Como músculos individuais não podem ser testados ou palpados separadamente, o clínico deve avaliar o desempenho muscular durante a função. Portanto, este texto agrupa os músculos de acordo com a região da face afetada por suas contrações. A discussão inclui as ações executadas pelos músculos e as expressões emocionais típicas associadas com a atividade muscular. A debilidade desses músculos afeta expressões e rugas faciais, além disso há um impacto de atividades funcionais como a mastigação e a fala. As manifestações clínicas de debilidade muscular são discutidas com cada músculo.

Músculos do couro cabeludo e das orelhas

Os músculos do couro cabeludo e das orelhas incluem o occipitofrontal (ventre frontal e ventre occipital) e o auricular anterior, posterior e superior (Fig. 20.2). Somente o ventre frontal tem uma contribuição visível e confiável para a expressão emocional, mas todos os quatro músculos podem ser ativados durante olhares de surpresa.[3]

Ventres frontal e occipital

Os ventres frontal e occipital de fato são os ventres musculares anterior e posterior de um único músculo, o occipitofrontal; embora frequentemente sejam listados separadamente e possam funcionar de modo independente[3,26] (Quadro 20.1). Eles são separados pela aponeurose epicrânica, que consiste em uma grande camada fibrosa que cobre o crânio. A ação do ventre frontal do músculo é mais notável e é a parte em geral avaliada clinicamente.

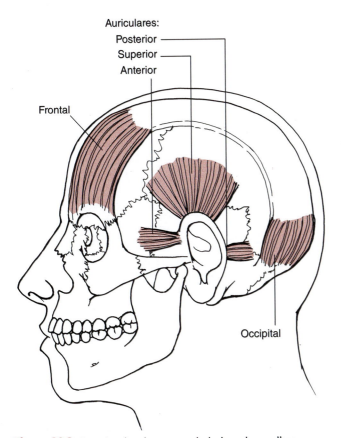

Figura 20.2 Os músculos do couro cabeludo e das orelhas incluem o occipitofrontal e os auriculares superior, posterior e anterior.

> **QUADRO 20.1 Inserção muscular**
>
> **Inserções e inervação do occipitofrontal**
>
> Inserção óssea/facial:
>
> Ventre occipital: dois terços laterais da linha superior da nuca na região occipital, o processo mastoide do osso temporal e a aponeurose epicrânica.
>
> Frontal: aponeurose epicrânica.
>
> Inserção dos tecidos moles: pele das regiões occipital e frontal.
>
> Inervação:
>
> Ventre occipital: ramo auricular posterior do nervo facial.
>
> Ventre frontal: ramo temporal do nervo facial (nervo craniano VII).

Ações

AÇÃO MUSCULAR: VENTRE FRONTAL

Ação	Evidência
Levantar a sobrancelha	Comprobatória

AÇÃO MUSCULAR: VENTRE OCCIPITAL

Ação	Evidência
Tracionar posteriormente o couro cabeludo	Comprobatória

A ação do ventre frontal é levantar as sobrancelhas. Ao levantá-las, o ventre frontal contribui para um olhar de surpresa.[3,36,50] Ele também traciona a aponeurose epicrânica para a frente, criando rugas na testa. O ventre occipital traciona a aponeurose epicrânica para trás, estabilizando-a então contra a tração para frente. O ventre occipital também está ativo no sorriso e no bocejo, apesar de sua significância funcional não estar clara.[3]

Debilidade muscular

A debilidade muscular do occipitofrontal é manifestada pela debilidade muscular da porção frontal, que limita ou impede a habilidade de elevar as sobrancelhas. Por conseguinte, as sobrancelhas são ligeiramente inclinadas, estirando a pele da testa e reduzindo ou eliminando as rugas da região. Quando há suspeita de debilidade muscular do frontal, uma inspeção cuidadosa da testa em relação à presença ou ausência de rugas auxilia o clínico a determinar a integridade muscular.

A debilidade muscular do frontal é uma importante descoberta clínica que auxilia a distinguir **lesões do neurônio motor superior** e **inferior**.[5] A maioria dos músculos é inervada pelos nervos que são supridos pelo córtex motor contralateral do cérebro.[31] O frontal e parte do orbicular do olho, entretanto, recebem impulso do córtex motor tanto do hemisfério contralateral quanto do lateral por meio do ramo temporal do nervo facial através de sinapses no núcleo motor facial (NMF)[5,51,52] (Fig. 20.3). Como resultado, uma disfunção do sistema nervoso central como um acidente vascular cerebral (AVC), que afeta o córtex motor de um hemisfério, pode causar debilidade de todos os músculos da expressão facial, exceto o frontal, que é apenas levemente afetado, já que ele ainda recebe impulso do hemisfério ipsilateral. Por outro lado, uma lesão do neurônio motor para o nervo facial causa debilidade em todos os músculos faciais, incluindo o frontal, já que o nervo facial é a via final comum para os músculos da expressão facial (Fig. 20.4). A debilidade facial sem afetar o frontal sugere uma lesão do neurônio motor superior, enquanto a debilidade facial ao incluir o frontal sugere uma lesão do neurônio motor inferior.

Auriculares anterior, superior e posterior

Os músculos auriculares são muito menos desenvolvidos em humanos do que em animais, que direcionam suas orelhas para localizar os sons de presas ou predadores (Quadro 20.2).

Ação

AÇÃO MUSCULAR: AURICULARES

Ação	Evidência
Movimentar as orelhas	Inadequada

A ação teórica dos músculos auriculares é movimentar as orelhas. Em um estudo com 442 estudantes universitários, aproximadamente 20% apresentaram a habilidade de mover ambas as orelhas, e pouco menos do que 20% conseguiram mover ambas as orelhas de maneira simultânea.[13] A avaliação dos músculos auriculares não é clinicamente relevante.

Músculos faciais ao redor dos olhos

Os músculos faciais que afetam os olhos são o orbicular do olho, o levantador da pálpebra superior e o corrugador

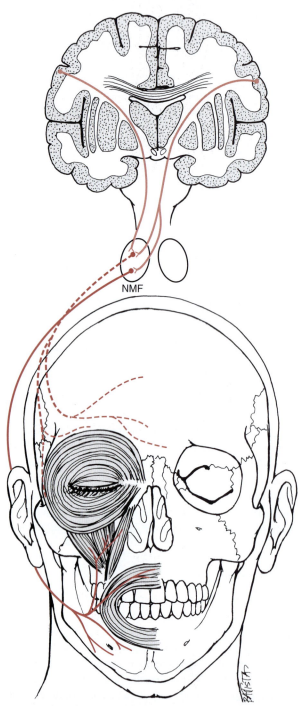

Figura 20.3 O frontal e parte do orbicular do olho recebem contribuições de ambos os hemisférios do córtex motor, diferente do restante dos músculos faciais e da maioria dos músculos do corpo, que recebem contribuições apenas do hemisfério contralateral.

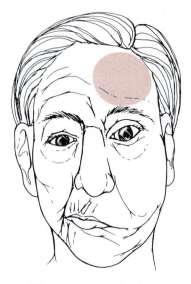

Figura 20.4 A paralisia de um nervo facial causa debilidade muscular do frontal porque o nervo, embora com impulso de ambos os hemisférios, não transporta o estímulo para o músculo.

Orbicular do olho

O orbicular do olho é um músculo complexo disposto em forma circunferencial ao redor do olho e é inserido nas bordas medial e lateral da órbita (Quadro 20.3). Suas fibras podem variar de tamanho e comprimento e são principalmente do tipo II, com rápidas velocidades de contração.[18,27]

Ação

AÇÃO MUSCULAR: ORBICULAR DO OLHO

Ação	Evidência
Fechar o olho	Comprobatória
Levantar as sobrancelhas medialmente	Comprobatória

O orbicular do olho é um dos músculos mais importante da expressão facial.[17] Ao fechar o olho durante o piscar espontâneo, o orbicular lubrifica o órgão, e espalha as lágrimas expelidas pela glândula lacrimal. O **piscar espontâneo** ocorre em uma média de aproximadamente 12 ou 13 piscadas por minuto (até 750 piscadas por hora).[18,25] Os **reflexos de piscar** são importantes para proteger o olho de objetos estranhos. A alta densidade das fibras musculares do tipo II do músculo é coerente com a necessidade de realizar contrações curtas e rápidas. Por outro lado, o orbicular, como outros músculos da expressão facial, é incapaz de suportar contrações sustentadas de duração de diversos segundos sem fadiga.[6,18] As fibras musculares mediais e superiores do orbicular do olho ajudam a mover as sobrancelhas medialmente, e o mús-

---

> **QUADRO 20.2 Inserção muscular**
>
> **Inserções e inervação dos auriculares**
>
> Inserção óssea/fascial:
>
> Anterior: fáscia temporal e aponeurose epicrânica.
>
> Superior: aponeurose epicrânica e fáscia temporal.
>
> Posterior: superfície do processo mastoide do osso temporal.
>
> Inserção nos tecidos moles:
>
> Anterior: cartilagem da orelha.
>
> Superior: cartilagem da orelha.
>
> Posterior: cartilagem da orelha.
>
> Inervação: ramos auricular posterior e temporal do nervo facial (nervo craniano VII).

do supercílio (Fig. 20.5). A contração desses três músculos manifesta uma variedade de emoções tais como raiva, confusão e preocupação. Além disso, o orbicular do olho possui um importante papel ao manter a saúde do órgão.

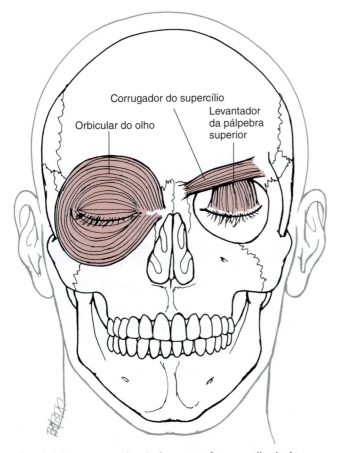

Figura 20.5 Os músculos da face que afetam o olho incluem o orbicular do olho, o levantador da pálpebra superior e o corrugador do supercílio.

> **QUADRO 20.3 Inserção muscular**
>
> **Inserções e inervação do orbicular do olho**
>
> Inserção óssea:
>
> Porção orbital: parte nasal do osso frontal, processo frontal da maxila, ligamento palpebral medial.
>
> Porção palpebral: ligamento palpebral medial e osso adjacente acima e abaixo.
>
> Porção lacrimal: crista do osso lacrimal e fáscia.
>
> Inserção nos tecidos moles:
>
> Porção orbital: ligamento palpebral após circundar a pálpebra superior e a inferior.
>
> Porção palpebral: rafe palpebral formada pelo entrelaçamento das fibras no ângulo lateral do olho.
>
> Porção lacrimal: porção medial das pálpebras superior e inferior com a rafe palpebral lateral.
>
> Inervação: ramos temporal e zigomático do nervo facial (nervo craniano VII).

culo é ativo durante a expressão de emoções como raiva e contentamento.[20,50,51] As rugas formadas pela contração do orbicular situam-se perpendiculares às fibras do músculo e radiam dos cantos do olho no padrão característico chamado "pés de galinha".[51]

Debilidade muscular

A debilidade muscular do orbicular resulta na incapacidade de fechar o olho (Fig. 20.6). Um paciente com debilidade muscular apresenta com frequência uma expressão permanente de surpresa porque o olho afetado é mantido em uma posição arregalada.

> **Relevância clínica**
>
> **Debilidade muscular do orbicular do olho:** A debilidade muscular do orbicular do olho é a consequência mais séria de debilidade facial porque ela prejudica o mecanismo de lubrificação. Se o olho é incapaz de fechar-se em intervalos regulares e frequentes para espalhar lágrimas sobre sua superfície, a córnea seca, o que pode levar à ulceração e dificuldades na visão.[17] Além disso, objetos estranhos podem entrar se não houver a proteção do reflexo de piscar. Por conseguinte, o paciente com debilidade facial deve consultar imediatamente um oftalmologista, que pode prescrever o procedimento apropriado para manter a lubrificação necessária e a proteção do olho. O paciente pode usar uma proteção ocular para evitar o ressecamento ou um trauma.

Levantador da pálpebra superior

O levantador da pálpebra superior é tecnicamente um **músculo extrínseco do olho** e, diferente dos músculos da expressão facial, é inervado pelo terceiro nervo craniano, o nervo oculomotor (Quadro 20.4). Ele é discutido aqui porque o levantador da pálpebra superior é o antagonista do orbicular do olho.

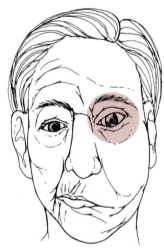

Figura 20.6 A debilidade muscular do orbicular do olho impede o fechamento e pode fazer com que o paciente pareça surpreso porque o olho permanece amplamente aberto.

Ação

AÇÃO MUSCULAR: LEVANTADOR DA PÁLPEBRA SUPERIOR

Ação	Evidência
Abrir o olho	Comprobatória

Como o levantador da pálpebra não é inervado pelo nervo facial, um paciente com paralisia em um nervo facial que afeta o orbicular do olho mantém uma expressão de olho arregalado. No paciente com debilidade facial, o levantador da pálpebra traciona sem o equilíbrio normal de seu antagonista, o orbicular, e o olho permanece arregalado. Em um indivíduo acordado saudável, o levantador da pálpebra superior mantém um baixo nível de atividade para manter o olho aberto, mas a atividade diminui quando o orbicular fecha o olho. A atividade acentuada ocorre quando o olho é amplamente aberto em uma expressão de surpresa ou entusiasmo.[51]

Debilidade muscular

A debilidade muscular do levantador da pálpebra superior leva à queda da pálpebra superior, conhecida como **ptose**. A ptose interfere na visão, já que a pálpebra cai sobre o olho, obstruindo a visão. Um procedimento cirúrgico pode ser útil ao erguer mecanicamente a pálpebra para aperfeiçoar a visão.

Corrugador do supercílio

O corrugador do supercílio encontra-se profundo ao frontal (Quadro 20.5). Ao contrário do orbicular, ele é composto por proporções aproximadamente iguais de fibras musculares do tipo I e do tipo II, e por conseguinte, é mais resistente à fadiga.[18]

Ação

AÇÃO MUSCULAR: CORRUGADOR DO SUPERCÍLIO

Ação	Evidência
Tracionar as sobrancelhas medialmente e para baixo	Comprobatória

> **QUADRO 20.4 Inserção muscular**
>
> **Inserções e inervação do levantador da pálpebra superior**
>
> Inserção óssea: teto da órbita em frente ao canal óptico.
>
> Inserção nos tecidos moles: pele da pálpebra superior e aponeurose triangular, que insere-se entre as margens orbitais medial e lateral.
>
> Inervação:
>
> Porção somática: divisão superior do nervo oculomotor (nervo craniano III).
>
> Porção visceral: sistema nervoso simpático.

QUADRO 20.5 Inserção muscular

Inserções e inervação do corrugador do supercílio

Inserção óssea: osso medial do arco supraciliar.

Inserção nos tecidos moles: pele da metade medial da sobrancelha, acima da metade da margem supraorbital, unindo-se com o orbicular do olho.

Inervação: ramo temporal do nervo facial (nervo craniano VII).

O corrugador do supercílio contrai-se com o orbicular do olho para mover as sobrancelhas para baixo (Fig. 20.7). Ele se torna ativo quando um indivíduo fecha os olhos parcialmente para protegê-los de grandes luminosidades. Sua atividade também é uma parte característica do franzimento da testa e é associada a emoções como raiva e confusão.[15,20,50,51] A contração do corrugador do supercílio causa rugas verticais no aspecto superior do nariz.

Debilidade muscular

Não há déficit funcional conhecido associado à debilidade do músculo corrugador do supercílio, mas a debilidade muscular leva ao achatamento da pele no aspecto medial da sobrancelha.

Músculos do nariz

Há quatro importantes músculos faciais do nariz: o prócero, o nasal com suas partes transversa e alar, o dilatador do nariz, e o abaixador do septo nasal[9,10,12] (Fig. 20.8). O prócero funciona principalmente nas expressões faciais.[9,10]

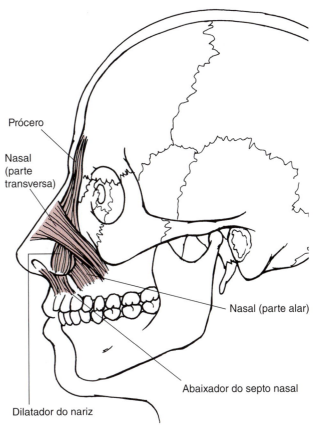

Figura 20.8 Os músculos do nariz incluem o prócero, as partes transversa e alar do nasal, o dilatador do nariz e o abaixador do septo nasal.

Os outros músculos deste grupo também movem ou estabilizam o nariz e são ativos durante a respiração.[9,10,12] A importância funcional deles não é bem estudada e, por conseguinte, a significância funcional da debilidade nesses músculos é desconhecida, embora a debilidade muscular contribua com a assimetria facial. Apenas as ações desses músculos são discutidas abaixo.

Prócero

O prócero situa-se próximo ao orbicular do olho e ao corrugador do supercílio (Quadro 20.6).

QUADRO 20.6 Inserção muscular

Inserções e inervação do prócero

Inserção óssea: fáscia que cobre as partes inferiores do osso nasal e a parte superior da cartilagem nasal lateral.

Inserção nos tecidos moles: pele sobre a parte inferior da testa e entre as sobrancelhas.

Inervação: ramos bucais superiores do nervo facial (nervo craniano VII).

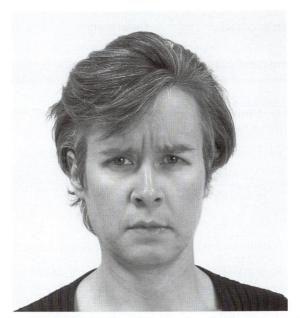

Figura 20.7 A contração do corrugador do supercílio com a porção medial do orbicular do olho aproxima as sobrancelhas.

Ação

AÇÃO MUSCULAR: PRÓCERO

Ação	Evidência
Tracionar o nariz em direção ao crânio	Comprobatória
Mover as sobrancelhas para baixo	Comprobatória

A contração do prócero contribui para a expressão característica de aversão, quando um indivíduo enruga o nariz diante de um cheiro, sabor, ou uma ideia desagradável[2,51] (Fig. 20.9). O músculo participa com o orbicular do olho e o corrugador do supercílio ao franzir a testa.[50,51]

Nasal

O nasal consiste em dois componentes, as partes transversa e alar[9,10,12,39] (Quadro 20.7).

Ações

AÇÃO MUSCULAR: NASAL, PARTE TRANSVERSA

Ação	Evidência
Comprimir e estabilizar a parede lateral do nariz	Comprobatória

Dados EMG confirmam o papel da parte transversa do músculo nasal na compressão ou no achatamento do nariz.[12] Esse movimento é associado à expressão de arrogância. O movimento também é importante funcionalmente ao fechar a via aérea nasal durante a fala ao emitir sons vocais como "b" e "p".

Estudos descrevem atividade na parte transversa do nasal durante a inspiração.[9,10] Os estudos sugerem que essa atividade enrijece as paredes externas do nariz para evitar um colapso quando a pressão dentro do nariz diminui durante a inspiração. Estudos adicionais são necessários para confirmar ou rebater essa explicação.

AÇÃO MUSCULAR: NASAL, PARTE ALAR

Ação	Evidência
Dilatar as narinas	Comprobatória
Mover as narinas para baixo e posteriormente	Inadequada

O alargamento das narinas produz atividade EMG na parte alar do nasal.[12] Embora a habilidade de alargar as narinas não pareça importante na maioria dos humanos, estudos demonstram atividade neste músculo durante a inspiração, principalmente durante a respiração intensa após exercício.[9,10,12,49] A atividade da parte alar do nasal estabiliza as narinas durante a inspiração enquanto a pressão dentro do nariz é baixa, quando existe a tendência de ocorrer um colapso nas narinas.

Dilatador do nariz

O dilatador do nariz é descrito por alguns com uma parte do nasal,[51] mas é descrito separadamente neste texto porque estudos recentes o analisam e descrevem de maneira individual[9,10,12] (Quadro 20.8).

Ações

AÇÃO MUSCULAR: DILATADOR DO NARIZ

Ação	Evidência
Dilatar as narinas	Comprobatória

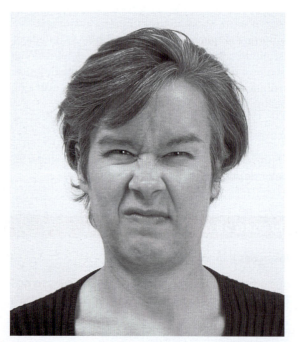

Figura 20.9 A contração do prócero produz rugas sobre a ponte do nariz. A contração geralmente ocorre com a também contração do levantador do lábio superior e do levantador do ângulo da boca em uma expressão de aversão.

QUADRO 20.7 Inserção muscular

Inserções e inervação do nasal

Inserção óssea:

Parte transversa: extremidade superior da eminência canina e lateral à incisura nasal da maxila.

Parte alar: maxila acima do dente incisivo lateral.

Inserção nos tecidos moles:

Parte transversa: aponeurose das cartilagens nasais.

Parte alar: asa cartilaginosa do nariz e pele da parte lateral da margem inferior da asa do nariz.

Inervação: ramos bucais superiores do nervo facial (nervo craniano VII).

> **QUADRO 20.8 Inserção muscular**
>
> **Inserções e inervação do dilatador do nariz**
>
> Inserção nos tecidos moles: a asa cartilaginosa do nariz.
>
> Inervação: ramos bucais superiores do nervo facial (nervo craniano VII).

O dilatador do nariz funciona com a parte alar do nasal para manter o formato do nariz durante a inspiração.[9,10,12]

Abaixador do septonasal

O abaixador do septonasal é um pequeno músculo situado na base do nariz (Quadro 20.9).

Ação

AÇÃO MUSCULAR: ABAIXADOR DO SEPTONASAL

Ação	Evidência
Tracionar o nariz para baixo	Comprobatória
Elevar o lábio superior	Inadequada

Atividade EMG é descrita no abaixador do septonasal quando o indivíduo tenta achatar o nariz ou "entortar o nariz" de uma maneira esnobe.[9,12] O músculo também é ativo durante a inspiração com os outros músculos do nariz, aparentemente a fim de estabilizá-lo.

Músculos da boca

Os músculos da boca destinam-se a diversos fins:

- controlar a abertura da boca;
- estabilizar a cavidade oral e alterar seu volume;
- modificar a posição da boca e da pele ao redor para produzir sons verbais variados e expressar uma ampla variedade de emoções – desde a euforia até a tristeza.

Os músculos que se inserem nos lábios e atuam como **constritores da boca** são o orbicular da boca e o mentual (Fig. 20.10). Os **dilatadores da boca** são o zigomático, o risório, o levantador do lábio superior, o levantador do lábio superior e da asa do nariz, o levantador do ângulo da boca, o abaixador do lábio inferior, o modíolo do ângulo da boca, e o

> **QUADRO 20.9 Inserção muscular**
>
> **Inserções e inervação do abaixador do septonasal**
>
> Inserção óssea: fossa incisiva da maxila.
>
> Inserção nos tecidos moles: parte móvel do septo nasal e parte posterior da asa do nariz.
>
> Inervação: ramos bucais superiores do nervo facial (nervo craniano VII).

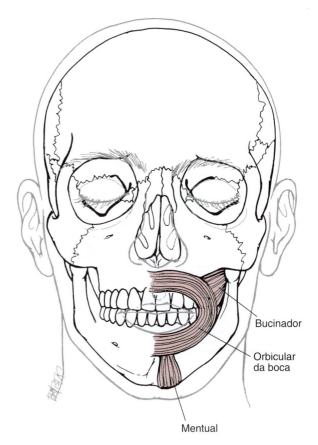

Figura 20.10 Os músculos constritores da boca são os músculos orbicular e mentual. O bucinador controla o volume da boca.

platisma (Fig. 20.11). O controle da abertura oral mantém o alimento e o líquido dentro da cavidade oral. O tamanho e o formato da boca também são importantes para a fala, contribuindo com uma variedade de sons vocálicos e consonantais durante o discurso.[2,29] Os **reguladores de volume** são os músculos bucinadores.

Embora cada músculo aplique um ponto de tração único sobre os lábios ou as bochechas, estudos demonstram que os músculos da boca funcionam juntos durante a alimentação e a fala.[2,4,11,29,53] É praticamente impossível ativar esses músculos individualmente por meio de contração voluntária e é quase tão difícil quanto isolá-los com estimulação elétrica.[4] Por conseguinte, a análise requer a avaliação dos movimentos coordenados da boca em atividades como sorrir, comer e falar. A debilidade muscular é mais aparente nos movimentos assimétricos e certas vezes nos movimentos faciais grotescos, que resultam em uma perda do equilíbrio entre esses músculos. Com a debilidade dos músculos da boca de um lado da face, aqueles não afetados puxam a boca em direção ao lado intacto, já que não há força de ação contrária do lado oposto. É importante para o clínico reconhecer que este desequilíbrio produz uma boca que parece lisa e "normal" no lado debilitado, mas contraída e contorcida no lado não afetado. É necessário cuidado para distinguir corretamente o lado debilitado do lado não afetado.

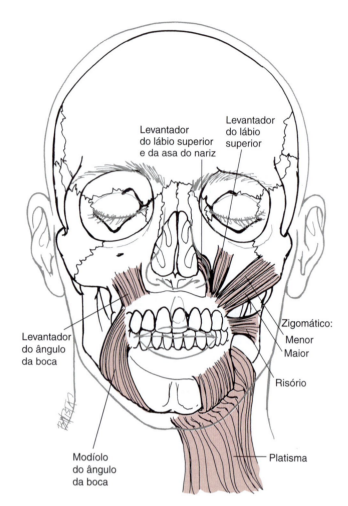

Figura 20.11 Os músculos dilatadores da boca são o zigomático, o risório, o levantador do lábio superior, o levantador do lábio superior e da asa do nariz, o levantador do ângulo da boca, o abaixador do lábio inferior, o modíolo do ângulo da boca e o platisma.

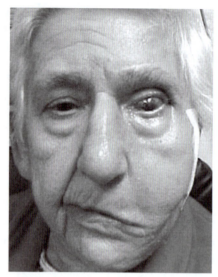

Figura 20.12 A paralisia do nervo facial no lado esquerdo causa debilidade dos músculos inervados pelo nervo facial no lado esquerdo. Este indivíduo apresenta sinais clássicos de debilidade facial, incluindo a ausência das rugas da testa no lado esquerdo. O olho esquerdo é aberto de forma anormal, e a boca é puxada para o lado forte.

como um único músculo,[39] suas porções superior e inferior encontradas nos lábios superior e inferior, respectivamente, podem funcionar de maneira independente.[2,43,51,54]

Ações

AÇÃO MUSCULAR: ORBICULAR DA BOCA

Ação	Evidência
Fechar os lábios	Comprobatória

O orbicular da boca é o **esfíncter** para a boca e é ativo sempre que é necessário fechar a boca. Ele é ativo durante a mastigação, para reter o alimento dentro da boca.[45,46,53] É usado para ajudar a deslizar o alimento a partir de um utensílio como um garfo ou uma colher, e é essencial ao sugar um líquido através de um canudo ou soprar um clarinete.[33,35,39,51] Ele participa da fala para emitir sons como "p" e "b" e auxilia na expressão de amor ou amizade, já que ele é o músculo utilizado para beijar.[41,53]

QUADRO 20.10 Inserção muscular

Inserções e inervação do orbicular da boca

Inserções nos tecidos moles: na intersecção fibrosa de muitos músculos, conhecida como o módulo, localizada na lateral dos cantos da boca e dentro do tecido mole dos lábios. Ele é um músculo esfíncter formado por vários músculos encontrados na boca.

Inervação: ramos mandibular e bucal inferior do nervo facial (nervo craniano VII).

Relevância clínica

Paralisia de Bell: A paralisia aguda idiopática do nervo facial é conhecida como **paralisia de Bell** e é caracterizada pela debilidade dos músculos inervados pelo nervo facial (nervo craniano VII) (Fig. 20.12). Ela normalmente é unilateral e temporária, embora o período de recuperação varie de dias a anos[8,37]. Exercícios e *biofeedbacks* parecem acelerar a recuperação em pacientes com paralisias do nervo facial[7,8]. Os clínicos devem ser capazes de avaliar a integridade dos músculos da expressão facial para estabelecer metas, implementar o tratamento e acompanhar o progresso. É essencial que eles sejam capazes de identificar a debilidade muscular até mesmo quando impossibilitados de aplicar uma avaliação muscular específica para cada músculo individual.

Orbicular da boca

O orbicular da boca é um dos músculos mais importantes da expressão facial porque ele é o principal músculo constritor (Quadro 20.10). Embora ele geralmente seja descrito

O orbicular da boca possui uma área de secção transversa relativamente grande e, por conseguinte, é capaz de realizar contrações fortes. Estudos descrevem forças compressivas entre os dois lábios de até 2-4 N (aproximadamente 0,23-0,45 kg).[16,45]

Debilidade muscular

A debilidade muscular do orbicular da boca diminui a habilidade de fechar a boca firmemente, causando **incontinência oral**. Um paciente com debilidade do músculo orbicular da boca relata uma tendência de babar ou a incapacidade de manter líquidos na boca. As tentativas de assobiar são inválidas, com o ar saindo pelo lado debilitado da boca. O paciente também pode apresentar fala alterada, com dificuldade de pronunciar palavras e incluir os sons de letras como "p", "b" e "w".

Um paciente com debilidade muscular do orbicular da boca apresenta achatamento dos lábios no lado afetado. Quando o músculo contrai-se, os lábios são puxados em direção ao lado não afetado, causando uma postura distorcida da boca, principalmente pronunciado no lado do som (Fig. 20.13).

Mentual

Embora o mentual não possua uma conexão direta com os lábios, ele é o único músculo que pode ajudar o orbicular da boca no fechamento da boca (Quadro 20.11).

Ações

AÇÃO MUSCULAR: MENTUAL

Ação	Evidência
Erguer e projetar o lábio inferior	Comprobatória
Erguer e enrugar a pele do queixo	Comprobatória

> **QUADRO 20.11 Inserção muscular**
>
> **Inserções e inervação do mentual**
>
> Inserção óssea: fossa incisiva da maxila.
>
> Inserção nos tecidos moles: pele do queixo.
>
> Inervação: ramos mandibular do nervo facial (nervo craniano VII).

O mentual auxilia o orbicular da boca nas ações de sugar ao puxar o lábio inferior para cima e para frente, e o músculo é ativo em ações como sugar ou soprar em um canudo.[1,2,43,47,51] A projeção do lábio inferior também é característica de uma expressão de descontentamento ou desaprovação (Fig. 20.14).

Debilidade muscular

A debilidade muscular do mentual limita a habilidade de projetar o lábio inferior. A debilidade muscular contribui para a postura assimétrica da boca durante ações de sucção, com o lábio inferior no lado afetado apresentando-se achatado, enquanto o lábio no lado não afetado apresenta-se distorcido quando projetado sozinho.

Zigomático

O zigomático é um dos músculos que dilatam o orifício da boca, embora sua principal importância funcional seja expressar emoção (Quadro 20.12).

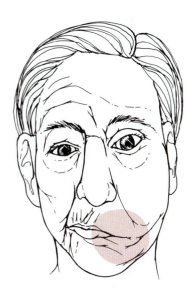

Figura 20.13 A contração do orbicular da boca com debilidade muscular unilateral puxa a boca para o lado forte e faz com que o lado debilitado pareça liso e sem rugas.

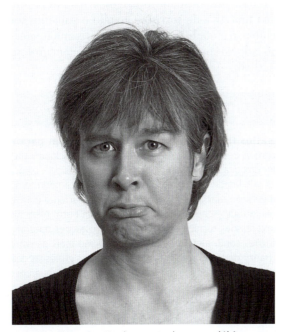

Figura 20.14 A contração do mentual puxa os lábios anteriormente e superiormente, posição característica de descontentamento.

QUADRO 20.12 Inserção muscular

Inserções e inervação do zigomático

Inserção óssea:

    Maior: porção zigomática do arco zigomático.

    Menor: osso zigomático anterior e lateral.

Inserção nos tecidos moles:

    Maior: pele e orbicular da boca no ângulo da boca.

    Menor: pele e músculo do lábio superior.

Inervação: ramos bucais do nervo facial (nervo craniano VII).

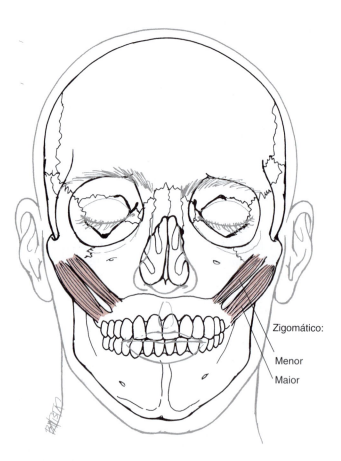

Figura 20.15 O principal músculo de um sorriso amplo é o zigomático, mas a maioria dos dilatadores da boca também participa, afastando os lábios dos dentes.

Ações

AÇÃO MUSCULAR: ZIGOMÁTICO

Ação	Evidência
Puxar as bordas da boca superiormente e lateralmente	Comprobatória

O zigomático é o **músculo do sorriso**, contribuindo para o sorriso amplo característico que traz os cantos da boca em direção aos olhos[2,32,42] (Fig. 20.15). É importante, entretanto, reconhecer que diversos músculos são ativados neste tipo de sorriso. O zigomático não se contrai sozinho.[24]

Debilidade muscular

A debilidade muscular do zigomático altera a forma de uma tentativa de sorriso. Quando o paciente sorri, o músculo não afetado puxa a boga vigorosamente em direção ao lado do som, produzindo uma imagem grotesca[24] (Fig. 20.16).

Relevância clínica

Desafios fisiológicos para um paciente com paralisia facial: A debilidade dos músculos faciais, principalmente ao redor da boca, gera desafios sociais significativos para o paciente. A debilidade muscular do orbicular da boca pode tornar a alimentação difícil e embaraçosa, já que o paciente é incapaz de evitar que escape alimento ou líquido da boca. Além disso, as expressões faciais, que são as manifestações naturais de emoções como alegria ou tristeza, não são mais os sorrisos ou franzir de testa familiares, mas caricaturas grotescas dessas expressões. Por conseguinte, muitos pacientes não querem deixar a privacidade de suas próprias casas.[48]

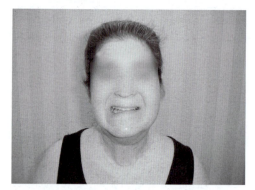

Figura 20.16 A contração dos músculos dilatadores com debilidade muscular unilateral puxa a boca para o lado forte, deixando o lado debilitado liso e sem rugas. (Foto cortesia de Martin Kelley MSPT, University of Pennsylvania Health Systems, Philadelphia, PA.)

Risório

O risório é mais um dilatador da boca e funciona como o zigomático (Quadro 20.13).

Ações

AÇÃO MUSCULAR: RISÓRIO

Ação	Evidência
Puxar as bordas da boca lateralmente	Comprobatória

> **QUADRO 20.13 Inserção muscular**
>
> **Inserções e inervação do risório**
>
> Inserção óssea: osso zigomático.
>
> Inserção nos tecidos moles: fáscia da glândula parótida, fáscia acima do músculo masseter, fáscia do platisma, fáscia acima do processo mastoide, e a pele no ângulo da boca.
>
> Inervação: ramos bucais do nervo facial (nervo craniano VII).

> **QUADRO 20.14 Inserção muscular**
>
> **Inserções e inervação do levantador do lábio superior e do levantador do lábio superior e da asa do nariz**
>
> Inserção óssea: maxila e osso zigomático superior ao forame infraorbital.
>
> Inserção nos tecidos moles: orbicular da boca do lábio superior e a asa cartilaginosa do nariz.
>
> Inervação: ramos bucais do nervo facial (nervo craniano VII).

Embora o risório normalmente contraia-se com o zigomático, quando sua atividade é a principal o risório produz uma careta que pode expressar sentimentos de nojo, desgosto, frustração ou outras emoções (Fig. 20.17).

Debilidade muscular

A debilidade muscular do risório, como o zigomático, resulta em um sorriso distorcido com a boca puxada em direção ao lado não afetado.

Levantador do lábio superior e levantador do lábio superior e da asa do nariz

Os dois músculos levantadores do lábio superior situam-se entre o nariz e a boca, contribuindo para o característico sulco entre o lado do nariz e os cantos da boca (Quadro 20.14).

Ações

AÇÃO MUSCULAR: LEVANTADOR DO LÁBIO SUPERIOR E LEVANTADOR DO LÁBIO SUPERIOR E DA ASA DO NARIZ

Ação	Evidência
Erguer o lábio superior e virá-lo para fora	Comprobatória

A ação dos dois músculos levantadores do lábio superior produz a expressão comum de nojo ou repulsa e normalmente coincide com a contração do prócero.[10] Esses músculos também contribuem para a retração dos lábios durante um grande sorriso.[2,42] O levantador do lábio superior e da asa do nariz também contribui para a dilatação das narinas, com a parte alar do nasal e do dilatador do nariz.[51]

Debilidade muscular

A debilidade muscular dos dois músculos levantadores do lábio superior contribui para o achatamento dos lábios em um sorriso. O paciente também pode descrever uma tendência de morder o lábio superior, principalmente durante a alimentação. A debilidade desses músculos tende a achatar o sulco entre o nariz e a boca. Como este sulco torna-se mais profundo com o passar do tempo, normalmente, a debilidade dos músculos levantadores do lábio superior faz com que um indivíduo mais velho pareça mais novo.

Levantador do ângulo da boca (também conhecido como canino)

O levantador do ângulo da boca também contribui para o sulco entre o nariz e o lábio superior (Quadro 20.15).

Ações

AÇÃO MUSCULAR: LEVANTADOR DO ÂNGULO DA BOCA

Ação	Evidência
Erguer o aspecto lateral do lábio superior	Comprobatória

Ao erguer o aspecto lateral do lábio, o levantador do ângulo da boca expõe o dente canino, o que dá ao músculo

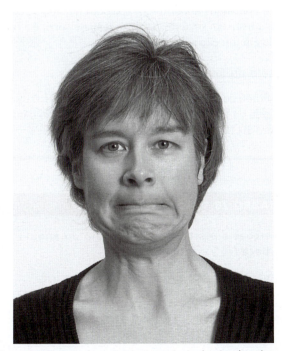

Figura 20.17 Quando o risório é o principal músculo ativo na boca, os lábios são puxados lateralmente, produzindo uma careta.

> **QUADRO 20.15 Inserção muscular**
>
> **Inserções e inervação do levantador do ângulo da boca**
>
> Inserção óssea: fossa canina da maxila imediatamente abaixo do forame infraorbital.
>
> Inserção nos tecidos moles: fibras unem-se com a pele e o orbicular da boca no ângulo lateral da boca.
>
> Inervação: ramos bucais do nervo facial (nervo craniano VII).

> **QUADRO 20.16 Inserção muscular**
>
> **Inserções e inervação do abaixador do lábio inferior**
>
> Inserção óssea: linha oblíqua da superfície externa da mandíbula entre a sínfise e o forame mental profundo ao modíolo do ângulo da boca.
>
> Inserção nos tecidos moles: pele e mucosa do lábio inferior, unindo-se com o orbicular da boca.
>
> Inervação: ramos mandibulares do nervo facial (nervo craniano VII).

seu outro nome, canino. Embora muitos indivíduos sejam incapazes de isolar este músculo, sua ação é associada com uma expressão de desprezo (Fig. 20.18). Como os outros músculos dilatadores, o levantador do ângulo da boca participa do sorriso amplo.[42]

Debilidade muscular

A debilidade muscular do levantador do ângulo da boca contribui para um sorriso distorcido.

Abaixador do lábio inferior

O abaixador do lábio inferior é um dilatador da boca, afetando o lábio inferior (Quadro 20.16).

Ações

AÇÃO MUSCULAR: ABAIXADOR DO LÁBIO INFERIOR

Ação	Evidência
Mover o lábio inferior para baixo e virá-lo para fora	Comprobatória

A contração do abaixador do lábio inferior expõe os dentes inferiores. A ação do abaixador do lábio inferior é geralmente associada às emoções de tristeza e raiva manifestadas pelo franzir da testa em sinal de desaprovação. Entretanto, o músculo também é ativo em grandes sorrisos nos quais os lábios são puxados para baixo a partir das duas linhas dos dente.[38,42]

Debilidade muscular

Como todos os músculos que se inserem nos lábios descritos até então, a debilidade muscular do abaixador do lábio inferior contribui para distorções da boca quando o paciente franze a testa em sinal de desaprovação ou sorri, e a boca é puxada em direção ao lado mais forte.

Modíolo do ângulo da boca

O último dos principais depressores dos lábios, o modíolo do ângulo da boca, é ativo com o abaixador do lábio inferior (Quadro 20.17).

> **QUADRO 20.17 Inserção muscular**
>
> **Inserções e inervação do modíolo do ângulo da boca**
>
> Inserção óssea: tubérculo mentual e linha oblíqua da mandíbula.
>
> Inserção nos tecidos moles: orbicular da boca e pele no ângulo da boca.
>
> Inervação: ramos mandibulares do nervo facial (nervo craniano VII).

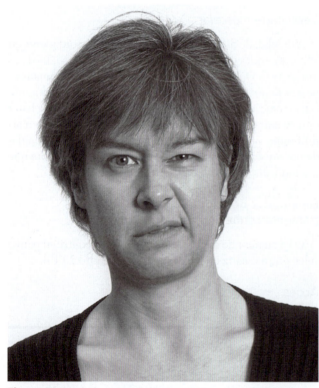

Figura 20.18 Quando o levantador do ângulo da boca é o principal ativo, o lábio é puxado para cima e lateralmente em uma expressão de desprezo.

Ações

AÇÃO MUSCULAR: MODÍOLO DO ÂNGULO DA BOCA

Ação	Evidência
Mover os ângulos da boca para baixo e lateralmente	Comprobatória

A ação do modíolo do ângulo da boca é associada à emoção de tristeza, já que a contração contribui com a clássica expressão de desaprovação ao franzir a testa (Fig. 20.19).

Debilidade muscular

A debilidade muscular do modíolo do ângulo da boca contribui, com os outros músculos da boca, para as distorções da boca quando ela é puxada em direção ao lado não afetado. A perda do modíolo do ângulo da boca é mais aparente quando um paciente, deprimido ou triste pelos efeitos da debilidade facial, começa a chorar. A boca é movida para baixo e lateralmente pelo modíolo do ângulo da boca afetado, fazendo com que toda a boca desvie em direção ao lado forte (Fig. 20.20).

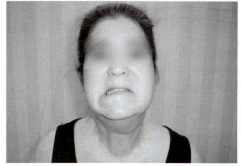

Figura 20.20 A contração dos depressores do lábio com debilidade muscular unilateral puxa a boca para o lado forte, deixando o lado debilitado liso e sem rugas. (Foto cortesia de Martin Kelley MSPT, University of Pennsylvania Health Systems, Philadelphia, PA.)

Platisma

O platisma é uma lâmina de músculo ampla e fina que se estende da boca até a região torácica superior (Quadro 20.18). Ele é superficial, situado logo abaixo da pele na região cervical.

Ações

AÇÃO MUSCULAR: PLATISMA

Ação	Evidência
Mover os cantos da boca e o lábio inferior para baixo	Comprobatória
Auxiliar na inspiração	Inadequada
Sustentar a pele na região cervical	Inadequada

As ações do platisma ainda não foram bem estudadas. As inserções do platisma são coerentes com as ações listadas acima.[2,51] A contração do platisma frequentemente contri-

---

QUADRO 20.18 Inserção muscular

Inserções e inervação do platisma

Inserção óssea: pele e fáscia superficial das regiões deltoide e peitoral superior. Fibras cruzam a clavícula e passam obliquamente para cima e medialmente ao longo das laterais do pescoço.

Inserção nos tecidos moles: fibras anteriores de ambos os lados entrelaçam-se abaixo do queixo, na sínfise mentual. Fibras intermediárias inserem-se na metade lateral do lábio inferior e na borda inferior do corpo da mandíbula. Fibras posteriores conectam-se com o abaixador do lábio inferior e o modíolo do ângulo da boca e passam pelo ângulo da mandíbula para inserirem-se na pele e no tecido subcutâneo da parte inferior da face.

Inervação: ramo cervical do nervo facial (nervo craniano VII).

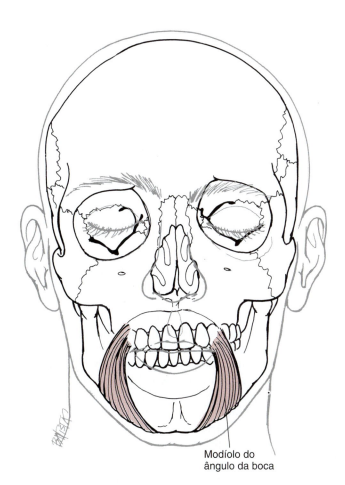

Figura 20.19 O modíolo do ângulo da boca é o principal responsável pela clássica expressão de desaprovação ao franzir a testa, embora os outros depressores dos lábios também sejam ativos.

bui com a expressão de terror (Fig. 20.21). A observação de um indivíduo com angústia respiratória normalmente revela contração do platisma durante a inspiração, mas a significância desta contração é desconhecida.

Debilidade muscular

A significância da debilidade muscular do platisma é desconhecida.

Bucinador

O bucinador é o músculo da bochecha, com apenas uma inserção direta nos lábios através do orbicular da boca (Quadro 20.19).

Ações

AÇÃO MUSCULAR: BUCINADOR

Ação	Evidência
Comprimir a bochecha	Comprobatória

O músculo bucinador é essencial à mastigação. Ao comprimir as bochechas, o bucinador impede que o bolo alimentar fique preso no **espaço bucal**, o espaço entre a mandíbula e a bochecha. O bucinador também controla o volume da cavidade oral e controla a pressão dentro da cavidade. Esta função é importante principalmente para músicos que tocam instrumentos de sopro, mas é usado por qualquer um que já soprou velas sobre um bolo de aniversário. O bucinador enrijece as bochechas de forma que o ar possa ser expelido sob pressão enquanto a contração dos músculos orbiculares da boca direciona a corrente de ar em direção ao alvo.[35]

> **QUADRO 20.19 Inserção muscular**
>
> **Inserções e inervação do bucinador**
>
> Inserção óssea: superfície externa do processo alveolar da maxila e da mandíbula oposta às cavidades dos dentes molares e a borda anterior da rafe pterigomandibular posteriormente.
>
> Inserção nos tecidos moles: o orbicular da boca e os lábios e a submucosa da boca.
>
> Inervação: ramos bucais inferiores do nervo facial (nervo craniano VII).

Debilidade muscular

A debilidade muscular do bucinador causa diversas dificuldades sérias na mastigação. Ela possibilita que o alimento fique retido no espaço bucal, de forma que o paciente não consegue triturar o alimento efetivamente entre os dentes. A retenção prolongada também pode causar decomposição da pele e cárie dentária. Além disso, com pouco controle da bochecha, um paciente fica propenso a morder a parede interna durante a mastigação. A debilidade muscular do bucinador também gera dificuldade de soprar o ar para fora com força através dos lábios apertados, portanto o paciente tem dificuldade de tocar instrumentos de sopro.

Músculos que movimentam os olhos

Há sete **músculos extrínsecos do bulbo do olho**, incluindo o levantador da pálpebra superior, que é discutido anteriormente neste capítulo. Os seis músculos restantes são responsáveis pelo movimento do olho dentro da órbita e incluem os músculos retos superior, inferior, medial e lateral e os músculos oblíquos superior e inferior (Fig. 20.22). A avaliação e o tratamento desses músculos são as principais responsabilidades dos oftalmologistas e neurologistas. Especialistas em reabilitação participam do tratamento adequado de pacientes com deficiências nesses músculos e necessitam compreender os mecanismos básicos que produzem os movimentos normais do olho descritos neste texto.

Para compreender os movimentos produzidos por esses músculos, é necessário analisar os eixos de movimento que formam o quadro de referência para o movimento do olho (Fig. 20.23). Os movimentos são descritos em relação aos eixos através do próprio olho. A **elevação** e a **depressão** ocorrem em torno do eixo mediolateral; a **rotação medial** e **lateral**, também conhecidas como **adução** e **abdução**, ocorrem em torno do eixo vertical; a **intorção** e a **extorsão** ocorrem em torno do eixo anteroposterior. A

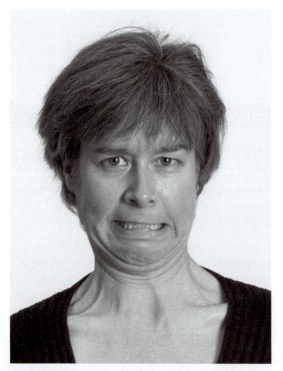

Figura 20.21 A contração do platisma contribui para a expressão de terror.

Capítulo 20 Mecânica e patomecânica dos músculos da face e dos olhos 409

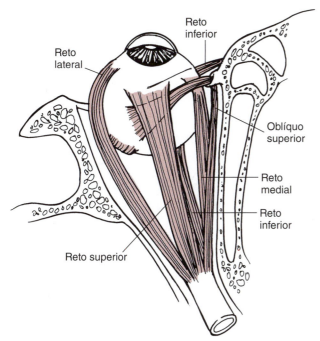

Figura 20.22 Os músculos extrínsecos que movem o olho são os músculos retos medial e lateral, os retos superior e inferior, e os músculos oblíquos superior e inferior.

intorção é definida como o movimento que gira a superfície superior do olho medialmente em direção ao nariz. A extorsão é o movimento do mesmo ponto lateralmente em direção à orelha.

A órbita do olho projeta-se anterior e lateralmente dentro do crânio, mas o eixo anteroposterior de cada olho se situa no plano sagital durante a visão normal para frente (Fig. 20.24). As diferenças entre os eixos do olho contribuem para a complexidade dos movimentos produzidos pelos músculos extrínsecos do bulbo do olho. Além disso, os músculos extrínsecos não podem ser observados ou avaliados por meio da palpação. Uma análise EMG também é raramente possível. Por conseguinte, esses músculos ainda não foram bem estudados. A seguir é fornecida uma descrição básica da compreensão atual sobre os músculos que movem o olho. Os efeitos da debilidade muscular são discutidos junto às seguintes descrições de todos os músculos.

Músculos retos medial e lateral

Os músculos retos medial e lateral situam-se próximos ao plano transverso quando a visão é focada no horizonte, portanto a atividade deles produz movimento em torno de um eixo vertical através do olho[51] (Quadro 20.20).

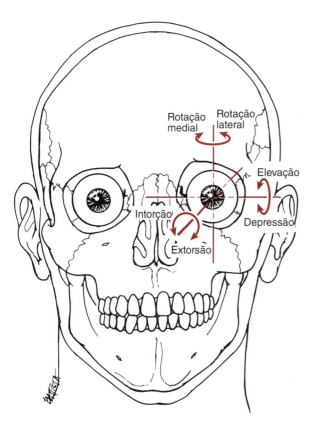

Figura 20.23 Os movimentos em torno do eixo vertical são a rotação medial e lateral (adução e abdução, respectivamente). Os movimentos em torno do eixo mediolateral são a elevação e a depressão, e aqueles em torno do eixo anteroposterior são a intorção e a extorsão. A intorção é o movimento do aspecto superior do olho medialmente e a extorsão move a superfície superior do olho lateralmente.

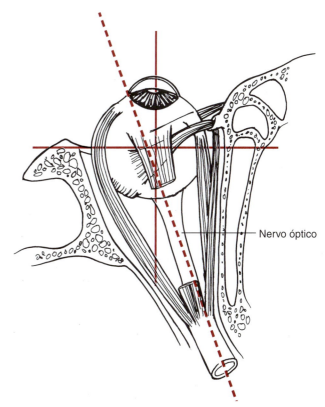

Figura 20.24 Os eixos do olho comparados com o alinhamento da órbita. Os eixos do olho são alinhados nos planos cardinais do corpo; entretanto, as órbitas dos olhos projetam-se anteriormente e lateralmente.

> **QUADRO 20.20 Inserção muscular**
>
> **Inserções e inervação dos músculos retos medial e lateral**
>
> Inserção óssea: o canal óptico através de um ligamento anelar comum.
>
> Inserção nos tecidos moles: superfícies esclerais medial e lateral do olho respectivamente, posterior à córnea.
>
> Inervação: reto medial através do nervo oculomotor (nervo craniano III). Reto lateral através do nervo abducente (nervo craniano VI).

Ações

AÇÃO MUSCULAR: RETO MEDIAL

Ação	Evidência
Girar o olho medialmente (aduzir)	Comprobatória

AÇÃO MUSCULAR: RETO LATERAL

Ação	Evidência
Girar o olho lateralmente (abduzir)	Comprobatória

Os músculos retos medial e lateral funcionam juntos para girar o olhar para a direita ou para a esquerda.[28,51] Quando a cabeça direciona-se anteriormente, o olhar para a esquerda requer contração do reto lateral esquerdo e do reto medial direito (Fig. 20.25).

Músculos retos superior e inferior

As ações dos músculos retos superior e inferior são mais complexas do que as dos retos medial e lateral porque os retos superior e inferior são mais ou menos alinhados ao longo das paredes da órbita e, portanto, tracionam obliquamente em relação aos eixos do olho (Quadro 20.21).

Ações

AÇÃO MUSCULAR: RETO SUPERIOR

Ação	Evidência
Elevação do olho	Comprobatória
Rotação medial do olho	Comprobatória
Intorção do olho	Comprobatória

O reto superior contribui claramente para a elevação do olho, mas sua contribuição para os outros movimentos é menos óbvia. Uma observação cuidadosa da inserção do reto superior revela que ele se situa medial aos eixos anteroposterior e vertical, o que explica as contribuições do músculo para a intorção e a rotação medial, respectivamente[28,51] (Fig. 20.26).

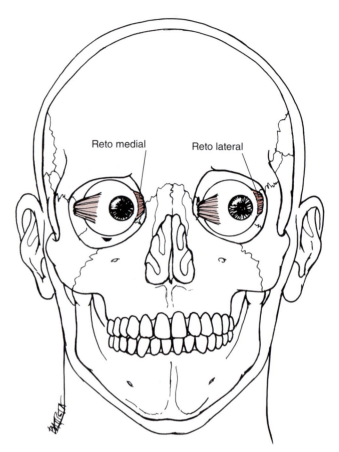

Figura 20.25 O movimento de ambos os olhos para a esquerda enquanto a cabeça é direcionada para a frente requer o reto medial direito e o reto lateral esquerdo.

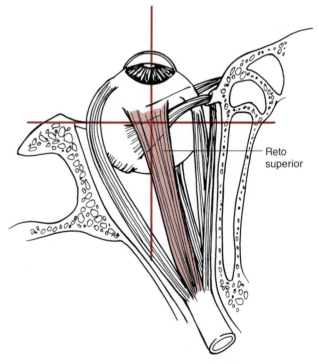

Figura 20.26 O reto superior é alinhado com a órbita do olho, mas sua posição medial aos eixos vertical e anteroposterior explica suas contribuições para a rotação medial e a intorção.

> **QUADRO 20.21 Inserção muscular**
>
> **Inserções e inervação dos músculos retos superior e inferior**
>
> Inserção óssea: canal óptico, através de um ligamento anelar comum.
>
> Inserção nos tecidos moles: superfícies esclerais superior e inferior do olho respectivamente, posterior à córnea.
>
> Inervação: nervo oculomotor (nervo craniano III).

Ações

AÇÃO MUSCULAR: RETO INFERIOR

Ação	Evidência
Depressão do olho	Comprobatória
Rotação medial do olho	Comprobatória
Extorsão do olho	Comprobatória

A inserção do músculo reto inferior sobre a superfície inferior do olho explica seu papel como depressor do olho. Ele passa medialmente ao eixo vertical para participar da rotação medial e insere-se lateralmente ao eixo anteroposterior para contribuir com a extorsão[28,51] (Fig. 20.25).

Oblíquo superior

O músculo oblíquo superior cursa um trajeto complexo até o olho, envolvendo-se em uma estrutura em forma de polia e cursando uma rota posteriormente e lateralmente para inserir-se posterior aos eixos médio-lateral e vertical e lateral ao eixo anteroposterior[28,51,52] (Quadro 20.22) (Fig. 20.22).

Ações

AÇÃO MUSCULAR: OBLÍQUO SUPERIOR

Ação	Evidência
Depressão do olho	Inadequada
Rotação lateral do olho	Inadequada
Intorção do olho	Inadequada

Oblíquo inferior

O músculo oblíquo inferior cursa um trajeto posterior e lateralmente até sua inserção posterior e lateral aos eixos do olho[25,51,52] (Quadro 20.23).

Ações

AÇÃO MUSCULAR: OBLÍQUO INFERIOR

Ação	Evidência
Elevação do olho	Inadequada
Rotação lateral do olho	Inadequada
Extorsão do olho	Inadequada

> **QUADRO 20.22 Inserção muscular**
>
> **Inserções e inervação do músculo oblíquo superior**
>
> Inserção óssea: osso esfenoide superior e medial ao canal óptico.
>
> Inserção nos tecidos moles: esclera do olho, posterior ao equador do olho e sobre a superfície lateral superior, entre as inserções dos músculos reto superior e reto lateral. Quando o músculo progride anteriormente através da órbita em direção à sua inserção no olho, ele passa por um circuito fibroso, ou polia, para redirecionar suas fibras posterior e lateralmente.
>
> Inervação: nervo troclear (nervo craniano IV).

> **QUADRO 20.23 Inserção muscular**
>
> **Inserções e inervação do músculo oblíquo inferior**
>
> Inserção óssea: a maxila sobre o assoalho da órbita.
>
> Inserção nos tecidos moles: esclera do olho, sobre suas superfícies inferior, posterior e lateral, entre os músculos retos inferior e lateral.
>
> Inervação: nervo oculomotor (nervo craniano III).

Debilidade dos músculos que movem o olho

Os movimentos dos olhos são o resultado de uma coordenação complexa e rítmica de músculos. O olho está em constante movimento em indivíduos com controle motor normal, e é provável que todos os músculos do olho executem contração juntos, produzindo um olhar estável até mesmo quando o corpo ou o alvo se move no espaço. Um desequilíbrio entre os músculos extrínsecos do olho causa **estrabismo**, a incapacidade de direcionar o olhar de ambos os olhos em direção a um objeto.[52] O estrabismo em adultos pode causar visão dupla, ou **diplopia**, embora crianças jovens normalmente sejam capazes de se adaptar ignorando a entrada de informação do olho desalinhado. A debilidade muscular do reto medial ou lateral pode afetar a habilidade de olhar de um lado para o outro, criando dificuldades em atividades como a leitura. Por exemplo, uma lesão do abducente (nervo craniano VI) causa debilidade do músculo reto lateral. O reto medial antagonista coloca o olho em rotação medial, causando um "olho vesgo". A visão periférica também é desafiada se o reto lateral é deficiente, embora isso possa ser compensado pelos movimentos da cabeça.

A debilidade muscular do oblíquo superior merece uma observação especial, já que ele sozinho é inervado pelo nervo troclear (nervo craniano IV). Embora os músculos reto inferior e oblíquo superior deprimam o olho, apenas o oblíquo superior pode deprimir o olho quando ele está medialmente

> **Relevância clínica**
>
> **Restabelecendo o equilíbrio muscular cirurgicamente:** O desequilíbrio na resistência muscular dos músculos extrínsecos do bulbo do olho pode causar distúrbios de visão significativos, incluindo visão dupla, ou diplopia. O equilíbrio muscular certas vezes pode ser restabelecido por meio do aumento da resistência do músculo mais debilitado com a prática de exercícios. Algumas vezes, porém, a intervenção tem o objetivo de diminuir o efeito do músculo mais forte. Isto pode ser realizado cirurgicamente por meio da mudança do momento que o músculo mais forte pode gerar. Haslwanter et al. sugerem um procedimento de reposicionamento da inserção do músculo mais forte mais próxima ao eixo de rotação, desta forma reduzindo o momento gerado durante a contração muscular.[19,21] O leitor pode estar surpreso ao reconhecer que os princípios básicos de biomecânica aprendidos no Capítulo 1 são relevantes até mesmo na cirurgia oftálmica!

girado. Um indivíduo com debilidade do músculo oblíquo superior tem dificuldade ao olhar para baixo, uma necessidade de muitas atividades da vida diária, como descer as escadas ou examinar o teclado de um computador.[52]

> **Relevância clínica**
>
> **Lesão do nervo troclear:** Um paciente pode queixar-se de tropeços frequentes ao descer escadas. Essas reclamações normalmente resultam da debilidade muscular nos membros inferiores. Entretanto, distúrbios de visão especificamente associados à debilidade do músculo oblíquo superior do olho também podem gerar reclamações de dificuldades ao descer escadas. Lesões do nervo troclear devem ser levadas em conta na ausência de associações diretas entre deficiências nos membros inferiores e as reclamações funcionais.

Resumo

Este capítulo apresenta a função dos músculos da expressão facial e os músculos que movem o olho. Os músculos da expressão facial são organizados ao redor dos orifícios da cabeça, das orelhas, do nariz e da boca. Os músculos ao redor dos olhos e da boca desempenham um papel vital ao abrir e fechar seus respectivos orifícios. Os de maior importância são o orbicular do olho, que fecha o olho, protegendo-o de corpos estranhos e auxiliando na sua lubrificação, e o orbicular da boca, que fecha a boca, essencial para a mastigação e a fala normal. Os localizados ao redor do nariz ajudam a controlar o tamanho da abertura nasal abrindo caminhos durante a respiração e a fala.

A debilidade nos músculos da expressão facial representa uma ameaça significativa para o olho e causa deficiências na mastigação e na fala. Além disso, a debilidade dos músculos da expressão facial altera as respostas faciais normais e geralmente resulta em posturas faciais assimétricas e grotescas. Em muitos casos, a pele da face é puxada em direção aos músculos fortes, fazendo com que a pele fique lisa e sem rugas no lado debilitado e excessivamente enrugada e franzida no lado forte.

Os músculos extrínsecos do bulbo do olho funcionam em conjunto para produzir os movimentos suaves e bem coordenados do olho, permitindo que um indivíduo mantenha um olhar estável mesmo se o indivíduo ou o alvo se mova. A debilidade em qualquer um desses músculos prejudica os movimentos coordenados de ambos os olhos e pode levar a visão dupla ou visão reduzida em um campo específico.

Os músculos da face e dos olhos trabalham juntos em combinações complexas para produzir expressões faciais bem controladas e movimentos pontuais dos olhos. Deficiências em um único músculo não são comuns, e análises isoladas de músculos individuais não são realistas. Portanto, o clínico precisa avaliar os tipos de distúrbios nos padrões de movimento que podem ocorrer com a debilidade desses músculos.

Referências bibliográficas

1. Ahlgren J: EMG studies of lip and cheek activity in sucking habits. Swed Dent J 1995; 19: 95–101.
2. Basmajian JV, DeLuca CJ: Muscles Alive. Their Function Revealed by Electromyography. Baltimore: Williams & Wilkins, 1985.
3. Berzin F: Occipitofrontalis muscle: functional analysis revealed by electromyography. Electromyogr Clin Neurophysiol 1989; 29: 355–358.
4. Blair C, Smith A: EMG recording in human lip muscles: can single muscles be isolated? J Speech Hear Res 1986; 29: 256–266.
5. Blaustein BH, Gurwood A: Differential diagnosis in facial nerve palsy: a clinical review. J Am Optom Assoc 1997; 68: 715–724.
6. Brach JS, VanSwearingen JM: Measuring fatigue related to facial muscle function. Arch Phys Med Rehabil 1995; 76: 905–908.
7. Brach JS, VanSwearingen JM: Physical therapy for facial paralysis: a tailored treatment approach. Phys Ther 1999; 79: 397–404.
8. Brach JS, VanSwearingen JM, Lenert J, Johnson PC: Facial neuromuscular retraining for oral synkinesis. Plast Reconstr Surg 1997; 99: 1922–1931.
9. Bruintjes TD, van Olphen AF, Hillen B, Huizing EH: A functional anatomic study of the relationship of the nasal cartilages and muscles to the nasal valve area. Laryngoscope 1998; 108: 1025–1032.
10. Bruintjes TD, van Olphen AF, Hillen B, Weijs WA: Electromyography of the human nasal muscles. Eur Arch Otorhinolaryngol 1996; 253: 464–469.
11. Cacou C, Greenfield BE, McGrouther DA: Patterns of coordinated lower facial muscle function and their importance in facial reanimation. Br J Plastic Surg 1996; 49: 274–280.
12. Clark MP, Hunt N, Hall-Craggs M, McGrouther DA: Function of the nasal muscles in normal subjects assessed by dynamic MRI and EMG: its relevance to rhinoplasty surgery. Plast Reconstr Surg 1998; 101: 1945–1955.
13. Code C: Asymmetries in ear movements and eyebrow raising in men and women and right- and left-handers. Percept Mot Skills 1995; 80: 1147–1154.

14. Dimberg U, Thunberg M: Rapid facial reactions to emotional facial expressions. Scand J Psychol 1998; 39: 39–45.
15. Ellis DA: Anatomy of the motor innervation of the corrugator supercilii muscle: clinical significance and development of a new surgical technique for frowning. J Otolaryngol 1998; Aug. 27: 222–227.
16. Gentil M, Tournier CL: Differences in fine control of forces generated by the tongue, lips and fingers in humans. Arch Oral Biol 1998; 43: 517–523.
17. Gittins J, Martin K, Sheldrick J, et al.: Electrical stimulation as a therapeutic option to improve eyelid function in chronic facial nerve disorders. Invest Ophthalmol Vis Sci 1999; 40: 547–554.
18. Goodmurphy CW, Ovalle WK: Morphological study of two human facial muscles: orbicularis oculi and corrugator supercilii. Clin Anat 1999; 12: 1–11.
19. Haslwanter T, Hoerantner R, Priglinger S: Reduction of ocular muscle power by splitting of the rectus muscle I: biomechanics. Br J Ophthalmol 2004; 88: 1403–1408.
20. Hietanen JK, Surakka V, Linnankoski I: Facial electromyographic responses to vocal affect expressions. Psychophysiology 1998; 35: 530–536.
21. Hoerantner R, Priglinger S, Haslwanter T: Reduction of ocular muscle torque by splitting of the rectus muscle II: technique and results. Br J Ophthalmol 2004; 88: 1409–1413.
22. Hu S, Wan H: Imagined events with specific emotional valence produce specific patterns of facial EMG activity. Percept Mot Skills 2003; 97: 1091–1099.
23. Jancke L: Facial EMG in an anger-provoking situation: individual differences in directing anger outwards or inwards. Int J Psychophysiol. 1996; 23: 207–214.
24. Johnson PJ, Bajaj-Luthra A, Llull R, Johnson PC: Quantitative facial motion analysis after functional free muscle reanimation procedures. Plast Reconstr Surg 1997; 100: 1710–1719.
25. Kaneko K, Sakamoto K: Evaluation of three types of blinks with the use of electrooculogram and electromyogram. Percept Mot Skills 1999; 88: 1037–1052.
26. Kendall FP, McCreary EK, Provance PG: Muscle Testing and Function. Baltimore: Williams & Wilkins, 1993.
27. Lander T, Wirtschafter JD, Kirschen McLoon L: Orbicularis oculi muscle fibers are relatively short and heterogeneous in length. Invest Ophthalmol Vis Sci 1996; 37: 1732–1739.
28. Last RJ: Eugene Wolff's Anatomy of the Eye and Orbit. Philadelphia: WB Saunders, 1961.
29. Leanderson R, Persson A, Ohman S: Electromyographic studies of facial muscle activity in speech. Acta Otolaryngol 1971; 361–369.
30. Linstrom CJ: Objective facial motion analysis in patients with facial nerve dysfunction. Laryngoscope 2002; 112: 1129–1147.
31. Liscic RM, Zidar J: Functional organisation of the facial motor system in man. Coll Antropol 1998; 22: 545–550.
32. Messinger DS, Dickson KL, Fogel A: What's in a smile? Dev Psychol 1999; 35: 701–708.
33. Murray KA, Larson CR, Logemann JA: Electromyographic response of the labial muscles during normal liquid swallows using a spoon, a straw, and a cup. Dysphagia 1998; 13: 160–166.
34. Neely JG, Pomerantz RG: Measurement of facial muscle strength in normal subjects. Laryngoscope 2002; 112: 1562–1568.
35. Papsin BC, Maaske LA, McGrail S: Orbicularis oris muscle injury in brass players. Laryngoscope 1996; 106: 757–760.
36. Pennock JD, Johnson PC, Manders EK, VanSwearingen JM: Relationship between muscle activity of the frontalis and the associated brow displacement. Plast Reconstr Surg 1999; 104: 1789–1797.
37. Qiu WW, Yin SS, Stucker FJ, et al.: Time course of Bell palsy. Arch Otolaryngol Head Neck Surg 1996; 122: 967–972.
38. Roedel R, Christen HJ, Laskawi R: Aplasia of the depressor anguli oris muscle: a rare cause of congenital lower lip palsy? Neuropediatrics 1998; 29: 215–219.
39. Romanes GJE: Cunningham's Textbook of Anatomy. Oxford: Oxford University Press, 1981.
40. Root AA, Stephens JA: Organization of the central control of muscles of facial expression in man. J Physiol 2003; 549: 289–298.
41. Ruark JL, Moore CA: Coordination of lip muscle activity by 2-year-old children during speech and nonspeech tasks. J Speech Lang Hear Res 1997; 40: 1373–1385.
42. Rubin LR: The anatomy of the nasolabial fold: the keystone of the smiling mechanism. Plast Reconstr Surg 1999; 103: 687–691.
43. Schievano D, Rontani RM, Berzin F: Influence of myofunctional therapy on the perioral muscles. Clinical and electromyographic evaluations. J Oral Rehabil 1999; 26: 564–569.
44. Schmidt KL, VanSwearingen JM, Levenstein RM: Speed, amplitude, and asymmetry of lip movement in voluntary puckering and blowing expressions: implications for facial assessment. Motor Control 2005; 9: 270–280.
45. Stranc MF, Fogel ML: Lip function: a study of oral continence. Br J Plast Surg 1984; 37: 550–557.
46. Takada K, Yashiro K, Sorihashi Y, et al.: Tongue, jaw, and lip muscle activity and jaw movement during experimental chewing efforts in man. J Dent Res 1996; 75: 1598–1606.
47. Tosello DO, Vitti M, Berzin F: EMG activity of the orbicularis oris and mentalis muscles in children with malocclusion, incompetent lips and atypical swallowing—pt II. J Oral Rehabil 1999; 26: 644–649.
48. VanSwearingen JM, Brach JS: Validation of a treatment-based classification system for individuals with facial neuromotor disorders. Phys Ther 1998; 78: 678–689.
49. Wheatley JR, Brancatisano A, Engel LA: Respiratory-related activity of cricothyroid muscle in awake normal humans. J Appl Physiol 1991; 70: 2226–2232.
50. Wieder JM, Moy RL: Understanding botulinum toxin. Surgical anatomy of the frown, forehead, and periocular region. Dermatol Surg 1998; 24: 1172–1174.
51. Williams P, Bannister L, Berry M, et al.: Gray's Anatomy, The Anatomical Basis of Medicine and Surgery, Br. ed. London: Churchill Livingstone, 1995.
52. Wilson-Pauwels L, Akesson EJ, Stewart PA: Cranial Nerves: Anatomy and Clinical Comments. BC Decker, 1988.
53. Wohlert AB: Perioral muscle activity in young and older adults during speech and nonspeech tasks. J Speech Hear Res 1996; 39: 761–770.
54. Wohlert AB, Goffman L: Human perioral muscle activation patterns. J Speech Hear Res 1994; 37: 1032–1040.
55. Wolf K, Mass R, Kiefer F, et al.: Characterization of the facial expression of emotions in schizophrenia patients: preliminary findings with a new electromyography method. Can J Psychiatry 2006; 51: 335–341.

CAPÍTULO
21

Mecânica e patomecânica da vocalização

SUMÁRIO

Laringe 415
    Cartilagens da laringe 415
Músculos intrínsecos da laringe 418
    Músculos que fecham as cordas vocais 419
    Músculos que abrem as cordas vocais 420
    Músculos que alteram a tensão das cordas vocais 420
MECANISMOS DA PRODUÇÃO DA VOZ 421
    Fonação 422
    Ressonância e pronúncia 422
    Anormalidades comuns na produção da voz 423
Resumo 423

A comunicação oral é fundamental para as atividades da maioria dos seres humanos. É uma função que envolve várias regiões do corpo, incluindo a boca, a laringe e até mesmo o abdome, e vários sistemas, como o musculoesquelético, o respiratório e o nervoso. O diagnóstico e o tratamento de problemas na fala estão fora do escopo de investigação da maioria dos médicos que se especializam em desordens neuromusculoesqueléticas. Contudo, a produção da voz envolve a atividade voluntária e involuntária de muitas estruturas que fazem parte do sistema musculoesquelético. Uma compreensão básica das estruturas e mecanismos utilizados para a produção da voz permite que especialistas em reabilitação colaborem construtivamente com especialistas responsáveis por tratar pacientes com deficiências na fala e na linguagem. Além disso, recentes mudanças no sistema de cuidados de saúde nos Estados Unidos têm feito com que os pacientes recebam grande parte do tratamento em casa, onde o especialista neuromusculoesquelético pode ser o primeiro, ou único, médico a ver o paciente. Portanto, os clínicos devem ser capazes de reconhecer sinais de disfunção da fala e deglutição. Muitos músculos que participam da fala também contribuem para expressões faciais e na função de deglutição. Mesmo um entendimento básico do mecanismo da fala fornece ao clínico ferramentas adicionais para uma triagem de deficiências que afetam qualquer uma dessas funções. Se existe a suspeita de uma deficiência, os médicos devem se lembrar de realizar encaminhamentos adequados a profissionais qualificados que tratam de pacientes com desordens de fala.

A proposta deste capítulo é introduzir ao clínico as estruturas do sistema musculoesquelético que participam da produção dos sons da fala e fornecer uma revisão dos mecanismos de produção da voz. Os objetivos específicos deste capítulo são:

- descrever as estruturas da laringe e os movimentos que ocorrem nela que resultam na voz;
- apresentar os músculos intrínsecos da laringe e explicar suas funções;
- explicar as contribuições musculoesqueléticas para a produção de som e palavras.

Laringe

A laringe, ou caixa de voz, consiste em uma rede cartilaginosa composta por três cartilagens simples e três pares de cartilagens (Fig. 21.1). Está localizada aproximadamente no nível da terceira até o final da sexta vértebra cervical em homens adultos e um pouco mais superior em mulheres e crianças[22,25] (Fig. 21.2). Após a puberdade a laringe é mais larga nos homens do que nas mulheres, o que contribui para as diferenças de tom entre as vozes masculinas e femininas. A laringe desempenha importantes funções na deglutição, respiração e fonação, e os movimentos que ocorrem nessas funções são similares, variando principalmente na quantidade de movimentos utilizados. As cartilagens e seus movimentos serão descritos a seguir.

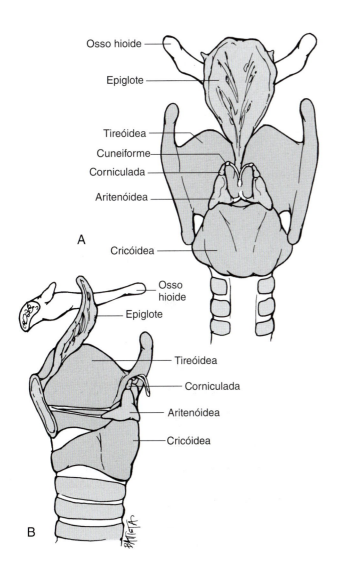

Figura 21.1 A laringe compreende três cartilagens simples – a tireóidea, a cricóidea e a epiglótica – e três pares de cartilagens – a aritenóidea, a corniculada e a cuneiforme. **A**. Visão posterior. **B**. Visão lateral.

Cartilagens da laringe

As três cartilagens simples da laringe são cartilagem cricóidea, cartilagem tireóidea e epiglótica. As cartilagens em pares são aritenóidea, corniculada e cuneiforme.

Cartilagem cricóidea

A cartilagem cricóidea é a base da laringe, articulando-se com a traqueia pela região inferior e ligando-se na cartilagem tireóidea pela região superior e na cartilagem aritenóidea pelas articulações sinoviais. A cartilagem cricóidea forma um anel completo de cartilagem com uma ampla superfície posterior, a lâmina, e um arco fino anterior, o que dá ao anel a forma de um anel de sinete (Fig. 21.3). Lateralmente, nas junções da lâmina e do arco, duas facetas articulares são viradas posterolateralmente para articulação com a cartilagem tireóidea. A superfície inferior da cartilagem cricóidea encontra-se no plano transversal e se liga na primeira cartilagem traqueal, enquanto a sua superfície posterior se inclina posterior e superiormente.

Cartilagem tireóidea

A cartilagem tireóidea é uma estrutura cartilaginosa maior do que a cartilagem cricóidea e encontra-se em uma região superior à cricoide. Ela é composta de duas cartilagens na forma de asas, ou aladas, que se juntam anteriormente formando uma proeminência familiar na garganta, denominada proeminência laríngea, ou "pomo de Adão". Vista de cima, a cartilagem tireóidea tem a forma de V, com a abertura voltada posteriormente (Fig. 21.4). O ângulo da cartilagem tireóidea nos homens é mais estreito, fazendo com que a proeminência laríngea fique mais saliente e as cordas vocais mais longas, contribuindo assim para um tom de voz mais grave nos homens. Estendendo-se superior e inferiormente a partir do aspecto posterior de cada asa estão as projeções que se articulam superiormente com o osso hioide, um osso em forma de U no ângulo da mandíbula, e inferiormente, com a cartilagem cricóidea (Fig. 21.5). A projeção inferior forma um encaixe em torno da cartilagem cricóidea semelhante ao encaixe para o tálus formado pela tíbia distal e a fíbula.

A inserção entre o osso hioide e a cartilagem tireóidea faz com que a cartilagem tireóidea se movimente com o osso hioide; quando o osso hioide se eleva, a cartilagem tireóidea se eleva, e quando o osso hioide é rebaixado, a cartilagem tireóidea é rebaixada. Em contraste, o movimento entre a cartilagem tireóidea e a cartilagem cricóidea pode ser independente ou uníssono. A elevação do osso hioide eleva a cartilagem cricóidea junto com a cartilagem tireóidea. Consequentemente, a elevação do osso hioide produz a elevação da laringe. A articulação de encaixe entre a cartilagem cricóidea e a cartilagem tireóidea permite que a cartilagem cricóidea se incline para cima ou para baixo em relação à cartilagem tireóidea, tanto quanto o tálus se inclina para cima ou para baixo na dorsiflexão ou na flexão plantar na articulação do tornozelo (Fig. 21.6).

416 Parte III   Cinesiologia da cabeça e da coluna

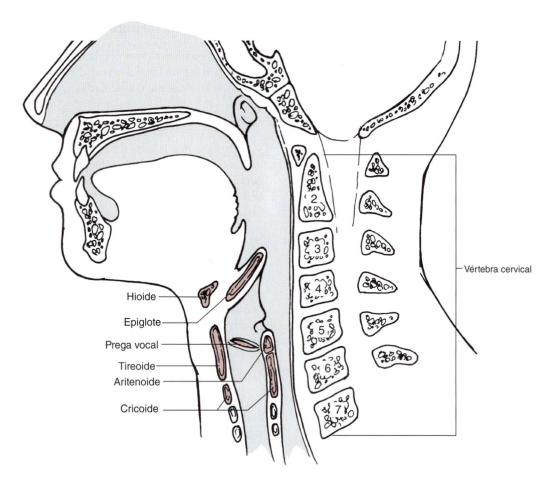

Figura 21.2 A laringe está localizada aproximadamente entre a terceira e a sexta vértebra cervical.

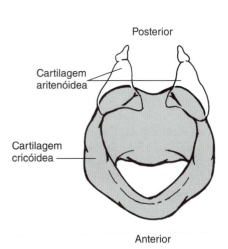

Figura 21.3 A cartilagem cricóidea é um anel de cartilagem com um arco fino anterior e uma grande lâmina posterior, o que faz com que a cartilagem cricóidea pareça um anel de sinete.

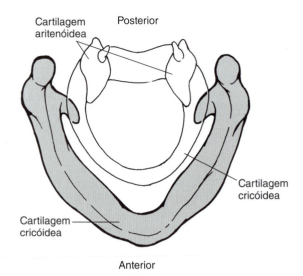

Figura 21.4 Na vista superior, a cartilagem tireóidea forma um ângulo que abre posteriormente. O aspecto anterior do ângulo é a proeminência da laringe, ou "pomo de Adão".

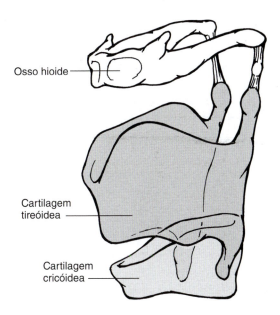

Figura 21.5 A cartilagem tireóidea se articula com o osso hioide superiormente e com a cartilagem cricóidea inferiormente por meio de seus cornos superior e inferior, respectivamente.

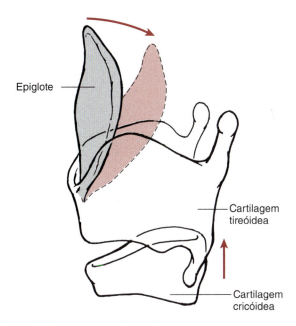

Figura 21.7 Movimento da epiglote. Quando a laringe se eleva, a epiglote se dobra passivamente sobre ela.

Epiglote

A epiglote é uma estrutura fibrocartilaginosa em forma de folha que se projeta pelo caule a partir da superfície posterior da proeminência laríngea da cartilagem tireóidea. As grandes porções planas se estendem superiormente em direção ao aspecto posterior da língua e do osso hioide, mas permanecem livres de qualquer anexo adicional. Quando a laringe se eleva na deglutição, a epiglote dobra-se posteriormente, formando uma tampa de proteção sobre ela e fazendo com que o bolo alimentar deglutido deslize sobre a epiglote até o esôfago (Fig. 21.7).

Cartilagem aritenóidea

Os pares de cartilagem aritenóidea repousam posteriormente na superfície da cartilagem cricóidea. São aproximadamente piramidais, suas bases repousam na cartilagem cricóidea e as pirâmides se projetam superiormente em direção ao aspecto posterior da cartilagem tireóidea (Fig. 21.8). Quando vista de cima, a base de cada cartilagem aritenóidea exibe uma leve forma de bumerangue com um processo vocal anterior e um processo muscular posterior e lateral.

A cartilagem aritenóidea articula-se com a cartilagem cricóidea por um tipo de deslizamento da articulação sinovial

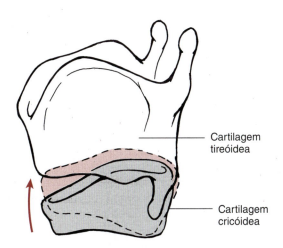

Figura 21.6 Movimento da cartilagem cricóidea em relação à cartilagem tireóidea. A cartilagem cricóidea gira em torno do eixo medial lateral dentro do encaixe formado pelos cornos inferiores da cartilagem tireóidea.

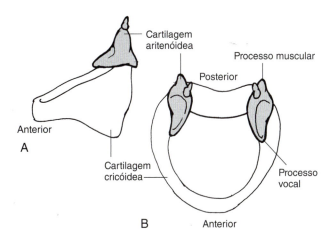

Figura 21.8 A. A vista lateral revela que as cartilagens aritenóideas são piramidais, com o ápice estendendo-se superiormente. **B.** A vista superior revela que a base das cartilagens aritenóideas possui a forma de bumerangue, com o processo vocal anteriormente e o processo muscular posterior e lateralmente.

suportado pela articulação da cápsula e do ligamento posterior cricotireóideos. As articulações permitem a rotação da cartilagem aritenóidea na cartilagem cricóidea em um plano transversal e deslizando em direção e para longe uma da outra. A inclinação da cartilagem cricóidea produz uma translação superior simultânea à medida que as cartilagens aritenóideas movem-se uma em direção à outra, ou fazem adução. Similarmente, as cartilagens aritenóideas deslizam inferiormente uma para longe da outra, ou fazem abdução (Fig. 21.9).

Cartilagens corniculada e cuneiforme

As cartilagens corniculada e cuneiforme são pequenas, em pares; a primeira repousa sobre o aspecto superior das cartilagens aritenóideas e a última é integrada nas dobras do tecido mole que envolvem a epiglote e se estendem até as cartilagens aritenóideas, as pregas ariepiglóticas. Elas fornecem suporte estrutural para a membrana mucosa que se alinha com a laringe e assim auxilia na proteção das vias aéreas.[22]

Pregas vocais

A função das pregas vocais é produzir som por meio de vibração, da mesma forma que a corda vibrante de um violino ou guitarra produz som (Fig. 21.10). As pregas vocais são as bordas mediais espessas de dois ligamentos largos que se conectam às cartilagens cricóidea, tireóidea e aritenóidea, conhecidos como ligamentos cricotireóideos. A borda medial de cada ligamento cricotireóideo é um tecido elástico espesso, a **corda vocal**, que é importante durante a vibração das pregas. Os pares das cordas vocais formam uma espécie de cortina que abre e fecha através da laringe e estão embebidas em uma faixa de mucosa. A abertura entre as duas pregas vocais é conhecida como **rima da glote**, através da qual o ar passa durante a respiração e vocalização e que se fecha durante a deglutição para proteger as vias aéreas. O controle dessa abertura entre as pregas vocais é fornecido pelos músculos intrínsecos da laringe e é a base para todas as funções da laringe.

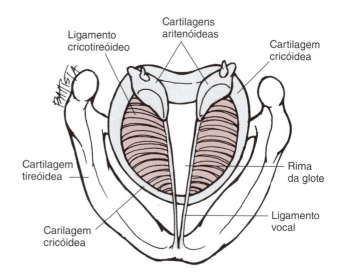

Figura 21.10 A vista superior revela que as pregas vocais são formadas por bordas mediais dos ligamentos cricotireóideos e são recobertas por membrana mucosa. A abertura entre as pregas vocais é conhecida como rima da glote.

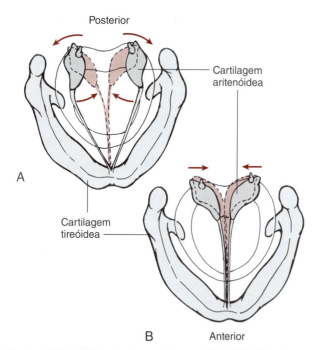

Figura 21.9 Movimento das cartilagens aritenóideas. **A.** As cartilagens aritenóideas giram medialmente e lateralmente na cartilagem cricóidea. **B.** As cartilagens aritenóideas fazem translação e produzem adução e abdução das dobras vocais.

Músculos intrínsecos da laringe

Os músculos extrínsecos da laringe são aqueles que a aumentam e diminuem e incluem os músculos supra e infrahióideo, respectivamente. Esses músculos serão discutidos mais detalhadamente no Capítulo 22. Os **músculos intrínsecos da laringe** encontram-se no interior da rede de cartilagem da laringe e não podem ser palpados. Esses músculos produzem movimentos discretos da cartilagem da laringe e contribuem para as funções únicas da laringe por meio da regulação do tamanho da rima da glote e da tensão das cordas vocais. Os músculos intrínsecos da laringe são o músculo cricotireóideo, os músculos cricoaritenóideos lateral e posterior, os músculos interaritenóideos transverso e oblíquo e o músculo tiroaritenóideo. Todos, exceto o músculo interaritenóideo transverso, são pareados. Muito do conhecimento sobre a função dos músculos intrínsecos da laringe é baseado em estudos anatômicos. Mais recentemente, o uso da endoscopia por imagem e eletromiografia tem avançado no entendimento do papel que esses músculos executam durante a deglutição e a vocalização.[18,24] Entretanto, dificuldades técnicas dessas medidas e os desafios no controle para a variabilidade normal da voz humana explicam por que o número de estudos disponíveis e o número total de indivíduos estudados permanecem uma fração das investigações úteis para o resto do sistema musculoesquelético.[13]

Músculos que fecham as cordas vocais

Os músculos que fecham, ou aduzem, as cordas vocais são os músculos interaritenóideos transverso e oblíquo e o músculo cricoaritenóideo lateral (Quadro 21.1 a 21.3) (Fig. 21.11). A adução das cordas vocais é importante na alteração do tom durante a fonação (descrito mais adiante neste capítulo). A adução também auxilia na proteção das vias aéreas durante a deglutição, contribuindo para o fechamento da laringe.

Ações dos músculos interaritenóideos transverso e oblíquo

AÇÃO MUSCULAR: MÚSCULOS INTERARITENÓIDEOS OBLÍQUO E TRANSVERSO

Ação	Evidência
Adução das cordas vocais	Comprobatória

Ambos os músculos interaritenóideos transverso e oblíquo mantêm as cartilagens aritenóideas juntas, produzindo adução das cordas vocais.[4] Os músculos interaritenóideos são ativados durante a fonação e a deglutição.[15] A elevação no tom da voz se correlaciona com o aumento na atividade dos músculos interaritenóideos. Esses músculos também servem como esfíncteres para proteger as vias aéreas durante a deglutição.[17]

QUADRO 21.1 Inserção muscular

Inserções e inervação do músculo interaritenóideo oblíquo

Inserções: superfície posterior do processo muscular de uma cartilagem aritenóidea para o ápice da cartilagem aritenóidea oposta.

Inervação: nervo da laringe recorrente, um ramo do nervo vago (nervo craniano X).

QUADRO 21.2 Inserção muscular

Inserções e inervação do músculo interaritenóideo transverso

Inserções: superfície posterior do processo muscular de ambas as cartilagens aritenóideas; este é o único músculo intrínseco não pareado da laringe.

Inervação: nervo laríngeo recorrente, um ramo do nervo vago (nervo craniano X).

QUADRO 21.3 Inserção muscular

Inserções e inervação do músculo cricoaritenóideo lateral

Inserções: borda superior do arco cricóideo anteriormente à superfície anterior do processo muscular da cartilagem aritenóidea no mesmo lado.

Inervações: nervo laríngeo recorrente, um ramo do nervo vago (nervo craniano X).

Ação dos músculos cricoaritenóideos laterais

AÇÃO MUSCULAR: MÚSCULOS CRICOARITENÓIDEOS LATERAIS

Ação	Evidência
Adução das cordas vocais	Comprobatória

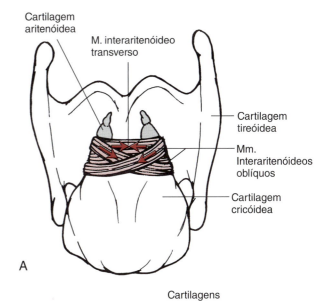

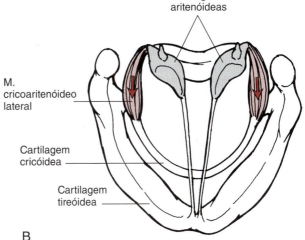

Figura 21.11 Os músculos que aduzem as pregas vocais incluem (**A**) interaritenóideo transverso, interaritenóideo oblíquo (vista posterior), e (**B**) músculo cricoaritenóideo lateral (vista superior).

Os músculos cricotireóideos laterais tracionam o processo muscular da cartilagem aritenóidea anteriormente, fazendo com que as cartilagens aritenóideas girem, movendo os processos vocais medialmente.[2,21,22] Portanto, a ação relatada dos músculos cricoaritenóideos laterais é a adução das cordas vocais. Estudos demonstram que os músculos cricoaritenóideos laterais participam da fala, contribuem para o aumento do tom e auxiliam na regulação da ressonância da voz.[4,11,18]

Músculos que abrem as cordas vocais

Apenas os músculos cricoaritenóideos posteriores ampliam a rima da glote (Quadro 21.4).

Ação dos músculos cricoaritenóideos posteriores

AÇÃO MUSCULAR: MÚSCULOS CRICOARITENÓIDEOS POSTERIORES

Ação	Evidência
Abdução das cordas vocais	Comprobatória

Assim como os cricoaritenóideos laterais, os cricoaritenóideos posteriores funcionam por meio da rotação das cartilagens aritenóideas (Fig. 21.12). Os músculos cricoaritenóideos posteriores tracionam os processos musculares posteriormente, movimentando assim os processos vocais lateralmente e produzindo abdução das cordas vocais. Estudos demonstram que os músculos cricoaritenóideos posteriores contraem-se ativamente durante a inspiração forçada, aparentemente para abrir as vias aéreas o máximo possível.[4-6,18,22] Também parece que os músculos cricoaritenóideos posteriores mantêm baixo nível de atividade na expiração, sugerindo que uma via aérea livre é mantida através do equilíbrio delicado entre a adução e a abdução dos músculos adjacentes.

Músculos que alteram a tensão das cordas vocais

A alteração da tensão das cordas vocais é um importante mecanismo para alterar o tom da voz.[3] Os músculos que alteram a tensão das cordas vocais são os músculos cricoaritenóideo e tireoaritenóideo.[2,3,8,23,24] (Quadros 21.5 e 21.6).

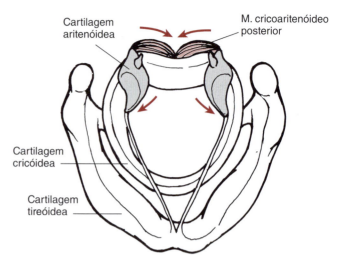

Figura 21.12 Os músculos cricoaritenóideos posteriores são os únicos músculos que abduzem as pregas vocais.

QUADRO 21.5 Inserção muscular

Inserções e inervação do músculo cricotireóideo

Inserções: aspectos anterior e posterior da superfície externa da cartilagem cricóidea passam posterior, superior e lateralmente na borda anterior do corno inferior da cartilagem tireóidea e na superfície posterior da borda inferior da lâmina tireóidea.

Inervação: ramo da laringe externo do nervo superior a partir do nervo vago (nervo craniano X).

Ação do músculo cricotireóideo

AÇÃO MUSCULAR: MÚSCULO CRICOTIREÓIDEO

Ação	Evidência
Tensão das cordas vocais	Comprobatória
Adução das cordas vocais	Conflitante

O músculo cricotireóideo produz movimentos entre as cartilagens cricóidea e tireóidea pela elevação do arco ante-

QUADRO 21.4 Inserção muscular

Inserções e inervação do músculo cricoaritenóideo posterior

Inserções: superfície posterior da lâmina cricóidea no processo muscular da cartilagem aritenóidea do mesmo lado.

Inervação: ramo laríngeo recorrente do nervo vago (nervo craniano X).

QUADRO 21.6 Inserção muscular

Inserções e inervação do músculo tireoaritenóideo

Inserções: superfície posterior do ângulo da cartilagem tireóidea até a superfície anterolateral da cartilagem aritenóidea ao longo do processo vocal; as fibras mais mediais, que se ligam à ponta do processo vocal e ao ligamento vocal, constituem o chamado músculo vocal.

Inervações: nervo laríngeo recorrente, um ramo do nervo vago (nervo craniano X).

rior da cartilagem cricóidea, fazendo com que o aspecto posterior da cartilagem incline inferiormente na cartilagem tireóidea[25] (Fig. 21.13). A inclinação posterior move as cartilagens aritenóideas que repousam na cartilagem cricóidea posterior e inferiormente, colocando as cordas vocais em estiramento e elevação.[3,9,19,23,26] Não há um acordo claro sobre o papel do músculo cricóideo na abertura e no fechamento das cordas vocais. Alguns investigadores relatam atividade durante a inspiração, sugerindo que o músculo participa na abdução da corda vocal.[24] Outros sugerem que o músculo aduz as cordas vocais porque a tensão nas cordas vocais tende a puxar as cartilagens aritenóideas uma em direção à outra (adução).[22] Atividade rítmica também é relatada na respiração, entretanto, o significado dessa atividade permanece desconhecido.[24] Poletta et al. relataram atividade cricotireóidea durante a abertura e o fechamento das cordas vocais em funções respiratórias como tossir e fungar.[18] Esses e outros autores sugerem que a função do músculo cricotireóideo possa ser maior no fortalecimento das cordas vocais do que na adução ou abdução.[4]

Ação do músculo tireoaritenóideo

AÇÃO MUSCULAR: MÚSCULO TIREOARITENÓIDEO

Ação	Evidência
Tensão das cordas vocais (*vocalis*)	Comprobatória
Adução das cordas vocais (*muscularis*)	Comprobatória

O músculo tireoaritenóideo é um músculo complexo e pouco estudado que se encontra dentro das pregas vocais (Fig. 21.14). Ele é formado por um segmento lateral e um medial.[4,20] O segmento medial, também conhecido como músculo vocal, se liga diretamente na corda vocal, e é esta porção que afeta diretamente a tensão no interior da corda

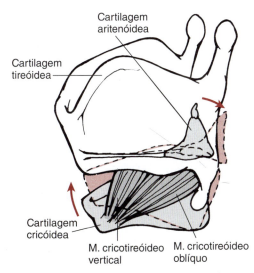

Figura 21.13 A contração do músculo cricotireóideo eleva o arco da cartilagem cricóidea, empurrando a lâmina posteriormente e estendendo as pregas vocais.

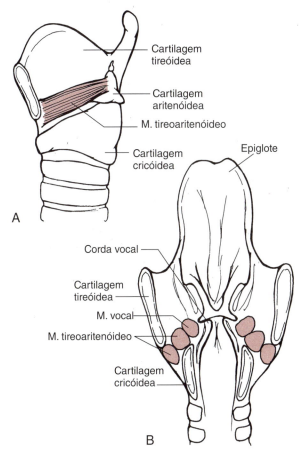

Figura 21.14 O músculo tireoaritenóideo. **A.** A visão medial revela que o músculo tireoaritenóideo está inserido na prega vocal. **B.** A visão posterior da corda vocal mostra que a porção mais medial do músculo tireoaritenóideo é o músculo vocal, que provoca tensão na prega vocal.

vocal. A ação relatada da porção vocal do músculo tireoaritenóideo é a de aumentar a tensão da corda vocal. Assim como com o músculo cricotireóideo, a atividade aumentada do músculo tireoaritenóideo se assemelha ao aumento no tom.[9,11,15,23] O músculo vocal também pode contribuir ligeiramente para a abdução das cordas vocais.[4]

A porção lateral do músculo tireoaritenóideo é conhecida como *muscularis*. Estudos sugerem que essa porção contribui significativamente na adução das cordas vocais.[4] Essa análise auxilia a explicar os achados de que o músculo tireoaritenóideo também se contrai durante a deglutição, auxiliando aparentemente no fechamento da laringe para a proteção das vias aéreas.[15,17]

MECANISMOS DA PRODUÇÃO DA VOZ

A produção da voz humana, ou **fonação**, ocorre como resultado da vibração das pregas vocais pelo ar que é forçado a passar por elas a partir do sistema respiratório. A formação das palavras com base nos sons é o resultado da contribuição da boca, laringe e faringe. A intensidade e o volume do som são influenciados pela velocidade e pressão da passagem do ar pelas pregas, as quais são afetadas pela atividade dos músculos abdominais. Assim, a comunicação oral necessita de atividades coordenadas de vários componentes do sistema musculoesquelético.

Fonação

Fonação é o ato de produzir sons por meio da vibração das pregas vocais, o que é semelhante à produção de tons pela vibração das cordas de uma guitarra, mas mais complexo.[14,22,23] Os mecanismos básicos que alteram o som humano podem ser compreendidos comparando-os com os métodos utilizados para alterar o tom de qualquer instrumento de corda. Os principais mecanismos para alterar o tom de uma nota de guitarra são alterações na tensão, no comprimento e na espessura de uma corda. O aumento da tensão de uma corda eleva o tom, enquanto o aumento do comprimento e da espessura da corda diminui o tom. Assim, as pregas vocais mais espessas no homem produzem a voz com um tom mais baixo. A rouquidão que acompanha uma laringite demonstra o efeito do espessamento nas cordas vocais, uma vez que o inchaço das cordas produz a voz rouca, com tom baixo. As alterações instantâneas de tom que ocorrem durante a fala normal são produzidas por alterações na tensão das cordas vocais e no tamanho da rima da glote como resultado da atividade do músculo intrínseco.

O aumento na tensão das cordas vocais eleva o tom da voz assim como nas cordas da guitarra. Assim, a contração dos músculos cricotireóideo e vocal auxilia no aumento do tom.[3,8] Vibrações nas pregas vocais também contribuem para tênues variações no tom. Alterações na largura da rima da glote também afetam o tom; a adução das cordas vocais estreita a rima da glote e eleva o tom. A pressão da expiração do ar que passa através das pregas vocais também afeta o tom produzindo mudanças no padrão de vibração das pregas vocais. Isso ajuda a explicar por que cantores devem aprender a utilizar os músculos abdominais para controlar a pressão do ar enquanto cantam.[16,23]

Todos os sons de vogal e vários de consoante necessitam da vibração das cordas vocais. Entretanto, nem todos os sons na fala envolvem o uso das cordas vocais. Consoantes surdas são consoantes cujo som não necessita da vibração das cordas vocais. Esses sons são produzidos tipicamente com as cordas vocais abduzidas pelo músculo cricoaritenóideo posterior.[10] O som da letra "l" ou "b" requer vibração, e, consequentemente, essas letras são descritas como **consoantes sonoras**. Consoantes surdas incluem "p", "t" e "s".

Ressonância e pronúncia

Fonação é um dos componentes da fala normal. Qualquer um que tenha assistido a um filme mudo sabe que o movimento dos lábios em geral é suficiente para a comunicação. Similarmente, a comunicação verbal de um indivíduo surdo desde nascença muitas vezes não tem a **ressonância** variada e a **pronúncia** precisa que caracteriza a maior parte da comunicação verbal. A ressonância de uma voz é produzida pelo movimento do ar no interior dos espaços da laringe e da faringe, nasal e oral. Os músculos que alteram a rima da glote auxiliam a modular a ressonância da voz pela modificação do tamanho das câmaras da laringe.[11] Os cantores sabem que alterar o tamanho e a forma da boca e da faringe também possui um efeito no som emitido. Qualquer um que já tenha tido um resfriado e ficou com o nariz congestionado sabe que o nariz tem importante participação na voz. A perda da ressonância no interior da cavidade nasal produz a voz característica de "resfriado no nariz", situação em que a voz exibe pouca ou nenhuma ressonância nasal.

A contração dos músculos da boca e nariz (descritos no Cap. 20) e dos músculos da língua e palato mole (descritos no Cap. 22) produz mudanças sutis na ressonância por alterar a contribuição do nariz e do volume da cavidade oral. De forma semelhante, os músculos supra-hióideo e infra-hióideo produzem alterações no tamanho e formato dos espaços da laringe e da faringe, produzindo mais alterações na ressonância.[12,22]

Outra importante influência na ressonância é a pressão do fluxo de ar que passa pelas cordas vocais. A qualidade do fluxo de ar depende do estado do sistema respiratório e da musculatura abdominal. A contração dos músculos abdominais, particularmente do transverso do abdome e dos músculos oblíquos externo e interno, eleva a pressão abdominal, o que aumenta a força de expiração. O aumento da pressão do fluxo de ar aumenta o volume da voz e permite que a pessoa projete sua voz, uma habilidade essencial para cantores e oradores.

Relevância clínica

O papel do controle do fôlego no discurso – relato de caso: O primeiro caso envolve uma mulher de 35 anos de idade que foi acompanhada por uma equipe multidisciplinar para reabilitação após uma lesão na cabeça. A paciente apresentava vários problemas funcionais incluindo problemas na fala e redução do equilíbrio ao caminhar. Seus problemas na fala incluíam comprometimento na vocalização com dificuldade de projetar a voz, produzindo uma qualidade de voz ofegante. O terapeuta, cujo principal foco de tratamento foram os problemas locomotores, colaborou com o fonoaudiólogo para implementar um programa de exercícios para os músculos abdominais com o objetivo de melhorar a projeção e o volume da voz. Um entendimento mútuo dos mecanismos da projeção da voz permitiu aos terapeutas desenvolver um regime de tratamento coordenado para o objetivo comum de melhorar o volume e a projeção da voz.

O segundo caso envolve uma criança de 5 anos de idade com tetraplegia espástica que iniciou o tratamento com uma equipe multidisciplinar. Um objetivo importante do tratamento foi melhorar a habilidade de comunicação, incluindo a comunicação oral. No momento da avaliação o paciente conseguia verbalizar apenas três sílabas entre cada respiração. A criança também apresentava controle deficiente do tronco, e o terapeuta modificava sua cadeira de rodas para melhorar a estabilidade do tronco dela, o que também facilitou a melhora no controle da respiração. Com a melhora do controle da respiração foi possível aprimorar a comunicação oral, e os terapeutas colaboraram com especialistas em fala e linguagem para avaliar as melhoras no controle da respiração e comunicação oral.

Como a ressonância, a articulação e a pronúncia utilizam estruturas além da própria laringe. Os músculos da expressão facial, especialmente os músculos dos lábios e do nariz, são importantes na produção da vários sons da linguagem.[7] Pacientes com paralisia do nervo facial, como a paralisia de Bell (descrita no Cap. 20), frequentemente apresentam anormalidades na fala, que resultam do controle inadequado dos lábios e bochechas. Os músculos intrínsecos e extrínsecos da língua também são essenciais para a pronúncia precisa de sons e sílabas.[1] A posição da língua produz a distinção entre os sons "d" e "g", e a forma da língua contribui para diferentes sons como o "d" e o "l". Assim, o sucesso da vocalização requer uma coordenação precisa dos músculos da laringe, faringe, do palato mole, nariz e da boca, assim como dos músculos abdominais.

Anormalidades comuns na produção da voz

O diagnóstico e o tratamento dos problemas da voz são o objetivo dos especialistas em fala e linguagem, mas também são úteis para os especialistas em neuromusculoesquelética apreciar os problemas típicos da voz. Problemas da voz baseados na disfunção dentro do aparelho da produção da voz podem ser categorizados como vozes **hiperfuncional** ou **hipofuncional**. Uma voz hiperfuncional resulta do uso demasiado e é encontrada em indivíduos que usam suas pregas vocais de forma prolongada e violenta, como as líderes de torcida. Gritos prolongados resultam em contato repetido e forçado entre as pregas vocais e podem levar ao surgimento de nódulos nas próprias pregas. Indivíduos que limpam frequentemente a garganta podem desenvolver um trauma semelhante nas pregas vocais. Durante a campanha presidencial dos EUA, antes da eleição de 1992, o então candidato William Clinton teve trauma nas suas pregas vocais após o período de campanha e pouco sono. Como resultado, sua voz tornou-se rouca e finalmente necessitou de alguns dias de pausa dos discursos.

Vozes hipofuncionais são caracterizadas por um tom baixo, incapacidade de manter um tom constante e rouquidão. Fraqueza nos músculos da laringe produz uma voz hipofuncional e é comumente encontrada em indivíduos que sofreram acidente vascular cerebral ou traumatismo craniano. A produção de fala nesses indivíduos pode ser comprometida ainda mais pela fraqueza da língua e dos músculos de expressão facial.

Resumo

Este capítulo apresenta uma breve revisão das estruturas da laringe e dos músculos intrínsecos que a controlam e fornece uma revisão dos mecanismos de produção da voz. A vibração das pregas vocais produz voz da mesma forma que a vibração das cordas de uma guitarra produz uma nota musical. Os músculos intrínsecos da laringe modificam o tom da voz por meio da modificação da abertura entre as pregas vocais e a rima da glote e também alteram a tensão no interior da prega. O estreitamento da rima da glote e o aumento da tensão das pregas vocais elevam o tom, enquanto o aumento da amplitude da rima da glote e a redução na tensão das pregas vocais diminuem o tom.

Os músculos da expressão facial, a língua, a faringe e os músculos da respiração também possuem importante contribuição na qualidade da fala, particularmente por modificarem a ressonância e pronúncia. As ações dos lábios e da língua permitem a pronúncia de sons específicos da fala. A ressonância da voz é modificada por alterações na passagem do fluxo de ar pelas pregas vocais, controladas pelos músculos abdominais e pelo volume nas câmaras por onde o fluxo de ar passa, incluindo a boca e o nariz. Os músculos da expressão facial e o palato mole auxiliam no controle dessas câmaras e contribuem para mudanças na ressonância.

Portanto, a fala resulta de uma complexa interação de músculos por toda a cabeça, pescoço e tronco. Especialistas em reabilitação possuem experiência que pode auxiliar especialistas em fala e linguagem a melhorar a comunicação verbal do indivíduo, facilitando a função da contribuição dos componentes musculoesqueléticos, incluindo a musculatura do tronco, os músculos da expressão facial e os músculos da língua, palato mole e laringe.

Referências bibliográficas

1. Dworkin JP, Aronson AE: Tongue strength and alternate motion rates in normal and dysarthric subjects. J Commun Disord 1986; 115–132.
2. Farley GR: A biomechanical laryngeal model of voice F0 and glottal width control. J Acoust Soc Am 1996; 100: 3794–3812.
3. Hsiao TY, Solomon NP, Luschei ES, Titze IR: Modulation of fundamental frequency by laryngeal muscles during vibrato. J Voice 1994; 8: 224–229.
4. Hunter EJ, Titze IR, Alipour F: A three-dimensional model of vocal fold abduction/adduction. J Acoust Soc Am 2004; 115: 1747–1759.
5. Kuna ST, Smickley JS, Insalaco G: Posterior cricoarytenoid muscle activity during wakefulness and sleep in normal adults. J Appl Physiol 1990; 68: 1746–1754.
6. Kuna ST, Smickley JS, Insalaco G, Woodsen GE: Intramuscular and esophageal electrode recordings of posterior cricoarytenoid activity in normal subjects. J Appl Physiol 1990; 68: 1739–1745.
7. Leanderson R, Persson A, Ohman S: Electromyographic studies of facial muscle activity in speech. Acta Otolaryngol 1971; 72: 361–369.
8. Lindestad PA, Fritzell B, Persson A: Evaluation of laryngeal muscle function by quantitative analysis of the EMG interference pattern. Acta Otolaryngol 1990; 109: 467–472.
9. Lindestad PA, Fritzell B, Persson A: Quantitative analysis of laryngeal EMG in normal subjects. Acta Otolaryngol 1991; 111: 1146–1152.
10. Lofqvist A, Baer T, McGarr NS, Story RS: The cricothyroid muscle in voicing control. J Acoust Soc Am 1989; 85: 1314–1321.
11. Lofqvist A, McGarr NS, Honda K: Laryngeal muscles and articulatory control. J Acoust Soc Am 1984; 76: 951–954.
12. Lovetri J, Lesh S, Woo P: Preliminary study on the ability of trained singers to control the intrinsic and extrinsic laryngeal musculature. J Voice 1999; 13: 219–226.

13. Ludlow CL, Yeh J, Cohen LG, et al.: Limitations of electromyography and magnetic stimulation for assessing laryngeal muscle control. Ann Otol Rhinol Laryngol 1994; 103: 16–27.
14. Maurer D, Hess M, Gross M: High-speed imaging of vocal fold vibrations and larynx movements within vocalizations of different vowels. Ann Otol Rhinol Laryngol 1996; 105: 975–981.
15. McCulloch TM, Perlman AL, Palmer PM, Van Daele DJ: Laryngeal activity during swallow, phonation, and the Valsalva maneuver: an electromyographic analysis. Laryngoscope 1996; 106: 1351–1358.
16. Perkins WH, Yanagihara N: Parameters of voice production. I. Some mechanisms for the regulation of pitch. J Speech Hear Res 1968; 11: 246–267.
17. Perlman AL, Palmer PM, McCulloch TM, Van Daele DJ: Electromyographic activity from human laryngeal, pharyngeal, and submental muscles during swallowing. J Appl Physiol 1999; 86: 1663–1669.
18. Poletto CJ, Verdun LP, Strominger R, Ludlow CL: Correspondence between laryngeal vocal fold movement and muscle activity during speech and nonspeech gestures. J Appl Physiol 2004; 97: 858–866.
19. Roubeau B, Chevrie-Muller C, Lacau Saint Guily J: Electromyographic activity of strap and cricothyroid muscles in pitch change. Acta Otolaryngol 1997; 117: 459–464.
20. Sanders I, Han Y, Rai S, Biller HF: Human vocalis contains distinct superior and inferior subcompartments: possible candidates for the two masses of vocal fold vibration. Ann Otol Rhinol Laryngol 1998; 107: 826–833.
21. Sanders I, Mu L, Wu BL, Biller HF: The intramuscular nerve supply of the human lateral cricoarytenoid muscle. Acta Otolaryngol 1993; 113: 679–682.
22. Sasaki CT, Isaacson G: Functional anatomy of the larynx. Otolaryngol Clin North Am 1998; 21: 595–612.
23. Titze IR: Current topics in voice production mechanisms. Acta Otolaryngol 1993; 113: 421–427.
24. Wheatley JR, Brancatisano A, Engel LA: Respiratory-related activity of cricothyroid muscle in awake normal humans. J Appl Physiol 1991; 70: 2226–2232.
25. Williams P, Bannister L, Berry M, et al.: Gray's Anatomy, The Anatomical Basis of Medicine and Surgery, Br. Ed. London: Churchill Livingstone, 1995.
26. Yanagihara N, Von Leden H: The cricothyroid muscle during phonation. Ann Otol Rhinol Laryngol 1966; 75: 987–1006.

CAPÍTULO 22

Mecânica e patomecânica da deglutição

SUMÁRIO

Percurso do alimento: da boca ao estômago 426
Músculos da boca 426
    Músculos da língua 427
    Músculos do palato mole 429
    Músculo da faringe 430
    Músculos supra-hióideos 431
    Músculos infra-hióideos 433
    Músculos intrínsecos da laringe 433
Sequência normal de deglutição 433
    Fase oral 435
    Fase da faringe 435
    Fase do esôfago 436
Anormalidades comuns na deglutição 437
    Deficiências na fase oral preparatória 437
    Deficiências na fase oral 437
    Deficiências na fase da faringe 437
    Deficiências na fase do esôfago 437
    Sinais de deficiência na deglutição 437
Resumo 438

A disfunção na deglutição, conhecida como **disfagia**, é uma doença com potencial risco de vida. O perigo associado com disfunções na deglutição é a possibilidade de **asfixia** ou **aspiração**, que é a entrada de sólidos ou líquidos, incluindo a saliva, nas vias aéreas. A aspiração de substâncias estranhas, incluindo bactérias, nos pulmões pode levar à **pneumonia de aspiração**, uma das principais causas de morte em idosos.[17,19,21] O entendimento dos mecanismos básicos da deglutição prepara os clínicos para identificar indivíduos que estão enfrentando problemas de deglutição e indicar a esses pacientes profissionais qualificados para avaliar e implementar, se for necessário, um tratamento.

Nos Estados Unidos, diferentes tipos de profissionais da saúde podem participar da avaliação e tratamento de indivíduos com disfagia, incluindo otorrinolaringologista, gastroenterologista, especialistas em fala e linguagem, terapeutas ocupacionais e, menos frequentemente, fisioterapeutas. Por causa da ameaça potencial associada com a disfagia, qualquer especialista em reabilitação que entre em contato com pacientes que talvez tenham problemas de deglutição precisa ao menos de informações básicas com relação aos mecanismos da deglutição, mesmo que esse clínico não trate a disfagia diretamente. A necessidade dos clínicos de conhecimento básico das funções e disfunções da deglutição é ainda mais crítica, considerando a tendência na saúde de acompanhar pacientes doentes em seus domicílios, frequentemente por um único clínico. O clínico que executa o tratamento deve ser capaz de reconhecer sinais de deficiências de deglutição para poder dar os encaminhamentos necessários aos cuidados adequados ao paciente.

Relevância clínica

Relato de caso: Uma família solicitou um especialista para um paciente que estava passando por um aumento na dificuldade de andar e havia caído várias vezes. Um especialista em deficiências de locomoção foi ver o paciente e, ao chegar, o paciente estava almoçando. O terapeuta aguardou o paciente comer e observou que ele tossia após cada deglutição. O terapeuta questionou a família e foi informado que a tosse era comum quando ele comia, mas parecia diminuir logo após a refeição. Após o término do almoço do paciente, o terapeuta avaliou sua locomoção e instruiu ele e os familiares sobre um programa de exercícios domiciliares. Após deixar o paciente, o terapeuta procurou o responsável que havia solicitado a consulta, relatou o incidente da tosse e solicitou que fosse feita uma avaliação da função de deglutição do paciente. Um contato para acompanhamento revelou que o paciente tinha sido hospitalizado por disfagia e testes adicionais e intervenções estavam sendo realizados.

Esse caso demonstra que o conhecimento sobre deglutição fez com que terapeuta reconhecesse um importante sinal de dificuldade de deglutição, tosse relacionada com alimentação. O terapeuta foi capaz de informar ao responsável, que auxiliou a família a ter acesso a serviços adequados. A dificuldade na deglutição era um problema bem maior do que o problema de locomoção e tinha prioridade no regime de tratamento do paciente.

O foco deste capítulo é apresentar os mecanismos básicos do ato de engolir, também conhecido como **deglutição**, para que o clínico possa avaliar todo o processo e as estruturas que participam do evento da deglutição. Especificamente, os objetivos deste capítulo são:

- descrever brevemente as partes do canal alimentar que participam da deglutição;
- apresentar os músculos ativos no processo de deglutição;
- descrever a série de eventos que abrangem a deglutição;
- descrever os sinais clínicos comuns de problemas na deglutição.

Percurso do alimento: da boca ao estômago

O canal alimentar – o caminho pelo qual o alimento é ingerido, processado e eliminado – consiste na boca, faringe, esôfago, estômago e intestino e glândulas associadas. O trato alimentar superior divide muitas de suas estruturas com o **trato respiratório** superior (Fig. 22.1). Os dois tratos se separam na altura da laringe. O desafio da deglutição é enviar o conteúdo da boca para o esôfago, e estômago sem permitir que ele entre em áreas exclusivas da respiração, incluindo o nariz e a traqueia. O músculo esquelético move o alimento da boca para o esôfago, no qual o músculo liso causa mais propulsão em todo o canal alimentar até que o processo de eliminação de qualquer resíduo se inicie.

O alimento entra na boca e é preparado para ser transmitido pelo trato alimentar. É então impulsionado para a orofaringe, e atividade muscular é necessária para impedir qualquer progressão para a nasofaringe. A partir da orofaringe o conteúdo é levado da laringofaringe para o esôfago. O músculo esquelético protege a laringe e as estruturas primárias do aparelho respiratório, e um esfíncter protege a entrada do esôfago. Os músculos que auxiliam no transporte dos conteúdos orais ao estômago serão discutidos neste capítulo. Os músculos que são específicos da laringe foram discutidos no capítulo anterior. É importante salientar que a maioria dos músculos que preparam o alimento para a deglutição e, em seguida, propulsionam-no para o canal alimentar também participa da fala. Os músculos da expressão facial discutidos no Capítulo 20 e os músculos da laringe discutidos no Capítulo 21 também participam da deglutição, e os músculos da língua e da faringe descritos neste capítulo também participam da fala.

Músculos da boca

As funções realizadas pela boca são:

- preparação da comida ingerida em uma massa maleável arredondada, ou **bolo alimentar**, a partir do conteúdo da boca, ou **ingerido**;
- localização do bolo em uma posição que permite a transmissão eficiente para a orofaringe, evitando que o conteúdo vaze para nariz;
- articulação, enunciação e modulação da ressonância vocal criando os sons específicos da voz e da linguagem (o Cap. 21 descreve essas funções de forma mais completa).

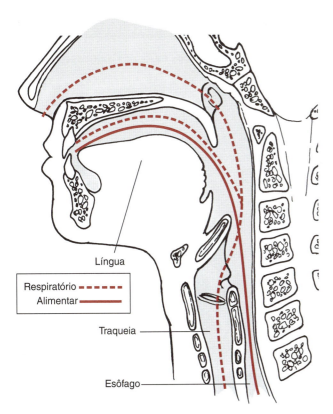

Figura 22.1 O trato alimentar superior é formado pela boca, pela faringe e pelo esôfago. O trato respiratório compartilha a boca e a faringe com o trato alimentar.

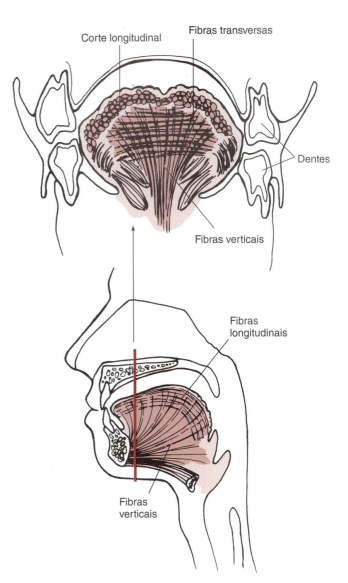

Figura 22.2 Os músculos intrínsecos da língua são constituídos por feixes mediais laterais, feixes longitudinais e feixes que saem da superfície inferior (ventral) para a superior (dorsal).

Os líquidos se localizam na língua, formando um bolo líquido antes de ser transmitido para a orofaringe. O alimento sólido é transformado em bolo por meio da mastigação, ou trituração, pelos músculos da trituração (discutidos mais detalhadamente no Cap. 24). Esses músculos elevam a mandíbula para moer e amolecem o alimento. Os músculos dos lábios e o bucinador também participam da preparação do bolo, mantendo-o dentro da cavidade oral por meio do fechamento da boca e da compressão das bochechas para manter o alimento entre os dentes. Os músculos da língua auxiliam o bucinador a posicionar o bolo alimentar durante a trituração e então movem-no para a orofaringe enquanto os músculos do palato mole fecham a nasofaringe. Os músculos da língua e do palato mole serão descritos a seguir.

Músculos da língua

A língua é um órgão muscular que se insere na mandíbula e no osso hioide, um osso sesamoide em forma de U que se liga posteriormente ao ângulo da mandíbula. A língua é formada por **músculos intrínsecos**, que dão sua forma, e **músculos extrínsecos**, que a movimentam (Fig. 22.2). A língua manipula o conteúdo da boca, permitindo que os músculos da trituração possam processar o alimento. A comida é amassada e transformada em um bolo maleável. Então, a língua se transforma em uma rampa sobre a qual o alimento desliza em direção a orofaringe.

Músculos intrínsecos da língua

Os músculos intrínsecos da língua se ligam a feixes que correm transversal, longitudinal e verticalmente da superfície ventral (embaixo) para a dorsal (em cima)[38] (Quadro 22.1).

Ações

Os músculos intrínsecos mudam o formato da língua.

AÇÃO MUSCULAR: FIBRAS LONGITUDINAIS

Ação	Evidência
Encurtar a língua	Comprobatória
Ondular a língua para cima ou para baixo	Comprobatória

QUADRO 22.1 Inserção muscular

Inserções e inervação dos músculos intrínsecos da língua

Fibras longitudinais

Inserção: a partir do osso hioide e tecido fibroso na base da língua para a cobertura da mucosa anteriormente para os lados e ponta da língua.

Inervação: nervo hipoglosso (nervo craniano XII).

Fibras transversais

Inserção: a partir do septo fibroso que atravessa todo o comprimento da língua para a cobertura da mucosa ao longo dos lados da língua.

Inervação: nervo hipoglosso (nervo craniano XII).

Fibras verticais

Inserção: a partir da cobertura dorsal da mucosa para a cobertura da mucosa na superfície ventral da língua.

Inervação: nervo hipoglosso (nervo craniano XII).

Palpação: embora a língua seja facilmente palpada, os músculos intrínsecos não podem ser palpados individualmente.

QUADRO 22.2 Inserção muscular

Inserções e inervação dos músculos extrínsecos da língua

Genioglosso

Inserção: a superfície dorsal da linha mediana da mandíbula para o osso hioide e o músculo médio constritor da faringe e para a superfície ventral inteira da língua.

Inervação: nervo hipoglosso (nervo craniano XII).

Hioglosso

Inserção: o osso hioide para o aspecto lateral da língua.

Inervação: nervo hipoglosso (nervo craniano XII).

Estiloglosso

Inserção: o processo estiloide do osso temporal para o aspecto dorsolateral da língua.

Inervação: nervo hipoglosso (nervo craniano XII).

Palatoglosso

Inserção: os tendões dos músculos tensores do véu palatino no palato mole para as laterais da língua.

Inervação: plexo da faringe do nervo vago (nervo craniano X).

Palpação: o genioglosso pode ser palpado intraoralmente na região embaixo da língua

---

AÇÃO MUSCULAR: FIBRAS TRANSVERSAIS

Ação	Evidência
Alongar a língua	Comprobatória
Estreitar a língua	Comprobatória

AÇÃO MUSCULAR: FIBRAS VERTICAIS

Ação	Evidência
Achatar a língua	Comprobatória
Aumentar a amplitude da língua	Comprobatória

Esses músculos juntos permitem à língua uma ampla gama de formas que são essenciais para a progressão do alimento para a orofaringe. A diversidade das formas também contribui para a articulação das palavras, auxiliando na criação das diferenças nos sons entre as letras "d" e "l" ou entre "e" e "i".[9,10,36]

Músculos extrínsecos da língua

Os músculos extrínsecos da língua movimentam-na, mas também influenciam na sua forma[36,38] (Quadro 22.2) (Fig. 22.3). Os músculos extrínsecos da língua são essenciais para empurrar o bolo para a orofaringe. Eles também participam da fala por meio do posicionamento da língua para criar a diferença entre vogais e consoantes.[27]

Ações

AÇÃO MUSCULAR: GENIOGLOSSO

Ação	Evidência
Projetar a língua	Comprobatória
Deprimir o centro da língua	Comprobatória
Desviar a língua para o lado oposto	Comprobatória

AÇÃO MUSCULAR: HIOGLOSSO

Ação	Evidência
Deprimir a língua	Comprobatória
Retrair a língua	Inadequada

AÇÃO MUSCULAR: ESTILOGLOSSO

Ação	Evidência
Elevar e retrair a língua	Comprobatória

AÇÃO MUSCULAR: PALATOGLOSSO

Ação	Evidência
Elevar a parte posterior da língua	Comprobatória

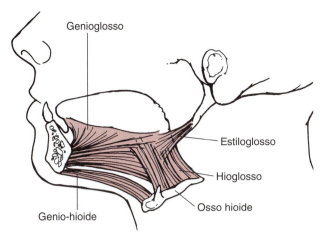

Figura 22.3 Os músculos extrínsecos da língua incluem o genioglosso, hioglosso, estiloglosso e palatoglosso (não mostrado).

Ao elevar a parte posterior da língua, o palatoglosso separa a cavidade oral da orofaringe. Os músculos da língua produzem grande força para mover o bolo na boca durante a trituração e, em seguida, auxiliam na sua propulsão para a orofaringe. Forças maiores que 15 N (aproximadamente 1,5 kg) são observadas na língua durante a deglutição de sólidos.[28] Embora seja impossível testar a força dos músculos da língua isoladamente, a força do movimento da língua é facilmente medida. São relatadas forças de propulsão de pico acima de 3 kg (6,6 lb), maiores em homem do que em mulheres.[10] As forças de pico relatadas de desvio lateral da esquerda para a direita são aproximadamente iguais entre si, mas levemente menores do que as da protrusão.

Músculos do palato mole

O palato mole é uma parede de tecido mole que se projeta a partir da borda do palato duro e é recoberto por tecido da mucosa. Na borda inferior existe uma projeção central, a úvula, que fica suspensa em direção à língua. Fechados dentro do palato mole há dois pares de músculos encontrados em suas extensões laterais, o véu palatino levantador e tensor (Quadro 22.3) (Fig. 22.4). Os músculos uvulares se ligam à porção central do palato mole, projetando a própria úvula.

Levantador do véu palatino

AÇÃO MUSCULAR: LEVANTADOR DO VÉU PALATINO

Ação	Evidência
Elevar o palato mole	Comprobatória
Puxar o palato mole posteriormente	Comprobatória

A elevação do véu palatino é importante para o fechamento da nasofaringe durante a deglutição (Figs. 22.5 e 22.6). O músculo também fecha a nasofaringe em vários graus durante a fala.

QUADRO 22.3 Inserção muscular

Inserções e inervação dos músculos do palato mole

Levantador do véu palatino

Inserção: osso temporal, bainha carótida e duto auditório para o músculo levantador do véu palatino através da aponeurose palatina no palato mole.

Inervação: plexo da faringe do nervo vago (nervo craniano X).

Tensor do véu palatino

Inserção: o osso esfenoide e o duto auditório para a aponeurose palatina do palato mole.

Inervação: ramo mandibular do nervo trigêmeo (nervo craniano V).

Músculo da úvula

Inserção: o osso palatino do palato duro e a aponeurose palatina do palato mole da cobertura da mucosa da úvula.

Inervação: plexo da faringe do nervo vago (nervo craniano X).

Palatofaríngeo

Inserção: a aponeurose palatina e a cobertura da mucosa do palato mole para a superfície posterior da cartilagem tireóidea e paredes da faringe.

Inervação: plexo da faringe do nervo vago (nervo craniano X).

Palpação: o movimento do palato mole pode ser facilmente visualizado, mas a palpação direta não é possível.

Tensor do véu palatino

AÇÃO MUSCULAR: TENSOR DO VÉU PALATINO

Ação	Evidência
Puxar o palato mole	Comprobatória

Quando ambos os músculos tensores do véu palatino contraem-se juntos, eles comprimem o palato mole e podem auxiliar no fechamento da nasofaringe.

Músculo da úvula

AÇÃO MUSCULAR: MÚSCULO DA ÚVULA

Ação	Evidência
Retrair a úvula	Comprobatória

Pela retração da úvula, o músculo da úvula auxilia no fechamento da nasofaringe.

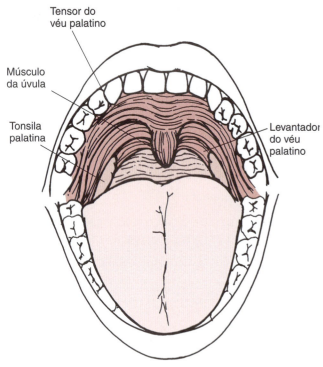

Figura 22.4 Os músculos do palato mole são o levantador do véu palatino, o tensor do véu palatino, o músculo da úvula e o palatofaríngeo (não mostrado).

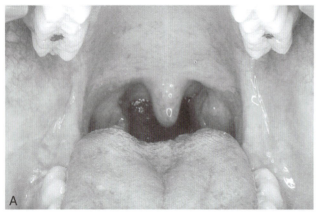

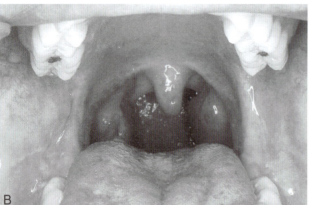

Figura 22.5 A contração dos músculos do palato mole eleva-o e fecha a nasofaringe. A contração ocorre quando se diz "Ah". **A.** Relaxados. **B.** Contraídos. (Foto cortesia de Arnold J. Malerman, DDS, PC, Drescer, PA.)

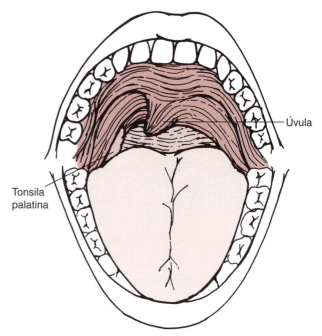

Figura 22.6 Com uma fraqueza unilateral nos músculos do palato mole, ele se eleva e é puxado para a direção do lado mais forte.

Palatofaríngeo

AÇÃO MUSCULAR: PALATOFARÍNGEO

Ação	Evidência
Elevar a faringe	Comprobatória

A elevação da faringe auxilia na sua redução e, assim, facilita a deglutição.

Músculo da faringe

A faringe é o espaço posterior ao espaço nasal, oral e da faringe. Os músculos da faringe são encontrados nas paredes da faringe, e a principal função é reduzir a faringe, evitando dessa forma o acesso à laringe, e ainda limpar qualquer resíduo do bolo contido na faringe.[16] Os músculos da faringe também auxiliam na sua elevação durante a deglutição (Quadro 22.4) (Fig. 22.7).

Os músculos contribuem para a fala por meio do fechamento e abertura da nasofaringe e, assim, alteram a ressonância da voz.

Músculos constritores superior, médio e inferior

Os músculos constritores da faringe encontram-se nas paredes posterior e lateral da faringe. A constrição da faringe facilita na limpeza.

AÇÃO MUSCULAR: MÚSCULOS CONSTRITORES

Ação	Evidência
Constringir a faringe	Comprobatória

QUADRO 22.4 Inserção muscular

Inserções e inervação dos músculos da faringe

Constritor superior

Inserção: o osso esfenoide, a mandíbula e a porção superior do aspecto lateral da língua e indiretamente na base do occipital para alcançar as fibras do outro lado do músculo constritor superior.

Inervação: plexo da faringe do nervo vago (nervo craniano X).

Constritor médio

Inserção: o osso hioide e o ligamento estilo-hióideo no outro lado por meio da banda de fibra posterior conhecida como rafe faríngea mediana.

Inervação: plexo da faringe do nervo vago (nervo craniano X).

Constritor inferior

Inserção: as cartilagens cricóidea e tireóidea no músculo constritor inferior no outro lado por meio do rafe faríngea mediana posicionada posteriormente.

Inervação: plexo da faringe do nervo vago (nervo craniano X).

Estilofaríngeo

Inserção: o processo estiloide do osso temporal dos músculos constritores da faringe e a mucosa da faringe da cartilagem tireóidea.

Inervação: nervo glossofaríngeo (nervo craniano IX).

Estilofaríngeo

Inserção: a cartilagem do duto auditório para se combinar com o músculo palatofaríngeo.

Inervação: plexo da faringe do nervo vago (nervo craniano X).

Palpação: Não é possível.

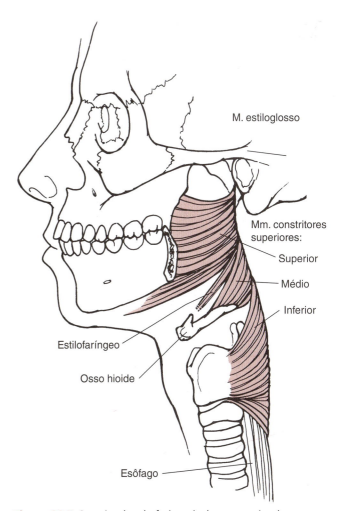

Figura 22.7 Os músculos da faringe incluem os músculos constritores superior, médio e inferior e os músculos estilofaríngeo e salpingofaríngeo, que se encontram profundamente abaixo dos constritores (não mostrados).

AÇÃO MUSCULAR: MÚSCULOS ESTILOFARÍNGEO E SALPINGOFARÍNGEO

Ação	Evidência
Elevar a faringe	Comprobatória

Músculos supra-hióideos

Os músculos supra-hióideos e infra-hióideos são também conhecidos como os **músculos extrínsecos da laringe**. Os músculos supra-hióideos se ligam ao osso hioide e à mandíbula ou ao osso temporal e possuem um importante papel tanto na mastigação quanto na deglutição (Quadro 22.5) (Fig. 22.8). Quando a mandíbula é mantida fixa pelos

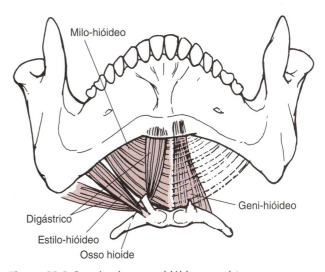

Figura 22.8 Os músculos supra-hióideos consistem em digástrico, estilo-hióideo, milo-hióideo e geni-hióideo.

QUADRO 22.5 Inserção muscular

Inserções e inervação dos músculos supra-hióideos

Digástrico

Inserção: o ventre posterior surge a partir do processo mastoide do osso temporal, e o ventre inferior, a partir da superfície posterior da linha mediana da mandíbula. Os ventres se unem ao osso hioide.

Inervação: a cavidade posterior é inervada pelo nervo facial (nervo craniano VII). A cavidade anterior é inervada pelo ramo do nervo trigêmeo (nervo craniano V).

Estilo-hióideo

Inserção: o processo estiloide do osso temporal para o osso hioide.

Inervação: nervo facial (nervo craniano VII).

Milo-hióideo

Inserção: superfície posterior da mandíbula do osso hioide. forma o assoalho da boca.

Inervação: um ramo do nervo trigêmeo (nervo craniano V).

Geni-hióideo

Inserção: superfície posterior da sínfise da mandíbula para a superfície anterior do osso hioide. Encontra-se superior ao músculo milo-hióideo.

Inervação: fibras a partir do primeiro nervo cervical transportado pelo nervo hipoglosso (nervo craniano XII).

Palpação: os músculos milo-hióideo e digástrico anterior são palpáveis no espaço submental, o qual é a superfície inferior do queixo. Os músculos geni-hióideo e estilo-hióideo não são palpáveis.

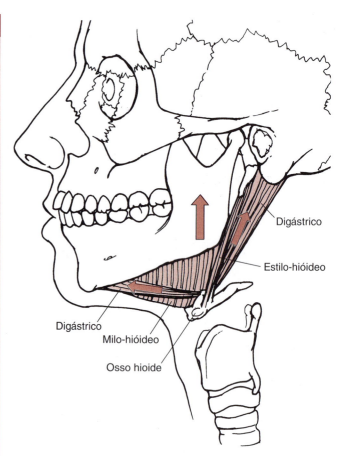

Figura 22.9 Fixação da mandíbula durante atividade supra-hióidea. Para os músculos supra-hióideos elevarem o osso hioide, eles precisam se fixar na porção superior da mandíbula. Essa fixação ocorre pela contração dos elevadores mandibulares que mantêm a maxila estabilizada, assim os músculos supra-hióideos podem puxar a partir de seus anexos inferiores.

elevadores mandibulares, o músculo supra-hióideo eleva o osso hioide, e é assim que eles funcionam na deglutição[35] (Fig. 22.9).

Contrariamente, quando o osso hioide é fixado, os músculos supra-hióideos deprimem a mandíbula produzindo um movimento nas articulações temporomandibulares. Nesse momento, eles participam da mastigação, que será discutida mais detalhadamente no Capítulo 24.[36] Os músculos supra-hióideo e infra-hióideo foram pouco estudados separadamente, em parte por causa da dificuldade de isolá-los. A maioria dos estudos relata a ação desse grupo durante a deglutição.

Digástrico

Um ventre anterior do músculo digástrico tem sido estudado por eletromiografia (EMG) mais exaustivamente do que o ventre posterior, uma vez que é acessível para os eletrodos da EMG de superfície no espaço sub-mandibular.

Ações

AÇÃO MUSCULAR: DIGÁSTRICO

Ação	Evidência
Elevar o osso hioide	Comprobatória
Tracionar o osso hioide para a frente	Comprobatória
Deprimir a mandíbula	Comprobatória

A função do músculo digástrico no osso hioide é importante durante a deglutição.[35] Com o osso hioide fixado, a ação relatada do músculo digástrico é o abaixamento da mandíbula. O papel do músculo digástrico na depressão da mandíbula é importante para a abertura da boca.[1,36]

Estilo-hióideo

O estilo-hióideo ainda não foi muito bem estudado.

Ações

AÇÃO MUSCULAR: ESTILO-HIÓIDEO

Ação	Evidência
Elevar o osso hioide	Comprobatória
Tracionar o osso hioide posteriormente	Comprobatória

Esse músculo é provavelmente ativado na deglutição e talvez na fala, contudo, estudos adicionais são necessários para descrever sua função mais detalhadamente.

Milo-hióideo

O músculo milo-hióideo forma o assoalho da boca e é palpável com o ventre anterior do digástrico no espaço submandibular.

Ações

AÇÃO MUSCULAR: MILO-HIÓIDEO

Ação	Evidência
Elevar o assoalho da boca	Comprobatória
Elevar o osso hioide	Comprobatória
Deprimir a mandíbula	Comprobatória

O músculo milo-hióideo é ativado nas fases iniciais da deglutição para elevar o osso hioide.[35] Com o osso hioide fixo, o músculo milo-hióideo atua junto com os músculos supra-hióideos na depressão da mandíbula. O milo-hióideo fica ativo com os outros depressores mandibulares na mastigação e na abertura da boca, como em um bocejo.

Geni-hióideo

O geni-hióideo fica abaixo do milo-hióideo e não pode ser palpado diretamente.

Ações

AÇÃO MUSCULAR: GENI-HIÓIDEO

Ação	Evidência
Elevar o osso hioide	Comprobatória
Tracionar o osso hioide anteriormente	Comprobatória
Deprimir a mandíbula	Comprobatória

Assim como outros músculos supra-hióideos, o músculo geni-hióideo é ativado durante a deglutição, uma vez que contribui para a elevação do osso hioide.[35] Com o osso hioide fixo, a ação do músculo geni-hióideo é a depressão da mandíbula.

Músculos infra-hióideos

Os músculos infra-hióideos são músculos em forma de fita que se estendem a partir do osso hioide para a cartilagem tireóidea, também conhecida como pomo de Adão, e para o esterno e escápula (Fig. 22.10). Eles incluem o esterno-hióideo, esternotireoideo, tireo-hióideo e omo-hióideo (Quadro 22.6).

Ações

AÇÃO MUSCULAR: MÚSCULOS INFRA-HIÓIDEOS

Ação	Evidência
Deprimir o osso hioide	Comprobatória
Fixar o osso hioide	Comprobatória

Os músculos infra-hióideos deprimem o osso hioide no final da deglutição e o estabilizam quando os supra-hióideos contraem-se para deprimir a mandíbula[1] (Fig. 22.11). Eles também estão ativados durante a fala, auxiliando na estabilização da laringe particularmente em tons mais baixos.[30] Os músculos esternotireóideo e tireo-hióideo se ligam à cartilagem tireóidea, a qual é um componente da laringe. Assim, esses dois músculos podem deprimir e elevar a laringe, movimentos que ocorrem durante a fala. Quando os músculos infra-hióideo e supra-hióideo contraem-se juntos, com a mandíbula e o osso hioide fixos, eles contribuem para a flexão cervical[14] (Fig. 22.12).

Músculos intrínsecos da laringe

A laringe é a "caixa de voz" e a entrada para a traqueia. Os músculos intrínsecos da laringe alteram o tamanho da abertura da traqueia e modulam a tensão nas pregas vocais. Os músculos intrínsecos da laringe que funcionam na deglutição são os que fecham a entrada da traqueia. Eles incluem o interaritenóideo, o cricoaritenóideo e os músculos tireoaritenóideos.[22,26,32]

Sequência normal de deglutição

A deglutição é uma série complexa de eventos coordenados que transmitem os conteúdos da cavidade oral para o estômago por uma região que inclui partes do trato respiratório. O desafio da deglutição é impulsionar o conteúdo oral pelas entradas até os componentes respiratórios envolvidos, incluindo o nariz e a traqueia.

A deglutição consiste em quatro fases, **fase oral preparatória, oral, da faringe e do esôfago**.[8] A fase oral preparatória tecnicamente antecede a verdadeira deglutição e é o período no qual o material ingerido é mastigado e transformado em bolo. Esse processo requer coordenação ritmada entre os músculos da expressão facial, a língua, os músculos da mastigação e os músculos supra-hióideos e infra-hióideos.[36] Durante a fase oral preparatória o aspecto posterior da língua se eleva ao palato mole, fechando a faringe e mantendo a comida na boca. O conselho de "não falar com a boca cheia" é sábio, uma vez que falar altera a posição da língua e pode abrir a passagem para o nariz e

434 Parte III Cinesiologia da cabeça e da coluna

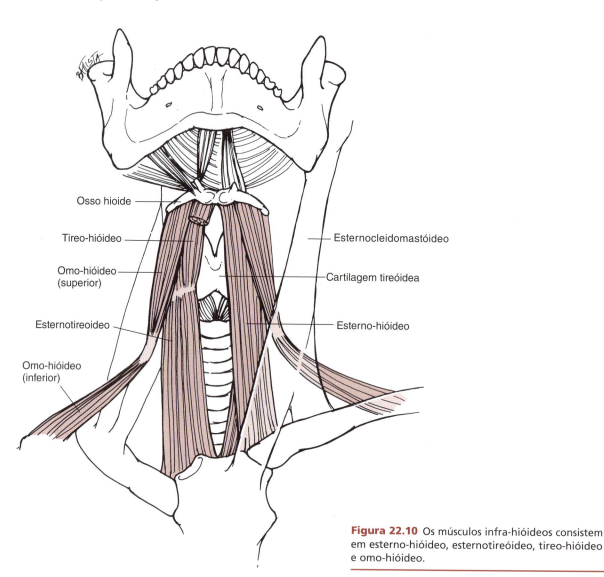

Figura 22.10 Os músculos infra-hióideos consistem em esterno-hióideo, esternotireóideo, tireo-hióideo e omo-hióideo.

QUADRO 22.6 Inserção muscular

Inserções e inervação dos músculos infra-hióideos

Esterno-hióideo

Inserção: a superfície posterior da clavícula medial e manúbrio do esterno do aspecto inferior do osso hioide.

Inervação: ramo ventral de C1-C3 via fibras da ansa cervicalis, que é um conjunto de nervos do ramo ventral de C2 e C3 e do nervo hipoglosso.

Esternotireóideo

Inserção: a superfície posterior do esterno e a cartilagem da primeira costela da lâmina da cartilagem tireóidea.

Inervação: ansa cervicalis, que é um *loop* de nervos do ramo ventral de C2 e C3 e do nervo hipoglosso.

Tireo-hióideo

Inserção: a lâmina da cartilagem tireóidea do osso hioide. É essencial para a continuação do músculo esternotireóideo.

Inervação: ramo ventral de C1 transportado pelo nervo hipoglosso (nervo craniano XII).

Omo-hióideo

Inserção: o ventre inferior se insere na borda superior da escápula. O ventre superior se insere no osso hioide. Os dois ventres se unem por meio de um tendão intermediário na base do pescoço, do músculo posterior e do esternocleidomastóideo.

Inervação: ansa cervicallis, que é um conjunto de nervos do ramo ventral de C2 e C3 e do nervo hipoglosso.

Palpação: não é palpável.

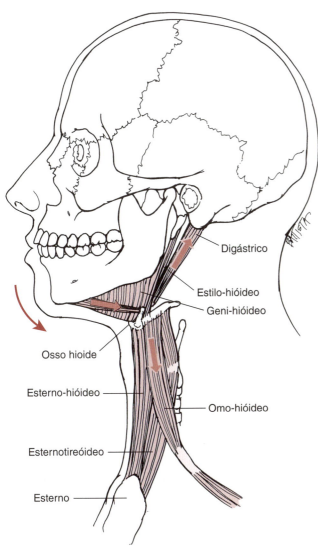

Figura 22.11 Fixação do osso hioide pelos músculos infra-hióideos. A contração dos músculos infra-hióideos sustenta o osso hioide inferiormente, de modo que os músculos suprahióideos possam contrair e deprimir a mandíbula.

para as vias aéreas. Os mecanismos e músculos que participam da mastigação são descritos nos Capítulos 23 e 24.

As três fases restantes – oral, da faringe e do esôfago – são descritas a seguir. Embora a sequência de eventos apresentada a seguir seja normalmente aceita, é importante reconhecer que os indivíduos exibem variabilidade considerável no seu próprio padrão de deglutição, influenciado pelo tamanho e consistência do bolo, e existe ainda mais variabilidade entre os indivíduos.[7,20,29] Problemas na deglutição são comuns nos idosos, mas o envelhecimento por si só não parece alterar a sequência normal de deglutição, apesar de a sequência ser mais lenta no idoso.[4,18,29,33]

Fase oral

A **fase oral** está sob controle voluntário, enquanto a faringe e a laringe são reflexivas. Entretanto, há evidências de que alguns movimentos reflexivos na laringe ocorrem durante a fase oral.[23,32] Uma vez que o alimento é preparado adequadamente para a deglutição durante a fase oral preparatória, o processo de propulsão para o estômago se inicia. A fase oral é formada pelos movimentos da língua, que impulsiona o bolo para a faringe, e os movimentos da faringe em direção ao bolo. No início da deglutição, a ponta da língua levanta o conteúdo da boca contra o palato duro.[3,39] O movimento da língua se propaga pelo resto desse órgão por meio da contração dos músculos genioglosso e intrínsecos da língua, criando um movimento peristáltico que faz com que o conteúdo seja impulsionado posteriormente.[8,15] A parte de trás da língua se abaixa, abrindo a faringe, e forma uma **rampa** que desemboca na faringe. O contato do bolo com o arco anterior, ou **dobra faucial**, do palato mole descendente da úvula ativa o reflexo de deglutição, iniciando a fase da faringe da deglutição.

Simultaneamente aos movimentos da língua na fase oral, os músculos supra-hióideos iniciam a tração da faringe superiormente, o que encurta a distância que precisa ser feita pelo bolo, facilitando sua transmissão e fechando as cordas vocais.[3,5,8,23,31,35] Para que os músculos supra-hióideos puxem o osso hioide superiormente, suas inserções superiores na mandíbula precisam ser fixadas pelos levantadores de mandíbula, os músculos masseter, temporal e pterigóideo medial discutidos no Capítulo 24.[37] Assim, é impossível deglutir com a maxila relaxada. A fase oral de deglutição dura 0,5 a 1,0 segundo.[3,8] As vias aéreas estão abertas durante a fase oral da deglutição, e são necessários controle muscular preciso e coordenação para evitar aspiração.

Fase da faringe

A **fase da faringe** na deglutição está sob controle reflexo e é constituída por várias tarefas distintas:

- transmissão do bolo sem passar pela nasofaringe e laringe, o que necessita das atividades dos músculos que fecham esses espaços;
- elevação contínua da laringe pelos músculos supra-hióideos auxiliados pelo palatofaríngeo, estilofaríngeo e salpingofaríngeo;
- ação dos músculos constritores da faringe para limpar o bolo da faringe;
- relaxamento do esfíncter do esôfago.

Assim que o bolo ultrapassa as paredes do palato mole, dando início ao reflexo da deglutição, os músculos do palato mole, o levantador e o tensor do véu palatino, além do músculo uvular contraem-se, puxando o palato mole superior e posteriormente, lacrando a cavidade nasal para o bolo.[24,38,39] Dados de vídeos endoscópicos e estudos EMG revelam que a adução contínua das pregas vocais fecha a entrada da laringe.[23,32,35]

A elevação do osso hioide e consequentemente da faringe, que é iniciada na fase oral, continua na fase da faringe. Essa elevação fornece proteção adicional para as vias aéreas,

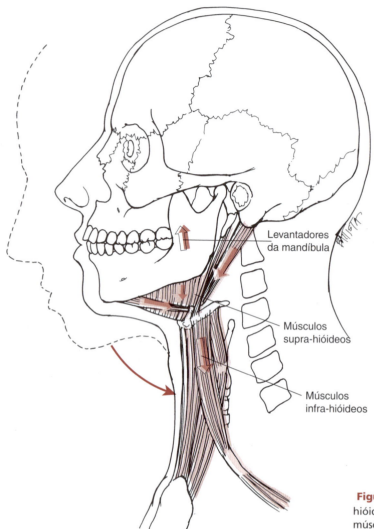

Figura 22.12 Flexão cervical feita pelos músculos supra-hióideos e infra-hióideos. Contrações simultâneas dos músculos supra-hióideos e infra-hióideos juntamente com os levantadores da mandíbula contribuem para a flexão cervical.

pois à medida que procede a elevação, a epiglote – a cartilagem tipo folha da laringe – dobra-se posteriormente, criando uma tampa sobre a laringe e a entrada para a traqueia. A elevação máxima do osso hioide durante a deglutição é de aproximadamente 1,0 a 1,5 cm.[7] Ao mesmo tempo, o músculo constritor cria uma onda de contração muscular que empurra o bolo inferiormente pela faringe. O bolo escorrega pela epiglote, passa a laringe e entra no esôfago.[25,26] A fase da faringe na deglutição dura menos de 1 segundo.[3,8]

Fase do esôfago

O bolo entra no esôfago por meio do esfíncter esofágico, também conhecido como músculo cricofaríngeo. Exceto durante a deglutição, esse esfíncter mantém um nível baixo e constante de atividade para prevenir a regurgitação.[12,13,24,26,34] Entretanto, o contato do bolo com o esfíncter relaxa o músculo reflexivo.[2] Além disso, a elevação do osso hioide pelos músculos supra-hióideos durante as fases oral e da faringe aplica uma tração no esfíncter, facilitando a sua abertura.[8]

Relevância clínica

O papel da postura correta na deglutição: A postura ereta facilita a deglutição normal, e posturas anormais causam problemas de deglutição.[11] A tentativa de deglutir com a coluna cervical hiperestendida demonstra ao leitor a associação direta entre a postura da cabeça e a deglutição. A melhora no padrão de deglutição de uma criança com paralisia cerebral requer um tratamento que facilite a postura na posição sentada enquanto também trata diretamente a disfunção da deglutição. Uma abordagem interdisciplinar que utilize clínicos com experiência em desordens na deglutição e os que são especialistas em promover uma postura na posição sentada pode melhorar o potencial de deglutição do paciente e minimizar os perigos da aspiração.[11,14]

O bolo é transmitido para o esôfago via contrações peristálticas do músculo liso do esôfago. O esôfago é um tubo muscular que possui 25 cm de comprimento, e o transporte por ele pode levar alguns segundos.[6,38] Depois que o bolo está totalmente dentro do esôfago e o esfíncter esofágico superior se fecha, os músculos infra-hióideos contraem-se para empurrar o osso hioide inferiormente para sua posição de repouso.

Anormalidades comuns na deglutição

Anormalidades na deglutição podem envolver qualquer uma das fases, incluindo a fase oral preparatória, e pode levar à aspiração em qualquer momento: antes, durante ou após a deglutição. As deficiências comuns no mecanismo de deglutição para cada fase serão descritas a seguir.

Deficiências na fase oral preparatória

Deficiências durante a fase oral preparatória dificultam a capacidade de mastigar os conteúdos da comida e de transformá-los em bolo. Fraqueza nos músculos faciais dos lábios e bochechas pode fazer com que o conteúdo vaze da boca ou fique preso entre os dentes e as bochechas. O controle anormal dos músculos da mastigação prejudica a capacidade de moer a comida, e o controle inadequado da língua dificulta a manutenção da comida entre os dentes, o que é necessário para uma mastigação correta. Essas deficiências podem levar à incapacidade de formar o bolo ou à produção de um bolo demasiadamente grande para ser impulsionado com facilidade para o estômago.

Deficiências na fase oral

A fase oral necessita de movimentos coordenados da língua, assim o comprometimento no movimento da língua pode resultar em movimento mais lento do bolo em direção à faringe. Ao contrário, o controle inadequado da língua também pode fazer com que o conteúdo deslize rápido demais para dentro da faringe. Uma vez que as vias aéreas estão abertas durante a fase oral preparatória e a fase oral de deglutição, os movimentos prematuros do bolo para dentro da faringe podem levar à aspiração.

Deficiências na fase da faringe

Deficiências na deglutição durante a fase da faringe resultam da redução na função do músculo e pode incluir fechamento incorreto da nasofaringe ou laringe e propulsão inadequada do bolo pela faringe. A fraqueza nos músculos do palato mole pode fazer com que os conteúdos da boca entrem no nariz pela nasofaringe. A proteção da laringe comprometida pode resultar diretamente da fraqueza dos músculos intrínsecos da laringe ou da elevação inadequada da faringe, de modo que a proteção fornecida pela inclinação da epiglote está ausente. O relaxamento inadequado do esfíncter superior do esôfago também pode permitir que os conteúdos sejam coletados na base da faringe laríngea e escorreguem para dentro da laringe. A fraqueza nos músculos constritores da faringe pode impedir o progresso do bolo e permitir novamente a entrada nas vias aéreas após o relaxamento dos músculos da laringe.

Deficiências na fase do esôfago

Peristaltismo inadequado pode atrasar a progressão do bolo pelo esôfago. Falha do músculo cricofaríngeo em fechar o esôfago no final da deglutição pode levar à regurgitação, e pode resultar na aspiração do conteúdo regurgitado.

Sinais de deficiência na deglutição

Como observado no início deste capítulo, o objetivo desta discussão foi auxiliar o clínico a identificar indivíduos que possuam dificuldade de engolir, para que possa indicá-lo aos prestadores de serviço de saúde mais adequados a fim de avaliarem e tratarem a condição. Os clínicos devem suspeitar de dificuldades de deglutição quando o indivíduo tosse regularmente ou limpa a garganta seguidamente antes, durante ou depois da deglutição. O material ingerido talvez deslize pela boca antes de o indivíduo iniciar a deglutição, produzindo a tosse antes que a deglutição comece. O material pode ser transmitido apropriadamente, mas pode deslizar para uma laringe inadequadamente fechada, produzindo a tosse assim que o indivíduo engole. O material pode não ser transportado completamente pela faringe e pode ficar preso dentro dela, deslizando apenas mais tarde para dentro da laringe e produzindo a tosse alguns minutos após a deglutição. Uma vez que em cada uma dessas fases algum material ingerido chega à laringe, alterações na qualidade da voz enquanto se come também pode sugerir deglutição inadequada. A voz parece "molhada" ou "ingurgitada" como se o indivíduo precisasse limpar a garganta. **Aspiração silenciosa** também ocorre quando não há tosse ou limpeza de garganta para indicar a presença de líquido ou sólido na laringe. Sinais de aspiração silenciosa incluem perda da voz, vermelhidão no rosto e olhos lacrimejantes.

O exame da cavidade oral para verificar se há comida presa nos bochechas ou no palato duro é útil. A observação dos movimentos voluntários da língua, da musculatura dos lábios e dos músculos do palato mole também é possível. Os músculos do palato mole contraem-se para fechar a nasofaringe quando um indivíduo diz "Ah", e a elevação do palato mole é facilmente observada para excursão e simetria. O osso hioide e a cartilagem tireóidea da laringe são palpáveis durante a deglutição para acessar o movimento do osso hioide e assim a participação dos músculos supra- e infra-hióideos. O clínico precisa saber que esses procedimentos de avaliação são ferramentas de rastreamento para identificar pacientes que talvez exibam distúrbios na deglutição. Como os distúrbios na deglutição possuem o potencial de causar sequelas letais, incluindo pneumonia por aspiração e asfixia, o clínico deve encaminhar o paciente para outras avaliações mais detalhadas por especialistas que possam diagnosticar e implementar um tratamento para disfagia.

Resumo

Este capítulo promove uma revisão dos músculos que participam da deglutição, especificamente os músculos da língua e do palato mole, e os músculos extrínsecos da laringe, os músculos supra-hióideos e infra-hióideos. Os músculos intrínsecos da língua alteram o formato da língua, enquanto os músculos extrínsecos movimentam-na, auxiliando na formação do bolo e impulsionando para dentro da orofaringe. Os músculos do palato mole auxiliam no fechamento da nasofaringe quando o bolo passa pela orofaringe. Os músculos supra-hióideos elevam a laringe, e os músculos infra-hióideos auxiliam no abaixamento da laringe. A elevação da laringe juntamente com a contração dos músculos intrínsecos da laringe fecha a laringe durante a deglutição, prevenindo a aspiração.

A deglutição é uma série complexa de eventos coordenados e consiste em quatro fases – a oral preparatória, oral, da faringe e a fase do esôfago. Incapacidades e disfunções podem ocorrer em qualquer uma das fases, e este capítulo lista os sinais que um indivíduo com problemas na deglutição pode apresentar, incluindo a tosse, a voz "ingurgitada" ou a perda da voz. Como a aspiração e a pneumonia por aspiração são comuns em idosos, os clínicos que tratam de idosos devem ser capazes de reconhecer sinais de deglutição comprometida e indicar ao paciente profissionais especializados para diagnosticar e tratar indivíduos com deficiências na deglutição.

Referências bibliográficas

1. Castro HA, Resende LA, Berzin F, Konig B: Electromyographic analysis of the superior belly of the omohyoid muscle and anterior belly of the digastric muscle in tongue and head movements. J Electromyogr Kinesiol 1999; 9: 229–232.
2. Cook IJ: Cricopharyngeal function and dysfunction. Dysphagia 1993; 8: 244–251.
3. Cook IJ, Dodds WJ, Dantas RO, et al.: Timing of videofluoroscopic, manometric events, and bolus transit during the oral and pharyngeal phases of swallowing. Dysphagia 1989; 4: 8–15.
4. Cook IJ, Weltman MD, Wallace K, et al.: Influence of aging on oral-pharyngeal bolus transit and clearance during swallowing: scintigraphic study. Am J Physiol 1994; 266: G972–G977.
5. Curtis DJ, Sepulveda GU: Epiglottic motion: video recording of muscular dysfunction. Radiology 1983; 148: 473–477.
6. Dodds WJ: The physiology of swallowing. Dysphagia 1989; 3: 171–178.
7. Dodds WJ, Man KM, Cook IJ, et al.: Influence of bolus volume on swallow-induced hyoid movement in normal subjects. AJR 1988; 150: 1307–1309.
8. Dodds WJ, Stewart ET, Logemann JA: Physiology and radiology of the normal oral and pharyngeal phases of swallowing. AJR 1990; 154: 953–963.
9. Dworkin JP, Aronson AE: Tongue strength and alternate motion rates in normal and dysarthric subjects. J Commun Disord 1986; 19: 115–132.
10. Dworkin JP, Aronson AE, Mulder DW: Tongue force in normals and in dysarthric patients with amyotrophic lateral sclerosis. J Speech Hear Res 1980; 23: 828–837.
11. Ekberg O: Posture of the head and pharyngeal swallowing. Acta Radiol 1986; 27: 691–696.
12. Elidan J, Gonen B: Electromyography of the inferior constrictor and cricopharyngeal muscles during swallowing. Ann Otol Rhinol Laryngol 1990; 99: 466–469.
13. Elidan J, Shochina M, Gonen B, Gay I: Manometry and electromyography of the pharyngeal muscles in patients with dysphagia. Arch Otolaryngol Head Neck Surg 1990; 116: 910–913.
14. Ferdjallah M, Wertsch JJ, Shaker R: Spectral analysis of surface electromyography (EMG) of upper esophageal sphincter-opening muscles during head lift exercise. J Rehabil Res Dev 2000; 37: 335–340.
15. Kahrilas PJ, Lin S, Jerilyn A, et al.: Deglutitive tongue action: volume accommodation and bolus propulsion. Gastroenterology 1993; 104: 152–162.
16. Kahrilas P, Logemann J, Lin S, Ergun G: Pharyngeal clearance during swallowing: a combined manometric and videofluoroscopic study. Gastroenterology 1992; 103: 128–136.
17. Kikuchi R, Watabe N, Konno T, et al.: High incidence of silent aspiration in elderly patients with community-acquired pneumonia. Am J Respir Crit Care Med 1994; 150: 251–253.
18. Kim Y, McCullough GH, Asp CW: Temporal measurements of pharyngeal swallowing in normal populations. Dysphagia 2005; 20: 290–296.
19. Langmore S, Terpenning M, Schork A, et al.: Predictors of aspiration pneumonia: how important is dysphagia? Dysphagia 1998; 13: 69–81.
20. Lof GL, Robbins J: Test-retest variability in normal swallowing. Dysphagia 1990; 4: 236–242.
21. Lundy D, Smith C, Colangelo L, et al.: Aspiration: cause and implications. Otolaryngol Head Neck Surg 1999; 120: 474–478.
22. McCulloch TM, Perlman AL, Palmer PM, Van Daele DJ: Laryngeal activity during swallow, phonation, and the Valsalva maneuver: an electromyographic analysis. Laryngoscope 1996; 106: 1351–1358.
23. Ohmae Y, Logemann JA, Kaiser P, et al.: Timing of glottic closure during normal swallow. Head Neck 1995; 17: 394–402.
24. Palmer JB: Electromyography of the muscles of oropharyngeal swallowing: basic concepts. Dysphagia 1989; 3: 192–198.
25. Perlman AL, Luschei ES, Du Mond CE: Electrical activity from the superior pharyngeal constrictor during reflexive and nonreflexive tasks. J Speech Hear Res 1989; 32: 749–754.
26. Perlman AL, Palmer PM, McCulloch TM, Van Daele DJ: Electromyographic activity from human laryngeal, pharyngeal, and submental muscles during swallowing. J Appl Physiol 1999; 86: 1663–1669.
27. Perrier P, Payan Y, Zandipour M, Perkell J: Influences of tongue biomechanics on speech movements during the production of velar stop consonants: a modeling study. J Acoust Soc Am 2003; 114: 1582–1599.
28. Pouderoux P, Kahrilas PJ: Deglutitive tongue force modulation by volition, volume, and viscosity in humans. Gastroenterology 1995; 108: 1418–1426.
29. Robbins J, Hamilton JW, Lof GL, Kempster GB: Oropharyngeal swallowing in normal adults of different ages. Gastroenterology 1992; 103: 823–829.
30. Roubeau B, Chevrie-Muller C, Lacau Saint Guily J: Electromyographic activity of strap and cricothyroid muscles in pitch change. Acta Otolaryngol 1997; 117: 459–464.
31. Schultz JL, Perlman AL, VanDaele DJ: Laryngeal movement, oropharyngeal pressure, and submental muscle contraction during swallowing. Arch Phys Med Rehabil 1994; 75: 183–188.

32. Shaker R, Dodds WJ, Dantas RO, et al.: Coordination of deglutitive glottic closure with oropharyngeal swallowing. Gastroenterology 1990; 98: 1478–1484.
33. Shaw DW, Cook IJ, Gabb M, et al.: Influence of normal aging on oral-pharyngeal and upper esophageal sphincter function during swallowing. Am J Physiol 1995; 268: G386–G396.
34. Sivarao DV, Goyal RK: Functional anatomy and physiology of the upper esophageal sphincter. Am J Med 2000; 108: 27S–37S.
35. Spiro J, Rendell JK, Gay T: Activation and coordination patterns of the suprahyoid muscles during swallowing. Laryngoscope 1994; 104: 1376–1382.
36. Takada K, Yashiro K, Sorihashi Y, et al.: Tongue, jaw, and lip muscle activity and jaw movement during experimental chewing efforts in man. J Dent Res 1996; 75: 1598–1606.
37. Tallgren A: Longitudinal electromyographic study of swallowing patterns in complete denture wearers. Int J Prosthodont 1995; 8: 467–478.
38. Williams P, Bannister L, Berry M, et al.: Gray's Anatomy, The Anatomical Basis of Medicine and Surgery, Br. ed. London: Churchill Livingstone, 1995.
39. Zimmerman JE, Oder LA: Swallowing dysfunction in acutely ill patients. Phys Ther 1981; 61: 51–59.

CAPÍTULO
23

Estrutura e função das estruturas articulares da ATM

Z. Annette Iglarsh, P.T., ph.D., M.B.A.
Carol A. Oatis, P.T., ph.D.

SUMÁRIO

Estruturas ósseas que constituem e influenciam a ATM **441**
    Crânio 441
    Disco articular 446
    Ligamentos 447
Função articular da ATM **448**
    Posição estática da ATM 448
    Movimentos funcionais da ATM 448
    Movimento do disco 449
    Amplitude de movimento normal da ATM 450
Relação entre a postura da cabeça e do pescoço com a ATM **450**
Resumo **452**

A articulação temporomandibular (ATM) é uma fonte potencial de dor aguda e crônica nas regiões da cabeça e do pescoço, e inúmeros tipos de síndromes de dor têm sido atribuídos a disfunções dessa articulação e aos músculos adjacentes.[24] Queixas associadas com a disfunção da ATM incluem enxaquecas, zumbido (vibração nos ouvidos) e alteração do paladar. Para compreender a patomecânica de uma ATM deficiente é necessário entender com profundidade as estruturas e funções da ATM e do tecido adjacente.[30]

As articulações participam das funções essenciais da mastigação e da fala.[15] Como consequência, a avaliação e o tratamento da articulação se enquadram no âmbito da prática dos dentistas e fonoaudiólogos. Em razão de ser uma articulação do sistema neuromusculoesquelético que atribui dor ao membro superior, também é estudada por terapeutas e fisioterapeutas. Consequentemente, entender a estrutura e função da articulação pode contribuir para a colaboração interdisciplinar, levando a um tratamento mais efetivo e a melhores resultados dos pacientes. Os objetivos deste capítulo são:

- revisar a estrutura e a função dos componentes articulares da ATM;
- descrever os movimentos que ocorrem na ATM;
- revisar os intervalos normais de movimento da ATM;
- descrever como as estruturas e disfunções da ATM podem contribuir para as queixas dos pacientes;
- discutir brevemente a relação entre a ATM e a postura da cabeça e da coluna cervical.

Estruturas ósseas que constituem e influenciam a ATM

A ATM, também conhecida como **articulação craniomandibular,** é a articulação entre a mandíbula e o osso temporal do crânio[18] (Fig. 23.1). A relação estrutural da mandíbula com a cabeça contribui para o impacto da ATM nos músculos do membro superior e da coluna cervical. As posições da mandíbula com relação à cabeça e desta com relação ao pescoço são tão interdependentes que é quase impossível alterar a posição de uma das estruturas sem influenciar as outras.[39]

Crânio

Os ossos do crânio fornecem uma superfície articular para a ATM e servem para inserção dos músculos da mastigação, que são descritos no Capítulo 24. Os ossos do crânio que fornecem a superfície articular para a ATM são o temporal e o mandibular (Fig. 23.2). Outros ossos participam na função da articulação fornecendo inserção muscular e articulação para os dentes. Os ossos esfenoide e zigomático têm grandes inserções para os músculos da mastigação. Os dentes superiores articulam-se com a maxila, e os ossos do palatino se inserem posteriormente nela, fornecendo inserção extra para os músculos da mastigação.

Osso temporal

O osso temporal é um osso largo que forma a parede lateral do crânio.[40,47] Sua superfície inferior fornece as super-

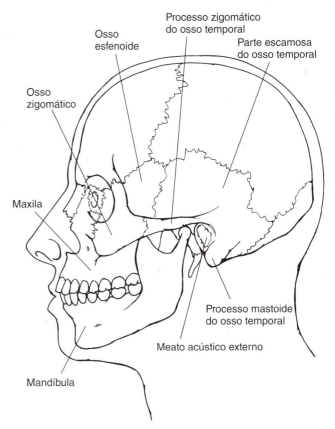

Figura 23.2 Os ossos cranianos particularmente relevantes para a ATM são a mandíbula e os ossos temporal, esfenoide, zigomático, maxila e do palatino. Os ossos do palatino não são visualizados nessa figura.

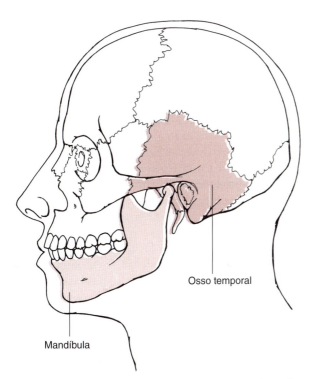

Figura 23.1 A ATM é formada pela articulação da cabeça da mandíbula com a fossa mandibular e a eminência articular na superfície inferior do osso temporal.

fícies articulares rostrais da ATM, incluindo a fossa mandibular côncava, ou fossa glenoidal, e a eminência articular (Fig. 23.3). A eminência articular forma o limite anterior da fossa mandibular e contribui para a parte mais anterior da superfície articular do osso temporal. Um processo estiloide encontra-se ligeiramente posterior à fossa mandibular, projetando-se inferiormente a partir da superfície do osso temporal e fornecendo ligação para os músculos da língua e da faringe.

Lateralmente, o osso temporal tem uma grande superfície relativamente plana que constitui, junto com o aspecto lateral do esfenoide, a fossa temporal que fornece ligação para o músculo temporal. O processo mastoide grande e proeminente encontra-se posterior e lateral ao processo estiloide. O nervo facial sai do crânio pelo forame estilomastoide que fica entre o processo mastoide e o estiloide. O processo mastoide é facilmente palpado e ajuda a orientar o clínico nas outras estruturas durante o exame clínico.

O meato acústico externo também está localizado lateralmente, superior ao processo estiloide e levemente posterior à fossa mandibular. Ele conduz à orelha média e interna, localizando-se dentro do osso temporal. A proximidade da orelha externa, média e interna à ATM pode explicar por que alguns indivíduos com disfunção da ATM também relatam deficiência na audição.[3,9,19]

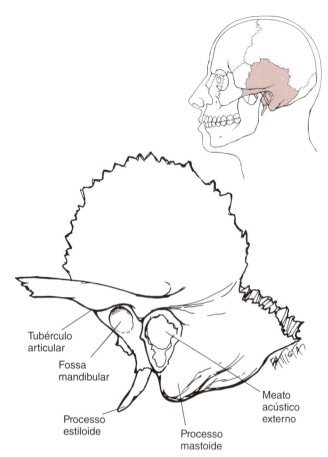

Figura 23.3 Superfície de articulação do osso temporal. A fossa mandibular e a eminência articular, as quais formam a superfície articular para a cabeça da mandíbula, encontram-se na superfície inferior do osso temporal. Os processos estiloide e mastoide encontram-se posteriores à fossa mandibular.

Relevância clínica

Sintomatologia do ouvido com disfunção da ATM: Pacientes com disfunção na ATM podem relatar na clínica dor no ouvido, vibração nos ouvidos (zumbido), ou mesmo deficiência auditiva. Tais queixas podem resultar do inchaço na área da ATM ou da pressão direta da cabeça da mandíbula na orelha interna, aumentando a pressão ao redor das estruturas do canal auditivo.

O processo zigomático do osso temporal projeta-se anteriormente a partir do aspecto lateral do osso temporal, superior ao meato acústico externo. O aspecto inferior da base do processo zigomático e o aspecto lateral da eminência articular dão origem à articulação tubercular que permite a inserção do ligamento temporomandibular. O processo zigomático do osso temporal se liga ao osso zigomático anteriormente.

Osso esfenoide

O esfenoide se articula com o aspecto anterior do osso temporal, contribuindo com a fossa temporal lateralmente.[20,47] Junto com os ossos do palatino, o osso esfenoide também contribui para o palato duro da boca. A superfície inferior do osso esfenoide colabora com o aspecto anterior da base do crânio, e é essa superfície que contém as estruturas importantes para a ATM (Fig. 23.4). O aspecto lateral da superfície inferior do osso esfenoide contribui para a fossa infratemporal e fornece a inserção proximal para dois dos quatro músculos principais da mastigação, os músculos pterigóideo medial e lateral. A borda medial da fossa infratemporal é a placa pterigoide lateral, a qual se projeta inferiormente a partir da superfície inferior do osso esfenoide e contribui com uma ligação adicional para os músculos pterigóideo medial e lateral. A placa pterigoide medial também se projeta inferiormente a partir da superfície inferior do osso esfenoide e encontra-se medial à placa pterigoide lateral; termina anteriormente como o hâmulo, o qual pode ser palpado intraoralmente no palato duro.

Relevância clínica

Palpação do hâmulo: O hâmulo do osso esfenoide é palpado no palato duro colocando-se o dedo que tocará o local posterior e medial ao terceiro molar (Fig. 23.5). A rafe pterigoidemandibular, uma banda fibrosa que corre do hâmulo para a mandíbula, também auxilia na identificação do hâmulo intraoralmente, onde é facilmente palpado, coberto por uma camada de membrana mucosa. O músculo pterigóideo lateral passa imediatamente lateral ao hâmulo do esfenoide, e sua contração pode ser sentida pela palpação do aspecto lateral do hâmulo, quando o indivíduo faz a protrusão da mandíbula. Sensibilidade nessa região durante a contração indica sensibilidade no músculo pterigóideo lateral.

Ossos zigomático, maxila e do palatino

O osso zigomático se articula com o processo zigomático do osso temporal, completando o arco zigomático, também conhecido como osso malar. O arco zigomático dá lugar ao músculo masseter, um importante músculo para a mastigação. O arco serve para aumentar a vantagem mecânica do masseter enquanto aumenta a força dos ossos zigomático e temporal para resistirem ao fechamento poderoso da mandíbula. O osso zigomático também contribui para a parede lateral da cavidade ocular, ou órbita, e para a fossa infraorbital. Anteriormente, o osso zigomático articula-se com a maxila, o maior osso da face. A maxila contém a linha superior dos dentes e forma a mandíbula superior (Fig. 23.6). Ela também compõe a maior parte do céu da boca, o assoalho e as paredes laterais da cavidade nasal e contribui para a fossa infratemporal.[20,47] O grande seio maxilar, uma cavidade que se encontra dentro da maxila, é anterior à ATM, mas sua proximidade com a articulação pode explicar por que alguns indivíduos com sintoma de ATM também relatam dor ou irritação no seio. O osso do palatino se insere entre a maxila e o esfenoide contribuindo para o palato duro e o assoalho da cavidade nasal.[47]

Mandíbula

A mandíbula, ou osso mandibular, consiste em um corpo em forma de U que contém a linha inferior dos dentes e dois

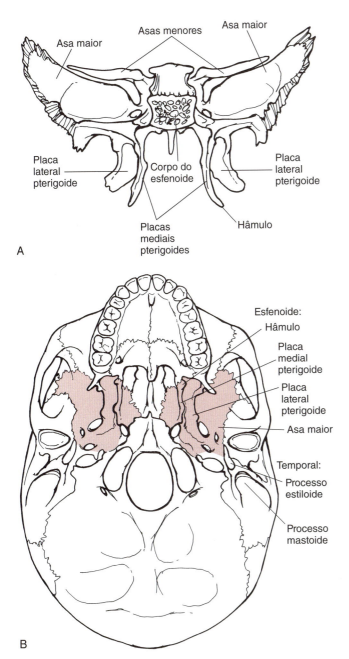

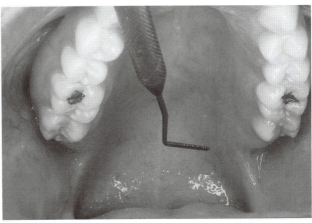

Figura 23.5 O hâmulo da placa pterigoide medial do osso esfenoide pode ser palpado intraoralmente posterior e medial ao terceiro molar. A rafe pterigoidemandibular se insere no hâmulo e é facilmente identificada como uma banda fibrosa, coberta por uma membrana mucosa. (Foto cortesia de Arnold J. Malerman, DDS, PC, Drescer, PA.)

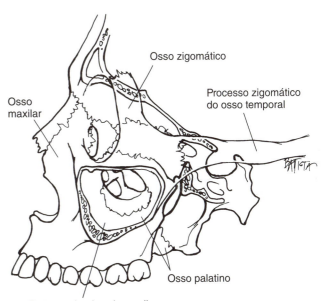

Figura 23.4 Osso esfenoide. **A.** A vista posterior revela que a superfície inferior do osso esfenoide é marcada pelas placas pterigoides mediais e laterais. A placa pterigoide lateral fornece inserção para os músculos pterigóideos medial e lateral. **B.** A vista inferior revela apenas as asas maiores do osso esfenoide e suas projeções, uma vez que o corpo do esfenoide é coberto pelos ossos nasais. Na parte inferior, a placa pterigoide medial contém a projeção – o hâmulo, palpável dentro da cavidade oral.

Figura 23.6 O osso zigomático se insere no osso temporal e na maxila, a qual contém a linha superior dos dentes. Os ossos do palatino se articulam com a maxila anteriormente e posteriormente com o esfenoide, e juntos formam o palato duro. O grande seio maxilar encontrado dentro da maxila localiza-se anterior à ATM. Sua proximidade com a articulação pode explicar as queixas dos pacientes de irritação no seio e dor na ATM.

ramos projetados posterior e superiormente a partir dos lados direito e esquerdo de seu corpo[8,10] (Fig. 23.7). O ângulo da mandíbula marca a junção de corpo e ramo e é facilmente palpada no aspecto posterior desse osso em ambos os lados da face (Fig. 23.8). Os ângulos da mandíbula são importantes marcadores, localizando-se superiormente aos processos posteriores do osso hioide e inferior e anteriormente ao processo transverso da primeira vértebra cervical.

Cada ramo mandibular termina superiormente em dois processos. O processo coronoide anterior fornece inserção para os músculos temporais. A borda anterior do processo coronoide é palpável inferiormente ao arco zigomático. O processo condilar posterior alarga-se no final superior para formar a cabeça da mandíbula que se articula com o osso

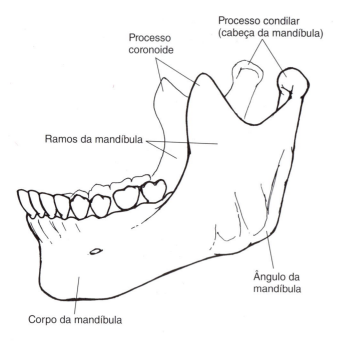

Figura 23.7 A mandíbula é constituída por um corpo e dois ramos, e cada um termina nos processos coronoide e condilar.

temporal na ATM. A cabeça se estreita inferiormente, formando o pescoço do ramo que fornece inserção para a porção do músculo pterigóideo lateral.

Os côndilos da mandíbula possuem formato semelhante a bolas de futebol cortadas ao meio e se inclinam anterior e medialmente em direção uma da outra (Fig. 23.9). Os côndilos são mais curvos na direção anterior-posterior e ligeiramente achatados na direção medial-lateral, mas apresentam considerável variação interindividual.[35,47]

Estruturas articulares da ATM

A mandíbula é suspensa a partir dos ossos temporais na ATM, que, em conjunto, formam a **articulação composta** na qual as duas ATMs devem se mover simultaneamente sempre que a mandíbula se movimentar. Embora cada ATM frequentemente seja descrita como uma articulação em dobradiça, cada articulação apresenta um movimento mais complexo que ocorre nos planos sagital, transverso e frontal[7] (Fig. 23.10). A abertura e o fechamento da boca ocorrem principalmente no plano sagital. A protrusão e

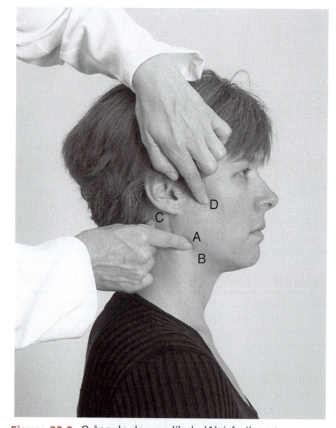

Figura 23.8 O ângulo da mandíbula (**A**) é facilmente palpado e ajuda na localização do osso hioide (**B**) inferiormente e do processo transverso (**C**) da C1 posteriormente. O processo coronoide (**D**) da mandíbula é palpável inferior ao arco zigomático.

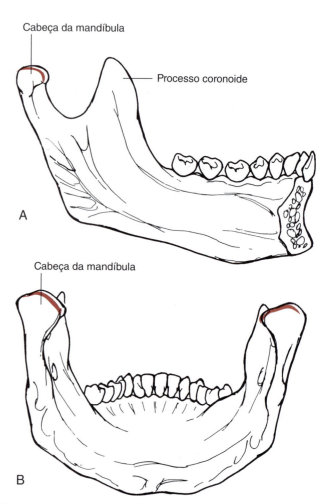

Figura 23.9 **A.** A vista medial da mandíbula demonstra que as superfícies articulares dos côndilos mandibulares estão voltadas para a região anterior. **B.** A vista posterior revela que os côndilos articulares também se voltam para a região medial.

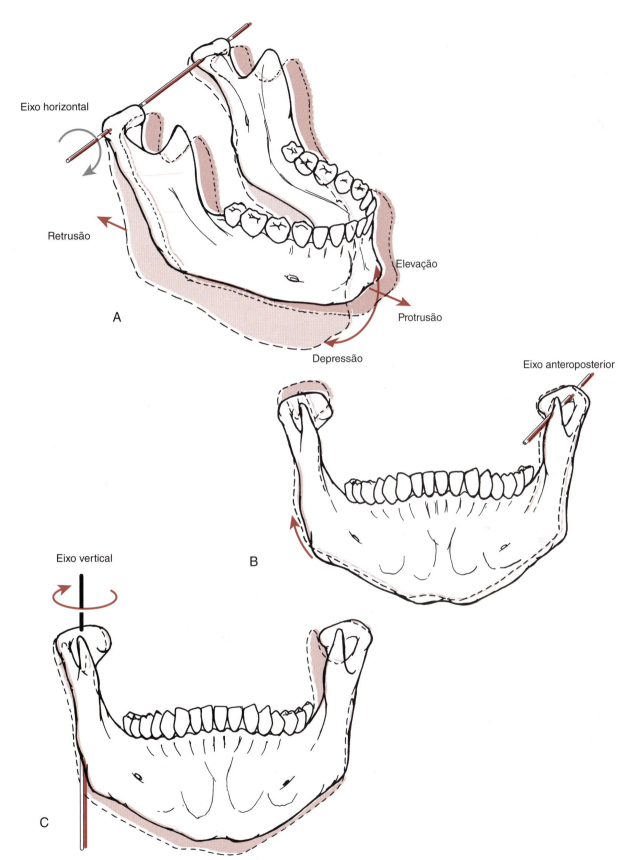

Figura 23.10 A ATM apresenta movimentos tridimensionais que incluem rotações sobre os eixos medial-lateral (**A**), anteroposterior (**B**) e vertical (**C**). Também permite translação nos planos sagital e transverso.

a retrusão consistem principalmente na translação para a frente e para trás da mandíbula, principalmente no plano transversal, apesar de a forma da protuberância articular requerer que a mandíbula desça à medida que desliza anteriormente e suba à medida que desliza posteriormente. A ATM também permite a rotação da mandíbula no plano de movimento transverso sobre o eixo que se projeta verticalmente pela cabeça mandibular. A mandíbula também pode oscilar da esquerda para a direita no plano frontal sobre um eixo anterior posterior. Os dentes e o formato das superfícies articulares definem o limite do movimento da mandíbula.

As superfícies articulares do côndilo mandibular e a eminência articular do osso temporal são ambas recobertas por cartilagem articular. Diferentemente da maioria das articulações sinoviais, entretanto, a cartilagem articular é constituída por fibrocartilagem em vez de cartilagem hialina. Assim como em outras cartilagens sinoviais, a cartilagem articular carece de um abastecimento vascular e é suprida e lubrificada pelo líquido sinovial fornecido pelos tecidos sinoviais circundantes.

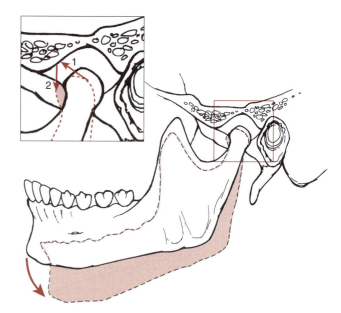

Figura 23.11 A superfície de articulação do osso temporal consiste na fossa mandibular e na eminência articular. A abertura e o fechamento necessitam de rotação da mandíbula sobre um eixo medial lateral e translação da cabeça mandibular ao longo da eminência articular, produzindo translação anterior e inferior da mandíbula.

> **Relevância clínica**
>
> **Suportar grandes forças na ATM:** A maioria das superfícies articulares sinoviais é recoberta por cartilagem hialina. Em contraste, a fibrocartilagem é encontrada em articulações que suportam grandes forças, como as articulações intervertebrais da coluna. A presença de fibrocartilagem na ATM sugere que danos na ATM incorrem grandes forças durante a mastigação. Hu et al. sugerem que a fibrocartilagem é um amortecedor mais importante na ATM do que o disco articular.[22] Artrite e degeneração da cartilagem articular podem levar a graves problemas na mastigação.

A superfície articular da mandíbula é constituída por uma superfície superior e anterior da cabeça mandibular. A porção anterior da superfície articular do osso temporal consiste em uma porção convexa e posterior da eminência articular (Fig. 23.11). O restante da superfície articular temporal é a fossa mandibular que termina posteriormente assim como o cume articular posterior, imediatamente anterior ao meato auditivo externo. A forma da superfície articular do osso temporal explica o movimento complexo que ocorre durante a abertura e o fechamento da boca, combinando rotação sobre o eixo medial lateral e translação ao longo da superfície curva da eminência articular.

O teto da fossa mandibular é tipicamente fino e não suporta peso. As sobrecargas são carregadas entre os côndilos da mandíbula e o disco intra-articular e entre o disco e a eminência articular do osso temporal. A camada da fibrocartilagem que cobre toda a superfície articular do osso temporal é mais espessa na superfície articular da eminência articular, na qual o estresse é maior, e mais fina no teto da fossa mandibular, no qual ocorre baixa sobrecarga.[38]

Disco articular

Assim como o joelho, a ATM possui um disco intra-articular, ou menisco, que separa a articulação em um espaço articular superior, entre o disco e a eminência articular, e um espaço articular inferior, entre o disco e a cabeça mandibular[17,18,28,31,34] (Fig. 23.12). O disco aumenta a congruência entre as superfícies de articulação, mas também pode ser fonte de dor e disfunção. O disco articular é côncavo na porção superior, para adequar-se à eminência articular do osso temporal, e côncavo na porção inferior, para se moldar à cabeça convexa mandibular.[47]

O disco é constituído por fibra densa de tecido conjuntivo que adere mais firmemente à mandíbula do que ao osso temporal. A forte conexão inferior inclui as bandas medial e lateral a partir do disco até o côndilo articular, uma forte conexão anterior com fibras do pterigóideo lateral e uma conexão de fibras soltas posteriormente. O disco é mais espesso perifericamente e mais fino no centro. Se o alinhamento anatômico normal da superfície da articulação for alterado, o disco poderá se despedaçar ou ser perfurado quando as forças comprimirem o centro fino do disco.[2,6,17,28,41,49]

O disco continua posteriormente como duas camadas de tecido fibroso solto: uma camada fibroelástica que se insere no aspecto posterior da fossa mandibular do osso temporal, e uma camada sem elasticidade que se insere no côndilo da mandíbula. Essa **região bilaminar** é altamente vascularizada e rica em terminações nervosas e se funde à cápsula articular posteriormente como o **tecido retrodiscal**. A porção central do disco não possui vascularização, uma indicação do seu papel no suporte da tensão na função da ATM.

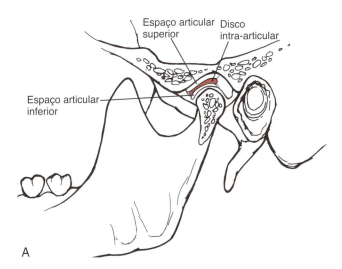

Ligamentos

Os principais ligamentos que suportam as estruturas da ATM são a cápsula articular e o ligamento temporomandibular[17,20,23,28,42,44] (Fig. 23.13). Ligamentos adicionais incluem o esfenomandibular e o estilomandibular. É importante saber que a estabilidade da ATM não resulta apenas dos ligamentos de suporte, mas também dos músculos da mastigação, que serão discutidos em detalhe no Capítulo 24.[25]

Cápsula articular

A cápsula articular recobre as superfícies articulares do osso temporal e a cabeça da mandíbula, assim como o disco. Ela pode ser identificada superiormente ao longo do arco da fossa mandibular, anteriormente ao redor da superfície da eminência articular e inferiormente ao redor da cabeça mandibular.

As fibras horizontais da cápsula articular conectam-se diretamente às partes lateral e medial do disco. A cápsula se funde ao disco anterior, enquanto, posteriormente, o disco se conecta à cápsula pelo tecido retrodiscal. Consequentemente, o disco faz translação anterior com facilidade à medida que suas inserções posteriores ao tecido retrodiscal se estiram, mas gira um pouco em uma posição posterior por causa de sua inflexível e inelástica inserção anterior à cápsula articular. O ligamento capsular permite o movimento da articulação no plano sagital, mas restringe os movimentos nos planos frontal e transverso.[20,25,27]

Ligamento temporomandibular

O ligamento temporomandibular, também conhecido como ligamento temporomandibular lateral, reforça a cápsula articular lateralmente e é formado por duas camadas, a ampla camada superficial e a porção medial mais profun-

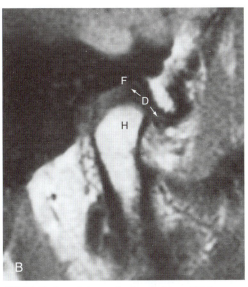

Figura 23.12 O disco intra-articular divide a ATM em um espaço superior entre o osso temporal e o disco e um espaço inferior entre o disco e a cabeça da mandíbula. **A.** Vista do plano sagital do disco esquerdo com a boca fechada. **B.** Plano sagital da IRM do disco direito com a boca fechada.

Relevância clínica

Disfunção no disco: Muitas disfunções nas articulações temporomandibulares envolvem problemas com o disco. O disco pode degenerar ou romper-se assim como ocorre no menisco dentro dos joelhos. A região bilaminar e o tecido retrodiscal pode se tornar inflamada e dolorida por causa das forças de compressão repetidas e prolongadas. Tais forças podem resultar do ranger ou cerramento dos dentes. O disco por si só pode ser subluxado (parcialmente deslocado) ou deslocado anteriormente (perturbação interna da ATM), produzindo padrões de movimento de abertura e fechamento anormais e também a incapacidade de fechar totalmente a boca. Assim como uma avaliação completa do joelho inclui a avaliação do menisco, uma análise profunda da ATM inclui a consideração do disco articular.

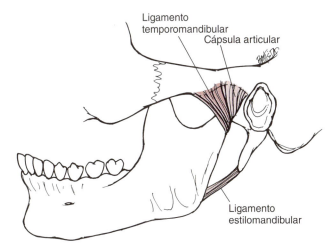

Figura 23.13 Os principais ligamentos da ATM são a cápsula articular e o ligamento temporomandibular. Os ligamentos estilomandibular e esfenomandibular (não representados nesta ilustração) são ligamentos acessórios.

da.[47] A porção superficial do ligamento direciona-se para baixo e posteriormente a partir do tubérculo articular para a superfície posterior da cabeça mandibular, ao passo que a parte profunda, ou medial, segue do tubérculo articular e da escama temporal em uma direção anterior e medial. Essas fibras, que correm horizontalmente, ligam as fibras da cápsula articular e o disco.

As fibras laterais da cápsula articular limitam a translação inferior da mandíbula. As fibras medial, assistidas pelo músculo pterigóideo lateral, limitam a translação posterior da mandíbula durante a retrusão ou a partir de um golpe direto na mandíbula. Consequentemente, essas fibras protegem o tecido retrodiscal altamente vascularizado e sensível na articulação posterior. Assim, o ligamento temporomandibular auxilia na prevenção de uma abertura excessiva da mandíbula por meio do controle da sua descida além da eminência articular.[25,27] Também evita danos ao tecido retrodiscal, prevenindo a translação posterior excessiva da mandíbula.[20]

Os ligamentos estilomandibular e esfenomandibular

Esses dois ligamentos são acessórios e parecem ter efeitos menores no movimento da mandíbula. Seus nomes refletem seus sítios de ligação: o ligamento estilomandibular se inicia no ápice do processo estiloide e termina no ramo da mandíbula, e o ligamento estilomandibular se estende a partir da espinha do osso esfenoide até o forame da mandíbula. O ligamento estilomandibular pode limitar o deslizamento para a frente da mandíbula durante a protrusão, mas o ligamento estilomandibular parece possuir menos efeito no movimento e na estabilidade da ATM.[47]

Função articular da ATM

As ATMs são únicas porque são mecanicamente ligadas à mandíbula e devem trabalhar de forma sincronizada para que ela se movimente normalmente.[17,21,36,39,46]

> ### Relevância clínica
>
> **Impacto do movimento sincronizado e avaliação dinâmica da ATM:** Quando um paciente reclama de dor na ATM ou disfunção, não é possível isolar a causa em uma articulação sem reconhecer o impacto na articulação oposta. O comprometimento identificado em uma articulação pode ser oposto ao da outra. Por exemplo, o clínico pode determinar que uma articulação é hipomóvel e então descobrir que a articulação oposta é hipermóvel, uma provável compensação para a restrição articular encontrada na hipomobilidade da ATM.

Posição estática da ATM

A **posição de descanso** da mandíbula é uma posição natural na qual existe um balanço entre o peso da mandíbula e as forças que suportam as ATMs na posição vertical.

Na posição ereta é impossível eliminar completamente a sobrecarga da articulação ou eliminar toda a tensão muscular, uma vez que os músculos da mastigação devem contrair-se para manter a boca fechada contra a força da gravidade. (Qualquer um que duvide dessa necessidade observe a postura de boca aberta de estudantes que dormem na sala de aula.) Na posição normal de descanso a língua é mantida contra o palato duro por pressão negativa do ar dentro da boca, formando uma área conhecida como **espaço de Donder**. A pressão negativa diminui a quantidade de força muscular necessária para suportar a mandíbula. As duas fileiras de dentes não se encostam na posição de descanso, mas os lábios se tocam levemente. Nessa posição, a cabeça da mandíbula fica de frente para a eminência articular do osso temporal e o disco é localizado anteriormente na cabeça da mandíbula entre as duas superfícies de articulação. Essa combinação da posição do disco e a atividade mecânica muscular limitada não sobrecarrega o tecido mole da ATM. Em contraste, a **posição de oclusão** é definida como a postura na qual as duas fileiras de dentes estão levemente em contato.

Movimentos funcionais da ATM

Como observado anteriormente, as ATMs permitem um movimento complexo tridimensional. Os movimentos funcionais que permitem que a mandíbula se movimente durante a mastigação e a fala abrem e fecham a boca, assim como a protrusão, a retrusão e o desvio lateral da mandíbula.

Abrindo e fechando a boca

A abertura da boca, também conhecida como **depressão mandibular**, combina rotação sobre o eixo medial-lateral com protrusão nos planos transversal e sagital. O fechamento, ou elevação mandibular, consiste em rotação superior da mandíbula e retrusão. A maior parte da rotação e da translação ocorre simultaneamente em toda a amplitude de movimento; contudo, a contribuição relativa da rotação e da translação na abertura inicial é controversa.[5,11] Alguns investigadores sugerem que a abertura se inicia com a rotação, outros sugerem que se inicia com a translação, e outros ainda relatam que a contribuição é igualmente distribuída.[5,11,29] Essas diferenças bem definidas representam a variação normal entre os indivíduos e necessitam de pesquisas adicionais para serem identificadas. O movimento de rotação da articulação ocorre principalmente no espaço articular inferior entre o disco e a cabeça mandibular. A translação ocorre predominantemente no espaço articular superior quando o disco se move para assentar-se na fossa mandibular.

A translação anterior do disco é necessária para mantê-lo em contato com a cabeça da mandíbula. A translação anterior estira o tecido retrodiscal que contém colágeno e fibras de elastina. O tecido retrodiscal solto permite o movimento do disco na fossa mandibular do osso temporal, e o seu recuo ajuda a realocar o disco posteriormente. Esse movimento ocorre na porção superior da cápsula articular.

A abertura da boca ocorre por meio da combinação dos eventos a seguir[32,47]:

- O movimento de abertura, à medida que a mandíbula abaixa e o queixo desce, inicia com a rotação mandibular no espaço articular inferior, o espaço entre o disco e a cabeça da mandíbula. (Translação anterior leve, ou protrusão, que ocorre no espaço articular superior entre o disco e a fossa temporal pode acompanhar ou até preceder a rotação mandibular.)
- Como a mandíbula faz rotação para baixo, o disco se movimenta posteriormente em relação à cabeça mandibular para se encaixar na parte superior dela.
- Os ligamentos inseridos no disco tornam-se tensos, e o disco é mantido preso contra a cabeça da mandíbula.
- Então esse movimento é a rotação entre o disco e o côndilo mandibular.
- O complexo do disco e da cabeça da mandíbula move-se como uma unidade, fazendo translação anterior e inferior ao longo da superfície da eminência articular e produzindo protrusão e depressão adicional.

O fechamento da boca envolve o movimento inverso da abertura, a mandíbula faz rotação para cima e se retrai, embora o caminho da mandíbula durante o fechamento seja levemente diferente do caminho da abertura.[11,43,47,48] Assim, o simples movimento de abertura da boca ou depressão mandibular não é uma simples ação de dobradiça na qual os músculos da mastigação relaxam e permitem que a mandíbula faça a rotação para baixo por meio da gravidade. O comportamento da boca abrindo e fechando constitui uma série complexa de rotações e translações controladas. O papel dos músculos na depressão e elevação da mandíbula é apresentado no Capítulo 24.

Protrusão, retrusão e movimento lateral

Protrusão, o movimento de "avanço" que projeta a mandíbula para a frente, é realizado com os côndilos mandibulares e o deslizamento do disco articular anterior e inferiormente ao longo da eminência articular. A **retrusão** ocorre na direção oposta e é limitada pela tensão do ligamento anterior e fibras musculares e pela massa do tecido retrodiscal do disco. Como o tecido retrodiscal é muito vascularizado e bem inervado, a compressão ou irritação do tecido retrodiscal por retrusão excessiva ou continuada pode produzir dor na ATM.

Relevância clínica

Impacto do cerramento na função ATM: O cerramento crônico dos dentes pode produzir compressão e força excessivas no tecido retrodiscal como resultado de uma retrusão excessiva ou prolongada, prejudicando o fluxo sanguíneo e produzindo uma resposta inflamatória na área. Como a região é rica em terminações nervosas, pode surgir dor severa na ATM.

O **desvio lateral** da mandíbula também envolve movimentos complexos em ambas as ATMs. Ele ocorre por protrusão da mandíbula em um lado, ao passo que o outro lado gira sobre o eixo vertical (Fig. 23.14). Consequentemente, um côndilo e seu disco se movem anterior, inferior e medialmente ao longo da eminência articular, causando desvio da mandíbula em direção ao lado oposto à medida que o côndilo oposto gira lateralmente ao redor do eixo vertical. Como na abertura e no fechamento, a protrusão e o movimento lateral da mandíbula ocorrem pela atividade muscular delicadamente coordenada em ambas as ATMs. A mastigação é uma complexa série de movimentos que inclui todas as direções de movimentos já discutidas e corresponde à contração sincronizada dos músculos da mastigação. Essa atividade é discutida no Capítulo 24.

Como observado anteriormente no capítulo, as ATMs são capazes de movimentos complexos tridimensionais. Embora não especificamente medido, o movimento de inclinação da mandíbula no plano frontal, sobre o eixo anterior-posterior, é também um movimento essencial para a ATM. Ele permite a mastigação do bolo alimentar em um lado da boca, ação crítica para controlar o bolo e prepará-lo para a deglutição. A inclinação aumenta a força de reação da articulação no lado para o qual a mandíbula se inclina.

Movimento do disco

O movimento normal da ATM necessita de uma sincronização precisa entre o movimento da mandíbula e o do disco intra-articular. Movimentos anormais de qualquer um dos dois podem alterar a mecânica de todo o complexo ATM e contribuir para os sinais e sintomas dos pacientes. À medida que os músculos da mastigação contraem-se e relaxam e a boca fecha e abre, os discos permanecem em contato com a cabeça da mandíbula e o complexo da cabeça disco-mandibular move-se junto na translação.[7]

Quando a boca está completamente aberta, a zona intermediária do disco articular fica entre o tubérculo articular

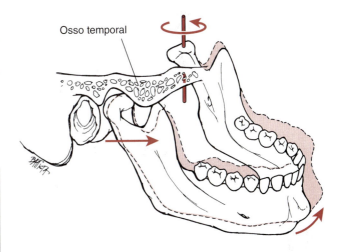

Figura 23.14 O desvio lateral da mandíbula para a esquerda necessita de protrusão da ATM direita e rotação da ATM esquerda sobre o eixo vertical.

do osso temporal e a convexidade dorsal do processo condilar da mandíbula, aumentando a congruência entre as superfícies ósseas. O tecido retrodiscal posterior é estendido, e o tecido conjuntivo anterior é comprimido nessa posição. Quando a boca é fechada, o tecido retrodiscal é moderadamente aumentado e o tecido anterior é menor do que quando os dentes estão em contato total. Durante a protrusão da mandíbula, a zona intermediária do disco articular fica entre as convexidades do processo condilar e a eminência articular. O disco é comprimido entre a mandíbula e o osso temporal na lateral da articulação. No desvio lateral, o disco é estabilizado entre os elementos osteoarticulares no lado em direção ao qual a mandíbula desvia. No lado oposto, o disco articular se protrai, e o tecido retrodiscal preenche a metade posterior e lateral da fossa mandibular.

> **Relevância clínica**
>
> **Sons produzidos durante a abertura e o fechamento:** A ATM pode emitir uma variedade de sons durante os movimentos, incluindo estouro, estalo ou trituração. Alguns sons são coerentes com a função normal, como o estouro associado com bolhas que se formam no líquido sinovial. Em contraste, os sons de estalo ou de trituração são normalmente associados com disfunções na articulação ou comprometimento, que dão pistas ao clínico examinador.[37] A trituração, ou **crepitação**, sugere aumento na fricção entre as superfícies articulares e pode indicar dano na cartilagem articular. Os sons de estalo são geralmente associados com movimentos anormais do disco intra-articular. Alguns clínicos afirmam que o som de estalo durante a abertura e no início da fase de fechamento é ouvido quando o côndilo alcança um disco articular deslocado anteriormente.[4,13,16] Um estalo tardio no fechamento indica que a mandíbula deslizou posteriormente para além do disco.

Amplitude de movimento normal da ATM

A Tabela 23.1 apresenta a excursão normal relatada do temporomandibular.[32] Não existem estudos que demonstrem a variabilidade das excursões articulares disponíveis na ATM entre os indivíduos sem disfunção na articulação. Consequentemente, clínicos discordam sobre os principais objetivos para obter amplitude do movimento na reabilitação da ATM. Embora 20-25 mm pareçam ser suficientes para a abertura funcional, alguns clínicos sugerem que o paciente precisa alcançar uma amplitude de movimento maior que 45 mm. A abertura total é maior em homens do que em mulheres.[11,12] Essa diferença parece ser principalmente o efeito do tamanho da mandíbula.

> **Relevância clínica**
>
> **Medindo a abertura:** Como a abertura da boca depende do tamanho da mandíbula, clínicos podem ter alguma dificuldade em avaliar se a abertura da AM é "normal". A abertura pode ser medida linearmente utilizando uma régua, ou um instrumento especializado. Também pode ser avaliada funcionalmente por meio da determinação do número de dedos flexionados que o paciente pode inserir confortavelmente em sua boca aberta (Fig. 23.15). Essa técnica ajuda a ajustar o tamanho, uma vez que o tamanho dos dedos do paciente são proporcionais ao tamanho da mandíbula de homens ou mulheres.

Relação entre a postura da cabeça e do pescoço e a ATM

A posição da mandíbula na cabeça é inseparavelmente relacionada com a posição da cabeça no pescoço.[1,7,14,33] A posição da cabeça altera a direção do conjunto de vários músculos que abrem a mandíbula.[26] Na posição de oclusão, mudanças anteriores e posteriores na postura da cabeça e do pescoço movem o ponto de contato entre os dentes e também alteram o espaço articular da ATM.[45] A inclinação lateral da coluna cervical reduz o espaço articular na ATM ipsilateral. A redução do espaço articular pode aumentar a força de reação da articulação na ATM, contribuindo para o aumento da dor na articulação.

TABELA 23.1 Amplitude normal do movimento da mandíbula

Depressão da mandíbula/abertura da boca:	
Movimento funcional ativo	35-55 mm
Abertura mínima para atividade funcional	25-35 mm
Elevação da mandíbula/fechamento da boca:	
A mandíbula retorna da depressão antes de os dentes da mandíbula e a maxila entrarem em contato	
Protrusão da mandíbula	
Movimento funcional ativo	3-6 mm
Retrusão da mandíbula	
Movimento funcional ativo	3-4 mm
Desvio lateral da mandíbula	
Movimento funcional ativo	10-15 mm

> **Relevância clínica**
>
> **Postura da cabeça e do pescoço em indivíduos com dor na ATM:** A postura da cabeça e do pescoço pode contribuir significativamente para a patomecânica da ATM, e pacientes com dor na ATM devem ser submetidos a uma avaliação postural. A postura da cabeça para a frente tende a esticar o tecido mole no aspecto anterior da coluna cervical, incluindo os músculos supra-hióideos. A tensão nessas estruturas tende a puxar a mandíbula posteriormente, retraindo-a (Fig. 23.16). Uma retrusão crônica da mandíbula pode produzir inflamação do tecido retrodiscal, resultando de uma compressão continuada, e também pode aplicar pressão na orelha média e interna. Assim, uma postura da cabeça para a frente pode produzir ou contribuir para a dor na ATM.

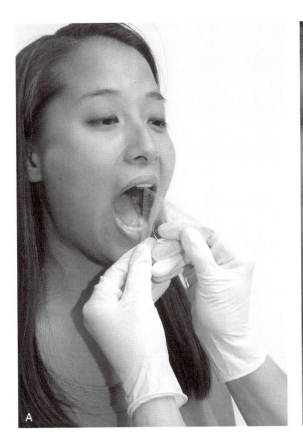
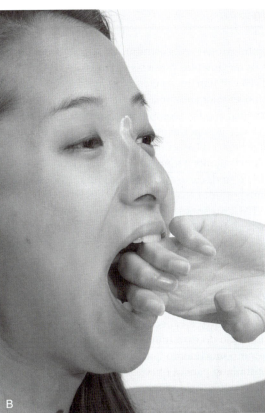

Figura 23.15 Medida da abertura da boca por (**A**) mensuração linear da abertura da ATM e (**B**) avaliação funcional da abertura pela inserção dos dedos flexionados na boca aberta.

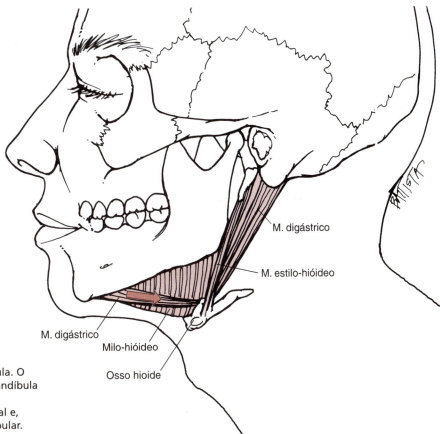

Figura 23.16 A postura da cabeça para a frente alonga os músculos supra-hióideos, alguns dos quais são inseridos na mandíbula. O alongamento desses músculos coloca a mandíbula posterior em retrusão, o que pode levar à compressão e irritação do tecido retrodiscal e, consequentemente, à dor temporomandibular.

Resumo

Este capítulo descreveu a estrutura dos ossos e ligamentos da ATM e os movimentos possíveis para essas estruturas. As duas ATMs constituem um conjunto composto no qual ambas devem se mover enquanto uma articulação se movimenta. A cápsula articular e o ligamento temporomandibular suportam cada ATM, e as superfícies articulares são protegidas pelo disco intra-articular. O aspecto posterior do espaço articular contém tecido conjuntivo frouxo sensível altamente vascularizado e tecido retrodiscal, o qual auxilia na proteção do espaço do ligamento posterior e suporta o disco intra-articular.

Cada ATM apresenta um movimento tridimensional complexo, à medida que a mandíbula se eleva, se abaixa ou desvia lateralmente. A abertura da boca necessita de depressão mandibular e protrusão; o fechamento consiste em elevação e retrusão. O desvio lateral consiste em um movimento assimétrico de ambas as ATMs, no qual um lado protrai e o oposto gira. O disco move-se para manter um amortecimento entre a cabeça da mandíbula e a superfície de articulação do osso temporal. Danos na articulação podem alterar o movimento tanto da mandíbula quanto do disco, contribuindo para as queixas dos pacientes.

O capítulo demonstra como a postura da cabeça e do pescoço pode afetar a ATM. Ela pode alterar a área de contato entre os dentes, assim como a orientação da mandíbula no osso temporal. A avaliação cuidadosa da postura é um componente essencial para a avaliação completa da ATM. O capítulo seguinte apresenta os músculos que fornecem os movimentos coordenados de ambas as ATMs, essenciais para a mastigação e a fala.

Referências bibliográficas

1. Ayub E, Glasheen-Wray M, Kraus S: Head posture: a case study of the effects on the rest position of the mandible. J Orthop Sports Phys Ther 1984; 5: 179–182.
2. Bernasconi G, Marchetti C, Reguzzoni M, et al.: Synovia hyperplasia and calcification in the human TMJ disk: a clinical, surgical, and histologic study. Oral Surg Oral Med Pathol Radiol Endod 1997; 84: 245–252.
3. Bubon MS: Documented instance of restored conductive hearing loss. Funct Orthod 1995; 12: 26–29.
4. Buranastidporn B, Hisano M, Soma K: Effect of biomechanical disturbance of the temporomandibular joint on the prevalence of internal derangement in mandibular asymmetry. Eur J Orthod 2006; 28: 199–205.
5. Chen X: The instantaneous center of rotation during human jaw opening and its significance in interpreting the functional meaning of condylar translation. Am J Phys Anthropol 1998; 106: 35–46.
6. Chin LP, Aker FD, Zarrinnia K: The viscoelastic properties of the human temporomandibular joint disc. J Oral Maxillofac Surg 1996; 54: 315–318.
7. Dale R: TMD: it's our responsibility! J Gen Orthod 1999; 10: 15–20.
8. DelBalso AM: Anatomy of the mandible, temporomandibular joint, and dentition. Neuroimaging Clin N Am 1998; 8: 157–169.
9. Ettala-Ylitalo UM, Laine T: Functional disturbances of the masticatory system in relation to articulatory disorders of speech in a group of 6–8 year old children. Arch Oral Biol 1991; 36: 189–194.
10. Fanibunda K: Anatomical basis for clinical skills: the mandible. Dent Update 1995; 22: 387–391.
11. Ferrario VF, Sforza C, Lovecchio N, Mian F: Quantification of translational and gliding components in human temporomandibular joint during mouth opening. Arch Oral Biol 2005; 50: 507–515.
12. Gallo LM: Modeling of temporomandibular joint function using MRI and jaw-tracking technologies—mechanics. Cells Tissues Organs 2005; 180: 54–68.
13. Gallo LM, Brasi M, Ernst B, Palla S: Relevance of mandibular helical axis analysis in functional and dysfunctional TMJs. J Biomech 2006; 39: 1716–1725.
14. Gillies GT, Broaddus WC, Stenger JM, Taylor AG: A biomechanical model of the craniomandibular complex and cervical spine based on the inverted pendulum. J Med Eng Technol 1998; 22: 263–269.
15. Gole DR: Teeth do more than chew food. J Am Acad Gnathol Orthop 1995; 12: 4–7, 10.
16. Gossi DB, Gallo LM, Bahr E, Palla S: Dynamic intra-articular space variation in clicking TMJs. J Dent Res 2004; 83: 480–484.
17. Guttman GD: Animating functional anatomy for the web. Anat Rec 2000; 261: 57–63.
18. Hanthorne G: Craniomandibular dysfunctions. ASHA 1998; 30: 69–69.
19. Henderson DH, Cooper JC Jr, Bryan GW, et al.: Otologic complaints in temporomandibular joint syndrome (see comments). Arch Otolaryngol Head Neck Surgery 1992; 118: 1208–1213.
20. Hiatt J, Gartner L: Textbook of Head and Neck Anatomy. New York: Appleton-Century-Crofts, 1982.
21. Howard RP, Bowles AP, Guzman HM, Krenrich SW: Head, neck, and mandible dynamics generated by 'whiplash.' Accid Anal Prev 1998; 30: 525–534.
22. Hu K, Qiguo R, Fang J, Mao JJ: Effects of condylar fibrocartilage on the biomechanical loading of the human temporomandibular joint in a three-dimensional, nonlinear finite element model. Med Eng Phys 2003; 25: 107–113.
23. Ishimaru T, Lew D, Haller J, et al.: Virtual arthroscopy of the visible human female temporomandibular joint. J Oral Maxillofac Surg 1999; 57: 807–811.
24. Klausner JJ: Epidemiologic studies reveal trends in temporomandibular pain and dysfunction. J Mass Dent Soc 1995; 44: 21–25.
25. Koolstra JH: Dynamics of the human masticatory system. Crit Rev Oral Biol Med 2002; 13: 366–376.
26. Koolstra JH, van Eijden TMGJ: Functional significance of the coupling between head and jaw movements. J Biomech 2004; 37: 1387–1392.
27. Koolstra JH, van Eijden TMGJ: Three-dimensional dynamical capabilities of the human masticatory muscles. J Biomech 1999; 32: 145–152.
28. Kordass B: The temporomandibular joint in video motion—noninvasive image techniques to present the functional anatomy. Anat Anz 1999; 181: 33–36.
29. Leader JK, Boston JR, Rudy TE, et al.: Relation of jaw sounds and kinematics visualized and quantified using 3-D computer animation. Med Eng Phys 2003; 25: 191–200.

30. LeResche L: Epidemiology of temporomandibular disorders: implications for the investigation of etiologic factors. Crit Rev Oral Biol Med 1997; 8: 291–305.
31. Loughner BA, Gremillion HA, Mahan PE, et al.: The medial capsule of the human temporomandibular joint. J Oral Maxillofac Surg 1997; 55: 363–369.
32. Magee DA: Orthopedic Physical Assessment. Philadelphia: WB Saunders, 1998.
33. McKay DCCLV: Electrognathographic and electromyographic observations on jaw depression during neck extension. J Oral Rehabil 1999; 26: 865–876.
34. Merida-Velasco JR, Rodriguez-Vazquez JR, Merida-Velasco JA, et al.: Development of the human temporomandibular joint. Anat Rec 1999; 255: 20–33.
35. Osborn J, Baragar F: Predicted and observed shapes of human mandibular condyles. J Biomech 1992; 25: 967–974.
36. Packard RC: Epidemiology and pathogenesis of posttraumatic headache. J Head Trauma Rehabil 1999; 14: 9–21.
37. Prinz JF: Physical mechanisms involved in the genesis of temporomandibular joint sounds. J Oral Rehabil 1998; 25: 706–714.
38. Rainer B, Mall G, Landgraf J, Scheck R: Biomechanical analysis of stress distribution in the human temporomandibular joint. Ann Anat 1999; 181: 55–60.
39. Rocabado M: Physical therapy for the postsurgical TMJ patient. J Craniomandib Disord 1989; 3: 75–82.
40. Romanes GJE: Cunningham's Textbook of Anatomy. Oxford: Oxford University Press, 1981.
41. Rosse C, Gaddum-Rosse P: Hollinshead's Textbook of Anatomy. Philadelphia: Lippincott-Raven, 1997.
42. Sicher H, DuBrul E: Oral Anatomy. St. Louis: CV Mosby, 1975.
43. Slater JJ, Visscher CM, Lobbezoo F, Naeije M: The intra-articular distance within the TMJ during free and loaded closing movements. J Dent Res 1999; 78: 1815–1820.
44. Talebzadeh N, Rosenstein TP, Pogrel MA: Anatomy of the structures medial to the temporomandibular joint. Oral Surg Oral Med Pathol Radiol Endod 1999; 88: 674–678.
45. Visscher CM, Huddleston Slater JJ, Lobbezoo F, Naeije M: Kinematics of the human mandible for different head postures. J Oral Rehabil 2000; 27: 299–305.
46. Weinberg S, Lapointe H: Cervical extension-flexion injury (whiplash) and internal derangement of the temporomandibular joint. J Oral Maxillofac Surg 1987; 45: 653–656.
47. Williams P, Bannister L, Berry M, et al.: Gray's Anatomy, The Anatomical Basis of Medicine and Surgery, Br. ed. London: Churchill Livingstone, 1995.
48. Yatabe M, Zwijnenburg AJ, Megens CC, Naeije M: Movements of the mandibular condyle kinematic center during jaw opening and closing. J Dent Res 1997; 76: 714–719.
49. Zhou D, Hu M, Liang D, et al.: Relationship between fossa-condylar position, meniscus position, and morphologic change in patients with class II and III malocclusion. Chin J Dent Res 1999; 2: 45–49.

CAPÍTULO 24

Mecânica e patomecânica dos músculos da ATM

Neal Pratt, PT, ph.D. e Carol A. Oatis, P.T., ph.D.

SUMÁRIO

Músculos da mastigação 454
    Masseter 455
    Temporal 457
    Pterigóideo medial 458
    Pterigóideo lateral 459
    Músculos acessórios 460
Mastigação 461
    Movimento mandibular durante a mastigação 461
    Atividade muscular durante a mastigação 461
Resumo 465

O capítulo anterior apresentou os ossos e as estruturas de tecidos conjuntivos da articulação temporomandibular (ATM). Também descreveu a mecânica do movimento que ocorre na articulação. O objetivo deste capítulo é revisar a anatomia dos músculos da mastigação e descrever suas ações individuais e suas funções na mastigação. Como visto no Capítulo 23, as duas articulações ATM funcionam juntas, criando uma articulação composta que permite o movimento da mandíbula. Por conseguinte, os músculos da mastigação produzem diferentes movimentos da mandíbula, de acordo com a sua contração: unilateral ou bilateralmente. Os objetivos específicos deste capítulo são:

- revisar a estrutura dos principais músculos da mastigação;
- discutir os movimentos produzidos por cada músculo quando se contraem unilateral e bilateralmente;
- apresentar o entendimento atual sobre as funções dos músculos na mastigação;
- demonstrar as relações entre o comportamento dos músculos da mastigação e alguns dos sinais e sintomas de pacientes com disfunção ATM.

Músculos da mastigação

Os principais músculos da ATM são o masseter e o temporal, que estão posicionados superficialmente, e os pterigóideos medial e lateral, que ocupam a fossa infratemporal (Fig. 24.1). Os músculos acessórios incluem o bucinador, um músculo da expressão facial; os músculos da língua; e os músculos supra-hióideos, que são os músculos que formam o assoalho da boca. Esses músculos acessórios são discutidos com mais detalhes nos Capítulos 20 e 21. Sua função na **mastigação** é apresentada posteriormente neste capítulo.

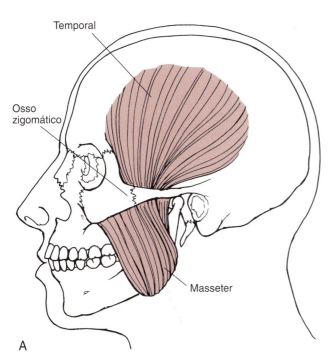

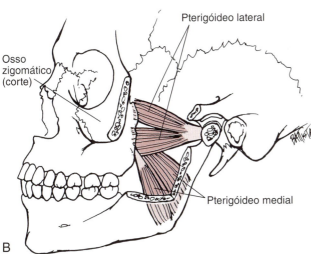

Figura 24.1 Os principais músculos da mastigação são o masseter, o temporal e os músculos pterigóideos medial e lateral. **A.** O masseter e o temporal posicionam-se sobre a superfície lateral da articulação. **B.** Os pterigóideos lateral e medial posicionam-se sobre a superfície medial da articulação.

Os quatro principais músculos da mastigação compartilham diversas características anatômicas e funcionais. Os elevadores da mandíbula os músculos masseter, temporal e pterigóideo medial possuem grandes áreas de secção transversa que indicam sua especialização para a produção de força, uma necessidade para triturar alimentos duros. Os músculos da ATM parecem fornecer o principal apoio estabilizador às ATMs.[15,17] Apenas em movimentos mediolaterais extremos é que as estruturas ligamentosas desempenham um papel principal.

O movimento no plano sagital ou na linha mediana da mandíbula ocorre apenas quando os músculos esquerdo e direito de um par contraem-se. Embora em diferentes graus, todos esses músculos são orientados obliquamente em relação aos eixos das ATMs, então quando se contraem unilateralmente, cada um produz combinações de movimentos simultaneamente. Por exemplo, o pterigóideo lateral causa protrusão e desvio da mandíbula para o lado oposto; o pterigóideo lateral esquerdo causa desvio da mandíbula para a direita, e o pterigóideo lateral direito causa desvio para a esquerda (Fig. 24.2). Cada pterigóideo lateral também produz protrusão da mandíbula em conjunto com o desvio lateral. Por conseguinte, a protrusão no plano sagital acontece apenas quando os músculos pterigóideos laterais direito e esquerdo contraem-se juntos, contrariando a tração de desvio lateral de cada músculo individualmente.

A maioria dos músculos esqueléticos, especialmente aqueles nas extremidades, pode produzir movimento tanto do osso que serve como a origem ou o osso que serve como a inserção. Os músculos da mastigação surgem do crânio e inserem-se na mandíbula. Como o crânio é fixo em relação à mandíbula, apenas a mandíbula move-se com a atividade desses músculos.

Todos os músculos da mastigação são inervados pela divisão mandibular do nervo trigêmeo (5º nervo craniano) (Fig. 24.3). A divisão mandibular ramifica-se do tronco principal do nervo trigêmeo na fossa craniana média e passa pelo forame oval em direção à fossa infratemporal. Ela possui intensa ramificação na fossa e, além dos músculos, supre a sensação geral (não o sabor) da dentição mandibular, da mucosa da bochecha, dos dois terços anteriores da língua e da pele superficial à mandíbula e da região temporal posterior.

Relevância clínica

Neuralgia do trigêmeo: A neuralgia do trigêmeo (tique doloroso) é uma síndrome caracterizada por breves, mas severos, episódios de dor em regiões da cabeça correspondentes à distribuição de uma ou mais das divisões do nervo trigêmeo, mais comumente o nervo mandibular. Como a divisão mandibular supre os músculos da mastigação, bem como as áreas cutâneas, a mastigação pode causar o início da dor.

Masseter

O masseter é posicionado superficialmente ao ramo da mandíbula, estende-se do arco zigomático ao ângulo da mandíbula, é palpável e composto de partes superficiais e profundas (Fig. 24.4; Quadro 24.1). A parte superficial posiciona-se mais anteriormente do que a parte profunda e é composta de fibras que passam um pouco posteriormente de cima para baixo. A parte profunda é posicionada mais posteriormente, e consiste em fibras orientadas mais verticalmente.

Ações

As ações do masseter são consideradas unilateral e bilateralmente.[1,32,33]

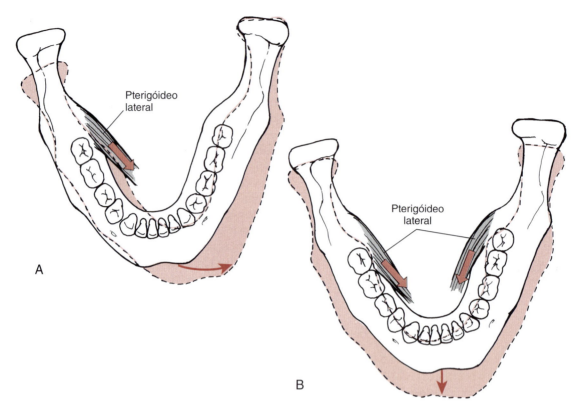

Figura 24.2 Visão superior do movimento da mandíbula com contrações unilaterais e bilaterais do músculo pterigóideo lateral. **A.** A contração unilateral do pterigóideo lateral traciona o ramo do ipsilateral da mandíbula anteriormente, fazendo com que a mandíbula desvie em direção à face contralateral. **B.** A contração bilateral e simétrica dos músculos pterigóideos laterais produz protrusão da mandíbula, sem desvio lateral.

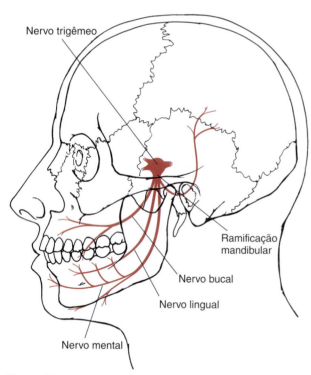

Figura 24.3 A ramificação mandibular do nervo trigêmeo (5º nervo craniano) inerva os músculos da mastigação e proporciona sensação aos dentes mandibulares, à mucosa de revestimento da bochecha, aos dois terços anteriores da língua e à pele sobre o masseter e a região temporal posterior.

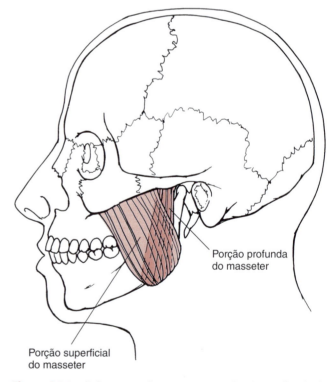

Figura 24.4 Alinhamento das porções superficial e profunda do músculo masseter. As fibras da porção superficial do masseter passam inferior e posteriormente, enquanto as fibras da porção profunda são orientadas mais verticalmente.

QUADRO 24.1 Inserção muscular

Inserções e inervação do músculo masseter

Inserção craniana:

Parte superficial: Borda inferior do aspecto anterior do arco zigomático.

Parte profunda: Aspectos profundo e inferior do arco zigomático.

Inserções musculares:

Parte superficial: Aspecto inferior lateral do ramo da mandíbula.

Parte profunda: Aspecto superior lateral do ramo da mandíbula.

Inervação: Divisão mandibular do nervo trigêmeo (5º nervo craniano).

Palpação: A porção superficial do masseter é facilmente palpada no ângulo da mandíbula quando o indivíduo aperta levemente os dentes.

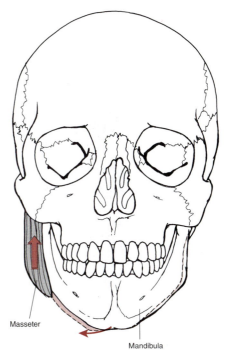

Figura 24.5 Desvio lateral da mandíbula com contração do músculo masseter. A contração unilateral do masseter produz desvio ipsilateral da mandíbula.

AÇÃO MUSCULAR: ATIVIDADE UNILATERAL DO MASSETER

Ação	Evidência
Elevação mandibular	Comprobatória
Desvio ipsilateral da mandíbula	Comprobatória

AÇÃO MUSCULAR: ATIVIDADE BILATERAL DO MASSETER

Ação	Evidência
Elevação mandibular	Comprobatória
Oclusão forte	Comprobatória

Na posição ereta o peso da mandíbula tende a deprimi-la, produzindo uma boca aberta. A abertura completa não ocorre na posição reta relaxada em razão de um nível baixo de atividade nas elevadores mandibulares. Entretanto, estudos eletromiográficos (EMG) sugerem que os músculos masseteres são apenas minimamente ativos ao manter uma posição mandibular de repouso na posição ereta.[38,39] Por outro lado, os músculos masseteres são responsáveis por produzir uma mordida forte.[26,33] Dados EMG revelam que a atividade nos músculos masseteres aumenta com a força da mordida.[3,11,27,29] A função do masseter ao proporcionar uma mordida forte é consistente com sua área de secção transversa. Além disso, ele possui o maior braço de momento dos elevadores mandibulares, o que permite que ele gere os maiores momentos de elevação na ATM necessários para mastigar cenouras cruas ou um pedaço de carne dura.[29]

O masseter liga-se à superfície lateral do ramo da mandíbula, então a contração traciona a mandíbula lateralmente, produzindo desvio ipsilateral (Fig. 24.5).[17,18] Uma simulação elétrica direta do masseter produz elevação, desvio ipsilateral e leve protrusão.[44] Uma análise biomecânica da ação do masseter confirma seu papel apenas na elevação e desvio ipsilateral.[17]

Temporal

O músculo temporal é o maior dos músculos mastigatórios. Ele possui formato de leque e é posicionado superficialmente sobre o aspecto lateral do crânio, sendo, portanto, facilmente palpável (Quadro 24.2). Como o tamanho de sua origem excede o da sua inserção, a orientação das suas fibras varia amplamente por todo o músculo, de forma que os segmentos individuais do músculo são capazes de desem-

QUADRO 24.2 Inserção muscular

Inserções e inervação do músculo temporal

Inserção craniana: Fossa temporal do crânio.

Inserções mandibulares: Processo coronoide e superfície profunda do aspecto anterior do ramo do mandibular.

Inervação: Divisão mandibular do nervo trigêmeo (5º nervo craniano).

Palpação: A porção anterior do temporal é palpada no crânio superior e levemente anterior à orelha durante leve aperto de dentes. A porção posterior pode ser palpada apenas posterior à ponta superior da orelha durante a retrusão.

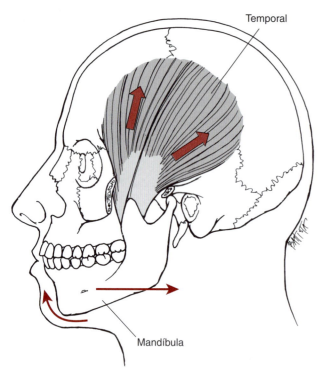

Figura 24.6 Fibras horizontais e verticais do músculo temporal. O temporal é dividido funcionalmente em um grupo de fibras verticais que produzem elevação da mandíbula e mais fibras horizontais que produzem elevação e retrusão da mandíbula.

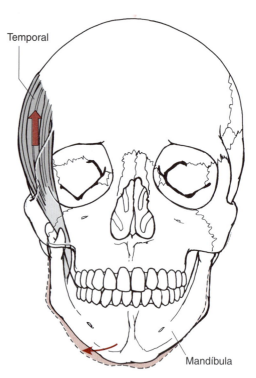

Figura 24.7 Desvio lateral da mandíbula com contração do músculo temporal. A inserção do temporal no crânio é lateral à sua inserção na mandíbula, razão pela qual a contração unilateral do músculo temporal produz desvio ipsilateral da mandíbula.

penhar diferentes ações distintamente (Fig. 24.6). Embora ele seja comumente dividido em partes anterior, média e posterior, as partes anterior e média (fibras verticais) e a parte posterior (fibras horizontais) formam duas unidades funcionais.[3,17,35,40]

Ações

As ações do temporal em geral são consideradas unilateral e bilateralmente.

AÇÃO MUSCULAR: ATIVIDADE UNILATERAL DO TEMPORAL

Ação	Evidência
Elevação mandibular	Comprobatória
Retrusão mandibular	Comprobatória
Desvio ipsilateral da mandíbula	Comprobatória

AÇÃO MUSCULAR: ATIVIDADE BILATERAL DO TEMPORAL

Ação	Evidência
Elevação mandibular	Comprobatória
Retrusão mandibular	Comprobatória

O temporal é considerado o principal músculo postural da mandíbula que mantém a postura mandibular na posição de descanso reta, e é descrito como o músculo mais importante durante a mordida incisiva e a oclusão molar.[38,39] Durante a depressão mandibular máxima, como ao abrir bastante a boca, ele pode ajudar a combater ou prevenir o deslocamento da ATM, limitando a translação anterior do côndilo mandibular.[29,37] Como o masseter, o temporal traciona a mandíbula lateralmente, produzindo desvio ipsilateral (Fig. 24.7).[17,18]

Ações separadas das fibras verticais e horizontais também são relatadas.[3,17,35,40,43] As fibras horizontais contribuem para retrusão, elevação e desvio lateral da mandíbula, enquanto as fibras verticais elevam e desviam a mandíbula lateralmente e podem proporcionar leve protrusão.[40,43] Estudos EMG demonstram que ambas as porções do temporal são ativas durante a mordida, independentemente de a mordida ocorrer entre os dentes incisivos ou entre os molares.[3,24,35] Entretanto, as fibras anteriores parecem contribuir mais do que as fibras posteriores durante uma mordida incisiva.[24]

Pterigóideo medial

O pterigóideo medial é o mais profundo dos músculos da mastigação e é orientado obliquamente nos planos sagital e frontal (coronal) (Quadro 24.3). Sua orientação sagital é similar àquela da parte superficial do masseter, de forma que ele se inclina posteriormente do superior ao inferior. Ele é mais oblíquo no plano frontal e inclina-se lateralmente conforme se projeta do crânio à mandíbula (Fig. 24.8).

Ações

As ações do músculo pterigóideo medial são consideradas unilateral e bilateralmente.

QUADRO 24.3 Inserção muscular

Inserções e inervação do músculo pterigóideo medial

Inserção craniana: Superfície profunda da placa pterigóidea lateral do osso esfenoide.

Inserções mandibulares: Aspecto posterior da superfície medial do ramo do mandibular.

Inervação: Divisão mandibular do nervo trigêmeo (5º nervo craniano).

Palpação: O pterigóideo medial pode ser palpado intraoralmente com cuidado entre a superfície medial do ramo da mandíbula e a face lateral dos molares.

Relevância clínica

Bruxismo: O ato de ranger os dentes é conhecido como bruxismo e é produzido por hiperatividade dos elevadores mandibulares. Isso geralmente ocorre enquanto um indivíduo dorme (**bruxismo noturno**). Sensibilidade nos elevadores mandibulares e até mesmo dores de cabeça crônicas são associadas com maior intensidade, frequência e duração de atividade desses músculos do que naqueles indivíduos controle saudáveis sem bruxismo.[7,13] A sensibilidade dos músculos pode ser o resultado direto do excesso de uso desses músculos.[2] A compressão do tecido retrodiscal da articulação, resultante de retrusão produzida por hiperatividade da porção posterior do músculo temporal, também pode contribuir para as reclamações do paciente. O tecido retrodiscal é altamente vascular, e a compressão pode causar inflamação e até mesmo dor isquêmica.

O tratamento dos sintomas associados ao bruxismo inclui exercícios de relaxamento, estratégias de gerenciamento de estresse e talas orais que aumentam o espaço entre os dentes, prevenindo o contato entre os dentes superiores e inferiores.[32] As talas também podem posicionar as ATMs para reduzir a pressão sobre o tecido retrodiscal.

AÇÃO MUSCULAR: ATIVIDADE BILATERAL DO PTERIGÓIDEO MEDIAL

Ação	Evidência
Elevação mandibular	Comprobatória
Protrusão mandibular leve	Comprobatória

A localização do pterigóideo medial na superfície profunda da mandíbula explica porque ele, assim como o pterigóideo lateral, produz desvio contralateral. Ele traciona o ramo da mandíbula medialmente, deslocando toda a mandíbula em direção à face contralateral (Fig. 24.9).[17,18] Evidências EMG e biomecânicas sugerem que o pterigóideo medial também é capaz de realizar leve protrusão, o que é consistente com a orientação sagital de suas fibras.[8,17]

Pterigóideo lateral

O músculo pterigóideo lateral é orientado horizontalmente e possui partes inferiores e superiores distintas. (Quadro 24.4) Do crânio, as fibras das duas partes convergem e passam mais obliquamente lateralmente do que o pterigóideo medial. Como resultado, uma atividade equilibrada bilateral dos dois pterigóideos laterais é necessária para que os dentes mandibulares e maxilares fiquem alinhados normalmente.

Ações

As ações do músculo pterigóideo lateral são consideradas unilateral e bilateralmente.

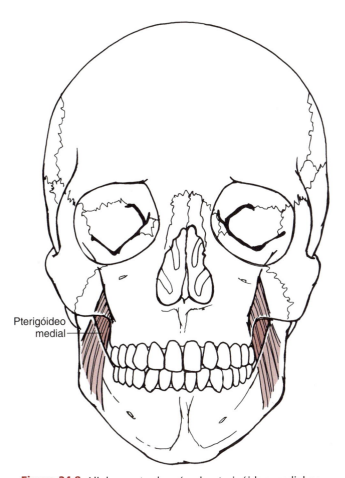

Figura 24.8 Alinhamento do músculo pterigóideo medial no plano frontal. As fibras do músculo pterigóideo passam inferior e lateralmente para ligarem-se à face medial da mandíbula.

AÇÃO MUSCULAR: ATIVIDADE UNILATERAL DO PTERIGÓIDEO MEDIAL

Ação	Evidência
Elevação mandibular	Comprobatória
Desvio contralateral da mandíbula	Comprobatória

AÇÃO MUSCULAR: ATIVIDADE UNILATERAL DO PTERIGÓIDEO LATERAL

Ação	Evidência
Protrusão mandibular	Comprobatória
Desvio contralateral da mandíbula	Comprobatória

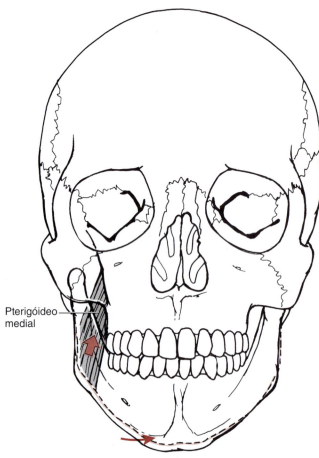

Figura 24.9 Desvio lateral da mandíbula com contração do músculo pterigóideo medial. O alinhamento do pterigóideo medial produz uma tração medial sobre a mandíbula durante a contração unilateral, causando desvio contralateral da mandíbula.

AÇÃO MUSCULAR: ATIVIDADE BILATERAL DO PTERIGÓIDEO	
Ação	Evidência
Protrusão mandibular	Comprobatória

Estudos EMG e biomecânicos fornecem evidência para o papel do pterigóideo lateral na protrusão e no desvio contralateral [17,22] (Fig. 24.2). Ele é a principal força na protrusão e no desvio para a face contralateral.[22] Esse músculo é particularmente importante na manutenção da continuidade entre o disco intra-articular e a mandíbula enquanto esta é deprimida durante a abertura da boca. A cabeça superior liga-se diretamente ao disco intra-articular e produz a translação anterior do disco que ocorre nos primeiros estágios da depressão mandibular. Ambas as cabeças do músculo pterigóideo lateral também tracionam o côndilo mandibular anteriormente durante a abertura.[14,42] O músculo pterigóideo lateral e as fibras posteriores do temporal, juntos, controlam a translação anterior e posterior da mandíbula.

Relevância clínica

Hiperatividade do músculo pterigóideo lateral: Atividade excessiva, ou espasmo, da cabeça superior do pterigóideo lateral tem sido associada à subluxação anterior do disco intra-articular em relação à cabeça da mandíbula. Por outro lado, a hiperatividade da cabeça inferior tem sido associada à subluxação anterior da mandíbula em relação ao disco ou até mesmo subluxação da cabeça da mandíbula na eminência articular do osso temporal.[42] O movimento assíncrono do disco intra-articular e da cabeça da mandíbula pode produzir cliques audíveis ao abrir ou fechar a boca quando o disco e a mandíbula separam-se ou reúnem-se de repente e com força.[30]

A protrusão da mandíbula combina a translação anterior e inferior da mandíbula conforme a cabeça da mandíbula desliza ao longo da superfície da fossa glenoidal do osso temporal, que se inclina anterior e inferiormente (Fig. 24.10). Como o pterigóideo lateral é o mais oblíquo dos músculos mastigatórios, acredita-se que ele seja responsável pelo desvio da mandíbula que ocorre por causa de uma lesão no nervo mandibular. Com essa lesão, a mandíbula é desviada para o lado oposto da lesão do nervo. Esse desvio pode ser aparente quando em posição de descanso, mas é acentuado quando a boca é aberta contra resistência.

Músculos acessórios

Os músculos acessórios da ATM incluem os músculos supra-hióideos e os músculos da língua. Embora suas inserções individuais e funções sejam discutidas no Capítulo 22, é útil revisar seus efeitos sobre a ATM. Os músculos supra-hióideos formam o assoalho da boca e possuem um papel importante na abertura da boca e durante a mastigação. Eles funcionam como depressores mandibulares quando o osso hióideo é fixado pelos músculos infra-hióideos (Fig. 24.11).[17–19] Dessa maneira, embora os músculos supra-hióideos

---

QUADRO 24.4 Inserção muscular

Inserções e inervação do músculo pterigóideo lateral

Inserção craniana: A cabeça superior liga-se à superfície infratemporal da ala maior do osso esfenoide. A cabeça inferior liga-se ao aspecto lateral da placa pterigóidea lateral.

Inserções mandibulares: A cabeça superior liga-se à cápsula articular e ao disco intra-articular da ATM. A cabeça inferior liga-se à fóvea pterigóidea no pescoço da mandíbula.

Inervação: Divisão mandibular do nervo trigêmeo (5º nervo craniano).

Palpação: O pterigóideo lateral pode ser palpado intraoralmente ao longo do aspecto lateral do hâmulo durante a protrusão (ver Fig. 23.5).

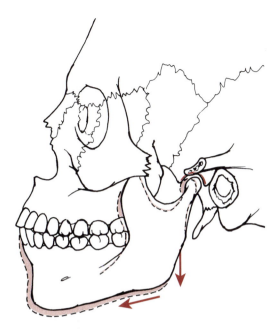

Figura 24.10 Movimento da mandíbula durante a protrusão. Quando a mandíbula desliza anteriormente durante a protrusão, também desliza inferiormente, já que acompanha a superfície da fossa glenoidal do osso temporal.

são considerados músculos da ATM, o efeito deles sobre a articulação requer que se contraiam em sintonia com os músculos infra-hióideos.

Os músculos do assoalho da boca e os músculos da língua também participam do movimento lateral da mandíbula. Dados EMG e biomecânicos revelam que o músculo milo-hióideo, contraindo-se unilateralmente, produz um desvio lateral da mandíbula significativo para a face contralateral[17,18] (Fig. 24.12). A contração bilateral dos músculos da língua ajuda a estabelecer um alinhamento simétrico de ambas as ATMs.

> **Relevância clínica**
>
> **Posição da língua durante exercício ativo das ATMs:** O desvio lateral da ATM frequentemente ocorre durante a abertura da boca na presença de controle muscular assimétrico. Um objetivo comum de intervenção em pacientes com disfunção na ATM é restabelecer a abertura simétrica da boca. Um controle cuidadoso da posição da língua durante a abertura pode facilitar o movimento simétrico. Uma estratégia útil é instruir o paciente a manter a ponta da língua no ponto mais alto do palato duro sempre que desempenhar exercícios de abrir e fechar a boca (Fig. 24.13). Para que essa posição seja mantida, é necessária a contração dos músculos intrínsecos e extrínsecos da língua, que estabiliza a mandíbula no plano transverso e limita o desvio lateral indesejado.

Mastigação

A mastigação é um movimento mandibular rítmico complexo, promovido pela atividade coordenada dos músculos da mastigação, da expressão facial e da língua. A seguir será descrita a sequência de movimentos mandibulares que constituem a mastigação, e então o papel dos músculos que participam da função será discutido.

Movimento mandibular durante a mastigação

Uma única **ação de mastigar** consiste em um ciclo de depressão mandibular, desvio lateral e elevação.[5,28] Uma visão do plano frontal revela que a mandíbula normalmente segue uma trajetória ao longo da linha média do corpo durante a depressão (Fig. 24.14).

Quando a elevação inicia, a trajetória da mandíbula desvia lateralmente e retorna para a linha média quando a depressão mandibular inicia novamente.

Na **posição de descanso**, a linha superior dos dentes normalmente não entra em contato com a linha inferior. Quando a mandíbula é elevada no plano sagital dessa posição, os dentes da linha inferior entram em contato apenas levemente com a linha superior porque os dentes mandibulares são alinhados em um arco mais estreito do que os dentes maxilares (Fig. 24.15). Para maximizar o contato entre os dentes superiores e inferiores, uma necessidade para triturar o alimento, a mandíbula desvia lateralmente quando se eleva aos dentes maxilares. Isso explica a pequena volta que a mandíbula faz no plano frontal quando é deprimida e então desvia lateralmente e eleva-se para esmagar o alimento.

Durante a ação de mastigar, há duas fases distintas de preparação do alimento pelos dentes. A **fase de pulverização** ocorre quando o alimento é comprimido entre os dentes maxilares e os dentes na mandíbula a ser elevada. Essa fase termina com elevação mandibular máxima. Quando a elevação é completa, o contato entre as linhas dos dentes persiste enquanto os dentes deslizam uns sobre os outros para alcançar a **posição intercuspidal**, na qual o contato entre os molares em um lado da boca é máximo. O deslizamento entre as linhas dos dentes constitui a **fase de trituração** da mastigação. Essa fase é caracterizada pelo movimento do plano transverso da mandíbula, com pouca ou nenhuma elevação adicional.

Atividade muscular durante a mastigação

O ato de mastigar normalmente ocorre em um lado da boca de cada vez. O lado em que a mastigação ocorre de fato é conhecido como **lado de trabalho**, enquanto o lado oposto é conhecido como o **lado de balanceio**. Estudos EMG demonstram consistentemente atividade muscular considerável tanto no lado de trabalho quanto no de balanceio.[4,23,31,33]

Diversos papéis distintos da atividade muscular durante a mastigação podem ser descritos. Essas funções são:

- mover a mandíbula na trajetória mastigatória;
- estabilizar o lado de balanceio da mandíbula;
- manter o alinhamento apropriado entre o disco e o côndilo mandibular;
- controlar a localização da comida para otimizar a mastigação.

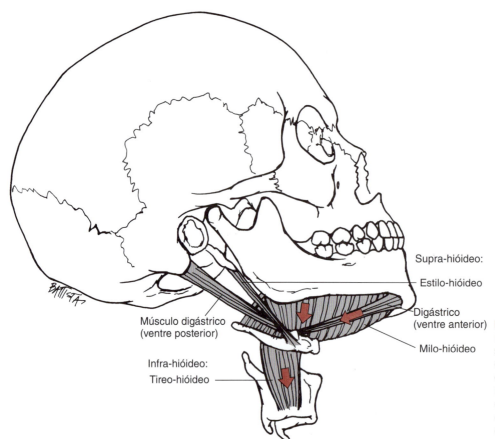

Figura 24.11 Depressão da mandíbula pelos músculos supra-hióideos. A contração dos músculos supra-hióideos com contração simultânea dos músculos infra-hióideos fixa o osso hióideo e permite que os músculos supra-hióideos deprimam a mandíbula.

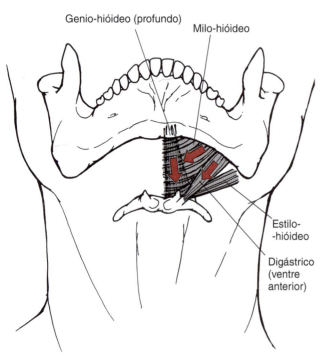

Figura 24.12 Desvio lateral da mandíbula com contração dos músculos da língua e do assoalho da boca. A contração ipsilateral dos músculos da língua e do assoalho da boca auxiliam no desvio contralateral da mandíbula.

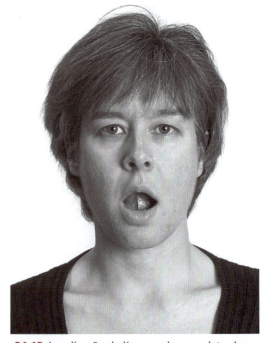

Figura 24.13 Localização da língua sobre o palato duro durante a abertura e o fechamento da boca. Ao colocar a ponta da língua sobre o palato duro, o indivíduo demonstra atividade simétrica dos músculos da língua e ajuda a manter o alinhamento simétrico da mandíbula durante a abertura e o fechamento da boca.

Músculos que movem a mandíbula durante a mastigação

O Capítulo 23 descreve com mais detalhes o movimento da mandíbula durante a elevação e a depressão. A depressão da mandíbula, ou abertura da boca, inclui rotação em torno de um eixo lateral medial e protrusão da mandíbula no plano transverso. Enquanto a mandíbula é deprimida durante a ação de mastigar, os músculos supra-hióideos contraem-se.[18,20,21,34,36,41] Ao mesmo tempo, os músculos infra-hióideos contraem-se, fixando o osso hióideo. Como resultado, os músculos supra-hióideos contribuem para a abertura da boca. Também durante a fase de abertura da mastigação, o músculo pterigóideo lateral contrai-se, particularmente a cabeça inferior, produzindo a translação anterior da mandíbula que acompanha a depressão mandibular.[6,14,18,21,36]

A depressão mandibular e a protrusão são seguidas de desvio lateral, elevação e retrusão da mandíbula para esmagar e triturar. Esses movimentos ocorrem com os elevadores mandibulares, o masseter, o pterigóideo medial e os músculos temporais, bem como o pterigóideo lateral.[10,18] O desvio lateral ocorre com a contração do masseter e o temporal ipsilaterais e os pterigóideos lateral e medial contralaterais.[5,12] O temporal também produz retrusão.[4,23,33] A fase de pulverização consiste em elevação mandibular ativa e, consequentemente, as contrações musculares nessa fase são principalmente concêntricas. A trituração ocorre com pouca ou nenhuma elevação adicional, então a contração dos elevadores mandibulares durante essa fase é principalmente isométrica. Os braços de momento para os elevadores mandibulares aumentam conforme a boca se move da posição aberta para a posição fechada.[10,16] Os braços de momento são máximos aproximadamente no ponto em que a mandíbula está posicionada para triturar o alimento, otimizando assim os momentos que os músculos podem gerar para mastigar o alimento.

A seguir, são resumidos os movimentos das ATMs durante a mastigação e os principais músculos responsáveis por esses movimentos:

- depressão: digástrico, milo-hióideo e músculos genio-hióideos;
- protrusão: músculo pterigóideo lateral;
- elevação: masseter, temporal e músculos pterigóideos mediais;
- desvio lateral: masseter e temporal na face ipsilateral e pterigóideos lateral e medial na face contralateral;
- retrusão: músculo temporal.

Estabilização do lado de balanceio da mandíbula

A contração forte dos elevadores mandibulares no lado de trabalho produz desvio lateral em direção ao lado de trabalho e tende a produzir a rotação da mandíbula em direção ao lado da mastigação ao redor de um eixo anterior posterior[25] (Fig. 24.16). Essa rotação tende a distrair a ATM no lado de balanceio e comprimir a ATM no lado de trabalho. Os elevadores

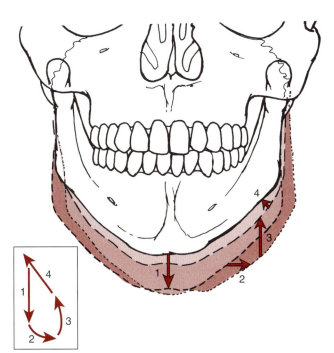

Figura 24.14 Vista do plano frontal do trajeto feito pela mandíbula durante uma única ação de mastigar. Uma observação da mandíbula durante a mastigação revela que ela move-se no plano sagital enquanto é deprimida na fase de abertura. Quando o fechamento inicia, a mandíbula eleva-se e desvia lateralmente durante a fase de pulverização. Quando as duas linhas dos dentes se tocam, a elevação mandibular cessa e a mandíbula retorna à linha média durante a fase de trituração.

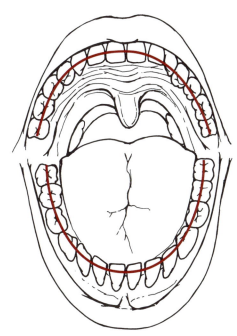

Figura 24.15 Arcos formados pelos dentes maxilares e mandibulares. A linha inferior dos dentes (dentes mandibulares) forma um arco menor do que a linha de dentes na maxila. O contato máximo entre os molares mandibulares e maxilares requer o desvio lateral da mandíbula para um dos lados.

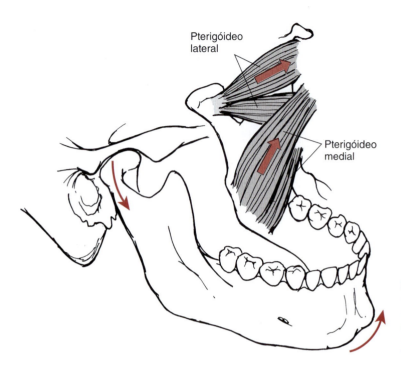

Figura 24.16 Movimento no lado de balanceio da mandíbula durante a mordida. Quando a mandíbula desvia e gira para o lado de trabalho (de mastigação), a ATM no lado de balanceio submete-se à distração.

mandibulares no lado de balanceio da mandíbula contraem-se com os elevadores contralaterais para estabilizá-la durante as fases de pulverização e trituração.[17] A atividade dos músculos no lado de balanceio adiciona força à mordida e também estabiliza a mandíbula para manter o local da mordida sobre os dentes.[35] Ao mesmo tempo o bolo sobre os dentes do lado da mastigação tende a distrair a ATM no lado da mastigação (de trabalho) e estreita o espaço articular no lado oposto (de balanceio).[9] Essa inclinação da mandíbula ajuda a explicar as grandes forças compressivas que ocorrem no lado de balanceio.[10]

Manter o alinhamento apropriado entre o disco e o côndilo mandibular

Na mastigação, a mandíbula abre e fecha de forma cíclica, requerendo deslizamento posterior e anterior repetido do côndilo mandibular. O disco intra-articular também se move para ficar com a cabeça da mandíbula e maximizar a congruência entre a mandíbula e o osso temporal. O pterigóideo lateral tem o importante papel de estabilizar o disco e manter seu alinhamento na mandíbula, bem como projetar a mandíbula. A cabeça inferior do músculo pterigóideo lateral é ativa durante a abertura do maxilar, auxiliando aparentemente na translação anterior da mandíbula. Ao contrário, estudos EMG revelam que a cabeça superior do músculo pterigóideo lateral é ativa na fase de elevação mandibular da mordida.[5,14] Essa atividade parece estabilizar o disco e a mandíbula contra a tração retrusiva dos elevadores mandibulares, particularmente o temporal. Ela também gira o disco anteriormente para fornecer amortecimento entre a mandíbula e a eminência articular do osso temporal (Fig. 24.17).

Controlar a localização do alimento

Apesar da integridade dos principais músculos da mastigação, uma mastigação eficaz requer que o alimento esteja

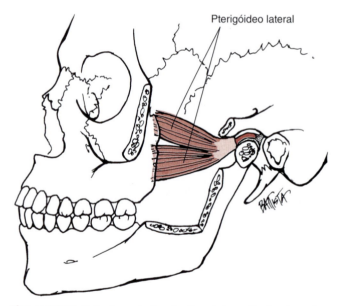

Figura 24.17 Rotação anterior do disco intra-articular durante a mastigação. Durante as fases de pulverização e trituração da mastigação, a contração da cabeça superior do músculo pterigóideo lateral gira anteriormente o disco intra-articular, de modo a fornecer amortecimento para a superfície anterior da cabeça da mandíbula.

localizado apropriadamente entre os dentes durante as fases de pulverização e trituração. Além disso, o alimento, umedecido pela saliva, requer amassamento para formar um bolo que possa ser engolido com segurança. O bucinador e os músculos intrínsecos e extrínsecos da língua desempenham essa função na mastigação. O bucinador é o único músculo que pode regular a parte lateral da bochecha entre a mandíbula e a maxila (Cap. 20). Esse músculo, junto com a língua, é responsável por manter a posição de um bolo de alimento entre os dentes maxilares e os mandibulares. O bucinador é essencial para prevenir que o alimento fique preso no espaço bucal, entre a bochecha e os dentes. Deve-se lembrar de que o bucinador é paralisado com uma lesão no nervo facial, tornando a mucosa da bochecha vulnerável à laceração entre os dentes e dificultando a mastigação.

Os músculos da língua também manipulam o alimento, mantendo-o entre os dentes mesmo enquanto o lado de trabalho da mandíbula é alternado de um lado para o outro. Como visto no Capítulo 22, uma vez que o alimento esteja completamente preparado, a língua forma uma rampa e impulsiona-o quando a deglutição se inicia. Dessa forma a mastigação é um movimento complexo e cíclico que requer coordenação precisa de diversos grupos musculares utilizando contrações concêntricas, excêntricas e isométricas. A mastigação é o início do processo digestivo normal, e dor ou descoordenação que limite a habilidade de um indivíduo de mastigar pode ter efeitos profundos na dieta de uma pessoa e no seu estado nutricional. O restabelecimento do equilíbrio muscular normal em pacientes com disfunção temporomandibular pode oferecer considerável alívio da dor.

Relevância clínica

Disfunção muscular em distúrbios da ATM: Como os músculos dos membros superiores e inferiores, os músculos da mastigação e os músculos acessórios da ATM, incluindo o bucinador e os músculos da língua, podem ser acometidos por atrofia por desuso e perda de coordenação como resultado de inatividade. Indivíduos com dor severa em uma ATM geralmente mudam para uma dieta macia, pois mastigar o alimento de consistência normal é muito dolorido. Consequentemente, o indivíduo pode perder força não apenas nos elevadores mandibulares, mas também nos músculos da língua. A atrofia e a descoordenação da língua são deficiências comuns notadas em indivíduos com distúrbios da ATM. Felizmente, os músculos da língua são tão receptivos a exercícios e reabilitação quanto os músculos do joelho ou do cotovelo. Pacientes com dor na ATM podem ser beneficiados com exercícios na língua, bem como com intervenção direta na ATM.

Resumo

Este capítulo apresenta a estrutura e as ações dos quatro músculos principais da mastigação. Os três elevadores da mandíbula – os músculos temporal, masseter e pterigóideo medial – trabalham juntos para elevar e desviar a mandíbula para produzir uma forte trituração do alimento. O pterigóideo lateral projeta a mandíbula e participa da abertura da boca. Ele também ajuda a manter a continuidade entre o disco intra-articular e a mandíbula. Os músculos acessórios da mastigação incluem os músculos supra-hióideos, bem como os músculos da língua e da face. Eles têm um papel importante na mastigação ajudando a manipular o alimento durante esse processo e a moldar o alimento em um bolo manejável. Esses músculos são revisados rapidamente, já que são descritos com maiores detalhes nos capítulos anteriores.

A mastigação requer atividade coordenada de diversos músculos para produzir abertura e fechamento rítmico, protrusão e retrusão, e translação lado a lado que produz o ato de mastigar. O capítulo seguinte discute as cargas que a ATM suporta durante o funcionamento normal, bem como a forma com que essas cargas podem contribuir para queixas de um paciente.

Referências bibliográficas

1. Ahlgren J: Kinesiology of the mandible: an EMG study. Acta Odontol Scand 1967; 25: 593–611.
2. Arima T, Svensson P, Arendt-Nielsen L: Experimental grinding in healthy subjects: a model for postexercise jaw muscle soreness? J Orofac Pain 1999; 13: 104–114.
3. Bakke M, Michler L, Han K, Moller E: Clinical significance of isometric bite force versus electrical activity in temporal and masseter muscles. Scand J Dent Res 1989; 97: 539–551.
4. Bishop B, Plesh O, McCall WD: Effects of chewing frequency and bolus hardness on human incisor trajectory and masseter muscle activity. Arch Oral Biol 1990; 35: 311–318.
5. Bourbon B: Craniomandibular examination and treatment. In: Sgarlat Myers R, ed. Saunders Manual of Physical Therapy Practice. Philadelphia: WB Saunders, 1995; 669–725.
6. Chen X: The instantaneous center of rotation during human jaw opening and its significance in interpreting the functional meaning of condylar translation. Am J Phys Anthropol 1998; 106: 35–46.
7. Dahlstrom L: Electromyographic studies of craniomandibular disorders: a review of the literature. J Oral Rehabil 1989; 16: 1–20.
8. Fortinguerra CRH, Vitti M: Estudo eletromiografico d acao do m. pterigoideu medial em movimentos mandibulares. Fev Assoc Paul Cir Dent 1979; 33: 501–508.
9. Fushima K, Gallo LM, Krebs M, Palla S: Analysis of the TMJ intraarticular space variation: a non-invasive insight during mastication. Med Eng Phys 2003; 25: 181–190.
10. Gallo LM: Modeling of temporomandibular joint function using MRI and jaw-tracking technologies—mechanics. Cells Tissues Organs 2005; 180: 54–68.
11. Gervais RO, Fitzsimmons GW, Thomas NR: Masseter and temporalis electromyographic activity in asymptomatic, subclinical, and temporomandibular joint dysfunction patients. J Craniomandib Pract 1989; 7: 52–57.
12. Hiatt J, Gartner L: Textbook of Head and Neck Anatomy. New York: Appleton-Century-Crofts, 1982.
13. Hidaka O, Iwasaki M, Saito M, Morimoto T: Influence of clenching intensity on bite force balance, occlusal contact area, and average bite pressure. J Dent Res 1999; 78: 1336–1344.
14. Hiraba K, Hibino K, Hiranuma K, Negoro T: EMG activities of two heads of the human lateral pterygoid muscle in relation to mandibular condyle movement and biting force. J Neurophysiol 2000; 83: 2120–2137.
15. Koolstra JH: Dynamics of the human masticatory system. Crit Rev Oral Biol Med 2002; 13: 366–376.
16. Koolstra JH, van Eijden TMGJ: The jaw open-close movements predicted by biomechanical modeling. J Biomech 1997; 30: 943–950.
17. Koolstra JH, van Eijden TMGJ: Three-dimensional dynamical capabilities of the human masticatory muscles. J Biomech 1999; 32: 145–152.

18. Koolstra JH, van Eijden TMGJ: A method to predict muscle control in the kinematically and mechanically indeterminate human masticatory system. J Biomech 2001; 34: 1179–1188.
19. Koolstra JH, van Eijden TMGJ: Functional significance of the coupling between head and jaw movements. J Biomech 2004; 37: 1387–1392.
20. Laboissiere R, Ostry DJ, Feldman AG: The control of multi-muscle systems: human jaw and hyoid movements. Biol Cybern 1996; 74: 373–384.
21. Langenbach GE, Hannam AG: The role of passive muscle tensions in a three-dimensional dynamic model of the human jaw. Arch Oral Biol 1999; 44: 557–573.
22. Lehr RP Jr, Owens SE Jr: An electromyographic study of the human lateral pterygoid muscles. Anat Rec 1980; 196: 441–448.
23. McCarroll RS, Naeije M, Hansson TL: Balance on masticatory muscle activity during natural chewing and submaximal clenching. J Oral Rehabil 1989; 16: 441–446.
24. Meyer C, Kahn JL, Boutemy P, Wilk A: Determination of the external forces applied to the mandible during various static chewing tasks. J Craniomaxillofac Surg 1998; 26: 331–341.
25. Minagi S: Effect of eccentric clenching on mandibular deviation in the vicinity of mandibular rest position. J Oral Rehabil 2000; 27: 175–179.
26. Mioche L, Bourdiol P, Martin JF, Noel Y: Variations in human masseter and temporalis muscle activity related to food texture during free and side-imposed mastication. Arch Oral Biol 1999; 44: 1005–1012.
27. Naeije M, McCarroll RS, Weijs WA: Electromyographic activity of the human masticatory muscle during submaximal clenching in the inter-cuspal position. J Oral Rehabil 1989; 16: 63–70.
28. Neeman H, McCall W, Plesh O, Bishop B: Analysis of jaw movements and masticatory muscle activity. Comput Meth Programs Biomed 1990; 31: 19–32.
29. Osborn J, Baragar F: Predicted pattern of human muscle activity during clenching derived from a computer assisted model; symmetric vertical bite forces. J Biomech 1985; 18: 599–612.
30. Prinz JF: Physical mechanisms involved in the genesis of temporomandibular joint sounds. J Oral Rehabil 1998; 25: 706–714.
31. Rilo B, da Silva JL, Gude F, Santana U: Myoelectric activity during unilateral chewing in healthy subjects: cycle duration and order of muscle activation. J Prosthet Dent 1998; 80: 462–466.
32. Sessle BJ, Woodside DG, Bourque P, et al.: Effect of functional appliance on jaw muscle activity. Am J Orthod Dentofac Orthop 1990; 98: 222–230.
33. Spencer MA: Force production in the primate masticatory system: electromyographic tests of biomechanical hypotheses. J Hum Evol 1998; 34: 25–54.
34. Takada K, Yashiro K, Sorihashi Y, et al.: Tongue, jaw, and lip muscle activity and jaw movement during experimental chewing efforts in man. J Dent Res. 1996; 75: 1598–1606.
35. Throckmorton G, Groshan GJ, Boyd SB: Muscle activity patterns and control of temporomandibular joint loads. J Prosthet Dent 1990; 63: 685–695.
36. Uchida S, Inoue H, Maeda T: Electromyographic study of the activity of jaw depressor muscles before initiation of opening movements. J Oral Rehabil 1999; 26: 503–510.
37. Vitti M: Estudo electromiografico do musculos mastigadores no cao. Folia Clin Biol 1965; 34: 101–114.
38. Vitti M, Basmajian JV: Muscles of mastication in small children: and electromyographic analysis. Am J Orthod 1975; 68: 412–419.
39. Vitti M, Basmajian JV: Integrated actions of masticatory muscles: simultaneous EMG from eight intramuscular electrodes. Anat Rec 1977; 187: 173–189.
40. Williams P, Bannister L, Berry M, et al.: Gray's Anatomy, The Anatomical Basis of Medicine and Surgery, Br. ed. London: Churchill Livingstone, 1995.
41. Yoshida K: Masticatory muscle responses associated with unloading of biting force during food crushing. J Oral Rehabil 1998; 24: 830–837.
42. Zijun L, Huiyun W, Weiya P: A comparative electromyographic study of the lateral pterygoid muscle and arthrography in patients with temporomandibular joint disturbance syndrome sounds. J Prosthet Dent 1989; 62: 229–233.
43. Zwijnenburg AJ, Kroon GW, Verbeeten B Jr, Naeije M: Jaw movement responses to electrical stimulation of different parts of the human temporalis muscle. J Dent Res 1996; 75: 1798–1803.
44. Zwijnenburg AJ, Lobbezoo F, Kroon GW, Naeije M: Mandibular movements in response to electrical stimulation of superficial and deep parts of the human masseter muscle at different jaw positions. Arch Oral Biol 1999; 44: 395–401.

CAPÍTULO

25

Análise das forças sobre a ATM durante atividade

SUMÁRIO

Análise bidimensional das forças no complexo ATM 467
Resultados de modelagem sofisticada da ATM 470
    Força da mordida 470
    Forças de reação articular 471
Resumo 471

As articulações temporomandibulares (ATMs) são os locais de articulação para a mandíbula, um pequeno osso da face sem nenhum outro apêndice adicional. As articulações não realizam nenhuma função durante a sustentação de peso normal e parecem suportar pequenas cargas. Entretanto, as articulações são equipadas com discos intra-articulares, geralmente um sinal de que a articulação suporta grandes estresses. Além disso, os músculos que movem as ATMs são grandes e fortes, gerando grandes forças de mastigação para triturar o alimento e formar um bolo manejável. É útil para o clínico investigar as cargas sustentadas pela articulação e levar em consideração suas contribuições para a queixa relativamente comum de dor na ATM.

O objetivo deste capítulo é examinar as cargas sustentadas pelas ATMs e revisar instrumentos analíticos simples úteis para calcular as cargas sobre as ATMs. Especificamente, os objetivos deste capítulo são:

- demonstrar uma análise bidimensional das forças sobre a ATM;
- examinar as cargas sobre as estruturas da ATM;
- analisar o papel que a carga pode ter na etiologia da disfunção da ATM.

Análise bidimensional das forças no complexo ATM

Embora a ATM demonstre movimento pelos três planos, a maior parte do movimento da mandíbula ocorre no plano sagital. Assim, um modelo bidimensional de articulação é uma primeira aproximação aceitável do desempenho da articulação. O diagrama livre do corpo de um modelo simplificado é apresentado no Quadro 25.1 junto com a análise das forças nos elevadores mandibulares e da força de reação articular durante uma mordida forte. Esse exemplo usa um pico de força da mordida sobre os molares de 500 N (50,8 kg),[20] embora os picos de forças da mordida de até 1.000 N (102,06 kg) sejam relatados em adultos.[24,27] Os cálculos nesse exemplo revelam uma carga de 1.013 N (103,42 kg) no músculo que eleva a mandíbula e uma força de reação articular sobre a cabeça da mandíbula de 877 N (89,36 kg) em um ângulo de 60º da horizontal.

O exemplo apresentado no Quadro 25.1 usa dimensões descritas na literatura, mas também faz uso de uma importante hipótese de simplificação.[9,21] Os elevadores da mandíbula são representados por um único músculo alinhado verticalmente, apesar das muitas evidências demonstrando a cocontração dos músculos masseter, pterigóideo medial,

QUADRO 25.1 Examinando as forças

Análise bidimensional das forças na articulação temporomandibular durante a mordida máxima entre os molares

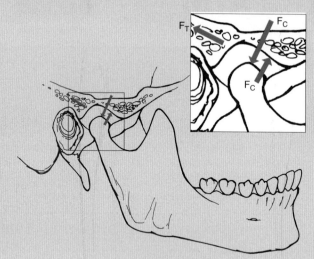

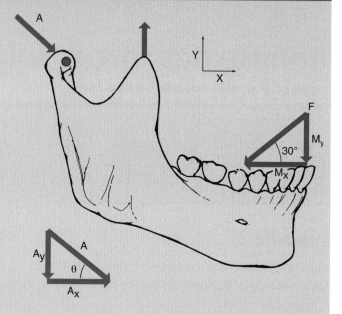

Os dados a seguir foram extraídos da literatura.[9,20,21]

Braço de momento do temporal (T): 0,037 m

Ângulo de aplicação do temporal: 90°

Força da mordida (F): 500 N

Distância ao longo do eixo *x* do ponto da aplicação da força da mordida à articulação: 0,063 m

Ângulo de aplicação da força da mordida: 30° do plano oclusal, que está situado na horizontal

Cálculo da força temporal (T):

$\Sigma M = 0$

$(T \times 0{,}037 \text{ m}) - (500 \text{ N} \times \text{sen } 30° \times 0{,}063 \text{ m}) - (500 \text{ N} \times \cos 30° \times 0{,}05 \text{ m}) = 0$

$(T \times 0{,}037 \text{ m}) = 37{,}5 \text{ Nm}$

T = 1.013 N

Calcular as forças de reação articular (A) sobre a cabeça da mandíbula.

ΣF_x

$A_x + M_x = 0$ onde Mx = a força da mordida × (cos 30°) na direção −*x*

$A_x - 433 \text{ N} = 0$

$A_x = 433 \text{ N}$

ΣF_y

$A_y + M_y + T = 0$ A_y = a força da mordida × (sen 30°)

$A_y - 250 \text{ N} + 1.013 \text{ N} = 0$

$A_y = -763 \text{ N}$

Usando o teorema de Pitágoras:

$A^2 = A_x^2 + A_y^2$

A ≈ 877 N

Usando trigonometria, a direção de A pode ser determinada:

sen θ = J_y/J

θ ≈ 60° da horizontal

---

ambas as partes do temporal, e até mesmo a cabeça superior do músculo pterigoideo lateral durante a mordida.[4,13,19,25] Essa simplificação é necessária para solucionar a força muscular diretamente, já que a inclusão de todos esses músculos produz um estado de indeterminação estático que permite um número infinito de soluções e requer uma análise mais sofisticada para uma solução final. (Ver Cap. 1 para mais detalhes sobre indeterminação estática.)

A hipótese de que apenas um músculo vertical fornece toda a força da elevação mandibular produz uma força muscular pequena artificialmente e, por conseguinte, subestima a força de reação articular. Os elevadores mandibulares e a cabeça superior do músculo pterigóideo lateral tracionam-se tanto anterior quanto posteriormente, produzindo uma sinergia de forças que gira a mandíbula em elevação, enquanto a anterior e a posterior tracionam-se uma contra a outra, produzindo apenas uma leve translação. Entretanto, as co-contrações produzem grandes forças compressivas sobre a articulação. O modelo também supõe que o elevador mandibular tracione verticalmente com um ângulo ótimo de 90° de aplicação, embora análises revelem que a direção real de tração do músculos varia amplamente, de aproximadamente 30° a 150°.[9,24,26] Ângulos de aplicação menores ou maiores que 90° requerem forças musculares maiores, já que o braço de momento do músculo é menor quando o ângulo de aplicação é maior ou menor do que 90° (ver Cap. 4 para mais detalhes sobre mecânica muscular). Dessa forma, essa simplificação também produz pequenas forças de reação articular e musculares que não correspondem à realidade.[26] Apesar dessas simplificações e subestimações consequentes, o modelo revela sobrecargas musculares substanciais durante uma mordida forte, o que resulta em grandes forças de reação articular.

Os dados supracitados são baseados na força de uma mordida localizada no segundo molar. Qualquer indivíduo que morda uma cenoura crua sabe que o maxilar também pode gerar grandes forças durante uma mordida com os incisivos. O Quadro 25.2 examina algumas das alterações mecânicas produzidas por uma mordida com os incisivos. O diagrama livre do corpo no Quadro 25.2 demonstra que um efeito importante de uma mordida com os incisivos é um aumento no braço de momento da força da mordida. O modelo também utiliza um pico de força da mordida menor sobre os incisivos do que sobre os molares. Medidas dos picos de forças da mordida entre os incisivos revelam sobrecargas que variam de 150 a quase 400 N (de 15,42 a 40,82 kg). Uma mordida com os incisivos requer protrusão da mandíbula, portanto a força de uma mordida com os incisivos menor do que a força de uma mordida molar pode ser o resultado da inibição dos músculos que retraem a mandíbula, particularmente as fibras horizon-

QUADRO 25.2 Examinando as forças

Análise bidimensional das forças na ATM durante mordida máxima entre os incisivos

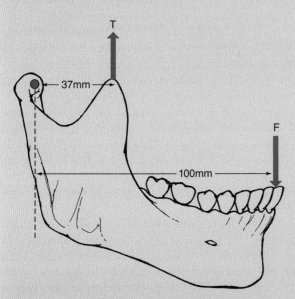

Os dados a seguir foram extraídos da literatura.[9,20,21]

Braço de momento do temporal (T): 0,037 m

Ângulo de aplicação do temporal: 90°

Força da mordida (F): 265 N

Distância ao longo do eixo **x** do ponto da aplicação da força da mordida à articulação: 10 m

Ângulo de aplicação da força da mordida: 90° do plano oclusal, que está situado na horizontal

Cálculo da força temporal (T):

$\Sigma M = 0$

$(T \times 0{,}037 \text{ m}) - (265 \text{ N} \times 0{,}10 \text{ m}) = 0$

$(T \times 0{,}037 \text{ m}) = 26{,}5 \text{ Nm}$

T = 716 N

Calcular as forças de reação articular (A) sobre a cabeça da mandíbula.

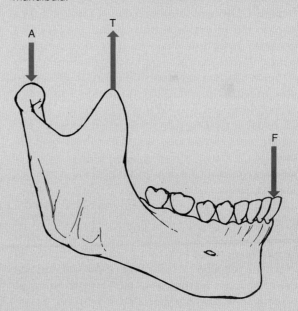

Observe que não há forças na direção **x**; portanto $A = A_y$.

ΣF

$A + T - M = 0$ onde M = a força da mordida

$A + 716 \text{ N} - 265 \text{ N} = 0$

$A = -451 \text{ N}$

A está na vertical e apontando para baixo.

tais do músculo temporal.[27,30] Além disso, a protrusão altera os ângulos de aplicação dos elevadores, diminuindo sua vantagem mecânica, embora essas alterações sejam ignoradas no exemplo atual.

A análise no Quadro 25.2 demonstra que os elevadores geram grandes forças durante a mordida com os incisivos, embora a força da mordida seja menor do que aquela na mordida molar. Uma grande força muscular é necessária porque a força da mordida atua mais longe do ponto de rotação e produz um momento maior. Apesar da força da mordida menor e da grande força muscular, a força de reação articular durante uma mordida com os incisivos é grande, mas menor do que a força de reação articular durante uma mordida sobre os molares.

As análises nos Quadros 25.1 e 25.2, embora simplificadas, revelam sobrecargas substanciais nos músculos mastigatórios e sobre a ATM. Cálculos mais precisos requerem análises mais sofisticadas, e tais abordagens são menos comumente aplicadas à ATM do que a articulações dos membros superiores e inferiores.

Resultados de modelagem sofisticada da ATM

Embora a ATM pareça ser um sistema mecânico relativamente simples, ela possui uma caracterização biomecânica definitiva. Diversos fatores ajudam a explicar a falta de consenso das forças suportadas pelos componentes da articulação. Apesar de a maioria dos movimentos em ambas articulações ocorrer no plano sagital, cada articulação apresenta movimento tridimensional. Os quatro músculos principais de cada ATM são grandes com arquiteturas complexas, por isso é difícil determinar a direção da tração e das áreas de secção transversa fisiológicas. Por conseguinte, seus efeitos sobre a articulação também são disputados.

A natureza composta das duas ATMs também aumenta a dificuldade de análise. Os músculos de um lado da mandíbula afetam as articulações ipsilateral e contralateral, embora o efeito relativo sobre cada articulação seja impossível de medir. Como visto nos Capítulos 23 e 24, durante a mastigação, o lado em que o bolo está localizado é conhecido como o lado **de trabalho** e o lado oposto é chamado lado de **balanceio**. Durante a mastigação os músculos em ambas as ATMs contraem-se simultaneamente para mover-se e estabilizar as articulações conforme elas alternam entre o trabalho e o balanceio. Por conseguinte, as duas articulações são carregadas de forma considerável, independentemente de qual lado está realmente triturando o alimento. Por fim, o local da força da mordida possui uma influência significativa sobre as forças musculares, como indicado no Quadro 25.2. Como resultado desses desafios para uma análise biomecânica da ATM, a literatura oferece estimativas de sobrecargas aplicadas às ATMs amplamente variáveis. Os resultados apresentados aqui oferecem aos clínicos uma perspectiva sobre as forças suportadas pelo complexo articular e um modelo a seguir para analisar os sinais e sintomas descritos por pacientes. Mais pesquisas são necessárias para obter estimativas de forças mais precisas às quais as estruturas da ATM são submetidas.

Força da mordida

A força de pico da mordida e as forças geradas durante uma mordida funcional são descritas.[5,12,21–24,28] A força da mordida é altamente influenciada pelo local da mordida. Sabe-se que as forças da mordida são maiores quando esta ocorre próxima ao primeiro molar e são menores quando ocorre nos incisivos.[23,24,28] A redução da força da mordida durante uma mordida incisiva é resultado de uma redução de uma vantagem mecânica dos músculos e uma provável inibição do músculo temporal necessário para manter a posição projetada.[23,28]

A magnitude das forças de pico da mordida descritos varia amplamente porque o local e a posição do aparelho de medição diferem consideravelmente entre os estudos. A posição da boca durante a medição também afeta os resultados e contribui para a diversidade nas forças da mordida descritas.[23] Os picos de forças da mordida sobre os molares variam de aproximadamente 500 N a quase 1.000 N (50,8–102,06 kg).[1,20,23,24] Utilizando um transdutor de força implantado na coroa de um molar superior, Kawaguchi et al. descrevem uma carga de aproximadamente 173 N (17,69 kg) sobre um único molar durante uma contração máxima dos elevadores mandibulares.[14]

Contrariamente às forças máximas no esqueleto apendicular, a força da mordida máxima parece menos afetada pelo gênero e mais pela maturidade física e pela forma do crânio e dos ângulos de aplicação dos músculos.[5,21] A força máxima da mordida é menor que 100 N (10,21 kg) em crianças com idade entre 6 e 8 anos e aumenta constantemente durante a maturação.

Apesar da variedade de picos de força da mordida descritos, concorda-se que as forças de pico da mordida são grandes, acima de 45,36 kg em adultos. Essas sobrecargas podem até causar uma lesão nos dentes. Entretanto, a disposição e a estrutura dos dentes oferecem um mecanismo de proteção.[12] A área de contato do dente, **área de contato oclusal**, aumenta com o aumento da força da mordida. Como resultado, conforme a força da mordida aumenta, a área sobre a qual a força da mordida é aplicada também aumenta. À medida que a força da mordida aumenta, o estresse (força/área) diminui, diminuindo assim o risco de dano a qualquer dente.

Embora a maior parte da mastigação funcional requeira forças de mordida submáximas, a magnitude da força de uma mordida funcional ainda é significativa. As medidas das forças da mordida durante a mastigação de vários tipos de alimentos variam de aproximadamente 54 a 88 N (5,44–9,07 kg).[22] Entretanto, pesquisadores discordam sobre se há um aumento real da força muscular com alimentos mais rígidos ou se há uma mudança no ritmo da mastigação.[4,22]

Relevância clínica

Mudanças na dieta em pacientes com disfunção da ATM: Como a mastigação requer grandes forças musculares, muitos indivíduos com disfunção crônica da ATM descobrem que apenas uma dieta de alimentos macios pode ser ingerida sem um aumento dos sintomas. Instruir um indivíduo a evitar alimentos duros pode ajudar a controlar os sintomas da pessoa enquanto o funcionamento articular normal está sendo restabelecido.

Forças de reação articular

Embora haja diversos estudos que analisam as forças de reação articular da ATM, a maioria enfatiza os fatores que influenciam a validade dos cálculos, incluindo o local, a magnitude e a direção da força da mordida, bem como as suposições feitas em relação ao braço de momento e ao diâmetro transversal dos músculos ativos.[2,23,27,29] Cálculos reais das forças de pico de reação articular em um côndilo mandibular estão disponíveis em poucos estudos e variam de aproximadamente 400 N a cerca de 1.100 N (40,82–113,4 kg).[16,18,24] Embora se aceite que o lado de balanceio da mandíbula suporta sobrecargas significativas durante a mordida, apenas um estudo conhecido compara as sobrecargas nos lados de balanceio e de trabalho, sugerindo que o lado de balanceio do complexo temporomandibular suporta aproximadamente duas vezes a sobrecarga suportada pelo lado de trabalho ou da mastigação.[9] Outros estudos relatam que o espaço articular é mais estreito no lado de balanceio durante a mastigação, apoiando a visão de que o lado de balanceio suporta mais compressão durante a mastigação do que o lado de trabalho.[10,11]

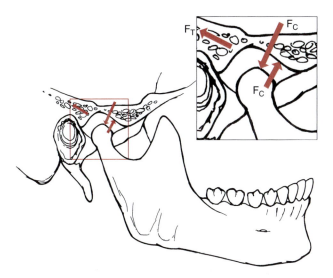

Figura 25.1 Estresses na ATM. Durante a mordida, a cabeça da mandíbula suporta cargas compressivas (Fc), enquanto a superfície articular sobre o osso temporal suporta cargas compressivas e tênseis (FT).

Relevância clínica

"Não posso sequer mastigar sobre o lado oposto!": Indivíduos com dor aguda na ATM frequentemente acreditam que mastigar sobre o lado oposto da boca ajudará a reduzir seus sintomas. Então eles continuam a morder pedaços grandes rígidos de pão ou mascar carne dura. Um clínico pode auxiliar a convencer um paciente a evitar alimentos rígidos durante a fase aguda de uma disfunção da ATM, ajudando-o a entender que o lado oposto, ou de balanceio, suporta sobrecargas ainda maiores do que o lado da mastigação, ou de trabalho.

Alguns estudos examinam o estresse (força/área) aplicado à mandíbula e ao disco intra-articular e relatam que durante a mordida o aspecto anterior do côndilo mandibular e o pescoço suportam sobrecargas compressivas enquanto o aspecto posterior e a superfície articular do osso temporal suportam sobrecargas compressivas e tênseis[7,8] (Fig. 25.1). O disco intra-articular suporta grandes estresses no aspecto lateral da zona intermediária.[3] A mentoneira usada em aplicações ortodônticas também aparentemente aplica estresse significativo à mandíbula e à articulação.[8] Embora mais pesquisas sejam necessárias para avaliar as sobrecargas na ATM, os estudos disponíveis demonstram consistentemente que as estruturas articulares suportam sobrecargas consideráveis. A magnitude e a natureza repetitiva dessas sobrecargas podem ajudar a explicar por que a ATM é um local frequente de dor e degeneração.

Relevância clínica

Tração da coluna cervical: A tração da coluna cervical é um procedimento de diagnóstico útil bem como uma intervenção comum para dor na cabeça, no pescoço ou no ombro.[17] Muitos procedimentos de tração cervical aplicam uma força tênsil à coluna cervical através do occipício e da mandíbula (Fig. 25.2). O clínico deve ter um cuidado considerável para evitar a aplicação de muita força sobre a mandíbula, o que poderia produzir compressão excessiva da ATM.

Resumo

Este capítulo fornece uma visão geral das cargas suportadas pela ATM durante uma mordida forte e durante a mastigação. Embora não haja um consenso em relação à magnitude e à direção das sobrecargas sobre a ATM, a articulação suporta sobrecargas de mais de 45,36 kg. Essas altas sobrecargas podem ajudar a explicar por que a dor na ATM é uma queixa comum.

Um modelo bidimensional simples foi usado para examinar a mecânica das sobrecargas e o efeito da posição da mordida sobre os músculos da mastigação e as forças de reação articular. Morder com os incisivos difere de mastigar com os molares modificando o braço de momento da força da mordida, bem como mudando a participação dos músculos da mastigação. Instruir um indivíduo a evitar alimentos rígidos pode ajudar a reduzir as forças de reação musculares

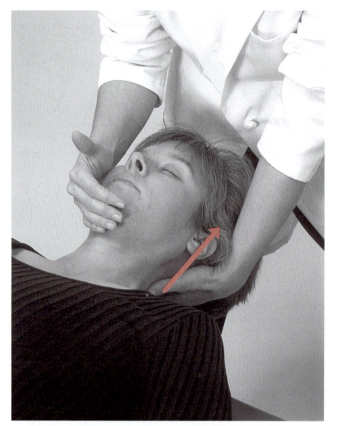

Figura 25.2 Sobrecargas sobre a ATM durante tração da coluna cervical. Para aplicar tração manual à coluna cervical, o terapeuta deve ter cuidado para minimizar a carga sobre a mandíbula, aplicando a maior parte da força através do occipício, para evitar a aplicação de sobrecargas compressivas excessivas às ATMs.

e articulares exercidas na ATM. Até mesmo intervenções para tratar a dor na coluna cervical podem inadvertidamente produzir grandes forças sobre a ATM, e os clínicos são alertados para analisar como seus tratamentos podem ter consequências involuntárias sobre a ATM e para identificar formas para proteger a articulação de sobrecargas excessivas.

Referências bibliográficas

1. Bakke M, Michler L, Han K, Moller E: Clinical significance of isometric bite force versus electrical activity in temporal and masseter muscles. Scand J Dent Res 1989; 97: 539–551.
2. Barbenel J: The biomechanics of the temporomandibular joint: a theoretical study. J Biomech 1972; 5: 251–256.
3. Beek M: Three-dimensional finite element analysis of the human temporomandibular joint disc. J Biomech 2000; 33: 307–316.
4. Bishop B, Plesh O, McCall WD: Effects of chewing frequency and bolus hardness on human incisor trajectory and masseter muscle activity. Arch Oral Biol. 1990; 35: 311–318.
5. Braun S: A study of maximum bite force during growth and development. Angle Orthod 1996; 66: 261–264.
6. Chadwick EKJ, Nicol AC: Elbow and wrist joint contact forces during occupational pick and place activities. J Biomech 2000; 33: 591–600.
7. Chen J, Akyuz U, Xu L, Pidaparti RM: Stress analysis of the human temporomandibular joint. Med Eng Phys 1998; 20: 565–572.
8. Deguchi T: Force distribution of the temporomandibular joint and temporal bone surface subjected to the head-chin-up force. Am J Orthod Dentofac Orthop 1998; 114: 277–282.
9. Faulkner MG, Hatcher DC, Hay A: A three-dimensional investigation of temporomandibular joint loading. J Biomech 1987; 20: 997–1002.
10. Fushima K, Gallo LM, Krebs M, Palla S: Analysis of the TMJ intraarticular space variation: a non-invasive insight during mastication. Med Eng Phys 2003; 25: 181–190.
11. Gallo LM: Modeling of temporomandibular joint function using MRI and jaw-tracking technologies—mechanics. Cells Tissues Organs 2005; 180: 54–68.
12. Hidaka O, Iwasaki M, Saito M, Morimoto T: Influence of clenching intensity on bite force balance, occlusal contact area, and average bite pressure. J Dent Res 1999; 78: 1336–1344.
13. Hiraba K, Hibino K, Hiranuma K, Negoro T: EMG activities of two heads of the human lateral pterygoid muscle in relation to mandibular condyle movement and biting force. J Neurophysiol 2000; 83: 2120–2137.
14. Kawaguchi T, Kawata T, Kuriyagawa T, Sasaki K: In vivo 3-dimensional measurement of the force exerted on a tooth during clenching. J Biomech 2007; 40: 244–251.
15. Koh TJ, Herzog W: Increasing the moment arm of the tibialis anterior induces structural and functional adaptation: implications for tendon transfer. J Biomech 1998; 31: 593–599.
16. Koolstra JH, van Eijden TMGJ, Weijs WA, Naeije M: A three-dimensional mathematical model of the human masticatory system predicting maximum possible bite forces. J Biomech 1988; 21: 563–576.
17. Magee DA: Orthopedic Physical Assessment. Philadelphia: WB Saunders, 1998.
18. May B, Saha S, Saltzman M: A three-dimensional mathematical model of temporomandibular joint loading. Clin Biomech 2001; 16: 489–495.
19. McCarroll RS, Naeije M, Hansson TL: Balance on masticatory muscle activity during natural chewing and submaximal clenching. J Oral Rehabil 1989; 16: 441–446.
20. Meyer C, Kahn JL, Boutemy P, Wilk A: Determination of the external forces applied to the mandible during various static chewing tasks. J Craniomaxillofac Surg 1998; 26: 331–341.
21. Moriya Y, Tuchida K, Sawada T, et al: The influence of craniofacial form on bite force and EMG activity of masticatory muscles. VIII-1. Bite force of complete denture wearers. J Oral Sci 1999; 41: 19–27.
22. Neill DJ, Kydd WL, Nairn RI, Wilson J: Functional loading of the dentition during mastication. J Prosthet Dent 1989; 62: 218–228.
23. Osborn J: Features of human jaw design which maximize the bite force. J Biomech 1996; 29: 589–595.
24. Pruim GJ, de Jongh HJ, ten Bosch JJ: Forces acting on the mandible during bilateral static bite at different bite force levels. J Biomechan 1980; 13: 755–763.
25. Spencer MA: Force production in the primate masticatory system: electromyographic tests of biomechanical hypotheses. J Hum Evol 1998; 34: 25–54.
26. Throckmorton G: Quantitative calculations of temporomandibular joint reaction forces-II. The importance of the direction of the jaw muscle forces. J Biomech 1985; 18: 453–461.

27. Throckmorton G: Sensitivity of temporomandibular joint force calculations to errors in muscle force measurements. J Biomech 1989; 22: 455–468.
28. Throckmorton G, Groshan GJ, Boyd SB: Muscle activity patterns and control of temporomandibular joint loads. J Prosthet Dent 1990; 63: 685–695.
29. Throckmorton GS, Throckmorton LS: Quantitative calculations of temporomandibular joint reaction forces- I. The importance of the magnitude of the jaw muscle forces. J Biomech 1985; 18: 445–452.
30. Zwijnenburg AJ, Kroon GW, Verbeeten B Jr, Naeije M: Jaw movement responses to electrical stimulation of different parts of the human temporalis muscle. J Dent Res 1996; 75: 1798–1803.

Unidade 5 — Coluna vertebral

A unidade sobre a coluna vertebral consiste em 12 capítulos que examinam a estrutura e o funcionamento das quatro regiões da coluna vertebral: cervical, torácica, lombar e pélvica. Cada região é descrita em três capítulos. O primeiro discute a estrutura dos ossos e articulações e os fatores que influenciam a mobilidade e a estabilidade em cada região. O segundo capítulo sobre cada região apresenta os músculos que apoiam e movem a coluna vertebral, bem como aqueles que desempenham funções especiais como os músculos da respiração na região torácica. O terceiro capítulo de cada região da coluna examina as forças suportadas pela região durante as atividades diárias ou como resultado de um trauma comumente associado com a região. No final desta unidade, o leitor terá uma compreensão das características comuns de toda a coluna vertebral, bem como as características únicas que distinguem uma região da outra.

Os objetivos desta unidade são:

- relacionar a estrutura dos ossos e articulações de cada região da coluna à mobilidade e estabilidade disponíveis naquela região;
- discutir o papel dos músculos da região da coluna na movimentação e no apoio da região, bem como suas contribuições para as funções especiais;
- considerar os efeitos de deficiências musculares ou articulares no funcionamento da região da coluna;
- examinar as sobrecargas normalmente aplicadas à região da coluna e discutir os fatores mecânicos que contribuem para lesões nas regiões da coluna.

CAPÍTULO

26

Estrutura e função dos ossos e das articulações da coluna cervical

Susan R. Mercer, ph.D., B.PHTY., F.N.Z.C.P.

SUMÁRIO

Estrutura dos ossos da coluna cervical 475
    Vértebras craniovertebrais 476
    Vértebras inferiores C3–C7 da coluna 477
Articulações da coluna cervical 478
    Articulações craniovertebrais 479
    Articulações da coluna cervical inferior 482
Amplitude de movimento normal 484
    Movimento total da coluna cervical 484
    Movimento segmentar das articulações craniovertebrais 485
    Movimento segmentar da região cervical inferior 488
Resumo 491

A coluna cervical sustenta a cabeça, fornece ligação aos músculos do pescoço e dos membros superiores e, em conjunto com o restante da coluna vertebral, protege a medula espinal. Ela deve atender à demanda de fornecer uma grande amplitude de movimento (ADM) para assegurar o bom funcionamento dos sentidos especiais como a visão, o olfato e a audição, alojados na cabeça. Além disso, ela também deve atender as demandas contraditórias de equilibrar e sustentar a cabeça, protegendo estruturas neurais e vasculares, e de fornecer inserções musculares e ligamentosas. O mecanismo para satisfazer essas diferentes necessidades está refletido na morfologia dos ossos e das articulações da coluna cervical.

Os objetivos específicos deste capítulo são:

- descrever a estrutura das vértebras individuais que compõem a coluna vertebral cervical;
- descrever as articulações que unem os elementos ósseos;
- descrever os fatores que contribuem para a estabilidade e a instabilidade na coluna cervical;
- revisar a ADM normal da cabeça e do pescoço.

Estrutura dos ossos da coluna cervical

A morfologia da coluna cervical é complexa, mas, comparada com a coluna lombar, tem sido pouco estudada. Por conseguinte, muito do que aparece como descrições definitivas da estrutura e do funcionamento dos ossos e das articulações da coluna cervical é uma dedução a partir de outras áreas da coluna vertebral. Neste capítulo a atenção está voltada para esses problemas na literatura. Por fim, é fundamental para desenvolver uma compreensão sobre a coluna cervical observar que cada vértebra cervical não contribui igualmente nem regularmente para as complexidades do funcionamento do pescoço.

A coluna vertebral cervical consiste em sete vértebras, das quais as duas primeiras são morfologicamente distintas, enquanto a 3ª até a 7ª vértebras seguem uma morfologia comum com pequenas variações. Para facilitar o estudo, duas unidades distintas dentro da coluna vertebral cervical podem ser descritas. Estas são a região craniovertebral, ou suboccipital, que abrange o atlas e o áxis, e a coluna vertebral cervical inferior, que compreende as vértebras C3 a C7. Juntas, elas contribuem para o funcionamento do pescoço.

Vértebras craniovertebrais

Atlas

O atlas posiciona-se como uma arruela entre o crânio e a coluna cervical inferior (Fig. 26.1). Ele serve para apoiar o occipício e para transmitir forças da cabeça para a coluna cervical. Secundariamente, ele é adaptado para a conexão de ligamentos e músculos. Sua morfologia distinta, formada por duas grandes massas laterais verticalmente alinhadas abaixo dos côndilos occipitais, reflete essas funções. Arcos mais estreitos unem as massas laterais anterior e posteriormente, transformando o atlas em um anel e permitindo que as massas laterais atuem paralelamente[59] (Fig. 26.2).

O aspecto superior de cada massa lateral exibe uma cavidade profunda que é côncava nos sentidos anteroposterior e mediolateral, coerente com a curvatura dos côndilos occipitais de modo que o crânio se posiciona sobre o atlas de forma segura. O tamanho e o formato das cavidades variam muito, mas, em geral, as superfícies articulares dessas faces superiores são direcionadas vertical e medialmente, com suas margens externas projetando-se mais superiormente.[93] Em cavidades longas e muito côncavas, a parede anterior pode voltar-se para trás e a parede posterior, para frente. Na maioria das vértebras C1, cada cavidade é completa ou incompletamente dividida em duas faces ou em uma face com formato de haltere com uma cintura não articular. As cavidades do atlas normalmente demonstram assimetria direita-esquerda.[37,86]

Os côndilos occipitais transmitem o peso da cabeça para o áxis (C2) por meio das grandes massas laterais do atlas (C1). Isso é feito por uma articulação entre as superfícies

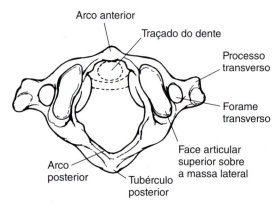

Figura 26.2 Vista superior das massas laterais do atlas. A superfície superior das massas laterais possui faces articulares reniformes para o occipício e forma um anel com os arcos anterior e posterior.

> ### Relevância clínica
>
> **Amplitude de movimento atlantoccipital:** A grande variação na morfologia normal das cavidades do atlas significa que as diferenças aparentes no movimento entre as articulações atlantoccipitais direita e esquerda ou entre indivíduos podem ser devidas a diferenças normais na estrutura articular e podem não indicar deficiência articular. Os clínicos devem identificar relações entre medidas de ADM e outros sinais e sintomas para suspeitar que diferenças no movimento refletem deficiências reais.

articulares inferiores, aparentemente planas e amplas, das massas laterais, que são direcionadas inferior e medialmente para os ombros largos das faces articulares superiores do áxis abaixo (Fig. 26.1).

Os processos transversos robustos do atlas são o local principal da ligação muscular para essa vértebra. O tamanho de cada processo transverso acomoda a carga associada com a suspensão da escápula pela ligação do músculo levantador da escápula. Por conseguinte, qualquer movimento do membro superior exerce forças compressivas sobre toda a coluna cervical. A extensão de cada processo transverso aumenta os braços de momento dos músculos ligados a ele, mas também permite que a artéria vertebral limpe as grandes massas laterais do áxis abaixo (Fig. 26.2).

O arco anterior que une as massas laterais do atlas é curto e estreito, já que ele não está envolvido na transmissão de grandes forças. Uma face pequena e macia posiciona-se centralmente sobre o aspecto posterior do arco anterior para a articulação com o processo odontoide do áxis. A posição do arco anterior contra o processo odontoide assegura que há um bloqueio ósseo para a translação posterior do atlas. Envolvido pelos arcos anterior e posterior e as massas laterais, o forame central do atlas possui duas partes distintas. A parte anterior menor cerca parcialmente o processo odontoide, ou dente, enquanto a porção posterior maior é o próprio forame vertebral (Fig. 26.2).

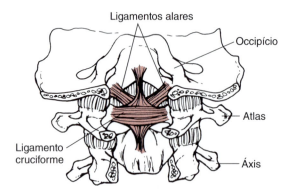

Figura 26.1 Uma secção coronal na região craniovertebral revela articulações do atlas com o occipício e o áxis. As porções posteriores do osso são removidas, deixando uma vista posterior dos ligamentos anteriores.

Áxis

O áxis recebe a carga da cabeça e do atlas e a transmite para o restante da coluna cervical. Ele também fornece rotação axial da cabeça e do atlas. As amplas faces articulares superiores do áxis posicionadas lateralmente aceitam e transmitem cargas da cabeça e do atlas, enquanto o processo odontoide, ou dente, posicionado centralmente atua como um pivô ao redor do qual o arco anterior do atlas gira e desliza para produzir rotação axial (Fig. 26.3).

As faces articulares superiores do áxis são laterais ao dente, posicionam-se vertical e lateralmente e inclinam-se inferior e lateralmente. Elas apoiam as massas laterais do atlas e transmitem a carga da cabeça e do atlas inferior e anteriormente ao disco intervertebral C2-3 e inferior e posteriormente às articulações dos processos articulares (zigapofisárias), ou facetas. A face articular inferior é localizada posterior à face superior em uma posição similar aos processos articulares das vértebras cervicais inferiores (Fig. 26.3B).

As lâminas do áxis são amplas e robustas, encontrando-se em um amplo e áspero processo espinhoso. O tamanho e a força do processo espinhoso refletem o número, o tamanho e a direção da tração dos músculos conectados. Como os processos transversos das vértebras cervicais inferiores, cada processo transverso do atlas e do áxis contém um forame transverso que, com os outros forames do mesmo lado, forma um canal pelo qual a artéria vertebral traça seu caminho para o forame magno. Cada processo transverso do áxis é curto, terminando em um único tubérculo, enquanto cada processo transverso do atlas é longo. Consequentemente, conforme o canal para a artéria vertebral aproxima-se da superfície inferior da massa articular superior, ele se vira de repente no sentido lateral, para sair sob a margem lateral da face articular superior.

Relevância clínica

Teste da artéria vertebral: A artéria vertebral traça uma rota complexa com curvas fechadas conforme segue superiormente para o forame magno, e o movimento da coluna cervical pode produzir curvas ou rugas adicionais na artéria. Se a artéria já é estreita em razão de aterosclerose, o enrugamento ou estiramento adicional pode reduzir o fluxo sanguíneo na artéria. Uma variedade de testes da artéria vertebral examina os efeitos dos movimentos da cabeça e do pescoço no fluxo sanguíneo.

Vértebras inferiores C3-C7 da coluna

As cinco vértebras cervicais inferiores devem sustentar a carga axial da cabeça e das vértebras acima, manter a cabeça ereta, sustentar as forças reativas dos músculos, além de proporcionar a mobilidade da cabeça. Assim, as vértebras demonstram características que refletem essas funções de sustentação de cargas, estabilidade e mobilidade. Juntas, as cinco vértebras inferiores podem ser consideradas uma coluna triangular que consiste em um pilar anterior composto pelos corpos vertebrais e duas colunas posteriores formadas pelos pilares articulares direito e esquerdo dos processos articulares inferior e superior (Fig. 26.4).

Os corpos vertebrais exibem a qualidade de um bloco modificado ao refletir a habilidade de suportar e transmitir cargas axiais (Fig. 26.5). Em razão da presença dos uncos dos corpos das vértebras cervicais ao longo das margens posterolaterais, a superfície superior do corpo de uma vértebra cervical inferior é côncava transversalmente, enquanto, no plano sagital, a superfície superior inclina-

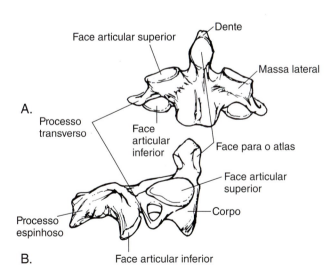

Figura 26.3 Áxis visualizado anteriormente (A) e lateralmente (B). O áxis inclui o dente, processos transversos curtos e um processo espinhoso longo. Os processos articulares superiores inclinam-se inferior e lateralmente e posicionam-se vertical e posteriormente. As faces inferiores posicionam-se posteriormente às faces superiores.

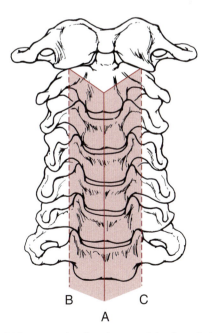

Figura 26.4 Vista anterior da coluna vertebral cervical. A coluna vertebral cervical consiste em um pilar anterior central (A) e em pilares articulares direito (B) e esquerdo (C), formando uma coluna triangular.

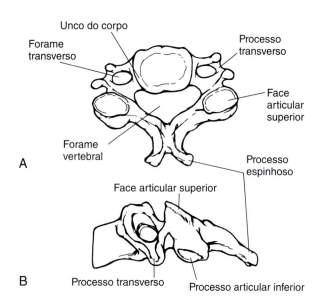

Figura 26.5 Vértebra cervical típica visualizada superiormente (A) e lateralmente (B). A superfície superior do corpo de uma vértebra cervical típica é côncava de um lado para o outro e inclina-se inferior e anteriormente. As faces superiores encontram-se posterior e superiormente; as faces inferiores encontram-se anterior e inferiormente.

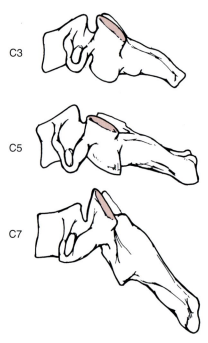

Figura 26.6 As faces superiores da C3 posicionam-se levemente nos sentidos medial, superior e posterior. As faces superiores da C3 e da C7 são orientadas de forma mais íngreme do que as da C5.

-se para a frente e para baixo. Inferiormente, a superfície do corpo é côncava no sentido anteroposterior, com uma borda anterior que se projeta anteroinferiormente em direção à margem superior anterior da vértebra abaixo.[10] A análise desses detalhes em relação à geometria das superfícies articulares é vital para a compreensão dos padrões de movimento segmentar.

Posteriormente, os processos articulares sustentam as faces articulares inferior e superior. Em geral, as faces superiores são direcionadas superior e posteriormente, enquanto as faces inferiores são direcionadas anterior e inferiormente (Fig. 26.5). A orientação das faces contribui para o funcionamento de cada vértebra. Na posição vertical, a face superior posiciona-se entre os planos transverso e frontal, e, por conseguinte, ajuda a sustentar o peso da cabeça e estabiliza a vértebra acima contra a translação para a frente. Entretanto, em cada nível há diferenças sutis na orientação das faces[56,70,94] (Fig. 26.6). Além de posicionar-se superior e posteriormente, a face superior da C3 também posiciona-se medialmente em cerca de 40°.[61,94] Por conseguinte, os processos articulares superiores da C3 formam uma cavidade na qual os processos articulares inferiores da C2 aninham-se.[10] As faces articulares superiores mudam de uma orientação posteromedial no nível C2/C3 para a orientação posterolateral na C7/T1. A transição normalmente ocorre no nível C5/C6.[71]

Descendo a coluna, as faces superiores assumem uma posição mais alta em relação à placa terminal vertebral superior, e as faces C3 e C7 são mais íngremes.[66] O conhecimento da altura dos processos articulares é importante, já que tem sido demonstrado que ela está relacionada à localização dos eixos de rotação instantâneos. É a altura articular, não a inclinação, que é o maior determinante dos padrões de movimento das vértebras cervicais.[66]

A morfologia singular exibida pela sétima vértebra cervical reflete sua função de sustentação de carga (Fig. 26.7). Esse é o ponto em que o pescoço é equilibrado fora do nível da coluna torácica mais rígida.[14,43,44] É também o local de ligação de várias estruturas, incluindo a rafe do ligamento nucal, a porção média grande do trapézio, o romboide menor e os músculos da respiração, escaleno médio, escaleno posterior e elevador da costela. Por conseguinte, o processo espinhoso e os tubérculos posteriores são longos e robustos. As faces articulares superiores posicionam-se mais acima em relação à superfície superior do corpo vertebral e são inclinadas de forma íngreme no plano coronal. Tal geometria fornece uma excelente estabilidade, evitando a translação para a frente nessa transição da coluna cervical para a coluna torácica.[66]

Articulações da coluna cervical

Assim como os ossos da região cervical são organizados em duas regiões distintas, as articulações da coluna cervical também são descritas em duas regiões. As articulações craniovertebrais exibem características especializadas que definem a mobilidade e a estabilidade da região cervical superior. As articulações dos segmentos cervicais inferiores exibem discos intervertebrais e faces articulares modificados, os quais refletem as funções de estabilidade, mobilidade e sustentação de carga da região inferior do pescoço.

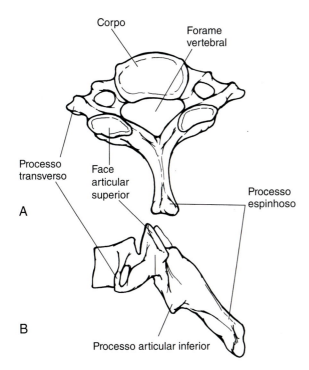

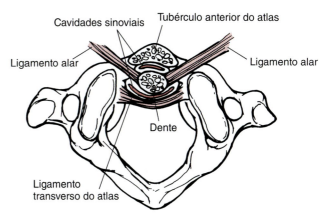

Figura 26.7 Sétima vértebra cervical: vista superior (A) e vista lateral (B). O processo espinhoso da C7 é longo e robusto. As faces articulares superiores posicionam-se mais acima em relação à superfície superior do corpo vertebral e são inclinadas de forma íngreme no plano coronal.

Figura 26.8 Vista superior de uma secção transversa no atlas e no dente revela a articulação atlantoaxial mediana e os ligamentos de sustentação.

Articulações craniovertebrais

As duas articulações atlantoccipitais são encontradas entre as cavidades côncavas superiores do atlas e os côndilos occipitais do crânio (Fig. 26.1). Sendo articulações sinoviais típicas, elas são envolvidas por uma cápsula articular e contêm inclusões intra-articulares. Estas são discos de gordura que se posicionam na cintura não articular da superfície articular do atlas cujo o formato é de feijão, e atuam como "preenchedores" de espaço deformáveis.[57]

As articulações atlantoaxiais consistem em três articulações sinoviais: as articulações atlantoaxiais laterais direita e esquerda e a articulação atlantoaxial mediana. Juntas, essas articulações permitem a rotação axial da cabeça e do atlas onde o processo odontoide posicionado centralmente atua como um pivô ao redor do qual gira o arco anterior do atlas. Esse movimento é acomodado anteriormente pela articulação atlantoaxial mediana e inferiormente pelas articulações atlantoaxiais laterais. A articulação atlantoaxial mediana situa-se entre o processo odontoide e o anel ósseo-ligamentoso feito pelo arco anterior do atlas e o ligamento transverso (Fig. 26.8).

Nas articulações atlantoaxiais laterais, as superfícies articulares superiores do áxis e as superfícies articulares inferiores correspondentes do atlas parecem planas (Fig. 26.3). *In vivo*, entretanto, elas são cobertas por uma cartilagem articular que é convexa no plano sagital.[48] (Fig. 26.9). O vértice dessa convexidade situa-se ao longo de uma crista que passa abaixo e lateralmente pela face articular de forma

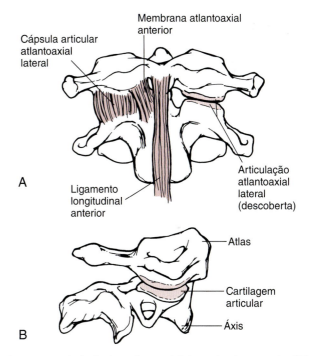

Figura 26.9 Articulações atlantoaxiais laterais: vista anterior (A) e vista lateral (B). Cobertas por cartilagem articular, as superfícies articulares das articulações atlantoaxiais laterais são convexas.

que cada face cartilaginosa apresente uma inclinação posterior e anterior. Na posição neutra, o vértice da cartilagem da face articular anterior situa-se sobre o vértice da cartilagem articular superior do áxis. Grandes **meniscoides** intra-articulares preenchem os espaços entre os espaços articulares anterior e posteriormente.[57] Esses meniscoides não atuam apenas como "preenchedores" de espaços móveis, mas também protegem aquelas superfícies articulares que não estão em contato uma com a outra, assegurando que uma película de fluido sinovial as cubra.

Poucas pesquisas têm sido feitas em relação à estrutura da cápsula articular das articulações atlantoaxiais laterais, embora ela seja descrita como frouxa e fina.[96] A cápsula deve ser frouxa para permitir aproximadamente 45° de rotação axial em cada direção, e ela ainda contribui para a estabilidade da articulação na amplitude final desses movimentos.[20]

> ### Relevância clínica
>
> **Os meniscoides como uma fonte de dor:** A contusão dos meniscoides tem sido identificada após um trauma cervical.[84] Como essas estruturas são inervadas e compostas por tecido fibroadiposo, tem sido postulado que elas podem tornar-se uma fonte de dor e/ou atuar como a fonte para a proliferação do tecido fibrogorduroso intra-articular.[35,57]

Ligamentos das articulações craniovertebrais

Muitas descrições supostamente definitivas da estrutura e função dos ligamentos da coluna cervical são deduções de outras áreas da coluna vertebral ou impressões, em vez de resultados de estudos anatômicos sistemáticos. Em particular, muitas estruturas têm sido descritas como ligamentos que são, na verdade, apenas membranas fasciais. Os **ligamentos próprios** ou verdadeiros são compostos predominantemente por fortes fibras colágenas orientadas na direção do movimento para o qual estão designados a resistir e ligam um osso a outro. Este capítulo distingue os ligamentos próprios das membranas fasciais, ou **ligamentos falsos**, que diferem por serem compostos de colágeno disposto de forma frouxa, portanto não são fortes.

Ligamento transverso

O ligamento transverso é classificado como um ligamento próprio, sendo uma estrutura bem definida e forte que consiste quase exclusivamente em fibras colágenas. Ele atravessa a porção anterior do forame central, ligando-se à superfície interna de cada massa lateral do atlas, e então completa o anel ósseo-ligamentoso da articulação atlantoaxial mediana (Figs. 26.1, 26.8, 26.10). O ligamento transverso resiste à translação para a frente do atlas em relação ao áxis e é integral à estabilidade da articulação atlantoaxial.[31,34]

O rompimento do ligamento transverso não incapacita totalmente o complexo articular atlantoaxial. A transecção do ligamento transverso resulta em uma translação para a frente da articulação atlantoaxial mediana de aproximadamente 4 mm, depois da qual a articulação é estabilizada pelos ligamentos alares (descritos mais adiante), o que evita que a cabeça se mova em relação ao áxis e restringe o movimento do atlas interposto.[27]

> ### Relevância clínica
>
> **Fratura do dente:** Após uma fratura na base do dente, o atlas não é mais retido pela articulação atlantoaxial mediana nem pelo ligamento alar. Essas fraturas são, por conseguinte, consideradas instáveis, com o movimento da cabeça e do atlas têm potencialmente consequências neurológicas desastrosas.[21]

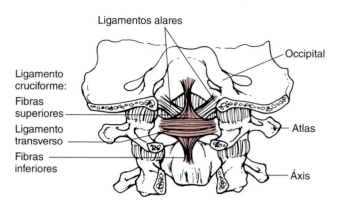

Figura 26.10 A secção coronal do occipital, do atlas e do áxis, com a secção posterior removida, revela os ligamentos alares e transversos. O ligamento transverso combina-se com as fibras inferiores e superiores orientadas longitudinalmente para formar o ligamento cruciforme.

O ligamento cruciforme ou cruzado é formado pelo ligamento transverso, com bandas associadas superiores e inferiores variavelmente presentes que juntas formam uma estrutura em forma de cruz (Fig. 26.10). A importância funcional dessas bandas medianas direcionadas longitudinalmente, que não podem ser classificadas como ligamentos próprios por causa de seus locais de ligação, não foi determinada.

Ligamentos alares

A anatomia dos dois ligamentos alares difere das descrições fornecidas nos livros tradicionais de anatomia. A morfologia desses ligamentos próprios tem sido reexaminada por Dvorak e Panjabi.[29] Os livros tendem a descrever cada ligamento alar como se passassem de forma íngreme acima do processo odontoide e lateralmente a ele para as margens do forame magno. Na verdade, a orientação do ligamento alar está mais próxima de ser horizontal, passando do aspecto lateral do processo odontoide para as margens do forame magno (Figs. 26.1, 26.8, 26.10). Em alguns exemplares, uma pequena porção do ligamento alar tem sido observada passando entre o dente e as massas laterais do atlas. Entretanto, a importância funcional dessa pequena porção não tem sido descrita além de reforçar a relação íntima do atlas interposto entre o occipício e o áxis.[29]

A ausência de fibras elásticas e a orientação estritamente paralela das fibras colágenas nos ligamentos alares significam que seu alongamento é quase impossível.[83] Além de estabilizar a articulação atlantoaxial em relação à translação anterior, flexão e flexão lateral, os ligamentos alares são de grande importância na limitação da rotação da cabeça e do atlas sobre o áxis. Como a ligação odontoide do ligamento alar situa-se posteriormente sobre o dente, quando o pescoço gira, o ligamento alar contralateral envolve-se ao redor da circunferência do dente, aumentando, desse modo, a tensão no ligamento. A extensão entre a origem e a inserção do ligamento não é uma linha reta durante a rotação, mas uma curva ao redor do perímetro do processo odontoide e, por essa razão, a tensão desenvolve-se rapidamente. Seguindo esse modelo, Dvorak et al. dizem que a rotação axial afrouxa o ligamento ipsilateral.[31]

Há divergências sobre o papel de ambos os ligamentos alares na limitação da rotação. Alguns autores relatam que ambos estão envolvidos no controle da rotação axial para um lado. Um modelo de rotação axial cervical superior prevê que ambos os ligamentos alares devem estar intactos para que a rotação axial seja conferida.[20] Uma transecção em amostras de ligamentos alares de cadáveres revela que a rotação axial aumenta em ambas as direções quando um único ligamento alar é cortado.[72] Usando um exame de tomografia computadorizada (TC), Dvorak et al. mostraram que a rotação axial aumenta em torno de 11° (30%) após a transecção de um ligamento alar contralateral. Embora se concorde que esses ligamentos pares possuem um papel vital na estabilização e limitação do movimento na região craniovertebral, o papel preciso desempenhado por cada ligamento permanece em debate.

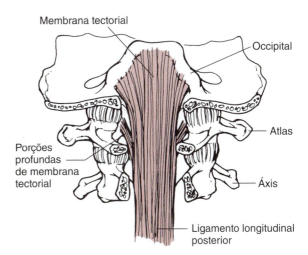

Figura 26.11 Membrana tectorial, vista posterior. A membrana tectorial é a extensão superior do ligamento longitudinal posterior sobre as margens lateral e anterior do forame magno. Ela situa-se posteriormente aos ligamentos alares e transversos.

Relevância clínica

Acidentes traseiros com veículos automotores: Em uma colisão traseira inesperada, o pescoço pode ser levemente girado quando submetido a uma lesão por flexão-extensão.[30] Nessa posição o ligamento alar fica particularmente suscetível a estiramento ou ruptura. É importante lembrar que a subluxação ou o deslocamento da articulação atlantoaxial implica na destruição dos ligamentos alares e transversos.[34]

Membrana tectória

A membrana tectória, ou membrana tectorial, é uma película ampla de fibras colágenas que cobre o complexo do ligamento atlantoaxial (Fig. 26.11). Ela estende-se da superfície posterior do corpo vertebral do áxis até as margens do forame magno e é a continuação proximal direta do ligamento longitudinal posterior (Fig. 26.12). Portanto, ela pode ser classificada como um ligamento próprio. Poucas pesquisas têm sido realizadas para determinar o papel da membrana tectória na estabilidade craniovertebral.[67,95] Entretanto, após análises de transecções em amostras de cadáveres, Oda et al. declaram que a membrana tectória desempenha um papel na estabilidade multidirecional da coluna vertebral superior, particularmente na flexão cervical superior e na rotação axial.[67]

Membranas atlantoccipitais e atlantoaxiais

As membranas atlantoccipitais anterior e posterior e as membranas atlantoaxiais anterior e posterior são frequentemente descritas como ligamentos associados com as articulações craniovertebrais. É interessante que, embora as membranas atlantoccipitais sejam consistentemente descritas em livros de anatomia, as membranas atlantoaxiais em geral não são mencionadas,[82,96] ou aparecem apenas em uma figura sem a descrição de sua estrutura.[64] Essa variabilidade de

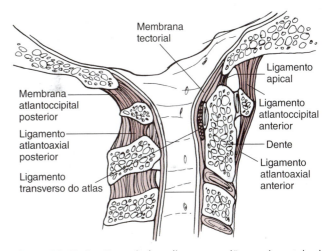

Figura 26.12 Secção sagital mediana na região craniovertebral. Os ligamentos e as membranas associadas com a região craniovertebral incluem o ligamento transverso, o ligamento apical, as membranas atlantoccipitais anterior e posterior, as membranas atlantoaxiais anterior e posterior e a membrana tectorial.

apresentação levanta questões sobre a importância funcional e estrutural delas. As membranas atlantoccipitais anterior e posterior são encontradas atravessando o espaço entre a borda superior do arco anterior do atlas e a base do occipício e o arco posterior e a margem posterior do forame magno (Fig. 26.12). Elas consistem em tecido areolar denso que não é particularmente organizado.

Ramsey seccionou essas membranas posteriores e encontrou algumas fibras elásticas, embora em quantidade menor do que normalmente visto no ligamento amarelo.[79] Ele acredita que essas estruturas deveriam ser consideradas "em série" com o ligamento amarelo. Como essas membranas são encontradas nos espaços anterior e posterior entre o occipício e o atlas e entre o atlas e o áxis, elas também podem ser consideradas nada mais do que cortinas fasciais entre o espaço externo ocupado pelos músculos posteriores vertebrais ou pré-vertebrais e o espaço epidural interno. Dessa forma, eles podem ser classificados como ligamentos falsos.

Ligamento apical

O ligamento apical é normal em tamanho, muito fino e ausente em 20% das pessoas. Ele não possui importância biomecânica conhecida. Pelo contrário, representa os vestígios das sobras da extremidade craniana do notocórdio passando do aspecto superior posterior do processo odontoide para a borda anterior do forame magno (Fig. 26.12).[74,89] Assim, esse ligamento deveria ser considerado um ligamento falso.

Articulações da coluna cervical inferior

Articulações entre os corpos vertebrais

Como em qualquer outra parte da coluna vertebral, os corpos vertebrais abaixo da C2 são unidos por discos intervertebrais. Esses discos proporcionam a separação dos corpos vertebrais adjacentes, permitindo assim que a vértebra superior mova-se sobre a vértebra inferior. O disco interposto deve ser capaz de acomodar o movimento que ocorre entre as vértebras, ser forte o suficiente para transferir cargas e não ser lesionado durante o movimento.[11] A forma e a função do disco intervertebral cervical são, entretanto, diferentes daquelas do disco intervertebral lombar.[58] Em um adulto, o anel fibroso na região cervical é uma estrutura descontínua que envolve um núcleo fibrocartilaginoso, em vez de ser um anel fibroso envolvendo um núcleo gelatinoso pulposo, como o anel fibroso na região lombar. Anteriormente, a anel fibroso na coluna cervical é um arco espesso de fibras oblíquas que une os corpos vertebrais para constituir um ligamento interósseo forte localizado no ponto pivô da rotação axial.[59] Posteriormente, o anel é uma banda de fibras fina, estreita, verticalmente orientada unindo os corpos vertebrais. Lateralmente, não há anel distinto, apenas um frágil tecido fascial que é contínuo com o periósteo (Fig. 26.13).

Penetrando no núcleo fibrocartilaginoso, em maior ou menor extensão, estão as fendas uncovertebrais, que são consideradas características normais dos discos intervertebrais cervicais. Encontradas em oposição aos uncos dos corpos das vértebras, elas tem demonstrado desenvolver-se após a maturação dos uncos dos corpos aproximadamente aos 9 anos de idade. Com a idade, as fendas progridem medialmente até o disco para formar fendas transversas, que podem transeccionar completamente os dois terços posteriores do disco.[58,68,76,88] São essas fendas ou fissuras normalmente em desenvolvimento que de fato formam uma cavidade articular entre os corpos vertebrais e permitem o movimento de balanço da superfície inferior posterior do corpo vertebral superior na concavidade dos uncos dos corpos. Assim, as fendas possibilitam que a articulação entre os corpos vertebrais acomode a união da flexão lateral com a rotação axial que é determinada pela geometria das articulações dos processos articulares (zigapofisárias).[77]

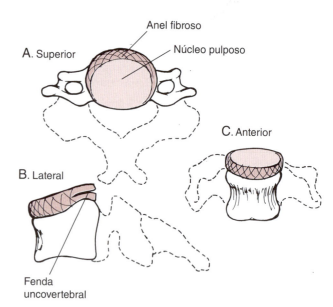

Figura 26.13 Disco cervical: vista superior (A), vista lateral (B) e vista anterior (C). Um disco cervical típico contém um anel fibroso forte, distinto, anteriormente, que é descontínuo com as fibras finas verticalmente orientadas do anel fibroso posterior. As fendas uncovertebrais formam de forma oposta os processos unciformes e podem vir a formar vincos que transeccionam os dois terços posteriores do disco.

> ### Relevância clínica
>
> **Dor discogênica:** A morfologia do disco intervertebral cervical de um adulto recentemente descrita deve levantar questões para os clínicos sobre a etiologia e o mecanismo da dor discogênica cervical. Essa dor não pode surgir de fissuras posterolaterais no anel fibroso, como ocorre no disco lombar, já que não há anel fibroso posterolateral em um disco cervical.[63] Dada a morfologia do disco intervertebral cervical, possíveis fontes de dores relacionadas ao disco na coluna cervical são o estiramento ou as rupturas do anel fibroso anterior, especialmente após um trauma de hiperextensão e o estiramento das porções laterais (alares) do ligamento longitudinal posterior por uma protuberância discal.[58]

O núcleo pulposo do disco intervertebral cervical é também diferente do núcleo lombar. No nascimento, o núcleo compreende menos de 25% dos discos, enquanto no disco lombar, ele compreende pelo menos 50%.[87] O núcleo cervical adulto é caracterizado por fibrocartilagem, sem componente gelatinoso.[10,58,68,88]

> ### Relevância clínica
>
> **Estrutura do disco cervical:** A ausência de um núcleo gelatinoso pulposo possui implicações para as técnicas de avaliação e tratamento que consideram que um disco intervertebral cervical é composto de um núcleo gelatinoso pulposo circundado por um anel fibroso.[60] Embora a validade e a eficácia de tais técnicas exijam uma avaliação direta, as explicações biológicas para elas não parecem plausíveis.

Articulações dos processos articulares (zigapofisárias)

As articulações cervicais dos processos articulares, ou facetas articulares, são formadas pela articulação da vértebra cervical articular inferior com o processo articular superior ipsilateral da vértebra abaixo. Como articulações sinoviais típicas, as superfícies articulares são alinhadas por cartilagem articular e envolvidas por uma cápsula articular. Uma variedade de inclusões intra-articulares é encontrada na articulação, com meniscoides fibroadiposos sempre presentes ao longo do aspecto ventral da articulação e frequentemente também presentes ao longo do aspecto dorsal.[57] As faces articulares podem ser redondas ou ovais e, geralmente, há assimetria direita-esquerda.[71]

> **Relevância clínica**
>
> **Lesões em chicote:** Colisões de veículos automotores com impacto traseiro produzem movimentos de hiperextensão da cabeça e do pescoço. Tem sido postulado que esses movimentos causam impacto no meniscoide, que poderia inflamar e então se tornar uma fonte de dor no pescoço não diagnosticada após lesões em chicote.[47]

As cápsulas das articulações dos processos articulares consistem em fibras elásticas e colágenas bem orientadas. As partes medial, anterior e lateral da cápsula articular têm sido descritas como mais espessas do que a parte posterior mais fina[35,74,90], embora Johnson et al. declarem que a porção posterior é espessa.[45] As fibras elásticas do aspecto medial são orientadas como aquelas do ligamento amarelo, projetando-se verticalmente de um processo articular a outro, e podem juntar-se com o ligamento amarelo. Anterolateralmente, as fibras elásticas são menos concentradas e orientadas obliquamente nos planos transverso e sagital, e parecem proporcionar uma barreira importante para o cisalhamento anteroposterior.[90]

Na posição neutra, as cápsulas das articulações dos processos articulares são frouxas. Essa lassidão é a grande amplitude de deslizamento que ocorre entre as faces articulares durante os movimentos normais de flexão-extensão e rotação dos segmentos de movimento cervical. Entretanto, nos pontos extremos desses movimentos, as cápsulas estão tensas e, portanto, funcionam como ligamentos de estabilidade ou resistência. É por essa razão que alguns autores referem-se a essas estruturas como **ligamentos capsulares**.

Ligamentos da coluna cervical inferior

Ligamentos longitudinais

Há uma variedade de descrições da estrutura e função do ligamento longitudinal anterior, mas poucos estudos têm examinado especificamente os ligamentos cervicais. A maioria das descrições vai além da estrutura e da função a partir da porção lombar do ligamento. Por serem acomodados essencialmente de uma maneira uniaxial, esses ligamentos resistem à tensão.[98]

Tradicionalmente, as descrições do ligamento longitudinal anterior sugerem que ele é um ligamento que possui várias camadas firmemente aderentes aos discos intervertebrais e às margens vertebrais adjacentes e, assim, pode ser considerado um ligamento próprio.[96] O ligamento longitudinal posterior é um ligamento largo e espesso que se une à superfície posterior dos discos intervertebrais e liga-se aos corpos vertebrais próximos de suas margens superior e inferior e ligeiramente acima de suas superfícies posteriores.[96] Ele também pode ser considerado um ligamento próprio. Em direção ao crânio, o ligamento expande-se para formar a membrana tectória, que se liga às margens anterior e lateral do forame magno (Fig. 26.11).

Descrições mais recentes da morfologia dos ligamentos longitudinais cervicais revelam que o ligamento longitudinal anterior é uma estrutura fina, centralmente posicionada, composta de quatro camadas distintas de fibras. Portanto, esse ligamento proporciona uma fina cobertura para a frente do disco. O ligamento longitudinal posterior mais espesso cobre todo o assoalho do canal vertebral cervical e é também formado de várias camadas. Ele reforça o anel fibroso posterior deficiente com fibras **longitudinais** e **alares**. Essa geometria também permite que o ligamento resista a forças tênseis em diversas direções.[58] A morfologia dos ligamentos longitudinais e do anel fibroso do disco cervical adulto sugere que o ligamento longitudinal posterior e o anel fibroso anterior são os estabilizadores importantes de cada segmento intercorpóreo.

Ligamento amarelo

Não existem estudos que examinem a forma e a função da porção cervical do ligamento amarelo. O ligamento amarelo no pescoço é considerado mais fino do que na região lombar, mas mantém ligações similares e então pode ser classificado como um ligamento próprio. Esse ligamento elástico passa da borda da lâmina de uma vértebra à superfície anterior da margem inferior da vértebra acima, deixando um espaço entre a superfície dorsal do ligamento amarelo e a margem inferior da lâmina da vértebra superior (Fig. 26.14). O espaço é preenchido com fáscia e um pouco de gordura. Como na região lombar, o ligamento amarelo parece servir para fornecer uma parede posterior macia e um pouco elástica ao canal vertebral, protegendo a medula espinal contra qualquer torção do ligamento que possa ocorrer se o ligamento for fibroso.

Ligamento nucal

A literatura oferece três descrições opostas do ligamento nucal. A descrição mais comum é que o ligamento nucal é um septo fibroso mediano, com formato triangular, que divide os músculos da região posterior do pescoço em compartimentos direito e esquerdo e fornece ligação para as fibras superiores do trapézio, do romboide menor, do esplênio da cabeça e do serrátil posterior superior. Ele é composto de uma borda posterior livre que se estende entre a protuberância occipital externa e o processo espinhoso da sétima vértebra cervical, uma borda anterior que é firmemente ligada ao processo espinhoso cervical e uma borda superior curta que se estende ao longo da crista occipital externa.[64,96] A literatura clínica descreve esse ligamento como uma estrutura mediana importante no controle da posição da cabeça.[7,78]

Uma segunda descrição encontrada em um pequeno número de textos caracteriza o ligamento nucal como sendo não mais do que um septo intramuscular fibroso fino.[1,38,80,101] A terceira descrição desse ligamento, favorecida por esse autor, apresenta o ligamento com duas partes distintas: uma rafe dorsal e um septo mediano ventral (Fig. 26.14). A rafe dorsal é firmemente ligada à protuberância occipital externa e atravessa a coluna cervical para ligar-se ao processo espinhoso da C7 e da C6. Ele é formado pelo entrelaçamento dos tendões da porção cervical do trapézio, do esplênio da cabeça e do romboide menor. O septo mediano, que consiste em fáscia desorientada preenchida com gordura e vasos sanguíneos, estende-se do aspecto ventral da rafe dorsal ligando-se à protuberância occipital externa, à crista occipital externa e às pontas dos processos espinhosos cervicais. Esse tecido fascial é contínuo entre os processos espinhosos; por isso, nenhum ligamento interespinhoso definido é encontrado. Na região suboccipital, a fáscia é confluente com as membranas atlantoaxial e atlantoccipital.[33,40] Por conseguinte, na coluna cervical, não há ligamento supraespinhoso classicamente definido, e o ligamento nucal não é um ligamento próprio.

> **Relevância clínica**
>
> **Ligamento nucal:** A ausência de ligações tendinosas firmes do ligamento nucal à coluna cervical levanta questões sobre a importância dessa estrutura na estabilização da cabeça ou como fonte de dor de tendinite da inserção do ligamento na ponta dos processos espinhosos cervicais.

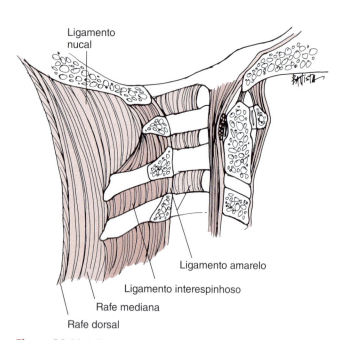

Figura 26.14 O ligamento nucal na região cervical pode ser descrito com duas partes distantes, uma rafe dorsal e um septo mediano ventral.

Amplitude de movimento normal

Movimento total da coluna cervical

Uma vez que os *Guides for the Assessment of Impairment* da American Medical Association (AMA) estipulam que a ADM da cabeça seja usada para determinar deficiências do pescoço, o clínico deve analisar as limitações no conhecimento atual de medidas de ADM do pescoço.[4] O movimento total da coluna cervical é normalmente determinado ao descrever o movimento da cabeça em relação à cintura escapular ou torácica. A grande variedade de instrumentos e a falta de procedimentos padrão usados para confiabilidade e estudos descritivos têm contribuído para a grande diversidade de normas publicadas sobre a ADM ativa (Tab. 26.1) e passiva do pescoço[3,8,36,50,51,55,69,85,99] (Tab. 26.2). Além disso, idade e gênero têm sido associados às variações da ADM do pescoço.[17,18,26,51,53,65,91,99] A variação normal da ADM em indivíduos sugere que ao medir pacientes individualmente, um clínico deveria permitir uma variação natural de 12–20°.[19]

> **Relevância clínica**
>
> **Amplitude de movimento cervical:** Os clínicos devem reconhecer a grande variedade de valores descritos para o movimento normal do pescoço, além da variação normal descrita por indivíduos ao usar o movimento do pescoço para determinar uma resposta para o tratamento ou criar níveis de estabilidade. Pequenas mudanças no movimento cervical podem ser atribuíveis à variabilidade normal e podem ter pouca relação com a deficiência ou intervenção.

Em razão da complexa anatomia da coluna cervical, as amplitudes globais de movimento do pescoço são incapazes de diferenciar o movimento que ocorre nas unidades funcionais da coluna cervical superior e inferior e, assim, não refletem o movimento que ocorre no nível segmentar. Tem sido demonstrado que, em extensão completa, toda a coluna cervical está em lordose. Entretanto, durante a flexão, o grau de cifose alcançado nas regiões superior e inferior da coluna cervical varia. Durante a flexão e a extensão da cabeça e do pescoço, o movimento que ocorre nas regiões superior e inferior da coluna cervical deve ser observado se o potencial total da flexão cervical for avaliado.[97] Para estabilizar a amplitude total de flexão da coluna cervical superior e inferior, a flexão cervical superior deveria ser examinada com a região cervical inferior na posição neutra, e então a flexão cervical inferior deveria ser examinada com a região cervical superior em leve extensão.[24] Esse método assegura que a ADM total seja avaliada em ambas as unidades funcionais.

As descrições tradicionais da ADM do pescoço têm sido de ADM total. Apesar disso, a ADM total do pescoço não é a soma aritmética das ADMs segmentais. A ADM total tem de 10° a 30° a menos do que a soma das ADMs segmentais máximas. A ADM segmentar normalmente varia de um dia para o outro e depende de o movimento ser medido em uma posição

TABELA 26.1 Descrição de pontos extremos de amplitude de movimento ativo

AM	Rotação axial D	Rotação axial E	Flexão lateral D	Flexão lateral E	Flexão	Extensão
Mínimo	70	66	38	38	35	50
Máximo	93	93	49	53	70	93

TABELA 26.2 Descrição de pontos extremos de amplitude de movimento passivo

AM	Rotação axial D	Rotação axial E	Flexão lateral D	Flexão lateral E	Flexão	Extensão
Mínimo	79	81	39	46	59	53
Máximo	97	95	61	65	76	77

inicial de flexão ou extensão.[92] Além disso, em indivíduos que relatam dor no pescoço, segmentos disfuncionais têm sido demonstrados em níveis diferentes daqueles responsáveis pela dor.[5] Essas descobertas desafiam a relevância clínica de considerar o pescoço uma entidade única e determinar deficiências na base da ADM da cabeça e do pescoço como um todo. Como as ADMs globais não descrevem completamente o que ocorre no pescoço, tentativas de determinar a mobilidade segmentar em cadáveres e *in vivo* são importantes.

Movimento segmentar das articulações craniovertebrais

Articulações atlantoccipitais

O desafio funcional para as articulações atlantoccipitais é fornecer estabilidade para o equilíbrio da cabeça sobre a coluna cervical e ainda permitir mobilidade. A geometria das cavidades do atlas, desenvolvidas principalmente para estabilidade, determina o padrão de movimento. As paredes profundas de cada cavidade do atlas previnem a translação do côndilo occipital lateral, anterior ou posteriormente, mas o formato côncavo permite movimentos de abaixar e levantar a cabeça.[13]

O movimento de assentimento que ocorre durante a flexão da cabeça é o resultado da rolagem e deslizamento dos côndilos occipitais em suas cavidades. Conforme a cabeça faz o movimento para a frente, os côndilos occipitais rolam para a frente nas cavidades do atlas, tendendo a rolar sobre a parede anterior da cavidade. Por causa da carga de compressão exercida pela massa da cabeça, da musculatura flexora ou da tensão nas cápsulas articulares, os côndilos occipitais movem-se concomitantemente para baixo e para trás.[13] Como resultado, a rotação anterior é acoplada ao deslizamento para baixo e posterior, e os côndilos ficam efetivamente posicionados no assoalho das cavidades do atlas, assegurando a máxima estabilidade da cabeça sobre o pescoço. O inverso ocorre durante a extensão da cabeça sobre o atlas.

Os resultados de estudos que têm descrito a amplitude de flexão e extensão nas articulações atlantoccipitais são apresentados na Tabela 26.3. A análise dessa tabela revela a grande variação na amplitude normal descrita para essa articulação. A amplitude total de flexão-extensão observada *in vivo* varia entre um valor médio de 14° e 35°. Brocher observa uma amplitude de 0° a 25° (média, 14,3°), enquanto Lind et al. encontraram um valor médio de 14°, mas com um desvio padrão de 15°.[15,53]

> **Relevância clínica**
>
> **Diferenciando amplitude de movimento normal e anormal:** A grande variação na ADM descrita possui implicações importantes para clínicos que buscam diferenciar as ADMs normal e anormal na articulação atlantoccipital. Levando em conta a variação normal na morfologia e na ADM, o clínico deve utilizar informação adicional, incluindo os sintomas do paciente, para identificar deficiências reais na ADM na região cervical.

Embora comumente descrita, a rotação axial (ao redor de um eixo vertical) não é um movimento fisiológico verdadei-

TABELA 26.3 Amplitude de flexão-extensão na articulação atlantoccipital

Fonte	Amostras	ADM Média (°)	Amplitude	DP
Brocher[15]	*In vivo*	14,3	0-25	
Lewit & Krausova[52]	*In vivo*	15		
Markuske[54]	*In vivo*	14,5		
Fielding[34]	*In vivo*	35		
Kottke & Mundale[49]	*In vivo*		0-22	
Lind et al.[53]	*In vivo*	14		15
Werne[95]	Cadáver		13	
Worth & Selvik[97]	Cadáver	18,6		0,6

ro. Para que uma rotação axial verdadeira ocorra, o côndilo occipital contralateral deve mover-se anteriormente. Como essas transações são prevenidas pelas paredes profundas das cavidades do atlas, a rotação axial só pode ocorrer se um torque suficiente é aplicado à cabeça. Isso forçaria os côndilos occipitais a subir as paredes das cavidades, que são mais largas nas bocas do que nas profundidades. A rotação axial pode, dessa forma, ocorrer apenas se acompanhada por um movimento do occipital vertical para cima. Os ligamentos alares e a tensão nas cápsulas das articulações atlantoccipitais resistem a esse deslocamento vertical. Como descrito na Tabela 26.4, a ADM que tem sido descrita é pequena (-2° –7°), e apenas um estudo mediu a ADM *in vivo*.

> ### Relevância clínica
>
> **Rotação atlantoccipital:** Embora os clínicos frequentemente descrevam restrições na rotação atlantoccipital, os pequenos valores relatados na literatura põem em dúvida a validade dessas observações clínicas.

A flexão lateral atlantoccipital *in vivo* não tem sido sistematicamente estudada, embora tenha sido examinada em cadáveres, com uma amplitude de movimento descrita de 2,3° a 11°[73,97] (Tab. 26.4). Por causa da geometria da cavidade do atlas, o côndilo occipital contralateral deve deslizar para cima e para fora da sua profunda cavidade do atlas enquanto gira sobre o côndilo ipsilateral, ou ambos os côndilos devem deslizar paralelamente sobre as paredes contralaterais de suas respectivas cavidades. Esses movimentos das superfícies articulares não são fisiológicos, mas podem ser induzidos durante um exame manual. Quando induzida, a flexão lateral é acoplada à flexão, extensão ou rotação axial.[97] Como o padrão de acoplamento depende do formato das superfícies articulares, e a assimetria dessas superfícies articulares tem sido documentada extensivamente, não se pode aplicar uma única regra para o padrão de acoplamento.[93]

Articulações atlantoaxiais

Há poucos estudos disponíveis que tenham investigado completamente a amplitude e os padrões de movimento possíveis nas articulações atlantoaxiais. A maioria dos estudos tem usado radiografia simples e apenas descrito amplitudes de flexão e extensão. A rotação axial tem sido inferida por essas radiografias simples ou biplanares, embora, mais recentemente, o exame de TC funcional tenha sido realizado. O clínico deveria observar a metodologia usada ao interpretar cada estudo, pois a metodologia de medida pode afetar os resultados.

A rotação axial no nível atlantoaxial é extremamente importante funcionalmente, o movimento nesses níveis corresponde a 50% da amplitude total da rotação axial do pescoço. De fato, os primeiros 45° de rotação da cabeça para qualquer lado ocorrem no nível C1-C2 antes que qualquer segmento cervical inferior mova-se nesse plano.

A rotação axial do atlas para a esquerda requer deslocamento anterior da massa lateral direita e um deslocamento posterior recíproco da massa lateral esquerda. As cartilagens articulares inferiores do atlas devem, portanto, descer as respectivas inclinações das cartilagens articulares superiores convexas do áxis (Fig. 26.15). O atlas então

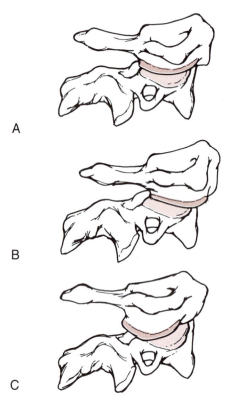

Figura 26.15 Na rotação axial da articulação atlantoaxial da posição neutra **(A)**, a face articular inferior do atlas desce a inclinação anterior da face superior convexa do áxis durante a rotação contralateral **(B)** ou desce a inclinação posterior da face superior convexa do áxis durante a rotação ipsilateral **(C)**.

TABELA 26.4 Amplitude de movimento para flexão lateral e rotação axial na articulação atlantoccipital

Fonte	Amostras	Flexão lateral total	Rotação axial
Panjabi et al.[73]	Cadáver	3,9 ± 1,6	7
Penning[75]	Cadáver		7
Penning & Wilmink[77]	In vivo		1 (–2–5)
Werne[95]	Cadáver		0
Worth & Selvik[97]	Cadáver	11,0	

se enrosca no áxis conforme ele gira.[48] Qualquer assimetria entre as cartilagens articulares resulta em acoplamento da flexão lateral ipsilateral ou contralateral com a rotação axial, com o lado do acoplamento dependendo da direção da assimetria.[75] Aqui, como na articulação atlantoccipital, a assimetria normal das superfícies articulares tem sido documentada.[81] Nos limites da rotação axial, as articulações laterais são quase subluxadas. Os ligamentos alares são adequadamente localizados para atuar como as estruturas principais que retêm a rotação axial, com as cápsulas articulares atlantoaxiais laterais desempenhando um papel secundário.[20,30] A limitação da rotação axial é essencial, já que a medula espinal e as artérias vertebrais cruzam essa articulação.[20] A amplitude normal de rotação axial de um lado descrita em seres vivos fica entre 39° e 49° (Tab. 26.5).

O formato do processo odontoide permite que o arco anterior do atlas deslize vertical e levemente para trás, produzindo assim a extensão do atlas sobre o áxis.[95] A flexão se dá por um deslizamento para baixo e para a frente, com uma translação anterior leve adicional do arco anterior sobre o processo odontoide. A amplitude total de flexão-extensão descrita *in vivo* varia entre 11° e 21° (Tab. 26.5). Panjabi et al. descrevem 11,5° de flexão e 10,9° de extensão em cadáveres.[73]

A ADM descrita para a flexão lateral na articulação atlantoaxial em cadáveres varia entre 5° e 10°.[22,75] A flexão lateral não resulta da pura translação lateral. Conforme as faces articulares superiores do áxis deslizam para baixo e lateralmente, a translação lateral produziria impacto da massa lateral contralateral do atlas sobre a massa superior lateral do áxis (Fig. 26.16). Por conseguinte, a face inferior deve descer a face superior enquanto a face inferior contralateral deve subir a face superior contralateral, causando assim uma inclinação lateral no atlas. O ligamento alar contralateral oferece a principal resistência a esse movimento, mas, no final, o movimento é resistido pelo impacto da massa lateral contralateral sobre o aspecto lateral do processo odontoide.[12,72]

Movimento segmentar craniovertebral

Os movimentos característicos das articulações atlantoccipitais e atlantoaxiais que têm sido descritos não ocorrem isoladamente. Pelo contrário, essas articulações da

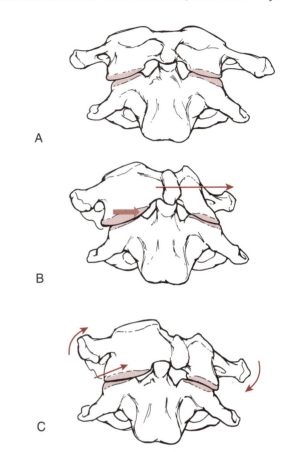

Figura 26.16 Translação lateral e flexão lateral nas articulações atlantoaxiais laterais. **A.** As faces articulares superiores do áxis inclinam-se lateral e inferiormente. **B.** Conforme o atlas move-se lateralmente, sua face inferior impacta na face superior sobre o áxis. **C.** À medida que o atlas se move, uma face inferior desliza para cima da face superior subjacente e a outra desce, causando uma inclinação lateral ao atlas.

TABELA 26.5 Movimento médio no complexo articular atlantoaxial

Fonte	Amostras	ADM da rotação axial de um lado	ADM total da rotação axial	Flexão-extensão
Brocher[15]	*In vivo*			18 (2–16)
Dvorak et al.[30]	Cadáver	32		
Dvorak et al.[28]	*In vivo*	43,3 ± (5,5)		
Fielding[32]	*In vivo*		90	15
Hohl & Baker[39]	Cadáver	30		
Kottke & Mundale[49]	*In vivo*			11
Lewit & Krausova[52]	*In vivo*			16
Lind et al.[53]	*In vivo*			13 ± 5
Markuske[54]	*In vivo*			21
Panjabi et al.[73]	Cadáver	38,9		
Penning & Wilmink[77]	*In vivo*	40,5 (29–46)		
Werne[95]	Cadáver		47 (22–58)	10

cabeça, do atlas e do áxis em geral funcionam como uma unidade composta. Como visto antes, o atlas atua essencialmente como uma arruela, estruturalmente amarrada aos côndilos occipitais pela geometria articular e pelos tecidos moles.

Por conseguinte, quando a cabeça move-se durante a rotação axial, a cabeça e o atlas movem-se juntos sobre o áxis. Durante a flexão e a extensão da cabeça e do pescoço, o atlas exibe o que é conhecido como movimento paradoxal. Por exemplo, durante a flexão, o atlas pode flexionar-se ou estender-se, e durante a extensão do pescoço, o atlas também pode realizar essas ações.[75,92] Essa incongruência ocorre porque as convexidades das faces inferiores do atlas repousam sobre as convexidades das faces superiores do áxis (Fig. 26.9). O equilíbrio da posição de repouso é suscetível a pequenas variações na posição em que as forças de compressão passam pelas massas laterais. Se a carga de compressão é exercida anterior ao fulcro das superfícies articulares da articulação atlantoaxial lateral, o atlas inclina-se para a flexão. Se a carga de compressão é exercida posterior ao fulcro, o atlas inclina-se para a extensão.[59]

> **Relevância clínica**
>
> **A posição da cabeça afeta a amplitude de movimento cervical:** A posição da cabeça e do pescoço determina se a flexão ou a extensão do atlas ocorrerá durante o movimento da coluna cervical. Se o queixo é projetado enquanto o pescoço flexiona-se, o atlas flexiona-se de acordo com as outras vértebras cervicais, conforme a força de compressão sobre o atlas é deslocada anteriormente. Se o queixo é recolhido, o atlas estende-se quando as outras vértebras cervicais flexionam-se, conforme a carga de compressão move-se posteriormente na articulação atlantoaxial lateral. A posição inicial da cabeça pode, portanto, influenciar os padrões do movimento craniovertebral.

Durante a flexão lateral da cabeça para a esquerda, o atlas gira para a direita enquanto o áxis gira para a esquerda.[41,42] Essa combinação de movimentos ocorre porque a flexão lateral exerce uma carga para baixo sobre o pilar articular ipsilateral. A carga compressiva da cabeça passa da massa lateral ipsilateral do atlas para a articulação dos processos articulares C2/3 e para as articulações dos processos articulares abaixo. Por causa da inclinação das faces articulares, o processo inferior da C2 move-se para baixo e para trás ao longo da face articular superior da C3. Esse movimento para trás faz com que o áxis gire na direção da flexão lateral. Entretanto, para assegurar que a face seja direcionada para a frente durante a flexão lateral, o atlas submete-se a rotação axial contralateral. Se, porém, não é solicitado ao paciente que olhe para a frente ou se o terapeuta não mantém a posição da cabeça para a frente, a cabeça do paciente gira naturalmente para o mesmo lado da flexão lateral do pescoço em razão do movimento acoplado na região cervical inferior.

Movimento segmentar da região cervical inferior

Por causa das dificuldades técnicas envolvidas no estudo do movimento segmentar, estudos sobre a coluna cervical inferior têm-se concentrado nos movimentos de flexão-extensão. A natureza e a amplitude do movimento segmentar na coluna cervical inferior são influenciadas pela geometria das articulações dos processos articulares e pela morfologia das articulações entre os corpos vertebrais. A orientação e a altura dos processos articulares obrigam o acoplamento de certos movimentos. A simples translação anterior não pode ocorrer porque os processos articulares inferiores da vértebra superior impactam contra os processos articulares superiores da vértebra inferior. Além disso, a translação ocorre se a vértebra superior inclina-se para a frente, levando seus processos articulares inferiores para cima dos processos articulares superiores que se encontram abaixo. Assim, a flexão na coluna cervical inferior é sempre uma combinação de translação anterior e rotação anterior no plano sagital. O contrário ocorre na extensão, com o acoplamento da rotação sagital posterior e a translação posterior (Fig. 26.17).

É a altura, e não a inclinação, dos processos articulares superiores adjacentes caudais que determina as quantidades relativas de translação sagital e rotação sagital que ocorrem em qualquer nível.[66] Na coluna cervical, os processos articulares superiores tornam-se progressivamente mais altos da C3 para a C7. Em níveis mais próximos do crânio, portanto, uma quantidade maior de translação sagital pode ser alcançada com menos rotação sagital, por causa da menor altura dos processos articulares superiores.

Uma grande variedade de medidas é descrita para amplitudes normais de movimento segmentar durante a flexão e a extensão da coluna cervical (Tabela 26.6). Apesar da variabilidade de ADMs descritas, os dados mostram de forma consistente contribuições progressivamente maiores para a flexão e a extensão do segmento C2–C3 ao segmento C5–C6, seguidas por uma redução no movimento que ocorre no segmento C6–C7. Entretanto, esses estudos descrevem valores médios e desvios padrões que acentuam a grande variação notada nos dados normais.[2,9,26,53]

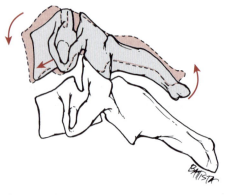

Figura 26.17 A flexão na coluna cervical inferior combina translação anterior e rotação do plano sagital da vértebra superior.

TABELA 26.6 Amplitudes normais de movimento segmentar durante a flexão e a extensão da coluna cervical

Fonte	Número	C2–3	C3–4	C4–5	C5–6	C6–7
Aho et al.[2]	15	12 ± 5	15 ± 7	22 ± 4	28 ± 4	15 ± 4
Bakke[6]	15	13 (3–22)	16 (8–23)	17 (11–24)	20 (12–29)	18 (11–26)
Bhalla & Simmons[9]	20	9 ± 1	15 ± 2	23 ± 1	19 ± 1	18 ± 3
De Seze[23]	9	13	16	19	28	18
Dvorak et al.[26]	28	10 ± 3	15 ± 3	19 ± 4	20 ± 4	19 ± 4
Buetti-Bauml[16]	30	11 (5–18)	17 (13–23)	21 (16–28)	23 (18–28)	17 (13–15)
Kottke & Mundale[49]	78	11	16	18	21	18
Lind et al.[53]	70	10 ± 4	14 ± 6	16 ± 6	15 ± 8	11 ± 7
Zietler & Markuske[100]	48	16 (4–23)	23 (13–38)	26 (10–39)	25 (10–43)	22 (13–29)
Mestdagh[61]	33	11	12	18	20	16
Johnson et al.[46]	44	12	18	20	22	21
Dunsker et. al[25]	25	10 (7–16)	13 (8–18)	13 (10–16)	20 (10–30)	12 (6–15)

Usando o exame de TC, Penning e Wilmink calculam a amplitude da rotação axial de cada segmento da coluna cervical inferior (Tab. 26.7).[77] O único outro estudo que examina o movimento segmentar detalhadamente foi realizado por Mimura et al., que usou reconstruções trigonométricas do movimento registrado por radiografia biplanar (Tab. 26.8).[62] Esses autores também descrevem amplitudes de movimentos acoplados, e é interessante observar que a rotação axial é acoplada com a flexão lateral que possui essencialmente a mesma magnitude.[13]

Tradicionalmente, tem sido ensinado que a flexão lateral de um segmento é acoplada à rotação axial e a rotação axial é acoplada à flexão lateral, sendo a morfologia dos processos articulares a base para esse acoplamento. Durante a rotação axial, o processo articular inferior contralateral influencia o processo articular superior da vértebra abaixo, e a rotação axial apenas continua se o processo articular inferior desliza para cima da face superior, resultando em uma flexão lateral ipsilateral da vértebra em movimento acima. Dessa forma, a rotação axial está sempre acoplada à flexão lateral ipsilateral (Fig. 26.18).

Reciprocamente, durante a flexão lateral, conforme o processo articular inferior ipsilateral desce ao longo do processo articular superior da vértebra abaixo, o processo inferior é dirigido ao processo superior. O processo articular inferior deve, portanto, mover-se para trás, e é esse movimento para trás que resulta na rotação da vértebra em direção ao lado da flexão lateral. Dessa forma, a flexão lateral sempre está acoplada à rotação axial ipsilateral (Fig. 26.19).

Uma análise da estrutura das articulações cervicais revela que os movimentos da flexão lateral e a rotação horizontal são uma construção artificial, e o movimento deveria ser considerado como se ocorresse no plano das articulações dos processos articulares.[13,76] Como a flexão lateral e a rotação não podem ocorrer independentemente, elas nunca podem ser consideradas movimentos separados. Na verdade, cada uma é apenas uma manifestação parcial de um único movimento de deslizamento no plano da articulação dos processos articulares. Quando visualizada nesse plano, a articulação entre os corpos vertebrais emerge como uma articulação selar, e as implicações funcionais da morfologia especializada do disco intervertebral cervical tornam-se aparentes (Fig. 26.20).

O importante anel fibroso anterior e a suave curvatura dos corpos vertebrais no plano sagital tornam a flexão e a

TABELA 26.7 Valores médios e amplitudes de rotação axial segmentar

Segmento	Média (°)	Amplitude (°)
C2/C3	3,0	0–10
C3/C4	6,5	3–10
C4/C5	6,8	1–12
C5/C6	6,9	2–12
C6/C7	2,1	2–10
C7/T1	2,1	−2–7

TABELA 26.8 Amplitude normal de rotação axial com flexão-extensão acopladas e flexão lateral

Segmento	Rotação axial	Flexão-extensão	Flexão lateral
C2/C3	7 ± 6	0 ± 3	−2 ± 8
C3/C4	6 ± 5	−3 ± 5	6 ± 7
C4/C5	4 ± 6	−2 ± 4	6 ± 7
C5/C6	5 ± 4	2 ± 3	4 ± 8
C6/C7	6 ± 3	3 ± 3	3 ± 7

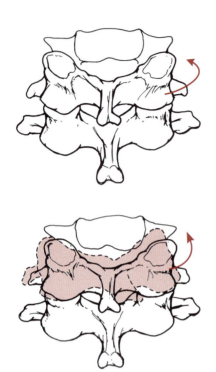

Figura 26.18 Acoplamento de movimento durante a rotação na coluna cervical. Tradicionalmente, a rotação axial para a esquerda é descrita como acoplada à flexão lateral ipsilateral resultante do deslizamento da face inferior direita superiormente sobre a face superior subjacente.

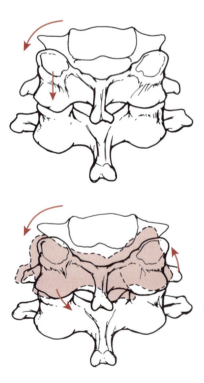

Figura 26.19 Tradicionalmente, a flexão lateral para a esquerda na coluna cervical inferior é descrita como acoplada à rotação ipsilateral resultante do deslizamento posterior da face inferior esquerda sobre a face superior subjacente.

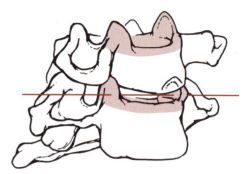

Figura 26.20 A articulação entre os corpos vertebrais da região cervical inferior pode ser descrita como uma articulação selar, com a superfície inferior convexa da vértebra superior acomodada na superfície superior côncava da vértebra inferior.

extensão o movimento predominante na coluna cervical inferior. Se o perfil dos corpos vertebrais é considerado paralelo ao plano das faces articulares, o aspecto posterior da vértebra superior é convexo e o aspecto posterior recíproco da vértebra inferior é côncavo. Essa estrutura sugere que o corpo vertebral superior pode balançar de um lado para o outro na concavidade dos uncos dos corpos das vértebras cervicais, girando ao redor do anel fibroso anterior enquanto as faces deslizam livremente uma sobre a outra (Fig. 26.21).[13] Essa segunda forma de movimento puro disponível é, portanto, a rotação ao redor de um eixo perpendicular às faces. Como as facetas são orientadas a aproximadamente 45° do plano transverso das vértebras, o eixo de rotação é de 45° dos eixos convencionais da rotação horizontal e da flexão lateral.[13,66] Dessa forma, uma vez que a rotação horizontal e a flexão lateral estão sempre acopladas, as regras normalmente aprendidas sobre movimento acoplado são desnecessárias se o movimento se dá no plano da faceta, em vez de no plano coronal ou transverso.

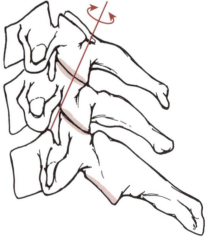

Figura 26.21 O movimento da articulação selar entre as vértebras cervicais inferiores adjacentes ocorre no plano das faces articulares, ao redor de um eixo perpendicular ao plano.

Resumo

A morfologia de cada uma das vértebras cervicais reflete no funcionamento do pescoço. As profundas cavidades do atlas acomodam os côndilos occipitais do crânio. A articulação pivô da articulação atlantoaxial mediana e as amplas faces das articulações atlantoaxiais laterais asseguram a estabilidade do atlas e da cabeça e também permitem uma grande amplitude de rotação axial. As vértebras cervicais inferiores devem continuar a transmissão da carga axial da cabeça e das vértebras acima, mas também fornecer mobilidade e estabilidade para o pescoço. Isso é alcançado por meio de uma articulação em formato de sela entre os corpos vertebrais e as articulações dos processos articulares que permitem predominantemente flexão, extensão e rotação no plano da faceta, além de assegurar estabilidade. Pesquisas que descrevem a morfologia funcional e a cinemática da coluna cervical são insuficientes, porém os estudos disponíveis indicam que a coluna cervical não pode ser considerada similar à coluna lombar. Ela possui uma estrutura complexa que reflete seu papel ao orientar a cabeça no espaço tridimensional. O capítulo a seguir examina os músculos que movem a cabeça e o pescoço e contribuem para a estabilidade da região.

Referências bibliográficas

1. Agur AMR: Grant's Atlas of Anatomy. Baltimore: Williams & Wilkins, 1991.
2. Aho A, Vartianen O, Salo O: Segmentary antero-posterior mobility of the cervical spine. Ann Med Intern Fenn 1955; 44: 287–299.
3. Alaranta H, Hurri H, Heliovaara M, et al.: Flexibility of the spine: normative values of goniometric and tape measurements. Scand J Rehabil Med 1994; 26: 147–154.
4. American Medical Association. Guides to the Evaluation of Permanent Impairment. Chicago: American Medical Association; 1988.
5. Amevo B, Aprill C, Bogduk N: Abnormal instantaneous axes of rotation in patients with neck pain. Spine 1992; 17: 748–756.
6. Bakke SN: Rontgenologische Beobachtungen uber die Bewegengen der Wirbelsaule. Acta Radiol Suppl 1931; 13: 1–76.
7. Bateman JE: The Shoulder and Neck. London: WB Saunders, 1978.
8. Bennett JG, Bergmanis LE, Carpenter JK, Skowlund HV: Range of motion of the neck. J ADM Phys Ther Assoc 1963; 43: 45–47.
9. Bhalla SK, Simmons EH: Normal ranges of intervertebral joint motion of the cervical spine. Can J Surg 1969; 12: 181–187.
10. Bland J, Boushey DR: Anatomy and physiology of the cervical spine. Semin Arthritis Rheum 1990; 20: 1–20.
11. Bogduk N: Clinical Anatomy of the Lumbar Spine and Sacrum. Edinburgh; Churchill Livingstone, 1987.
12. Bogduk N, Major GA, Carter J: Lateral subluxation of the atlas in rheumatoid arthritis: a case report and post-mortem study. Ann Rheum Dis 1984; 43: 341–346.
13. Bogduk N, Mercer SR: Biomechanics of the cervical spine. Part 1. Normal kinematics. Clin Biomech 2000; 15: 633–648.
14. Breathnach AS: Frazer's Anatomy of the Human Skeleton. London: J & A Churchill Ltd, 1965.
15. Brocher JEW: Die occipito-cervical-gegend. Eine diagnostiche pathogenetische studie. Stuttgart: Georg Thieme Verlag, 1955.
16. Buetti-Bauml C: Funcktionelle Rontgendiagnsotik der Halswirbelsaule. Stuttgart: Georg Thieme Verlag, 1954.
17. Castro WHM, Sautmann A, Schilgen M, Sautmann M. Noninvasive three-dimensional analysis of cervical spine motion in normal subjects in relation to age and sex. Spine 2000; 25: 443–449.
18. Chen J, Solinger AB, Poncet JF, Lantz CA: Meta-analysis of normative cervical motion. Spine 1999; 24: 1571–1578.
19. Christensen HW, Nilsson N: Natural variation of cervical range of motion: a one-way repeated-measures design. J Manip Physiol Ther 1998; 21: 383.
20. Crisco JJ, Oda T, Panjabi MM, et al.: Transections of the C1-C2 joint capsular ligaments in the cadaveric spine. Spine. 1991; 16: S474–S479.
21. Croft AC: Biomechanics. In: Foreman SM, Croft AC, eds. Whiplash Injuries. The Cervical Acceleration/Deceleration Syndrome. Baltimore; Williams & Wilkins, 1995; 1–92.
22. Dankmeijer J, Rethmeier BJ: The lateral movement in the atlanto-axial joints and its clinical significance. Acta Radiol 1943; 24: 55–66.
23. De Seze S: Etude radiologique de la dynamique cervicale dans la plan sagittale. Rev Rhum Mal Osteoartic 1951; 3: 111–116.
24. Dirheimer Y: The craniovertebral region in chronic inflammatory rheumatic diseases. Berlin: Springer-Verlag, 1977.
25. Dunsker SB, Coley DP, Mayfield FH: Kinematics of the cervical spine. Clin Neurosurg 1978; 25: 174–183.
26. Dvorak J, Antinnes J, Panjabi M, et al.: Age and gender related normal motion of the cervical spine. Spine 1992; 17: 393–398.
27. Dvorak J, Froehlich D, Penning L, et al.: Functional radiographic diagnosis of the cervical spine: flexion/extension. Spine 1988; 13: 748–755.
28. Dvorak J, Hayek F, Zehnder R: CT functional diagnostics of the rotatory instability of the upper cervical spine. Part 2. An evaluation on healthy adults and patients with suspected instability. Spine 1987; 12: 726–731.
29. Dvorak J, Panjabi MM: Functional anatomy of the alar ligaments. Spine. 1987; 12: 183–189.
30. Dvorak J, Panjabi MM, Gerber M, Wichmann W: CT functional diagnostics of the rotatory instability of the upper cervical spine. Part 1. An experimental study on cadavers. Spine 1987; 12: 197–205.
31. Dvorak J, Schneider E, Saldinger P, Rahn B: Biomechanics of the craniocervical region: the alar and transverse ligaments. J Orthop Res 1988; 6: 452–461.
32. Fielding JW: Cineroentgenography of the normal cervical spine. J Bone Joint Surg 1957; 39: 1280–1288.
33. Fielding JW, Burstein AH, Frankel VH: The nuchal ligament. Spine 1975; 1: 3–14.
34. Fielding JW, Cochran GVB, Lawsing JF, Hohl M: Tears of the transverse ligament of the atlas. J Bone Joint Surg 1974; 56A: 1683–1691.
35. Giles LG, Taylor JR: Human zygapophyseal joint capsule and synovial fold innervation. Br J Rheumatol 1987; 26: 93–98.
36. Glanville AD, Kreezer G: The maximum amplitude and velocity of joint movements in normal male human adults. Hum Biol 1937; 9: 197–211.
37. Gottlieb MS: Absence of symmetry in superior articular facets on the first cervical vertebra in humans: implications for diagnosis and treatment. J Manip Physiol Ther 1994; 17: 314–320.

38. Halliday D, Sullivan C, Hollinshead W, Bahn R: Torn cervical ligaments: necropsy examination of the normal cervical region of the spinal column. J Trauma 1964; 4: 219–232.
39. Hohl M, Baker HR: The atlanto-axial joint. J Bone Joint Surg 1964; 64A: 1739–1752.
40. Hollinshead WH: Anatomy for Surgeons. Vol 3. The Back and Limbs. London: Harper & Row, 1969.
41. Jirout J: Synkinetic contralateral tilting of atlas and head on lateral inclination. Part I. Manuelle Med 1985; 1: 116–120.
42. Jirout J: Synkinetic contralateral tilting of atlas and head on lateral inclination. Part II. Manuelle Med 1985; 1: 121–125.
43. Johnson G, Bogduk N, Nowitzke A, House D: Anatomy and actions of the trapezius. Clin Biomech 1994; 9: 44–50.
44. Johnson G, Spalding D, Nowitzke A, Bogduk N: Modelling the muscles of the scapula. Morphometric and coordinate data and functional implications. J Biomech 1996; 29: 1039–1051.
45. Johnson RM, Crelin ES, White AA, et al.: Some new observations of the functional anatomy of the lower cervical spine. Clin Orthop 1975; 111: 192–200.
46. Johnson RM, Hart DL, Simmons EH, et al.: Cervical orthoses. A study comparing their effectiveness in restricting cervical motion. J Bone Joint Surg 1977; 59A: 332–339.
47. Kaneoka K, Ono K, Inami S, Hayashi K: Motion analysis of cervical vertebrae during whiplash loading. Spine 1999; 24: 763–770.
48. Koebke J, Brade H: Morphological and functional studies on the lateral joints of the first and second cervical vertebrae in man. Anat Embryol 1982; 164: 265–275.
49. Kottke FJ, Mundale MO: Range of mobility of the cervical spine. Arch Phys Med Rehabil 1959; 40: 379–382.
50. Kuhlman KA: Cervical range of motion in the elderly. Arch Phys Med Rehabil 1959; 40: 379–383.
51. Lantz CA, Chen J, Buch D: Clinical validity and stability of active and passive cervical range of motion with regard to total and unilateral uniplanar motion. Spine 1999; 24: 1082–1089.
52. Lewit K, Krausova L: Messungen von vor-und ruckbeuge in den kopfgelenken. Fortschr Roentgenst. 1963; 99: 538–549.
53. Lind B, Sihlbom H, Nordwall A, Malchau H: Normal range of motion of the cervical spine. Arch Phys Med Rehabil 1989; 70: 692–695.
54. Markuske H: Untersuchungen zur Statik und Dynamik der kindlichen Halswirbelsaule: der Aussagewert seitlicher Rontgenaufnahmen. Die Wirbelsaule in Forschung und Praxis. Stuttgart: Hippokrates, 1971.
55. McClure P, Siegler S, Nobilini R: Three-dimensional flexibility characteristics of the human cervical spine in vivo. Spine 1998; 23: 216–223.
56. Med M: Articulations of the cervical vertebrae and their variability. Folia Morphol 1973; 21: 324–327.
57. Mercer SR, Bogduk N: Intraarticular inclusions of the cervical synovial joints. Br J Rheumatol 1993; 32: 705–710.
58. Mercer SR, Bogduk N: The ligaments and anulus fibrosus of human adult cervical intervertebral discs. Spine 1999; 24: 619–626.
59. Mercer SR Bogduk N: The joints of the cervical vertebral column. J Orthop Sports Phys Ther 2001; 31: 174–182.
60. Mercer SR, Jull GA: Morphology of the cervical intervertebral disc: implications for McKenzie's model of the disc derangement syndrome. Manual Ther 1996; 2: 76–81.
61. Mestdagh H: Morphological aspects and biomechanical properties of the vertebro-axial joint (C2-C3). Acta Morphol Neerl Scand 1976; 14: 19–30.
62. Mimura M, Moriya H, Watanabe T, et al.: Three-dimensional motion analysis of the cervical spine with special reference to the axial rotation. Spine 1989; 14: 1135–1139.
63. Moneta GB, Videman T, Kaivanto K, et al.: Reported pain during lumbar discography as a function of anular ruptures and disc degeneration. A re-analysis of 833 discograms. Spine 1994; 17: 1968–1974.
64. Moore KL, Dalley AF: Clinically Oriented Anatomy. 4th ed. London: Williams & Wilkins, 1999.
65. Netzer O, Payne VG: Effects of age and gender on functional rotation and lateral movements of the neck and back. Gerontology 1993; 39: 320–326.
66. Nowitze A, Westaway M, Bogduk N: Cervical zygapophysial joints: geometrical parameters and relationship to cervical kinematics. Clin Biomech 1994; 9: 342–347.
67. Oda T, Panjabi MM, Crisco JJ: Role of the tectorial membrane in the stability of the upper cervical spine. Clin Biomech 1992; 7: 201–207.
68. Oda J, Tanaka H, Tsuzuki N: Intervertebral disc changes associated with aging of human cervical vertebra. From the neonate to the eighties. Spine 1988; 13: 1205–1211.
69. Ordway NR, Seymour R, Donelson RG: Cervical sagittal range-of-motion analysis using three methods: cervical range-of-motion device, 3 space, radiography. Spine 1997; 22: 501–508.
70. Pal GP, Routal RV: A study of weight transmission through the cervical and upper thoracic regions of the vertebral column in man. J Anat 1986; 148: 245–261.
71. Pal GP, Routal RV, Saggu SK: The orientation of the articular facets of the zygapophyseal joints at the cervical and upper thoracic region. J Anat 2001; 198: 431–441.
72. Panjabi M, Dvorak J, Crisco J, et al.: Flexion, extension and lateral bending of the upper cervical spine in response to alar ligament transections. J Spinal Dis 1991; 4: 157–167.
73. Panjabi M, Dvorak J, Duranceau J, et al.: Three dimensional movement of the upper cervical spine. Spine 1988; 13: 726–730.
74. Panjabi MM, Oxland TR, Parks EH: Quantitative anatomy of cervical spine ligaments. Part 1. Upper cervical spine. J Spinal Dis 1991; 4: 270–276.
75. Penning L: Normal movements of the cervical spine. Am J Roentgenol 1978; 130: 317–326.
76. Penning L: Differences in anatomy, motion, development and aging of the upper and lower cervical disk segments. Clin Biomech 1988; 3: 37–47.
77. Penning L, Wilmink JT: Rotation of the cervical spine. A CT study in normal subjects. Spine 1987; 12: 732–738.
78. Porterfield JA, DeRosa C: Mechanical Neck Pain. Perspectives in Functional Anatomy. London: WB Saunders, 1992.
79. Ramsey RH: The anatomy of the ligamenta flava. Clin Orthop 1966; 44: 129–140.
80. Romanes GJ: Cunningham's Textbook of Anatomy. London: Oxford University Press, 1964.
81. Ross JK, Bereznick DE, McGill SM: Atlas-axis facet asymmetry. Spine 1999; 24: 1203–1209.
82. Rosse C, Gaddum-Rosse P: Hollinhead's Textbook of Anatomy. New York: Lippincott Raven, 1997.
83. Saldinger P, Dvorak J, Rahn BA, Perren SM: Histology of the alar and transverse ligaments. Spine 1990; 15: 257–261.
84. Schonstrom N, Twomey L, Taylor J: The lateral atlanto-axial joints and their synovial folds: an in vitro study of soft tissue injuries and fractures. J Trauma 1993; 35: 886–892.

85. Sharpe KP, Rao S, Ziogas A: Evaluation of the effectiveness of the Minerva cervicothoracic orthosis. Spine 1995; 20: 1475–1479.
86. Singh S: Variations of the superior articular facets of the atlas vertebrae. J Anat 1965; 99: 565–571.
87. Taylor JR. Regional variation in the development and position of the notochordal segments of the human nucleus pulposus. J Anat 1971; 110: 131–132.
88. Tondury G: The Behaviour of Discs during Life. In: Hirsch C, Zotterman Y, eds. Cervical Pain. Oxford: Pergamon Press, 1972; 59–66.
89. Tubbs RS, Grabb P, Spooner A, et al.: The apical ligament: anatomy and functional significance. J Neurosurg (Spine 2) 2000; 92: 197–200.
90. Tonnetti J, Peoc'h M, Merloz P, et al.: Elastic reinforcement and thickness of the joint capsules of the lower cervical spine. Surg Radiol Anat 1999; 21: 35–39.
91. Trott PH, Pearcy MJ, Ruston SA, et al.: Three-dimensional analysis of active cervical motion: the effect of age and gender. Clin Biomech 1996; 11: 201–206.
92. Van Mameren H, Drukker J, Sanches H, Beursgens J: Cervical spine motion in the sagittal plane (I) Range of motion of actually performed movements, an x-ray cinematographic study. Eur J Morphol 1990; 28: 47–68.
93. Van Roy P, Caboor D, de Boelpaep S, et al.: Left-right asymmetries and other common anatomical variants of the first cervical vertebra. Part 1: left–right asymmetries in C1 vertebrae. Manual Ther 1997; 2: 24–36.
94. Velaneau C: Vertebral structural peculiarities with a role in the cervical spine mechanics. Folia Morphol 1971; 14: 388–393.
95. Werne S: The possibilities of movement in the craniovertebral joints. Acta Orthop Scand 1959; 28: 165–173.
96. Williams PL, Bannister LH, Berry MM, et al.: Gray's Anatomy. The Anatomical Basis of Medicine and Surgery. 38th ed. Edinburgh: Churchill Livingstone, 1995.
97. Worth DR, Selvik G: Movements of the craniovertebral joints. In: Grieve G, ed. Modern Manual Therapy of the Vertebral Column, Edinburgh: Churchill Livingstone, 1994: 53–68.
98. Yoganandan N, Kumaresan S, Pintar FA. Biomechanics of the cervical spine. Part 2. Cervical spine soft tissue responses and biomechanical modelling. Clin Biomech 2001; 16: 1–27.
99. Youdas JW, Garrett TR, Suman VJ, et al.: Normal range of motion of the cervical spine: an initial goniometric study. Phys Ther 1992; 72: 770–780.
100. Zietler E, Markuske H: Rontegenologische Bewengungsanalyse der Halswirbelsaule bei gesunden Kinden. Forstschr Roentgestr 1962; 96: 87–93.
101. Zuckerman S: A New System of Anatomy. London: Oxford University Press, 1961.

CAPÍTULO

27

Mecânica e patomecânica da musculatura cervical

Peter Pidcoe P.T., D.P.T., ph.D. e
Thomas Mayhew P.T., ph.D.

SUMÁRIO

Extensores da cabeça e do pescoço **495**
    Plano profundo. 495
    Plano semiespinal 498
    Plano esplênio e levantador da escápula 499
    Plano superficial 502
Flexores da cabeça e do pescoço... **504**
A função dos músculos na coluna cervical **508**
    Interações musculares e padrões de ativação 509
    Efeitos da postura sobre os músculos cervicais 510
Resumo **511**

A musculatura da região cervical humana se desenvolveu em resposta a duas importantes exigências funcionais. Com o desenvolvimento da marcha bípede e a postura ereta, a posição do crânio se moveu mais diretamente sobre a coluna cervical. Os grandes músculos posteriores que sustentam o peso da cabeça em animais na posição quadrúpede se tornaram menores em humanos, pois o crânio é equilibrado sobre o atlas com uma caixa craniana óssea maior e um esqueleto facial menor. Entretanto, na posição vertical o centro da gravidade do crânio humano se dá em frente aos côndilos articulares do occipício e, dessa forma, cria um momento de flexão sobre o pescoço; a massa dos músculos posteriores/extensores cervicais continua a ser maior do que aquela dos músculos anteriores/flexores para contrabalançar essa tendência do crânio de pender para a frente. Um estudo que compara a capacidade de geração de força relativa dos flexores e dos extensores do pescoço encontrou uma razão de 1,7 por 1,0 de extensão-flexão tanto em homens quanto em mulheres.[8]

Outra função importante das vértebras cervicais e da musculatura adjacente, além de sustentar o peso do crânio, é posicionar os órgãos sensoriais especiais localizados no crânio adequadamente para responderem a estímulos. A necessidade de mover o crânio em resposta aos estímulos auditivos ou visuais para posicionar os ouvidos ou os olhos em uma posição favorável pode ser muito rápida, requer precisão e é com frequência mediada reflexivamente. As principais queixas de pacientes são em geral relacionadas à dor associada a esses movimentos rápidos, ou a incapacidade de mover a cabeça e o pescoço apropriadamente. A proximidade dos músculos pequenos e grandes localizados na região cervical da cabeça e os órgãos sensitivos associados podem levar a um número de condições debilitantes quando há problemas nos movimentos.

Há muitos músculos localizados na região do pescoço, e pareceria lógico organizá-los de acordo com os movimentos produzidos na cabeça e/ou no pescoço. Muitos desses músculos, entretanto, possuem diversas ações na cabeça e no pescoço e ações muito diferentes quando considerados ipsilateralmente ou em combinação com suas contrapartes do lado contralateral. Outro problema relacionado com a categorização da função muscular na região cervical é a profundidade em que muitos dos músculos situam-se e as estruturas vitais localizadas na área. Como muitos dos músculos mais profundos são cobertos por três ou quatro camadas de músculo e fáscia, não há evidências eletromiográficas (EMG) da superfície, e a palpação é difícil. O uso de eletrodos é arriscado por causa do número de vasos e nervos importantes localizados tão próximos a esses músculos. Portanto, qualquer informação além das categorizações gerais do movimento é artificial. Contudo, normalmente os músculos podem ser categorizados de acordo com suas funções bilaterais e região acompanhados de descrições das ações secundárias. Este é o esquema de categorização usado neste capítulo.

Os objetivos deste capítulo são:

- apresentar a estrutura e a função dos músculos da coluna cervical;
- discutir a literatura sobre os padrões de atividade desses músculos;
- discutir as contribuições desses músculos para queixas de dores na cabeça e no pescoço em indivíduos.

Extensores da cabeça e do pescoço

Este grupo inclui os músculos que estendem a cabeça sobre o pescoço (articulação atlanto-occipital) e os músculos que estendem a coluna cervical. Kapandji fornece uma descrição útil dessa região ao dividi-la em quatro planos.[10] O plano profundo consiste nos músculos suboccipitais e transversos espinais localizados de forma segmentar. O plano semiespinal contém o semiespinal da cabeça e o semiespinal do pescoço. O plano do esplênio e do levantador da escápula inclui o esplênio da cabeça, o esplênio do pescoço, o levantador da escápula e o longuíssimo da cabeça. O plano superficial é composto pelo trapézio (Kapandji inclui a parte posterior do esternocleidomastóideo, mas esse músculo é discutido com o grupo anterolateral).

Plano profundo

Músculos suboccipitais

Os músculos suboccipitais situam-se profundamente na área cervical posterior abaixo da região occipital da cabeça (Fig. 27.1). Compõem um grupo de quatro músculos localizados profundamente que atravessam a distância do áxis (C2) ao atlas (C1) ou ao crânio. Por conseguinte, com base em suas inserções e na direção das fibras musculares, suas ações combinadas são estender a cabeça sobre a coluna cervical superior enquanto produzem ipsilateralmente rotação e flexão lateral da cabeça.[20] Esses músculos incluem o reto posterior maior da cabeça, o oblíquo inferior da cabeça, o oblíquo superior da cabeça e o reto posterior menor da cabeça. Os três primeiros participam de um importante marco anatômico, o triângulo suboccipital. Duas estruturas importantes estão localizadas nesse triângulo: a artéria vertebral e o nervo suboccipital (ramo dorsal da C1).

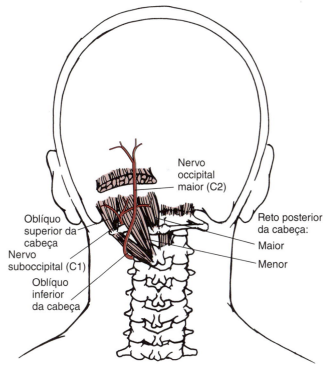

Figura 27.1 Os músculos suboccipitais incluem os retos posteriores maior e menor da cabeça e os oblíquos superior e inferior da cabeça.

Ações

AÇÃO MUSCULAR: ATIVIDADE UNILATERAL DO RETO POSTERIOR MAIOR DA CABEÇA

Ação	Evidência
Rotação ipsilateral	Comprobatória
Flexão lateral	Comprobatória

AÇÃO MUSCULAR: ATIVIDADE BILATERAL DO RETO POSTERIOR MAIOR DA CABEÇA

Ação	Evidência
Extensão da cabeça sobre o atlas	Comprobatória

AÇÃO MUSCULAR: ATIVIDADE UNILATERAL DO RETO POSTERIOR MENOR DA CABEÇA

Ação	Evidência
Rotação ipsilateral	Comprobatória

AÇÃO MUSCULAR: ATIVIDADE BILATERAL DO RETO POSTERIOR MENOR DA CABEÇA

Ação	Evidência
Extensão da cabeça sobre o atlas	Comprobatória

AÇÃO MUSCULAR: ATIVIDADE UNILATERAL DO OBLÍQUO SUPERIOR

Ação	Evidência
Rotação ipsilateral	Comprobatória

AÇÃO MUSCULAR: ATIVIDADE BILATERAL DO OBLÍQUO SUPERIOR

Ação	Evidência
Extensão da cabeça sobre o atlas	Comprobatória

AÇÃO MUSCULAR: ATIVIDADE UNILATERAL DO OBLÍQUO INFERIOR

Ação	Evidência
Rotação ipsilateral	Comprobatória

Dois dos quatro músculos suboccipitais, o reto posterior menor da cabeça (Quadro 27.1) e o oblíquo superior (Quadro 27.2), apenas estendem-se do atlas ao crânio, e a linha de ação deles produz extensão atlanto-occipital ou flexão lateral, respectivamente. O reto posterior maior da cabeça (Quadro 27.3) estende-se do processo espinhoso do áxis ao occipital, e o oblíquo inferior (Quadro 27.4) da coluna do áxis ao processo transverso do atlas. O processo transverso

QUADRO 27.1 Inserção muscular

Inserções e inervação do reto posterior menor da cabeça

Inserção proximal: Tubérculo posterior sobre o arco posterior da C1 (atlas).

Inserção distal: Osso occipital inferior à linha nucal inferior.

Inervação: Ramo dorsal da C1 (nervo suboccipital).

Palpação: Não palpável.

QUADRO 27.2 Inserção muscular

Inserções e inervação do oblíquo superior

Inserção proximal: Superfície superior do processo transverso da C1 (atlas).

Inserção distal: Impressão lateral menor entre as linhas nucais superior e inferior sobre o aspecto posterior do osso occipital.

Inervação: Ramo dorsal da C1 (nervo suboccipital).

Palpação: Não palpável.

QUADRO 27.3 Inserção muscular

Inserções e inervação do reto posterior maior da cabeça

Inserção proximal: Margem posterior do processo espinhoso da C2 (áxis).

Inserção distal: Osso occipital inferior à linha nucal inferior.

Inervação: Ramo dorsal da C1 (nervo suboccipital).

Palpação: Não palpável.

QUADRO 27.4 Inserção muscular

Inserções e inervação do oblíquo inferior

Inserção proximal: Superfície lateral do processo espinhoso da vértebra C2 (áxis).

Inserção distal: Superfície inferior do processo transverso da vértebra C1 (atlas).

Inervação: Ramo dorsal da C1 (nervo suboccipital).

Palpação: Não palpável.

do atlas e a coluna do áxis são proeminentes e, por isso, os braços de momento para esses dois músculos são adequados para a produção da extensão atlanto-occipital (reto posterior maior da cabeça) e da rotação do atlas sobre o áxis (oblíquo inferior).

O tamanho desses músculos deve ser levado em consideração ao avaliar sua habilidade de produzir força e contribuir para movimentos da cabeça e do pescoço. Eles são pequenos em comparação com os grandes músculos posteriores superficiais a eles. Tem sido sugerido que os músculos suboccipitais podem ser ativos no "ajuste fino" da cabeça e conferir movimentos em resposta às necessidades dos órgãos sensitivos especiais, embora os músculos maiores sejam os principais músculos motores e estabilizadores posturais sobre essas articulações. A descoberta de que há uma grande concentração de fusos musculares localizados em pequenos músculos como os suboccipitais sustenta essa teoria.[2]

> ### Relevância clínica
>
> **Dores de cabeça cervicais:** Todos esses músculos são inervados pelo ramo dorsal da C1 (nervo suboccipital), que sai do triângulo suboccipital, superior ao arco do atlas. Ele é principalmente um nervo motor, mas pode ter ramificações cutâneas[33] que podem resultar em dor se for estendido ou preso. As dores de cabeça de origem cervical têm sido atribuídas mais frequentemente ao nervo occipital maior (ramo dorsal da C2), que inerva uma grande parte do aspecto posterior da cabeça até o vértice. Esse nervo tem origem abaixo do oblíquo inferior (externo ao triângulo suboccipital) e curva-se superiormente para trespassar o semiespinal da cabeça (Fig. 27.1). Tem sido sugerido que aprisionamento ou estiramento do nervo quando ele passa entre a lâmina do áxis e o músculo oblíquo inferior pode resultar em dores de cabeça ou dor na região posterior do pescoço.[3]
>
> Os músculos suboccipitais são profundos e difíceis de palpar. Diversas camadas de grandes músculos e fáscia densa são interpostas entre a pele e esse grupo muscular. Empiricamente, então, seria difícil classificar a dor causada por rigidez muscular ou pontos de partida como proveniente desses músculos. Kendall descreve a dor associada à rigidez muscular nessa área como um resultado de problemas posturais.[11] Ela observa que pacientes com a cabeça inclinada para a frente e a região torácica superior cifótica possuem uma hiperextensão compensatória da coluna cervical e da cabeça (Fig. 27.2). Essa posição pode levar ao encurtamento dos músculos suboccipitais e à "debilidade de estiramento" dos músculos anteriores do pescoço. O mecanismo de dor seria uma força de compressão anormalmente grande sobre as facetas articulares em razão da tração alterada e sustentada dos músculos encurtados. Entretanto, a associação específica entre as disfunções dos músculos suboccipitais e os sintomas do paciente permanece teórica.

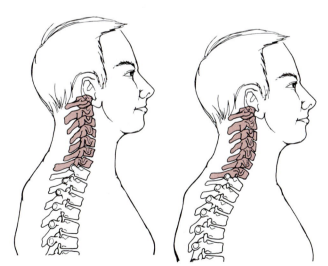

Figura 27.2 A posição anterior da cabeça mostra que a hiperextensão na coluna cervical poderia resultar em encurtamento da musculatura extensora do pescoço.

Músculos transversoespinais

Esse grupo de músculos ocupa o espaço entre os processos espinhoso e transverso das fibras curtas (estendendo alguns segmentos) e um braço de momento relativamente pequeno para o movimento articular. Textos sobre anatomia descrevem duas camadas de músculos localizadas nessa área em formato de vala. A mais profunda das duas camadas é formada pelos músculos rotadores, mas ela é apenas bem desenvolvida na região torácica e não é importante para a região cervical.[17,26] O músculo multífido compõe a camada mais superficial (Quadro 27.5). Textos sobre anatomia descrevem esse músculo de forma simples como fibras que derivam dos processos transversos e estendem dois a quatro segmentos para inserir-se no processo espinhoso acima.

Ações

AÇÃO MUSCULAR: ATIVIDADE UNILATERAL DO MULTÍFIDO

Ação	Evidência
Flexão lateral	Insuficiente
Rotação contralateral	Insuficiente

AÇÃO MUSCULAR: ATIVIDADE BILATERAL DO MULTÍFIDO

Ação	Evidência
Extensão da coluna vertebral	Insuficiente

Uma análise mais detalhada desse grupo muscular demonstra um quadro muito mais complicado de disposição de fibras e padrões de inervação[13] (Fig. 27.3). Macintosh demonstra, com base na inervação, que o multífido traça uma direção espinho-transversa em vez de uma orientação transverso-espinal e possui muitas funções importantes na estabilização da coluna vertebral. O multífido, entretanto, é muito mais desenvolvido na região lombar, e estudos que descrevem sua função são geralmente limitados aos efeitos sobre a coluna lombar. Considerando seu lado pequeno, a localização profunda, e o braço de momento relativamente fraco, é possível

> ### QUADRO 27.5 Inserção muscular
>
> **Inserções e inervação do multífido**
>
> Inserção proximal: Processo espinhoso e lâminas das vértebras C2–C7 cruzam uma a três vértebras.
>
> Inserção distal: Processos transversos das vértebras torácicas superiores e processos articulares da C7–T2.
>
> Inervação: Ramos dorsais dos nervos espinais cervicais.
>
> Palpação: Não palpável.

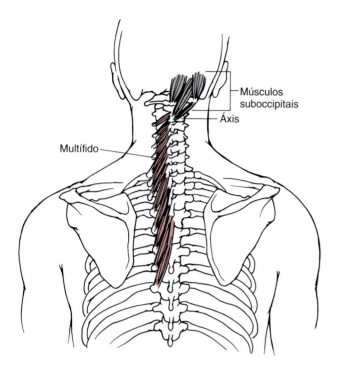

Figura 27.3 As fibras no multífido passam de modo oblíquo superior e medialmente.

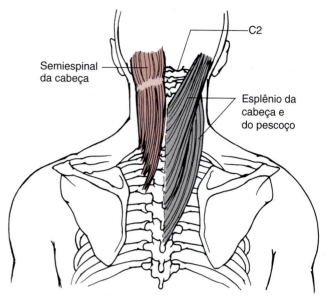

Figura 27.4 A figura demonstra a excelente linha de tração do semiespinal da cabeça para a extensão do pescoço. A convergência do semiespinal do pescoço sobre o processo espinhoso da C2 também é evidente.

levantar a hipótese de que ele pode atuar mais como um órgão de propriocepção do que como um importante músculo motor na região cervical.

Plano semiespinal

Semiespinais da cabeça e do pescoço

Os semiespinais da cabeça e do pescoço constituem um grande grupo de fibras musculares que se originam do processo transverso das vértebras torácicas superiores. O semiespinal da cabeça (Quadro 27.6) insere-se centralmente no osso occipital entre as linhas nucais superior e inferior (Fig. 27.4). As fibras do pescoço convergem sobre os processos espinhosos da C2 até a C5 com concentração maior na C2 (Quadro 27.7). Esse músculo é volumoso e facilmente palpável, lateral ao ligamento nucal na região cervical superior.

Ações

A disposição das fibras nesses músculos torna-os importantes extensores da cabeça e do pescoço, mas estudos EMG reportam evidências conflitantes de ação durante a atividade funcional.[4,12,23,27]

AÇÃO MUSCULAR: ATIVIDADE UNILATERAL DO SEMIESPINAL DA CABEÇA

Ação	Evidência
Extensão com leve flexão lateral	Comprobatória

AÇÃO MUSCULAR: ATIVIDADE BILATERAL DO SEMIESPINAL DA CABEÇA

Ação	Evidência
Extensão da cabeça	Comprobatória
Estende a coluna cervical	Comprobatória
Acentuação da curvatura cervical	Comprobatória

AÇÃO MUSCULAR: ATIVIDADE UNILATERAL DO SEMIESPINAL DO PESCOÇO

Ação	Evidência
Extensão da coluna cervical	Comprobatória
Flexão lateral da coluna cervical inferior	Comprobatória

AÇÃO MUSCULAR: ATIVIDADE BILATERAL DO SEMIESPINAL DO PESCOÇO

Ação	Evidência
Extensão da coluna cervical inferior	Comprobatória

QUADRO 27.6 Inserção muscular

Inserções e inervação do semiespinal da cabeça

Inserção proximal: Processos transversos das vértebras C7 e T1–T6.

Inserção distal: Metade medial da área entre as linhas nucais superior e inferior no osso occipital.

Inervação: Ramos dorsais dos nervos espinais cervicais.

Palpação: Profundo em relação à parte descendente do trapézio e ao levantador da escápula e não palpável.

> **QUADRO 27.7 Inserção muscular**
>
> **Inserções e inervação do semiespinal do pescoço**
>
> Inserção proximal: Processos transversos da T1–T6.
>
> Inserção distal: Processos espinhosos cervicais da C2–C5.
>
> Inervação: Ramos dorsais dos nervos espinais cervicais.
>
> Palpação: Profundo em relação à parte descendente do trapézio e ao levantador da escápula e não palpável.

Esses dois músculos são talvez os principais músculos motores para a coluna cervical e a extensão da cabeça. Sua linha de tração, da área torácica superior ao occipício, é bem posicionada para produzir uma extensão perfeita e sustentação da curvatura cervical.[18] No cadáver, o semiespinal do pescoço é notável por causa de sua grande convergência de fibras sobre o processo espinhoso da C2. Na verdade, essa é uma referência para localizar essa estrutura (C2) e os músculos suboccipitais associados que derivam dela. Essa convergência sugere que o semiespinal do pescoço tem uma função importante de estabilização do áxis que aperfeiçoa a habilidade do reto posterior maior da cabeça e do oblíquo inferior de desempenhar suas funções.

Embora as ações desses dois músculos pareçam ser simples considerando suas posições anatômicas, há controvérsias na literatura em relação à sua atividade durante diversas atividades. A localização do grupo semiespinal é suficientemente superficial para permitir que pesquisadores registrem a atividade utilizando eletrodos EMG. Pauley relata que os semiespinais da cabeça e do pescoço permanecem ativos durante a postura ereta para ajudar a sustentar a cabeça.[21] Um estudo posterior verifica que a principal função desse grupo muscular é a extensão da cabeça sobre o pescoço, mas observa que os músculos semiespinais ficam parados durante a posição vertical quando a cabeça é equilibrada sobre a coluna cervical.[27] Em contraste com a descrição comum nos textos de anatomia, dados EMG sugerem que o grupo semiespinal não participa da rotação da cabeça ou da coluna cervical.[27]

Plano esplênio e levantador da escápula

Esplênio da cabeça e do pescoço

Os músculos esplênios são um grande grupo plano que cobre o aspecto superior-medial da região posterior do pescoço (Fig. 27.5) (Quadro 27.8). Esse grupo muscular é considerado espinho-transverso porque se origina medialmente sobre os processos espinhosos e passa lateral e superiormente para inserir-se aos processos transversais cervicais e ao crânio. As fibras inferiores inserem-se nos tubérculos posteriores das duas ou três vértebras cervicais superiores posteriores à inserção do levantador da escápula e são, portanto, nomeadas esplênio do pescoço. O restante das fibras musculares se alinha superolateralmente até a metade lateral da linha nucal superior e do processo mastoide. Essa parte é chamada de esplênio da cabeça.

Ações

Esse grupo muscular exerce força sobre a coluna cervical e a articulação atlantoccipital (cabeça sobre o pescoço).

AÇÃO MUSCULAR: ATIVIDADE UNILATERAL DOS ESPLÊNIOS DA CABEÇA E DO PESCOÇO

Ação	Evidência
Extensão da cabeça e da coluna cervical	Comprobatória
Flexão lateral da cabeça e da coluna cervical	Comprobatória
Rotação ipsilateral	Comprobatória

> **Relevância clínica**
>
> **Deficiências do músculo semiespinal da cabeça:** A trajetória do nervo occipital maior descrita anteriormente incluiu o fato de que ele trespassa o semiespinal da cabeça no seu caminho em direção ao vértice da cabeça (Fig. 27.1). O aprisionamento ou a tensão no nervo pode ocorrer dentro do semiespinal da cabeça. Travell descreve uma condição na qual dor e queimação ocorrem na distribuição do nervo occipital maior em resposta aos espasmos no semiespinal da cabeça.[28] Como esse grupo muscular é frequentemente ativado durante atividades em pé normais, a irritação continuada pode ocorrer durante atividades comuns da vida diária. Não há estudos conhecidos que abordem diretamente a debilidade nesses músculos, mas é possível levantar a hipótese de que a sustentação da postura ereta da cabeça poderia ser comprometida pela debilidade dos músculos semiespinais. Como o semiespinal do pescoço pode estabilizar o áxis e potencializar a função de dois dos músculos suboccipitais, a debilidade no semiespinal do pescoço poderia afetar a habilidade desses músculos suboccipitais de ajustar os movimentos da cabeça em resposta aos estímulos.

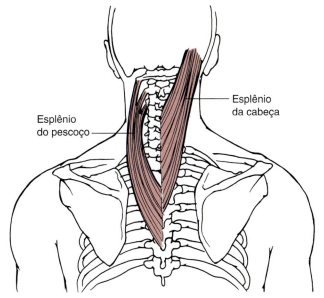

Figura 27.5 Os esplênios da cabeça e do pescoço seguem em uma direção espinotransversal para inserir-se no crânio e nos processos transversos das vértebras cervicais, respectivamente.

QUADRO 27.8 Inserção muscular

Inserções e inervação dos esplênios da cabeça e do pescoço

Inserção proximal: Metade inferior do processo mastoide do osso temporal, o ligamento nucal e os processos espinhosos das vértebras T1–T6.

Inserção distal: Esplênio da cabeça — aspecto lateral do processo mastoide e o terço lateral da linha nucal superior do osso occipital (profundo ao músculo esternocleidomastóideo); esplênio do pescoço — tubérculos posteriores dos processos transversos das vértebras C1–C4 (posterior ao músculo levantador da escápula).

Inervação: Ramos dorsais dos nervos espinais cervicais.

Palpação: Profundo à parte descendente do trapézio e o levantador da escápula e não palpável.

AÇÃO MUSCULAR: ATIVIDADE BILATERAL DOS ESPLÊNIOS DA CABEÇA E DO PESCOÇO

Ação	Evidência
Extensão da cabeça e da coluna cervical	Comprobatória
Acentuação da curvatura cervical	Comprobatória

De acordo com Basmajian[1], o esplênio da cabeça é extremamente ativo na rotação ipsilateral do pescoço e pode ser tão importante quanto o esternocleidomastóideo nessa função. O grupo esplênio é intermediário em profundidade nessa região e, portanto, possui um braço de momento excelente para extensão e rotação da cabeça e do pescoço. Estudos EMG demonstram que o grupo esplênio é muito ativo durante a extensão da cabeça e da coluna cervical[1], mas relativamente parados durante a postura vertical normal sem o movimento da cabeça.[27]

Relevância clínica

Deficiências do esplênio do pescoço: Pouca informação é encontrada sobre síndromes clínicas e o grupo esplênio. Kendall o classifica como um dos músculos afetados pela postura da cabeça para a frente com a região dorsal arredondada e hiperextensão da coluna cervical (Fig. 27.2).[11] Nessa condição, o esplênio da cabeça é teoricamente encurtado, o que contribui para um aumento geral na compressão sobre os elementos posteriores dos processos articulares e os corpos vertebrais. Essa evidência não é comprovada, e maiores pesquisas se fazem necessárias para verificar essas relações.

Calliet sugere que durante acidentes automobilísticos no qual o veículo é parado bruscamente (colisão frontal), o pescoço é flexionado com muita força, o que rapidamente estira os tecidos posteriores.[3] Os músculos extensores posteriores são "surpreendidos" e rompidos antes que o sistema neuromuscular possa impedir isso. A dor decorrente é sentida no pescoço de forma localizada e referida na distribuição dos miótomos e dermátomos. O grupo esplênio está provavelmente envolvido nesse tipo de lesão.

Levantador da escápula

Ações

Funcionalmente, esse músculo costuma ser analisado com os músculos que giram ou fixam a escápula (ver Cap. 9). Suas inserções proximais, entretanto, originam-se dos processos transversos das quatro vértebras cervicais superiores e podem mover a coluna cervical quando a escápula é *fixada* por meio da ação muscular sinergista (Quadro 27.9).

AÇÃO MUSCULAR: ATIVIDADE UNILATERAL DO LEVANTADOR DA ESCÁPULA

Ação	Evidência
Extensão da coluna cervical com a escápula fixa	Comprobatória
Flexão lateral da coluna cervical com a escápula fixa	Comprobatória
Rotação ipsilateral da coluna cervical com a escápula fixa	Comprobatória
Elevação escapular, rotação para baixo e adução com a coluna cervical fixa	Comprobatória

AÇÃO MUSCULAR: ATIVIDADE BILATERAL DO LEVANTADOR DA ESCÁPULA

Ação	Evidência
Extensão da coluna cervical com a escápula fixa	Comprobatória
Acentuação da curvatura cervical	Comprobatória

Do ângulo superior da escápula, esse músculo passa medial e anteriormente para alcançar os processos transversos das quatro vértebra cervicais superiores (Fig. 27.6). A localização desse músculo relativamente grande do pescoço é importante tanto funcional quanto clinicamente. Conforme o músculo passa superior e anteriormente, ele gira de um plano frontal para um plano sagital e separa-se em tiras musculares dis-

QUADRO 27.9 Inserção muscular

Inserções e inervação do levantador da escápula

Inserção proximal: Tubérculos posteriores dos processos transversos das vértebras C1–C4.

Inserção distal: Parte superior da margem medial da escápula.

Inervação: Nervo escapular dorsal (C5), ramos ventrais dos nervos cervicais (C3 e C4).

Palpação: Profundo em relação à parte descendente do trapézio, o levantador da escápula pode ser palpado entre a parte descendente do trapézio e os músculos esternocleidomastóideos. Para promover a ação muscular do levantador da escápula com uma atividade mínima da parte descendente do trapézio, peça que o paciente posicione o antebraço na parte estreita das costas para girar a escápula para baixo e então contrair o ombro.

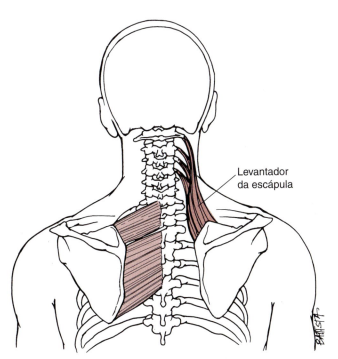

Figura 27.6 O levantador da escápula passa superior e medialmente para inserir-se nos processos transversos das vértebras cervicais.

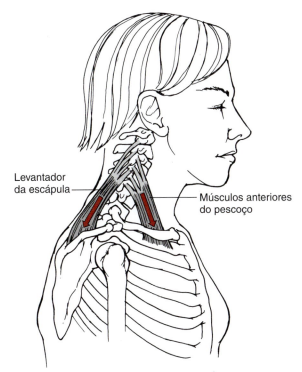

Figura 27.7 A disposição dos "cabos de sustentação" do levantador da escápula e dos músculos anteriores antagonistas do pescoço. O levantador da escápula e os músculos cervicais anteriores fornecem forças opostas que ajudam a estabilizar a coluna cervical.

tintas que inserem-se nos processos transversos individuais. Considerado bilateralmente, o levantador da escápula parece localizar-se ao lado posterior aos "cabos de sustentação" posteriores que estabilizam a coluna cervical com contração dos músculos anteriores antagonistas (Fig. 27.7). Esse mecanismo ajuda a manter a cabeça equilibrada sobre a coluna cervical mais eficientemente e ajuda a manter a curvatura cervical.

Relevância clínica

Dor no pescoço e no ombro associada ao levantador da escápula: Os músculos levantadores da escápula provavelmente possuem um papel importante, como dito anteriormente, na sustentação de um alinhamento adequado da cabeça e do pescoço. Nesse papel, o músculo deve ser continuamente ativo para contrabalançar a tendência de flexão para a frente. Jull caracteriza o levantador da escápula como um dos músculos na região entre a cintura escapular (cíngulo do membro superior) e o pescoço que se torna hiperativo com uma postura simples como com a cabeça para a frente.[9] Com o passar do tempo, mudanças associadas ao comprimento nesses músculos ocorreriam como um resultado dessa posição, entretanto, a curto prazo, o uso abusivo dos músculos poderia resultar em dor e desconforto. Pacientes com dor no pescoço e problemas posturais geralmente reclamam de dor na região da escápula medial superior, e pontos de sensibilidade são frequentemente encontrados na borda superior-medial da escápula, local de inserção do levantador da escápula. Estruturas articulares nessa região já podem estar sustentando cargas alteradas como resultado de mudanças posturais não adequadas. Dor e espasmo desse músculo podem vir a comprometer essas estruturas articulares, já que elas não receberão o apoio adequado geralmente oferecido pelo mecanismo dos "cabos de sustentação".

Longuíssimo da cabeça

Esse músculo relativamente pequeno é a parte mais superior do longo músculo longuíssimo eretor da espinha, situado em posição intermediária (Quadro 27.10). Ele situa-se lateral ao semiespinal da cabeça e prossegue para inserir-se sobre os processos mastoides do crânio, profundo em relação à inserção do esplênio da cabeça e do esternocleidomastóideo (Fig. 27.8).

Ações

AÇÃO MUSCULAR: ATIVIDADE UNILATERAL DO LONGUÍSSIMO DA CABEÇA

Ação	Evidência
Extensão da cabeça	Comprobatória
Flexão lateral da cabeça	Comprobatória
Rotação ipsilateral da cabeça e da coluna cervical	Comprobatória

AÇÃO MUSCULAR: ATIVIDADE BILATERAL DO LONGUÍSSIMO DA CABEÇA

Ação	Evidência
Extensão da cabeça	Comprobatória

Esse músculo é um pouco menor que o semiespinal da cabeça, mais próximo às articulações (vantagem mecâ-

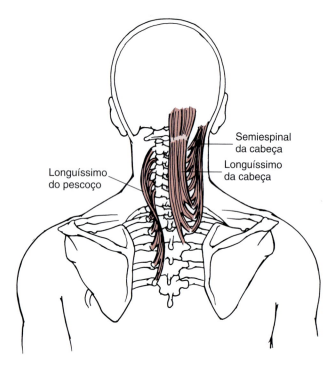

Figura 27.8 O músculo longuíssimo da cabeça situa-se lateralmente ao semiespinal da cabeça.

QUADRO 27.10 Inserção muscular

Inserções e inervação do longuíssimo da cabeça

Inserção proximal: Nos processos transversos torácicos superiores e nos processos transversos cervicais.

Inserção distal: Processo mastoide do osso temporal.

Inervação: Ramos dorsais dos nervos espinais cervicais.

Palpação: Profundo em relação à parte descendente do trapézio e ao levantador da escápula, não é palpável.

QUADRO 27.11 Inserção muscular

Inserções e inervação do trapézio

Inserção proximal: Terço medial da linha nucal superior, protuberância occipital externa, ligamento nucal, processos espinhosos da C7–T12.

Inserção distal: Terço lateral da clavícula, acrômio e espinha da escápula.

Inervação: Raiz espinal do nervo acessório (NC XI), nervos cervicais (C3 e C4).

Palpação: Palpe todo o trapézio solicitando ao paciente que abduza o ombro e aduza a escápula. Para ativar apenas a parte descendente do trapézio, peça ao paciente que eleve a escápula (encolha os ombros) e palpe entre a espinha da escápula ou o acrômio e o terço medial da linha nucal superior.

---

nica reduzida) e localizado mais lateralmente, então seu braço de momento de flexão lateral acentua a função do músculo na estabilização do plano frontal como um dos "cabos de sustentação" dispostos ao redor do crânio. O longuíssimo da cabeça fornece pouca estabilização no plano sagital, provavelmente por conta de sua posição lateral.[10]

Plano superficial

Trapézio

Esse músculo é imediatamente profundo à fáscia superficial e à pele da região posterior do pescoço (Fig. 27.9). Ele é um grande músculo plano que se estende da linha nucal superior do crânio à coluna vertebral da décima segunda vértebra torácica (Quadro 27.11). Suas fibras superiores alinham-se inferolateralmente até a clavícula e o acrômio, suas fibras médias passam para a espinha escapular, e suas fibras inferiores passam para o tubérculo sobre a base da espinha da escápula. Pode-se observar em uma vista posterior do trapézio que esse músculo fixa a cintura escapular ao esqueleto axial. A principal função do trapézio é o movimento da cintura escapular e os movimentos associados dos membros superiores (Cap. 9); entretanto, quando as escápulas estão fixas, ele pode atuar sobre a cabeça e a coluna cervical. O trapézio é facilmente palpável e responsável pelo contorno da área lateral do pescoço.

Ações

AÇÃO MUSCULAR: ATIVIDADE UNILATERAL DO TRAPÉZIO

Ação	Evidência
Flexão lateral da coluna cervical com a escápula fixa	Comprobatória
Rotação contralateral da coluna cervical com a escápula fixa	Comprobatória
Elevação escapular, depressão, rotação para cima e adução	Comprobatória

AÇÃO MUSCULAR: ATIVIDADE BILATERAL DO TRAPÉZIO

Ação	Evidência
Extensão da cabeça	Comprobatória
Aumento da curvatura cervical	Comprobatória

Por causa da extensão desse músculo e da variedade de direções das fibras, o trapézio precisa ser separado em três partes. As fibras inferiores (parte ascendente) deprimem a escápula. As fibras médias (parte transversa) aduzem a escápula. As fibras superiores (parte descendente) elevam a ponta do ombro; atuando com as fibras inferiores, elas giram a escápula de forma que a fossa glenoide se posicione

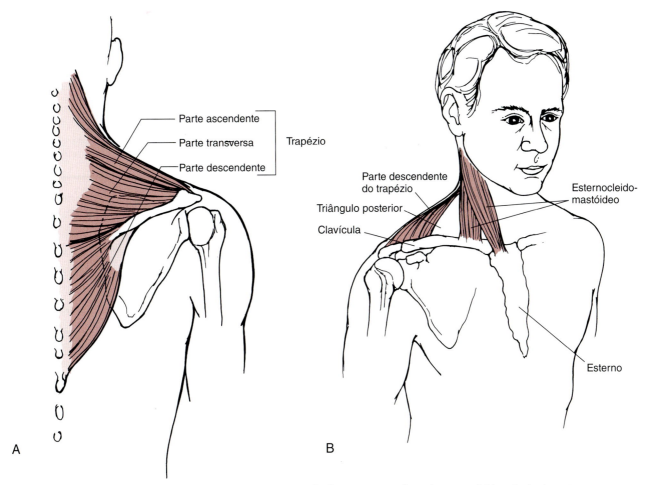

Figura 27.9 A. As três partes do trapézio constituem um músculo das costas grande e plano envolvido principalmente nos movimentos dos membros superiores. **B.** O esternocleidomastóideo forma a borda anterior do triângulo posterior cuja borda posterior é a parte descendente do trapézio.

de frente superiormente (para facilitar os movimentos glenoumerais). Atuando sobre a escápula fixa, as fibras superiores flexionam o pescoço lateralmente e o giram para o lado contralateral como um sinergista para o esternocleidomastóideo ipsilateral. Contraindo-se bilateralmente e atuando sobre uma escápula fixa, essas fibras estendem a cabeça e aumentam a curvatura cervical.

Relevância clínica

Debilidade e estiramentos do músculo trapézio: O trapézio é normalmente avaliado durante um exame neurológico, pois ele é inervado por um nervo craniano. A paralisia do trapézio resulta em queda da ponta do ombro. Além disso, o ângulo inferior da escápula projeta-se dorsalmente e cria uma crista na pele das costas que desaparece com flexão do membro superior e torna-se mais saliente durante a abdução glenoumeral[26] (Fig. 27.10). Esse caso contrapõe-se à "escápula alada" observada com a paralisia do serrátil anterior, que se agrava durante a flexão glenoumeral e ajuda no diagnóstico diferenciado entre lesões nos respectivos nervos (Cap. 9).

continua

Geralmente, o principal sinal de paralisia do trapézio (e possível lesão no nervo acessório) é a inclinação e a incapacidade de elevar a ponta do ombro ipsilateral. Entretanto, para que as fibras superiores do trapézio elevem o ombro, os músculos antagonistas devem estabilizar a coluna cervical e o crânio. Uma lesão nesses músculos antagonistas resultaria em uma incapacidade do trapézio de elevar a escápula, demonstrando haver um problema com o trapézio ou com o nervo acessório. Porterfield e DeRosa identificam esses músculos de apoio como o longo do pescoço e o longo da cabeça, que estabilizam a cabeça e o pescoço e previnem momentos de extensão.[23] Esses autores também descrevem a patomecânica das limitações do ombro após lesões por aceleração como a lesão em chicote. Com esse tipo de lesão, há um movimento de extensão descontrolado que pode lesionar os músculos anteriores (longo do pescoço e da cabeça). Esses músculos não são mais capazes de estabilizar a cabeça e o pescoço e fornecer uma base estável para que o trapézio atue.[23]

A mecânica das lesões por aceleração como a lesão em chicote é complexa e vai além do âmbito deste capítulo. A descrição fornecida da lesão indica que há um movimento de extensão

continua

> **Relevância clínica – Continuação**
>
> descontrolado que pode danificar a musculatura anterior. Normalmente, após esse movimento de extensão, há uma rápida transação da cabeça para a frente e, subsequentemente, um movimento de flexão que pode danificar os elementos posteriores incluindo a musculatura como as fibras superiores do trapézio. Calliet relata que após esse tipo de lesão, a parte descendente do trapézio torna-se sensível e nodular.[3]

funções (Fig. 27.9). Anatomicamente, ele forma a borda anterior do triângulo posterior e a borda lateral do triângulo anterior. As assimetrias nesses triângulos podem ser observáveis em condições clínicas como na postura da cabeça para a frente, em especial por conta da proeminência do esternocleidomastóideo.

Ações

AÇÃO MUSCULAR: ATIVIDADE UNILATERAL DO ESTERNOCLEIDOMASTÓIDEO

Ação	Evidência
Extensão da cabeça	Comprobatória
Flexão lateral	Comprobatória
Rotação contralateral da cabeça e do pescoço	Comprobatória

AÇÃO MUSCULAR: ATIVIDADE BILATERAL DO ESTERNOCLEIDOMASTÓIDEO

Ação	Evidência
Extensão da cabeça	Comprobatória
Flexão da coluna cervical	Comprobatória

Um estudo EMG do esternocleidomastóideo localizado superficialmente foi fornecido por dois pesquisadores.[5,31] Eles descrevem que o esternocleidomastóideo fica parado ao sentar-se de forma relaxada, respirar, expirar profundamente e engolir. Como esperado, há uma atividade acentuada durante a flexão resistida do pescoço, flexão lateral e rotação para o lado oposto. Inspiração, tosse e extensão resistida para trás exigem atividade variável. Essa evidência indica claramente a atividade variada e frequente desse importante músculo.

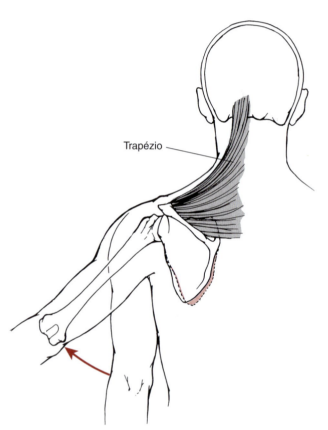

Figura 27.10 Com um trapézio debilitado, há uma projeção do ângulo inferior da escápula ao tentar abduzir a articulação glenoumeral.

> **QUADRO 27.12 Inserção muscular**
>
> **Inserções e inervação do esternocleidomastóideo**
>
> Inserção proximal: Inserção superior — superfície lateral do processo mastoide do osso temporal e a metade lateral da linha nucal superior do osso occipital.
>
> Inserção distal: Cabeça esternal — superfície anterior do manúbrio do esterno, lateral à incisura jugular; cabeça clavicular — superfície superior do terço medial da clavícula.
>
> Inervação: Raiz espinal do nervo acessório (NC XI) e ramificações do segundo e do terceiro nervos cervicais (C2 e C3).
>
> Palpação: Com o indivíduo sentado, palpe ao longo de uma linha entre o processo mastoide e a articulação esternoclavicular. Peça ao indivíduo que direcione sua cabeça para o lado oposto ao que está sendo palpado.

Flexores da cabeça e do pescoço

Esse grupo inclui músculos que estão localizados anterolateralmente ao redor do pescoço e desafiam qualquer organização global. Os músculos discutidos nessa região incluem o esternocleidomastóideo, o longo do pescoço, o longo da cabeça e os dois músculos retos anteriores.

Esternocleidomastóideo

Esse músculo passa da clavícula medial e do manúbrio do esterno ao processo mastoide e à metade lateral da linha nucal superior (Quadro 27.12). Ele é superficial, facilmente palpado, e, por causa de seu trajeto extenso, possui muitas

Relevância clínica

Torcicolo: Provavelmente a condição clínica mais comum envolvendo o esternocleidomastóideo é o torcicolo (Fig. 27.11). Há duas formas gerais de torcicolo: congênita e espasmódica. A forma congênita mais comum é o desenvolvimento pré-natal de um tumor de tecido fibroso no esternocleidomastóideo, girando a cabeça do bebê para um lado dentro do útero.[25] Isso pode resultar em parto com apresentação pélvica e, subsequentemente, no rompimento das fibras do esternocleidomastóideo ou dano no nervo acessório. Fibrose e encurtamento das fibras podem causar torcicolo.

O torcicolo espasmódico é uma condição na qual há contração involuntária do esternocleidomastóideo, resultando em flexão lateral repetida ou sustentada, rotação e extensão da cabeça e do pescoço.[6] Isso geralmente ocorre em indivíduos com idade entre 20 e 60 anos e pode envolver mais do que um músculo. Geralmente é acompanhado por dor no pescoço.

A discussão anterior sobre o trapézio observou que lesões por aceleração frequentemente danificam as estruturas anteriores incluindo os músculos que são ativos ao resistir aos momentos de extensão.[23] Com base nisso, McNab conclui que o esternocleidomastóideo é o músculo mais comumente danificado durante uma lesão por aceleração na qual o impacto vem da parte de trás.[16] Isso decorre do fato de que o esternocleidomastóideo ser um flexor forte da coluna cervical e poder ser estirado ou lesionado durante tal impacto.

Longo da cabeça e longo do pescoço

Esses músculos pré-vertebrais são localizados profundamente no pescoço anterior e cobrem as vértebras cervicais (Fig. 27.12). O longo da cabeça estende-se superomedialmente a partir dos processos transversos cervicais até a parte basilar do osso occipital (Quadro 27.13). O longo do pescoço possui uma disposição muito mais complicada (Quadro 27.14). Fibras inferiores passam superolateralmente, fibras superiores passam superomedialmente e fibras intermediárias passam dos níveis cervicais inferiores aos segmentos cervicais superiores. O formato do músculo é triangular.

Ações

Esses músculos estabilizam e flexionam a cabeça e o pescoço.

AÇÃO MUSCULAR: ATIVIDADE UNILATERAL DO LONGO DA CABEÇA

Ação	Evidência
Rotação ipsilateral da cabeça	Insuficiente

AÇÃO MUSCULAR: ATIVIDADE BILATERAL DO LONGO DA CABEÇA

Ação	Evidência
Flexão da cabeça	Insuficiente

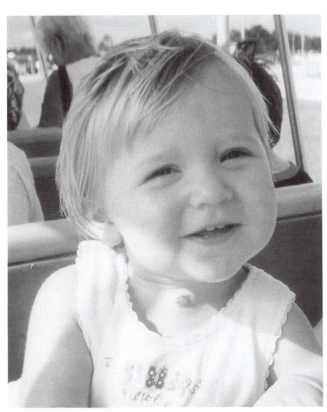

Figura 27.11 Torcicolo é a deformação resultante da rigidez ou espasmo do músculo esternocleidomastóideo. Ele consiste em flexão lateral ipsilateral e rotação contralateral da cabeça.

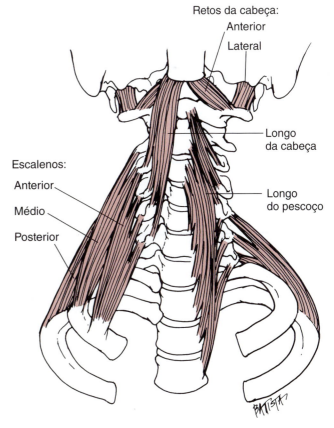

Figura 27.12 Os músculos flexores profundos incluem o longo do pescoço e o longo da cabeça, os retos anterior e lateral da cabeça e os escalenos.

> **QUADRO 27.13 Inserção muscular**
>
> **Inserções e inervação do longo da cabeça**
>
> Inserção proximal: Inserção superior — parte basilar do osso occipital.
>
> Inserção distal: Inserção inferior – tubérculos anteriores dos processos transversos C3–C6.
>
> Inervação: Ramos ventrais da C1–C3.
>
> Palpação: Não palpável.

> **QUADRO 27.14 Inserção muscular**
>
> **Inserções e inervação do longo do pescoço**
>
> Inserção proximal: Inserção inferior — corpos das vértebras C5–T3, processos transversos das vértebras C3–C5.
>
> Inserção distal: Fibras inferiores inserem-se nos processos transversos da C3–C5, fibras superiores inserem-se nos corpos da C1–C3 e tubérculo anterior do atlas.
>
> Inervação: Ramos ventrais da C2–C6.
>
> Palpação: Não palpável.

AÇÃO MUSCULAR: ATIVIDADE UNILATERAL DO LONGO DO PESCOÇO

Ação	Evidência
Flexão lateral da coluna cervical	Comprobatória
Rotação ipsilateral da coluna cervical	Insuficiente

AÇÃO MUSCULAR: ATIVIDADE BILATERAL DO LONGO DO PESCOÇO

Ação	Evidência
Flexão cervical	Comprobatória

> **Relevância clínica**
>
> **Lesões em chicote nos longos do pescoço e da cabeça:** A lesão nesses músculos é discutida na seção sobre o músculo trapézio. Movimentos de hiperextensão fortes do pescoço (acidente automobilístico) podem estirar e romper os longos do pescoço e da cabeça, reduzindo assim a habilidade desses músculos de fornecer uma base estável sobre a qual o músculo trapézio possa atuar. A palpação na região dos músculos longos do pescoço e da cabeça e/ou a flexão resistida do pescoço (como levantar a cabeça na posição supina) poderia ser dolorosa. Em curto prazo, o paciente poderá não ser capaz de erguer a cabeça enquanto estiver deitado, embora os músculos esternocleidomastóideo e escaleno possam substituir e fornecer um momento de flexão adequado para flexionar o pescoço.[23]

Esses dois músculos são especialmente ativos na proteção das estruturas anteriores durante movimentos de extensão muito fortes. Registros EMG do longo do pescoço demonstram padrões de atividade similares àqueles do músculo esternocleidomastóideo: parado na posição sentada relaxada e na respiração, com atividade acentuada durante a flexão resistida e a flexão lateral. Não há estudos EMG conhecidos que analisem o longo da cabeça.

Reto lateral da cabeça e reto anterior da cabeça

Esses dois músculos surgem da parte anterior do atlas e inserem-se na base do crânio (Quadros 27.15 e 27.16). Eles são, portanto, muito curtos, possuem braço de momento limitado e provavelmente não produzem força significativa (Fig. 27.12). Suas linhas de ação sugerem que eles flexionam a cabeça sobre o atlas quando se contraem bilateralmente e talvez flexionem lateralmente quando atuam sozinhos. Não há dados EMG disponíveis, já que esses músculos são bem profundos e ficam em um local perigoso para fios EMG.

Ações

AÇÃO MUSCULAR: ATIVIDADE UNILATERAL DOS RETOS ANTERIOR E LATERAL DA CABEÇA

Ação	Evidência
Flexão lateral da coluna cervical	Insuficiente

AÇÃO MUSCULAR: ATIVIDADE BILATERAL DOS RETOS ANTERIOR E LATERAL DA CABEÇA

Ação	Evidência
Flexão da cabeça	Insuficiente

> **QUADRO 27.15 Inserção muscular**
>
> **Inserções e inervação do reto anterior da cabeça**
>
> Inserção proximal: Base do crânio anterior ao côndilo occipital.
>
> Inserção distal: Superfície anterior da massa lateral do atlas.
>
> Inervação: Ramificações da alça entre os nervos espinais C1 e C2.
>
> Palpação: Não palpável.

> **QUADRO 27.16 Inserção muscular**
>
> **Inserções e inervação do reto lateral da cabeça**
>
> Inserção proximal: Processo jugular do osso occipital.
>
> Inserção distal: Processo transverso do atlas.
>
> Inervação: Ramificações da alça entre os nervos espinais C1 e C2.
>
> Palpação: Não palpável.

Músculos escalenos

Esse é um grupo de três músculos profundos localizados na região lateral do pescoço que se derivam dos processos transversos das vértebras cervicais (Quadros 27.17, 27.18 e 27.19). Os escalenos médio e anterior inserem-se na primeira costela em ambos os lados do feixe neurovascular a partir da raiz do pescoço (Fig. 27.13). Esse feixe inclui a artéria subclávia e o plexo braquial, que criam um sulco sobre a primeira costela. O escaleno posterior passa para a segunda costela anteriormente ao levantador da escápula.

Ações

Esse grupo geralmente funciona em conjunto para flexionar lateralmente e estabilizar o pescoço com as ações de outros músculos cervicais, e elevar as costelas como músculos acessórios da respiração.

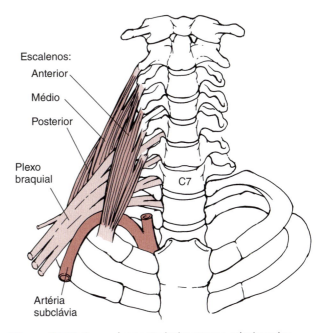

Figura 27.13 Os escalenos são intimamente relacionados ao plexo braquial e a artéria subclávia, que passam entre os escalenos anterior e médio.

> **QUADRO 27.17 Inserção muscular**
>
> **Inserções e inervação do escaleno anterior**
>
> Inserção proximal: Tubérculos posteriores dos processos transversos da C3–C6.
>
> Inserção distal: Superfície superior da primeira costela, anterior ao sulco da artéria subclávia.
>
> Inervação: Ramos ventrais da C4–C6.
>
> Palpação: Palpado posterior à porção inferior do músculo esternocleidomastóideo.

> **QUADRO 27.18 Inserção muscular**
>
> **Inserções e inervação do escaleno médio**
>
> Inserção proximal: Tubérculos posteriores dos processos transversos das vértebras C4–C6.
>
> Inserção distal: Superfície superior da primeira costela, posterior ao sulco da artéria subclávia.
>
> Inervação: Ramos ventrais dos nervos espinais cervicais.
>
> Palpação: Não palpável.

> **QUADRO 27.19 Inserção muscular**
>
> **Inserções e inervação do escaleno posterior**
>
> Inserção proximal: Tubérculos posteriores dos processos transversos das vértebras C4–C6.
>
> Inserção distal: Borda externa da segunda costela.
>
> Inervação: Ramos ventrais da C7 e C8.
>
> Palpação: Não palpável.

AÇÃO MUSCULAR: ATIVIDADE UNILATERAL DOS ESCALENOS

Ação	Evidência
Flexão lateral da coluna cervical	Comprobatória
Rotação contralateral	Comprobatória
Elevação das costelas	Comprobatória

AÇÃO MUSCULAR: ATIVIDADE BILATERAL DOS ESCALENOS

Ação	Evidência
Flexão da coluna cervical	Comprobatória

Registros EMG do escaleno anterior confirmam sua ação na flexão e rotação do pescoço.[1] Os três músculos parecem estar perfeitamente posicionados para ajudar a estabilizar a coluna vertebral em sinergia com os músculos maiores ao redor da cabeça e do pescoço.

> ### Relevância clínica
>
> **Síndrome do escaleno anterior:** A abertura triangular estreita entre o escaleno anterior, o escaleno médio e suas inserções sobre a primeira costela liga a artéria subclávia e o plexo braquial e é um provável local de problemas (Fig. 27.13). A compressão dessas estruturas nesse espaço pode levar a sintomas como sensibilidade reduzida, debilidade, parestesia como o "formigamento" e dor. Pacientes com essa síndrome do escaleno anterior queixam-se de dormência e formigamento no braço e nos dedos.[3] A causa exata dessa condição é desconhecida; entretanto, hipóteses incluem espasmos musculares como resultados de exercícios, ansiedade, tensão, trauma ou rigidez causada por problemas posturais.

A função dos músculos na coluna cervical

Com base nas descrições anteriores e para uma revisão, os músculos e suas respectivas funções podem ser encontrados na Tabela 27.1. Com a descrição das ações desses músculos e a discussão da relevância clínica, sua interação pode ser explorada tanto no sentido motor como no mecânico.

Como observado no Capítulo 26, a coluna cervical é composta de sete vértebras cervicais. Elas são desenvolvidas para sustentar a cabeça no espaço e ao mesmo tempo permitir o movimento da cabeça para a interação com o ambiente ao redor. Duas importantes funções da musculatura do pescoço são (a) estabilizar a cabeça durante perturbações externas ou movimentos corporais e (b) fornecer movimentos da cabeça orientados ou voluntários.[22] A estabilidade necessita de apoio e está relacionada à rigidez das estruturas de suporte. Na coluna vertebral, as conexões musculares e ligamentosas fornecem essa rigidez. A mobilidade cervical é fornecida, em parte, pelos discos que separam cada componente vertebral. As facetas que se articulam com as facetas das vértebras adjacentes guiam esse movimento. A orientação das facetas promove o movimento em certas direções enquanto limita o movimento em outras. As vértebras cervicais também atuam para proteger as estruturas neurais e vasculares associadas à região e servem para a inserção dos músculos e ligamentos.

O movimento da coluna cervical é descrito com detalhes no Capítulo 26. Um segmento de movimento cervical típico (duas vértebras adjacentes e o disco interveniente) possui seis graus de liberdade (GL), translações em cada plano e rotações em cada eixo (Fig. 27.14). Esses movimentos em

TABELA 27.1 Músculos cervicais agrupados de acordo com suas ações

			Ação		
Grupo	Nome do músculo	Extensão	Flexão	Flexão lateral	Rotação
Extensor	Reto posterior maior da cabeça	Bilateral		Ipsilateral	Ipsilateral
	Reto posterior menor da cabeça	Bilateral			Ipsilateral
	Oblíquo superior	Bilateral			Ipsilateral
	Oblíquo inferior				Ipsilateral
	Semiespinal da cabeça	Bi-, unilateral		Ipsilateral	
	Semiespinal do pescoço	Bi-, unilateral		Ipsilateral	
	Esplênio da cabeça e do pescoço	Bi-, unilateral		Ipsilateral	Ipsilateral
	Levantador da escápula	Bi-, unilateral		Ipsilateral	Ipsilateral
	Longuíssimo da cabeça	Bi-, unilateral		Ipsilateral	Ipsilateral
	Trapézio	Bilateral		Ipsilateral	Contralateral
Flexor	Esternocleidomastóideo		Bilateral	Ipsilateral	Contralateral
	Longo do pescoço		Bilateral	Ipsilateral	Ipsilateral
	Longo da cabeça		Bilateral		Ipsilateral
	Reto lateral da cabeça		Bilateral	Ipsilateral	
	Reto anterior da cabeça		Bilateral	Ipsilateral	
	Músculos escalenos		Bilateral	Ipsilateral	Contralateral

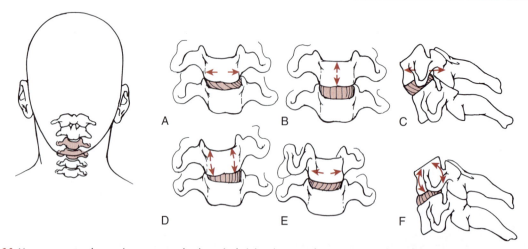

Figura 27.14 Um segmento de movimento vertebral cervical típico é capaz de mover-se ao longo de três eixos e girar ao redor desses três eixos. Por conseguinte, o segmento de movimento possui seis graus de liberdade (GL), três transações e três rotações: **A.** translação lado a lado no plano frontal, **B.** translação superior–inferior, **C.** translação anterior–posterior no plano sagital, **D.** rotação lado a lado no plano frontal, E. rotação no plano transverso ao redor do eixo superior– inferior, F. rotação anterior–posterior no plano sagital.

geral são acoplados de forma que os movimentos ao redor de um eixo são consistentemente associados aos movimentos ao redor do outro eixo. As relações de acoplamento dependem da postura da coluna vertebral, da orientação das facetas articulares, da densidade do disco intervertebral e da extensibilidade dos músculos ao redor da articulação.

Na postura normal, as vértebras cervicais formam uma curva lordótica. Essa curva é sustentada e salientada pelo músculo semiespinal da cabeça, esplênio da cabeça e do pescoço, trapézio e levantador da escápula. Em uma posição lordótica cervical, os estresses anteriores e posteriores sobre os corpos vertebrais cervicais são quase uniformes e mínimos em comparação com aqueles em outras posturas.[7] Com uma postura cervical cifótica, as forças de compressão sobre as margens anteriores das vértebras podem ser de 6 a 10 vezes maiores.[7]

A curvatura cervical aperfeiçoa a habilidade da coluna vertebral de absorver cargas axiais. Quando uma coluna cervical é alinhada e carregada axialmente, o tempo para a falha e o deslocamento total durante a falha são significativamente menores do que suas contrapartes lordóticas.[19] Isso indica que uma coluna cervical não lordótica possui habilidade reduzida para absorver a força axial. A presença da curvatura cervical oferece absorção de choque para a cabeça de forças que são transferidas do corpo e dos membros inferiores. Curvas similares na coluna lombar e torácica também contribuem para a absorção de choque. A perda da curvatura cervical pode resultar em redução da capacidade de absorção de choque da coluna vertebral.[32] A curvatura cervical resulta do formato dos discos e das vértebras nessa região.

Para toda a coluna vertebral, os discos intervertebrais compõem 20 a 30% da extensão da coluna. Os discos aumentam em tamanho da região lombar para a cervical. A proporção da densidade do disco para a densidade do corpo vertebral é maior nas regiões cervical e lombar e menor na torácica; quanto maior a proporção, maior a mobilidade em razão da maior amplitude de movimento (ADM) nas articulações sínfises entre os corpos vertebrais.

Interações musculares e padrões de ativação

As redundâncias na musculatura da coluna cervical permitem que múltiplos músculos desempenhem ações similares. Na verdade, há mais músculos do que movimentos. Como resultado, pode haver uma variedade de padrões de ativação muscular que produzem ou contribuem para apenas um movimento. Um único músculo pode contribuir potencialmente para os movimentos da cabeça em muitas direções.[12] Para qualquer músculo cervical, o braço de momento do músculo, a linha de ação e a produção de força muscular determinam a ação resultante da cabeça.

A ativação de múltiplos músculos para produzir um movimento é chamada de **sinergia muscular**. Esse método de controle não é exclusivo da região cervical; ocorre em todo o corpo humano. Um exemplo de uma sinergia na região cervical é a ativação do músculo trapézio e do músculo esternocleidomastóideo para gerar rotação cervical contralateral.

Esses músculos produzem vetores de força oposta. A interação desses vetores de força produz rotação e é um exemplo de um **par de forças anatômicas**. Os pares de forças podem teoricamente produzir verdadeiros movimentos rotacionais ao cancelar componentes de translação oposta. Eles também podem produzir movimento nas direções não disponíveis da linha de ação de um único músculo.

Quando um músculo está ativo, ele produz um momento ou torque ao redor da articulação sobre a qual está atuando. A ativação muscular ocorre durante a iniciação de atividades voluntárias e em resposta às forças diretas e indiretas impostas sobre o sistema. As forças externas também produzem momentos. Em uma posição sentada normal, há um momento de flexão externa sobre a coluna cervical devido ao peso da cabeça, que deve ser oposto por um momento de extensão interna para que a cabeça permaneça ereta (Fig. 27.15). O momento de extensão nesse caso é fornecido pelos músculos extensores do pescoço bilateralmente. Nessa situação, uma dessas três situações pode ocorrer: (a) Se a combinação das forças não resulta em movimento, a contração muscular é definida como **isométrica**. O momento de flexão criado pela gravidade e o momento de extensão criado pela ativação muscular são iguais. (b) Se a combinação das forças resulta em aceleração da cabeça em uma direção de flexão, o momento de flexão criado pela gravidade é maior do que o momento de extensão fornecido pelos músculos, e a contração muscular é uma contração **excêntrica**, ou de alongamento. (c) Se a combinação das forças resulta em aceleração da cabeça em uma direção de extensão, então o momento de extensão fornecido pelos músculos é maior do que o momento de flexão

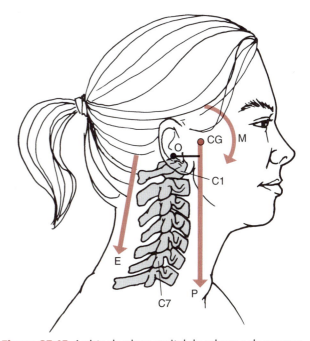

Figura 27.15 A vista do plano sagital da cabeça e do pescoço ilustra um momento de flexão (M) ao redor do ponto de rotação, ou eixo, (O) produzido pelo peso da cabeça (P). O peso da cabeça é aplicado no centro da gravidade da cabeça (CG). A musculatura extensora deve produzir um momento de extensão (E) para equilibrar a cabeça.

TABELA 27.2 Tipos de contração dos músculos cervicais: como a posição altera o grupo muscular e o tipo de contração usada durante movimentos específicos

Movimento	Posição	Músculo ativo
Flexão	Sentada	Extensores excêntricos bilateralmente
	Supina	Flexores concêntricos bilateralmente
Extensão	Sentada	Extensores concêntricos bilateralmente seguidos dos flexores excêntricos (uma vez que a extensão cervical atinge o ponto em que a gravidade produz um momento de extensão)
	Pronada	Extensores concêntricos bilateralmente
Flexão lateral	Sentada	Flexores e extensores contralaterais excêntricos
	Deitada de lado	Flexores e extensores ipsilaterais concêntricos
Rotação	Sentada	Esplênio ipsilateral da cabeça, longuíssimo da cabeça e levantador da escápula (se a escápula estiver fixa); esternocleidomastóideo contralateral e parte descendente do trapézio

gerado pela gravidade. A contração muscular é uma contração **concêntrica**, ou de encurtamento.

Ao analisar o movimento da cabeça como resultante de um desequilíbrio em momentos, o leitor pode visualizar as contribuições de diversos grupos musculares e tipos de contração. O momento produzido pelo peso da cabeça é uma função da posição do corpo. Como resultado, a atividade muscular varia de acordo com a posição do corpo. Algumas dessas diferenças estão destacadas na Tabela 27.2. As descrições dos músculos ativos, na maioria das vezes, são mantidas em um formato extensor/flexor. O leitor pode encontrar na Tabela 27.1 os músculos específicos em cada um desses grupos.

Efeitos da postura sobre os músculos cervicais

A maioria dos músculos do pescoço mantém pelo menos 80% da capacidade de geração de pico de força durante a ADM cervical completa.[29] No entanto, a análise da musculatura do pescoço é complexa, visto que as relações comprimento–tensão afetam a capacidade de geração de força de um determinado músculo. A relação comprimento–tensão, combinada com mudanças do braço de momento durante a ADM, altera o momento ou a capacidade de geração de torque de um músculo (Cap. 4). Com base em seus comprimentos musculares, braços de momento e padrões de ativação EMG, a musculatura posterior do pescoço parece ser mais eficiente quando a cabeça está em uma posição neutra.[14] O comprimento do músculo, que é uma função da posição da cabeça, é provavelmente o principal fator que influencia nessa relação, sugerindo que manter a cabeça em uma posição neutra é importante para a redução da carga sobre os músculos extensores cervicais. Os músculos cervicais com os maiores braços de momento incluem os músculos esternocleidomastóideos (flexão e flexão lateral), os semiespinais da cabeça e esplênios da cabeça (extensão) e os trapézios (rotação).[29] Espera-se que esses músculos sejam os mais eficientes na produção de seus respectivos momentos, mas a magnitude do momento produzido não é apenas uma função do braço de momento, mas também uma função da produção da força muscular e da área de secção transversa fisiológica do músculo. Uma correlação positiva entre a força muscular e a área de secção transversa fisiológica é encontrada para os músculos na região cervical exatamente como em músculos no esqueleto apendicular.[15]

Mudanças na postura alteram o momento produzido pelo peso da cabeça ao mudar o local do centro de gravidade da cabeça em relação ao ponto de rotação na coluna cervical. Essa relação influencia na forma com que as pessoas interagem com o ambiente. A postura assumida enquanto se trabalha em um computador, por exemplo, pode afetar os músculos usados para desenvolver a tarefa. Dados demonstram que o aumento da flexão cervical produz aumento da ativação EMG dos músculos trapézios bilateralmente em alguns indivíduos.[30] A inclinação para trás (reclinar o tronco) reduz a ativação dos músculos trapézios bilateralmente em alguns indivíduos. O posicionamento mais alto da tela do computador faz com que os indivíduos assumam uma postura mais ereta da coluna cervical e uma posição mais inclinada para trás. Esse exemplo demonstra que há uma variedade de mudanças na atividade muscular que podem ocorrer com modificações relativamente pequenas no ambiente de trabalho. As forças musculares necessárias para compensar as diferentes posições da cabeça podem ser modeladas biomecanicamente. A Figura 27.16 demonstra que

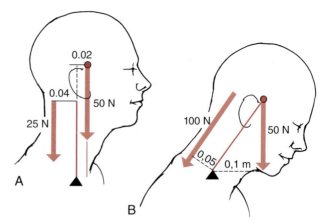

Figura 27.16 Modelo biomecânico dos pares de força necessários para equilibrar a cabeça em duas posições diferentes. **A.** A posição neutra da cabeça requer 25 N de força muscular para equilibrar o sistema. **B.** A posição inclinada para a frente requer 100 N de força muscular para equilibrar o sistema.

a posição da cabeça para a frente pode resultar em um aumento de quatro vezes nas exigências da musculatura extensora.

A interação da musculatura cervical ainda não foi completamente explorada, em parte por causa da natureza complexa dos instrumentos necessários para realizar as medições. Estudos em cadáveres e estudos EMG combinam-se para fornecer estimativas aproximadas ou a classificação de capacidades de produção de momentos musculares.[5,13,15,21,27] Modelos biomecânicos fornecem soluções ergonômicas sugeridas para problemas relacionados à postura.[7,14,18,29,33] Esta seção demonstra que uma compreensão do papel dos músculos cervicais em atividades funcionais requer atenção às atitudes posturais, já que o alinhamento da cabeça afeta os momentos externos sobre a coluna cervical. O capítulo a seguir fornece mais exemplos de cargas suportadas pela coluna cervical.

Resumo

Este capítulo examina as distintas ações de cada músculo da coluna cervical, bem como as ações combinadas dos grupos musculares. Como os músculos da coluna cervical geralmente são acoplados, os efeitos das contrações unilaterais e bilaterais também são discutidos. Os extensores da cabeça e do pescoço são organizados em quatro planos do profundo ao superficial. Além de estender a cabeça e o pescoço, muitos desses músculos contribuem para a flexão lateral e para a rotação ipsilateral ou contralateral da cabeça e do pescoço. De forma similar, os flexores oferecem flexão lateral e rotação. Evidências sugerem que muitos músculos se contraem juntos como sinergistas para mover a cabeça e o pescoço enquanto estabilizam a região. Os estudos disponíveis sobre os efeitos das deficiências musculares são revisados, e exemplos clínicos são oferecidos. Por fim, este capítulo demonstra que a gravidade e a postura possuem um papel importante na determinação da ativação muscular na coluna cervical.

Referências bibliográficas

1. Basmajian JV, DeLucca C: Muscles Alive: Their Functions Revealed by Electromyography. 5th ed. Baltimore: Williams & Wilkins, 1985.
2. Buxton DF, Peck D: Neuromuscular spindles relative to joint movement complexities. Clin Anat 1989; 2: 211–220.
3. Calliet R: Neck and Arm Pain. 3rd ed. Philadelphia: FA Davis, 1991.
4. Cromwell RL, Aadland-Monahan TK, Nelson AT, et al.: Sagittal plane analysis of the head, neck, and trunk kinematics and electromyographic activity during locomotion. J Orthop Sports Phys Ther 2001; 31: 255–262.
5. deSousa T, Furlani J, Vitti M: Etude electromyographique du m. sternocleidomastoideus. Electromyogr Clin Neurophysiol 1973; 13: 93–106.
6. Fahn S, Bressman SB, Brin MF: Dystonia. In: Rowland LP, ed. Merritt's Textbook of Neurology. Baltimore: Williams & Wilkins, 1995.
7. Harrison DE, Harrison DD, Janik TJ, et al.: Comparison of axial and flexural stresses in lordosis and three buckled configurations of the cervical spine. Clin Biomech 2001; 16: 276–278.
8. Jordan A, Mehlsen J, Bulow PM, et al.: Maximal isometric strength of the cervical musculature in 100 healthy volunteers. Spine 1999; 24: 1343–1348.
9. Jull GA: Headaches of cervical origin. Phys Ther Cerv Thorac Spine 2000: 261–285.
10. Kapandji IA: Physiology of the Joints: Trunk and the Vertebral Column. New York: Churchill Livingstone, 1974.
11. Kendall HO, Kendall FP, Boynton DA: Posture and Pain. Huntington: Robert E. Krieger, 1952.
12. Keshner EA, Campbell D, Katz RT, Peterson BW: Neck muscle activation patterns in humans during isometric head stabilization. Exp Brain Res 1989; 75: 335–344.
13. Macintosh JE, Valencia F, Bogduk N, Munro RR: The morphology of the lumbar multifidus muscles. Clin Biomech 1986; 1: 196–204.
14. Mayoux-Behamou MA, Revel M: Influence of head position on dorsal neck muscle efficiency. Electromyogr Clin Neurophysiol 1993; 33: 161–166.
15. Mayoux-Behamou MA, Wybier M, Revel M: Strength and cross-sectional area of the dorsal neck muscles. Ergonomics 1989; 32: 513–518.
16. McNab I: Acceleration injuries of the cervical spine. J Bone Joint Surg[Am] 1964; 46: 1797–1799.
17. Moore KL, Dalley AF: Clinically Oriented Anatomy. 4th ed. Baltimore: Lippincott Williams & Wilkins, 1999.
18. Nolan JP, Sherk HH: Biomechanical evaluation of the extensor musculature of the cervical spine. Spine 1988; 13: 9–11.
19. Oktenoglu T, Ozer AF, Ferrara LA, et al.: Effects of cervical spine posture on axial load bearing ability: a biomechanical study. J Neurosurg 2001; 94(1 suppl): 108–114.
20. Palastanga N, Field D, Soames R: Anatomy of Human Movement: Structure and Function. 3rd ed. Oxford: Butterworth-Heinemann, 1998.
21. Pauley JE: An electromyographic analysis of certain movements and exercises. Part I. Some deep muscles of the back. Anat Rec 1966; 155: 223–234.
22. Peterson BW, Keshner EA, Banovitz J: Comparison of neck muscle activation patterns during head stabilization and voluntary movements. Prog Brain Res 1989; 80: 363–371.
23. Porterfield JA, DeRosa C: Musculature of the Cervical Spine. In: Porterfield JA, DeRosa C, eds. Mechanical Neck Pain: Perspectives in Functional Anatomy. Philadelphia: WB Saunders, 1995; 47–81.
24. Queisser F, Bluthner R, Brauer D, Seidel H: The relationship between electromyogram amplitude and isometric extension torques of the neck muscles at different positions of the cervical spine. Eur J Appl Physiol Occup Physiol 1994; 68: 92–101.
25. Raffensperger JG: Congenital cysts and sinuses of the neck. In: Raffensperger JG, ed. Swenson's Pediatric Surgery. Norwalk, CT: Appleton & Lange, 1990.
26. Stern JT: Essentials of Gross Anatomy. 1st ed. Philadelphia: FA Davis, 1988.
27. Takebe K, Vitti M, Basmajian JV: The functions of semispinalis capitis and splenius capitis muscles: an electromyographic study. Anat Rec 1974; 179: 477–480.

28. Travell JG, Simmons DG: Myofascial Pain and Dysfunction. Baltimore: Williams & Wilkins, 1983.
29. Vasavada AN, Li S, Delp SL: Influence of muscle morphometry and moment arms on the moment-generating capacity of human neck muscles. Spine 1998; 23: 412–422.
30. Villanueva MB, Jonai H, Sotoyama M, et al.: Sitting posture and neck and shoulder muscle activities at different screen height settings of the visual display terminal. Ind Health 1997; 35: 330–336.
31. Vitti M, Fujiwara M, Iida M, Basmajian JV: The integrated roles of longus colli and sternocleidomastoid muscles: an electromyographic study. Anat Rec 1973; 177: 471–484.
32. White AA, Panjabi MM: Clinical Biomechanics of the Spine. 2nd ed. Baltimore: Lippincott Williams & Wilkins, 1990.
33. Williams P, Bannister L, Berry M, et al.: Gray's Anatomy: The Anatomical Basis of Medicine and Surgery, Br. ed. London: Churchill Livingstone, 1995.

CAPÍTULO

28

Análise das forças sobre a coluna cervical durante atividade

SUMÁRIO

Análise bidimensional das sobrecargas sobre a coluna cervical 513
Sobrecargas sobre a coluna cervical 515
    Sobrecarga estática da coluna cervical 516
    Sobrecarga dinâmica da coluna cervical 517
Resumo 520

A coluna cervical é um local comum para queixas de dor e rigidez, e disfunções dessa região geralmente também produzem sintomas no membro superior. Embora a causa dessas reclamações seja frequentemente incerta, estresses mecânicos sobre a coluna vertebral estão normalmente envolvidos.[23,24] De forma similar, uma apreciação da natureza das sobrecargas mecânicas aplicadas à coluna cervical em lesões em chicote é importante para compreender os mecanismos da lesão.[28,29,47] Sobrecargas de impacto sobre a coluna cervical também podem produzir resultados catastróficos incluindo tetraplegia.[6] Portanto, uma avaliação das sobrecargas suportadas pela coluna cervical pode ajudar os clínicos a otimizar o tratamento e desenvolver estratégias de prevenção mais eficientes.

O objetivo deste capítulo é examinar a habilidade da coluna cervical de suportar sobrecargas. Especificamente, os objetivos deste capítulo são:

- utilizar exemplos bidimensionais para avaliar as sobrecargas às quais a coluna cervical é submetida;
- examinar as sobrecargas estáticas máximas que a coluna cervical pode suportar antes da falha;
- discutir os mecanismos de lesão em sobrecarga dinâmica que ocorrem em lesões de impacto e em chicote.

Análise bidimensional das sobrecargas sobre a coluna cervical

A postura ereta normal é caracterizada por uma curva lordótica na coluna cervical de forma que a junção atlantoccipital (AO) situe-se anterior à junção cérvico-torácica (C7–T1) (Fig. 28.1). Como o centro de massa da cabeça situa-se anterior à articulação AO, a cabeça cria um momento de flexão nas junções AO e C7–T1.[48] Muitos leitores sabem disso intuitivamente, uma vez que já adormeceram involuntariamente enquanto estavam sentados na posição ereta, pois observaram que a cabeça cai para a frente quando os músculos extensores relaxam. O Quadro 28.1 descreve a análise bidimensional para determinar a força de reação articular sobre o occipício durante a postura ereta. O momento de extensão necessário para manter a cabeça ereta é produzido pelos músculos extensores, representados como uma força de extensão única, E. O diagrama livre do corpo revela que o braço de momento do peso da cabeça é de aproximadamente 19 N (1,95 kg), ou em torno da metade do peso da cabeça. A força de reação articular sobre o occipício, mantendo a cabeça em uma posição ereta, é de aproximadamente 46 N (4,67 kg), ou 1,2 vez o peso da cabeça.

A análise no Quadro 28.2 determina a força muscular extensora na articulação C7–T1 para manter a posição ereta

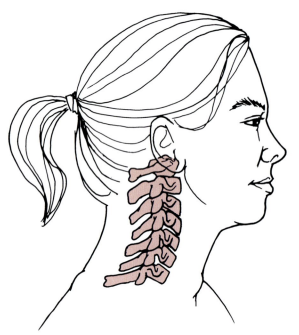

Figura 28.1 A coluna cervical normalmente é alinhada em uma curvatura na qual a coluna cervical média tende a estender-se e a coluna cervical inferior tende a flexionar-se.

da cabeça. A análise revela que a força muscular extensora necessária é de aproximadamente 75 N (7,71 kg) e a força de reação articular sobre a C7 é de 112 N (11,34 kg). As sobrecargas maiores nos músculos extensores e sobre a vértebra são coerentes com a posição da articulação C7–T1 em relação ao centro de massa da cabeça. Em contraste com a junção AO, o braço de momento do peso da cabeça em relação ao ponto de rotação na C7–T1 é duas vezes o braço de momento dos músculos extensores na C7–T1, colocando os de músculos em uma desvantagem mecânica. Dessa forma, os de músculos devem exercer mais força para manter a posição da cabeça e, por conseguinte, a força de reação articular aumenta. Os resultados apresentados nos Quadros 28.1 e 28.2 são, na melhor das hipóteses, aproximações das sobrecargas reais suportadas pelas estruturas da coluna cervical na posição ereta. As análises examinam sobrecargas em apenas duas dimensões e utilizam hipóteses simplificadas como atividade em somente um músculo e o local do eixo de rotação em um único ponto. Embora os resultados dos cálculos sejam apenas estimativas, eles fornecem uma perspectiva sobre as sobrecargas suportadas pela coluna cervical e os meios para examinar a consequência da postura alterada com essas sobrecargas.

QUADRO 28.1 Examinando as forças

Cálculo das forças de reação articulares e musculares na articulação atlantoccipital

As seguintes dimensões são baseadas em uma mulher de 534 N (54,43 kg):[38]

Peso da cabeça (7% do peso corporal)	37,4 N
Braço de momento do peso da cabeça	0,02 m
Braço de momento da força muscular extensora (E)	0,04 m

Cálculo para a força muscular extensora (E):

$\Sigma M = 0$

$(E \times 0,04 \text{ m}) - (37,4 \text{ N} \times 0,02 \text{ m}) = 0$

$E = 0,75 \text{ Nm}/0,04 \text{ m}$

E = 18,75 N, ou aproximadamente metade do peso da cabeça.

Calcule as forças de reação articulares (A) sobre o occipício.

Suponha que a força muscular extensora seja aplicada na direção y

ΣF_x: não há forças na direção x

ΣF_y: A − E − P = 0

onde E é a força muscular extensora e igual a 18,75 N, e P é o peso da cabeça, igual a 37,4 N

A = 37,4 N + 18,75 N

A = 46,15 N, ou aproximadamente 1,2 vezes o peso da cabeça

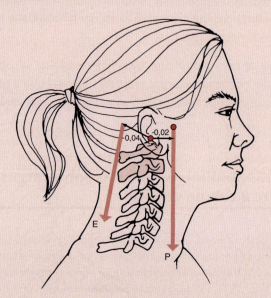

Diagrama livre do corpo da articulação atlantoccipital (AO). O peso da cabeça (P) produz um momento de flexão na articulação AO que deve ser equilibrado pelo momento de extensão da força dos músculos extensores (E).

QUADRO 28.2 Examinando as forças

Cálculo das forças de reação articulares e musculares na articulação C7–T1

As seguintes dimensões são baseadas em uma mulher de 534 N (54,43 kg):[38]

Peso da cabeça (7% do peso corporal)	37,4 N
Braço de momento do peso da cabeça	0,04 m
Braço de momento da força muscular extensora (E)	0,02 m

Cálculo para a força muscular extensora (E):

$\Sigma M = 0$

$(E \times 0{,}02\ m) - (37{,}4\ N \times 0{,}04\ m) = 0$

$E = 1{,}5\ Nm/0{,}02\ m$

E = 75 N

Calcule as forças de reação articulares (A) sobre o occipício.

Suponha que a força muscular extensora seja aplicada na direção y

ΣF_x: não há forças na direção x

ΣF_y: $A - E - P = 0$

onde **E** é a força muscular extensora e igual a 75 N, e P é o peso da cabeça, igual a 37,4 N

A = 112,4 N

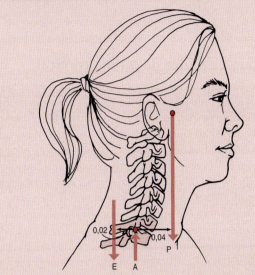

Diagrama livre do corpo da articulação cérvico-torácica (C7–T1). O peso da cabeça (P) produz um momento de flexão na articulação C7–T1 que deve ser equilibrado pelo momento de extensão da força dos músculos extensores (E).

Relevância clínica

Degeneração do disco cervical: A degeneração do disco cervical é comum; um estudo relata ter encontrado degeneração em mais de 80% dos discos cervicais examinados em indivíduos assintomáticos com mais de 60 anos de idade.[18] A degeneração discal é consideravelmente mais comum na região cervical inferior do que na região cervical superior. Embora diversos fatores contribuam para a diferença na incidência entre as regiões cervicais superior e inferior, um fator pode ser a magnitude das sobrecargas às quais cada região é submetida diariamente.[12,23,45] Muitas atividades requerem flexão da cabeça e do pescoço e podem levar ao aumento de sobrecargas sobre a coluna cervical. Remodelar o local de trabalho para reduzir a quantidade de flexão da cabeça e do pescoço pode ajudar a prevenir a degeneração discal na coluna cervical. As sobrecargas sobre a região cervical inferior também podem aumentar em alinhamentos anormais da cabeça como na posição da cabeça para a frente, na qual a cabeça é posicionada ainda mais anterior à junção C7–T1, aumentando seu momento de flexão sobre a coluna cervical superior (Fig. 28.2). Intervenções para reduzir a posição da cabeça para a frente podem ser importantes na prevenção da degeneração discal, bem como no tratamento dos sintomas associados à degeneração do disco cervical.[7,19]

Sobrecargas sobre a coluna cervical

Estudos das sobrecargas sobre a coluna cervical examinam as forças estáticas atribuíveis às sobrecargas externas

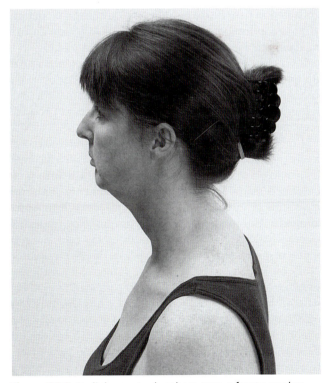

Figura 28.2 O alinhamento da cabeça para a frente produz um aumento no momento de flexão na junção C7–T1 porque o braço de momento do peso da cabeça aumenta quando a cabeça se move anteriormente.

ou à contração muscular, bem como às sobrecargas aplicadas dinamicamente durante lesões em chicote e lesões de impacto. Ambos os tipos de sobrecarga fornecem informação clínica relevante. As mudanças degenerativas na coluna vertebral podem ser afetadas pelas sobrecargas estáticas ou dinâmicas, enquanto danos catastróficos à coluna cervical e à medula espinal normalmente resultam de sobrecargas aplicadas dinamicamente.[10,12,48]

Sobrecarga estática da coluna cervical

Embora as análises descritas nos Quadros 28.1 e 28.2 forneçam estimativas básicas das sobrecargas suportadas pela coluna cervical na posição ereta, os exemplos representam simplificações da situação real. Como na maioria das regiões mais anatômicas, a coluna cervical é sustentada por vários ligamentos e por contrações simultâneas de muitos músculos. Instrumentos analíticos consideravelmente mais sofisticados são encontrados na literatura, fornecendo modelos biomecânicos da coluna cervical mais realistas.

A coluna cervical é bem móvel, permitindo que um indivíduo posicione a cabeça de forma precisa facilmente, além de otimizar a função dos sentidos especiais da visão, audição e olfato. Mover a cabeça levemente partindo da posição neutra requer força muscular mínima. A **zona neutra** da coluna cervical descreve o arco do movimento que está disponível ao redor da posição neutra sem resistência passiva ao movimento (Fig. 28.3). A zona neutra é a região na qual a rigidez do complexo da coluna cervical produzida pelos ossos, discos e tecido é mínima.[20,32,46] A zona neutra para flexão e extensão é de aproximadamente 10°, para a flexão lateral é de menos de 10°, e de aproximadamente 35° para rotação.[1,46] A região médio-cervical (C2–C5) é mais rígida e, dessa forma, menos móvel do que as regiões cervicais superior e inferior,[8,37] e a coluna cervical é menos rígida do que as colunas torácica e lombar e utiliza menos força muscular para produzir movimento.[9,22,33]

Embora pouca força muscular seja necessária para mover a cabeça em pequenos arcos de movimento na posição ereta, enquanto ela se move além da posição neutra, a força muscular necessária para mover a cabeça aumenta conforme a resistência ao movimento das articulações e ligamentos aumenta. Um modelo que inclui os músculos trapézios, esternocleidomastóideos e os retos da cabeça calcula forças muito pequenas nos músculos trapézios direito e esquerdo (13 N ou 1,36 kg) e nos músculos esternocleidomastóideos direito e esquerdo (34 N ou 3,63 kg) para manter a cabeça na posição ereta.[38] Como os exemplos nos Quadros 28.1 e 28.2, o modelo demonstra uma força de reação articular maior na articulação C7–T1 (130 N ou 13,15 kg) do que na articulação AO (70 N ou 7,26 kg). A flexão para a frente a partir da posição ereta aumenta as forças articulares e musculares em ambos os locais. A 30° de flexão cervical o modelo calcula forças de reação articulares de aproximadamente 75 N (7,71 kg) e 250 N (25,4 kg) nas articulações AO e C7–T1, respectivamente.

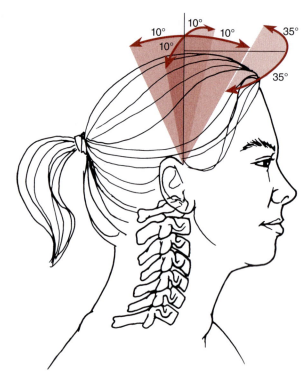

Figura 28.3 A zona neutra é a região na qual a cabeça e o pescoço podem mover-se com pouca resistência passiva dos ligamentos, articulações e músculos.

Modelos biomecânicos que simulam rotações cervicais também relatam que a rotação axial não resistida na zona neutra gera sobrecarga mínima das vértebras e requer pouca força muscular. Entretanto, a rotação axial a aproximadamente 35° produz forças compressivas sobre a coluna cervical de aproximadamente 100 N (10,21 kg) enquanto desenvolve momentos musculares de cerca de 2 Nm.[1,38] As forças musculares se elevam conforme a resistência passiva à rotação aumenta. As sobrecargas compressivas relativamente grandes resultam de forças musculares aumentadas e das cocontrações dos músculos em todos os lados do pescoço necessárias para manter uma posição ereta da cabeça durante o movimento. Sobrecargas sobre a coluna cervical durante contrações mais fortes também são relatadas.[23] Sobrecargas sobre a junção C4–C5 durante contração isométrica máxima são relatadas em um modelo que usa 14 pares de músculos. Esse modelo produz sobrecargas compressivas médias de 1.160 N (118,39 kg) durante a extensão isométrica e mais de 750 N (76,66 kg) em flexão lateral e rotação.

Pressões internas no disco intervertebral cervical também são indicadores úteis de sobrecargas sobre a coluna cervical. Pressões intradiscais médias na C3–C4 e na C5–C6 medidas em sete colunas vertebrais de cadáveres humanos variam de 0,16 MPa (megapascais) em rotação axial a 0,32 MPa em flexão/extensão.[35] Essas medidas são baseadas em momentos de flexão de não mais do que 0,5 Nm com uma sobrecarga compressiva de 10 N (1,02 kg, menos do que o peso da cabeça). Pressões intradiscais similares são relatadas baseadas em um modelo matemático da coluna cervical.[8] Cocontrações simuladas de três pares de músculos produzem aumentos variados na pressão intradiscal, variando de aproximadamente 10 a 400% de aumento na pressão.[35] Os maiores aumentos observados na pressão são coerentes com as sobrecargas compressivas aumentadas relatadas durante cocontrações simuladas. As pressões intradiscais na coluna cervical podem ser comparadas a pressões de 4,0–6,0 MPa encontradas na articulação do quadril durante a sustentação do peso corporal[14] e de 2,3–3,6 MPa no cotovelo durante a extensão vigorosa do cotovelo[21] e revelam sobrecargas substanciais da coluna cervical, embora ela suporte apenas o peso da cabeça.

Força da coluna cervical para resistir a sobrecargas estáticas

Força de falha de um tecido é a sobrecarga máxima que o tecido pode suportar e ainda realizar sua função (Cap. 2). Ossos falham ao sofrer uma fratura, ligamentos e músculos falham ao sofrer um rompimento. Embora as sobrecargas na coluna cervical descritas até então estejam bem abaixo das forças de falha da coluna cervical, elas podem ser importantes nas mudanças degenerativas nos discos cervicais e nas mudanças artríticas nas facetas articulares como resultado de sobrecarga repetitiva ou prolongada. Na posição ereta, a maior parte da sobrecarga origina-se do disco intervertebral, e a flexão da coluna cervical aumenta a sobrecarga sobre os discos.[8,15] A extensão da coluna cervical reduz a sobrecarga sobre os discos intervertebrais enquanto aumenta as sobrecargas sobre as facetas articulares.[8]

Durante pequenos movimentos da cabeça partindo da posição neutra apenas sobrecargas leves são geradas na coluna cervical. Movimentos maiores da cabeça produzem sobrecargas maiores sobre as vértebras e os discos. Para analisar as sobrecargas suportadas regularmente pela coluna cervical, é útil comparar esses valores com as sobrecargas descritas nas quais a coluna cervical falha. A maioria dos dados que descrevem a força de falha da coluna cervical é baseada em testes mecânicos de amostras de cadáveres e, portanto, não representam adequadamente a resposta fisiológica de uma coluna cervical intacta. Entretanto, esses dados são úteis na compreensão de como as sobrecargas suportadas pela coluna cervical durante atividades diárias comparam-se com os pontos de falha teóricos no coluna vertebral.

A força de falha da coluna cervical na sobrecarga estática normalmente reflete na habilidade da coluna cervical de suportar o curvamento tanto em flexão quanto em extensão, com e sem a adição de uma sobrecarga compressiva.[22,34,37,47] A falha da coluna cervical ocorre por causa da fratura vertebral, do rompimento do disco ou do rompimento dos ligamentos ou músculos de forma que a coluna cervical não seja mais capaz de sustentar ou mover a cabeça. Os estudos disponíveis são difíceis de comparar porque os tipos de sobrecarga e as regiões específicas da coluna cervical testadas variam. A falha da coluna cervical é relatada quando ela é submetida a momentos de flexão de aproximadamente 7 Nm na região médio-cervical, mas um momento de flexão de 12 Nm com uma sobrecarga de compressão adicional de 2.000 N (204,12 kg) é relatado antes que a falha ocorra na região cervical inferior.[37] Nightingale et al. descrevem um momento médio de falha de 24 Nm na região cervical superior (occipício à C2) durante a flexão e 43 Nm para a extensão.[26] Outro estudo também relata falha de todo o complexo cabeça-pescoço com aproximadamente 2.000 N quando há sobrecarga sobre a coluna cervical flexionada.[34] Testar a coluna cervical quando ela é mantida em rotação axial e flexão combinadas revela aumentos na rigidez da coluna vertebral, e o momento de falha é maior do que quando a coluna cervical está flexionada por si só. Entretanto, o dano ao tecido é maior na falha quando a coluna vertebral falha em flexão e rotação combinadas.[13,37,47] Momentos de falha relatados para a coluna cervical são mais baixos do que aqueles relatados para a coluna lombar.[22] Esses dados demonstram que as sobrecargas suportadas pela coluna cervical durante o movimento ativo são bem abaixo dos limites de sobrecarga estática da coluna cervical. Para colocar esses momentos em perspectiva, é útil lembrar que o cotovelo suporta momentos de aproximadamente 12 Nm durante a propulsão de uma cadeira de rodas.[36]

Sobrecarga dinâmica da coluna cervical

Normalmente, as falhas da coluna cervical em indivíduos saudáveis resultam de sobrecarga dinâmica de alta velocidade. A taxa da sobrecarga afeta as propriedades mecânicas dos ossos e tecidos conjuntivos (Caps. 3 e 6). Como os estudos que examinam sobrecargas estáticas sobre a coluna cervical, os estudos que examinam a resposta da coluna cervical às sobrecargas dinâmicas variam nos níveis e tipos de sobrecargas estudadas e na parte da coluna vertebral analisada, bem como sua posição.[16,25,28,34,44,47] Apesar dessas diferenças, dados sugerem que a rigidez da coluna cervical e a sobrecarga que ela pode suportar antes da falha aumentam com a elevação dos índices de sobrecarga.[34,44] O aumento da rigidez e da sobrecarga para a falha com o aumento dos índices de sobrecarga demonstra o **comportamento viscoelástico** da coluna cervical. Estudos de sobrecarga de impacto são úteis na compreensão dos incidentes que levam mais frequentemente a lesões da medula espinal. Lesões por aceleração, ou em chicote, à coluna cervical também ocorrem frequentemente como resultado de acidentes automobilísticos. Embora as lesões em chicote raramente causem os resultados catastróficos que ocorrem em lesões de impacto, elas são extremamente comuns e podem ter um custo alto, tanto física quanto financeiramente.[28,47]

Sobrecarga de impacto da coluna vertebral

As lesões mais sérias à coluna cervical resultam de colisões de alta velocidade entre a cabeça e objetos relativamente fixos, como quando um jogador de futebol utiliza sua cabeça para barrar outro jogador ou quando a cabeça de um nadador atinge uma rocha ou o fundo de uma piscina.[2,5]

Diversos fatores contribuem para a gravidade dessas lesões que resultam de uma sobrecarga de impacto da cabeça e do pescoço. A força do impacto é muito grande porque a cabeça sofre uma parada bruta após cursar um trajeto em alta velocidade. Relembrando a relação entre força e aceleração ($\Sigma F = ma$) discutida no Capítulo 1, fica claro que a desaceleração de uma alta velocidade a uma velocidade zero requer grandes forças de desaceleração. Burstein dá o exemplo de um jogador de futebol movendo-se em uma velocidade de 5 m por segundo cuja desaceleração média no momento do impacto com outro jogador é de aproximadamente 415 m/seg^2, comparada com a aceleração da gravidade, 9,8 m/seg^2.[5] A força média do impacto para o jogador de futebol é de aproximadamente 2.000 N (204,12 kg).

> ### Relevância clínica
>
> **Futebol americano:** Jogadores profissionais de futebol americano podem estar expostos a forças de compressão sobre a coluna cervical de mais de 5.000 N (aproximadamente 510 kg) quando envolvidos em impactos de capacetes no qual o jogador baixa sua cabeça e atinge o outro jogador com o topo do seu capacete.[43] Uma falta como esta é conhecida como *"spearing"*. Embora a resistência excepcional dos músculos cervicais demonstre ajudar a proteger a maioria dos jogadores profissionais de sérios danos cervicais, é improvável que jogadores com menos resistência suportem tais impactos com segurança. Esses dados enfatizam a necessidade de os pais, treinadores e funcionários reforçarem as regras contra o *"spearing"* (deter um jogador atingindo-o com a cabeça baixa) que atualmente existem no futebol.

Uma força de impacto sobre a cabeça pode produzir sobrecarga axial e sobrecargas compressivas sobre a coluna cervical ou um momento de flexão ou extensão sobre a cabeça e o pescoço, dependendo do local da força em relação às articulações da coluna cervical (Fig. 28.4). Estudos da força de impacto sobre a cabeça quando ela colide com uma estrutura mais rígida ao cursar um trajeto em velocidades similares, ou ainda menores, às do jogador de futebol revelam impactos que variam de 2.000 a 11.000 N (204,12–1.121,28 kg) e momentos de flexão no pescoço de 40 a 50 Nm.[25] Sobrecargas e momentos dessas magnitudes causam vários danos sérios aos ossos, ligamentos e discos da coluna cervical e, por fim, à medula espinal alojada nela.[25]

Outro fator importante na morbidez dos acidentes de impacto é o movimento continuado do corpo depois que a cabeça colidiu com o objeto. No momento do impacto, o corpo está movendo-se aproximadamente na mesma velocidade que a cabeça. Entretanto, depois que a cabeça para, o resto do corpo continua a mover-se em direção à cabeça, então toda a massa do corpo exerce uma força sobre a coluna cervical, causando deformação adicional da coluna cervical[5,25] (Fig. 28.5). Estudos demonstram que se a cabeça é capaz de desviar do caminho do tronco, a coluna cervical pode resistir ao impacto e evitar danos significativos.[25] Estudos da mecânica dessas colisões e as lesões resultantes têm levado à criação de padrões nacionais para projetos de piscinas de natação e mudanças nos equipamentos esportivos, incluindo capacetes para futebol americano. Clínicos que entendem os mecanismos que levam à falha da coluna cervical são mais capazes de participar da educação pública e do desenvolvimento de equipamentos para prevenir tais acidentes.[6]

Lesões por aceleração à coluna cervical

Embora as lesões de impacto da coluna cervical sejam a principal causa das lesões catastróficas da coluna cervical, o trauma mais comum à coluna cervical são as lesões em chicote. Embora essas lesões sejam raramente catastróficas, elas causam grandes sofrimentos, perda de salários, e despesas médicas.[28,47] Como nas lesões de impacto, os principais colaboradores das lesões da coluna cervical em incidentes em chicote são as acelerações aplicadas à cabeça

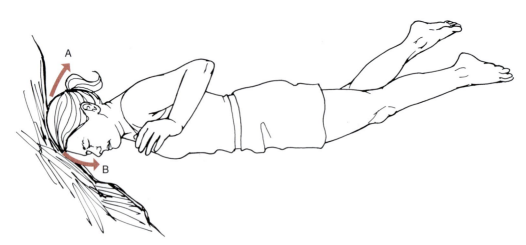

Figura 28.4 Sobrecargas de impacto sobre a cabeça podem produzir momentos de extensão (**A**) ou momentos de flexão (**B**) na coluna cervical.

Capítulo 28   Análise das forças sobre a coluna cervical durante atividade   **519**

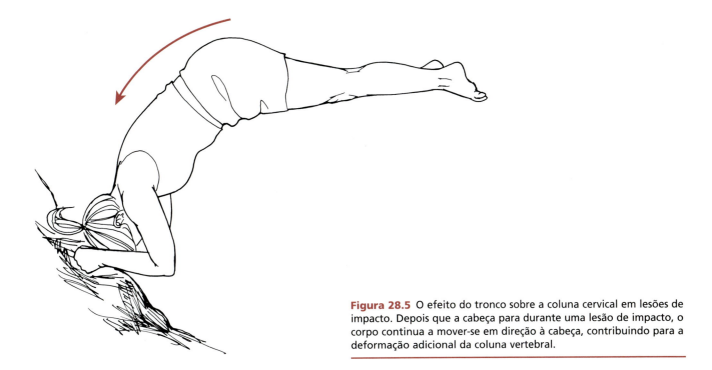

Figura 28.5 O efeito do tronco sobre a coluna cervical em lesões de impacto. Depois que a cabeça para durante uma lesão de impacto, o corpo continua a mover-se em direção à cabeça, contribuindo para a deformação adicional da coluna vertebral.

e ao pescoço quando a velocidade do corpo é diminuída repentinamente, bem como o movimento continuado do corpo em direção à cabeça e ao pescoço. Em um acidente automobilístico no qual o carro parado é atingido por trás, o carro e seus conteúdos são acelerados para a frente. Se o motorista está utilizando um cinto de segurança de três pontas, ele acelera para a frente com o carro.[3] Entretanto, a coluna cervical flexível permite que a cabeça fique para trás do tronco, produzindo hiperextensão cervical, estirando as estruturas anteriores do pescoço e causando sobrecarga de compressão das estruturas posteriores[3,33] (Fig. 28.6). Quase simultaneamente, o tronco do ocupante ergue-se em direção à cabeça, aplicando uma sobrecarga compressiva na região cervical inferior.[3] Ao contrário, o carro que atinge um objeto imóvel de frente sofre uma parada abrupta, mas a cabeça e o pescoço relativamente móveis aceleram para a frente. Impactos de alta velocidade podem causar um movimento de solavanco da cabeça e do pescoço antes que a cabeça repouse, causando diversas lesões à coluna cervical.[25]

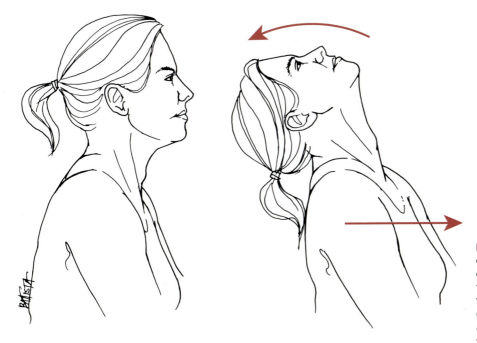

Figura 28.6 Quando um carro é colidido na traseira, o veículo e o motorista aceleram para a frente, mas a cabeça fica para trás em hiperextensão, causando estiramento nas estruturas anteriores da coluna cervical.

Estudos de impactos traseiros em velocidades relativamente baixas, 8 km/h (aproximadamente 5 mph), sugerem que o complexo da cabeça e do pescoço são submetidos a acelerações tão altas quanto 13 vezes a aceleração por causa da gravidade e dos momentos de extensão de aproximadamente 30 Nm.[16,29] Estudos dos efeitos dos impactos frontais e traseiros sobre as estruturas da coluna cervical apresentam conclusões divergentes.[17,27] Entretanto, o peso da evidência sugere que até mesmo impactos em baixas velocidades podem causar o aumento de deformações em ligamentos e músculos, o aumento de pressões nos discos intervertebrais e o aumento das sobrecargas sobre as facetas articulares.[3,11,16] Experiências com amostras de cadáveres forneceram evidências de estiramento (mudança percentual em comprimento) além da tolerância fisiológica nos discos intervertebrais e estreitamento excessivo do forame intervertebral após o impacto.[30,31] Indivíduos que suportaram lesões em chicote com suas cabeças giradas também demonstram evidências dos ligamentos alares, apicais e transversos rompidos.[13] Essas mudanças anatômicas são coerentes com as queixas frequentes de dores de cabeça, dor no pescoço e dor radicular (dor que atinge o braço) que muitos indivíduos relatam após acidentes automobilísticos.[4,31] O uso do cinto de três pontas e descansos de cabeça posicionados apropriadamente em automóveis diminui as colisões entre a cabeça e objetos rígidos dentro do carro e limita a excursão da cabeça e do pescoço sobre o corpo mais fixo, reduzindo, dessa forma, as lesões aos tecidos moles suportadas nas lesões em chicote.[16]

Relevância clínica

Acidentes automobilísticos: Clínicos frequentemente tratam dor e deficiências resultantes de acidentes automobilísticos. A mais comum delas é a lesão em chicote. Como nem todos os indivíduos envolvidos em colisões frontais ou traseiras relatam dor no pescoço, há uma tendência entre alguns profissionais da área da saúde de ignorar as queixas. Entretanto, os dados biomecânicos sugerem que se as condições são adequadas, uma pequena batida pode causar uma séria lesão. A posição anormal da cabeça aumenta o risco de lesão no pescoço nesses acidentes automobilísticos.[39] As mulheres demonstram mais movimento cervical e maiores acelerações da cabeça após impactos de baixa velocidade, o que pode ajudar a explicar a razão pela qual as mulheres têm uma incidência maior de lesões em chicote.[40,41]

Outra causa comum de lesões por aceleração à região cervical é o acionamento do *air bag* frontal. A lesão ocorre quando o *air bag* infla com uma força explosiva contra a face e a cabeça do passageiro, forçando o pescoço em hiperextensão. Crianças e adultos pequenos estão mais suscetíveis por causa da posição do *air bag* em relação à cabeça do passageiro. Ao contrário das lesões em chicote, essas lesões normalmente envolvem a região cervical superior, apesar do fato de que a região cervical superior demonstra ser mais forte em extensão do que as regiões inferior e média da coluna cervical.[26] Esses dados ajudam a reforçar a necessidade de manter crianças sentadas no banco traseiro do carro até que eles atinjam a altura adequada.

Resumo

Este capítulo fornece uma análise bidimensional simples das forças sobre a coluna cervical superior e inferior que são geradas ao manter a cabeça ereta. As análises demonstram as diferenças na vantagem mecânica dos músculos extensores cervicais entre as regiões superior e inferior. Essas diferenças levam a diferenças nas forças de reação articulares suportadas pelas duas regiões. Em posições eretas, cálculos determinam sobrecargas de aproximadamente 1,2 vezes o peso da cabeça nas articulações AO e sobrecargas de aproximadamente 3 vezes o peso da cabeça na junção C7–T1. As sobrecargas sobre a coluna cervical aumentam conforme a cabeça e o pescoço movem-se além da zona neutra, e sobrecargas de mais de 22,68 kg sobre a articulação C7–T1 são relatadas durante a flexão para a frente. Entretanto, as sobrecargas normais na região cervical para mover a cabeça e o pescoço estão muito abaixo daquelas que causam falha.

Este capítulo também discute a mecânica da lesão à região cervical causada por sobrecarga dinâmica. As lesões na coluna cervical normalmente envolvem grandes acelerações que produzem grandes forças e momentos sobre a coluna cervical, resultando em traumas significativos nos tecidos moles e nos tecidos ósseos. Uma compreensão da mecânica dessas lesões permite que um clínico contribua para o desenvolvimento de estratégias de prevenção que possam levar a tratamentos mais eficazes.

Referências bibliográficas

1. Bernhardt P, Wilke HJ, Jungkunz B, et al.: Multiple muscle force simulation in axial rotation of the cervical spine. Clin Biomech 1999; 14: 32–40.
2. Blanksby BA, Wearne FK, Elliott BC, Blivitch JD: Aetiology and occurrence of diving injuries. A review of diving safety. Sports Med. 1997; 23: 228–246.
3. Bogduk N, Yoganandan N: Biomechanics of the cervical spine part 3: minor injuries. Clin Biomech 2001; 16: 267–275.
4. Brault J, Wheeler JB, Siegmund GP, Brault EJ: Clinical response of human subjects to rear-end automobile collisions. Arch Phys Med Rehabil 1998; 79: 72–80.
5. Burstein AH, Wright TM: Fundamentals of Orthopaedic Biomechanics. Baltimore: Williams & Wilkins, 1994.
6. Carter DR, Frankel VH: Biomechanics of hyperextension injuries to the cervical spine in football. Am J Sports Med 1980; 8: 302–307.
7. Enwemeka C, Bonet IM, Ingle JA, et al.: Postural corrections in persons with neck pain II. Integrated electromyography of the upper trapezius in three simulated neck positions. J Orthop Sports Phy Ther 1986; 8: 240–242.
8. Goel VK, Clark CR, Gallaes K, King Lui Y: Moment-rotation relationships of the ligamentous occipito-atlanto-axial complex. J Biomech 1988; 21: 673–680.
9. Goel VK: Prediction of load sharing among spinal components of a C5-C6 motion segment using the finite element approach. Spine 1998; 23: 684–691.
10. Hendriksen IJ, Holewijn M: Degenerative changes of the spine of fighter pilots of the Royal Netherlands Air Force (RNLAF). Aviat Space Environ Med 1999; 70: 1057–1063.

11. Howard RP, Bowles AP, Guzman HM, Krenrich SW: Head, neck, and mandible dynamics generated by 'whiplash.' Accid Anal Prev 1998; 30: 525–534.
12. Joosab M, Torode M, Rao PV: Preliminary findings on the effect of load-carrying to the structural integrity of the cervical spine. Surg Radiol Anat 1994; 16: 393–398.
13. Kaale BR, Krakenes J, Albrektsen G, Wester K: Head position and impact direction in whiplash injuries: associations with MRI-verified lesions of ligaments and membranes in the upper cervical spine. J Neurotrauma 2005; 22: 1294–1302.
14. Krebs DE, Robbins CE, Lavine L, Mann RW: Hip biomechanics during gait. J Orthop Sports Phys Ther 1998; 28: 51–59.
15. Kumaresan S, Yoganandan N, Pintar FA, Maiman DJ: Finite element modeling of the cervical spine: role of intervertebral disc under axial and eccentric loads. Med Eng Phys 1999; 21: 689–700.
16. Luo ZP, Goldsmith W: Reaction of a human head/neck/torso system to shock. J Biomech 1991; 24: 499–510.
17. Maak TG, Tominaga Y, Panjabi MM, Ivancic PC: Alar, transverse, and apical ligament strain due to head-turned rear impact. Spine 2006; 31: 632–638.
18. Matsumoo M, Fujimura Y, Suzuki N, et al: MRI of cervical intervertebral discs in asymptomatic subjects. J Bone Joint Surg [Br] 1998; 80: 19–24.
19. Mayoux-Benhamou MA, Revel M: Influence of head position on dorsal muscle efficiency. Electromyogr Clin Neurophysiol 1993; 33: 161–166.
20. McClure P, Siegler S, Nobilini R: Three-dimensional flexibility characteristics of the human cervical spine in vivo. Spine 1998; 23: 216–223.
21. Merz B, Eckstein F, Hillebrand S, Putz R: Mechanical implications of humero-ulnar incongruity: finite element analysis and experiment. J Biomech 1997; 30: 713–721.
22. Moroney SP, Schultz AB, Miller AA, Andersson GR: Load-displacement properties of lower cervical spine motion segments. J Biomech 1988; 21: 769–779.
23. Moroney S, Schultz AB, Miller JA: Analysis and measurement of neck loads. J Orthop Res 1988; 6: 713–720.
24. Mundt DJ, Kelsey JL, Golden AL, et al.: An epidemiologic study of sports and weight lifting as possible risk factors for herniated lumbar and cervical discs. Am J Sports Med 1993; 21: 854–860.
25. Nightingale RW, McElhaney JH, Richardson WJ, Myers BS: Dynamic responses of the head and cervical spine to axial impact loading. J Biomech 1996; 29: 307–318.
26. Nightingale RW, Winkelstein BA, Knaub KE, et al.: Comparative strengths and structural properties of the upper and lower cervical spine in flexion and extension. J Biomech 2002; 35: 725–732.
27. Nuckley DJ, Van Nausdle JA, Raynak GC, et al: Examining the relationship between whiplash kinematics and a direct neurologic injury mechanism. Int J Vehicle Design 2003; 32: 68–83.
28. Panjabi MM, Cholewicki J, Nibu K, et al.: Simulation of whiplash trauma using whole cervical spine specimens. Spine 1998; 23: 17–24.
29. Panjabi MM, Cholewicki J, Nibu K, et al.: Capsular ligament stretches during in vitro whiplash simulations. J Spinal Disord 1998; 11: 227–232.
30. Panjabi MM, Ito S, Pearson AM, Ivancic PC: Injury mechanisms of the cervical intervertebral disc during simulated whiplash. Spine 2004; 29: 1217–1225.
31. Panjabi MM, Maak TG, Ivancic PC, Ito S: Dynamic intervertebral foramen narrowing during simulated rear impact. Spine 2006; 31: E128–E134.
32. Panjabi MM, Summers DJ, Pelker RR, et al.: Three-dimensional load-displacement curves due to forces on the cervical spine. J Orthop Res 1986; 4: 152–161.
33. Panjabi MM, White AA: Physical properties and functional biomechanics of the spine. In: White AA, Panjabi MM, eds. Clinical Biomechanics of the Spine. Philadelphia: JB Lippincott, 2001; 3–81.
34. Pintar FA, Yoganandan N, Voo L: Effect of age and loading rate on human cervical spine injury threshold. Spine 1998; 23: 1957–1962.
35. Pospiech J, Stolke D, Wilke HJ, Claes LE: Intradiscal pressure recordings in the cervical spine. Neurosurgery 1999; 44: 379–384 [discussion 384–385].
36. Robertson RN, Boninger ML, Cooper RA, Shimada SD: Pushrim forces and joint kinetics during wheelchair propulsion. Arch Phys Med Rehabil 1996; 77: 856–864.
37. Shea M, Edwards WT, White AA, Hayes WC: Variations of stiffness and strength along the human cervical spine. J Biomech 1991; 24: 95–107.
38. Snijders CJ, Hoek Van Dijke GA, Roosch ER: A biomechanical model for the analysis of the cervical spine in static postures. J Biomech 1991; 24: 783–792.
39. Stemper BD, Yoganandan N, Pintar FA: Effects of abnormal posture on capsular ligament elongations in a computational model subjected to whiplash loading. J Biomech 2005; 38: 1313–1323.
40. Stemper BD, Yoganandan N, Pintar FA: Gender- and region-dependent local facet joint kinematics in rear impact: implications in whiplash injury. Spine 2004; 29: 1764–1771.
41. Tierney RT, Sitler MR, Swanik CB, et al.: Gender differences in head-neck segment dynamic stabilization during head acceleration. Med Sci Sports Exerc 2005; 37: 272–279.
42. Vasavada AN, Li S, Delp SL: Influence of muscle morphometry and moment arms on the moment-generating capacity of human neck muscles. Spine 1998; 23: 412–422.
43. Viano DC, Pellman EJ: Concussion in professional football: biomechanics of the striking player—Part 8. Neurosurgery 2005; 56:266–280.
44. Voo LM, Pintar FA, Yoganandan N: Static and dynamic bending responses of the human cervical spine. J Biomech Eng 1998; 120: 693–696.
45. Wainner RS, Gill H: Diagnosis and nonoperative management of cervical radiculopathy. J Orthop Sports Phys Ther 2000; 30: 728–744.
46. White AA III, Panjabi MM: Kinematics of the Spine. In: Cooke DB, ed. Clinical Biomechanics of the Spine. Philadelphia: JB Lippincott, 1990; 85–126.
47. Winkelstein BA, Nightingale RW, Richardson WJ, Myers BS: The cervical facet capsule and its role in whiplash: a biomechanical investigation. Spine 2000; 25: 1238–1246.
48. Yoganandan N, Kumaresan S, Pintar FA: Biomechanics of the cervical spine part 2: cervical spine soft tissue responses and biomechanical modeling. Clin Biomech 2001; 16: 1–27.

CAPÍTULO
29
Estrutura e função dos ossos e das articulações da coluna torácica

SUMÁRIO

Estrutura das vértebras torácicas **523**
    Corpos das vértebras torácicas 523
    Arco vertebral de uma vértebra torácica 524
Ossos da caixa torácica **526**
    Costelas 526
    Esterno 526
Articulações da região torácica **527**
    Articulações entre vértebras adjacentes 527
    Articulações que unem as costelas às vértebras e ao esterno 528
Movimentos da coluna torácica e do tórax **531**
    Movimento da coluna torácica 531
    Movimento da caixa torácica 533
Mecânica da respiração **537**
Resumo **537**

As vértebras torácicas demonstram inserções articulares típicas de grande parte da coluna vertebral, incluindo as articulações entre os corpos vertebrais e as facetas articulares (articulações dos processos articulares). A coluna torácica difere dos segmentos vertebrais cervical e lombar por causa da sua participação na caixa torácica que envolve a víscera torácica (Fig. 29.1). Junto com as articulações intervertebrais, as vértebras torácicas fornecem inserções para as costelas, e essas articulações adicionais influenciam a estrutura das vértebras torácicas individuais e a mobilidade e a estabilidade da coluna torácica. As articulações entre as vértebras torácicas e o restante do tórax também afetam a mecânica da respiração.

Os três capítulos sobre a coluna torácica revisam sua estrutura e a forma como ela afeta a mecânica e a patomecânica da região. O primeiro capítulo apresenta a composição esquelética do tórax e a mobilidade permitida pelas articulações. O segundo capítulo discute a função dos músculos da coluna torácica, e o terceiro capítulo discute as forças suportadas pela coluna torácica e o modo como essas forças contribuem para disfunções comuns.

O capítulo atual discute a estrutura das vértebras torácicas e das costelas e como a arquitetura delas influencia a mobilidade, a estabilidade e a função da caixa torácica. Os objetivos deste capítulo são:

- descrever as importantes características estruturais das vértebras torácicas e as características funcionalmente relevantes das costelas;
- discutir as articulações do tórax e suas estruturas de suporte;
- comparar a mobilidade e a estabilidade das colunas torácica, cervical e lombar;
- discutir a mobilidade das articulações costais;
- revisar a mecânica básica de ventilação.

Capítulo 29 Estrutura e função dos ossos e das articulações da coluna torácica 523

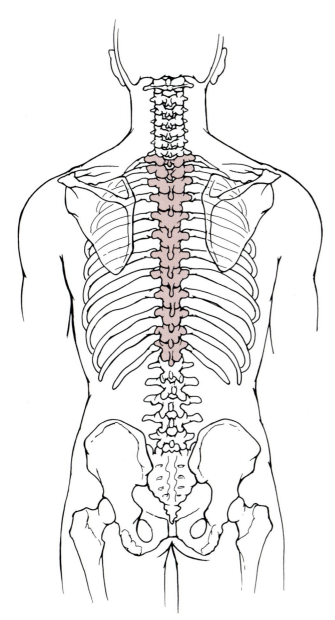

Figura 29.1 A coluna torácica é a transição entre as regiões cervical e lombar, e uma parte integral da caixa torácica.

Estrutura das vértebras torácicas

A região torácica, o segmento mais longo da coluna vertebral, consiste em 12 vértebras separadas e atua como uma transição entre as colunas cervical e lombar.[47] As vértebras torácicas possuem diversas características em comum umas com as outras e contêm os elementos típicos de uma vértebra, o corpo e o arco vertebral com seus locais para inserções musculares, os processos espinhosos e tranversos. Entretanto, algumas variações individuais podem levar à identificação de três regiões distintas na coluna torácica.[34] A **coluna torácica superior** é composta pela primeira até a quarta vértebra torácica (T1–T4), que possuem muitas características similares àquelas das vértebras cervicais inferiores. A região média estende-se da quarta até a nona ou décima vértebra torácica e apresenta as características clássicas de uma vértebra torácica. A **região inferior** é composta pelas duas ou três vértebras torácicas mais inferiores, que possuem características similares àquelas das vértebras lombares superiores.[35]

Corpos das vértebras torácicas

Os corpos das vértebras aumentam em tamanho a partir da segunda vértebra cervical até as vértebras lombares. Por conseguinte, o corpo da décima segunda vértebra torácica é maior do que o corpo da primeira vértebra torácica[37,54] (Fig. 29.2). Esse aumento progressivo em tamanho é consistente com o aumento de carga originado pelas vértebras adjacentes. As superfícies superiores e inferiores dos corpos vertebrais, conhecidos como **placas terminais vertebrais**, apresentam progressões de tamanho similares, sendo a superfície inferior de cada vértebra maior do que sua

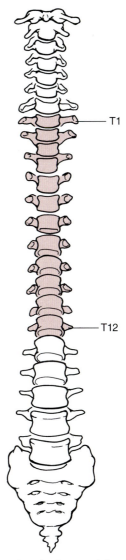

Figura 29.2 Os corpos das vértebras torácicas aumentam em tamanho das vértebras superiores às inferiores e em cada vértebra da superfície superior à inferior.

superfície superior. Os diâmetros dos corpos são um pouco maiores em uma direção anteroposterior do que em uma direção mediolateral.[34,37] A proporção entre os diâmetros anteroposterior e mediolateral varia pouco ao longo da coluna torácica.

Os corpos das vértebras torácicas possuem formato de cunha, mais espessos posteriormente do que anteriormente (Fig. 29.3). O acunhamento dos corpos vertebrais é a principal causa para a curva cifótica normal da coluna torácica que é caracterizada por uma convexidade posterior.[26,34] A cifose normal da coluna torácica e o acunhamento de suas vértebras resultam em grandes cargas aplicadas aos corpos vertebrais torácicos e podem ajudar a explicar por que as fraturas por compressão dos corpos vertebrais em indivíduos com osteoporose são mais comuns na coluna torácica.[2,49]

> ### Relevância clínica
>
> **Fraturas por compressão das vértebras torácicas:** A osteoporose, comum em mulheres após a menopausa, reduz a capacidade de sustentação de carga do osso, tornando esse indivíduo predisposto a fraturas por fragilidade e cifose progressiva, conhecida como deformação corcunda de viúva. Aproximadamente 25% das mulheres após a menopausa e mais de 50% das mulheres com 85 anos de idade ou mais são afetadas por fraturas vertebrais.[20,27] As fraturas por fragilidade ocorrem mais comumente na coluna torácica lombar.[27]

Os corpos das vértebras torácicas contêm facetas para articulação com as cabeças das costelas. Com exceção do primeiro, décimo, décimo primeiro e décimo segundo corpos vertebrais, os corpos possuem hemifacetas nos seus aspectos posterolateral nas bordas superiores e inferiores[34,39,54] (Fig. 29.4). A meia faceta sobre o aspecto superior de um corpo vertebral acopla-se com a meia faceta inferior do corpo acima para formar a cavidade para a cabeça de uma costela. O primeiro, décimo, décimo primeiro e décimo segundo corpos vertebrais possuem facetas completas e fornecem inserções completas para a cabeça de uma costela.

Arco vertebral de uma vértebra torácica

O arco vertebral na região torácica, assim como no restante da coluna vertebral, é formado por pedículos que se projetam posteriormente e lâminas que se projetam medialmente (Fig. 29.5). Quando as lâminas convergem e unem-se, o arco vertebral é formado. Na região torácica, os pedículos projetam-se menos lateralmente do nas regiões cervical ou lombar, contribuindo para um canal medular mais estreito.

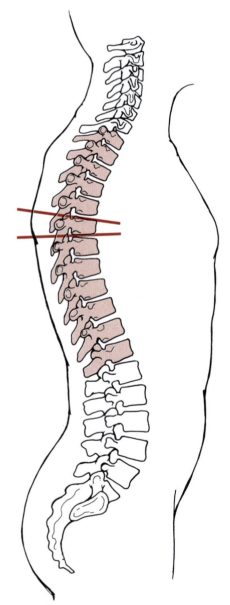

Figura 29.3 Os corpos em formato de cunha das vértebras torácicas são a principal fonte da cifose torácica normal.

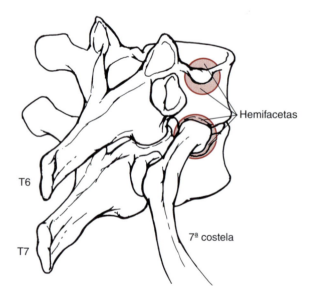

Figura 29.4 As hemifacetas sobre as vértebras torácicas são localizadas no aspecto posterolateral das superfícies superior e inferior dos corpos vertebrais e fornecem inserção para as cabeças das costelas articulares. A vértebra inferior insere-se na costela do mesmo número.

O canal medular contém a medula espinal, e seu tamanho e formato são fatores importantes para evitar o impacto da medula espinal. Em geral, o canal medular é menor na região torácica do que nas regiões lombar ou cervical nas quais o canal medular aumenta, fornecendo os grandes nervos espinais que formam os plexos braquial e lombossacral dos membros superiores e inferiores, respectivamente. A medula espinal ocupa aproximadamente 40% do canal medular na região torácica, mas apenas um quarto do canal na região cervical.[34,47] Na região torácica, o canal medular é maior no nível da primeira vértebra torácica e é menor na região medial do tórax. A área aumenta novamente na região torácica inferior.

> ### Relevância clínica
>
> **Impacto da medula espinal:** Como o canal medular é relativamente pequeno na região torácica, lesões que ocupam espaço como tumores ou hérnias de disco colocam a medula espinal em risco.[47] A triagem cuidadosa para os sinais de compressão da medula espinal é um componente importante da avaliação de um indivíduo com disfunção da coluna torácica. Os sinais de compressão da medula espinal incluem alterações motoras ou sensoriais nos membros inferiores, bem como hiper-reflexia. A perda do controle sobre o intestino ou a bexiga também pode sugerir um envolvimento da medula espinal.

Processos articulares de uma vértebra torácica

Os processos articulares estendem-se superior e inferiormente a partir da junção dos pedículos e das lâminas. Cada processo contém uma faceta articular que fornece superfície articular para uma faceta articular (articulação dos processos articulares, ou articulação zigapofisária) (Fig. 29.6). A orientação dos processos articulares e das facetas afeta diretamente o movimento da coluna vertebral disponível. No tórax, os processos articulares são alinhados mais verticalmente do que na região cervical.[33] O ângulo entre as facetas e o plano transverso aumenta constantemente através das vértebras cervicais e torácicas superiores. As facetas ao longo da maior parte da região torácica situam-se a aproximadamente 70° a 80° do plano transverso, com as facetas das vértebras torácicas inferiores um pouco mais verticais do que aquelas das vértebras torácicas superiores.[25,33] Além disso, as facetas sobre os processos articulares superiores posicionam-se posteriormente e um pouco lateralmente, enquanto as facetas inferiores posicionam-se anteriormente e um tanto medialmente. Essas facetas situam-se a aproximadamente 10° do plano frontal, que é similar àquelas das vértebras cervicais.[25,30,33] Em contraste, as facetas lombares situam-se mais perto do plano sagital.[33,37,46]

O alinhamento das facetas articulares ajuda a explicar as diferenças regionais de mobilidade. O alinhamento vertical das facetas torácicas possui um efeito de limitação sobre a flexão, já que a faceta inferior da vértebra acima pode deslizar apenas um pouco anteriormente sobre a faceta superior da vértebra abaixo. Como as facetas torácicas encontram-se próximas ao plano frontal, as superfícies articulares fornecem pouca limitação para a rotação axial. A flexão lateral também é relativamente desobstruída pelo contato ósseo nas facetas articulares. Entretanto, quando as facetas alinham-se mais medial e lateralmente nas vértebras torácicas inferiores, a rotação é mais limitada, como ocorre na região lombar.

Processos musculares de uma vértebra torácica

Os processos transversos e espinhosos das vértebras torácicas apresentam características únicas. Os processos transversos das vértebras torácicas variam em comprimento. Eles são mais longos na região torácica superior e mais curtos na região torácica inferior.[34] O aspecto lateral da superfície anterior da cada processo transverso contém uma faceta para articulação com o tubérculo de uma costela. Os processos espinhosos são mais longos na região torácica do que em qualquer outro local na coluna vertebral e projetam-se inferiormente, de forma que, ao longo da maior parte do tórax,

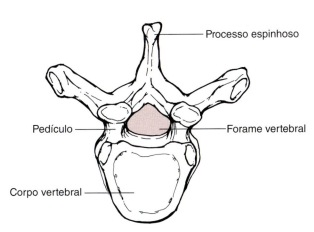

Figura 29.5 O canal medular na região torácica é estreito porque os pedículos das vértebras projetam-se posteriormente com pouca angulação lateral.

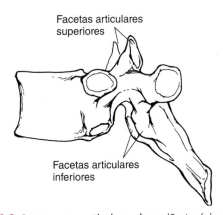

Figura 29.6 Os processos articulares da região torácica são alinhados quase verticalmente. As facetas articulares superiores na região torácica situam-se posteriormente e um pouco lateral e superiormente; as facetas articulares inferiores situam-se anteriormente e um pouco medial e inferiormente.

a extremidade palpável de um processo espinhoso torácico fica alinhada com o corpo da vértebra torácica inferior (Fig. 29.7). Essa relação é encontrada aproximadamente a partir da segunda ou terceira vértebra torácica até a nona ou décima vértebra. As vértebras torácicas superiores possuem processos espinhosos alinhados mais horizontalmente, similar às vértebras cervicais. Os processos espinhosos da décima primeira e décima segunda vértebra torácica são um pouco mais curtos do que aqueles do restante das vértebras torácicas e projetam-se mais posteriormente, tornando-se mais similares aos processos espinhosos das vértebras lombares.

> ### Relevância clínica
>
> **Palpação da coluna torácica:** Clínicos frequentemente palpam os processos espinhosos da coluna vertebral. Uma compreensão clara da relação entre um processo espinhoso e as vértebras próximas permite uma localização precisa das reclamações de um paciente ou do local da deficiência.

Ossos da caixa torácica

Costelas

Doze pares de costelas e o esterno, junto com as vértebras torácicas, formam a caixa torácica. As costelas são tiras longas e curvadas de osso compostas de cabeça, pescoço e corpo (Fig. 29.8). A cabeça e o pescoço formam a por-

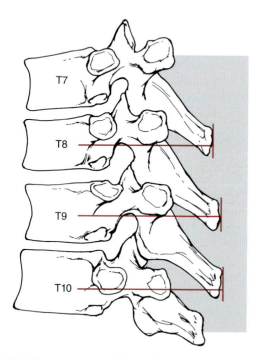

Figura 29.7 Os processos espinhosos da região torácica são longos e projetam-se inferiormente, de forma que a ponta palpável do processo espinhoso fica alinhada com o corpo da vértebra abaixo.

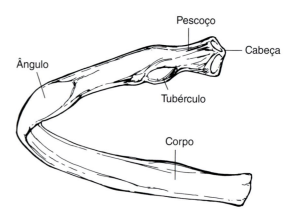

Figura 29.8 Uma costela típica possui uma cabeça, um pescoço e um corpo.

ção mais dorsal de cada costela e articulam-se com a coluna vertebral. O corpo constitui a maior parte de cada costela e fornece inserção nas cartilagens costais para todas elas, exceto para os dois últimos pares de costelas.[39,54]

As costelas do segundo ao nono par são consideradas **costelas típicas**. A cabeça de uma costela típica possui uma faceta superior e uma inferior que se articulam com as hemifacetas sobre os corpos vertebrais. O pescoço da costela estende-se lateralmente e um pouco posteriormente a partir da cabeça, finalizando com um tubérculo sobre a superfície posterior da costela para articulação com um processo transverso. O corpo da costela estende-se lateralmente a partir do pescoço e, então, curva-se anteriormente a partir do ângulo da costela. Os corpos das costelas fornecem inserções para vários músculos, incluindo os músculos intercostais, os músculos eretores da coluna e os músculos abdominais. A extremidade anterior da costela é levemente côncava para articulação com a cartilagem costal.

A primeira costela é a mais curta e a mais curvada e possui uma única faceta sobre sua cabeça para articular com a primeira vértebra torácica. A décima, décima primeira e a décima segunda costela também possuem normalmente apenas uma faceta sobre as cabeças das costelas para articular com suas respectivas vértebras.[39,54]

Esterno

O esterno como um todo é convexo anteriormente e côncavo posteriormente, contribuindo para o contorno normal da parede torácica anterior. Ele é um osso plano composto por três segmentos, o manúbrio, o corpo e o segmento mais inferior e menor, conhecido como o processo xifoide (Fig. 29.9). O manúbrio é o segmento proximal e mais largo do esterno. Sua borda superior situa-se aproximadamente no nível da terceira vértebra torácica e contém a incisura esternal, ou jugular, palpável, que tem como limite as facetas para as articulações esternoclaviculares. A incisura esternal é uma marcação útil para identificar as articulações esternoclaviculares.[39,54]

O corpo é o segmento mais longo do esterno, abrangendo a quinta até a nona vértebra torácica.[54] Ele forma nós lateralmente pelas facetas para as cartilagens costais do segundo até o sétimo par de costelas. O manúbrio e o corpo são unidos por uma articulação cartilaginosa que pode ossificar-se com o passar do tempo. Essa articulação, a sínfise manubrioesternal, é facilmente palpável, já que o manúbrio e o corpo esternal unem-se em um ângulo de aproximadamente 160°, conhecido como ângulo esternal, ou ângulo de Louis. Por ser móvel, a articulação inclina-se alguns graus no plano sagital durante a respiração, especialmente durante respiração forçada.[15,40,54] O processo xifoide é a menor porção do esterno e insere-se ao aspecto inferior do corpo esternal. Seu formato é mais variável do que aquele das outras porções do esterno, mas normalmente termina em um ponto inferiormente. O processo xifoide projeta-se inferiormente ou inferior e posteriormente e pode ser ou não palpável. A sínfise xifoesternal é cartilaginosa e em geral ossifica-se aos 40 anos de idade.

Articulações da região torácica

As vértebras torácicas são unidas aos corpos vertebrais pelos discos intervertebrais e aos arcos espinais pelas facetas articulares (Fig. 29.10). Além disso, as costelas articulam-se com as vértebras e o esterno por meio das cartilagens costais.

Articulações entre vértebras adjacentes

As articulações que prendem as vértebras torácicas são formadas pelas articulações entre os corpos vertebrais, ou sínfises, e pelas facetas articulares sinoviais.

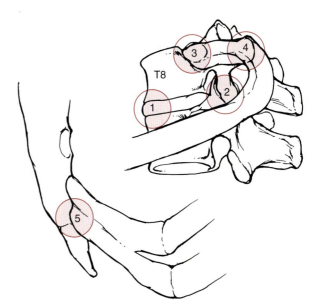

Figura 29.10 As articulações da região torácica participam das articulações entre os corpos vertebrais adjacentes (1), entre as facetas articulares (2), entre as costelas e vértebras nos corpos (3) e os processos transversos (4), e indiretamente com o esterno (5).

Articulações entre os corpos vertebrais

As articulações entre os corpos vertebrais adjacentes são formadas pela ligação do disco intervertebral à vértebra adjacente. O disco consiste no núcleo gelatinoso pulposo e no anel fibroso composto de anéis cartilaginosos concêntricos que juntam as vértebras adjacentes em suas placas terminais vertebrais.[36]

A estrutura e as propriedades mecânicas de um disco intervertebral lombar típico são discutidas detalhadamente no Capítulo 32. Os discos torácicos são diferentes dos discos na região lombar em relação ao tamanho e formato. Embora os discos normalmente aumentem em tamanho do superior ao inferior, os discos mais finos da coluna vertebral são encontrados na região torácica superior. A proporção entre a altura do disco e a altura do corpo vertebral é menor na região torácica do que nas regiões cervical e lombar[15,54] (Fig. 29.11). Como a deformação dos discos intervertebrais contribui para o movimento da coluna vertebral, a propor-

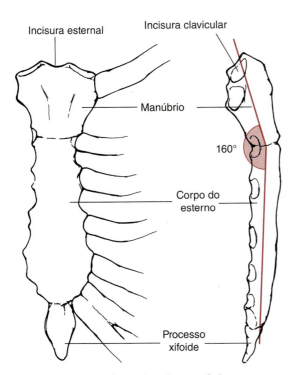

Figura 29.9 O esterno é formado pelo manúbrio, o corpo e o processo xifoide. Uma vista lateral revela o ângulo do esterno, ou sínfise manubrioesternal, formado pela articulação cartilaginosa entre o manúbrio e o corpo.

> ### Relevância clínica
>
> **Herniação dos discos torácicos:** As herniações do disco intervertebral ocorrem na região torácica, embora aparentemente a maioria não apresente sintomas. As herniações de disco sintomáticas são menos comuns na região torácica do que nas regiões cervical ou lombar.[47] Uma herniação pode causar compressão da raiz nervosa com sinais dermátomos e miótomos no nível do impacto ou, como o canal espinal é relativamente pequeno na região torácica, a compressão da medula espinal com sinais e sintomas nos membros inferiores.

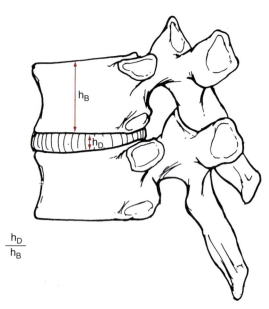

Figura 29.11 A proporção entre a altura do disco intervertebral e a altura do corpo vertebral é menor na região torácica.

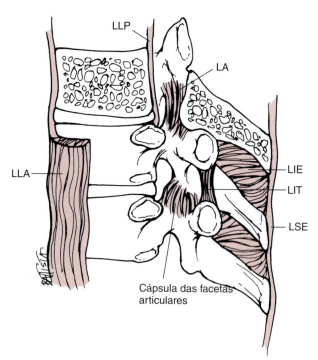

Figura 29.12 Os ligamentos que sustentam a coluna torácica são os ligamentos capsulares das facetas articulares, os ligamentos longitudinais anteriores e posteriores (LLA e LLP), os ligamentos supra e interespinhosos (LSE e LIE), o ligamento amarelo (LA) e os ligamentos intertransversos (LIT).

ção reduzida entre a altura do disco e do corpo vertebral na região torácica contribui para uma mobilidade menor na coluna torácica do que nas regiões cervical e lombar. Os discos intervertebrais torácicos são quase iguais em altura do anterior para o posterior e contribuem pouco para a cifose torácica.[26,34]

Facetas articulares

As facetas articulares da região torácica deslizam nas articulações sinoviais sustentadas pelas cápsulas articulares assim como as facetas articulares por toda a coluna vertebral. As cápsulas nas regiões torácica e lombar são mais alongadas do que aquelas na região cervical e ajudam a limitar a flexão e a translação anterior de uma vértebra superior sobre uma vértebra inferior.[32,36]

Estruturas de suporte

Além dos ligamentos capsulares, a coluna torácica é sustentada por vários grupos de ligamentos comuns ao restante da coluna vertebral: os ligamentos longitudinais anterior e posterior, os ligamentos inter e supraespinhosos, o ligamento amarelo e os ligamentos intertransversos (Fig. 29.12). Uma transecção em série desses ligamentos na região torácica com a utilização de amostras de cadáveres revela que a instabilidade anterior da coluna torácica com vértebras intactas ocorre apenas após a transecção de todos os ligamentos posteriores e da porção posterior do disco.[31] De forma similar, a instabilidade posterior da coluna torácica ocorre apenas com a transecção do ligamento longitudinal anterior e da porção anterior do disco. A remoção de pequenas porções apenas do disco para o tratamento de herniações de disco não demonstram causar problemas à estabilidade vertebral na região torácica.[3]

Articulações que unem as costelas às vértebras e ao esterno

As costelas, as vértebras torácicas e o esterno formam a caixa torácica, que deve ser suficientemente rígida para proteger o coração e os pulmões, mas suficientemente flexível para participar da respiração e permitir o movimento vertebral. A caixa torácica possui um papel importante de sustentar toda a coluna torácica.[8,31,32,35] Com uma caixa torácica intacta, a coluna torácica pode suportar quatro vezes a carga compressiva que ela pode suportar sem a caixa torácica.[1,37] Na verdade, sem a caixa torácica, a coluna torácica mal seria capaz de suportar o peso da cabeça.[35]

Articulações entre as costelas e as vértebras

As extremidades posteriores das costelas articulam-se com as vértebras nos corpos e processos transversos, formando as **articulações das cabeças das costelas** (também conhecidas como **articulações costovertebrais**) e as **articulações costotransversais**, respectivamente. Embora cada articulação seja descrita como uma articulação deslizante, ou plana, juntas elas permitem o movimento rotacional da uma costela.

As articulações da cabeça das costelas normalmente consistem na junção entre a cabeça de uma costela e as hemifacetas de dois corpos vertebrais[39,54] (Fig. 29.13). Com exceção do primeiro, décimo, décimo primeiro e décimo segundo par de costelas, a cabeça de cada costela insere-se nos

Capítulo 29 Estrutura e função dos ossos e das articulações da coluna torácica 529

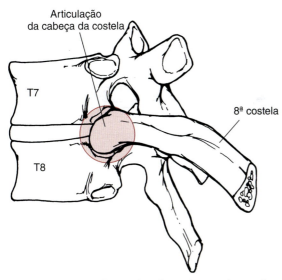

Figura 29.13 As articulações da cabeça das costelas são formadas pela cabeça de uma costela, pela superfície posterolateral da superfície inferior do corpo vertebral superior e pela superfície superior do corpo vertebral da vértebra adjacente.

radiado, assim nomeado porque irradia da costela aos corpos das vértebras superiores e inferiores e ao disco intermediário[38,52] (Fig. 29.14).

As articulações costotransversais são as junções entre a faceta no tubérculo do pescoço de cada costela e a faceta na superfície anterior de cada processo transverso. Cada costela articula-se com o processo transverso da vértebra do mesmo número. A articulação costotransversal é sustentada por uma cápsula articular que é reforçada por um ligamento costotransversal, e por ligamentos costotransversais posteriores e laterais (Fig. 29.15). O apoio ligamentar fornece estabilidade considerável para as articulações da cabeça das costelas e as articulações costotransversais. Por conseguinte, golpes no tórax causam fraturas nas costelas mais frequentemente do que deslocamentos dessas articulações.[56]

corpos de duas vértebras adjacentes, na vertebra no mesmo nível torácico que a costela e na vértebra acima. A costela também se insere no disco intervertebral de intervenção. O primeiro par de costelas insere-se apenas nas superfícies laterais da primeira vértebra torácica. Normalmente, o décimo até o décimo segundo par de costelas articulam-se com as vértebras únicas, T10 até T12.

As articulações da cabeça das costelas são sustentadas por cápsulas sinoviais e por ligamentos intra-articulares que se estendem medialmente da extremidade da cabeça das costelas aos discos intervertebrais. Cada cápsula articular é reforçada na sua superfície superficial por um ligamento

Relevância clínica

Fraturas nas costelas: Indivíduos frequentemente sofrem fraturas nas costelas como resultado de acidentes automobilísticos ou de um impacto contra o tórax durante uma falta em uma partida de futebol. Em ambos os casos, o indivíduo recebe um golpe no tórax, normalmente de frente. As inserções da costela são em geral muito seguras, assim a costela pode curvar-se, particularmente em seu aspecto lateral. Se a curvatura excede a **tensão final** (percentual de mudança de comprimento) do osso, a costela sofre uma fratura. Como resultado, a fratura ocorre a certa distância do local do golpe.[41] (Ver Cap. 2 para mais detalhes sobre tensão.)

Articulações entre as costelas e o esterno

Todos os pares de costelas, exceto os dois últimos, unem-se ao esterno por meio de cartilagens costais que são exten-

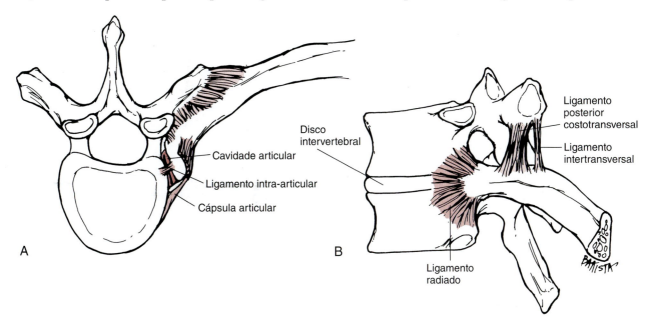

Figura 29.14 Uma articulação da cabeça da costela é sustentada por uma cápsula que é reforçada pelo ligamento radiado (**B**) e pelo ligamento intra-articular entre a cabeça da costela e o disco intervertebral adjacente (vista superior) (**A**).

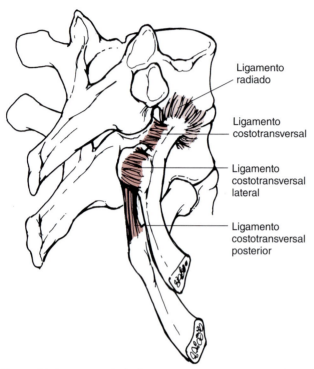

Figura 29.15 Uma articulação costotransversal é sustentada por uma cápsula, um ligamento costotransversal e ligamentos costotransversais posterior e lateral.

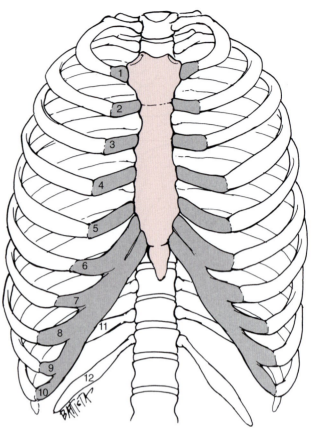

Figura 29.16 Os sete pares superiores de costelas articulam-se com o esterno por meio de cartilagens costais individuais. Cada costela da 8 até a 10 une-se à cartilagem costal da costela imediatamente superior a ela. As costelas 11 e 12 possuem apenas pequenas extremidades cartilaginosas e não se articulam com o esterno.

sões da cartilagem hialina (Fig. 29.16). O primeiro par de costelas insere-se nas facetas laterais sobre o manúbrio logo abaixo das articulações esternoclaviculares. O segundo par articula-se com o esterno na junção do manúbrio e do corpo. A segunda costela é facilmente palpada na sínfise manubrio-esternal (Fig. 29.17). O terceiro até o sétimo par inserem-se nas laterais do corpo esternal. Por conta da inserção direta no esterno, os primeiros sete pares de costela são conhecidos como **costelas vertebroesternais**. Os pares de costela de número oito até o dez unem-se às cartilagens costais da costela acima e eventualmente unem-se às cartilagens costais das sétimas costelas. Essas costelas são chamadas de **costelas vertebrocondrais**.

Os dois últimos pares de costela, conhecidos como **costelas vertebrais**, não possuem inserções de cartilagem costal, por isso, suas extremidades ventrais, cobertas com uma fina camada de cartilagem, não possuem inserção óssea anteriormente e são, com frequência, palpáveis. Embora elas geralmente sejam chamadas de **costelas flutuantes**, esses dois últimos pares de costela são segurados por músculos e ligamentos e não são livres para "flutuar" no tórax.

As cartilagens costais aderem às costelas por meio de uma união do periósteo e o pericôndrio, bem como por meio de uma continuação da matriz colágena nos ossos e cartilagens. Por conseguinte, não é possível movimentar as junções entre as costelas e as cartilagens costais. Em contrapartida, a maioria das cartilagens costais une-se ao esterno por meio de articulações sinoviais com pequenas cápsulas articulares e ligamentos de apoio que permitem o movimento.[38,54] A junção da primeira costela ao esterno é cartilaginosa.

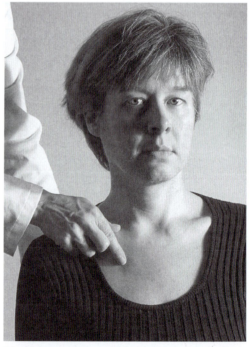

Figura 29.17 A segunda costela é facilmente palpada na sínfise manubrioesternal.

Relevância clínica

Dor nas junções costoesternais: Como as junções entre a maioria das cartilagens costais e o esterno são sinoviais, elas são relativamente móveis e suscetíveis a subluxação e inflamação articular. Um indivíduo com bronquite ou pneumonia pode desenvolver uma inflamação em uma articulação costoesternal como resultado de uma forte tosse constante que gera uma imposição de carga repetitiva sobre as articulações pelos músculos que se inserem nas costelas e produzem a tosse.

Movimentos da coluna torácica e do tórax

Movimento da coluna torácica

O movimento da coluna torácica, como o das regiões cervical e lombar (Caps. 26 e 32), depende da orientação das facetas articulares e da espessura dos discos intervertebrais. Além disso, o movimento da coluna torácica é altamente influenciado pela presença das costelas.[32,37] Para entender o movimento na coluna torácica, o clínico deve analisar a **mobilidade segmentar** que está disponível em um segmento de movimento torácico individual (duas vértebras torácicas adjacentes com o disco de intervenção), bem como o **movimento total** de todas as vértebras torácicas. O movimento da coluna torácica é estudado com menos detalhes do que os movimentos em outras regiões da coluna vertebral.

Movimento segmentar

Em geral, a coluna torácica apresenta menos mobilidade segmentar do que as regiões cervical ou lombar[24,36,52] (Fig. 29.18). Os segmentos nas regiões superior e média da coluna torácica apresentam aproximadamente 2° a 6° de fle-

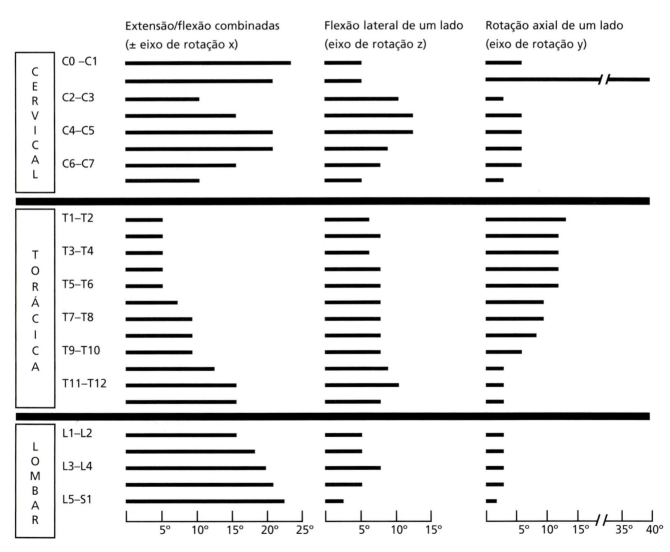

Figura 29.18 O movimento segmentar varia ao longo da coluna vertebral. (Reproduzido com permissão de White AA III, Panjabi MM: Kinematics of the Spine. Em: White AA III, Panjabi MM, eds. Clinical Biomechanics of the Spine. 2ª ed. Philadelphia: JB Lippincott, 1990.)

xão e extensão combinadas, com excursões de flexão e extensão quase iguais.[24,32,36,43,52] A coluna torácica é levemente menos rígida em flexão do que em extensão, necessitando de menos força para flexionar do que para estender.[30] A mobilidade de flexão e extensão aumenta na coluna torácica inferior na presença das costelas vertebrais.

A flexão lateral segmentar é menor na maior parte da região torácica do que na região cervical e similar àquela disponível na região lombar. As costelas limitam a flexão lateral na região torácica. Por conseguinte, a flexão lateral aumenta na região torácica inferior, na qual as costelas não possuem inserção esternal e fornecem pouca barreira para o movimento de flexão lateral. A rotação segmentar nas regiões torácicas superior e média é maior do que a rotação segmentar na região lombar. A rotação na região torácica inferior é similar à rotação segmentar lombar.

Como nas regiões cervical e lombar, os movimentos da coluna torácica são acoplados. Um **movimento acoplado** consiste em um movimento primário que ocorre em um plano e é acompanhado automaticamente por um movimento em pelo menos um outro plano. Embora o acoplamento ocorra em todos os movimentos da coluna vertebral, ele é maior na flexão lateral e rotação.[52] Na região torácica superior, a flexão lateral é acoplada com a rotação ipsilateral, similar ao movimento acoplado nas regiões cervicais média e inferior (Cap. 26). No restante da região torácica, o acoplamento é menos extensivo e mais variável. A flexão lateral nas regiões torácicas média e inferior pode ser acompanhada por rotação ipsilateral ou contralateral.

As diferenças na mobilidade segmentar entre as regiões da coluna vertebral podem ser atribuídas em grande parte às diferenças na orientação das facetas articulares. As facetas de uma vértebra torácica típica são alinhadas mais verticalmente de forma progressiva, com as facetas superiores posicionadas posteriormente e um pouco lateralmente e as facetas inferiores posicionadas anteriormente e um pouco medialmente[30] (Fig. 29.19). Em contrapartida, as facetas de uma vértebra cervical típica são alinhadas mais horizon-

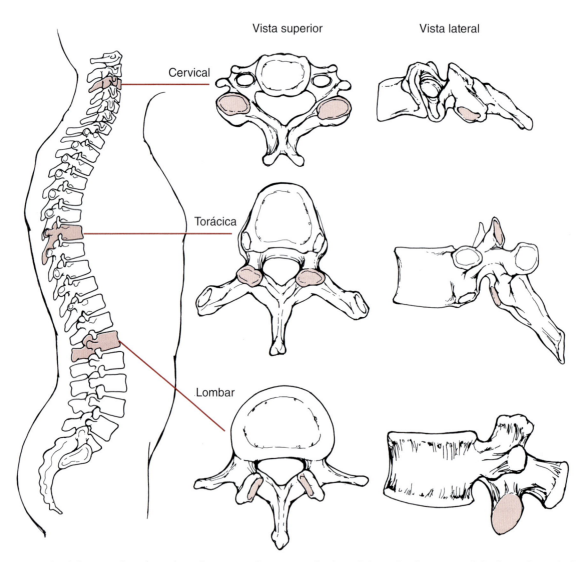

Figura 29.19 As visões superior e lateral revelam que as facetas vertebrais torácicas e lombares são alinhadas mais verticalmente do que as facetas cervicais. As facetas cervicais e torácicas posicionam-se mais anterior e posteriormente; as facetas lombares posicionam-se mais medial e lateralmente.

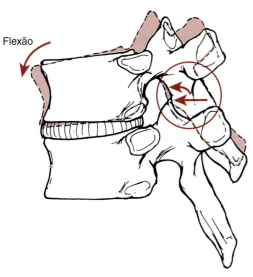

Figura 29.20 A flexão da coluna torácica requer a translação anterior da faceta inferior, limitada pela orientação vertical da faceta e pela cápsula da faceta articular.

talmente, as facetas superiores posicionadas posterior e superiormente e as facetas inferiores posicionadas anterior e inferiormente. A similaridade dos movimentos acoplados entre as regiões cervical e torácica superior resulta da transição gradual das orientações das facetas torácicas para as cervicais.[30] As facetas lombares típicas são quase verticais, mas posicionam-se mais medial ou lateralmente do que as vértebras cervicais ou torácicas.[36]

O alinhamento da faceta na região torácica permite uma mobilidade fácil durante a rotação axial, limitada pelos ligamentos posteriores.[29,52] A orientação vertical das facetas torácicas e sua posição próxima ao plano frontal requer que a flexão de uma vértebra ou outra seja acompanhada pela translação superior das facetas inferiores sobre as facetas superiores (Fig. 29.20). O alinhamento da faceta e as cápsulas articulares ajudam a limitar a translação.[29,47] De forma similar, a orientação da faceta produz forças compressivas entre as facetas articulares durante a extensão, limitando a amplitude do movimento (ADM) de extensão. O ligamento longitudinal anterior e o disco intervertebral limitam a excursão de extensão que também pode ser limitada pelos processos espinhosos da região torácica que se projetam inferiormente.[52] As costelas contribuem para uma redução da mobilidade segmentar em todas as direções.[1,32,35,37]

Mobilidade total da coluna torácica

Há poucos relatos que descrevem a excursão total disponível na coluna torácica, e apenas um relato conhecido descreve a fonte dos dados.[9,10] A Tabela 29.1 revela amplas variações no movimento total descrito na coluna torácica e demonstra a ausência de normas aceitas para as excursões disponíveis na região torácica em indivíduos sem disfunção. Apesar da falta de dados normativos para as excursões totais, uma evidência demonstra que a simetria esquerda-direita durante as excursões de rotação e flexão lateral é um achado normal em indivíduos sem deficiências.[18] Pesquisas são necessárias para determinar a flexibilidade relativa durante a rotação, flexão lateral, flexão e extensão, bem como a amplitude de mobilidade disponível em indivíduos sem deficiências na coluna vertebral. O estabelecimento de dados normativos com a descrição das excursões totais da coluna torácica ajudará os clínicos a identificar deficiências articulares em pacientes com disfunção na coluna torácica.

Movimento da caixa torácica

As costelas inserem-se nas vértebras por meio de articulações sinoviais deslizantes, e todos, exceto os dois últimos pares, são inseridos indiretamente na costela correspondente do lado oposto por meio das cartilagens costais e do esterno. Dessa forma, o par de costelas forma um laço fechado, ou **cadeia cinética fechada**, fixo em ambas as extremidades na vértebra torácica. O principal movimento das costelas é a elevação e a depressão que é uma parte da respiração. Como as costelas são inseridas nas vértebras torácicas, elas também se movem em resposta ao movimento torácico. Os movimentos das costelas aplicam forças sobre as cartilagens costais, e as alterações resultantes nos formatos das cartilagens costais também desempenham um papel na respiração.

Elevação e depressão das costelas

Embora as costelas apresentem um movimento tridimensional complexo,[39,54] seus movimentos na elevação e depressão podem ser descritos mecanicamente como articulados. Os movimentos das costelas normalmente são comparados aos movimentos giratórios de um braço de uma bomba e de uma alça de um balde[12,23,55] (Fig. 29.21). A alça representa a cadeia cinética fechada que consiste em um par de costelas inserido pela cartilagem costal e pelo esterno. O eixo de movimento atravessa aproximadamente o comprimento do pescoço da costela, e a articulação costotransversa e a articulação da cabeça da costela juntas constituem uma unidade articulada de cada lado da coluna vertebral. O **movimento braço de bomba** das costelas refere-se ao movimento delas no plano sagital, e o **movimento em alça de balde** representa a excursão no plano frontal.

Relevância clínica

Deficiência na amplitude do movimento torácico: A variabilidade em amplitudes do movimento torácico descritas fornece pouca informação clinicamente útil sobre a mobilidade normal que é esperada em uma pessoa com uma coluna torácica saudável. O clínico deve ter cuidado ao basear decisões clínicas em mais do que medidas de deficiências em AM. Informações adicionais que podem ser úteis ao clínico que tenta compreender a base das reclamações de um paciente são a simetria dos movimentos para a esquerda e para a direita e o padrão de dor descrito pelo paciente durante o movimento. A avaliação da mobilidade segmentar também pode fornecer uma perspectiva da patomecânica que contribui para o problema clínico.

TABELA 29.1 ADM da coluna torácica em indivíduos sem deficiência na coluna vertebral

Há pouca informação disponível sobre o movimento total demonstrado pela coluna torácica em indivíduos sem deficiência torácica.			
	Flexão/extensão	Flexão lateral para um lado	Rotação para um lado
Academia Americana de Cirurgiões Ortopedistas[10]	63°	68°	62°
Gerhardt e Rippstein[9]	85° de flexão; 30° de extensão	30°	45°

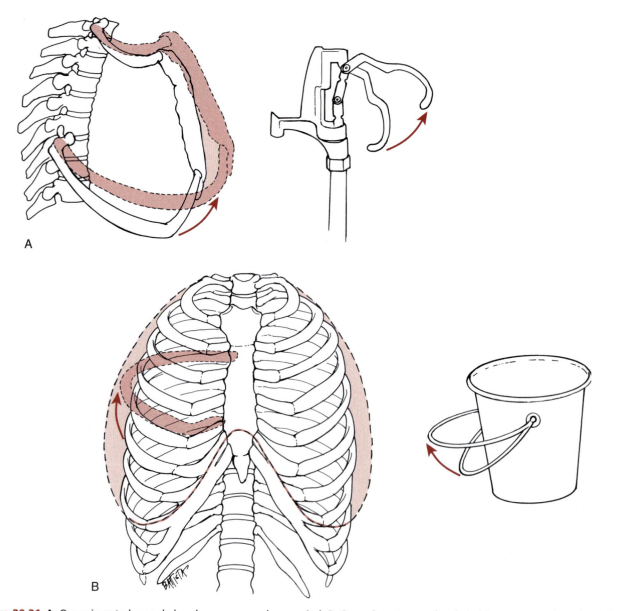

Figura 29.21 **A.** O movimento braço de bomba ocorre no plano sagital. **B.** O movimento em alça de balde ocorre no plano frontal.

Embora cada costela mova-se em ambos os planos sagital e frontal, o movimento do plano sagital, ou braço de bomba, predomina na região torácica superior, na qual o pescoço das costelas, e, portanto, o suposto eixo de movimento, situa-se mais próximo do plano frontal.[7,17,22] A região torácica inferior apresenta movimento distribuído mais igualmente em ambos os planos sagital e frontal, e não é claro se um movimento predomina.[7,17,22,55] Medidas angulares de elevação e depressão revelam excursões totais das costelas superiores maiores do que as costelas médias e inferiores.[21,55]

Medidas de expansão torácica total são mais viáveis clinicamente do que medidas de movimento distinto da costela e são componentes padrão da avaliação do funcionamento pulmonar.[13] A expansão torácica média durante a inspiração e a expiração forçada em indivíduos com funcionamento pulmonar normal é apresentada na Tabela 29.2. Adultos jovens demonstram expansões torácicas médias de aproximadamente 7,0 cm ou mais; mulheres apresentam um pouco menos de excursão do que os homens.[28] A expansão torácica aumenta da adolescência até a idade adulta e então passa a reduzir em idosos.[4,28] As medidas são influenciadas pelo local da mensuração no tórax e pela posição do indivíduo durante a mensuração. A excursão torácica é uma avaliação clínica comum em indivíduos com suspeitas de disfunção pulmonar, e os clínicos devem escolher técnicas de medidas consistentes para garantir avaliações válidas.

Movimentos das costelas com movimento torácico

Como as costelas são inseridas em todas as vértebras torácicas, o movimento destas vértebras também produz o movimento das costelas.[40,42] A flexão e a extensão da coluna torácica são acompanhadas por depressão e elevação das costelas, respectivamente. A flexão da coluna torácica causa aproximação das costelas, o que contribui para a limitação da ADM de flexão torácica total. De forma similar, a extensão da coluna torácica faz com que as costelas separem-se e, por conseguinte, tende a expandir o tórax. A flexão lateral do tórax causa aproximação das costelas do lado da concavidade e separação do lado da convexidade, contribuindo para a limitação da excursão da flexão lateral.

A rotação de uma vértebra torácica no plano transverso afeta os pares de costelas inseridos nele assimetricamente. A rotação de uma vértebra é nomeada de acordo com o lado para o qual o corpo vertebral gira; então a rotação direita indica que o corpo da vértebra gira para a direita. Como o centro de rotação (CR) de uma vértebra torácica que gira no plano transverso situa-se em algum lugar no corpo vertebral, a rotação para a direita é acompanhada pelo movimento anterior do processo transverso esquerdo e pelo movimento posterior do processo transverso direito, produzindo movimento assimétrico das costelas esquerda e direita[15,51] (Fig. 29.22). A rotação para a direita tende a retrair a costela esquerda anteriormente e tracionar a costela direita posteriormente. Dessa forma, a rotação da coluna torácica altera o contorno do tórax.[15,22]

> **Relevância clínica**
>
> **Expansão torácica em pacientes com espondilite anquilosante:** Muitas disfunções restringem o movimento das costelas e afetam o funcionamento pulmonar negativamente. Uma dessas disfunções é a **espondilite aquilosante**, uma doença inflamatória que afeta as articulações da coluna vertebral e do tórax. As articulações dos membros inferiores como os quadris e os joelhos também podem ser afetadas.[16] Inflamação e anquilose subsequente, ou fusão, das articulações da coluna vertebral e das costelas levam à diminuição da expansão torácica. Medidas da expansão torácica são resultados variáveis úteis para avaliar o progresso de um paciente ou a eficácia de uma intervenção.[48]

TABELA 29.2 Excursões torácicas circunferenciais em indivíduos com funcionamento pulmonar normal

Medidas da expansão torácica circunferencial são similares em homens e mulheres, mas variam de acordo com a idade, a posição do indivíduo e o local da medida.

	Local axilar (cm)	Local do processo xifoide (cm)
Carlson[5]a	8,48 ± 0,64	
Harris et al.[12]	7,6 ± 1,2b	7,4 ± 1,7
	7,1 ± 1,3c	6,9 ± 1,6
	6,8 ± 1,6d	8,2 ± 1,4
	6,8 ± 1,3e	7,6 ± 1,5
LaPier et al.[19]	4,75f	4,75
Moll e Wright[28]	6,0 ± 2,14g	
	4,82 ± 1,29h	
Burgos-Vargas et al.[4]		5,6 ± 1,76i

a 13 mulheres e 6 homens, com idade entre 20 e 30 anos, em posição supina; média ± erro padrão da média.
b 30 homens, com idade entre 19 e 34 anos, em posição supina; média ± erro padrão da média.
c 30 mulheres, com idade entre 19 e 34 anos, em posição supina; média ± erro padrão da média.
d 30 homens, com idade entre 19 e 34 anos, em posição vertical; média ± erro padrão da média.
e 30 mulheres, com idade entre 19 e 34 anos, em posição vertical; média ± erro padrão da média.
f 20 indivíduos homens e mulheres, com idade entre 20 e 69 anos, em posição vertical; dados descritos graficamente sem desvios padrões.
g 16 homens, com idade entre 45 e 54 anos, em posição vertical; média ± erro padrão da média.
h 26 mulheres, com idade entre 45 e 54 anos, em posição vertical; média ± erro padrão da média.
i 157 adolescentes (112 meninos e 45 meninas, com idade média de 13 anos ± 1,1), em posição vertical; média ± erro padrão da média.

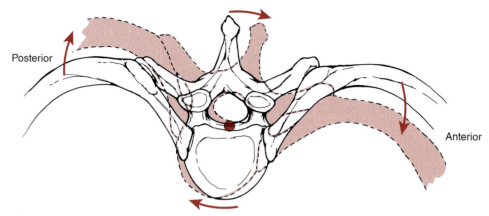

Figura 29.22 A rotação direita da coluna torácica no plano transverso gira o processo transverso direito posteriormente e o processo transverso esquerdo anteriormente. Essa rotação tende a tracionar a costela direita posteriormente e retrair a costela esquerda anteriormente.

Relevância clínica

Movimentos acoplados e escoliose idiopática na coluna torácica: Embora os movimentos acoplados na coluna torácica sejam variáveis durante o movimento normal, a flexão lateral e a rotação contralateral apresentam-se mais sistematicamente acoplada em indivíduos com escoliose idiopática. A escoliose idiopática é a forma mais comum de deformação escoliótica, surgindo em geral em meninas adolescentes com sistemas musculoesqueléticos aparentemente normais.[50] A deformação é caracterizada por uma curva no plano frontal acompanhada pela rotação no plano transverso das vértebras torácicas envolvidas para o lado da convexidade.[44,45,51,53] A rotação aplica estresses direcionados posteriormente para a costela no lado convexo e estresses direcionados anteriormente para a costela no lado côncavo. O ângulo da costela no lado convexo torna-se mais proeminente e causa a característica **costela do corcunda** (Fig. 29.23). A costela do corcunda, sempre encontrada no lado convexo da curva, é o resultado do estresse assimétrico sobre as costelas inseridas, contribuindo para o crescimento assimétrico das costelas.

Movimentos das cartilagens costais e do esterno

Como a maioria das costelas é inserida na coluna vertebral e umas às outras por meio das cartilagens costais e do esterno, o movimento das costelas também é acompanhado pelo movimento dessas outras estruturas. Durante a elevação das costelas o esterno eleva-se e move-se levemente para a região anterior[14,23] (Fig. 29.24). A diferença nos comprimentos das costelas superiores e inferiores produz um movimento anterior desigual que induz uma leve flexão do esterno na sínfise manubrioesternal.[15,40]

Embora o esterno eleve-se durante a elevação das costelas, seu movimento é menor do que o movimento das costelas. A diferença no movimento entre as costelas e o esterno torce as cartilagens costais.[11] A torção passiva aplicada nas cartilagens costais permite que elas armazenem **energia elástica** que é liberada quando se retraem.[38]

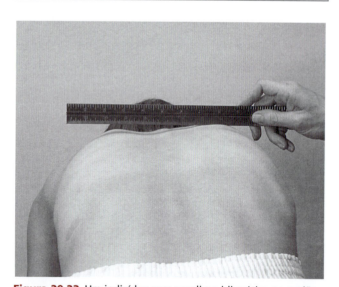

Figura 29.23 Um indivíduo com escoliose idiopática na região torácica apresenta uma costela do corcunda.

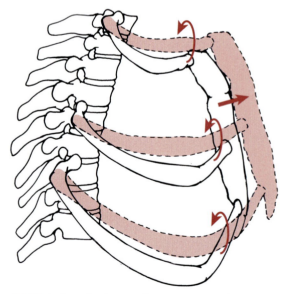

Figura 29.24 A elevação das costelas causa um movimento anterior e superior leve do esterno e torsão das cartilagens costais.

A retração passiva dessas cartilagens ajuda a baixar as costelas e reduzir o volume torácico durante a exalação, sem a necessidade de contração muscular.

> **Relevância clínica**
>
> **Aumento da rigidez das cartilagens costais com o envelhecimento:** O envelhecimento causa o aumento da rigidez nas cartilagens costais, bem como no próprio tecido pulmonar. A rigidez acentuada aumenta a resistência ventilatória, intensificando o trabalho de respiração em idosos.[6,15]

Mecânica da respiração

A respiração, a troca de oxigênio e dióxido de carbono nos pulmões, é em geral um processo mecânico que bombeia ar para dentro e para fora dos pulmões. Esse processo, conhecido como **ventilação**, é a função do movimento das costelas e acontece na simples relação inversa entre volume e pressão em um espaço fechado. A **lei de Boyle** que relaciona pressão e volume de um gás diz:

$$P_1V_1 = PV = \text{constante}$$

onde P é a pressão e V é o volume. A bomba respiratória move o ar alterando o volume da caixa torácica e, consequentemente, a pressão interna na cavidade torácica (Fig. 29.25). Quando a pressão na cavidade é alta, o ar é expelido, e, quando a pressão é baixa, o ar entra. Especificamente, a elevação das costelas ou a contração do músculo diafragmático aumenta o volume do tórax, diminuindo a pressão interna, então a inspiração inicia. Quando os pulmões se enchem de ar, a pressão interna aumenta, e os músculos que aumentam o volume torácico gradualmente relaxam. A retração elástica da parede torácica e dos próprios pulmões reduz o volume do tórax, elevando a pressão interna, e o ar sai dos pulmões.[11] A contração ativa dos músculos abdominais pode facilitar a descida das costelas, contribuindo para uma retração rápida e mais forte do tórax e para a redução do volume durante a expiração forçada.

Resumo

Este capítulo revisa a estrutura e o movimento da coluna torácica e da caixa torácica. Como em outras regiões da coluna vertebral, a mobilidade da coluna torácica depende do alinhamento das facetas articulares e dos apoios ligamentares. As facetas superiores da coluna torácica situam-se posteriormente e um pouco lateralmente, e as facetas inferiores situam-se na direção oposta. O alinhamento das facetas na coluna torácica contribui para os limites de flexão e extensão, embora forneça pouca limitação para a rotação axial. A mobilidade e a estabilidade da coluna torácica também

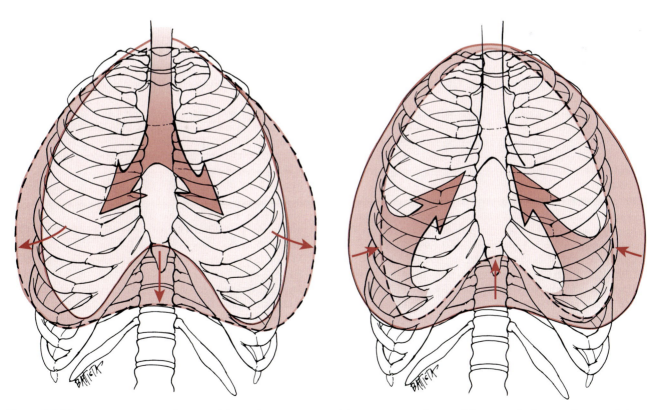

Figura 29.25 Um aumento no volume torácico reduz a pressão torácica e o ar entra (esquerda); uma redução no volume torácico aumenta a pressão torácica e força o ar para fora da caixa torácica (direita).

são influenciadas pela caixa torácica, o que limita a excursão da coluna torácica enquanto ajuda a estabilizá-la. A flexão e a extensão segmentares na coluna torácica são menores do que aquela disponível nas regiões cervical e lombar. A rotação segmentar torácica é maior do que a rotação lombar, exceto na região torácica inferior. A flexão lateral segmentar nas regiões torácica e lombar é menor do que aquela nas regiões cervicais.

Os movimentos das costelas são pouco estudados, mas dados sugerem que a expansão torácica normal seja de aproximadamente 7,0 cm (aproximadamente 3 polegadas) em adultos jovens sem deficiências e diminui em idosos. O movimento das costelas e da coluna torácica contribui significativamente para a mecânica da respiração. A respiração inclui a ação de bombeamento mecânico das costelas, conhecida como ventilação, que é governada pela lei de Boyle. A elevação das costelas aumenta o volume torácico e diminui a pressão torácica, permitindo que o ar entre na cavidade torácica. A depressão das costelas inverte o volume e a pressão para que o ar seja expelido.

Os movimentos da coluna torácica também influenciam a posição das costelas. Em particular, a rotação da coluna torácica distorce o tórax retraindo uma costela anteriormente e tracionando a costela oposta posteriormente. Essa deformação normal da cartilagem costal e das costelas ajuda a explicar a característica costela do corcunda em deformações escolióticas estruturais. Assim, a estrutura e a função da coluna torácica e a caixa torácica inserida nela estão intimamente relacionadas uma à outra. O capítulo a seguir revisa os músculos que sustentam e movem a região torácica e discute o papel deles na respiração.

Referências bibliográficas

1. Andriacchi T, Schultz A, Belytschko T, Galante J: A model for studies of mechanical interactions between the human spine and rib cage. J Biomech 1974; 7: 497–507.
2. Biyani A, Ebraheim NA, Lu J: Thoracic spine fractures in patients older than 50 years. Clin Orthop 1996; 328: 190–193.
3. Broc GG, Crawford NR, Sonntag VK, Dickman CA: Biomechanical effects of transthoracic microdiscectomy. Spine 1997; 22: 605–612.
4. Burgos-Vargas R, Castelazo-Duarte G, Orozco JA, et al.: Chest expansion in healthy adolescents and patients with the seronegative enthesopathy and arthropathy syndrome or juvenile ankylosing spondylitis. J Rheumatol 1993; 20: 1957–1960.
5. Carlson B: Normal chest excursion. Phys Ther 1973; 53: 10–14.
6. Clough P: Restrictive lung dysfunction. In: Allen A, ed. Essentials of Cardiopulmonary Physical Therapy. Philadelphia: WB Saunders, 2001; 183–256.
7. De Groote A, Wantier M, Cheron G, et al.: Chest wall motion during tidal breathing. J Appl Physiol 1997; 83: 1531–1537.
8. Edmondston SJ, Allison GT, Althorpe BM, et al.: Comparison of ribcage and posteroanterior thoracic spine stiffness: an investigation of the normal response. Manual Ther 1999; 4: 157–162.
9. Gerhardt JJ, Rippstein J: Measuring and Recording of Joint Motion Instrumentation and Techniques. Lewiston, NJ: Hogrefe & Huber, 1990.
10. Greene WB, Heckman JD: The Clinical Measurement of Joint Motion. Rosemont, IL: American Academy of Orthopaedic Surgeons, 1994.
11. Han JN, Gayan-Ramirez G, Dekhuijzen R, Decramer M: Respiratory function of the rib cage muscles. Eur Respir J 1993; 6: 722–728.
12. Harris J, Johansen J, Pederson S, LaPier TK: Site of measurement and subject position affect chest excursion measurements. Cardiopulm Phys Ther 1997; 8: 12–17.
13. Hidding A, van der Linden S, Gielen X, et al.: Continuation of group physical therapy is necessary in ankylosing spondylitis: results of a randomized controlled trial. Arthritis Care Res 1994; 7: 90–96.
14. Jordanoglou J: Rib movement in health, kyphoscoliosis, and ankylosing spondylitis. Thorax 1969; 24: 407–414.
15. Kapandji IA: The Physiology of the Joints. Vol 3, The Trunk and the Vertebral Column. Edinburgh: Churchill Livingstone, 1974.
16. Keat AM: Seronegative spondyloarthropathies C. Ankylosing spondylitis. In: Klippel JH, ed. Primer on Rheumatic Diseases. Atlanta: Arthritis Foundation, 2001; 250–254.
17. Kondo T, Kobayashi I, Taguchi Y, et al.: A dynamic analysis of chest wall motions with MRI in healthy young subjects. Respirology 2000; 5: 19–25.
18. Kumar S, Panjabi MM: In vivo axial rotations and neutral zones of the thoracolumbar spine. J Spinal Disord 1995; 8: 253–263.
19. LaPier TK, Cook A, Droege K, et al.: Intertester and intratester reliability of chest excursion measurements in subjects without impairment. Cardiopulm Phys Ther 2000; 11: 94–98.
20. Lee Y, Yip K: The osteoporotic spine. Clin Orthop 1996; 323: 91–97.
21. Lemosse D, LeRue O, Diop A, et al.: Characterization of the mechanical behaviour parameters of the costo-vertebral joint. Eur Spine J 1998; 7: 16–23.
22. Leong JC, Lu WW, Luk KD, Karlberg EM: Kinematics of the chest cage and spine during breathing in healthy individuals and in patients with adolescent idiopathic scoliosis. Spine 1999; 24: 1310–1315.
23. Loring SH, Woodbridge JA: Intercostal muscle action inferred from finite-element analysis. J Appl Physiol. 1991; 70: 2712–2718.
24. Magee DA: Orthopedic Physical Assessment. Philadelphia: WB Saunders, 1998.
25. Masharawi Y, Rothschild B, Dar G, et al.: Facet orientation in the thoracolumbar spine: three-dimensional anatomic and biomechanical analysis. Spine 2004; 29: 1755–1763.
26. Mcinerney J, Ball PA: The pathophysiology of thoracic disc disease. Neurosurg Focus 2000; 9: 1–8.
27. Melton LJI: Epidemiology of spinal osteoporosis. Spine 1997; 22: 2S–11S.
28. Moll JM, Wright V: An objective clinical study of chest expansion. Ann Rheum Dis 1972; 31: 1–8.
29. Oxland TR, Lin RM, Panjabi MM: Three-dimensional mechanical properties of the thoracolumbar junction. J Orthop Res 1992; 10: 573–580.
30. Pal G, Routal R, Saggu S: The orientation of the articular facets of the zygapophyseal joints at the cervical and upper thoracic region. J Anat 2001; 198(pt 4): 431–441.
31. Panjabi MM, Brand RA, White AA III: Three-dimensional flexibility and stiffness properties of the human thoracic spine. J Biomech 1976; 9: 185–192.

32. Panjabi MM, Hausfeld JN, White AA III: A biomechanical study of the ligamentous stability of the thoracic spine in man. Acta Orthop Scand 1981; 52: 315–326.
33. Panjabi MM, Oxland T, Takata K, et al.: Articular facets of the human spine. Spine 1993; 18: 1298–1310.
34. Panjabi MM, Takata K, Goel V, et al.: Thoracic human vertebrae: Quantitative three-dimensional anatomy. Spine 1991; 16: 888–901.
35. Panjabi MM, White AA: Physical properties and functional biomechanics of the spine. In: White AA, Panjabi MM, eds. Clinical Biomechanics of the Spine. Philadelphia: JB Lippincott, 2001; 3–81.
36. Panjabi MM, White AA III: Basic biomechanics of the spine. Neurosurgery 1980; 7: 76–93.
37. Resnick DK, Weller SJ, Benzel EC: Biomechanics of the thoracolumbar spine. Neurosurg Clin North Am 1997; 8: 455–469.
38. Roberts SB, Chen PH: Elastostatic analysis of the human thoracic skeleton. J Biomech 1970; 3: 527–545.
39. Romanes GJE: Cunningham's Textbook of Anatomy. Oxford: Oxford University Press, 1981.
40. Saumarez RC: An analysis of possible movements of human upper rib cage. J Appl Physiol 1986; 60: 678–689.
41. Shen W, Niu Y, Stuhmiller JH: Biomechanically based criteria for rib fractures induced by high-speed impact. J Trauma 2005; 58: 538–545.
42. Smith JC, Mead J: Three degree of freedom description of movement of the human chest wall. J Appl Physiol. 1986; 60: 928–934.
43. Sran MM, Khan KM, Zhu Q, Oxland TR: Posteroanterior stiffness predicts sagittal plane midthoracic range of motion and three-dimensional flexibility in cadaveric spine segments. Clin Biomech 2005; 20: 806–812.
44. Stokes IAF, Bigalow LC, Moreland MS: Three-dimensional spinal curvature in idiopathic scoliosis. J Orthop Res. 1987; 5: 102–113.
45. Stokes IAF, Laible JP: Three-dimensional osseo-ligamentous model of the thorax representing initiation of scoliosis by asymmetric growth. J Biomech 1990; 23: 589–595.
46. Tulsi RS, Hermanis GM: A study of the angle of inclination and facet curvature of superior lumbar zygapophyseal facets. Spine 2001; 18: 1311–1317.
47. Vanichkachorn JS, Vaccaro AR: Thoracic disk disease: diagnosis and treatment. J Am Acad Orthop Surg 2000; 8: 159–169.
48. Viitanen JV, Suni J, Kautiainen H, et al.: Effect of physiotherapy on spinal mobility in ankylosing spondylitis. Scand J Rheumatol 1992; 21: 38–41.
49. White AA III, et al.: The clinical biomechanics of kyphotic deformities. Clin Orthop 1977; 128: 8–17.
50. White AA III, Panjabi MM: The clinical biomechanics of scoliosis. Clin Orthop 1976; 118: 100–112.
51. White AA III, Panjabi MM: The basic kinematics of the human spine. A review of past and current knowledge. Spine 1978; 3: 12–20.
52. White AA III, Panjabi MM: Kinematics of the Spine. In: Cooke DB, ed. Clinical Biomechanics of the Spine. Philadelphia: JB Lippincott, 1990; 85–126.
53. White AA III, Panjabi MM: Practical biomechanics of scoliosis and kyphosis. In: Cooke DB, ed. Clinical Biomechanics of the Spine. Philadelphia: JB Lippincott, 1990; 127–163.
54. Williams P, Bannister L, Berry M, et al.: Gray's Anatomy, The Anatomical Basis of Medicine and Surgery, Br. ed. London: Churchill Livingstone, 1995.
55. Wilson TA, Rehder K, Krayer S, et al.: Geometry and respiratory displacement of human ribs. J Appl Physiol 1987; 62: 1872–1877.
56. Yoganandan N, Morgan RM, Eppinger RH, et al.: Thoracic deformation and velocity analysis in frontal impact. J Biomech Eng 1995; 117: 48–52.

CAPÍTULO

30

Mecânica e patomecânica dos músculos da coluna vertebral torácica

SUMÁRIO

Músculos do tórax posterior 540
    Camada superficial 541
    Camada profunda da região torácica posterior 543
Músculos intrínsecos do tórax 547
    Serrátil posterior superior e inferior 548
    Músculos intercostais 548
    Transverso do tórax, subcostais e levantadores das costelas 551
    Diafragma 552
Atividade muscular durante a respiração 553
    Músculos da inspiração 553
    Músculos da expiração 554
Resumo 555

capítulo precedente descreve a arquitetura óssea da região torácica, suas estruturas de sustentação e movimentos disponíveis. Este capítulo apresenta os músculos da região torácica, que sustentam e movimentam a coluna vertebral torácica e também participam na respiração.

Os objetivos deste capítulo são:

- apresentar as ações descritas dos músculos localizados na região torácica;
- discutir o significado funcional dos músculos;
- considerar as consequências funcionais dos comprometimentos nesses músculos;
- examinar o papel que esses músculos desempenham na respiração.

Os músculos que afetam a região torácica são os músculos do ombro, da coluna vertebral torácica posterior e do abdome, e os músculos intrínsecos à caixa torácica, que fixam as costelas ao esterno, às vértebras ou a outras costelas (Fig. 30.1). Os músculos do ombro são discutidos no Capítulo 9 e neste capítulo são abordados apenas brevemente. Os músculos abdominais promovem a flexão das colunas vertebral torácica e lombar e são apresentados no Capítulo 33.

Músculos do tórax posterior

Os músculos torácicos posteriores são agrupados de diversos modos. O presente capítulo descreve duas camadas, uma superficial e outra profunda. A camada superficial consiste em músculos do ombro, especificamente o trapézio, romboides maior e menor e latíssimo do dorso. A camada profunda contém o eretor da espinha e os músculos transversoespinais, interespinais e intertransversários.

Capítulo 30 Mecânica e patomecânica dos músculos da coluna vertebral torácica 541

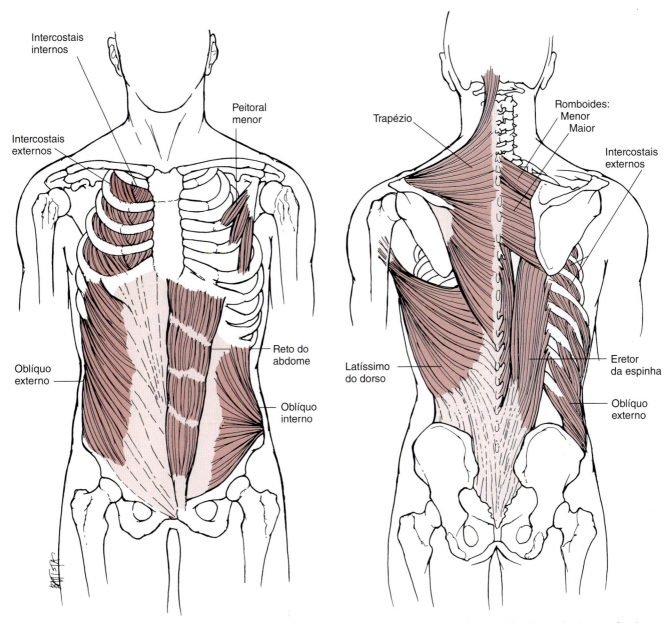

Figura 30.1 Os músculos que afetam o tórax são os músculos do ombro, da coluna vertebral posterior, abdominais e intrínsecos do tórax.

Camada superficial

AÇÃO MUSCULAR: TRAPÉZIO E ROMBOIDES

Ação	Evidência
Extensão da coluna vertebral torácica (contração bilateral)	Inadequada
Inclinação lateral da coluna vertebral torácica (contração unilateral)	Inadequada
Rotação contralateral da coluna vertebral torácica (contração unilateral)	Inadequada

AÇÃO MUSCULAR: LATÍSSIMO DO DORSO

Ação	Evidência
Extensão da coluna vertebral torácica (contração bilateral)	Conflitante

AÇÃO MUSCULAR: LATÍSSIMO DO DORSO — (CONTINUAÇÃO)

Ação	Evidência
Inclinação lateral da coluna vertebral torácica (contração unilateral)	Comprobatória
Rotação ipsilateral da coluna vertebral torácica (contração unilateral)	Comprobatória

Os músculos da camada superficial do tórax posterior ajudam na sustentação do tórax (Fig. 30.2). Eles se prendem aos processos espinhosos das vértebras torácicas. Com suas inserções distais na escápula e úmero fixos, esses músculos podem movimentar a coluna vertebral torácica. Assim como a contração bilateral do trapézio superior promove a extensão da coluna vertebral cervical, a contração bilateral do trapézio e/ou dos romboides maior e menor pode ajudar na

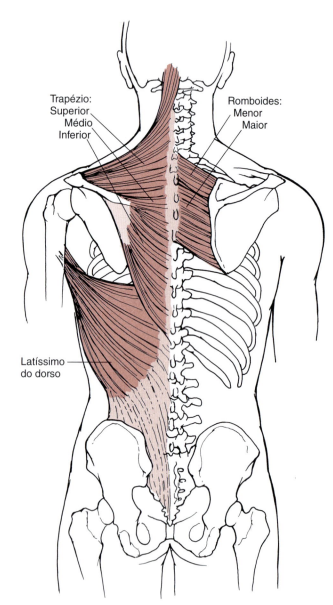

Figura 30.2 Os músculos superficiais do tórax posterior são os músculos do ombro: trapézio, romboides maior e menor e latíssimo do dorso.

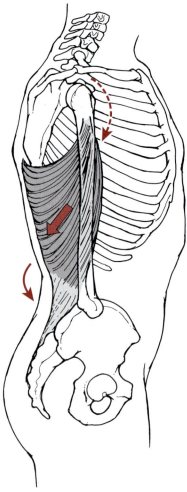

Figura 30.3 O latíssimo do dorso situa-se diagonalmente sobre o tórax, desde sua superfície posterior até a superfície anterior. Ele tem um braço de momento de extensão nas colunas vertebrais lombar e torácica, mas pode exercer um momento de flexão na coluna vertebral torácica superior.

sustentação da coluna vertebral torácica em extensão, embora sejam mínimos os dados que confirmam esse papel.[43]

O latíssimo do dorso exibe um braço de momento da extensão na região lombar e participa na extensão da coluna vertebral lombar.[35,38] Há controvérsia sobre seu papel na flexão e na extensão da coluna vertebral torácica porque, quando se projeta para sua inserção distal no úmero, esse músculo parece deslocar-se da superfície posterior para a superfície anterior do tórax (Fig. 30.3). A medição do braço de momento de flexão e extensão com a ajuda das imagens por ressonância magnética (IRM) sugere que esse músculo continua a ter um braço de momento de extensão até pelo menos a quinta vértebra torácica.[35] Alguns acreditam que o músculo desenvolve um braço de momento de flexão com relação à coluna vertebral torácica em sua extremi-

dade umeral.[12,42] Foi informado que o encurtamento do latíssimo do dorso contribui para uma excessiva cifose torácica, embora não tenham sido publicados estudos que confirmem esta associação.[25]

Foi reportado que a contração unilateral do trapézio, romboides e latíssimo do dorso gera inclinação lateral e rotação da coluna vertebral torácica, embora apenas em relação ao latíssimo do dorso haja dados que apontem diretamente suas contribuições para essas ações.[35,38] Em indivíduos com escoliose idiopática, o trapézio no lado convexo exibe um aumento relativo nas fibras musculares do tipo I, com ligeira atrofia das fibras do tipo II, e os músculos trapézio e romboides podem contribuir para a deformidade da coluna vertebral.[41,60,61]

Dados eletromiográficos (EMG) revelam atividade do latíssimo do dorso durante a rotação ipsilateral com sua inserção inferior fixada[39] (Fig. 30.4). Com suas inserções distais fixadas, a contração do trapézio e dos romboides maior e menor tem o potencial de promover rotação contralateral, tracionando os processos espinhosos na direção da inserção distal. Não se tem conhecimento de dados dispo-

Eretor da espinha

O eretor da espinha estende-se desde a pelve até o occipício e consiste em três grupos principais de músculos: iliocostal, longuíssimo e espinal (Fig. 30.5) (Quadros 30.1–30.3). Os espinais localizam-se apenas nas regiões torácica, cervical e occipital. O longuíssimo consiste em longuíssimo do tórax, do pescoço e da cabeça. O longuíssimo do tórax contém tanto uma parte torácica (a parte torácica do longuíssimo do tórax) como uma parte lombar (a parte lombar do longuíssimo do tórax).[28,29] O iliocostal é formado pelos segmentos cervical, torácico e do lombo; mas, como o longuíssimo do tórax, o iliocostal do lombo contém um componente torácico (a parte torácica do iliocostal lombar) e uma parte lombar (parte lombar do iliocostal).

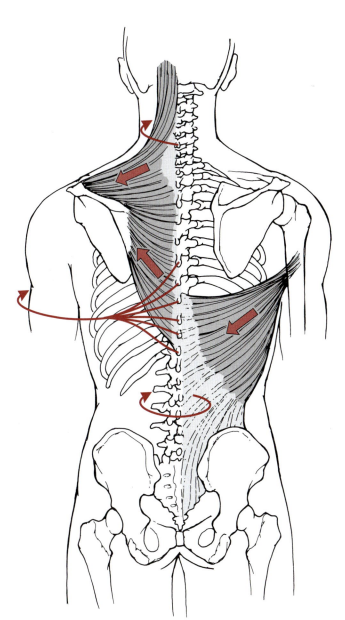

Figura 30.4 O latíssimo do dorso traciona o cíngulo do membro superior posteriormente e participa na rotação ipsilateral do tórax. O trapézio e os romboides maior e menor exercem tração sobre os processos espinhosos das vértebras torácicas e, em consequência, geram rotação contralateral.

níveis para identificar se, ou sob quais condições, os músculos trapézio e romboides contribuem para o movimento da coluna vertebral torácica. São necessárias novas pesquisas que esclareçam sua participação nos movimentos da coluna vertebral torácica.[25]

Camada profunda da região torácica posterior

A camada muscular profunda das costas é separada da camada superficial pela fáscia toracolombar. A camada profunda pode ainda ser dividida em subgrupos musculares: o eretor da espinha, os transversoespinais e a camada mais profunda, que consiste em interespinais e intertransversários.

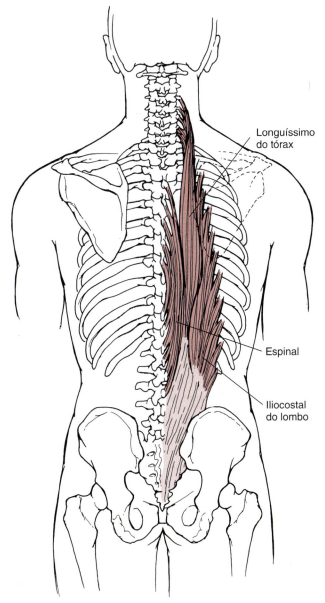

Figura 30.5 Os três grupos do eretor da espinha são, do sentido lateral para o medial, iliocostais, longuíssimos e espinais.

QUADRO 30.1 Inserção muscular

Inserções e inervação dos músculos iliocostais que afetam as colunas vertebrais torácica e lombar

Iliocostal do tórax:

    Inserção inferior: Bordas superiores dos seis ângulos costais inferiores, medialmente à inserção do iliocostal do lombo.

    Inserção superior: Bordas superiores das seis costelas superiores em seus ângulos e o aspecto posterior dos processos transversos da sétima vértebra cervical. O iliocostal do tórax situa-se entre a parte torácica do iliocostal do lombo e a parte torácica do longuíssimo do tórax.

Parte torácica do iliocostal do lombo:

    Inserção inferior: Crista do ilíaco a partir da espinha ilíaca posterossuperior lateralmente de aproximadamente 5 cm.

    Inserção superior: Ângulos de todas as 12 costelas.

Parte lombar do iliocostal do lombo:

    Inserção inferior: Crista ilíaca.

    Inserção superior: Processos transversos das quatro primeiras vértebras lombares e fáscia toracolombar.

    Inervação: Ramos dorsais dos nervos espinais torácicos e lombares.

    Palpação: O eretor da espinha pode ser palpado como um grupo ao longo da fáscia toracolombar, visto que os músculos acompanham a coluna vertebral nas regiões lombar e torácica. O iliocostal não pode ser diferenciado do resto do eretor da espinha.

QUADRO 30.2 Inserção muscular

Inserções e inervação dos músculos longuíssimos que afetam as colunas vertebrais torácica e lombar

Parte torácica do longuíssimo do tórax:

    Inserção inferior: As fibras contribuem para a aponeurose do eretor da espinha e os processos espinhosos das vértebras lombares e sacrais e no ílio.

    Inserção superior: Processos transversos de todas as vértebras torácicas e as oito ou nove costelas inferiores.

Parte lombar do longuíssimo do tórax:

    Inserção inferior: Espinha ilíaca posterossuperior.

    Inserção superior: Processos transverso e acessório das vértebras lombares.

    Inervação: Ramos dorsais dos nervos espinais lombares e torácicos.

    Palpação: Não pode ser diferenciado do restante do eretor da espinha.

QUADRO 30.3 Inserção muscular

Inserções e inervação dos músculos espinais da coluna vertebral torácica

Espinal do tórax:

    Inserção inferior: Origina-se de três a quatro tendões, a partir da décima primeira espinha vertebral torácica até a segunda espinha vertebral lombar, avançando medialmente ao iliocostal do tórax e mesclando-se com ele.

    Inserção superior: Espinhas das quatro a oito vértebras torácicas superiores por tendões distintos, e mesclando-se com o semiespinal do tórax.

    Inervação: Ramos dorsais dos nervos espinais torácicos.

    Palpação: Não pode ser diferenciado do restante do eretor da espinha.

Ação

AÇÃO MUSCULAR: ERETOR DA ESPINHA

Ação	Evidência
Extensão do tronco (contração bilateral)	Comprobatória
Inclinação lateral do tronco (contração unilateral)	Comprobatória
Rotação ipsilateral do tronco (contração unilateral)	Comprobatória

Os músculos espinal e iliocostal do tórax abarcam apenas a região torácica e têm como função exclusiva a extensão da coluna vertebral torácica. Já o longuíssimo do tórax e o iliocostal do lombo com seus componentes (partes torácica e lombar) atravessam as regiões torácica e lombar, promovendo uma combinação de extensão torácica e lombar.[28,29] O Capítulo 33 nos dá uma descrição detalhada do efeito desses músculos na coluna vertebral lombar.

Os dados EMG constatam o papel do eretor da espinha como um todo na extensão do tronco durante a contração bilateral.[1,2] Os músculos contraem-se excentricamente durante a inclinação para a frente a partir da posição ereta, e concentricamente quando a coluna vertebral retorna à posição ereta. O eretor da espinha torna-se **eletricamente silencioso** durante a flexão para a frente, quando o tronco chega a quase dois terços de sua excursão máxima possível, permanecendo silencioso enquanto o tronco inicia o retorno à postura ereta[1,2,10,19,23,26] (Fig. 30.6). Apenas depois que o tronco alcança aproximadamente 45°, os músculos reassumem sua atividade. Os ligamentos posteriores da coluna vertebral e os discos intervertebrais proporcionam a sustentação primária para a coluna vertebral na posição de máxima flexão, e o recuo passivo desses tecidos, em combinação com a ação dos músculos dorsais superficiais e extensores do quadril, ajuda a iniciar o retorno à postura ereta.[2,19,40]

A contração unilateral dos músculos iliocostais e longuíssimos está associada à inclinação lateral e à rotação ipsilateral da coluna vertebral.[1,46,58] Como um todo, o eretor da espinha exibe um braço de momento da inclinação lateral de 25 a 35 mm na região torácica, em comparação com braços de momento de cerca de 50 mm para a extensão.[35,38] Os braços de momento dos músculos que compõem o eretor da espinha são bastante variados, de modo que braços de momento substanciais, tanto para extensão como para inclinação lateral, são exibidos por pelo menos alguns segmentos do eretor da espinha.[29,30]

É importante reconhecer que, a partir da postura ereta, o eretor da espinha contrai-se excentricamente para controlar a inclinação do tronco para a frente e concentricamente – por um breve período – para iniciar a extensão ou a inclinação lateral (Fig. 30.7). A continuação da hiperextensão ou da inclinação lateral é facilitada pelos momentos exercidos pelo peso da cabeça e do tronco. Os músculos abdominais contraem-se excentricamente para controlar o momento de extensão da cabeça e do tronco.[2] Analogamente, a inclinação lateral do tronco a partir da postura ereta é controlada pelos músculos abdominais e pelo eretor da espinha contralateral.[1,2,36]

Na região torácica, o eretor da espinha é composto primariamente de fibras do tipo I, ou fibras de contração lenta (cerca de 75%), mas, na região lombar, exibe uma distribuição mais equilibrada das fibras dos tipos I e II (cerca de 57% do tipo I).[50] A preponderância de fibras musculares resistentes à fadiga na coluna vertebral torácica sugere que o eretor da espinha na região torácica desempenha papel fundamental na sustentação postural e na estabilização das articulações costovertebrais.[47]

Transversoespinal

O grupo do músculo transversoespinal consiste em semiespinais, multífidos e rotadores (Fig. 30.8) (Quadros 30.4–30.6). Ele recebe essa denominação por causa de

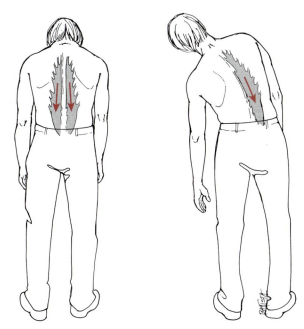

Figura 30.7 Tipicamente, os músculos eretores da espinha contraem-se para controlar a inclinação para a frente ou a inclinação lateral, necessitando de uma contração excêntrica do grupo como um todo durante a inclinação para a frente e do grupo contralateral durante a inclinação para o lado.

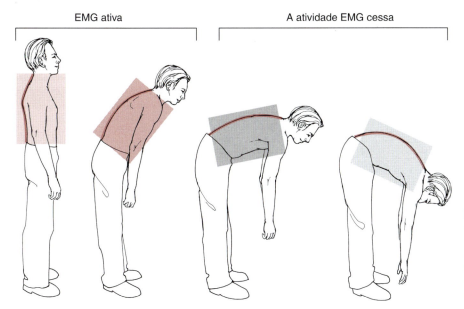

Figura 30.6 Estudos EMG mostram que o eretor da espinha cessa sua atividade elétrica aproximadamente a meio caminho de uma inclinação do corpo para a frente, permanecendo silencioso até que o indivíduo tenha feito quase metade do movimento de volta à posição ereta.

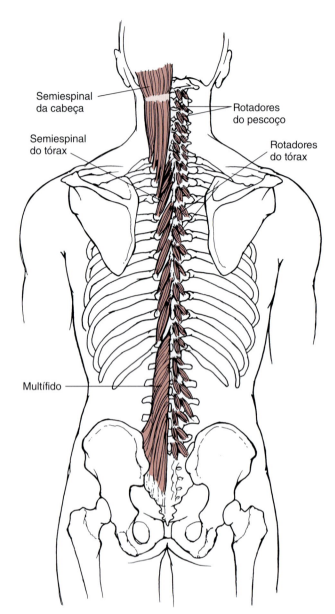

Figura 30.8 Os músculos transversoespinais incluem os semiespinais, o multífido e os rotadores.

QUADRO 30.4 Inserção muscular

Inserções e inervação dos músculos semiespinais

O grupo muscular dos transversoespinais situa-se profundamente em relação ao eretor da espinha e suas fibras avançam superior e medialmente desde os processos transversos até os processos espinhosos.

Semiespinal do tórax:

   Inserção inferior: Processos transversos da sexta até a décima vértebra torácica por tiras tendíneas.

   Inserção superior: Processos espinhosos das duas vértebras cervicais inferiores e quatro vértebras torácicas superiores.

   Inervação: Ramos dorsais dos nervos espinais cervicais e torácicos.

   Palpação: Não pode ser palpado diretamente.

QUADRO 30.5 Inserção muscular

Inserções e inervação do multífido

Inserção inferior: Origina-se dos processos transversos das vértebras torácicas.

Inserção superior: As fibras avançam superior e medialmente no espaço entre os processos transversos às suas inserções nos processos espinhosos, ao longo da coluna vertebral. Os fascículos variam em comprimento: os mais superficiais avançam desde uma vértebra até a terceira ou quarta acima; o próximo fascículo mais profundo, de uma vértebra até a segunda ou terceira acima; e o mais profundo de todos conecta-se às vértebras adjacentes.

Inervação: Ramos dorsais dos nervos espinais torácicos.

Palpação: Não pode ser palpado.

QUADRO 30.6 Inserção muscular

Inserções e inervação dos rotadores

Rotadores do tórax:

   Inserção superior: Onze pares de músculos com origem na borda inferior e nas superfícies laterais das lâminas da primeira até a décima primeira vértebra.

   Inserção inferior: Partes superior e posterior dos processos transversos da vértebra abaixo.

   Inervação: Ramos dorsais dos nervos espinais torácicos.

   Palpação: Não pode ser palpado.

---

suas inserções, que se constituem de uma inserção inferior em um processo transverso e de uma inserção superior em um processo espinhoso.[46,58] Como o eretor da espinha, esses músculos são estudados mais detalhadamente na região lombar.

Ação

AÇÃO MUSCULAR: TRANSVERSOESPINAIS

Ação	Evidência
Extensão do tronco (contração bilateral)	Comprobatória
Inclinação lateral do tronco (contração unilateral)	Comprobatória
Rotação contralateral do tronco (contração unilateral)	Comprobatória

Como o eretor da espinha, esses músculos contraem-se excentricamente para controlar a flexão e a inclinação lateral contralateral a partir da posição ereta. Eles promovem a rotação contralateral ao tracionarem os processos espinhosos das vértebras superiores na direção dos processos transversos das vértebras inferiores (Fig. 30.9). Os multífidos torácicos são mais longos e delgados, com tendões mais longos e mais obliquamente alinhados, em comparação com os multífidos na região lombar.[4] Assim, embora estes possam contribuir significativamente para as sobrecargas compressivas que incidem sobre as vértebras lombares, os multífidos na região torácica podem contribuir mais para os momentos de inclinação lateral e de rotação. Como ocorre com os eretores da espinha, os multífidos na região torácica são compostos principalmente por fibras do tipo I (cerca de 75%) e exibem concentração ligeiramente menor de fibras do tipo 1 (63%) na região lombar.[50]

Os rotadores na região torácica são desenvolvidos de maneira mais completa do que em qualquer outra parte; mesmo assim, são muito pequenos e, por isso, não demonstram grande potência. Esses músculos podem funcionar mais como sensores de posição do que como produtores de torque; entretanto, precisa-se de mais pesquisas que verifiquem essa hipótese.

Interespinais e intertransversários

Os músculos interespinais e intertransversários localizam-se em apenas poucos dos níveis vertebrais torácicos, principalmente nos aspectos superior e inferior do tórax, podendo até mesmo não existir na região torácica[46,58] (Quadros 30.7 e 30.8). Ainda não ficou esclarecido seu significado funcional.

Comprometimento dos músculos do tórax posterior

É difícil identificar danos causados exclusivamente aos músculos torácicos posteriores profundos. Na região torácica, os músculos eretores da espinha contribuem para o momento de extensão das regiões torácica e lombar. Em consequência, a debilidade do eretor da espinha torácica causa um decréscimo na força total de extensão do tronco. Indivíduos com escoliose idiopática exibem atrofia dos músculos do tórax posterior, particularmente no lado côncavo, e um percentual acima do normal de fibras musculares do tipo I no lado convexo da deformação, mas ainda não foi esclarecido o significado clínico destas diferenças.[15,60,62]

Músculos intrínsecos do tórax

Os músculos intrínsecos do tórax consistem naqueles músculos que conectam as costelas à coluna vertebral, ao esterno ou a outras costelas. Esse grupo é formado pelo serrátil posterior (superior e inferior), intercostais externos,

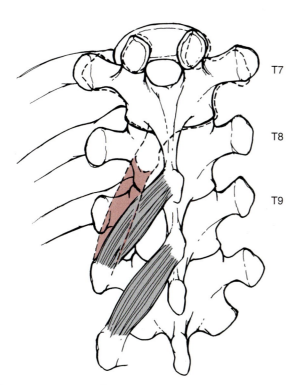

Figura 30.9 Os músculos transversoespinais promovem a rotação contralateral mediante a tração do processo espinhoso das vértebras superiores na direção do processo transverso das vértebras inferiores.

QUADRO 30.7 Inserção muscular

Inserções e inervação dos interespinais

Inserções: Os interespinais são mais diferenciados nas regiões cervical e lombar, avançando ao longo de cada lado dos ligamentos interespinosos para conectar os ápices dos processos espinhosos contíguos. Ocasionalmente, pode-se observar um par entre a última vértebra torácica e a primeira vértebra lombar e entre a quinta vértebra lombar e o sacro; esses músculos podem estar ausentes na região torácica.

Inervação: Ramos dorsais dos nervos espinais.

Palpação: Não pode ser palpado.

QUADRO 30.8 Inserção muscular

Inserções e inervação dos intertransversários

Inserções: Os intertransversários são grupos de músculos que avançam entre as vértebras e que são mais diferenciados na coluna vertebral cervical. Na região torácica, até a primeira vértebra lombar, os intertransversários conectam os processos transversos na forma de uma única tira muscular.

Inervação: Ramos dorsais dos nervos espinais torácicos, com contribuição dos ramos ventrais.

Palpação: Não pode ser palpado.

internos e íntimos; transverso do tórax, subcostais, levantadores das costelas e diafragma.

Serrátil posterior superior e inferior

AÇÃO MUSCULAR: SERRÁTIL POSTERIOR SUPERIOR E INFERIOR

Ação	Evidência
Elevação das costelas (superior)	Inadequada
Depressão das costelas (inferior)	Inadequada

Os músculos serrátil posterior superior e inferior ligam as costelas às vértebras torácicas (Fig. 30.10) (Quadros 30.9 e 30.10). Não há estudos aprofundados desses músculos, e o serrátil posterior inferior está ausente em alguns indivíduos.[58]

> **QUADRO 30.9 Inserção muscular**
>
> **Inserções e inervação do serrátil posterior superior**
>
> Inserção superior: Tem origem na parte inferior do ligamento nucal e nas espinhas das três ou quatro vértebras torácicas superiores e na sétima vértebra cervical.
>
> Inserção inferior: Quatro digitações descem inferior e lateralmente, inserindo-se na região lateral aos ângulos da segunda, terceira, quarta e quinta costelas em suas superfícies superior e superficial.
>
> Inervação: Secundária ao quarto nervo intercostal. O quinto nervo intercostal também pode contribuir.
>
> Palpação: Não pode ser palpado.

> **QUADRO 30.10 Inserção muscular**
>
> **Inserções e inervação do serrátil posterior inferior**
>
> Inserção superior: As superfície externa e as bordas inferiores das quatro costelas inferiores, na região lateral a seus ângulos por quatro digitações. Pode estar presente um menor número de digitações, e raramente o músculo inteiro pode estar ausente.
>
> Inserção inferior: Espinhas das duas ou três vértebras lombares superiores e das duas vértebras torácicas inferiores e seus ligamentos supraespinosos. O músculo também pode se inserir na fáscia toracolombar.
>
> Inervação: Nono ao décimo primeiro ou décimo segundo nervo intercostal.
>
> Palpação: Não pode ser palpado.

O serrátil posterior superior está alinhado para a elevação das costelas e, portanto, pode estar envolvido na inspiração; o serrátil posterior inferior pode baixar as costelas e talvez participe na expiração.

Músculos intercostais

Os músculos intercostais incluem os intercostais externo, interno e íntimo (Fig. 30.11) (Quadros 30.11–30.13).

Ação

AÇÃO MUSCULAR: INTERCOSTAIS EXTERNO E INTERNO

Ação	Evidência
Rotação contralateral do tronco (externa)	Comprobatória
Rotação ipsilateral do tronco (interna)	Comprobatória
Inspiração (externa)	Conflitante
Expiração (interna)	Conflitante

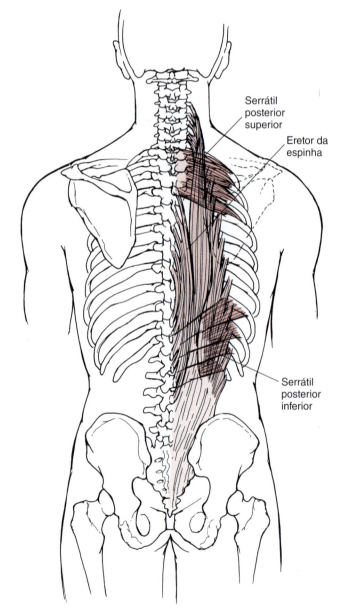

Figura 30.10 Os músculos serrátil posterior superior e inferior situam-se profundamente em relação aos músculos superficiais do tórax posterior e superficialmente ao eretor da espinha.

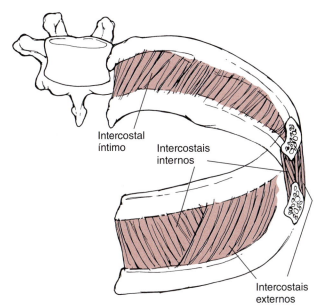

Figura 30.11 Os músculos intercostais são os intercostais externos, internos e íntimos.

Vários estudos investigaram o papel dos músculos intercostais externos e internos, mas poucos pesquisaram a função dos músculos intercostais íntimos, que estão localizados paralelamente aos intercostais internos e são menores, mais variáveis e, às vezes, ausentes. Suas ações são deduzidas de estudos dos músculos intercostais internos.[58] Apesar dos esforços para definir o papel funcional dos músculos intercostais externos e internos, este permanece sendo um tópico controverso. É difícil estudar os músculos intercostais, por serem delgados e por se sobreporem uns aos outros ao longo da maior parte de sua extensão.[57] O intercostal externo é o único ventre de músculo intercostal em um espaço intercostal situado entre o ângulo e o tubérculo da costela. Do mesmo modo, o único local onde os músculos intercostais internos não estão cobertos pelos músculos intercostais externos é nos espaços entre as cartilagens costais. Nessa região, eles são conhecidos como músculos **intercostais paraesternais**. Quase todos os estudos sobre músculos intercostais internos são investigações dos músculos paraesternais.[28,48]

QUADRO 30.11 Inserção muscular

Inserções e inervação dos intercostais externos

Inserção superior: Tubérculos das costelas, mesclando-se com as fibras posteriores dos ligamentos costotransversos, continuando ao longo das bordas costais inferiores praticamente até as cartilagens costais, a partir das quais o músculo prossegue anteriormente na direção do esterno, na forma de uma camada aponeurótica denominada membrana intercostal externa.

Inserção inferior: Onze pares de músculos avançam desde sua inserção superior até a borda superior da costela abaixo. Fibras avançam obliquamente para baixo e lateralmente na parte posterior do tórax para baixo, medialmente e para a frente no tórax anterior. Nos dois espaços costais inferiores, as fibras fixam-se às extremidades das cartilagens costais; nos dois ou três espaços costais superiores, praticamente não alcançam as extremidades das costelas. Fibras dos espaços intercostais inferiores podem se mesclar com o músculo oblíquo externo.

Inervação: Os nervos intercostais adjacentes correspondentes.

Palpação: Os intercostais são palpados em conjunto nos espaços intercostais.

QUADRO 30.12 Inserção muscular

Inserções e inervação dos intercostais internos

Inserção superior: Onze pares de músculos surgem anteriormente nas cartilagens costais das sete primeiras costelas e nas extremidades cartilaginosas das costelas restantes, com uma inserção contínua ao longo do assoalho dos sulcos costais, retornando aos ângulos costais. A partir dos ângulos costais, continuam como uma camada aponeurótica denominada membrana intercostal interna, mesclando-se com os ligamentos costotransversos superiores.

Inserção inferior: Fibras descem obliquamente desde a costela superior até a borda superior da costela abaixo, em uma direção praticamente perpendicular às fibras dos intercostais externos. As fibras dos dois espaços costais inferiores podem fundir-se com o músculo oblíquo interno.

Inervação: Os nervos intercostais correspondentes.

Palpação: Nos espaços entre as costelas superiores, na lateral do esterno, nos quais os músculos intercostais externos são membranosos.

QUADRO 30.13 Inserção muscular

Inserções e inervação dos músculos intercostais íntimos (*intercostales intimi*)

Inserções: Pares de músculos inserem-se ao aspecto interno de duas costelas adjacentes. Esses músculos situam-se profundamente aos intercostais internos, e suas fibras avançam na mesma direção. Os músculos intercostais íntimos tornam-se mais substanciais posteriormente e nos dois quartos médios dos espaços intercostais inferiores. Eles são menores e podem estar ausentes nos níveis torácicos superiores.

Inervação: Os nervos intercostais correspondentes.

Palpação: Não podem ser diretamente palpados.

Os dados EMG revelam a atividade dos músculos intercostais externos durante a rotação contralateral e a atividade dos músculos intercostais internos durante rotações ipsilaterais.[45,56] Essas ações são análogas às dos músculos oblíquos do abdome, que possuem linhas de tração similares. Os músculos intercostais parecem desempenhar um papel importante na rotação do tronco; no entanto, o curto comprimento de suas fibras sugere a necessidade de outros músculos para que seja promovida uma excursão ao longo da completa amplitude de movimento possível.

Alguns estudos EMG e modelos biomecânicos corroboram o ponto de vista tradicional de que os músculos intercostais externos participam na inspiração e os músculos intercostais internos, na expiração.[28,31,44,47,59], embora a maioria dos estudos concorde que pelo menos a parte paraesternal dos músculos intercostais internos tem atividade na inspiração.[6,8,11,20,28,55] Outros estudos identificam atividade nos dois grupos musculares durante a inspiração e a expiração.[11,58] A atividade simultânea dos músculos intercostais sugere que esses músculos podem trabalhar em conjunto na estabilização da caixa torácica contra as pressões variáveis da cavidade torácica e o deslocamento do diafragma.[6,11,47,58]

A mecânica da ventilação baseia-se na relação entre pressão e volume de um gás. Essa relação determina que, à medida que o volume aumenta, a pressão diminui, e que quando o volume diminui, a pressão aumenta. A redução da pressão no interior da cavidade torácica faz com que o ar entre nos pulmões. A pressão interna do tórax tende a exercer o mesmo efeito nas paredes flexíveis do tórax (Fig. 30.12). Para prevenir o colapso da caixa torácica na inspiração e sua expansão na expiração, os músculos intercostais contraem-se simultaneamente para dar sustentação ao tórax. As fibras dos músculos intercostais internos e externos são aproximadamente perpendiculares entre si e, portanto, estão bem alinhadas para funcionar em conjunto no enrijecimento da parede torácica e na estabilização das costelas.

Comprometimento dos músculos intercostais

A debilidade dos músculos intercostais pode ocorrer em indivíduos depois de uma lesão na medula espinal cervical ou torácica e também em outros transtornos neuromusculares e musculoesqueléticos.[3,7,18,51] É impossível avaliar isoladamente esses músculos por causa de sua localização e também por funcionarem em grupo com o diafragma durante a respiração. Em consequência, a avaliação baseia-se em observações clínicas e em provas da função pulmonar, inclusive pressões inspiratória e expiratória máximas e capacidade vital.[3,7,18] Estudos mostram que os músculos da respiração respondem ao exercício e demonstram melhora da função em seguida ao exercício.[34,44]

O encurtamento dos músculos intrínsecos do tórax pode ocorrer após uma cirurgia torácica ou estar presente no lado côncavo de uma escoliose torácica. Esse encurtamento restringe a mobilidade da caixa torácica e sobretudo a expansão do peito. Indivíduos com escoliose demonstram diminuição da função pulmonar atribuída à reduzida expansão torácica

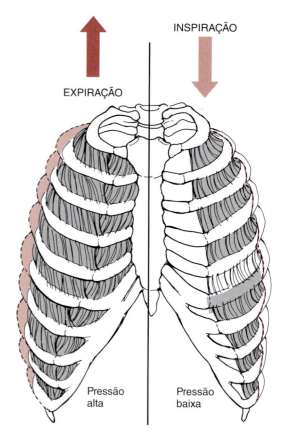

Figura 30.12 Durante a inspiração, a pressão intratorácica fica baixa e tende a afrouxar a caixa torácica. Durante a expiração, a pressão intratorácica fica alta, tendendo a expandir o tórax.

Relevância clínica

Respiração paradoxal: Respiração paradoxal é um padrão respiratório em que a mudança da circunferência do tórax ou do abdome é o contrário do esperado com base na relação de volume e pressão na respiração normal. Um paciente com paralisia flácida dos músculos intercostais, decorrente de uma lesão da medula espinal cervical ou torácica alta, apresenta respiração paradoxal com um movimento anormal da caixa torácica durante a respiração. A inspiração ocorre mediante a contração do diafragma, o que aumenta o volume da caixa torácica e diminui a pressão. Na ausência de atividade dos músculos intercostais para a estabilização das costelas, a redução na pressão torácica também faz com que o tórax entre em colapso na direção dos pulmões.

Em consequência, a circunferência do tórax diminui durante a inspiração, em vez de aumentar.

Também ocorrerá respiração paradoxal se os músculos intercostais contraírem-se na ausência de atividade diafragmática; a inspiração ocorre com a expansão torácica, mas o diâmetro do abdome diminui quando o diafragma é tracionado para o interior da cavidade torácica (Fig. 30.13). Os padrões de respiração paradoxal, identificáveis por uma cuidadosa observação, proporcionam importantes informações clínicas ao médico, com relação à função respiratória do paciente.

Capítulo 30 Mecânica e patomecânica dos músculos da coluna vertebral torácica 551

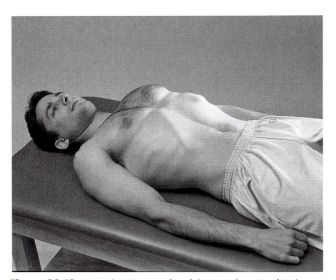

Figura 30.13 A respiração paradoxal é o movimento do tórax ou do abdome em uma direção oposta à direção esperada para a fase da respiração. A fotografia ilustra a respiração paradoxal em que a circunferência do abdome diminui durante a inspiração, quando o esperado é a sua expansão.

resultante da deformação.[27,53] Nesses pacientes, a função pulmonar pode ser melhorada pela prática de exercícios de alongamento.[49,54]

Transverso do tórax, subcostais e levantadores das costelas

AÇÃO MUSCULAR: TRANSVERSO DO TÓRAX, SUBCOSTAIS E LEVANTADORES DAS COSTELAS

Ação	Evidência
Depressão das costelas (transverso do tórax)	Comprobatória
Depressão das costelas (subcostais)	Inadequada
Elevação das costelas (levantadores das costelas)	Comprobatória

O transverso do tórax e os subcostais estão localizados sobre a superfície profunda da caixa torácica, e os músculos levantadores das costelas situam-se sobre o aspecto posterior do tórax. Esses músculos ainda não foram bem estudados (Fig. 30.14) (Quadros 30.14–30.16). O transverso do tórax (também conhecido como *triangularis sterni*) deprime as costelas inferiores e participa da expiração.[13,28,46,58] Os músculos subcostais posicionam-se paralelamente aos músculos

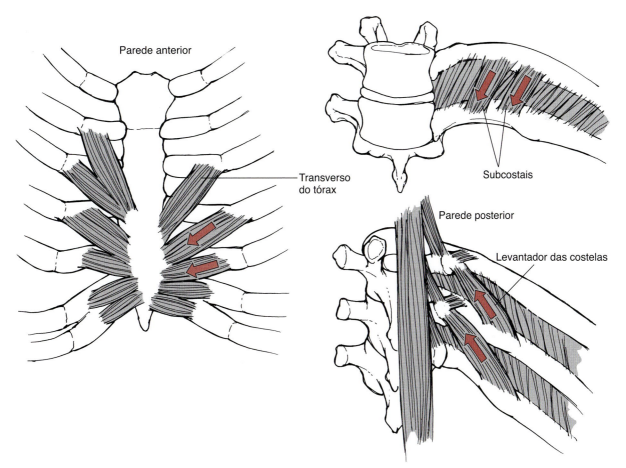

Figura 30.14 A camada profunda dos músculos intrínsecos do tórax constitui-se dos subcostais e do transverso do tórax, situando-se sobre a superfície profunda da parede torácica e do levantador das costelas na superfície posterior do tórax.

> **QUADRO 30.14 Inserção muscular**
>
> **Inserções e inervação dos subcostais**
>
> Inserção superior: Superfície interna das costelas nas proximidades do ângulo.
>
> Inserção inferior: Superfície interna da segunda ou terceira costela abaixo, avançando com os músculos intercostais íntimos entre os vasos e nervos intercostais e a pleura. Normalmente, esses músculos são mais desenvolvidos na parte inferior do tórax, e suas fibras seguem paralelamente às fibras dos músculos intercostais internos.
>
> Inervação: Os nervos intercostais correspondentes.
>
> Palpação: Não pode ser palpado.

> **QUADRO 30.15 Inserção muscular**
>
> **Inserções e inervação do transverso do tórax**
>
> Inserção superior: As fibras divergem formando tiras que avançam desde sua inserção inferior para inserir-se sobre as bordas inferiores e superfícies internas das cartilagens costais da segunda à sexta costelas.
>
> Inserção inferior: Terço inferior da superfície posterior do esterno, processo xifoide e as cartilagens costais das três ou quatro costelas verdadeiras inferiores próximas às suas extremidades esternais. Tiras inferiores avançam horizontalmente e são contíguas às fibras superiores do transverso do abdome; as tiras superiores avançam obliquamente para cima e lateralmente.
>
> Inervação: Os nervos intercostais correspondentes.
>
> Palpação: Não pode ser palpado.

> **QUADRO 30.16 Inserção muscular**
>
> **Inserções e inervação dos levantadores das costelas**
>
> Inserção superior: Doze pares de feixes musculares triangulares têm origens nas pontas dos processos transversos da sétima vértebra cervical e da primeira à décima primeira vértebra torácica.
>
> Inserção inferior: Borda superior e externa da costela imediatamente abaixo da vértebra de origem entre o tubérculo e o ângulo. As fibras avançam lateral e inferiormente, acompanhando as bordas posteriores dos intercostais externos. Os quatro pares musculares inferiores podem ter uma inserção extra na segunda costela abaixo de sua origem.
>
> Inervação: Ramos laterais dos ramos dorsais dos nervos espinais torácicos correspondentes.
>
> Palpação: Não pode ser palpado.

intercostais internos e estão presentes sobretudo na região torácica inferior.[46,58] Ao que parece, eles deprimem as costelas, embora não haja estudos conhecidos que verifiquem esta função. Como seu nome sugere, aparentemente o levantador das costelas eleva as costelas.[28,46,58]

Diafragma

O diafragma é um músculo peculiar porque é um folheto aproximadamente circular de músculo com um tendão central e uma inserção óssea apenas ao longo de sua circunferência. Durante a contração, o diafragma traciona desde sua periferia até seu tendão central (Fig. 30.15) (Quadro 30.17).

Ação

AÇÃO MUSCULAR: DIAFRAGMA

Ação	Evidência
Rebaixamento do assoalho da cavidade torácica	Comprobatória
Elevação das costelas inferiores	Comprobatória

Tendo em vista que as ações do diafragma aumentam o volume torácico, é inquestionável que o diafragma seja um músculo de inspiração.[8,9,11,17,46,58] O diafragma contrai-se a partir de suas inserções periféricas nas costelas e vértebras inferiores e exerce tração sobre o tendão central; com isso, ocorre a tração inferior do tendão central e aumenta a profundidade vertical da cavidade torácica. À medida que o assoalho torácico sofre rebaixamento, o volume da cavidade abdominal diminui, com consequente aumento da pressão abdominal. Se a parede abdominal permanecer relaxada, as vísceras abdominais serão empurradas anteriormente, e o diâmetro anteroposterior da cavidade abdominal aumentará.[16] Embora o diafragma esteja situado mais profundamente em relação às costelas inferiores e não possa ser palpado, sua contração é prontamente inferida pela observação dos movimentos do conteúdo abdominal.

> **QUADRO 30.17 Inserção muscular**
>
> **Inserções e inervação do diafragma**
>
> Inserções: O diafragma liga-se perifericamente em três partes: esternal, costal e lombar ou crural. A parte esternal insere-se na superfície posterior do processo xifoide. Essa inserção pode estar ausente. A parte costal conecta-se às superfícies profundas das seis cartilagens costais e costelas inferiores. A parte lombar origina-se nas vértebras lombares e de dois arcos aponeuróticos e dos ligamentos arqueados medial e lateral. As inserções periféricas convergem, inserindo-se em um tendão central que não tem inserções ósseas.
>
> Inervação: Nervo frênico (C3-5).
>
> Palpação: Não pode ser palpado.

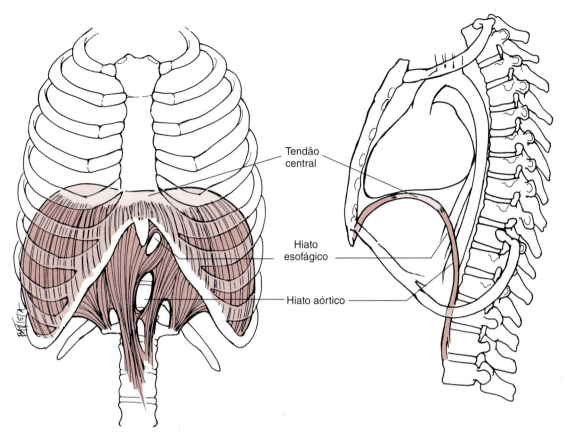

Figura 30.15 O diafragma forma um assoalho móvel da cavidade torácica, inserido perifericamente ao esterno, costelas inferiores, vértebras lombares e arcos fibrosos que circundam a aorta e o esôfago.

As vísceras abdominais limitam a descida completa do diafragma, permitida pelo comprimento contrátil de suas fibras musculares. A contínua contração do diafragma, depois de ter ocorrido a máxima descida do músculo sobre as vísceras, eleva as costelas inferiores, e isso dá continuidade ao aumento do volume torácico.[46,58] (Fig. 30.16).

> **Relevância clínica**
>
> **Manobra de Valsalva:** A manobra de Valsalva é a elevação simultânea e sustentada da pressão torácica e abdominal e uma resposta natural durante contrações musculares vigorosas, como o levantamento de um grande peso ou a defecação. É realizada ao final da inspiração, ao prender a respiração e contrair os músculos abdominais. No final da inspiração, o diafragma contrai-se, o que aumenta a pressão abdominal. A contração simultânea dos músculos da parede abdominal aumenta ainda mais a pressão abdominal. Ao mesmo tempo, a pressão torácica fica elevada porque o ar preenche a cavidade torácica, e a via aérea é fechada. A pressão torácica elevada inibe o retorno venoso ao coração e eleva a pressão arterial, além de aumentar a resistência ao fluxo sanguíneo que vai para os pulmões e que sai deles. Essas mudanças são perigosas em indivíduos hipertensos ou com outras formas de transtornos cardiopulmonares. Indivíduos em risco de disfunção cardiopulmonar devem ser instruídos para que evitem essa manobra.

Comprometimento do diafragma

A debilidade e/ou paralisia do diafragma pode ocorrer em indivíduos com lesões da medula espinal cervical alta (C3) que também exibem debilidade ou perda dos músculos intercostais e dos escalenos. Esses pacientes apresentam profundo comprometimento da inspiração, necessitando, no mínimo, de ventilação mecânica intermitente. A debilidade do diafragma, mesmo quando os músculos da caixa torácica estão intactos, acarreta comprometimento substancial do aparelho inspiratório. A debilidade isolada resulta em um padrão respiratório paradoxal, no qual a circunferência da cavidade abdominal diminui durante a inspiração.

Atividade muscular durante a respiração

O papel primário dos músculos da respiração é regular o volume da cavidade torácica e, com isso, controlar a pressão intracavitária. Os músculos da inspiração são aqueles que aumentam o volume torácico, e os da expiração são os que o diminuem.

Músculos da inspiração

Embora os indivíduos exibam variabilidade na ativação dos músculos respiratórios, o diafragma é o principal mús-

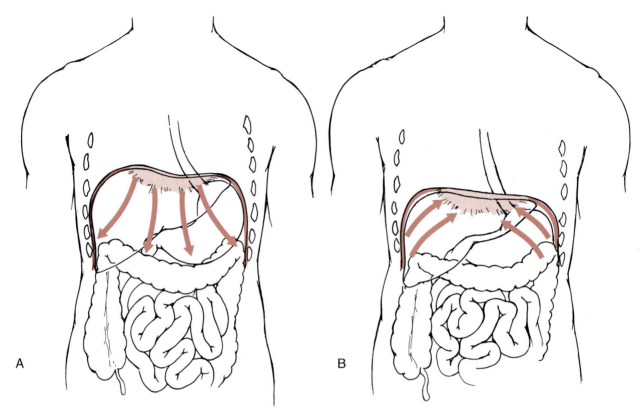

Figura 30.16 Ação do diafragma. **A.** A contração do diafragma baixa o assoalho torácico. **B.** Quando a descida do diafragma é interrompida pelas vísceras, a contração contínua eleva as costelas inferiores.

culo da inspiração.[14,58] Ele é responsável por aproximadamente 60% da capacidade vital (a quantidade de ar inspirada e expirada durante a inspiração e a expiração máximas) e por 70% do volume corrente (o volume do ar inspirado e expirado durante uma respiração relaxada).[14,58] No entanto, o diafragma não é o único músculo da inspiração.[8,11,16] Os músculos intercostais participam diretamente, tanto para a elevação quanto para a depressão das costelas, ou indiretamente para a estabilização do tórax. Os músculos intercostais paraesternais e os músculos escalenos da região cervical também participam da inspiração relaxada, elevando as costelas no plano sagital, à medida que o diafragma aumenta as dimensões vertical e lateral do tórax.[6,11,14] Uma respiração tranquila na posição de pé depende mais do movimento da caixa torácica do que da excursão abdominal.[11,53] Há muitos outros músculos, inclusive o esternocleidomastóideo, os supra-hióideos e os peitorais maior e menor, que podem ser recrutados quando esforços inspiratórios são mais vigorosos.[11,21,22,24,32,52] O aumento da provocação respiratória induz maior recrutamento dos músculos que se inserem na caixa torácica superior, em comparação com o recrutamento do diafragma.[5,11,37]

Músculos da expiração

O recolhimento passivo da caixa torácica e dos pulmões propicia a maior parte da redução do volume do tórax necessária para uma respiração tranquila. A atividade do diafragma, dos músculos intercostais paraesternais e dos escalenos continua durante o início da expiração, contraindo excentricamente para o controle do recuo da caixa torácica.[8,24] No entanto, à medida que aumenta o esforço respiratório, como durante um acesso de tosse ou quando a pessoa espirra, a contração muscular ativa facilita a redução de volume no tórax. A contração dos músculos da parede abdominal comprime o conteúdo abdominal e deprime as costelas, empurrando superiormente o diafragma e redu-

> **Relevância clínica**
>
> **Treinamento dos músculos respiratórios na saúde e na doença:** Os músculos da respiração são músculos voluntários que estão sob controle voluntário e reflexo. Contudo, como todos os demais músculos voluntários, são passíveis de treinamento. Pesquisas demonstram que o treinamento dos músculos respiratórios pode aumentar a resistência muscular e melhorar o desempenho físico.[33] Os exercícios consistem em inspiração contra uma resistência crescente do fluxo aéreo. Pacientes com doença pulmonar obstrutiva crônica (DPOC) vivenciam um aumento crônico na resistência respiratória e com frequência recrutam os músculos acessórios da inspiração, como o esternocleidomastóideo e os escalenos. Os exercícios para facilitar o uso do diafragma podem aumentar a eficiência da bomba ventilatória do paciente, sendo talvez benéficos para melhorar a função respiratória em indivíduos com DPOC leve ou moderada.

zindo a cavidade torácica (Fig. 30.17). O quadrado lombar e o eretor da espinha também podem deprimir as costelas. Ao que parece, os músculos do ombro funcionam como músculos acessórios inspiratórios ou expiratórios, dependendo da posição e da estabilização do ombro. Tanto o trapézio como o latíssimo do dorso são considerados ativos durante a respiração.[58]

Resumo

Este capítulo discute os músculos do tórax, inclusive os músculos que sustentam e estendem a coluna vertebral, e aqueles que movimentam as costelas. Os extensores da coluna vertebral torácica incluem os músculos do ombro, bem como os que abrangem a coluna vertebral inteira. O eretor da espinha torácica estende a coluna vertebral torácica, mas também contém segmentos que estendem conjuntamente as regiões torácica e lombar. Os músculos extensores da coluna vertebral controlam principalmente a inclinação para a frente por meio de contrações excêntricas. Os músculos extensores superficiais e profundos também contribuem para a inclinação lateral e para a rotação do tronco. Os músculos extensores profundos da coluna vertebral torácica são caracterizados pela quantidade excepcionalmente alta de fibras musculares do tipo I, o que é consistente com um papel fundamental na sustentação postural.

Os músculos intrínsecos do tórax são responsáveis pela ventilação, elevando e deprimindo as costelas e, no caso do diafragma, promovendo o alongamento e encurtamento da dimensão vertical da cavidade torácica. A ação desses músculos altera o volume do tórax e induz a inspiração ou a expiração. O diafragma é o principal músculo da inspiração, mas o aumento da resistência à inspiração promove o aumento do recrutamento dos músculos intercostais, cervicais e do ombro. A expiração ocorre pelo recuo passivo das cartilagens costais, embora a contração dos músculos abdominais contribua para a expiração forçada. A avaliação dos músculos do tórax deve levar em consideração observações cuidadosas do padrão respiratório do paciente, além de uma avaliação da sua função respiratória.

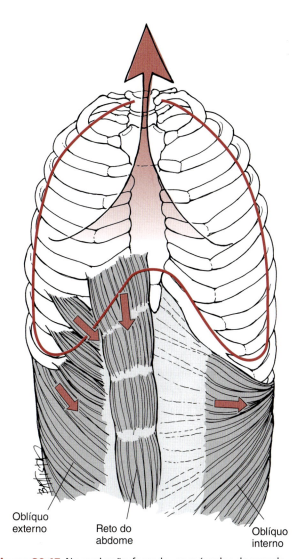

Figura 30.17 Na expiração forçada, os músculos da parede abdominal comprimem a cavidade abdominal e deprimem as costelas, diminuindo o volume da cavidade torácica e forçando a saída do ar.

Oblíquo externo
Reto do abdome
Oblíquo interno

Referências bibliográficas

1. Bankoff MD, Moraes AC, Salve MG, et al.: Electromyographical study of the iliocostalis lumborum, longissimus thoracis and spinalis thoracis muscles in various positions and movements. Electromyogr Clin Neurophysiol 2000; 40: 345–349.
2. Basmajian JV, DeLuca CJ: Muscles Alive. Their Function Revealed by Electromyography. Baltimore: Williams & Wilkins, 1985.
3. Baydur A: Respiratory muscle strength and control of ventilation in patients with neuromuscular disease. Chest 1991; 99: 330–338.
4. Bojadsen TW, Silva ES, Rodrigues AJ, Amadio AC: Comparative study of mm. multifidi in lumbar and thoracic spine. J Electromyogr Kinesiol 2000; 10: 143–149.
5. Breslin EH, Garoutte BC, Kohlman-Carrieri V, Celli BR: Correlations between dyspnea, diaphragm and sternomastoid recruitment during inspiratory resistance breathing in normal subjects. Chest 1990; 98: 298–302.
6. Cala SJ, Kenyon CM, Lee A, et al.: Respiratory ultrasonography of human parasternal intercostal muscle in vivo. Ultrasound Med Biol 1998; 24: 313–326.
7. Clanton TL, Diaz PT: Clinical assessment of the respiratory muscles. Phys Ther 1995; 75: 983–995.
8. De Troyer A, Estenne M: Coordination between rib cage muscles and diaphragm during quiet breathing in humans. J Appl Physiol Respir Environ Exerc Physiol 1984; 57: 899–906.
9. De Troyer A, Sampson M, Sigrist S, Macklem PT: The diaphragm: two muscles. Science 1981; 213: 237–238.
10. Dolan P, Mannion A, Adams M: Passive tissues help the back muscles to generate extensor moments during lifting. J Biomech 1994; 27: 1077–1085.

11. Druz WS, Sharp JT: Activity of respiratory muscles in upright and recumbent humans. J Appl Physiol 1981; 51: 1552–1561.
12. Dumas GA, Poulin MJ, Roy B, et al.: Orientation and moment arms of some trunk muscles. Spine 1991; 16: 293–303.
13. Estenne M, Zocchi L, Ward M, Macklem PT: Chest wall motion and expiratory muscle use during phonation in normal humans. J Appl Physiol 1990; 68: 2075–2082.
14. Farkas GA, Cerny FJ, Rochester DF: Contractility of the ventilatory pump muscles. Med Sci Sports Exerc 1996; 28: 1106–1114.
15. Ford DM, Bagnall KM, McFadden KD, et al.: Paraspinal muscle imbalance in adolescent idiopathic scoliosis. Spine 1984; 9: 373–376.
16. Gilbert R, Auchincloss JH Jr, Peppi D: Relationship of rib cage and abdomen motion to diaphragm function during quiet breathing. Chest 1981; 80: 607–612.
17. Goldman MD, Mead J: Mechanical interaction between the diaphragm and rib cage. J Appl Physiol 1973; 35: 197–204.
18. Gorini M, Ginanni R, Spinelli A, et al.: Inspiratory muscle strength and respiratory drive in patients with rheumatoid arthritis. Am Rev Respir Dis 1990; 142: 289–294.
19. Gupta A: Analyses of myo-electrical silence of erectors spinae. J Biomech 2001; 34: 491–496.
20. Han JN, Gayan-Ramirez G, Dekhuijzen R, Decramer M: Respiratory function of the rib cage muscles. Eur Respir J 1993; 6: 722–728.
21. Hollowell DE, Suratt PM: Activation of masseter muscles with inspiratory resistance loading. J Appl Physiol 1989; 67: 270–275.
22. Johnson MW, Remmers JE: Accessory muscle activity during sleep in chronic obstructive pulmonary disease. J Appl Physiol Respir Environ Exerc Physiol. 1984; 57: 1011–1017.
23. Jonsson B: Electromyography of the erector spinae muscle. Med Sport 1973; 8: 294–300.
24. Kapandji IA: The Physiology of the Joints. Vol 3, The Trunk and the Vertebral Column. Edinburgh: Churchill Livingstone, 1974.
25. Kendall FP, McCreary EK, Provance PG: Muscle Testing and Function. Baltimore: Williams & Wilkins, 1993.
26. Kippers V, Parker AW: Posture related to myoelectric silence of erectores spinae during trunk flexion. Spine 1984; 9: 740–745.
27. Leong JC, Lu WW, Luk KD, Karlberg EM: Kinematics of the chest cage and spine during breathing in healthy individuals and in patients with adolescent idiopathic scoliosis. Spine 1999; 24: 1310–1315.
28. Loring SH, Woodbridge JA: Intercostal muscle action inferred from finite-element analysis. J Appl Physiol 1991; 70: 2712–2718.
29. Macintosh JE, Bogduk N: The morphology of the lumbar erector spinae. Spine 1987; 12: 658–668.
30. Macintosh JE, Bogduk N: The attachments of the lumbar erector spinae. Spine 1991; 16: 783–792.
31. Macklem PT, Gross D, Grassino A, Roussos C: Partitioning of inspiratory pressure swings between diaphragm and intercostal/accessory muscles. J Appl Physiol Respir Environ Exerc Physiol 1978; 44: 200–208.
32. Martin JG, De Troyer A: The behaviour of the abdominal muscles during inspiratory mechanical loading. Respir Physiol 1982; 50: 63–73.
33. McConnell AK, Romer LM: Respiratory muscle training in healthy humans: resolving the controversy. Int J Sports Med 2004; 25: 284–293.
34. McCool FD, Tzelepis GE: Inspiratory muscle training in the patient with neuromuscular disease. Phys Ther 1995; 75: 1006–1014.
35. McGill SM, Santaguida L, Stevens J: Measurement of the trunk musculature from T6 to L5 using MRI scans of 15 young males corrected for muscle fibre orientation. Clin Biomech 1993; 8: 171.
36. McGill S: A myoelectrically based dynamic 3-D model to predict loads on lumbar spine tissues during lateral bending. J Biomech 1992; 25: 395–414.
37. Mengeot PM, Bates JH, Martin JG: Effect of mechanical loading on displacements of chest wall during quiet breathing in humans. J Appl Physiol 1985; 58: 477–484.
38. Moga PJ, Erig M, Chaffin DB, Nussbaum MA: Torso muscle moment arms at intervertebral levels T10 through L5 from CT scans on eleven male and eight female subjects. Spine 1993; 18: 2305–2309.
39. Mooney V, Pozos R, Vleeming A, et al.: Exercise treatment for sacroiliac pain. Orthopedics 2001; 24: 29–32.
40. Nemeth G, Ekholm J, Arborelius UP, et al.: Hip joint load and muscular activation during rising exercises. Scand J Rehabil Med 1984; 16: 93–102.
41. Nudelman W, Reis ND: Anatomy of the extrinsic spinal muscles related to the deformities of scoliosis. Acta Anat (Basel) 1990; 139: 220–225.
42. Nussbaum MA, Chaffin DB, Rechtien CJ: Muscle lines-of-action affect predicted forces in optimization-based spine muscle modeling. J Biomech 1995; 28: 401–409.
43. Potten YJ, Seelen HA, Drukker J, et al.: Postural muscle responses in the spinal cord injured persons during forward reaching. Ergonomics 1999; 42: 1200–1215.
44. Powers SK, Criswell D: Adaptive strategies of respiratory muscles in response to endurance exercise. Med Sci Sports Exerc 1996; 28: 1115–1122.
45. Rimmer KP, Ford GT, Whitelaw WA: Interaction between postural and respiratory control of human intercostal muscles. J Appl Physiol 1995; 79: 1556–1561.
46. Romanes GJE: Cunningham's Textbook of Anatomy. Oxford: Oxford University Press, 1981.
47. Saumarez RC: An analysis of action of intercostal muscles in human upper rib cage. J Appl Physiol 1986; 60: 690–701.
48. Saumarez RC: An analysis of possible movements of human upper rib cage. J Appl Physiol 1986; 60: 678–689.
49. Sciaky A, Stockford J, Nixon E: Treatment of acute cardiopulmonary conditions. In: Hillegass EA, Sadowsky HS, eds. Essentials of Cardiopulmonary Physical Therapy. Philadelphia: WB Saunders, 2001; 647–676.
50. Sirca A, Kostevc V: The fibre type composition of thoracic and lumbar paravertebral muscles in man. J Anat 1985; 141: 131–137.

51. Tantucci C, Massucci M, Piperno R, et al.: Control of breathing and respiratory muscle strength in patients with multiple sclerosis. Chest 1994; 105: 1163–1170.
52. Van Der Schans CP, De Jongi W, De Vries G, et al.: Respiratory muscle activity and pulmonary function during acutely induced airways obstruction. Physiother Res Int 1997; 2:167–194.
53. Verschakelen JA, Demedts MG: Normal thoracoabdominal motions: influence of sex, age, posture, and breath size. Am J Respir Crit Care Med 1995; 151: 399–405.
54. Weiss HR: The effect of an exercise program on vital capacity and rib mobility in patients with idiopathic scoliosis. Spine 1991; 16: 88–93.
55. Whitelaw WA, Feroah T: Patterns of intercostal muscle activity in humans. J Appl Physiol 1989; 67: 2087–2094.
56. Whitelaw WA, Ford GT, Rimmer KP, De Troyer A: Intercostal muscles are used during rotation of the thorax in humans. J Appl Physiol 1992; 72: 1940–1944.
57. Whitelaw WA, Markham DR: Electrode for selective recording of electromyograms from intercostal muscles. J Appl Physiol 1989; 67: 2125–2128.
58. Williams P, Bannister L, Berry M, et al: Gray's Anatomy, The Anatomical Basis of Medicine and Surgery, Br. ed. London: Churchill Livingstone, 1995;
59. Wilson TA, Legrand A, Gevenois P, De Troyer A: Respiratory effects of the external and internal intercostal muscles in humans. J Physiol 2001; 530: 319–330.
60. Yarom R, Robin GC: Studies on spinal and peripheral muscles from patients with scoliosis. Spine 1979; 4: 12–21.
61. Yarom R, Wolf E, Robin G: Deltoid pathology in idiopathic scoliosis. Spine. 1982; 7: 463–470.
62. Zetterberg C, Aniansson A, Grimby G: Morphology of the paravertebral muscles in adolescent idiopathic scoliosis. Spine 1983; 8: 457–462.

CAPÍTULO

31

Sobrecargas sustentadas pela coluna torácica

SUMÁRIO

Análise bidimensional das forças sobre a coluna torácica 558
Sobrecargas sobre a coluna torácica. 562
Resumo 563

Os dois capítulos anteriores discutem a estrutura e a função dos ossos, das articulações e dos músculos da coluna torácica. Ela é sustentada por ligamentos, músculos e pela caixa torácica. Apesar disso, a coluna torácica está sujeita à falha mecânica quando sustenta sobrecargas excessivas ou quando a coluna vertebral está debilitada, tornando-se incapaz de suportar sobrecargas normais. As fraturas são uma forma comum da falha mecânica na coluna torácica e podem resultar de trauma que exerce sobrecargas excessivas sobre as vértebras. Mais comumente, as fraturas das vértebras torácicas são fraturas por fragilidade produzidas por sobrecargas normais aplicadas a ossos debilitados por osteoporose.[12] O capítulo atual descreve os fatores mecânicos que possuem um papel importante nas fraturas por compressão, bem como em deformações cifóticas progressivas da coluna torácica. Os objetivos específicos deste capítulo são:

- usar exemplos bidimensionais para calcular as forças *in vivo* sobre a coluna torácica;
- discutir os fatores mecânicos que levam a fraturas por compressão ou deformações cifóticas excessivas na coluna torácica;
- examinar a resistência das vértebras torácicas.

Análise bidimensional das forças sobre a coluna torácica

A cifose torácica normal submete os corpos vertebrais a sobrecargas compressivas. Os exemplos bidimensionais apresentados nos Quadros 31.1 e 31.2 demonstram a relação entre a cifose e as sobrecargas compressivas sobre os corpos vertebrais. Na postura ereta, o peso sobreposto da cabeça e do pescoço é distribuído entre os corpos vertebrais e as colunas formadas pelos processos articulares, com mais sobrecarga sobre os corpos do que sobre os processos articulares[19] (Fig. 31.1). A concavidade anterior da coluna torácica posiciona o centro de gravidade da cabeça e da coluna cervical anterior a uma grande parte da coluna torácica, produzindo dessa forma um momento de flexão sobre a coluna torácica[24] (Quadro 31.1).[14,23] Quanto mais distante uma vértebra torácica está da linha de força do peso da cabeça e do pescoço, maior é o momento de flexão sobre a vértebra torácica. Um aumento na flexão torácica ou na cifose torácica alonga o braço de momento do peso da cabeça e do pescoço e aumenta o momento de flexão sobre a coluna torácica.

Em um equilíbrio estático, **momentos externos** produzidos pelo peso de um segmento corporal ou uma sobrecarga externa devem ser equilibrados por **momentos internos** produzidos por músculos e ligamentos. Um aumento no momento de flexão externo sobre a coluna torácica resultante de um aumento na cifose torácica é equilibrado por um aumento no momento de extensão interno para impedir que a coluna torácica flexione mais (Quadro 31.2). O momento de extensão pode ser exercido pelos músculos extensores e também pelos ligamentos posteriores[1,7] (Fig. 31.2). A força de reação sobre o corpo vertebral é determinada a partir da relação de equilíbrio estático, $\Sigma F = 0$.

QUADRO 31.1 Examinando as forças

Momentos de flexão sobre a coluna torácica

Momento de flexão externos (M_{EXT}) são exercidos sobre as vértebras torácicas pelo peso sobreposto da cabeça, do pescoço e das vértebras superiores (P_s). Na postura ereta normal, o momento de flexão sobre a primeira vértebra torácica (T1) é menor do que o momento de flexão sobre a quarta vértebra torácica (T4), pois o braço de momento (x) do peso sobreposto é mais curto para a T1 do que para a T4 e porque o peso sobreposto na T1 inclui a cabeça e as vértebras cervicais, enquanto a força que produz um momento de flexão sobre a T4 inclui o peso da cabeça, da coluna cervical e das três primeiras vértebras torácicas.

$$M_{EXT} = P_s \times x$$

Conforme a cifose torácica aumenta, o momento de flexão externo sobre a coluna torácica se eleva porque o braço de momento (x) do peso sobreposto aumenta, embora o peso (P_s) permaneça o mesmo.

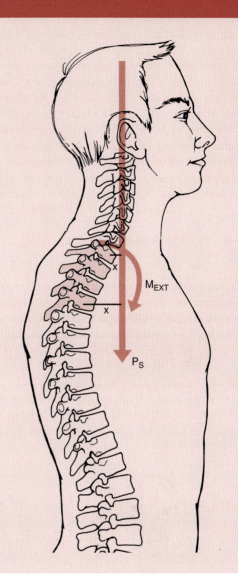

QUADRO 31.2 Examinando as forças

Sobrecargas compressivas sobre uma vértebra torácica

Para determinar a força de reação sobre a quinta vértebra torácica (T5), a força de extensão nos músculos e nos ligamentos posteriores (E) necessária para equilibrar o momento de flexão do peso da cabeça, do pescoço e da vértebra torácica superior (P) deve ser determinada primeiro (Figura, A). Os dados antropométricos a seguir são baseados em dados extraídos da literatura.[2,14,21,24]

Peso da cabeça, do pescoço e das vértebras superiores (P):	11% do peso corporal (PC)
Braço de momento do P:	5 cm
Braço de momento dos músculos extensores e ligamentos:	2 cm

$\Sigma M = 0$

$M_{EXT} + M_{INT} = 0$

$(P \times 5{,}0 \text{ cm}) - (E \times 2{,}0 \text{ cm}) = 0$

$0{,}11 \text{ PC} \times 5{,}0 \text{ cm} = E \times 2{,}0 \text{ cm}$

E = 0,275 PC, ou 27,5% do peso corporal

Calcule as forças compressivas e de cisalhamento (J_c e J_s) sobre a T5. O sistema coordenado é posicionado na vértebra de forma que a força compressiva (J_c) está junto do eixo y e a força de cisalhamento (J_s) está junto do eixo x.

continua

QUADRO 31.2 Examinando as forças (*continuação*)

ΣF_x:

$J_s + P_x - E_x = 0$

$J_s + (P \times \text{sen } 15°) - (E \times \text{sen } 5°) = 0$

$J_s = (E \times \text{sen } 5°) - (P \times \text{sen } 15°)$

$J_s = (E \times \text{sen } 5°) - (0,11 \text{ PC} \times \text{sen } 15°)$

$J_s = -0,004 \text{ PC, ou } 0,4\%$ do peso corporal

ΣF_y:

$J_c - P_y - E_y = 0$

$J_c - (P \times \cos 15°) - (E \times \cos 5°) = 0$

$J_c = (P \times \cos 15°) + (E \times \cos 5°)$

$J_c = 0,106 \text{ PC} + 0,274 \text{ PC}$

$J_c = 0,38 \text{ PC, ou } 38\%$ do peso corporal

A cifose torácica acentuada aumenta o braço de momento do peso sobreposto para 9,5 cm, causando mudanças nas forças de compressão e cisalhamento sobre a vértebra (Figura, B).

$\Sigma M = 0$

$M_{EXT} + M_{INT} = 0$

$(P \times 9,5 \text{ cm}) - (E \times 2,0 \text{ cm}) = 0$

$0,11 \text{ PC} \times 9,5 \text{ cm} = E \times 2,0 \text{ cm}$

$E = 0,5225 \text{ PC ou } 52,25\%$ do peso corporal

ΣF_x:

$J_s - E_x + P_x = 0$

$J_s - (P \times \text{sen } 5°) + (P \times \text{sen } 30°) = 0$

$J_s = (E \times \text{sen } 5°) - (P \times \text{sen } 30°)$

$J_s = 0,046 \text{ PC} - 0,055 \text{ PC}$

$J_s = -0,009 \text{ PC, ou quase } 1,0\%$ do peso corporal

ΣF_y:

$J_c - P_y - E_y = 0$

$J_c - (P \times \cos 30°) - (E \times \cos 5°) = 0$

$J_c = (P \times \cos 30°) + (E \times \cos 5°)$

$J_c = 0,095 \text{ PC} + 0,52 \text{ PC}$

$J_c = 0,61 \text{ PC, ou } 61\%$ do peso corporal

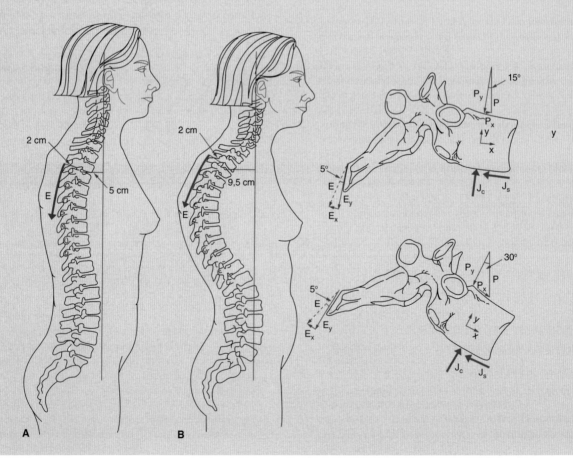

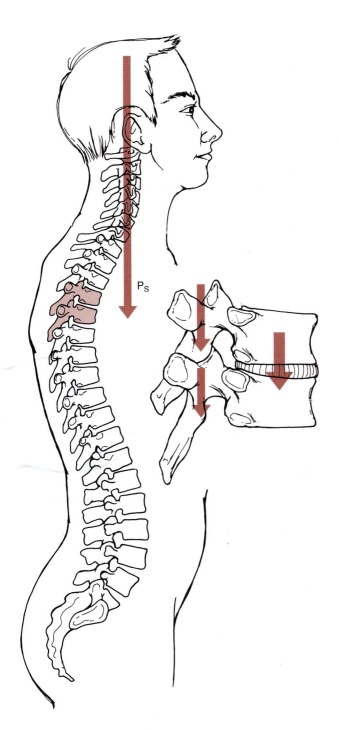

Figura 31.1 O peso sobreposto (P_s) da cabeça e do pescoço é distribuído entre os corpos vertebrais torácicos e as faces articulares, com mais carga sobre os corpos vertebrais.

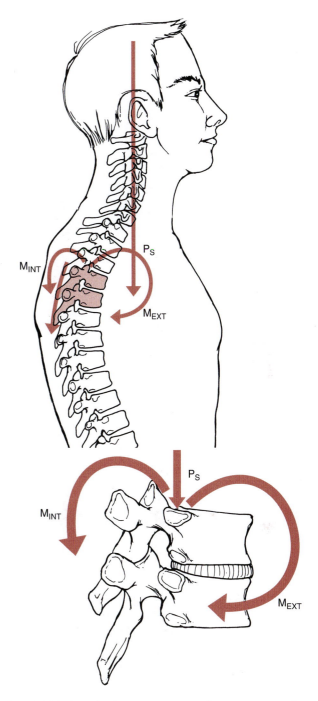

Figura 31.2 Os músculos extensores e os ligamentos posteriores aplicam um momento de extensão interno (M_{INT}) para equilibrar o momento de flexão externo (M_{EXT}) aplicado pelo peso sobreposto (P_s).

Conforme a cifose aumenta, o momento de flexão externo e o momento de extensão interno resultante aumentam, causando uma força de reação acentuada sobre os corpos vertebrais, incluindo o componente compressivo. Forças compressivas acentuadas sobre os corpos vertebrais podem levar a falhas compressivas. Uma falha por compressão na região torácica normalmente ocorre na porção anterior de um corpo vertebral, criando uma **fratura com acunhamento vertebral**. O colapso da porção anterior do corpo de uma vértebra torácica aumenta a deformação cifótica (Fig. 31.3). Uma fratura com acunhamento vertebral contribui para uma espiral descendente de cifose excessiva, falha compressiva, cifose acentuada e outras falhas compressivas[4] (Fig. 31.4).

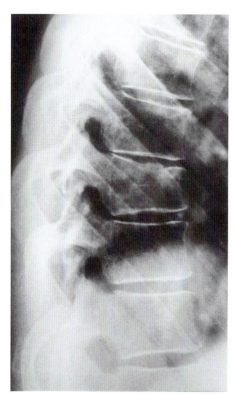

Figura 31.3 Fraturas por compressão na região torácica normalmente ocorrem na porção anterior do corpo vertebral e contribuem para um aumento na cifose. (Reproduzido com a permissão de RB Salter: Textbook of Disorders and Injuries of the Musculoskeletal System. 3ª ed. Baltimore: Williams & Wilkins, 1999.)

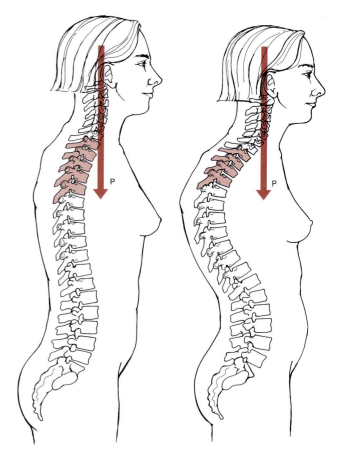

Figura 31.4 Cifose torácica severa secundária a osteoporose. A osteoporose pode desencadear uma sequência de eventos em espiral que pode levar a uma fratura por compressão que aumenta a cifose torácica, produzindo um aumento no momento de flexão e demais falhas por compressão.

Relevância clínica

Fraturas por compressão na coluna torácica, fraturas com acunhamento vertebral e tipo explosão: As fraturas do corpo vertebral na coluna torácica resultam de sobrecarga compressiva. Quando a sobrecarga é acompanhada por flexão significativa, a porção anterior das fraturas corporais gera uma fratura com acunhamento vertebral. Grandes forças compressivas aplicadas a uma coluna vertebral relativamente alinhada causam uma fratura tipo explosão na qual a placa terminal do corpo vertebral fratura, e o núcleo pulposo é forçado para dentro do corpo vertebral.[11,17] Felizmente, as fraturas dos corpos vertebrais sozinhas na região mediotorácica raramente causam impacto na medula espinal.[10]

Como as fraturas com acunhamento vertebral contribuem para uma cifose acentuada e um aumento do risco de outras fraturas, estas fraturas certas vezes são tratadas com cifoplastia, na qual um balão inflável é inserido no corpo vertebral fraturado. A inserção é desenvolvida para elevar o corpo vertebral comprimido, reduzindo ou controlando a deformação cifótica.[15]

Sobrecargas sobre a coluna torácica

As sobrecargas sobre a coluna torácica são fatores que contribuem para a falha das vértebras torácicas, embora elas sejam menos estudadas do que nas regiões cervical e lombar. O conhecimento da resistência das vértebras torácicas saudáveis pode ajudar os clínicos e cientistas a desenvolverem estratégias para prevenir fraturas torácicas no futuro. A maioria dos estudos das propriedades mecânicas da coluna torácica examina sua resistência máxima na compressão, já que a maioria das falhas da coluna torácica *in vivo* ocorrem com sobrecarga compressiva. A **resistência máxima** do osso é a sobrecarga máxima que o osso pode suportar sem fratura. Estudos de amostras de cadáveres de adultos com idade entre 26 a 98 anos demonstram um aumento na sobrecarga máxima das vértebras torácicas superiores para as inferiores.[3,5,9,18] Essas descobertas são coerentes com o aumento no tamanho dos corpos vertebrais da coluna torácica superior à inferior descrito no Capítulo 29.[16,18] À medida que o tamanho e a sobrecarga máxima aumentam das vértebras torácicas superiores para as inferiores, a sobrecarga que cada vértebra suporta também aumenta. Outra medida importante da resistência óssea é o estresse final, o estresse máximo (estresse = sobrecarga/área) suportado sem falha. O estresse final permanece relativamente constante ou diminui das vértebras torácicas superiores para as inferiores.[5,18] Isso pode ajudar a explicar o aumento da incidência das fraturas vertebrais nas regiões torácicas média e inferior.

A magnitude da sobrecarga máxima na coluna torácica depende de muitos fatores, incluindo as características do indivíduo, bem como as características dos procedimentos de testes mecânicos usados nos experimentos. As características do indivíduo que influenciam a resistência máxima das vértebras torácicas na compressão incluem gênero, densidade mineral óssea e conteúdo mineral ósseo.[3,9,18] Embora não haja estudo conhecido que examine especificamente o efeito da idade sobre a resistência das vértebras torácicas, conclui-se que, já que o conteúdo mineral ósseo e a densidade mineral óssea diminuem com a idade, a resistência à falha das vértebras torácicas diminui com a idade.

Os procedimentos de testes possuem uma influência significativa sobre a determinação da resistência máxima do osso torácico. O Capítulo 2 descreve o efeito que o índice de sobrecarga pode ter sobre as propriedades mecânicas de materiais, e isso se destaca na coluna torácica, na qual os testes descritos na literatura variam nos índices de sobrecarga de aproximadamente 0,1 mm/seg a quase 1.000 mm/seg.[3,9,18] A posição da coluna vertebral durante a sobrecarga também afeta a resistência da coluna vertebral.[13] Por conseguinte, não há um valor único da resistência óssea para a coluna torácica (ou qualquer outro tecido biológico). O clínico pode usar a literatura para obter um conceito geral do índice de resistência nas vértebras torácicas e para reconhecer os fatores clinicamente relevantes que influenciam a resistência.

As sobrecargas máximas descritas aplicadas a índices baixos de sobrecarga na região torácica superior atingem aproximadamente 2.600 N (aproximadamente 272 kg).[3,9,18] Entretanto, em um estudo de cadáveres de indivíduos idosos (idade entre 46 e 98 anos) são relatadas sobrecargas máximas tão baixas quanto 613 N (62,6 kg).[3] Em índices de sobrecarga mais altos, as vértebras torácicas superiores apresentam sobrecargas máximas de 3.000 a 4.500 N (306,18 a 453,59 kg) na mesma região.[3,9] Sobrecargas máximas aplicadas lentamente na coluna torácica inferior variam de 4.000 a 5.000 N (aproximadamente 408 a 498kg).[3,9] Sobrecargas máximas de aproximadamente 8.500 N (quase 2 tons) são descritas na coluna torácica inferior durante uma sobrecarga aplicada rapidamente.[9] Esses dados demonstram a resistência acentuada das vértebras torácicas inferiores. Eles também revelam que a resistência óssea, como medida por sobrecargas máximas finais, aumenta com índices de sobrecargas acentuados, coerente com a natureza **viscoelástica** do osso.

O conteúdo mineral ósseo e a densidade mineral óssea estão correlacionados com a resistência óssea.[3,18] Essas relações ajudam a explicar o aumento na resistência final na coluna torácica inferior na qual as vértebras são maiores. Essas correlações também ajudam a explicar a resistência óssea maior nos homens do que nas mulheres, já que os homens, em média, possuem ossos maiores. Na verdade, pesquisas sugerem que o **estresse final** (força/área) na coluna torácica é similar em homens e mulheres.[5] Por fim, essas relações são particularmente úteis para explicar o aumento na incidência de fraturas vertebrais identificadas em mulheres pós-menopáusicas que são acometidas por perda acelerada de massa óssea durante a menopausa.[8,10]

Relevância clínica

Fraturas vertebrais espontâneas: Os indivíduos atingem o pico de massa óssea aos 20 e poucos anos de idade. Após atingir o pico de massa óssea, as mulheres pré-menopáusicas começam a perder aproximadamente 0,3% da massa óssea por ano.

As mulheres menopáusicas e pós-menopáusicas passam por uma perda óssea acelerada durante a menopausa e por aproximadamente mais 5 ou 10 anos, perdendo cerca de 2% da massa óssea anualmente, embora no futuro a perda óssea desacelere novamente. Os indivíduos com peso corporal e índice de massa corpórea (IMC) extremamente baixos também passam por índices acelerados de perda óssea.[6,25] O alto índice de perda óssea suportado leva a uma perda cumulativa que altera drasticamente a resistência máxima do osso.[22] A osteoporose é definida como massa óssea maior do que 2,5 desvios padrões abaixo do pico de massa óssea.[10,22] As mulheres pós-menopáusicas são mais suscetíveis à osteoporose; entretanto, as mulheres mais jovens com um IMC baixo, como atletas altamente treinadas ou mulheres com disfunções alimentares, como anorexia nervosa, também correm alto risco de serem afetadas pela osteoporose.[20,25]

Indivíduos com osteoporose correm o risco de ter fraturas vertebrais e podem relatar uma dor aguda repentina na região dorsal, talvez após um espirro, mas normalmente sem qualquer evento precipitado. Alguns indivíduos podem negar qualquer desconforto, mas relatar um aumento na corcunda na região média das costas ou uma perda de altura. Essas descobertas clínicas são coerentes com uma fratura espontânea de uma ou mais vértebras torácicas. Um evento precipitado como um espirro produz um grande momento de flexão que não pode ser suportado pelas vértebras torácicas debilitadas pela perda de massa óssea. Na presença de osteoporose severa, o peso sobreposto em um indivíduo com uma cifose excessiva pode ser suficiente para causar uma fratura sem um evento precipitado.

Resumo

Este capítulo apresenta modelos bidimensionais para demonstrar os fatores mecânicos que contribuem para fraturas da coluna torácica. Os corpos das vértebras torácicas são predispostos a altas sobrecargas por causa da cifose torácica que ocorre normalmente. Embora as vértebras torácicas possam suportar sobrecargas compressivas de centenas de quilos ou mais antes da falha, as fraturas das vértebras torácicas ocorrem como resultado de sobrecargas excessivas ou, mais comumente, de sobrecargas normais aplicadas a vértebras torácicas debilitadas. Conforme a cifose torácica aumenta, o momento de flexão aplicado pelo peso da cabeça e do pescoço aumenta, produzindo sobrecargas compressivas maiores sobre os corpos vertebrais, que podem resultar em fratura. A presença de osteoporose é um importante fator que causa uma cascata de eventos, produzindo uma espiral descendente: deformação cifótica, aumento de sobrecarga, fratura, aumento da deformação e aumento de sobrecarga.

Referências bibliográficas

1. Basmajian JV, DeLuca CJ: Muscles Alive. Their Function Revealed by Electromyography. Baltimore: Williams & Wilkins, 1985.
2. Braune W, Fischer O: Center of gravity of the human body. In: Krogman WM, Johnston FE, eds. Human Mechanics; Four Monographs Abridged AMRL-TDR-63-123. Wright-Patterson Air Force Base, Ohio: Behavioral Sciences Laboratory, 6570th Aerospace Medical Research Laboratories, Aerospace Medical Division, Air Force Systems Command, 1963; 1–57.
3. Burklein D, Lochmuller EM, Kuhn V, et al.: Correlation of thoracic and lumbar vertebral failure loads with in situ vs. ex situ dual energy x-ray absorptiometry. J Biomech 2001; 34:579–587.
4. Chew F, Maldjian C, Leffler SG: Musculoskeletal Imaging: A Teaching File. Philadelphia: Lippincott Williams & Wilkins, 1999.
5. Eckstein F, Fischbeck M, Kuhn V, et al.: Determinants and heterogeneity of mechanical competence throughout the thoracolumbar spine of elderly women and men. Bone 2004; 35: 364–374.
6. Grinspoon S, Thomas E, Pitts S, et al.: Prevalence and predictive factors for regional osteopenia in women with anorexia nervosa. Ann Intern Med 2000; 133: 790–794.
7. Gupta A: Analyses of myo-electrical silence of erectors spinae. J Biomech 2001; 34: 491–496.
8. Harma M, Heliovaara M, Aromaa A, Knekt P: Thoracic spine compression fractures in Finland. Clin Orthop 1986; 205: 188-195.
9. Kazarian L, Graves GA Jr: Compressive strength characteristics of the human vertebral centrum. Spine 1977; 2: 1–14.
10. Lane J, Russell L, Khan S: Osteoporosis. Clin Orthop 2000; 372: 139–150.
11. Leventhal MR: Fractures, dislocations, and fracture-dislocations of spine. In: Canale ST, ed. Campbell's Operative Orthopaedics. St. Louis: Mosby, 1998; 2704–2790.
12. Melton LJI: Epidemiology of spinal osteoporosis. Spine 1997; 22: 2S–11S.
13. Panjabi MM, Oxland TR, Kifune M, et al.: Validity of the three-column theory of thoracolumbar fractures. A biomechanic investigation. Spine 1995; 20: 1122–1127.
14. Pearsall DJ, Reid JG, Livingston LA: Segmental inertial parameters of the human trunk as determined from computed tomography. Ann Biomed Eng 1996; 24: 198–210.
15. Pradhan BB, Bae HW, Kropf MA, et al.: Kyphoplasty reduction of osteoporotic vertebral compression fractures: correction of local kyphosis versus overall sagittal alignment. Spine 2006; 31: 435–441.
16. Resnick DK, Weller SJ, Benzel EC: Biomechanics of the thoracolumbar spine. Neurosurg Clin North Am 1997; 8: 455–469.
17. Salter RB: Textbook of Disorders and Injuries of the Musculoskeletal System. 3rd ed. Baltimore: Williams & Wilkins, 1999;
18. Singer K, Edmondston S, Day R, et al.: Prediction of thoracic and lumbar vertebral body compressive strength: correlations with mineral density and vertebral region. Bone 1995; 17: 167–174.
19. Toh E, Yerby SA, Bay BK, et al.: The effect of anterior osteophytes and flexural position on thoracic trabecular strain. Spine 2001; 26: 22–26.
20. Treasure J, Serpell L: Research and treatment in eating disorders. Psychiatr Clin North Am 2001; 24: 359–370.
21. Vasavada AN, Li S, Delp SL: Influence of muscle morphometry and moment arms on the moment-generating capacity of human neck muscles. Spine 1998; 23: 412–422.
22. Watts NB: Osteoporotic vertebral fractures. Neurosurg Focus 2001; 10: 1–6.
23. White AA III, Panjabi MM: Practical biomechanics of scoliosis and kyphosis. In: Cooke DB, ed. Clinical Biomechanics of the Spine. Philadelphia: JB Lippincott, 1990; 127–163.
24. White AA III, Panjabi MM, Thomas CL: The clinical biomechanics of kyphotic deformities. Clin Orthop 1977; 128: 8–17.
25. Zipfel S, Seibel MJ, Löwe B, et al.: Osteoporosis in eating disorders: A follow-up study of patients with anorexia and bulimia nervosa. J Clin Endocrinol Metab 1986; 86: 5227–5233

CAPÍTULO
32
Estrutura e função dos ossos e das articulações da coluna lombar

Paul F. Beattie, P.T., ph.D.

SUMÁRIO

Estrutura dos ossos e ligamentos da coluna lombar 566
    Visão geral da coluna lombar osteocartilaginosa 566
    Apoio ligamentar da coluna lombar 570
    Fáscia toracolombar 572
    Estruturas ósseas e ligamentares palpáveis da coluna lombar 573
Estrutura das articulações da coluna lombar 573
    Faces articulares 573
    Articulação intervertebral 573
Propriedades mecânicas do DIV 577
    Compressão 577
    Flexão 578
    Rotação 578
    Pressões do DIV durante atividades da vida diária 579
Movimento da coluna lombar 580
    Movimento geral da coluna lombar 580
    Acoplamento articular na coluna lombar 581
    Movimento segmentar da coluna lombar 582
    Métodos clínicos de avaliação da amplitude de movimento lombar 583
    Valores normativos para a amplitude de movimento lombar 584
Relacionando a coluna lombar osteocartilaginosa a demandas funcionais 585
Resumo 586

A coluna lombar funciona como uma interação complexa de estruturas musculoesqueléticas e neurovasculares criando uma transição móvel, embora estável, entre o tórax e a pelve. A região lombar suporta sobrecargas enormes repetidas vezes ao longo da vida, enquanto ainda fornece a mobilidade necessária para permitir que uma pessoa desempenhe muitas tarefas associadas à vida diária. Além disso, a coluna lombar fornece o caminho fibro-ósseo para a porção inferior da medula espinal, a cauda equina e os nervos espinais lombossacrais, percorrendo um trajeto de ida e vinda do tronco e dos membros inferiores. Analisando a magnitude e a complexidade dessas demandas funcionais, não é surpreendente que a região lombar seja um local comum de disfunções, com síndromes de dor na região lombar representando o problema musculoesquelético mais frequente encontrado por clínicos.[16,17,26] A alta prevalência dessa condição e a enorme variabilidade de duas manifestações clínicas criam um desafio ao estudar o movimento da coluna vertebral ou ao diagnosticar fontes de dor na região lombar.

O objetivo deste capítulo é descrever as estruturas ósseas da coluna lombar, bem como seus componentes articulares e relacioná-los às demandas funcionais da coluna vertebral que são estabilidade, mobilidade e proteção dos elementos neurovasculares.

A importância clínica de várias estruturas é enfatizada, já que elas estão relacionadas aos traumas e às degenerações.

Os objetivos específicos deste capítulo são:

- descrever e discutir a geometria óssea e outra morfologia única das vértebras lombares;
- descrever a estrutura e as funções biomecânicas únicas dos ligamentos espinhais lombares, das faces articulares, dos discos intervertebrais (DIVs) e das articulações intervertebrais;
- identificar e definir os movimentos gerais e segmentares da coluna vertebral;
- comparar diversos métodos de avaliação do movimento lombar;
- relacionar os objetivos acima a condições clínicas normalmente observadas.

Estrutura dos ossos e ligamentos da coluna lombar

Visão geral da coluna lombar osteocartilaginosa

A coluna vertebral humana atua como uma haste multissegmentar flexível que forma o eixo central do pescoço e do tronco. A coluna vertebral óssea normal consiste em 24 vértebras pré-sacrais que se combinam para formar as curvas mais importantes no plano sagital. As curvas lordóticas (ápice anterior) estão presentes nas colunas cervical e lombar, com uma curva cifótica (ápice posterior) presente na coluna torácica. Essas curvas ajudam a aumentar a capacidade de sustentação de carga repetitiva da coluna vertebral ao fornecer "flexão", ou a função de amortecimento. As junções entre essas curvas são áreas de grande concentração de força, chamadas *zonas de transição* (Fig. 32.1). Essas zonas são locais frequentes de lesão tecidual que resulta em disfunção e nocicepção. Por exemplo, na coluna lombar a junção entre L5 e S1 (articulação lombossacral) é um local muito comum de reclamação de dor.[19] As vértebras próximas à zona de transição e dentro dela possuem características únicas e são chamadas de *vértebras atípicas*.

Interpostos entre as vértebras estão os DIVs fibrocartilaginosos, o componente principal das articulações intervertebrais. Essas articulações do tipo sínfise criam um espaço flexível para manter o comprimento vertical da coluna lombar e permitem deslocamento tridimensional.[23] Posteriormente, os processos articulares que se projetam das vértebras adjacentes unem-se para formar a face acoplada ou articulações apofisárias. Essas articulações sinoviais atuam para guiar e restringir as direções de movimento disponíveis em diferentes níveis segmentares.[13,19] Conceitualmente, as articulações intervertebrais e as faces articulares acopladas atuam para formar o segmento de movimento, ou "tripé articular",[53] no qual essas três articulações funcionam como um

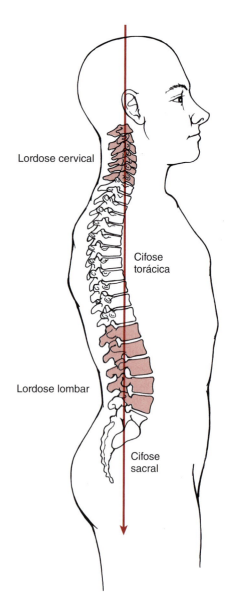

Figura 32.1 Vista sagital de toda a coluna vertebral. Observe as lordoses cervical e lombar anteriormente convexas. Uma linha de referência inserida no centro da coluna realiza uma transecção das zonas de transição.

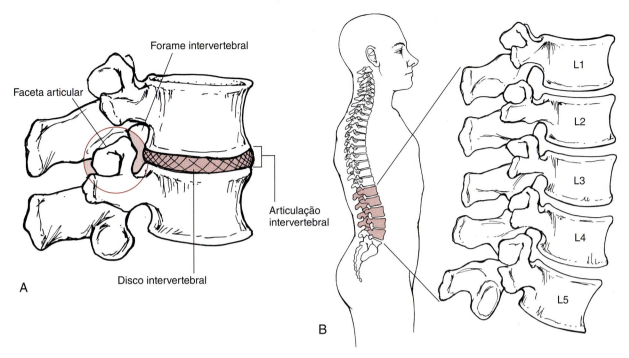

Figura 32.2 A. Vista lateral de duas vértebras adjacentes e do disco intervertebral interposto. Esse sistema, junto com os tecidos moles associados, é chamado de *segmento do movimento lombar*. Observe a articulação intervertebral anteriormente e as faces articulares acopladas posteriormente. **B.** Quando os segmentos de movimento são unidos, um sistema multiarticular complexo é formado.

sistema de cadeia fechada, isto é, o deslocamento de uma articulação requer um deslocamento específico das outras duas articulações (Fig. 32.2A). Considere a coluna vertebral, portanto, como uma série de ligações (níveis segmentares) de três sistemas articulares que ajuda a cumprir as exigências de mobilidade e estabilidade da coluna lombar (Fig. 32.2B).

Além das exigências mecânicas de mobilidade e estabilidade, cada segmento do movimento forma três importantes canais fibro-ósseos para hospedar e proteger os elementos neurovasculares importantes da coluna lombar. O forame vertebral é formado no centro das vértebras, e os foramess intervertebrais acoplados, lateralmente entre as vértebras adjacentes.

A coluna lombar óssea compreende cinco vértebras (L1-5). Ocasionalmente, a junção entre a primeira e a segunda vértebra sacral falha ao fundir-se, criando uma condição conhecida como *lombarização*. Isso resulta em seis vértebras lombares móveis. Em alguns casos, a junção lombossacral funde-se durante o crescimento e o desenvolvimento, resultando em *sacralização* da L5. Isso resulta em apenas quatro vértebras lombares móveis. Embora a influência mecânica dessas variações anatômicas seja incerta, é importante observar que nem a lombarização nem a sacralização aumentam o risco de dor na região lombar.[72]

Anatomicamente, cada vértebra consiste em um grande corpo vertebral cilíndrico anteriormente, com um anel ósseo ou "arco neural" posteriormente (Fig. 32.3). Os corpos vertebrais, junto com os DIVs, fornecem a dimensão vertical (comprimento) da coluna lombar e suportam a maior parte da sobrecarga compressiva.[13,23,46] O arco neural forma um anel ósseo protetor ao redor dos elementos neurais da região lombar enquanto fornece numerosas projeções ósseas ou processos que servem para formar as superfícies das faces articulares ou atuar como locais de inserção para os músculos e ligamentos espinhais. O arco neural, em conjunto com os DIVs, é responsável pela maior parte da sustentação de carga de torção que atua sobre a coluna lombar.[13,59]

Corpos vertebrais

Os corpos vertebrais são compostos principalmente de osso esponjoso vascularizado. Aproximadamente cilíndricos, eles estreitam-se um pouco na seção média para criar uma forma similar a uma "ampulheta".[13] Essa disposição bicôncava única fornece um caminho profundo para as estruturas neurovasculares ao longo da porção do corpo vertebral e, acoplado com a disposição vertical e transversa das trabéculas ósseas, cria um sistema que é bem desenvolvido para tolerar sobrecargas compressivas. Por exemplo, em posturas eretas os corpos vertebrais da coluna lombar assumem 80 a 90% da sustentação de carga compressiva.[13,23] Essa capacidade é mais acentuada por uma abundância de espaços potenciais no osso esponjoso que são ocupados por sangue e tecidos hematopoiéticos, ajudando a reforçar as trabéculas ósseas ao ocupar os espaços vazios. É interessante notar que o "andaime reforçado" criado pelo alinhamento das trabéculas ósseas não dispõe de um número importante de trabéculas orientadas obliquamente, o que resulta em uma capacidade baixa das vértebras lombares para suportar estresses rotacionais. *In situ*, isso é compensado pelos

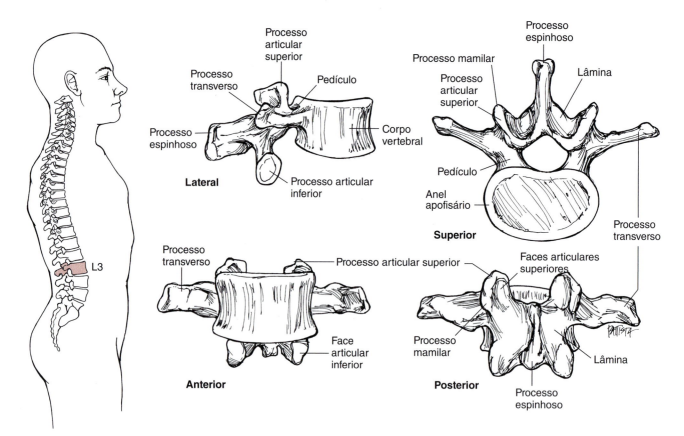

Figura 32.3 Uma vértebra lombar típica (L3) em quatro vistas. As vistas identificam pontos de referência relevantes de uma vértebra lombar típica.

DIVs e pelas estruturas ósseas posteriores, bem como pelo suporte muscular.

Nas margens superiores e inferiores, os corpos vertebrais lombares alargam-se levemente e são cobertos pelas **placas terminais vertebrais** cartilaginosas. Esse alargamento corresponde ao anel epifisário e forma o local das fortes inserções periféricas do DIV. A dimensão vertical dos corpos vertebrais lombares é maior anteriormente, dando um leve formato de cunha que faz com que as vértebras adjacentes formem uma curva lordótica natural. Coerente com o restante da coluna vertebral, os corpos vertebrais tornam-se progressivamente maiores da parte superior (L1) para a inferior (L5) à medida que uma função de uma sobrecarga que aumenta progressivamente exige da região rostral à caudal.

Arco neural

O arco neural é um anel ósseo que abrange a região posterior dos corpos vertebrais. Ele consiste em pedículos pareados que ligam os corpos vertebrais e o arco neural à lâmina pareada que recobre a porção posterior do forame vertebral. Sete projeções ósseas surgem do arco neural: dois processos articulares superiores e inferiores, dois processos transversos e um processo espinhoso.

Os pedículos na região lombar são robustos e irregularmente cilíndricos. Compostos por forte osso cortical, eles surgem da porção posterior superior do corpo vertebral e se projetam para a parte posterior. Funcionalmente, os pedí-

> ### Relevância clínica
>
> **Áreas da vértebra predispostas a lesão ou disfunção:** As fraturas por sobrecargas compressivas sustentadas pela coluna na flexão ou em uma posição de meia amplitude (lombar em posição neutra) normalmente ocorrem nos corpos vertebrais da área superior da lombar ou inferior da coluna torácica. Essas fraturas são bastante comuns em pessoas com osteoporose e podem resultar de atividades realizadas de forma rotineira, como mudar rapidamente da posição de pé para a sentada em uma cadeira.
>
> O anel epifisário nas porções superior e inferior dos corpos vertebrais é um local importante de ossificação durante o crescimento e desenvolvimento. A ossificação anormal nesse local pode ocorrer em adolescentes e levar à condição de dor conhecida como **epifisite** vertebral ou **doença de Scheuermann**.
>
> A vascularidade abundante dos corpos vertebrais ajuda na sustentação de carga e permite que a maioria das fraturas cicatrize rapidamente; entretanto, ela também predispõe essas estruturas como um local comum de lesões metastáticas. Embora as metástases sejam encontradas com mais frequência na coluna torácica de pessoas com câncer de mama e pulmão, elas também podem estar presentes na coluna lombar.

culos são a única inserção óssea entre o corpo vertebral e o arco neural e fixam fortemente essas estruturas uma com a outra. Eles são normalmente recrutados para sustentar altas sobrecargas tênseis e compressivas que ocorrem durante a rotação da coluna, a flexão e a extensão. Eles são fortes, com forma tubular e uma quantidade de osso cortical os torna perfeitos para essa tarefa. Além disso, os pedículos formam os limites superior e inferior dos forames intervertebrais, fornecendo um caminho reforçado para os nervos espinais.

As lâminas são ossos relativamente planos, na forma de pá que se projetam na região posterior, da lateral para a medial, convergindo na linha média posterior do tronco para dar início ao processo espinhoso. Funcionalmente, as lâminas agem em especial como limites ósseos posteriores do arco neural. Embora possuam menor demanda de sustentação de carga do que os pedículos, elas são responsáveis por forças de desvio entre os processos espinhosos e os processos articulares, como pode ocorrer com uma rotação forçada da lombar.[13] Reconhecendo isso, os cirurgiões da coluna tomam muito cuidado para minimizar a remoção das lâminas (laminectomia) durante o procedimento posterior de cirurgia da coluna.

Surgindo da junção dos pedículos posteriores e das lâminas laterais estão importantes processos articulares superiores e inferiores. Esses processos se articulam com os processos articulares opostos de vértebras adjacentes (i. e., processos articulares superiores que se articulam com o processo articular inferior da vértebra superior a eles). O processo articular superior é o mais largo dos dois processos articulares. Ele se projeta para cima, gerando uma superfície articular no seu aspecto medial e formando, portanto, o componente ósseo mais externo da face articular. O osso espesso do processo articular superior é fundamental para a rotação lombar com resistência, protegendo, assim, os DIVs do estresse por rotação excessiva.[13] O processo articular inferior se projeta para baixo e gera uma superfície articular no seu lado lateral. Conforme se "encaixa" na vértebra inferior, ele forma a porção interna da face de uma maneira similar a dois copos de plástico sendo colocados um dentro do outro.

Como observado nas regiões cervical e torácica, a orientação dos processos articulares à medida que eles formam a face articular é fundamental para a compreensão das direções nas quais um segmento móvel é capaz de se deslocar e, portanto, é fundamental para o entendimento do movimento da coluna.[13,19,50,60] Na coluna lombar, os planos das faces articulares ficam irregularmente paralelos ao plano sagital; portanto, movimentos nesse plano (flexão e extensão) têm excursões maiores do que movimentos no plano transverso (rotação lombar) ou no plano frontal (inclinação lateral da lombar).[50,69] No entanto, é importante observar que a variação anatômica nos planos da face articular é comum. Por exemplo, o plano da face articular em um lado de uma vértebra pode estar orientado mais obliquamente do que o plano da face articular no lado oposto, levando a uma inclinação lateral ou rotação assimétrica.[19,77]

Os processos espinhosos e transversos não possuem superfícies articulares, mas desempenham uma função importante como "forquilhas" para a inserção de músculos, ligamentos e fáscia. Os processos espinhosos na coluna lombar são relativamente espessos, com uma forma quadrangu-

Relevância clínica

Espondilólise: Entre os processos articulares superior e inferior há um istmo ósseo relativamente plano conhecido como *pars interarticularis*. Clinicamente, essa área possui grande importância, já que ela é em geral o local de falha óssea durante a extensão e/ou rotação lombar excessiva ou repetitiva. As fraturas nessa área são chamadas de espondilólises e são visíveis no plano oblíquo de radiografias (Fig. 32.4). Ocasionalmente, as fraturas por estresse podem ocorrer nessa área e não são facilmente detectáveis radiograficamente. Elas são extremamente comuns em jovens ginastas e saltadores ornamentais. Em alguns casos, a espondilólise bilateral pode ocorrer. Isso pode resultar em um deslizamento anterior da vértebra lombar conhecido como espondilolistese.[2,41]

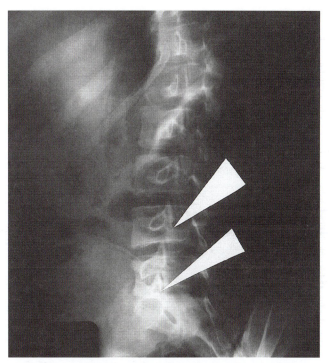

Figura 32.4 Vista oblíqua de radiografia da coluna lombar revela uma *pars interarticularis* normal (seta superior) e uma *pars interarticularis* fraturada (i. e., espondilólise) (seta inferior).

lar. Suas pontas posteriores são facilmente palpáveis e estão no mesmo plano transverso que os corpos vertebrais. Ao longo de sua superfície superior e inferior, o processo espinhoso é o ponto de inserção do ligamento interespinoso e posteriormente fornece um braço de momento melhorado para a inserção da fáscia toracolombar (FTL) e do músculo multífido.[74,77]

Os processos transversos são longos e planos. Os mais largos (uma importante marcação radiográfica) são encontrados na terceira vértebra lombar e os mais espessos são parte da quinta vértebra lombar. Diversas estruturas que promovem estabilidade no plano frontal possuem inserções nos processos transversos, incluindo o músculo quadrado lombar, as fibras da FTL e os ligamentos iliolombares (L4-5).

Forames vertebrais

As três passagens fibro-ósseas dentro da coluna óssea lombar são de fundamental importância. O forame vertebral está localizado centralmente, enquanto os forames intervertebrais estão lateralmente. O forame vertebral em geral é triangular, limitado anteriormente pelos aspectos posteriores do corpo vertebral e o DIV, lateralmente pelo pedículo e posteriormente pela lâmina e pelo ligamento amarelo. Quando se considera a coluna lombar como uma unidade inteira, os forames vertebrais e os tecidos moles associados formam o canal espinhal ou vertebral. Na coluna lombar superior, esse canal é oval e contém o cone medular, a porção inferior da medula espinal. Progredindo inferiormente, o canal se torna mais largo e plano e contém a cauda equina.[15] As porções laterais do forame vertebral medial ao forame intervertebral são conhecidas como os **recessos laterais** e são um local comum para o aprisionamento nervoso por herniação discal.[9]

Os forames intervertebrais são delimitados anteriormente pelos aspectos posteriores dos corpos vertebrais e do anel fibroso. Os pedículos formam as bordas superiores e inferiores, enquanto o ligamento amarelo e a porção anterior da cápsula da face articular completam o perímetro posteriormente (Fig. 32.5).

Na coluna lombar normal as proporções entre o tamanho do forame vertebral e o dos nervos são relativamente grandes, fornecendo, no estado normal, um espaço amplo para as estruturas neurais e vasculares nos forames vertebrais.[9,15]

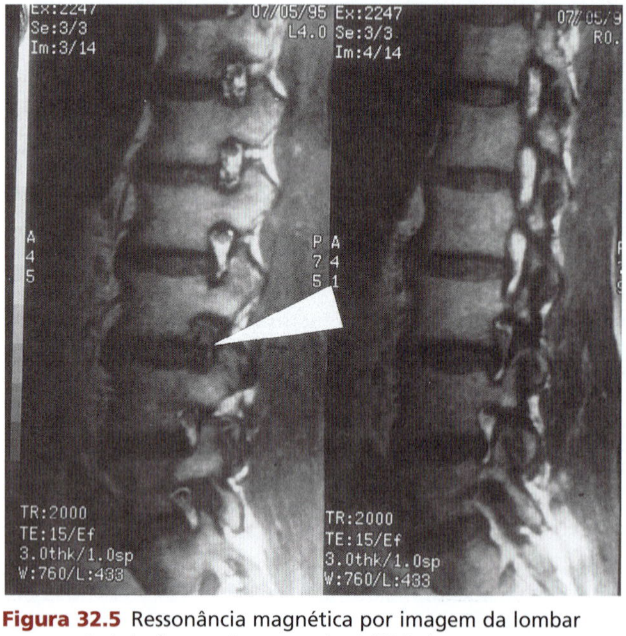

Os valores representativos são relatados por Dommisse,[15] que descreve o diâmetro anterior-posterior (AP) no nível L1 como aproximadamente 16 mm e o diâmetro transversal como cerca de 21 mm, com os conteúdos neurais de quase 10 mm. No nível L3, o canal torna-se mais chato e largo (AP, 15 mm; transversal, 22 mm), e no nível S1, ele estreita-se levemente, com um diâmetro AP de aproximadamente 13 mm e um diâmetro transversal de mais ou menos 30 mm.

É de grande interesse a mudança no formato e no diâmetro dos forames vertebrais e intervertebrais durante o movimento da coluna vertebral e como estas transformações influenciam as estruturas neurais. A base teórica por trás de muitos tratamentos da coluna vertebral está relacionada com o alívio da compressão do nervo pelo movimento lombar.[40,41,73] Em indivíduos normais, há um aumento de aproximadamente 10% na área do forame vertebral durante a flexão e uma redução de 10% durante a extensão.[13]

> ### Relevância clínica
>
> **Estenose espinhal:** A estenose espinhal é o estreitamento do forame vertebral. Pessoas com estenose espinhal normalmente acham as posições de flexão lombar mais confortáveis do que as posições de extensão. Essa descoberta clínica é coerente com os dados que demonstram um aumento nos forames vertebrais com flexão. Esse espaço aumentado reduz a compressão sobre as estruturas neurais.[2,41]

Panjabi et al.[49] comparam o tamanho e a forma dos forames intervertebrais nos segmentos de movimento degenerativo e normal (i. e. duas vértebras adjacentes). Os autores descrevem uma redução de 20% na área durante a extensão lombar e um aumento de 30% durante a flexão lombar. Hasue[22] e Mayoux-Benhamou[38] descrevem o forame intervertebral como em formato de pera na flexão e triangular na extensão.

Apesar das mudanças no formato e na área, a proporção entre o forame intervertebral e a raiz nervosa permanece relativamente grande, de forma que a compressão da raiz nervosa raramente ocorre no forame intervertebral da coluna lombar. Em um estudo recente, apenas 4 de 408 indivíduos com compressão dos nervos presumida apresentavam evidências de compressão no forame intervertebral.[9] Entretanto, um grande número desses indivíduos demonstrou compressão na porção lateral do forame vertebral, área conhecida como recesso lateral.

Apoio ligamentar da coluna lombar

A coluna lombar contém um sistema ligamentar muito complexo que fornece um componente importante para suas características de mobilidade e estabilidade. Em uma inspeção genérica, os ligamentos são entrelaçados com a fáscia, com as inserções tendinosas do músculo e, em alguns casos, com a porção externa do DIV.[13,77] Os ligamentos lombares podem ser classificados como extrassegmentares

Figura 32.5 Ressonância magnética por imagem da lombar parassagital do forame intervertebral (FIV) de um segmento de movimento lombar. Observe o formato oblongo. *In situ*, as raízes nervosas espinais (visualizadas como pequenas estruturas cinzas no FIV) e seus tecidos de sustentação cursam um trajeto por meio da porção superior do FIV e, assim, estão a uma distância considerável do DIV. No nível L3-4, uma herniação discal interfere no forame intervertebral, mas não comprime o nervo espinal (seta).

(longitudinal anterior, longitudinal posterior e supraespinal), ligamentos segmentares (ligamento amarelo, interespinal e intertransversários) ou regional (iliolombar) (Fig. 32.6).

Uma função importante dos ligamentos lombares é fornecer limitação para o movimento. Biomecanicamente, os ligamentos espinhais, com exceção do ligamento amarelo, são relativamente rígidos e apresentam uma resposta **viscoelástica**, ou um alongamento dependente do tempo, para sobrecarga.[13] (Ver o Cap. 2 para uma discussão mais detalhada sobre viscoelasticidade.) Ao identificar o local de um ligamento e a direção de suas fibras, pode-se criar a hipótese dos movimentos aos quais um determinado ligamento resiste. Por exemplo, aqueles ligamentos posteriores ao eixo de rotação de um segmento de movimento: longitudinal posterior, interespinal, ligamento amarelo e ligamento supraespinal são limitações contra a flexão, enquanto o ligamento longitudinal anterior limita a extensão (Tab. 32.1).[13,77]

O ligamento longitudinal anterior é uma grande faixa larga que cruza a porção anterior dos corpos vertebrais e o anel fibroso. Ele é fortemente estabilizado no sacro anterior e é um tecido resistente de reforço contra o deslocamento do DIV.[13] O ligamento longitudinal posterior cruza o aspecto posterior dos corpos vertebrais. Ele possui como característica o formato de ampulheta, com a porção mais larga cobrindo a porção posterior do DIV, mas não a lateral posterior. O ligamento interespinal passa entre os processos espinhosos, enquanto o ligamento supraespinal passa pelas extremidades posteriores dos processos espinhosos. Esses dois ligamentos ajudam a fornecer estabilidade posterior para o segmento de movimento.[20]

TABELA 32.1 Deslocamentos combatidos pelos ligamentos lombares

Ligamento	Deslocamentos resistidos
Longitudinal anterior	Separação vertical dos corpos vertebrais anteriores (p. ex., extensão lombar, curvatura anterior da coluna lombar)
Longitudinal posterior	Separação dos corpos vertebrais posteriores
Supraespinal	Separação do processo espinhoso
Ligamento amarelo	Separação das lâminas
Interespinal	Separação dos corpos vertebrais posteriores, i. e., flexão lombar, translação posterior dos corpos vertebrais superiores
Intertransversário	Separação dos processos transversos
Iliolombar	Flexão, extensão, rotação e flexão lateral

O ligamento amarelo é raro entre os ligamentos lombares. Esse ligamento passa entre as lâminas adjacentes anteriormente e une-se à porção anterior da cápsula da face articular. Assim, ele forma o aspecto posterior do forame vertebral. Caracterizado por sua cor amarela, esse ligamento contém grandes quantidades de proteína elástica conhecida como **elastina**. Aproximadamente 80% de sua massa é elastina. Diferentemente de outros ligamentos, o ligamento amarelo pode ser passivamente alongado a 40% do seu comprimento em repouso sem falha no tecido. Essa elasticidade permite que ele suporte grandes deslocamentos entre as lâminas adjacentes durante a flexão lombar e não entorte e desloque-se para o forame vertebral durante a extensão lombar.[13]

O ligamento iliolombar é uma série de faixas que passam dos processos transversos da L5 para o ílio. Basadonna et al.[4] descrevem que ele tem uma banda anterior que passa pela parte anterior-inferior-lateral do processo transverso e alarga-se para inserir-se sobre a parte anterior da tuberosidade ilíaca. Além disso, uma faixa posterior surge do ápice do processo transverso e insere-se superiormente à banda anterior. Por causa de sua localização central na articulação lombossacral, ele atua para resistir à flexão, extensão, rotação e flexão lateral. A distensão desse ligamento tem sido considerada uma causa comum de dor na região lombar.

Embora as crenças tradicionais tenham classificado os ligamentos lombares como os principais estabilizadores da coluna vertebral, o papel real destas estruturas pode ser mais complexo. O trabalho realizado por Lucas e Bresler[33] indica que a coluna vertebral, sem sustentação muscular, entorta sob apenas 2 kg de sobrecarga, fazendo com que os ligamentos forneçam apenas uma pequena porção de estabilidade necessária para a coluna vertebral. Outros confirmam que as características estresse-estiramento dos ligamentos espinais fornecem suporte mínimo para a estabilidade espinhal durante o movimento lombar normal (ver Caps. 33 e 34).

Portanto, qual é o papel principal do sistema ligamentar lombar? Uma inspeção detalhada revela que os ligamentos lombares são unidos e interconectados com muitas outras estruturas, como as fáscias profunda e superficial, bem

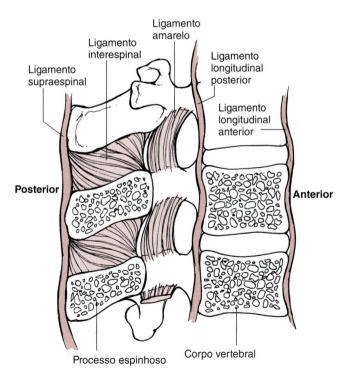

Figura 32.6 A visão mediossagital da coluna lombar demonstra o sistema ligamentar espinal.

como fibras musculares e tendinosas. Estudos histológicos identificam grandes densidades dos órgãos-alvo sensoriais, incluindo terminações nervosas livres e mecanorreceptores.[12,28,54,78] Essa observação levou os autores[62] a supor que o sistema ligamentar pode ser uma parte importante de um arco reflexo, com os músculos lombares fornecendo informação importante sobre a posição do segmento de movimento, que por sua vez influencia a tensão muscular lombar. Examinando essa hipótese sobre modelos animais e uma pequena amostra de pacientes, Solomonow et al. descrevem que existe um arco reflexo importante entre os mecanorreceptores no ligamento supraespinal e o músculo multífido.[62] Quando o ligamento supraespinal é carregado, o músculo multífido contrai-se para aumentar a rigidez no movimento de segmento. A dimensão da contração aumenta conforme a sobrecarga aumenta, implicando um mecanismo de proteção. Os autores supõem que arcos similares partem de outros ligamentos espinais, bem como do DIV e da cápsula da face articular. Essa teoria fascinante sustenta a importância da interação das estruturas fibro-ósseas e neuromusculares no funcionamento normal da coluna vertebral.

Fáscia toracolombar

A FTL é um conjunto complexo de tecidos conjuntivos densos que cobrem a região lombar. Ela interconecta-se com um número extraordinário de estruturas de tecido ósseo e mole enquanto fornece a sustentação importante à coluna lombar durante a flexão lombar e atividades de elevação de sobrecarga.[18,74] Anatomicamente, ela consiste em três camadas (Fig. 32.7). As camadas anterior e média derivam-se dos processos transversos das vértebras lombares e unem-se lateralmente, abrangendo o quadrado do lombo enquanto unem-se à fáscia dos músculos do abdome transverso e abdominais oblíquos internos. Isso cria uma conexão direta entre a coluna vertebral óssea e os músculos abdominais profundos e demonstra ser uma relação importante para a estabilização dinâmica da coluna lombar. A grande camada posterior da FTL surge dos processos espinhosos das vértebras torácicas, lombares e sacrais e cobre os músculos eretores da coluna. Lateralmente, ela une-se com o músculo latíssimo do dorso e inferiormente com o músculo glúteo máximo, formando,

> **Relevância clínica**
>
> **Controle motor:** Clinicamente, o potencial de um arco reflexo entre as estruturas fibro-ósseas e neuromusculares dá um grande suporte à importância do treinamento muscular e do retreinamento proprioceptivo na reabilitação de pessoas com dor na coluna lombar.[39,48,53] A resistência aperfeiçoada e o controle motor desempenharão um papel importante na estabilização da coluna lombar contra forças prejudiciais.

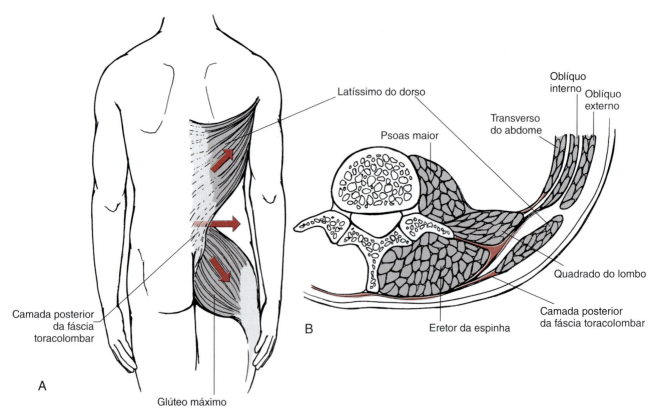

Figura 32.7 A. Vista posterior da FTL. Observe como diversos músculos atuam para exercer tensão sobre essa estrutura, fornecendo, assim, estabilidade dinâmica para a região lombar. **B.** A vista axial (transversa) da coluna lombar posterior mostra as camadas e as inserções da FTL.

assim, uma conexão direta entre o úmero (a inserção distal do latíssimo do dorso) e a região proximal do fêmur (inserção distal do músculo glúteo máximo).

Para conceituar uma das importantes funções da FTL, imagine estar na posição da lombar flexionada para a frente, com os quadris e os joelhos levemente flexionados, enquanto puxa um objeto em sua direção. Isso requer atividade do glúteo máximo, do eretor lombar da coluna, dos músculos abdominais e do latíssimo do dorso, todos possuem inserção central para a FTL. A FTL é, portanto, fortemente tensa, fornecendo estabilidade ao aspecto posterior da coluna lombar conforme ela reforça os ligamentos posteriores e o sistema muscular.[18,74]

Estruturas ósseas e ligamentares palpáveis da coluna lombar

A palpação das estruturas ósseas da coluna lombar é um componente vital do exame físico. A palpação pode auxiliar na identificação do nível segmentar de dor[35] e fornecer informação geral sobre a mobilidade ou um segmento de movimento específico.[67]

As únicas estruturas ósseas que podem ser facilmente palpadas na coluna lombar são os processos espinhosos. Clinicamente, uma técnica útil para isso é usar a superfície radial do dedo indicador para identificar cristas ilíacas em um paciente na posição vertical ou prona. Se o examinador traz seus polegares diretamente em direção à linha média, eles cruzam-se aproximadamente no nível do espaço L4-5. O processo espinhoso abaixo é aquele da L5, enquanto o acima é da L4. Uma segunda técnica é palpar as superfícies inferiores das espinhas ilíacas posterossuperiores (EIPSs). Isso corresponde ao nível S2. Após identificar o processo espinhoso da L5, as vértebras lombares restantes podem ser determinadas pela contagem dos processos espinhosos. O espaço entre os processos espinhosos é ocupado pelos ligamentos supraespinais e interespinais e pela FTL.

Estrutura das articulações da coluna lombar

O sistema articular da coluna lombar compreende a grande sínfise púbica (a articulação intervertebral) anteriormente e as articulações sinoviais acopladas (as articulações ou faces apofisárias) posteriormente. Essas três articulações formam um complexo de três articulações anatomicamente único,[29] ou "tripé articular".[53] Esse sistema articular forma a base da estabilidade dinâmica, permitindo que a coluna vertebral suporte sobrecargas enquanto cursa o trajeto ao longo de um arco de movimento.

Faces articulares

As faces articulares acopladas estão localizadas posteriormente, mas são próximas dos forames vertebrais e intervertebrais. Essas articulações únicas são formadas pelos processos articulares inferiores das vértebras acima que se "aninham" no processo articular superior das vértebras abaixo (Fig. 32.8). Por conta da aparência achatada, as faces articulares são classificadas como articulações planares. Entretanto, em uma inspeção detalhada, as superfícies articulares normalmente possuem formato de "J", com a porção inferior ou o gancho do "J" mais anterior.[13] As faces articulares possuem uma única cápsula articular. Como com todas as articulações sinoviais, a cápsula é alinhada com a sinóvia e coberta por uma densa camada de tecido conjuntivo comum. A cápsula insere-se logo além da periferia das superfícies articulares. Inferior e superiormente, a cápsula tende a inclinar-se para fora da superfície, criando uma redundância. Isso permite uma "interação articular" extra, aumentando a magnitude do movimento articular.[67] Em geral, entretanto, a redundância não é grande, já que a capacidade para fluidos na face articular é de apenas aproximadamente 2 mL.[24] É interessante notar que o ligamento amarelo insere-se na porção anterossuperior da cápsula e exerce tensão durante a flexão lombar. O músculo multífido envia fibras para inserirem-se na porção superoposterior da cápsula e exerce tensão quando ativo concentricamente durante a extensão lombar ou excentricamente durante a flexão lombar (Fig. 32.9).

Como mencionado anteriormente, uma importante função da face articular é guiar o movimento segmentar. Essa é uma função da direção dos planos das faces. A direção geral dos planos das faces na coluna lombar é paralela ao plano sagital; portanto, a coluna lombar flexiona e estende-se ao longo de um grande arco de movimento, enquanto a rotação e a flexão lateral são muito menores.

As faces articulares também cumprem outros papéis importantes na sustentação de carga da coluna lombar. Elas atuam para resistir às forças de cisalhamento anteriores e, junto com o DIV, à torsão.[59] Além disso, as faces articulares desempenham um papel na resistência às forças compressivas. Durante a postura ereta, aproximadamente 18 a 20% da sobrecarga compressiva que age sobre a coluna lombar é exercida nas faces.[13] Esse valor, contudo, varia como uma função da posição do centro da gravidade da cabeça, dos braços e do tronco. Com lordose acentuada, o centro de gravidade desloca-se posteriormente, produzindo um momento de extensão da coluna lombar e aumentando a sobrecarga sobre as faces lombares. Uma lordose reduzida desloca o centro de gravidade da cabeça, dos braços e do tronco anteriormente e transfere a sobrecarga para os corpos vertebrais e as articulações intervertebrais.[30,46,58]

Articulação intervertebral

A articulação intervertebral, ou entre os corpos vertebrais, é uma articulação do tipo sínfise que une dois corpos vertebrais adjacentes. Seus principais componentes são as superfícies superiores e inferiores dos corpos vertebrais, das placas terminais vertebrais e do DIV (Fig. 32.10).[23,31] A articulação intervertebral cumpre a importante função de fornecer o mecanismo para o movimento e a sustentação de carga entre as vértebras.

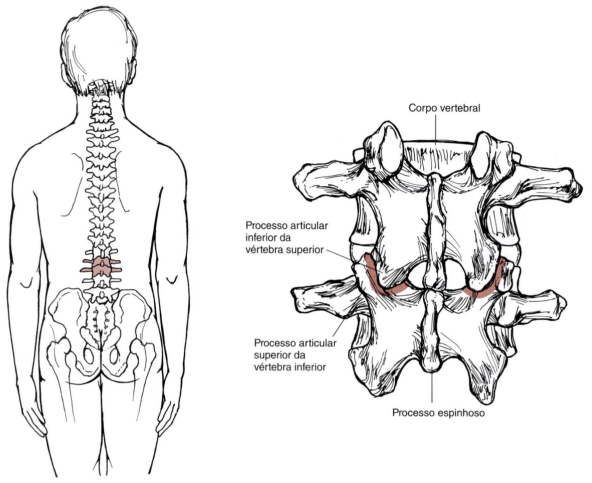

Figura 32.8 A visão posterior de um segmento de movimento lombar ilustra os componentes ósseos das faces articulares lombares. Observe como os processos articulares inferiores do segmento superior "aninham-se" nos processos articulares superiores do segmento inferior.

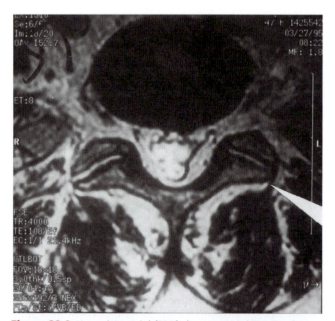

Figura 32.9 Uma visão axial (RMI) demonstra a inserção do músculo multífido lombar na cápsula da face articular (*seta*).

Relevância clínica

A contribuição das faces articulares para a dor na região lombar: As cápsulas das faces articulares lombares geralmente possuem inclusões de meniscoides fibroadiposos.[67] Essas estruturas são relativamente pequenas e em geral são localizadas perto da periferia da articulação. Uma hipótese clínica comum é que o aprisionamento dessas inclusões de meniscoides pode ocorrer com certos movimentos repentinos desprotegidos, resultando em uma amplitude de movimento (ADM) limitada e dolorida, que leva a reclamações como "Acabei de deslocar minha coluna!". Como uma alternativa, os pacientes que passam por esses episódios frequentemente obtêm alívio rápido dos sintomas após a manipulação da coluna vertebral. Entretanto, o papel das faces articulares na produção de sintomas é controverso.[25,45]

A cápsula da face articular é altamente inervada e em geral possui fortes conexões aferentes aos segmentos acima e abaixo. Esse grande campo receptor é uma das muitas razões pela qual a identificação precisa da fonte de dor na região lombar ainda não é precisa.[12,41]

Como a face articular é uma articulação do tipo sinovial, ela é submetida a uma variedade de disfunções artríticas e sinoviais, como osteoartrite e artrite reumatoide. Embora as mudanças degenerativas da face articular sejam frequentemente visualizadas em radiografias, a relação entre essas descobertas e a dor é incerta.[72]

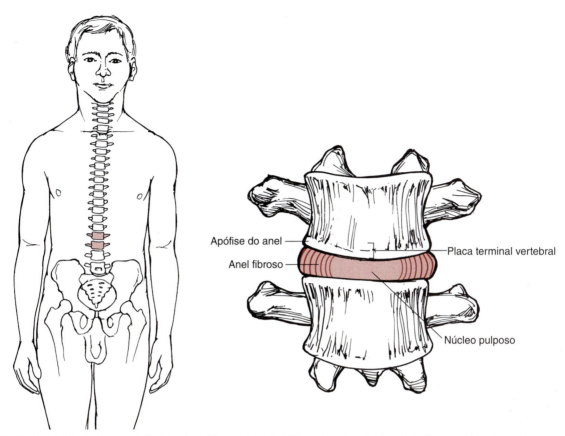

Figura 32.10 A articulação intervertebral lombar é formada pelo DIV, a placa terminal vertebral e a apófise do anel.

Placa terminal vertebral

A placa terminal vertebral é uma estrutura plana composta de hialina e fibrocartilagem que possui aproximadamente 0,6 a 1,0 mm de espessura.[13] Localizada na margem interna dos anéis epifisários nas superfícies superiores e inferiores dos corpos vertebrais, a placa terminal vertebral atua como uma fronteira entre o DIV e a vértebra.[23] Em alguns locais, o osso subcondral profundo à placa terminal é fino ou ausente, criando um portal para o fluido intersticial passar entre a medula óssea e o DIV. Esta é uma importante consideração no entendimento da nutrição do DIV amplamente avascular. A placa terminal vertebral é mais fortemente ligada ao disco do que ao corpo vertebral; dessa forma, certos tipos de trauma podem separar a placa terminal vertebral do osso.[1] Além disso, a placa terminal vertebral pode ser fraturada após sobrecargas compressivas rapidamente aplicadas à coluna vertebral, como aquelas suportadas quando uma pessoa escorrega e cai sobre o túber isquiático. Embora em geral sejam relativamente dolorosas, essas fraturas podem não ser vistas com facilidade em radiografias e podem requerer uma investigação mais detalhada, utilizando ressonância magnética por imagem ou cintilografia.

Disco intervertebral

O DIV é uma estrutura extraordinária, a figura central na mecânica e disfunção da coluna vertebral.[1,6,31,40,42] Ele é normalmente descrito como composto de uma cobertura fibrosa externa, o anel fibroso e uma região interna gelatinosa conhecida como núcleo pulposo.[13,23,24] Essa diferença entre o núcleo pulposo e o anel fibroso com frequência é usada para descrever a biomecânica do disco; entretanto, *in vivo* essas estruturas não são independentes nem isoladas.[7,23,24] A zona nuclear, na verdade, desenvolve-se como uma transição de uma área menos hidratada na periferia para uma região central mais hidratada.[7,27] Essa diferença torna-se menos aparente com a degeneração do disco. Para que fique claro, entretanto, a discussão atual descreve o anel fibroso e o núcleo pulposo como estruturas separadas.

Anel fibroso

O anel fibroso é predominantemente composto de anéis de fibrocartilagem, formando a porção externa do DIV. Taylor descreve o anel fibroso lombar típico como formado de 10 a 20 camadas de fibras colágenas que são orientadas obliquamente entre elas.[66] Esse sistema tipo compensado forma uma faixa de tecido ao redor para proteger e isolar o núcleo pulposo enquanto suporta sobrecargas tensoras de alta magnitude.[13,23] Há inserções fortes entre o anel fibroso e a porção externa dos corpos vertebrais e as placas terminais vertebrais, bem como com o ligamento longitudinal anterior.

Quando visualizado no plano transverso, o DIV não é circular, mas possui uma concavidade notável na sua porção posterior central (Fig. 32.11).[13] Essa concavidade aumenta a quantidade de material do anel fibroso posteriormente para

576　Parte III　Cinesiologia da cabeça e da coluna

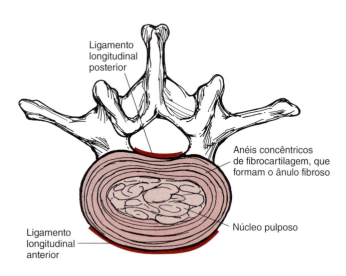

Figura 32.11 Vista axial do DIV lombar. Observe a concavidade posterior e a estreita relação dos ligamentos longitudinais anterior e posterior e o ânulo fibroso posterior.

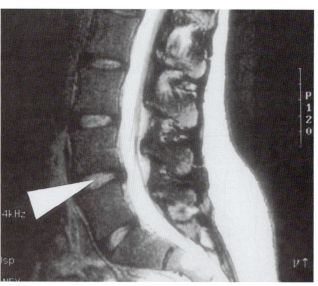

Figura 32.12 RMI do plano mediossagital da lombar ponderada em T2. Observe o sinal alto (branco) da região do núcleo pulposo (seta) e o sinal baixo (escuro) da região anelar.

resistir às sobrecargas de flexão comuns nas atividades da vida diária. O ligamento longitudinal posterior também reforça o anel posterior; entretanto, a porção posterolateral do anel não é tão bem reforçada. Isso contribui para a predominância das herniações discais posteriores e posterolaterais.[9,41]

Além de sua capacidade de sustentação de carga, um trabalho recente demonstra uma abundância de terminações nervosas mecanorreceptoras e livres na camada externa do anel, sugerindo um papel importante na propriocepção, bem como na produção de dor.[29,41,62] Um desenvolvimento cirúrgico recente, a anuloplastia, desnerva termicamente o anel externo com o objetivo de controlar a dor. A eficácia desse procedimento não é conhecida atualmente.

Núcleo pulposo

O núcleo pulposo representa a porção interna do DIV. Do ponto de vista histológico, o núcleo pulposo é um gel mucopolissacarídeo composto por aproximadamente 70 a 90% de água, embora esta concentração de água normalmente diminua com o passar do tempo. O peso seco do núcleo pulposo é composto por 65% de proteoglicanos e cerca de 20% de colágeno; o restante é constituído por fibras elásticas e diversas proteínas.[13,23,27] Essas estruturas agregam-se para formar uma substância macia gelatinosa que se une ao anel fibroso para fornecer um sistema hidráulico de sustentação de carga.[70,76] Como ele é mais hidratado do que o anel fibroso, o núcleo pulposo do DIV é claramente visível em imagens de ressonância magnética na altura da T2 (Fig. 32.12).[3,6,9,10]

Sua capacidade hidrofílica, (i. e., sua habilidade de absorver água) é importante para o funcionamento do DIV.[13,23,70,71] Considere que, com a exceção da periferia do anel fibroso, o DIV é avascular.[13] Essa avascularidade é necessária porque, se essa estrutura se sobrepuser ao fluxo arterial, a compressão suportada, como ocorre durante atividades na posição ereta, impedirá o fluxo sanguíneo e levará à isquemia. Dessa forma, o disco mantém sua hidratação por meio da difusão do fluido intersticial, mediada pelas forças mecânicas e pelos gradientes osmóticos. Para tornar isso mais claro, Urban et al.[70,71] descrevem o conteúdo do fluido do disco como um equilíbrio das pressões hidrostáticas e osmóticas. As pressões hidrostáticas são criadas pelas sobrecargas externas que atuam sobre o disco, como aquelas da tensão ligamentar e muscular. As pressões osmóticas são geradas no disco pelas moléculas proteoglicanas que possuem propriedades de absorção de água. Assim, a sobrecarga cíclica na presença de uma concentração normal de proteoglicanos no DIV cria uma série de even-

Relevância clínica

O conteúdo do fluido do DIV e sua relação com a dor na região lombar: Por causa da grande importância de manter a hidratação adequada do disco, os fatores que influenciam isso negativamente podem levar a uma degeneração discal e disfunção da coluna vertebral. Por exemplo, a síntese de proteoglicanos pode ser afetada pelo tabagismo ou durante a imobilização prolongada.[47] A exposição à vibração também tem sido considerada uma causa disso.

Analisando as variações diurnas no disco, Snook et al.[61] descrevem um estudo clínico aleatório em pessoas com dor lombar crônica. Observando que a maioria das lesões na região lombar devidas ao levantamento de peso ocorreu pela manhã, os autores concluíram que evitar a flexão pela manhã pode ajudar a reduzir a dor. Nesse estudo, um grupo de pessoas com dor na região lombar evitou a flexão lombar pela manhã e obteve melhores resultados do que um segundo grupo que realizou exercícios de alongamento pela manhã. Os autores sugerem que o volume do fluido do disco elevado pela manhã predispõe o disco a lesões durante a flexão lombar. Essa é uma descoberta intrigante e pode contribuir para as instruções a pacientes que realizam exercícios para a dor na região lombar.

tos que movem o fluido intersticial para dentro e para fora do disco. Levando em consideração as diversas variações na postura de uma pessoa de um momento para o próximo e, dessa forma, mudando as sobrecargas durante um período de 24 horas, é possível notar que o disco modifica constantemente seu formato e o conteúdo do fluido. Uma aplicação interessante e clinicamente relevante desse processo está relacionada às variações diurnas no conteúdo do fluido do disco. Durante a sobrecarga, o disco adapta-se inicialmente por meio de movimentos leves nas fibras colágenas; entretanto, com sobrecarga sustentada, o fluido sai do disco,[70,71] resultando em uma perda de dimensão vertical. Durante períodos de sobrecarga reduzida, como ao recostar-se enquanto dorme, o gradiente osmótico é maior, e o fluido passa por trás do disco. Isso explica por que as pessoas são mais altas (certas vezes até 2 cm) pela manhã do que à noite. Esse fenômeno é acentuado durante a exposição a ambientes de menos peso durante uma viagem espacial.

Propriedades mecânicas do DIV

Humzah fornece uma descrição apropriada do DIV, referindo-se a ele como um "espaço flexível" entre as vértebras.[23] A habilidade extraordinária do DIV de absorver e transmitir forças é realizada por meio do desenvolvimento de um efeito hidráulico durante a sobrecarga.[13,30,70,76] O DIV permite que o deslocamento articular ocorra por manter uma separação entre os corpos vertebrais (i. e., atuando como um "espaçador") e por ser capaz de deformação em todos os planos do movimento. A singularidade da mecânica do DIV, unida ao seu papel central na geração de dor na região lombar, torna-o um dos tecidos musculoesqueléticos mais investigados. Para compreender as propriedades mecânicas do DIV é importante, em primeiro lugar, analisar as forças externas às quais ele é submetido. Os estresses externos básicos que atuam sobre o DIV podem ser classificados como compressão e tensão, flexão e rotação.

Compressão

As forças externas que tendem a aproximar os corpos vertebrais exercem sobrecargas compressivas sobre o DIV. Em geral, o disco suporta essas sobrecargas convertendo a compressão aplicada verticalmente em tensão aplicada circunferencialmente por meio de um fenômeno conhecido como **tensão circunferencial** (Fig. 32.13).[41,53,76] A **lei de Pascal** declara que a pressão aplicada a um líquido é distribuída igualmente em todas as direções. Conforme a sobrecarga compressiva é aplicada, a pressão no núcleo pulposo aumenta, mas como a água é incompressível, o núcleo pulposo, por sua vez, exerce pressão contra o anel fibroso ao redor por meio de um processo conhecido como **expansão radial**. Então, o anel fibroso suporta essa sobrecarga por meio da tensão desenvolvida em suas fibras colágenas. O núcleo pulposo também exerce pressão contra as placas terminais vertebrais superiores e inferiores, servindo, assim, para transmitir parte da sobrecarga de uma vértebra para a próxima. Sobrecargas enormes podem ser suportadas dessa forma. Por causa da associação com o corpo vertebral, as placas terminais não se deformam, a menos que grandes forças prejudiciais sejam aplicadas.

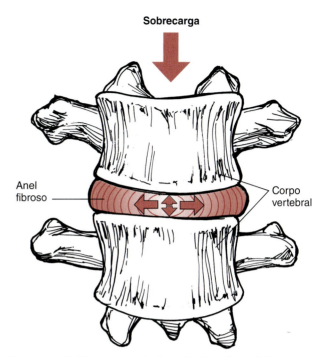

Figura 32.13 Um exemplo de "tensão circunferencial" gerada no DIV durante a sustentação de carga compressiva. A sobrecarga compressiva sobre o núcleo pulposo faz ele exercer estresses radiais sobre o anel fibroso.

Bogduk e Twomey[13] descrevem uma segunda propriedade do disco como a habilidade de armazenar energia durante a sobrecarga e retrair-se elasticamente uma vez que a sobrecarga é retirada. Esse mecanismo é importante para a capacidade de sustentação de carga do segmento de movimento e para a habilidade do osso trabecular no corpo vertebral funcionar como um amortecedor de impacto. Essa hipótese é sustentada pelo trabalho recente que mostra a presença de fibras elásticas no anel fibroso e no núcleo pulposo, gerando uma flexibilidade dinâmica ao DIV e a capacidade de comportamento viscoelástico.[24,27]

O disco normal, portanto, funciona hidrostaticamente, com pressões internas que aumentam em relação às forças aplicadas externamente. Com a desidratação ou a excisão cirúrgica do núcleo pulposo, a capacidade do DIV de suportar sobrecargas compressivas é alterada. Aplicações curtas de sobrecargas compressivas leves em discos desnucleados podem ser suportadas pelo anel fibroso sozinho; entretanto, forças maiores ou uma aplicação prolongada de forças são problemáticas por conta da incapacidade do disco de desenvolver pressão do fluido interno e transformar a sobrecarga compressiva em forças radiais sobre o anel fibroso.[76] Isso leva a uma sobrecarga excessiva sobre os corpos vertebrais que normalmente resulta em outras mudanças degenerativas.

Flexão

O comportamento do DIV durante os movimentos de flexão, como os que ocorrem com muitas das atividades da vida diária, é de grande interesse como um mecanismo para compreender a lesão do tecido e como uma estratégia para a prescrição de exercícios. Considere que o núcleo pulposo não é uma esfera rígida, mas é capaz de deformação nas três direções. Em 1935, Steindler[63] relatou que o núcleo pulposo deforma-se na direção oposta ao movimento durante os movimentos no plano frontal e sagital, de forma que durante a extensão lombar o núcleo pulposo desloca-se anteriormente e vice-versa. Essa teoria tem sido confirmada em diversos estudos com material cadavérico e seres vivos, sustentando a noção de que o núcleo pulposo intacto funciona como um rolamento durante o movimento da coluna vertebral[56,76] (Fig. 32.14).

Rotação

Embora seja capaz de suportar sobrecargas compressivas, o disco é muito menos capaz de suportar forças torsionais (rotacionais). Durante o estresse torsional sobre o DIV, o anel fibroso é carregado em tensão. Lembre-se, entretanto, de que o anel fibroso é uma série de fibras organizadas obliquamente; assim, durante a rotação de um corpo vertebral, uma porção dessas fibras não está sob tensão[13] (Fig. 32.16). Portanto, apenas uma porção do anel fibroso é capaz de resistir a um estresse torsional. Felizmente para a coluna lombar, a disposição do plano sagital das faces articulares nessa região limita a rotação e protege-a contra essas forças. Esse mecanismo de proteção é reduzido significativamente quando a coluna vertebral está em flexão;[13,19] portanto,

Relevância clínica

Deformação do núcleo pulposo como uma base para exercícios da região lombar: A deformação do núcleo pulposo durante o movimento lombar forma a base para os exercícios repetidos de apoio defendidos por McKenzie.[40] A hipótese de McKenzie é a de que, conforme um paciente flexiona sua coluna lombar, o núcleo pulposo desloca-se posteriormente, enquanto durante a extensão lombar, ele desloca-se anteriormente, para longe das estruturas sensíveis à dor nos forames vertebrais e intervertebrais. Assim, exercícios e posturas são prescritos para influenciar a posição do DIV. Tanto a discografia quanto a ressonância magnética por imagem demonstram esse fenômeno em discos normais.[7,56] Portanto, durante a flexão lombar, um núcleo pulposo normal deforma-se em uma direção oposta àquela da sobrecarga aplicada.

No entanto, é importante notar que o núcleo pulposo está se deformando, e não se deslocando ou movendo-se através do osso, durante movimentos lombares. Como dito anteriormente, o núcleo pulposo não é uma estrutura separada, mas, na verdade, representa uma área do disco com maior hidratação do que a periferia.[23] A desidratação dos discos leva a uma diferença ainda menos clara entre o núcleo e o anel. É interessante observar que em discos com evidência de degeneração ou herniação, o núcleo pulposo tem demonstrado possuir um padrão inconsistente de deformação.[7] Isso pode explicar por que certos pacientes com disfunções discais demonstram aumento dos sintomas com extensão lombar e outros não. White e Panjabi[76] destacam que durante a flexão o anel fibroso é comprimido no lado em que o indivíduo flexiona. Por exemplo, a porção posterior do DIV é comprimida durante a extensão, mas é exposta à sobrecarga tensora do lado oposto (Fig. 32.15). Portanto, com a extensão lombar, uma saliência posterior do anel fibroso e do núcleo pulposo pode se fazer presente, especialmente em pacientes com DIV degenerativo. A importância clínica disso é desconhecida.

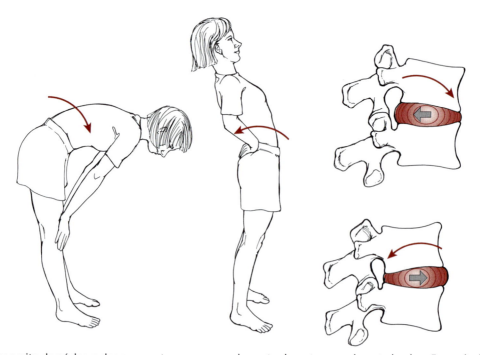

Figura 32.14 O conceito de núcleo pulposo que atua como um rolamento durante o movimento lombar. Esse princípio resulta em deformação do núcleo na direção oposta ao movimento. Durante a flexão lombar, o núcleo pulposo tende a deformar-se posteriormente; em extensão lombar, o núcleo pulposo tende a deformar-se anteriormente.

Capítulo 32   Estrutura e função dos ossos e das articulações da coluna lombar   579

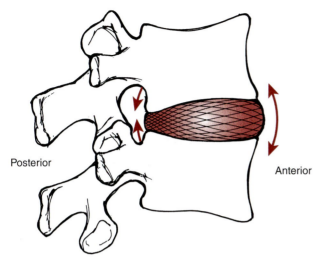

Figura 32.15 Conforme um indivíduo inclina-se para trás, o aspecto posterior do DIV suporta forças compressivas enquanto o aspecto anterior do disco submete-se à sobrecarga tensora.

Embora esse mecanismo tenha sido amplamente estudado,[1,2,30,46,58] o trabalho clássico tem sido descrito por Nachemson et al.[46] Usando um sensor de pressão inserido no núcleo pulposo do disco L3, esses autores demonstraram uma relação linear entre a pressão intradiscal e o momento de atuação sobre o disco. O momento é o produto da sobrecarga sobreposta, incluindo a massa da cabeça, dos braços e do tronco adicionado a qualquer coisa que esteja sendo erguida ou carregada, e a extensão do braço de momento da sobrecarga sobreposta.

Atividades que aumentam a pressão intradiscal frequentemente envolvem a flexão lombar a partir de uma postura ereta e/ou atividade muscular do tronco acentuada. Por exemplo, Nachemson relata que a posição supina (decúbito dorsal) resulta em 250 N (25,4 kg) de pressão intradiscal, que aumenta para 500 N (50,8 kg) quando na posição vertical ereta.[46] Ao inclinar-se para a frente 40°, o que aumenta o braço de momento do peso sobreposto, a pressão aumenta para 1.000 N (101,6 kg). Erguer 100 N (10,21 kg), o que aumenta a massa sobreposta, eleva a pressão para 1.700 N (173,27 kg), e sustentar 50 N (5 kg) na extensão do braço, aumentando o braço de momento e a massa sobreposta, aumenta a pressão para 1.900 N (194 kg). A tosse (que requer contrações dos músculos do tronco) aumenta a pressão para 700 N (72 kg). Clinicamente, a intensificação dos sintomas durante a flexão para a frente, a sustentação ou a tosse é comum em pessoas com disfunções do DIV.

Ao sentar-se em uma posição não apoiada e, consequentemente, ao reduzir a curvatura lombar normal, a pressão intradiscal aumenta para 700 N (200 N, ou 20,41 kg, maior do que na posição vertical). Essa pressão diminui para 400 N (40,82 kg) quando a coluna lombar está apoiada. Analisando essa informação, não é surpreendente que pessoas com hérnias discais lombares sintomáticas possuam sintomas acentuados

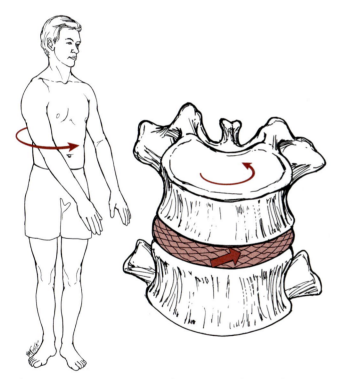

Figura 32.16 Estresse sobre as fibras do anel fibroso durante a rotação lombar. A disposição cruzada das fibras colágenas resulta no carregamento de apenas uma porção das fibras.

um mecanismo comum da lesão discal é a combinação dos movimentos rotacionais e flexão para a frente.[1,40,51,61]

Pressões do DIV durante atividades da vida diária

O efeito de diversas atividades e posturas sobre a pressão intradiscal é de grande interesse do ponto de vista clínico.

Relevância clínica

O disco intervertebral como uma fonte de sintomas de dor lombar: As disfunções do DIV são uma das fontes mais comuns de sintomas de dor lombar e compressão da raiz nervosa lombar. Diversas hipóteses têm sido levantadas. As três principais formas pelas quais um DIV anormal pode causar sintomas são (a) lesão direta na porção externa sensível à dor do anel fibroso, (b) uma hérnia discal na qual o material nuclear atravessa suas barreiras criadas pelo anel fibroso e causa pressão mecânica e irritação química das estruturas sensíveis à dor nos forames vertebrais e (c) um disco degenerativo que perde dimensão vertical e faz com que as vértebras se aproximem umas das outras, levando a uma redução da estabilidade do segmento.

É interessante notar que nem todas as hérnias discais causam sintomas, assim como a maioria dos discos degenerativos. Diversos fatores, como a proporção da anormalidade do disco para o tamanho do canal vertebral,[9] o grau de instabilidade no segmento de movimento[29] e diversos fatores bioquímicos[41,47] também devem ser analisados. Essa ausência de linearidade entre a disfunção e os sintomas torna a avaliação e o tratamento de pessoas com dor lombar extremamente desafiadores.[5,9]

quando se sentam, uma tarefa que normalmente é considerada fácil! O uso de um rolo lombar para manter a curvatura lombar e, assim, reduzir a pressão discal geralmente é uma intervenção muito útil para pessoas com dor lombar discogênica.[40]

Movimento da coluna lombar

O movimento que ocorre na coluna lombar é importante para a habilidade de uma pessoa de desempenhar diversas tarefas diárias. O movimento lombar pode variar de deslocamentos muito pequenos que fornecem um "efeito de amortecimento" durante a imposição de sobrecarga a grandes arcos de movimento que ocorrem com a flexão e a realização de tarefas. As anormalidades do movimento lombar podem se manifestar como várias combinações de deslocamentos articulares reduzidos, excessivos ou curtos. Essas anormalidades são a fonte principal de sintomas e normalmente levam a degenerações teciduais por meio da imposição de sobrecarga anormal repetitiva. No ambiente clínico, uma avaliação precisa da deficiência do movimento lombar e sua relação com os sintomas e as limitações funcionais de uma pessoa é um componente importante do processo de avaliação. Nessa seção, o movimento da coluna lombar é discutido com base em uma variedade de perspectivas, incluindo movimentos gerais, ósteo e artrocinemática, e medidas clínicas.

Movimento geral da coluna lombar

Considerando-se a coluna lombar uma unidade inteira, os movimentos normalmente são descritos utilizando planos cardinais como uma referência (Tab. 32.2). Esse sistema é útil como uma classificação de deslocamento articular, já que ele oferece um modelo conceitual para a ADM lombar ao criar pontos de referência comuns. É importante observar, entretanto, que em condições de imposição de sobrecarga associadas com as atividades da vida diária, a coluna lombar é quase sempre submetida a deslocamentos multidirecionais. Na verdade, no nível da superfície articular, um movimento simples em um único plano pode não existir.[19]

Ao determinar a natureza dos movimentos gerais da coluna lombar, o plano das faces articulares impõe as direções de deslocamento possíveis. Por exemplo, o alinhamento do plano sagital das faces articulares lombares favorece a flexão e a extensão, mas limita muito a flexão. A altura do DIV atua para manter o alinhamento das superfícies articulares, bem como a tensão nos ligamentos segmentares. A dimensão vertical do espaço do DIV também está relacionada ao movimento disponível em um segmento de movimento determinado, já que a deformação do disco contribui para o movimento entre as vértebras adjacentes. Na coluna lombar, os espaços dos discos normais são maiores do que aqueles da coluna torácica. Isso contribui para o arco de movimento relativamente grande que é possível na coluna lombar. Com o estreitamento do espaço do disco, como ocorre com a degeneração discal, as mudanças nas relações posicionais entre as vértebras podem afetar negativamente os mecanismos articulares.[7,29,41,76]

Flexão lombar

A flexão lombar (flexão para a frente) é alcançada por meio de um "achatamento" ou, talvez, uma leve inversão da curvatura lombar normal. Quando uma pessoa inclina-se para a frente a partir de uma posição vertical, os segmentos são recrutados do rostral ao caudal (i. e., os segmentos lombares superiores movem-se para a flexão, primeiro seguidos pelos segmentos médios e então pelos inferiores).[13] A flexão lombar é limitada pela tensão no anel fibroso posterior e no sistema ligamentar posterior (Tab. 32.3).

Um conceito importante relacionado à flexão lombar é a sua relação com a rotação pélvica anterior, um fenômeno geralmente chamado de **ritmo lombopélvico**.[14] Esse conceito refere-se à tentativa de uma pessoa inclinar-se para a frente e tocar os seus dedos dos pés enquanto mantém seus joelhos retos. A interação entre o movimento da coluna lombar e o movimento pélvico é essencial para a compreensão de como um indivíduo se move. Embora haja uma variedade de ritmos lombopélvicos apresentados por indivíduos, o seguinte, relatado por Calliet,[14] é uma sequência de movimento pélvico e lombar comumente descrita. Inicialmente, o tronco inclina-se para a frente conforme a curvatura lombar se achata. Uma vez que a flexão lombar é realizada, a inclinação para a frente adicional do tronco ocorre a partir da pelve girando anteriormente sobre as articulações do quadril. A rotação do tronco para a frente é por sua vez normalmente limitada pela tensão nos músculos isquiotibiais. Portanto, a habilidade de uma pessoa de tocar seus dedos dos pés depende da rotação pélvica e dos músculos isquiotibiais extensíveis, bem como da ADM de flexão lombar.

> ### Relevância clínica
>
> **A relação entre os músculos isquiotibiais inextensíveis e a dor lombar:** O conceito de ritmo lombo-pélvico ilustra a importante relação entre os músculos isquiotibiais inextensíveis e as forças de flexão excessivas sobre a coluna lombar durante a flexão para a frente. Por exemplo, se um paciente possui músculos isquiotibiais inextensíveis, a rotação da pelve para a frente durante a posição vertical pode ser restringida precocemente. Em uma tentativa de inclinar-se para a frente e para baixo, uma pessoa pode tentar compensar isso aumentando a quantidade de flexão lombar, em geral causando lesão nas estruturas lombares. Alongar os músculos isquiotibiais, portanto, normalmente é uma parte importante do tratamento para a dor lombar.

TABELA 32.2 Movimentos gerais da coluna lombar baseados nos planos cardinais

Movimento	Plano cardinal
Flexão (flexão para a frente)	Sagital
Extensão (flexão para trás)	Sagital
Flexão lateral	Frontal
Rotação	Tranversal

TABELA 32.3 Tendências gerais para o deslocamento angular nos níveis segmentares da coluna lombar (em °)

	L1–2	L2–3	L3–4	L4–5	L5–S1	Total
Flexão	6–8	7–10	7–12	8–13	7–9	35–52
Extensão	4–5	3–5	1–6	2–7	5–6	15–29
Flexão lateral	3–6	3–6	5–6	4–5	1–2	16–25
Rotação	1–4	1–3	1–3	1–3	1–3	5–16

Dados extraídos de Grieve GP: Common Vertebral Joint Problems. New York: Churchill-Livingstone, 1981 e Pearcy M, Portek I, Shepherd J: Three dimensional x-ray analysis of normal movement in the lumbar spine. Spine 1984; 9: 294–297.

Extensão lombar

A extensão lombar, ou flexão para trás, ocorre de uma maneira similar, mas oposta à flexão lombar (i. e., ela é um aumento na curvatura lombar). A dimensão total da extensão lombar é muito menor do que a da flexão lombar por causa da geometria óssea única das vértebras lombares. Conforme a coluna lombar estende-se a partir de uma curvatura normal, os processos espinhosos aproximam-se uns dos outros, e a tensão no ligamento longitudinal anterior restringe o movimento.

A relação entre o deslocamento pélvico e a extensão lombar também é limitada. Na posição vertical, a rotação pélvica posterior é limitada pela tensão nos ligamentos iliolombares e nos músculos flexores do quadril que restringem a extensão do quadril e, portanto, a rotação pélvica. Clinicamente, os músculos flexores do quadril inextensíveis podem conter a rotação anterior na pelve, o que por sua vez aumenta a curvatura lombar, especialmente quando uma pessoa tenta estender o quadril. A extensão lombar excessiva resultante posiciona sobrecargas acentuadas sobre os elementos posteriores da coluna lombar e pode ser associada com sintomas e degeneração tecidual.

Outro fenômeno clínico comumente observado refere-se a como uma pessoa retorna para a posição ereta a partir de uma posição de flexão para a frente. Em geral, uma pessoa gira a pelve posteriormente e em seguida há um retorno para a curvatura lombar normal. Certas vezes o indivíduo pode inicialmente arquear as costas para recuperar a curvatura lombar enquanto flexiona o quadril e o joelho e "corre" suas mãos ao longo das coxas. Esse ritmo lombopélvico anormal pode indicar alguma instabilidade segmentar lombar.[41]

Rotação lombar e flexão lateral

A rotação lombar, ou rotação do tronco em pé, como previamente descrita, é altamente prejudicial aos DIVs se excessiva. Por conta do alinhamento desigual do plano sagital das faces articulares, o movimento de rotação do plano transverso é bem restrito na coluna lombar, limitado pela aproximação das superfícies da face articular. Anatomicamente, as superfícies das faces articulares na L5–S1 tendem a ter uma disposição mais oblíqua do que os outros segmentos da coluna lombar. Por isso, autores têm proposto que mais rotação lombar ocorra nesse segmento do que em outros segmentos da coluna lombar.[19,76] Descobertas recentes de Pearcy et al.[50] têm contestado isso. As mecânicas da junção lombossacral são discutidas mais detalhadamente no Capítulo 35.

Apesar do grau de rotação lombar muito limitado, a maioria das pessoas é capaz de compensar ao realizar um arco relativamente grande de rotação total do tronco e da cabeça. Por exemplo, a quantidade de rotação total necessária para dar marcha a ré em um carro é fornecida pelos movimentos contribuintes da coluna torácica e cervical.

A flexão lateral lombar na coluna lombar, deslocamento no plano frontal, possui uma ADM maior do que a rotação, mas consideravelmente menor do que os movimentos do plano sagital.[50,65,68] A amplitude do movimento demonstra-se relativamente distribuída por todos os segmentos, exceto L5–S1, que é muito restrito pela geometria óssea e pela tensão do ligamento iliolombar.[4] A flexão lateral não pode ocorrer sem alguma rotação lombar (e vice-versa) por causa do fenômeno conhecido como **acoplamento articular**. O acoplamento articular acontece quando dois movimentos são unidos de forma que um não pode ocorrer sem o outro.

Acoplamento articular na coluna lombar

Na discussão acima, o movimento lombar é descrito a partir de um ponto inicial "neutro". Essa posição neutra pode ser considerada uma curvatura lombar normal sem rotação ou flexão lateral notável. Na maioria das atividades da vida diária, a coluna vertebral entra e sai da posição neutra. Como isso modifica a natureza do movimento da coluna vertebral? É interessante notar que a rotação lombar e a flexão lateral dependem uma da outra (i. e., seus movimentos são "acoplados"). O grau de acoplamento é determinado principalmente por dois fatores: a direção dos processos articulares atua para guiar deslocamentos específicos na superfície articular e a posição da coluna vertebral determina a tensão relativa sobre diversas estruturas teciduais moles.[19] Por exemplo, na posição neutra, a rotação é limitada pela aproximação dos processos articulares e pela tensão no anel fibroso e nos ligamentos longitudinais posteriores.[19,20] A flexão e a extensão lombares reduzem a amplitude de flexão lateral e rotação disponível, enquanto a posição da flexão lateral reduz a amplitude de flexão e extensão disponível. Quando a coluna lombar está em uma posição de flexão lateral, a rotação é maior no lado oposto (em direção à convexidade) do que no mesmo lado (em direção à concavidade). Dessa forma, quando a coluna lombar está em flexão, a flexão lateral e a rotação ocorrem no mesmo lado (p. ex., a rotação esquerda é acompanhada por flexão lateral esquerda). Quando a coluna lombar está em uma posição neutra ou estendida, a flexão lateral e a rotação ocorrem em oposição uma à outra (p. ex., a rotação esquerda é acompanhada por flexão lateral direita).[19]

Movimento segmentar da coluna lombar

A seção anterior descreve os movimentos que abrangem toda a coluna lombar. O movimento entre as vértebras adjacentes também é descrito. É importante para o clínico esclarecer que movimentos estão sendo discutidos. O movimento que ocorre em um único segmento de movimento é chamado **movimento segmentar**, enquanto o movimento geral de toda a coluna lombar é um fenômeno multissegmentar.

Para compreender a complexidade do movimento da coluna vertebral é importante lembrar que a estabilidade e a mobilidade da coluna lombar resultam de uma interação dos elementos ósseos e das suas estruturas articulares associadas sob a orientação de um sofisticado sistema de controle neuromuscular. Como mencionado no Capítulo 7, o movimento articular é descrito em termos de **osteocinemática** (deslocamento de um osso) e **artrocinemática** (deslocamento que ocorre em superfícies articulares específicas). A combinação desses dois eventos permite que uma articulação mova-se por toda uma ADM determinada. Ao contrário das articulações do esqueleto apendicular, como o quadril, no qual um pequeno número de ossos relativamente grandes move-se ao redor de um único eixo, o movimento da coluna vertebral ocorre como resultado de diversos ossos pequenos que se movem ao redor de diversos eixos. Conceitualmente, a articulação do cotovelo pode ser vista como uma alavanca subindo e descendo, enquanto a coluna lombar move-se como um acordeão abrindo e fechando.

O sistema multiarticular da coluna lombar serve para absorver e atenuar forças e para realizar os muitos ajustes bem afinados necessários da coluna vertebral durante as atividades relacionadas à vida diária. Entretanto, isso torna a quantificação do movimento da coluna vertebral difícil. Cada segmento de movimento tem a capacidade de deslocar-se ao longo do movimento angular (rotativo) e linear (de translação) em cada um dos três planos. Isso produz 6° de liberdade. Como cada deslocamento pode ocorrer em direções opostas (p. ex., translação anterior e posterior no plano sagital), um segmento de movimento possui um total de doze movimentos possíveis (dois tipos de movimento em duas direções em três planos) (Tab. 32.4).

O movimento segmentar da coluna vertebral ocorre no complexo de três articulações do segmento de movimento da unidade vertebral, que é composta por duas vértebras adjacentes e os tecidos incluídos nelas. O plano de suas faces articulares e a altura do DIV influenciam os movimentos de um segmento de movimento.

Movimento segmentar no plano sagital

Em razão do alinhamento desigual do plano sagital dos processos articulares na coluna lombar, o movimento segmentar no plano sagital, grosseiramente descrito como

TABELA 32.4 Os doze movimentos de um segmento de movimento lombar

Eixo de movimento	Tipo de movimento
Sagital	Translação anterior e posterior
	Rotação anterior e posterior
Frontal	Translação esquerda e direita
	Rotação do lado esquerdo e direito
Transverso	Distração e compressão
	Rotação direita e esquerda

flexão e extensão, é o mais próximo do que ocorre em um plano único de movimento. Durante a flexão, cada vértebra lombar desloca-se ao girar em uma direção anterior. Isso é acoplado com uma leve translação anterior, de forma que as superfícies da face articular dos processos articulares inferiores deslizem superiormente, reduzindo o contato entre as superfícies articulares e permitindo que ocorra uma leve translação anterior.[13,59,60] Esse deslocamento anterior é limitado pela geometria óssea das faces articulares,[31] enquanto a tensão no anel fibroso posterior e no sistema ligamentar posterior combatem a rotação anterior.

Nas superfícies articulares, a extensão ocorre de uma maneira similar à flexão lombar; entretanto, a geometria óssea singular das vértebras lombares atua para restringir a

Relevância clínica

Exercícios de flexão *versus* exercícios de extensão: Com o aumento da flexão, a sustentação de carga compressiva é transferida anteriormente para longe das faces articulares e do DIV posterior, enquanto aumenta a área do forame vertebral.[49] Com o aumento da extensão, a sustentação de carga compressiva é transferida posteriormente para longe do DIV em direção às faces articulares, enquanto diminui a área do forame vertebral. Esse princípio oferece a base para duas importantes abordagens de tratamento biomecânico para pessoas com dor na região lombar. Para pessoas com sintomas relacionados à flexão lombar, a redução da pressão sobre o DIV por meio da limitação da flexão lombar geralmente é uma abordagem útil. Por outro lado, para pessoas com sintomas durante a extensão lombar, uma abordagem de tratamento útil é limitar a extensão e, assim, reduzir a pressão sobre as faces articulares, bem como prevenir o estreitamento dos forames vertebrais.

O deslocamento anormal das vértebras, que ocorre durante o movimento lombar, é visto como um importante colaborador para os sintomas da dor lombar e, em alguns casos, para a compressão nervosa transitória (estenose dinâmica). Se as faces articulares são incapazes de conter a translação anterior durante a flexão ou durante a flexão combinada com rotação, o movimento excessivo pode ocorrer, criando uma condição conhecida como instabilidade segmentar, ou hipermobilidade.[29,41] Contrariamente, acredita-se que o encurtamento da cápsula da face articular pode levar ao deslocamento limitado de um segmento de movimento e resultar em sintomas causados por imposição de sobrecarga precoce no final da amplitude, uma condição conhecida como hipomobilidade.[67]

extensão lombar a uma ADM muito menor do que a flexão lombar.[19,50] Durante a extensão, as vértebras lombares giram posteriormente acompanhadas por uma pequena translação posterior. Conforme os processos articulares superiores deslizam inferiormente durante a extensão, os processos espinhosos das vértebras adjacentes chocam-se para restringir a extensão. A extensão lombar adicional é limitada pela aproximação dos processos articulares e dos processos espinhosos.[13]

Movimento segmentar no plano transverso e frontal

Coerente com a morfologia do segmento de movimento, o movimento articular no plano transverso, a rotação, é relativamente restrito ao longo da coluna lombar. Por conta do alinhamento oblíquo, as fibras colágenas no anel fibroso são rapidamente carregadas de tensão durante a rotação lombar. Bogduk e Twomey[13] relatam que o estiramento de uma fibra colágena 4% além de seu comprimento em repouso pode levar à falha. Esses autores calculam que a rotação segmentar lombar além de 3° em uma direção específica pode levar à lesão do anel fibroso. Felizmente, a rotação unilateral raramente excede 3° em condições normais.[50] Como mencionado anteriormente, o mecanismo que fornece a principal restrição é a aproximação do plano das faces articulares. Por exemplo, se o corpo vertebral gira para a esquerda (rotação esquerda do segmento de movimento), as superfícies articulares da face direita aproximam-se enquanto a cápsula articular da face esquerda é estirada ou carregada de tensão. Esse mecanismo de restrição não é tão eficaz durante a flexão lombar, o que pode ajudar a explicar a grande incidência de lesões do DIV lombar que ocorrem durante atividades de flexão-rotação combinadas.

Como já observado, o movimento segmentar no plano frontal, a flexão lateral, é acoplado com a rotação. Há mais deslocamento na flexão lateral do que na rotação, com exceção da L5–S1, em que ambos os movimentos são limitados. A tensão no ligamento intertransverso e na cápsula da face articular contralateral e a aproximação das superfícies das faces articulares ipsilaterais atuam para restringir a flexão lateral.

Métodos clínicos de avaliação da amplitude de movimento lombar

A avaliação da ADM no cenário clínico é um componente fundamental de análise física. Esta seção discute (a) as variáveis que devem ser levadas em conta para compreender a medida do movimento lombar e (b) as tendências gerais da ADM lombar com base em idade e gênero.

Diversas técnicas têm sido descritas para avaliar o movimento lombar no cenário clínico, incluindo observação, palpação do movimento ativo e passivo e o uso de instrumentos como goniômetros, fitas métricas, inclinômetros, e espondilômetro.[11,21,32,34-37,43,44,50,57,64,65,68,69,75] Recentemente, diversos tipos de sistemas computadorizados de análise do movimento têm sido descritos na literatura. Por causa do custo e da falta de acessibilidade geral a esses sistemas, essa discussão é limitada aos métodos comumente usados na prática clínica.

Dois procedimentos comuns para avaliar o movimento lombar são a goniometria e o método de levar a ponta dos dedos ao chão. Infelizmente, essas técnicas são problemáticas. Um goniômetro é um dispositivo de eixo único em geral usado para medir a ADM em articulações dos membros. Entretanto, seu uso para a avaliação do movimento lombar não é apropriado (com a possível exceção da rotação lombar) porque o movimento da coluna vertebral é o resultado de diversas articulações que se movem ao redor de muitos eixos.[44] O método de levar a ponta dos dedos ao chão busca avaliar a flexão lombar simplesmente medindo a distância da ponta dos dedos até o chão quando uma pessoa inclina-se para a frente a partir de uma posição vertical. Esse procedimento é barato e fácil de realizar, mas é de uso limitado porque ele não diferencia a flexão lombar da inclinação para a frente da pelve. A distância que uma pessoa pode alcançar em direção ao chão é uma função da flexão lombar e da rotação pélvica. Por exemplo, como observado anteriormente neste capítulo, um paciente pode ter flexão lombar normal, mas ter músculos isquiotibiais inextensíveis, limitando a distância que ele pode alcançar da ponta dos dedos ao chão. Isso pode levar um examinador a concluir falsamente que a coluna lombar é restringida na flexão para a frente. Por outro lado, um indivíduo com músculos isquiotibiais muito extensíveis pode ser capaz de tocar o chão facilmente, mesmo com ADM da coluna lombar limitada.

Considerando que as limitações das técnicas acima são causadas pelo movimento multissegmentar único da coluna lombar, não é surpreendente que uma forma comum de obter medidas válidas e confiáveis no cenário clínico seja dividir o movimento lombar em duas dimensões primárias: deslocamento linear dos processos espinhosos e deslocamento angular de um ponto específico no tronco em relação à pelve.

Deslocamento linear dos processos espinhosos da coluna lombar

Os clínicos podem realizar facilmente uma avaliação genérica do deslocamento linear dos processos espinhosos que ocorrem durante o movimento sagital. Em 1937, Schober[57] descreveu o seguinte procedimento simples. O examinador posiciona a ponta do seu dedo mínimo acima do tubérculo superior da S1 e então posiciona o dedo indicador acima do processo espinhoso cerca de 10 cm superiormente. Quando o indivíduo se inclina para a frente, a distração entre o processo espinhoso e o tubérculo posterior pode ser analisada. Durante a flexão para trás (extensão), uma aproximação ou atração dessas proeminências ósseas podem ser sentidas, fornecendo ao examinador uma avaliação superficial do movimento lombar. Para quantificar a flexão lombar utilizando esse princípio, Macrae e Wright[34] e Moll e Wright[43,44] utilizam uma fita métrica sobre a coluna lombar com o ponto de referência inferior 5 cm abaixo da articulação lombossacral e o ponto de referência superior 10 cm acima. Beattie et al.[11] utilizam os mesmos pontos de referência para avaliar a extensão lombar (Fig. 32.17). Esses estudos relatam que a técnica da fita métrica (método de distração para a flexão para a frente e método de atração para flexão para trás) resulta em medidas confiáveis e é uma técnica simples e barata para uso clínico.

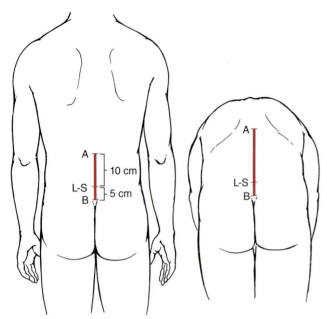

Figura 32.17 Pontos de referência utilizados para realizar as medidas da flexão lombar (método de distração) e da extensão lombar (método de atração). Esta figura demonstra o método para avaliar a excursão da flexão. Os pontos de referência são localizados quando o indivíduo está na posição vertical em uma postura neutra. Os locais de referência são a região lombossacral (L-S) a 0 cm, um segundo ponto (A) a 10 cm superior à L-S e um terceiro ponto (B) localizado 5 cm inferior à L-S que atua como um ponto de fixação para a fita métrica. Ao final da flexão lombar disponível do indivíduo, a distância entre o ponto de referência e o ponto superior é medida novamente. Dez centímetros são subtraídos desse novo valor para obter uma medida linear da flexão do indivíduo. Por exemplo, se a segunda medida é 15 cm, a excursão da flexão do indivíduo é de 5 cm (15 cm – 10 cm = 5 cm).[7,43]

Deslocamento angular da coluna lombar

As medidas angulares da ADM lombar são obtidas usando uma variedade de instrumentos que normalmente fornecem um ângulo único do deslocamento do tronco em relação ao solo ou ao sacro. Medidas confiáveis são relatadas com base no uso dos espondilômetros,[21,64] réguas flexíveis[32] e inclinômetros, que são instrumentos cheios de fluido que medem o ângulo em graus formado pelo tronco com a vertical.[36,37,75] Entre os instrumentos citados, o inclinômetro é o mais barato e o mais fácil de usar.

Mayer et al.[37] descrevem o método de dois inclinômetros. Durante esse procedimento, um examinador identifica um ponto sobre o sacro no indivíduo na posição vertical e posiciona um inclinômetro sobre esta área. Um segundo inclinômetro é posicionado sobre o processo espinhoso da L1. Então, o indivíduo realiza a flexão para a frente (Fig. 32.18). O inclinômetro superior indica o deslocamento anterior total do tronco, enquanto o inclinômetro inferior indica a rotação pélvica. Ao subtrair o valor inferior do valor superior, o grau do movimento angular para a flexão lombar é obtido. Um procedimento similar é usado para a flexão para trás. Como a pelve normalmente não se desloca lateralmente durante a flexão lateral na posição vertical,

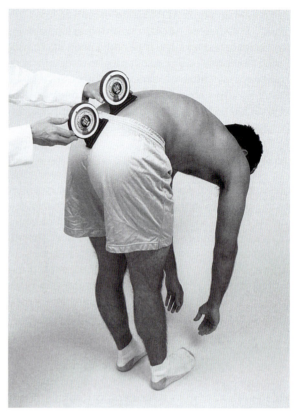

Figura 32.18 Utilização de um inclinômetro para medir o movimento angular da coluna lombar. Dois inclinômetros são posicionados, um sobre o sacro e um no aspecto proximal da coluna lombar. A diferença entre as duas medidas indica o movimento angular da coluna lombar.

um único inclinômetro sobre a coluna lombar superior é adequado. A rotação lombar não é medida com um inclinômetro.

Waddell et al.[75] relatam uma confiabilidade aceitável para o uso da técnica de dois inclinômetros e identificam diferenças entre não pacientes e pessoas com dor lombar crônica (Tab. 32.5). Pacientes com dor lombar crônica apresentam menos movimento para rotação anterior da pelve, flexão total, extensão total e flexão lateral.

Valores normativos para a amplitude de movimento lombar

Uma questão fundamental é: "qual é a ADM lombar normal para a coluna lombar?" Embora as tendências gerais de movimento sejam conhecidas, os *valores exatos* para a ADM lombar normal são difíceis de estabelecer. Para compreender isso, considere o conceito de dados normativos. Os dados normativos podem ser vistos como uma distribuição de medidas obtidas a partir de um grande número de pessoas para determinar uma "nota média".[55] Para que esses valores sejam significativos, diversos fatores devem ser considerados, incluindo a forma específica pela qual as medidas são obtidas, as características específicas da população examinada e a variação na distribuição das medidas. Em outras

TABELA 32.5 Valores normais (intervalos de confiança de 95%) para adultos sem dor lombar e com dor lombar crônica (em °)

Movimento	Indivíduos normais (n = 70)	Pacientes (n = 120)
Flexão lombar	42,4 (39,8–44,9)	48,7 (46,0–51,4)
Rotação anterior da pelve	57,1 (54,1–59)	30,7 (27,4–34)
Flexão total	99,5 (96,2–102,8)	79,3 (74,7–83,9)
Extensão total	26,5 (24,4–28,6)	18,4 (17,0–19,8)
Flexão lateral	29,4 (27,9–31,0)	22,7 (21,3–24,1)

Adaptado de Waddell G, Somerville D, Henderson I, et al.: Objective clinical evaluation of physical impairment in chronic low back pain. Spine 1992; 17: 617–628.

palavras, o estabelecimento de valores normativos requer um procedimento de avaliação que resulte em medidas confiáveis e válidas obtidas a partir de um grupo de pessoas claramente definido (considere idade, gênero, disfunção, etc.), e forneça um mecanismo para determinar quais variações da nota média (média ou outra descrição da tendência central) são consideradas "normais". Considerando-se o grande número de medidas usadas para descrever a ADM lombar, bem como os diversos fatores que a influenciam, não é surpreendente que um único conjunto de valores normativos ainda não tenha sido estabelecido. Assim, é muito difícil em um cenário clínico identificar um ponto inicial para determinar a presença de movimento anormal da coluna lombar.

Twomey e Taylor[68] descrevem as diferenças de idade e gênero no movimento lombar medido por um instrumento especial conhecido como espondilômetro, que descreve um deslocamento angular total em um determinado plano de movimento. Os resultados do estudo são descritos na Tabela 32.6 e revelam as seguintes tendências gerais: (a) há mais flexão-extensão lombar do que rotação ao longo da vida; (b) meninas adolescentes possuem mais flexão, extensão e rotação do que meninos adolescentes; (c) mulheres adultas jovens possuem um pouco mais de flexão-extensão do que homens adultos jovens; e (d) adultos mais velhos possuem menos ADM do que adultos mais jovens ou adolescentes; entretanto, há pouca diferença entre gêneros neste grupo.

Diversos fatores podem influenciar as medidas obtidas ao longo do tempo pelo mesmo examinador ou por um diferente e devem ser levados em conta ao revisar qualquer medida do movimento lombar. Quatro preocupações essenciais em relação à medida incluem (a) falha do dispositivo, (b) falha no procedimento ou falha humana, (c) variabilidade do desempenho humano e (d) falta de treinamento entre os administradores do teste.[36]

Avaliação manual do movimento intervertebral passivo

Determinar o grau de movimento passivo disponível no segmento de movimento de um indivíduo é de interesse dos clínicos. Embora diversas variações tenham sido descritas, a principal técnica para isso envolve (a) aplicar graus variados de pressão aos processos espinhosos lombares para determinar o

TABELA 32.6 Valores médios aproximados para a amplitude de movimento lombar (em °) medidos com um espondilômetro

Movimento	Idade	Homens	Mulheres
Flexão	13–19	33	42
	20–35	33	38
	36–59	28	27
	60+	22	22
Extensão	13–19	9	13
	20–35	15	18
	36–59	11	13
	60+	10	10
Rotação	13–19	16	20
	20–35	18	19
	36–59	13	13
	60+	12	12

Adaptado de Twomey LR: The effects of age on the ranges of motions of the lumbar region. Aust J Physiother 1979; 25: 257-262.

deslocamento ou (b) mover a coluna vertebral passivamente enquanto se palpam mudanças no tamanho dos espaços intersegmentares. Apesar de essas técnicas ainda serem amplamente ensinadas, um trabalho recente tem demonstrado pouca concordância entre os examinadores em relação à quantidade de movimento disponível.[35] Por causa das pequenas quantidades de deslocamento e das variabilidade relativamente grande entre os indivíduos, a validade da avaliação manual do movimento segmentar ainda não foi comprovada.

Relacionando a coluna lombar osteocartilaginosa a demandas funcionais

Ao longo deste capítulo, a ênfase tem sido dada aos diversos fatores que contribuem para a função (e a disfunção) da coluna lombar. Embora seja conveniente descrever a forma e a função levando em conta um tecido e um movimento de cada vez, a coluna lombar, como a transmissão em um carro, depende do funcionamento apropriado e da interação entre diversas estruturas. A coluna lombar osteocartilaginosa é associada com os músculos, os ligamentos e a fáscia que derivam da pelve, da coluna torácica e dos membros. A coluna lombar, portanto, fornece uma série de conexões móveis na cadeia cinética que inclui as articulações sacroilíacas, a sínfise pubiana e os membros inferiores, bem como a coluna cervicotorácica e os membros superiores (em outras palavras, tudo). A sobrecarga mecânica dessas estruturas influencia muito a coluna lombar e vice-versa. Clinicamente, é importante avaliar essas estruturas com cuidado ao trabalhar com pessoas que têm problemas na coluna lombar. Por exemplo, uma discrepância no comprimento do quadril resultante de um encurtamento tibial após uma fratura pode modificar dramaticamente os padrões de sobrecarga sobre a coluna lombar.[8] Ao contrário, a curvatura lombar excessiva associada com a rotação pélvica anterior pode modificar os padrões de sobrecarga sobre a articulação do quadril. A ADM limitada do quadril é frequentemente constatada em pessoas com dor lombar crônica.[52]

Lembre-se de que além de proteger os elementos neurovasculares, a principal função da coluna lombar é fornecer estabilidade enquanto permite mobilidade adequada para atividades da vida diária. Como ocorre com a maioria dos sistemas articulares, isso é uma questão de *estabilidade dinâmica*. A estabilidade na presença de movimento em qualquer nível vertebral é uma função da arquitetura óssea, da altura e da mecânica do disco, da orientação da face articular, do apoio ligamentar e do controle motor em resposta à sobrecarga que está sendo aplicada. Quando esse sistema está funcionando apropriadamente, a coluna lombar é capaz de suportar grandes sobrecargas durante a ADM. Entretanto, quando qualquer componente do sistema torna-se deficiente (p. ex., fratura, herniação discal, trauma dos tecidos moles ou perda do controle motor), sobrecargas relativamente menores podem resultar em traumas e sintomas adicionais (Quadro 32.1).

Por fim, ao utilizar a informação deste capítulo no consultório, o clínico deve relacionar a estrutura e a mecânica da coluna lombar com os estresses físicos e emocionais enfrentados pelo paciente. O problema da dor lombar associado com disfunções da coluna vertebral continua sendo uma importante questão de saúde pública ao redor do mundo. Sofrimento considerável e perda de qualidade de vida têm sido o resultado dessas condições. Por meio da compreensão da estrutura e da função da coluna lombar, das disfunções da coluna lombar e, mais importante ainda, das pessoas que devem suportar estas condições, os clínicos têm uma grande oportunidade de fazer grandes contribuições.

Resumo

Este capítulo examina os ossos e as articulações da coluna lombar e descreve como estas estruturas influenciam a mobilidade e a estabilidade da região. As estruturas da coluna lombar são especializadas em desempenhar as funções de sustentação de carga e suportam grandes sobrecargas durante

> **QUADRO 32.1 Examinando as forças**
>
> **Resumo das estruturas que resistem à imposição de sobrecarga na coluna lombar e lesões comuns que ocorrem por causa da sobrecarga excessiva**
>
> Sobrecarga compressiva (axial)
>
> > Tecidos que resistem: corpos vertebrais e disco intervertebral, mecanismo abdominal.
> >
> > Lesão: fratura do corpo vertebral ou da placa terminal vertebral.
>
> Estresse rotacional e da flexão lateral
>
> > Tecidos que resistem: faces articulares, pedículos, mecanismo abdominal, quadrado lombar, músculos superficiais e profundos das costas.
> >
> > Lesão: fratura do istmo vertebral, pedículo.
>
> Estresse da flexão
>
> > Tecidos que resistem: sistema ligamentar posterior, anel fibroso posterior, fáscia toracodorsal, músculos superficiais e profundos das costas.
> >
> > Lesão: Ruptura do anel, herniação discal, lesão muscular.
>
> Estresse da extensão
>
> > Tecidos que resistem: sistema ligamentar anterior, elementos ósseos posteriores, mecanismo abdominal.
> >
> > Lesão: fratura do istmo vertebral, espondilolistese traumática.
>
> Proteção dos elementos neurovasculares
>
> > Tecidos que resistem: forames fibro-ósseos.
> >
> > Lesão: aprisionamento da cauda equina e/ou das raízes nervosas.

a maioria das atividades. Os ligamentos da coluna lombar contribuem para a estabilidade, mas também possuem um papel no controle motor da região, fornecendo importante resposta sensorial. Os DIVs absorvem e transmitem forças e trabalham como espaçadores dinâmicos que permitem mais mobilidade entre as vértebras lombares. A contribuição dessas estruturas para as disfunções lombares comuns é apresentada.

O movimento lombar total, bem como o movimento segmentar é revisado. A coluna lombar apresenta o maior movimento no plano sagital como resultado do alinhamento das faces articulares. Os movimentos do plano transverso e frontal são mais limitados e acoplados uns aos outros. Os dados normativos sobre a mobilidade da coluna vertebral são revisados. A mobilidade da coluna lombar é afetada pela idade e pelo gênero.

A coluna lombar é um fascinante sistema de ossos, articulações, ligamentos e fáscia sob o controle de um mecanismo neuromuscular muito sofisticado. Ao fornecer um caminho protegido para as estruturas neurovasculares, essa interação complexa de mobilidade e estabilidade atua como um pivô importante no centro do esqueleto humano. O capítulo a seguir descreve a participação dos músculos na sustentação e no movimento da coluna lombar.

Referências bibliográficas

1. Adams MA, Hutton WC: Gradual disc prolapse. Spine 1985; 10: 524–531.
2. Andersson GBJ, McNeill TW: Lumbar Spine Syndromes: Evaluation and Treatment. New York: Springer-Verlag, 1989; 1–28.
3. Aprill C, Bogduk N. High intensity zone: a diagnostic sign of painful lumbar disc on magnetic resonance imaging. Br J Radiol 1992; 65: 361–368.
4. Basadonna P-T, Gasparini D, Rucco V: Iliolumbar ligament insertions. Spine 1996; 21: 2313–2316.
5. Beattie P: The use of an eclectic approach for the treatment of low back pain: a case report. Phys Ther 1992; 72: 923–928.
6. Beattie P: The relationship between symptoms and abnormal magnetic resonance images of lumbar intervertebral discs. Phys Ther 1996; 76: 601–608.
7. Beattie P, Brooks W, Rothstein J, et al.: Effect of lordosis on the position of the nucleus pulposus in supine subjects. Spine 1994; 19: 2096–2102.
8. Beattie P, Issacson K, Riddle D, Rothstein JM: Validity of derived measurements of leg-length differences obtained by the use of a tape measure. Phys Ther 1990; 70: 150–157.
9. Beattie P, Meyers S, Stratford P, et al.: Associations between patient report of symptoms and anatomic impairment visible on lumbar magnetic resonance. Spine 2000; 25: 819–828.
10. Beattie P, Meyers SM: Lumbar magnetic resonance imaging: general principles and diagnostic efficacy. Phys Ther 1998; 78: 738–753.
11. Beattie P, Rothstein JM, Lamb RL: Reliability of the attraction method of measuring lumbar spine backward bending. Phys Ther 1987; 67: 364–369.
12. Bogduk N: The innervation of the lumbar spine. Spine 6: 286–293, 1983.
13. Bogduk N, Twomey LT: Clinical Anatomy of the Lumbar Spine. 2nd ed. New York: Churchill-Livingstone, 1991.
14. Calliet R: Low Back Pain Syndrome. 5th ed. Philadelphia: FA Davis, 1995.
15. Dommisse GF: Morphological aspects of the lumbar spine and lumbosacral region. Orthop Clin North Am 1975; 6: 163–175.
16. Frymoyer JW: Epidemiological studies of low back pain. Spine 1980; 5: 419.
17. Frymoyer JW: An overview of the incidence and costs of low back pain. Orthop Clin North Am 1991; 22: 262–271.
18. Gracovetsky S: The optimum spine. Spine 11: 543–73, 1986.
19. Grieve GP: Common Vertebral Joint Problems. New York: Churchill-Livingstone, 1981.
20. Gunzberg R, Hutton WC, Crane G, et al.: Role of the capsuloligamentous structures in rotation and combined flexion-rotation of the lumbar spine. J Spinal Disord 1992; 5: 1–7.
21. Hart FD, Strickland D, Cliffe P: Measurement of spinal mobility. Ann Rheum Dis 1974; 33: 136–139.
22. Hasue M, Kikuchi S, Sakutama Y, et al.: Anatomical study of the interrelation between lumbosacral nerve roots and their surrounding tissues. Spine 1983; 8: 50–58.
23. Humzah MD, Soames RW: The human intervertebral disc. Anat Rec 1988; 220: 337–356.
24. Iatridis JC, Weidenbaum M, Setton LA, et al.: Is the nucleus pulposus a solid or a fluid? Mechanical behaviors of the nucleus pulposus of the human intervertebral disc. Spine 1996; 21: 1174–1184.
25. Jackson RP: The facet syndrome: myth or reality? Clin Orthop 1992; 279: 110–120.
26. Jette AM, Smith K, Haley SM, Davis K: Physical therapy episodes of care for patients with low back pain. Phys Ther 1994; 74: 101–115.
27. Johnson EF, Chetty IM, Moore A, et al.: Distribution and arrangement of elastic fibres in intervertebral discs of adult humans. J Anat 1982; 136: 301–309.
28. Kellgren JH: On the distribution of pain arising from deep somatic structures with charts of segmental pain areas. Clin Sci 1938; 3: 175–190.
29. Kirkaldy-Willis WH: A more precise diagnosis for low back pain. Spine 1979; 4: 102.
30. Langrana NA, Edwards WT, Sharma M: Biomechanical analyses of loads on the lumbar spine. In: The Lumbar Spine, 2nd ed. Eds: Wiesel SW, Weinstein JN, Herkowitz HN, et al. Philadelphia: WB Saunders, 1996; 163–180.
31. Lewin T, Moffet B, Viidik A: The morphology of the lumbar synovial intervertebral joints. Acta Morphol Neerl Scand 1962; 4: 29–319.
32. Loebl WY: Measurement of spinal posture and range of spinal movement. Ann Phys Med 1967; 9: 103–110.
33. Lucas D, Bresler B: Stability of Ligamentous Spine. Report no. 40. University of California, San Francisco/Berkeley: Biomechanics Laboratory, 1961; 1–41.
34. Macrae IF, Wright V: Measurement of back movement. Ann Rheum Dis 1969; 28: 584–589.
35. Maher C, Adams R: Reliability of pain and stiffness assessments in clinical manual lumbar spine examination. Phys Ther 1995; 74: 801–811.
36. Mayer TG, Kondraske G, Beals SB, et al.: Spinal range of motion: accuracy and sources of error with inclinometric measurement. Spine 1997; 22: 1976–1984.
37. Mayer TG, Tencer AF, Kristoferson S, et al.: Use of noninvasive techniques for quantification of spinal range-of-motion in normal subjects and chronic low-back dysfunction patients. Spine 1984; 9: 588–595.
38. Mayoux-Benhamou MA, Revel M, Aaron C, et al.: A morphometric study of the lumbar foramen. Surg Radiol Anat 1989; 11: 97–102.
39. McGill SM: Low back pain exercises: evidence for improving exercise regimens. Phys Ther 1998; 78: 754–765.
40. McKenzie R: The Lumbar Spine: Mechanical Diagnosis and Therapy. Waikanae, New Zealand: Spinal Publications, 1981.
41. McNab I., McCulloch J: Backache. 2nd ed. Baltimore: Williams & Wilkins, 1990.
42. Mixter W, Barr J: Rupture of the intervertebral disc with involvement of the spinal canal. New Engl J Med 1934; 211: 210.
43. Moll JMH, Wright V: Normal range of spinal mobility: an objective clinical study. Ann Rheum Dis 1971; 30: 381–386.
44. Moll JMH, Wright V: Measurement of spinal movement. In: Jason M, ed. The Lumbar Spine and Back Pain. New York: Pittman Medical, 1976; 93–112.
45. Mooney V, Robertson J: The facet syndrome. Clin Orthop 1976; 115: 149–156.
46. Nachemson AL. Intravital dynamic pressure measurements in lumbar discs. Scand J Rehabil Med 1970; 1(suppl): 1–40.

47. Nachemson AL: Advances in low back pain. Clin Orthop 1985; 200: 266–278.
48. O'Sullivan PB, Twomey LT, Allison GT: Evaluation of specific stabilizing exercise in the treatment of chronic low back pain with radiologic diagnosis of spondylolysis or spondylolisthesis. Spine 1997; 22: 2959–2967.
49. Panjabi PM, Takata D, Goel VK: Kinematics of the lumbar intervertebral foramen. Spine 1983; 8: 348–357.
50. Pearcy M, Portek I, Shepherd J: Three dimensional x-ray analysis of normal movement in the lumbar spine. Spine 1984; 9: 294–297.
51. Pope MH, Frymoyer JW, Lehman TR: Structure and Function of the Lumbar Spine. in Occupational Low Back Pain: Assessment, Treatment, and Prevention. Pope MA, Andersson GBJ, Frymoyer JW, Chaffin DB, eds. St. Louis: Mosby Yearbook, 1991; 3–19.
52. Porter JL, Wilkinson A: Lumbar-hip flexion motion: a comparative study between asymptomatic and chronic low back pain in 18- to 36-year-old men. Spine 1997; 22: 1508–1514.
53. Porterfield J, DeRosa C: Mechanical Low Back Pain: Perspectives in Functional Anatomy. Philadelphia: WB Saunders, 1991.
54. Rhalmi W, Yahia H, Newman N, et al.: Immunohistochemical study of nerve in lumbar spine ligaments. Spine 1993; 18: 264–267.
55. Rothstein JM, Echternach JL: Primer on Measurement: An Introductory Guide to Measurement Issues.: American Physical Therapy Association. Alexandria, VA: 1993; 46–54.
56. Schnebel BE, Watkins RG, Dillin W: A digitizing technique for the study of movement of intradiscal dye in response to flexion and extension of the lumbar spine. Spine 1988; 13: 309–312.
57. Schober P. The lumbar vertebral column and backache. Muench Med Wochenschr 1937; 84: 336–338.
58. Schultz AB, Brinckman P, Pope M, et al.: Biomechanical analyses of loads on the lumbar spine. In: Weinstein JN, Wiesel SW, eds. The Lumbar Spine. Philadelphia: WB Saunders, 1990; 160–171.
59. Sharma M, Langrana NA, Rodriquez J: Role of ligaments and facets in lumbar spinal stability. Spine 1995; 20: 887–900.
60. Shiraxi-Adi A: Biomechanics of the lumbar spine in sagittal/lateral moments. Spine 1994; 19: 2407–2414.
61. Snook S, Webster BS, McGorry RW, et al.: The reduction of chronic nonspecific low back pain through the control of early morning lumbar flexion. Spine 1998; 23: 2601–2607.
62. Solomonow M, Bing-He Z, Harris M, et al.: The ligamento-muscular stabilizing system of the spine. Spine 1998; 23: 2552–2562.
63. Steindler A: Mechanics of Normal and Pathological Locomotion in Man. Springfield, IL: Thomas Books, 1935.
64. Sturrock RD, Wojtulewski JA, Hart FD: Spondylometry in a normal population and in ankylosing spondylitis. Rheumatol Rehabil 1973; 12: 135–142.
65. Taylor J, Twomey L: Sagittal and horizontal plane movement of the human lumbar vertebral column in cadavers and in the living. Rheumatol Rehabil 1980; 19: 223–232.
66. Taylor JR: The development and adult structure of lumbar intervertebral discs. J Manual Med 1990; 5: 43–47.
67. Twomey L: A rationale for the treatment of back pain and joint pain by manual therapy. Phys Ther 1992; 72: 885–892.
68. Twomey LR: The effects of age on the ranges of motions of the lumbar region. Aust J Physiother 1979; 25: 257–262.
69. Twomey LR, Taylor JR: Sagittal movements of the human lumbar vertebral column: a quantitative study of the role of the posterior vertebral elements. Arch Phys Med Rehab 1983; 64; 322–325.
70. Urban JPG, Holm SH, Lipson SJ: Biochemistry. In: Weinstein JN, Wiesel SW, eds. The Lumbar Spine. Philadelphia: WB Saunders, 1990; 231–242.
71. Urban JP, McMullin JF: Swelling pressure of the lumbar intervertebral disc: influence of age, spinal level, composition, and degeneration. Spine 1988; 13: 179–187.
72. van Tulder MW, Assendelft WJ, Koes BW, et al.: Spinal radiographic findings and nonspecific low back pain. Spine 1997; 22: 427–434.
73. van Tulder MW, Koes BW, Bouter LM: Conservative treatment of acute and chronic nonspecific low back pain: a systematic review of randomized controlled trials of the most common interventions. Spine 1997; 22: 2128–2156.
74. Vleeming A, Pool-Goouudzwaard AL, Stoeckart R: The posterior layer of the thoracolumbar fascia: its function in load transfer from spine to legs. Spine 1995; 20: 753–758.
75. Waddell G, Somerville D, Henderson I, et al.: Objective clinical evaluation of physical impairment in chronic low back pain. Spine 1992; 17: 617–628.
76. White AA, Panjabi MM. Clinical Biomechanics of the Spine. Philadelphia: JB Lippincott, 1978.
77. Williams PL, Warwick R: Gray's Anatomy. 36th ed. Philadelphia: WB Saunders, 1980.
78. Yahia H, Newman N, Richards C, et al.: Neurohistology of lumbar spine ligaments. Acta Orthop Scand 1988; 59: 508–512.

CAPÍTULO

33

Mecânica e patomecânica dos músculos que atuam na coluna lombar

Stuart M. McGill, ph.D.

SUMÁRIO

Tamanho do músculo 589
Grupos musculares 590
    Rotadores e intertransversários 590
    Extensores: grupos de músculos longuíssimo, iliocostal e multífido 595
    Músculos abdominais 597
    Caso especial do quadrado do lombo e do psoas maior 600
Resumo 601

A descrição tradicional da musculatura da coluna vertebral é feita a partir de um ponto de vista posterior, mas muitos dos aspectos funcionalmente relevantes são mais bem visualizados no plano sagital. (Para uma boa sinopse das linhas de ação do plano sagital, ver Bogduk et al.[3]) Essa abordagem tradicional tem prejudicado a compreensão de muitos papéis que os músculos desempenham na mecânica lombar. Além disso, a compreensão da função dos músculos em geral é obtida com a simples interpretação das linhas de ação e da região de inserção, o que pode induzir ao erro. O entendimento da função e o objetivo de cada músculo requer conhecimento da morfologia muscular, junto com o conhecimento da ativação da musculatura em relação a uma grande variedade de tarefas que exigem movimentos e imposição de sobrecarga. Os músculos geram forças, mas estas possuem papéis na produção do momento para o movimento e para estabilizar as articulações para a segurança e o desempenho. Ainda, interpretar a anatomia, a mecânica e os perfis de ativação é a única forma de compreender as estratégias do sistema de controle motor escolhidas para suportar sobrecargas externas e manter a estabilidade. Este capítulo intensifica a discussão sobre as questões anatômicas em relação à musculatura da coluna vertebral e une os resultados de diversos estudos eletromiográficos (EMG) para ajudar a interpretar a função e os aspectos funcionais do controle motor. Os objetivos deste capítulo são:

- apresentar a compreensão atual dos papéis funcionais dos músculos da coluna lombar;
- demonstrar a aplicação desse conhecimento na realização de exercícios para a coluna lombar.

Tamanho do músculo

Como observado no Capítulo 4 sobre a mecânica do músculo, a área de secção transversa fisiológica (ASTF) do músculo determina o potencial de produção de força, enquanto a linha de ação e o braço de momento determinam o efeito da força na produção do momento, estabilização, etc. É incorreto estimar a força com base no volume muscular sem levar em conta a arquitetura fibrosa ou fazer imagens transversas para medir as áreas de secção transversa anatômicas[13], como normalmente ocorre ao interpretar a mecânica da coluna vertebral. Nesses casos, as forças musculares são subestimadas, já que um grande número de fibras musculares não é "visto" em uma única imagem transversa de um músculo peniforme. Assim, as áreas obtidas com a ressonância magnética por imagem (RMI) ou tomografia computadorizada (TC) devem ser corrigidas de acordo com a arquitetura fibrosa e a obliquidade do plano da imagem.[14] Na Figura 33.1, as imagens transversais para um indivíduo demonstram a mudança do formato dos músculos do tronco sobre a região toracolombar, destacando a necessidade de combinar dados de uma imagem transversal com dados que documentam a arquitetura fibrosa obtidos por dissecção. Nesse exemplo, os extensores torácicos visualizados na T9 fornecem um momento extensor na L4, embora eles não sejam "vistos" na imagem da L4. Apenas os seus tendões sobrepõem-se aos extensores da L4.

As ASTFs do músculo bruto e os braços de momento[14] são fornecidos nas Tabelas 33.1 a 33.3. As áreas corrigidas de acordo com as linhas de ação oblíquas são apresentadas na Tabela 33.4 para alguns músculos selecionados em diversos níveis da coluna toracolombar. As orientações para estimar as verdadeiras áreas fisiológicas são fornecidas em McGill et al.[13].

Os braços de momento da musculatura abdominal descritos nos estudos baseados em RMI ou TC têm sido apresentados para subestimar valores verdadeiros em 30%, na posição supina requerida na imagem da RM ou TC. Essa posição faz com que os conteúdos abdominais entrem em colapso posteriormente sob a gravidade.[10] Na vida real, os abdominais são afastados da coluna vertebral pelos conteúdos viscerais durante a posição vertical. Em suma, as áreas musculares obtidas por meio de várias técnicas de imagem médica precisam ser corrigidas para contemplar a arquitetura fibrosa e os componentes contráteis que não aparecem no determinado nível de exame (apenas o tendão passa do nível). Além disso, os braços de momento para a linha muscular da ação obtida em indivíduos que estão na posição deitada precisam ser ajustados para a aplicação em posições da vida real e na posição vertical.

Grupos musculares

Rotadores e intertransversários

AÇÃO MUSCULAR: ROTADORES

Ação	Evidência
Rotação do tronco	Inadequada
Propriocepção e sentido de posição	Inadequada

AÇÃO MUSCULAR: INTERTRANSVERSÁRIOS

Ação	Evidência
Flexão lateral do tronco	Inadequada
Propriocepção e sentido de posição	Inadequada

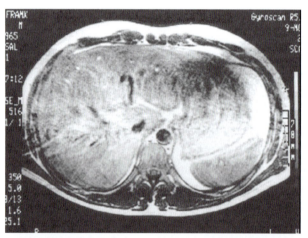
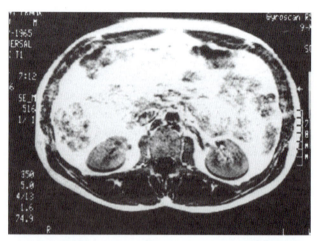
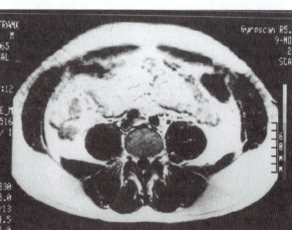
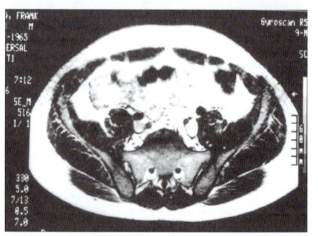

Figura 33.1 Musculatura lombar em secção transversa. Imagem transversa de um indivíduo (posição supina) no nível da (esquerda para a direita) T9, L1 (superior) e L4, S1 (inferior); a região anterior é o topo de cada imagem. (Reproduzido com permissão de McGill SM, Santaguida L, Stevens J: Measurement of the trunk musculature from T6 to L5 using MRI scans of 15 young males corrected for muscle fiber orientation. Clin Biomech 1993; 8: 171–178.)

TABELA 33.1 Áreas de secção transversa fisiológica (mm²) (desvio padrão) medidas diretamente por meio de RMI

Músculos	L5	L4	L3	L2	L1	T12	T11	T10	T9	T8	T7	T6	T5
Reto do abdome direito	787(250)	750(207)	670(133)	712(239)	576(151)								
Reto do abdome esquerdo	802(247)	746(181)	693(177)	748(240)	514(99)								
Oblíquo externo direito		915(199)	1.276(171)	1.158(222)									
Oblíquo externo esquerdo		992(278)	1.335(213)	1.351(282)									
Oblíquo interno direito		903(83)	1.515(317)	1.055(173)									
Oblíquo interno esquerdo		900(115)	1.424(310)	1.027(342)									
Transverso do abdome direito	119(22)	237(82)	356(110)	596(50)									
Transverso do abdome esquerdo	175(57)	224(48)	376(115)	646(183)									
Parede abdominal direita[a]	1.104(393)	2.412(418)	3.269(422)	3.051(463)									
Parede abdominal esquerda[a]	1.146(377)	2.420(475)	3.329(468)	3.111(556)									
Longuíssimo do tórax direito			47(162)	1.175(370)	1.248(228)	1.095(222)	938(49)						
Longuíssimo do tórax esquerdo			782(129)	1.089(251)	1.180(184)	1.258(347)	938(21)						
Iliocostal do lombo direito			1.368(341)	1.104(181)	1.181(316)	921(339)	556(234)						
Iliocostal do lombo esquerdo			1.395(223)	1.150(198)	1.158(247)	835(400)	551(170)						
Multífido direito			447(271)	343(178)	290(96)	289(66)	331(89)	351(90)	312(97)				
Multífido esquerdo			472(269)	366(157)	324(95)	312(76)	327(80)	353(53)	355(73)				
Latíssimo do dorso direito			232(192)	429(202)	717(260)	1.014(264)	1.254(281)	1.368(330)	1.458(269)	1.581(159)	1.764(289)	1.876(432)	2.477(246)
Latíssimo do dorso esquerdo			256(217)	372(161)	682(260)	960(310)	1.102(316)	1.239(257)	1.417(293)	1.582(281)	1.697(189)	2.013(422)	2.596(721)
Massa eretora direita[b]	905(331)	2.151(539)	2.831(458)	2.854(547)	2.615(405)	2.614(584)	1.832(282)	1.690(210)	1.413(304)	1.049(201)	842(165)	777(189)	743(70)
Massa eretora esquerda[b]	986(338)	2.234(476)	2.933(382)	2.833(456)	2.723(428)	2.601(559)	2.041(285)	1.722(279)	1.471(351)	1.129(100)	879(114)	779(95)	675(76)
Psoas direito	1.606(198)	1.861(347)	1.594(369)	1.177(285)	513(329)	330(210)							
Psoas esquerdo	1.590(244)	1.820(272)	1.593(291)	1.211(298)	488(250)	462(190)							
Quadrado do lombo direito		725(209)	701(212)	552(192)	392(249)	320(197)							
Quadrado do lombo esquerdo		625(249)	746(167)	614(189)	404(220)	326(5)							
Área discal	1.360(276)	1.459(270)	1.415(249)	1.332(294)	1.334(285)	1.241(166)	1.133(124)	1.015(125)	933(112)	798(91)	797(104)	741(80)	671(82)
Área total	52.912 (9.123)	51.813 (9.845)	54.286 (8.702)	55.834 (8.112)	59.091 (6.899)	63.287 (9.153)	59.249 (7.272)	61.051 (7.570)	61.732 (6.960)	65.794 (5.254)	67.782 (3.982)	66.410 (2.372)	69.337 (2.233)

[a] A parede abdominal inclui o oblíquo interno e externo e o transverso do abdome.
[b] A massa eretora inclui o longuíssimo do tórax, o iliocostal do lombo e o multífido.

Reproduzido com permissão de McGill SM, Santaguida L, Stevens J: Measurement of the trunk musculature from T6 to L5 using MRI scans of 15 young males corrected for muscle fiber orientation. *Clin Biomech* 1993; 8: 171-178.

TABELA 33.2 Distâncias laterais fisiológicas (mm) entre os centroides do músculo e o centroide do disco intervertebral (desvio padrão)

Músculos	L5	L4	L3	L2	L1	T12	T11	T10	T9	T8	T7	T6	T5
Reto do abdome direito	32(5)	38(7)	43(7)	46(8)	37(8)								
Reto do abdome esquerdo	−33(6)	−36(7)	−38(8)	−43(7)	−35(17)								
Oblíquo externo direito		125(13)	130(10)	140(5)									
Oblíquo externo esquerdo		−120(9)	−125(9)	−133(7)									
Oblíquo interno direito		109(11)	116(8)	123(9)									
Oblíquo interno esquerdo		−103(9)	−112(8)	−121(11)									
Transverso do abdome direito	99(1)	108(11)	112(9)	117(9)									
Transverso do abdome esquerdo	−101(1)	−101(9)	−107(7)	−109(9)									
Parede abdominal direita[a]	102(8)	113(12)	119(8)	123(9)									
Parede abdominal esquerda[a]	−102(9)	−115(14)	−114(7)	−120(9)									
Longuíssimo do tórax direito			22(4)	32(2)	32(6)	30(2)	29(1)						
Longuíssimo do tórax esquerdo			−19(5)	−30(6)	−37(12)	−34(4)	−36(7)						
Iliocostal do lombo direito			52(4)	58(4)	68(10)	65(7)	61(4)						
Iliocostal do lombo esquerdo			−48(6)	−60(10)	−65(9)	−67(7)	−67(11)						
Multifido direito			11(1)	13(4)	13(3)	10(3)	8(2)	11(2)	12(2)				
Multifido esquerdo			−14(7)	−12(3)	−11(3)	−11(2)	−12(2)	−12(2)	−15(10)				
Latíssimo do dorso direito	54(4)	50(3)	102(8)	108(8)	122(12)	129(10)	129(9)	140(9)	141(8)	145(7)	146(7)	153(7)	153(4)
Latíssimo do dorso esquerdo	−54(5)	−48(4)	−104(15)	−107(9)	−117(11)	−128(7)	−129(10)	−137(9)	−139(8)	−143(6)	−147(10)	−153(5)	−151(5)
Massa eretora direita[b]	22(6)	34(7)	40(4)	42(4)	44(5)	42(3)	34(4)	34(4)	32(4)	31(7)	30(4)	25(5)	27(2)
Massa eretora esquerda[b]	−21(5)	−33(6)	−38(5)	−41(6)	−41(7)	−40(4)	−40(3)	−36(3)	−35(4)	−33(6)	−31(2)	−29(3)	−27(6)
Psoas direito			44(3)	39(2)	32(3)	32(2)							
Psoas esquerdo			−42(3)	−38(3)	−31(3)	−32(2)							
Quadrado do lombo direito		81(5)	75(6)	63(5)	46(6)	46(11)							
Quadrado do lombo esquerdo		−78(12)	−73(4)	−64(5)	−50(6)	−47(5)							
Área total	0(2)	1(3)	−2(1)	−1(3)	−1(4)	0(3)	1(3)	0(2)	0(2)	2(1)	2(1)	1(3)	2(3)

[a] A parede abdominal inclui o oblíquo interno e externo e o transverso do abdome.
[b] A massa eretora inclui o longuíssimo do tórax, o iliocostal do lombo e o multifido.
Reproduzido com permissão de McGill SM, Santaguida L, Stevens J: Measurement of the trunk musculature from T6 to L5 using MRI scans of 15 young males corrected for muscle fiber orientation. *Clin Biomech* 1993; 8: 171-178.

TABELA 33.3 Distâncias anteroposteriores fisiológicas (mm) entre os centroides do músculo e o centroide do disco intervertebral (desvio padrão)

Músculos	L5	L4	L3	L2	L1	T12	T11	T10	T9	T8	T7	T6	T5
Reto do abdome direito	81(16)	73(14)	79(13)	90(14)	109(8)								
Reto do abdome esquerdo	80(15)	73(14)	80(14)	92(14)	112(6)								
Oblíquo externo direito		35(10)	20(14)	28(12)									
Oblíquo externo esquerdo		32(18)	19(11)	28(11)									
Oblíquo interno direito		41(12)	25(9)	36(17)									
Oblíquo interno esquerdo		41(17)	26(12)	40(16)									
Transverso do abdome direito	55(0)	28(11)	22(11)	36(6)									
Transverso do abdome esquerdo	50(5)	30(14)	23(10)	44(5)									
Parede abdominal direita[a]	58(16)	31(12)	17(12)	30(15)									
Parede abdominal esquerda[a]	59(17)	32(13)	20(12)	31(11)									
Longuíssimo do tórax direito			−61(6)	−62(7)	−60(7)	−60(6)	−56(4)						
Longuíssimo do tórax esquerdo			−61(5)	−63(6)	−60(7)	−59(8)	−52(4)						
Iliocostal do lombo direito			−57(7)	−61(7)	−62(5)	−59(7)	−57(1)						
Iliocostal do lombo esquerdo			−57(7)	−61(6)	−61(4)	−58(6)	−56(2)						
Multífido direito			−55(7)	−55(6)	−52(6)	−51(3)	−47(5)	−49(4)	−48(2)				
Multífido esquerdo			−53(7)	−56(5)	−51(5)	−50(3)	−47(5)	−47(3)	−47(2)				
Latíssimo do dorso direito			−45(16)	−47(12)	−47(10)	−39(8)	−32(7)	−24(7)	−22(7)	−18(9)	−17(6)	−12(3)	−17(5)
Latíssimo do dorso esquerdo			−43(17)	−46(10)	−46(7)	−37(8)	−28(9)	−23(7)	−19(7)	−17(7)	−15(8)	−11(7)	−19(3)
Massa eretora direita[b]	−64(6)	−61(5)	−61(5)	−61(5)	−59(5)	−56(5)	−54(4)	−54(4)	−52(4)	−52(3)	−52(4)	−47(4)	−50(3)
Massa eretora esquerda[b]	−63(5)	−61(5)	−61(5)	−62(5)	−60(4)	−57(5)	−52(4)	−52(4)	−51(4)	−51(3)	−51(4)	−46(5)	−50(3)
Psoas direito	18(9)	1(5)	−7(5)	−9(5)	−11(6)	−14(2)							
Psoas esquerdo	19(8)	2(4)	−6(4)	−8(2)	−11(4)	−11(1)							
Quadrado do lombo direito		−36(9)	−37(6)	−37(6)	−35(4)	−31(6)							
Quadrado do lombo esquerdo		−31(5)	−34(6)	−36(5)	−34(4)	−32(8)							
Área total	1(10)	−2(9)	1(8)	9(8)	18(5)	24(7)	29(8)	30(9)	32(7)	36(7)	37(6)	32(10)	34(5)

Nível Vertebral

[a] A parede abdominal inclui o oblíquo interno e externo e o transverso do abdome.
[b] A massa eretora inclui o longuíssimo do tórax, o iliocostal do lombo e o multífido.
Reproduzido com permissão de McGill SM, Santaguida L, Stevens J: Measurement of the trunk musculature from T6 to L5 using MRI scans of 15 young males corrected for muscle fiber orientation. *Clin Biomech* 1993; 8: 171-178.

TABELA 33.4 Exemplos de áreas de secção transversa corrigidas e braços de momento laterais e anteroposteriores perpendiculares à linha de ação da fibra muscular com a utilização de cossenos apropriados: esses valores deveriam ser utilizados nos modelos biomecânicos substituindo os valores incorretos obtidos diretamente por meio das imagens da radiografia

Músculo		Área de secção transversa (mm²)	Anteroposterior (mm)	Lateral (mm)
Parte lombar do músculo longuíssimo[a]	L3-4	644	51	17
Quadrado do lombo	L1-2	358	31	43
	L2-3	507	32	55
	L3-4	582	29	59
	L4-5	328	16	39
Oblíquo externo	L3-4	1.121	17	110
Oblíquo interno	L3-4	1.154	20	89

[a] A parte lombar do músculo longuíssimo no nível L4-5 teria sido listada aqui por causa de seus cossenos, mas não foi em decorrência do fato de que eles não puderam ser diferenciados em todas as imagens da radiografia.

Muitos livros de anatomia descrevem a função dos pequenos músculos rotadores da coluna vertebral, que se inserem nas vértebras adjacentes, como geradores de torque de rotação axial, coerente com sua nomenclatura (Quadro 33.1). De forma similar, os intertransversários geralmente são designados para realizar a flexão lateral (Quadro 33.2). Há diversos problemas com essas propostas. Primeiro, esses pequenos músculos (Fig. 33.2) possuem ASTFs tão pequenas que eles só podem gerar poucos newtons de força, e segundo, eles funcionam em um braço de momento tão pequeno que sua contribuição total para o torque de flexão e rotação axial é mínima. Isso demonstra que eles possuem alguma outra função.

Há evidências que sugerem que esses músculos são altamente ricos em fuso muscular, aproximadamente 4,5 a 7,3 vezes mais rico do que o multífido.[16] Esse dado sugere que eles estão envolvidos como transdutores de extensão ou sensores de posição vertebral em cada articulação lombar e torácica. Em alguns experimentos EMG realizados no laboratório do autor anos atrás, alguns eletrodos invasivos foram colocados muito próximos às vértebras. Em um caso, houve uma forte suspeita de que o eletrodo estava em um músculo rotador. Esforços de rotação isométrica com a coluna vertebral sem torsão (ou em uma posição neutra) foram realizados em ambas as direções, mas não produziram atividade EMG do rotador – apenas a atividade normal nos oblíquos abdominais, etc. Entretanto, quando a rotação foi realizada em uma direção (com esforço muscular mínimo), não houve resposta, enquanto na outra direção houve uma atividade maior. Foi demonstrado que esse rotador em particular não estava ativado para criar torque de rotação axial, mas atuou em resposta à mudança para a posição torcida. Dessa forma, sua atividade, classificada como uma função de posição torcida, não foi coerente com a função de criar torque para "torcer" a coluna vertebral.

Relevância clínica

Terapia manual e a função dos rotadores e dos intertransversários: Suspeita-se que esses "músculos" sejam, na verdade, transdutores de extensão, e, portanto, sensores de posição, detectando o posicionamento de cada unidade de movimento da coluna vertebral. É provável que essas estruturas sejam afetadas durante vários tipos de terapia manual com a articulação na amplitude final do movimento.

QUADRO 33.1 Inserção muscular

Inserções e inervação dos rotadores

Inserção inferior: porção superior e posterior do processo transverso de uma vértebra.

Inserção superior: borda lateral e inferior da lâmina da vértebra imediatamente acima da inserção inferior. Os rotadores situam-se em uma região mais profunda em relação ao multífido. Eles são menos desenvolvidos na região lombar do que na região torácica.

Inervação: ramos dorsais dos nervos espinais.

Palpação: não palpável.

QUADRO 33.2 Inserção muscular

Inserções e inervação dos intertransversários

Inserção inferior: processo transverso de uma vértebra.

Inserção superior: processo transverso da vértebra acima. Na região lombar há dois conjuntos de músculos, medial e lateral, cada um situa-se em região posterior ao ramo ventral. A porção lombar lateral é dividida em seções ventral e dorsal.

Inervação: o suprimento nervoso para a porção medial do músculo é o ramo dorsal do nervo espinal associado, enquanto a porção lombar lateral é inervada pelo ramo ventral do nervo espinal.

Palpação: não palpável.

Capítulo 33 Mecânica e patomecânica dos músculos que atuam na coluna lombar 595

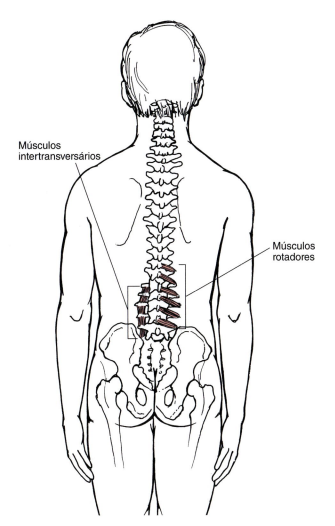

Figura 33.2 Os pequenos músculos rotadores da coluna lombar, os rotadores e os intertransversários, podem ser vistos cruzando as articulações da região lombar.

Extensores: grupos de músculos longuíssimo, iliocostal e multífido

AÇÃO MUSCULAR: EXTENSORES

Ação	Evidência
Extensão do tronco	Comprobatória
Sustentação do cisalhamento anterior (longuíssimo e iliocostal)	Comprobatória

Os extensores mais importantes da coluna toracolombar são os grupos de músculos longuíssimo, iliocostal e multífido (Quadros 33.3 a 33.5). Os grupos de músculos longuíssimo e iliocostal geralmente são separados em livros de anatomia, embora possa ser mais esclarecedor, em um contexto funcional, reconhecer as porções torácicas desses dois músculos como um outro grupo, já que as porções lombar e torácica são diferentes em relação à arquitetura[3] e funcionalidade.[12] Bogduk[3] divide as porções lombar e torácica desses músculos em porções lombar e torácica do longuíssimo do tórax e porções lombar e torácica do iliocostal lombar.

QUADRO 33.3 Inserção muscular

Inserções e inervação do longuíssimo do tórax, porção lombar

Inserção inferior: espinha ilíaca posterossuperior.

Inserção superior: processos transverso e acessório das vértebras lombares.

Inervação: ramos dorsais dos nervos espinais lombares.

Palpação: não pode ser identificado separadamente em uma região profunda em relação à fáscia toracolombar.

QUADRO 33.4 Inserção muscular

Inserções e inervação do iliocostal do lombo

Iliocostal do lombo, porção torácica:

　Inserção inferior: crista ilíaca a partir da espinha ilíaca posterossuperior lateralmente cerca de 5 cm.

　Inserção superior: ângulos de todas as 12 costelas.

　Palpação: palpável com outros eretores da coluna ao longo das vértebras torácicas.

Iliocostal do lombo, porção lombar.

　Inserção inferior: crista ilíaca.

　Inserção superior: processos transversos das quatro primeiras vértebras lombares e da fáscia toracolombar.

　Inervação: ramos dorsais dos nervos espinais lombares e torácicos.

　Palpação: não pode ser identificado separadamente em uma região profunda em relação à fáscia toracolombar.

QUADRO 33.5 Inserção muscular

Inserções e inervação do multífido

Inserção inferior: superfície posterior do sacro, aponeurose dos músculos eretores da coluna, espinha ilíaca posterossuperior (EIPS) e ligamentos sacroilíacos, e processos mamilares das vértebras lombares.

Inserção superior: superficialmente à terceira ou quarta vértebra acima, intermediário à segunda ou terceira vértebra acima, e profundo à vértebra logo acima da inserção inferior. Os músculos multífidos situam-se em uma região profunda em relação aos músculos semiespinais e eretores da coluna.

Inervação: ramos dorsais dos nervos espinais.

Palpação: não palpável.

Esses dois grupos funcionais (porção lombar, que se inserem nas vértebras lombares, e porção torácica, que se inserem nas vértebras torácicas) formam uma arquitetura maravilhosa por diversas razões e são discutidos em um contexto funcional com essa diferença (i. e., porção lombar *vs.* porção torácica). Estudos sobre os tipos de fibras observam as diferenças entre as seções lombares e torácicas, já que as seções torácicas contêm cerca de 75% de fibras de contração lenta, enquanto as seções lombares são geralmente misturadas.[17] Os componentes da porção torácica desses dois músculos inserem-se nas costelas e nos componentes vertebrais e possuem fibras contráteis relativamente curtas com longos tendões que passam paralelamente à coluna vertebral para as suas origens acima da superfície posterior do sacro e da borda medial das cristas ilíacas (Fig. 33.3). Além disso, sua linha de ação acima da região torácica inferior e lombar é muito superficial, de forma que as forças nesses músculos possuem o maior braço de momento possível e, portanto, produzem a maior quantidade de momento extensor com um mínimo de dano compressivo à coluna vertebral (Fig. 33.4). Quando visualizados em uma imagem transversal de RMI ou TC em um nível lombar, seus tendões possuem o maior braço de momento extensor, cobrindo a massa lombar – geralmente mais de 10 cm[13,14] (ver Fig. 33.1).

Os componentes lombares desses músculos (porção lombar do iliocostal do lombo e porção lombar do longuíssimo do tórax) são muito diferentes anatômica e funcionalmente dos seus homônimos torácicos. Eles conectam-se aos processos mamilares, acessórios e transversos das vértebras lombares e inserem-se distalmente acima do sacro posterior e do aspecto medial da crista ilíaca. Cada vértebra é conectada bilateralmente com lâminas separadas desses músculos (Fig. 33.5). A linha de ação delas não é paralela ao eixo compressivo da coluna vertebral, mas possui uma

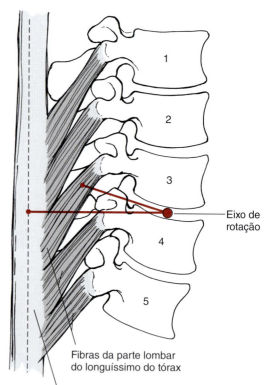

Figura 33.4 Os tendões da parte torácica do longuíssimo do tórax possuem um grande braço de momento extensor quando cruzam as articulações lombares. (Observe que o verdadeiro ventre muscular está na região torácica.) As fibras da parte lombar do longuíssimo do tórax conectam-se em cada vértebra lombar, e esses músculos mais curtos criam momentos extensores junto com as forças de cisalhamento posteriores sobre as vértebras superiores.

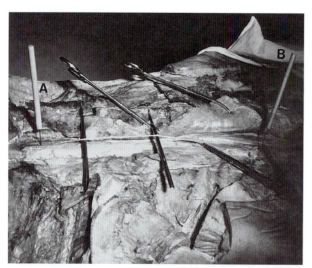

Figura 33.3 Um feixe da porção torácica do longuíssimo do tórax isolado inserindo-se nas costelas no nível da T6 (*sonda A*), com seus tendões erguidos pelas sondas, passa sobre toda a coluna lombar até a origem sacral (*sonda B*). Eles possuem um braço de momento extensor muito grande. (Reproduzido com permissão de McGill SM: Biomechanics of the thoracolumbar spine. In: Dvir Z, ed. Clinical Biomechanics. New York: Churchill Livingstone, 2000.)

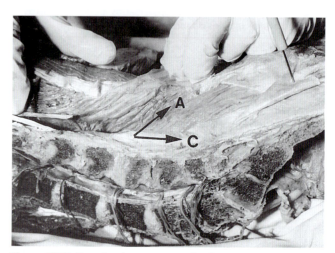

Figura 33.5 Os músculos extensores lombares, a porção lombar do iliocostal do lombo e do longuíssimo do tórax, que se originam acima da superfície posterior do sacro, seguem um percurso muito superficial e então inserem-se obliquamente em suas inserções vertebrais. Assim, sua linha de ação (**A**) é oblíqua ao eixo compressivo (**C**) e eles criam forças de cisalhamento posteriores e momentos extensores sobre cada vértebra superior sucessiva. (Reproduzido com permissão de McGill SM: Biomechanics of the thoracolumbar spine. In: Dvir Z, ed. Clinical Biomechanics. New York: Churchill Livingstone, 2000.)

direção posterior e caudal, que faz elas gerarem forças de cisalhamento posteriores junto com um momento extensor sobre as vértebras superiores. Essas forças de cisalhamento posteriores suportam quaisquer forças de reação ao cisalhamento das vértebras superiores que são produzidas quando a região superior do corpo é flexionada para a frente em um tipo de posição de deslocamento de sobrecarga típico. Uma discussão sobre esse mecanismo capaz de causar lesão junto com perfis de ativação durante atividades clinicamente relevantes é feita em uma seção posterior.

Os músculos multífidos desempenham uma função diferente, particularmente na região lombar na qual eles unem espinhas posteriores das vértebras adjacentes ou abrangem dois ou três segmentos (Fig. 33.6). A linha de ação deles tende a ser paralela ao eixo compressivo ou, em alguns casos, passando caudal e anteriormente em uma direção oblíqua. Contudo, a característica mais relevante mecanicamente é que, como eles abrangem apenas poucas articulações, suas forças afetam somente áreas locais da coluna vertebral. Portanto, os músculos multífidos estão envolvidos na produção do torque extensor (junto com quantidades muito pequenas de torque de rotação e de flexão lateral), mas apenas fornecem habilidade para correções ou sustentação de momento em articulações específicas que podem ser focos de estresse. Um mecanismo de lesão que envolve sinais de ativação neural inapropriada para o multífido é proposto no próximo capítulo, utilizando um exemplo de lesão observada no laboratório.

Relevância clínica

Exercício para os músculos extensores da região lombar: Os extensores torácicos (porção torácica do longuíssimo do tórax e porção torácica do iliocostal do lombo) que se inserem na região torácica são os extensores lombares mais eficientes, uma vez que possuem os maiores braços de momento enquanto passam sobre a região lombar. A prática clínica de "isolar grupos musculares", neste caso os extensores lombares para a coluna lombar, precisa ser revista. Especificamente, os extensores "lombares" localizados na região lombar apenas contribuem com uma porção do momento extensor lombar total. O treinamento do mecanismo extensor lombar deve envolver os extensores que se inserem nas vértebras torácicas, cujo volume de fibras contráteis situa-se na região torácica, mas cujos tendões passam sobre a região lombar e possuem a maior vantagem mecânica de todos os músculos lombares. Assim, exercícios para "isolar" os músculos lombares não podem ser justificados com base na anatomia ou em uma perspectiva do controle motor no qual todos os "músicos da orquestra" devem ser desafiados durante o treinamento.

Outra questão clínica importante é fundamentada nas características anatômicas dos extensores. Embora as seções lombares dos músculos longuíssimos e iliocostais que se inserem nas vértebras lombares gerem torque extensor, elas também produzem grandes forças de cisalhamento posteriores para suportar as cargas de cisalhamento que se desenvolvem durante posições de flexão do tronco. Alguns terapeutas, inconscientemente, desabilitam esses protetores de força de cisalhamento ao fazer com que os pacientes flexionem completamente a coluna vertebral durante exercícios, criando quiescência mioelétrica nesses músculos, ou ao recomendar que o indivíduo mantenha uma inclinação pélvica posterior durante atividades de flexão, como exercícios com sobrecarga. A discussão sobre essa anatomia funcional é importante para o desenvolvimento das estratégias para a prevenção de lesões e reabilitação e é descrita no próximo capítulo.

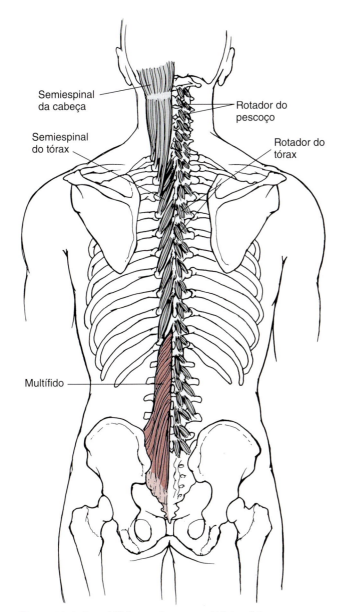

Figura 33.6 O multífido consiste em múltiplos feixes, ou fascículos, que se situam quase paralelos à coluna lombar, e cada feixe não abrange mais do que poucos segmentos de movimento lombar.

Músculos abdominais

Reto do abdome

AÇÃO MUSCULAR: RETO DO ABDOME

Ação	Evidência
Flexão do tronco	Comprobatória
Depressão das costelas	Comprobatória

Embora muitos textos de anatomia clássica considerem toda a parede do abdome como um importante flexor do tronco, o reto do abdome parece ser o maior flexor do tronco (e o mais ativo durante exercícios abdominais e exercícios abdominais com flexão e extensão da coluna[4]) (Quadro 33.6). As amplitudes da ativação muscular obtidas por meio de eletrodos de superfície e intramusculares, durante uma variedade de tarefas, são apresentadas na Tabela 33.5. É interessante analisar por que o reto do abdome é dividido em seções em vez de ser um único músculo longo, já que as seções compartilham um suprimento nervoso comum e um único músculo longo teria a vantagem de expandir a relação força-comprimento para uma amplitude maior de mudança de comprimento. Talvez um único músculo hipertrofiasse depois do encurtamento, comprimindo a víscera, ou se tornasse rígido e resistente à flexão. O reto do abdome dividido em seções não apenas limita a hipertrofia após o encurtamento, mas também as seções possuem um "efeito de mira" que permite a flexão em cada tendão para facilitar a flexão-extensão do tronco ou a distensão ou contração abdominal quando os conteúdos viscerais mudam de volume.[2]

Outra questão clínica trata da controvérsia em relação aos abdominais superiores e inferiores. Parece que, enquanto os oblíquos são ativados regionalmente (e possuem separação funcional entre as regiões superior e inferior), todas as seções do reto são ativadas ao mesmo tempo em níveis similares durante a geração de torque flexor. Aparentemente não há uma separação funcional significativa entre os retos superior e inferior[5] na maioria das pessoas. As pesquisas que descrevem que há diferenças na ativação dos retos superior e inferior às vezes sofrem com a ausência de normalização do sinal EMG durante o processo. Em poucas palavras, as amplitudes brutas da atividade mioelétrica (em milivolts) têm sido usadas para concluir que há mais, ou menos, atividade em relação a outras seções do músculo, mas as magnitudes são afetadas pelas características de condutividade local. Assim, as amplitudes devem ser normalizadas para uma contração padronizada e expressada como uma porcentagem dessa atividade (em vez de milivolts). Mais detalhes sobre a normalização do EMG são encontrados no Capítulo 4.

QUADRO 33.6 Inserção muscular

Inserções e inervação do reto do abdome

Inserção inferior: crista púbica e sínfise adjacente.

Inserção superior: quinta, sexta e sétima cartilagens costais e a superfície anterior do processo xifoide. O reto do abdome alarga-se enquanto ascende e contém três inserções tendinosas transversas que se aderem às bainhas tendíneas. Uma das intersecções está no umbigo, outra no fim do xifoide e a terceira entre as duas anteriores.

Inervação: ramos ventrais de seis ou sete nervos espinais torácicos inferiores.

Parede abdominal

AÇÃO MUSCULAR: MÚSCULO ABDOMINAL OBLÍQUO EXTERNO

Ação	Evidência
Flexão do tronco	Comprobatória
Rotação contralateral do tronco	Comprobatória
Aumento da pressão intra-abdominal	Comprobatória
Depressão das costelas	Comprobatória
Estabilização da coluna vertebral	Comprobatória

TABELA 33.5 Médias de indivíduos de ativação EMG normalizadas a 100% da CVM–média e (desvio padrão)

Tarefas abdominais	Quadrado do lombo	Psoas 1_i	Psoas 2_i	OEi	OIi	TAi	RAs	RFs	EEs
Abdominal com os joelhos estendidos		15(12)	24(7)	44(9)	15(15)	11(9)	48(18)	16(10)	4(3)
Abdominal com os joelhos flexionados	12(7)	17(10)	28(7)	43(12)	16(14)	10(7)	55(16)	14(7)	6(9)
Abdominal com os calcanhares pressionados		28(23)	34(18)	51(14)	22(14)	20(13)	51(20)	15(12)	4(3)
Abdominal com joelhos flexionados	11(6)	7(8)	10(14)	19(14)	14(10)	12(9)	62(22)	8(12)	6(10)
Elevação das pernas com joelhos flexionados	12(6)	24(15)	25(8)	22(7)	8(9)	7(6)	32(20)	8(5)	6(8)
Elevação das pernas com joelhos estendidos	9(2)	35(20)	33(8)	26(9)	9(8)	6(4)	37(24)	23(12)	7(11)
Mão ao joelho isométrica ME-JD		16(16)	16(8)	68(14)	30(28)	28(19)	69(18)	8(7)	6(4)
MD-JE		56(28)	58(16)	53(12)	48(23)	44(18)	74(25)	42(29)	5(4)
Abdominal com OD cruzado	6(4)	5(3)	4(4)	23(20)	24(14)	20(11)	57(22)	10(19)	5(8)
OE cruzado	6(4)	5(3)	5(5)	24(17)	21(16)	15(13)	58(24)	12(24)	5(8)
Ponte lateral isométrica	54(28)	21(17)	12(8)	43(13)	36(29)	39(24)	22(13)	11(11)	24(15)
Ponte lateral dinâmica		26(18)	13(5)	44(16)	42(24)	44(33)	41(20)	9(7)	29(17)
Apoio com os pés	4(1)	24(19)	12(5)	29(12)	10(14)	9(9)	29(10)	10(7)	3(4)
Apoio com os joelhos		14(11)	10(7)	19(10)	7(9)	8(8)	19(11)	5(3)	3(4)

Nota: os canais psoas, quadrado lombar, oblíquo externo, oblíquo interno, transverso do abdome são eletrodos intramusculares; o reto do abdome, reto femoral e eretor da espinha são eletrodos de superfície. MD-JE, mão direita-joelho esquerdo; ME-JD, mão esquerda-joelho direito; OD, ombro direito; OE, ombro esquerdo.

AÇÃO MUSCULAR: OBLÍQUO INTERNO

Ação	Evidência
Flexão do tronco	Comprobatória
Rotação ipsilateral do tronco	Comprobatória
Aumento da pressão intra-abdominal	Comprobatória
Depressão das costelas	Comprobatória
Estabilização da coluna vertebral	Comprobatória

AÇÃO MUSCULAR: TRANSVERSO DO ABDOME

Ação	Evidência
Aumento da pressão intra-abdominal	Comprobatória
Estabilização da coluna vertebral	Comprobatória

As três camadas da parede abdominal (oblíquo externo, oblíquo interno, transverso do abdome) desempenham diversas funções (Quadros 33.7 a 33.9). Os músculos oblíquos estão envolvidos na flexão e demonstram ter a habilidade de flexionar-se, intensificada por sua inserção na linha semilunar (Fig. 33.7)[9], que redireciona as forças musculares oblíquas para baixo das bainhas do reto para aumentar efetivamente o braço de momento flexor deles. Especificamente, grande parte dos oblíquos não possui uma inserção óssea, mas se insere no reto do abdome por meio da linha semilunar. Nesse trajeto, o reto do abdome carrega uma parte das forças musculares oblíquas, intensificando o potencial de momento flexor do tronco.[14] Os oblíquos estão envolvidos na rotação do tronco[7] e na flexão lateral[8] e possuem certo papel na estabilização lombar, já que aumentam a atividade deles, em um grau pequeno, quando a coluna vertebral é posicionada sob compressão axial simples.[11] Essa noção funcional é desenvolvida no próximo capítulo.

As fibras do transverso do abdome passam transversalmente e, por conseguinte, produzem pouca ou nenhuma força de flexão.[15] Por outro lado, o músculo é bem alinhado para contrair-se com os músculos abdominais oblíquos,

QUADRO 33.7 Inserção muscular

Inserções e inervação do oblíquo externo

Inserção inferior: dois terços anteriores do lábio externo da crista ilíaca e aponeurose.

Inserção superior: superfícies externas de oito costelas inferiores, intercalando-se com o serrátil anterior e o latíssimo do dorso. O oblíquo externo passa em uma direção inferior e anterior e é o maior e o mais superficial dos três músculos da parede abdominal (oblíquo externo, oblíquo interno e transverso do abdome).

Inervação: ramos ventrais de seis nervos espinais torácicos inferiores.

Palpação: pode ser palpável em indivíduos magros com músculos bem desenvolvidos intercalados com o serrátil anterior na região lateral do tronco.

QUADRO 33.8 Inserção muscular

Inserções e inervação do oblíquo interno

Inserção inferior: fáscia toracolombar, dois terços anteriores da linha intermediária da crista ilíaca, dois terços laterais do ligamento inguinal e a fáscia sobre o músculo iliopsoas.

Inserção superior: bordas inferiores e postas das três ou quatro últimas costelas e cartilagem e a aponeurose. O oblíquo interno segue superior e anteriormente, é mais fino e se encontra abaixo do oblíquo externo.

Inervação: ramos ventrais de seis nervos espinais torácicos inferiores e do primeiro nervo lombar.

Palpação: não palpável.

QUADRO 33.9 Inserção muscular

Inserções e inervação do transverso do abdome

Inserção superior: superfícies profundas das cartilagens costais das seis costelas inferiores, intercalando-se com o diafragma, fáscia toracolombar entre a crista ilíaca e a 12ª, dois terços anteriores do lábio interno da crista ilíaca, um terço lateral do ligamento inguinal e fáscia sobre o músculo ilíaco.

Inserção inferior: a crista púbica e a aponeurose que se une às camadas posteriores da aponeurose do oblíquo interno. O transverso do abdome é o mais profundo dos três músculos da parede abdominal.

Inervação: ramos ventrais de seis nervos espinais torácicos inferiores e do primeiro nervo espinal lombar.

Palpação: não palpável.

aumentando a pressão intra-abdominal para funções como tosse, defecação e parto. O papel da pressão intra-abdominal aumentada na estabilização da coluna lombar é discutido detalhadamente no Capítulo 34. A contração isolada do transverso do abdome é rara.

Relevância clínica

Exercícios musculares abdominais: As divisões funcionais dos músculos abdominais justificam a necessidade de diversas técnicas de exercícios para intensificar seus múltiplos papéis. Embora os oblíquos sejam ativados regionalmente, aparentemente não há separação funcional entre o reto do abdome superior e inferior. Todas as partes são ativadas juntas em amplitudes similares na maioria das pessoas. Isso pode ser visto na clínica se os canais de EMG forem normalizados com cuidado, como descrito brevemente no Capítulo 4. Dessa forma, um exercício de abdominal com flexão e extensão da coluna ativa todo o reto do abdome. Entretanto, as porções superior e inferior dos músculos oblíquos do abdome são ativadas separadamente, dependendo das exigências localizadas no tronco.

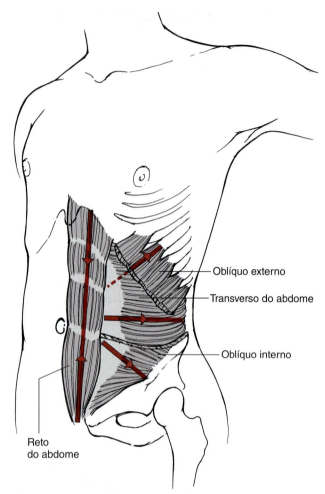

Figura 33.7 Os músculos oblíquos transmitem força ao longo do comprimento de suas fibras e então redirecionam a força ao longo do reto do abdome, por meio da inserção até a linha semilunar, para intensificar o seu braço de momento flexor efetivo. (Reproduzido com permissão de McGill SM: *J Biomech* 1996; 29: 973-977).

Caso especial do quadrado do lombo e do psoas maior

Embora o psoas maior, um músculo do quadril e da coluna lombar, geralmente tenha sido considerado um bom estabilizador da coluna lombar, este autor acredita que essa função é improvável (ver Capítulo 39 para detalhes sobre o psoas maior). Essa questão é destacada por uma comparação com o quadrado do lombo. Como a porção lombar do psoas maior, o quadrado do lombo insere-se nas vértebras lombares, mas ele também apresenta diversas diferenças estruturais em relação ao psoas maior. Ele possui muito mais fibras que cruzam e ligam as vértebras do que o psoas; ele tem um braço de momento lateral maior nas inserções do processo transverso; e ele cruza a caixa torácica e as cristas ilíacas (Quadro 33.10). Dessa forma, embora ambos os músculos possam suportar a instabilidade do cisalhamento, o quadrado é mais eficaz em todos os modos de imposição de sobrecarga, por seu

> **QUADRO 33.10 Inserção muscular**
>
> **Inserções e inervação do quadrado lombar**
>
> Inserção inferior: ligamento iliolombar, crista ilíaca posterior, processos transversos das vértebras lombares inferiores.
>
> Inserção superior: metade medial da borda inferior da 12ª costela, processos transversos das vértebras lombares superiores e 12ª vértebra torácica. O quadrado lombar situa-se entre as camadas anterior e média da fáscia toracolombar anterior aos músculos eretores da coluna e posterior aos órgãos abdominais.
>
> Inervação: ramos ventrais do nervo espinal torácico XII e três ou quatro nervos espinais lombares superiores.
>
> Palpação: não palpável.

formato. Além disso, os perfis de ativação do psoas não são coerentes com os de um estabilizador da coluna vertebral[4] (ver Tab. 33.5). Esses dados indicam que o papel do psoas maior é principalmente flexionar o quadril e deixá-lo rígido. Em contraste, os perfis de ativação sustentam a noção do papel de estabilização do quadrado. Ele é ativo durante uma variedade de tarefas de flexão, extensão e flexão lateral dominantes da região lombar.[1,11] Além disso, Andersson et al.[1] acreditam que o quadrado do lombo não relaxa com os extensores do tronco durante o fenômeno flexão-relaxamento. O fenômeno flexão-relaxamento é uma tarefa interessante, já que não há torque de rotação ou lateral substancial e o torque extensor demonstra ser passivamente suportado. A atividade continuada no quadrado do lombo sugere que o músculo desempenhe o papel de estabilizador. Um experimento no qual os indivíduos ficam na posição vertical segurando baldes em ambas as mãos e uma sobrecarga é adicionada aos poucos em cada balde revela que o quadrado do lombo aumenta o seu nível de ativação (junto com os oblíquos) conforme é adquirida mais estabilidade[11] (Fig. 33.8). Essa tarefa forma uma situação especial, já que apenas a sobrecarga compressiva é aplicada sobre a coluna vertebral na ausência de qualquer momento de flexão.

> **Relevância clínica**
>
> **Quadrado do lombo:** Uma evidência mioelétrica, junto com uma análise anatômica, sugere que o psoas maior atua principalmente para flexionar o quadril e que sua ativação é minimamente ligada às exigências da coluna vertebral. O quadrado do lombo parece estar envolvido com a estabilização da coluna lombar com outros músculos, sugerindo que um foco clínico sobre o quadrado do lombo pode ser justificado. Exercícios que enfatizam a ativação do quadrado do lombo são descritos no próximo capítulo.

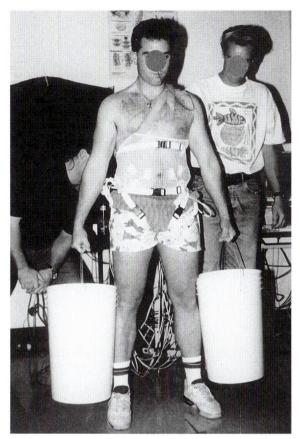

Figura 33.8 Papel do músculo ativo de estabilizar a coluna vertebral. A imposição de sobrecarga sobre a coluna vertebral na posição vertical (como mostrado aqui com a pessoa na posição vertical enquanto sustenta o peso distribuído em baldes em cada mão) requer a sustentação do cabo por parte da musculatura para prevenir uma deformação. Este é um teste interessante, já que os músculos, nessa posição, são recrutados para prevenir deformação e não para suportar os momentos. Nessa tarefa, o sistema de controle motor escolhe os oblíquos abdominais e, em alguns casos, o quadrado do lombo para fornecer estabilidade.

É interessante levar em conta por que o psoas maior passa sobre a coluna lombar. Por que não deixar que o ilíaco, outro músculo do quadril, desempenhe o papel de flexão do quadril? Sem o psoas maior, o ilíaco giraria a pelve sobre a flexão do quadril, aplicando grandes estresses de flexão sobre a junção lombossacral (com a intenção de causar curvaturas excessivas). O psoas maior dispersa esses estresses ao longo do comprimento da região lombar.

Resumo

Este capítulo fornece uma visão geral dos papéis dos músculos do tronco no movimento e na estabilização da coluna lombar. Ele apresenta os músculos posteriores em quatro grandes grupos funcionais. O grupo mais profundo atua como um sensor de posição, em vez de um gerador de torque. Os extensores mais superficiais dividem-se em três categorias para (a) gerar grandes momentos de extensão, (b) gerar cisalhamento posterior ou (c) afetar apenas um ou dois segmentos lombares. Os papéis dos músculos abdominais na flexão e estabilização do tronco também são discutidos, junto com os papéis do psoas e do quadrado do lombo. Os músculos abdominais e o quadrado do lombo parecem desempenhar papéis importantes na estabilização da coluna vertebral, mas o psoas maior parece ser menos importante para a estabilização lombar. Fica claro a partir dessa discussão que muitos músculos possuem um papel importante na proteção da coluna lombar contra lesões. As aplicações dessas descobertas para regimes de exercícios para indivíduos com dor lombar são apresentadas no capítulo a seguir.

Agradecimento

O autor deseja agradecer as contribuições de vários colegas que contribuíram para a coleção de trabalhos descritos aqui: Daniel Juker, M.D.; Craig Axler, M.Sc.; Jacek Cholewicki, Ph.D; Robert Norman, Ph.D.; Michael Sharrat, Ph.D.; John Seguin, M.D.; e Vaughan Kippers, Ph.D. Além disso, o suporte financeiro contínuo do Conselho de Pesquisa em Ciências Naturais e Engenharia (Natural Science and Engineering Research Council), Canadá, tornou esta série de trabalhos possível.

Referências bibliográficas

1. Andersson EA, Oddsson LIE, Grundstrom H, et al.: EMG activities of the quadratus lumborum and erector spinae muscles during flexion–relaxation and other motor tasks. Clin Biomech 1996; 11: 392–400.
2. Belanger M: Personal communication, University of Quebec at Montreal, 1996.
3. Bogduk N: A reappraisal of the anatomy of the human lumbar erector spinae. J Anat 1980; 131: 525.
4. Juker D, McGill SM, Kropf P, Steffen T: Quantitative intramuscular myoelectric activity of lumbar portions of psoas and the abdominal wall during a wide variety of tasks. Med Sci Sports Exerc 1998; 30: 301–310.
5. Lehman G, McGill SM: Quantification of the differences in EMG magnitude between upper and lower rectus abdominis during selected trunk exercises. Phys Ther 2001; 1096–1101.
6. Macintosh JE, Bogduk N: The morphology of the lumbar erector spinae. Spine 1987; 12: 658.
7. McGill SM: Electromyographic activity of the abdominal and low back musculature during the generation of isometric and dynamic axial trunk torque: implications for lumbar mechanics. J Orthop Res 1991; 9: 91.
8. McGill SM: A myoelectrically based dynamic 3-D model to predict loads on lumbar spine tissues during lateral bending. J Biomech 1992; 25: 395.
9. McGill SM: A revised anatomical model of the abdominal musculature for torso flexion efforts. J Biomech 1996; 29: 973.
10. McGill SM, Juker D, Axler CT: Correcting trunk muscle geometry obtained from MRI and CT scans of supine postures for use in standing postures. J Biomech 1996; 29: 643–646.
11. McGill SM, Juker D, Kropf P: Quantitative intramuscular myoelectric activity of quadratus lumborum during a wide variety of tasks. Clin Biomech 1996; 11: 170.

12. McGill SM, Norman RW: Effects of an anatomically detailed erector spinae model on L4/L5 disc compression and shear. J Biomech 1987; 20: 591.
13. McGill SM, Patt N, Norman RW: Measurement of the trunk musculature of active males using CT scan radiography: duplications for force and moment generating capacity about the L4/L5 joint. J Biomech 1988; 21: 329.
14. McGill SM, Santaguida L, Stevens J: Measurement of the trunk musculature from T6 to L5 using MRI scans of 15 young males corrected for muscle fiber orientation. Clin Biomech 1993; 8: 171.
15. McGill SM: Ultimate back fitness and performance. Backfitpro Inc. www.backfitpro.com 2006.
16. Nitz AJ, Peck D: Comparison of muscle spindle concentrations in large and small human epaxial muscles acting in parallel combinations. Am Surg 1986; 52: 273–277.
17. Sirca A, Kostevc V: The fibre type composition of thoracic and lumbar paravertebral muscles in man. J Anat 1985; 141: 131.

CAPÍTULO

34

Análise das forças sobre a coluna lombar durante atividade

Stuart M. McGill, ph.D.

SUMÁRIO

Biomecânica normal e patomecânica da coluna lombar **604**
    Sobrecargas sobre a região lombar durante levantamento de sobrecarga e caminhada 604
Biomecânica dos tecidos passivos da coluna lombar **606**
    Consideração funcional para os ligamentos interespinais e supraespinais 606
    Consideração funcional das vértebras 610
    Consideração funcional do disco intervertebral 612
Consideração funcional para a fáscia lombodorsal **613**
Estabilidade da coluna vertebral: rigidez muscular e cocontração, controle motor e a ligação com a clínica **613**
Aplicação clínica: o uso da biomecânica para desenvolver melhores programas de reabilitação para lesão lombar **615**
    Evitando uma lesão: o que o paciente precisa saber? 615
    Exercícios de reabilitação da coluna lombar em desenvolvimento justificados cientificamente 615
    Questões de força e resistência 616
    Exercícios para os músculos abdominais (anterior e lateral) e o quadrado do lombo 617
    Exercícios para os extensores da coluna 619
    As cintas abdominais devem ser usadas? 619
    Programa para estabilização de iniciantes 619
    Observações para a prescrição de exercícios 620
Resumo **620**

Este capítulo examina as evidências biomecânicas relacionadas com as sobrecargas e os mecanismos de imposição de sobrecarga da coluna lombar disponíveis até hoje e utiliza estas informações para auxiliar os clínicos a desenvolver e prescrever melhores exercícios reabilitativos com base nas melhores evidências científicas disponíveis. Embora os clínicos se empenhem para obter práticas baseadas em evidências, frequentemente a prescrição do exercício não alcança esse objetivo.

O objetivo deste capítulo é estabelecer um fundamento científico sobre o qual as questões clínicas reais pertinentes a uma reabilitação ideal possam ser baseadas. Uma descrição da biomecânica normal relevante da coluna lombar, junto com algumas lesões mecânicas, é combinada com a informação do capítulo anterior sobre os músculos.

Os objetivos específicos deste capítulo são:

- discutir as forças desenvolvidas nos tecidos da coluna lombar durante atividades específicas;
- revisar a biomecânica dos tecidos passivos (vértebras, discos, ligamentos, fáscia);
- discutir os conceitos de estabilidade da coluna vertebral;
- fornecer orientações e advertências para auxiliar no desenvolvimento de melhores programas de exercícios reabilitativos.

O desafio profissional para os clínicos é tomar decisões sábias ao unir evidências laboratoriais com experiências clínicas.

Biomecânica normal e patomecânica da coluna lombar

Sobrecargas sobre a região lombar durante levantamento de sobrecarga e caminhada

As atividades comuns de levantamento de sobrecarga e caminhada geram forças sobre os tecidos da coluna lombar que são apresentados aqui para "calibrar" o leitor para a discussão a seguir. As sobrecargas teciduais durante o levantamento de sobrecarga resultam da tensão muscular e ligamentar necessária para sustentar a postura estática ao segurar uma sobrecarga e para facilitar o movimento. Técnicas de levantamento de sobrecarga regulam a distribuição de forças entre os tecidos. Diante de todas as técnicas possíveis, o fator de maior importância ao determinar o risco de lesão por imposição de sobrecarga excessiva é o modo como estas forças são distribuídas. O exemplo a seguir demonstra esse conceito.

Um homem eleva uma sobrecarga de 27 kg com suas mãos, utilizando um estilo de agachamento com peso. Isso produz um momento de reação extensor na coluna lombar de 450 Nm. As forças nos vários tecidos que suportam esse momento impõem uma sobrecarga compressiva sobre a coluna vertebral de mais de 7.000 N (711,23 kg). As contribuições para o momento de extensão total e para as forças dos componentes musculares estão detalhadas na Tabela 34.1. Essas forças e seus efeitos são previstos por uma abordagem de modelo sofisticada que utiliza o deslocamento do

TABELA 34.1 Forças da musculatura e contribuições de cisalhamento e compressivas para a imposição de sobrecarga sobre a coluna vertebal durante um agachamento com peso de 27 kg que exigiu um momento extensor lombar de 450 Nm

Músculo[a]	Força (N)	Momento (Nm)	Compressão (N)	Cisalhamento (N)
Reto do abdome	25	-2	24	5
Oblíquo externo 1	45	1	39	24
Oblíquo externo 2	43	-2	30	31
Oblíquo interno 1	14	1	14	-2
Oblíquo interno 2	23	-1	17	-16
Longuíssimo do tórax, porção lombar L4	862	35	744	-436
Longuíssimo do tórax, porção lombar L3	1.514	93	1.422	-518
Longuíssimo do tórax, porção lombar L2	1.342	121	1.342	0
Longuíssimo do tórax, porção lombar L1	1.302	110	1.302	0
Iliocostal do lombo, porção torácica	369	31	369	0
Longuíssimo do tórax, porção torácica	295	25	295	0
Quadrado do lombo	393	16	386	74
Latíssimo do dorso L5	112	6	79	-2
Multífido 1	136	8	134	18
Multífido 2	226	8	189	124
Psoas L1	26	0	23	12
Psoas L2	28	0	27	8
Psoas L3	28	1	27	6
Psoas L4	28	1	27	5

[a] Os músculos incluem os lados esquerdo e direito do corpo.

Nota: momentos negativos correspondem à flexão; cisalhamento negativo corresponde ao cisalhamento de L4 posteriormente sobre a L5.

segmento corporal, a curvatura da coluna vertebral e sinais eletromiográficos (EMG) musculares obtidos diretamente do indivíduo. O leitor interessado deve consultar McGill[49] ou Cholewicki e McGill[17] para mais detalhes. Deve ser observado aqui que 7.000 N (711,23 kg) de compressão começam a causar danos em colunas vertebrais muito debilitadas, embora a tolerância da coluna lombar em um homem jovem saudável provavelmente aproxime-se de 12–15 kN[1] (1.219,26 kg–1.524,07 kg). Em casos extremos, as sobrecargas compressivas sobre as colunas vertebrais de competidores de levantamento de peso certamente excederam 20 kN (2.032,1 kg).

As forças musculares individuais, sua contribuição para sustentar a coluna lombar, e seus componentes de força compressiva e de cisalhamento impostos sobre a coluna vertebral são informações muito úteis. Nesse exemplo específico, o levantador evitou a flexão completa da coluna vertebral ao flexionar o quadril, minimizando a tensão ligamentar e de outros tecidos passivos, e relegando a responsabilidade de geração de momento para a musculatura. Um exemplo no qual a coluna vertebral é flexionada é apresentado posteriormente neste capítulo. Como pode ser observado, os extensores da porção torácica descritos no capítulo anterior são extensores da coluna lombar muito eficazes por causa de seu grande braço de momento. Além disso, já que a região superior do corpo do levantador está flexionada, grandes forças de cisalhamento de reação sobre a coluna vertebral são produzidas (a caixa torácica está tentando deslizar à frente da pelve). Essas forças de cisalhamento são suportadas a um grande grau pelos músculos extensores da porção lombar. Ainda, fica claro que os músculos abdominais são ativados, mas produzem uma contribuição insignificante para a sustentação momento-postura. Por que eles estão ativos? Esses músculos são ativados para estabilizar a coluna vertebral, embora esta atividade abdominal amena imponha uma penalidade de compressão à coluna vertebral. Uma explicação mais concreta sobre a mecânica da estabilização é apresentada no próximo capítulo.

O exemplo anterior demonstra ao leitor como as forças são distribuídas difusamente e ilustra como a interpretação clínica apropriada requer diagramas livres do corpo com detalhes anatômicos que representem a realidade (Fig. 34.1). A opinião deste autor é de que diagramas livres do corpo simplificados omitiram os importantes componentes compressivos mecânicos e, especialmente, de cisalhamento da força muscular. Isso comprometeu a avaliação do mecanismo da lesão e a formulação de exercícios terapêuticos adequados.

Durante a caminhada, milhares de ciclos de imposição de sobrecarga leve são suportados pela coluna vertebral todos os dias. Embora as pequenas sobrecargas na região lombar durante a caminhada sugiram que esta é uma atividade segura e tolerável, os clínicos acreditam que a caminhada oferece alívio a alguns indivíduos, mas é dolorosa para outros. Um trabalho recente sugeriu que a velocidade da caminhada afeta a mecânica da coluna vertebral e pode determinar essas diferenças individuais. Durante a caminhada, as sobre-

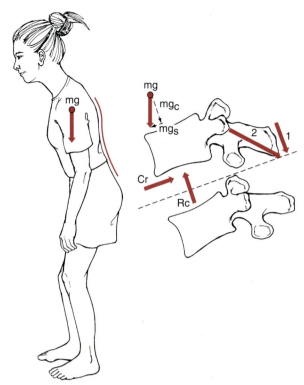

Figura 34.1 O diagrama livre do corpo da flexão para a frente enquanto mantém a coluna lombar ereta mostra como os extensores lombares suportam o cisalhamento de reação da região superior do corpo. Especificamente, as fibras lombares dos músculos longuíssimo e iliocostais (2) criam cisalhamento posterior para neutralizar o cisalhamento de reação (Cr) da gravidade sobre a região superior do corpo. 1, a força dos músculos da porção torácica abrangendo os segmentos lombares; Rc, a força de reação compressiva; mg, o peso sobreposto da massa pela gravidade.

cargas compressivas sobre a coluna lombar de cerca de 2,5 vezes o peso corporal, junto com as forças de cisalhamento moderadas, estão exatamente abaixo de qualquer sobrecarga máxima *in vitro* conhecida.

Relevância clínica

Caminhada e dor lombar: "Passear" reduz o movimento da coluna vertebral e produz imposição de sobrecarga estática dos tecidos, enquanto uma caminhada mais rápida, com balanço dos braços, causa imposição de sobrecarga cíclica dos tecidos [14]. Essa mudança no movimento pode começar a explicar o alívio que a caminhada fornece a algumas pessoas que possuem dor lombar. O balanço dos braços, com todos os outros fatores controlados, resulta em torques da coluna lombar, atividade muscular e imposição de sobrecarga menores. Balançar os braços pode facilitar o armazenamento eficaz e a recuperação da energia elástica, reduzindo a necessidade de contração muscular concêntrica junto com a redução nas acelerações da região superior do corpo associadas a cada passo. É interessante observar que a caminhada rápida tem se mostrado um cofator positivo na prevenção e na recuperação bem-sucedida dos problemas da região lombar[55].

Uma observação da magnitude e da direção das sobrecargas suportadas pelos tecidos do tronco é essencial para a compreensão dos mecanismos de lesão e reparo da região lombar. Essa breve discussão sobre a coluna vertebral e as forças teciduais da coluna vertebral auxiliará na construção do fundamento necessário para o desenvolvimento de melhor prática clínica.

Biomecânica dos tecidos passivos da coluna lombar

A interpretação das forças descritas na seção anterior é limitada às posturas neutras da coluna vertebral, portanto apenas as contribuições musculares são levadas em conta. Entretanto, conforme a coluna vertebral flexiona, inclina e gira, os tecidos passivos são estressados, e suas forças resultantes modificam a interpretação da exacerbação da lesão e/ou a discussão sobre as questões clínicas. Por essa razão, a mecânica dos tecidos passivos é apresentada abaixo, seguida de alguns exemplos que ilustram os efeitos sobre a mecânica clínica.

Consideração funcional para os ligamentos interespinais e supraespinais

Os ligamentos interespinais e supraespinais são importantes colaboradores para a mecânica da flexão lombar. Esses ligamentos geralmente são descritos como uma estrutura única em textos de anatomia, embora funcionalmente eles apresentem papéis bem diferentes. Os ligamentos interespinais conectam colunas adjacentes posteriores, mas não são orientados paralelamente ao eixo compressivo da coluna vertebral. Ao contrário, eles possuem um grande ângulo de obliquidade (Fig. 34.2)[27], o que é com frequência mostrado incorretamente em textos de anatomia. Heylings[27] sugere que os ligamentos interespinais atuem como ligamentos colaterais similares aos do joelho, controlando a rotação vertebral ao longo da amplitude de flexão. Esse controle, por sua vez, ajuda as faces articulares a permanecer em contato, deslizando com a rotação. Além disso, com suas linhas de ação oblíquas, esses ligamentos protegem contra o cisalhamento posterior das vértebras superiores sobre seu parceiro inferior. O ligamento supraespinal, por outro lado, é alinhado paralelo ao eixo compressivo da coluna vertebral, conectando as pontas das colunas posteriores. Ele parece fornecer resistência contra a flexão excessiva para a frente.

A determinação dos papéis dos ligamentos envolveu a interpretação qualitativa usando suas inserções e linhas de ação junto com testes funcionais nos quais ligamentos sucessivos são destruídos, e o movimento articular reavaliado. Estudos recentes para determinar principalmente a contribuição relativa de cada ligamento para restringir a flexão foram realizados em preparações cadavéricas que não foram pré-condicionadas antes dos testes, resultando em um grande espaço discal anormal. Isso sugere que os dados recentes que descreviam os papéis relativos de vários ligamentos

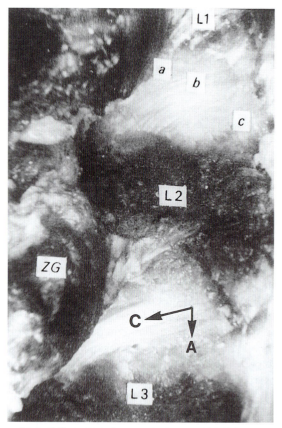

Figura 34.2 O ligamento interespinal passa obliquamente (C) para o eixo compressivo (A) e, dessa forma, possui capacidade limitada para conferir a rotação da flexão da vértebra superior. Ao contrário, o interespinal pode atuar como um ligamento colateral, controlando a rotação vertebral e impondo forças de cisalhamento anterior sobre as vértebras superiores. L1, L2 e L3 indicam os processos espinhosos das respectivas vértebras. O ligamento interespinal entre L1 e L2 é indicado por *a*, *b* e *c*. O anterior está à esquerda. (Reproduzido com permissão de Heylings D: *J Anat* 1978; 123: 127–131.)

estão incorretos. Por exemplo, após a morte, os discos, que são hidrofílicos, aumentam seu volume de água e, por conseguinte, sua altura. Os discos "inchados" em amostras de cadáveres resultam em uma pré-sobrecarga artificial sobre os ligamentos mais próximos ao disco, fazendo que os estudos anteriores sugerissem que os ligamentos capsulares e longitudinais são mais importantes na resistência contra a flexão do que são, na verdade, *in vivo*. O trabalho de Sharma et al.[64] demonstra que os principais ligamentos para a resistência da flexão são o complexo supraespinal.

Mecanismos de lesão

A coluna lombar é submetida a grandes forças compressivas e de cisalhamento. Entretanto, a margem de segurança é muito maior na imposição de sobrecarga compressiva do que na imposição de sobrecarga de cisalhamento, já que a coluna vertebral pode suportar mais de 10 kN em compressão, mas 1.000 N de força de cisalhamento causam lesão com imposição de sobrecarga cíclica (uma imposição de sobrecarga de 2.000 N [203,21 kg] de uma só vez é muito perigosa). Como observado anteriormente neste capítulo, sobrecargas compressivas surgem do peso da cabeça, dos braços e do tronco e qualquer sobrecarga que esteja sendo carregada, mas também das contrações da musculatura de sustentação do tronco. Embora a imposição de sobrecarga compressiva possa causar lesões, é provável que mais lesões na região lombar resultem de imposição de sobrecarga de cisalhamento.

Em uma seção anterior, o levantamento de sobrecarga com o tronco flexionado sobre os quadris, em vez da coluna vertebral, é analisado. Agora o exercício é reexaminado, mas o levantador optou por flexionar a coluna vertebral suficientemente para fazer com que os ligamentos posteriores sejam estendidos (Fig. 34.3). Essa estratégia de levantamento de sobrecarga (flexão da coluna vertebral) possui efeitos drásticos relacionados à imposição de sobrecarga de cisalhamento da coluna vertebral e ao risco resultante de lesão. Primeiro, a direção dominante das fibras da porção lombar dos músculos longuíssimos do tórax e iliocostais do lombo observados no capítulo anterior faz com que esses músculos produzam uma força de cisalhamento posterior sobre a vértebra superior. Ao contrário disso, com a flexão da coluna vertebral, o complexo ligamentar interespinal gera forças com a obliquidade oposta e, portanto, impõe uma força de cisalhamento anterior sobre a vértebra superior (ver Figs. 34.2 e 34.3). Dessa forma, a postura, ou a curvatura, da coluna vertebral é importante ao influenciar a interação entre os tecidos passivos e os músculos que, por fim, equilibra o risco de diversos tipos de lesão.

Se um sujeito segura uma sobrecarga nas mãos com a coluna vertebral completamente flexionada, o suficiente para atingir o **silêncio mioelétrico** nos extensores (reduzindo sua tensão como resultado do fenômeno flexão-relaxamento) e com todas as articulações imóveis para que o momento da região lombar permaneça o mesmo, então os ligamentos recrutados contribuem para a força de cisalhamento anterior, de forma que os níveis de força de cisalhamento podem exceder 1.000 N (101,6 kg). Forças de cisalhamento tão grandes são de grande preocupação no ponto de vista do risco de lesão. Entretanto, quando uma postura mais lordótica é adotada, a musculatura extensora é responsável por criar o momento extensor e, ao mesmo tempo, fornece força de cisalhamento posterior que sustenta a ação da gravidade do cisalhamento anterior sobre a região superior do corpo e a sobrecarga segurada pelas mãos. Portanto, utilizar os músculos para sustentar o momento em uma postura mais neutra, em vez de estar completamente flexionada com ligamentos sustentando o momento, reduz muito a imposição de sobrecarga de cisalhamento (Tab. 34.2).

Esse exemplo demonstra que a coluna vertebral corre um risco muito maior de sofrer uma lesão por cisalhamento (>1.000 N) (101,6 kg) do que uma lesão por compressão (3.000 N) (304,81 kg) simplesmente porque a coluna vertebral está completamente flexionada, ou em uma posição com a amplitude de movimento total (para uma discussão mais detalhada ver as referências 37, 42 e 43). Como observado anteriormente, a margem de segurança é muito maior no modo compressivo do que no modo de cisalhamento, já que a coluna vertebral pode suportar com segurança mais de 10 kN de compressão, mas 1.000 N de força de cisalhamento causa lesão com imposição de sobrecarga cíclica. Esse exemplo também ilustra a necessidade dos clínicos analisarem mais os modos de imposição de sobrecarga do que a simples compressão. Nesse exemplo, o risco real é a imposição de sobrecarga de cisalhamento anteroposterior.

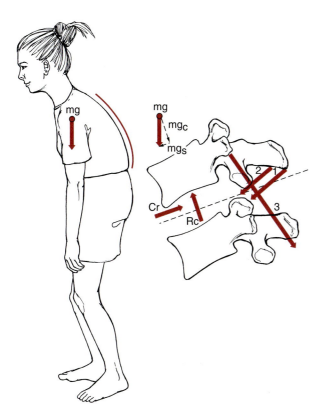

Figura 34.3 O diagrama livre do corpo ao inclinar-se para a frente com flexão da coluna lombar mostra que as forças de cisalhamento anteriores podem atingir níveis perigosos de reação da região superior do corpo (*Cr*), ligamentos interespinais (*1* e *2*) e reorientação das fibras extensoras lombares dos músculos longuíssimo e iliocostais (*3*), que diminuem a habilidade delas de suportar o cisalhamento quando elas modificam sua orientação durante a flexão lombar. *Rc*, força de reação compressiva; *mg*, peso sobreposto da massa pela gravidade.

Relevância clínica

Postura para o levantamento de sobrecargas: A maioria dos indivíduos reconhece que para levantar uma sobrecarga com segurança é necessário flexionar os joelhos. Uma compreensão das forças de cisalhamento sobre a coluna vertebral leva ao reconhecimento de que a segurança em relação ao levantamento é intensificada quando o levantador mantém a coluna vertebral em uma posição neutra. Essa postura permite que os extensores do tronco exerçam uma tração posterior para opor as forças de cisalhamento anterior ao peso corporal e as forças de cisalhamento adicionais à sobrecarga.

TABELA 34.2 Forças dos tecidos musculares e passivos individuais e os momentos lombares, a compressão e as forças de cisalhamento durante a flexão total junto apenas com as forças em uma postura lombar mais neutra, demonstrando a mudança do tecido muscular para o passivo e os efeitos resultantes sobre a compressão e o cisalhamento articulares

Músculo	Coluna lombar totalmente flexionada							Coluna lombar neutra	
	Momento (Nm)			Compressão (N)	Cisalhamento (N)		Forças musculares (N)	Forças musculares (N)
	Flexão	Lateral	Rotação		Anteroposterior	Lateral		
Reto do abdome D	-2	1	1	15	5	-4	16	39
Reto do abdome E	-2	-1	-1	15	5	4	16	62
Oblíquo externo D 1	-1	1	1	8	7	-3	10	68
Oblíquo externo E 1	-1	-1	-1	8	7	3	10	40
Oblíquo externo D 2	-1	1	0	6	2	-3	7	62
Oblíquo externo E 2	-1	-1	-0	6	2	3	7	31
Oblíquo interno D 1	0	3	-2	21	-19	20	35	130
Oblíquo interno E 1	0	-3	2	21	-19	-20	35	102
Oblíquo interno D 2	-2	2	-3	8	-17	21	29	116
Oblíquo interno E 2	-2	-2	3	8	-17	-21	29	88
Porção lombar D (L1)	2	1	0	21	6	2	21	253
Porção lombar E (L1)	2	-1	-0	21	6	-2	21	285
Porção lombar D (L2)	2	1	0	26	8	2	27	281
Porção lombar E (L2)	2	-1	-0	26	8	-2	27	317
Porção lombar D (L3)	1	1	0	29	-4	6	31	327
Porção lombar E (L3)	1	-1	-0	29	-4	-6	31	333
Porção lombar D (L4)	1	1	-0	30	-7	6	32	402
Porção lombar E (L4)	1	-1	0	30	-7	-6	32	355
Iliocostal do lombo D	5	4	1	57	14	-1	58	100
Iliocostal do lombo E	5	-4	-1	57	14	1	58	137
Longuíssimo do tórax D	7	4	0	91	23	-6	93	135
Longuíssimo do tórax E	7	-4	-0	91	23	6	93	179
Quadrado do lombo D	1	2	-0	25	-1	1	25	155
Quadrado do lombo E	1	-2	0	25	-1	-1	25	194
Latíssimo do dorso D (L5)	1	1	-0	14	-1	-6	15	101
Latíssimo do dorso E (L5)	1	-1	0	14	-1	6	15	115
Multífido D 1	1	1	1	26	6	9	28	80
Multífido E 1	1	-1	-1	26	6	-9	28	102

continua

TABELA 34.2 Forças dos tecidos musculares e passivos individuais e os momentos lombares, a compressão e as forças de cisalhamento durante a flexão total junto apenas com as forças em uma postura lombar mais neutra, demonstrando a mudança do tecido muscular para o passivo e os efeitos resultantes sobre a compressão e o cisalhamento articulares (*Continuação*)

	Momento (Nm)			Coluna lombar totalmente flexionada			Coluna lombar neutra	
					Cisalhamento (N)			
	Flexão	Lateral	Rotação	Compressão (N)	Anteroposterior	Lateral	Forças musculares (N)	Forças musculares (N)
Multífido D 2	1	1	0	28	6	0	28	87
Multífido E 2	1	-1	-0	28	6	0	28	90
Psoas D (L1)	1	2	0	24	0	6	25	61
Psoas E (L1)	-1	-2	-0	24	0	-6	25	69
Psoas D (L2)	-1	2	0	24	0	6	25	62
Psoas E (L2)	-0	-2	-0	24	0	-6	25	69
Psoas D (L3)	-0	1	0	24	0	7	25	62
Psoas E (L3)	-0	-1	-0	24	0	-7	25	69
Psoas D (L4)	-0	1	1	24	0	8	25	61
Psoas E (L4)	-0	-1	-1	24	0	-8	25	69
Ligamento								
Longitudinal anterior	0	0	0	0	0	—	0	0
Longitudinal posterior	2	0	0	261	44	—	86	0
Ligamento amarelo	1	0	0	21	2	—	21	3
Intertransversário D	0	0	0	13	3	—	14	0
Intertransversário E	0	-0	-0	13	3	—	14	0
Articular D	2	1	1	65	40	—	74	0
Articular E	2	-1	-1	65	40	—	74	0
Articular D 2	3	2	2	84	-3	—	103	0
Articular E 2	3	-2	-2	84	-3	—	103	0
Interespinal 1	18	0	0	273	142	—	301	0
Interespinal 2	14	0	0	233	268	—	345	0
Interespinal 3	10	0	0	194	238	—	298	0
Supraespinal	41	0	0	591	79	—	592	0
Fáscia lombodorsal D	8	1	-0	109	-1	—	122	0
Fáscia lombodorsal E		-1	0	109	-1	—	122	0
Tecido passivo								
Disco	9	0	0	—	—	—	—	1
Intestino, etc.	11	0	0	—	—	—	—	2

Nota: o momento extensor com flexão lombar total é de 171 Nm, produzindo 3.145 N de compressão e 954 N de cisalhamento anterior. Na posição mais neutra, um momento de extensão de 170 Nm produz 3.490 N de compressão e 269 N de cisalhamento.

Embora o levantamento de sobrecarga seja uma forma familiar de lesão na região lombar, quedas e outros mecanismos traumáticos também podem causar lesões. Tais lesões são caracterizadas pelas altas velocidades e pelos altos índices de tensão aplicada no tecido.

King[29] observa que as lesões dos ligamentos teciduais moles são muito mais comuns durante eventos traumáticos de alta energia, como em colisões de automóveis e casos de impacto em atletas. Nossas próprias observações em amostras de suínos e humanos com imposição de sobrecargas em ritmo lento durante a flexão e forças de cisalhamento sugerem mais frequentemente que a tensão excessiva nos ligamentos longitudinais resulta em falha por avulsão ou óssea, à medida que o ligamento afasta algum osso de sua inserção. Noyes et al.[54] observaram que índices de tensão mais lentos (0,66%/seg) causaram mais lesões ligamentares por avulsão, enquanto índices de tensão mais rápidos (66%/seg) resultaram em mais falhas ligamentares dos feixes de fibras na região média do ligamento, pelo menos nos ligamentos dos joelhos de macacos. (O Cap. 6 discute detalhadamente os efeitos do nível da imposição de sobrecarga sobre os tecidos conjuntivos.)

Rissanen[60] relata que aproximadamente 20% de colunas vertebrais de cadáveres possuíam ligamentos interespinais lombares rompidos na sua região média, e não na inserção óssea. Esse trabalho também observa que as porções dorsais e ventrais dos ligamentos interespinais, junto com o ligamento supraespinal, permaneceram intactas.

Tendo em conta a direção oblíqua das fibras do complexo interespinal, uma situação propícia para a lesão desse ligamento seria escorregar, sofrer uma queda e cair de costas, levando a pelve para a frente com o impacto e criando um cisalhamento posterior das articulações lombares quando a coluna vertebral está completamente flexionada (Fig. 34.4). O ligamento interespinal é o tecido de maior sustentação de carga nesse exemplo de imposição de sobrecarga de alta energia, no qual o deslocamento do cisalhamento anterior é combinado com flexão total. Com base nos dados disponíveis, a opinião deste autor é de que o dano aos ligamentos da coluna vertebral durante o levantamento de uma sobrecarga ou outra atividade ocupacional normal, principalmente ao complexo interespinal, é relativamente incomum. Ao contrário, é muito mais provável que o dano ao ligamento

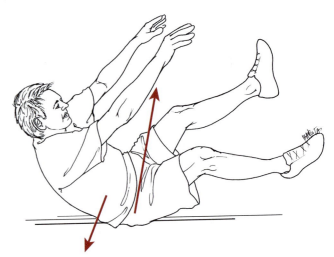

Figura 34.4 Sobrecargas durante uma queda. A queda sobre as nádegas empurra a pelve anteriormente e gera um cisalhamento posterior sobre a coluna lombar.

ocorra durante uma queda e leve a uma lassidão articular e aceleração das mudanças artríticas subsequentes. Como tem sido dito sobre a articulação do joelho, "um dano em um ligamento marca o início do fim".

Consideração funcional das vértebras

O corpo vertebral

Embora muitos considerem que as vértebras são estruturas rígidas, na verdade elas não são. Os corpos vertebrais podem ser comparados com um barril no qual as paredes redondas são formadas por osso cortical relativamente rígido. Entretanto, o topo e o fundo do barril são formados por uma placa de cartilagem mais deformável (placa terminal vertebral), enquanto a parte interna do corpo é preenchida com osso esponjoso. A disposição do osso trabecular no osso esponjoso é alinhada com as trajetórias de estresse às quais ele é exposto, dominado pela compressão e, portanto, por uma disposição vertical. Esta é uma arquitetura especial em termos de como os corpos vertebrais suportam sobrecargas compressivas e falham sob imposição de sobrecarga excessiva. Dois importantes tipos de lesão parecem ocorrer, fratura da placa terminal vertebral e fratura do osso esponjoso no corpo, e ambos serão discutidos a seguir.

Enquanto as paredes das vértebras parecem ser rígidas durante a compressão, o núcleo do disco é pressurizado, como demonstrado pelo clássico trabalho realizado por Nachemson[50,53]. Essa pressão faz com que as placas terminais vertebrais cartilaginosas da vértebra inchem internamente, comprimindo o osso esponjoso[10]. Na verdade, sob compressão, é o osso esponjoso que falha primeiro[10], tornando-se o tecido que determina a força compressiva da coluna vertebral (ao menos quando a coluna vertebral está em uma postura neutra e não posicionada na amplitude de movimento total). É difícil lesionar o anel fibroso sob imposição de sobrecarga compressiva. Os mecanismos que levam

Relevância clínica

Lesões na região lombar causadas por quedas: Como em lesões por levantamento de peso, as forças de cisalhamento parecem ser as culpadas pelas lesões na região lombar causadas por quedas. Apesar disso, a direção da força de cisalhamento que causa o dano se dá na direção oposta comparada com o levantamento de sobrecarga. Por conseguinte, os movimentos que reproduzem os sintomas, bem como aqueles que reduzem os sintomas, podem ser diferentes dos movimentos em um indivíduo com uma lesão por levantamento de sobrecarga. A compreensão do mecanismo da lesão ajuda o clínico a identificar estratégias para a redução da dor.

à falha do anel são discutidos posteriormente neste capítulo. Embora essa noção de compressibilidade da placa terminal vertebral seja contrária ao conceito de que os corpos vertebrais são rígidos, a interpretação funcional desta anatomia sugere a presença de um sistema de amortecimento de choque e sustentação de carga muito inteligente. Farfan[21] propõe a noção de que os corpos vertebrais atuam como amortecedores de choque da coluna vertebral, embora esta teoria seja baseada no fluxo do fluido do corpo vertebral e não no inchaço da placa terminal vertebral. Como o núcleo pulposo é um fluido incompressível, sob imposição de sobrecarga compressiva as placas terminais vertebrais incham internamente, sugerindo a expulsão do fluido dos corpos vertebrais, especificamente sangue por meio dos seios perivertebrais[61]. Isso sugere a dissipação da proteção de estresse durante a imposição de sobrecarga compressiva quase estática e dinâmica da coluna vertebral. A questão é: como as placas terminais vertebrais incham internamente dentro do osso esponjoso aparentemente rígido? A resposta parece estar na arquitetura do osso esponjoso, que é dominada pelo sistema de colunas de osso com laços ósseos transversais menores. Durante a compressão axial, à medida que as placas terminais incham dentro dos corpos vertebrais, essas colunas passam pela compressão e parecem se curvar de um modo que deforma. Fyhrie e Schaffler[22] demonstram que sob sobrecarga excessiva, essas colunas deformam-se enquanto os pequenos laços tranversos ósseos sofrem fratura (Fig. 34.5). Dessa forma, o osso esponjoso pode retornar à sua forma original (ao menos 95% da forma original não submetida à sobrecarga) quando a sobrecarga é removida, mesmo após sofrer fraturas dos laços transversos. Essa arquitetura oferece deformação elástica superior, mesmo depois de sérios danos, e permite que o osso recupere-se e retome sua função e estrutura original.

Sob imposição de sobrecarga compressiva excessiva, as placas terminais vertebrais incham dentro dos corpos vertebrais, causando estresses radiais em si mesmas suficientes para causar fratura e um padrão "estrelado". Essas fraturas ou fendas na placa terminal vertebral certas vezes são grandes o bastante para permitir que o núcleo pulposo jorre para dentro do corpo vertebral[53], formando o nódulo de Schmorl. O **nódulo de Schmorl** clássico é um material nuclear encontrado no corpo vertebral e cercado por osso (Fig. 34.6). Esse tipo de lesão é associado com a compressão da coluna vertebral quando esta não está na amplitude de movimento total (i. e., nem flexionada, inclinada, nem girada).

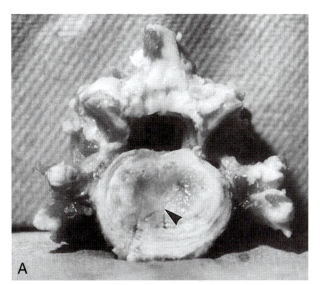

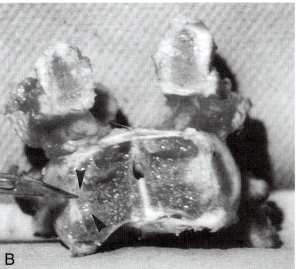

Figura 34.5 Fraturas do osso trabecular. Sob imposição de sobrecarga compressiva, o inchaço da placa terminal vertebral pode causar fraturas de deformação nas trabéculas verticais (**A**). Estas geram estresses tênseis nas trabéculas transversais que podem causar fendas tênseis (**B**). (Reproduzido com permissão de Fyhrie DP, Schaffler MB: Failure mechanisms in human vertebral cancellous bone. *Bone* 1994; 15: 105–109.)

Figura 34.6 A. O padrão estrelado da fratura da placa terminal vertebral. **B.** Intrusão de material nuclear (mostrado na ponta do bisturi) no corpo vertebral a partir da imposição de sobrecarga compressiva de uma coluna vertebral em uma postura neutra. Ambas as fotos são de amostras suínas. (Reproduzido com permissão de McGill SM: Biomechanics of low back injury: implications on current practice and the clinic. *J Biomech* 1977; 30: 465–475.)

> ### Relevância clínica
>
> **Fraturas da placa terminal vertebral:** A opinião deste autor é de que as fraturas da placa terminal vertebral, com a perda do fluido nuclear por meio da fenda no corpo vertebral (frequentemente formando nódulos de Schmorl), são lesões compressivas muito comuns e talvez as mais diagnosticadas incorretamente. A perda do núcleo pulposo resulta em um espaço entre os discos achatado que, quando visualizado em raios X planares, é geralmente diagnosticado como uma hérnia de disco. Entretanto, o anel do disco permanece intacto. É simplesmente um caso do núcleo que é jorrado pela fenda da placa terminal vertebral para dentro do núcleo esponjoso da vértebra. Uma hérnia de disco real requer condições especiais, que são descritas brevemente.

Elementos posteriores das vértebras

O complexo da face articular é descrito no Capítulo 32. Entretanto, uma característica biomecânica relevante é que o arco neural composto de pedículos e lâminas demonstra ser relativamente flexível[7,20]. A falha desses elementos junto com o dano da face leva à **espondilolistese**, um deslocamento anterior da vértebra superior sobre a vértebra inferior. Isso é normalmente atribuído exclusivamente às forças de cisalhamento anteroposterior. Não há dúvidas de que forças de cisalhamento excessivas também causam lesões a esses elementos. O cisalhamento posterior da vértebra superior pode levar a danos nos ligamentos, mas também à falha na própria vértebra, já que a placa terminal vertebral se separa do restante do corpo vertebral, principalmente em colunas vertebrais de adolescentes e idosos. Além disso, tem sido documentado que o cisalhamento anterior da vértebra superior causa fratura da face e um istmo vertebral que leva à espondilolistese[68], com uma tolerância típica da coluna lombar de um adulto de aproximadamente 2.000 N (203,21 kg)[18]. Essa magnitude de força pode ser criada durante um deslizamento e uma queda, produzindo um cisalhamento posterior, ou durante um levantamento de sobrecarga com a coluna vertebral completamente flexionada, produzindo um cisalhamento anterior como observado na seção anterior deste capítulo. Com base na análise mecânica e na evidência epidemiológica é possível notar que o dano a esses elementos posteriores também pode ser associado com amplitude de movimento total repetida, como aquela sustentada por ginastas e jogadores australianos de críquete[26]. Esses tipos de atividades causam inversões de estresse no istmo vertebral com cada ciclo de flexão (flexão total e extensão), fazendo com que as fendas se formem e propaguem-se e fraturando finalmente o arco. Essas fraturas são exemplos de fraturas por fadiga. Dessa forma, o complexo da face articular está suscetível a lesões causadas por atividades que produzem imposição de sobrecarga excessiva, bem como por atividades com sobrecargas baixas de alta repetição.

Consideração funcional do disco intervertebral

A habilidade do disco de sustentar sobrecargas depende da sua estrutura anatômica junto com a postura ou a curvatura da coluna vertebral. A rotação da coluna é um bom exemplo dessa dependência. Como observado no Capítulo 32, as fibras colágenas nos anéis concêntricos do anel fibroso são dispostas com uma metade das fibras oblíqua à outra metade (Fig. 34.7). Dessa forma, o anel é capaz de resistir à rotação. Entretanto, apenas metade das fibras é capaz de suportar esse modo de imposição de sobrecarga, enquanto a outra metade torna-se incapaz, resultando em uma perda substancial de força ou de habilidade de sustentar a sobrecarga com o aumento da rotação.

Com base em uma revisão da literatura é possível chegar a três conclusões gerais sobre lesões do anel e hérnias de disco verdadeiras. Primeiro, o disco deve ser flexionado até a amplitude de movimento total para que ocorra uma hérnia[2]. Normalmente, a partir de uma perspectiva funcional, isso significa que a coluna vertebral deve estar na amplitude total de flexão. Além disso, as herniações tendem a ocorrer em colunas mais jovens[3], com maior conteúdo de água[4] e um comportamento mais hidráulico. Colunas vertebrais mais velhas não apresentam a "clássica" extrusão de material nuclear, mas são caracterizadas pela delaminação das camadas do anel e pelas fendas radiais que avançam com a imposição de sobrecarga repetida. Uma revisão completa é realizada por Goel et al.[23]. Além disso, a hérnia de disco é associada não apenas a posturas extremas (flexão completa ou flexão lateral), mas também com flexão repetida pelo menos 20 ou 30 mil vezes, destacando o papel da fadiga como um mecanismo de lesão[24,29]. Um trabalho recente documentou a trajetória progressiva do núcleo por meio das partes posteriores do anel com flexão total contínua. Por

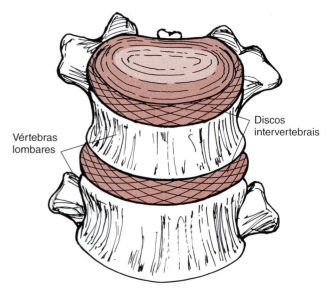

Figura 34.7 As fibras colágenas do anel são dispostas com uma metade das fibras em posição oblíqua à outra metade, de forma que durante a rotação apenas metade das fibras sustente a sobrecarga.

fim, dados epidemiológicos ligam a herniação com ocupações sedentárias à postura ao sentar[66]. Na verdade, Wilder et al.[67] registram ruptura do anel em colunas vertebrais de bezerros em simulações de posições sentadas prolongadas e imposição de sobrecarga compressiva cíclica (i. e., simulação da ação de dirigir um caminhão).

Relevância clínica

Mecanismos de falha tecidual: O dano do anel fibroso (herniação) está associado com uma coluna vertebral totalmente flexionada. Isso possui implicações na correção da postura e na prescrição de exercícios. A permanência na posição sentada por muito tempo e exercícios abdominais com "abdominais parciais" são caracterizados por uma coluna lombar totalmente flexionada. O dano dos elementos ósseos posteriores das vértebras está associado aos ciclos repetidos de flexão total para a extensão total, como ocorre durante rotinas ginásticas. O dano dos ligamentos é associado às lesões balísticas, como ao deslizar e cair ou como em impactos em atletas ou outras situações traumáticas.

Consideração funcional para a fáscia lombodorsal

Estudos recentes atribuem funções mecânicas à fáscia lombodorsal (FLD). De fato, houve tentativas de recomendar técnicas de deslocamento de sobrecarga baseadas nessas hipóteses. Mas elas são coerentes com a evidência experimental? Foi sugerido inicialmente[25] que as forças laterais geradas pelos músculos oblíquos internos e transversos do abdome são transmitidas para a FLD por meio de suas inserções na borda lateral, com afirmações de que a fáscia poderia suportar momentos extensores substanciais. Acreditou-se que essa tensão lateral sobre a FLD aumentaria a tensão longitudinal por conta da obliquidade das fibras colágenas na FLD, fazendo que os processos espinhosos posteriores se movessem juntos, resultando em extensão lombar. Essa sequência de eventos formou uma proposta atraente, pois a FLD possui o maior braço de momento de todos os tecidos extensores. Como resultado, qualquer força extensora na FLD poderia impor a menor penalidade compressiva aos componentes vertebrais da coluna vertebral.

Entretanto, essa hipótese foi examinada por três estudos, todos publicados ao mesmo tempo, que coletivamente desafiam sua viabilidade: Tesh et al.[65], que realizaram testes mecânicos em material cadavérico; Macintosh et al.[32], que reconheceram as inconsistências anatômicas com a ativação abdominal; e McGill e Norman[48], que testaram a viabilidade do envolvimento da FLD com o latíssimo do dorso, bem como com os abdominais. Esses trabalhos coletivos demonstram que a FLD não é um extensor ativo significativo da coluna vertebral. Contudo, a FLD é um tecido forte com uma treliça de fibras colágenas, sugerindo que sua função pode ser a de um retináculo muscular extensor[8] ou a de uma cinta abdominal natural. Os tendões do longuíssimo do tórax e do iliocostal do lombo passam sob a FLD em direção às suas inserções sacrais e ilíacas. Aparentemente, a FLD pode oferecer um tipo de "cinta" para a musculatura da região lombar.

Estabilidade da coluna vertebral: rigidez muscular e cocontração, controle motor e a ligação com a clínica

O conceito de estabilidade está sendo usado na clínica para intensificar os resultados de reabilitação e justificar melhores estratégias para a prevenção de lesões. Na verdade, "estabilidade" é a base para a mudança de paradigma atual que está ocorrendo agora na reabilitação. Uma seção anterior deste capítulo registra a atividade da parede abdominal durante um levantamento de sobrecarga. Por que o sistema de controle motor gasta energia dessa forma?

Fica claro que a atividade abdominal durante o levantamento de sobrecarga é contraproducente para a produção do momento extensor necessário para sustentar a postura da imposição de sobrecarga. Considere que a coluna vertebral sem a sustentação muscular falha sob uma imposição de sobrecarga compressiva em um tipo de deformação, em torno de 20 N (2,27 kg)[30]. Em outras palavras, uma coluna vertebral sem sustentação é incapaz de aguentar sobrecarga compressiva! A coluna vertebral pode ser comparada a uma haste que entorta sob sobrecarga compressiva. Entretanto, se a haste possui cabos conectados a ela, como o cordame no mastro de um navio, sofre mais compressão, mas é incapaz de sustentar muito mais sobrecarga compressiva, já que a haste é rígida e torna-se mais resistente à deformação (Fig. 34.8). A musculatura de cocontração da coluna lombar desempenha a função de estabilizar cabos para cada vértebra lombar da coluna flexível, segurando a coluna vertebral contra a deformação.

Compreender a estabilidade a partir de uma perspectiva clínica requer diversas etapas. Primeiro, há uma importante conexão entre a ativação muscular e a rigidez. A ativação de um músculo aumenta a rigidez do músculo e da articulação (ou das articulações)[16]. A ativação de um grupo de músculos sinergistas e antagonistas de forma adequada agora passa a ser uma questão importante. Do ponto de vista do controle motor, a analogia de uma orquestra é útil. Em uma orquestra, todos devem tocar juntos, ou, em termos clínicos, o complemento total da musculatura de estabilização deve trabalhar junto para alcançar a estabilidade. Um instrumento desafinado arruína o som. Um músculo com ativação ou força-rigidez inapropriada pode causar instabilidade ou pelo menos um comportamento instável que resultará em sobrecargas mais baixas aplicadas externamente.

Tem sido dito há muitos anos que a pressão intra-abdominal (PIA) possui um papel importante na sustentação da coluna lombar, especialmente durante grandes levantamentos de sobrecarga. Embora se acreditasse que a PIA reduzia sobrecargas compressivas diretamente sobre a coluna vertebral, foi constatado que a atividade muscular abdominal necessária para criar PIA maior, na verdade, aumenta a compressão da coluna vertebral[47,52]. Apesar de adicionar força compressiva

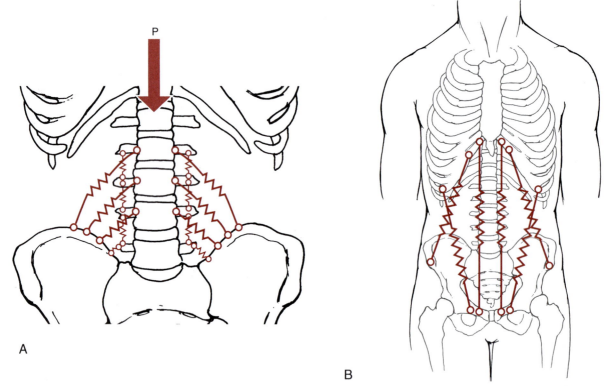

Figura 34.8 Os músculos de cocontração estabilizam a coluna vertebral para evitar a deformação. **A.** Os músculos paraespinais enrijecem e estabilizam as vértebras diretamente (alguns podem ser visualizados). **B.** A parede abdominal estabiliza a coluna vertebral por meio de sua inserção na caixa torácica e na pelve. A deformação pode ocorrer quando um ou mais músculos possuem uma quantidade de rigidez inapropriada, determinada pelo nível de ativação dos músculos.

extra à coluna vertebral, a PIA, por meio da contração dos músculos abdominais, estabiliza a coluna vertebral. O mecanismo dessa estabilidade acentuada permanece controverso. Alguns sugerem que a PIA produz um momento extensor que ajuda o eretor da espinha na sustentação da coluna vertebral[19]. Outros sugerem que os músculos abdominais com outros músculos do tronco servem para enrijecer a coluna vertebral, criando efetivamente uma cinta flexível ou uma tala aérea ao redor da coluna vertebral[16,47]. Apesar do mecanismo, a estabilidade da coluna vertebral é o resultado.

Os clínicos têm conhecimento dos pacientes que cocontraem seus músculos do tronco para estabilizar uma articulação. Esse tipo de comportamento faz sentido e, na verdade, é a única forma de estabilizar uma articulação ativamente. Entretanto, a questão clínica passa a ser quanta estabilidade é necessária? É essencial que os clínicos analisem o conceito de "estabilidade suficiente".

Para que uma articulação suporte sobrecargas maiores, mais estabilidade é necessária. Na maioria das atividades apenas uma quantidade modesta de estabilidade é necessária. A rigidez em excesso da ativação muscular impõe uma penalidade de sobrecarga severa, aumentando as forças de compressão articulares sobre a articulação. A rigidez excessiva também impede o movimento da articulação. Em articulações normais, com sistemas de controle motor adequados, a estabilidade apropriada é alcançada. Além das fontes musculares de rigidez articular, as articulações individuais possuem rigidez passiva. A **rigidez** é definida como a relação entre a força aplicada a um objeto e a mudança resultante no formato do objeto (Cap. 2). Após uma lesão, a rigidez do tecido passivo é reduzida. Além disso, relatórios documentam que o sistema motor é alterado, resultando em sequências de ativação muscular inapropriada. A contribuição do biomecânico é quantificar a perda da rigidez passiva e determinar quanta rigidez muscular é necessária para a estabilidade. Uma vez que essa quantidade de estabilidade é determinada, o clínico adicionará uma quantidade modesta de estabilidade extra para formar uma margem de segurança. Isso é conhecido como "estabilidade suficiente".

O conceito de estabilidade está revolucionando a reabilitação. Os biomecânicos estão passando a oferecer aos clínicos níveis-alvo específicos de ativação muscular para alcançar estabilidade suficiente. É interessante notar que grandes forças musculares suficientes raramente são requeridas. Em vez disso, baixos níveis de cocontração muscular são requeridos para a estabilidade suficiente em quase todas as tarefas. Isso significa que um paciente deve ser capaz de manter a estabilidade suficiente entrando e saindo do banheiro, do carro, subindo e descendo escadas, etc. Esse argumento sugere que a margem de segurança ao desempenhar tarefas, principalmente as tarefas diárias, não é comprometida pela força insuficiente, mas pela resistência muscular insuficiente ou pela coordenação muscular. Estamos começando a compreender a trajetória mecanicista dos estudos que apresentam a eficácia do treinamento da resistência, em vez da força dos músculos que estabilizam a coluna vertebral. Possuir músculos abdominais fortes não oferece o efeito profilático esperado. Entretanto, um trabalho recente sugere que os músculos com boa resistência reduzem o risco de futuros problemas nas costas[31].

Relevância clínica

Estabilidade articular e prática clínica: A rigidez e a estabilidade de um segmento de movimento da coluna vertebral vêm da contração muscular e da rigidez passiva inerente da articulação. Os clínicos que exercem terapia manual buscam identificar segmentos da coluna vertebral que não estão se movendo corretamente ou estão "bloqueados" ou "rígidos". Lembrando que a definição de rigidez implica que uma articulação "rígida" requer força acentuada para movê-la; uma articulação rígida, na verdade, é uma articulação mais estável e requer uma perturbação muito grande para tornar-se instável. Contrariamente, a expressão clínica "articulação rígida" em geral significa que a articulação não possui amplitude de movimento. Entretanto, a articulação que não possui mobilidade normalmente é sustentada por um tecido mais fraco e mais suscetível à lesão causada por altas sobrecargas. (O Cap. 6 descreve os efeitos da imobilização sobre o tecido conjuntivo.)

Um objetivo comum da terapia é restabelecer o movimento normal, porém, mais movimento requer mais estabilidade. Os clínicos deveriam dar a devida consideração para a melhoria da estabilidade da coluna vertebral a partir de fontes musculares após a terapia de mobilização. Além disso, pode haver o risco de que a mobilização produza movimento excessivo, aumentando a importância do treinamento específico para a resistência muscular e o controle motor para aperfeiçoar a estabilidade da coluna vertebral[41].

Aplicação clínica: o uso da biomecânica para desenvolver melhores programas de reabilitação para lesão lombar

Reduzir a dor e aperfeiçoar o funcionamento para o paciente com dor na região lombar envolve dois componentes: remoção dos fatores de estresse que criam ou agravam o dano e intensificação das atividades que constroem tecidos de sustentação saudáveis. Esta seção se inicia com uma breve listagem das considerações para profilaxia e então foca nas questões relevantes para a prescrição de exercícios apropriados.

Evitando uma lesão: o que o paciente precisa saber?

Poucas orientações universais podem ser baseadas no fundamento utilizado neste e nos capítulos anteriores. Talvez a única orientação mais importante devesse ser "não faça qualquer atividade em excesso". Sobrecarga demais ou pouca sobrecarga também é prejudicial. Outras orientações incluem: (a) evite movimento lombar com amplitude total repetido ou prolongado que coloque o disco em risco; (b) desempenhe seu trabalho de forma que as posições sejam variadas para que as sobrecargas sejam alternadas entre os diversos tecidos de sustentação para minimizar o risco de deformação do tecido acumulado; (c) permita que os tecidos tenham tempo de restabelecer a geometria de descanso sem sobrecarga após a aplicação de sobrecargas prolongadas quando a deformação ocorreu por causa da realização de tarefas (como em uma inclinação prolongada); (d) não permaneça sentado por muito tempo (o tempo depende do histórico e da situação do paciente); (e) mantenha as sobrecargas próximas da região lombar. Uma lista mais desenvolvida pode ser encontrada em McGill[46].

Exercícios de reabilitação da coluna lombar em desenvolvimento justificados cientificamente

A "arte" da reabilitação é encontrar o desafio físico ideal – não muito, nem pouco. A "ciência" da reabilitação

Relevância clínica

Exercícios abdominais com os joelhos flexionados: Diversas hipóteses para justificar os exercícios abdominais com os joelhos flexionados têm sugerido que isso incapacita o psoas maior e/ou modifica sua linha de ação. Dados recentes baseados em ressonância magnética por imagem (RMI)[63] demonstram que a linha de ação do psoas maior não muda por conta da postura lombar ou do quadril (exceto na L5-S1), já que as lâminas do psoas se inserem em cada vértebra e "seguem" a orientação da mudança da coluna vertebral. Entretanto, não há dúvida de que o psoas maior torna-se mais curto com o quadril flexionado, o que diminui sua produção de força. Mas a questão permanece, há uma redução na sobrecarga sobre a coluna vertebral com as pernas flexionadas? McGill[38] não encontrou grande diferença na sobrecarga lombar como resultado da flexão dos joelhos com momentos médios de 65 Nm nos joelhos eretos e flexionados em 12 homens jovens. As sobrecargas de compressão descritas são de 3.230 N (327,95 kg) com as pernas eretas e de 3.410 N (346,09 kg) com os joelhos flexionados. As forças de cisalhamento descritas são de 260 N (26,31 kg) com as pernas eretas e de 300 N (30,39 kg) com os joelhos flexionados. Sobrecargas compressivas maiores que 3.000 N (304,81 kg) certamente requerem questões de segurança em ambos os exercícios.

Esse tipo de análise quantitativa é necessário para demonstrar que a realização de exercícios abdominais com os joelhos flexionados ou as pernas eretas não é tão importante quanto a questão de se é ou não aconselhável prescrever exercícios abdominais. Há formas mais adequadas de desafiar os músculos abdominais. Além disso, certos tipos de lesões da região lombar são caracterizados por danos muito específicos ao tecido que podem requerer diferentes programas de exercícios de reabilitação para pessoas diferentes. Por exemplo, como a flexão é uma forma potente de causar herniação no anel, o indivíduo com uma hérnia de disco posterior deve evitar manobras que requeiram a flexão total da coluna vertebral, principalmente com atividade muscular concomitante que cause uma imposição de sobrecarga compressiva significativa. Apesar disso, essa postura da coluna vertebral em geral é adotada inconscientemente pelos pacientes ou indicada conscientemente por clínicos que solicitam uma inclinação pélvica total.

oferece o fundamento para encontrar o ideal. Como isso está fora da alçada deste capítulo, o leitor interessado poderá consultar a literatura para uma descrição dos métodos científicos utilizados para desenvolver o programa a seguir[17,28,36,49].

Muitas das noções que os clínicos consideram como princípios para a prescrição de exercícios podem não ser tão bem sustentadas pelos dados como se imagina. Por exemplo, a maioria dos indivíduos é instruída para realizar exercícios abdominais com os joelhos flexionados. Por quê? De forma similar, muitos clínicos enfatizam a necessidade da inclinação pélvica ao realizar muitos tipos de exercícios da região lombar. Qual é a evidência científica para tais recomendações? Uma análise da literatura revela que o fundamento científico sobre o qual muitas noções de exercícios são baseadas não é consistente.

Diversos exercícios são requeridos para treinar todos os músculos do tronco lombar, e os exercícios que melhor se adaptam ao indivíduo dependem de muitas variáveis, como o nível de condicionamento físico, os objetivos do treinamento, o histórico de lesões da coluna vertebral anteriores e outros fatores específicos do indivíduo. Entretanto, dependendo do propósito do programa de exercício, vários princípios são aplicáveis. Por exemplo, um indivíduo que está iniciando um programa após uma lesão deve evitar imposição de sobrecarga sobre a coluna vertebral ao longo da amplitude de movimento, enquanto um atleta treinado pode alcançar níveis de desempenho mais altos ao realizar essa mesma atividade. A seleção de exercícios descrita neste capítulo é orientada para a segurança, minimizando a imposição de sobrecarga sobre a coluna vertebral durante desafios musculares. Portanto, enfatiza-se que se mantenha uma coluna vertebral "neutra" (lordose neutra) enquanto a coluna vertebral está sob sobrecarga; ou seja, a coluna vertebral não está na postura hiperlordótica nem na hipolordótica. Uma regra geral é preservar a curva da região lombar normal similar àquela da posição ereta ou alguma variação que minimize a dor. A coluna vertebral neutra não está flexionada nem estendida, mas em uma posição de equilíbrio elástico na qual os tecidos passivos estão na conformação menos estressada. Girar as vértebras a partir dessa postura neutra aumenta a sobrecarga sobre a coluna vertebral. Portanto, realizar uma inclinação pélvica aumenta o estresse nos tecidos espinhais e não minimiza sobrecargas durante atividades como exercícios que posicionam sobrecargas sobre a coluna vertebral. Uma advertência final aos indivíduos com dor é deixar que a dor guie pequenas modificações à posição inicial de equilíbrio elástico, permitindo que a posição livre de dor sirva como coluna vertebral neutra. No passado, era recomendado realizar uma inclinação pélvica durante o exercício. Entretanto, deve ficar claro ao leitor que isso não é justificado, porque a inclinação pélvica aumenta a imposição de sobrecarga sobre o tecido espinhal, já que a coluna vertebral não possui mais o equilíbrio estático-elástico. Não parece ser prudente recomendar a inclinação pélvica ao desafiar a coluna vertebral.

Questões de flexibilidade

O treinamento para otimizar a flexibilidade da coluna vertebral depende do histórico de lesões da pessoa e do objetivo do exercício. Há duas considerações contrárias para os clínicos. Primeiro, o treinamento para a flexibilidade pode levar ao agravamento de problemas; apesar disso, ter a mobilidade da coluna vertebral permite o movimento da coluna com estresses menores dos tecidos passivos, cuja função é definir a amplitude máxima. Entretanto, a opinião deste autor é de que o treinamento para a flexibilidade da coluna vertebral é enfatizado além do necessário. Geralmente, para a coluna lesionada, a flexibilidade da coluna vertebral não deveria ser enfatizada até que tivesse sido estabilizada e submetida ao condicionamento de força e resistência. Alguns indivíduos podem nunca chegar a esse estágio! Apesar do que alguns acreditam, há poucos dados quantitativos para sustentar uma ênfase maior sobre a flexibilidade do tronco para aperfeiçoar a saúde da coluna e minimizar o risco de lesão. Na verdade, alguns programas de exercícios que incluem imposição de sobrecarga do tronco ao longo da amplitude de movimento (em flexão-extensão, flexão lateral ou rotação axial) têm obtido resultados negativos[33,51]. Além disso, a mobilidade maior da coluna vertebral tem sido, em alguns casos, associada com problemas na região lombar[11,51]. Ainda, o fato de possuir flexibilidade da coluna vertebral tem se apresentado como um valor pouco preditivo para futuros problemas da região lombar[6,51]. Os programas mais bem-sucedidos enfatizam a estabilização do tronco por meio de exercícios com uma coluna vertebral neutra[62], mas enfatizam a mobilidade nos quadris e joelhos. Bridger et al.[9] demonstram vantagens para a flexibilidade dos quadris e dos joelhos ao sentar e levantar, enquanto McGill e Norman[49] destacam vantagens para o levantamento de sobrecarga.

Por essas razões, exercícios específicos para a flexibilidade do tronco deveriam ser limitados a flexão e extensão sem sobrecarga para aqueles que se preocupam com a segurança, mas talvez não para aqueles interessados em um desempenho atlético específico. (É claro que a flexibilidade da coluna vertebral pode ser muito desejada para atletas que nunca sofreram uma lesão na coluna.) Um método muito conservador é solicitar que o paciente alterne entre flexão e extensão total em um movimento leve e lento, enquanto permanece em uma posição sobre as mãos e os joelhos (Fig. 34.9).

Questões de força e resistência

A ligação entre lesões prévias da coluna que resultam em menor força muscular e o desempenho da resistência está bem documentada. Entretanto, menos força causa lesões? Os poucos estudos disponíveis sugerem que a resistência tem um valor profilático muito maior do que a força[31]. Além disso, aparentemente, a ênfase sobre a resistência deveria preceder exercícios específicos de fortalecimento em um programa de exercícios progressivos graduais (i. e., exercícios de maior duração e menor esforço).

Capítulo 34 Análise das forças sobre a coluna lombar durante atividade 617

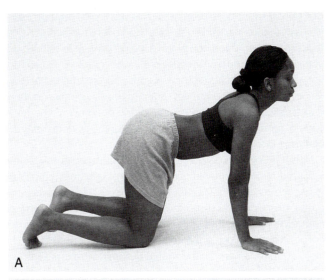

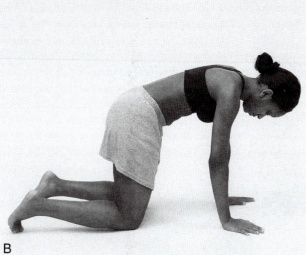

Figura 34.9 O exercício de flexão-extensão é realizado alternando-se lentamente entre a flexão total (**A**) e a extensão total (**B**) da coluna vertebral. A mobilidade da coluna vertebral é enfatizada em vez de "pressionar" na amplitude de movimento máxima. Esse exercício fornece movimento para a coluna vertebral com imposição de sobrecarga muito baixa das articulações intervertebrais e reduz estresses viscosos para exercícios posteriores.

Exercício aeróbio

As evidências que sustentam o papel do exercício aeróbio na redução da incidência de lesão na região lombar[12] e no tratamento de pacientes com dor lombar são convincentes[55]. Uma investigação recente sobre as sobrecargas suportadas pelos tecidos lombares durante a caminhada[14] confirmam níveis muito baixos de sobrecarga do tecido passivo de sustentação acoplada com a ativação leve, mas prolongada, e benéfica da musculatura de sustentação.

Exercícios para os músculos abdominais (anterior e lateral) e o quadrado do lombo

O papel dos músculos abdominais na estabilização da região lombar é discutido no início deste capítulo. A questão permanece, qual é a melhor forma para treinar esses músculos para que eles realizem suas funções na estabilização? É importante esclarecer primeiramente que todos os músculos da parede abdominal participam da estabilização[15,56,57]. Estudos sobre o transverso do abdome demonstram sua participação na estabilização, mas os clínicos são alertados sobre a atribuição de papéis exclusivos ou únicos a esse músculo. Dessa maneira, são necessários exercícios que requeiram atividade de cada músculo da parede abdominal para ensinar os indivíduos a utilizarem suas contribuições de estabilização. Infelizmente, não há nenhum exercício que desafie toda a musculatura abdominal. Por conseguinte, os clínicos devem prescrever mais do que um exercício.

Exercícios leves para ativar a parede abdominal têm sido descritos como *"bracing"*, *"hollowing"* e *"pulling in"*. Há uma confusão significativa sobre os nomes e a forma dos exercícios. Esses exercícios podem significar coisas diferentes para pessoas diferentes. Para os fins desta discussão, as definições operacionais a seguir são usadas:

Bracing: contração isométrica da parede abdominal que resulta em PIA.

Hollowing: cavidade visível da parede abdominal anterior com a elevação (alargamento) das costelas inferiores.

Pulling in: contração concêntrica da parede abdominal acompanhada por um achatamento do abdome e a depressão das costelas inferiores.

Relevância clínica

Exercícios para os músculos da parede abdominal: A contração dos músculos da parede abdominal, os oblíquos interno e externo e o transverso do abdome, contribuem para a estabilidade da coluna vertebral. Exercícios para ensinar um indivíduo a aumentar o controle motor e a resistência desses músculos são importantes para a prevenção e a reabilitação da dor da região lombar. Entretanto, é essencial que o clínico ensine o paciente a realizar o exercício correto para recrutar os músculos pretendidos. A contração desses músculos pode ser verificada por meio da palpação de um endurecimento da parede abdominal, lateralmente em especial.

Evidências EMG de superfície e intramuscular calibradas[28,38] sugerem que vários tipos de exercícios abdominais com flexão e extensão da coluna desafiam principalmente os músculos retos do abdome, com pouca atividade no psoas maior, nos oblíquos interno e externo, e no transverso do abdome. Os exercícios abdominais (pernas eretas e joelhos flexionados) são caracterizados pela ativação maior do psoas maior e pela compressão da região lombar, enquanto as elevações das pernas causam a ativação ainda maior do psoas maior e também a compressão da coluna vertebral.

Diversas considerações relevantes são feitas sobre os exercícios abdominais nessas investigações. O desafio ao psoas maior é menor durante os abdominais com flexão e extensão da coluna (Fig. 34.10), seguido de altos níveis durante a sustentação lateral isométrica horizontal (Fig. 34.11). Os exercícios abdominais com os joelhos flexionados são caracte-

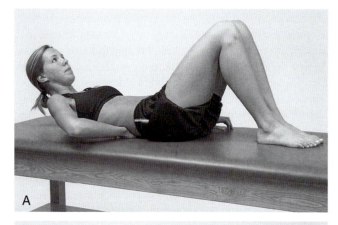

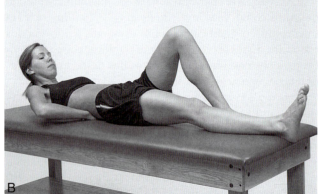

Figura 34.10 A. O abdominal com flexão e extensão da coluna é realizado erguendo-se a cabeça e os ombros com as mãos sob a região lombar para ajudar a estabilizar a pelve e sustentar a coluna vertebral neutra. **B.** Uma variação é flexionar apenas uma perna; a perna ereta auxilia na estabilização pélvica e na preservação da uma curva lombar "neutra".

rizados pela maior ativação do psoas maior do que os exercícios abdominais com as pernas eretas, e a maior atividade do psoas maior é observada durante as elevações das pernas e os esforços isométricos flexores com as mãos nos joelhos. É interessante observar que o exercício abdominal "com pressão nos calcanhares", que se acreditava ativar os isquiotibiais e inibir o psoas maior, na verdade aumenta a ativação do psoas maior. (Ver os dados EMG normalizados na Tab. 33.5, Cap. 33.) Um exercício geralmente não realizado, mas que possui suas virtudes, é a ponte lateral horizontal. Ele desafia os oblíquos laterais sem imposição de sobrecarga compressiva lombar[5]. Além disso, esse exercício produz altos níveis de ativação no quadrado do lombo, que é um importante estabilizador da coluna vertebral[44], como observado no capítulo anterior.

Uma atividade avaliada no músculo reto do abdome e em cada um dos componentes da parede abdominal muda com cada um desses exercícios, demonstrando que não há tarefa melhor para o grupo dos "abdominais". Claramente, os abdominais com flexão e extensão da coluna superam-se na ativação do reto do abdome, mas produzem atividade oblíqua relativamente baixa. Várias outras descobertas relevantes clinicamente, encontradas na Tabela 33.5, incluem noções de que a ativação do psoas maior é dominada pelas demandas de flexão do quadril. A ativação do psoas maior é relativamente alta (maior do

que 25% de contração voluntária máxima, CVM) durante exercícios de apoio, sugerindo que o indivíduo deve ter cuidado com a região lombar lesionada. A atividade do psoas não está ligada com o momento do plano sagital lombar ou com as demandas de compressão da coluna vertebral. Assim, a noção geralmente citada de que o psoas maior é um estabilizador da coluna vertebral é questionável. A atividade do quadrado do lombo é coerente com os momentos lombares sagital e lateral e as demandas de compressão, sugerindo um papel maior na estabilização.

Uma boa opção para exercícios abdominais, nos estágios iniciais do treinamento ou da reabilitação, consiste em diversas variações de abdominais com flexão e extensão da coluna para o reto do abdome e a sustentação lateral horizontal isométrica, com o corpo sustentado pelos joelhos e a região superior do corpo sustentada por um cotovelo sobre o chão. Esses exercícios desafiam a parede abdominal de uma forma que impõe uma penalidade compressiva mínima à coluna vertebral. O nível de desafio com a sustentação lateral horizontal isométrica pode ser aumentado ao sustentar o corpo com os pés em vez dos joelhos. Os exercícios abdominais específicos recomendados são apresentados: abdominal com flexão e extensão da coluna com as mãos na região lombar para estabilizar a pelve e sustentar uma coluna lombar neutra junto com um quadril flexionado para ajudar a "trancar a pelve" para evitar a rotação (Fig. 34.9) e a sustentação lateral isométrica horizontal novamente com a coluna vertebral em uma postura neutra utilizando os joelhos ou os pés para sustentação (Fig. 34.11).

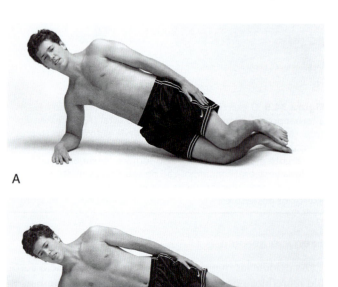

Figura 34.11 A sustentação lateral isométrica horizontal ou ponte lateral. Sustentar a região inferior do corpo com os joelhos sobre o chão reduz a demanda posterior para aqueles que estão mais preocupados com a segurança. Sustentar o corpo com os pés aumenta o desafio muscular, mas também a sobrecarga sobre a coluna vertebral. A progressão do desafio é indicada com o mais baixo na figura **(A)** e o mais alto na figura **(B)**.

Exercícios para os extensores da coluna

A procura por métodos para ativar os extensores com imposição de sobrecarga mínima sobre a coluna vertebral[13] é difícil, já que a maioria dos exercícios extensores tradicionais é caracterizada por altas sobrecargas sobre a coluna vertebral que resultam de forças de cisalhamento e compressivas aplicadas externamente. Aparentemente, a sustentação da extensão de uma única perna, na posição sobre as mãos e os joelhos (Fig. 34.12) minimiza sobrecargas externas sobre a coluna vertebral, mas produz um momento extensor sobre a coluna vertebral (e pequenos momentos de rotação isométrica) que ativa os extensores (um lado da lombar de aproximadamente 18% de CVM). A ativação é suficientemente alta de um lado dos extensores para facilitar o treinamento, mas a sobrecarga da coluna vertebral total é reduzida, já que os extensores contralaterais estão produzindo forças menores (a compressão lombar é menor que 2.500 N (254,01 kg)). A alternância das pernas treina ambos os lados dos extensores.

No total, sete tarefas foram analisadas para facilitar a comparação de várias tarefas extensoras[13]. A extensão simultânea das pernas com a elevação do braço contralateral (o "cão voador") aumenta o desafio muscular extensor unilateral (aproximadamente 27% de CVM de um lado dos extensores lombares e 45% de CVM do outro lado dos extensores torácicos). Entretanto, esse exercício também aumenta a compressão lombar para mais de 3.000 N (304,81 kg). O exercício frequentemente realizado de deitar em posição prona sobre o solo e erguer a região superior do corpo e as pernas é contraindicado para qualquer pessoa com risco de lesão ou de uma reincidência de lesão na região lombar. Nessa tarefa a região lombar sofre uma penalidade de compressão alta para uma coluna vertebral hiperestendida (aproximadamente 4.000 N (406,42 kg) ou mais), que transfere sobrecarga para as faces e esmaga o ligamento interespinal, observado anteriormente como um mecanismo de lesão.

As cintas abdominais devem ser usadas?

O paciente comum deve ficar confuso ao observar atletas olímpicos e aqueles com lesões nas costas usando cintas abdominais. Os resultados a seguir são resumidos com base em uma revisão dos efeitos do uso de cinta[37]:

- Aqueles que nunca tiveram uma lesão nas costas parecem não ter benefícios de proteção adicional pelo uso de uma cinta.
- Aqueles que tiveram uma lesão enquanto usavam cinta podem ter uma lesão mais severa. A cinta dá a impressão às pessoas de que elas podem deslocar mais sobrecarga e torná-las de fato mais capazes de deslocar mais sobrecarga. As cintas aumentam a pressão intra-abdominal e sanguínea.
- As cintas aparentemente mudam os estilos de levantamento de sobrecarga de algumas pessoas para diminuir ou para aumentar as sobrecargas sobre a coluna vertebral.

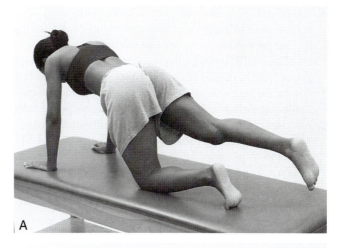

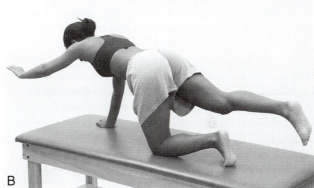

Figura 34.12 Exercícios musculares extensores. **(A)** A sustentação da extensão de uma única perna, na posição sobre as mãos e os joelhos, produz atividade extensora leve e compressão da coluna vertebral relativamente baixa (<2.500 N; 254,01 kg). **(B)** Erguer o braço contralateral aumenta a atividade do músculo extensor, mas também a compressão da coluna vertebral para níveis que excedem 3.000 N.

Em suma, dados os ativos e passivos do uso da cinta, ela não é recomendada para a participação em exercícios de rotina.

Programa para estabilização de iniciantes

Foram apresentados exercícios específicos recomendados para a região lombar. A seguir é apresentado um exemplo de um programa de exercícios baseado nos dados científicos descritos neste capítulo. Este programa geralmente forma um conjunto de exercícios essenciais ao qual exercícios adicionais podem ser acrescentados conforme o progresso do paciente. Durante o programa de reabilitação típico o paciente enfrentará contratempos. Quando isso ocorrer, o paciente deve retornar para o conjunto de exercícios essenciais, restabelecer o aperfeiçoamento lento e então montar o programa novamente. Os quatro exercícios essenciais são:

- Ciclos de flexão-extensão (Fig. 34.9) para reduzir a viscosidade da coluna vertebral, seguidos de exercícios de mobilidade do quadril e joelho[38]. Cinco ou seis ciclos normalmente são suficientes para reduzir os estresses mais viscosos.

- Exercícios abdominais anteriores, neste caso o abdominal com flexão e extensão da coluna com as mãos sob a coluna lombar para manter uma postura da coluna vertebral neutra (Fig. 34.10) e um joelho flexionado, mas com a outra perna ereta para estabilizar a pelve sobre a coluna lombar.
- Exercícios para a musculatura lateral são realizados – chamados de sustentação lateral isométrica, ou ponte lateral, para o quadrado do lombo e os oblíquos da parede abdominal para uma estabilidade adequada (Fig. 34.11). A perna e o pé superiores são posicionados na frente da perna e do pé inferiores para facilitar a "rolagem" longitudinal do tronco para desafiar as porções anterior e posterior da parede.
- O programa extensor consiste em extensões das pernas e nos exercícios "cão voador" (Fig. 34.12).

As proporções "normais" dos tempos de resistência são descritas para os flexores do tronco em relação aos extensores (0,99 para homens, 0,79 para mulheres) e para a musculatura lateral em relação aos extensores (0,65 para homens e 0,39 para mulheres)[43] para ajudar os clínicos a identificar os déficits de resistência em grupos musculares específicos. Por fim, conforme os pacientes progridem com esses exercícios de estabilização isométrica, a contração simultânea consciente dos abdominais é recomendada para aperfeiçoar o controle motor e a estabilidade utilizando a parede abdominal mais profunda que inclui o transverso do abdome e o oblíquo interno[49,59].

Observações para a prescrição de exercícios

O profissional em exercícios deve desenvolver programas de exercícios para alcançar uma grande variedade de objetivos. A seguir é apresentada uma lista de advertências gerais para auxiliar na realização da melhor prescrição[42].

1. Embora alguns "especialistas" acreditem que sessões de exercícios devem ser realizadas pelo menos três vezes por semana, nota-se que os exercícios para a região lombar são mais benéficos quando praticados diariamente[35].
2. A frase "não há benefícios sem sacrifícios" não se aplica ao exercitar a região lombar, principalmente quando aplicada à musculação. Conhecimentos científicos e clínicos sugerem que o oposto é verdadeiro.
3. Embora exercícios específicos da região lombar tenham sido racionalizados neste capítulo, programas de exercícios gerais que também combinam componentes cardiovasculares (p. ex., caminhada) demonstram ser mais eficientes na reabilitação e na prevenção de lesões[55]. Os exercícios apresentados aqui apenas representam um componente do programa total.
4. A variação diurna no nível de fluido dos discos intervertebrais (os discos são mais hidratados pela manhã após levantar da cama) modifica os estresses sobre o disco ao longo do dia. Não é apropriado realizar movimento da coluna vertebral com amplitude máxima enquanto sofre imposição de sobrecarga, logo após levantar da cama[1].
5. Os exercícios lombares realizados para manter a saúde não precisam enfatizar a força, com tarefas de repetição baixa e sobrecargas altas. Em vez disso, mais repetições de exercícios com menos demandas ajudam no aperfeiçoamento da resistência e força. Não há dúvidas de que uma lesão nas costas pode acontecer durante demandas de nível aparentemente baixo como pegar um lápis do chão e que o risco de lesão por parte de um erro do controle motor pode ocorrer. Embora pareça que a chance de erros do controle motor que resultam em forças musculares inapropriadas aumente com a fadiga, há também evidências que registram as mudanças na imposição de sobrecarga do tecido passivo com o levantamento de sobrecarga com fadiga[58]. Tendo em conta que a resistência tem mais valor de proteção do que de força[31], os ganhos de força não devem ser enfatizados mais do que o necessário em detrimento da resistência.
6. Não há um conjunto de exercícios ideal para todos os indivíduos. Os objetivos de treinamento de um indivíduo devem ser identificados (p. ex., para reduzir o risco de lesão, melhorar a saúde e o condicionamento físico em geral, ou maximizar o desempenho atlético) e os exercícios mais apropriados devem ser escolhidos. Embora a ciência não possa avaliar os exercícios ideais para cada situação, a combinação da ciência e da "sabedoria" experimental clínica deve ser utilizada para aperfeiçoar a saúde da região lombar.
7. Seja paciente e dedique-se ao programa. O aumento da função e a redução da dor podem não ocorrer por 3 meses[34].

Resumo

Este capítulo revisa os fatores básicos que explicam as sobrecargas suportadas pela coluna lombar durante atividade, principalmente no levantamento de sobrecarga. Além disso, este capítulo descreve os padrões de imposição de sobrecarga sobre as estruturas passivas da coluna lombar durante atividade, bem como a resposta dos tecidos à imposição de sobrecarga. A posição da coluna vertebral afeta a direção das sobrecargas sobre a coluna vertebral durante atividade. O levantamento de sobrecarga com a coluna lombar estendida tende a aumentar as sobrecargas compressivas sobre a coluna vertebral, enquanto o levantamento de sobrecarga com o tronco flexionado aumenta as forças de cisalhamento sobre a coluna vertebral. A coluna lombar suporta forças compressivas maiores do que forças de cisalhamento, portanto, as estratégias para reduzir as forças de cisalhamento são discutidas.

A informação apresentada no Capítulo 33 sobre os músculos da coluna lombar e a informação deste capítulo são aplicadas às questões clínicas sobre exercícios para pessoas com e sem um histórico de dor lombar. Os melhores estudos biomecânicos disponíveis são utilizados para criar uma lista de orientações para serem seguidas pelo clínico ao desenvolver programas de exercícios individuais. Portanto, este capítulo fornece evidências convincentes dos benefícios clínicos da aplicação da análise biomecânica aos dilemas clínicos.

Agradecimento

O autor deseja agradecer as contribuições de vários colegas que contribuíram para a coleção de trabalhos descritos aqui: Daniel Juker, M.D.; Craig Axler, M.Sc.; Jacek Cholewicki, Ph.D; Michael Sharrat, Ph.D.; John Seguin, M.D.; Vaughan Kippers, Ph.D; e, principalmente, Robert Norman Ph.D. O suporte financeiro contínuo do Conselho de Pesquisa em Ciências Naturais e Engenharia (Natural Science and Engineering Research Council), Canadá, tornou esta série de trabalhos possível.

Referências bibliográficas

1. Adams MA, Dolan P: Recent advances in lumbar spinal mechanics and their clinical significance. Clin Biomech 1995; 10: 3–19.
2. Adams MA, Hutton WC: Prolapsed intervertebral disc: a hyperflexion injury. Spine 1982; 7: 184–191.
3. Adams MA, Hutton WC: Gradual disc prolapse. Spine 1985; 10: 524–531.
4. Adams P, Muir H: Qualitative changes with age of proteoglycans of human lumbar discs. Ann Rheum Dis 1976; 35: 289.
5. Axler CT, McGill SM: Low back loads over a variety of abdominal exercises: searching for the safest abdominal challenge. Med. Sci. Sports Med. 1997; 29(6): 804–811.
6. Battie MC, Bigos SJ, Fischer LD, et al.: The role of spinal flexibility in back pain complaints within industry: a prospective study. Spine 1990; 15: 768–773.
7. Bedzinski R: Application of speckle photography methods to the investigations of deformation of the vertebral arch. In: Little EG, ed. Experimental Mechanics. New York: Elsevier, 1992.
8. Bogduk N, Macintosh JE: The applied anatomy of the thoracolumbar fascia. Spine 1984; 9: 164–170.
9. Bridger RS, Orkin D, Henneberg M: A quantitative investigation of lumbar and pelvic postures in standing and sitting: interrelationships with body position and hip muscle length. Int J Ind Ergonomics 1992; 9: 235–244.
10. Brinckmann P, Biggemann M, Hilweg D: Prediction of the compressive strength of human lumbar vertebrae. Clin Biomech 1989; 4(suppl 2): S1–S27.
11. Burton AK, Tillotson KM, Troup JDG: Variation in lumbar sagittal mobility with low back trouble. Spine 1989; 14: 584–590.
12. Cady LD, Bischoff DP, O'Connell ER, et al.: Strength and fitness and subsequent back injuries in firefighters. J Occup Med 1979; 21: 269.
13. Callaghan J, Gunning J, McGill SM: A relationship between lumbar spine load and muscle activity during extensor exercises. Phys Ther 1998; 78(1): 8–18.
14. Callaghan JP, Patla A, McGill SM: Low back three-dimensional joint forces, kinematics and kinetics during walking. Clin Biomech 1999; 14: 203–216.
15. Cholewicki J, Greene HS, Polzhofer GR, et al.: Neuromuscular function in athletes following recovery from a recent acute low back injury. J Orthop Sports Phys Ther 2002; 32: 568–576.
16. Cholewicki J, McGill SM: Relationship between muscle force and stiffness in the whole mammalian muscle: a simulation study. J Biomech Eng 1995; 117: 339–342.
17. Cholewicki J, McGill SM: Mechanical stability of the in vivo lumbar spine: implications for injury and chronic low back pain. Clin Biomech 1996; 11: 1–15.
18. Cripton P, Berlemen U, Visarius H, et al.: Response of the lumbar spine due to shear loading, in: Proceedings of the Centers for Disease Control on injury prevention through biomechanics. p. 111. Wayne State University, Detroit, USA. May 4–5, 1995.
19. Daggfeldt K, Thorstensson A: The role of intra-abdominal pressure in spinal unloading. J Biomech 1997; 30: 1149–1155.
20. Dickey JP, Pierrynowski MR, Bednar DA: Deformation of vertebrae in vivo—implications for facet joint loads and spinous process pin instrumentation for measuring sequential spinal kinematics. Presented at the Canadian Orthopaedic Research Society, Quebec City, May 25, 1996.
21. Farfan HF: Mechanical Disorders of the Low Back. Philadelphia: Lea & Febiger, 1973.
22. Fyhrie DP, Schaffler MB: Failure mechanisms in human vertebral cancellous bone. Bone 1994; 15: 105–109.
23. Goel VK, Monroe BT, Gilbertson LG, Brinckmann P: Interlaminar shear stresses and laminae-separation in a disc: finite element analysis of the L3-L4 motion segment subjected to axial compressive loads. Spine 1995; 20: 689–698.
24. Gordon SJ, Young KH, Mayer PJ, et al.: Mechanism of disc rupture—a preliminary report. Spine 1991; 16: 450–456.
25. Gracovetsky S, Farfan HF, Lamy C: Mechanism of the lumbar spine. Spine 1981; 6: 249–261.
26. Hardcastle P, Annear P, Foster D: Spinal abnormalities in young fast bowlers. J Bone Joint Surg 1992; 74B: 421–425.
27. Heylings DJA: Supraspinous and interspinous ligaments of the human lumbar spine. J Anat 1978; 123: 127–131.
28. Juker D, McGill SM, Kropf P, Steffen T: Quantitative intramuscular myoelectric activity of lumbar portions of psoas and the abdominal wall during a wide variety of tasks. Med Sci Sports Exerc 1998; 30: 301–310.
29. King AI: Injury to the thoraco-lumbar spine and pelvis. In: Nahum AM, Melvin JW, eds. Accidental Injury, Biomechanics and Presentation. New York: Springer-Verlag, 1993.
30. Lucas D, Bresler B: Stability of the ligamentous spine. Tech. report no. 40, Biomechanics Laboratory, University of California, San Francisco, 1961.
31. Luoto S, Heliovaara M, Hurri H, Alaranta M: Static back endurance and the risk of low back pain. Clin Biomech 1995; 10: 323–324.
32. Macintosh JE, Bogduk N, Gracovetsky S: The biomechanics of the thoracolumbar fascia. Clin Biomech 1987; 2: 78–83.
33. Malmivaara A, Hakkinen U, Aro T, et al.: The treatment of acute low back pain—bed rest, exercises, or ordinary activity? N Engl J Med 1995; 332: 351–355.
34. Manniche C, Hesselsoe G, Bentzen L, et al.: Clinical trial of intensive muscle training for chronic low back pain. Lancet 1988; Dec 24/31: 1473.
35. Mayer TG, Gatchel RJ, Kishino N, et al.: Objective assessment of spine function following industrial injury: a prospective study with comparison group and one-year follow up. Spine 1985; 10: 482.
36. McGill SM: A myoelectrically based dynamic 3-D model to predict loads on lumbar spine tissues during lateral bending. J Biomech 1992; 25: 395–414.
37. McGill SM: Abdominal belts in industry: a position paper on their assets, liabilities and use. Am Ind Hyg Assoc J 1993; 54: 752–754.
38. McGill SM: The mechanics of torso flexion: situps and standing dynamic flexion manoeuvres. Clin Biomech 1995; 10: 184–192.

39. McGill SM: Biomechanics of low back injury: implications on current practice and the clinic. J Biomech 1997; 30: 465–475.
40. McGill SM: Low back exercises: evidence for improving exercise regimens. Phys Ther 1998; 78: 754–765.
41. McGill SM: Ultimate Back Fitness and Performance, 2nd edition. Backfitpro Inc. 2006 (www.backfitpro.com).
42. McGill SM: Low back exercises: prescription for the healthy back and when recovering from injury. In: American College of Sports Medicine—Resource Manual for Guidelines for Exercise Testing and Prescription. 4th ed. Baltimore: Lippincott Williams & Wilkins, 2001, pp. 120–132.
43. McGill SM, Childs A, Liebenson C: Endurance times for stabilization exercises: clinical targets for testing and training from a normal database. Arch Phys Med Rehab, 1999; 80: 941–944.
44. McGill SM, Juker D, Kropf P: Quantitative intramuscular myoelectric activity of quadratus lumborum during a wide variety of tasks. Clin Biomech 1996; 11: 170–172.
45. McGill SM, Kippers V: Transfer of loads between lumbar tissues during the flexion relaxation phenomenon. Spine 1994; 19: 2190–2196.
46. McGill SM, Norman RW: Partitioning of the L4/L5 dynamic moment into disc, ligamentous and muscular components during lifting. Spine 1986; 11: 666–667.
47. McGill SM, Norman RW: Reassessment of the role of intraabdominal pressure in spinal compression. Ergonomics 1987; 30: 1565–1588.
48. McGill SM, Norman RW: The potential of lumbodorsal fascia forces to generate back extension moments during squat lifts. J Biomed Eng 1988; 10: 312–318.
49. McGill SM: Low back disorders: Evidence-based prevention and rehabilitation. Champaign, IL: Human Kinetics Publishers, 2002.
50. Nachemson A: The load on lumbar discs in different positions of the body. Clin Rel Res 1966; 45: 107–112.
51. Nachemson A: Newest knowledge of low back pain: a critical look. Clin Orthop 1992; 279: 8–20.
52. Nachemson A, Andersson GBJ, Schultz AB: Valsalva manoeuvre biomechanics: effects on lumbar trunk loads of elevated intra-abdominal pressure. Spine 1986; 11: 476–479.
53. Nachemson AL: Lumbar interdiscal pressure. Acta Orthop Scand 1960; suppl 43: 1–104.
54. Noyes FR, De Lucas JL, Torvik PJ: Biomechanics of ligament failure: an analysis of strain-rate sensitivity and mechanisms of failure in primates. J Bone Joint Surg 1994; 56A: 236.
55. Nutter P: Aerobic exercise in the treatment and prevention of low back pain. State Art Rev Occup Med 1988; 3: 137.
56. O'Sullivan P, Twomey LT, Allison GT: Evaluation of specific stabilization exercise in the streatment of chronic low back pain with radiologic diagnosis of spondylolysis or spondylolistheses, Spine 1997; 22: 2959–2967.
57. O'Sullivan P, Twomey LT, Allison GT: Altered abdominal back recruitment in patients with chronic back pain following a specific exercise intervention. J Orthop Sports Phys Ther 1998; 27: 114–124.
58. Potvin JR, Norman RW: Can fatigue compromise lifting safety? Proceedings of the NACOB II, the second North American congress on biomechanics, August 24–28, 1992; 153.
59. Richardson CA, Jull GA: Muscle control—pain control. What exercises would you prescribe? Manual Ther 1995; 1: 2–10.
60. Rissanen PM: The surgical anatomy and pathology of the supraspinous and interspinous ligaments of the lumbar spine with special reference to ligament ruptures. Acta Orthop Scand 1960; suppl 46: 7–99.
61. Roaf R: A study of the mechanics of spinal injuries. J Bone Joint Surg 1960; 42B: 810.
62. Saal JA, Saal JS: Nonoperative treatment of herniated lumbar intervertebral disc with radiculopathy: an outcome study. Spine 1989; 14: 431–437.
63. Santaguida L, McGill SM: The psoas major muscle: a three-dimensional mechanical modelling study with respect to the spine based on MRI measurement. J Biomech 1995; 28: 339–345.
64. Sharma M, Langrama NA, Rodriguez J: Role of ligaments and facets in lumbar spine stability. Spine 1995; 20: 887–900.
65. Tesh KM, Dunn J, Evans JH: The abdominal muscles and vertebral stability. Spine 1987; 12: 501–508.
66. Videman T, Nurminen M, Troup JDG: Lumbar spinal pathology in cadaveric material in relation to history of back pain, occupation and physical loading. Spine 1990; 15: 728–740.
67. Wilder DG, Pope MH, Frymoyer JW: The biomechanics of lumbar disc herniation and the effect of overload and instability. J Spine Disord 1988; 1: 16–32.
68. Yingling VR, McGill SM: Anterior shear of spinal motion segments: kinematics, kinetics and resulting injuries. Spine 1999; 24(18): 1882–1889

CAPÍTULO
35

Estrutura e função dos ossos e das articulações da pelve

Emily L. Christian, P.T., ph.D.

SUMÁRIO

Osteologia da estrutura pélvica e das estruturas associadas 625
    Coluna lombar e vértebra L5 625
    Sacro 627
    Cóccix 629
    Osso ilíaco 629
    Diferenças sexuais 635
Articulações pélvicas e estruturas periarticulares 637
    Junção lombossacral 640
    Junção sacrococcígea 641
    Articulação sacroilíaca (ASI) 642
    Sínfise púbica 650
    Disfunção ou adaptação funcional? 651
Resumo 652

Os ossos do cíngulo do membro inferior consistem em dois ossos ilíacos (ossos do quadril) formados pela fusão de três ossos, o ílio, o ísquio e o púbis. Ao contrário daqueles dos membros superiores, os ossos da cintura do membro inferior são desenvolvidos para estabilidade, e não para mobilidade (Tab. 35.1). Os dois ossos ilíacos unem-se ao sacro dorsalmente e um ao outro na linha média anterior para formar um anel osteoligamentar robusto, a pelve (Fig. 35.1). A pelve une-se com a quinta vértebra lombar acima da junção lombossacral e abaixo dos dois fêmures nas articulações do quadril (Fig. 35.2).

A função da pelve óssea é principalmente locomotora e, portanto, somática (i. e., pertence aos quadris e à parede corpórea). Cumprindo essa capacidade, a pelve óssea fornece os locais de inserção para o tronco e os músculos dos membros inferiores, transmite o peso corporal sobreposto para os membros inferiores (na posição vertical) ou para os ísquios (na posição sentada), e absorve forças de reação do solo em todas as atividades na posição vertical e sentada. A pelve óssea funciona em uma capacidade visceral além da somática, já que diversos tratos viscerais (os efluentes pélvicos) passam pela sua extremidade caudal, envolvendo-a na micção, defecação e, em mulheres, na função sexual e no parto. Os objetivos desses três capítulos sobre a pelve óssea são oferecer uma compreensão de como as características específicas do seu formato a tornam capaz de desempenhar essas funções aparentemente divergentes, descrever mudanças que ocorrem nas estruturas pélvicas ao longo da vida que podem ter efeito prejudicial no funcionamento e analisar as cargas suportadas pela pelve. Os objetivos específicos deste capítulo são:

- descrever as características ósseas da quinta vértebra lombar, do sacro, do cóccix e dos ossos ilíacos para demonstrar como essas características permitem que a pelve forneça uma sustentação estável para o peso corporal sobreposto e uma base resistente a partir da qual o movimento dos membros inferiores é realizado;

TABELA 35.1 Comparação das características osteológicas dos cíngulos dos membros

Cíngulo do membro superior	Cíngulo do membro inferior
Os ossos formam-se por meio dos métodos intramembranoso e endocondral de formação óssea	Os ossos formam-se por meio do método endocondral de formação óssea
Formada por meio de dois elementos de cada lado: clavícula e escápula	Formada por três elementos de cada lado: ílio, ísquio e púbis
Os dois elementos de cada lado são distintos um do outro	Os três elementos de cada lado unem-se para formar dois ossos ilíacos
Não há articulação ventral entre os dois lados	Os dois ossos ilíacos articulam-se ventralmente na sínfise púbica
Não há articulação dorsal	Cada osso ilíaco articula-se dorsalmente com o sacro
As articulações com o esqueleto axial são ventrais, pequenas e altamente móveis	As articulações com o esqueleto axial são dorsais, robustas e quase imóveis
A articulação com o membro proximal do membro superior é relativamente superficial e permite uma grande amplitude de movimento	A articulação com o membro proximal do membro inferior é mais profunda do que a do membro superior e permite uma amplitude de movimento mais limitada
Desenvolvida para mobilidade; resistente a forças mecânicas	Desenvolvida para estabilidade; transmite forças mecânicas entre a coluna vertebral e o membro inferior

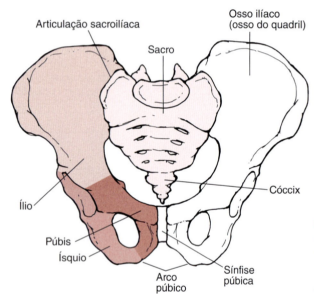

Figura 35.1 Vista anterior do anel osteoligamentar que forma a pelve. Os elementos do anel incluem o sacro e os ossos ilíacos (ossos do quadril). Eles são unidos posteriormente por duas articulações sacroilíacas e anteriormente na sínfise púbica. Os três ossos que se unem para formar cada osso ilíaco estão indicados.

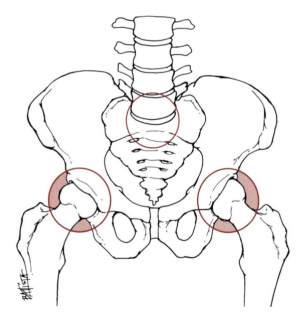

Figura 35.2 A pelve articula-se com a quinta vértebra lombar acima e com o fêmur acoplado abaixo.

- discutir a estrutura e a sustentação ligamentar da articulação lombossacral para compreender sua contribuição para a transferência de peso para o sacro e como uma doença contribui para sua disfunção;
- discutir a estrutura, os ligamentos e a função de cada uma das articulações entre o sacro e os ossos ilíacos e entre os dois ossos ilíacos e identificar como cada um garante a estabilidade enquanto permite o movimento entre elementos esqueléticos específicos;
- descrever as alterações estruturais nas articulações pélvicas com o passar do tempo e em subpopulações e os efeitos que essas mudanças impõem à função somática pélvica;
- identificar a quantidade de movimento disponível entre os elementos axiais e apendiculares da pelve óssea, bem como entre as hemipelves, e discutir as sequelas das alterações no movimento disponível;
- descrever o alinhamento dos elementos axiais e apendiculares da pelve óssea para obter uma compreensão de como as alterações no alinhamento normal podem resultar em um funcionamento irregular e a imposição de cargas altamente prejudiciais sobre as estruturas adjacentes;
- comparar a pelve óssea do homem e da mulher;
- discutir o papel da pelve óssea na função visceral da pelve.

Osteologia da estrutura pélvica e das estruturas associadas

A pelve óssea, composta pelos dois ossos ilíacos e o sacro, fornece a transição do tronco para o membro inferior. O movimento da pelve consiste no movimento dos ilíacos como uma unidade em relação ao sacro (**movimento simétrico**), no movimento antagônico de cada osso ilíaco em relação ao sacro (**movimento assimétrico**) e na rotação da coluna vertebral e dos ilíacos como uma unidade ao redor das cabeças femorais (**movimento lombopélvico**). Um conhecimento detalhado da pelve óssea é essencial para que o clínico compreenda o movimento pélvico e a análise dos problemas clínicos associados com sua disfunção mecânica. Uma descrição de cada estrutura óssea envolvida é apresentada a seguir.

Coluna lombar e vértebra L5

Os ossos da coluna lombar são discutidos detalhadamente no Capítulo 32. O tamanho deles aumenta do cranial ao caudal, refletindo seu papel na transmissão do peso corporal sobreposto à pelve para a transmissão aos membros inferiores. Normalmente, eles são mais largos de um lado ao outro do que da frente para trás, mais altos anteriormente do que posteriormente e possuem processos transversos longos e finos e processos transversos curtos, quase horizontais. Com exceção da L5, as facetas dos processos articulares superiores das vértebras lombares são verticais e direcionadas medialmente e um pouco posteriormente, enquanto aquelas dos seus processos articulares inferiores são verticais e direcionadas lateralmente e um pouco anteriormente; as cavidades da faceta articular (articulações dos processos articulares) são orientadas, portanto, predominantemente no plano sagital e facilitam a flexão e a extensão. Os corpos vertebrais com formato de cunha (mais altos anteriormente) são responsáveis pela **lordose** (concavidade dorsal) formada pela coluna lombar superior, mas a curvatura lordótica na parte inferior é atribuída às vértebras e aos discos intervertebrais (DIVs), ambos mais altos anteriormente.[136,147]

A quinta vértebra lombar transita da região lombar para a sacra e é atípica (Tab. 35.2). Várias de suas características refletem seu papel na transmissão do peso da cabeça, dos membros superiores e do tronco ao sacro. A mais robusta das vértebras lombares possui processos transversos sólidos que estão em contato com toda a superfície lateral do pedículo e a lateral do corpo (Fig. 35.3). O contraste entre as alturas

TABELA 35.2 Características osteológicas atípicas da quinta vértebra lombar e estruturas inseridas

Características osteológicas	Inserções
Corpo: maior e mais pesado	Ligamentos: longitudinal anterior e posterior, supraespinhoso
	Músculos: fáscia toracolombar, psoas maior
Altura do corpo: maior discrepância entre as alturas anterior e posterior	DIVs: mais espessos de todos os discos na coluna vertebral
Processos articulares: facetas dos processos articulares inferiores orientadas em um plano quase frontal	Cápsula articular zigapofisária
Processos transversos: em contato com toda a superfície lateral do pedículo e do corpo; projetam-se para cima e posterolateralmente; mais curto	Ligamentos: iliolombar, lombossacral, intertransversal
	Músculos: fáscia toracolombar, multífido, intertransversais, eretor da espinha
Processo espinhoso: menor	Ligamentos: interespinhoso, supraespinhoso
	Músculos: interespinhais, eretor da espinha

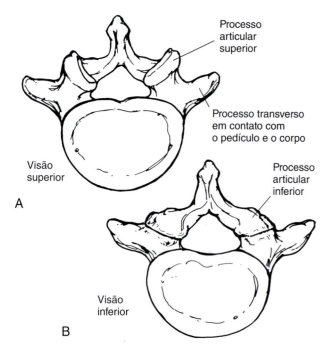

Figura 35.3 A quinta vértebra lombar. **A.** Vista superior. **B.** Vista inferior. Observe a orientação próxima ao plano sagital dos processos articulares superiores e a orientação próxima ao plano coronal dos processos articulares inferiores dessa vértebra transicional.

anterior e posterior do corpo vertebral é maior na L5; essa característica, bem como uma altura anterior maior do que a posterior do 5º DIV lombar, contribui para o ângulo formado na **junção lombossacral** (Fig. 35.4). Os processos articulares superiores da L5 são típicos, mas as facetas dos seus processos articulares inferiores são verticais e projetam-se anteriormente e um pouco lateralmente para se unirem com os processos articulares superiores da base do sacro (Fig. 35.3); essa orientação posiciona as cavidades da faceta articular lombossacral predominantemente no plano coronal. Essa mudança brusca na orientação predominante do plano sagital para o coronal contribui significativamente para a integridade lombossacral, suportando o estresse de cisalhamento entre a quinta vértebra lombar, o DIV inferior e a base do sacro.[59,136,147]

Relevância clínica

Radiografia oblíqua das vértebras lombares: Quando visualizados em uma radiografia oblíqua, partes do arco vertebral da L5 (bem como outras vértebras lombares) e seus processos assumem a aparência clássica de um cão Terrier Escocês[101,136] (Fig. 35.5). A visão oblíqua é útil para visualizar a porção intra-articular (istmo), a parte do arco vertebral que conecta os processos articulares superiores e inferiores;[109] ela coincide com o pescoço ou a coleira do cão Terrier Escocês. Embora não seja reconhecida como uma parte vertebral na Nomina Anatomica (N.A),[45] sua importância clínica e a relevância da radiografia oblíqua da L5 tornam-se aparentes em uma discussão posterior sobre espondilolistese.

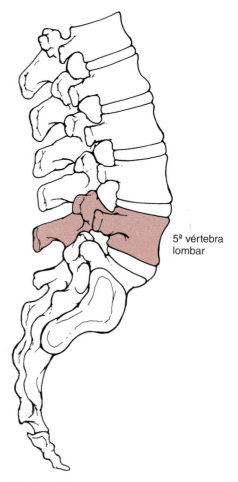

Figura 35.4 Vista lateral do coluna lombossacral. Observe que a altura vertical do quinto corpo vertebral lombar e os discos intervertebrais são maiores anteriormente do que posteriormente. Ambas as características contribuem para o ângulo lombossacral.

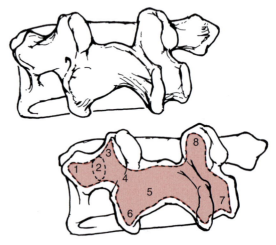

Figura 35.5 A visão oblíqua posterior da quinta vértebra lombar demonstra as partes do cão Terrier Escocês radiográfico. O focinho é formado pelo processo transverso (1); o olho é a extremidade visualizada do pedículo (2); a orelha é o processo articular superior (3); o pescoço é o istmo (4); o corpo é a lâmina e o processo espinhoso (5); a pata dianteira é o processo articular inferior (6); a pata traseira é o processo articular inferior contralateral (7); e o rabo é a lâmina e o processo articular superior contralateral (8).

Sacro

O osso sacro era o osso sagrado para os romanos, já que ele é o último osso do corpo a se desintegrar e necessário para a ressurreição.[156,157] Também conhecido como a vértebra magna, a mais atípica de todas as vértebras é um triângulo invertido formado a partir da fusão de cinco segmentos vertebrais sacrais (Tab. 35.3). Sua base ampla projeta-se anterossuperiormente para articular-se com a quinta vértebra lombar na junção lombossacral, e seu ápice obtuso projeta-se posteroinferiormente para articular-se com o primeiro segmento coccígeo na **junção sacrococcígea** (Fig. 35.6). Todo o sacro é convexo dorsalmente e côncavo ventralmente. Sua superfície ventral (pélvica) contribui para a parede posterior da cavidade pélvica, enquanto a superfície dorsal é subcutânea.

O sacro não possui forame intervertebral para emergir nos nervos espinais e tem, em vez disso, quatro conjuntos de forame ventral (pélvico) e dorsal separados para a passagem dos principais ramos dorsais e ventrais dos nervos espinais S1-4. Um canal sacral passa por seu núcleo e abre-se no ápice como o hiato sacral, local em que emerge o quinto nervo espinal sacral (S5) e o nervo espinal coccígeo (Co1). Os corpos sacrais são fundidos ao longo de linhas transversas no terceiro central, e os processos transversos e os elementos costais fundidos formam partes laterais que passam longitudinalmente de cada lado. O piriforme origina-se da superfície ventral do sacro, ao redor dos principais ramos ventrais emergentes. Os músculos que se originam da sua superfície dorsal incluem o multífido, o eretor da espinha e o glúteo máximo.

TABELA 35.3 Características osteológicas do sacro e do cóccix e estruturas inseridas

Características osteológicas	Inserções e estruturas associadas
Sacro	
Consiste em 5 segmentos vertebrais fundidos	Ligamentos: longitudinal anterior e posterior, sacroilíaco dorsal e ventral, sacrotuberoso, sacroespinal
	Músculos: piriforme, glúteo máximo, multífido, eretor da espinha, isquiococcígeo
Uma base superior: a abertura é o canal sacral e as facetas projetam-se superiormente em um plano quase coronal	Cápsulas articulares zigoapofisárias
Um ápice inferior: a abertura é o hiato sacral e o corno sacral que se projetam inferiormente para articular-se com o corno coccígeo	Ligamentos: sacrococcígeo dorsal, ventral e lateral
Não há forame intervertebral: em vez disso há forame sacral ventral e dorsal	Os principais ramos ventrais e dorsais dos nervos espinais passam pelo forame individual
Cóccix	
Consiste em 3 a 4 vértebras rudimentares	Ligamentos: sacrotuberoso, sacroespinal, sacroilíaco dorsal, anococcígeo
	Músculos: glúteo máximo, levantador do ânus, isquiococcígeo, esfíncter externo do ânus
O corno coccígeo do Co1 projeta-se superiormente para articular-se com o corno sacral	Ligamentos: sacrococcígeo dorsal, ventral e lateral, intercoccígeo

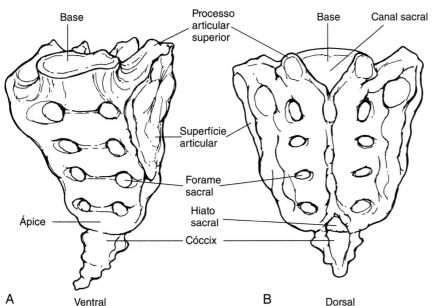

Figura 35.6 O sacro. **A.** A superfície ventral é côncava. **B.** A superfície dorsal é convexa.

Base

A base do sacro é a sua parte mais ampla e representa a superfície superior do S1. O lábio anterossuperior do S1 projeta-se para a frente de acordo com o promontório sacral (Fig. 35.7). As facetas dos processos articulares superiores são verticais e projetam-se em direção ao crânio, posteriormente, e um pouco medialmente para articular-se com as facetas dos processos articulares inferiores da L5. Essa orientação das facetas lombossacrais é importante na estabilização da junção lombossacral, o ponto de maior estresse em toda a coluna vertebral.

> ### Relevância clínica
>
> **Posição do corno sacral:** Os cornos sacrais são pontos de referência úteis para localizar o hiato sacral quando se pretende injetar um agente anestésico no espaço epidural em bloqueios caudais epidurais.[113]

Parte lateral

A parte lateral do sacro, ou asa, é formada pela fusão dos processos transversos sacrais e dos elementos costais um com o outro, com o restante da vértebra e com cada nível sucessivo. Cada asa é larga na base do sacro e estreita no seu topo. Na grande maioria dos indivíduos,[149] a superfície lateral dos três segmentos sacrais superiores combinados sustenta uma superfície auricular em formato de L coberta por cartilagem para articulação com a área em formato de L sobre o ílio, também descrita como auricular, e coberta por cartilagem. Imediatamente posterossuperior à superfície auricular está uma área áspera, a tuberosidade sacral; ela aproxima-se de uma área de formato e nome similares no ílio. As superfícies auriculares e as tuberosidades do sacro e do ílio contribuem para a formação da articulação sacroilíaca (ASI). As superfícies laterais do quarto e do quinto segmentos sacrais normalmente não são articulares; entretanto, o S4 pode formar uma parte da superfície auricular sacral e contribuir para a ASI.[12,149]

Ápice

O aspecto caudal do quinto segmento sacral, o ápice do sacro, sustenta uma faceta para articulação com o primeiro segmento coccígeo. O corno sacral projeta-se em direção à cauda em ambos os lados do hiato sacral, um defeito no arco vertebral do S5 que permite a passagem dos nervos espinais S5 e Co1 (Fig. 35.6B). Junto com os elementos vasculares, o hiato sacral também transmite o ligamento coccígeo, a âncora caudal da medula espinal, formado pelas contribuições do **filo terminal** da pia-máter e do **filo da dura-máter** aracnoide-dura.[24]

Ossificação

Os principais centros de ossificação dos corpos, dos arcos vertebrais e dos elementos costais do sacro surgem antes do nascimento entre o terceiro e o oitavo mês de gestação;[70,147] diversos centros secundários surgem posteriormente. A fusão de várias partes de cada segmento vertebral começa aos 5 anos de idade e continua ao longo dos próximos 18 a 25 anos; os DIVs entre os segmentos podem não ossificar completamente até a meia idade.[147] O desenvolvimento e a ossificação do sacro ocorrem mais tarde do que os do ílio.

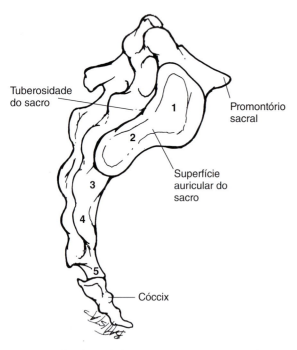

Figura 35.7 Vista lateral do sacro. Os segmentos vertebrais sacrais são numerados de 1 a 5; a superfície auricular e os segmentos da tuberosidade sacral de 1 a 3 participam na formação das articulações sacroilíacas.

> ### Relevância clínica
>
> **Anomalias lombossacrais:** Por ser uma área de transição de uma região da coluna vertebral para outra, a junção L5-S1 é sujeita a um alto grau incomum de variação e malformação. Um autor apontou essa instabilidade fisiológica da região,[82] e outros a descreveram como ontogeneticamente inquieta.[141] Uma grande variedade de características morfológicas anômalas tem sido observada. Aquelas que mal podem ser suportadas pelo indivíduo incluem a sacralização parcial ou completa da L5 (fusão da L5 com o sacro) ou a lombarização do primeiro segmento sacral (separação do primeiro segmento sacral do restante dos segmentos fundidos)[59,136,147] (Fig. 35.8), a ausência congênita do pedículo,[117] as desigualdades na altura dos dois lados da base do sacro,[59] lâminas acessórias,[10] a displasia da porção intra-articular (istmo do cão Terrier Escocês)[141] (Fig. 35.5), a aplasia ou displasia da zigapófise do primeiro segmento sacral,[59,141] e uma mudança na orientação de uma ou ambas as facetas zigoapofisárias do coronal ao sagital[28,53] (Fig. 35.9).

Cóccix

O cóccix, um restante do esqueleto da cauda,[114] é um osso com formato de bico (Gr. *kokkyx*, cuco) representado por três a cinco vértebras rudimentares fundidas, quatro sendo o número mais comum[113] (Fig. 35.10). Sua curvatura normalmente segue a do sacro (i. e., côncava ventralmente). O primeiro segmento coccígeo possui uma faceta para articulação com o ápice do sacro e um corno coccígeo que se projeta em direção ao crânio para articulação com o corno sacral. Um DIV rudimentar está presente entre o sacro e o cóccix.[136]

O cóccix (junto com os dois últimos segmentos sacrais) não transmite o peso de cima. Esses ossos, entretanto, fornecem locais para inserção de diversos músculos (glúteo máximo, levantador do ânus, coccígeo, esfíncter externo do ânus) e ligamentos (sacroespinal, sacrotuberoso, sacroilíaco dorsal longo).

Osso ilíaco

Cada osso ilíaco é formado a partir da união de três ossos separados, o ílio, o ísquio e o púbis (Fig. 35.1).

As três partes unem-se em um ponto central, o acetábulo, a partir do qual cada um dos três ossos se expande; o ílio superiormente, o ísquio posteroinferiormente, e o púbis anteroinferiormente (Tab. 35.4). Eles são conectados pela cartilagem hialina até os 20-25 anos de idade, e após isso se tornam um osso só, o ilíaco (Fig. 35.11). O maior dos três é o ílio e o menor, o púbis. Cada parte possui um corpo; a asa é a parte expandida superior do corpo ilíaco, o ramo isquial curva-se inferiormente e então anteriormente a partir do corpo isquial, e os ramos púbicos inferior e superior projetam-se posteroinferiormente a partir do corpo púbico (Fig. 35.12). Um forame obturado grande e parcialmente oval está presente na parte inferior do osso ilíaco. O maior forame do corpo, ele é completamente fechado pela membrana obturadora, exceto por um pequeno defeito na sua margem anterossuperior, o canal obturatório. Cada osso ilíaco é unido ao sacro posteriormente e ao seu membro oposto anteriormente para formar a pelve óssea. Os dois ossos ilíacos e o sacro recebem inserções musculares dos segmentos acima (tronco) e abaixo (membros inferiores), enquanto abrigam e sustentam os conteúdos viscerais da pelve.

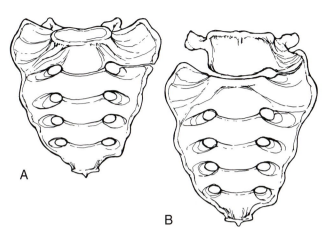

Figura 35.8 Vista ventral das características anômalas das vértebras lombar e sacral. **A.** Lombarização parcial da primeira vértebra sacral. **B.** Sacralização parcial da quinta vértebra lombar.

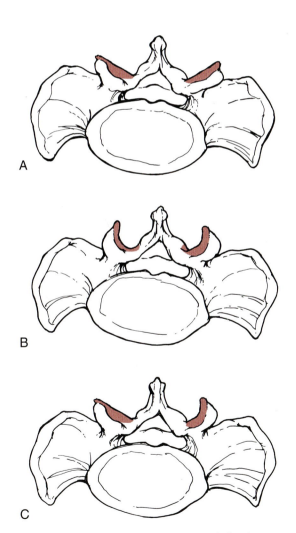

Figura 35.9 Base do sacro. As principais variedades da orientação da faceta do processo articular superior são apresentadas. **A.** Ambas as facetas articulares são planas. **B.** Ambas as facetas articulares superiores são curvadas. **C.** Uma faceta é plana, a outra é curvada.

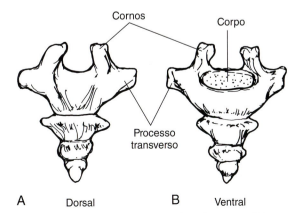

Figura 35.10 O cóccix. **A.** Superfície dorsal. **B.** Superfície ventral (pélvica).

TABELA 35.4 Características osteológicas do osso ilíaco e estruturas inseridas

Características osteológicas	Inserções e estruturas associadas
Ílio	
Crista ilíaca com lábio externo, área intermediária e lábio interno	Oblíquo externo, oblíquo interno, transverso do abdome
EIAS; EIAI	Sartório e ligamento inguinal; tendão reto do reto femoral
EIPS; EIPI	Glúteo máximo; ligamento sacrotuberal
Superfície lateral do corpo	Tendão refletido do reto femoral
Superfície lateral da asa com linhas glúteas inferior, anterior e posterior	Glúteos mínimo, médio e máximo
2/5 superiores do acetábulo e sua borda	Cápsula da articulação do quadril, ligamento da cabeça do fêmur
Superfície medial da asa com a fossa ilíaca	Ílio
Linha arqueada	
Tuberosidade ilíaca	LSI
Superfície auricular	Cartilagem articular
Ísquio	
Espinha isquiática	Ligamento sacroespinal, gêmeo superior, levantador do ânus, coccígeo
Túber isquiático	Ligamento sacrotuberal, semimembranáceo, semitendíneo, bíceps femoral, quadrado femoral, adutor magno, gêmeo inferior
Ramo isquial (ramo isquiopúbico conjunto quando unido com o ramo púbico inferior)	Obturatório externo, adutor magno, períneo transverso profundo, isquiocavernoso
2/5 posteroinferiores do acetábulo e sua borda	Cápsula da articulação do quadril, ligamento da cabeça do fêmur
Corpo	Obturatório interno
Púbis	
Eminência iliopúbica	Psoas menor
Ramo púbico superior	Pectíneo
Tubérculo púbico	Ligamento inguinal
Crista púbica	Reto abdominal
Ramo púbico inferior	Obturatório externo, adutor magno, grácil, adutor curto, adutor longo, períneo transverso profundo, isquiocavernoso, ligamento púbico arqueado
Pécten	Pectíneo
Crista obturatória e sulco	Teto do canal obturatório
Corpo	Ligamento púbico superior, disco interpúbico, piramidal
1/5 anteroinferior do acetábulo e sua borda	Cápsula da articulação do quadril, ligamento da cabeça do fêmur
Forame, canal e incisuras	
Forame obturado	Formado pelo ísquio e púbis; amplamente coberto pela membrana obturadora e pelo obturatório interno
Canal obturatório	Transmite o nervo obturatório, artéria e veia
Incisura isquiática maior	Entre a EIPI e a espinha isquiática; transmite o piriforme, os nervos glúteos e os vasos
Incisura isquiática menor	Entre a espinha isquiática e a tuberosidade, transmite o obturatório interno e seu nervo, o nervo pudendo e os vasos

Ílio

O ílio é achatado no plano sagital e possui as superfícies lateral (glútea) e medial (pélvica). A extremidade superior expandida é a asa, e a extremidade inferior é o corpo. A asa recebe fibras de diversos músculos do tronco e do membro inferior. A borda superior da asa, a crista ilíaca, representa o limite caudal da cintura. Três cristas – os lábios externo, médio e interno – curvam-se ao longo da sua borda superior e servem como locais de inserção para o oblíquo externo

Relevância clínica

Plano transverso das cristas ilíacas: O plano transverso das cristas ilíacas, ou plano supracristal, é horizontal e passa através do DIV entre a L4 e a L5. Conveniente para avaliar a altura das cristas ilíacas na postura ereta, ele também é útil para a localização da região comum da punção lombar[112,136] (Fig. 35.13).

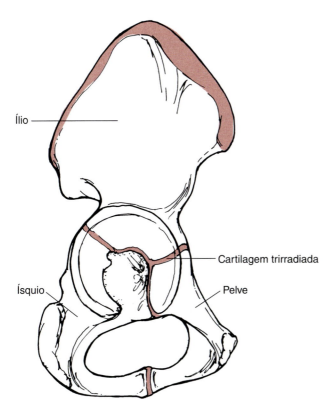

Figura 35.11 Vista lateral do osso ilíaco direito de uma criança, indicando centros de ossificação. Observe o tronco cartilaginoso trirradiado em forma de Y conectando os três ossos do osso do quadril no acetábulo. A cartilagem também está presente na junção isquiopúbica e ao longo da margem superior da crista ilíaca.

do abdome, o oblíquo interno do abdome e o transverso do abdome, respectivamente.

Superfície medial

A superfície medial (pélvica) da asa sustenta uma concavidade, a fossa ilíaca, da qual se origina o músculo ilíaco. A parte posterior da superfície medial de cada ílio possui um par de proeminências que marca o local da ASI: uma superfície auricular anteroinferior em formato de L coberta por cartilagem e uma tuberosidade ilíaca posterossuperior. A superfície auricular e a tuberosidade articulam-se com as áreas de formato e nome similares sobre a asa do sacro para formar a ASI. Uma crista oblíqua de osso divide a tuberosidade ilíaca em uma parte superior (posterossuperior) e uma parte inferior (anteroinferior). O ligamento sacroilíaco interósseo insere-se na parte inferior; dois músculos do tronco, o eretor da espinha e as fibras mediais do quadrado lombar, inserem-se na parte superior. Descendendo anteriormente da borda da superfície auricular está a linha arqueada; ela une o ílio ao púbis na eminência iliopúbica (iliopectínea), uma área áspera que recebe a inserção do psoas maior quando está presente. A extremidade inferior da superfície medial do corpo do ílio marca a posição dos dois quintos superiores do acetábulo.

Superfície lateral

Três linhas glúteas oblíquas marcam a superfície lateral da asa e a subdividem em quatro áreas (Fig. 35.12A). Começando posteriormente, o glúteo máximo origina-se entre a linha glútea posterior e a borda posterior da asa ilíaca; o glúteo médio, da área entre as linhas glúteas posterior e anterior; o glúteo mínimo (posteriormente) e o tensor da fáscia lata (anteriormente) do osso, entre as linhas glúteas anterior e inferior; e o tendão refletido do reto da coxa, da área do osso inferior à linha glútea inferior, imediatamente acima do acetábulo (Fig. 35.12C). A extremidade inferior da superfície lateral do corpo do ílio forma os dois quintos superiores do acetábulo.

Borda anterior

O ponto mais anterior da crista ilíaca é a espinha ilíaca anterossuperior (EIAS), que recebe o ligamento inguinal acima e o músculo sartório abaixo. Movendo-se em direção à cauda, a borda anterior é côncava e termina em uma grande área áspera, a espinha ilíaca anteroinferior (EIAI), que serve como a origem do tendão do reto da coxa.

> ### Relevância clínica
>
> **Posição da EIAS:** A EIAS é um ponto de referência importante para medir o comprimento da perna. Uma suspeita de discrepância no comprimento da perna pode ser avaliada ao medir a distância entre a EIAS e o maléolo ipsilateral medial ou lateral na posição supina e compará-la com a mesma medida obtida no membro contralateral.[98]

Borda posterior

O ponto mais posterior da crista ilíaca é a espinha ilíaca posterossuperior (EIPS); inferiormente e um pouco para a frente da EIPS está a espinha ilíaca posteroinferior (EIPI). As fibras do ligamento sacrotuberal são inseridas na EIPS e na EIPI, enquanto as fibras do ligamento sacroilíaco dorsal seguem para a EIPS e para a extremidade posterior do lábio medial da crista ilíaca. Caudal à EIPI há uma concavidade profunda, a maior incisura ciática, posicionada logo acima do acetábulo; algumas fibras do piriforme originam-se da sua margem superior. Apenas a metade superior dessa incisura profunda é formada pelo ílio, sua metade inferior é formada pela borda posterior do ísquio. É possível observar uma pequena ondulação na pele medial à ESIP e é especialmente proeminente em indivíduos obesos.

Ísquio

O corpo do ísquio forma os dois quintos posteroinferiores do acetábulo. Estendendo-se primeiro inferiormente e então anteriormente a partir do seu corpo está o ramo isquial; sua união com o ramo púbico inferior é marcada por uma área áspera, a sínfise isquiopúbica. Os dois ramos

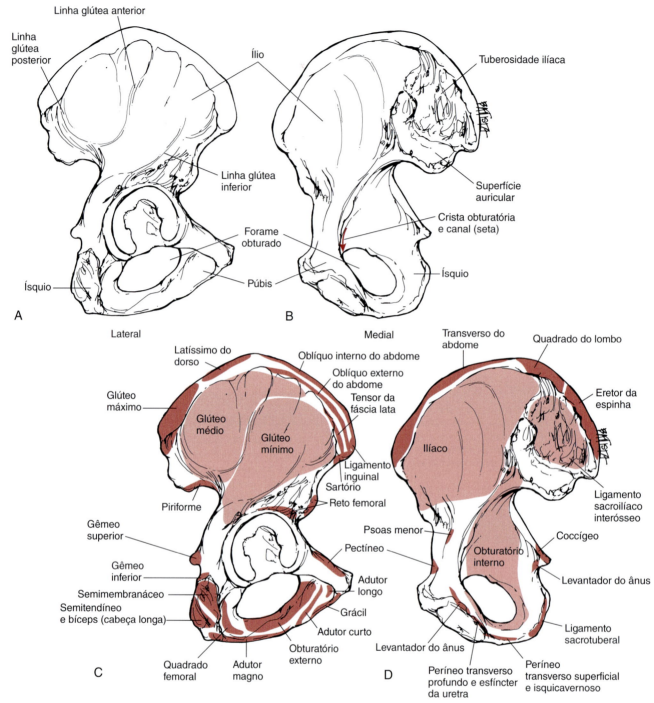

Figura 35.12 Osso ilíaco direito de um adulto com características osteológicas indicadas nas superfícies lateral (**A**) e medial (**B**). Os locais de inserção dos músculos e ligamentos são apresentados nas superfícies lateral (**C**) e medial (**D**).

juntos formam o conjunto do ramo isquiopúbico. O corpo e o ramo do ísquio contribuem com a parede posterolateral da cavidade pélvica. Projetando-se a partir da borda posterior do corpo isquial está a espinha isquiática aguda acima e o grande túber isquiático bulboso abaixo; entre as duas está a incisura ciática menor, uma concavidade mais superficial do que a sua parceira acima. As duas incisuras ciáticas são convertidas em forames (ciático maior e menor) pelos ligamentos sacroespinhais e sacrotuberosos, ligamentos densos que fixam o sacro e o cóccix no ísquio e no ílio, reforçando dessa forma a união entre os elementos esqueléticos apendiculares e axiais (i. e., ASI) (Fig. 35.14). O ligamento sacroespinal é preso na espinha isquiática e o ligamento sacrotuberal no túber isquiático. Além dessas estruturas ligamentares, muitos músculos da pelve, da nádega e da coxa posterior originam-se da espinha e da tuberosidade do ísquio. A maioria das estruturas que saem da cavidade pélvica passa pelo forame isquiático maior, junto com o piriforme; apenas o

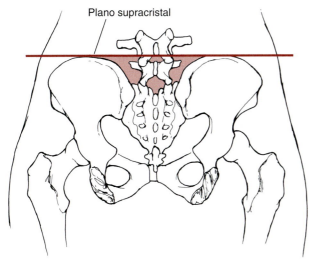

Figura 35.13 A linha horizontal através dos pontos mais altos das cristas ilíacas passa pelo disco intervertebral localizado entre a quarta e a quinta vértebra lombar; este é o plano supracristal.

Túber isquiático

Essa grande proeminência do ísquio que se projeta posteroinferiormente possui múltiplas funções; ela é a origem de diversos grandes músculos da nádega e da coxa, o local de inserção de um ligamento extenso que reforça a ASI, um abrigo para o nervo maior do períneo (pudendo) e uma sustentação para o peso corporal durante a posição sentada. As cristas transversas e verticais dividem a superfície posterior da tuberosidade em quatro quadrantes desiguais (Fig. 35.15): superolateral para o semimembranáceo; superomedial para o semitendíneo e a cabeça longa do bíceps femoral; inferolateral para as fibras posteriores do adutor magno; e inferomedial, no qual ela é coberta por tecido adiposo e pela bursa do glúteo máximo, para a sua função de sustentação de peso. A superfície lateral superior do túber isquiático dá origem ao quadrado femoral. O ligamento sacrotuberal insere-se em toda a borda medial da tuberosidade e estende-se para a frente ao longo do ramo isquiático como o processo falciforme (Fig. 35.16).

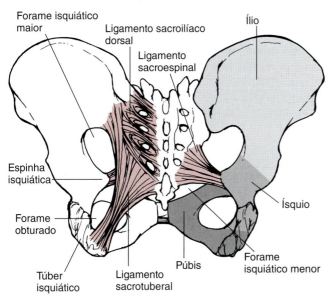

Figura 35.14 Superfície dorsal da pelve com as três partes do osso ilíaco com tonalidades diferentes; a incisura isquiática maior é transformada em um forame pelo ligamento sacroespinal; e a incisura isquiática menor é transformada em um forame pelo ligamento sacrotuberal.

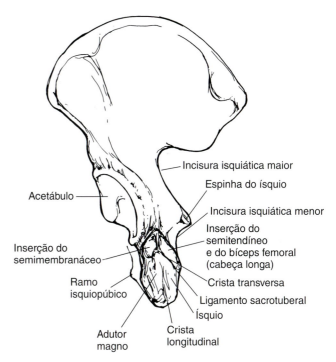

Figura 35.15 Aspecto posterolateral do osso do quadril esquerdo. Duas cristas subdividem essa parte caudal do ísquio: uma crista transversa a separa em metades superior e inferior, e uma crista longitudinal divide a metade inferior. Os longos isquiotibiais originam-se da metade superior; as fibras posteriores do adutor magno originam-se da parte lateral da metade inferior; e a porção medial da metade inferior, usada para sustentar o peso da posição sentada, é coberta por gordura e tecido conjuntivo fibroso e uma bursa para o glúteo máximo. A superfície lateral superior do túber isquiático dá origem ao quadrado femoral. Uma crista ao longo da borda medial da tuberosidade continua para a frente ao longo do ramo isquiopúbico; as fibras do ligamento sacrotuberal inserem-se aqui para formar o processo falciforme.

obturatório interno e o seu suprimento nervoso, junto com o nervo pudendo e os vasos pudendos internos, atravessam o forame isquiático menor.

Espinha isquiática

O isquiococcígeo e o levantador do ânus originam-se da superfície medial da espinha isquiática (Fig. 35.12D). Os gêmeos superior e inferior originam-se da superfície lateral da espinha e da tuberosidade, respectivamente, de forma direta em ambos os lados da incisura isquiática menor (Fig. 35.12C).

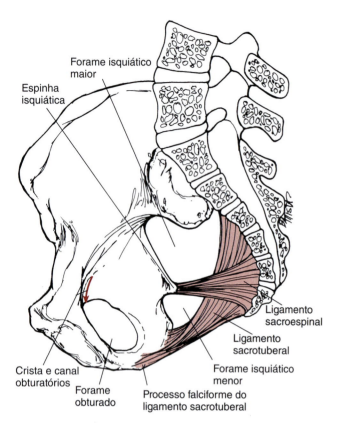

Figura 35.16 Vista medial do osso ilíaco direito. Observe a extensão do ligamento sacrotuberal ao longo da superfície medial do ramo isquial como o processo falciforme.

ílio, está uma crista afiada de osso, o pécten; a linha arqueada e o pécten juntos formam a linha terminal. O pécten termina no tubérculo púbico; a partir do tubérculo uma crista passa medialmente, a crista púbica, e segue até a superfície da sínfise. O promontório sacral e a asa, a linha terminal, e a crista púbica de cada lado formam a **borda da pelve**; ela divide a pelve verdadeira (pelve menor) abaixo da pelve falsa (pelve maior) acima. O pécten dá origem ao músculo pectíneo.

Ramo púbico inferior e ramo isquial

O ramo inferior do púbis e o ramo do ísquio encontram-se em um ponto que fica aproximadamente equidistante entre o limite anterior do púbis e o limite posterior do ísquio; as duas partes juntas formam o conjunto do ramo isquiopúbico. Com a margem inferior da sínfise púbica, os ramos púbicos inferiores acoplados e os ramos isquiais formam o arco púbico (Fig. 35.1). Os corpos púbicos e os ramos isquiopúbicos possuem uma superfície pélvica (medial, posterior) que serve como a origem óssea para diversos músculos pélvicos e perineais: o levantador do ânus do diafragma pélvico do corpo púbico, e o diafragma urogenital, o transverso superficial do períneo, e o isquiocavernoso a partir do ramo isquiopúbico. Suas superfícies laterais (anteriores) são ásperas e marcam o local de origem dos músculos da coxa medial (adutor): as fibras anteriores do adutor magno a partir do ramo isquiopúbico, e o grácil e o adutor breve a partir do ramo inferior e do corpo do púbis.

Púbis

O corpo do púbis é comprimido no plano sagital e possui dois ramos que se projetam a partir dele, um posterossuperiormente (ramo superior) e um posteroinferiormente (ramo inferior) (Fig. 35.12). O ramo superior é unido ao corpo do ílio na eminência iliopúbica (iliopectínea) e o ramo inferior ao ramo isquial na sínfise isquiopúbica. Os corpos dos dois pubes projetam-se em direção à linha média como as superfícies ásperas da sínfise. Um disco fibrocartilaginoso interposto entre as duas superfícies é parte da articulação anterior entre os dois ossos ilíacos, a **sínfise púbica**. A superfície posterior dos dois corpos púbicos e o disco interpúbico formam a parede anterior da cavidade pélvica. O adutor longo origina-se da superfície anterior do corpo do púbis.

Ramo púbico superior

A extremidade posterior do ramo púbico superior, região em que ele se une ao corpo do ílio, forma o quinto anteroinferior do acetábulo. Na extremidade posteroinferior do ramo há um pequeno sulco, o sulco obturatório, protegido por uma crista de osso, a crista obturatória; o sulco, a crista e um defeito na membrana obturadora, ou canal obturatório, todos marcam o local de passagem do nervo obturatório e dos vasos da cavidade pélvica para a coxa medial.

Estendendo-se para a frente ao longo da superfície interna do ramo púbico superior, junto com a linha arqueada do

> ### Relevância clínica
>
> **Ligamento sacrotuberal e canal do pudendo:** O ligamento sacrotuberal que se insere na borda medial do túber isquiático estende-se ao longo do lado medial do ramo isquiopúbico como o processo falciforme.[134,147] Essa extensão para a frente do ligamento forma o assoalho do canal do pudendo (canal de Alcock) e abriga os conteúdos do canal, o nervo pudendo e os vasos pudendos internos, os principais elementos neurovasculares do períneo (Fig. 35.17). Apesar disso, os conteúdos do canal do pudendo são intimamente justapostos ao ramo isquiopúbico e podem ser prejudicados quando esse ramo está fraturado e os fragmentos ósseos colidem ou rompem os conteúdos neurovasculares. Mais comumente, a pressão sobre o canal do pudendo, como a que ocorre durante o ciclismo em longa distância quando o assento comprime a borda medial do ramo isquiopúbico, pode levar a uma disfunção erétil temporária ou prolongada e até mesmo a impotência em homens.[4,38,116,148] O fato de esses aspectos de disfunção sexual masculina serem vasculogênicos (trauma nos vasos pudendos internos), neurogênicos (trauma no nervo pudendo) ou uma combinação dos dois continua a ser debatido.[93,143]

Forame obturado e membrana obturadora

O grande forame obturado parcialmente oval na parte inferior do osso ilíaco é localizado abaixo do acetábulo e é formado pelo corpo e os ramos do ísquio e do púbis. O

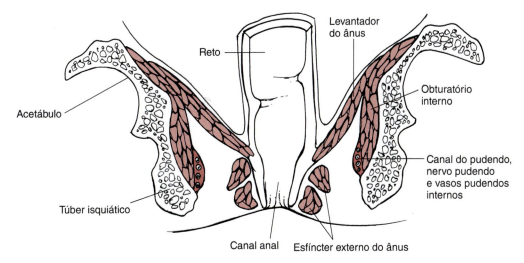

Figura 35.17 Secção coronal através da parte posterior da pelve. Observe a relação do nervo pudendo e dos vasos pudendos internos com a superfície medial do ramo isquial.

forame obturado é praticamente todo fechado pela membrana obturadora, exceto por um pequeno defeito anterossuperior, o canal obturatório, que permite que os elementos neurovasculares obturatórios saiam da cavidade pélvica. O obturatório externo origina-se da maior parte da superfície lateral (externa) da membrana obturadora, bem como do osso adjacente do púbis e do ísquio; o obturatório interno origina-se da maior parte da superfície medial (interna) da membrana, junto com o osso adjacente do púbis, do ísquio e do ílio.

Palpação das proeminências ósseas e das articulações da pelve

A avaliação cuidadosa da região lombar e da pelve requer uma palpação precisa na tentativa de identificar a fonte de reclamações de um paciente. As estruturas facilmente palpáveis da pelve óssea incluem:

- Processos transversos e espinhosos da L5
- Ligamento sacroilíaco dorsal
- Superfície dorsal do sacro
- Cóccix
- EIAS
- Crista ilíaca
- EIPS
- Ligamento sacrotuberal
- Túber isquiático
- Conjunto do ramo isquiopúbico
- Sínfise púbica
- Tubérculo púbico
- Ramo púbico superior

Ossificação

A ossificação do osso ilíaco inicia antes do nascimento por três centros primários, um para o ílio, um para o ísquio e um para o púbis. O centro para o ílio surge no sentido rostral para a grande incisura ciática na nona semana, o centro isquial no seu corpo no quarto mês e o centro para o púbis no seu ramo superior entre o quarto e o quinto mês de vida intrauterina.[7,37,88] Partes importantes de cada um dos três ossos do osso do quadril continuam cartilaginosos ao nascer. Notavelmente, o acetábulo é um corpo cartilaginoso que possui um tronco trirradiado de cartilagem e expande-se a partir do seu centro com pontas projetando-se em direção ao ílio, ísquio e púbis.[147] (Fig. 35.11). Centros secundários de ossificação surgem em momentos variados após o nascimento. Diversos centros secundários para o ílio, o ísquio e o púbis surgem na puberdade e unem-se em algum momento entre os 15 e 25 anos de idade. Três centros secundários para o acetábulo unem-se entre os 16 e 18 anos de idade.[6,7]

> **Relevância clínica**
>
> **Ossificação e fusão do osso ilíaco:** Por causa do atraso da fusão dos ossos da pelve, certas condições e atividades podem ser particularmente perigosas para adolescentes e jovens adultos. A gravidez na adolescência é particularmente arriscada, considerando-se o trauma da passagem fetal pelo canal de nascimento pélvico.[150] Além disso, deve ser dada a devida atenção à participação de adolescentes em certas atividades que requerem aceleração e desaceleração repentinas, como corrida, futebol e basquetebol.[112] Durante essas atividades, fraturas por avulsão podem ocorrer em locais de inserção dos músculos nas apófises (uma proeminência óssea sem centro de ossificação secundário), como a EIAS, a EIAI, o túber isquiático e o ramo isquipúbico.

Diferenças sexuais

Um grau mais elevado de **dimorfismo sexual** é aparente nos ossos da pelve do que em outros ossos do corpo (Fig. 35.18). As características sexuais distintivas surgem antes do

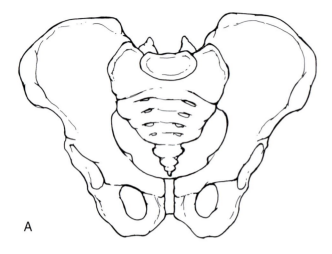

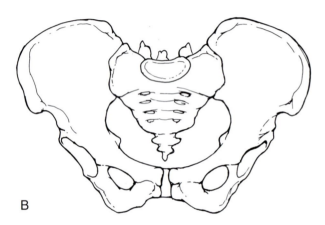

Figura 35.18 Vista anterior da pelve óssea. **A.** Masculina. **B.** Feminina.

nascimento durante o terceiro mês;[18] as pelves não são bem demarcadas antes da puberdade, mas são completamente desenvolvidas após essa fase.[86] As diferenças entre a pelve óssea de homens e mulheres estão relacionadas com muitos fatores, incluindo, mas não limitado a, diferenças relativas à estatura e composição do corpo resultante de ações dos hormônios sexuais e das funções da pelve[8,136,147] (Tab. 35.5).

Em geral, a secreção de estrógenos em mulheres estimula a formação de um indivíduo com ossos mais curtos e mais leves, peso menor e menos massa corporal magra do que nos homens;[63] e os requisitos do parto necessitam de uma pelve mais espaçosa nas mulheres.[147] Por conseguinte, o sacro e os ossos ilíacos delas são mais leves; as protuberâncias ósseas são menos proeminentes; e o alargamento relativo da base sacral e do corpo púbico, aumentando o ângulo do arco púbico e a inclinação para a frente do sacro, e invertendo os túberes isquiáticos, contribuem para o aumento dos diâmetros das aberturas superior e inferior da pelve, facilitando o

> ### Relevância clínica
>
> **Diâmetros pélvicos e tipos de pelves:** A avaliação do tamanho total da pelve feminina e as dimensões de suas aberturas são importantes para a prática obstetrícia. Duas aberturas são importantes: uma é situada acima e serve como a **abertura superior da pelve**, e a outra é posicionada abaixo e funciona como a **abertura inferior da pelve** (Fig. 35.19). O tamanho da cavidade pélvica posicionada entre esses dois limites ósseos é o fator que limita as considerações obstétricas; não foram realizadas tentativas para descrever as contribuições fasciais e musculares feitas para esse espaço.[135]
>
> *continua*

TABELA 35.5 Diferenças entre a pelve masculina e a feminina que representam adaptações para a gestação

Características da pelve óssea masculina	Características da pelve óssea feminina
Concavidade mais cônica	Cavidade mais cilíndrica
Sacro mais longo e mais estreito	Sacro mais curto e mais largo
Concavidade sacral mais superficial	Concavidade sacral mais profunda
> 1/3 de base sacral = o corpo	> 2/3 de base sacral = a asa
Parede anterolateral da pelve mais estreita	Parede anterolateral da pelve mais larga
Tubérculos púbicos mais próximos	Tubérculos púbicos mais distantes
Distância entre a sínfise púbica e o lábio anterior do acetábulo = diâmetro do acetábulo	Distância entre a sínfise púbica e o lábio anterior do acetábulo > diâmetro do acetábulo
Incisura isquiática maior mais estreita	Incisura isquiática maior mais larga
Arco púbico < 90°	Arco púbico ~ 90°
Ramos isquiopúbicos robustos e invertidos	Ramos isquiopúbicos delicados
Ísquio relativa e absolutamente mais longo que o púbis	Púbis relativa e absolutamente mais longo que o ísquio
Índice isquiopúbico[a] < 90°	Índice isquiopúbico > 90°

[a] Índice isquiopúbico = (comprimento do púbis × 100) / comprimento do ísquio

Relevância clínica – (Continuação)

A **borda pélvica** limita a abertura superior da pelve (Fig. 35.20). De cada lado, ela é formada posteriormente pela asa sacral, lateralmente pela linha arqueada do ílio e o pécten do púbis (formando juntos a linha terminal), e anteriormente pela crista púbica. O círculo é completo na linha média posterior pelo promontório sacral e anteriormente pela sínfise púbica. A borda da abertura inferior da pelve é formada anteriormente pelo arco púbico, lateralmente pelos túberes isquiáticos e pelos ligamentos sacrotuberais e na linha média posterior pelo cóccix. O plano da abertura superior da pelve fica a aproximadamente 60° além da horizontal, enquanto o plano da abertura inferior situa-se quase na horizontal[135] (Fig. 35.19). Por causa das diferentes orientações das duas aberturas, o eixo da cavidade pélvica, que passa pelos centros de aberturas superior e inferior, segue um trajeto em curva que é quase paralelo à curvatura sacrococcígea. Durante o **parto** (nascimento de uma criança), o feto segue essa curvatura na sua passagem pela cavidade pélvica.

Para propósitos obstétricos, os três diâmetros da abertura superior da pelve são medidos normalmente para determinar o provável tipo pélvico da mãe antes do parto (Fig. 35.21). O **diâmetro conjugado verdadeiro** é a distância entre a borda superior da sínfise púbica e o promontório sacral; o **diâmetro conjugado diagonal** é similar, mas possui um ponto inicial inferior à sínfise púbica. O primeiro é medido radiograficamente, mas o segundo pode ser avaliado durante o exame vaginal. O **diâmetro transverso**, a maior distância entre os pontos simétricos da borda pélvica, é deduzido por meio das dimensões pélvicas externas ou pela distância entre as espinhas isquiais, que são palpáveis ao longo da vagina. Quatro tipos de pelves são descritos com base na proporção entre os diâmetros tranverso e conjugado (Fig. 35.22). Essas são a **ginecoide** (feminina), a **antropoide** (macacos), a **androide** (homens) e a **platipeloide** (achatada). O diâmetro transverso é m1aior do que o conjugado nas pelves ginecoide, androide e platipeloide, enquanto o oposto ocorre na pelve antropoide. As pelves ginecoide e androide predominam em mulheres caucasianas, enquanto os tipos ginecoide e antropoide são mais comuns em mulheres negroides; poucas mulheres possuem pelve platipeloide.[8,147] Todos os tipos pélvicos, exceto o tipo ginecoide, dificultam a saída da cabeça do feto durante o parto.[135]

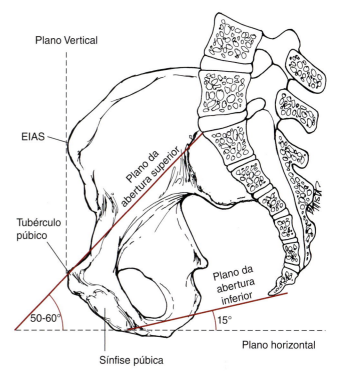

Figura 35.19 Os tubérculos púbicos e as espinhas ilíacas anterossuperiores (EIAS) são alinhadas verticalmente; a superfície superior da sínfise púbica, a espinha isquiática e a ponta do cóccix são alinhadas horizontalmente, o plano da abertura superior da pelve fica a aproximadamente 60° além da horizontal; e o plano da abertura inferior da pelve fica a aproximadamente 15° além da horizontal. O eixo da cavidade pélvica (seta) é oblíquo e passa pelos centros de abertura superior e inferior.

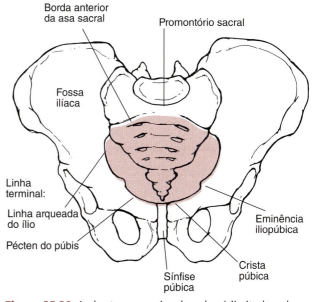

Figura 35.20 A abertura superior da pelve é limitada pela borda da pelve, formada pelo promontório e pela asa do sacro, pelo pécten do púbis, pela linha arqueada do ílio (junto com a linha chamada iliopectínea, ou linha terminal) e pela crista púbica. A junção do ílio e do púbis é marcada pela eminência iliopúbica.

parto. Outras diferenças podem ser observadas nas articulações pélvicas: o acetábulo e as superfícies auriculares dos ílios e do sacro são menores,[20,149] e a superfície da sínfise do corpo púbico é mais curta.[164]

Articulações pélvicas e estruturas periarticulares

Na postura ereta, o peso sobreposto da cabeça, dos membros superiores e do tronco é transmitido para o sacro por meio da última vértebra lombar e seu disco. Após isso, o peso é transmitido por meio das ASIs acopladas e distribuído para os túberes isquiáticos durante a posição sentada ou para o fêmur na posição ereta. Completado anteriormente com a união dos corpos púbicos na sínfise púbica, esse **anel osteoligamentar** é subdividido em dois arcos anatômicos e funcionais para descre-

638 Parte III   Cinesiologia da cabeça e da coluna

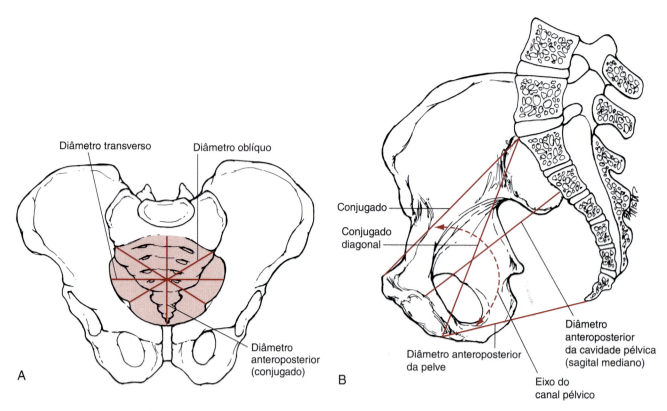

Figura 35.21 **A.** Diâmetros da abertura superior da pelve. **B.** Diâmetros anterossuperiores da pelve verdadeira (menor).

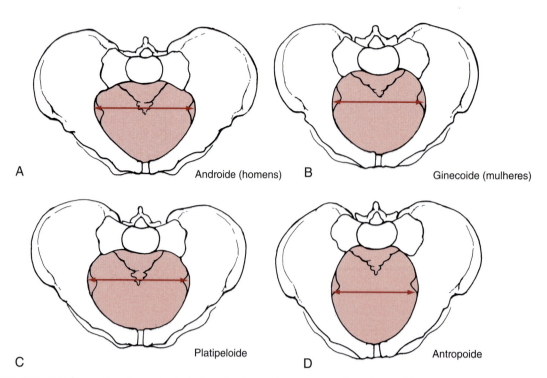

Figura 35.22 Formatos dos quatro tipos principais de pelve baseados na proporção entre os diâmetros transverso e conjugado. **A-C.** O diâmetro transverso é maior do que o conjugado. **D.** Ocorre o inverso.

ver a transmissão das forças na posição vertical;[3,9,80,81,147] um plano coronal que passa pelos acetábulos separa a pelve óssea nos arcos **anterior** e **posterior** (Fig. 35.23). Os três segmentos superiores do sacro e os pilares acoplados do osso ilíaco que passam das ASIs para os acetábulos posterossuperiores formam o arco posterior, que serve principalmente para transferir o peso de cima para os membros inferiores. O arco anterior é um feixe ou um arco contrário e consiste em ramos púbicos superiores, corpos púbicos e disco interpúbico; ele tem a função dupla de conectar as extremidades anteriores dos pilares ilíacos para evitar a separação do arco posterior nas ASIs, bem como de atuar como um suporte de compressão contra as forças de reação do solo do fêmur abaixo. Os arcos na posição sentada são um pouco diferentes. O peso é transmitido de cima por meio das ASIs, partes inferiores dos pilares ilíacos, e então para os túberes isquiáticos. O feixe ou arco contrário para o arco na posição sentada inclui os túberes isquiáticos, os ramos isquiopúbicos e o disco interpúbico.[9] Os estresses mais altos e as maiores densidades ósseas dos ossos pélvicos ocorrem ao longo das linhas desses arcos anterior e posterior[34,35,75] (Fig. 35.24).

Os ossos e as articulações da pelve são inerentemente estáveis. A linha de transmissão da força do tronco de cima e das forças de reação do solo de baixo passam na região anterior às ASIs (Fig. 35.25). A primeira força tende a inclinar o sacro para a frente, e a segunda, a girar os ossos ilíacos para trás; ambas são suportadas pelos numerosos ligamentos fortes das articulações pélvicas, bem como pela morfologia inerente de suas superfícies articulares, particularmente nas ASIs.[30,147] Juntas, as duas forças fornecem um mecanismo de travamen-

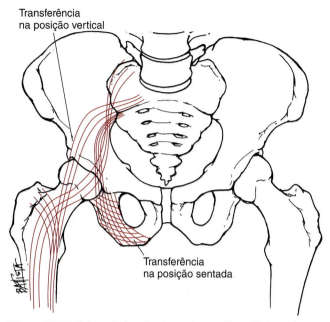

Figura 35.24 Sistema trabecular ósseo do osso ilíaco direito e da região proximal do fêmur. A transferência do peso pela ASI ocorre por meio da linha arqueada para o acetábulo na posição vertical e da linha arqueada para os túberes isquiáticos durante a posição sentada.

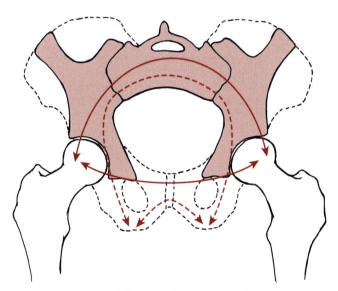

Figura 35.23 Na posição vertical, o arco posterior passa pelo sacro, pelos pilares ilíacos acoplados, pelos acetábulos posterossuperiores e pelo fêmur, enquanto o arco anterior (contrário) passa pelo fêmur, pelos ramos púbicos superiores, pelos corpos púbicos e pelo disco interpúbico (linhas sólidas). Na posição sentada, o arco posterior passa pelo sacro, a parte inferior dos pilares ilíacos, para os túberes isquiáticos, enquanto o arco anterior (contrário) passa pelos túberes isquiáticos, pelos ramos isquiopúbicos, pelos corpos púbicos e pelo disco interpúbico (linhas tracejadas).

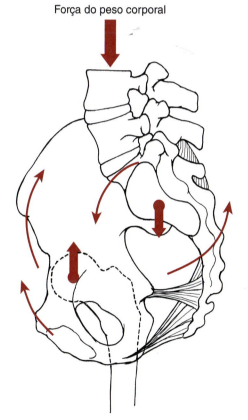

Figura 35.25 Aspecto medial da hemipelve esquerda. Na posição vertical, o promontório sacral tende a se inclinar para baixo e para a frente enquanto os ílios tendem a se inclinar para trás porque o centro de gravidade passa na região anterior às articulações sacroilíacas (ASIs) e na posterior às articulações do quadril. Essas tendências são suportadas pelos ligamentos interósseos sacroilíacos, sacrotuberosos e sacroespinhais, e pela morfologia inerente da ASI.

to automático tipo rosca para estabilidade máxima.[3,59,81,147] O nível de estabilidade pélvica alcançado por essa combinação requer muita força para ser interrompido.[30,137] Além disso, quando grandes forças são aplicadas à pelve, seja *in vivo* ou *in vitro*, o sacro ou o ílio geralmente sofre fraturas antes que os ligamentos se rompam ou sofram avulsão.

É importante que o leitor saiba que muitos aspectos da morfologia articular pélvica, da mecânica e da doença têm sido debatidos intensamente ao longo dos anos. A maioria das questões sobre essas articulações tem sido adequadamente investigada para permitir que grande parte dos clínicos e cientistas cheguem a conclusões devidamente documentadas sobre os problemas ao redor dos quais a controvérsia aumentou. Embora questões persistentes permaneçam, especialmente a respeito da quantidade e do tipo de movimento presentes nessas articulações, restam apenas poucos conservadores que são céticos sobre os outros problemas. Dois fatores explicam a mudança da perspectiva em relação a essas articulações: primeiro, os avanços tecnológicos nas técnicas de pesquisa têm produzido evidências menos equívocas, e segundo, o corpo de evidência de diversos estudos científicos bem desenvolvidos foi introduzido nos livros de ciência básica e clínica. A inclusão nesta seção de todos os estudos que têm contribuído para a base do conhecimento das articulações pélvicas não é possível nem apropriada. Após uma descrição de cada uma das articulações, os estudos mais importantes para a nossa compreensão são apresentados.

Junção lombossacral

Os componentes básicos das articulações L5 e S1 não diferem de forma significativa das outras uniões intervertebrais. Os corpos são unidos por uma **sínfise anfiartrodial**, que consiste em camadas finas de cartilagem hialina em ambos os lados do maior disco fibrocartilaginoso na coluna vertebral; o disco é mais alto anteriormente do que posteriormente, uma característica igual à encontrada no corpo da L5. As articulações sinoviais dos processos articulares possuem facetas orientadas no plano coronal cujas superfícies são mais amplamente separadas do que as de cima.[147] O sacro encontra-se abaixo da L5 com a sua base inclinada para a frente e seu ápice para trás. A **inclinação sacral** assim formada consiste na base do sacro que é inclinado para a frente além da horizontal a aproximadamente 30° (Fig. 35.26). No entanto, há uma grande variabilidade com uma amplitude descrita de 20° a 90°;[50,59,81] ela é maior em mulheres.[9,147] A **inclinação sacral**, bem como o corpo vertebral da L5 e o DIV com formato de cunha contribuem para o ângulo lombossacral (entre os eixos longos da L5 e o sacro);[81,136] ela é maior em homens.

Relevância clínica

Ângulo lombossacral: A inclinação sacral e o ângulo lombossacral estão intimamente relacionados com a curvatura lombar. Um aumento na inclinação sacral junto com uma redução no ângulo lombossacral necessita de um aumento na curvatura lombar.

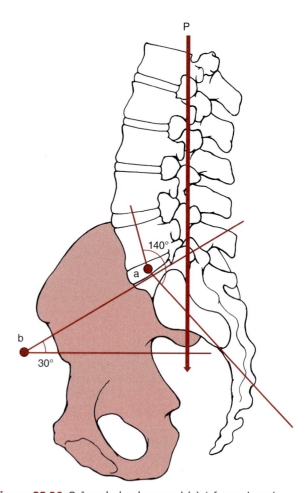

Figura 35.26 O ângulo lombossacral (a) é formado pela intersecção de linhas que passam entre o eixo longo da quinta vértebra lombar e o sacro. Ele resulta de uma inclinação sacral para a frente (b) e discos e corpos intervertebrais lombares inferiores com formato de cunha. À medida que a inclinação sacral e a curvatura lombar aumentam, o ângulo lombossacral diminui, e vice-versa. A inclinação sacral é maior nas mulheres, enquanto o ângulo lombossacral é maior nos homens. P, peso sobreposto.

Muitas entidades musculares e ligamentares cruzam e reforçam a junção lombossacral. Os músculos pertencem ao tronco e aos membros inferiores. Essencialmente cada músculo que move o tronco pelas articulações da coluna lombar estabiliza a articulação, incluindo os músculos anteriores e anterolaterais da parede abdominal, e os músculos profundos da região lombar. Estes são descritos com mais detalhes no Capítulo 33.

A sustentação ligamentar é fornecida pela continuação dos ligamentos vertebrais que são encontrados em níveis mais altos da coluna vertebral e incluem os ligamentos longitudinais anteriores e posteriores, intertransversais, interespinhais e supraespinhais, junto com o ligamento amarelo e os elementos capsulares zigoapofisários no espaço entre a L5 e a S1. Além disso, os **ligamentos iliolombares** reforçam a junção lateralmente (Fig. 35.27). Cada um estende-se da ponta do processo transverso da L5 (e frequentemente da L4) e espalha-se lateralmente para se conectar à pelve por

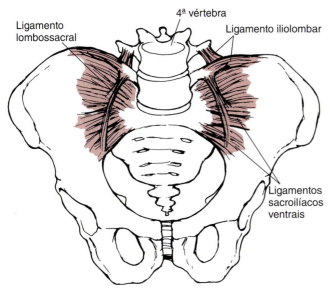

Figura 35.27 Os ligamentos iliolombares, ambos passando na região anterior à articulação sacroilíaca, são mostrados conectando a quarta e a quinta vértebras lombares ao ílio. Embora não reconhecido pela *Nomina Anatomica*, o ligamento lombossacral é apresentado.

meio de duas bandas, que passam na região anterior à ASI. Uma banda superior insere-se na crista ilíaca, na qual continua acima com a fáscia toracolombar; uma banda inferior (certas vezes chamada de ligamento lombossacral, embora não seja reconhecida na N.A.[45]) passa para a superfície superior da asa sacral, na qual se une com o ligamento sacroilíaco anterior.[27,91,94,123,147]

O ligamento iliolombar não está presente em recém-nascidos; ele desenvolve-se ao longo das duas primeiras décadas mediante a metaplasia das fibras do quadrado lombar e começa a degenerar da quarta década em diante.[94] Pesquisadores explicam que o ligamento se desenvolve quando a junção lombossacral está estressada por conta da postura ereta[27,94] e sugerem que as diferentes bandas do ligamento servem para funções distintas.[27,91] A banda inferior é posicionada no plano coronal; ela serve para ajustar a L5 sobre o sacro e assim controlar a flexão lateral. A banda superior passa obliquamente para trás; ela exerce uma tração posterior sobre a L5 para evitar o deslizamento anterior durante a sustentação de peso e controla a flexão. Os ligamentos iliolombares, como um todo, também parecem controlar a rotação axial.[180] Aparentemente, o ligamento assume uma importância funcional maior na contribuição para a estabilidade lombossacral quando o disco lombossacral se degenera; ele pode proteger o disco de torque excessivo, principalmente se as facetas articulares são defeituosas.[27]

Como já indicado, a junção lombossacral é uma região de alta variabilidade, bem como o ponto de maior estresse em toda a coluna vertebral. Por ser um dos níveis mais submetidos a disfunções internas,[33] Kapandji refere-se a ele como uma conexão fraca.[81] Como resultado do peso corporal suportado na L5 e da inclinação anterior do sacro, um estresse de cisalhamento anteroinferior é produzido na junção L5-S1; o vetor de força resultante, atuando na porção intra-articular, é anterior[81] (Fig. 35.28). Por conseguinte, a L5 tende a deslizar para a frente sobre o promontório sacral. Essa tendência é suportada, contudo a L5 é contida pelo gancho ósseo da vértebra, formado pelos seus pedículos, pelas porções intra-articulares e pelos processos articulares inferiores, encaixando-se sobre os processos articulares superiores do sacro abaixo[59] (Fig. 35.28).

Junção sacrococcígea

Uma sínfise que consiste em um pequeno DIV fibrocartilaginoso entre finas camadas de cartilagem hialina une o ápice do sacro e a superfície superior do primeiro segmento coccígeo (Fig. 35.7). Os ligamentos sacrococcígeos anteriores, laterais e posteriores completam a união. Os segmentos sucessivos são nodulares e geralmente fundidos um no outro; certas vezes há uma articulação sinovial entre o segundo e o terceiro segmento. Em jovens, todas as articulações intercoccígeas são sínfises, mas se fundem na fase adulta, mais cedo nos homens do que nas mulheres; com o avanço da idade, a articulação sacrococcígea funde-se.[80,147] A ponta do cóccix fica presa na pele sobrejacente e pode ser facilmente palpada na fenda interglútea.[113] Os principais

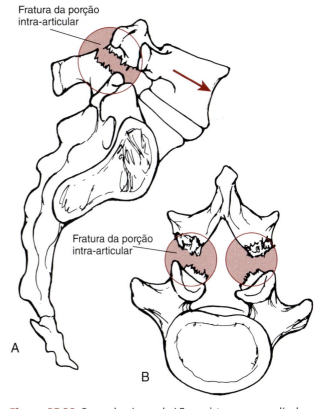

Figura 35.28 O gancho ósseo da L5 consiste no seu pedículo, na porção intra-articular e no processo articular inferior; ele encaixa-se sobre o processo articular superior do sacro abaixo. **A.** O rompimento do mecanismo do gancho ósseo entre a L5 e a S1 pode ser causado pela fratura da porção intra-articular (espondilólise) e pode resultar em espondilolistese. **B.** Defeito da porção intra-articular visualizado de cima da L5.

Relevância clínica

Defeitos da porção intra-articular: Várias anomalias e condições patológicas ou congênitas, com o passar do tempo e sob estresse, podem enfraquecer ou destruir a integridade do mecanismo do gancho de resistência; esses defeitos incluem aplasia congênita (ou displasia) das facetas sacrais, orientação próxima ao plano sagital de uma ou de ambas as facetas articulares lombossacrais (Fig. 35.9), inclinação anterior excessiva do sacro resultando no aumento do cisalhamento lombossacral e espondilólise. O rompimento da porção intra-articular (**espondilólise**) pode ocorrer unilateralmente (acima de 30%), com ou sem deslizamento (olistese), e, embora isso tenha sido observado na L3, L4, e L5, ela é mais frequente na L5.[59,60,100,136] Apesar de 5% dos indivíduos com essa condição não apresentarem sintomas[100], a **espondilolistese** pode ser uma consequência séria da espondilólise. O obstetra bélgico Herbineaux[72] é reconhecido por descrever os primeiros casos de espondilolistese quando ele notou que, em um determinado momento, uma proeminência óssea sobre a superfície anterior do sacro interferiu no trabalho de parto. Por causa do local do defeito espondilolítico, o corpo, os pedículos e os processos articulares superiores deslizam para a frente, deixando os processos articulares inferiores, as lâminas e o processo espinhoso em sua posição normal.

A espondilolistese é diagnosticada na projeção radiográfica oblíqua; a porção intra-articular rompida (istmo) apresenta-se como uma área translúcida nas proximidades do pescoço do cão Terrier escocês, descrito anteriormente neste capítulo[101] (Fig. 35.5). O grau de deslizamento da L5 sobre o sacro é avaliado na visão radiográfica lateral como uma porcentagem baseada em um sistema de classificação de Myerding;[115] grau 1, 25%; grau 2, 25-50%; grau 3, 50-75%; grau 4, 75-100% de protuberância (Fig. 35.29). A **espondilolistese** ocorre quando a borda posterior da L5 move-se anterior ao promontório sacral[100] Degeneração do DIV, compressão da cauda equina e dor severa são sérias sequelas dessa disfunção.[59,61,100,101]

ramos dorsais da S4-5 e da Co1 unem-se por anastomose e formam laços que inervam o ápice sacral e o cóccix, bem como a pele sobrejacente.

Relevância clínica

Junção sacrococcígea e cóccix: Durante o parto, o cóccix move-se posteriormente, permitindo um aumento no diâmetro da abertura inferior da pelve e facilitando o movimento do feto pelo canal de nascimento.[113] Presumivelmente, o movimento é passivo e secundário à passagem do feto e se faz possível pelo relaxamento relativo dos ligamentos ao redor do cóccix. Ele é estimulado por um aumento dos hormônios sexuais que circulam e do hormônio **relaxina** (mais detalhes sobre ele posteriormente).[97,113]

A maioria das lesões no cóccix ocorre nas mulheres, provavelmente por causa da sua posição mais posterior na abertura inferior da pelve que é mais larga no sexo feminino.[33] As lesões podem ocorrer durante manobras obstétricas e ginecológicas, mas a maioria resulta de outros traumas.[107,119] Um estiramento por extensão ou uma fratura do cóccix podem ser causados pelo parto; uma lesão por flexão, uma fratura ou uma contusão direta podem ser causadas por uma queda sobre uma superfície irregular ou em uma posição meio-sentada (permitindo que parte da força seja absorvida pelo cóccix e não pelos túberes isquiáticos).[33,49,80] Em indivíduos extremamente magros sem massa glútea suficiente, o cóccix pode ser vulnerável na posição sentada.[130] A **coccigodinia** (dor coccígea; também conhecida como **coccidinia, coccialgia**) causada por qualquer um dos mecanismos citados anteriormente sempre é localizada no cóccix. A dor pode ser sentida com a ativação das fibras musculares que se inserem no cóccix (i. e., glúteo máximo, iliococcígeo e coccígeo). Por conseguinte, a caminhada, em especial subindo uma ladeira ou uma escada, e o ato de sentar, principalmente passando da posição vertical para sentada, são em geral dolorosos; a defecação e o coito podem ser nocivos em alguns pacientes. A tração muscular do glúteo máximo e da musculatura anococcígea pode pré-dispor algumas fraturas a não união e uma coccigectomia pode ser indicada.[119,171] No entanto, o procedimento é altamente controverso e apresenta riscos.[11,127]

Articulação sacroilíaca (ASI)

As articulações da cadeia cinemática fechada pélvica são cheias de controvérsias, já que elas foram descritas primeiramente por Meckel em 1816.[102] A controvérsia, envolvendo principalmente a ASI, permaneceu por séculos e gira em torno de diversas características artrológicas, mais significativamente de sua classificação, do tipo de cartilagem, da inervação, da propensão para o movimento e da predileção para causar dor. O interesse por essas articulações foi gerado primeiramente por obstetras, que mediam as mudanças nos diâmetros pélvicos com diferentes posições corporais.[33,84,167] Com o passar do tempo, as articulações que se unem ao anel pélvico ganharam um local periférico na traumatologia e na reumatologia, mas a atenção dada a elas como uma fonte principal de disfunção mecânica e dor passou por altos e baixos.[59] As ASIs em particular deixaram de ser as favoritas como produtoras de dor em 1934, quando Mixter e Barr demonstraram o importante papel do DIV na dor nas costas.[110]

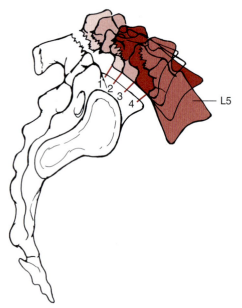

Figura 35.29 A espondilolistese é classificada com base na quantidade de movimento à frente da L5 sobre o sacro. Nos graus 1, 2, 3 e 4, foi concluído que 25, 50, 75 e 100% do corpo da L5 são posicionados anterior ao promontório sacral, respectivamente.

Os protagonistas do argumento de que as ASIs são capazes de movimentar-se e produzir dor afirmam que essa articulação, por ser sinovial, possui um suprimento nervoso e vascular coerente com outras articulações do seu tipo, está sujeita a inflamação e também à degeneração, que pode ser medida radiograficamente,[47,103] e é capaz de realizar movimento limitado e, portanto, submeter-se a disfunção mecânica.[5,43,44,59,89,151,173,175] Outros destacam a necessidade de movimento significativo clinicamente em algum local do anel pélvico para permitir o alargamento da pelve durante o parto.[163,176] Os que são contrários a esses argumentos afirmam que o movimento na articulação é praticamente impossível, levando em conta a complexidade de sua topografia, a magnitude da força requerida por seu rompimento, a natureza da dor a qual se refere atribuída a ela, e a natureza defeituosa das análises do seu movimento.[47,176] Claramente, esta é uma questão importante para os médicos, pois sem movimento não haverá disfunção e as técnicas de terapia manual não serão necessárias. Que fatos, então, podem ser levantados para compreender essa articulação enigmática?

Estrutura

Por séculos, a ASI foi classificada variavelmente como uma articulação cartilaginosa (anfiartrose),[56,71] uma sincondrose que posteriormente é substituída por osso,[55] uma articulação diartroanfiartrodial[160] e uma cruz entre uma sinartrose e uma diartrose.[129] Alguns concluíram que a articulação é sinovial (diartrodial), mas torna-se uma anfiartrose em certas condições patológicas.[20,138] Nos séculos XVIII e XIX, pesquisadores demonstraram que as ASIs são articulações sinoviais verdadeiras que consistem em uma cavidade articular, membrana sinovial e fluido;[40,84,105,165] Apesar disso, alguns continuaram a referir-se à articulação como uma anfiartrose.[50] Nos primeiros três quartos do século XX, a ASI era considerada exclusivamente sinovial,[2,32,36,48,52,125,129,142,159,172] uma classificação refletida por aquela dada a ela na N.A. de 1983.[45] A tendência hoje é incluir as **superfícies auriculares ilíacas** e **sacrais** e as **tuberosidades** na composição da ASI.[21,58,59,147,169] Isto é, as superfícies auriculares formam uma **articulação sinovial**, com uma cápsula e uma cavidade preenchidas com fluido, e as tuberosidades, conectadas por um ligamento interósseo, constituem uma forma **fibrosa** de uma **sinartrose** (Fig. 35.30). Embora a parte sinovial da articulação geralmente seja classificada como **plana**,[57] suas superfícies articulares não são achatadas nem lisas. Mais predominantes em homens do que em mulheres,[161] as articulações ASI acessório são frequentemente formadas a partir das facetas articulares supranumerárias posicionadas posteriormente.[19,44,64,142,149,161]

As superfícies auriculares anteroinferiores são superfícies em forma de L complementares, enquanto as tuberosidades são áreas esburacadas, irregulares acopladas posicionadas posterossuperiores às superfícies auriculares. As tuberosidades são conectadas pelo ligamento sacroilíaco interósseo maciço (Fig. 35.31). As superfícies auriculares em forma de L possuem dois membros que se posicionam posteriormente e enlaçam uma cavidade dorsal.[19,149] O membro cefálico mais curto e orientado mais verticalmente consiste no primeiro segmento no lado sacral, enquanto o membro caudal

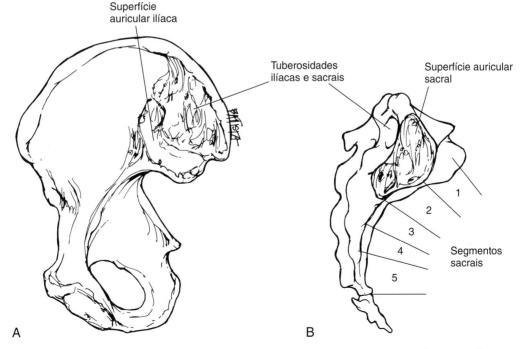

Figura 35.30 As superfícies auriculares e as tuberosidades do ílio (**A**) e do sacro (**B**) formam a articulação sacroilíaca. A articulação foi aberta, como um livro, para expor cada uma das superfícies ósseas que participam da articulação. Os segmentos sacrais estão numerados de 1 a 5.

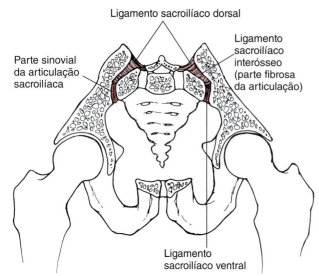

Figura 35.31 Secção horizontal através da ASI, uma articulação sinovial envolvida por uma cápsula articular e uma articulação fibrosa no ligamento interósseo. O LSI curto e firme é o maior contribuinte para a integridade sacroilíaca.

é mais longo, mais horizontal e composto do segundo e do terceiro segmento no lado sacral. As superfícies auriculares são surpreendentemente variáveis, entretanto, ambas estão entre sujeitos e de um lado a outro dentro do mesmo sujeito; os formatos podem ser de um C ou um L; os membros são longos ou curtos e iguais ou desiguais; e o ângulo formado entre os membros é obtuso ou perpendicular.[19,21,142,149] A orientação global da articulação é obliquamente vertical, tornando-a a única articulação de sustentação de peso que não é transversa à transferência de peso.[106]

Segundo consta, a cartilagem que cobre a superfície auricular sacral difere da cartilagem do ílio. Na maioria dos relatos, a cartilagem sacral é hialina e a cartilagem ilíaca é fibrosa.[19,131,138,142,159,170] A única exceção notável e definitiva é descrita por Paquin et al.[122] Utilizando métodos microscópicos e biomecânicos, eles examinaram a matriz extracelular da cartilagem das superfícies auriculares sacrais e ilíacas, bem como a dos côndilos femorais, para comparação. Com base na coloração metacromática de cada amostra (indicando um alto conteúdo de glicosaminoglicano), no diâmetro das fibras colágenas e na presença exclusiva de peptídeos colágenos do tipo II,[79] eles concluíram que tanto as cartilagens sacrais quanto as ilíacas são hialinas. No entanto, a cartilagem dos dois locais difere quanto à organização das fibras colágenas na zona superficial *versus* as zonas média e profunda da camada de cartilagem. As últimas descobertas são coerentes com outros relatos que indicam um agregado mais denso de fibras colágenas entre os condrócitos na cartilagem ilíaca do que no lado sacral,[19,138,170] e provavelmente explicam porque, utilizando apenas a avaliação por meio de luz microscópica, a maioria dos pesquisadores do passado concluíram que a cartilagem ilíaca é fibrosa e não hialina. As descobertas de Paquin et al. não deveriam ser tão surpreendentes, apesar da literatura, quando se leva em conta o desenvolvimento das articulações sinoviais. Os ossos que se desenvolvem a partir da origem cartilaginosa (modelo) têm suas superfícies articulares cobertas por cartilagem hialina, enquanto os ossos membranosos desenvolvem fibrocartilagem nesses locais.[147] O sacro e o ílio formam-se por meio de mecanismos endocondrais, e, portanto, suas superfícies articulares deveriam ser cobertas por cartilagem hialina.

Além das diferenças na organização das fibras colágenas, as cartilagens auriculares sacrais e ilíacas são diferentes na aparência geral, na espessura e no ponto até o qual elas passam por mudança degenerativa ao longo da vida. A cartilagem sacral é mais lisa e duas a cinco vezes mais espessa do que a cartilagem ilíaca.[19,21,25,122,142,147,163] O desenvolvimento da ASI e suas mudanças degenerativas relacionadas à idade têm sido devidamente documentados.[19,20,96,131,138,142,163,164] A articulação se desenvolve de forma um pouco diferente das outras articulações sinoviais porque o ílio precede significativamente o sacro em desenvolvimento.[31,147] Além disso, a cavitação articular, que é completada em 12 semanas na maioria das articulações sinoviais,[118] inicia-se mais tarde e progride mais lentamente na ASI.[142] Uma cavidade articular surge na massa mesenquimatosa entre o sacro e o ílio na 7ª semana de vida intrauterina, mas não atinge sua extensão completa até 7 ou 8 meses; uma cápsula articular é alinhada por uma membrana sinovial na 37ª semana.[19,31,142] No momento do nascimento, as superfícies articulares são achatadas e lisas, e a cápsula é fina e maleável.[19] Durante os primeiros 10 anos, as superfícies auriculares permanecem achatadas e, junto com uma cápsula imóvel flexível, permitem movimentos de deslizamento em todas as direções. Na adolescência, a cápsula torna-se espessa e irregularidades complementares começam a se desenvolver sobre as duas superfícies auriculares.[19,142] No início dos 20 anos, uma crista ilíaca convexa e uma depressão sacral côncava se formam; elas passam centralmente ao longo do comprimento da superfície articular.[19,149] Embora a congruência das superfícies articulares opostas geralmente seja alta, as eminências são mais frequentes sobre o ílio e "quase toda a combinação concebível de sulcos, cristas, eminências e depressões"[142] é aparente. As superfícies articulares das mulheres são menores e mais achatadas do que as dos homens.[20,149,151,163]

Iniciando na metade da terceira década, as superfícies da parte sinovial da ASI começam a apresentar sinais de degeneração.[19] A degeneração articular progride a partir da quarta década até a oitava e é caracterizada pelo espessamento e o endurecimento da cápsula, perda severa da espessura da cartilagem, erosão do osso subcondral, aumento da irregularidade da superfície, fibrose intra-articular das superfícies articulares e, em alguns indivíduos, anquilose total. As mudanças degenerativas que se desenvolvem no lado ilíaco surgem primeiro e são mais severas do que aquelas no lado sacral;[19,20,168] além disso, elas surgem mais cedo e avançam mais rapidamente em homens do que em mulheres.[20,21,29,96,131,151,168] Um autor[138] relata mudanças degenerativas avançadas severas em mais de 90% das ASIs de homens idosos (acima de 80 anos de idade).

Estruturas de sustentação da ASI

A ASI é reforçada por alguns dos ligamentos mais fortes e mais maciços do corpo.[6,147,169,175] Três ligamentos estão em contato próximo com a articulação e outros três, melhor chamados de "acessórios", contribuem de forma importante com a integridade da articulação.

A cápsula ASI é fortemente ligada às margens da articulação; os **ligamentos sacroilíacos ventral e dorsal** (LSV, LSD) cruzam a articulação, e o **ligamento sacroilíaco interósseo** (LSI) conecta as tuberosidades sacrais e ilíacas (Figs. 35.31 e 35.32). O LSV é um pouco mais do que um espessamento da cápsula articular anterior; a parte craniana é fina e reforçada pelas fibras do ligamento iliolombar, enquanto a metade caudal é bem desenvolvida abaixo apenas até a linha arqueada ilíaca.[147,159] Ele auxilia a sínfise púbica a suportar a separação ou o movimento horizontal dos ossos ilíacos nas ASIs. O LSD é mais pesado e mais extenso do que seu companheiro na superfície ventral e, para os objetivos descritivos e funcionais, ele é dividido em fibras curtas e longas. As fibras curtas do LSD são profundas e passam inferomedialmente da EIPS para as costas da parte lateral do primeiro e do segundo segmentos sacrais. Posicionadas mais superficialmente, as fibras do LSD conectam-se com a EIPS na mesma área do terceiro e do quarto segmentos sacrais; essas fibras são contínuas inferolateralmente com o ligamento sacrotuberal e superomedialmente com a lâmina posterior da fáscia toracolombar.[147,159,172] Durante a imposição de carga adicional do sacro, o LSD torna-se tenso quando a base do sacro move-se para trás (**contranutação**) e afrouxa com o movimento na direção oposta (**nutação**).[162] Isso é oposto à tensão que se desenvolve no ligamento sacrotuberal durante o movimento do sacro no plano sagital. O LSI é a maior ligação entre os dois terços posteriores da articulação;[147] ele conecta e preenche o espaço entre as tuberosidades sacral e ilíaca. Os principais ramos dorsais dos nervos espinais e os vasos sanguíneos ramificam-se entre as fibras curtas do LSD e do LSI (Fig. 35.33).

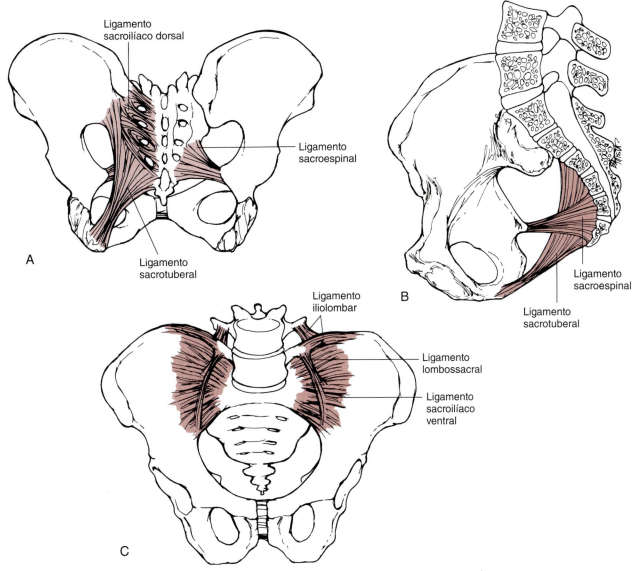

Figura 35.32 Ligamentos da articulação sacroilíaca. **A.** Vista dorsal. **B.** Vista medial. **C.** Vista ventral.

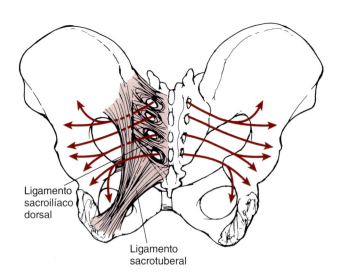

Figura 35.33 Os principais ramos dorsais dos nervos sacrais 1 a 4 ramificam-se entre as fibras dos ligamentos dorsal e interósseo sacroilíacos e inervam as articulações.

Os ligamentos acessórios (vertebropélvicos) são o ligamento iliolombar (descrito anteriormente neste capítulo) que conecta a L5 ao ílio, e os ligamentos sacrotuberoso e sacroespinal, que passam do sacro ao ísquio (Fig. 35.32). O ligamento sacrotuberal combina-se com o LSD à medida que ele se dispersa do túber isquiático, movendo-se para cima e medialmente em direção à EIPS, ao sacro inferior e ao cóccix; algumas das suas fibras estendem-se ao longo do ramo isquial como o processo falciforme. As fibras profundas do glúteo máximo originam-se da superfície dorsal desse ligamento; as fibras do bíceps femoral inserem-se nele ao mesmo tempo em que as fibras ligamentares e musculares se estabilizam no túber isquiático.[159] Profundo ao ligamento sacrotuberal em suas inserções mediais, e combinado com ele, o ligamento sacroespinal passa da espinha isquiática para o sacro inferior e o cóccix. Sobre sua superfície profunda, as fibras do isquiococcígeo (parte do diafragma pélvico) combinam-se com ele. Tanto o ligamento sacrotuberal quanto o sacroespinal convertem as incisuras ciáticas maiores e menores em forame e suportam o movimento à frente da base do sacro sob imposição de sobrecarga.

Movimento

Indiscutivelmente, a questão mais polêmica sobre a ASI é relacionada à presença, ao grau e ao tipo de movimento disponível para essa articulação. A discussão ocorre há mais de 2.000 anos! Hipóocrates (460-377 a. C.) é reconhecido por ser o primeiro a acreditar que a ASI é capaz de movimentar-se,[21,30] mas apenas durante a gestação. Duncan[40,41] foi o primeiro a fornecer evidência indireta da mobilidade da ASI após observar a morfologia da superfície da articulação; ele declarou que o sacro girava (**nutava** ou oscilava) ao redor de um eixo horizontal próximo às tuberosidades ilíacas. Posteriormente, ginecologistas realizaram medidas manuais dos diâmetros pélvicos;[84,167] eles atribuíram a redução nos diâmetros conjugados a partir de uma postura reclinada a uma posição vertical para favorecer o movimento na ASI. Goldthwaite e Osgood foram os primeiros a sugerir que a presença de movimento nas ASIs era uma condição normal para homens e mulheres[52,54] e que a ASI é a principal fonte de dor independente da gestação.[53] Colachis et al.[30] foram os primeiros a realizar medidas diretas do movimento da ASI em seres vivos; eles observaram o movimento dos fios de Kirschner embutidos nas EIPS da pelve em nove posições corporais diferentes.

Muitos estudos designados a avaliar a mobilidade da ASI foram realizados durante os séculos XIX e XX; as metodologias incluem observação morfológica,[19,20,41,149,172] observação clínica,[14] teste mecânico,[54,92,108] inclinômetro,[125] radiografia convencional,[46,173] cinerradiografia,[133] tomografia computadorizada,[145] estereoradiografia,[46,132,154] estereofotogrametria,[43] holografia,[166] o sistema de análise esquelética Metrecom,[144,145] modelagem matemática,[51] modelagem biomecânica[153] e considerações teóricas.[81,176] A Tabela 35.6 resume as descobertas com base em amostras de estudos do século XX realizados para avaliar o movimento do sacro em relação aos ilíacos, o movimento de um ilíaco em relação a outro e os eixos desses movimentos.

A leitura da grande literatura sobre a mobilidade da ASI leva a diversas conclusões:

- as ASIs são capazes de realizar pequenas quantidades de movimento;
- a rotação do sacro no plano sagital entre os dois ossos ilíacos varia de 1 a 8°, com média entre 2 e 3°;
- a translação do sacro em direção à cauda entre os dois ossos ilíacos varia de 0,5 a 8 mm, com uma média entre 2 e 3 mm;
- há uma grande variação na quantidade de movimento descrito como disponível para as ASIs e provavelmente resulta de uma variedade de fatores contribuintes, incluindo idade, sexo, topografia da superfície articular, assimetria lado a lado na estrutura articular, integridade ligamentar, grau de degeneração articular e por último, mas não menos importante, erro da medida;
- na ausência de trauma, a maior quantidade de movimento da ASI se faz presente em jovens, especialmente nas mulheres jovens grávidas;[12]
- a importância fisiológica e clínica do movimento da ASI têm sido ignorada por todos, exceto por obstetras e clínicos que lidam regularmente com síndromes da ASI.

Em geral, três tipos de movimentos estão disponíveis para os ossos ilíacos: o **movimento simétrico** é o movimento de ambos os ilíacos como uma unidade em relação ao sacro; o **movimento assimétrico** consiste no movimento antagonista de cada osso ilíaco em relação ao sacro, que inclui o movimento na sínfise púbica; e o **movimento lombopélvico** consiste na rotação da coluna vertebral e de ambos os ilíacos como uma unidade ao redor das cabeças femorais.

TABELA 35.6 Movimento da articulação sacroilíaca

Autor(es)	Método(s)	Amostra	Conclusões sobre o movimento articular
Pitkin e Pheasant 1936	Inclinometria	Seres vivos	Movimento antagonista unilateral do ílio ao redor do eixo transverso através da sínfise púbica com média de 11° (3-19°), ou 5,5° de cada lado
Strachan et al. 1938	Teste mecânico da rotação sacral	Cadáveres	Durante movimentos do tronco, a rotação sacral foi de 1-5° quando um ílio foi imobilizado e o outro foi fixado ao sacro
Weisl 1955	Movimento do promontório sacral por meio de radiografia	Seres vivos	O movimento ventral máximo do promontório sacral foi de 5,6 ± 1,4 mm com o movimento da posição vertical para a reclinada. O eixo do movimento angular ficava 5-10 cm abaixo do promontório sacral
Mennel 1960	Mudanças na distância entre as EIPSs por meio da palpação	Seres vivos	As EIPSs movimentaram-se 0,5 polegadas para perto do plano horizontal
Colachis et al. 1963	Distância medida entre os fios de Kirschner implantados nas EIPSs	Seres vivos	O movimento máximo das EIPSs foi de 5 mm com flexão a partir da posição vertical
			O eixo não foi fixado
Kapandji 1974	Teorizado com base nas obras de Farabeuf e Bonnaire	Nenhum	Em nutação os ílios aproximaram-se e as tuberosidades ilíacas separaram-se
			Ocorreu o oposto em contranutação
Frigerio 1974	Radiografia biplanar	Cadáveres e seres vivos	O movimento máximo entre o ílio e o sacro foi de 12 mm (média de ~ 2,7 mm)
			O movimento máximo entre os ilíacos foi de 15,5 mm
Egund et al. 1978	Estereofotogrametria de Roentgen	Seres vivos com ASIs hipo- ou hipermóveis	A rotação máxima foi de 2°
			O eixo sacral de rotação ocorreu pelas tuberosidades ilíacas ponderado em S2
			As translações foram de ~ 2 mm
Wilder et al. 1980	Eixos de rotação de melhor ajuste teórico baseados na análise topográfica das superfícies articulares	Amostras ósseas desidratadas	A rotação articular não pode ocorrer exclusivamente ao redor de qualquer eixo previamente proposto
			Uma importante função da ASI pode ser absorver energia
Reynolds 1980	Estereorradiografia	Cadáver	As rotações sacrais foram de 1-2°
Miller et al. 1987	Teste mecânico com um ou ambos os ílios fixos	Cadáveres	Ambos os ílios fixos: 1,9° de rotação, 0,5 mm de translação. Um ílio fixo: rotação de 2-7,8X maior e translação 3X maior
Scholten et al. 1988	Modelo biomecânico	Modelo	O modelo relativo aos movimentos pélvicos raramente excedeu 1-2° de rotação e 3 mm de translação
Sturesson et al. 1989	Estereorradiografia	Seres vivos	Rotação média de 2,5° ± 0,5°
			Translação média de 0,7 mm (0,1-1,6 mm)
Smidt et al. 1995	Sistema de análise esquelética de Metrecom	Seres vivos	O movimento sacroilíaco composto (relativo ao movimento entre os ilíacos D/E) foi de 9° ± 6,5° no plano sagital e de 5° ± 3,9° no plano transverso
Smidt et al. 1997	Tomografia computadorizada	Cadáveres	A rotação no plano sagital foi de 7-8°
			A translação foi de 4-8 mm

EIPSs, espinhas ilíacas posterossuperiores; ASI, articulação sacroilíaca.

Movimento simétrico

Os movimentos simétricos do tronco e do quadril resultam em movimentos simétricos acoplados nas ASIs.[43,138,173,175] Durante a flexão do tronco ou a flexão bilateral do quadril, o sacro **nuta** (do latim *nutatio*, oscilar) ou gira anteriormente, de forma que o promontório se move ventrocaudalmente enquanto o ápice move-se dorsocranialmente (Fig. 35.34). O sacro **contranuta**, ou move-se na direção oposta, durante a extensão do tronco ou a extensão bilateral do quadril. A nutação e a contranutação são acompanhadas por muitos milímetros de translação. Nesse tipo de movimento, os ossos ilíacos movem-se simetricamente, como uma unidade, na ausência de movimento na união anterior, a sínfise púbica.[67]

648 Parte III   Cinesiologia da cabeça e da coluna

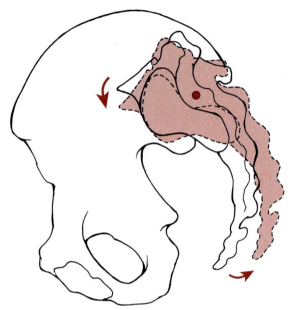

Figura 35.34 Movimento do plano sagital do sacro. Durante a nutação, a base do sacro move-se ventrocaudalmente e seu ápice move-se dorsocranialmente; isso ocorre quando há imposição de carga sobre o sacro, na flexão do tronco ou na flexão bilateral do quadril. A base do sacro move-se na direção oposta durante a extensão do tronco e a extensão bilateral do tronco, quando ele contranuta.

A base sacral sempre se move mais do que o ápice.[173] Além disso, essa movimentação ocorre ao redor de um eixo instantâneo localizado a 5-10 cm abaixo do promontório sacral (Fig. 35.35). A combinação de rotação e translação é o movimento angular do sacro, durante o qual as cristas ilíacas movem-se mais próximas umas das outras enquanto as tuberosidades ilíacas afastam-se (Fig. 35.36). O movimento sacral angular do plano sagital é essencialmente o mesmo em homens e mulheres, exceto durante a gestação, quando aumenta em mulheres. A maior quantidade de movimento, tanto quanto 5,6 ± 1,4 mm, ocorre quando a posição reclinada é alternada para a posição vertical e inverte a direção quando a posição vertical é alternada para a posição reclinada.[173] A rotação é acompanhada por translação, o que resulta no aumento da tensão ligamentar e na absorção de energia.[176] Dessa forma, as ASIs funcionam como amortecedores.

Movimento assimétrico

Um segundo tipo de movimento ocorre nas ASIs quando forças assimétricas são aplicadas na pelve, como no apoio estático sobre uma perna e o apoio sobre uma perna que ocorre durante a marcha e quedas assimétricas. A aplicação de forças desequilibradas sobre a pelve resulta em movimentos assimétricos e antagonistas nas ASIs,[20,125,175] causando uma torsão pélvica. Os movimentos são sempre acompanhados por movimento na sínfise púbica,[67,125] apesar do fato de que pouco movimento ocorre na sínfise púbica, exceto na gestação. O clí-

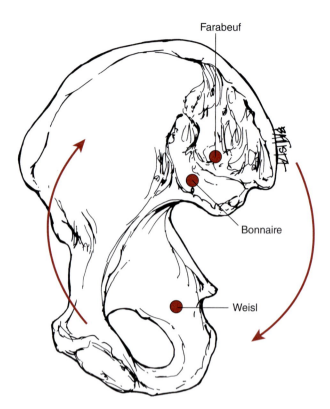

Figura 35.35 A visão medial do osso ilíaco apresenta três locais importantes propostos como localização dos eixos de rotação entre o sacro e o ílio.

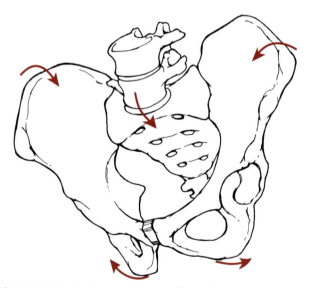

Figura 35.36 Movimento dos ossos ilíacos durante a nutação do sacro. Os ílios aproximam-se e os ísquios afastam-se.

nico experiente pode avaliar manualmente a posição final que resulta do movimento de um osso ilíaco em relação a outro palpando a respectiva proeminência das EIASs e das EIPSs direitas e esquerdas.[33,39,58,90,99,104,152,179] Por exemplo, se a EIAS esquerda move-se para cima, a EIAS direita e a EIPS esquerda tornam-se mais proeminentes enquanto a EIAS esquerda e a EIPS direita tornam-se menos proeminentes (Fig. 35.37). Alternando, as forças assimétricas são aplicadas transitoriamente sobre a pelve durante cada ciclo de marcha.[20] O eixo proposto para a torsão pélvica é transverso e passa pela sínfise púbica,[125] embora isso permaneça ambíguo. No entanto, a mobilidade ou a instabilidade anormal na ASI ou na sínfise púbica geralmente é acompanhada por uma lesão por estresse secundária na outra.[69]

Ritmo lombopélvico

A espinha lombar e os ossos ilíacos também podem se mover como uma unidade. Na medida em que os movimentos da coluna vertebral são acoplados com os da pelve, um **ritmo lombopélvico** (discutido no Cap. 32), similar ao ritmo escapulotorácico, tem sido postulado[22] (Fig. 35.38). O ritmo específico varia entre os indivíduos, mas a flexão do tronco a partir da posição vertical combina a flexão das vértebras lombares e na junção lombossacral com rotação para a frente da pelve sobre o fêmur fixo.[3,139] Distúrbios do ritmo lombopélvico podem contribuir para a dor na região lombar.[3,121,139]

Inervação

As descrições da inervação da ASI variam. A **lei dos nervos de Hilton** declara que o nervo que inverva uma determinada musculatura também inerva a articulação movida por

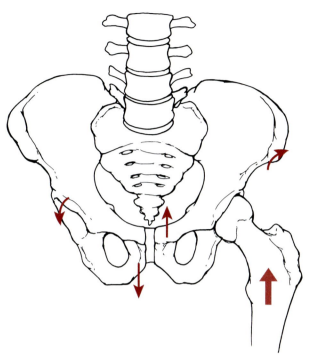

Figura 35.37 A aplicação de forças desequilibradas sobre a pelve, como no apoio estático sobre uma perna no lado esquerdo, resulta em movimento assimétrico e antagonista nas ASIs junto com movimento na sínfise púbica. Esse tipo de movimento pode ser avaliado clinicamente ao palpar o movimento da EIAS e da EIPS.

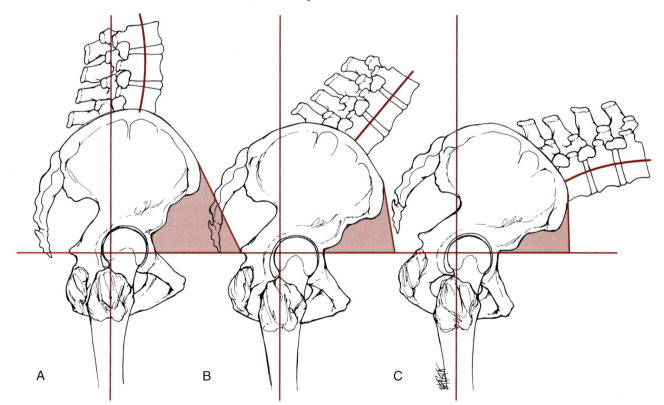

Figura 35.38 Ritmo lombopélvico comum. **A.** Postura vertical normal. **B.** Durante os primeiros 45° de flexão do tronco, a maior parte do movimento resulta da flexão lombar e sacral, o que faz o sacro realizar a nutação e a curva lombar achatar-se. **C.** Na flexão extrema do tronco, a coluna lombar continua a achatar-se e a pelve gira ao redor das cabeças femorais, enquanto o sacro realiza a contranutação paradoxalmente.

Relevância clínica

Influência dos hormônios no movimento: Diversas características sexualmente dimórficas das ASIs já foram mencionadas; nenhuma é mais importante funcional e clinicamente do que as associadas com a gestação e o parto. Os obstetras foram os primeiros clínicos a demonstrar interesse nas articulações pélvicas, observando que durante a gestação e por um período de tempo após o parto, essas articulações tornavam-se mais móveis.[16,95,105,167] O aumento na mobilidade pélvica induzido pela gestação dura até 4 meses após o parto, e as articulações tornam-se mais estáveis com a involução do útero.[20]

As mudanças na mobilidade articular pélvica são relacionadas ao relaxamento ligamentar estimulado por níveis acentuados de circulação dos **hormônios sexuais** durante a gestação e, embora em uma extensão menor, durante a menstruação.[26,39,125] As mudanças na mobilidade pélvica induzidas pelos hormônios têm sido confirmadas por meio de radiografias.[1,146,181] Níveis altos de hormônios sexuais, bem como de hormônio peptídeo relaxina produzido pelo corpo lúteo durante a gestação e a menstruação, são considerados por alguns como responsáveis pelo relaxamento dos ligamentos articulares pélvicos[23,85,97,128] Entretanto, a controvérsia continua em relação à função exata da relaxina na contribuição para o relaxamento ligamentar, já que os níveis de plasmáticos de relaxina nem sempre estão relacionados com o aumento da lassidão articular periférica.[140,174]

Seja qual for a causa, o relaxamento dos ligamentos da ASI resulta em um mecanismo menos eficaz de conexão entre o sacro e os ílios, permitindo assim um movimento mais livre nas ASIs e, por fim, um aumento no diâmetro da pelve. Esse efeito hormonal não é limitado aos ligamentos da ASI; a articulação sacrococcígea e a sínfise púbica também são afetadas. O resultado do relaxamento nos três locais é um aumento de 10 a 15%[113] no diâmetro (predominantemente transverso) da pelve e a facilitação do movimento do feto pelo canal pélvico.[81,95,126,147] Contudo, a aceleração do parto por meio do aumento da mobilidade articular pélvica tem um preço. Este, de acordo com alguns, é maior em torsão e estresse de cisalhamento, principalmente na ASI, durante a gestação e durante o período menstrual de cada mês. Por outro lado, alguns pesquisadores e clínicos estão convencidos de que o aumento periódico e cíclico na mobilidade da ASI feminina favorece o desenvolvimento mais lento de mudanças degenerativas na articulação.[20,138]

esse músculo.[158] Isso leva a um dilema. Por um lado, a ASI deveria ter um suprimento nervoso rico, considerando-se sua classificação como uma articulação sinovial. Por outro, entretanto, com base na lei supracitada, a questão é se ela é inervada em um grau significativo, já que os músculos não são intrínsecos à articulação nem atuam diretamente sobre ela.[3,57,59,175] Os textos clássicos de anatomia[147,159,170] e vários autores[15,59,74,76,77,87,111,124,149,177] descrevem a inervação da ASI a partir de uma variedade de combinações de segmentos da medula e nervos periféricos; a amplitude para a parte dorsal da articulação se dá pelas ramificações dos principais ramos dorsais da L5-S1-2 e para a parte ventral da articulação pelos nervos obturatórios e glúteos superiores e as ramificações dos principais ramos dorsais da L4-5-S1-3. Contudo, uma avaliação mais recente da inervação da articulação com o uso de três técnicas que incluem a dissecção genérica e microscópica, histologia da rotina e imunocitoquímica, em amostras de cadáveres adultos e em fetos que sofreram aborto, revela que a ASI é inervada exclusivamente por finas ramificações dos principais ramos dorsais da S1-4 (Fig. 35.33);[62,83] não foram encontradas ramificações do plexo sacral, do nervo obturatório ou do glúteo superior na superfície ventral da articulação, apesar da relação íntima entre os dois quando a parte superior do plexo lombossacral cruza a parte caudal da articulação ventralmente e é estabilizada por tecido conjuntivo fibroso.[42] Fibras não mielinadas, mielinadas finamente e mielinadas de forma espessa são evidentes, indicando a presença do espectro completo dos receptores articulares, incluindo aqueles que são ativados por meio de estímulos dolorosos e mecânicos.[13,66,74,87,111]

Relevância clínica

Inervação da ASI: A documentação da classificação sinovial da ASI e a demonstração de seu suprimento nervoso abundante possuem uma importante aplicação clínica. Claramente, essa articulação pode gerar dor. No entanto, registros na literatura em relação à fonte precisa de elementos nervosos da ASI e para ela permanecem contraditórios. Por um lado, deve ser levada em conta a possibilidade de variação individual no padrão de inervação da ASI. Por outro, a variabilidade da inervação pode explicar o padrão inconsistente de indicação de dor observado em indivíduos com disfunções da ASI.[62,83]

Sínfise púbica

A **sínfise púbica** é uma articulação mediana que consiste em um par de superfícies ósseas ovais unidas por um disco fibrocartilaginoso (**disco púbico**) e reforçado por um par de ligamentos rigorosamente aderentes (Fig. 35.39). As superfícies sinfisiárias dos corpos púbicos, mais curtas e largas nas mulheres do que nos homens, são cobertas por uma fina camada de cartilagem hialina quando elas se projetam uma em direção a outra na linha média anterior para formar esta **anfiartrose fibrocartilaginosa**.[147,159]

Ao remover a cartilagem hialina, um contorno subcondral é exposto, como a ASI, consistindo em cristas e papilas capazes de suportar as forças de cisalhamento. A consistência com a qual as cristas e as papilas aumentam com a idade possibilita que os cientistas forenses identifiquem a idade de esqueletos com base nas irregularidades das superfícies sinfisiárias das amostras pélvicas.[120,155] O disco púbico é firmemente estabilizado em cada uma das superfícies sinfisiárias cobertas com hialina e normalmente é mais espesso anteriormente do que posteriormente.[159] Mais espesso em geral em mulheres do que em homens, a variação normal descrita é de 4-10 mm.[175] Na metade das amostras, o disco contém uma cavidade não sinovial incompleta que raramente surge antes do início da segunda década e é mais bem desenvolvida em mulheres;[147,170] a cavidade pode ser uma área de reabsorção.[147]

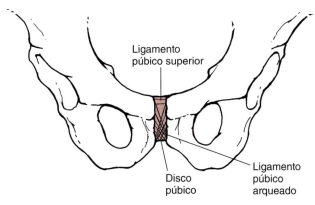

Figura 35.39 A visão anterior mostra que a sínfise púbica é reforçada pelo ligamento púbico superior e pelo ligamento púbico arqueado.

Dois ligamentos reforçam a articulação: um **ligamento púbico superior** entre os dois tubérculos púbicos cruza o disco e é firmemente aderente a ele; um **ligamento púbico arqueado (inferior)** mais robusto limita o arco púbico quando ele passa ao longo da borda inferior do disco, entre os ramos púbicos inferiores. Diversas camadas de entrelaçamento de fibras colágenas derivadas das aponeuroses do reto abdominal e do oblíquo externo do abdome reforçam o disco anteriormente. Como outras articulações anfiartrodiais, a sínfise púbica não é bem inervada. Os plexos de terminais nervosos aferentes penetram na periferia do disco púbico apenas, derivados de uma ou mais ramificações púbicas dos nervos ílio-hipogástrico, ilioinguinal e genitofemoral do plexo lombar.[147]

Na maioria das vezes, o movimento na sínfise púbica é pequeno.[147] Baseado na física elementar, entretanto, o movimento da sínfise púbica deve acompanhar qualquer movimento antagonista não acoplado em uma ASI, a menos que o eixo do movimento da ASI seja transverso e passe pelo corpo do púbis[125] (Fig. 35.40). Se o eixo mencionado passasse de fato pelo corpo púbico, o movimento unilateral do ilíaco no plano sagital resultaria apenas em uma leve torsão na sínfise púbica.

Relevância clínica

Disfunção da sínfise púbica: O rompimento da sínfise púbica pode ocorrer durante a gestação e por um período de tempo após o puerpério (o período de 42 dias após o parto),[1,68,178,181] após traumas obstétricos e outros[17,54,65,78,95], e em atletas, por conta da repetição de traumas.[69,73] A perda da integridade sinfisiária com hipermobilidade resultante, se significativa, contribui posteriormente para a instabilidade da ASI, especialmente em mulheres que já estão passando por lassidão ligamentar da ASI estimulada por hormônios.[150,169,175] O desalinhamento da sínfise púbica é facilmente identificado por meio de radiografias.[130] A separação horizontal da sínfise púbica de mais de 10 mm e o movimento vertical de um corpo púbico em relação a outro de mais de 5 mm é considerado patológico.[65]

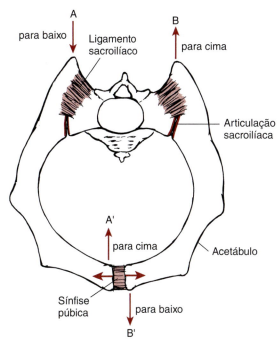

Figura 35.40 A secção transversa através da pelve mostra que qualquer movimento transverso dos ossos púbicos para longe um do outro poderia contribuir para a instabilidade sacroilíaca. O movimento antagonista desacoplado nas ASIs precisaria de mais movimento sinfisiário.

Disfunção ou adaptação funcional?

Ao encerrar este capítulo sobre a osteologia e a artrologia pélvica, é apropriado questionar se certas características da estrutura e a degeneração articular pélvica são adaptações funcionais ou modificações na continuidade de mudanças que levam à disfunção. Embora a evidência não seja clara, diversos autores apoiam a primeira opção, isto é, a de que certas características dimórficas da pelve representam adaptações funcionais às diferentes funções da pelve em homens e mulheres.[20,21,25,138,163,164]

Dois tipos de evidência sustentam essa premissa. A primeira é que as superfícies auriculares das ASIs em homens possuem uma textura mais áspera e mais cristas e depressões do que nas mulheres. Mesmo na idade avançada, as cristas e as depressões são complementares e geralmente cobertas por cartilagem intacta.[163] Além disso, essas irregularidades da superfície não aparecem até a puberdade,[20] marcadas por um aumento de peso durante o estirão de crescimento da adolescência.[163] Além disso, a ASI masculina seria submetida a um torque maior e a cargas maiores porque o centro de gravidade do homem passa mais ventral à ASI do que o da mulher.[163] Como essas características aumentam a fricção,[164] uma conclusão aceitável pode ser que elas representam adaptações ao aumento do peso corporal e da carga de trabalho geralmente vivenciado pelos homens.

O segundo tipo de evidência é o de que as mudanças degenerativas observadas nas ASIs são mais predominantes, mais extensas e ocorrem mais cedo em homens do que em mulheres. Como indicado anteriormente, a ASI passa por uma perda de mobilidade progressiva com o aumento da idade, com algumas articulações tornando-se completa ou parcialmente anquilosadas. Em um estudo de 210 amostras, a anquilose em idade avançada estava limitada às articulações masculinas (n = 105), em que a incidência foi de 37%, nenhuma das 105 articulações femininas nesses estudos estava anquilosada.[20] Nas mulheres, aparentemente, a resistência na ASI é prejudicada pela mobilidade. Os ligamentos e os elementos capsulares da articulação permanecem relativamente relaxados em adaptação à sua função (i. e., para permitir um aumento no diâmetro pélvico e dessa forma facilitar o parto vaginal).[25,169]

Resumo

Este capítulo examina as características osteológicas e artrológicas da pelve óssea que contribuem para a sua habilidade de fornecer uma sustentação estável para o peso corporal enquanto permite movimento suficiente para as necessidades funcionais do tronco e dos membros inferiores. A quinta vértebra lombar é a mais robusta e mais angular das vértebras lombares. Suas facetas inferiores alinhadas coronalmente e os ligamentos iliolombares espessos apoiam a junção lombossacral contra grandes forças de cisalhamento anterior. As ASIs são mais estáveis, mas permitem um movimento sistemático, incluindo rotação e translação. Uma sustentação ligamentar forte e superfícies articulares irregulares limitam a mobilidade e estabilizam a ASI. A sínfise púbica apresenta uma pequena mobilidade.

O alto grau de dimorfismo sexual aparente nos ossos da pelve é descrito e relacionado às necessidades do parto nas mulheres. A pelve feminina apresenta um diâmetro medial-lateral maior e um sacro com ângulo mais posterior. As variações osteológicas e artrológicas clinicamente relevantes, malformações, diferenças de gênero e mudanças relacionadas à idade da pelve óssea são detalhadas, com ênfase na controvérsia envolvendo a ASI, mais especificamente sua classificação, tipo de cartilagem, inervação, propensão para o movimento e predileção para causar dor.

O capítulo a seguir examina as estruturas musculares, nervosas e viscerais que contribuem para as diversas funções distintas da pelve.

Referências bibliográficas

1. Abramson D, Roberts SM, Wilson PD: Relaxation of the pelvic joints during pregnancy. Surg Gynecol Obstet 1934; 58: 595–613.
2. Albee FH: A study of the anatomy and the clinical importance of the sacroiliac joint. JAMA 1909; 53: 1273–1276.
3. Alderink GJ: The sacroiliac joint: review of anatomy, mechanics, and function. J Orthop Sports Phys Ther 1991; 13: 71–83.
4. Andersen KV, Bovim G: Impotence and nerve entrapment in long distance amateur cyclists. Acta Neurol Scand 1997; 95: 233–240.
5. Bakland O: The "axial sacroiliac joint". Anat Clin 1984; 6: 29–36.
6. Basmajian JV: Articular system. In: Primary Anatomy. Baltimore: Williams & Wilkins, 1976; 75–112.
7. Basmajian JV: Skeletal system. In: Primary Anatomy. Baltimore: Williams & Wilkins, 1976; 21–74.
8. Basmajian JV: Female pelvis. In: Grant's Method of Anatomy. In: Primary Anatomy. Baltimore: Williams & Wilkins, 1980; 227–237.
9. Basmajian JV: Male pelvis. In: Grant's Method of Anatomy. In: Primary Anatomy. Baltimore: Williams & Wilkins, 1980; 207–226.
10. Basmajian JV, Fielding JW, Zickel RE: Accessory lamina. A cause of lumbar nerve root pressure. J Bone Joint Surg 1964; 46-A: 837.
11. Bayne O, Bateman JE, Cameron HU: Influence of etiology on the results of coccygectomy. Clin Orthop 1984; 190: 266–272.
12. Beal MC: The sacroiliac problem: review of anatomy, mechanics, and diagnosis. J Am Osteopath Assoc 1982; 81: 667–679.
13. Bernard TN: The role of the sacroiliac joints in low back pain: basic aspects of pathophysiology, and management. In: Vleeming A, Mooney V, Snijders CJ, et al., eds. Movement, Stability and Low Back Pain. The Essential Role of the Pelvis. New York: Churchill Livingstone, 1997; 73–88.
14. Bogduk N, Twomey LT: Clinical Anatomy of the Lumbar Spine. Edinburgh: Churchill Livingstone, 1987.
15. Bogduk N, Wilson AS, Tynan W: The human lumbar dorsal rami. J Anat 1982; 134: 383–397.
16. Bonnaire E, Bué V: Ann Gynecol Obstet 1900; 52: 296.
17. Borell U, Fernström I: The movements of the sacro-iliac joints and their importance to changes on pelvic dimensions during parturition. Acta Obstet Gynecol Scand 1957; 36: 42–57.
18. Boucher BJ: Sex differences in the fetal pelvis. Am J Phys Anthropol 1957; 15: 581–600.
19. Bowen V, Cassidy JD: Macroscopic and microscopic anatomy of the sacroiliac joint from embryonic life until the eighth decade. Spine 1981; 6: 620–628.
20. Brooke R: The sacro-iliac joint. J Anat 1924; 58: 299–305.
21. Brunner C, Kissling R, Jacob HAC: The effects of morphology and histopathologic findings on the mobility of the sacroiliac joint. Spine 1991; 16: 1111–1117.
22. Cailliet: Low Back Pain Syndrome. Philadelphia: FA Davis, 1988.
23. Calguneri M, Bird HAWA: Changes in joint laxity occurring during pregnancy. Ann Rheum Dis 1982; 41: 126–128.
24. Carpenter MB, Sutin J: Human Neuroanatomy. Baltimore: Williams & Wilkins, 1983.
25. Carter ME, Loewi G: Anatomical changes in normal sacroiliac joints during childhood and comparison with the changes in Still's disease. Ann Rheum Dis 1962; 21: 121–134.
26. Chamberlain WE: The symphysis pubis in the roentgen examination of the sacro-iliac joint. Am J Roentgenol 1930; 24: 621–625.
27. Chow DHK, Luk KDK, Leong JCY, Woo CW: Torsional stability of the lumbosacral junction. Significance of the iliolumbar ligament. Spine 1989; 14: 611–615.
28. Cihak R: Variations of lumbosacral joints and their morphogenesis. Acta Univ Carol Med (Praha) 1970; 16: 145–165.
29. Cohen AS, McNeill JM, Calkins E, et al.: The "normal" sacroiliac joint. Analysis of 88 sacroiliac roentgenograms. Am J Roentgenol 1967; 100: 559–563.
30. Colachis SC, Warden RE, Bechtol CO, Strohm BR: Movement of the sacroiliac joint in the adult male: a preliminary report. Arch Phys Med Rehabil 1963; 44: 490–498.

31. Collins P: Embryology and development. In: Williams PL, ed. Gray's Anatomy: The Anatomical Basis of Medicine and Surgery. New York: Churchill Livingstone, 1995; 91–341.
32. Cunningham D: Textbook of Anatomy. New York: Oxford University Press, 1925.
33. Cyriax J: Textbook of Orthopaedic Medicine. London: Balliere Tindall, 1982.
34. Dalstra M, Huiskes R: Load transfer across the pelvic bone. J Biomech 1995; 28: 715–724.
35. Dalstra M, Huiskes R, Odgaard A, van Erning L: Mechanical and textural properties of pelvic trabecular bone. J Biomech 1993; 26: 523–535.
36. Davies DV: Gray's Anatomy. London: Longmans, 1967.
37. Delaere O, Kok V, Nyssen-Behets C, Dhem A: Ossification of the human fetal ilium. Acta Anat 1992; 143: 330–334.
38. Desai KM, Gingell JC: Hazards of long distance cycling. Br Med J 1989; 298: 1072–1073.
39. DonTigny RL: Function and pathomechanics of the sacroiliac joint. A review. Phys Ther 1985; 65: 35–44.
40. Duncan JM: The behavior of the pelvic articulations in the mechanism of parturition. Dublin Quart J Med Sci 1854; 18: 60.
41. Duncan JM: Researches in Obstetrics. New York: W. Wood and Co., 1868.
42. Ebraheim NA, Lu J, Biyani A, et al.: The relationship of lumbosacral plexus to the sacrum and the sacroiliac joints. Am J Orthop 1997; 26: 105–110.
43. Egund N, Olsson TH, Schmid H, Selnik G: Movements in the sacroiliac joints demonstrated with roentgen stereophotogrammetry. Acta Radiol (Diagn) 1978; 19: 833–846.
44. Ehara S, El-Khoury GY, Bergman RA: The accessory sacroiliac ligament; a common anatomic variant. Am J Roentgenol 1988; 150: 857–859.
45. Federative Committee on Anatomical Terminology: Terminologia Anatomica. International Terminology. New York: Thieme Stuttgart, 1998.
46. Frigerio NA, Stowe RR, Howe JW: Movement of the sacroiliac joint. Clin Orthop 1974; 100: 370–377.
47. Frymoyer J, Akeson W, Brandt J, et al.: Part A: Clinical perspectives. In: Frymoyer J, Gordon SL, eds. New Perspectives in Low Back Pain. Park Ridge, NJ: The American Academy of Orthopedic Surgeons, 1989; 240–242.
48. Gardner E, Gray DJ, O'Rahilly R: Anatomy: A Regional Study of Human Structure. Philadelphia: WB Saunders, 1969.
49. Geckeler EO: Fractures and Dislocations. Baltimore: Williams & Wilkins, 1943.
50. Gerlach UJ, Lierse W: Functional construction of the sacroiliac ligamentous apparatus. Acta Anat (Basel) 1992; 144: 97–102.
51. Goel VK, Svensson NL: Forces on the pelvis. J Biomech 1977; 10: 195–200.
52. Goldthwaite JE: The pelvic articulations: a consideration of their anatomic, physiologic, obstetric and general surgical importance. JAMA 1907; 49.
53. Goldthwaite JE: The lumbo-sacral articulation. Boston Med Surg J 1911; 164: 365–377.
54. Goldthwaite JE, Osgood RB: A consideration of the pelvic articulations from an anatomical, pathological and clinical standpoint. Boston Med Surg J 1905; 152: 593–601.
55. Goss CM: Gray's Anatomy. Philadelphia: Lea & Febiger, 1973.
56. Gray H: Anatomy of the Human Body. Philadelphia: 1924.
57. Grieve EFM: Mechanical dysfunction of the sacro-iliac joint. Int Rehabil Med 1982; 5: 46–52.
58. Grieve GP: The sacro-iliac joint. Physiotherapy 1976; 62: 384–400.
59. Grieve GP: Applied anatomy—regional. In: Common Vertebral Joint Problems. Edinburgh: Churchill Livingstone, 1981; 1–35.
60. Grieve GP: Common patterns of clinical presentation. In: Common Vertebral Joint Problems. Edinburgh: Churchill Livingstone, 1981; 205–302.
61. Grieve GP: Pathological changes—combined regional degenerative. In: Common Vertebral Joint Problems. Edinburgh: Churchill Livingstone, 1981; 125–158.
62. Grob KR, Neuhuber WL, Kissling RO: Die innervation des Sacroiliacalgelenkes biem Menschen. Z Rheumatol 1995; 54: 117–122.
63. Guyton AC, Hall JE: Female physiology before pregnancy and the female hormones. In: Human Physiology and Mechanisms of Disease. Philadelphia: WB Saunders, 1997; 658–669.
64. Hadley LA: Accessory sacroiliac articulations. J Bone Joint Surg 1952; 34A: 149.
65. Hagen R: Pelvic girdle relaxation from an orthopaedic point of view. Acta Orthop Scand 1974; 45: 550.
66. Halata Z, Strasmann T: The ultrastructure of mechanoreceptors in the musculoskeletal system of mammals. In: Zenker W, Neuhuber WL, eds. The Primary Afferent Neuron. New York: Plenum Press, 1990; 51–65.
67. Halliday HV: Applied Anatomy of the Spine. Kirksville, MO: JF Janisch, 1920.
68. Harris NH: Lesions of the symphysis pubis in women. Br Med J 1974; 4: 209–211.
69. Harris NH, Murray RO: Lesions of the symphysis in athletes. Br Med J 1974; 4: 211–214.
70. Harrison RJ: Bones. In: Romanes GJ, ed. Gunningham's Textbook of Anatomy. New York: Oxford University Press, 1972; 75–206.
71. Heisler JC: Practical Anatomy. Philadelphia: 1923.
72. Herbineaux G: Traite sur Divers Accouchments Laborieux et sur les Polypes de la Matrice. Brussels: DeBoubers, 1782.
73. Hesch J: Evaluation and treatment of the most common patterns of sacroiliac joint dysfunction. In: Vleeming A, Mooney V, Snijders CJ, et al., eds. Movement, Stability and Low Back Pain. The Essential Role of the Pelvis. New York: Churchill Livingstone, 1997; 535–545.
74. Hirsch C, Ingelmark B-E, Miller M: The anatomic basis for low back pain. Acta Orthop Scand 1963; 33: 1–17.
75. Holm NJ: The internal stress pattern of the os coxae. Acta Orthop Scand 1980; 51: 421–428.
76. Ikeda R: Innervation of the sacroiliac joint. Macroscopical and histological studies. Nippon Ika Daigaku Zasshi 1991; 58: 587–596.
77. Jackson HCI, Winkelmann RK, Bickel WH: Nerve endings in the human lumbar spinal column and related structures. J Bone Joint Surg 1966; 48: 1272–1281.
78. Joseph J: The joints of the pelvis and their relation to posture in labour. Midwives Chron Nurs Notes 1988; 101: 63–64.
79. Junqueira LC, Carneiro J, Kelley RO: Basic Histology. Norwalk, CT: Appleton & Lange, 1995.
80. Kane WJ: Fractures of the pelvis. In: Rockwood CA, Green DP, eds. Fractures in Adults. Philadelphia: JB Lippincott, 1984; 1093–1209.
81. Kapandji IA: The Physiology of Joints. Vol. 3. The Trunk and the Vertebral Column. Edinburgh: Churchill Livingstone, 1974.

82. Keith A: Human Embryology and Morphology. London: Edward Arnold, 1948.
83. Kissling RO, Jacob HAC: The mobility of the sacroiliac joints in healthy subjects. In: Vleeming A, Mooney V, Snijders CJ, et al., eds. Movement, Stability and Low Back Pain. The Essential Role of the Pelvis. New York: Churchill Livingstone, 1997; 177–191.
84. Klein K: Zur Mechanik des Ileosacralgelenkes. Z Geburtshilfe Perinatol 1891; 21: 74–118.
85. Kristiansson P, Svardsudd K, von Schoultz B: Serum relaxin, symphyseal pain, and back pain during pregnancy. Am J Obstet Gynecol 1996; 175: 1342–1347.
86. Krogman WM: The Human Skeleton in Forensic Medicine. Springfield, IL: Charles C Thomas, 1962.
87. Lamb DW: The neurology of spinal pain. Phys Ther 1979; 59: 971–973.
88. Laurenson RD: The primary ossification of the human ilium. Anat Rec 1964; 148: 209–211.
89. Lavignolle B, Vital JM, Senegas J, et al.: An approach to the functional anatomy of the sacroiliac joint in vivo. Anat Clin 1983; 5: 169–176.
90. Lee D: The Pelvic Girdle. Edinburgh: Churchill Livingstone, 1989.
91. Leong JC, Luk KDK, Chow DHK, Woo CW: The biomechanical functions of the iliolumbar ligament in maintaining stability of the lumbosacral junction. Spine 1987; 12: 669–674.
92. Lowman CL: Role of iliolumbar ligaments in low back strain. JAMA 1926; 88: 1002–1003.
93. Lue TF, Zeineh SJ, Schmidt RA, Tanagho EA: Neuroanatomy of penile erection: its relevance to iatrogenic impotence. J Urol 1984; 131: 273–280.
94. Luk KDK, Ho HC, Leong JCY: The iliolumbar ligament. A study of its anatomy, development and clinical significance. J Bone Joint Surg Br 1986; 68: 197–200.
95. Lynch FW: The pelvic articulations during pregnancy, labor and puerperium. An x-ray study. Surg Gynecol Obstet 1920; 30: 575–580.
96. MacDonald GR, Hunt TE: Sacroiliac joints: observations on the gross and histological changes in the various age groups. Can Med Assoc J 1952; 66: 157–163.
97. MacLennan AH: The role of the hormone relaxin in human reproduction and pelvic girdle relaxation. Scand J Rheumatol 1991; 20(suppl 88): 7–15.
98. Magee DJ: Orthopedic Physical Therapy. Philadelphia: WB Saunders, 1997.
99. Maitland GD: Vertebral Manipulation. London: Butterworth, 1977.
100. McCulloch J, Transfeldt E: Spondylolysis/spondylolisthesis. In: Macnab's Backache. Baltimore: Williams & Wilkins, 1997; 149–179.
101. McKinnis LN: Lumbosacral spine and sacroiliac joints. In: Fundamentals of Orthopedic Radiology. Philadelphia: FA Davis, 1997; 168–209.
102. Meckel JF: Handbuch der menschlichen Anatomie. Halle, In "Den Buchhandlungen des Hallischen Waisenhauses," Berlin: 1815; 2: 354–356.
103. Meisenbach RO: Sacro-iliac relaxation: with analysis of 84 cases. Surg Gynaecol Obstet 1911; 12: 411.
104. Mennell JB: The Science and Art of Joint Manipulation, Vols. 1 and 2. London: Churchill, 1952.
105. Meyer GH: Ber mechanismus der Symphysis sacro-iliaca. Arch Anat Physiol (Leipzig) 1878; 1: 1–19.
106. Midttun A, Bojsen-Moller F: The sacrotuberous ligament pain syndrome. In: Grieve GP, ed. Modern Manual Therapy of the Vertebral Column. Edinburgh: Churchill Livingstone, 1986; 815–818.
107. Milch H, Milch RA: Fractures of the pelvic girdle. In: Milch H, Milch RA, eds. Fracture Surgery. New York: Paul B. Hoeber, 1959.
108. Miller JAA, Schultz AM, Anderson GBJ: Load-displacement behavior of sacroiliac joints. J Orthop Res 1987; 5: 92–101.
109. Mitchell GAG: Lumbosacral junction. J Bone Joint Surg 1934; 16: 233–254.
110. Mixter WJ, Barr JS: Rupture of the intervertebral disc with involvement of the spinal canal. N Engl J Med 1934; 211: 210–215.
111. Mooney V: Sacroiliac joint dysfunction. In: Vleeming A, Mooney V, Snijders CJ, et al., eds. Movement, Stability and Low Back Pain. The Essential Role of the Pelvis. New York: Churchill Livingstone, 1997; 37–52.
112. Moore KL, Dalley AF: Lower limb. In: Clinically Oriented Anatomy. Philadelphia: Lippincott Williams & Wilkins, 1999; 504–663.
113. Moore KL, Dalley AF: Pelvis and perineum. In: Clinically Oriented Anatomy. Philadelphia: Lippincott Williams & Wilkins, 1999; 332–430.
114. Moore KL, Persaud TVN: The Developing Human, Clinically Oriented Embryology. Philadelphia: WB Saunders, 1998.
115. Myerding H: Spondylolisthesis: surgical treatment and results. Surg Gynecol Obstet 1932; 54: 371–377.
116. Nayal W, Schwarzer U, Klotz T, et al.: Transcutaneous penile oxygen pressure during bicycling. Br J Urol Internat 1999; 83: 623–625.
117. Norman WJ, Johnson C: Congenital absence of pedicle of a lumbar vertebra. Br J Radiol 1973; 46: 631
118. O'Rahilly R, Gardner E: The embryology of moveable joints. In: Sokoloff L, ed. The Joints and Synovial Fluid. New York: Academic Press, 1978; 49–97.
119. Ombregt L, Bisschop P, Veer HJT, Van de Velde T: A System of Orthopedic Medicine. London: Saunders, 1995.
120. Pal GP, Tamankar BP: Preliminary study of age changes in Gujarti (Indian) pubic bones. Indian J Med Res 1983; 78: 694–701.
121. Paquet N, Malouin F, Richards CL: Hip-spine movement interaction and muscle activation patterns during sagittal movement in low back pain patients. Spine 1994; 19: 596–603.
122. Paquin JD, van der Rest M, Marie PJ, et al.: Biochemical and morphologic studies of cartilage from the adult human sacroiliac joint. Arthritis Rheum 1983; 26: 887–895.
123. Pintar FA, Yoganandan N, Myers T, et al.: Biomechanical properties of human lumbar spine ligaments. J Biomech 1992; 25: 1351–1356.
124. Pitkin HC, Pheasant HC: Sacrarthrogenetic telalgia I. A study of referred pain. J Bone Joint Surg 1936; 18: 111–133.
125. Pitkin HC, Pheasant HC: Sacrarthrogenetic telalgia II. A study of sacral mobility. J Bone Joint Surg 1936; 18: 365–374.
126. Porterfield JA, DeRosa C: The sacroiliac joint. In: Gould JA, ed. Orthopedics and Sports Physical Therapy. St. Louis: CV Mosby, 1990; 553–559.
127. Pyper JB: Excision of the coccyx for coccygodynia. A study of the results in twenty-eight cases. J Bone Joint Surg 1957; 39B: 733–737.

128. Quagliarello J, Steinetz BG, Weiss G: Relaxin secretion in early pregnancy. Obstet Gynecol 1979; 53: 62–63.
129. Rauber AA, Kopsch F: Lehrbuch und Atlas der Anatomie des Menschen. Leipzig: 1929.
130. Ravin T: Visualization of pelvic biomechanical dysfunction. In: Vleeming A, Mooney V, Snijders CJ, et al., eds. Movement, Stability and Low Back Pain. The Essential Role of the Pelvis. New York: Churchill Livingstone, 1997; 369–383.
131. Resnick D, Niwayama G, Georgen TG: Degenerative disease of the sacroiliac joint. Invest Radiol 1975; 10: 608.
132. Reynolds HM: Three-dimensional kinematics in the pelvic girdle. J Am Osteopath Assoc 1980; 80: 277–280.
133. Rich EA: Observations noted in 11,000 feet of cineroentgenography film. Cong Rec 1964; 110: 5157–5165.
134. Rosse C, Gaddum-Rosse P: Hollinshead's Textbook of Anatomy. Philadelphia: Lippincott-Raven, 1997.
135. Rosse C, Gaddum-Rosse P: The pelvis. In: Hollinshead's Textbook of Anatomy. Philadelphia: Lippincott-Raven, 1997; 641–680.
136. Rosse C, Gaddum-Rosse P: The vertebral column. In: Hollinshead's Textbook of Anatomy. Philadelphia: Lippincott-Raven, 1997; 109–144.
137. Rothkotter HJ, Berner W: Failure load and displacement of the human sacroiliac joint under in vitro loading. Arch Orthop Trauma Surg 1988; 107: 283–287.
138. Sashin D: A critical analysis of the anatomy and the pathologic changes of the sacro-iliac joints. J Bone Joint Surg 1930; 12: 891–910.
139. Schafer RC: The lumbar spine and pelvis. In: Schafer RC, ed. Clinical Biomechanics, Musculoskeletal Actions and Reactions. Baltimore: Williams & Wilkins, 1987; 446–480.
140. Schauberger CW, Rooney BL, Goldsmith L: Peripheral joint laxity increases in pregnancy but does not correlate with serum relaxin levels. Am J Obstet Gynecol 1996; 174: 667–671.
141. Schmorl G, Junghanns H: The Human Spine in Health and Disease. New York: Grune & Stratton, 1971.
142. Schunke GB: The anatomy and development of the sacroiliac joint in man. Anat Rec 1938; 72: 313–331.
143. Shafik A: Pudendal artery syndrome with erectile dysfunction: treatment by pudendal canal decompression. Arch Androl 1995; 34: 83–94.
144. Smidt GL, McQuade K, Wei S-H, Barakatt E: Sacroiliac kinematics for reciprocal straddle positions. Spine 1995; 20: 1047–1054.
145. Smidt GL, Wei S-H, McQuade K, et al.: Sacroiliac motion for extreme hip positions. Spine 1997; 22: 2073–2082.
146. Smith-Petersen NM: Clinical diagnoses of common sacroiliac conditions. Am J Roentgenol 1924; 12: 546–550.
147. Soames RW: Skeletal system. In: Williams PL, ed. Gray's Anatomy. The Anatomical Basis of Medicine and Surgery. New York: Churchill Livingstone, 1995; 425–736.
148. Solomon S, Cappa KG: Impotence and bicycling. A seldom-reported connection. Postgrad Med 1987; 81: 99–100.
149. Solonen KA: The sacroiliac joint in the light of anatomical, roentgenological and clinical studies. Acta Orthop Scand 1957; 28(suppl): 1–127.
150. Stephenson RG, O'Connor LJ: Obstetric and Gynecologic Care in Physical Therapy. Thorofare, NJ: Slack, 2000.
151. Stewart T: Pathologic changes in aging sacroiliac joints. Clin Orthop 1984; 183: 188–196.
152. Stoddard A: Conditions of the sacro-iliac joint and their treatment. Physiotherapy 1958; 44: 97–101.
153. Strachan WF, Beckwith CG, Larson NJ: A study of the mechanics of the sacroiliac joint. J Am Osteopath Assoc 1938; 37: 576–578.
154. Sturesson B, Selvik G, Udén A: Movements of the sacroiliac joints. A roentgen stereophotogrammetric analysis. Spine 1989; 14: 162–165.
155. Suchey JM, Wiseley DV, Green RF, Norguchi TT: Analysis of dorsal pitting in the os-pubis in an extensive sample of modern American females. Am J Phys Anthropol 1979; 51: 517–540.
156. Sugar O: How the sacrum got its name. JAMA 1987; 257: 2061–2063.
157. Swezey RL: The sacroiliac joint. Nothing is sacred. Phys Med Rehabil Clin North Am 1998; 9: 515–519.
158. Taber's Cyclopedic Medical Dictionary: Philadelphia: FA Davis, 1997.
159. Terry RJ, Trotter M: The articulations. In: Schaeffer JP, ed. Morris' Human Anatomy. A Complete Systematic Treatise. New York: Blakiston, 1953; 287–398.
160. Testut JL: Traité d'Anatomie Humaine. Paris: Doin, 1889.
161. Trotter M: Accessory sacroiliac articulations. J Phys Anthropol 1937; 22: 247.
162. Vleeming A, Pool-Goudzwaard AL, Hammudoghlu D, et al.: The function of the long dorsal sacroiliac ligament: its implication for understanding low back pain. Spine 1996; 21: 556–562.
163. Vleeming A, Stoeckart R, Volkers ACW, Snijders CJ: Relation between form and function in the sacroiliac joint. Part I: Clinical anatomical aspects. Spine 1990; 15: 130–132.
164. Vleeming A, Volkers ACW, Snijders CJ, Stoeckart R: Relation between form and function in the sacroiliac joint. Part II: Biomechanical aspects. Spine 1990; 15: 133–136.
165. Von Luschka H: Die Kreuzdarmbeinfuge und die Schambienfuge des Menschen. Virchows Arch Pathol Anat 1854; 7: 299–316.
166. Vukicevic S, Marusic A, Stavljenic A, et al.: Holographic analysis of the human pelvis. Spine 1991; 16: 209–214.
167. Walcher G: Die Conjugata eines engen Beckens ist keine konstante Grösse, sondern lässt sich durch die Körperhaltung der Trägerin verändern. Cbl Gynäk 1889; 13: 892.
168. Walker JM: Age-related differences in the human sacroiliac joint: a histological study; implications for therapy. J Orthop Sports Phys Ther 1986; 7: 325–334.
169. Walker JM: The sacroiliac joint: a critical review. Phys Ther 1992; 72: 903–916.
170. Walmsley R: Joints. In: Romanes GJ, ed. Cunningham's Textbook of Anatomy. London: Oxford University Press, 1972; 207–257.
171. Watson-Jones R: Fractures and Joint Injuries. Baltimore: Williams & Wilkins, 1957.
172. Weisl H: The ligaments of the sacro-iliac joint examined with particular reference to their function. Acta Anat 1954; 20: 201–213.
173. Weisl H: The movements of the sacro-iliac joint. Acta Anat 1955; 23: 80–91.
174. Weiss G: The secretion and role of relaxin in pregnant women. In: Bigazzi M, Greenwood FC, Gasparri F, eds. Biology of Relaxin and its Role in the Human. Amsterdam: Excerpta Medica, 1983, 304–310.
175. Wells PE: Movements of the pelvic joints. In: Grieve GP, ed. Modern Manual Therapy of the Vertebral Column. Edinburgh: Churchill Livingstone, 1986; 176–181.

176. Wilder DJ, Pope MH, Frymoyer JW: The functional topography of the sacroiliac joint. Spine 1980; 5: 575–579.
177. Willard FH: The muscular, ligamentous and neural structure of the low back and its relation to back pain. In: Vleeming A, Mooney V, Snijders CJ, et al., eds. Movement, Stability and Low Back Pain. The Essential Role of the Pelvis. New York: Churchill Livingstone, 1997; 1–35.
178. Wilson JR, Carrington ER: Obstetrics and Gynecology. St. Louis: CV Mosby, 1983.
179. Woerman AL: Evaluation and treatment of dysfunction in the lumbar-pelvic-hip complex. In: Donatelli R, Wooden MJ, eds. Orthopaedic Physical Therapy. New York: Churchill Livingstone, 1989.
180. Yamamoto I, Panjabi MM, Oxland TR, Crisco JJ: The role of the iliolumbar ligament in the lumbosacral junction. Spine 1990; 15: 1138–1141.
181. Young J: Relaxation of pelvic joints in pregnancy: pelvic arthropathy of pregnancy. J Obstet Gynaecol Br Emp 1940; 47: 493–525.

CAPÍTULO 36

Mecânica e patomecânica da atividade muscular na pelve

Emily L. Christian, P.T., ph.D.
Julie E. Donachy, P.T., ph.D

SUMÁRIO

Anatomia do desenvolvimento do assoalho pélvico 658
Músculos da pelve e do períneo 659
    Músculos pélvicos associados à função somática 659
    Músculos pélvicos associados à função visceral 659
    Músculos perineais 661
    Esfíncteres somáticos (externos) 661
    Propriedades funcionais e metabólicas das fibras musculares pélvicas e perineais 663
    Tendão central do períneo 666
Controle nervoso dos músculos da pelve e do períneo 667
    Centros espinais 667
    Centros supraespinais 668
    Doenças degenerativas 670
Funções específicas das musculaturas pélvica e perineal 670
    Continência urinária e micção 670
    Continência anorretal e defecação 672
    Função sexual 673
    Parto 674
Disfunção muscular pélvica 674
    Prolapso genital 674
    Incontinência urinária 675
    Incontinência anorretal 675
    O papel do terapeuta no tratamento da disfunção do assoalho pélvico 675
Resumo 676

A extremidade caudal do tronco em um animal ereto é, necessariamente, fechada por diversas camadas de fáscia pélvica e perineal e músculo estriado. Embora as contribuições fasciais ao assoalho da cavidade pélvica sejam iguais em importância àquelas realizadas pelos músculos, a partir de uma perspectiva clínica, este capítulo foca no papel dos músculos. Três camadas de músculo são posicionadas na extremidade caudal da bacia pélvica humana que possui formato de funil; da porção profunda à superficial, as camadas são o diafragma da pelve, os músculos perineais profundos, e os músculos perineais superficiais. Suas diversas funções incluem o fechar da abertura inferior da pelve, permitindo o trânsito dos efluentes pélvicos (uretra, canal anal e vagina) e o controle de suas aberturas, sustentar os órgãos pélvicos, regular a pressão intra-abdominal, e contribuir com a função do intestino, da bexiga e sexual. Dois outros músculos contribuem com as paredes da cavidade pélvica, o piriforme e o obturador interno. Qualquer contribuição que eles realizem à cavidade pélvica, entretanto, são meramente auxiliares.

Embora os músculos do assoalho pélvico e do períneo sejam principalmente estriados e sob o controle do sistema nervoso somático, eles diferem de outros músculos estriados axiais ou apendiculares em diversas formas:

- Eles frequentemente contêm ou combinam-se com estruturas que contêm músculos lisos e, por conseguinte, os tipos de fibras combinadas recebem uma inervação visceral (sistema nervoso autônomo, SNA) além de uma inervação somática (sistema nervoso somático, SNS).
- Eles se ocupam com as funções viscerais (micção, defecação, função sexual, parto e sustentação dos órgãos pélvicos).
- Eles são inervados pelos neurônios motores inferiores (NMIs) que são controlados por um contingente especial de fibras do tronco cerebral e hipotalâmicas, permitindo que eles funcionem independentemente do controle cortical consciente.
- A contração deles não resulta em movimento em uma articulação.

A natureza especial desses músculos multifuncionais e os problemas associados com sua disfunção devem tornar-se óbvios para o leitor após a descrição. Os objetivos específicos deste capítulo são:

- discutir os aspectos clinicamente relevantes do desenvolvimento e da anatomia do assoalho pélvico;
- descrever detalhes da estrutura, inervação e função dos músculos do diafragma da pelve;
- descrever detalhes da estrutura, inervação e função dos músculos do períneo;
- discutir os aspectos neurológicos do assoalho pélvico e da função perineal;
- descrever os aspectos pertinentes da estrutura e da inervação das estruturas viscerais pélvicas e perineais, bem como as formas em que suas funções são coordenadas com as das fibras musculares estriadas do assoalho pélvico e do períneo;
- discutir as diversas disfunções dos músculos da pelve e do períneo relativas à idade, ao gênero, à degeneração nervosa, à atrofia muscular e ao parto vaginal.

Anatomia do desenvolvimento do assoalho pélvico

Duas características nitidamente humanas necessitaram de mudanças na pelve do *Homo sapiens*. Uma é que os humanos dão à luz bebês com cabeças grandes que requerem canais ósseos de passagem para o exterior mais largos. A outra é o fato de assumir a postura ereta. Ambas as características estão refletidas nas mudanças na pelve óssea e no assoalho pélvico fibromuscular na **abertura inferior da pelve**, isto é, os tecidos interpostos entre a cavidade pélvica e o períneo, que formam um dos diversos diafragmas transversos no tronco. Tradicionalmente, os anatomistas têm definido o **assoalho pélvico** como as camadas fasciais e musculares do **diafragma da pelve**, que consiste em levantador do ânus, o isquiococcígeo, e suas fáscias associadas (ver a seguir). Alguns clínicos incluem a **musculatura perineal** e as fáscias (principalmente o diafragma urogenital) no assoalho pélvico porque eles estão intimamente relacionados, de forma anatômica, neurológica, funcional e clínica. Para uma conceituação adequada, Moore[72] sugere que o diafragma da pelve seja considerado o principal assoalho e o diafragma urogenital o subsolo, assim sugerindo uma similaridade morfológica e funcional enquanto mantém a autonomia. Nas discussões a seguir, a musculatura pélvica e perineal são consideradas entidades separadas.

Sabe-se pouco sobre o desenvolvimento dos músculos do assoalho pélvico em humanos. Embora acredite-se que eles se desenvolvam a partir de somitos, de uma forma similar aos do tronco anterolateral[19], eles pouco se assemelham aos músculos do tronco. A justificativa é de que durante o desenvolvimento humano, todos, exceto 3 ou 4 dos 8 a 10 segmentos coccígeos se degeneram[63,91,105], os segmentos restantes são movidos para uma posição próxima à abertura inferior da pelve. Essa noção não é aceita por Wilson[120], entretanto, que acredita que os músculos do assoalho pélvico se desenvolvam independentes, com inserções e funções específicas.

As mudanças no assoalho pélvico são requisitadas pela postura ereta dos humanos. As especializações nos tecidos moles do assoalho humano são essenciais para sustentar o peso da víscera abdominopélvica e regular a pressão intra-abdominal. Alguns alegam, na verdade, que as mudanças no assoalho pélvico são essenciais para assumir a postura ereta.[26,28] As alterações nos elementos específicos fasciais e musculares foram desenvolvidas para resistir a aumentos na pressão intra-abdominal que são necessários para muitas atividades: aquelas que envolvem contração do diafragma durante a expiração (p. ex., falar, cantar, tossir, espirrar, rir, assobiar, soluçar); aquelas que envolvem contração do diafragma e fechamento da glote (**manobra de Valsalva**) (p. ex., realizar esforço durante deslocamento de sobrecarga, vomitar, urinar, defecar e ter um parto vaginal); e aquelas que envolvem a contração dos músculos do tronco em diferentes posições corporais e durante mudanças na posição corporal (p. ex., levantar, caminhar, inclinar-se, curvar-se e mover-se da posição de decúbito dorsal para a vertical). A mudança mais marcante no assoalho pélvico do ser humano ereto é a perda de músculo e a aquisição de tendão e fáscia para compensar esta perda, em uma tentativa de suportar o estresse constante sem o consumo de energia indevido.[28] A mudança da postura e o estresse constante também necessitam de especialização nas propriedades metabólicas e contráteis dos músculos do assoalho pélvico humano. Em humanos, elas consistem no tipo I, predominantemente fibras resistentes a fadiga.[24,60,101,111]

Músculos da pelve e do períneo

A partir de uma perspectiva anatômica, as fibras musculares estriadas localizadas na extremidade caudal do tronco são separadas tradicionalmente naquelas que formam as paredes posterolaterais da cavidade pélvica e movem o fêmur, aquelas do diafragma da pelve e as do períneo. A partir de um ponto de vista funcional, entretanto, os músculos do diafragma da pelve e do períneo podem ser divididos em dois diferentes grupos: (a) fibras que formam e prendem os esfíncteres (uretral, vaginal e anal) nos efluentes pélvicos e (b) fibras que represam e inserem os efluentes pélvicos (junto aos seus esfíncteres) no perímetro da pelve óssea. As descrições a seguir incluem elementos de ambas as perspectivas.

Músculos pélvicos associados à função somática

Dois músculos somáticos contribuem para a formação das paredes posterior e lateral da cavidade pélvica: o piriforme e o obturador interno, respectivamente. Ambos estão relacionados de modo funcional ao membro inferior e são principalmente rotadores externos no quadril. Eles são músculos importantes da região glútea que saem da cavidade pélvica através dos forames isquiáticos maior e menor para inserir-se no trocanter maior do fêmur (Fig. 36.1). O piriforme é inervado por ramos que surgem do plexo sacral dentro da cavidade pélvica, enquanto o nervo para o obturador interno (e o gêmeo superior) deixa a cavidade pélvica através do forame isquiático maior e reingressa nela através do forame isquiático menor. Estes dois músculos são discutidos com mais detalhes no Capítulo 39.

Músculos pélvicos associados à função visceral

A musculatura estriada dos dois lados da pelve, junto às suas fáscias associadas, formam o **diafragma da pelve**; ele possui duas partes, o levantador do ânus e o isquiococcígeo (Tab. 36.1). Em uma secção frontal através da pelve, o diafragma da pelve tem a aparência de uma tenda invertida, já que ele é suspenso entre os dois ossos ilíacos. O diafragma da pelve marca o limite caudal da cavidade pélvica. A abertura inferior da pelve fica, portanto, abaixo e do lado de fora da cavidade, na medida em que o diafragma cruza o intervalo entre as paredes da pelve óssea e não o perímetro da abertura inferior.[89]

O levantador do ânus é uma ampla lâmina fibromuscular de espessura variável que forma a parte anterior maior do diafragma da pelve. Todos os efluentes pélvicos atravessam esta parte do diafragma: nos homens, a uretra e o ânus, e

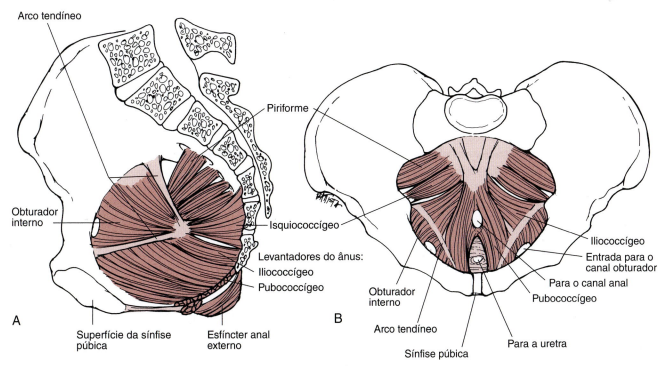

Figura 36.1 Músculos do assoalho pélvico masculino. **A.** Vista medial. **B.** Vista superior.

TABELA 36.1 Músculos da pelve

Músculo	Origem	Inserção	Inervação	Ação
Músculos do membro inferior na parede da cavidade pélvica				
Piriforme	Osso sacral lateral ao e entre os forames sacrais pélvicos	Ponta do trocanter maior	Ramificações dos principais ramos ventrais da S1-2	Rotação lateral e abdução do fêmur
Obturador interno	Membrana obturadora, margens do forame obturado	Acima da fossa trocantérica	Nervo para o obturador interno dos principais ramos ventrais da L5 e S1-2	Rotação lateral do fêmur
Músculos do assoalho pélvico (diafragma da pelve)				
Levantador do ânus				
Pubococcígeo	Superfície posterior do corpo do púbis e a parte anterior do arco tendíneo	Paredes uretrais, corpo perineal, ligamento anococcígeo e cóccix	Acima por ramificações dos principais ramos ventrais da S3-4, abaixo pelo nervo pudendo dos principais ramos ventrais da S2-4	Eleva o assoalho pélvico; suporta o aumento da pressão intra-abdominal; sustenta os conteúdos da cavidade pélvica; comprime a uretra para controlar a micção
Puboprostático	Nos homens, estas são as fibras anteriores do pubococcígeo	As fibras oscilam atrás da próstata e terminam no corpo perineal		Sustenta a próstata
Pubovaginal	Nas mulheres, estas são as fibras anteriores do pubococcígeo	As fibras oscilam atrás da vagina e terminam nas paredes da vagina e do corpo perineal; algumas fibras contribuem para o esfíncter vaginal		Contribui para a ação esfinctérica ao redor da vagina
Puborretal	Superfície posterior do corpo do púbis	As fibras de ambos os lados encontram-se na linha mediana na junção anorretal	Abaixo pelo nervo pudendo dos principais ramos ventrais da S2-4	Responsável pela fissura perineal; a ação esfinctérica funciona para controlar a continência anal
Iliococcígeo	Parte posterior do arco tendíneo e da espinha isquiática	Ligamento anococcígeo e cóccix	Acima por ramificações dos principais ramos ventrais da S3-4	Eleva o assoalho pélvico; suporta o aumento da pressão intra-abdominal; sustenta os conteúdos da cavidade pélvica
Isquiococcígeo	Espinha isquiática	Bordas laterais da S4-5 e Co1-2	Acima pelos principais ramos ventrais da S4-5	Eleva o assoalho pélvico; suporta o aumento da pressão intra-abdominal; sustenta os conteúdos da cavidade pélvica

nas mulheres, a uretra, a vagina e o ânus. Cada uma das partes do levantador do ânus possui as seguintes características anatômicas em comum: origem completa ou parcial do corpo púbico, arco tendíneo, ou espinha isquiática, e união da linha mediana com seu parceiro do lado oposto. O levantador do ânus é dividido em três partes: o **pubococcígeo**, o **puborretal** e o **iliococcígeo**. A parte mais fina e mais fraca do levantador do ânus[15], o iliococcígeo, está intimamente relacionada ao obturador interno através de parte de sua origem, representada por uma banda fascial espessa da fáscia obturatória, o **arco tendíneo** (arco tendíneo do levantador do ânus).[89] Esta parte fina posterior do levantador é reforçada pela ativação do obturador interno durante atividades que exigem esforço, quando os quadris estão girados externamente (p. ex., durante a defecação e o parto).[15]

Diversas subdivisões do levantador do ânus contribuem significativamente para a função do assoalho pélvico. Cada subdivisão contribui com fibras musculares para os esfíncteres e combina-se com fibras musculares lisas de cada um dos efluentes pélvicos da linha mediana.[73,89,92] As fibras anteriores do pubococcígeo seguem várias direções: em direção às paredes da uretra para contribuir com o **esfíncter uretral (pubouretral)**; atrás da próstata nos homens (**puboprostático**); e atrás da vagina nas mulheres (**pubovaginal**) para contribuir com o **esfíncter vaginal** do períneo. As fibras posteriores do pubococcígeo combinam-se com as fibras do reto e formam o **puboanal**.[92] O puborretal é um feixe de fibras espesso localizado na superfície inferior do pubococcígeo. Como ele oscila atrás da passagem alimentar na junção anorretal, ele fica responsável pela **fissura perineal (anorretal)** (Fig. 36.2), um importante contribuinte para a continência anorretal. Tem sido sugerido que as fibras do pubococcígeo que inserem-se na víscera pélvica da linha mediana (p. ex., pubouretral, puboprostático, pubovaginal, puboanal e puborretal) poderiam ser mais adequadamente chamadas de **pubviscerais**.[65] Este agrupamento pode ser útil ao separar de maneira funcional as fibras musculares do diafragma da pelve que são consideradas as mais importantes para manter a continência e sustentar os órgãos pélvicos.[66]

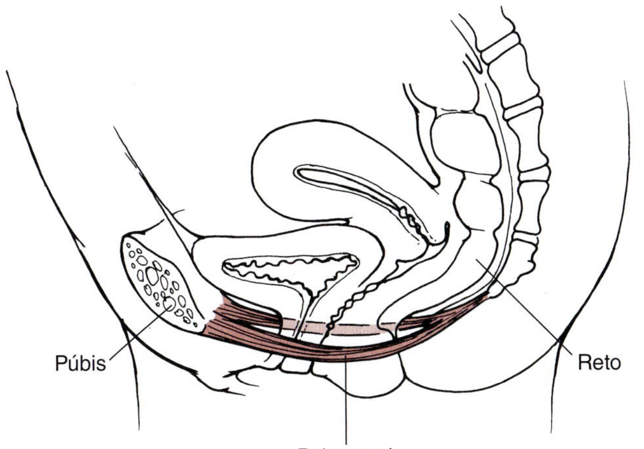

Figura 36.2 O puborretal é uma parte do levantador do ânus que forma uma tipoia ao redor do intestino grosso e contribui para a flexura formada na junção anorretal.

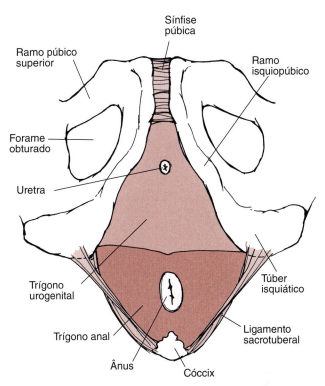

Figura 36.3 Vista inferior do períneo masculino. O períneo em forma de diamante é limitado de cada lado pelos corpos púbicos, pelos ramos isquiopúbicos, pelo túber isquiático, pelos ligamentos sacrotuberais e pelo cóccix. Uma linha que cruza transversalmente entre os túberes isquiáticos divide o períneo em um trígono urogenital anterior e um trígono anal posterior.

A parte posterior do diafragma da pelve é o **isquiococcígeo**, que pode ser chamado de isquiococcígeo para ser coerente com o nome das outras partes desta camada muscular (i. e., pubococcígeo, iliococcígeo e isquiococcígeo).[89] O isquiococcígeo difere do levantador do ânus em diversos aspectos: ele é consideravelmente mais fino; possui apenas conexões ósseas; não possui conexão com o ligamento anococcígeo; e é inervado *exclusivamente* pelas fibras dos principais ramos ventrais da S1-2, em vez do nervo pudendo, que inerva o levantador do ânus.[66,89]

Músculos perineais

A estrutura osteoligamentar do períneo consiste em estruturas que formam a **abertura inferior da pelve**, isto é, o arco púbico, os ramos isquiais e as tuberosidades, os ligamentos sacrotuberais e o cóccix (Fig. 35.19 – 35.21). O períneo é a área em forma de diamante caudal ao diafragma pélvico que é subdividida em dois triângulos (Fig. 36.3). A área localizada anterior à linha que passa entre o túber isquiático é o **trígono urogenital**, enquanto o **trígono anal** é situado posterior à mesma linha. As dissecções de superficial a profunda, das camadas do períneo da mulher e do homem, são apresentadas na Figura 36.4.

A musculatura estriada da área urogenital é disposta em duas camadas, profunda e superficial (Tab. 36.2). Os músculos no espaço perineal superficial incluem o **transverso superficial do períneo**, o **bulboesponjoso** e o **isquiocavernoso**; os músculos do espaço perineal profundo incluem o **transverso profundo do períneo** e o **esfíncter uretral** (Fig. 36.5). As subdivisões do esfíncter uretral incluem as **fibras circulares**, o **compressor da uretra** e o **esfíncter uretrovaginal**[73,92] (Fig. 36.6). O músculo transverso profundo do períneo, junto à suas fáscias associadas, é conhecido como o **diafragma urogenital** (Fig. 36.7 e 36.8). A musculatura perineal da área urogenital contribui de forma significativa para uma variedade de funções viscerais: o esfíncter uretral auxilia no controle voluntário da micção; o bulboesponjoso masculino ajuda a expelir sêmen ou urina da uretra e contribui com a ereção peniana; o bulboesponjoso feminino funciona como o **esfíncter vaginal** (com fibras do pubovaginal e do esfíncter uretrovaginal); e o isquiocavernoso contribui para a ereção peniana/clitorial.

Um músculo é localizado no trígono anal, o **esfíncter anal externo** (Fig. 36.9). Ao redor de todo o canal anal, ele é subdividido tradicionalmente nas partes subcutânea, superficial e profunda (Fig. 36.10). Suas fibras profundas combinam-se com as do puborretal e do puboanal, cada uma contribuindo de forma significativa para a continência anorretal.

Esfíncteres somáticos (externos)

Diversos feixes de fibras musculares estriadas pélvicas e/ou perineais contribuem para os esfíncteres que cercam e protegem os efluentes pélvicos. O **esfíncter uretral externo** (EUE) é formado pelas fibras circulares do pubococcígeo e o esfíncter uretral do espaço perineal profundo. Nas mulheres, o **esfíncter vaginal** (EV) recebe contribuições do pubovaginal, da porção do esfíncter uretrovaginal do esfíncter uretral, e do bulboesponjoso. E por fim, o **esfíncter anal externo** (EAE) é formado pelas

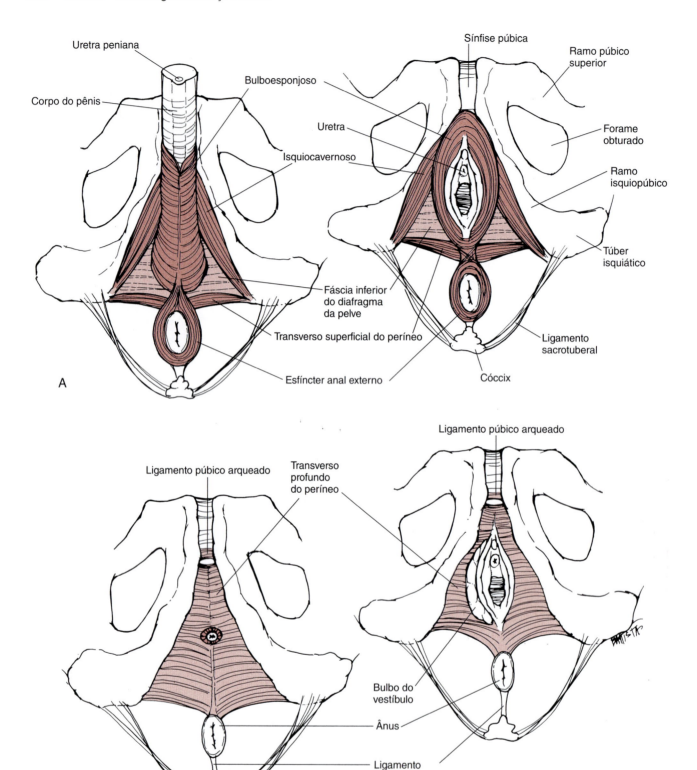

Figura 36.4 O períneo apresentado como camadas sucessivamente mais profundas de dissecção. O masculino é indicado à esquerda, e o feminino à direita. **A.** Superficial. **B.** Profundo.

TABELA 36.2 Músculos do períneo

Músculo	Origem	Inserção	Inervação	Ação
Músculos perineais profundos				
Transverso profundo do períneo (com camadas fasciais superior e inferior formam o diafragma urogenital)	Ramo isquiopúbico	Dois músculos encontram-se na linha mediana, fibras passam para o corpo perineal; nas mulheres, cercam a vagina	Ramificação perineal do nervo pudendo dos principais ramos ventrais da S2-4	Sustenta e fixa o corpo perineal para auxiliar na sustentação da víscera pélvica; suporta o aumento da pressão intra-abdominal
Esfíncter uretral			Ramificação perineal do nervo pudendo dos principais ramos ventrais da S2-4	Comprime a uretra para controlar a micção; nas mulheres, o esfíncter uretrovaginal comprime a vagina
Parte circular	Cerca a uretra	Ramo isquial		
Compressor da uretra	Passa anterior à uretra			
Esfíncter uretrovaginal	Mulheres: cerca a uretra e a vagina			
Músculos perineais superficiais				
Transverso superficial do períneo	Túber isquiático	Dois músculos encontram-se na linha mediana, fibras passam para o corpo perineal	Ramificação perineal do nervo pudendo dos principais ramos ventrais da S2-4	Sustenta e fixa o corpo perineal para auxiliar na sustentação da víscera pélvica; suporta o aumento da pressão intra-abdominal
Isquiocavernoso	Ramo isquiopúbico	Homens: fáscia dos corpos cavernosos Mulheres: fáscia do crura do clitóris	Ramificação perineal do nervo pudendo dos principais ramos ventrais da S2-4	Contribui para a ereção forçando o sangue para dentro do corpo do pênis/clitóris e prevenindo o retorno venoso
Bulboesponjoso	Homens: rafe do pênis, corpo perineal Mulheres: corpo perineal	Homens: fáscia do corpo esponjoso e dos corpos cavernosos Mulheres: fáscia do bulbo do vestíbulo	Ramificação perineal do nervo pudendo dos principais ramos ventrais da S2-4	Homens: comprime o bulbo do pênis para expelir urina no final da micção e sêmen durante a ejaculação; contribui para a ereção forçando o sangue para dentro do corpo do pênis e prevenindo o retorno venoso Mulheres: contribui para a ereção do clitóris e funciona como o esfíncter vaginal (com fibras do pubovaginal)
Músculo anal				
Esfíncter anal externo Parte subcutânea Parte superficial Parte profunda	Fibras circulares cercam todo o canal anal; fibras paralelas do corpo perineal	Fibras paralelas ao ligamento anococcígeo; fibras mais profundas contínuas com o puborretal	Ramificação retal inferior do nervo pudendo dos principais ramos ventrais da S2-4	Com o esfíncter anal interno e o puborretal, comprime o ânus para manter a continência anal

fibras subcutâneas, superficiais e profundas do esfíncter anal externo. O puborretal, parte da porção levantadora do ânus do diafragma da pelve, contribui de forma especial para a continência anorretal ao manter a fissura perineal; ele contribui com a função esfinctérica para o EAE ao manter uma fissura posterior de aproximadamente 80° na junção anorretal em todos os momentos, exceto durante a defecação.[5,26,73,118] Estas fibras musculares constituem esfíncteres somáticos, inervados por fibras nervosas eferentes somáticas e aferentes somáticas que passam em ramificações dos principais ramos ventrais da S3-4 (de cima) ou do nervo pudendo que contém fibras dos principais ramos ventrais da S2-4 (de baixo) para alcançar seus destinos.

Propriedades funcionais e metabólicas das fibras musculares pélvicas e perineais

As fibras musculares estriadas do diafragma da pelve e do períneo são predominantemente fibras de contração lenta do tipo I, com características eletrofisiológicas que diferem das fibras dos outros músculos estriados. Como esses músculos são eletrofisiologicamente ativos em todos os momentos, exceto durante a micção e a defecação[20,80], eles precisam ser resistentes à fadiga. Uma avaliação histoquímica das fibras musculares do pubococcígeo, do iliococcígeo, e do isquiococcígeo em amostras de cadáveres femininos revela que dois terços delas são fibras tônicas do tipo I, de contração lenta.[24] A densidade das

(o texto continua na p.666)

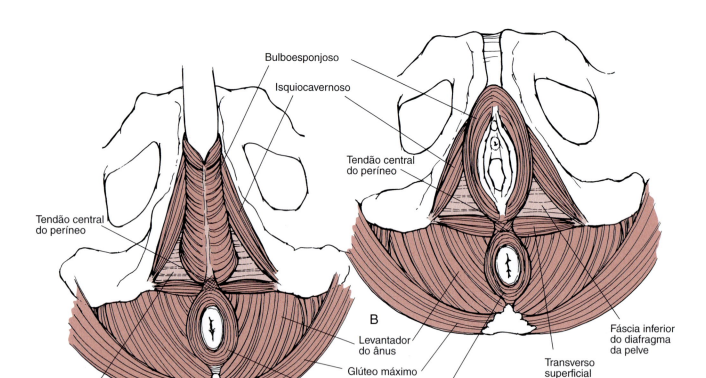

Figura 36.5 Músculos do períneo. **A.** Masculino. **B.** Feminino. Os músculos da metade anterior do períneo (trígono urogenital) são relacionados com a função urogenital; os músculos da metade posterior contribuem com a continência anorretal. Observe que os músculos bulboesponjoso, transversos superficial e profundo do períneo, e esfíncter anal externo se inserem no tendão central do períneo.

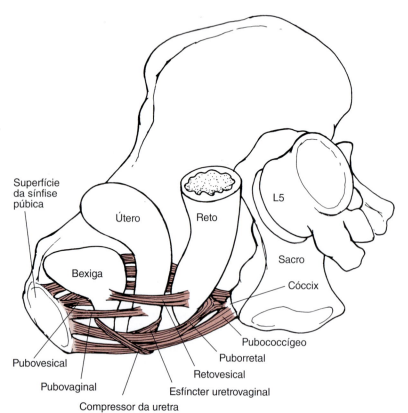

Figura 36.6 Vista medial dos músculos que comprimem a uretra e a vagina, incluindo o esfíncter uretrovaginal, o compressor da uretra e o esfíncter uretral.

Capítulo 36   Mecânica e patomecânica da atividade muscular na pelve   665

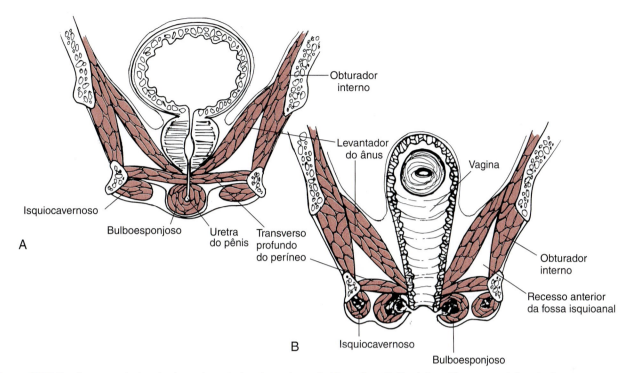

Figura 36.7 Secção coronal através da parte anterior do períneo. **A.** Masculino. **B.** Feminino. Observar as três estruturas que compõem o diafragma urogenital, o músculo transverso profundo do períneo junto às suas camadas fasciais inferior e superior. Dois outros músculos perineais são mostrados, o isquiocavernoso e o bulboesponjoso pareados. A porção anterior do diafragma pélvico (levantador do ânus) também é apresentada.

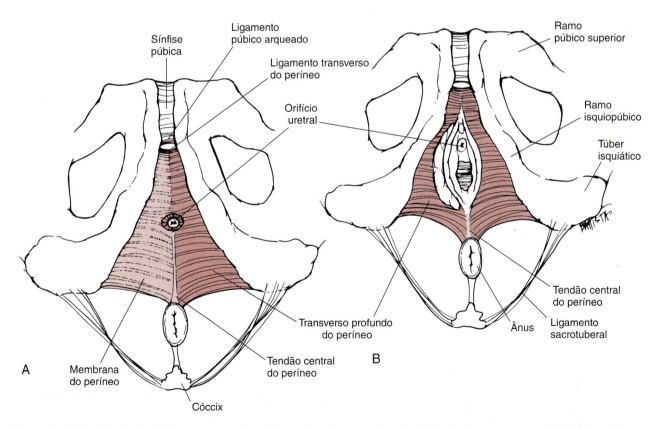

Figura 36.8 Vista inferior do diafragma urogenital. **A.** Masculino; à esquerda, a fáscia inferior do transverso profundo do períneo (membrana do períneo ou fáscia inferior do diafragma da pelve) está intacta, mas foi removida do lado direito para expor a musculatura. **B.** Feminino; a fáscia do transverso profundo do períneo foi removida em ambos os lados para expor as fibras musculares.

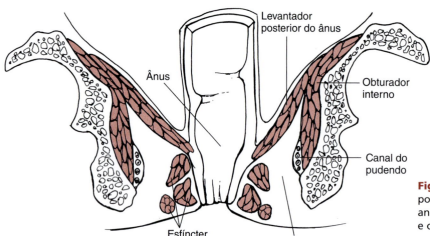

Figura 36.9 Secção coronal através da metade posterior do períneo. Observar o esfíncter anal externo medial a cada fossa isquioanal e o canal do pudendo e seu conteúdo (nervo pudendo e vasos pudendos internos) sobre as paredes inferolaterais das fossas.

fibras fásicas do tipo II, de contração rápida, é maior nas regiões mais próximas dos orifícios anal e uretral (i. e., nos esfíncteres).[20,33,35] A atividade tônica constante das fibras do tipo I oferece apoio aos órgãos pélvicos e mantém os orifícios urogenitais fechados; isto ajuda a retirar a tensão dos elementos dos tecidos conjuntivos na cavidade pélvica durante as alterações posturais de rotina diárias.[80,107] Com aumentos repentinos na pressão intra-abdominal, as fibras do tipo II que cercam os orifícios anal e uretral são recrutadas para manter o fechamento destes. As fibras musculares periuretrais e perianais são caracterizadas por ter um índice de descarga extremamente lento (3-4 cps) durante os ciclos de acordar e adormecer[47], e estudos de suas relações passivas comprimento-tensão revelam que elas são mais rígidas ou desenvolvem maiores tensões em resposta à força tensora passiva do que outras fibras musculares estriadas.[61] Essa rigidez é atribuída às mudanças nas propriedades passivas dos elementos dos tecidos conjuntivos que cercam as fibras musculares.

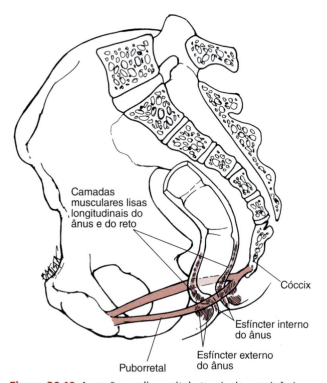

Figura 36.10 A secção mediossagital através do reto inferior e do canal anal mostra os esfíncteres externo e interno do ânus. Observe a posição do puborretal e sua contribuição para a formação do ângulo anorretal.

> **Relevância clínica**
>
> **Tipos de fibras musculares pélvicas e perineais:** A habilidade de um clínico de realizar mudanças nos músculos da pelve e do períneo depende, em parte, da compreensão das propriedades metabólicas e contráteis destes músculos voluntários tão diferentes e como os princípios da fisiologia do exercício afetam seu treinamento. Esse conhecimento afeta diretamente as escolhas que fazemos ao prescrever exercícios, atividades específicas e outros tipos de intervenções terapêuticas para o tratamento de pacientes com alguns tipos de disfunção do assoalho pélvico. Para uma eficácia máxima, os clínicos devem estar conscientes de várias características desses músculos multifuncionais: eles são compostos de fibras musculares estriadas voluntárias que podem ser afetadas pelo exercício; a maioria delas é do tipo I e estas fibras descarregam tonicamente e devem responder melhor à resistência de exercícios (i. e., contrações submáximas múltiplas); e as fibras fásicas do tipo II que controlam os esfíncteres devem responder melhor aos exercícios de alta intensidade de curta duração.[9,10,29,37,46,57,88,90,93,97,98,104]

Tendão central do períneo

O tendão central do períneo (corpo perineal) é uma importante estrutura obstétrica e ginecológica do períneo (Fig. 36.11). Localizado no ponto central do períneo em forma de diamante, ele é posicionado na junção entre os trígonos urogenital e anal. Nas mulheres, esse denso nodo

Capítulo 36 Mecânica e patomecânica da atividade muscular na pelve

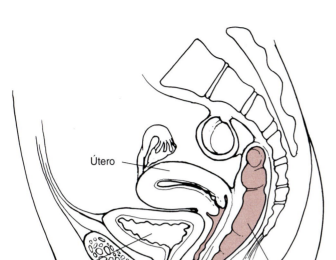

Figura 36.11 Secção mediossagital através do tendão central do períneo feminino. Esse tendão (corpo perineal) é a junção entre os trígonos urogenital e anal. Nas mulheres, ele está localizado entre os orifícios anal e vaginal.

de tecido está localizado entre os orifícios vaginal e anal; nos homens, ele está no espaço entre a raiz do pênis e o orifício anal. O corpo perineal consiste em uma condensação fibromuscular angular que é maior e mais importante clinicamente nas mulheres do que nos homens.[89] Firmemente presas a ele estão as fibras viscerais e somáticas de vários músculos da pelve e do períneo, incluindo o pubococcígeo, o pubovaginal, o puboprostático, o esfíncter uretral, os transversos profundo e superficial do períneo, o esfíncter anal externo e o músculo longitudinal (liso) do reto. Essas conexões musculares estabilizam o corpo perineal nos corpos púbicos, nos ísquios e no cóccix, mantendo, assim, a posição da linha mediana da uretra, da vagina e do ânus na abertura inferior da pelve.[92] A contração dos músculos do diafragma pélvico e do períneo, através da sua conexão com o corpo perineal, resulta na elevação do assoalho pélvico[89,92], dando apoio à víscera pélvica e resistindo a aumentos na pressão intra-abdominal. O relaxamento deles permite que o assoalho pélvico desça, um importante componente da micção e da defecação.

Controle nervoso dos músculos da pelve e do períneo

Uma longa discussão sobre o controle nervoso da musculatura estriada normalmente não está incluída em um texto sobre cinesiologia. Entretanto, os músculos do diafragma pélvico e do períneo não são comuns. Essa discussão, portanto, foge à regra pelas seguintes razões:

- Para compreender como esses músculos são diferentes em relação à estrutura e à função, é necessário examinar suas diferenças neurológicas.
- A compreensão das diversas funções desses músculos necessita de algumas informações sobre as estruturas viscerais com as quais eles trabalham em conjunto.
- Para descrever as formas como esses músculos trabalham em conjunto com as estruturas viscerais, informações sobre seu controle neurológico são necessárias.
- Para estabelecer a necessidade de diferentes intervenções clínicas ente homens e mulheres com disfunção pélvica, é necessário verificar o dimorfismo sexual desses músculos, bem como os neurônios que os controlam.
- Os clínicos, incluindo médicos, enfermeiras e terapeutas, estão presenciando um grande ressurgimento do interesse na função e na disfunção do assoalho pélvico e nas estruturas perineais. As informações sobre as estruturas neuromusculares nesta área são minimizadas ou completamente omitidas em livros-padrão de anatomia geral, neurociência, anatomia funcional e clínicos. A discussão deles é incluída aqui para assegurar a divulgação de uma área extremamente importante da prática clínica.

Centros espinais

Há 100 anos, Onufrowicz (que se denominava Onuf) descreveu um conjunto de pequenas células anteriores do corno que são responsáveis pela inervação somática da musculatura pélvica e perineal somática (esquelética, estriada).[82] Os corpos celulares do **núcleo de Onuf** (NO) estão localizados no corno ventral dos segmentos S2-4 da medula espinal. Os axônios dessas células cursam um trajeto predominante no nervo pudendo para alcançar seus destinos (Figs. 36.12, 36.13); as

---

Relevância clínica

Tendão central do períneo: Por ser o nível de sustentação mais baixo e final da víscera pélvica, o corpo perineal é particularmente importante em mulheres. Sua ruptura e separação dos músculos que inserem-se nele durante o parto podem levar a disfunções coletivamente chamadas de **disfunção do assoalho pélvico**. Alguns obstetras realizam uma **episiotomia** (uma incisão cirúrgica no períneo) na tentativa de controlar profilaticamente o local e a quantidade de ruptura que ocorre durante o parto[119] Uma episiotomia mediana é uma incisão através do corpo perineal, enquanto uma episiotomia mediolateral começa na linha mediana, mas realiza uma curva posterolateralmente[73] O uso frequente de episiotomias é muito debatido[77,119] Algumas evidências recentes indicam que, na verdade, elas podem causar mais, ao invés de menos, trauma aos músculos do diafragma pélvico e do períneo[4,38,64]

fibras aferentes somáticas dos receptores nestes músculos, bem como a pele perineal, também cursam um trajeto no nervo pudendo e terminam no **núcleo próprio** (NP) dos segmentos S2-4 da medula espinal, predominantemente.

De acordo com estudos, em uma grande variedade de mamíferos, há diferenças neuroanatômicas e biomecânicas entre os NOs de homens e mulheres.[56] Esse **dimorfismo sexual** é uma característica não apenas dos neurônios do NO, mas também dos músculos que eles inervam.[18] Portanto, os neurônios espinais do NO são mais numerosos, e as musculaturas da pelve e do períneo são desenvolvidas para uma extensão maior em homens do que em mulheres.[31] Evidências de dimorfismo sexual nos NMIs (neurônios motores inferiores) que inervam a musculatura da pelve e do períneo, bem como nos próprios músculos, surgem precocemente no desenvolvimento e são dependentes de hormônios sexuais.[18] Além disso, a sobrevivência de um grande número de neurônios motores no NO na presença de androgênios pode favorecer a sobrevivência de fibras musculares estriadas na musculatura pélvica e perineal dos homens; nas mulheres, entretanto, a secreção androgênica altamente reduzida pode resultar em atrito dos neurônios motores a partir da morte celular programada (apoptose), resultando em menos fibras musculares pélvicas e perineais.[18] Os homens geralmente envolvem-se em atividades que requerem o deslocamento de cargas mais pesadas e, portanto, precisam ser capazes de resistir a maiores aumentos nas pressões intra-abdominais, enquanto as mulheres, com sua capacidade de gestação, adquirem elementos do assoalho pélvico ligamentares e fasciais que são necessários para suportar as sobrecargas estáticas que ocorrem durante um longo período de gestação. Além disso, os papéis de sobrevivência das espécies desempenhados pelos músculos bulboesponjoso e isquiocavernoso na ereção e na ejaculação podem explicar a necessidade masculina de mais fibras musculares nestes músculos perineais, junto a um reservatório motor maior para sustentar a função deles.

Os corpos celulares dos neurônios parassimpáticos pré-ganglionicos são localizados no **núcleo autônomo sacral** (NAS) dos segmentos S2-4 da medula espinal, enquanto os corpos celulares de segunda ordem para informação aferente visceral estão localizados no **núcleo intermédio-medial** (IMM) dos mesmos segmentos.[49] Essa disposição conveniente posiciona as colunas celulares do eferente somático (NO), do aferente somático (NP), do eferente visceral parassimpático (NAS), e do aferente visceral (IMM) para todas as fibras musculares estriadas e lisas inervadas parassimpaticamente no assoalho pélvico e no períneo nos mesmos segmentos da medula espinal. Os neurônios pré-ganglionicos responsáveis pelas fibras musculares lisas inervadas simpaticamente dessa região estão localizados no **núcleo intermédio-lateral** (IML) dos segmentos T11-L2 da medula espinal, enquanto os corpos celulares de segunda ordem para informação aferente visceral que cursam um trajeto com as fibras simpáticas estão localizados no núcleo IMM dos mesmos segmentos (T11-L2).[73]

Centros supraespinais

Diversos centros maiores do **sistema nervoso central** (SNC) contribuem para o controle dos **neurônios somáticos** (NMIs) e dos **neurônios viscerais** (autônomos pré-ganglionicos) envolvidos na função muscular pélvica e perineal. Os neurônios motores localizados na área 4 de Brodmann do lobo frontal do **córtex cerebral** constituem uma projeção corticospinal direta para o NO, o reservatório motor para o nervo pudendo.[71,75] Outros centros subcorticais também contribuem de forma significativa com o controle suprassegmentar do NO, mais notavelmente o **hipotálamo** e a **formação reticular do tronco encefálico**. A micção é a função visceral mais bem definida da pelve e é usada como exemplo nesta discussão; provavelmente, centros diferentes ou similares nas mesmas regiões do córtex cerebral, do diencéfalo e do tronco encefálico estão envolvidos no controle da defecação, no parto e na função sexual.[26]

A organização e a coordenação central da micção dependem de dois centros de formação reticular localizados no tegmento pontino dorsolateral.[80,40,41] Uma região medial (região M ou área de Barrington) funciona como o **centro pontino de micção** (CPM), e uma região lateral (região L) funciona como o **centro pontino de armazenamento urinário** (CPAU). Além desses centros pontinos, há diversas projeções do hipotálamo para o CPM e o CPAU e para os neurônios espinais no NAS e no NO.[54]

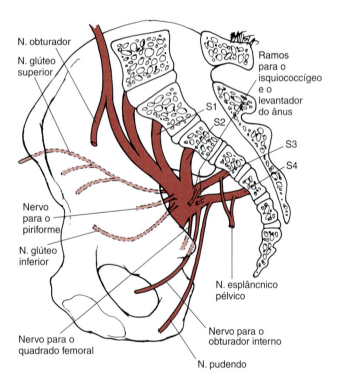

Figura 36.12 Contribuição das fibras nervosas para a inervação do assoalho pélvico visualizado de cima. Observar as ramificações dos principais ramos ventrais da S3-4 que entram no diafragma da pelve, bem como o nervo pudendo que passa por trás e abaixo do isquiococcígeo.

Capítulo 36 Mecânica e patomecânica da atividade muscular na pelve

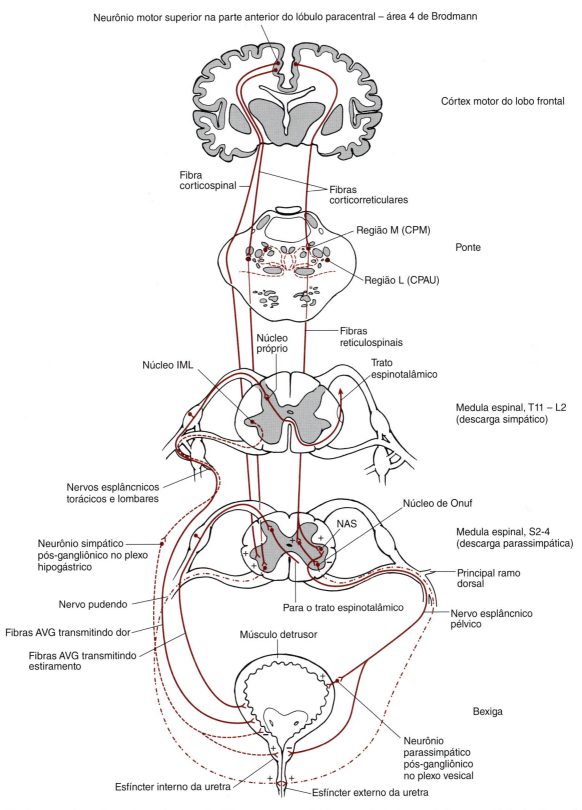

Figura 36.13 Diagrama dos trajetos descendentes e das fibras nervosas periféricas que controlam a micção e a continência. Os neurônios motores superiores corticais, bem como os neurônios da região L, excitam os neurônios motores do esfíncter uretral no NO. A região M excita os interneurônios GABAérgicos que inibem os neurônios motores no NO. Os neurônios visceromotores pré-ganglionicos do núcleo IML e do NAS, influenciados pelo hipotálamo (não apresentado), também são excitatórios ou inibitórios para os músculos lisos da bexiga (detrusor) e o esfíncter uretral interno. As fibras aferentes viscerais que transmitem dor cursam um trajeto com a divisão simpática do sistema nervoso autônomo; as que transmitem o estiramento cursam um trajeto com a divisão parassimpática. Região L, centro pontino de armazenamento urinário (CPAU); Região M, centro pontino da micção (CPM); Núcleo IML, núcleo intermédio-lateral (simpáticos pré-ganglionicos); NAS, núcleo autônomo sacral (parassimpáticos pré-ganglionicos); AVG, aferente visceral geral; +, excitação; -, inibição.

Doenças degenerativas

Como os neurônios do NO inervam os músculos estriados que estão sob controle voluntário, eles são classificados como neurônios somáticos; eles compartilham características comuns com os neurônios eferentes viscerais. Como os neurônios do núcleo frênico que inervam as fibras estriadas do diafragma respiratório, a sua função constante é controlada pelos centros do tronco encefálico até mesmo se o indivíduo não estiver acordado ou consciente.[85] Ao contrário dos NMIs que inervam a grande maioria dos músculos estriados do corpo, eles recebem aferentes hipotalâmicos diretos, e as suas funções, assim como os músculos que eles inervam, devem ser coordenados com as atividades dos neurônios e dos músculos viscerais.[95]

Embora somáticas[42,86], as células do NO podem ser morfológica, bioquímica e funcionalmente diferentes de outros neurônios motores somáticos[32,42,56] e intermediárias entre uma classificação somatomotor e visceromotor.[26,52,74,80] As evidências que apoiam esta posição derivam-se das mudanças patológicas observadas nos neurônios em diversas doenças neurológicas degenerativas. Por exemplo, nas doenças do neurônio motor como poliomielite[55], doença de Werdnig-Hoffman[110], e esclerose lateral amiotrófica[3,17,50,52,68], os neurônios motores somáticos são progressivamente perdidos, enquanto os neurônios motores viscerais e os neurônios do NO são poupados. Por outro lado, os neurônios do NO são vulneráveis em disfunções neuronais visceromotoras, como a síndrome de Shy-Drager[26,67,69], a síndrome de Hurler[110], e a doença de Fabry.[26] Outra evidência a favor da classificação intermediária das células do NO é que estes neurônios compartilham características bioquímicas com núcleos autônomos do SNC.[3,11,12,70,74]

Relevância clínica

Fibras musculares estriadas do diafragma da pelve e do períneo: Uma variedade de dados indica que, fisiológica e neurologicamente, os músculos estriados do assoalho pélvico e do períneo diferem de outras musculaturas somáticas voluntárias. Por essas razões, o tratamento da disfunção deles por terapeutas pode necessitar de uma nova abordagem. Ou seja, algumas mulheres, até mesmo nulíparas, são incapazes de contrair os seus músculos pélvicos e perineais voluntariamente; outras podem realizar esta contração apenas em conjunto com outros grupos musculares voluntários, como os músculos abdominais e glúteos.[84,85] A acessibilidade voluntária reduzida desses músculos, portanto, sugere que os exercícios tradicionais podem não ser eficazes com esse grupo de pacientes e que os clínicos devem inovar em relação à reabilitação deles.
A classificação intermediária dos neurônios do NO, entre aqueles dos neurônios motores somáticos e viscerais, também possui aplicação clínica significativa. Por exemplo, em certas **doenças do neurônio motor** (p. ex., esclerose lateral amiotrófica), a incontinência (tanto urinária quanto anorretal) desenvolve-se como uma sequela posterior da doença.

Funções específicas das musculaturas pélvica e perineal

Continência urinária e micção

Uma breve descrição das estruturas viscerais é essencial para a compreensão do papel das fibras musculares voluntárias do assoalho pélvico e do períneo na continência urinária, especificamente, a bexiga, o colo da bexiga e a uretra proximal. Cada um contém fibras musculares que recebem inervações de eferentes e aferentes viscerais que são responsáveis pela atividade visceromotora e pela transmissão do estiramento.

A **bexiga urinária** serve para duas funções; ela armazena urina passivamente e descarrega seus conteúdos na uretra ativamente. Sua parede é composta por uma unidade de feixes entrelaçados de músculo liso, o **detrusor**, inervada por ambas as divisões do SNA.[14,21,53] Os neurônios parassimpáticos pré-ganglionares são localizados no NAS nos segmentos S2-4 da medula espinal e seus axônios cursam um trajeto nos **nervos esplâncnicos pélvicos (nervos erigentes)**, enquanto os neurônios simpáticos pré-ganglionares estão localizados no núcleo IML dos segmentos T11-L2 da medula espinal e seus axônios cursam um trajeto nos **nervos esplâncnicos torácicos** e **lombares** (Fig. 36.14). Os neurônios pós-ganglionares de ambas as divisões do SNA são localizados no **plexo hipogástrico (pélvico) inferior** ou em uma de suas subdivisões, o **plexo vesical** (Fig. 36.14). A densa população de fibras parassimpáticas para o detrusor é excitatória, enquanto as poucas simpáticas são vasomotores e inibitórias para o detrusor[14,21,53] (Tab. 36.3). Os aferentes viscerais cursam um trajeto com os nervos esplâncnicos pélvicos e transmitem estiramento e dor, enquanto aqueles que acompanham os simpáticos carregam apenas dor.[27,73]

O músculo liso no **colo da bexiga** e na parte inicial da **uretra** é histológica, histoquímica e farmacologicamente diferente das células do detrusor; além disso, a área é sexualmente dimórfica.[53] Nos homens, as fibras circulares ou esfincterianas verdadeiras nesta região formam um **esfíncter uretral interno (EUI)**; estas fibras recebem uma inervação simpática densa que é excitatória e uma inervação parassimpática escassa que é inibitória. Nas mulheres, entretanto, as fibras musculares esfincterianas verdadeiras e as fibras nervosas simpáticas são ausentes. Este pode ser um dos diversos fatores que contribuem para uma incidência maior de incontinência urinária em mulheres do que em homens.[87,116] Embora a existência de uma entidade muscular morfológica que corresponde a um EUI seja de certa forma controversa[89,121], em ambos os sexos, um feixe de fibras musculares misturadas com fibras elásticas e colágenas funciona como um esfíncter fisiológico para controlar a passagem da urina da bexiga para a uretra proximal.[27,89]

Os elementos nervosos supraespinais, espinais e periféricos, assim como a bexiga, a uretra e a musculatura esfincteriana, funcionam em conjunto para manter a **continência urinária** e permitir a micção da seguinte maneira:

Capítulo 36 Mecânica e patomecânica da atividade muscular na pelve

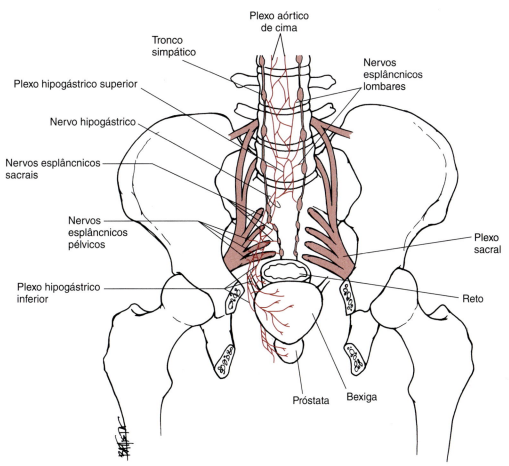

Figura 36.14 Vista anterior dos nervos viscerais da pelve e do períneo masculino. O plexo pélvico (plexo hipogástrico inferior) é formado pelas contribuições dos nervos esplâncnicos pélvicos parassimpáticos e das fibras simpáticas que descem através do plexo hipogástrico superior (a continuação caudal do plexo aórtico de cima). As fibras de ambas as divisões do sistema nervoso autônomo unem-se no plexo pélvico e são distribuídas para as estruturas viscerais na pelve e no períneo.

TABELA 36.3 Coordenação funcional da musculatura visceral e somática da pelve e do períneo

Função	Eferentes viscerais, parassimpáticos	Eferentes viscerais, simpáticos	Eferentes somáticos através do nervo pudendo	Aferentes viscerais
Continência urinária e micção	+ para o detrusor, – para o EUI	– para o detrusor, + para o EUI	± para o EUE	Sensação de estiramento na parede da bexiga urinária quando é preenchida
Continência anal e defecação	+ para a musculatura retal, – para o EAI	– para a musculatura retal, + para o EAI	± para o EAE	Sensação de estiramento na parede do reto quando é preenchido
Parto	+ para o volume da musculatura uterina	– para a musculatura do colo do útero e da vagina	+ diafragmas da pelve e urogenital	Sensação de estiramento nas paredes do útero e da vagina
Sexual	Vasodilatação das artérias helicinas e ereção do pênis/clitóris	Homens: ejaculação com – para o detrusor e + para o EUI Homens e mulheres: detumescência (remissão da ereção)	Mulheres: + para o SV	Homens e mulheres: sensação do grau de vasodilatação das artérias helicinas Mulheres: sensação de estiramento nas paredes da vagina

+, excitatório; –, inibitório; ±, excitação (contração voluntária) e inibição (relaxamento voluntário); EUI, esfíncter uretral interno; EUE, esfíncter uretral externo; formado pelo esfíncter da uretra e pelas fibras do pubococcígeo que cercam a uretra; EAI, esfíncter anal interno; EAE, esfíncter anal externo com algumas fibras do puborretal; SV, esfíncter vaginal, formado pela porção esfincteriana pubovaginal, uretrovaginal do esfíncter uretral e bulboesponjoso.

- A bexiga preenche passivamente entre períodos de ausência e aumento gradativo de pressão vesical.
- A urina é retida na bexiga por meio da ativação direta dos neurônios no NO pelo CPAU, resultando em atividade tônica no EUE e compressão da uretra.
- A retenção da urina pela bexiga também é facilitada pela ativação dos neurônios no NAS da S2-4 e no núcleo IML da T11-L2 pelas células do núcleo paraventricular do hipotálamo, resultando na excitação e no fechamento do esfíncter uretral interno e na inibição do detrusor.
- A continência urinária é mantida enquanto a pressão vesical não exceder a pressão uretral.
- Quando a bexiga é preenchida até 400-500 mL (i. e., quando a pressão vesical excede a pressão uretral), o reflexo da micção é ativado.
- O reflexo da micção consiste na seguinte sequência de eventos:
    - Os receptores de estiramento na parede da bexiga são estimulados e estes, por sua vez, ativam as fibras aferentes viscerais que entram na medula espinal pelas raízes dorsais na S2-4 para terminar nos neurônios de segunda ordem no IMM.
    - Os axônios dos neurônios no IMM sobem no trato espinorreticular para alcançar a formação reticular do tronco encefálico.
    - As fibras espinorreticulares (que carregam as sensações de estiramento) projetam-se para o CPM.
    - Por meio da excitação direta dos neurônios no NAS e no núcleo IML, junto à inibição dos neurônios no NO por um interneurônio, a atividade nas células do CPM resulta na contração da bexiga e no relaxamento do EUI e do EUE.
- Os axônios dos neurônios no núcleo IMM também sobem o trato espinotalâmico até o núcleo ventral posterior do tálamo; uma projeção cortical do tálamo causa a sensação de que a bexiga está cheia e provoca o desejo de urinar.
- O reflexo da micção e a projeção cortical culminam juntos na micção.
- Se o reflexo da micção ocorre quando é inconveniente urinar, as fibras corticospinais podem ignorar o reflexo por um período finito pela excitação direta dos neurônios do NO, aumentando, assim, a força de contração do EUE suficientemente para manter o fechamento da uretra até que seja possível urinar. Porém, se a pressão vesical excede a pressão uretral acentuada, a micção ocorre, mesmo com a contração voluntária máxima do EUE.
- A micção pode ser facilitada pela contração do diafragma torácico e dos músculos abdominais para aumentar a pressão intra-abdominal (manobra de Valsalva).

Continência anorretal e defecação

A continência anorretal e a defecação são controladas e coordenadas pelas mesmas estruturas ou por similares que estão envolvidas na continência urinária e na micção, com algumas diferenças importantes.[26,73,118] O colo sigmoide, o reto e o canal anal contêm fibras musculares lisas que são inervadas por fibras nervosas eferentes viscerais, bem como fibras aferentes viscerais que transmitem estiramento.

O **reto** é a estrutura visceral média na terminação caudal do canal alimentar, em continuidade acima com o **colo sigmoide** e abaixo com o **canal anal**. Cada um está localizado em uma região diferente; o colo sigmoide está situado na cavidade abdominal, o reto na cavidade pélvica, e o canal anal no períneo.[121] O colo sigmoide é o reservatório para o material fecal, e o reto permanece vazio exceto quando as fezes entram nele para realizar a defecação[5,23,36,43] ou em constipação crônica.[5] As paredes de cada uma dessas passagens alimentares são compostas, em parte, de fibras musculares lisas longitudinais externas espessas e circulares internas finas.[5] A contração das fibras circulares resulta nos estreitamentos pulsáteis do intestino como observado na **peristalse**, enquanto a ativação das fibras longitudinais produz um segmento intestinal encurtado. As fibras musculares lisas da parte inferior do canal alimentar são inervadas por ambas as divisões do SNA.[5,89,121] Os neurônios simpáticos pré-ganglionicos estão localizados no núcleo IML da L1-2. A maioria dos neurônios simpáticos pós-ganglionicos, embutidos nos gânglios dos plexos mesentéricos superior e inferior da cavidade abdominal, cursa um trajeto nos **plexos hipogástricos superior** e **inferior** para chegar à extremidade caudal do intestino (Fig. 36.14). Os neurônios parassimpáticos pré-ganglionicos estão localizados no NAS nos segmentos S2-4 da medula espinal; seus axônios cursam um trajeto nos **nervos esplâncnicos pélvicos** para chegar aos neurônios localizados na parede do segmento intestinal ou no plexo hipogástrico inferior.[89] As fibras parassimpáticas são excitatórias, e as simpáticas são inibitórias, para os músculos lisos do intestino. Os aferentes viscerais que cursam um trajeto com os nervos esplâncnicos pélvicos (S2-4) transmitem estiramento e dor; aqueles que acompanham as fibras simpáticas carregam apenas dor.[5,73,89]

Nos dois terços superiores do canal anal, a camada circular do músculo externo (músculo liso) é espessa e forma o **esfíncter anal interno (EAI)**. A estimulação simpática resulta em excitação do EAI, enquanto as fibras parassimpáticas o inibem.[73] Na maioria dos casos, aproximadamente 80-85% da pressão de repouso no canal anal é fornecida pelo EAI, enquanto o EAE, inervado pelas fibras somáticas da ramificação retal inferior do nervo pudendo, fornece 15-20%.[13] O recrutamento voluntário das fibras adicionais do EAE e do puborretal é um mecanismo eficaz para aumentar a pressão anal além do estado de repouso, quando há aumentos repentinos na pressão intra-abdominal ou quando a defecação precisa ser adiada.[62,78,115]

O controle supraespinal da **continência anorretal** e da **defecação** é menos compreendido do que o controle da continência urinária e da micção. Embora haja um elemento de controle supraespinal (cortical), a maioria dos pesquisadores concorda que a maior contribuição para o controle da defecação vem dos mecanismos de reflexo.[5,26,36,73,89] Os neurônios da medula espinal e os gânglios autônomos, o músculo liso do colo sigmoide, o reto, o canal anal e o EAI, bem como o músculo estriado do EAE e do puborretal, todos desempenham um papel na integração sensório-motora da continência anorretal e da defecação da seguinte maneira:

- De acordo com estudos, o colo sigmoide serve como reservatório de material fecal entre os períodos de defecação.
- A ativação dos neurônios no NO e no núcleo IML da medula espinal resulta na atividade tônica no EAI e no EAE, bem como no puborretal, mantendo o fechamento do canal anal e do orifício, exceto durante a defecação.
- A excitação dos neurônios no NO e no núcleo IML e as contrações musculares do EAI, do EAE, e do puborretal são acentuadas durante atividades nas quais a pressão intra-abdominal aumenta (p. ex., esforço para erguer um objeto pesado, expiração forçada, tosse, espirro, parto); por outro lado, a amplitude da resposta muscular é reduzida quando a pressão intra-abdominal aumenta durante o esforço voluntário para defecar.
- Antes da defecação, o material fecal move-se do colo sigmoide (e na altura da flexura cólica esquerda) para o reto por meio da peristalse do colo.[5]
- O estímulo para o início da defecação geralmente é o **reflexo de defecação intrínseco**[36], estimulado pela distensão do reto após a chegada das fezes e a ativação das fibras aferentes viscerais pelo estiramento[5,73,89]; um mecanismo adicional para desencadear a chegada das fezes no reto é o **reflexo de defecação extrínseco**[105], estimulado pela ativação dos proprioceptores no assoalho pélvico e das fibras musculares perineais, particularmente o puborretal e outras fibras do levantador do ânus.[34,39,51,94]
- A conclusão do reflexo de defecação resulta no relaxamento do EAI; entretanto, a contração voluntária do EAE evita a passagem das fezes se o momento não é conveniente para a defecação.
- A facilitação do reflexo de defecação é fornecida pela estimulação aferente visceral do NAS, que, por sua vez, aumenta a atividade peristáltica no músculo liso do reto.[36]
- Se o desejo de defecar é forte e o momento e o local são socialmente aceitáveis, inicia-se a defecação; ignorar esta necessidade pode gradualmente levar a constipação crônica.[36]
- O relaxamento do puborretal permite que a flexura perineal fique em linha reta e a passagem das fezes para o canal anal; um relaxamento maior do puborretal e a redução da flexura perineal ocorrem quando o indivíduo senta.[5,26]
- A passagem das fezes pelo canal anal é permitida por meio do relaxamento do EAE e facilitada pela contração do diafragma torácico e dos músculos abdominais para aumentar a pressão intra-abdominal (manobra de Valsalva).
- Antes e durante a passagem do material fecal pelo canal anal, o assoalho pélvico relaxa e desce, e, ao mesmo tempo, o músculo longitudinal do canal anal contrai-se para encurtá-lo, auxiliando, assim, a expulsar as fezes.[5]
- O **reflexo de fechamento** ocorre com a contração do EAI, do EAE, e do puborretal, resultando no fechamento do orifício anal e no restabelecimento da flexura perineal.

> **Relevância clínica**
>
> **Reflexos de defecação e estimulação digital:** Ao utilizar a estimulação digital, os clínicos aproveitam os reflexos de defecação interno e externo no tratamento intestinal de pacientes com lesões na medula espinal e mecanismos de reflexo da medula intactos.[58] Um dedo lubrificado e com luva pode ser inserido na passagem anorretal do paciente e movido em um movimento circular por 30-60 segundos para estirar a mucosa e o músculo ao redor. Essa técnica simula os receptores de estiramento e ativa as fibras nervosas aferentes somáticas e viscerais dentro e ao redor da passagem intestinal inferior, resultando na contração do reflexo do músculo liso do reto e no esvaziamento do intestino.

Função sexual

Os aspectos da função sexual que lidam com a função e o controle neural das fibras musculares lisas nas genitálias interna e externa e nos músculos estriados do assoalho pélvico e do períneo são analisados aqui. A base para a nossa discussão é o homem; as diferenças na função sexual nas mulheres também são discutidas. Há quatro estágios da função sexual: **excitação, ereção, ejaculação (orgasmo)**, e **remissão**. A função durante esses estágios resulta predominantemente de fenômenos autônomos; dois contêm um componente somático.

A excitação ocorre com a passagem de pensamentos erógenos ou com a estimulação cutânea, especialmente das zonas erógenas, e a transmissão para a medula espinal através dos aferentes somáticos e para os centros supraespinais, principalmente o hipotálamo, o sistema límbico, e o córtex cerebral. A excitação causa a ereção do pênis. Esta é seguida pela ejaculação do sêmen, que coincide com a fase orgásmica. No estágio final, a remissão, o pênis retorna ao estado flácido (detumescência). A seguir há uma descrição da base neuroanatômica de cada um desses estágios da **função sexual**:

- A ereção é um fenômeno parassimpático; ela resulta de atividade nos neurônios do NAS, que resulta na dilatação das artérias helicinas do pênis e no ingurgitamento dos espaços cavernosos do corpo esponjoso e dos corpos cavernosos.[73,89]
- A ativação das fibras musculares estriadas contribui para a ereção; a turgescência da ereção é acentuada por contrações pulsáteis dos músculos bulboesponjoso e isquiocavernoso após a estimulação dos neurônios no NO.
- A ejaculação resulta na expulsão do **sêmen** (ejaculação; esperma mais fluido seminal) do orifício uretral externo; ela possui duas fases e é controlada por três tipos de neurônios.

A primeira fase é a passagem da ejaculação para dentro da uretra, e a segunda fase é a passagem da ejaculação para fora da uretra através do orifício uretral externo. Durante a **emissão**, a estimulação dos ductos ejaculatórios e das vesículas seminais pelos neurônios simpáticos no núcleo IML da L1-2 resulta no envio da ejaculação para a uretra prostática[73] e do fluido prostático para a ejaculação.[6,89]

Durante a ejaculação, a atividade nos neurônios do núcleo IML da L1-2 mantém o fechamento do esfíncter uretral interno para evitar o refluxo da ejaculação para dentro da bexiga e escoamento da urina[6,73], e os neurônios do NO ativam o EAE para evitar o escoamento de fezes ou gases.[96] A ativação dos neurônios parassimpáticos no NAS resulta na contração do músculo liso da uretra para expelir a ejaculação no orifício uretral externo. A expulsão da ejaculação é facilitada pela ativação dos neurônios do NO, resultando em contrações pulsáteis do isquiocavernoso e do bulboesponjoso.[73,96]

- Após a ejaculação, o pênis retorna para um estado flácido (detumescência, remissão).

As fibras simpáticas causam constrição das artérias helicinas.

As fibras estriadas do bulboesponjoso e do isquiocavernoso são relaxadas para permitir o retorno venoso do sangue dos espaços cavernosos do pênis.

Neuroanatomicamente, a função sexual nas mulheres segue o mesmo padrão que nos homens, com uma exceção óbvia. Embora o trato genital feminino produza fluidos similares aos dos homens, não há uma ejaculação verdadeira da uretra que contenha fluido ou sêmen; os fluidos do trato genital são depositados no vestíbulo. Como na fase ejaculatória dos homens, entretanto, há contrações pulsáteis do bulboesponjoso e do EV durante a fase orgásmica nas mulheres.

Parto

Durante a **gestação**, as fibras musculares lisas do útero tornam-se hipertrofiadas e estiradas. Além disso, o assoalho pélvico e as estruturas perineais, incluindo a musculatura, aumentam de volume e resistência para compensar a postura ereta da gestante. Especificamente, as fibras esfincterianas do EUE, do EAE, e do EV submetem-se a hipertrofia para manter a continência urinária e anorretal na presença do feto sobreposto, que aumenta constantemente de volume, e para bloquear a saída do feto pelo canal cervical.[1] Os tecidos moles que aumentam de volume durante a gravidez, com o objetivo de oferecer sustentação, serão necessariamente estirados ou rompidos durante o parto e podem até mesmo obstruir a passagem do feto.[6]

As contrações rítmicas lentas e fracas do útero que se fazem presentes durante a maioria das gestações (**contrações de Braxton Hicks**) tornam-se mais intensas próximo ao fim da gestação e, começando com o trabalho de parto, tornam-se fortes o suficiente para estirar o colo do útero e mover o feto através do canal de parto.[106] Um aumento no estrogênio relativo à progesterona e à oxitocina, secretado pela neuro-hipófise, é provavelmente responsável pelas contrações uterinas.[6,36] As fibras nervosas aferentes do canal cervical e do assoalho pélvico estão envolvidas na facilitação dos reflexos neurogênicos que contribuem para uma urgência de reflexo na gestante para forçar e expelir o feto.

Com o progresso do trabalho de parto, um *feedback* positivo real é estabelecido, o que acredita-se ser o principal mecanismo para o início e a intensificação do **trabalho de parto**.[36] Especificamente, a descida do feto estira o colo uterino, e os aferentes viscerais estimulam as contrações musculares lisas uterinas para empurrar o feto para o canal cervical. Ao mesmo tempo, a pressão sobre o diafragma da pelve e o reto ativa as fibras aferentes somáticas que causam a contração do diafragma torácico e dos músculos da parede abdominal, aumentando, dessa forma, a pressão intra-abdominal e estimulando a contração dos músculos estriados do diafragma da pelve e do períneo para suportar o aumento da pressão intra-abdominal. Conforme o trabalho de parto progride, os maiores impedimentos para a passagem fetal são causados pelo colo do útero, o diafragma da pelve e o períneo.[6] Conforme as contrações uterinas se intensificam em força e frequência, os músculos facilitados reflexivamente na abertura inferior pélvica são rompidos para permitir a saída do feto. Nesse momento, as fibras musculares periuretrais e perianais, bem como o corpo perineal, podem se romper de forma espontaânea.

Disfunção muscular pélvica

A **disfunção do assoalho pélvico** descreve uma ampla variedade de condições clínicas que envolvem deficiência, separadamente ou em conjunto, dos elementos nervosos, musculares e fasciais do assoalho pélvico e do períneo. Isso inclui disfunções da micção, da defecação e da função sexual, bem como prolapso genital e desconforto pélvico. Embora o sexo feminino, a paridade e a idade avançada sejam reconhecidos como fatores de risco para a disfunção do assoalho pélvico, outros fatores podem colocar os homens, assim como as mulheres, em risco em quase todas as idades. O interesse nessa área tem aumentado nos últimos 10-20 anos, refletido pelo número de publicações em revistas e jornais clínicos e científicos e a frequência com que esse tópico é debatido em encontros profissionais. Os dados de muitos estudos, particularmente epidemiológicos, são difíceis de interpretar e comparar em virtude das discrepâncias na definição básica da disfunção específica, aos erros, às inconsistências no desenvolvimento do estudo e à fonte de indivíduos.[116] Claramente, estudos longitudinais mais bem desenvolvidos precisam ser realizados para responder a muitas questões relacionadas a disfunções do assoalho pélvico. A discussão aqui enfatiza o prolapso genital em mulheres e ambas as variedades de incontinência (urinária e anorretal), pois elas compartilham características etiológicas e envolvem elementos neuromusculares que são o assunto deste capítulo. Estudos amplos fornecem mais informações sobre as causas[87] e a epidemiologia[116] da disfunção do assoalho pélvico.

Prolapso genital

Na medida em que os músculos dos diafragmas da pelve e urogenital junto à fáscia pélvica e os ligamentos viscerais sustentam os órgãos da cavidade pélvica, uma debilidade ou ruptura podem levar a um **prolapso genital**, definido como protrusão de um ou mais órgãos pélvicos dentro do canal vaginal.[89] O **prolapso uterino** ocorre quando o colo uterino desce para a vagina. A **retocele**, a **cistocele**, e a **uretrocele** referem-se, respectivamente, à saliência do reto, da bexiga, ou da uretra na parede posterior ou anterior da vagina.

A causa exata do prolapso genital e o número de mulheres que o desenvolvem são desconhecidos.[87,116,117] A debilidade ou perda dos elementos não contráteis (ligamentos viscerais, fáscia) do assoalho pélvico e do períneo e a perda concomitante da sustentação do órgão pélvico é a explicação tradicional[7,89]; entretanto, a lesão do nervo pudendo e a denervação dos músculos do diafragma da pelve e do períneo também têm sido envolvidos na etiologia do prolapso.[64,100,109,113] Em torno de 50% das mulheres que já passaram por um parto possuem algum grau de prolapso genital.[7] Um tratamento adequado dessa disfunção envolve exercícios e outras técnicas para fortalecer os músculos do diafragma da pelve e do períneo, e cirurgias podem ser indicadas em alguns indivíduos.[87] O National Center for Health Statistics relata que aproximadamente 400 mil mulheres passam por intervenções cirúrgicas para prolapso genitourinário por ano.[79,81]

Incontinência urinária

Em 1988, a National Institutes of Health (NIH) Consensus Conference[76] definiu a **incontinência urinária** como "a perda involuntária de urina severa que leva a consequências sociais e/ou higiênicas." Uma definição similar foi adotada pela International Continence Society.[45] Essa disfunção é um grande problema em âmbito social, psicológico e econômico. Embora a real incidência seja desconhecida, a estimativa é de 13 milhões de americanos em 1996 a um custo de US$15 bilhões[87], e 10 milhões no Reino Unido em 1999 a um custo de £1,4 bilhão.[45] A incontinência urinária é mais comum em mulheres do que em homens, em mulheres mais velhas do que nas mais jovens, e em mulheres multíparas do que em nulíparas.[30,76,87,116] A prevalência de incontinência urinária atinge em torno de 10-30% das mulheres e 1,5-5% dos homens, com idade entre 15 e 64 anos.[30] Sua prevalência em indivíduos institucionalizados pode chegar a 50%.[30]

Os fatores que contribuem para o desenvolvimento da incontinência urinária são diversos. Eles incluem a prostatectomia nos homens, mudanças hormonais e parto vaginal nas mulheres, e lesões neurológicas supraespinais, idade avançada, deficiência funcional e drogas[118] em ambos os sexos. Nos homens, o diagnóstico precoce do câncer de próstata e seu tratamento cirúrgico têm resultado em uma incidência maior de incontinência após a prostatectomia.[25,59,83] Como as partes do trato urinário feminino contêm receptores estrógenos, as alterações nos níveis de circulação de estrógeno e progesterona durante a menstruação ou com a menopausa podem afetar a continência.[44] O parto vaginal pode danificar os nervos do assoalho pélvico, bem como os músculos, principalmente o EUE.[2,64,102,108,109,112] A incontinência urinária resultante, de curto ou longo prazo, tem sido observada em 20-30% das mulheres após a primeira gestação e parto.[99] Além disso, em comparação com os homens, um reservatório motor menor que controla menos fibras musculares nesta área e a ausência de um EUI podem contribuir para uma prevalência maior de incontinência urinária nas mulheres. Com o avanço da idade, há uma perda significativa de células musculares estriadas no diafragma da pelve, um aumento nos elementos do tecido conjuntivo, e uma diminuição na vascularidade.[16,24] Lesões neurológicas da medula espinal ou abaixo das pontes podem resultar em **dissinergia detrusor-esfincteriana**, caracterizada pela falta de organização entre a contração do detrusor e o relaxamento do EUE; lesões acima das pontes podem causar hiper-reflexia do detrusor, caracterizada pela sua perda de inibição.[118] Se todos os aspectos forem levados em conta, a perda de estrógeno, um ou mais partos vaginais, a perda de massa muscular e a substituição por tecido conjuntivo, e o nível funcional decrescente de muitos indivíduos em uma população com idade crescente que depende cada vez mais de medicamentos, é possível entender claramente a dimensão do problema da incontinência urinária.

Incontinência anorretal

Embora não seja considerado um problema tão comum como a incontinência urinária, a **incontinência anorretal** é um sério problema. Mais do que qualquer outro tipo de disfunção do assoalho pélvico, a incontinência anorretal causa exclusão social e sofrimento psicológico, e pode ser (junto à incontinência urinária) o fator mais importante ao decidir internar um indivíduo em uma instituição.[45,87] Como os pacientes ficam extremamente envergonhados e relutantes ao admitir a incontinência anorretal, até mesmo aos seus médicos, os dados epidemiológicos precisos em relação à "questão privada sobre o assoalho pélvico da década de 1990"[116] são difíceis de serem trazidos à tona. Além disso, as definições da incontinência anorretal variam desde a perda involuntária de gases até material fecal líquido ou sólido.[87,116] A prevalência de relatos varia de 1[114] a 18%.[87]

A incontinência urinária e a anorretal possuem alguns fatores em comum no seu desenvolvimento – parto vaginal, lesões neurológicas supraespinais, idade avançada, deficiência funcional e drogas. Danos iatrogênicos ou parturientes ao levantador do ânus, principalmente ao puborretal, ao EAE e às suas fibras nervosas podem ser causadores em muitos casos da incontinência anorretal.[2,22,103,108,109,112]

O papel do terapeuta no tratamento da disfunção do assoalho pélvico

O tratamento adequado de todos os tipos de disfunções pélvicas que envolvem a musculatura pélvica e perineal debilitada, bem como a dor pélvica deve incluir um terapeuta. Há duas décadas, os terapeutas examinavam suas pacientes regularmente para realizar o pré-natal e os exercícios do assoalho pélvico (Kegel) após o parto.[48] Essa prática deixou de ser realizada quando as restrições de tempo, as questões de reembolso e pouco interesse passaram a limitar a avaliação e o tratamento desse grupo de pacientes. Nos últimos anos, entretanto, tem ocorrido um ressurgimento do interesse clínico e científico em indivíduos com disfunção do assoalho pélvico. Cada vez mais, os terapeutas vêm tornando esta uma ênfase importante nas suas pesquisas e atividades práticas. Essa tendência deveria continuar e aumentar já que os terapeutas, que são especialmente qualificados para cuidar desses pacientes, aprendem mais sobre a eficácia das intervenções terapêuticas nessa população predominantemente feminina.

Resumo

Este capítulo descreve a estrutura, a função e a inervação dos músculos estriados da pelve e do períneo de ambos os sexos. As três camadas de músculo, da profunda à superficial, são o diafragma da pelve, os músculos perineais profundos, e os músculos perineais superficiais. As propriedades funcionais e metabólicas das fibras que compõem esses músculos são analisadas. Os músculos do diafragma da pelve e do períneo são compostos predominantemente por fibras do tipo I resistentes à fadiga. As fibras do tipo II predominam nas regiões imediatas ao redor dos orifícios uretral, vaginal, e anal. Os papéis dos tipos de fibras específicos no controle das funções viscerais de micção, defecação, função sexual, parto e sustentação do órgão pélvico são discutidos.

Para facilitar a compreensão da natureza especial dos músculos pélvicos e perineais e as formas como eles estão envolvidos em disfunções, as especificidades do controle neurológico e a coordenação da função destes músculos com as das estruturas viscerais pélvicas são apresentadas. A função da musculatura pélvica apresenta um sistema de *feedback* bem regulado que envolve a influência simpática e parassimpática para o controle da consciência e inconsciência. Uma atenção específica é dada para o dimorfismo sexual desses músculos, bem como para os neurônios que os controlam. Os homens apresentam músculos mais fortes, oferecendo melhor controle pélvico durante altas sobrecargas. As mulheres apresentam músculos menores e mais tecido fascial, oferecendo melhor controle estático, especialmente durante a gestação. A disfunção pélvica, mais comum em mulheres do que em homens, pode envolver disfunção nos componentes musculares, nervosos ou fasciais da pelve. Muitas sequelas clinicamente significativas da disfunção da musculatura pélvica e perineal relacionadas ao gênero, à idade, ao parto vaginal, à atrofia muscular e à degeneração nervosa são apresentadas.

Referências bibliográficas

1. Abitol MM: Quadrupedalism, bipedalism, and human pregnancy. In: Vleeming A, Mooney V, Snijders CJ, et al. eds. Movement, Stability and Low Back Pain. New York: Churchill Livingstone, 1997; 395–404.
2. Allen RE, Hosker GL, Smith ARB, Warrell DW: Pelvic floor damage and childbirth: a neurophysiological study. Br J Obstet Gynecol 1990; 97: 770–779.
3. Anneser JM, Borasio GD, Berthele A, et al.: Differential expression of group I metabotropic glutamate receptors in rat spinal cord somatic and autonomic motoneurons: possible implications for the pathogenesis of amyotrophic lateral sclerosis. Neurobiol Dis 1999; 6: 140–147.
4. Argentine Episiotomy Trial Collaborative Group: Routine vs selective episiotomy: a randomized controlled trial. Lancet 1993; 342: 1517–1518.
5. Bannister LH: Alimentary system. In: Williams PL, ed. Gray's Anatomy. The Anatomical Basis of Medicine and Surgery. New York: Churchill Livingstone, 1995; 1683–1812.
6. Bannister LH, Dyson M: Reproductive system. In: Williams PL, ed. Gray's Anatomy. The Anatomical Basis of Medicine and Surgery. New York: Churchill Livingstone, 1995; 1847–1880.
7. Beck RP: Pelvic relaxational prolapse. In: Kase NG, Weingold AB, eds. Principles and Practice of Clinical Gynecology. New York: John Wiley & Sons, 1983.
8. Blok BF, Holstege G: Two pontine micturition centers in the cat are not interconnected directly: implications for the central organization of micturition. J Comp Neurol 1999; 403: 209–218.
9. Bo K, Hagen RH, Kvarstein B, et al.: Pelvic floor muscle exercise for the treatment of female stress urinary incontinence: III. Effects of two different degrees of pelvic floor muscle exercises. Neurourol Urodyn 1990; 9: 489–502.
10. Bo K, Talseth T, Holme I: Single blind, randomized controlled trial of pelvic floor exercises, electrical stimulation, vaginal cones, and no treatment in management of genuine stress incontinence in women. Br Med J 1999; 318: 487–493.
11. Brook GA, Schmitt AB, Nacimiento W, et al.: Distribution of B-50 (GAP-43) mRNA protein in the normal adult human spinal cord. Acta Neuropathol (Berl) 1998; 95: 378–386.
12. Brown JL, Liu H, Maggio JE, et al.: Morphological characterization of substance P receptor-immunoreactive neurons in the rat spinal cord and trigeminal nucleus caudalis. J Comp Neurol 1995; 356: 327–344.
13. Burleigh DE: Pharmacology of the internal anal sphincter. In: Henry MM, Swash M, eds. Coloproctology and the Pelvic Floor. London: Butterworth-Heineman, 1992.
14. Burnstock G: Innervation of bladder and bowel. Ciba Found Symp 1990; 151: 2–18.
15. Bustami FM: A reappraisal of the anatomy of the levator ami muscle in man. Acta Morphol Neerl Scand 1989; 26: 255–268.
16. Carlile A, Davies I, Rigby A: Age changes in the human female urethra: a morphometric study. J Urol 1988; 139: 532–535.
17. Carvalho M, Schwartz MS, Swash M: Involvement of the external anal sphincter in amyotrophic lateral sclerosis. Muscle Nerve 1995; 18: 848–853.
18. Catala M: How sex dimorphism is established in the spinal nucleus of Onuf. Morphologie 1999; 83: 5–8.
19. Collins P: Embryology and development. In: Williams PL, ed. Gray's Anatomy. The Anatomical Basis of Medicine and Surgery. New York: Churchill Livingstone, 1995; 91–341.
20. Critchley HOD, Dixon JS, Gosling JA: Comparative study of the periurethral and perianal parts of the human levator ani muscle. Urol Int 1980; 35: 226–232.
21. De Groat WC: Anatomy and physiology of the lower urinary tract. Urol Clin North Am 1993; 20: 383–401.

22. Delancey JO: Childbirth, continence, and the pelvic floor. N Engl J Med 1993; 329: 1956–1957.
23. Denny-Brown D, Robertson EG: Investigation of nervous control of defaecation. Brain 1935; 58: 256–310.
24. Dimpfl T, Jaeger C, Mueller-Felber W, et al.: Myogenic changes of the levator ani muscle in premenopausal women: the impact of vaginal delivery and age. Neurourol Urodyn 1998; 17: 197–205.
25. Diokno AC: Post prostatectomy urinary incontinence. Ostomy Wound Manage 1998; 44: 54–58, 60.
26. Dubrovsky B, Filipini D: Neurobiological aspects of the pelvic floor muscles involved in defecation. Neurosci Biobehav Rev 1990; 14: 157–168.
27. Dyson M: Urinary system. In: Williams PL, ed. Gray's Anatomy. The Anatomical Basis of Medicine and Surgery. New York: Churchill Livingstone, 1995; 1813–1845.
28. Elftman HO: The evolution of the pelvic floor of primates. Am J Anat 1932; 51: 307–346.
29. Enoka RM: Muscle strength and its development. New perspectives. Sports Med 1988; 6: 146–168.
30. Fantl JA, Newman DK, Colling J: Urinary incontinence in adults: acute and chronic management. In: Anonymous. Clinical Practice Guidelines no. 2, AHCP&R Publ no. 96-1682. Rockville, MD: US Dept of Health & Human Services, Public Health Service, Agency for Health Care Policy and Research, 1996; 1–16.
31. Forger NG, Frank LG, Breedlove SM, Glickman SE: Sexual dimorphism of perineal muscles and motoneurons in spotted hyenas. J Comp Neurol 1996; 375: 333–343.
32. Gibson SJ, Polak JM, Katagiri T, et al.: A comparison of the distributions of eight peptides in spinal cords from normal controls and cases of motor neurone disease with special reference to Onuf's nucleus. Brain Res 1988; 474: 255–278.
33. Gilpin SA, Gosling JA, Smith ARB: The pathogenesis of genitourinary prolapse and stress incontinence of urine: a histological and histochemical study. Br J Obstet Gynaecol 1989; 96: 15–23.
34. Goligher JC, Hughes ESR: Sensibility of the rectum and colon. Its role in the mechanism of anal continence. Lancet 1951; 260: 543–548.
35. Gosling JA, Dixon JS, Critchley HOD: A comparative study of the human external sphincter and periurethral levator ani muscles. Br J Urol 1981; 53: 35–41.
36. Guyton AC: Textbook of Medical Physiology. Philadelphia: WB Saunders, 1991.
37. Hannerz J: Discharge properties of motor units in relation to recruitment order in voluntary contraction. Acta Physiol Scand 1974; 91: 374–384.
38. Henriksen T, Bek K, Hedegaard M, Secher N: Episiotomy and perineal lesions in spontaneous vaginal deliveries. Br J Obstet Gynaecol 1992; 99: 950–953.
39. Holschneider AM: The problem of anorectal continence. In: Rickman PP, Prevost J, eds. Anorectal Malfunctions and Associated Diseases. Baltimore: University Park Press, 1974; 85–97.
40. Holstege G: Some anatomical observations of the projections from the hypothalamus to brainstem and spinal cord: an HRP and autoradiographic tracing study in the cat. J Comp Neurol 1987; 260: 98–126.
41. Holstege G, Griffiths D, De Wall H, Dalm E: Anatomical and physiological observations on supraspinal control of bladder and urethral sphincter muscles in the cat. J Comp Neurol 1986; 250: 449–461.
42. Holstege G, Tan J: Supraspinal control of motoneurons innervating the striated muscles of the pelvic floor including urethral and anal sphincter in the cat. Brain 1987; 110: 1323–1344.
43. Hurst AF: Chronic constipation. London: Oxford University Press, 1919.
44. Iosif S, Batra S, Ek A: Oestrogen receptors in the female lower urinary tract. Am J Obstet Gynecol 1981; 141: 817–820.
45. Jackson S, Shepherd A, Brookes S, Abrams P: The effect of oestrogen supplementation on post-menopausal urinary incontinence: a double-blind placebo-controlled trial. Br J Obstet Gynaecol 1999; 106: 711–718.
46. Johnson VY: How the principles of exercise physiology influence pelvic floor muscle training. J Wound Ostomy Continence Nurs 2001; 28: 150–155.
47. Kawakami M: Electromyographic investigation of the human external sphincter muscles of the anus. Jpn J Physiol 1954; 4: 196–204.
48. Kegel AH: Progressive resistance exercises in the functional restoration of the perineal muscle. Am J Obstet Gynecol 1948; 56: 238–248.
49. Kiernan JA: Barr's The Human Nervous System. Philadelphia: Lippincott-Raven, 1998.
50. Kiernan JA, Hudson AJ: Changes in shapes of surviving motor neurons in amyotrophic lateral sclerosis. Brain 1993; 116: 203–215.
51. Kiesewetter WB, Nixon HH: Imperforate anus. I. Its surgical anatomy. J Pediatr Surg 1967; 2: 60–68.
52. Kihira T, Yoshida S, Yoshimasu F, et al.: Involvement of Onuf's nucleus in amyotrophic lateral sclerosis. J Neurol Sci 1997; 147: 81–88.
53. Klück P: The autonomic innervation of the human urinary bladder, bladder neck and urethra: a histochemical study. Anat Rec 1980; 198: 439–447.
54. Kohama T: Neuroanatomical studies on pontine urine storage facilitatory areas in the cat brain. Part II. Output neuronal structures from the nucleus locus subcoeurleus and the nucleus reticularis pontis oris. Nippon Hinyokika Gakkai Zasshi 1992; 83: 1478–1483.
55. Kojima H, Furuta Y, Fujita M, et al.: Onuf's motoneuron is resistant to poliovirus. J Neurol Sci 1989; 93: 85–92.
56. Koliatsos VE, Price DL, Clatterbuck RE: Motor neurons in Onuf's nucleus and its rat homologues express the p75 nerve growth factor receptor: sexual dimorphism and regulation by axotomy. J Comp Neurol 1994; 345: 510–527.
57. Kraemer WJ, Fleck SJ, Evans WJ: Strength and power training: physiological mechanisms of adaptation. Exerc Sport Sci Rev 1996; 24: 363–397.
58. Kraft C: Bladder and bowel management. In: Buchannan LE, Nawoczenski DA, eds. Spinal Cord Injury. Concepts and Management Approaches. Baltimore: Williams & Wilkins, 1987; 81–98.
59. Krane RJ: Urinary incontinence after treatment for localized prostate cancer. Mol Urol 2000; 4: 279–286.
60. Krier J, Adams T, Meijer R: Physiological, morphological and histochemical properties of cat external anal sphincter. Am J Physiol 1988; 255: G772–G778.
61. Krier J, Ronald M, Percy V: Length tension relationship of striated muscle of cat external anal sphincter. Am J Physiol 1989; 256: 6773–6778.
62. Kuijpers JHC: Anatomy and physiology of the mechanism of continence. Neth J Med. 1990; 37(suppl): 2–5.
63. Larsen WJ: Human Embryology. New York: Churchill Livingstone, 1997.

64. Lavin J, Smith AR: Pelvic floor damage. Mod Midwife 1996; 6: 14–16.
65. Lawson JON: Pelvic anatomy. I. Pelvic floor muscles. Ann R Coll Surg Engl 1974; 54: 244–252.
66. Mandelstam D: The pelvic floor. Physiotherapy 1978; 64: 236–239.
67. Mannen T: Neuropathology of Onuf's nucleus. Rinsho Shinkeigaku 1991; 31: 1281–1285.
68. Mannen T, Iwata M, Toyokura Y, Nagashima K: Preservation of a certain motoneurone group of the sacral cord in amyotrophic lateral sclerosis: its clinical significance. J Neurol Neurosurg Neuropsychiatry 1977; 40: 464–469.
69. Mannen T, Iwata M, Toyokura Y, Nagashima K: The Onuf's nucleus and the external anal sphincter in amyotrophic lateral sclerosis and Shy Drager syndrome. Acta Neuropathol (Berl) 1982; 58: 255–260.
70. Marsala J, Marsala M, Vanicky I, Taira Y: Localization of NADPHd-exhibiting neurons in the spinal cord of the rabbit. J Comp Neurol 1999; 406: 263–284.
71. Merton PA: Electrical stimulation through the scalp of pyramidal tract fibers supplying pelvic floor muscles. In: Henry MH, Swash M, eds. Coloproctology and the Pelvic Floor. London: Butterworths, 1986; 125–129.
72. Moore KL: Clinically Oriented Anatomy. Baltimore: Williams & Wilkins, 1992.
73. Moore KL, Dalley AFI: Clinically Oriented Anatomy. Philadelphia: Lippincott Williams & Wilkins, 1999.
74. Nacimiento W, Topper R, Fischer A, et al.: B-50 (GAP-43) in Onuf's nucleus of the adult cat. Brain Res 1993; 613: 80–87.
75. Nakagawa S: Onuf's nucleus of sacral cord in a South American monkey (Saimiri): its location and bilateral cortical input from area 4. Brain Res 1980; 191: 337–344.
76. NIH Consensus Statement: Urinary incontinence in adults. 1988; 7: 1–11.
77. Niswander KR: Manual of Obstetrics Diagnosis and Therapy. 87. Boston: Little, Brown & Co, 1987.
78. Nivatongs S: The length of the anal canal. Dis Colon Rectum 1981; 24: 600–601.
79. Norton PA, Baker JE, Sharp HC: Genitourinary prolapse and joint hypermobility in women. Obstet Gynecol 1995; 85: 225–228.
80. Olsen AL, Rao SSC: Clinical neurophysiology and electrodiagnostic testing of the pelvic floor. Gastroenterol Clin North Am 2001; 30: 33–54.
81. Olsen AL, Smith VJ, Bergstrom JO: Epidemiology of surgically managed pelvic organ prolapse and urinary incontinence. Obstet Gynecol 1997; 89: 501–506.
82. Onuf B: On the arrangement and function of the cell groups in the sacral region of the spinal cord. Arch Neurol Psychopathol 1900; 3: 387–411.
83. Palmer MH: Postprostatectomy incontinence: the magnitude of the problem. J Wound Ostomy Continence Nurse 2000; 27: 129–137.
84. Pesters UM, Gingelmaier A, Jundt K, et al.: Evaluation of pelvic floor muscle strength using four different techniques. Int Urogynecol J 2001; 12: 27–30.
85. Peschers UM, Vodusek DB, Fanger G, et al.: Pelvic muscle activity in nulliparous volunteers. Neurourol Urodyn 2001; 20: 269–275.
86. Pullen AH, Martin JE, Swash M: Ultrastructure of pre-synaptic input to motor neurons in Onuf's nucleus: controls and motor neuron disease. Neuropathol Appl Neurobiol 1992; 18: 213–231.

87. Roberts MM, Park TA: Pelvic floor function/dysfunction and electrodiagnostic evaluation. Phys Med Rehabil Clin North Am 1998; 9: 831–851.
88. Rose SJ, Rothstein JM: Muscle mutability. Part 1. General concepts and adaptations to altered patterns of use. Phys Ther 1982; 62: 1773–1787.
89. Rosse C, Gaddum-Rosse P: Hollinshead's Textbook of Anatomy. Philadelphia: Lippincott-Raven, 1997.
90. Rothstein JM: Muscle biology. Clinical considerations. Phys Ther 1982; 62: 1823–1830.
91. Sadler TW: Langman's Medical Embryology. Baltimore: Williams & Wilkins, 1995.
92. Salmons S: Muscle. In: Williams PL, ed. Gray's Anatomy. The Anatomical Basis of Medicine and Surgery. New York: Churchill Livingstone, 1995; 737–900.
93. Salmons S: Exercise, stimulation and type transformation of skeletal muscle. Int J Sports Med 2001; 15: 136–141.
94. Scharli AF: Defecation and continence: some new concepts. Dis Colon Rectum 1970; 13: 81–107.
95. Schroeder HD: Localization of the motoneurons innervating the pelvic muscles of the male rat. J Comp Neurol 1980; 192: 567–587.
96. Shafik A: Pelvic floor muscles and sphincters during erection and ejaculation. Arch Androl 1997; 39: 71–78.
97. Shelley B, Herman H: Methodology for Evaluation and Treatment of Pelvic Floor Dysfunction. Dover, NH: The Prometheus Group, 1994.
98. Sipilä S, Elorinne M, Alen M, et al.: Effects of strength and endurance training on muscle fibre characteristics in elderly women. Clin Physiol 1977; 17: 459–474.
99. Sleep J, Grant A: West Berkshire perineal management trial: three-year follow up. Br Med J 1987; 295: 749–751.
100. Small KA, Wynne JM: Evaluating the pelvic floor in obstetric patients. Aust NZ J Obstet Gynaecol 1990; 30: 41–45.
101. Snooks SJ, Swash M: The innervation of muscles of continence. Ann R Coll Surg Engl 1986; 68: 45–49.
102. Snooks SJ, Swash M, Henry MM: Effect of vaginal delivery on the pelvic floor: a 5-year follow-up. Br J Surg 1990; 77: 1358–1360.
103. Snooks SJ, Swash M, Setchell M, Henry MM: Injury to innervation of pelvic floor sphincter musculature in childbirth. Lancet 1984; 2: 546–550.
104. Solomonow M, Baratta R, Zhou BH, et al.: Historical update and new developments on the EMG-force relationships of skeletal muscles. Orthopedics 1986; 9: 1541–1543.
105. Stephens FD, Durham-Smith EC: Ano-rectal malformations in children. Chicago: Year Book Medical Publishers, 1971.
106. Stephenson RG, O'Connor LJ: Obstetric and Gynecologic Care in Physical Therapy. Thorofare, NJ: Slack, 2000.
107. Strohbehn K: Normal pelvic floor anatomy. Obstet Gynecol Clin North Am 1998; 25: 683–705.
108. Sultan AH, Kamm MA, Hudson CN: Pudendal nerve damage during labour: prospective study before and after childbirth. Br J Obstet Gynaecol 1994; 101: 22–28.
109. Sultan AH, Monga AK, Stanton SL: The pelvic floor sequelae of childbirth. Br J Hosp Med 1996; 55: 575–579.
110. Sung JH, Mastri AR: Spinal autonomic neurons in Werdnig Hoffman disease, mannosidosis and Hurler's syndrome: distribution of autonomic neurons in the sacral cord. J Neuropathol Exp Neurol 1980; 39: 441–451.
111. Swash M: Neurology of the sphincters. Clin Exp Neurol 1987; 23: 1–14.

112. Swash M: The pelvic floor and incontinence. Lancet 1994; 344: 1301.
113. Swash M: Pelvic floor incompetence. In: Rushton DN, ed. Handbook of Neuro-urology. New York: Marcel Dekker, 1994.
114. Szurszewski JH, Holt PR, Schuster M: Proceedings of a workshop entitled "Neuromuscular function and dysfunction of the gastrointestinal tract in aging." Dig Dis Sci 1989; 34: 1135–1146.
115. Toglia MR, Delancey JOL: Anal incontinence and the obstetrician-gynecologist. Obstet Gynecol 1994; 84: 731–740.
116. Visco AG, Figuers C: Nonsurgical management of pelvic floor dysfunction. Obstet Gynecol Clin North Am 1998; 25: 849–866.
117. Wall LL, Delancey JO: The politics of prolapse: a revisionist approach to disorders of the pelvic floor in women. Perspect Biol Med 1991; 34: 486–496.
118. Wester C, Brubaker L: Normal pelvic floor physiology. Obstet Gynecol Clin North Am 1998; 25: 707–722.
119. Wilson JR., Carrington ER, Ledger WJ: Obstetrics and Gynecology. 83. St. Louis, MO: CV Mosby, 1983.
120. Wilson PM: Some observations on pelvic floor evolution in primates. S Afr Med J 1973; 47: 1203–1209.
121. Woodburne RT, Burkel WE: Essentials of Human Anatomy. New York: Oxford University Press, 1994.

CAPÍTULO

37

Análise das forças sobre a pelve durante atividade

SUMÁRIO

Forças sustentadas na junção lombossacral 680
  Exemplo bidimensional da análise das forças sobre a pelve. 681
  Sobrecargas na junção lombossacral. 683
Forças sustentadas nas articulações sacroilíacas 685
  Visão geral do modelo analítico da articulação sacroilíaca 685
  Forças articulares sacroilíacas de acordo com a literatura 687
Mecânica das fraturas pélvicas 687
Resumo 687

Muitas queixas de dor pélvica são mecânicas e podem estar relacionadas às forças sustentadas pela pelve. Este capítulo examina as forças exercidas sobre as articulações e nos ossos da pelve durante atividade e as sobrecargas sustentadas durante lesões. As características singulares da junção lombossacral descritas no Capítulo 35 limitam a generalização das descobertas na coluna lombar à junção lombossacral, que apresenta seus próprios desafios mecânicos. As articulações sacroilíacas aparentemente movem-se e também estão suscetíveis a disfunções mecânicas. A magnitude e a direção das forças através da articulação sacroilíaca podem contribuir para as reclamações dos pacientes. Altas sobrecargas associadas a impactos como os que ocorrem em acidentes automobilísticos podem causar fraturas pélvicas. Uma compreensão das forças geradas nestas colisões pode levar a melhores estratégias de reabilitação para minimizar as deficiências após este tipo de lesão. Os objetivos deste capítulo são examinar as sobrecargas sustentadas pela pelve e suas articulações associadas e fornecer uma análise simplificada das forças aplicadas na região. Os objetivos específicos deste capítulo são:

- Fornecer exemplos de análise cinética bidimensional da pelve.
- Examinar as forças sustentadas pela junção lombossacral.
- Analisar as forças através das articulações sacroilíacas.
- Investigar a mecânica das fraturas pélvicas.

Forças sustentadas na junção lombossacral

A junção lombossacral e a junção L4–L5 são os locais mais comuns de lesões discais na região lombar.[13] Além disso, a junção lombossacral está suscetível ao deslizamento anterior da L5 sobre a S1, um fenômeno conhecido como **espondilolistese** (Fig. 37.1).[20] Uma compreensão das forças geradas neste complexo articular ajuda a explicar a patomecânica associada à estas disfunções. Entretanto, há menos estudos que investigam as forças na junção lombossacral do que estudos que investigam os outros segmentos da coluna lombar. Uma análise da região identifica 114 unidades musculares individuais capazes de exercer forças singulares sobre a junção lombossacral.[25] Ferramentas analíticas sofisticadas e muitas hipóteses simplificadoras além do âmbito deste livro são necessárias para explicar as forças

Capítulo 37   Análise das forças sobre a pelve durante atividade

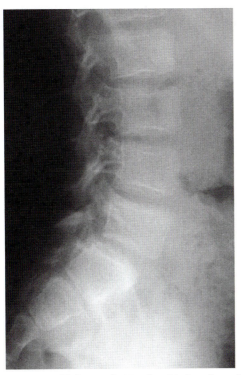

Figura 37.1 Espondilolistese de L5 sobre S1. A radiografia mostra que a L5 deslizou anteriormente sobre a S1.

musculares e articulares neste **sistema indeterminado**, um sistema com mais incógnitas do que equações para resolver. (O Cap. 1 fornece uma breve visão geral das abordagens para resolver sistemas indeterminados.) A seguir, um modelo analítico simplificado é apresentado para examinar as forças sobre a pelve.

Exemplo bidimensional da análise das forças sobre a pelve

No Quadro 37.1 é apresentada uma análise das forças sobre a junção lombossacral. Este exemplo utiliza a hipótese de que todas as forças musculares e ligamentares podem ser agrupadas em um único músculo, M. Como esta hipótese não é verdadeira, os resultados derivados desta análise são estimativas aproximadas das sobrecargas reais sustentadas pela região e provavelmente subestimam as forças de reação verdadeiras.

O modelo simplificado do Quadro 37.1 estima que as sobrecargas no único músculo extensor são de aproximadamente 1,12 vezes o peso corporal, as forças compressivas e de cisalhamento são de 1.305 N e 379 N (132,9 e 38,56 kg), respectivamente.

Estas sobrecargas estão bem abaixo das sobrecargas para falha descritas para a coluna lombar no Capítulo 34. Entretanto, estas sobrecargas são geradas através do des-

---

QUADRO 37.1 Examinando as forças

Análise bidimensional simplificada das sobrecargas sobre a junção lombrossacral

Quais são as sobrecargas sobre a junção lombossacral para uma mulher de 55 kg (534 N) que flexiona-se para pegar uma carga de 5,5 kg (10% do seu peso corporal)? Para solucionar este problema utilizando as ferramentas mecânicas básicas descritas no Capítulo 1, os músculos e os ligamentos que sustentam a região lombossacral são agrupados em um único músculo extensor[26], embora o Capítulo 34 demonstre claramente que muitos músculos e ligamentos participam juntos para sustentar a região lombar durante atividades de flexão.

As condições de equilíbrio estático usadas para solucionar esta questão são:

$$\Sigma M = 0$$
$$\Sigma F_x = 0$$
$$\Sigma F_y = 0$$

As quantidades antropométricas a seguir são encontradas na literatura[7,16]:

O peso da cabeça, dos braços e do tronco (CBT) é de aproximadamente 69% do peso corporal = 320,4 N

O centro de gravidade do peso CBT é de aproximadamente 60% do comprimento da articulação do quadril até o topo da cabeça = 0,46 m

O braço de momento do músculo extensor equivalente único = 0,065 m

Ângulo de flexão do tronco = 30°

Ângulo entre o plano da junção lombossacral e do plano transverso = 30°

Utilizando equações de equilíbrio estático, primeiro calcule a força do músculo extensor equivalente.

$$\Sigma M = 0$$

53,4 N × (0,48 m × sen 30°) + 320,4 N × (0,46 × sen 30°) − (M × 0,065 m) = 0

12,8 Nm + 73,6 Nm = M × (0,065 m)

M = 1.132 N, ou 1,12 vezes o peso corporal

Uma vez que se sabe a força muscular, as forças de reação articulares na junção lombossacral podem ser determinadas. Um sistema coordenado orientado na quinta vértebra lombar permite o cálculo direto das forças de compressão e de cisalhamento sobre a L5. As forças de cisalhamento situam-se paralelas ao eixo x, e as forças de compressão situam-se paralelas ao eixo y.

(continua)

QUADRO 37.1 Examinando as forças (continuação)

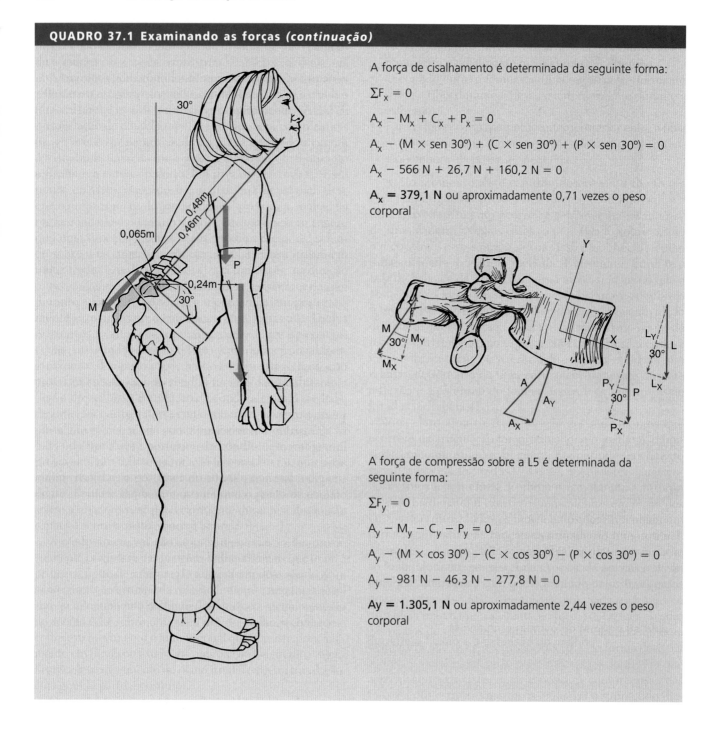

A força de cisalhamento é determinada da seguinte forma:

$\Sigma F_x = 0$

$A_x - M_x + C_x + P_x = 0$

$A_x - (M \times sen\ 30°) + (C \times sen\ 30°) + (P \times sen\ 30°) = 0$

$A_x - 566\ N + 26,7\ N + 160,2\ N = 0$

$A_x = 379,1\ N$ ou aproximadamente 0,71 vezes o peso corporal

A força de compressão sobre a L5 é determinada da seguinte forma:

$\Sigma F_y = 0$

$A_y - M_y - C_y - P_y = 0$

$A_y - (M \times cos\ 30°) - (C \times cos\ 30°) - (P \times cos\ 30°) = 0$

$A_y - 981\ N - 46,3\ N - 277,8\ N = 0$

$A_y = 1.305,1\ N$ ou aproximadamente 2,44 vezes o peso corporal

---

locamento de pequenas cargas (10% do peso corporal) ao flexionar os joelhos.

Como a junção L5–S1 é tão propensa a lesões discais e à espondilolistese, é útil analisar que fatores podem aumentar as forças compressivas e de cisalhamento a níveis altos. A carga compressiva é principalmente uma função da força muscular necessária para sustentar a junção (Fig. 37.2). Qualquer aumento no momento aplicado externamente necessita de um aumento na força muscular. Erguer uma carga maior aumenta o momento externo, bem como erguer uma carga pequena enquanto a mantém distante do corpo, o que aumenta o braço de momento da carga (Fig. 37.3).

Ambos os casos requerem força muscular acentuada, levando a forças compressivas maiores na junção lombossacral.

A orientação da junção lombossacral também afeta a magnitude das forças de compressão e cisalhamento porque a força de compressão é aproximadamente perpendicular aos corpos da L5 e S1, e as forças de cisalhamento são paralelas ao plano entre os corpos da L5 e S1. As forças de cisalhamento são mais perigosas do que as sobrecargas compressivas sobre a coluna vertebral. Como o plano da junção lombossacral geralmente é orientado em um ângulo maior a partir da horizontal do que o resto da coluna lombar, a junção lombossacral é particularmente suscetível às forças de cisalhamento anterior[20] (Fig. 37.4). Como o ângulo entre o plano dos corpos vertebrais e o plano transverso aumenta, o componente de cisalhamento do peso da cabeça, dos braços, e do tronco (peso CBT) e qualquer peso erguido também aumenta. A postura sentada relaxada também aumenta as forças de cisalhamento anterior sobre a junção lombossacral quando o encosto empurra o peso CBT anteriormente conforme o sacro gira posteriormente (Fig. 37.5).[21]

Relevância clínica

Espondilolistese: A espondilolistese geralmente é assintomática, mas pode ser dolorosa, especialmente em indivíduos ativos.[2,20] Indivíduos com espondilolistese frequentemente relatam dor com a atividade acentuada, em especial atividades que utilizam hiperextensão da região lombar. Por outro lado, muitos outros pacientes com dor lombar têm dor acentuada com a flexão do tronco e relatam que a extensão lombar alivia os sintomas. Embora a causa da dor nas costas em geral não seja clara, é essencial que o clínico identifique os movimentos que acentuam os sintomas e aqueles que aliviam os sintomas.

Sobrecargas na junção lombossacral

Há poucos estudos que examinam especificamente as sobrecargas sobre as junções lombossacrais durante atividade. A maioria destes estudos utiliza a mesma abordagem básica

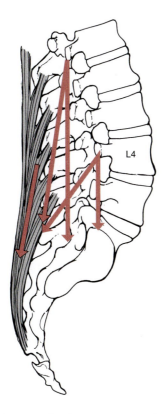

Figura 37.2 Diversos músculos que cruzam a junção lombossacral contraem-se simultaneamente durante a atividade, aumentando a força compressiva sobre a junção.

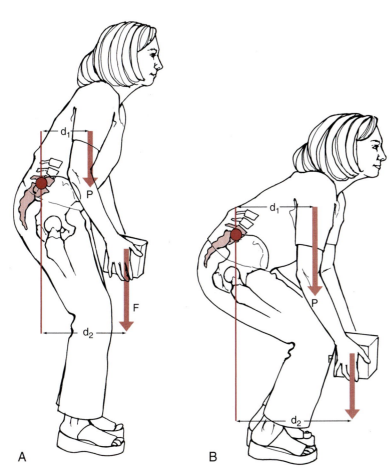

Figura 37.3 A. O momento externo (M_{EXT}) sobre a junção lombossacral é a soma dos momentos devidos ao peso da cabeça, dos braços e do tronco (P) e o momento devido à carga que está sendo erguida (F). Um aumento na magnitude de P ou F aumenta o momento externo sobre a junção lombossacral. **B.** Um aumento no braço de momento da cabeça, dos braços e do tronco (d_1) ou no braço de momento da carga (d_2) também aumenta o momento externo (M_{EXT}) sobre a junção lombossacral.

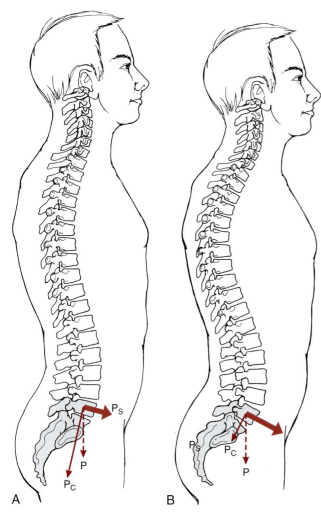

Figura 37.4 A. O componente da força de cisalhamento anterior do peso da cabeça, dos braços e do tronco (P) sobre a junção lombossacral é paralelo ao plano da junção L5-S1. **B.** Conforme a inclinação da junção L5-S1 aumenta, o componente de cisalhamento também aumenta.

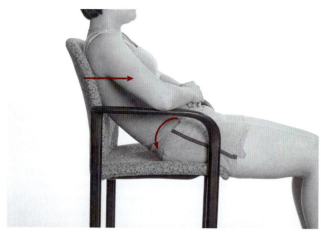

Figura 37.5 Força de cisalhamento anterior sobre a junção lombossacral. O encosto da cadeira empurra o tronco anteriormente enquanto o sacro roda posteriormente.

para calcular as forças nos músculos e ligamentos e através da junção lombossacral como demonstrado no Quadro 37.1. Entretanto, estes estudos aplicam ferramentas matemáticas mais sofisticadas para chegar a soluções e para calcular as sobrecargas nos músculos e ligamentos individuais.[1,6,17,26] É importante, entretanto, reconhecer que até mesmo estes estudos requerem hipóteses simplificadoras, e o resultado destes cálculos depende da precisão destas hipóteses.[1,17,26] Por conseguinte, os estudos atuais apresentam apenas aproximações gerais das sobrecargas que são realmente geradas na região. Apesar das limitações destes estudos, seus resultados oferecem ao clínicos uma visão sobre as exigências de algumas atividades e ajudam os clínicos a identificar estratégias para minimizar as reclamações do paciente.

Sobrecargas na região lombossacral durante flexão e levantamento

Picos de momentos articulares entre 200 e 250 Nm são descritos na junção lombossacral ao erguer ou largar cargas de 10 a 15 kg (aproximadamente 22-33 lb).[6,17] Estes dados são coerentes com as sobrecargas na coluna lombar descritas no Capítulo 34. Os modelos que descrevem a força de reação articular sobre o centro articular na junção lombossacral apresentam mais variabilidade. As estimativas de cargas compressivas sobre o disco variam de 1.200 N (122,47 kg) a mais de 5.500 N (560,64 kg). Os picos de forças de cisalhamento anterior variam de aproximadamente 400 a 1.200 N (40,82–122,47 kg). Os cálculos dos momentos articulares e forças dependem das hipóteses realizadas no modelo, incluindo o tamanho do tronco e da pelve, o formato da curva lombar, e os músculos e ligamentos incluídos no modelo, bem como os movimentos da coluna vertebral que são estudados.[1,26] Estudos adicionais são necessários para fornecer uma avaliação mais precisa das sobrecargas sustentadas pela junção lombossacral.

Os picos de cargas compressivas sobre a coluna lombar descritos no Capítulo 34 são de mais de 7.000 N (713,5 kg) ao erguer uma força de 27 kg (60 lb). Entretanto, na coluna lombar, erguer uma carga com a coluna lombar flexionada aumenta muito as forças de cisalhamento anterior por inibir a contração dos músculos extensores. Como a espondilolistese é uma ocorrência comum na junção L5-S1 e pode causar dor sintomática nas costas em alguns indivíduos, os clínicos precisam de estudos similares que examinem os efeitos da técnica de postura e flexão sobre as forças de cisalhamento sobre a junção lombossacral para orientar estratégias de intervenção e prevenção.

Sobrecargas sobre a articulação lombossacral durante a caminhada

Os picos médios de forças compressivas na junção lombossacral variam de 1,7 a 2,52 vezes o peso corporal, e as forças de cisalhamento variam de 0,22 a 0,33 vezes o peso corporal durante uma caminhada acelerada.[3,13] As forças resultantes sobre as facetas articulares lombossacrais, enquanto menores do que as cargas sobre o disco, são de aproximadamente

1,5 vez o peso corporal.[3] As forças de reação sobre o disco e as facetas articulares chegam ao pico durante as fases de sustentação dos dois membros da marcha, quando a pelve é inclinada anteriormente[15,24] (Fig. 37.6). Como a inclinação pélvica anterior está associada com um aumento na extensão articular lombar (curvatura lombar acentuada), a hiperextensão do tronco aumenta as sobrecargas sobre a junção L5-S1, o que pode ajudar a explicar por que alguns pacientes relatam dor lombar acentuada com a caminhada.

Forças sustentadas nas articulações sacroilíacas

As forças na articulação sacroilíaca são ainda menos estudadas do que as da junção lombossacral. Como a articulação permite pelo menos pequenos movimentos, uma análise das forças exercidas através da articulação pode aperfeiçoar a compreensão do clínico sobre a patomecânica da disfunção da articulação sacroilíaca.[11,22]

Visão geral do modelo analítico da articulação sacroilíaca

Como todas as análises biomecânicas demonstradas neste texto, a análise das forças na articulação sacroilíaca começa com um diagrama livre do corpo. O diagrama livre do corpo da articulação sacroilíaca é complicado pelo fato de que tantas estruturas afetando a articulação, na verdade, não possuem inserção no ílio ou no sacro. Para auxiliar na identificação das sobrecargas relevantes durante o apoio unipodal, o sacro é considerado uma parte de um corpo rígido incluindo a cabeça, os braços e o tronco e o membro inferior que não está sustentando o peso do corpo, e o ílio como parte de um corpo rígido incluindo a pelve e o membro inferior que está sustentando o peso do corpo[8] (Fig. 37.7). A determinação das forças sobre a pelve neste

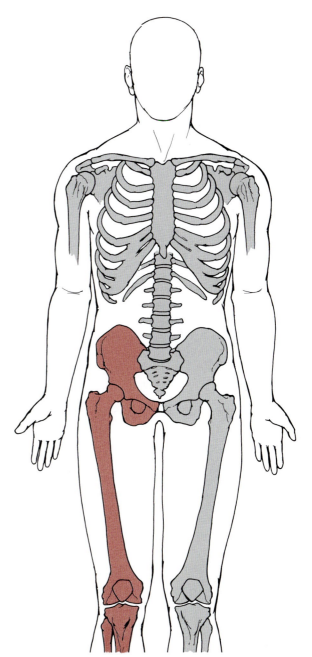

Figura 37.7 Para analisar as forças sobre a articulação sacroilíaca, é útil visualizar o corpo como dois segmentos: o ílio com o membro de sustentação do peso, e o sacro com a cabeça, os braços, o tronco e o membro inferior sem sustentação de peso.

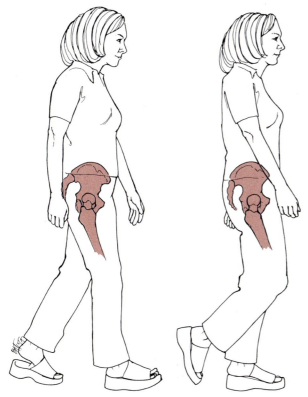

Figura 37.6 Durante a marcha, a pelve é mais inclinada anteriormente no apoio dos dois membros do que durante o apoio de um único membro.

QUADRO 37.2 Examinando as forças

Análise das forças sobre a articulação sacroilíaca durante apoio unipodal

Para examinar as forças sobre o osso ilíaco da articulação sacroilíaca, o membro inferior e o osso ilíaco são agrupados como um único corpo rígido. As forças sobre este corpo rígido são descritas no diagrama livre do corpo.

A utilização das condições de equilíbrio estático para solucionar esta questão resulta nas seguintes equações:

$$\Sigma M_x = 0 = \Sigma F_{mus\,i} \times bm_{mus\,i} + \Sigma M_{ext\,x}$$

na qual F_{mus} é a força em cada músculo e ligamento, $bm_{mus\,i}$ é o braço de momento para esta força (i. e., a distância perpendicular entre a força e o ponto de rotação no plano y-z), e $M_{ext\,x}$ são os momentos externos ao redor do eixo *x* aplicado pelos pesos do segmento e pela força de reação ao solo.

$$\Sigma M_y = 0 = \Sigma F_{mus\,i} \times bm_{mus\,i} + \Sigma M_{ext\,y}$$

na qual F_{mus} é a força em cada músculo e ligamento, $bm_{mus\,i}$ é o braço de momento para esta força (i. e., a distância perpendicular entre a força e o ponto de rotação no plano x-z), e $M_{ext\,y}$ são os momentos externos ao redor do eixo *y* aplicado pelos pesos do segmento e pela força de reação ao solo.

$$\Sigma M_z = 0 = \Sigma F_{mus\,i} \times bm_{mus\,i} + \Sigma M_{ext\,z}$$

na qual F_{mus} é a força em cada músculo e ligamento, $bm_{mus\,i}$ é o braço de momento para esta força (i. e., a distância perpendicular entre a força e o ponto de rotação no plano x-y), e $M_{ext\,z}$ são os momentos externos ao redor do eixo Z aplicado pelos pesos do segmento e pela força de reação ao solo.

$$\Sigma F_x = 0 = \Sigma F_{mus\,ix} \times S_x + A_x$$

na qual $F_{mus\,ix}$ é a força de cada músculo e ligamento na direção *x*, S_x é a força de reação ao solo na direção *x*, e A_x é a força de reação articular na direção *x*.

$$\Sigma F_y = 0 = \Sigma F_{mus\,iy} \times S_y + A_y$$

na qual $F_{mus\,iy}$ é a força de cada músculo e ligamento na direção *y*, S_y é a força de reação ao solo na direção *y*, P são os pesos dos segmentos que atuam na direção *y*, e Av é a força de reação articular na direção *y*.

$$\Sigma F_z = 0 = \Sigma F_{mus\,iz} \times S_z + A_z$$

na qual $F_{mus\,iz}$ é a força de cada músculo e ligamento na direção *z*, S_z é a força de reação ao solo na direção *z*, e A_z é a força de reação articular na direção *z*.

Conhecer a anatomia da estrutura por meio do uso de várias técnicas de imagem permite que seja realizada a medida de todos os braços de momentos relevantes. Placas de força na medida ao solo e forças de reação ao solo, e os pesos dos segmentos dos membros são disponibilizados. Portanto, as forças dos músculos e ligamentos e as forças de reação articulares são as únicas incógnitas nas equações. Entretanto, ainda há muitas incógnitas para serem resolvidas por estas seis equações. As técnicas descritas brevemente no Capítulo 1 são necessárias para solucionar este sistema **estaticamente indeterminado**.

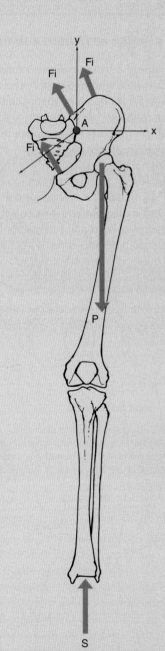

modelo requer a inclusão dos músculos do tronco e do quadril, bem como os ligamentos pélvicos e a força de reação ao solo, levando a outro sistema indeterminado, com muito mais incógnitas do que equações para resolver. Os modelos de articulação sacroilíaca descrevem aproximadamente 100 incógnitas.[8,28] Como a articulação sacroilíaca apresenta movimento tridimensional complexo, um modelo bidimensional é insuficiente até mesmo para aproximar a mecânica da articulação.[11,22] No Quadro 37.2, o problema tridimensional básico é descrito para explicar as forças articulares sacroilíacas e as forças nos músculos e ligamentos ao redor, mas uma análise complexa está além do âmbito deste livro.

Relevância clínica

Teste de flexão do quadril para disfunção sacroilíaca: Um teste para disfunção do complexo articular sacroilíaco requer que o paciente fique na posição vertical unipodal e flexione o quadril oposto, trazendo o joelho em direção ao tórax. Uma resposta normal ao teste é uma rotação posterior dos ílios sobre o sacro. Uma resposta positiva para a disfunção do complexo articular sacroilíaco é a dor na área da articulação sacroilíaca no lado de apoio. A análise do movimento durante o teste revela que os pacientes com dor associada com o complexo articular sacroilíaco geralmente demonstram uma rotação anterior do ílio sobre o sacro no lado da sustentação de peso.[10] Este teste aplica os princípios de imposição de carga na articulação sacroilíaca para testar a estabilidade da articulação. O apoio unipodal aplica sobrecargas enormes através da articulação sacroilíaca, necessitando de grandes forças estabilizadoras por parte dos ligamentos e articulações ao redor. A incapacidade de manter a estabilidade durante o apoio unipodal pode ser um fator contribuinte para as reclamações do paciente.

Forças articulares sacroilíacas de acordo com a literatura

Sobrecargas sobre a articulação sacroilíaca entre 0,85 e 1,1 vezes o peso corporal são descritas para o apoio unipodal estático.[8] Forças sobre a articulação sacroilíaca acima de quatro vezes o peso corporal são descritas no final da sustentação unipodal durante a marcha.[4] A ação de caminhar requer mais atividade muscular do que o apoio unipodal estático, e é coerente que os cálculos mostrem que a articulação sacroilíaca sustenta sobrecargas maiores durante a caminhada. Autores relatam a necessidade de atividade muscular e grandes forças musculares para estabilizar a articulação sacroilíaca durante o funcionamento.[14,18,19,22,23,28] Os músculos extensores que se inserem perto da articulação sacroilíaca ajudam a sustentar a região lombar e geram forças de mais de 6.500 N (648,64 kg).[14] Embora apenas poucos estudos examinem as forças na articulação sacroilíaca, as articulações sustentam grandes sobrecargas, o que pode contribuir para a disfunção articular sacroilíaca em alguns indivíduos.

Mecânica das fraturas pélvicas

A maioria das fraturas pélvicas ocorre a partir de acidentes automobilísticos, geralmente por impactos laterais.[5] Os impactos sobrecarregam a pelve através do acetábulo após o aspecto lateral do fêmur, em geral o trocânter maior é atingido. O local da(s) fratura(s) pélvica(s) resultante(s) depende da velocidade do impacto, bem como a magnitude da força aplicada. A importância da velocidade do impacto é coerente com as propriedades mecânicas do osso descritas no Capítulo 3, que descreve que a resistência e a elasticidade do osso dependem do nível no qual o osso é sobrecarregado. Uma força de aproximadamente 8.600 N (876,79 kg) aplicada a um nível de acordo com um carro em movimento a 40 km/h causa uma fratura do ramo púbico no lado oposto ao impacto. Fraturas mais extensas e até mesmo deslocamentos das articulações sacroilíacas e da sínfise púbica podem resultar de níveis de imposição de carga mais altos ou forças de impacto maiores. Engenheiros automotivos podem utilizar estes dados para desenvolver sistemas de segurança tais como sistemas de retenção e dispositivos de *air bag* para reduzir as lesões sofridas em acidentes automobilísticos. Estes dados também ajudam os profissionais a analisar a extensão do trauma que pode ser suportado pelo indivíduo em acidentes automobilísticos.

Embora as fraturas pélvicas agudas sejam as mais comuns, fraturas da pelve por estresse também ocorrem.[9,12] As fraturas do ramo púbico, geralmente no ramo inferior, são descritas em recrutas militares mulheres e são associadas ao uso de passos largos não naturais, principalmente por mulheres mais baixas e mulheres que treinam com homens.[9,12] A densidade óssea, o nível de aptidão física e menstruação não preveem fraturas pélvicas, mas as mulheres afro-americanas apresentam fraturas por estresse menos frequentes do que as caucasianas. As fraturas pélvicas por estresse ocorrem mais com maior frequência na parte mais estreita do ramo púbico e pode ser a conclusão de sobrecargas repetidas dos músculos adutores durante o ciclo da marcha.

Relevância clínica

Fraturas da pelve por estresse: Os sintomas das fraturas pélvicas por estresse incluem dor na virilha, que também é um sintoma comum em indivíduos com disfunção do quadril crônica. Os clínicos devem considerar a presença de fraturas pélvicas por estresse em mulheres pequenas, principalmente as caucasianas, com reclamações de dor na virilha e que não apresentam sinais diretos de disfunção no quadril. Um histórico de imposição de carga repetida, como em uma corrida, também é relevante.

Resumo

Este capítulo examina as sobrecargas sustentadas pela pelve durante o apoio unipodal e durante imposição de carga de impacto. Uma análise mais precisa das sobrecargas sobre a pelve requer uma análise mais sofisticada do que a apresentada neste texto, mas este capítulo revisa a aplicação básica das equações de equilíbrio estático para determinar as sobrecargas na junção lombossacral e nas articulações sacroilíacas. Estimativas das cargas compressivas sobre a junção lombossacral chegam a 5.500 N (560,64 kg), com forças de cisalhamento estimadas de até 1.200 N (122,47 kg). Uma caminhada normal também produz sobrecargas de mais de duas vezes o peso corporal na junção lombossacral. Forças maiores do que quatro vezes o peso corporal são descritas na articulação sacroilíaca durante a marcha. Sobrecargas de alto impacto como aquelas causadas durante acidentes automobilísticos podem causar fraturas pélvicas, bem como deslocamentos das articulações da pelve. A pelve também sofre fraturas por estresse, principalmente em mulheres caucasianas com baixa massa corporal.

Esta unidade de três capítulos sobre a mecânica da pelve conclui a discussão sobre a coluna vertebral. Notaram-se diversas vezes que a pelve transmite o peso da cabeça, dos braços, e do tronco para os membros inferiores. A unidade a seguir sobre o quadril inicia a discussão a respeito dos membros inferiores.

Referências bibliográficas

1. Anderson CK, Chaffin DB, Herrin GD, Matthews LS: A biomechanical model of the lumbosacral joint during lifting activities. J Biomech 1985; 18: 571–584.
2. Canale ST: Campbell's operative orthopaedics. Philadelphia: Mosby, 1998.
3. Cheng CK, Chen HH, Chen CS, Lee SJ: Influences of walking speed change on the lumbosacral joint force distribution. Biomed Mater Eng 1998; 8: 155–165.
4. Dalstra M, Huiskes R: Load transfer across the pelvic bone. J Biomech 1995; 28: 715–724.
5. Dawson JM, Khmelniker BV, McAndrew MP: Analysis of the structural behavior of the pelvis during lateral impact using the finite element method. Accid Anal Prev 1999; 31: 109–119.
6. de Looze MP, Toussaint HM, van Dieen JH, Kemper HCG: Joint moments and muscle activity in the lower extremities and lower back in lifting and lowering tasks. J Biomech 1993; 26: 1067–1076.
7. Dempster WT: Space requirements of the seated operator. geometrical, kinematic, and mechanical aspects of the body with special reference to the limbs. In: Krogman WM, Johnston FE, eds. Human Mechanics. Philadelphia: Aerospace Medical Division, 1963; 215–340.
8. Goel VK, Svensson NL: Forces on the pelvis. J Biomech 1977; 10: 195–200.
9. Hill PF, Chatterji S, Chambers D, Keeling JD: Stress fracture of the pubic ramus in female recruits. J Bone Joint Surg[Br] 1996; 78–B: 383–386.
10. Hungerford B, Gilleard W, Lee D: Altered patterns of pelvic bone motion determined in subjects with posterior pelvic pain using skin markers. Clin Biomech 2004; 19: 456–464.
11. Jacob HAC, Kissling RO: The mobility of the sacroiliac joints in healthy volunteers between 20 and 50 years of age. Clin Biomech 1995; 10: 352–361.
12. Kelly EW, Jonson SR, Cohen ME, Shaffer R: Stress fracture of the pelvis in female navy recruits: an analysis of possible mechanisms of injury. Milit Med 2000; 165: 142–146.
13. Khoo BCC, Goh JCH, Bose K: A biomedical model to determine lumbosacral loads during single stance phase in normal gait. Med Eng Phys 1995; 17: 27–35.
14. McGill SM: A biomechanical perspective of sacro-iliac pain. Clin Biomech 1987; 2: 145–151.
15. Murray MP: Gait as a total pattern of movement. Am J Phys Med 1967; 48: 290–333.
16. Nemeth G, Ohlsen H: Moment arm lengths of trunk muscles to the lumbosacral joint obtained in vivo with compute tomography. Spine 1986; 11: 158–160.
17. Plamondon A, Gagnon M, Gravel D: Moments at the L5/S1 joint during asymmetrical lifting: effects of different load trajectories and initial load positions. Clin Biomech 1995; 10: 128–136.
18. Pool-Goudzwaard A, Hoek van Dijke G, van Gurp M, et al.: Contribution of pelvic floor muscles to stiffness of the pelvic ring. Clin Biomech 2004; 19: 564–571.
19. Richardson CA, Snijders CJ, Hides JA, et al.: The relation between the transversus abdominis muscles, sacroiliac joint mechanics, and low back pain. Spine 2002; 27: 399–405.
20. Salter RB: Textbook of Disorders and Injuries of the Musculoskeletal System. 3rd ed. Baltimore: Williams & Wilkins, 1999.
21. Snijders CJ, Hermans PFG, Niesing R, et al.: The influence of slouching and lumbar support on iliolumbar ligaments, intervertebral discs and sacroiliac joints. Clin Biomech 2004; 19: 323–329.
22. Snijders CJ, Ribbers MTLM, de Bakker HV, et al.: EMG recordings of abdominal and back muscles in various standing postures: validation of a biomechanical model on sacroiliac joint stability. J Electromyogr Kinesiol 1998; 8: 205–214.
23. Snijders CJ, Vleeming A, Stoeckart R: Transfer of lumbosacral load to iliac bones and legs part 2: loading of the sacroiliac joints when lifting in a stooped posture. Clin Biomech 1993; 8: 295–301.
24. Sutherland DH, Kaufman KR, Moitoza JR: Kinematics of normal human walking. In: Rose J, Gamble JG, eds. Human Walking. Philadelphia: Williams & Wilkins, 1981; 23–44.
25. van Dieen JH: Are recruitment patterns of the trunk musculature compatible with a synergy based on the maximization of endurance? J Biomech 2001; 30: 1095–1100.
26. van Dieen JH, de Looze MP: Sensitivity of single-equivalent extensor muscle models to anatomical and functional assumptions. J Biomech 1999; 32: 195–198.
27. van Dieen JH, Kingma I: Total trunk muscle force and spinal compression are lower in asymmetric moments as compared to pure extension moments. J Biomech 1999; 32: 681–687.
28. Van Dijke GAH, Snijders CJ, Stoeckart R, Stam HJ: A biomedical model on muscle forces in the transfer of spinal load to the pelvis and legs. J Biomech 1999; 32: 927–933.

PARTE

Cinesiologia dos membros inferiores

IV

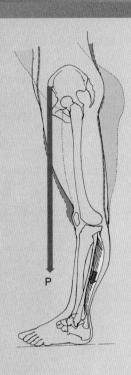

UNIDADE 6: QUADRIL

Capítulo 38   Estrutura e função dos ossos e dos elementos não contráteis do quadril
Capítulo 39   Mecânica e patomecânica da atividade muscular no quadril
Capítulo 40   Análise das forças sobre o quadril durante atividade

UNIDADE 7: JOELHO

Capítulo 41   Estrutura e função dos ossos e dos elementos não contráteis do joelho
Capítulo 42   Mecânica e patomecânica da atividade muscular no joelho
Capítulo 43   Análise das forças sobre o joelho durante atividade

UNIDADE 8: TORNOZELO E PÉ

Capítulo 44   Estrutura e função dos ossos e dos elementos não contráteis do complexo do tornozelo e do pé
Capítulo 45   Mecânica e patomecânica da atividade muscular do tornozelo e do pé
Capítulo 46   Análise das forças sobre o tornozelo e o pé durante atividade

Unidade 6   Quadril

O quadril representa a extremidade proximal do membro inferior, cujas principais funções são a sustentação de peso e a locomoção. Por conseguinte, todas as articulações dos membros inferiores, incluindo a do quadril, normalmente funcionam com o pé em contato com o solo, participando de uma **cadeia fechada**. Em uma cadeia fechada, o movimento de qualquer segmento dela produz movimento em outros elos da cadeia. A posição e o controle muscular do quadril geralmente dependem da localização e do movimento do tronco sobre o membro inferior, em vez do movimento do fêmur sobre a pelve.

As necessidades funcionais do quadril são muito variadas. Esta é a articulação mais móvel dos membros inferiores, permitindo posições extremas, como a posição vertical e o agachamento. Além da mobilidade, entretanto, o quadril também deve ter estabilidade suficiente para suportar o peso da cabeça, dos braços, do tronco e do membro inferior oposto durante o apoio unipodal e atividades dinâmicas, como caminhar e pular. A articulação do quadril combina perfeitamente estas funções de mobilidade e estabilidade aparentemente conflitantes por meio de sua estrutura óssea singular e dos tecidos moles ao redor.

Os objetivos dos três capítulos sobre o quadril são:

- Demonstrar como as estruturas do quadril oferecem mobilidade e estabilidade
- Discutir como os músculos do quadril se movem e também estabilizam o peso da cabeça, dos braços e do tronco sobre a articulação do quadril
- Examinar como as alterações nessas estruturas podem levar a disfunções e sobrecargas prejudiciais sobre o quadril e estruturas vizinhas

CAPÍTULO

38

Estrutura e função dos ossos e dos elementos não contráteis do quadril

SUMÁRIO

Estrutura dos ossos do quadril 692
    Osso ilíaco 692
    Fêmur 693
Estrutura da articulação do quadril... 695
    Cápsula articular... 696
    Ligamentos iliofemoral, pubofemoral e isquiofemoral... 696
    Ligamentos adicionais 697
    Estabilidade da articulação do quadril 697
Alinhamento das superfícies articulares... 698
Movimento normal do quadril 702
    Amplitude de movimento normal.. 703
    Estruturas limitantes normais da ADM do quadril 703
    Contribuição da pelve para o movimento do quadril.. 703
    Interação da articulação do quadril e da coluna lombar no movimento do quadril 705
    Movimento do quadril em atividades da vida diária.. 706
Comparação da articulação do quadril com a articulação glenoumeral 706
Resumo 707

ste capítulo examina a estrutura óssea do quadril e os tecidos conjuntivos que a estabilizam e protegem durante o movimento e atividades de sustentação de peso. Os objetivos deste capítulo são:

- Analisar os detalhes da estrutura óssea do quadril para compreender como características específicas contribuem para a estabilidade e a mobilidade da articulação do quadril.
- Estudar as estruturas de sustentação não contráteis do quadril para compreender seus efeitos sobre a estabilidade e mobilidade.
- Examinar as amplitudes de movimento normais (ADMs) disponíveis no quadril.
- Examinar o alinhamento relativo da pelve e do fêmur e analisar suas contribuições para a mecânica normal e anormal do quadril.
- Comparar a estrutura e a função do quadril e da articulação glenoumeral, sua contraparte nos membros superiores.

Estrutura dos ossos do quadril

O quadril é composto por dois grandes ossos, o osso ilíaco da pelve e o fêmur. Cada um destes ossos é analisado individualmente a seguir.

Osso ilíaco

O osso ilíaco contribui para a superfície articular proximal do quadril. Os dois ossos formam juntos a pelve óssea. Os detalhes sobre a pelve são apresentados no Capítulo 35. Para os propósitos do presente capítulo, a discussão sobre o osso ilíaco está limitada aos fatores relacionados diretamente com o quadril. Portanto, o acetábulo, que fornece a superfície articular proximal do quadril, é discutido em detalhes.

Localizado no aspecto lateral do osso ilíaco, o acetábulo comprime a junção em forma de Y do ílio, do ísquio e do púbis, que forma uma cavidade esférica profunda que prende a cabeça do fêmur (Fig. 38.1). A orientação do acetábulo influencia a mobilidade do quadril e a localização das forças de sustentação de peso sobre a cabeça do fêmur. Uma vista anterior da pelve revela que o acetábulo situa-se lateral e um pouco inferiormente (Fig. 38.2). Uma vista superior da pelve demonstra que o acetábulo também situa-se anteriormente.

O aspecto superior, ou teto, do acetábulo é formado pelo ílio, o aspecto anterior pelo púbis, e a parede posterior pelo ísquio. A porção mais profunda do acetábulo, conhecida como assoalho, ou fossa do acetábulo, é áspera e não articular. A superfície articular, ou lunar, consiste em uma borda em formato de ferradura, ao redor da fossa do acetábulo, nos seus aspectos anterior, superior e posterior.[66] A borda é incompleta inferiormente, deixando um espaço entre os

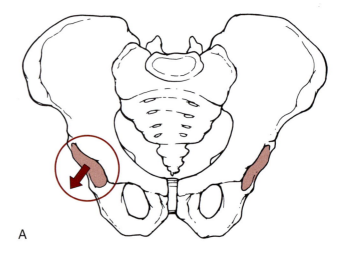

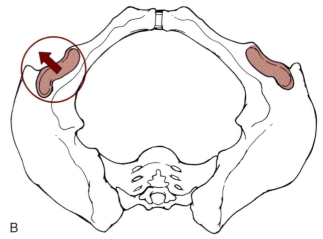

Figura 38.2 Orientação do acetábulo. **A.** A vista anterior da pelve mostra que o acetábulo situa-se lateral e inferiormente. **B.** A vista superior da pelve mostra que o acetábulo situa-se anteriormente.

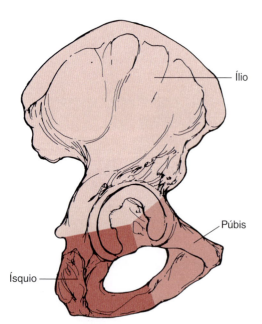

Figura 38.1 O acetábulo é formado pelos três ossos do osso ilíaco: o ílio, o ísquio e o púbis.

segmentos anterior e posterior. Um ligamento transverso do acetábulo abrange o espaço e completa a borda acetabular.

O assoalho do acetábulo consiste em uma fina superfície de osso que não deve ter mais de 2–4 mm de espessura.[21] A densidade do osso subcondral aumenta na periferia do acetábulo e atinge o pico no teto acetabular e nos extremos anterior e posterior da superfície articular.[47,68] Essas variações na espessura óssea refletem a lei de Wolff, que declara que uma estrutura óssea responde às sobrecargas posicionadas sobre ela.[6] A sustentação de peso na articulação do quadril envolve os aspectos superiores e periféricos mais espessos do acetábulo, enquanto a parte fina, central, mais profunda da cavidade não é adequada para a sustentação de peso.[6,27,68] As disposições bem organizadas do osso trabecular ao redor do acetábulo, mas principalmente superior a ele, reforçam a capacidade de sustentação de peso da cavidade.[44]

Um anel fibrocartilaginoso, ou lábio, aprofunda o acetábulo, o que ajuda a estabilizar a articulação do quadril, aumentar a área de contato e reduzir o estresse articular.[8]

Essas funções são cumpridas enquanto é evitada uma perda de mobilidade, já que a área da superfície aumentada é um anel compressível. Além disso, o lábio acetabular veda a saída de uma camada pressurizada de fluido sinovial que pode proteger as superfícies articulares de danos.[14] Embora imagens por ressonância magnética (IRM) de indivíduos sem disfunção do quadril conhecida revelem uma variabilidade considerável no formato e no comprimento do lábio, e alguns indivíduos sem dor no quadril não possuam algumas porções do lábio, as rupturas do lábio são uma fonte reconhecida de dor no quadril.[8,37,43] As lesões labrais podem não contribuir diretamente para a dor articular, mas também podem desestabilizar a articulação e permitir o aumento de estresse sobre as superfícies articulares, levando a mudanças articulares degenerativas.[14,31,37]

Relevância clínica

Lesões labrais do acetábulo: As lesões labrais no quadril são uma possível causa de dor em muitos indivíduos com dor crônica no quadril (Fig. 38.3). Um trauma forte ou microtraumas repetitivos a partir de movimentos de rotação do tronco ou pivô são prováveis mecanismos de lesões labrais. Atletas que participam de esportes como futebol ou golfe são mais suscetíveis às lesões. Entretanto, o diagnóstico clínico é difícil. Resultados sugestivos incluem dor com a flexão ativa ou passiva, rotação medial e adução do quadril, e estalos no quadril com estes movimentos. A artrografia por ressonância magnética (ARM) possui maior sensibilidade (66–95%) e especificidade (71–88%) do que os testes clínicos, mas a cirurgia artroscópica continua sendo o procedimento de diagnóstico mais confiável.[37,43]

A profundidade do acetábulo em relação ao seu lábio muda durante o desenvolvimento fetal e no início da infância.[55] A proporção da profundidade para o diâmetro do acetábulo é maior no útero e menor durante ou próximo ao momento do nascimento; ela aumenta gradativamente de novo ao longo da infância. O acetábulo superficial no nascimento é um fator de risco importante para luxações congênitas do quadril. Na fase adulta, o acetábulo sem o lábio é um pouco menor do que um hemisfério.[29]

Fêmur

O fêmur, normalmente o maior osso do corpo, é composto de cabeça, pescoço, ou corpo, que termina distalmente nos côndilos femorais. Este capítulo discute apenas os atributos do fêmur que se aplicam ao quadril, especificamente, a cabeça, o pescoço, e a extremidade proximal do corpo do fêmur. O restante do fêmur é discutido no Capítulo 41 com o joelho.

A cabeça do fêmur fornece a superfície articular distal da articulação do quadril (Fig. 38.4). A cabeça no adulto forma aproximadamente dois terços de uma esfera, embora sua superfície na verdade não seja perfeitamente esférica. A cartilagem articular da cabeça do fêmur oferece um formato mais esférico à superfície articular. Até mesmo a cabeça do fêmur saudável parece um pouco achatada em raio X já que a cartilagem articular não é visualizada pelo raio X padrão.[21] A cabeça do fêmur é coberta com cartilagem articular em sua superfície, com exceção de um pequeno poço (fóvea da cabeça do fêmur) no seu aspecto posteromedial no qual o ligamento redondo é inserido. A cartilagem articular da cabeça do fêmur é mais espessa centralmente e fina na periferia.[21,29,33]

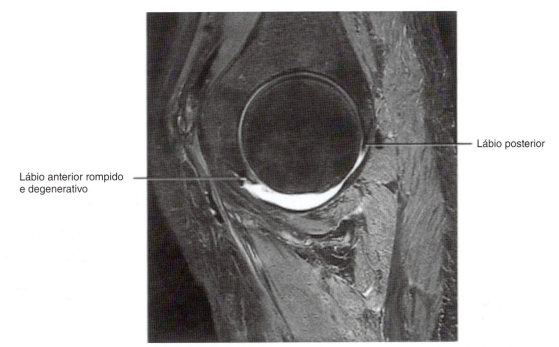

Figura 38.3 Um artrograma por ressonância magnética mostra uma lesão labral no quadril. (Reproduzido de *Arthroscopy*, vol. 21, Kelly BT, Weiland DE, Schenker ML, Philippon MJ: Arthroscopic labral repair in the hip: surgical technique and review of the literature, 1496–1504, 2005, com permissão de Arthroscopic Association of North America.)

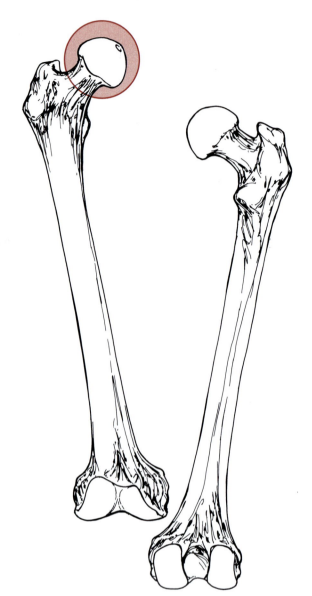

Figura 38.4 A cabeça do fêmur forma cerca de dois terços de uma esfera, embora sua superfície não seja perfeitamente esférica.

ADM normal do quadril. Isso significa que as sobrecargas suportadas durante a sustentação de peso podem ser disseminadas através de áreas de superfície maiores, reduzindo, assim, o **estresse** (força/área) que a articulação deve suportar. Além disso, a congruência facilita a estabilidade da articulação ao longo da ADM.

O colo do fêmur estende-se lateral e posteriormente a partir da cabeça do fêmur e é quase todo envolvido pela cápsula articular do quadril. A orientação da cabeça e do pescoço do fêmur, como a do acetábulo, influencia a excursão do quadril e a sustentação de peso. Uma vista anterior do fêmur revela que a cabeça do fêmur situa-se medial e superiormente no acetábulo (Fig. 38.5). No plano frontal, o **ângulo de inclinação** refere-se ao ângulo de aproximadamente 125° entre o pescoço e o corpo do fêmur. Uma vista do plano transverso demonstra que a cabeça do fêmur projeta-se anteriormente. O pescoço forma um ângulo por volta de 15° com o plano dos côndilos femorais.

O colo do fêmur suporta grandes momentos de flexão, bem como forças tênseis e compressivas durante a sustentação de peso e é reforçado pelo espesso osso cortical e estruturas organizadas de osso esponjoso, ou trabecular.[53] O osso esponjoso estende-se do corpo do fêmur até o colo e a cabeça do fêmur em estruturas organizadas na região intertrocantérica e ao longo dos aspectos superior e inferior do colo. Uma estrutura medial de osso esponjoso estende-se do córtex medial do corpo femoral até a superfície de sustentação de peso da cabeça do fêmur. Outro feixe passa pelo aspecto lateral do corpo da base do

A cartilagem articular da cabeça do fêmur e do acetábulo está entre as mais espessas do corpo. As espessuras descritas variam de 0,7 a 3,6 mm, com as maiores espessuras normalmente encontradas no aspecto anterossuperior do acetábulo.[12,30] As superfícies cartilaginosas articulares acetabular e femoral apresentam pequenas incongruências no formato, na espessura e na rigidez, o que pode facilitar a lubrificação da cartilagem e a condrogênese. Elas também podem contribuir para as mudanças degenerativas da cartilagem articular.[2,12]

Apesar das pequenas incongruências entre a cabeça do fêmur e o acetábulo, os ossos da articulação do quadril geralmente são congruentes um com o outro, e a congruência é ainda mais aperfeiçoada pela cartilagem articular. Essa congruência traz dois benefícios importantes. Primeiro, a congruência permite que grandes áreas da articulação articulem-se umas com as outras ao longo da

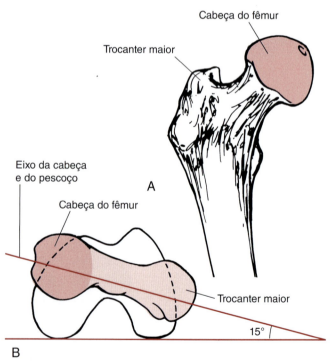

Figura 38.5 Orientação da cabeça do fêmur. **A.** A vista anterior do fêmur revela que ela se situa medial e superiormente. **B.** A vista superior do fêmur revela que ela se situa anteriormente.

trocanter maior e do colo do fêmur até o aspecto inferior da cabeça (Fig. 38.6). A disposição do osso esponjoso no fêmur também oferece outro exemplo gráfico da lei de Wolff.[6]

Há diversos pontos de referência no fêmur, distal à articulação do quadril, que são relevantes para a função do quadril (Fig. 38.7). Diversas delas servem como inserções para músculos do quadril, e algumas são palpáveis, oferecendo pontos de referência importantes durante uma análise física. A base do pescoço é diferenciada do corpo do fêmur anteriormente por uma linha intertrocantérica áspera que passa distal e medial do trocanter maior para o menor. Ela continua como uma linha espiral, distal e medial ao trocanter menor, e prossegue posteriormente para formar o lábio medial da linha áspera.

O trocanter maior é uma grande proeminência sobre a extremidade proximal do corpo femoral. Ele possui as superfícies anterior, lateral, posterior, e superior e é facilmente palpável em torno de um palmo de distância distal à crista ilíaca. Essa importante protuberância do osso dá origem a diversos músculos, incluindo os grandes músculos glúteos. A localização do trocanter maior distal ao colo do fêmur aumenta os braços de momento dos músculos inseridos, aperfeiçoando a vantagem mecânica destes para gerar momentos articulares.[25,51,60] O trocanter menor é posteromedial sobre o corpo femoral proximal e fornece inserção distal para o tendão iliopsoas. Separando os dois trocanteres posteriormente está a crista intertrocantérica. No aspecto proximal da crista está o tubérculo quadrado. Distal à crista e ao trocanter maior está a tuberosidade glútea, que continua distalmente para formar o lábio lateral

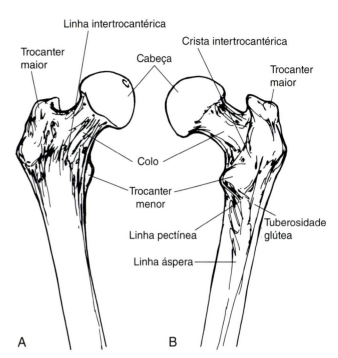

Figura 38.7 A. A vista anterior da região proximal do fêmur revela pontos de referência importantes, incluindo a cabeça, o colo e os trocanteres maior e menor. **B.** A vista posterior da região proximal do fêmur revela os trocanteres menor e maior, a crista intertrocantérica, a tuberosidade glútea, a linha pectínea e a linha áspera.

da linha áspera. Distal ao trocanter menor, direcionada ao lábio medial da linha áspera, está a linha pectínea.

Uma imagem clara de cada um dos ossos que compõem o quadril é essencial para a compreensão da relação de um com o outro, bem como para o desenvolvimento de habilidades para realizar uma análise detalhada e válida do quadril. Os pontos de referência palpáveis relevantes ao redor do quadril estão listados abaixo:

- crista ilíaca anterossuperior;
- crista ilíaca posterossuperior;
- túber isquiático;
- crista ilíaca;
- trocanter maior;
- incisura isquiática maior.

Estrutura da articulação do quadril

A articulação do quadril é uma articulação sinovial, do tipo bola e soquete, ou triaxial. Para cumprir suas funções antagonistas de estabilidade e mobilidade, o quadril possui suas próprias estruturas articulares únicas, incluindo seus ligamentos e a expansão fibrocartilaginosa, o lábio. A orientação em relação à região proximal do fêmur e o acetábulo também influencia a mobilidade e a estabilidade disponíveis na articulação do quadril. Esta seção revisa as estruturas de sustentação do quadril e seus efeitos sobre o movimento do quadril.

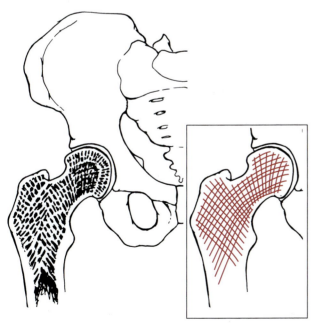

Figura 38.6 O osso trabecular na região proximal do fêmur é altamente organizado para resistir a sobrecargas sobre a cabeça e o colo do fêmur.

Cápsula articular

Como uma articulação sinovial, o quadril é sustentado por uma cápsula sinovial, que é inserida na borda óssea do acetábulo proximalmente e na crista intertrocantérica e na linha do fêmur distalmente (Fig. 38.8). A cápsula da articulação do quadril é composta sobretudo de fibras que passam paralelas ao seu comprimento, as fibras longitudinais. Ela também possui um feixe de fibras orientadas circunferencialmente ao redor do centro do colo do fêmur.[62,71] Este feixe é conhecido como a zona orbicular, ou ligamento arqueado femoral.[23]

A cápsula envolve a maior parte do colo do fêmur e toda a cabeça do fêmur. A irrigação sanguínea para as articulações sinoviais geralmente é fornecido por uma rede de vasos sanguíneos, ou anastomose, na inserção da cápsula e do osso. A principal irrigação sanguínea para a cabeça e o colo do fêmur surge das artérias femorais circunflexas medial e lateral na base do colo do fêmur que, então, cursam um trajeto proximal dentro das dobras sinoviais da cápsula refletidas sobre o colo do fêmur.[71] Dessa forma, a maioria dos vasos que irrigam a cabeça do fêmur deve cursar um trajeto pelo comprimento do colo do fêmur até atingir a cabeça do fêmur. Ela recebe uma artéria dentro do ligamento da cabeça do fêmur que se insere no assoalho do acetábulo e na cavidade da cabeça do fêmur. Entretanto, anatomistas acreditam que a irrigação sanguínea essencial para a cabeça do fêmur origina-se na base do colo do fêmur.[20,64]

> ### Relevância clínica
>
> **Fraturas do colo do fêmur:** O rompimento da cápsula articular do quadril na base do colo do fêmur ou uma lesão no próprio colo do fêmur pode romper a irrigação sanguínea da cabeça do fêmur e colocar em risco a integridade da própria cabeça do fêmur. Uma sequela séria de uma fratura do colo do fêmur é a **necrose avascular** da cabeça do fêmur, que pode ocorrer quando a cabeça é separada de sua irrigação sanguínea no colo do fêmur. Quando a luxação do colo do fêmur é grave ou quando o tempo entre a lesão e a intervenção é de muitas horas ou mais, o risco de necrose avascular aumenta. Nesses casos, o cirurgião ortopédico pode optar por realizar uma substituição articular total ou parcial (artroplastia) em vez de tentar consertar a fratura com pinos ou parafusos.[62] A artroplastia é vantajosa sobretudo quando a fratura não pode ser facilmente reduzida ou quando ela ocorre em um paciente frágil. Por outro lado, as fraturas intertrocantéricas e subtrocantéricas apresentam menos risco à irrigação vascular porque a cápsula e o colo do fêmur e, por conseguinte, a irrigação sanguínea para a cabeça do fêmur normalmente são poupados.[61,63] Portanto, essas fraturas são mais suscetíveis ao tratamento por fixação interna.

Ligamentos iliofemoral, pubofemoral e isquiofemoral

A cápsula articular do quadril é reforçada anteriormente por três feixes de fibras longitudinais, os ligamentos iliofemoral, isquiofemoral e pubofemoral, sendo os dois primeiros os mais consistentes e fortes[22,59,71] (Fig. 38.9). Os três ligamentos originam-se em suas respectivas partes ósseas da borda acetabular e inserem-se distalmente sobre o fêmur. O ligamento iliofemoral surge não apenas da porção ilíaca do acetábulo, mas também da espinha ilíaca anteroinferior (EIAI). Ele prossegue em duas partes ao longo dos aspectos anterior e superior da articulação, criando a imagem de um Y, com sua base direcionada para a EIAI, e seu topo direcionado inferolateralmente para a linha intertrocantérica. Esse ligamento evita a extensão excessiva e a ADM de rotação lateral da articulação do quadril. Além disso, a porção superior limita a ADM de adução. O ligamento iliofemoral é o ligamento mais forte da articulação do quadril, suportando forças tênseis maiores antes da ruptura.[22]

O ligamento isquiofemoral insere-se na porção isquial da borda do acetábulo. Uma porção do ligamento passa horizontalmente, reforçando a cápsula posteriormente. Outra porção projeta-se superiormente, formando uma espiral sobre o aspecto superior do colo do fêmur para inserir-se nos aspectos superior e medial do trocanter maior. Essas fibras espirais, como os ligamentos iliofemoral e pubofemoral, limitam a hiperextensão excessiva. As fibras posteriores limitam a rotação medial do quadril.[22] O ligamento isquiofemoral também limita a ADM de adução quando o quadril é flexionado. O ligamento pubofemoral origina-se da porção púbica da borda do acetábulo e do ramo púbico superior. Ele estende-se ao longo do aspecto inferior da cápsula. Ele também limita a ADM de extensão excessiva. Além disso, ele ajuda a evitar muita ADM de abdução.

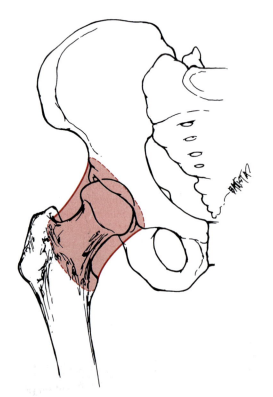

Figura 38.8 A cápsula articular do quadril se insere no acetábulo proximalmente, e na crista e na linha intertrocantéricas distalmente.

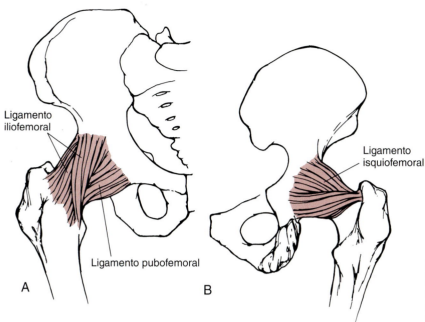

Figura 38.9 Os ligamentos iliofemoral, isquiofemoral e pubofemoral reforçam a cápsula articular do quadril anteriormente. **A.** Vista anterior. **B.** Vista posterior.

Ligamentos adicionais

O quadril também contém um ligamento intra-articular conhecido como o ligamento da cabeça do fêmur, ou ligamento redondo (Fig. 38.10). Esse ligamento situa-se profundo na articulação e passa da fóvea acetabular para a cavidade da cabeça do fêmur.

O ligamento carrega uma pequena artéria do acetábulo até a cabeça do fêmur, mas, embora a artéria dentro deste ligamento possa fornecer irrigação sanguínea para a cabeça do fêmur, é improvável que seja uma irrigação sanguínea adequada na ausência de artérias do colo do fêmur. Acredita-se que o próprio ligamento forneça pouca sustentação mecânica para o quadril, especialmente em adultos.[48,59] Entretanto, mudanças adaptáveis são descritas nesse ligamento em indivíduos com necrose avascular da cabeça do fêmur, sugerindo que o ligamento pode suportar mais sobrecarga e, talvez, oferecer alguma sustentação nestes indivíduos.[7]

Além dos ligamentos que abrangem a articulação do quadril, o ligamento transverso do acetábulo (LTA) fornece certo apoio durante a sustentação de peso. Lohe et al. observam que a incisura acetabular alarga-se durante a sustentação de peso.[39] Esses autores relatam que o LTA suporta forças tênseis quando a incisura se alarga. A importância funcional dessa descoberta é desconhecida, mas esse ligamento pode fornecer maior absorção de choque no quadril durante a sustentação de peso.

Estabilidade da articulação do quadril

O quadril é estabilizado por sua configuração óssea e por fortes ligamentos capsulares e de reforço. Esses ligamentos consistem em fibras longitudinais e circunferenciais entrecruzadas. Essa disposição das fibras permite

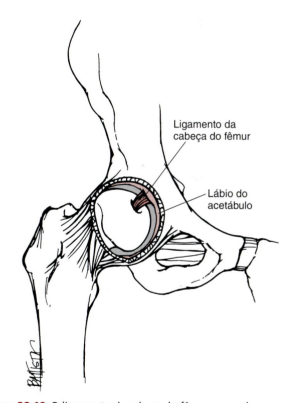

Figura 38.10 O ligamento da cabeça do fêmur surge do assoalho do acetábulo e se fixa à fóvea na cabeça do fêmur.

que a cápsula funcione como uma armadilha chinesa de dedo que, quando estirada, limita as ações das estruturas que se encontram dentro dela. Quando o quadril é estendido, as fibras da cápsula limitam as ações dos conteúdos ósseos que estão dentro, prendendo firmemente a cabeça do fêmur no acetábulo (Fig. 38.11). Por outro lado, a

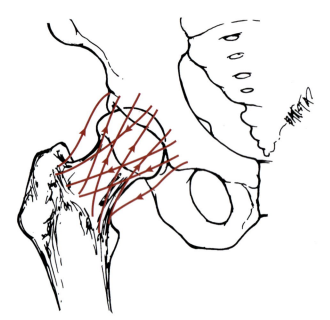

Figura 38.11 As fibras da cápsula e dos ligamentos ao redor funcionam como uma armadilha chinesa de dedo, limitando os movimentos da articulação quando as superfícies articulares são afastadas.

flexão do quadril enfraquece a cápsula articular. Como a articulação glenoumeral, o quadril pode adquirir estabilidade adicional a partir de uma pressão intra-articular negativa.[31]

> **Relevância clínica**
>
> **Contraturas da articulação do quadril:** A inflamação do quadril pode ocorrer por muitas razões, incluindo artrite reumatoide e infecção. Seja qual for a razão, a inflamação articular causa dor que leva ao inchaço que estira a cápsula articular. Para aliviar a dor, o paciente geralmente assume uma posição de flexão do quadril, relaxando, assim, a cápsula articular e reduzindo o estiramento que causa a dor. Porém, a flexão prolongada do quadril, principalmente na presença de inflamação, pode resultar em uma contratura por flexão do quadril. As contraturas por flexão no quadril são comuns em pacientes com artrite. Instruir o paciente a alongar-se regularmente por meio da extensão do quadril com exercícios ou posicionamento estático pode ajudar a prevenir contraturas por flexão do quadril.

Alinhamento das superfícies articulares

A orientação individual dos componentes do acetábulo e do fêmur já foi descrita. Agora é necessário compreender a relação dessas estruturas articuladas durante o apoio vertical normal. Essa compreensão possibilita a investigação dos efeitos dos desalinhamentos comuns do quadril. Na postura ereta normal, o acetábulo e a cabeça do fêmur são alinhados de forma que a cabeça é direcionada levemente anterior e superiormente no acetábulo. Essa orientação expõe o aspecto anterior da cabeça do fêmur, deixando uma grande superfície articular disponível para o movimento em direção à flexão (Fig. 38.12). A orientação do fêmur e do acetábulo facilita o avanço da coxa em frente ao troco (flexão), enquanto limita o potencial para o movimento para trás da coxa além do tronco. A flexão e a abdução do quadril movem a cabeça do fêmur em direção à parte mais profunda do acetábulo.

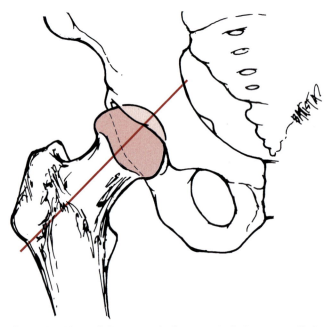

Figura 38.12 O alinhamento do fêmur articulado e o acetábulo na posição anatômica. Como o fêmur situa-se de frente ao aspecto anterossuperior do acetábulo e o acetábulo também situa-se anteriormente, a superfície anterior da cabeça do fêmur fica exposta na posição anatômica.

> **Relevância clínica**
>
> **Tratamento da displasia de desenvolvimento do quadril (DDQ):** Durante o nascimento, o acetábulo é superficial, e se a articulação do quadril apresenta lassidão excessiva, a cabeça do fêmur pode deslizar facilmente para fora do acetábulo, causando uma subluxação ou uma luxação, em especial quando o quadril é estendido.[55,61] A prática de **enfaixar** bebês com mantas ou enrolar a criança em cobertores de forma apertada aumenta o risco de DDQ por manter o quadril em extensão. Diferenças culturais entre várias sociedades, incluindo diferenças ao enrolar e carregar recém-nascidos e bebês estão associadas à incidência de luxação congênita do quadril.[4,34] O objetivo do tratamento no cuidado da DDQ é posicionar e manter a cabeça do fêmur profunda no acetábulo para permitir que as estruturas de sustentação se ajustem e estimulem o crescimento normal da cabeça do fêmur e do acetábulo. Talas ou gessos posicionam os quadris da criança em flexão do quadril além de 90° e em certa abdução para obter o máximo contato articular e uma posição estável do quadril (Fig. 38.13).[55,61]

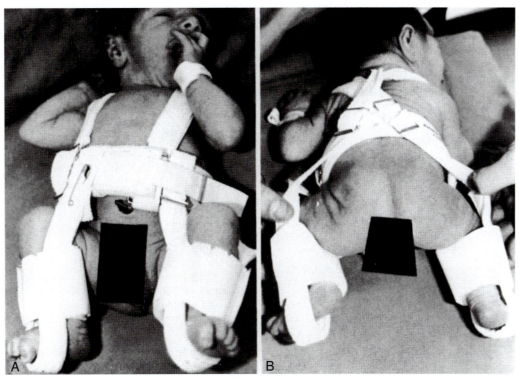

Figura 38.13 A tala de Pavlik é uma das muitas talas desenvolvidas para posicionar os quadris do bebê em flexão e abdução, para facilitar o desenvolvimento normal da cabeça do fêmur e do acetábulo. (De Tecklin JS: Pediatric Physical Therapy. Baltimore: Lippincott Williams & Wilkins, 1999).

O alinhamento do corpo do fêmur e do acetábulo também afeta as sobrecargas aplicadas na articulação do quadril e no restante dos membros inferiores. A força de reação articular sobre a região proximal do fêmur normal durante a posição vertical ereta é mais alinhada verticalmente do que o colo do fêmur, gerando um momento de flexão sobre a cabeça e o colo do fêmur.[42,53,60] O momento de flexão produz forças tênseis sobre o aspecto superior do colo do fêmur e forças compressivas sobre o aspecto inferior do colo do fêmur[1,53] (Fig. 38.14). Os colos do fêmur com um diâmetro superior maior do que o inferior são mais capazes de resistir aos momentos de flexão suportados durante a sustentação de peso. Os homens possuem colos do fêmur mais largos do que as mulheres, o que pode ajudar a explicar por que a incidência de fraturas no colo do fêmur é muito maior em mulheres.[11,45]

As estruturas de osso trabecular medial e lateral encontradas na região proximal do fêmur são bem alinhadas para resistir a essas forças compressivas e tênseis, respectivamente, protegendo o colo do fêmur do momento de flexão que poderia separar a cabeça do colo.[42] Como a densidade óssea diminui na osteoporose, o risco de fratura no colo do fêmur aumenta.[40] Os clínicos devem analisar o papel do alinhamento articular sobre a mecânica e a patomecânica da função articular para intervir de forma eficaz no tratamento e na prevenção de lesões articulares.

O alinhamento intrínseco do fêmur é um elemento importante na relação entre o fêmur e o acetábulo. A cabeça do fêmur é direcionada para o aspecto superior e anterior do

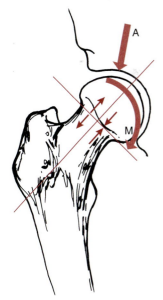

Figura 38.14 A força de reação articular sobre o fêmur (**A**) exerce um momento de flexão (**M**) sobre o colo do fêmur, criando forças tênseis sobre a superfície superior do colo do fêmur e forças compressivas sobre sua superfície inferior.

acetábulo, resultante do ângulo de inclinação entre o corpo e o colo do fêmur no plano frontal e a orientação do plano transverso do colo do fêmur. Como dito anteriormente, o ângulo de inclinação normalmente descrito é 125°. Yoshioka et al. descrevem um ângulo médio de 131° em 32 amostras de cadáveres.[72] Um quadril com um ângulo do plano frontal excessivo possui a chamada **deformação coxa valga**, ou deformação valga do quadril (Fig. 38.15). Essa deformação direciona a cabeça do fêmur mais superiormente no acetábulo. Muitas alterações biomecânicas resultam de uma coxa valga.[34,42,53] A força de reação articular sobre o fêmur é mais paralela ao colo do fêmur na coxa valga. Esse alinhamento submete o colo do fêmur a mais forças compressivas e menos momento de flexão, o que pode explicar por que, na coxa valga, o osso esponjoso na cabeça do fêmur é disposto em colunas paralelas ao pescoço em vez dos feixes entrelaçados medial e lateral visualizados em fêmures bem alinhados. A distância perpendicular entre o centro da articulação do quadril e o trocanter é reduzida na coxa valga, colocando os músculos abdutores do quadril em desvantagem pela redução dos seus braços de momento. Com braços de momento reduzidos, os músculos abdutores do quadril devem gerar forças contráteis maiores para sustentar a articulação do quadril, resultando no aumento de forças de reação articulares.[25,60] Além disso, a força de reação articular é deslocada lateralmente no acetábulo e é aplicada sobre uma superfície articular menor, levando ao aumento do estresse articular. Em outras palavras, as deformações coxa valga podem aumentar o risco de doença articular degenerativa no quadril por meio do aumento da força de reação articular, bem como do estresse suportado pela cabeça do fêmur.

Por outro lado, a **deformação coxa vara** é a redução no ângulo entre o corpo e o pescoço do fêmur, aumentando o momento de flexão aplicado ao colo do fêmur[29,42] (Fig. 38.16). O momento de flexão acentuado aumenta as forças compressivas sobre o aspecto medial do colo do fêmur e as forças tênseis lateralmente, levando a um aumento

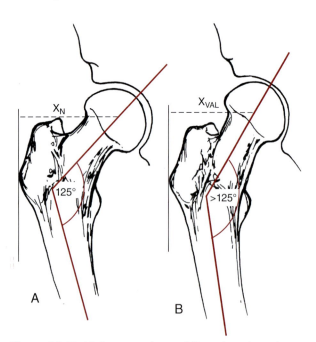

Figura 38.15 Alinhamento do quadril no plano frontal. **A.** O ângulo de inclinação no alinhamento normal é de aproximadamente 125–130°. **B.** Na coxa valga, o ângulo de inclinação é maior do que o normal.

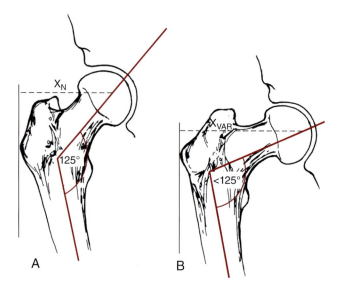

Figura 38.16 Em uma deformação coxa vara, o ângulo de inclinação é menor do que o normal.

nas estruturas trabeculares medial e lateral. Além disso, a deformação coxa vara distancia o trocanter do centro articular, aumentando efetivamente o braço de momento dos abdutores do quadril. Isso coloca os abdutores do quadril em

Relevância clínica

Deslocamento da epífise femoral capital: Um deslocamento da epífise femoral capital é um deslocamento inferior e posterior gradual ou repentino, ou placa de crescimento na base da cabeça do fêmur.[61] Os mecanismos que produzem um deslocamento da epífise femoral ajudam a ilustrar as mudanças na imposição de sobrecarga femoral com a coxa valga e a coxa vara (Fig. 38.17). Ao contrário do adulto, o recém-nascido possui um ângulo pescoço-corpo femoral que é significativamente maior que 125°. Em outras palavras, a coxa valga é o alinhamento "normal" do quadril no momento do nascimento. Esse alinhamento valgo diminui gradativamente até os valores normais do adulto durante o crescimento. Durante o início do desenvolvimento quando o colo do fêmur possui um alinhamento valgo máximo, a placa epifisária da cabeça do fêmur (epífise femoral capital) situa-se aproximadamente perpendicular à força de reação articular sobre a cabeça do fêmur. Nessa posição, a força de reação articular aplica uma força compressiva sobre a epífise. Conforme a valga aumenta, a placa de crescimento situa-se mais oblíqua à força de reação articular. Por conseguinte, a força de reação articular exerce forças compressivas e de cisalhamento na placa epifisária. Conforme a obliquidade da epífise aumenta, a força de cisalhamento sobre ela também aumenta. A força tende a deslocar a cabeça do fêmur para fora da epífise. Se a força de cisalhamento excede a resistência da placa de crescimento, ocorre o deslocamento da epífise capital.[53] Essa disfunção é mais presente em meninos adolescentes. Embora desequilíbrios hormonais tenham sido implicados no desenvolvimento do deslocamento da epífise capital, outros fatores, incluindo obesidade e estirões de crescimento repentinos, também são contribuintes significativos, já que aumentam a força de reação articular e seu componente de cisalhamento.[56,61]

vantagem mecânica e pode reduzir a força que eles devem exercer durante o apoio, reduzindo, dessa forma, a força de reação articular. Cirurgiões ortopédicos usam o efeito positivo da alteração do alinhamento do colo do fêmur e do aperfeiçoamento da vantagem mecânica dos músculos abdutores em osteotomias cirúrgicas para reduzir as sobrecargas sobre o quadril para o tratamento de osteoartrite e necrose asséptica.[17,25] Entretanto, a coxa vara tende a aumentar a tração medial sobre o fêmur no acetábulo, o que pode contribuir com o seu desgaste.[35,42] Além disso, uma vantagem acentuada para os músculos abdutores pode ser acompanhada de fadiga nos músculos antagonistas.[5] O braço de momento da força de reação articular também pode ser acentuado com um resultado final de um momento de flexão aumentado sobre o colo do fêmur. Carpintero et al. sugerem que a coxa vara é um fator de risco para fraturas por estresse do colo do fêmur.[5] Após todos os fatos analisados, o alinhamento do plano frontal normal de aproximadamente 125° parece minimizar as consequências negativas da sustentação de peso sobre a articulação do quadril saudável.

O alinhamento do plano transverso da região proximal do fêmur também contribui para a função e a disfunção da articulação do quadril. No adulto, o colo e a cabeça do fêmur encontram-se anteriormente em relação ao plano dos côndilos femorais a cerca de 15° de anteversão (Fig. 38.18). Entretanto, como o alinhamento do plano frontal, o alinhamento do plano transverso muda ao longo do desenvolvimento. Médias de 32° e 40° de anteversão são descritas

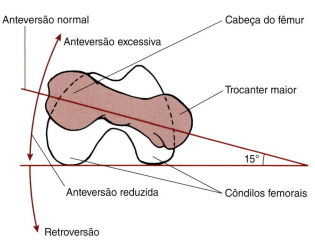

Figura 38.18 Orientação do plano transverso da articulação do quadril. O quadril normalmente apresenta cerca de 15° de anteversão.

no momento do nascimento.[41,54] A anteversão diminui de modo gradual durante o crescimento até que valores adultos de aproximadamente 15° estejam presentes posteriormente na adolescência, ou seja, em torno dos 16 anos de idade. Jenkins et al. descrevem uma anteversão média de 12° (± 3°) em 5 adultos utilizando uma análise clínica, mas 17° (± 7°) utilizando IRM.[28]

A anteversão femoral excessiva posiciona a cabeça do fêmur mais anteriormente no acetábulo do que o normal (Fig. 38.19). A rotação medial do quadril compensa a anteversão femoral excessiva ao colocar a cabeça do fêmur em uma localização mais normal dentro do acetábulo. Na posição vertical, essa rotação medial compensatória do quadril resulta em uma postura em rotação medial se não for acompanhada por outra compensação[32] (Fig. 38.20). Como indivíduos com anteversão femoral excessiva compensam isso com a rotação medial do quadril, indivíduos com anteversão femoral excessiva normalmente apresentam ADM de rotação medial acentuada e uma redução concomitante na ADM de rotação lateral.[65] Crianças com anteversão excessiva normalmente escolhem a postura "sentada como sapo" em vez de outras posturas alternativas.

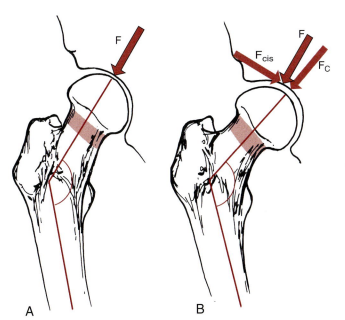

Figura 38.17 Mecânica de um deslocamento da epífise capital. **A.** No bebê, o fêmur apresenta um alinhamento de coxa valga normalmente, e a epífise capital é aproximadamente perpendicular à força de reação articular (F). **B.** Conforme a criança cresce, a coxa valga diminui e a epífise não é mais perpendicular à força de reação articular. Nesse caso, a força de reação articular consiste em uma força compressiva (F_c) e uma força de cisalhamento (F_{cis}).

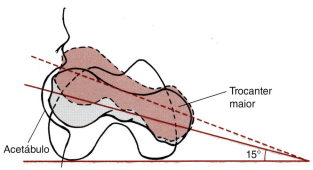

Figura 38.19 Anteversão femoral excessiva não compensada. Se não há compensação para a anteversão excessiva, a cabeça do fêmur projeta-se para mais longe anteriormente ou até mesmo para fora do acetábulo.

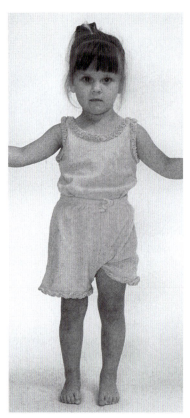

Figura 38.20 Para compensar a anteversão femoral excessiva, posicionando a cabeça do fêmur apropriadamente no acetábulo, as crianças em geral efetuam a rotação do quadril medialmente, o que resulta em uma postura de "dedo de pombo".

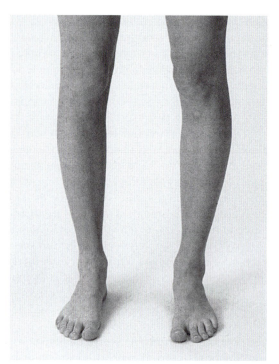

Figura 38.21 Para compensar a anteversão femoral excessiva, posicionando a cabeça do fêmur apropriadamente no acetábulo, o adulto continua a realizar a rotação medial do quadril, de forma que, na posição vertical, os joelhos ficam voltados no sentido medial. Entretanto, a tíbia também submete-se à adaptação por meio do desenvolvimento da torção lateral, de forma que, na posição vertical, os pés são direcionados para a frente e o indivíduo não apresenta mais uma postura de "dedo de pombo".

Com o passar do tempo, muitos indivíduos com anteversão femoral excessiva contínua desenvolvem uma compensação secundária na tíbia, a **torção tibial lateral**, que gira o pé lateralmente em relação ao joelho.[32] Como resultado, a postura vertical em rotação medial desaparece. Entretanto, uma análise detalhada dos côndilos femorais revela que a postura vertical continua a ser caracterizada pela rotação medial do quadril (Fig. 38.21). Em outras palavras, apesar do desaparecimento da postura em rotação medial, a deformação original permanece.

A **retroversão** é uma deformação do plano transverso, na qual o colo do fêmur é girado posterior ao plano frontal, embora menos do que a anteversão normal e também às vezes descrita como retroversão. A retroversão ou anteversão menor do que o normal geralmente resulta no aumento da ADM de rotação lateral do quadril e na redução concomitante da ADM de rotação medial. A rotação lateral excessiva pode ser uma manifestação postural da retroversão.[65] A retroversão também aumenta o risco de deslocamento da epífise femoral capital em adolescentes.[15]

Movimento normal do quadril

O movimento normal do quadril certamente é influenciado pelas estruturas de sustentação descritas na seção ante-

Relevância clínica

Tratamento para a anteversão femoral excessiva: Estudos sobre tratamentos conservadores comuns da anteversão femoral excessiva não revelam mudanças na anteversão após os tratamentos clínicos padrões como modificações no pé, cabos de torção e talas.[54] Esses autores também não encontram mudanças no alinhamento com qualquer que seja a intervenção. Os tratamentos conservadores são similares uns aos outros em relação às forças mecânicas que eles aplicam sobre o pé e a perna para influenciar o quadril. O resultado desses tratamentos aparentemente é um aumento na torção tibial lateral sem mudanças na deformação da anteversão femoral. Muitos indivíduos, talvez a maioria, com anteversão femoral excessiva desenvolvem deformações torcionais tibiais secundárias espontaneamente. Pesquisadores recomendam que o tratamento da anteversão femoral seja reservado apenas para aqueles que apresentam dificuldades funcionais associadas à deformação da anteversão e sugerem que a osteotomia tibial seja levada em conta para aqueles que apresentam pouca ou nenhuma torção tibial aos 7 anos de idade e possuem pouca ADM de rotação lateral do quadril.

rior. Além disso, o movimento do quadril é quase intrinsecamente ligado ao movimento da região lombar e da pelve. Nesta seção, os valores do movimento articular normal do quadril descrito na literatura são apresentados com uma análise das estruturas que são limitadores normais de movimento. Depois serão analisadas as contribuições da pelve e da região lombar para o movimento aparente do quadril.

Amplitude de movimento normal

Com exceção da ADM de flexão do quadril, os valores da ADM "normais" do quadril variam muito na literatura, como demonstrado na Tabela 38.1. Muitos dos valores citados não incluem uma descrição da população a partir da qual os valores foram determinados ou detalhes da metodologia utilizada para obtê-los. Portanto, o clínico é quem deve determinar se os valores da ADM de um paciente são na verdade "normais". Essa falta de descrição clara da variação normal de valores da ADM em um grupo de indivíduos sem disfunção do quadril, em combinação com a ausência de um procedimento de medida consistente, limita a utilidade dos valores da ADM "normais" para o clínico. Na melhor das hipóteses, estes números podem oferecer uma perspectiva geral pela qual é possível julgar a adequação da ADM do quadril de um paciente. Apesar da falta de dados normativos, a pesquisa oferece algumas perspectivas úteis. O gênero possui um leve efeito sobre a ADM do quadril.[13,69] A ADM de rotação medial apresenta-se maior em mulheres e a adução apresenta-se maior em homens, mas outros movimentos são similares. A idade causa uma redução clinicamente insignificante na ADM do quadril em todas as direções, pelo menos até os 80 anos de idade.[13,36,57,69] Por conseguinte, reduções significativas na ADM sugerem a existência de uma deficiência articular.

Estruturas limitantes normais da ADM do quadril

Uma forma de auxiliar a realizar julgamentos clínicos sobre as medidas da ADM é a compreensão das estruturas que normalmente limitam o movimento do quadril. Fontes declaram que a ADM de flexão do quadril é limitada sobretudo pela aproximação de tecidos moles entre a coxa e o tronco.[52] Entretanto, uma revisão da Tabela 38.1 revela que a maioria das fontes também relata que a ADM de flexão do quadril normal não ultrapassa 125°. Poucos indivíduos apresentam contato entre a coxa e o abdome com ADM de flexão do quadril de 120°. Portanto, outras estruturas contribuem para o resultado final da ADM em flexão. Essas estruturas limitantes mais prováveis são a cápsula articular posterior e o glúteo máximo. O contato dos tecidos moles limita a ADM de flexão do quadril com excursão maior e em indivíduos acima do peso. A obesidade está relacionada de forma significativa à redução da amplitude da flexão do quadril.[13]

A flexibilidade da extensão é limitada pela cápsula articular anterior com seus três ligamentos de reforço. Os flexores uniarticulares do quadril também oferecem certos limites à ADM de extensão. Os músculos adutores do quadril e o ligamento pubofemoral limitam a excursão da abdução do quadril; a parte superior do ligamento iliofemoral e os músculos abdutores do quadril restringem a ADM de adução do quadril. Por fim, a flexibilidade da rotação lateral é limitada principalmente pela cápsula anterior e pelos ligamentos iliofemoral e pubofemoral; a excursão da rotação medial é controlada pelos músculos rotadores laterais, pela cápsula posterior, e, talvez, por uma porção do ligamento isquiofemoral.[52,64]

Contribuição da pelve para o movimento do quadril

As medidas da ADM do quadril geralmente são realizadas com o membro inferior em funcionamento em uma cadeia aberta, na qual o fêmur é movido em relação à pelve. A **flexão** é definida quando o fêmur move-se em direção ao aspecto anterior da pelve e do tronco; a **extensão** é o oposto. A **abdução** é o movimento do fêmur em direção ao aspecto lateral da pelve, e a **adução** é o oposto. A **rotação lateral** ocorre quando a cabeça do fêmur gira anteriormente no acetábulo, e a **rotação medial** é a cabeça do fêmur girando posteriormente. Entretanto, na vida diária, o membro inferior em geral funciona em uma cadeia fechada, de forma que a pelve move-

TABELA 38.1 ADM do quadril (°) em indivíduos saudáveis descrita na literatura

Referência	Flexão	Extensão	Abdução	Adução	RM	RL
Roass e Andersson[58]a	120 ± 8,3	9 ± 5,2	39 ± 7,2	31 ± 7,3	33 ± 8,2	34 ± 6,8
Roach e Miles[57]b	121 ± 13	19 ± 8	42 ± 11	—	32 ± 8	32 ± 9
Exército e força aérea americanos[9]	120	10	45	30	45	45
Boone e Azen[3]c	122 ± 6,1	9,8 ± 6,8	45,9 ± 9,3	26,9 ± 4,1	47,3 ± 6,0	47,2 ± 6,3
Hislop e Montgomery[24]	120		45	15–20	45	45
Gerhardt e Rippstein[16]	125	15	45	15	45	45
Escalante[13]d	123	—	—	—	—	—
Van Dillen et al.[67]e	—	–2,5				

a Dados de 108 homens, com idade entre 30 e 40 anos.
b Dados de 821 homens e 862 mulheres, com idade entre 25 e 74 anos.
c Dados de 109 homens, com idade entre 18 e 54 anos.
d Dados de 687 indivíduos, com idade entre 65 e 79 anos.
e Dados de 25 mulheres e 10 homens, com idade de 31 ± 11 anos.

-se sobre o fêmur. Na posição vertical ereta com o fêmur fixo, uma inclinação pélvica anterior flexiona o quadril, já que o movimento pélvico aproxima o aspecto anterior da pelve do fêmur; uma inclinação pélvica posterior sobre um fêmur fixo estende o quadril (Fig. 38.22). Quando a pelve é elevada sobre um lado no plano frontal e o membro inferior permanece fixo, o aspecto lateral da pelve no lado oposto aproxima-se do seu respectivo fêmur (Fig. 38.23). Essa posição pélvica resulta na abdução do quadril no lado oposto à elevação. O quadril no lado elevado é aduzido. Por fim, na posição ereta com ambos os fêmures fixos, a rotação da pelve para a frente de um lado no plano transverso resulta na rotação lateral do quadril no lado da frente e rotação medial do quadril oposto (Fig. 38.24). A compreensão da contribuição pélvica para a posição do quadril é essencial para entender o movimento do quadril em atividades como caminhar, escalar e dançar.

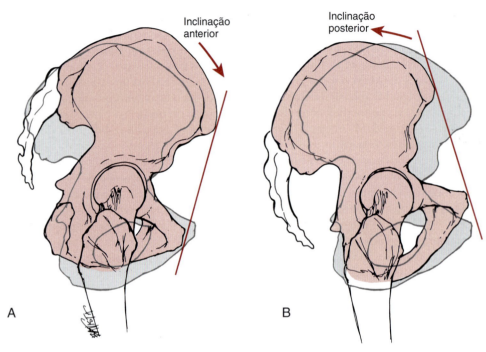

Figura 38.22 Efeito da posição pélvica na posição do quadril no plano sagital. **A.** Uma inclinação pélvica anterior flexiona o quadril. **B.** Uma inclinação posterior produz extensão do quadril.

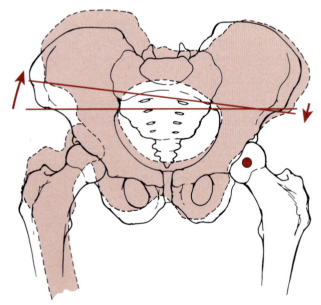

Figura 38.23 Durante a posição vertical com os pés unidos e a pelve elevada de um lado, o quadril no lado elevado está em adução, e o quadril oposto em abdução.

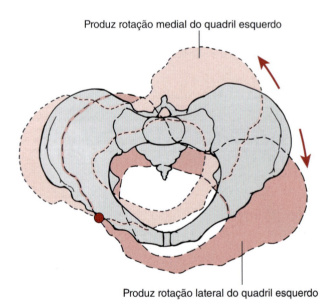

Figura 38.24 Quando a pelve roda sobre o fêmur no plano transverso, o quadril no lado da frente é rodado lateralmente, e o quadril no lado oposto é rodado medialmente.

Por exemplo, durante a marcha no momento do apoio do calcanhar, a pelve é girada para a frente no plano transverso no lado do contato do calcanhar, contribuindo para a rotação lateral do quadril no lado com o contato do calcanhar e para a rotação medial do quadril no lado oposto.

Interação da articulação do quadril e da coluna lombar no movimento do quadril

Uma das fontes mais prováveis de diferenças nas ADMs normais descritas na literatura é a dificuldade de separar as contribuições entre movimento da articulação do quadril e movimento da coluna lombar. O movimento da articulação do quadril é medido ao determinar a posição da coxa em relação ao tronco. Caso não seja tomado o cuidado necessário para controlar o movimento da pelve e da coluna lombar, as medidas dos movimentos podem representar, na verdade, o movimento do quadril e da coluna. Na ADM de flexão do quadril, quando o fêmur atingiu o fim de sua excursão no acetábulo, a inclinação pélvica posterior continua a mover o fêmur em direção do tronco, aparentemente contribuindo com a flexão adicional do quadril, enquanto mantém plana a coluna lombar (Fig. 38.25).[10] Em contrapartida, uma inclinação pélvica anterior na ausência de movimento na articulação do quadril contribui para a aparente extensão do quadril enquanto estende a coluna lombar. A flexão lateral do tronco e o movimento pélvico no plano frontal podem parecer ser movimentos de abdução e adução do quadril (Fig. 38.26). É importante saber que as contribuições pélvicas e femo-

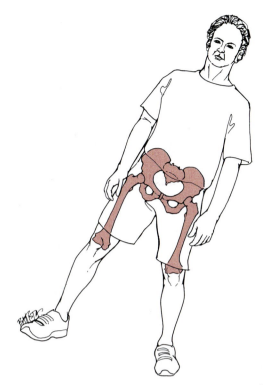

Figura 38.26 Uma inclinação lateral do tronco e da pelve pode substituir a abdução do quadril.

rais para o movimento do quadril podem ocorrer de modo simultâneo, não apenas sequencialmente. Portanto, é necessário cuidado para diferenciar o verdadeiro movimento do quadril do aparente movimento do quadril derivado da pelve e da região lombar.

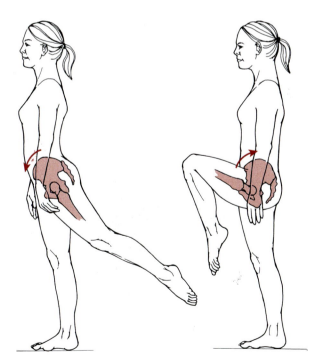

Figura 38.25 **A.** Uma inclinação pélvica anterior pode substituir a extensão do quadril. **B.** Uma inclinação pélvica posterior pode substituir a flexão do quadril.

Relevância clínica

Compensações para o movimento reduzido do quadril: O movimento pélvico e da coluna lombar pode fornecer movimento adicional entre o tronco e a coxa em indivíduos com movimento do quadril limitado ou ausente. Pacientes com quadril dolorido ou fundido utilizam uma inclinação pélvica anterior para substituir a extensão do quadril para avançar o corpo sobre o membro durante o apoio e utilizam uma inclinação pélvica posterior para auxiliar no avanço do membro durante o balanço.[19,70] A interação entre a articulação do quadril e a coluna lombar também pode ajudar a explicar a fonte de dor lombar em alguns pacientes.[18] A mobilidade limitada do quadril pode levar a uso excessivo e hipermobilidade na região lombar. O uso repetitivo do movimento lombar para compensar o movimento limitado do quadril pode causar lesão ou dor. Portanto, a avaliação da mobilidade do quadril é um componente importante da análise de um indivíduo com dor lombar. Atividades como levantar de uma cadeira e agachar requerem até 130° de flexão do quadril.[26,49] Indivíduos com a ausência dessa excursão podem utilizar a flexão lombar para levantar de uma cadeira ou agachar-se para amarrar os cadarços do sapato ou pegar um objeto no chão.

Movimento do quadril em atividades da vida diária

O movimento do quadril é essencial para muitas atividades da vida diária, incluindo levantar de uma cadeira ou de um vaso sanitário, pegar algo no chão, caminhar e subir escadas. A caminhada normal utiliza aproximadamente 20–30° de flexão, atingindo o máximo no contato inicial. Subir escadas utiliza mais, aproximadamente 45–65° e um pouco menos para descer escadas.[38,46] Levantar de uma cadeira normalmente exige mais de 100° de flexão do quadril, geralmente menos do que a quantidade de flexão usada ao flexionar-se para amarrar os cadarços do sapato ou agachar-se para pegar algo no chão.[50]

Relevância clínica

Precauções após a substituição total do quadril: A luxação é uma das complicações mais comuns da substituição total do quadril (STQ). Uma das principais causas da luxação é o impacto entre os componentes femorais e acetabulares que faz com que a cabeça do fêmur seja "expulsa" do acetábulo. O impacto normalmente ocorre com os movimentos excessivos de flexão, adução ou rotação medial do quadril. Cirurgiões e terapeutas instruem com cuidado o paciente de STQ para evitar esses movimentos, principalmente evitando flexão além de 90° e qualquer adução ou rotação medial do quadril. Entretanto, essas instruções são difíceis de serem seguidas já que levantar de uma cadeira normalmente usa pelo menos 100° de flexão e amarrar os cadarços do sapato usa ainda mais. Adaptações especiais como cadeiras com almofadas extras ou regulagem de altura, vasos sanitários mais altos, calçadeiras mais compridas e cadarços elásticos podem ser muito úteis para um paciente que deve evitar a flexão excessiva do quadril ou outros movimentos (Fig. 38.27).

Comparação da articulação do quadril com a articulação glenoumeral

Embora as articulações do quadril e glenoumeral sejam as articulações do tipo bola e soquete, ou triaxiais, mais importantes do corpo humano, elas possuem arquiteturas muito diferentes. Isso ajuda a explicar suas capacidades funcionais consideravelmente diferentes. Primeiro, os formatos das superfícies articulares são bem diferentes no quadril e na articulação glenoumeral. Enquanto a cabeça do fêmur e do úmero são esféricas, a cabeça do fêmur completa quase dois terços de uma esfera, enquanto o úmero é apenas hemisférico. As superfícies articulares proximais, o acetábulo e a fossa glenoidal, são ainda mais diferentes uma da outra. O acetábulo é um receptáculo profundo para a cabeça do fêmur e possui uma curvatura similar à da própria cabeça do fêmur; com o lábio ele cobre mais da metade da cabeça do fêmur na articulação articulada. Por outro lado, a cavidade glenoidal é muito superficial,

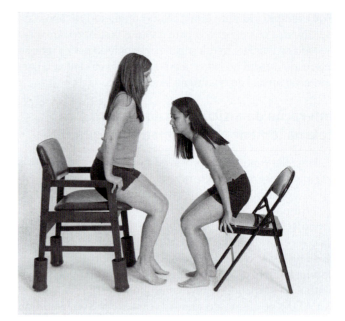

Figura 38.27 Levantar de uma cadeira com regulagem de altura (cadeira à esquerda) requer menos flexão do quadril do que levantar de uma cadeira-padrão.

articulando apenas com uma pequena porção da cabeça do úmero de cada vez. Essas diferenças ajudam a explicar por que a articulação glenoumeral é mais móvel do que a articulação do quadril e por que a articulação do quadril é mais estável do que sua contraparte no membro superior.

As estruturas de sustentação de tecido mole das articulações do quadril e glenoumeral também contribuem para as diferentes capacidades funcionais destas duas articulações. A cápsula articular e os ligamentos de reforço do quadril oferecem importante sustentação passiva à articulação do quadril, enquanto a cápsula e os ligamentos de reforço da articulação glenoumeral oferecem apenas uma parte da sustentação necessária para a integridade da articulação. O reconhecimento das diferenças estruturais que contribuem para as diferenças funcionais entre as articulações pode ajudar o clínico a compreender a disfunção subjacente em uma região e identificar uma estratégia de intervenção apropriada.

Relevância clínica

Instabilidade no quadril comparada à articulação glenoumeral: A instabilidade no quadril raramente é um problema em adultos, mas a instabilidade na articulação glenoumeral é um problema relativamente comum. A instabilidade no quadril é um problema mais comum no quadril jovem em desenvolvimento. Entretanto, embora os exercícios de resistência sejam uma boa abordagem para aumentar a estabilidade, esta estratégia é inadequada para recuperar a estabilidade no quadril. A estabilidade do quadril depende mais da arquitetura óssea e da integridade do tecido não contrátil do que da sustentação muscular.

Resumo

Este capítulo examina como a arquitetura óssea, bem como as estruturas de sustentação não contráteis do quadril contribuem para suas necessidades funcionais de estabilidade e mobilidade. A cavidade profunda formada pelo acetábulo e o lábio oferece estabilidade inerente ao quadril. Uma cápsula articular forte, com ligamentos de reforço, oferece sustentação adicional. O alinhamento relativo do fêmur e do osso ilíaco permite uma mobilidade articular considerável, especialmente durante a flexão, e aumento na vantagem mecânica dos músculos no quadril. Os desalinhamentos do quadril alteram a mecânica do quadril e podem contribuir para o aumento de sobrecargas e estresses sobre a articulação, levando a uma degeneração articular.

A ADM da articulação do quadril é descrita e apresenta pouco efeito em relação à idade. A perda da mobilidade do quadril sugere deficiências articulares evidentes e pode resultar em movimento excessivo na coluna vertebral e na pelve. Como o movimento acentuado da pelve e da coluna lombar pode derivar do movimento reduzido do quadril, a avaliação do movimento do quadril é uma parte essencial no exame de um indivíduo com dor lombar. Uma compreensão dessas relações morfológicas e funcionais é essencial para entender o funcionamento normal do quadril, bem como para reconhecer e tratar disfunções do quadril, ou da coluna vertebral adequadamente. O capítulo a seguir apresenta as estruturas que fornecem sustentação adicional e, ainda mais importante, movimento ativo no quadril – os músculos.

Referências bibliográficas

1. Aamodt A, Lund-Larsen J, Eine J, et al.: In vivo measurements show tensile axial strain in the proximal lateral aspect of the human femur. J Orthop Res 1997; 15: 927–931.
2. Athanasiou KA, Agarwal A, Dzida FJ: Comparative study of the intrinsic mechanical properties of the human acetabular and femoral head cartilage. J Orthop Res 1994; 12: 340–349.
3. Boone DC, Azen SP: Normal range of motion of joints in male subjects. J Bone Joint Surg 1979; 61-A: 756–759.
4. Bower C, Stanley FJ, Kricker A: Congenital dislocation of the hip in Western Australia. A comparison of neonatally and post neonatally diagnosed cases. Clin Orthop 1987; 224: 37–44.
5. Carpintero P, Leon F, Zafra M, et al.: Stress fractures of the femoral neck and coxa vara. Arch Orthop Trauma Surg 2003; 123: 273–277.
6. Carter DR, Wong M, Orr TE: Musculoskeletal ontogeny, phylogeny, and functional adaptation. J Biomech 1991; 24: 3–16.
7. Chen HH, Li AFY, Li KC, et al.: Adaptations of ligamentum teres in ischemic necrosis of human femoral head. Clin Orthop 1996; 328: 268–275.
8. Cotten A, Boutry N, Demondion X, et al.: Acetabular labrum: MRI in asymptomatic volunteers. J Comput Assist Tomogr 1998; 22: 1–7.
9. Departments of the U.S. Army and Air Force. US Army Goniometry manual: technical manual no. 8-640; Air Force pamphlet no. 160-14. 1-8-1968. Washington, DC: Departments of the Army and Air Force, 1968.
10. Dewberry MJ, Bohannon RW, Tiberio D, et al.: Pelvic and femoral contributions to bilateral hip flexion by subjects suspended from a bar. Clin Biomech 2003; 18: 494–499.
11. Duan Y, Beck TJ, Wang XF, Seeman E: Structural and biomechanical basis of sexual dimorphism in femoral neck fragility has its origins in growth and aging. J Bone Miner Res 2003; 18: 1766–1774.
12. Eckstein F, Eisenhart-Rothe RV, Landgraf J, et al.: Quantitative analysis of incongruity, contact areas and cartilage thickness in the human hip joint. Acta Anat 1997; 158: 192–204.
13. Escalante A, Lichtenstein MJ, Dhanda R, et al.: Determinants of hip and knee flexion range: results from the San Antonio longitudinal study of aging. Arthritis Care Res 1999; 12: 8–18.
14. Ferguson SJ, Bryant JT, Ganz R, Ito K: The acetabular labrum seal: a poroelastic finite element model. Clin Biomech 2000; 15: 463–468.
15. Fishkin Z, Armstrong DG, Shah H, et al.: Proximal femoral physis shear in slipped capital femoral epiphysis—a finite element study. J Pediatric Orthop 2006; 26: 291–294.
16. Gerhardt JJ, Rippstein J: Measuring and Recording of Joint Motion Instrumentation and Techniques. Lewiston, NJ: Hogrefe & Huber, 1990.
17. Goldie IF, Dumbleton JH: Intertrochanteric osteotomy of the femur. In: Black J, Dumbleton JH, eds. Clinical Biomechanics. A Case History Approach. New York: Churchill Livingstone, 1981; 72–93.
18. Gombatto SP, Collins DR, Sahrmann SA, et al.: Gender differences in pattern of hip and lumbopelvic rotation in people with low back pain. Clin Biomech 2006; 21: 263–271.
19. Gore DR, Murray RM, Sepic SB, Gardner GM: Walking patterns of men with unilateral surgical hip fusion. J Bone Joint Surg 1975; 57-A: 759–765.
20. Harty M: Some aspects of the surgical anatomy of the hip joint. J Bone Joint Surg 1966; 48-A: 197–202.
21. Harty M: Anatomic considerations. Orthop Clin North ADM 1982; 13: 667–679.
22. Hewitt J, Glisson R, Guilak F, Vail T: The mechanical properties of the human hip capsule ligaments. J Arthroplasty 2002; 17: 82–89.
23. Hewitt J, Guilak F, Glisson R, Vail T: Regional material properties of the human hip joint capsule ligaments. J Orthop Res 2001; 19: 359–364.
24. Hislop HJ, Montgomery J: Daniel's and Worthingham's Muscle Testing: Techniques of Manual Examination. Philadelphia: WB Saunders, 1995.
25. Iglic A, Antolic V, Srakar F, et al.: Biomechanical study of various greater trochanter positions. Arch Orthop Trauma Surg 1995; 114: 76–78.
26. Ikeda E, Schenkman M, O'Riley P, Hodge WA: Influence of age on dynamics of rising from a chair. Phys Ther 1991; 71: 473–481.
27. Ipavec M, Brand RA, Pedersen DR, et al.: Mathematical modelling of stress in the hip during gait. J Biomech 1999; 32: 1229–1235.
28. Jenkins SEM, Harrington ME, Zavatsky AB, et al.: Femoral muscle attachment locations in children and adults, and their prediction from clinical measurement. Gait Posture 2003; 18: 13–22.
29. Johnston RC: Mechanical considerations of the hip joint. Arch Surg 1973; 107: 411–417.
30. Kawabe K, Konishi N: Three dimensional modeling of cartilage thickness in hip dysplasia. Clin Orthop 1993; 289: 180–185.

31. Kelly BT, Weiland DE, Schenker ML, Philippon MJ: Arthroscopic labral repair in the hip: surgical technique and review of the literature. Arthroscopy 2005; 21: 1496–1504.
32. Kling TF Jr, Hensinger RN: Angular and torsional deformities of the lower limbs in children. Clin Orthop 1983; 176: 136–147.
33. Kurrat HJ, Oberlander W: The thickness of the cartilage in the hip joint. J Anat 1978; 129: 145–155.
34. Kutlu A, Memick R, Mutlu M, et al.: Congenital dislocation of the hip and its relation to swaddling used in turkey. J Pediatr Orthop 1992; 12: 598–602.
35. Laforgia R, Specchiulli F, Solarino G, Nitti L: Radiographic variables in normal and osteoarthritic hips. Bull Hosp Joint Dis 1996; 54: 215–221.
36. Lee LW, Zavarei K, Evans J, et al.: Reduced hip extension in the elderly: dynamic or postural? Arch Phys Med Rehabil 2005; 86: 1851–1854.
37. Lewis CL, Sahrmann SA: Acetabular labral tears. Phys Ther 2006; 86: 110–121.
38. Livingston LA, Stevenson JM, Olney SJ: Stairclimbing kinematics on stairs of differing dimensions. Arch Phys Med Rehabil 1991; 72: 398–402.
39. Lohe F, Eckstein F, Sauer T, Putz R: Structures, strain and function of the transverse acetabular ligament. Acta Anat 1996; 157: 315–323.
40. Lotz JC, Cheal EJ, Hayes WC: Stress distributions within the proximal femur during gait and falls: implications for osteoporotic fracture. Osteoporos Int 1995; 5: 252–261.
41. MacEwen GD: Anteversion of the femur. Postgrad Med 1976; 60: 154–156.
42. Maquet P: Biomechanics of hip dysplasia. Acta Orthop Belg 1999; 65: 302–314.
43. Martin RL, Enseki KR, Draovitch P, et al.: Acetabular labral tears of the hip: examination and diagnostic challenges. JOSPT 2006; 36: 503–515.
44. Martinon-Torres M: Quantifying trabecular orientation in the pelvic cancellous bone of modern humans, chimpanzees, and the kebara 2 neanderthal. ADM J Hum Biol 2003; 15: 647–661.
45. Mayhew PM, Thomas CD, Clement JG, et al.: Relation between age, femoral neck cortical stability, and hip fracture risk. Lancet 2005; 366: 129–135.
46. McFadyen BJ, Winter DA: An integrated biomechanical analysis of normal stair ascent and descent. J Biomech 1988; 21: 733–744.
47. Michaeli D, Murphy S, Hipp J: Comparison of predicted and measured contact pressures in normal and dysplastic hips. Med Eng Phys 1997; 19: 180–186.
48. Moore KL: Clinically Oriented Anatomy. Baltimore: Williams & Wilkins, 1980.
49. Mulholland S, Wyss UP: Activities of daily living in non-Western cultures: range of motion requirements for hip and knee joint implants. Int J Rehabil Res 2001; 24: 191–198.
50. Nadzadi ME, Pedersen DR, Yack HJ, et al.: Kinematics, kinetics, and finite element analysis of commonplace maneuvers at risk for total hip dislocation. J Biomech 2003; 36: 577–591.
51. Neumann DA: Biomechanical analysis of selected principles of hip joint protection. Arthritis Care Res 1989; 2: 146–155.
52. Norkin CC, White DJ: Measurement of Joint Motion. A Guide to Goniometry. Philadelphia: FA Davis, 1995.
53. Pauwels F: Biomechanics of the Normal and Diseased Hip: Theoretical Foundation, Technique and Results of Treatment. An Atlas. Berlin: Springer-Verlag, 1976; 30–37.
54. Pizzutillo PT, MacEwen GD, Shands AR: Anteversion of the femur. In: Tonzo RG, ed. Surgery of the Hip Joint. New York: Springer-Verlag, 1984.
55. Ralis Z, McKibbin B: Changes in shape of the human hip joint during its development and their relation to its stability. J Bone Joint Surg 1973; 55B: 780–785.
56. Ramsey PL: Congenital hip dislocation before and after walking age. Postgrad Med 1976; 60: 114–120.
57. Roach KE, Miles TP: Normal hip and knee active range of motion: the relationship to age. Phys Ther 1991; 71: 656–665.
58. Roass A, Andersson GB: Normal range of motion of the hip, knee, and ankle joints in male subjects, 30–40 years of age. Acta Orthop Scand 1982; 53: 205–208.
59. Romanes GJE: Cunningham's Textbook of Anatomy. Oxford: Oxford University Press, 1981.
60. Ruff C: Biomechanics of the hip and birth in early homo. ADM J Phys Anthropol 1995; 98: 527–574.
61. Salter RB: Textbook of Disorders and Injuries of the Musculoskeletal System. 3rd ed. Baltimore: Williams & Wilkins, 1999.
62. Schmidt A, Swiontkowski M: Femoral neck fractures. Orthop Clin North ADM 2002; 33: 97–111.
63. Sims S: Subtrochanteric femoral fractures. Orthop Clin North ADM 2002; 33: 113–126.
64. Singleton MC, LeVeau BF: The hip joint: structure, stability, and stress. Phys Ther 1975; 55: 957–973.
65. Staheli LT: Rotational problems of the lower extremities. Orthop Clin North ADM 1987; 18: 503–512.
66. Tillmann B: A contribution to the functional morphology of articular surfaces. Norm Pathol Anat (Stuttg) 1978. 34: 1–50.
67. Van Dillen L, McDonnell M, Fleming D, Sahrmann S: Effect of knee and hip position on hip extension range of motion in individuals with and without low back pain. J Orthop Sports Phys Ther 2000; 30: 307–316.
68. von Eisenhart-Rothe R, Eckstein F, Müller-Gerbl M, et al.: Direct comparison of contact areas, contact stress and subchondral mineralization in human hip joint specimens. Anat Embryol 1997; 195: 279–288.
69. Walker JM, Sue D, Miles-Elkousy N, et al.: Active mobility of the extremities in older subjects. Phys Ther 1984; 64: 919–923.
70. Watelain E, Dujardin F, Babier F, et al.: Pelvic and lower limb compensatory actions of subjects in an early stage of hip osteoarthritis. Arch Phys Med Rehabil 2001; 82: 1705–1711.
71. Williams P, Bannister L, Berry M, et al.: Gray's Anatomy, The Anatomical Basis of Medicine and Surgery, Br. ed. London: Churchill Livingstone, 1995.
72. Yoshioka Y, Siu D, Cooke TDV: Anatomy and functional axes of the femur. J Bone Joint Surg 1987; 69A: 873.

CAPÍTULO 39

Mecânica e patomecânica da atividade muscular no quadril

SUMÁRIO

Flexores do quadril 711
    Psoas maior 711
    Ilíaco 713
    Psoas menor 714
Extensores do quadril 715
    Glúteo máximo 715
Abdutores do quadril 717
    Glúteo médio 718
    Glúteo mínimo 719
    Papel funcional dos abdutores do quadril 719
    Efeitos da debilidade dos músculos abdutores 720
    Efeitos da tensão dos músculos abdutores 721
Adutores do quadril 721
    Pectíneo 721
    Adutor curto 722
    Adutor longo 722
    Adutor magno 723
    Papel funcional dos adutores do quadril 723
    Efeitos da debilidade 723
    Efeitos da tensão 724
Rotadores laterais do quadril 724
    Ações em grupo 725
    Efeitos da debilidade e da tensão 726
Rotadores mediais do quadril 726
Comparações das forças dos grupos musculares 727
Resumo 727

capítulo anterior oferece uma compreensão dos papéis que os ossos e as estruturas de sustentação desempenham no funcionamento do quadril. Este capítulo discute os efeitos que a musculatura ao redor possui sobre a articulação do quadril em condições normais e patológicas.

Os músculos que movem o quadril podem ser agrupados em músculos uniarticulares e biarticulares que (a) flexionam, (b) estendem, (c) abduzem, (d) aduzem, e (e) realizam a rotação do quadril (Fig. 39.1). Este capítulo enfoca os músculos uniarticulares do quadril. Os músculos biarticulares são brevemente mencionados e são apresentados mais detalhadamente no Capítulo 42 com o joelho. É claro que essa separação é artificial e o clínico deve lembrar que os músculos biarticulares, embora sejam músculos importantes do joelho, também contribuem com importantes funções no quadril.

Parte IV Cinesiologia dos membros inferiores

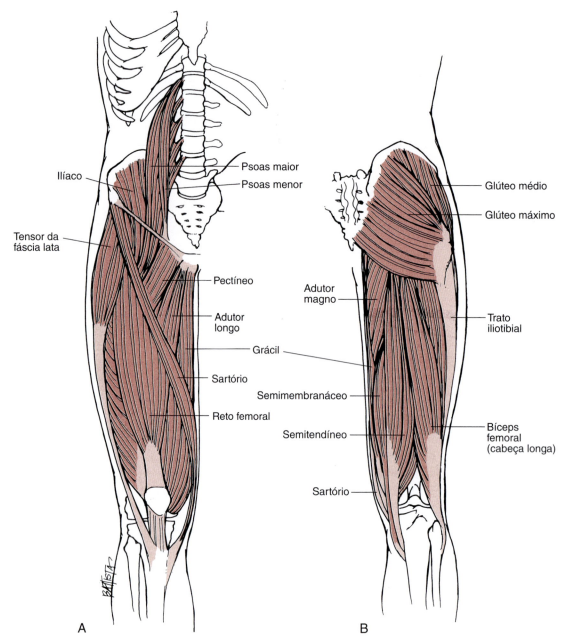

Figura 39.1 Músculos do quadril. **A.** A vista anterior mostra os flexores do quadril e os músculos adutores. **B.** A vista posterior do quadril mostra os glúteos máximo e médio e outros adutores.

Os músculos do quadril normalmente são classificados pelas suas ações, uma classificação útil e conveniente. Entretanto, isso pode levar a uma simplificação demasiado equivocada, a menos que seja reconhecido que praticamente todos os músculos do quadril desempenham múltiplas ações e a "principal" ação de alguns músculos em geral é incerta. Além disso, a posição do quadril possui grandes efeitos sobre as ações que muitos músculos produzem.[13,15,23,33] Este capítulo agrupa os músculos de acordo com a suposta ação principal de cada um, utilizando o esquema de classificação-padrão, mas também discute a contribuição de cada músculo para outros movimentos e a influência da posição do quadril sobre as ações dos músculos. Os objetivos deste capítulo são:

- Descrever as ações produzidas pelos músculos uniarticulares e como estas ações são influenciadas pela posição do quadril.
- Examinar o impacto das deficiências musculares no quadril.
- Iniciar uma discussão sobre os papéis funcionais desempenhados pelos músculos do quadril durante o apoio e a marcha.

Flexores do quadril

Os flexores uniarticulares do quadril são o psoas maior, o ilíaco e o psoas menor, embora o último não cruze a articulação do quadril (Fig. 39.2). Esses músculos situam-se sobre a parede posterior do abdome e na superfície interna da pelve maior. Os flexores biarticulares do quadril adicionais incluem o reto femoral, o tensor da fáscia lata e o sartório.[9,75]

Psoas maior

Como o psoas maior situa-se profundo no abdome, ele é menos estudado do que alguns músculos do quadril (ver Quadro 39.1)

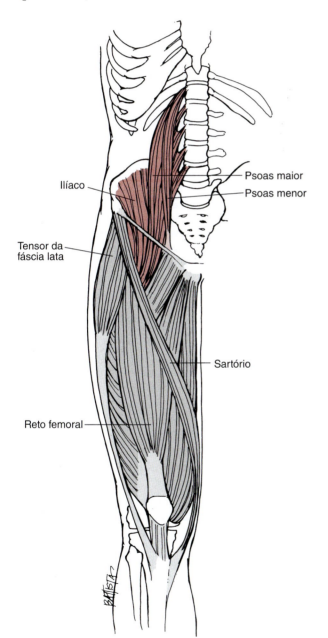

Figura 39.2 Os músculos uniarticulares incluem psoas maior e menor e o ilíaco. Os flexores biarticulares do quadril incluem o sartório, o tensor da fáscia lata e o reto femoral.

Ações

AÇÃO MUSCULAR: PSOAS MAIOR

Ação	Evidência
Flexão do quadril	Comprobatória
Rotação lateral do quadril	Comprobatória
Rotação medial do quadril	Refutada
Flexão lateral da coluna lombar	Comprobatória
Flexão da coluna lombar	Conflitante
Hiperextensão da coluna lombar	Conflitante
Estabilização da coluna lombar	Comprobatória

> **QUADRO 39.1 Inserção muscular**
>
> **Inserções e inervação do psoas maior**
>
> Inserção proximal: Sobre os aspectos laterais dos corpos vertebrais da T12 até a L5 e os discos de intervenção intervertebrais. Os músculos também inserem-se nas bases dos respectivos processos transversos.
>
> Inserção distal: O trocanter menor. O tendão do psoas maior, que combina com o tendão do ilíaco, cruza sobre o ramo superior do púbis. Ele é separado da pelve e da articulação do quadril pela bursa do psoas.
>
> Inervação: Raízes ventrais dos nervos espinais L1–L3(4).
>
> Palpação: Alguns clínicos alegam a possibilidade de palpar o ventre muscular do psoas maior através do abdome relaxado[60,68], mas em muitos indivíduos, este músculo não é palpável.

Algumas das ações do psoas maior são aceitas universalmente, enquanto outras permanecem controversas. Algumas delas parecem claramente contraditórias; a discussão a seguir apresenta a evidência atual para cada ação.

O papel do psoas maior como flexor do quadril é claro a partir da sua localização anterior ao eixo mediolateral da flexão do quadril que passa aproximadamente através do centro da cabeça do fêmur.[14] Embora ele possua um braço de momento menor para flexão do que alguns outros flexores do quadril, como o reto femoral, o sartório e o tensor da fáscia lata, sua grande área fisiológica de secção transversa (ASTF) torna-o um forte flexor do quadril.[8,15,23,28] De acordo com um estudo de oito adultos jovens saudáveis, a flexão do quadril resistida durante o apoio sobre o membro oposto recruta o psoas maior mais vigorosamente do que outros exercícios e atividades desenvolvidas para obter contração máxima.[28]

O psoas maior é descrito como um rotador medial do quadril[55] e como um rotador lateral.[30] A análise revela um braço de momento de rotação insignificante com o quadril em posição neutra e o braço de momento com leve rotação lateral e com o quadril flexionado a 90°.[13,15] Além disso, a rotação lateral produz mais atividade elétrica do psoas, maior do que a rotação medial, e nenhuma das duas gera mais do que aproximadamente a metade do nível de atividade que a flexão do quadril produz.[5,28] Essas informações sugerem que o psoas maior desempenha apenas um pequeno papel na rotação lateral sob condições normais.

O papel do psoas maior no controle do quadril durante a postura ereta permanece contestável. O centro da massa da cabeça, dos braços e do tronco (CBT) situa-se posterior ao eixo de flexão e extensão da articulação do quadril, aplicando um momento de extensão no quadril[12,51] (Fig. 39.3). A contração do psoas maior é capaz de produzir um momento de flexão para neutralizar o momento de extensão[5], mas dados eletromiográficos (EMG) recentes revelam atividade mínima (2% de contração voluntária máxima) do psoas maior durante a posição vertical estável, o que aumenta apenas um pouco na posição vertical com hiperextensão do tronco.[28]

Há certa confusão em relação à função do psoas maior na coluna lombar. Uma análise EMG revela leve atividade elétrica do psoas maior durante exercícios abdominais sem flexão do quadril e mais atividade durante exercícios abdominais com flexão do quadril e elevações das pernas a partir da posição supina. Os exercícios do tronco que exigem mais atividade do psoas maior também utilizam mais flexão do quadril, fornecendo mais evidências de que o psoas maior é principalmente um flexor do quadril.

A análise do seu braço de momento e dados EMG revelam que o psoas maior é um eficaz flexor lateral do tronco.[28,57] Ele contrai-se concentricamente erguendo o tronco a partir da posição deitada de lado e excentricamente durante a inclinação lateral em direção ao lado oposto a partir de uma posição vertical. Por outro lado, a análise dos braços de momento no plano sagital revela pequenos braços de momento de extensão na região lombar superior e leves braços de momento de flexão na região lombar inferior.[57] O músculo é mais bem alinhado para aplicar sobrecargas compressivas significativas à coluna lombar do que para flexioná-la ou estendê-la. Essa sobrecarga compressiva pode ser suficiente para auxiliar na estabilização da coluna vertebral. A atividade leve do psoas maior (<15% de contração voluntária máxima, CVM) durante atividades de deslocamento de carga na posição vertical e flexão lateral ipsilateral confirma o seu papel como um estabilizador da coluna lombar.[28] As sobrecargas compressivas aplicadas pelas contrações do psoas maior também podem explicar por que indivíduos com dor lombar relatam dor com atividades de flexão do quadril.

Relevância clínica

A contração do psoas maior aumenta a dor lobar: Pacientes com discos lombares herniados geralmente reclamam de dor ao entrar e sair de automóveis, sobretudo ao tentar levantar o membro inferior no lado dolorido ou ao dirigir e mover o membro para trás e para a frente entre o acelerador e o freio. Essas manobras requerem flexão ativa do quadril e provavelmente envolvem contração do psoas maior. A contração aplica sobrecargas compressivas à coluna lombar e também realiza tração sobre os discos intervertebrais lombares, o que pode aumentar a dor. Durante a fase aguda de um episódio de dor lombar, tentativas de evitar a flexão ativa do quadril podem reduzir a dor.

Efeitos da debilidade

A debilidade do psoas maior diminui a força da flexão do quadril. Essa debilidade pode causar dificuldades em tarefas como erguer um membro para dentro ou para fora de uma banheira e subir escadas. Embora a flexão ativa do quadril seja um importante elemento da locomoção normal, a quantidade de força necessária por parte dos flexores do quadril durante a marcha normal é relativamente pequena.[6,52,59] Portanto, a debilidade leve a moderada do psoas maior pode ter um impacto imperceptível sobre a locomoção.

Um estudo de 210 mulheres com idade entre 20 e 79 anos relata uma redução estável na área de secção transversa do psoas maior, notável a partir da quinta década.[66] Essa perda de massa muscular, provavelmente acompanhada pela perda de força, pode contribuir para reduções funcionais relacionadas à idade, como a diminuição do equilíbrio e dificuldade de subir escadas.

Efeitos da tensão

A tensão do psoas maior restringe a amplitude do movimento (ADM) de extensão do quadril. Ela também pode

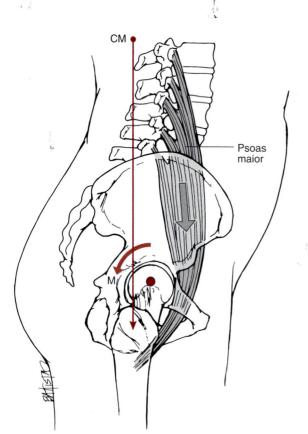

Figura 39.3 Durante a posição vertical estável, o centro de massa (CM) de CBT gera um momento de extensão (M) sobre o quadril que pode ser suportado pela contração do psoas maior.

limitar a flexibilidade da inclinação lateral do tronco. Na postura ereta, a tensão do psoas maior geralmente é manifestada pelo aumento da extensão lombar, ou seja, por uma curvatura lombar excessiva. Essa postura resulta da tração sobre as vértebras lombares em direção ao fêmur e da compensação simultânea da flexão para trás em qualquer local da coluna vertebral para que o indivíduo mantenha os olhos no horizonte.

Ilíaco

O ilíaco é um grande músculo com uma ASTF igual ou maior que a ASTF do psoas maior[8] (ver Quadro 39.2). Ele é considerado com o psoas maior o principal flexor do quadril. Juntos eles são conhecidos como o músculo iliopsoas.

Ações

AÇÃO MUSCULAR: ILÍACO

Ação	Evidência
Flexão do quadril	Comprobatória
Rotação lateral do quadril	Comprobatória
Rotação medial do quadril	Refutada

As principais ações do ilíaco descritas na literatura são, como as do psoas maior, contraditórias. O ilíaco move a articulação do quadril diretamente e é um importante flexor desta articulação. Como ele insere-se com o psoas maior, as análises do braço de momento no quadril são as mesmas para o psoas maior e o ilíaco. A análise sugere que o ilíaco possui pouca capacidade de realizar a rotação do quadril a partir da posição estendida e apenas uma pequena vantagem para a rotação lateral, uma vez que o quadril é flexionado. Como o psoas maior, o ilíaco apresenta atividade EMG durante exercícios abdominais e abdominais com flexão e extensão da coluna, provavelmente participando do componente de flexão do quadril destes exercícios.[18] Ele também pode oferecer certa sustentação no quadril na posição vertical ereta para evitar que o quadril sofra hiperextensão por causa do peso CBT.[5]

Efeitos da debilidade

A debilidade do ilíaco diminui a força da flexão do quadril. Os efeitos funcionais são similares àqueles com debilidade do psoas maior. Embora esses músculos frequentemente sejam debilitados juntos, em alguns casos, como em uma lesão da medula espinal, é possível para alguns dos músculos psoas maior serem preservados enquanto o ilíaco é envolvido.

Embora o ilíaco possa ser parcialmente ativo para evitar a hiperextensão do quadril na posição vertical estável, o quadril contém estruturas que podem sustentá-lo na posição vertical estável, até mesmo na ausência de sustentação muscular. A cápsula anterior com seus três ligamentos de reforço fornece limites passivos para a hiperextensão do quadril. O indivíduo que não possui controle muscular no quadril pode permanecer sem sustentação ao assumir uma posição de hiperextensão, de forma que o peso CBT gere um momento de extensão no quadril. Por meio do repouso em hiperextensão máxima, o indivíduo pode utilizar a sustentação passiva dos ligamentos para evitar a flexão adicional para trás (Fig. 39.4). Esse fenômeno é conhecido como **sustentação pelos ligamentos**.

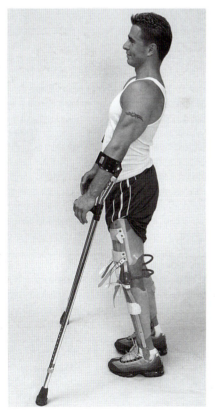

Figura 39.4 Na ausência de atividade muscular, a cápsula articular anterior do quadril e os ligamentos iliofemoral, isquiofemoral e pubofemoral oferecem resistência passiva ao momento de hiperextensão na articulação do quadril, gerado pelo peso CBT.

QUADRO 39.2 Inserção muscular

Inserções e inervação do ilíaco

Inserção proximal: O assoalho da fossa ilíaca, mas também o sacro e os ligamentos das articulações lombossacral e sacroilíaca anteriormente.

Inserção distal: Junto ao psoas maior sobre o trocanter menor. Algumas fibras adicionais passam levemente em direção distal além do trocanter menor e outras inserem-se no aspecto anterior da cápsula articular. A inserção proximal extensa indica que o músculo possui um grande diâmetro de secção transversa, sugerindo que é um músculo muito forte.

Inervação: Raízes L2 e L3 do nervo femoral.

Palpação: A inserção do ilíaco pode ser palpada no triângulo femoral, medial à porção proximal do sartório.

Efeitos da tensão

A tensão do ilíaco reduz a ADM de extensão do quadril. Na posição vertical, a tensão do ilíaco resulta em uma inclinação pélvica anterior que é acompanhada pela hiperextensão da coluna lombar, se disponível, para que o indivíduo mantenha a vista do horizonte. Portanto, como visto com um psoas maior tenso, um ilíaco tenso frequentemente leva a uma curvatura lombar acentuada. Se, entretanto, o sujeito não possui flexibilidade de hiperextensão na coluna vertebral, a tensão do ilíaco ou do psoas maior pode levar a uma coluna vertebral inclinada para a frente e plana na postura ereta. Van Dillen et al. relatam ADM de extensão do quadril reduzida em pessoas com dor lombar comparadas com pessoas da mesma idade e gênero sem dor lombar.[69]

Relevância clínica

Contraturas em flexão do quadril: As contraturas bilaterais em flexão do quadril são comuns e são riscos funcionais de funcionários de escritórios, motoristas de caminhões e estudantes, ou seja, daqueles que passam a maior parte do dia sentados. Não é uma surpresa encontrar contraturas em flexão do quadril em idosos sedentários.[70] Entretanto, variações individuais na flexibilidade da região lombar e força podem afetar seriamente as compensações resultantes. Embora originem-se da mesma disfunção musculoesquelética, a tensão do flexor do quadril e as compensações variadas produzem diferentes apresentações funcionais e posturais, geralmente levando a diferentes queixas musculoesqueléticas. O indivíduo com uma espinha lombar flexível apresenta uma curvatura lombar excessiva e pode queixar-se de dor a partir de sobrecargas acentuadas sobre as faces articulares lombares (Fig. 39.5). O indivíduo com flexibilidade da região lombar reduzida apresenta uma curvatura lombar plana e inclinação para a frente, que pode levar a estiramento muscular e lesão ao disco intervertebral por causa da imposição de carga excessiva.

Contraturas unilaterais em flexão do quadril também ocorrem, principalmente em indivíduos com um processo inflamatório no quadril, como artrite ou após um trauma. Quando apenas um quadril possui a contratura ou quando um quadril possui uma contratura maior do que o outro quadril, os efeitos sobre a postura podem variar. O fator importante na compreensão da manifestação de uma contratura unilateral em flexão do quadril é determinar qual local de inserção está mais deslocado. A pelve foi puxada em direção ao fêmur ou o fêmur foi puxado em direção à pelve? No primeiro caso, o tronco move-se em resposta, e o resultado é similar às posturas descritas acima nas contraturas bilaterais. No segundo, o membro inferior é movido em direção ao tronco, o que efetivamente leva ao encurtamento do membro inferior. O paciente pode responder de diversas formas para igualar o comprimento da perna. As compensações incluem inclinar a pelve ipsilateralmente, realizar a flexão plantar do pé sobre o lado ipsilateral e flexionar o joelho sobre o lado ipsilateral ou contralateral (Fig. 39.6).

Psoas menor

O psoas menor normalmente é agrupado com os flexores do quadril, mas ele não possui inserção no fêmur e, por conseguinte, não possui ação direta sobre o quadril (Quadro 39.3). Ele é descrito em mais detalhes como um músculo do tronco. Entretanto, como ele está intimamente relacionado com o psoas maior, ele é descrito aqui. Esse músculo é ausente em cerca de 40% da população.[55] Mesmo quando presente, suas ações não podem ser separadas dos outros músculos do tronco.

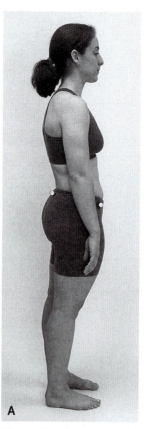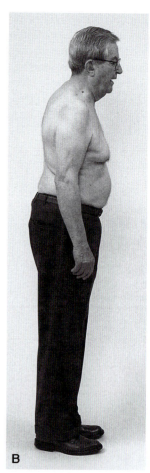

Figura 39.5 Posturas associadas com contraturas bilaterais em flexão do quadril. **A.** Um indivíduo na posição vertical em uma inclinação pélvica anterior demonstra uma curvatura lombar acentuada se a coluna lombar possuir flexibilidade adequada. **B.** Se o indivíduo não possui flexibilidade adequada da coluna lombar, uma inclinação pélvica anterior leva a uma inclinação para a frente.

Ações

AÇÃO MUSCULAR: PSOAS MENOR

Ação	Evidência
Flexão da coluna lombar	Inadequada
Flexão lateral da coluna lombar	Inadequada

O psoas menor é consideravelmente menor e mais debilitado do que o psoas maior. Não há estudos conhecidos que examinem o papel do psoas menor. Seu tamanho e ausência frequente sugerem que suas funções, bem como as deficiências da debilidade ou tensão do psoas menor, são mínimas.

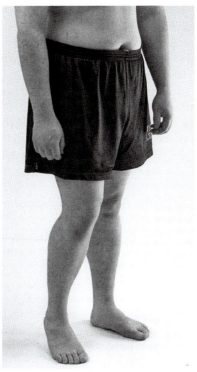

Figura 39.6 A contratura unilateral em flexão do quadril causa uma discrepância no comprimento funcional da perna. Em uma compensação típica, o indivíduo posiciona-se com o joelho ipsilateral flexionado e o pé em flexão plantar.

QUADRO 39.3 Inserção muscular

Inserções e inervação do psoas menor

Inserção proximal: Aspectos laterais dos corpos da T12 e L1 e o disco entre eles.

Inserção distal: A eminência iliopúbica do osso ilíaco e a fáscia ilíaca. Seu ventre muscular, consideravelmente menor do que o do psoas maior, cursa um trajeto ao longo do músculo psoas maior.

Inervação: Ramo ventral da L1.

Palpação: Não palpável.

Extensores do quadril

O glúteo máximo é o principal extensor uniarticular do quadril, embora os músculos extensores biarticulares do quadril (os isquiotibiais) e outros músculos uniarticulares do quadril incluídos em outros grupos musculares (adutor magno) também sejam importantes extensores do quadril (Fig. 39.7).

Glúteo máximo

O glúteo máximo é um grande músculo com uma ASTF pelo menos 30% maior do que a do iliopsoas[8]

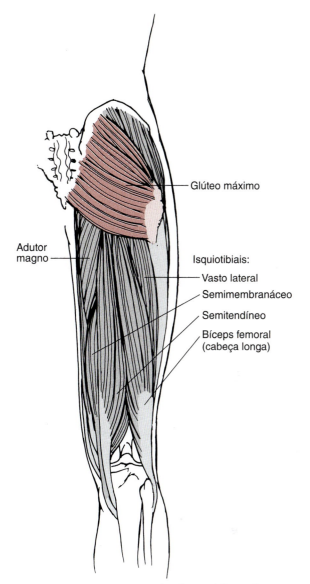

Figura 39.7 O extensor uniarticular do quadril é o glúteo máximo, mas outros extensores do quadril incluem os isquiotibiais e o adutor magno.

(Quadro 39.4). Ele forma a maior parte do contorno das nádegas.

Ações

AÇÃO MUSCULAR: GLÚTEO MÁXIMO

Ação	Evidência
Extensão do quadril	Comprobatória
Rotação lateral do quadril	Comprobatória
Abdução do quadril	Comprobatória
Adução do quadril	Comprobatória

O glúteo máximo é um forte extensor do quadril, com uma grande ASTF e um braço de momento relativamente grande.[15,39] Hislop e Montgomery sugerem que a força

> **QUADRO 39.4 Inserção muscular**
>
> **Inserções e inervação do glúteo máximo**
>
> Inserção proximal: As superfícies posteriores do sacro e do cóccix, o aspecto posterior do ílio posterior até a linha glútea posterior e a fáscia toracolombar.
>
> Inserção distal: A extremidade proximal da banda iliotibial. Uma porção profunda também insere-se na tuberosidade glútea. As grandes inserções do glúteo máximo revelam que o músculo possui uma grande área de secção transversa e, portanto, normalmente é muito forte.
>
> Inervação: Nervo glúteo inferior (L5, S1 e S2).
>
> Palpação: O glúteo máximo é facilmente palpado lateral à segunda vértebra sacral ao longo da crista ilíaca e da EIPS. Embora o glúteo máximo forme a maior parte da nádega, ele normalmente é coberto por uma camada substancial de gordura subcutânea.

manual é incapaz de superar ou "frear" as contrações isométricas do glúteo máximo em um indivíduo com força normal.[21] A função do glúteo máximo como um extensor do quadril depende da posição do corpo no espaço, bem como da posição da própria articulação do quadril. Na posição pronada, o glúteo máximo ergue o peso do membro inferior para estender o quadril com uma contração concêntrica. Na posição vertical estável, como o peso CBT tende a estender o quadril, o glúteo máximo está eletricamente silencioso.[5] Os extensores do quadril, incluindo o glúteo máximo, contribuem com a sustentação postural quando o indivíduo inclina-se para a frente e o peso CBT cria um momento de flexão no quadril. Sob essas circunstâncias, os extensores do quadril contraem-se excentricamente para controlar a flexão para a frente ou concentricamente para retornar o indivíduo a uma posição ereta. Porém, dados EMG de indivíduos revelam pouca ou nenhuma atividade no glúteo máximo durante atividades de flexão para a frente, como flexionar-se para erguer uma carga de 11,5 kg.[17] Por outro lado, o glúteo máximo é ativo durante a hiperextensão do tronco a partir de uma posição pronada.[11] A ação de descer escadas produz atividade nos isquiotibiais e no adutor magno junto ao glúteo máximo.[4,37] Agachamentos unipodais com apoio na parede e miniagachamentos também produzem atividade elétrica considerável no glúteo máximo.[4] O glúteo máximo apresenta menos atividade durante a extensão ativa a partir da posição flexionada e mais atividade durante a extensão a partir da posição estendida ou hiperestendida.[37,77]

A análise da estrutura dos extensores do quadril ajuda a esclarecer o efeito da posição do quadril sobre o papel da extensão do glúteo máximo. Análises mecânicas e tomografias computadorizadas (TC) para examinar a extensão dos braços de momento dos extensores do quadril a partir de uma posição de 0° de flexão a 90° de flexão revelam que o braço de momento do glúteo máximo é maior a 0° de flexão e diminui

estavelmente a 90° de flexão.[15,39,46] Outros extensores do quadril, os isquiotibiais e o adutor magno, atingem seus braços de momento máximos quando o quadril está mais flexionado. O glúteo máximo também consiste em fibras musculares relativamente longas e, embora ele possua um grande braço de momento em comparação com os isquiotibiais, ele ainda insere-se proximalmente sobre o fêmur.[46] Essas características estruturais aumentam a habilidade do glúteo máximo de produzir uma grande excursão articular.[23] O glúteo máximo é principalmente adequado para ajudar a estender completamente ou hiperestender a articulação do quadril. Esses estudos sugerem que o recrutamento do extensor do quadril é, pelo menos em parte, ditado pela vantagem mecânica dos músculos disponíveis.

A visível contradição nas ações de abdução e adução pelo glúteo máximo pode ser explicada dividindo o músculo nos segmentos superior e inferior.[39] A porção superior encontra-se superior ao eixo da abdução e adução, enquanto a porção inferior situa-se inferior a ele (Fig. 39.8). Por conseguinte, a porção superior do glúteo máximo contribui para a abdução do quadril, e sua porção inferior contribui para a adução. O conjunto do glúteo máximo encontra-se posterior ao eixo de rotação medial e lateral e, portanto, o músculo é um rotador lateral da articulação do quadril com o quadril estendido.[13,15,33] Quando o quadril flexiona-se, o braço de momento para a rotação lateral diminui, e no momento em que o quadril atinge 90° de flexão, a porção superior do glúteo máximo, na verdade, possui um braço de momento de rotação medial.[13] Dados EMG sugerem que a adição da abdução ativa do quadril ou da rotação lateral à extensão

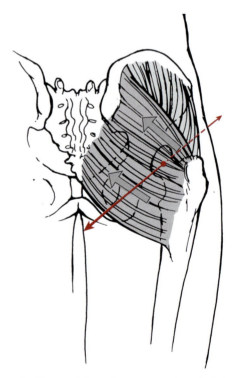

Figura 39.8 O glúteo máximo situa-se superior e inferior ao eixo de abdução e adução e, consequentemente, pode contribuir para ambos os movimentos.

ativa do quadril a partir da posição estendida aumenta significativamente a atividade elétrica do glúteo máximo.[11] Os clínicos podem aumentar o recrutamento do glúteo máximo durante exercícios ao combinar a hiperextensão do quadril com a abdução e rotação lateral.

O papel do glúteo máximo na locomoção tem sido amplamente estudado. O glúteo máximo é levemente ativo com os isquiotibiais durante a locomoção no final do balanço e no início do apoio.[2,16,37,52,58,76] Esses músculos funcionam juntos para diminuir a flexão do quadril no final do balanço e iniciar a extensão do quadril no início do apoio, ao puxar o tronco para a frente sobre o membro de apoio.[16,34,36,56,58,76] A atividade do glúteo máximo aumenta substancialmente ao subir uma inclinação ou durante uma corrida, quando o músculo desempenha um papel essencial na estabilização da inclinação do tronco para a frente.[34]

Debilidade

A debilidade do glúteo máximo resulta na força reduzida da extensão e rotação lateral do quadril. Um padrão de marcha clássico resultante da debilidade do glúteo máximo, conhecido como a **propulsão do glúteo máximo**, tem sido descrito de forma inadequada[63] (Fig. 39.9). A propulsão é uma rápida hiperextensão do tronco antes de, e continuando até, o contato do calcanhar no lado da debilidade do glúteo máximo. Foi sugerido que a "propulsão" para trás move o centro da massa do peso CBT para uma posição posterior à articulação do quadril, desta forma eliminando a necessidade do glúteo máximo estender o quadril. Entretanto, também é importante reconhecer que um desvio de marcha tão significativo é um resultado mais provável de debilidade de outros extensores do quadril junto ao glúteo máximo.

> **Relevância clínica**
>
> **Debilidade do glúteo máximo e marcha:** Sutherland et al. descrevem inclinação pélvica anterior e curvatura lombar excessivas constatadas durante a locomoção em crianças com sinais recentes da distrofia muscular de Duchenne.[65] Esses autores sugerem que a debilidade do glúteo máximo explica esses desvios da marcha. O padrão de marcha documentado por Sutherland et al. é similar, embora mais sútil, à propulsão do glúteo máximo descrita de forma inadequada e pode refletir em debilidade leve do glúteo máximo.

Tensão

A tensão do glúteo máximo limita a ADM de flexão e rotação medial do quadril e, talvez, de adução, embora seus efeitos no plano frontal sejam mais difíceis de verificar, já que ele parece ser abdutor e adutor. Atletas como corredores, que desenvolvem muito os músculos glúteos máximos, podem apresentar essa tensão. Como o movimento do quadril está intimamente relacionado ao movimento da região lombar, a tensão do glúteo máximo pode produzir movimento excessivo na coluna lombar.

> **Relevância clínica**
>
> **Tensão do glúteo máximo e dor na região lombar:** Restrições na ADM de flexão do quadril podem exigir que o indivíduo utilize flexão excessiva do tronco durante atividades como agachar-se para pegar um objeto do chão ou amarrar os cadarços do sapato. A tensão do glúteo máximo, entretanto, pode ser um fator que contribui para a dor na região lombar.

Abdutores do quadril

O glúteo médio e o glúteo mínimo são os principais abdutores do quadril, embora, como observado na discussão anterior, o glúteo máximo também abduza o quadril (Fig. 39.10). Os músculos abdutores biarticulares adicionais são o tensor da fáscia lata e o sartório.[9,75] O glúteo médio e o mínimo inserem-se na asa do ílio e encontram-se no aspecto lateral do quadril e das nádegas (Quadro 39.5). A atividade elétrica do glúteo médio durante funcionamento é estudada em detalhes. O glúteo mínimo situa-se profundamente em

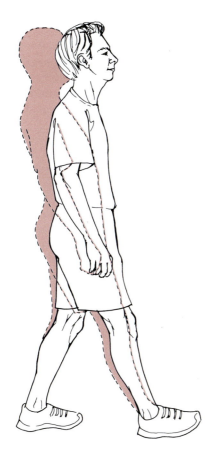

Figura 39.9 A propulsão do glúteo máximo é caracterizada pela inclinação do tronco para trás no contato do calcanhar, para mover o centro de massa do peso CBT posterior à articulação do quadril, com o objetivo de eliminar a necessidade dos músculos extensores do quadril.

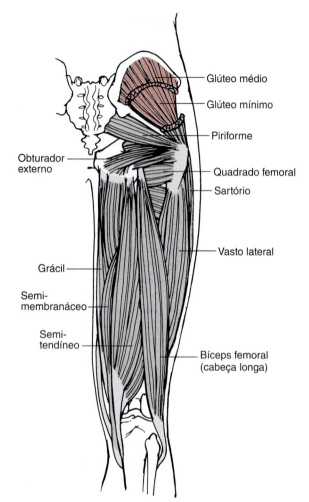

Figura 39.10 Os principais músculos abdutores do quadril são os glúteos médio e mínimo. O tensor da fáscia lata e o sartório são músculos biarticulares que também abduzem o quadril.

> **QUADRO 39.5 Inserção muscular**
>
> **Inserções e inervação do glúteo médio**
>
> Inserção proximal: A superfície lateral da asa do ílio entre as linhas glúteas posterior e anterior.
>
> Inserção distal: Através do tendão até o aspecto lateral do trocanter maior.
>
> Inervação: O nervo glúteo superior, L4, L5 e S1.
>
> Palpação: A maior parte do músculo é coberta pelo glúteo máximo. Entretanto, ele pode ser palpado ao longo da superfície posterior da crista ilíaca no seu aspecto mais superior. Ele também pode ser palpado ao longo de sua extensão, ao posicionar uma mão na crista ilíaca com os dedos apontados em direção ao trocanter maior.

quadril medialmente e as fibras posteriores giram o quadril lateralmente.[30] A análise de seus braços de momento confirma que quando o quadril é estendido, as porções anterior e média do glúteo médio são rotadores mediais do quadril, e o segmento posterior gira o quadril lateralmente.[13,15,39] Quando o quadril é flexionado, entretanto, praticamente todo o músculo contribui para a rotação medial e possui pouca ou nenhuma capacidade de abduzir o quadril. Dados EMG apresentam o recrutamento reduzido do glúteo médio durante a abdução do quadril com o quadril flexionado a 20°.[7]

Relevância clínica

Exercícios de fortalecimento para o glúteo médio: A debilidade do glúteo médio causa desvios de marcha significativos que podem ser associados a queixas do quadril e joelho.[19] Exercícios para fortalecer o glúteo médio são importantes e normalmente prescritos. Um exercício recomendado para fortalecer o glúteo médio é o exercício "cachorrinho no hidrante", no qual o indivíduo assume a posição quadrupedal e ergue um membro inferior com o quadril flexionado e abduzido (Fig. 39.11). Outro exercício comum utiliza um aparelho de musculação no qual o sujeito senta-se e abduz o quadril contra uma resistência. Ambos os exercícios requerem que o indivíduo abduza o quadril quando o quadril está flexionado. Entretanto, evidências demonstram que o glúteo médio é incapaz de realizar a abdução do quadril com o quadril flexionado. O indivíduo provavelmente está utilizando o glúteo máximo e o tensor da fáscia lata para abduzir o quadril. Indivíduos que desejam fortalecer especificamente o glúteo médio devem abduzir o quadril com o quadril estendido para garantir o recrutamento do glúteo médio. Esses dados demonstram como uma compreensão detalhada de uma ação muscular é essencial para prescrever um regime de exercícios apropriado.

---

direção ao glúteo médio e ao tensor da fáscia lata e é menos estudado (ver Quadro 39.6). Sua responsabilidade funcional geralmente é interpretada a partir do conhecimento do glúteo médio. Como esses dois músculos parecem funcionar juntos frequentemente, seus papéis funcionais e os efeitos da debilidade e tensão nesses músculos são discutidos juntos após a discussão das suas ações individuais.

Glúteo médio

Ações

AÇÃO MUSCULAR: GLÚTEO MÉDIO

Ação	Evidência
Abdução do quadril	Comprobatória
Rotação medial do quadril	Comprobatória
Rotação lateral do quadril	Comprobatória

Sem dúvidas o glúteo médio é um abdutor do quadril. Alguns autores também relatam que ele gira o quadril medialmente,[21,44] ou que as fibras anteriores giram o

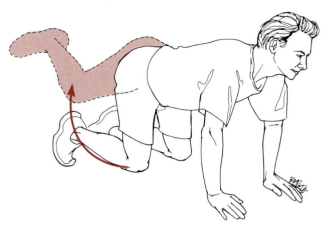

Figura 39.11 O exercício "cachorrinho no hidrante", um exercício comum para os abdutores do quadril, combina abdução do quadril com flexão. Como os músculos glúteos médio e mínimo são abdutores ineficazes com o quadril flexionado, é improvável que eles sejam consideravelmente fortalecidos com este exercício.

Glúteo mínimo

Ações

AÇÃO MUSCULAR: GLÚTEO MÍNIMO

Ação	Evidência
Abdução do quadril	Comprobatória
Rotação medial do quadril	Comprobatória
Rotação lateral do quadril	Comprobatória

O glúteo mínimo é mais um abdutor do quadril, embora sua ASTF seja consideravelmente menor que a do glúteo médio.[8] Como o glúteo médio, com o quadril estendido, sua porção anterior é um rotador medial do quadril com um braço de momento de rotação lateral maior do que o do glúteo médio, e sua porção posterior é um rotador lateral.[13,15] A flexão do quadril aumenta sua capacidade de rotação medial e reduz sua habilidade de abduzir o quadril. O glúteo mínimo também é firmemente inserido na cápsula

QUADRO 39.6 Inserção muscular

Inserções e inervação do glúteo mínimo

Inserção proximal: o aspecto anterior da asa do ílio entre as linhas glúteas anterior e inferior.

Inserção distal: os aspectos superior e anterior do trocanter maior. Situa-se profundo ao glúteo médio, mas é posicionado mais anteriormente do que o glúteo médio. Não pode ser palpado facilmente.

Inervação: a mesma que a do glúteo médio, nervo glúteo superior, L4, 5 e S1.

Palpação: não palpável.

articular do quadril.[71] Essa inserção pode ajudar a proteger a cápsula de impactos ao tirá-la do trajeto do trocanter maior durante a abdução ativa do quadril. O ombro, o cotovelo, o joelho e o tornozelo apresentam mecanismos similares para proteger suas cápsulas articulares sensíveis.

Papel funcional dos abdutores do quadril

As amplas inserções proximais do glúteo médio e do glúteo mínimo indicam que estes músculos são relativamente fortes e podem participar de atividades funcionais que requerem força considerável. Embora a abdução ativa do quadril em uma cadeia aberta seja utilizada em atividades como subir e descer de uma bicicleta, o papel essencial dos músculos abdutores ocorre durante atividades de cadeia fechada, como caminhar e correr. Essas atividades de locomoção bipedal são caracterizadas por períodos intermitentes de apoio unipodal. Durante o tempo da sustentação unipodal, o peso do membro oposto e o CBT (o peso CBT-I) exerce um momento de adução sobre o quadril de apoio, fazendo com que o corpo caia sobre o lado sem sustentação e aduzindo o quadril no lado de apoio (Fig. 39.12). Para

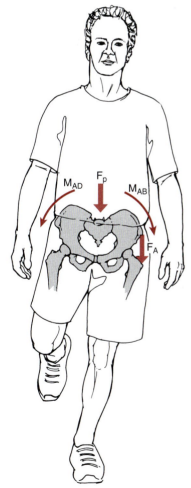

Figura 39.12 Durante o apoio unipodal, a força do peso CBT-I (F_p) tende a aduzir o membro de apoio, aplicando um momento de adução (M_{AD}). A tração dos abdutores (F_A) mantém a pelve nivelada, aplicando um momento de abdução (M_{AB}).

manter a pelve e o peso acima dela, de forma estável, os músculos abdutores no lado de sustentação tracionam-se das suas inserções distais sobre o fêmur até suas inserções pélvicas proximais. Essa tração, se suficientemente forte, mantém o nível da pelve e evita sua inclinação sobre o lado sem sustentação. De forma similar, os abdutores do quadril fornecem sustentação proximal para estabilizar o fêmur e ajudar a manter o alinhamento do plano frontal do joelho e do pé dentro da cadeia fechada do membro inferior.[10,22]

O estudo de uma imagem por ressonância magnética (IRM) examina a atividade relativa dos músculos glúteo médio e do glúteo mínimo durante a abdução ativa, em diferentes posições de abdução e durante a posição vertical unipodal.[32] Os autores relatam que o glúteo mínimo demonstra mais atividade do que o glúteo médio durante a abdução com o quadril abduzido a 20° e também durante o apoio unipodal. Eles também observam que, enquanto o braço de momento de abdução do glúteo médio é maior do que o do glúteo mínimo com o quadril em posição neutra ou aduzida, o contrário ocorre na posição abduzida. Esse estudo confirma a importância do glúteo mínimo como um abdutor e como um apoio durante o apoio unipodal.

evitar a inclinação pélvica sobre o lado sem sustentação, o indivíduo inclina o tronco em direção ao lado de sustentação (Fig. 39.13). Essa inclinação move o centro de massa do peso CBT-I para o aspecto lateral da articulação do quadril sobre o lado de apoio. Nessa posição, o peso CBT-I não tende mais

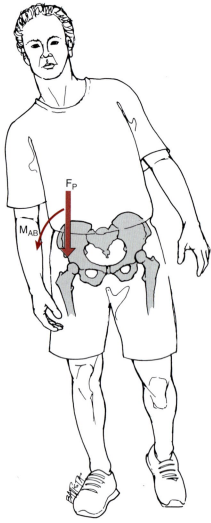

Figura 39.13 Marcha do glúteo médio. Durante o apoio unipodal, o indivíduo com debilidade dos abdutores do quadril inclina-se lateralmente durante o apoio unipodal sobre o lado debilitado, movendo o centro de massa do peso CBT-I para o lado lateral da articulação do quadril, produzindo um momento de abdução (M_{AB}) sobre o quadril.

Relevância clínica

O papel dos abdutores do quadril em manter o alinhamento do membro inferior durante a sustentação do peso corporal: Muitas atividades eretas, como descer e subir escadas ou ativar e desativar o pedal do freio, requerem estabilizações complexas do quadril, do joelho e do tornozelo nos três planos de movimento. A habilidade de estabilizar o joelho e o pé nos três planos parece ser, em parte, de responsabilidade dos músculos abdutores do quadril. A ação de descer escadas consiste em agachamentos unipodais repetidos, quando um indivíduo solta o peso do corpo sobre o degrau inferior por meio da flexão do quadril e do joelho que ainda sustentam peso sobre o degrau superior. Com estabilidade inadequada do quadril em sustentação do peso corporal, o joelho em sustentação de peso tende a mover-se em valgo e o pé tende a pronar.[10,22,40] Esses alinhamentos anormais podem ajudar a explicar por que pessoas com dor no joelho frequentemente apresentam debilidade na abdução do quadril.[24]

Efeitos da debilidade dos músculos abdutores

A debilidade dos glúteos médio e mínimo resulta em uma redução significativa na força de abdução, já que eles são os principais abdutores do quadril. As ramificações funcionais dessa debilidade são mais notáveis nas atividades de sustentação do peso corporal, especificamente na sustentação unipodal. O problema funcional ocorre durante o apoio sobre o lado da debilidade. Quando a sustentação unipodal inicia e os músculos abdutores estão muito debilitados para manter o nível da pelve, o peso CBT-I tende a fazer com que a pelve incline-se para o lado sem sustentação. Como esse é um fenômeno muito instável e coloca o indivíduo em risco de queda, a maioria dos indivíduos utiliza uma substituição típica. Para

Relevância clínica

Teste de Trendelenburg: Um simples procedimento de triagem clínica para a debilidade do abdutor utiliza o apoio unipodal e a compensação postural presentes na debilidade do abdutor. O teste é conhecido como **teste de Trendelenburg** e utiliza a posição vertical unipodal estável. Ele é positivo para a debilidade do abdutor no lado de apoio quando o indivíduo inclina-se excessivamente em direção ao membro de apoio ou quando a pelve inclina-se para o lado sem sustentação.[42]

a aduzir o quadril. Na verdade, o peso gera um momento de abdução leve, eliminando, dessa forma, a necessidade de força de abdução ativa. O padrão de marcha resultante é tão característico da debilidade do abdutor do quadril que ele é chamado de **marcha do glúteo médio**, embora possa envolver o glúteo médio e o glúteo mínimo.[32,42] Talvez os déficits funcionais resultantes da debilidade dos glúteos médio e mínimo fossem mais bem descritos como uma marcha do abdutor.

A debilidade do abdutor do quadril é associada à dor anterior do joelho e à presença de osteoartrite do quadril.[3,24] Não se sabe exatamente se a debilidade do abdutor é um fator de risco para essas disfunções ou até mesmo a consequência delas. Pesquisas adicionais se fazem necessárias para determinar se o fortalecimento desses músculos pode prevenir ou diminuir a dor e a disfunção associadas à debilidade. Fica claro que os clínicos devem levar em conta o papel dos músculos abdutores do quadril ao tratar indivíduos com disfunção do membro inferior.

Efeitos da tensão dos músculos abdutores

A tensão do abdutor, embora não seja comum, existe. A tensão desses músculos resulta na ADM reduzida em adução e, talvez, em rotação lateral. Essa tensão é encontrada em indivíduos com artrite, cuja posição de conforto frequentemente inclui flexão e abdução do quadril. As consequências funcionais de uma contratura em abdução são visualizadas, na maioria das vezes, na postura ereta e podem incluir mudanças no alinhamento pélvico para manter a postura ereta ou nas posições das outras articulações do membro inferior para aperfeiçoar a base de sustentação (Fig. 39.14).

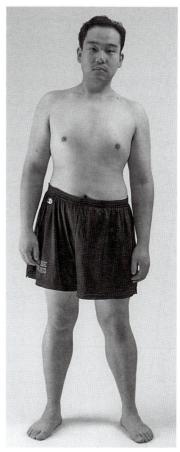

Figura 39.14 Postura vertical com um quadril abduzido. Um indivíduo na posição vertical com um quadril abduzido normalmente abaixa a pelve no lado abduzido para permitir o contato com o solo.

Adutores do quadril

Os principais adutores uniarticulares do quadril incluem o pectíneo, o adutor curto, o adutor longo e o adutor magno (Fig. 39.15) (ver Quadros 39.7 – 39.9). O grácil é um adutor biarticular do quadril. Os adutores do quadril possuem duas características em comum: todos possuem inserção no púbis e todos recebem alguma inervação do nervo obturatório. Eles são apenas parcialmente palpáveis ao longo do aspecto medial da coxa, cobertos em parte por gordura subcutânea e também pelos grandes músculos da coxa, os isquiotibiais e o quadríceps. O papel dos adutores na função e os efeitos da debilidade e a tensão são discutidos em conjunto após a discussão de suas ações individuais.

Pectíneo

Ações

AÇÃO MUSCULAR: PECTÍNEO

Ação	Evidência
Adução do quadril	Comprobatória
Flexão do quadril	Comprobatória
Rotação medial do quadril	Comprobatória

QUADRO 39.7 Inserção muscular

Inserções e inervação do pectíneo

Inserção proximal: O ramo superior do púbis entre o tubérculo púbico e a eminência iliopúbica.

Inserção distal: A linha pectínea sobre o aspecto posterior do fêmur entre o trocanter menor e a linha áspera.

Inervação: O nervo femoral (L2,3) e o obturador (L3). Entretanto, o suprimento nervoso pode ser variável[55]

Palpação: O pectíneo situa-se entre o psoas maior e o adutor longo e não pode ser facilmente palpado.

As ações de flexão e adução por meio do pectíneo são coerentes com sua localização no quadril e são confirmadas pela análise de seus braços de momento.[15] A análise do braço de momento de rotação do pectíneo e os dados EMG sugerem que o músculo também é ativo na rotação medial com outros adutores.[1,55,67]

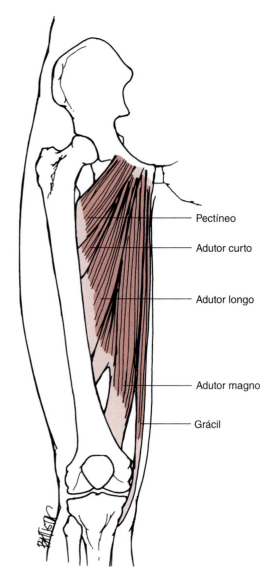

Figura 39.15 Os músculos adutores uniarticulares do quadril incluem o pectíneo e os adutores curto, longo e magno. O adutor biarticular é o grácil.

> **QUADRO 39.8 Inserção muscular**
>
> **Inserções e inervação do adutor curto**
>
> Inserção proximal: O corpo e ramo inferior do púbis.
>
> Inserção distal: A linha pectínea e a metade proximal da linha áspera.
>
> Inervação: O nervo obturatório (L2, 3, 4).
>
> Palpação: O adutor breve situa-se posterior ao pectíneo e o adutor longo e anterior ao adutor magno e não pode ser palpado.

Adutor curto

Ações

AÇÃO MUSCULAR: ADUTOR CURTO

Ação	Evidência
Adução do quadril	Comprobatória
Rotação medial do quadril	Comprobatória
Rotação lateral do quadril	Refutada
Flexão do quadril	Comprobatória
Extensão do quadril	Conflitante

O adutor curto possui um dos maiores braços de momento de adução dos músculos da coxa e é capaz de realizar a adução do quadril em qualquer posição de flexão.[15] Como o do pectíneo, o papel do adutor curto na rotação é controverso. Textos anatômicos relatam que ele gira o quadril tanto medialmente[6] quanto lateralmente.[44,55] Entretanto, dados EMG revelam atividade no adutor curto apenas durante a rotação medial.[5] A análise do braço de momento também confirma a participação apenas na rotação medial.[1] E também sustenta a vista de que o adutor curto muda de um flexor do quadril para um extensor quando o quadril flexiona-se.[15] Embora nenhum estudo EMG do adutor curto durante os movimentos ativos simples de flexão e extensão tenham sido encontrados, Basmajian e DeLuca relatam que, durante a caminhada, o curto é mais ativo em flexão dorsal do tornozelo.[5] Como o quadril está flexionando-se com a flexão dorsal do tornozelo, esses dados confirmam indiretamente o papel do adutor breve como um flexor quando o quadril é estendido.

Adutor longo

Ações

AÇÃO MUSCULAR: ADUTOR LONGO

Ação	Evidência
Adução do quadril	Comprobatória
Flexão do quadril	Comprobatória
Extensão do quadril	Refutada
Rotação medial do quadril	Conflitante
Rotação lateral do quadril	Conflitante

Uma análise mecânica revela que o músculo possui um braço de momento de adução independente da posição do quadril no plano sagital.[15] A adução em cadeia aberta produz atividade EMG consistente do adutor longo.[5] Existem poucos estudos EMG, mas os dados EMG e mecânicos existentes também confirmam o papel do adutor longo como um flexor do quadril, e um estudo sugere que seu papel como um flexor vai além do seu papel como um adutor.[5,20] O adutor longo apresenta um braço de momento de rotação medial consistente, embora pequeno.[1,15] Entretanto, dados EMG fornecem evidências contraditórias e inconsistentes em relação ao seu papel na rotação.[5,20,74] O músculo

> **QUADRO 39.9 Inserção muscular**
>
> **Inserções e inervação do adutor longo**
>
> Inserção proximal: O corpo do púbis na intersecção da crista e da sínfise.
>
> Inserção distal: O lábio medial da linha áspera. O adutor longo insere-se mais anteriormente sobre o púbis do que qualquer outro adutor. Ele possui um longo tendão proeminente proximalmente, o que dá nome ao músculo.
>
> Inervação: O nervo obturatório (L2, 3, 4).
>
> Palpação: O tendão proximal é facilmente palpado na virilha e serve como uma importante marcação para encaixar próteses acima do joelho.

parece desempenhar um papel mais consistente na flexão e adução do quadril do que na rotação.

Adutor magno

O adutor magno recebe o nome "magno" merecidamente, já que ele é muito maior do que qualquer outro músculo adutor, sendo similar em tamanho ao bíceps femoral do grupo muscular isquiotibial[8,72] (ver Quadro 39.10).

Ações

AÇÃO MUSCULAR: ADUTOR MAGNO

Ação	Evidência
Adução do quadril	Conflitante
Extensão do quadril	Comprobatória
Rotação medial do quadril	Conflitante
Rotação lateral do quadril	Conflitante

> **QUADRO 39.10 Inserção muscular**
>
> **Inserções e inervação do adutor magno**
>
> Inserção proximal: O ramo inferior do púbis, o ramo isquiático e o túber isquiático.
>
> Inserção distal: Ao longo da extensão do fêmur a partir do tubérculo quadrado, ao longo da linha áspera e da linha supracondilar medial até o tubérculo adutor. Essa ampla inserção dá origem ao maior dos adutores, cujo tamanho justifica seu título de "magno".
>
> Inervação: Uma ramificação da porção tibial do nervo isquiático, L4 e o nervo obturatório, L2, 3 e 4.
>
> Palpação: Este músculo é facilmente palpado na sua inserção distal sobre o tubérculo adutor.

Embora seja chamado de adutor, o papel do adutor magno na adução do quadril permanece incerto e provavelmente varia. Parte da confusão está no tamanho do músculo e se os pesquisadores estudam o músculo como um todo ou em segmentos. A avaliação do braço de momento do músculo revela que o músculo como um todo possui um braço de momento de adução.[33] Quando segmentado, entretanto, a porção anterior apresenta um significativo braço de momento de adução com o quadril em qualquer posição de flexão do quadril. Os segmentos médio e posterior possuem braços de momento de adução menores e apenas em porções da amplitude da flexão do quadril. Os dados EMG limitados disponíveis oferecem pouca percepção adicional, descrevendo resultados contraditórios.[5,20] Essas contradições provavelmente surgem de registros de diferentes segmentos do músculo. Mais dados EMG extraídos de todas as três porções do músculo podem ajudar a esclarecer o papel do adutor magno na adução do quadril.

Por outro lado, o papel do adutor magno como um extensor do quadril geralmente é bem aceito.[20,33,39,46] Ele chega a ser descrito como mais um músculo isquiotibial.[55] O segmento posterior do adutor magno possui um braço de momento de extensão maior do que o glúteo máximo ou os isquiotibiais quando o quadril está estendido.[15]

Dados EMG que descrevem a contribuição do adutor magno para a rotação do quadril também são contraditórios[5,20], e, novamente, a análise dos braços de momento rotacionais do músculo ajuda a explicar a controvérsia. Porções do músculo possuem leves braços de momento de rotação medial, enquanto outros segmentos possuem braços de momento de rotação lateral.[1,15] Entretanto, eles são pequenos, e o adutor magno desempenha, na maioria das vezes, um papel acessório na rotação do quadril.

Papel funcional dos adutores do quadril

Apesar das áreas de discordância sobre as ações individuais dos músculos adutores, a maioria dos pesquisadores concorda com um importante papel funcional dos adutores – estabilizar a pelve durante o deslocamento de peso de um membro para o outro. Esse papel é observado durante a marcha, quando os adutores contraem-se durante as transições do apoio para o balanço e do balanço para o apoio.[16,52]

Os adutores também ajudam a estabilizar o quadril durante atividades de agachamento. Ao agachar-se para erguer algo do solo, o indivíduo normalmente realiza a adução leve dos quadris (Fig. 39.16). A análise da força de reação ao solo revela que ela produz um momento de abdução no quadril que deve ser compensado por um momento de adução produzido pela contração dos músculos adutores. Qualquer pessoa que já trabalhou no jardim pode provavelmente verificar o papel dos músculos abdutores, ao lembrar-se da dor na parte interna das coxas após a limpeza do jardim na última primavera.

Efeitos da debilidade

A debilidade do adutor não é comum, mas pode resultar de uma lesão no nervo obturatório. Essas lesões têm sido

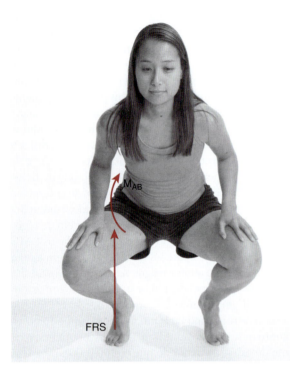

Figura 39.16 Durante um agachamento, a força de reação ao solo (FRS) produz um momento de abdução (M_{AB}) sobre o quadril, exigindo a contração dos adutores para produzir um momento adutor de equilíbrio.

descritas após cirurgias como prostatectomias laparoscópicas ou endoscópicas e raramente após partos vaginais.[49,62,64] Os sintomas incluem instabilidade da marcha e marcha abduzida, na qual o membro afetado entra em contato com o solo com o quadril excessivamente abduzido.[49] Na maioria dos casos os sintomas são resolvidos com tratamentos conservadores, incluindo exercícios e treinamento da marcha.

Efeitos da tensão

A tensão dos adutores é relativamente comum e pode resultar de mudanças adaptativas nos músculos que não são estirados usualmente. Essa tensão é provável em indivíduos sedentários ou em indivíduos em repouso absoluto que não recebem exercícios ativos ou passivos. Além disso, os músculos adutores normalmente são afetados por disfunções do sistema nervoso central, resultando em espasticidade. Exemplos dessas disfunções incluem acidentes vasculares cerebrais (derrames), esclerose múltipla e paralisia cerebral.

Em um indivíduo em locomoção, a tensão extrema dos adutores do quadril pode gerar problemas significativos na marcha, levando à **marcha em tesoura**. Durante o balanço, o membro com a tensão pode ter dificuldade de ultrapassar o membro de apoio, fazendo com que o indivíduo tropece no membro de apoio. O membro com a tensão também pode repousar na frente do oposto no início da sustentação bipedal, apresentando novamente a possibilidade de tropeçar.

> ### Relevância clínica
>
> **Espasticidade adutora em crianças:** A espasticidade dos adutores do quadril é uma descoberta clínica comum em indivíduos com paralisia cerebral. Em crianças, a espasticidade adutora é um importante fator que contribui para a luxação e a displasia do quadril. No momento do nascimento, o alinhamento normal do fêmur é valgo, direcionando a cabeça do fêmur para o aspecto superior do acetábulo quando o quadril está em posição neutra. A adução da posição neutra move a cabeça do fêmur lateralmente no acetábulo. Como o acetábulo é mais superficial no momento do nascimento, o posicionamento prolongado do quadril em adução pode levar a uma subluxação ou luxação da articulação do quadril.[53] A presença de espasticidade dos adutores representa um significativo risco adicional de luxação e a liberação cirúrgica dos músculos espásticos em torno do quadril, incluindo os adutores, reduz as forças de deslocamento, ajudando a minimizar a incidência de luxação e displasia do quadril.[43,54]

Rotadores laterais do quadril

Os rotadores laterais do quadril incluem o piriforme, o obturador interno, os gêmeos superior e inferior, o quadrado femoral e o obturador externo (Fig. 39.17) (ver Quadros 39.11–39.15). Esses músculos formam o grupo dos rotadores curtos do quadril que situam-se profundos ao glúteo máximo, que por si só é um importante rotador lateral do quadril. Nenhum desses músculos pode ser palpado diretamente, já que eles encontram-se profundos ao grande glúteo máximo. Entretanto, os músculos alinhados horizontalmente que surgem da incisura isquiá-

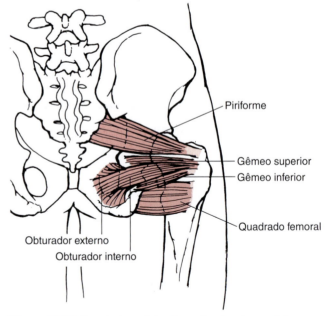

Figura 39.17 Os rotadores laterais profundos do quadril incluem o piriforme, os gêmeos superior e inferior, os obturadores interno e externo e o quadrado femoral.

tica maior podem ser palpados em conjunto na incisura com o glúteo máximo relaxado. Suas ações e os efeitos de deficiências nesses grupos musculares são discutidos juntos.

QUADRO 39.11 Inserção muscular

Inserções e inervação do piriforme

Inserção proximal: O aspecto anterior do sacro próximo ao nível da S2 até a S4. Ele também possui certa inserção no ligamento sacrotuberal e na periferia da incisura isquiática maior quando passa por ela, saindo da pelve. O nervo isquiático normalmente sai da pelve ao lado do piriforme e surge na sua borda inferior.

Inserção distal: Os aspectos superior e medial do trocanter maior.

Inervação: Os ramos ventrais da L5 e S1,2.

Palpação: O piriforme pode ser palpável indiretamente pela palpação por meio do glúteo máximo na incisura isquiática maior.

QUADRO 39.12 Inserção muscular

Inserções e inervação do obturador interno

Inserção proximal: A membrana obturadora e as bordas da incisura obturatória. Ele sai da pelve através da incisura isquiática menor.

Inserção distal: O aspecto medial do trocanter maior.

Inervação: O nervo para o obturador interno, L5 e S1,2.

Palpação: Não é diretamente palpável.

QUADRO 39.13 Inserção muscular

Inserções e inervação dos gêmeos superior e inferior

Inserção proximal: O aspecto inferior da espinha isquiática e o aspecto superior do túber isquiático, respectivamente. Os dois músculos estão intimamente associados ao obturador interno, um superior e o outro inferior a ele.

Inserção distal: O aspecto medial do trocanter maior com o obturador interno.

Inervação: O nervo para o obturador interno, L5, S1 (gêmeo superior) e o nervo para o quadrado femoral, L5, S1 (gêmeo inferior).

Palpação: Não é diretamente palpável.

QUADRO 39.14 Inserção muscular

Inserções e inervação do quadrado femoral

Inserção proximal: A borda lateral do túber isquiático.

Inserção distal: A crista intertrocantérica e o tubérculo quadrado do fêmur. Ele é um músculo plano em formato quadrilateral.

Inervação: O nervo para o quadrado femoral (L4,5, S1).

Palpação: Não palpável.

QUADRO 39.15 Inserção muscular

Inserções e inervação do obturador externo

Inserção proximal: O aspecto anterior das bordas púbicas e isquiais do forame obturado e a membrana obturadora. O músculo passa anteriormente pelo aspecto posterior do colo do fêmur.

Inserção distal: A fossa intertrocantérica.

Inervação: Uma divisão do nervo obturatório (L3,4).

Palpação: Não é diretamente palpável.

Ações em grupo

AÇÃO MUSCULAR: ROTADORES LATERAIS

Ação	Evidência
Rotação lateral do quadril	Comprobatória
Abdução do quadril	Conflitante
Adução do quadril	Conflitante

Todos esses músculos são rotadores laterais do quadril, mas a posição do quadril no plano sagital afeta significativamente a capacidade deles de realizar a rotação do quadril.[13,15] A análise do braço de momento revela que o quadrado femoral exerce um momento de rotação lateral independente da posição de flexão do quadril.[13,15] Com o quadril estendido, o obturador interno e os gêmeos também geram momentos de rotação lateral, mas quando o quadril flexiona-se, seus braços de momento aproximam-se de zero, já que geram pouco ou nenhum momento de rotação. O piriforme muda de um rotador lateral com o quadril estendido para um rotador medial com o quadril flexionado. Por outro lado, o braço de momento de rotação lateral do obturador externo aumenta quando o quadril flexiona-se. Esses dados mostram que os papéis desses músculos profundos na rotação são mais complexos do que o título de "rotadores laterais" sugere. Clínicos devem reconhecer a influência da posição do quadril sobre a contribuição desses músculos para a rotação. Além disso, uma avaliação válida da força da rotação lateral requer posições padrão de teste para garantir que os mesmos músculos participem em cada teste.

Textos de anatomia sugerem um papel para esses músculos na abdução e adução do quadril.[44,55] Estudos biomecânicos sugerem que suas contribuições para esses movimentos dependem da posição do quadril.[15] O piriforme possui um braço de momento de abdução independente da posição do quadril, mas o obturador interno pode abduzir apenas quando o quadril é flexionado.[15,33] Por outro lado, o obturador externo e o quadrado femoral são capazes de realizar a adução do quadril, mas apenas quando o quadril é estendido ou levemente flexionado. É importante observar que a ASTF desses músculos é consideravelmente menor do que as dos principais músculos abdutores e adutores do quadril e, por conseguinte, esses rotadores laterais são menos fortes do que os principais abdutores e adutores do quadril. Em virtude da proximidade desses músculos em relação à articulação do quadril, envolvendo praticamente a porção proximal da articulação, os pequenos músculos rotadores laterais também podem servir como estabilizadores dinâmicos da articulação do quadril.

Efeitos da debilidade e da tensão

O glúteo máximo continua sendo o mais forte dos rotadores laterais, portanto pode ser difícil detectar a debilidade leve destes pequenos músculos. Como a debilidade, a tensão isolada dos curtos rotadores laterais pode ser difícil de ser observada. Entretanto, a proximidade do nervo isquiático desses músculos, principalmente o piriforme, que pode até ser perfurado pelo nervo, torna a tensão desses músculos clinicamente relevante.[55] Em caso de tensão, eles podem exercer pressão sobre o nervo isquiático, causando dor que reflete no membro inferior.

Relevância clínica

Síndrome do piriforme: A síndrome do piriforme refere-se à dor associada à tensão ou ao espasmo do músculo piriforme, que exerce pressão sobre o nervo isquiático adjacente, causando sintomas radiculares similares aos sinais de disfunção discal. Os sintomas podem ser agravados por meio do estiramento ou da contração do piriforme, ou seja, ao girar medialmente o quadril de modo passivo para estirar o músculo ou ao conter a rotação lateral, fazendo com que o piriforme se contraia.[38] O clínico utiliza esses movimentos passivos ou contidos para causar os sintomas no paciente e identificar a síndrome do piriforme.
O clássico estiramento do músculo piriforme é a flexão do quadril com adução e rotação medial. Porém, a rotação lateral do quadril possui pouco efeito sobre o estiramento do piriforme. Na verdade, pesquisas sugerem que a ação de sentar com as pernas cruzadas (Fig. 39.18) aplica um estiramento significativo ao piriforme da perna superior, apesar do fato de o quadril ser girado lateralmente a quase 20°.[61]

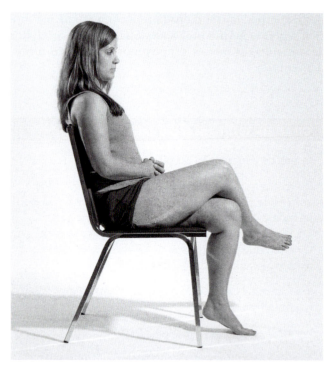

Figura 39.18 Sentar com as pernas cruzadas aplica um estiramento ao piriforme principalmente na região superior da perna, ao combinar flexão e adução do quadril.

Rotadores mediais do quadril

Diferentemente de outras ações do quadril, não há músculos no quadril cuja ação principal e consistente seja a rotação medial do quadril. A partir de dados oferecidos neste capítulo, fica evidente que o glúteo médio e o mínimo são capazes de realizar a rotação medial do quadril, sobretudo quando o quadril é flexionado. Alguns dos adutores do quadril podem gerar pequenos momentos de rotação medial, mas suas contribuições são pequenas e variáveis.

Outro músculo descrito como um rotador medial do quadril é o tensor da fáscia lata, descrito mais detalhadamente com os músculos do joelho[5,9] (Cap. 42). Embora haja atividade EMG no tensor da fáscia lata durante a rotação medial, a análise mecânica não apresenta braço de momento substancial para a rotação do quadril independentemente da posição do quadril.[9,15] Os isquiotibiais mediais, o semimembranáceo e o semitendíneo também apresentam pequenos braços de momento de rotação medial com o quadril em extensão.[1] Esses dados revelam que os músculos que giram medialmente o quadril dependem da posição do quadril e estão intimamente relacionados à função do joelho.

O uso funcional mais comum da rotação medial ativa do quadril ocorre durante a fase de apoio da marcha, quando a pelve gira sobre o fêmur fixo e conforme o quadril move-se a partir da posição flexionada para a estendida. Durante esse período, os abdutores contraem-se para sustentar a pelve no plano frontal e os isquiotibiais estão sustentando o quadril e o joelho no plano sagital. A atividade deles na rotação medial demonstra o uso eficaz dos músculos para realizar tarefas simultâneas.

Comparações das forças dos grupos musculares

Uma compreensão das forças musculares relativas de vários grupos musculares no quadril fornece uma perspectiva útil para que os clínicos façam julgamentos sobre as forças dos pacientes nos músculos do quadril. Esta seção revisa os dados disponíveis sobre as forças relativas dos músculos do quadril em indivíduos saudáveis.

Diversos estudos investigam a força de todos os grupos musculares do quadril e os efeitos da posição articular sobre a força deles. Dados demonstram de forma consistente que a força da flexão do quadril diminui no momento em que flexiona-se de 25 para 130° de flexão, quando os músculos mudam da posição alongada para encurtada.[26,31,73] Poucos estudos analisam a força da flexão do quadril com o quadril completamente estendido, e estes estudos variam em relação aos procedimentos de medida e resultados, alguns demonstrando aumento contínuo de força[31,73] e outros apresentando perda de força.[26] Qualquer perda da força de flexão do quadril com o quadril estendido deve ser verificada com pesquisas adicionais, mas podem ser resultado de uma redução no ângulo de aplicação dos músculos.

A maioria dos dados demonstra que a força de abdução e adução do quadril também diminui quando os músculos contraem-se da posição encurtada para alongada.[31,45,47,50] A relação comprimento–tensão também dita a produção de força na rotação do quadril, de forma que as forças de rotação medial e lateral aumenta quando os músculos são alongados.[23,31,41] Esses estudos enfatizam a necessidade de padronizar as posições de teste ao avaliar a força do quadril.

Comparações da força de grupos musculares opostos também oferecem informação útil para auxiliar os clínicos a determinarem a relevância clínica dos testes de resistência muscular. A adução do quadril é mais forte do que a abdução.[29,45,48] Entretanto, a posição na qual os músculos são testados afeta as comparações. Murray e Sepic[45] compararam a força do abdutor do quadril e a força do adutor em 80 homens e mulheres saudáveis com idade entre 18 e 55 anos, com o quadril nas posições neutra e abduzida. Os músculos adutores geram torques isométricos maiores do que os músculos abdutores em ambas as posições. No entanto, como os abdutores e os adutores produzem momentos isométricos maiores quando são alongados, há menos diferença entre os grupos musculares com o quadril na posição neutra do que quando o quadril é abduzido, posição na qual os músculos abdutores são encurtados e os adutores são alongados. O pico da força adutora é maior do que o pico da força abdutora, pelo menos parcialmente, pois a ASTF total dos músculos adutores é maior do que a dos músculos abdutores.[45]

Comparações da força de rotação do quadril também têm sido realizadas. Diversos pesquisadores relatam que, com o quadril e o joelho flexionados, a posição-padrão para testar a força de rotação do quadril, os rotadores mediais geram mais força do que os rotadores laterais sob condições isométricas e concêntricas.[25,35,41] Jarvis observou uma inversão nesta relação ao realizar um teste com o quadril estendido e o joelho flexionado em 50 mulheres com idade entre 21 e 50 anos.[25] Todavia, Lindsay et al. também compararam as forças com o quadril estendido e o joelho flexionado e relataram que os rotadores mediais são mais fortes do que os rotadores laterais em 60 homens e mulheres de 18 e 30 anos de idade.[35] Essas diferenças podem ser metodológicas ou podem representar diferenças de população nos efeitos da posição articular. Em ambos os casos, o clínico é lembrado por esses estudos que a avaliação precisa da força no quadril requer grande atenção à posição da articulação durante o teste. Além disso, esse nível de conhecimento evita qualquer conclusão sobre a força relativa dos rotadores do quadril.

Embora apenas dados limitados estejam disponíveis, a força do quadril é maior nos homens do que nas mulheres e é maior em adultos mais jovens do que em adultos mais velhos.[27,45] Tentativas de identificar diferenças entre os lados esquerdo e direito são limitadas e têm produzido resultados contraditórios. Neumann et al. alegaram não haver diferença significativa entre a força abdutora isométrica do quadril esquerda e a direita em 40 indivíduos destros saudáveis.[47] Contudo, eles observaram uma força significativamente maior na direita do que na esquerda quando o quadril é posicionado na posição neutra e em adução. Jarvis não encontrou diferença na força isométrica de rotação entre os lados esquerdo e direito em 50 mulheres saudáveis.[25] Porém, May descreveu força significativamente maior na esquerda do que na direita para a rotação medial em todas as posições testadas em 25 homens jovens saudáveis.[41] No momento, não há dados suficientes para identificar um efeito consistente do lado testado sobre a força do quadril.

Resumo

Este capítulo descreve em detalhes a função dos músculos uniarticulares individuais do quadril. A evidência apresentada neste capítulo revela que, embora os músculos do quadril sejam normalmente descritos como flexores, extensores, abdutores e rotadores, o papel de cada músculo depende muito da posição articular. A ação de um músculo depende de seu braço de momento, que muda com a posição articular variável. Uma compreensão dos efeitos da posição articular sobre a função muscular permite que o clínico identifique posições adequadas para o exercício.

Deficiências musculares no quadril geram desafios funcionais significativos. A debilidade nos músculos do quadril pode causar desvios específicos da marcha, bem como dificuldades em atividades como subir escadas e levantar de uma cadeira. A tensão muscular no quadril limita a ADM do quadril e pode aumentar as sobrecargas sobre a região lombar ao requerer movimento lombar compensatório excessivo.

Comparações de força revelam que a posição do quadril influencia a força de contração de todos os grupos musculares do quadril. A relação comprimento–tensão é um fator dominante que influencia a produção de força pelos grupos musculares do quadril, que geralmente desenvolvem força maior quando contraem-se em uma posição alongada. Idade e gênero também afetam a força dos músculos do quadril.

Os músculos do quadril são grandes e capazes de gerar grandes forças contráteis. Além disso, a articulação do quadril sustenta o peso CBT-I durante o apoio unipodal. Por conseguinte, a articulação do quadril é submetida a grandes forças em atividades de sustentação do peso e até mesmo em atividades sem sustentação de peso. O capítulo a seguir examina as sobrecargas sustentadas pelo quadril durante atividades da vida diária e analisa como estas sobrecargas contribuem para disfunções da articulação do quadril.

Referências bibliográficas

1. Arnold A, Delp S: Rotational moment arms of the medial hamstrings and adductors vary with femoral geometry and limb position: implications for the treatment of internally rotated gait. J Biomech 2001; 34: 437–447.
2. Arnold AS, Anderson FC, Pandy MG, Delp SL: Muscular contributions to hip and knee extension during the single limb stance phase of normal gait: a framework for investigating the causes of crouch gait. J Biomech 2005; 38: 2181–2189.
3. Arokoski MH, Arokoski JPA, Haara M, et al.: Hip muscle strength and muscle cross sectional area in men with and without hip osteoarthritis. J Rheumatol 2002; 29: 2185–2195.
4. Ayotte NW, Stetts DM, Keenan G, Greenway EH: Electromyographical analysis of selected lower extremity muscles during 5 unilateral weight-bearing exercises. J Orthop Sports Phys Ther 2007; 37: 48–55.
5. Basmajian JV, DeLuca CJ: Muscles Alive. Their Function Revealed by Electromyography. Baltimore: Williams & Wilkins, 1985.
6. Boccardi S, Pedotti A: Evaluation of muscular moments at the lower limb joints by an on-line processing of kinematic data and ground reaction. J Biomech 1981; 14: 35–45.
7. Bolgla LA, Uhl TL: Electromyographic analysis of hip rehabilitation exercises in a group of healthy subjects. J Orthop Sports Phys Ther 2005; 35: 487–494.
8. Brand RA, Pedersen DR, Friederich JA: The sensitivity of muscle force predictions to changes in physiologic cross-sectional area. J Biomech 1986; 19: 589–596.
9. Carlsoo S, Fohlin L: The mechanics of the two-joint muscles rectus femoris, sartorius and tensor fasciae latae in relation to their activity. Scand J Rehabil Med 1969; 1: 107–111.
10. Claiborne TL, Armstrong CW, Gandhi V, Pincivero DM: Relationship between hip and knee strength and knee valgus during a single leg squat. J Appl Biomech 2006; 22: 41–50.
11. Clark BC, Manini TM, Mayer JM, et al.: Electromyographic activity of the lumbar and hip extensors during dynamic trunk extension exercise. Arch Phys Med Rehabil 2002; 83: 1547–1552.
12. Danis CG, Krebs DE, Gill-Body KM, Sahrmann SA: Relationship between standing posture and stability. Phys Ther 1998; 78: 502–517.
13. Delp SL, Hess WE, Hungerford DS, Jones LC: Variation of rotation moment arms with hip flexion. J Biomech 1999; 32: 493–501.
14. Delp SL, Maloney W: Effects of hip center location on the moment-generating capacity of the muscles. J Biomech 1993; 26: 485–499.
15. Dostal WF, Soderberg GL, Andrews JG: Actions of hip muscles. Phys Ther 1986; 66: 351–361.
16. Eberhart HD, Inman VT, Bresler B: The principal elements of human locomotion. In: Klopsteg PE, Wilson PD, eds. Human Limbs and Their Substitutes. New York: McGraw-Hill, 1954.
17. Fischer FJ, Houtz SJ: EMG of gluteus maximus. ADM J Phys Med 1968; 47: 182–191.
18. Flint MM: An electromyographic comparison of the function of the iliacus and the rectus abdominis muscles. J APTA 1965; 45: 248–253.
19. Fredericson M, Cookingham CL, Chaudhari AM, et al.: Hip abductor weakness in distance runners with iliotibial band syndrome. Clin J Sports Med 2000; 10: 175.
20. Green DL, Morris JM: Role of adductor longus and adductor magnus in postural movements and in ambulation. ADM J Phys Med 1970; 49: 223–240.
21. Hislop HJ, Montgomery J: Daniel's and Worthingham's Muscle Testing: Techniques of Manual Examination. Philadelphia: WB Saunders, 1995.
22. Hollman JH, Kolbeck KE, Hitchcock JL, et al.: Correlations between hip strength and static foot and knee posture. J Sport Rehabil 2006; 15: 12–23.
23. Hoy MG, Zajac FE, Gordon ME: A musculoskeletal model of the human lower extremity: the effect of muscle, tendon, and moment arm on the moment-angle relationship of musculotendon actuators at the hip, knee, and ankle. J Biomech 1990; 23: 157–169.
24. Ireland ML, Willson JD, Ballantyne BT, Davis IM: Hip strength in females with and without patellofemoral pain. J Orthop Sports Phys Ther 2003; 33: 671–676.
25. Jarvis DK: Relative strength of the hip rotator muscle groups. Phys Ther Rev 1 A.D., 1952; 32: 500–503.
26. Jensen R, Smidt GL, Johnston RC: A technique for obtaining measurements of force generated by hip muscles. Arch Phys Med Rehabil 1971; 52: 207–215.
27. Johnson ME, Mille ML, Martinez KM, et al.: Age-related changes in hip abductor and adductor joint torques. Arch Phys Med Rehabil 2004; 85: 593–597.
28. Juker D, McGill S, Kropf P, Steffen T: Quantitative intramuscular myoelectric activity of lumbar portions of psoas and the abdominal wall during a wide variety of tasks. Med Sci Sports Exerc 1998; 30: 301–310.
29. Kea J, Kramer J, Forwell L, Birmingham T: Hip abduction-adduction strength and one-leg hop tests: test-retest reliability and relationship to function in elite ice hockey players. J Orthop Sports Phys Ther 2001; 31: 446–455.
30. Kendall FP, McCreary EK, Provance PG: Muscle Testing and Function. Baltimore: Williams & Wilkins, 1993.
31. Kulig K, Andrews JG, Hay JG: Human strength curves. Exerc Sports Sci Rev 1984; 12: 417–466.
32. Kumagai M, Shiba N, Higuchi F, et al. Functional evaluation of hip abductor muscles with use of magnetic resonance imaging. J Orthop Res 1997; 15: 888–893.
33. Lengsfeld M, Pressel T, Stammberger U: Lengths and lever arms of hip joint muscles: geometrical analyses using a human multibody model. Gait Posture 1997; 6: 18–26.
34. Lieberman DE, Raichlen DA, Pontzer H, et al.: The human gluteus maximus and its role in running. J Exp Biol 2006; 209: 2143–2155.
35. Lindsay DM, Maitland ME, Lowe RC, Kane TJ: Comparison of isokinetic internal and external hip rotation torques using different testing positions. J Orthop Sports Phys Ther 1992; 16: 43–50.
36. Liu MQ, Anderson FC, Pandy MG, Delp SL: Muscles that support the body also modulate forward progression during walking. J Biomech 2006; 39: 2623–2630.
37. Lyons K, Perry J, Gronley J, et al.: Timing and relative intensity of hip extensor and abductor muscle action during level and stair ambulation. Phys Ther 1983; 63: 1597–1605.

38. Magee DJ: Orthopedic Physical Assessment. Philadelphia: WB Saunders, 1998.
39. Mansour JM, Pereira JM: Quantitative functional anatomy of the lower limb with application to human gait. J Biomech 1987; 20: 1: 51–58.
40. Mascal CL, Landel R, Powers C: Management of patellofemoral pain targeting hip, pelvis, and trunk muscle function: 2 case reports. J Orthop Sports Phys Ther 2003; 33: 642–660.
41. May WW: Maximum isometric force of the hip rotator muscles. J ADM Phys Ther Assoc 1996; 46: 233–238.
42. Mendler HM: Relationship of hip abductor muscles to posture. J ADM Phys Ther Assoc 1964; 44: 98–102.
43. Miller F, Slomczykowski M, Cope R, Lipton G: Computer modeling of the pathomechanics of spastic hip dislocation in children. J Pediatr Orthop 1999; 19: 486–492.
44. Moore KL: Clinically Oriented Anatomy. Philadelphia: Lippincott Williams & Wilkins, 1999.
45. Murray MP, Sepic SB: Maximum isometric torque of hip abductor and adductor muscles. J ADM Phys Ther Assoc 1968; 48: 1327–1335.
46. Nemeth G, Ohlsen H: In vivo moment arm lengths for hip extensor muscles at different angles of hip flexion. J Biomech 1985; 18: 129–140.
47. Neumann DA, Soderberg GL, Cook TM: Comparison of maximal isometric hip abductor muscle torques between hip sides. Phys Ther 1988; 68: 496–502.
48. Nicholas JA, Strizak AM, Veras G: A study of thigh muscle weakness in different pathological states of the lower extremity. ADM J Sports Med 1976; 4: 241–248.
49. Nogajski JH, Shnier RC, Zagami AS: Postpartum obturator neuropathy. Neurology 2004; 63: 2450–2451.
50. Olson VL, Smidt GL, Johnston RC: The maximum torque generated by the eccentric, isometric, and concentric contractions of the hip abductor muscles. Phys Ther 1972; 52: 149–158.
51. Opila KA, Wagner SS, Schiowitz S, Chen J: Postural alignment in barefoot and high-heeled stance. Spine 1988; 13: 542–547.
52. Perry J: Gait Analysis, Normal and Pathological Function. Thorofare, NJ: Slack, 1992; 119.
53. Ralis Z, McKibbin B: Changes in shape of the human hip joint during its development and their relation to its stability. J Bone Joint Surg 1973; 55B: 780–785.
54. Ramsey PL: Congenital hip dislocation before and after walking age. Postgrad Med 1976; 60: 114–120.
55. Romanes GJE: Cunningham's Textbook of Anatomy. Oxford: Oxford University Press, 1981.
56. Rose J, Gamble JG: Human Walking. Baltimore: Williams & Wilkins, 1994.
57. Santaguida PL, McGill SM: The psoas major muscle: a three dimensional geometric study. J Biomech 1995; 28: 339–345.
58. Sasaki K, Neptune RR: Differences in muscle function during walking and running at the same speed. J Biomech 2006; 39: 2005–2013.
59. Seireg A, Arvikar RJ: The prediction of muscular load sharing and joint forces in the lower extremities during walking. J Biomech 1975; 8: 89–102.
60. Smith LK, Weiss EL, Lehmkuhl LD: Brunnstrom's Clinical Kinesiology. Philadelphia: FA Davis, 1996; 284.
61. Snijders CJ, Hermans PFG, Kleinrensink GJ: Functional aspects of cross-legged sitting with special attention to piriformis muscles and sacroiliac joints. Clin Biomech 2006; 21: 116–121.
62. Spaliviero M, Steinberg AP, Kaouk JH, et al.: Laparoscopic injury and repair of obturator nerve during radical prostatectomy. Urology 2004; 64: 1030.
63. Steindler A: Kinesiology of the Human Body under Normal and Pathological Conditions. Springfield, IL: Charles C Thomas, 1955.
64. Stolzenburg JU, Rabenalt R, Do M, et al.: Complications of endoscopic extraperitoneal radical prostatectomy: prevention and management. World J Urol 2006; 24: 668–675.
65. Sutherland DH, Olshen R, Cooper L, et al.: The pathomechanics of gait in Duchenne muscular dystrophy. Dev Med Child Neurol 1981; 23: 3–22.
66. Takahashi K, Takahashi HE, Nakadaira H, Yamamoto M: Different changes of quantity due to aging in the psoas major and quadriceps femoris muscles in women. J Musculoskelet Neuronal Interact 2006; 6: 201–205.
67. Takebe K, Vitti M, Basmajian JV: Electromyography of pectineus muscle. Anat Rec 1 A.D., 1974; 180: 281–284.
68. Tixa S: Atlas of Palpatory Anatomy of the Lower Extremities. New York: McGraw-Hill, 1999.
69. Van Dillen LR, McDonnell MK, Fleming DA, Sahrmann SA: Effect of knee and hip position on hip extension range of motion in individuals with and without low back pain. J Orthop Sports Phys Ther 2000; 30: 307–316.
70. Walker JM, Sue D, Miles-Elkousy N, et al.: Active mobility of the extremities in older subjects. Phys Ther 1984; 64: 919–923.
71. Walters J, Solomons M, Davies J: Gluteus minimus: observations on its insertion. J Anat 2001; 198: 239–242.
72. Wickiewicz TL, Roy RR, Powell PL, Edgerton VR: Muscle architecture of the human lower limb. Clin Orthop 1983; 179: 275–283.
73. Williams M, Stutzman L: Strength variation through the range of joint motion. Phys Ther Rev 1959; 39: 145–152.
74. Williams M, Wesley M, Wesley W: Hip rotator action of the adductor longus muscle. Phys Ther Rev 1951; 31: 90–92.
75. Williams P, Bannister L, Berry M, et al.: Gray's Anatomy, The Anatomical Basis of Medicine and Surgery, Br. ed. London: Churchill Livingstone, 1995.
76. Winter DA: The Biomechanics and Motor Control of Human Gait: Normal, Elderly and Pathological. Waterloo, Ontario: University of Waterloo Press, 1991.
77. Worrell T, Karst G, Adamczyk D, et al.: Influence of joint position on electromyographic and torque generation during maximal voluntary isometric contractions of the hamstrings and gluteus maximus muscles. J Orthop Sports Phys Ther 2001; 31: 730–740.

CAPÍTULO

40

Análise das forças sobre o quadril durante atividade

SUMÁRIO

Cinética do apoio unipodal 730
Análise das forças em condições dinâmicas 736
Aplicações práticas da análise da força 737
Resumo 738

Os dois capítulos anteriores apresentaram os detalhes estruturais dos ossos e das articulações do quadril, bem como uma análise funcional dos seus músculos uniarticulares. Ambos os capítulos também discutiram a patomecânica relevante do quadril. A magnitude, a direção e a duração das sobrecargas sustentadas pelo quadril fornecem conexões entre a estrutura, a função e a disfunção que afetam a atividade da articulação. Este capítulo examina as sobrecargas que o quadril sustenta durante atividades estáticas e dinâmicas. Os objetivos deste capítulo são:

- Apresentar análises bidimensionais das forças sustentadas pela articulação do quadril durante o apoio unipodal.
- Investigar os fatores que influenciam a magnitude das forças sobre a articulação do quadril.
- Examinar as sobrecargas aplicadas à articulação do quadril durante atividades dinâmicas.
- Discutir o estresse sustentado pela cabeça do fêmur durante atividade.
- Analisar a relevância clínica da análise da força na articulação do quadril.

Cinética do apoio unipodal

No Quadro 40.1 é apresentada uma análise matemática simplificada das forças geradas durante o apoio unipodal. Uma compreensão dos fatores que influenciam o apoio unipodal é um pré-requisito para o entendimento dos efeitos sobre a articulação do quadril de atividades dinâmicas como caminhar e correr. O apoio unipodal requer o equilíbrio do peso da cabeça, dos braços, do tronco e do membro inferior oposto (peso CBT-I) sobre o membro de sustentação. Como discutido no Capítulo 1, para que um objeto se mantenha na posição ereta, uma linha vertical deve atravessar o centro da massa do objeto até sua base de sustentação. No humano ereto, isso significa que o centro da massa do peso CBT-I deve estar verticalmente alinhado sobre o pé de apoio. Por conseguinte, o indivíduo movimenta a pelve lateralmente em direção ao pé de apoio, posicionando o centro de massa sobre a base de sustentação e colocando a articulação do quadril do membro de apoio em adução (Fig. 40.1). O peso CBT-I gera um momento de adução sobre o quadril de apoio, fazendo com que a pelve se incline para o lado sem sustentação e os músculos abdutores sejam tracionados sobre a pelve para neutralizar o momento de adução. Para compreender o desafio do apoio unipodal, o clínico deve responder a duas questões: *(a)* qual é a força exigida dos abdutores para sustentar a pelve? e *(b)* qual é a força de reação articular sobre a cabeça do fêmur durante esta tarefa?

O diagrama livre do corpo bidimensional do fêmur no Quadro 40.1 mostra as principais forças envolvidas nessa tarefa. É útil neste momento identificar a rotação que cada força causa. A força de reação ao solo, igual ao peso corporal, empurra verticalmente para cima sobre o pé de apoio e aplica um momento de adução no quadril, levando à rotação do

QUADRO 40.1 Examinando as forças

Análise 2D do apoio unipodal

Os problemas:

- Qual é a força exigida dos abdutores para sustentar o apoio unipodal?
- Qual é a força sobre a cabeça do fêmur durante o apoio unipodal?

As condições do equilíbrio estático para solucionar esses problemas são:

$$\Sigma M = 0$$
$$\Sigma F_X = 0$$
$$\Sigma F_Y = 0$$

As seguintes quantidades podem ser definidas:

$d_1 \equiv$ distância perpendicular do ponto de rotação (centro da articulação do quadril) até a linha de tração dos abdutores

$d_2 \equiv$ distância perpendicular do ponto de rotação (centro da articulação do quadril) até a linha de força do peso do membro inferior

$d_3 \equiv$ distância perpendicular do ponto de rotação (centro da articulação do quadril) até a linha de força da força de reação ao solo (FRS)

$P_l \equiv$ peso do membro inferior, aproximadamente um sétimo do peso corporal (P)

FRS = força de reação ao solo impulsionando para cima sobre o pé de apoio, igual ao peso corporal (P)

F ≡ força dos músculos abdutores

$F_X, F_Y \equiv$ os componentes x e y da força abdutora

A ≡ força de reação articular sobre a cabeça do fêmur

$A_X, A_Y \equiv$ os componentes x e y da força de reação articular

Observe que as distâncias definidas acima podem ser medidas diretamente por meio de radiografias e, portanto, podem ser consideradas quantidades "conhecidas". O peso corporal também é uma quantidade "conhecida". Logo, as únicas "desconhecidas" são as forças abdutoras e as de reação articular. Utilizando essas quantidades, as equações de equilíbrio estático podem ser descritas para o apoio unipodal. A equação do momento é utilizada para determinar a força abdutora:

ΣM: $(FRS \times d_3) - (P_l \times d_2) - (F \times d_1) = 0$

Substituindo os valores conhecidos para FRS e l:

$(P \times d_3) - (1/7 \times P \times d_2) - (F \times d_1) = 0$

$6/7 \times P \times (d_3 - d_2) = F \times d_1$

$P \times (d_3 - 1/7\ d_2) \times 1/d_1 = F$

Observe que d_2 é muito pequena e que d_3 é de aproximadamente duas vezes o tamanho da d_1. Essas dimensões, disponíveis a partir de radiografias, dependem do tamanho do indivíduo. Entretanto, d_1 e d_3 são de aproximadamente 1 a 3 polegadas. Portanto, a magnitude da F varia de cerca de 1,5 a 2 vezes o peso corporal; ou seja, a força dos abdutores exigida no apoio unipodal é de 1,5 a 2 vezes o peso corporal.

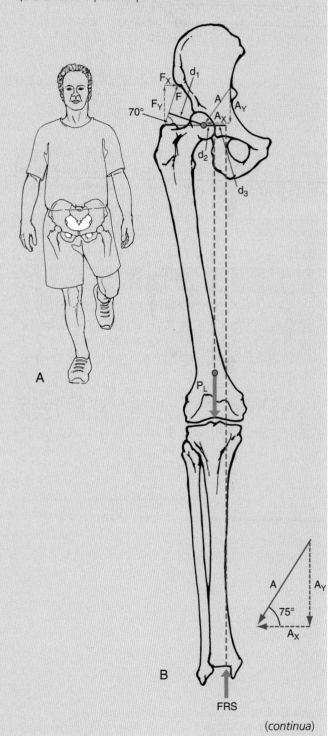

(continua)

QUADRO 40.1 Examinando as forças (*continuação*)

Considere que F = 1,5P. As equações de equilíbrio estático restantes podem ser usadas para determinar a força sobre a cabeça do fêmur:

ΣF_X: $F_X + A_X = 0$

$A_X = -F_X$

Observe que $F_X = F(\cos 70°)$. Substituindo F por F = 1,5 P:

$A_X = -1,5P (\cos 70°)$

$A_X = 0,5P$

ΣF_Y: $F_Y - P_L + FRS + A_Y = 0$

Observe que $F_Y = F(\text{sen } 70°)$. Substituindo F por F = 1,5P, e as outras quantidades conhecidas:

$A_Y = -(1,5P(\text{sen } 70°)) + 1/7P - P$

$A_Y \approx -2,4P$

Utilizando o teorema de Pitágoras:

$A^2 = A_X^2 + A_Y^2$

A ≈ 2,5P

Utilizando trigonometria, a direção de A pode ser determinada:

$\cos = A_X/A$

≈ 75° a partir da horizontal

---

membro de apoio em um sentido anti-horário em torno do quadril ou à adução do quadril. O peso do membro de apoio atua verticalmente para baixo no centro da massa do membro e gera um momento de abdução no quadril, levando à rotação do quadril em sentido horário. Os abdutores que atuam no trocanter maior aplicam um momento de abdução

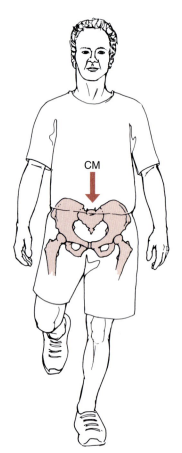

Figura 40.1 No apoio unipodal, o indivíduo move-se lateralmente para manter o centro de massa (CM) sobre a base de sustentação.

no quadril. Acredita-se que a força de reação articular atue diretamente no eixo articular e, portanto, possua um braço de momento zero, não gerando momento. O peso CBT-I não é incluído individualmente no diagrama livre do corpo, mas é uma parte da força de reação articular, que é afetada não apenas pelo peso CBT-I, mas também pela tração muscular. A aplicação das condições do equilíbrio estático permite o cálculo da força dos abdutores necessária para permanecer na posição ereta durante o apoio unipodal estável.

Soluções para esse problema revelam que os abdutores exercem uma tração com uma força de aproximadamente duas vezes o peso corporal para sustentar o peso CBT-I durante o apoio unipodal e que a força de reação articular sobre a cabeça do fêmur é de aproximadamente 2,5 vezes o peso corporal. Sobrecargas similares durante o apoio unipodal são descritas na literatura.[2,13,25] A magnitude dessas sobrecargas ajuda o clínico a analisar por que a cartilagem articular sobre a cabeça do fêmur está entre as mais espessas do corpo.

A explicação para essas grandes sobrecargas está na comparação dos braços de momento da força de reação ao solo e dos músculos abdutores. O deslocamento lateral usado pelo indivíduo para manter o centro de massa do peso CBT-I sobre o pé serve também para mover a articulação do quadril (o ponto de rotação) lateralmente, afastando-a da força de reação ao solo, o que aumenta o braço de momento desta. Por outro lado, o braço de momento dos abdutores do quadril permanece quase constante e é consideravelmente menor do que o da força de reação ao solo, o que os coloca em desvantagem mecânica e faz com que eles gerem grandes forças contráteis para equilibrar o efeito da força de reação ao solo.

O uso de uma análise similar permite o estudo do efeito que uma bengala na mão oposta possui na redução da sobrecarga sobre a articulação do quadril (Quadro 40.2). O benefício da bengala tem efeito sobre o braço de momento da força de reação ao solo sob o pé. A tarefa básica é a mesma: o indivíduo deve ficar na posição vertical, de modo que o

QUADRO 40.2 Examinando as forças

Análise 2D do apoio unipodal com uma bengala na mão contralateral

Os problemas:

- Qual é a força exigida dos abdutores para sustentar o apoio unipodal com a utilização de uma bengala na mão contralateral?
- Qual é a força sobre a cabeça do fêmur durante o apoio unipodal com a utilização de uma bengala na mão contralateral?

As condições do equilíbrio estático necessárias para solucionar esses problemas são as mesmas do Quadro 40.1:

$$\Sigma M = 0$$
$$\Sigma F_X = 0$$
$$\Sigma F_Y = 0$$

Considere que a bengala sustenta 15% do peso corporal, de forma que os 85% restantes são sustentados pelo membro de apoio.

As seguintes quantidades podem ser definidas:

$d_1 \equiv$ distância perpendicular do ponto de rotação (centro da articulação do quadril) até a linha de tração dos abdutores

$d_2 \equiv$ distância perpendicular do ponto de rotação (centro da articulação do quadril) até a linha de força do peso do membro inferior

$d_3 \equiv$ distância perpendicular do ponto de rotação (centro da articulação do quadril) até a linha de força da força de reação ao solo (FRS)

$P_L \equiv$ peso do membro inferior, aproximadamente um sétimo do peso corporal (P)

FRS = força de reação ao solo impulsionando para cima sobre o pé de apoio, igual a 85% do peso corporal (P)

F ≡ força dos músculos abdutores

F_X, $F_Y \equiv$ os componentes x e y da força abdutora

A ≡ força de reação articular sobre a cabeça do fêmur

A_X, $A_Y \equiv$ os componentes x e y da força de reação articular

Observe que as distâncias definidas acima podem ser medidas diretamente por meio de radiografias e, portanto, podem ser consideradas quantidades "conhecidas". O peso corporal também é uma quantidade "conhecida". Portanto, as únicas "desconhecidas" são as forças abdutoras e as de reação articular. Utilizando essas quantidades, as equações de equilíbrio estático podem ser descritas para o apoio unipodal. A equação do momento é utilizada para determinar a força abdutora:

$$\Sigma M: (FRS \times d_3) - (P_L \times d_2) - (F \times d_1) = 0$$

Substituindo os valores conhecidos para FRS e P_L:

$$(0{,}85 \times P \times d_3) + (1/7 \times P \times d_2) - (F \times d_1) = 0$$
$$0{,}99 \times P \times (d_3 + d_2) = F \times d_1$$
$$0{,}99P \times (d_3 + d_2) \times 1/d_1 = F$$

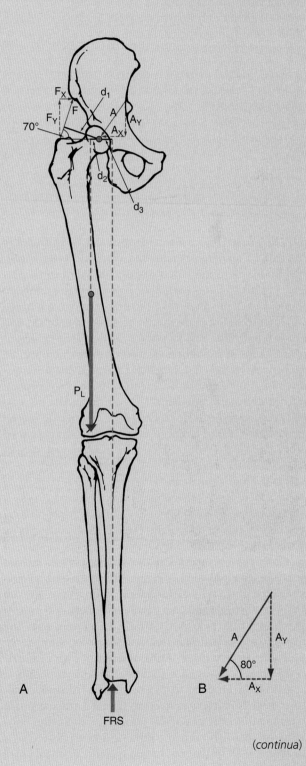

(continua)

> **QUADRO 40.2 Examinando as forças (*continuação*)**
>
> Observe que d_2 e d_3 são muito pequenas e que a soma delas é menor do que a d_1. Como no Quadro 40.1, essas dimensões são disponibilizadas por raio X e dependem do tamanho do indivíduo e da localização da bengala. Considerando que d_1 é quase duas vezes a soma de d_2 e d_3, a magnitude da F é de aproximadamente 0,5 vezes o peso corporal; ou seja, a força dos abdutores exigida no apoio unipodal com a utilização de uma bengala na mão oposta é de quase um terço da força necessária sem uma bengala.
>
> Considere que F = 0,5P. As equações de equilíbrio estático restantes podem ser usadas para determinar a força sobre a cabeça do fêmur:
>
> $$\Sigma F_X: F_X + A_X = 0$$
> $$A_X = -F_X$$
>
> Observe que $F_X = F(\cos 70°)$. Substituindo F por F = 0,5P:
>
> $$A_X = 0,5P (\cos 70°)$$
> $$A_X \approx -0,17P$$
> $$\Sigma F_Y: F_Y - L + FRS + A_Y = 0$$
>
> Observe que $F_Y = F(\text{sen } 70°)$. Substituindo F por F = 1,5P, e as outras quantidades conhecidas:
>
> $$A_Y = -(0,5P(\text{sen } 70°)) + 0,14P - 0,8P$$
> $$A_Y \approx -1,12P$$
>
> Utilizando o teorema de Pitágoras:
>
> $$A^2 = A_X^2 + A_Y^2$$
> $$\mathbf{A \approx 1,13P}$$
>
> Utilizando trigonometria, a direção de A pode ser determinada:
>
> $$\cos = A_X/A$$
> $$\approx 80° \text{ a partir da horizontal}$$

centro de massa abranja a base de sustentação. Entretanto, a bengala na mão oposta aumenta a base de sustentação, permitindo que o indivíduo se posicione de forma mais ereta (Fig. 40.2). Por conseguinte, o pé de apoio é alinhado para ficar mais próximo sob o quadril de apoio, e o braço de momento da força de reação ao solo é menor do que quando o indivíduo está na posição vertical sem uma bengala. Cálculos de equilíbrio estático revelam que o uso de uma bengala na mão oposta reduz a força exigida dos músculos abdutores a aproximadamente 50% do peso corporal e a força de reação articular a 1,13 vez em média do peso corporal, uma redução de mais de 50% na força de reação articular. Esses dados fornecem sustentação concreta para o aviso dado pelo dr. William Blount há mais de meio século, "Não jogue fora a bengala".[7]

Os indivíduos geralmente aprendem a usar a bengala na mão oposta ao lado deficiente, embora a observação casual de indivíduos que caminham com uma bengala ou uma única muleta sugere que muitas pessoas usam a bengala na mão do lado do membro inferior com problema. É útil examinar as implicações mecânicas de usar uma bengala no lado contralateral ou ipsilateral. A Figura 40.3 revela que, quando a bengala é usada na mão ipsilateral, a força de reação ao solo sobre a bengala aumenta o momento de adução sobre o quadril produzido pelo peso CBT-I. Dessa forma, para que o paciente seja beneficiado pela bengala no lado ipsilateral, o indivíduo deve utilizar outros mecanismos para reduzir as exigências dos músculos abdutores e, então, diminuir a força de reação articular. Com a bengala no lado ipsilateral, a base de sustentação é ainda mais lateral à articulação do quadril do que sem a bengala. Portanto, o indivíduo deve inclinar-se mais lateralmente durante a locomoção com a bengala na mão ipsilateral do que quando a bengala está na mão oposta, para posicionar o centro de massa sobre

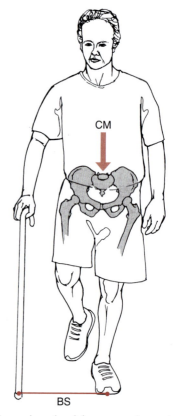

Figura 40.2 No apoio unipodal com uma bengala na mão contralateral, o indivíduo é capaz de posicionar-se de forma mais ereta enquanto mantém o centro de massa (CM) sobre a base de sustentação (BS) ampliada.

a base de sustentação ampliada (Fig. 40.4). Essa inclinação do tronco acentuada lateralmente sobre o pé de apoio e a bengala reduz a contribuição do peso CBT-I para o momento de adução e, dessa forma, diminui a exigência do abdutor.[28] Entretanto, a inclinação acentuada requer mais trabalho para o restante do corpo e pode aumentar as sobrecargas sobre as articulações vizinhas, como a coluna lombar ou o joelho e o tornozelo. Chan et al. relatam que 14 mulheres com osteoartrite no joelho, na verdade, geraram maiores momentos musculares de abdução do quadril utilizando a bengala no lado ipsilateral do que utilizando-a no lado oposto ou quando a bengala não foi utilizada.[8]

A inclinação lateral acentuada também pode fazer com que o indivíduo produza mais peso sobre a bengala. O aumento de peso sobre a bengala coloca o indivíduo em risco de síndromes por uso excessivo do membro superior, como a síndrome do túnel do carpo. Essa análise demonstra que há benefícios evidentes e significativos para o indivíduo com disfunção do quadril que usa a bengala na mão contralateral, em vez de usá-la na mão ipsilateral. Como o uso da bengala na mão ipsilateral parece intuitivo, esse estudo também oferece evidência real para ajudar o clínico a justificar as instruções ao paciente sobre a forma de utilização mais apropriada da bengala.

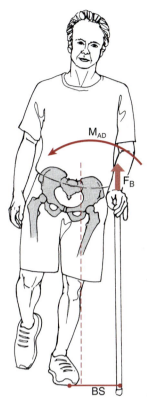

Figura 40.3 No apoio unipodal com uma bengala na mão ipsilateral, a força de reação ao solo da bengala exerce um momento de adução (M_{AD}) sobre o tronco.

Relevância clínica

Treinamento da marcha para utilização de uma bengala: A análise mecânica das sobrecargas sobre o quadril e a avaliação direta da atividade elétrica dos abdutores do quadril durante a marcha demonstram os benefícios de uma bengala quando utilizada na mão oposta ao quadril deficiente. A orientação correta para o uso apropriado de uma bengala otimiza os benefícios potenciais da bengala enquanto protege o paciente de lesões em outras regiões, como o punho e a mão ou a região lombar e o joelho.

A análise mecânica da posição vertical com e sem uma bengala demonstra que a força de reação articular sobre a cabeça do fêmur é principalmente dependente da força muscular exigida. A análise eletromiográfica (EMG) demonstra uma redução de 30% na atividade dos abdutores do quadril durante a marcha com a bengala na mão contralateral, comparada à caminhada sem uma bengala.[27] O uso da bengala diminui o momento externo gerado pela força de reação ao solo, reduzindo, dessa forma, a força exigida dos abdutores do quadril. O Capítulo 39 discute o efeito da debilidade dos abdutores do quadril e descreve a clássica **marcha do glúteo médio**. Nessa marcha, durante a sustentação unipodal sobre o lado debilitado, o indivíduo inclina-se lateralmente sobre o pé de apoio, movendo o centro da massa de forma que o peso CBT-I gera um momento de abdução sobre o quadril, eliminando, assim, a necessidade dos abdutores debilitados (Fig. 40.5).[42] A marcha do glúteo médio demonstra, novamente, o benefício da redução do momento externo. Indivíduos com o quadril dolorido utilizam esse mesmo padrão de marcha para reduzir a sobrecarga sobre ele por meio da redução da força muscular abdutora.[18,19,26] Nesse caso, o padrão de marcha é descrito como **antálgico**, indicando que ele resulta da dor.

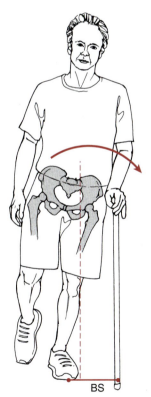

Figura 40.4 Como a base de sustentação é lateral à articulação do quadril do membro de apoio, para beneficiar-se da bengala, o indivíduo deve inclinar-se lateralmente, tanto quanto ou mais do que se não estivesse utilizando uma bengala.

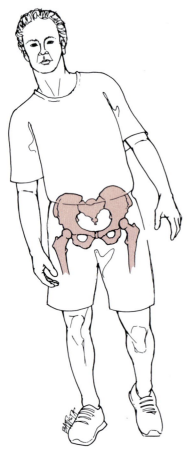

Figura 40.5 Na marcha do glúteo médio, o indivíduo inclina-se lateralmente enquanto apoia-se sobre o lado debilitado, movendo o centro de massa lateral à articulação do quadril e produzindo um momento de abdução sobre o quadril de apoio.

Nos exemplos anteriores, a força dos abdutores é diminuída por meio da redução do momento externo. A força exigida dos abdutores pode ser reduzida ao aperfeiçoar as habilidades dos músculos de gerar um momento. Especificamente, a vantagem mecânica de um músculo pode ser alterada pela mudança do seu braço de momento. No Capítulo 38, os efeitos das deformações coxa vara e coxa valga sobre o braço de momento dos abdutores são analisados. As deformações coxa valga reduzem o braço de momento dos abdutores, enquanto a coxa vara tende a aumentar o braço de momento. A análise mecânica apresentada neste capítulo oferece uma explicação mais completa dos mecanismos utilizados nessas situações clínicas. Um modelo matemático demonstra o resultado da realocação cirúrgica do trocanter maior no braço de momento dos músculos abdutores e, portanto, na força de reação articular do quadril.[20] Mover o trocanter maior lateralmente resulta em um aumento no braço de momento dos abdutores e, por conseguinte, um aumento considerável no momento gerado por uma determinada contração. Isso, então, reduz a quantidade de força muscular necessária para sustentar o peso CBT-I no apoio unipodal e, dessa forma, diminui também a força de reação articular. Mover o trocanter medialmente parece aumentar de modo significativo a força de reação articular por razões similares.

> **Relevância clínica**
>
> **Mudando a vantangem mecânica dos músculos com cirurgia:** Os cirurgiões aplicam os conceitos básicos de análise mecânica para aperfeiçoar a vantagem mecânica de um músculo e, portanto, a função do paciente por meio da cirurgia reconstrutiva do quadril, como osteotomias e até mesmo artroplastias articulares totais. Os implantes articulares podem ser desenvolvidos para influenciar a vantagem mecânica abdutora, alterando o comprimento do pescoço do componente femoral. Da mesma forma, o alinhamento da prótese, quando é implantada, pode alterar a distância do centro articular até o trocanter maior, modificando, assim, o braço de momento dos abdutores.

Análise das forças em condições dinâmicas

Os exemplos dados até o momento utilizaram a análise das condições de equilíbrio estático. Entretanto, a caminhada normal resulta em aumentos significativos nas forças como resultado das acelerações presentes na locomoção. Embora uma discussão mais detalhada dos princípios do equilíbrio dinâmico usados para determinar as forças envolvidas na marcha seja apresentada no Capítulo 48, o quadro conceitual é similar às condições de equilíbrio estático. As equações de movimento para o equilíbrio dinâmico assumem a forma mais geral:

$$\sum \mathbf{F} = m\mathbf{a} \qquad \text{(Equação 40.1)}$$

$$\sum \mathbf{M} = I\alpha \qquad \text{(Equação 40.2)}$$

Onde F representa as forças externas, M representa os momentos externos, m é a massa, I é o momento de inércia, e a e α representam as acelerações linear e angular. Utilizando essa abordagem, diversos pesquisadores calcularam as sobrecargas sobre a cabeça do fêmur durante a locomoção normal. Com base na aplicação dessas equações de movimento, estimativas do pico das forças de reação articular do quadril durante a marcha variam de aproximadamente 2,5 a 7 vezes o peso corporal.[1,10,12,34,39] Os pesquisadores também descrevem medidas diretas de forças articulares, com a utilização de próteses instrumentadas da cabeça do fêmur, em indivíduos que se submetem à artroplastia da articulação do quadril.[4-6,15,16,32] Ao reconhecer que essas medidas ocorrem em indivíduos com deficiências articulares, as medidas diretas sugerem que as análises matemáticas podem superestimar as forças articulares do quadril.[15,16] Entretanto, até mesmo as medidas diretas demonstram que o quadril é capaz de sustentar sobrecargas maiores do que o peso corporal (aparentemente de pelo menos duas a três vezes o peso corporal) durante a locomoção normal. Essas forças de reação articulares aumentam com a caminhada acelerada e com a corrida.[4,5,34] Jovens adultos saudáveis, tanto homens quanto mulheres, realizam uma média de 10.000–12.000 ciclos de passadas por dia, o que pode chegar a quase 2 milhões de ciclos de passadas/ano.[36,37] Não é de se espantar que um quadril dolorido possa levar a sérias disfunções e incapacidades locomotoras.

Uma compreensão das forças de reação articular fornece uma perspectiva útil sobre as exigências mecânicas das tarefas diárias. Entretanto, o conceito de uma força de reação articular é uma simplificação excessiva da situação física. Geralmente considera-se que as forças de reação articular são aplicadas a uma articulação em um único ponto. Na verdade, as forças de contato em uma articulação são aplicadas sobre uma área distinta. Dessa forma, as sobrecargas geradas no quadril como resultado da sustentação de peso e das contrações musculares são de fato distribuídas pela superfície articular. Uma discussão completa das forças articulares do quadril exige uma análise das sobrecargas/unidade de área, ou do **estresse**, sustentadas pelas superfícies articulares do quadril durante uma atividade. A anatomia comparativa fornece uma perspectiva sobre a importância do estresse como um parâmetro pelo qual é possível avaliar o quadril. O quadril humano é consideravelmente maior do que o dos macacos quando normalizado para o tamanho corporal total.[22] Esse aumento relativo no tamanho articular resulta em uma melhor capacidade de espalhar as sobrecargas sustentadas sobre uma área da superfície maior durante o apoio, reduzindo o estresse sobre o quadril. O tamanho relativo da articulação do quadril em humanos comparado com o dos macacos é uma importante diferença estrutural que aumenta a habilidade dos humanos de suportar a locomoção bipedal.

Implantes femorais ou acetabulares instrumentados instalados no momento de uma artroplastia da articulação do quadril permitem que os pesquisadores meçam diretamente as pressões (força/área) sobre as superfícies articulares do quadril durante várias atividades.[2,14,31,35,38,40] Picos de estresses acetabulares de aproximadamente 4,0–7,0 MPa são descritos sobre as superfícies posterossuperiores do quadril durante a caminhada lenta, rápida e de velocidade livre.[23,31] Os grandes estresses sustentados durante a caminhada ocorrem nas áreas da articulação do quadril, nas quais a cartilagem articular é muito espessa, e estresses muito pequenos ocorrem sobre a superfície anterolateral do quadril, na qual a cartilagem é mais fina. Medidas diretas revelam que o uso de uma bengala reduz os picos de estresses para 3,0–4,0 MPa, uma descoberta que é coerente com a análise estática descrita anteriormente neste capítulo. Levantar ou sentar em uma cadeira e subir escadas são atividades que aumentam os estresses articulares sobre o quadril até aproximadamente 5,0–9,0 MPa.[2,40]

Exercícios ativos durante a fase aguda de reabilitação após uma fratura do quadril geram picos de pressão similares aos registrados durante a marcha.[38] A locomoção sem sustentação de peso produz pressões mais altas sobre o quadril do que a sustentação de peso com contato com o solo em um indivíduo com uma substituição da cabeça do fêmur após uma fratura do quadril.[14] É possível observar que a cocontração dos músculos necessária para manter o membro distante do solo também aproxima as superfícies articulares, aumentando as forças de contato. A atividade de subir e descer escadas produz estresses articulares ainda maiores do que a caminhada, com picos de estresse de 15 MPa registrados durante a descida de escadas.[31]

Embora a medida direta de estresses articulares tenha ocorrido em apenas poucos indivíduos e em indivíduos com disfunções específicas, estudos como esses evidenciam as demandas sobre a articulação do quadril durante uma atividade. Eles oferecem visões sobre como as sobrecargas são distribuídas sobre uma superfície, que superfícies sustentam grandes estresses e por quanto tempo, e quais superfícies suportam pouca ou nenhuma sobrecarga. Essa evidência ajuda a esclarecer as relações entre atividade, sobrecargas articulares e integridade articular. Esses estudos da pressão articular também oferecem uma importante perspectiva para o clínico. Os dados sugerem que atividades que se acreditava que exerciam pequenas sobrecargas sobre o quadril, na verdade podem sobrecarregar o quadril significativamente. Esses dados também fornecem mais informações para ajudar os terapeutas a desenvolverem regimes de reabilitação eficazes e programas de educação para pacientes que protejam a articulação de sobrecargas excessivas.

Relevância clínica

Estresses na articulação do quadril e resultados clínicos em necrose avascular: A necrose avascular da cabeça do fêmur causa mudanças degenerativas dolorosas nesta estrutura, por causa da morte do osso trabecular e subcondral. Conforme a disfunção progride, parte da cabeça do fêmur não sustenta mais o peso corporal e a imposição de sobrecarga ocorre sobre uma área da superfície menor (estresse acentuado). O tratamento inclui artroplastia da cabeça do fêmur e osteotomia femoral para realinhar a superfície de sustentação de peso, de forma que a sustentação do peso corporal ocorra sobre uma área não danificada. Em um estudo de 30 quadris tratados com osteotomias intertrocantéricas para necrose avascular, Dolinar et al. relataram que os indivíduos que tiveram bons resultados, a partir de 9 a 26 anos após a cirurgia, apresentaram uma redução média no pico de estresse da cabeça do fêmur de 0,2 MPa, enquanto os que não tiveram um bom resultado tiveram um aumento médio de estresse de 0,08 MPa.[11] Esses dados sugerem que o realinhamento cirúrgico que minimiza o estresse sobre a cabeça do fêmur pode, na verdade, melhorar os resultados clínicos. Esse estudo demonstra a aplicabilidade clínica direta de medidas biomecânicas, como o estresse ósseo.

Aplicações práticas da análise da força

A osteoartrite é a doença reumática mais comum no mundo, encontrada em aproximadamente um terço dos adultos com 65 anos de idade ou mais.[3,24,30] A articulação do quadril normalmente é uma das articulações mais afetadas.[17,21] Fatores mecânicos, como a magnitude das sobrecargas sobre as articulações, bem como a frequência e a duração da imposição de sobrecarga, têm sido implicados em doenças articulares degenerativas.[33] Os fatores de risco mais importantes para a osteoartrite do quadril incluem obesidade e ocupações que requerem levantamento repetitivo, fornecendo mais evidência que ligam sobrecargas e padrões de imposição de carga à osteoartrite.[3,9,41] Dessa forma, um objetivo comum do tratamento conservador em indivíduos com artrite é reduzir as sobrecargas sobre as articulações envolvidas. Uma análise das forças e pressões aplicadas ao quadril oferece ao clínico evidência direta para avaliar tais programas de proteção articular. Os exemplos apresentados até o momento oferecem aplicações clínicas concretas: (a) indivíduos com um quadril dolorido podem se beneficiar do uso de uma bengala na mão oposta; (b) se não há problemas, utilizar uma bengala na mão ipsilateral pode piorar a marcha em um indivíduo com um quadril dolorido; e (c) a cabeça do fêmur de um indivíduo após a fratura do quadril sustenta pressões significativas, mesmo durante a locomoção sem sustentação do peso corporal.

A habilidade de analisar as sobrecargas sobre o quadril permite que o clínico avalie a maioria das situações e dê conselhos para ajudar o indivíduo a diminuir as sobrecargas nesta região. Por exemplo, carregar uma sobrecarga na mão ipsilateral reduz as forças abdutoras utilizadas para estabilizar o tronco e a pelve e, portanto, diminui a força de reação articular, e carregar sobrecargas na mão contralateral tem o efeito contrário.[27,29] Uma breve análise da mecânica da situação revela que essa conclusão é uma consequência direta dos princípios do equilíbrio estático. A sobrecarga na mão ipsilateral gera um momento de abdução no quadril de apoio, reduzindo, assim, a necessidade dos músculos abdutores (Fig. 40.6). Por outro lado, uma sobrecarga na mão contralateral gera um momento de adução e aumenta a necessidade dos abdutores. Essa análise pode ser utilizada para avaliar a sobrecarga sobre o quadril em contextos industriais em que os trabalhadores devem erguer ou carregar sobrecargas repetitivamente. Da mesma forma, a análise unipodal pode ser aplicada em situações que exigem sustentação assimétrica prolongada. Por conseguinte, cabe ao clínico analisar a mecânica de uma atividade e utilizar os resultados desta análise para otimizar uma intervenção.

Resumo

Este capítulo utiliza os princípios de equilíbrio estático para analisar as forças envolvidas no caso de sustentação unipodal. A força abdutora exigida durante o apoio unipodal é de aproximadamente duas vezes o peso corporal, e a força de reação articular resultante é de cerca de 2,5 vezes o peso corporal. As estimativas da força de reação articular sobre o fêmur durante a locomoção variam, mas podem ser de duas a três vezes o peso corporal. A análise mecânica demonstra que o uso de uma bengala na mão oposta é eficaz na redução da força de reação articular sobre a cabeça do fêmur. Como a força de reação articular depende da força muscular abdutora, os procedimentos para aumentar a vantagem mecânica dos músculos ou as estratégias para diminuir os momentos externos sobre o quadril são eficazes na redução das sobrecargas sobre o quadril.

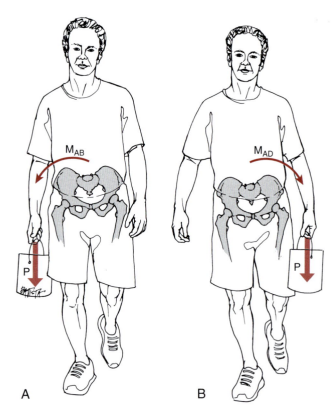

Figura 40.6 A. Um peso no lado do membro de sustentação do peso produz um momento de abdução (M_{AB}) sobre o membro de apoio, reduzindo a força exigida dos abdutores do quadril. **B.** Um peso no lado oposto do membro de sustentação do peso gera um momento de adução (M_{AD}) no quadril de apoio, aumentando a força exigida dos abdutores do quadril.

Este capítulo também examina os estresses aplicados no quadril e demonstra que a cabeça do fêmur sustenta grandes estresses (4–6 MPa) durante a caminhada e até mesmo durante a marcha sem sustentação de peso. Descer escadas gera picos de estresses muito maiores. O capítulo também demonstra que os estresses são aplicados de forma desigual sobre a superfície articular e são maiores nos locais em que a cartilagem articular é mais espessa. A compreensão das forças e dos estresses aos quais o quadril é submetido diariamente permite que o clínico quantifique o impacto das anormalidades estruturais ou das deficiências musculares. Esses conceitos ajudam a orientá-lo no desenvolvimento de intervenções mais diretas, eficazes e bem-sucedidas.

Referências bibliográficas

1. Anderson D, Hillberry B, Teegarden D, et al.: Biomechanical analysis of an exercise program for forces and stresses in the hip joint and femoral neck. J Appl Biomech 1996; 12: 292–312.
2. Bachtar F, Chen X, Hisada T: Finite element contact analysis of the hip joint. Med Bio Eng Comput 2006; 44: 643–651.
3. Berenbaum F: Osteoarthritis A. Epidemiology, pathology, and pathogenesis. In: Klippel JH, ed. Primer on the Rheumatic Diseases. Atlanta: Arthritis Foundation, 2001; 285–289.

4. Bergmann G, Deuretzbacher G, Heller M, et al.: Hip contact forces and gait patterns from routine activities. J Biomech 2001; 34: 859–871.
5. Bergmann G, Graichen F, Rohlmann A: Hip joint loading during walking and running, measured in two patients. J Biomech 1993; 26: 969–990.
6. Bergmann G, Kniggendorf H, Graichen F, Rohlmann A: Influence of shoes and heel strike on the loading of the hip joint. J Biomech 1995; 28: 817–827.
7. Blount W: "Don't throw away the cane." J Bone Joint Surg 1956; 38: 695.
8. Chan GNY, Smith AW, Kirtley C, Tsang WWN: Changes in knee moments with contralateral versus ipsilateral cane usage in females with knee osteoarthritis. Clin Biomech 2005; 20: 396–404.
9. Cooper C, Campbell L, Byng P, et al.: Occupational activity and the risk of hip osteoarthritis. Ann Rheum Dis 1996; 55: 680–682.
10. Crowninshield RD, Johnston RC, Andrews JG, Brand RA: A biomechanical investigation of the human hip. J Biomech 1978; 11: 75–85.
11. Dolinar D, Antolic V, Herman S, et al.: Influence of contact hip stress on the outcome of surgical treatment of hips affected by avascular necrosis. Arch Orthop Trauma Surg 2003; 123: 509–513.
12. Duda GN, Schneider E, Chao EYS: Internal forces and moments in the femur during walking. J Biomech 1997; 30: 933–941.
13. Genda E, Iwasaki N, Li G, et al.: Normal hip joint contact pressure distribution in single-leg standing—effect of gender and anatomic parameters. J Biomech 2001; 34: 895–905.
14. Givens-Heiss DL, Krebs DE, Riley PO, et al.: In vivo acetabular contact pressures during rehabilitation, Part II: Postacute phase. Phys Ther 1992; 72: 700–710.
15. Heller MO, Bergmann G, Deuretzbacher G, et al.: Musculoskeletal loading conditions at the hip during walking and stair climbing. J Biomech 2001; 34: 883–893.
16. Heller MO, Bergmann G, Kassi JP, et al.: Determination of muscle loading at the hip joint for use in pre-clinical testing. J Biomech 2005; 38: 1155–1163.
17. Hochberg MC: Osteoarthritis. B. Clinical features. In: Klippel JH, ed. Primer of the Rheumatic Diseases. Atlanta: Arthritis Foundation, 2001; 289–293.
18. Hurwitz DE, Foucher K, Sumner DR, et al.: Hip motion and moments during gait relate directly to proximal femoral bone mineral density in patients with hip osteoarthritis. J Biomech 1998; 31: 919–925.
19. Hurwitz DE, Hulet C, Andriacchi T, et al.: Gait compensations in patients with osteoarthritis of the hip and their relationship to pain and passive hip motion. J Orthop Res 1997; 15: 629–635.
20. Iglic A, Antolic V, Srakar F, et al.: Biomechanical study of various greater trochanter positions. Arch Orthop Trauma Surg 1995; 114: 76–78.
21. Ivan D: Pathology for the Health-Related Professions. Philadelphia: WB Saunders, 1996.
22. Jungers W: Relative joint size and hominoid locomotor adaptations. J Hum Evol 1988; 17: 247.
23. Krebs DE, Robbins CE, Lavine L, Mann RW: Hip biomechanics during gait. J Orthop Sports Phys Ther 1998; 28: 51–59.
24. Martin DF: Pathomechanics of knee osteoarthritis. Med Sci Sports Exerc 1994; 26: 1429–1433.
25. McLeish R, Charndey J: Abduction forces in the one-legged stance. J Biomech 1970; 3: 191–209.
26. Murray MP, Gore DR, Clarkson BH: Walking patterns of patients with unilateral hip pain due to osteo-arthritis and avascular necrosis. J Bone Joint Surg 1971; 53A: 259–274.
27. Neumann D: An electromyographic study of the hip abductor muscles as subjects with a hip prosthesis walked with different methods of using a cane and carrying a load. Phys Ther 1999; 79: 1163–1173.
28. Neumann DA: Hip abductor muscle activity as subjects with hip protheses walk with different methods of using a cane. Phys Ther 1998; 78: 490–501.
29. Neumann DA, Cook TM: Effect of load and carrying position on the electromyographic activity of the gluteus medius muscle during walking. Phys Ther 1985; 65: 305–311.
30. O'Sullivan S, Schmitz T: Physical Rehabilitation: Assessment and Treatment. Philadelphia: FA Davis, 1988.
31. Park S, Krebs DE, Mann RW: Hip muscle co-contraction: evidence from concurrent in vivo pressure measurement and force estimation. Gait Posture 1999; 10: 211–222.
32. Pedersen D, Brand R, Davy D: Pelvic muscle and acetabular contact forces during gait. J Biomech 1997; 30: 959–965.
33. Radin EL, Orr RB, Kelman JL, et al.: Effects of prolonged walking on concrete on the knees of sheep. J Biomech 1982; 15: 487–492.
34. Röhrle H, Scholten R, Sigolotto C, Sollbach W: Joint forces in the human pelvis-leg skeleton during walking. J Biomech 1984; 17: 409–424.
35. Rydell N: Intravital measurements of forces acting on the hip-joint. Biomech Related Eng Top 1965; 351–357.
36. Schmalzried TP, Szuszczewicz ES, Northfield MR, et al.: Quantitative assessment of walking activity after total hip or knee arthroplasty. J Bone Joint Surg 1998; 80: 54–59.
37. Sequeira MM, Rickenbach M, Wietlisbach V, et al.: Physical activity assessment using a pedometer and its comparison with a questionnaire in a large population survey. Am J Epidemiol 1995; 142: 989–999.
38. Strickland EM, Fares M, Krebs D, et al.: In vivo acetabular contact pressures during rehabilitation, Part I: Acute phase. Phys Ther 1992; 72: 691–699.
39. Witte H, Eckstein F, Recknagel S: A calculation of the forces acting on the human acetabulum during walking. Acta Anat 1997; 160: 269–280.
40. Yoshida H, Faust A, Wilckens J, et al.: Three-dimensional dynamic hip contact area and pressure distribution during activities of daily living. J Biomech 2006; 39: 1996–2004.
41. Yoshimura N, Sasaki S, Iwasaki K, et al.: Occupational lifting is associated with hip osteoarthritis: a Japanese case-control study. J Rheumatol 2000; 27: 434–440.
42. Zijlstra W, Bisseling R: Estimation of hip abduction moment based on body fixed sensors. Clin Biomech 2004; 19: 819–827.

Unidade 7   Joelho

A unidade anterior apresenta a estrutura e a mecânica da articulação do quadril. A presente unidade descreve a estrutura e a função da articulação do joelho, bem como os fatores que contribuem para sua disfunção. Como o cotovelo no membro superior, a principal função do joelho é alongar e encurtar o membro, auxiliando, assim, o quadril no posicionamento do pé. Por exemplo, o joelho encurta o membro inferior para auxiliar na desobstrução do pé durante a fase de balanço da marcha e alonga o membro quando ele se estende em direção ao solo para a fase de apoio da marcha. Entretanto, o papel do joelho na telescopagem do membro é complicado em razão de diversos fatores: (a) o joelho participa da sustentação de peso; (b) ele está localizado entre os dois ossos mais longos do corpo, o fêmur e a tíbia; e (c) o movimento do pé sobre o solo gera um movimento de rotação da tíbia e, por conseguinte, do joelho. Esses fatores exigem que o joelho possua mais capacidades do que um simples gínglimo possui. Na verdade, o joelho apresenta movimento tridimensional complexo. Os objetivos da unidade sobre o joelho são:

- Descrever a estrutura dos ossos e articulações do joelho e seus efeitos sobre a mobilidade e a capacidade funcional do joelho.
- Discutir as contribuições dos músculos do joelho para a mecânica e a patomecânica normal do joelho.
- Examinar as forças sustentadas pelo joelho durante o funcionamento normal e analisar o papel dessas forças na disfunção da articulação do joelho.

CAPÍTULO

41

Estrutura e função dos ossos e dos elementos não contráteis do joelho

SUMÁRIO

Ossos da articulação do joelho 742
    Diáfise e extremidade distal do fêmur 742
    Extremidade proximal da tíbia 744
    Efeitos do formato das superfícies articulares sobre o movimento articular femorotibial 744
    Movimento femorotibial 745
    Patela 747
    Fíbula proximal 748
    Pontos de referência palpáveis do joelho 748
Estruturas articulares do joelho 748
    Organização do osso trabecular e da cartilagem articular encontrados no joelho 748
    Meniscos 749
    Movimento dos meniscos sobre a tíbia 750
    Estruturas de sustentação não contráteis 751
Alinhamento normal da articulação do joelho 758
    Alinhamento no plano frontal 758
    Alinhamento no plano sagital 759
    Alinhamento no plano transverso 760
Alinhamento da articulação femoropatelar 760
    Alinhamento mediolateral 760
    Alinhamento proximal-distal 760
    Posicionamento angular da patela 761
Movimento do joelho 761
    Amplitude de movimento normal do joelho no plano sagital 762
    Rotações do joelho nos planos transverso e frontal 762
    Movimento femoropatelar 763
Resumo 764

A principal função do joelho, de alterar o comprimento do membro inferior, requer movimento de apenas um simples gínglimo. Entretanto, o movimento da tíbia causado pelo pé sobre o solo e o local da articulação do joelho no centro de um longo membro de sustentação do peso corporal impõem exigências adicionais e incomuns à articulação do joelho. Essas exigências requerem um equilíbrio delicado entre a estabilidade necessária para a sustentação do peso e a mobilidade indispensável para a locomoção bipedal. Os objetivos deste capítulo são:

- Discutir a estrutura dos ossos do joelho e como a estrutura afeta a mobilidade e a estabilidade da articulação do joelho.
- Examinar o complexo movimento tridimensional das articulações femorotibial e femoropatelar.
- Examinar o alinhamento normal dos ossos da articulação do quadril.
- Analisar as estruturas articulares que contribuem para a estabilidade da articulação do joelho.
- Revisar as amplitudes de movimento normais do joelho.

Ossos da articulação do joelho

A articulação do joelho é composta pela extremidade distal do fêmur, a extremidade proximal da tíbia e a patela. Este capítulo apresenta as características de cada osso que afeta a mecânica da articulação do joelho, incluindo o corpo femoral e a extremidade distal do fêmur. A extremidade proximal do fêmur é discutida na unidade anterior sobre o quadril (Cap. 38). Da mesma forma, o presente capítulo descreve a extremidade proximal da tíbia. As descrições do corpo e da extremidade distal da tíbia são abordadas na unidade sobre o tornozelo (Cap. 44). Embora a fíbula não participe diretamente da mecânica da articulação do quadril, alguns músculos que cruzam o joelho inserem-se na fíbula. Por conseguinte, a fíbula proximal também é descrita neste capítulo.

Diáfise e extremidade distal do fêmur

O corpo (diáfise) do fêmur possui três superfícies, anterior, medial e lateral (Fig. 41.1). As superfícies medial e lateral são separadas uma da outra posteriormente pela linha áspera, a crista posterior proeminente que dá origem a uma grande parte do músculo quadríceps femoral. A linha áspera divide-se distalmente, contribuindo para as linhas supracondilares medial e lateral e demarcando uma superfície posterior para inserção do músculo poplíteo. Distalmente, o corpo femoral achata-se em uma direção anteroposterior e alarga-se medial e lateralmente para formar as linhas supracondilares medial e lateral. As linhas supracondilares terminam na extremidade distal expandida do fêmur, que fornece superfícies articulares para a articulação do joelho.

A extremidade distal do fêmur consiste em dois grandes côndilos contínuos um com o outro anteriormente, mas separados por uma incisura intercondilar posteriormente. As porções anteriores das superfícies articulares dos côndilos medial e lateral combinam-se para fornecer articulação para a patela. Embora essa superfície patelar seja contínua com o restante das superfícies articulares dos côndilos medial e lateral, ela é diferenciada das superfícies articulares femorotibiais por um leve sulco mediolateral.[146] A superfície articular para a patela é côncava na direção mediolateral com uma ranhura longitudinal distinta através de sua linha mediana. Ela é convexa em uma direção superior-inferior. A superfície anterior do côndilo lateral, que se articula com

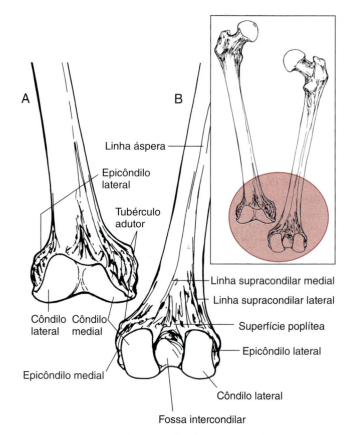

Figura 41.1 A. Uma vista anterior do fêmur revela os côndilos medial e lateral com seus respectivos epicôndilos. **B.** Uma vista posterior do fêmur revela a linha áspera, as linhas supracondilares medial e lateral, a superfície poplítea e a fossa intercondilar.

a patela, estende-se mais anteriormente do que a superfície anterior do côndilo medial, formando uma barreira contra o deslocamento lateral da patela.[191]

Os côndilos medial e lateral são separados um do outro pela fossa intercondilar sobre suas superfícies distal e posterior, na qual se articulam com a tíbia. As paredes medial e lateral da fossa intercondilar fornecem inserções para o ligamento cruzado posterior (LCP) e para o ligamento cruzado anterior (LCA), respectivamente. As superfícies dos dois côndilos são bem diferentes umas das outras, o que explica os movimentos complexos da articulação femorotibial. As características exclusivas de cada côndilo são descritas a seguir.

Côndilo medial

O côndilo medial estende-se mais distalmente do que o côndilo lateral. Entretanto, como no joelho normal os dois côndilos encontram-se no mesmo plano horizontal, o corpo do fêmur forma um leve ângulo com o vertical (Fig. 41.2). A superfície proximal do côndilo medial é marcada pelo tubérculo adutor, uma marcação palpável na qual o adutor magno se insere. O aspecto medial do côndilo femoral medial oferece um ápice facilmente palpável, conhecido como epicôndilo medial.

O formato e o tamanho da superfície articular femorotibial do côndilo medial diferenciam-no do côndilo lateral e influenciam os movimentos da articulação femorotibial. O côndilo medial é levemente curvado no plano transverso, já que se situa em um círculo que cerca o côndilo lateral (Fig. 41.3). A superfície articular do côndilo medial para a tíbia não é maior da região anterior para a posterior do que a superfície articular do côndilo lateral. Além disso, embora o côndilo medial seja convexo da parte anterior para a posterior, sua curvatura é variável. Ela é mais plana na sua superfície mais distal e mais curvada posteriormente.[44,81,86,146,191] A superfície articular para a patela também é mais curvada do que a superfície distal. O **raio da curvatura** descreve a curvatura de uma superfície (Cap. 7). Em geral, o raio da curvatura é o raio do círculo do qual a superfície articular pode ser derivada. Portanto, uma superfície plana é um segmento de um grande círculo com um grande raio. Uma superfície curvada é parte de um círculo menor com um raio menor (Fig. 7.10). Dessa forma, o raio da curvatura do côndilo medial é maior distalmente e é menor na sua superfície posterior (Fig. 41.4). Essa assimetria na curvatura contribui para o movimento complexo entre o fêmur e a tíbia.

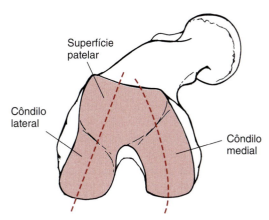

Figura 41.3 Uma vista distal do fêmur mostra que o côndilo femoral medial é curvado no plano transverso, e o côndilo femoral lateral projeta-se posteriormente perto do plano sagital.

Côndilo lateral

A superfície articular do côndilo lateral para a tíbia projeta-se posteriormente, mais no plano sagital do que o côndilo medial. Como o côndilo medial, a superfície articular apresenta curvaturas variáveis e é mais plana distalmente. O côndilo femoral lateral é mais plano distalmente do que o côndilo medial e, portanto, possui um raio de curvatura maior.[132] No plano frontal, ambos os côndilos são levemente convexos, mas o côndilo lateral é mais plano do que o medial. O aspecto lateral do côndilo lateral forma uma projeção proeminente, o epicôndilo lateral, que é uma marcação palpável importante. O eixo de flexão e extensão da articulação do joelho passa aproximadamente através dos epicôndilos lateral e medial.[33,179]

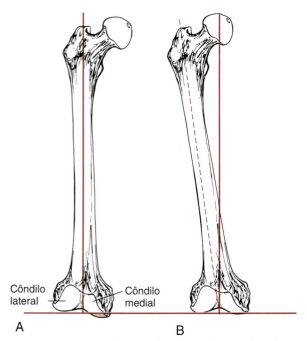

Figura 41.2 A. O côndilo medial maior projeta-se além do plano horizontal quando o fêmur está na vertical. **B.** Quando os côndilos estão alinhados horizontalmente, como eles são *in vivo*, o corpo femoral é projetado lateralmente.

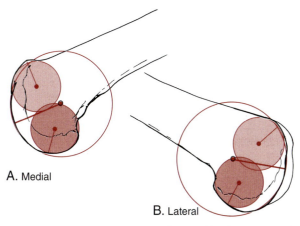

Figura 41.4 Os raios de curvatura dos côndilos femorais medial **(A)** e lateral **(B)** variam ao longo da superfície do côndilo, mais longos distalmente e mais curtos anterior e posteriormente.

Extremidade proximal da tíbia

A tíbia é o segundo osso mais longo do corpo, superado apenas pelo fêmur. Ele é caracterizado por uma extremidade proximal expandida que consiste nos côndilos medial e lateral, ou platôs, separados por uma região intercondilar não articular (Fig. 41.5). Essa região não articular é áspera e consiste em uma eminência intercondilar e em áreas intercondilares lisas anteriores e posteriores a esta eminência. Os tubérculos intercondilares medial e lateral, ou espinhas, projetam-se proximalmente a partir da eminência. A região intercondilar fornece inserção para os meniscos medial e lateral e para o LCA e o LCP. A superfície anterior da extremidade proximal da tíbia é marcada pela tuberosidade da tíbia, facilmente palpável, já que é coberta apenas por pele e pela bursa infrapatelar. Distal ao platô tibial lateral e lateral à tuberosidade da tíbia há outro tubérculo, o do côndilo lateral da tíbia, também conhecido como tubérculo de Gerdy. Uma face para a cabeça da fíbula é posicionada sobre a superfície inferior do côndilo lateral. Ela situa-se lateral, distal e um pouco posteriormente.

Superfícies articulares da extremidade proximal da tíbia

As superfícies articulares da extremidade proximal da tíbia para os côndilos femorais consistem em faces mediais e laterais sobre os platôs tibiais. As superfícies articulares proximais da tíbia são consideravelmente menores do que as respectivas superfícies articulares sobre o fêmur. Além disso, a superfície articular sobre o platô tibial medial é maior do que a superfície articular do lateral, diminuindo o **estresse** (força/área) aplicado sobre o platô tibial medial, que sustenta mais força do que o lateral no apoio ereto.[12,148]

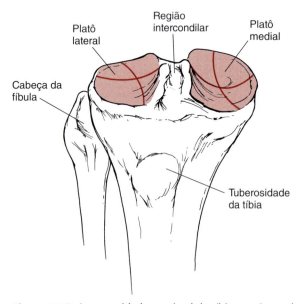

Figura 41.5 A extremidade proximal da tíbia contém o platô tibial com suas faces articulares. A face articular medial é côncava da região medial para a lateral; a face articular lateral é côncava da parte medial para a lateral, mas levemente convexa da anterior para a posterior.

A superfície articular medial da tíbia é levemente côncava. Entretanto, ela possui um grande raio de curvatura, indicando que é relativamente plana.[187,195] O formato da superfície articular lateral é mais variável. Ela é côncava na direção mediolateral, mas, como o fêmur, o platô tibial lateral é mais plano do que o platô medial. Embora alguns autores relatem que a superfície articular lateral também é côncava na direção anteroposterior[191], medidas diretas de joelhos de cadáveres sugerem que, na verdade, a superfície é plana ou até mesmo convexa durante a maior parte da sua superfície anteroposterior.[12,50,187,195] Dessa forma, fica claro que não só as superfícies articulares medial e lateral da tíbia diferem uma da outra, como também diferem das respectivas superfícies articulares do fêmur. As diferenças no formato das superfícies da articulação femorotibial influenciam o padrão de imposição de sobrecarga sobre a articulação. Apesar de essas diferenças serem moduladas de alguma forma pelos meniscos de intervenção, que são discutidos posteriormente neste capítulo, as diferenças restantes entre as superfícies articulares influenciam o movimento da articulação femorotibial.

Efeitos do formato das superfícies articulares sobre o movimento articular femorotibial

Três fatores em relação ao formato das superfícies articulares do joelho afetam o movimento da articulação femorotibial:

- O tamanho diferente das superfícies articulares dos côndilos femorais e dos côndilos tibiais.
- O tamanho diferente da superfície articular do côndilo femoral medial e do côndilo femoral lateral.
- A variação na curvatura da direção anterior para a posterior em todas as superfícies articulares.

Cada um desses fatores possui um impacto diferente sobre o movimento que ocorre na articulação femorotibial, e juntos ajudam a explicar o complexo movimento tridimensional que acontece durante a flexão e a extensão do joelho.

Diferença entre as superfícies femoral e tibial

Como há mais superfície articular no lado femoral da articulação do joelho do que no lado tibial, o rolamento simples torna-se impossível. Como descrito no Capítulo 7, rolamento simples ocorre quando para cada ponto de contato em uma superfície há um único ponto de contato na outra superfície (Fig. 7.3). Dessa forma, esse movimento requer superfícies articulares iguais. Se o fêmur se submetesse ao rolamento simples sobre a tíbia durante a flexão do joelho, ele rolaria para fora da superfície tibial (Fig. 41.6). Durante a flexão, o contato entre o fêmur e a tíbia move-se posteriormente de forma gradual sobre a tíbia, indicando certo rolamento.[49,170,192,195] Entretanto, a magnitude da diferença nas superfícies articulares entre a tíbia e o fêmur exige que na flexão do joelho o fêmur se submeta a movimentos adicionais quando ele rola em flexão. Por outro lado, em extensão, o contato entre o fêmur e a tíbia move-se anteriormente

Capítulo 41 Estrutura e função dos ossos e dos elementos não contráteis do joelho 745

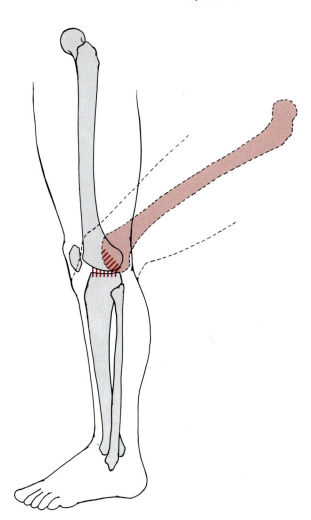

Figura 41.6 Se a flexão do joelho ocorre com o rolamento simples sem translação do fêmur, este "rolará para fora" da tíbia.

e tibiais tem um impacto direto sobre o movimento relativo da articulação femorotibial.[19] As estruturas ligamentares também influenciam o movimento articular femorotibial. As contribuições dadas por essas estruturas são discutidas posteriormente neste capítulo.

Movimento femorotibial

As complexas formas e diferenças das superfícies articulares femorotibiais contribuem para o complexo movimento tridimensional do fêmur e da tíbia durante a flexão e a extensão do joelho. A vista clássica do movimento femorotibial é baseada em análises bidimensionais que sugerem que a flexão do joelho se inicia com a rotação lateral do fêmur e continua com o rolamento posterior do fêmur e o deslizamento anterior concomitante de até 2 cm.[49]

Análises tridimensionais mais recentes confirmam a natureza tridimensional do movimento femorotibial durante a flexão e a extensão, mas fornecem medidas mais precisas dos movimentos dos planos frontal e transverso.[33,72,81,193] Esses estudos demonstram que a rotação lateral do fêmur em relação à tíbia acompanha a flexão do joelho, chegando a aproximadamente 20° de rotação lateral quando o joelho se move da extensão total para pelo menos 90° de flexão (Fig. 41.7). Além disso, a abdução femoral em relação à tíbia também ocorre com a flexão do joelho, embora esta excursão seja muito menor, de aproximadamente 5°.[134,162]

de maneira progressiva quando o joelho se move da flexão para a extensão, mas o fêmur apresenta movimento adicional quando rola em extensão.

Diferença entre o tamanho dos côndilos femorais medial e lateral

Como o côndilo femoral lateral possui uma superfície articular mais curta para a tíbia do que o côndilo medial, os movimentos de flexão e extensão simples falham ao utilizar toda a superfície articular do côndilo medial. Apenas o movimento adicional nos planos transverso e frontal permite a utilização total da superfície articular do côndilo medial.

Variabilidade da curvatura em todas as superfícies articulares da articulação femorotibial

A variabilidade no formato das superfícies articulares individuais da região anterior para a posterior sugere que o movimento relativo entre a tíbia e o fêmur depende de quais partes dos côndilos realmente estão em contato. Por conseguinte, o movimento relativo do joelho depende da sua posição. Portanto, o formato das superfícies articulares femorais

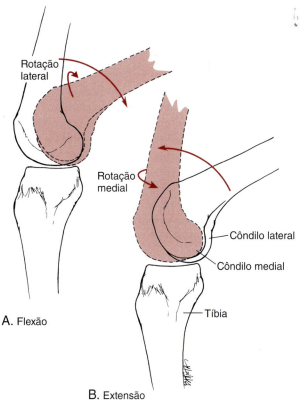

Figura 41.7 **A.** A flexão do joelho ocorre com o rolamento, a rotação lateral e a abdução do fêmur, e pelo menos um pouco de translação. **B.** A extensão inverte os movimentos.

A extensão a partir da posição flexionada combina os movimentos opostos: rolamento anterior, rotação medial e adução do fêmur.

A translação dos côndilos femorais também acompanha a flexão e a extensão do joelho. Durante a flexão, o côndilo femoral lateral realiza translação posteriormente.[38,134,162] A translação do côndilo medial é menos bem compreendida, e parece ser menos ainda do que a do côndilo lateral. A vista tradicional da translação femoral ou tibial durante a flexão e a extensão do joelho precisa ser revista. Esse ponto de vista, baseado na análise bidimensional, descreve o movimento do joelho de acordo com a conhecida regra côncavo-convexa. A regra côncavo-convexa sugere que uma superfície convexa (os côndilos femorais) rolando sobre uma superfície côncava (o platô tibial) rolará em uma direção e deslizará, ou realizará translação, na direção oposta. Aplicada ao joelho, essa regra estabeleceria que durante a flexão os côndilos femorais rolariam posteriormente e realizariam a translação anteriormente. Dados existentes rebatem essa possibilidade de forma convincente. Utilizando técnicas de imagem tridimensional, pesquisadores demonstram de modo consistente a translação posterior substancial do côndilo femoral lateral durante a flexão do joelho. A translação do côndilo femoral medial é descrita por certos autores como mínima[38], como anterior por alguns[162] e ainda como posterior por outros.[68,134] Parte da translação posterior do côndilo femoral lateral provavelmente reflete na rotação femoral lateral, mas pode incluir translação posterior do côndilo femoral independente. Estudos também mostram que o ponto de contato sobre a tíbia move-se posteriormente durante a flexão, em especial sobre o platô femoral lateral.[38]

A confusão em relação ao movimento do joelho provavelmente origina-se das imagens bidimensionais que eram a principal fonte de informação em quase todo o século XX e a interpretação errônea da rotação femoral como translação. Independentemente da fonte do equívoco, a compreensão do século XXI sobre o movimento do joelho reconhece o complexo movimento tridimensional que consiste principalmente em flexão ou extensão com rotação longitudinal significativa, leve movimento do plano frontal e ligeira translação, cuja grande parte é posterior.

O momento da rotação medial ou lateral também permanece em discussão. Embora a vista tradicional de que a rotação ocorre apenas no início da flexão ou no final da extensão tenha sido refutada, alguns pesquisadores sugerem que há uma rotação inicial no começo da flexão (ou no final da extensão), que cessa até pelo menos 45° de flexão. Outros sugerem que a rotação continua suavemente durante pelo menos os primeiros 90° do movimento.[193] O **mecanismo de encaixe de parafuso** descreve a rotação medial final do fêmur quando o joelho alcança a extensão total. Não há uma definição se esse é um movimento femoral distinto ou a continuação da rotação femoral ao longo da amplitude.

Apesar das controvérsias existentes, o movimento femorotibial durante a flexão e a extensão do joelho apresenta componentes característicos:

- Durante a flexão, à medida que o fêmur rola em flexão, ele gira lateralmente em relação à tíbia. Por outro lado, o fêmur gira medialmente quando rola em extensão.
- O contato entre o fêmur e a tíbia migra posteriormente sobre a tíbia durante a flexão e anteriormente durante a extensão.
- Parece haver certa translação anteroposterior entre a tíbia e o fêmur durante algumas porções da flexão e da extensão, embora ela possa ser pequena.

Até o momento, este capítulo descreveu a flexão e a extensão do joelho como o movimento do fêmur sobre a tíbia. Esse movimento ocorre ao sentar-se ou levantar-se de uma cadeira. Nesses casos, o pé é fixado sobre o solo e a coxa move-se sobre a perna. Isso é conhecido como uma atividade de **cadeia fechada**. Entretanto, durante a fase de balanço da marcha, a perna move-se mais do que a coxa. Nesse caso pode-se dizer que a tíbia move-se sobre o fêmur. Esse movimento é conhecido como uma atividade de **cadeia aberta**, caracterizada pela capacidade do pé de mover-se livremente no espaço. Não importa se a coxa se move sobre a perna ou se esta, sobre aquela, o movimento relativo do fêmur e da tíbia permanece o mesmo durante a flexão e a extensão do joelho. Esses movimentos estão listados na Tabela 41.1.

Fica claro a partir da descrição dos movimentos que ocorrem na articulação femorotibial que o joelho não funciona como um simples gínglimo. Ele permite movimento significativo em torno dos três eixos, mediolateral, anteroposterior e longitudinal. Embora o movimento em torno do eixo mediolateral exceda os movimentos em torno dos outros dois eixos, todos os movimentos desempenham um papel significativo na função da articulação femorotibial. Além disso, a articulação femorotibial permite a translação ao longo de todos os três eixos. Apesar de apenas o deslizamento anteroposterior, que é limitado pelos ligamentos

TABELA 41.1 Movimento relativo do fêmur e da tíbia durante a flexão e a extensão do joelho

	Movimento femoral		Movimento tibial	
	Rolamento	Rotação	Rolamento	Rotação
Flexão	Para trás	Lateral	Para a frente	Medial
Extensão	Para a frente	Medial	Para trás	Lateral

Relevância clínica

Movimento articular femorotibial: O movimento da articulação femorotibial é relativamente complexo. A restauração da amplitude de movimento (ADM) total de flexão ou extensão do joelho em um paciente com movimento limitado requer que o clínico facilite as rotações e translações em todos os três planos. Técnicas comuns de terapia manual são destinadas à melhoria do deslizamento femorotibial e da rotação. É importante para o clínico restabelecer os movimentos acessórios da articulação, necessários para melhorar a flexibilidade de flexão e extensão.

cruzados, ser devidamente descrito, há capacidade para uma pequena quantidade de translação medial e lateral e leve distração da articulação ao longo do seu eixo longo.[134,162] Portanto, o movimento da articulação femorotibial é um exemplo de articulação com seis **graus de liberdade** (GL), permitindo a rotação ao redor, e a translação ao longo, dos três eixos (Fig. 41.8).

Patela

A patela é o maior osso sesamoide do corpo humano, inserida no tendão do músculo quadríceps femoral. Ela é triangular, e seu **ápice** aponta distalmente (Fig. 41.9). Apenas sua superfície posterior é articular. A superfície articular é oval, com uma crista central que segue na direção proximal para a distal. Essa crista cria uma face medial e lateral maior

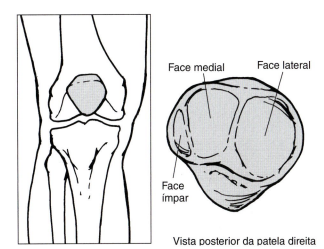

Figura 41.9 A patela é triangular e contém uma face medial, uma lateral e uma ímpar sobre sua superfície articular.

para a articulação com os côndilos femorais medial e lateral, respectivamente. Uma terceira face, conhecida como **face ímpar**, ou **face lateral**, é encontrada na borda medial da face medial. A crista sobre a superfície posterior da patela desliza no sulco recíproco sobre a superfície anterior da extremidade distal do fêmur.

Embora a patela proteja o tendão do quadríceps de fricção excessiva com o fêmur durante a flexão do joelho, sua principal função é aumentar o ângulo da aplicação e, por conseguinte, o braço de momento do tendão do quadríceps. Reduções estimadas em 33 a quase 70% no braço de momento do músculo quadríceps com o joelho estendido são previstas com a remoção da patela.[88,186]

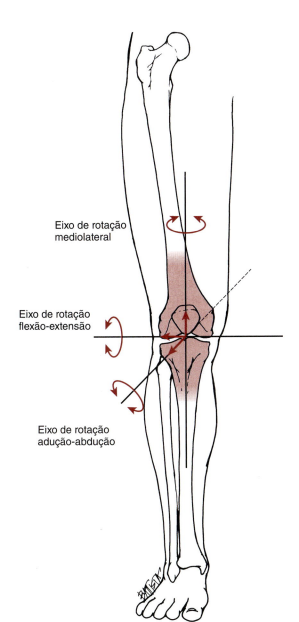

Figura 41.8 O joelho é capaz de realizar rotação e translação em torno de três eixos e possui, portanto, seis graus de liberdade.

Relevância clínica

Patelectomia: A remoção da patela é conhecida como **patelectomia**. Fraturas cominutivas sérias da patela certas vezes exigem a remoção dos fragmentos, uma vez que o reparo satisfatório não seja possível. Entretanto, as deficiências funcionais resultantes dessa cirurgia fazem com que o procedimento seja considerado o último recurso.[35,100] Uma patelectomia impõe dois desafios mecânicos significativos ao mecanismo extensor. O primeiro é a redução do braço de momento do quadríceps. Como resultado da remoção da patela, o músculo quadríceps deve gerar uma força maior para produzir um momento (M) do que a força necessária para gerar o mesmo momento na presença da patela[168] (Fig. 41.10).

A patela também serve para alongar o músculo quadríceps. Por conseguinte, sem a patela o músculo extensor é funcionalmente mais longo e incapaz de encurtar-se adequadamente para estender o joelho ao longo de toda a sua excursão. Portanto, o quadríceps apresenta **insuficiência ativa**, que no joelho é chamada de **restrição de extensão**. Como resultado desses déficits mecânicos, uma patelectomia é normalmente acompanhada de reconstrução do mecanismo extensor, como encurtamento cirúrgico ou avanço distal da inserção distal para estirar o músculo, aumentando, dessa forma, sua força e capacidade de mover o joelho ao longo de toda a ADM.[35,143]

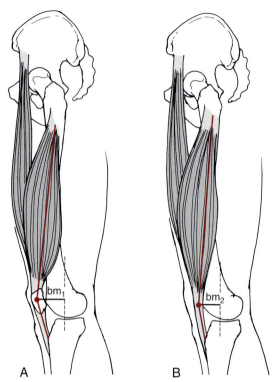

Figura 41.10 A. Um papel da patela é alongar o braço de momento (bm$_1$) do músculo quadríceps femoral. **B.** A remoção da patela resulta em uma redução significativa do braço de momento do músculo (bm$_2$) e, portanto, do momento produzido pelo músculo.

Fíbula proximal

A fíbula não participa diretamente da função articular do joelho. Entretanto, os músculos que afetam o joelho se inserem nela. Por conseguinte, sua extremidade proximal é revisada aqui. A extremidade proximal levemente ampliada da fíbula consiste em uma cabeça e um pescoço menor. A cabeça contém uma face articular sobre seu aspecto medial para articular-se com a face correspondente sobre a tíbia. A extremidade proximal da fíbula termina em uma projeção conhecida como processo estiloide. A cabeça e seu processo estiloide são palpáveis no sentido distal ao aspecto lateral da articulação do joelho.

Pontos de referência palpáveis do joelho

Uma análise detalhada do joelho depende consideravelmente da habilidade do clínico de palpar e identificar muitos de seus componentes individuais. Diferentemente da maioria das articulações, muitas das estruturas de tecido conjuntivo associadas ao joelho também são diretamente palpáveis, além dos importantes pontos ósseos de referência. As estruturas palpáveis relevantes do joelho estão listadas a seguir:

- epicôndilo medial do fêmur;
- tubérculo adutor do fêmur;
- epicôndilo lateral do fêmur;
- platô tibial;
- tubérculo tibial;
- tubérculo do côndilo lateral da tíbia;
- bordas da patela;
- ápice da patela;
- cabeça da fíbula;
- margens anteriores dos meniscos;
- ligamento colateral medial (LCM);
- ligamento colateral lateral (LCL).

Estruturas articulares do joelho

O complexo articular do joelho consiste nas articulações femorotibial e femoropatelar. A articulação tibiofibular proximal possui um efeito indireto no joelho, já que ela funciona para amortecer o movimento no pé e no tornozelo. Entretanto, como seus movimentos são mais bem explicados no contexto do pé e do tornozelo, ela é discutida detalhadamente no referido capítulo. Embora a articulação femorotibial seja em geral descrita como um gínglimo, ela é mais exatamente uma combinação de articulações do tipo gínglimo e pivô e, às vezes, é chamada de **gínglimo modificado**.[156] A articulação femoropatelar é uma articulação deslizante. As articulações femorotibial e femoropatelar compartilham as mesmas estruturas de sustentação, mas também apresentam características e movimentos únicos. A seguir, são descritas as características funcionalmente relevantes da cartilagem articular, dos meniscos e das estruturas de sustentação não contráteis de todo o complexo articular do joelho.

Organização do osso trabecular e da cartilagem articular encontrados no joelho

Como as superfícies ósseas do quadril, a arquitetura dos ossos envolvidos no joelho parecem seguir a Lei de Wolff.[64,65,79,86,122] A extremidade distal do fêmur, a extremidade proximal da tíbia e a patela apresentam ossos trabeculares, cuja organização é correlacionada às forças e aos estresses aplicados a cada osso. A organização observada neles sugere que os ossos se desenvolvem de acordo com as forças aplicadas sobre eles e cada um é específico para sustentar sobrecargas muito grandes.

A articulação do joelho também possui a cartilagem articular mais espessa encontrada em qualquer parte do corpo, até mais espessa do que a encontrada na articulação do quadril (Fig. 41.11).[1] Espessuras médias entre 2 e 3 mm são descritas para as superfícies patelares e tibiais, com apenas um pouco menos sobre a extremidade distal do fêmur.[12,107] Picos de espessura de aproximadamente 6 mm são descritos sobre a patela e a tíbia. A presença dessa cartilagem articular tão densa prova que essas articulações sustentam grandes forças. A cartilagem articular espessa também permite considerável deformação da superfície articular. A seção anterior descreve a diferença entre as superfícies articulares do fêmur e da tíbia. A curvatura da patela nas direções superior e inferior é maior do que a superfície patelar do fêmur. A conformidade da cartilagem articular espessa sobre a patela

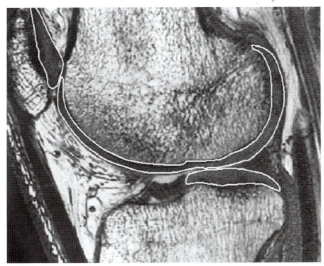

Figura 41.11 Cartilagem da articulação do joelho. Em uma vista lateral de IRM, o contorno da cartilagem articular do joelho desenhado manualmente demonstra a espessura significativa dessa cartilagem, principalmente sobre a patela e a tíbia. (Reproduzido de Clin Biomech, Li G, Park Se, DeFrate LE, et al. The cartilage thickness distribution in the tibiofemoral joint and its correlation with cartilage-to-cartilage contact, 736–744, 2005; 20: com permissão.)

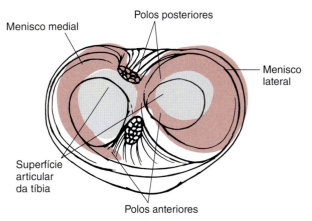

Figura 41.12 A vista superior dos meniscos mostra que o menisco lateral completa a maior parte do círculo, ao passo que o menisco medial forma aproximadamente meio-círculo. Os meniscos são inseridos pelos seus polos anteriores e posteriores na tíbia.

e a tíbia ajuda a reduzir a diferença entre as superfícies articulares das articulações femoropatelar e femorotibial.[67,143] A diferença reduzida aumenta a área de contato e, portanto, reduz o **estresse** (força/área) aplicado sobre a superfície. O joelho apresenta especificidades adicionais que parecem desenvolvidas para ajudar a minimizar o estresse sobre a articulação femorotibial, ou seja, os meniscos.

Meniscos

Estrutura

Os dois meniscos são discos fibrocartilaginosos situados sobre os platôs tibiais medial e lateral.[63] O menisco medial é maior em diâmetro do que o menisco lateral, consistente com o platô tibial medial maior (Fig. 41.12). Os meniscos cobrem mais de 50% dos platôs tibiais, mas o menisco lateral cobre uma porcentagem maior do platô do que o menisco medial.[12,51] Como resultado, há mais contato direto entre o fêmur e a tíbia no compartimento articular medial do que no compartimento lateral.

Quando visualizado de cima, cada menisco constitui uma parte de um círculo, o menisco medial completa aproximadamente meio círculo, ao passo que o lateral forma um círculo quase completo. As extremidades anterior e posterior dos arcos em cada menisco são conhecidas como polos anterior e posterior, ou cornos. Os polos do menisco lateral são próximos um do outro, e os polos do menisco medial são distantes. Visualizados no plano frontal, cada menisco tem formato de cunha, mais espesso na periferia e fino no centro, criando uma superfície côncava para os côndilos femorais (Fig. 41.13).

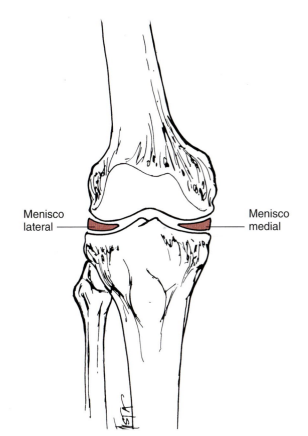

Figura 41.13 Em uma vista do plano frontal, os meniscos têm formato de cunha, mais espessos na periferia, criando uma superfície côncava para os côndilos femorais.

Embora os meniscos sejam frequentemente descritos como "arruelas", eles são firmemente presos nos platôs tibiais. Ligamentos unem os dois meniscos à tíbia e aos seus cornos anteriores e posteriores. Além disso, cada menisco insere-se na cápsula articular e na periferia da tíbia por meio de ligamentos coronários. O menisco medial é preso mais firmemente e também é conectado ao LCM. Por outro lado, o menisco lateral não possui inserção com o LCL. Em vez disso, ele é ligado ao tendão do músculo poplíteo, que pode ajudar a tracioná-lo posteriormente durante a flexão do joelho.[23,119] A mobilidade do menisco medial, menor do que a do menisco lateral, pode ajudar a explicar por que ele é lesionado mais frequentemente do que sua contraparte lateral.[63]

Os meniscos recebem nutrição por meio da difusão sinovial e de uma irrigação sanguínea para os cornos dos meniscos e para um quarto a um terço da periferia de cada menisco.[56] Portanto, lesões ao longo da periferia demonstram cicatrização e até mesmo regeneração do tecido meniscal. A periferia dos meniscos também possui inervação sensorial que pode estender-se à porção mais central dos discos.[11,119] A função sensorial parece ser principalmente proprioceptiva.

Relevância clínica

Tratamento das rupturas do menisco: Uma ruptura na região central avascular de um menisco não cicatriza espontaneamente. Correções cirúrgicas nessa região ocorrem sobretudo em atletas jovens.[15,63,160] Infelizmente, a maioria das rupturas ocorre na região avascular do menisco.[119] Se uma correção cirúrgica não for possível, essas rupturas resultarão em geral em meniscectomias, embora transplantes de menisco também sejam possíveis.

Função dos meniscos

Diversas funções são atribuídas aos meniscos, incluindo amortecimento de impacto[96,184], lubrificação da articulação do joelho e estabilização.[105,119,137,139] Entretanto, sua principal função é aumentar a área de contato entre o fêmur e a tíbia, reduzindo, dessa forma, o estresse sustentado pela cartilagem articular.[51,119,144]

Relevância clínica

Meniscectomia: A ruptura ou a degeneração progressiva do menisco é comum e pode interromper o funcionamento normal do joelho. Um tratamento comum para um menisco lesionado é uma meniscectomia completa ou parcial. Contudo, a preocupação sobre as consequências a longo prazo da remoção do menisco permanece. Estudos sugerem que a remoção total do menisco pode levar a danos acelerados na cartilagem articular[119] Um estudo ao longo de 15 anos em 146 pacientes sugere que a degeneração acelerada da cartilagem é menos provável após uma meniscectomia parcial realizada artroscopicamente[26] Entretanto, outros estudos continuam a registrar degeneração articular até mesmo após meniscectomias parciais[115,145] Como a quantidade de estresse aplicada à tíbia está relacionada à quantidade de tecido meniscal presente, essas pesquisas sugerem uma forte ligação entre os estresses aplicados a uma articulação e a possibilidade de degeneração articular. Essa ligação oferece um forte argumento para identificar tratamentos que preservem ou substituam um menisco lesionado[32]

Cada menisco é côncavo na superfície superior, mas relativamente achatado inferiormente, refletindo o formato do côndilo femoral e do platô tibial em contato com ele. Sem os meniscos, o contato entre o côndilo femoral curvado de forma diferente e o platô tibial ocorre em uma área muito pequena, levando ao aumento dos estresses aplicados nos ossos (Fig. 41.14). A adição de um menisco entre o côndilo femoral e o platô tibial quase dobra a área de contato entre o fêmur e a tíbia.[51] Como resultado, os meniscos reduzem significativamente o estresse entre esses ossos. Por outro lado, a remoção de um menisco aumenta o estresse aplicado no platô tibial e no côndilo femoral.[104,135] Quanto mais tecido meniscal é removido, mais o estresse aumenta.[104]

Movimento dos meniscos sobre a tíbia

O movimento complexo entre o fêmur e a tíbia aplica de forma similar sobrecargas complexas aos meniscos situados entre os dois longos ossos. Essas forças fazem com que os meniscos deformem e deslizem sobre a tíbia durante o movimento do joelho. O movimento dos meniscos é coerente com seu papel de arruela entre as duas superfícies ósseas. Eles movem-se em conjunto com os côndilos femorais que estão em rolamento (Fig. 41.15). Quando o fêmur rola posteriormente durante a flexão do joelho, os meniscos são empurrados posteriormente para a frente dos côndilos que estão em rolamento. Da mesma forma, eles deslizam anteriormente para a frente dos côndilos que estão rolando anteriormente durante a extensão do joelho.[143] O menisco lateral move-se mais do que o menisco medial porque este é estabilizado por inserções na cápsula articular medial do joelho, no ligamento colateral e no platô tibial por meio dos ligamentos coronários.[23,27] Uma vez que os meniscos per-

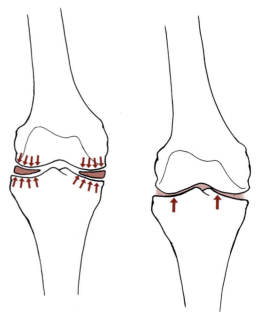

Figura 41.14 Os meniscos aumentam a área de contato entre a tíbia e o fêmur. A ausência de um menisco diminui a área de contato entre os dois ossos.

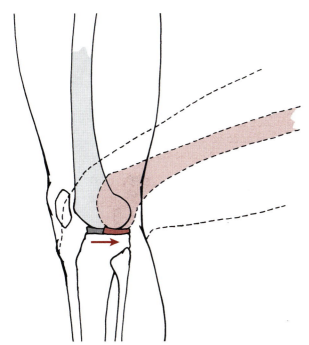

Figura 41.15 Os meniscos deslizam posteriormente com a flexão do joelho e anteriormente com a extensão do joelho.

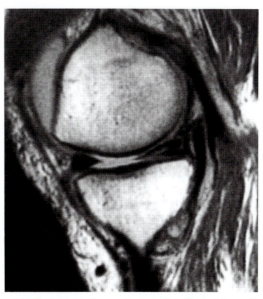

Figura 41.16 Ruptura do menisco medial. Uma vista sagital por meio de IRM do compartimento medial do joelho revela uma ruptura do corno posterior do menisco medial. (De Chew FS, Maldjian C, Leffler SG. Musculoskeletal Imaging: A Teaching File, Baltimore: Lippincott Williams & Wilkins; 1999.)

manecem presos a seus polos quando eles deslizam posterior e anteriormente sobre a tíbia, eles também se submetem a mudanças consideráveis no formato. Essa tensão pode contribuir para eventuais rupturas.[149]

Lesões meniscais

Há diversas razões para a alta incidência de lesões meniscais. Os meniscos estão localizados entre os dois ossos mais longos do corpo, em uma grande articulação de sustentação do peso corporal. Forças de compressão de diversas vezes o peso corporal são descritas na articulação femorotibial e devem ser suportadas por eles. Além disso, o movimento de deslizamento e rotação entre o fêmur e a tíbia aplica grandes forças de cisalhamento sobre os meniscos. Por fim, eles são inseridos nos platôs tibiais de forma que o movimento de rotação do fêmur e da tíbia causa grandes deformações das fibrocartilagens. Todos esses fatores conspiram para provocar rupturas e desgastes sérios, ou fibrilação, da borda central (Fig. 41.16). Fragmentos de grandes rupturas podem ocasionar problemas mecânicos previsíveis no joelho ao deslocarem-se e reposicionarem-se no centro do platô tibial, interrompendo os movimentos normais de rolamento e deslizamento da tíbia e do fêmur. Uma reclamação clássica de um indivíduo com ruptura do menisco é a de que a articulação "tranca", principalmente quando ele tenta estender o joelho a partir de uma posição de sustentação do peso corporal, como levantar de uma posição sentada ou subir escadas.

Estruturas de sustentação não contráteis

As estruturas de sustentação não contráteis do joelho incluem as estruturas de sustentação típicas, a cápsula, e

> **Relevância clínica**
>
> **Teste para rupturas do menisco:** Há diversos testes clínicos diferentes utilizados para identificar uma ruptura no menisco. O objetivo de muitos testes é deslocar o fragmento rompido, fazendo com que ele interrompa o movimento leve do joelho. Um resultado positivo do teste geralmente consiste na produção de um clique audível ou no bloqueio mecânico do movimento[114,176]

o LCM e o LCL. O LCA e o LCP fornecem apoio adicional, desempenhando um papel na sustentação e na orientação dos complexos movimentos de translação e rotação do joelho. A cápsula também é reforçada posteriormente por pequenos ligamentos extras. Cada estrutura é apresentada a seguir para que se compreenda seus efeitos sobre a estabilidade e a mobilidade articular do joelho. Entretanto, é importante reconhecer que essas estruturas de sustentação trabalham em conjunto para estabilizar o joelho. Embora cada ligamento desempenhe um papel principal na estabilização de algum movimento, outros ligamentos fornecem apoio secundário.[129]

Cápsula articular da articulação do joelho

A cápsula articular do joelho é a maior cápsula articular do corpo humano.[62] Na maioria das articulações, as duas principais camadas da articulação, fibrosa e sinovial, aderem-se. Entretanto, no joelho essas duas camadas aderem apenas em partes da articulação. Em outras áreas do joelho, as duas camadas seguem trajetos diferentes em torno da articulação.

A **cápsula fibrosa** é inserida posteriormente nas margens posteriores dos côndilos femorais e tibiais e abrange a incisura intercondilar (Fig. 41.17). Essa camada continua medial e lateralmente, inserida ao longo das bordas das superfícies articulares do fêmur e da tíbia. Anteriormente, a camada fibrosa une-se às expansões tendíneas dos vastos medial e lateral e insere-se nas margens da patela. Essas expansões são conhecidas como os **retináculos patelares** medial e lateral. Cada retináculo é reforçado pelos ligamentos femoropatelar e tibiopatelar. O retináculo patelar lateral também recebe reforço da banda iliotibial. A cápsula e os retináculos se separam próximo da patela, sem inserção anterior no fêmur.[156,191]

A **camada sinovial** da cápsula articular do joelho é maior e mais complexa do que a camada fibrosa. Ela cria a maior e mais extensa cavidade sinovial do corpo, capaz de armazenar até quase um quarto de xícara de fluido sem danos.[62,173] Posteriormente, a cápsula sinovial insere-se nas margens articulares dos côndilos femoral e tibial. Entretanto, diferentemente da camada fibrosa, a camada sinovial segue o contorno dos côndilos e, dessa forma, invagina-se na incisura intercondilar. Por conseguinte, a eminência e a incisura intercondilar são envolvidas pela cápsula fibrosa, mas permanecem do lado de fora do espaço sinovial. A porção superior da camada sinovial posterior estende-se proximalmente um pouco além do aspecto posterior dos côndilos, formando pequenas bolsas próximas de cada côndilo. Ela também pode expandir-se distal e lateralmente como a bursa do tendão poplíteo.

A camada sinovial continua medial e lateralmente com a cápsula fibrosa. Anteriormente, ela segue com a camada fibrosa e insere-se nas bordas da patela. Entretanto, a camada sinovial difere-se mais uma vez da camada fibrosa próxima da patela. A camada sinovial é inserida na borda superior da patela e nas margens anteriores dos côndilos femorais. Assim, ela forma uma grande bolsa que se estende proximalmente a poucos centímetros entre a superfície anterior do fêmur e a superfície posterior do músculo quadríceps (Fig. 41.18). Essa expansão proximal, conhecida como bolsa suprapatelar, é essencial para o movimento pleno da patela e, portanto, para a excursão total do joelho.

> **Relevância clínica**
>
> **Efeitos do movimento articular femoropatelar limitado:** Quando o joelho é flexionado, a patela desliza para a extremidade distal do fêmur (Fig. 41.19). Essa migração distal é permitida pelo desdobramento da bolsa suprapatelar. A incapacidade de desdobramento da bolsa suprapatelar ou a presença de aderências entre a patela e o fêmur limita o deslizamento distal da patela sobre o fêmur. Se a patela é impedida de deslizar, a ADM de flexão do joelho é limitada.[180] O clínico deve restabelecer o deslizamento distal da patela para recuperar a excursão de flexão normal do joelho.

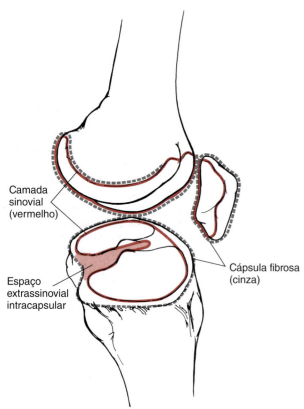

Figura 41.17 As inserções da cápsula fibrosa e da sinovial separam-se posteriormente, criando um espaço extrassinovial. A cápsula fibrosa é ausente anteriormente, proximal à patela.

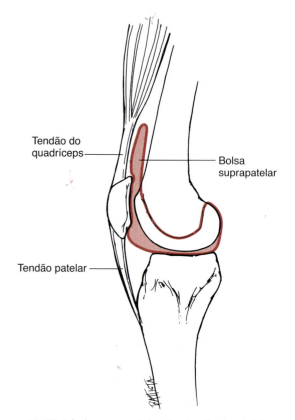

Figura 41.18 A bolsa suprapatelar da cápsula sinovial é uma expansão da camada sinovial proximalmente entre o fêmur e o músculo quadríceps femoral.

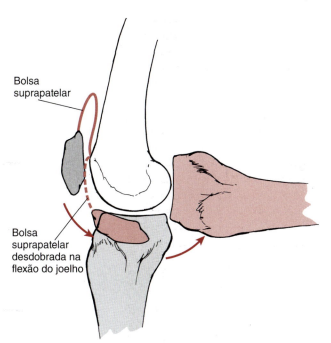

Figura 41.19 O deslizamento distal da patela deve acompanhar a flexão do joelho e requer o desdobramento da bolsa suprapatelar.

As grandes bolsas da camada sinovial prejudicam a avaliação do inchaço articular, ou efusão. O excesso de líquido articular é isolado na bolsa suprapatelar quando o joelho é estendido e vai para os espaços posteriores quando o joelho é flexionado. A avaliação do inchaço na articulação do joelho requer que o líquido articular esteja concentrado na região anterior sob a patela. Isso pode ser feito posicionando o paciente com o joelho estendido para expulsar qualquer líquido articular que esteja nos espaços posteriores. Em seguida, é usada pressão manual para extrair o líquido da bolsa suprapatelar.

> **Relevância clínica**
>
> **Inchaço na articulação do joelho e contraturas em flexão:** A cápsula articular do joelho é mais relaxada com o joelho flexionado entre 15° e 30°.[23] Por conseguinte, indivíduos com inchaço da articulação do joelho em geral repousam com o joelho levemente flexionado. Essa posição reduz a tensão na cápsula e aumenta o conforto do paciente. Contudo, se a leve flexão do joelho é mantida por um período prolongado, os pacientes podem desenvolver contraturas em flexão do joelho. Consequentemente, um paciente com inchaço na articulação do joelho deve ser instruído para estender o joelho totalmente diversas vezes ao dia ou utilizar uma tala de repouso para manter a ADM de extensão completa do joelho e evitar as contraturas em flexão.

A camada sinovial da articulação do joelho é caracterizada por múltiplas dobras chamadas de **pregas**.[63] Algumas dessas dobras são grandes e podem tornar-se calcificadas ou fibróticas. Elas também podem colidir sobre a patela ou o côndilo femoral, especialmente durante o movimento. Por conseguinte, as pregas, principalmente no lado medial da articulação, podem causar dor na articulação do joelho, levando à **síndrome da prega**.[14,41]

Em suma, a cápsula da articulação do joelho é grande e complexa e contribui em particular para a integridade do joelho. Entretanto, ela também pode causar deficiências no movimento normal do joelho.

Ligamentos colaterais

Há dois ligamentos colaterais do joelho, o medial e o lateral. Esses dois ligamentos fornecem reforço importante para a cápsula fibrosa da articulação do joelho. O ligamento colateral medial (tibial) é mais extenso do que o ligamento colateral lateral (fibular). Ele forma uma banda fibrosa triangular ampla e chata que cobre a maior parte do aspecto medial da articulação (Fig. 41.20). Ele consiste em duas partes: uma

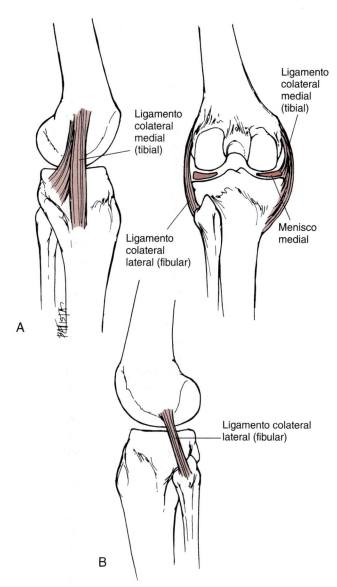

Figura 41.20 A. O LCM é grande e estende-se distalmente além do côndilo tibial, bem como anterior e posteriormente. Sua porção profunda insere-se no menisco medial. **B.** O LCL é uma corda estreita do epicôndilo lateral até a cabeça da fíbula.

porção anterior mais superficial e uma porção posterior mais profunda. Ambos os segmentos são inseridos no epicôndilo femoral medial. As camadas superficiais e profundas unem-se posteriormente e formam a cápsula articular posteromedial.[155] O segmento anterior possui alguns centímetros de comprimento e estende-se distal e um pouco anteriormente para inserir-se na superfície medial do corpo da tíbia. O segmento posterior é mais curto e projeta-se distal e posteriormente para inserir-se no côndilo tibial. O segmento posterior também se insere na cápsula articular e no menisco medial. A borda anterior do ligamento é palpável ao longo da linha articular medial quando o joelho é flexionado.

O LCL é uma estrutura em forma de corda que passa do epicôndilo lateral para a cabeça da fíbula. O LCL é facilmente palpado quando uma força em varo (adução) é aplicada ao joelho flexionado. Sentar com um pé em repouso sobre o joelho oposto aplica um estresse em varo ao joelho, tornando o LCL saliente (Fig. 41.21).

Diversos estudos têm investigado o papel dos ligamentos colaterais e o efeito da posição da articulação do joelho sobre seu funcionamento. Como descrito no Capítulo 11, uma **força em valgo** tende a abduzir o segmento distal de uma articulação, e **forças em varo** tendem a aduzir o segmento distal. A localização do LCM e do LCL nos lados medial e lateral da articulação torna-os adequados para estabilizar o joelho contra os estresses em valgo e em varo, respectivamente (Fig. 41.22). Entretanto, outros ligamentos também contribuem para a estabilidade medial e lateral. Portanto, ainda há certa controvérsia sobre a importância dos ligamentos colaterais na sustentação do joelho contra sobrecargas mediais e laterais.[23,139,167] Embora um clássico estudo anatômico de Brantigan e Voshell[23] sugira que não há aumento

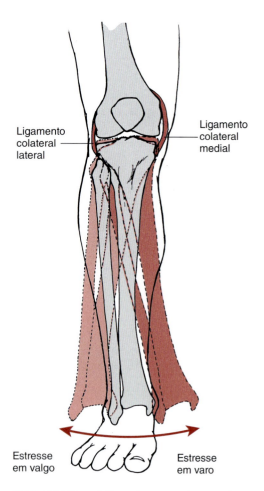

Figura 41.22 O LCM e o LCL protegem contra os estresses em valgo e em varo, respectivamente.

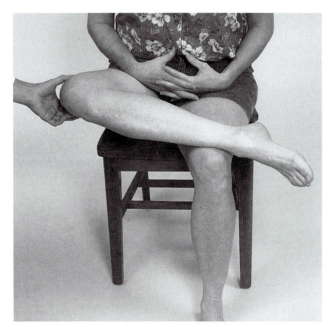

Figura 41.21 O LCL é facilmente palpado quando o joelho é flexionado e uma força em varo é aplicada. O joelho esquerdo aplica uma força medial na tíbia direita, transmitindo uma força em varo ao joelho direito.

significativo na instabilidade medial e lateral com a secção dos ligamentos colaterais em amostras de cadáveres, estudos mais recentes indicam que o LCM contribui com importante proteção contra forças em valgo.[139,167] A porção superficial do ligamento colateral medial é consideravelmente mais forte do que a porção profunda, apresentando quase duas vezes a sobrecarga até a falha, e composta por longas fibras.[153] Ela fornece a principal sustentação contra estresses em valgo de 0° a pelo menos 90° de flexão do joelho.[154] Entretanto, uma sustentação significativa também é fornecida pelo LCM profundo, o LCP e o LCA, e pelos meniscos.[71,80,116]

Embora o LCL forneça sustentação significativa contra forças em varo, uma importante sustentação também vem do tendão poplíteo, de ambos os ligamentos cruzados, dos meniscos e da banda iliotibial.[101,139,167] Independentemente da combinação da sustentação ligamentar, a estabilidade vara e valga do joelho em indivíduos com ligamentos intactos depende mais dos tecidos não contráteis do que da sustentação muscular.[109] Os ligamentos colaterais também fornecem sustentação contra a rotação medial e lateral da tíbia. O LCM resiste às rotações medial e lateral[78,167], ao passo que o LCL resiste principalmente às rotações laterais.[150,157,167]

Relevância clínica

Rupturas da porção profunda ou superficial do ligamento colateral medial: O LCM profundo é mais debilitado e consiste em fibras mais curtas do que o LCM superficial. Por conseguinte, um movimento valgo do joelho aplica uma **tensão** maior (relativa à mudança no comprimento) ao LCM profundo do que ao LCM superficial. Com uma **força final** menor (sobrecarga até a falha), o LCM profundo é rompido mais frequentemente do que a porção superficial. Entretanto, como a porção superficial fornece a maior parte da estabilidade valga ao joelho, um paciente com ruptura apenas da porção profunda do LCM pode não apresentar lassidão valga. Um paciente que não apresenta lassidão valga está mais propenso a sofrer uma lesão extensa em todo o LCM.

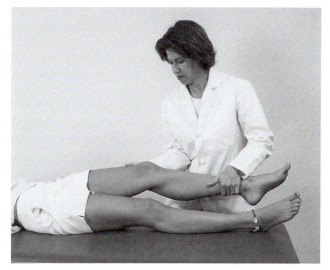

Figura 41.23 Testes de estresse do LCM e do LCL são realizados com o joelho levemente flexionado. O teste apresentado aqui se refere ao LCM.

A quantidade de flexão do joelho influencia as funções dos ligamentos colaterais.[23,43,78,109,139,167] Isso não surpreende por causa da complexa estrutura do LCM e da irregularidade dos côndilos femorais. O LCM mais extenso é afetado pela flexão do joelho de diversas formas. A porção posterior do ligamento é mais estirada com o joelho estendido, e a porção anterior é estirada com o joelho flexionado.[23,109] Embora ambos os ligamentos colaterais pareçam ser mais tensos em extensão[23,43,89] suas contribuições em relação à estabilidade mediolateral aumentam quando o joelho é flexionado até pelo menos 30°.[139,167]

Relevância clínica

Testando a integridade dos ligamentos colaterais do joelho: O teste-padrão para a integridade do LCM e do LCL é a aplicação manual de uma força em valgo e em varo, respectivamente. O teste em geral é realizado com o joelho em flexão de 15° a 30° (Fig. 41.23). A explicação para a flexão do joelho vem de estudos que demonstram que, em leve flexão do joelho, os ligamentos colaterais são os estabilizadores mais importantes nas direções medial e lateral. A instabilidade medial ou lateralmente com o joelho um pouco flexionado pode indicar um dano em um ligamento colateral. A instabilidade medial ou lateral do joelho com o joelho completamente estendido indica danos ligamentares mais extensos e talvez danos articulares mais graves.[77]

Ligamentos cruzados

Os dois ligamentos cruzados são essenciais para o funcionamento normal da articulação do joelho e afetam a estabilidade e a mobilidade da articulação. O LCA insere-se na tíbia anterior e lateral à eminência intercondilar. Ele fixa-se no fêmur posteriormente sobre a superfície medial do côndilo lateral. O LCP insere-se sobre a superfície posterior da extremidade proximal da tíbia posterior ao espaço intercondilar e ao aspecto posterior da superfície lateral do côndilo femoral medial[55] (Fig. 41.24). O LCP possui uma área de secção transversa maior e é mais forte do que o LCA.[55,178,191] Os dois ligamentos cruzados são encontrados no espaço entre as camadas fibrosa e sinovial da cápsula articular do joelho. Portanto, eles são **intracapsulares e extrassinoviais**.

O papel dos ligamentos cruzados tem sido amplamente estudado, e suas contribuições para a estabilidade articular do joelho são complexas.[7,13,16,17,23,43,53-55,71,90,130,133,178,197] Suas linhas oblíquas de tração e suas estruturas complexas

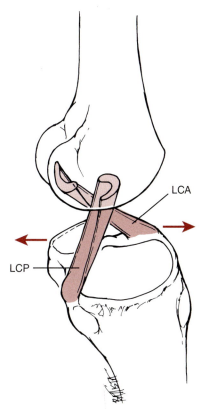

Figura 41.24 O LCA e o LCP previnem o deslizamento anterior e posterior, respectivamente, da tíbia sobre o fêmur.

complicam a análise de suas funções. Tanto o LCA quanto o LCP podem ser descritos como formados por ao menos dois segmentos. O LCA é composto de um feixe anteromedial e um posterolateral.[13,55,178] Feixes intermediários também são descritos no LCA.[71,99,158] O LCP é composto de diversos feixes, normalmente descritos como um feixe anterior, ou anterolateral, e um feixe posterior, ou posteromedial.[48,55,85] Alguns registros na literatura examinam a função dos ligamentos cruzados como um todo, enquanto outros examinam segmentos individuais dos ligamentos. Essa diferença metodológica ajuda a explicar as diferenças encontradas na literatura em relação às funções desses ligamentos.

O LCA limita o deslizamento anterior da tíbia sobre o fêmur.[21,48,143] Entretanto, o grau de lassidão anterior resultante de um rompimento do LCA depende da:

- posição da flexão ou extensão do joelho na qual a lassidão é avaliada;
- porção rompida do LCA;
- sobrecarga externa aplicada ao joelho;
- integridade do tecido ao redor.

O efeito da flexão e extensão do joelho sobre a tensão no LCA foi detalhadamente estudado, e há um consenso de que o LCA é mais estirado durante a extensão do joelho[16,17,43,54,55,90,106,133] (Fig. 41.25). Na verdade, o rompimento do LCA parece aumentar a ADM de extensão ou hiperextensão.[55]

Estudos sobre o papel de retenção desempenhado por porções discretas do LCA sugerem que a tensão, tanto nos pequenos feixes anteromediais quanto nos grandes feixes posterolaterais, é maior quando o joelho está estendido. Da mesma forma, a tensão em ambos os feixes diminui quando o joelho é flexionado. Entretanto, com o aumento da flexão, de aproximadamente 30°, a tensão aumenta no feixe anteromedial.[13,16,55,99] Alguns autores sugerem que a secção do segmento posterolateral do LCA causa instabilidade anterior quando o joelho é estendido e que a instabilidade anterior com o joelho flexionado a 90° indica uma lesão no feixe anteromedial do LCA.[53,114] Contudo, estudos que investigam a tensão ou a sobrecarga nesses segmentos a 15° ou mais de flexão do joelho relatam que o feixe anteromedial sustenta sobrecargas muito maiores do que o feixe posterolateral.[158,197] Esses dados levantam uma importante questão clínica: *qual é o melhor teste para a identificação de uma lesão no LCA?*

> ### Relevância clínica
>
> **Teste da gaveta anterior e teste de Lachman:** Dois testes clássicos para a integridade do LCA são o **teste da gaveta anterior** e o **teste de Lachman** (Fig. 41.26). O teste da gaveta anterior é realizado com o joelho do paciente flexionado a 90°. O examinador tenta puxar a tíbia anteriormente sobre o fêmur. No teste de Lachman, o examinador realiza a mesma manobra com o joelho do paciente flexionado a 20°. Um estudo *in vivo* de 20 adultos jovens relata que o teste de Lachman produz tensão máxima em uma proporção maior de todo o LCA do que o teste da gaveta anterior. Entretanto, ocorre mais tensão no feixe anteromedial do que no feixe posterolateral em ambos os testes.[158] Portanto, embora o teste de Lachman possa estressar maior parte do LCA, ele pode não ser tão específico para o feixe posterolateral do LCA.

Para esclarecer o papel do LCA e aperfeiçoar os testes clínicos para identificar lesões do LCA, suas contribuições para a estabilidade de rotação também têm sido examinadas. O LCA é retesado com as rotações medial e lateral da tíbia.[13] Alguns estudos indicam que as rotações em ambas as direções aumentam com a secção do LCA em amostras de cadáveres.[53,55,167] Outros relatam apenas um aumento na rotação medial[178], e outros ainda não relatam aumento significativo em qualquer direção.[75] Há também evidências que sugerem que o papel do LCA na estabilização da rotação medial e lateral do joelho depende de outros estresses aplicados ao joelho. Muitos autores sugerem que o que parece ser instabilidade na rotação é mais adequadamente descrito como uma subluxação anterior do platô medial ou lateral em torno de um longo eixo ou um ponto de apoio

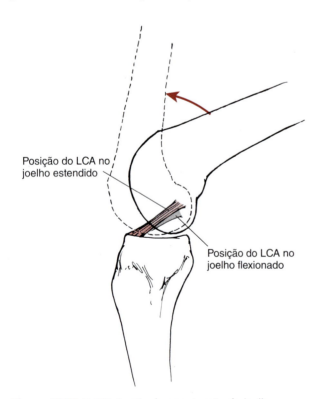

Figura 41.25 O LCA é estirado na extensão do joelho.

> ### Relevância clínica
>
> **Teste de deslocamento do pivô do ligamento cruzado anterior:** O **teste de deslocamento do pivô** é um teste comum para rupturas do LCA. Embora haja diversas versões do teste, ele normalmente adiciona um torque de rotação medial e estresse em valgo à força anterior do teste de gaveta original[114] O examinador fica atento à subluxação anterior do platô tibial lateral com um pivô medial da tíbia.

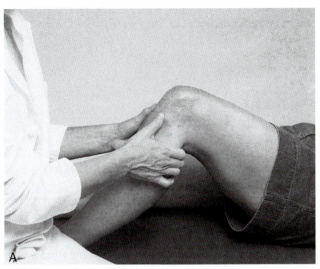
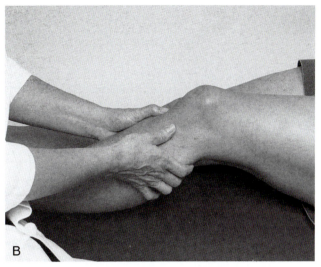

Figura 41.26 Testes clínicos dos ligamentos cruzados incluem **(A)** o teste da gaveta anterior realizado com o joelho flexionado a aproximadamente 90° e **(B)** o teste de Lachman com o joelho flexionado a aproximadamente 20°.

no centro do joelho. O acréscimo dos estresses em valgo ou em varo, bem como o das sobrecargas compressivas, altera a capacidade do ligamento de limitar rotações, ou pivôs, em torno dos longos eixos do joelho.[30,84,103,117] Testes clínicos que avaliam subluxações anteromediais e anterolaterais são descritos para o LCA.[77,114]

Parece não haver uma manobra de exame físico única, amplamente aceita e definitiva para estabelecer a integridade do LCA. É necessário que os clínicos utilizem mais de um teste para avaliar o LCA e incluam testes que examinem movimentos combinados, ou acoplados, do joelho.[4,77,126,130] A sensibilidade e a especificidade de uma avaliação que utiliza diversos testes são maiores do que as dos testes individuais.[172] Um estudo contínuo com utilização de uma análise aperfeiçoada do movimento tridimensional e técnicas de imagens é necessário para compreender completamente o complexo papel do LCA.

Como o LCA, o LCP possui um papel complexo na estabilização do joelho e contribui para a estabilidade em diversas direções. O LCP limita o deslizamento posterior da tíbia sobre o fêmur.[23,55] Embora o LCP pareça estar tensionado quando o joelho é estendido[54,55,148], estudos demonstraram repetidas vezes que a flexão do joelho aumenta a tensão no LCP[3,28,37,48] (Fig. 41.27). Como no LCA, a posição do joelho no plano sagital parece afetar os segmentos anterior e posterior do LCP de forma um pouco diferente.[3,16,48,178]

O LCP também contribui para a estabilidade em varo, em valgo e rotacional.[34,71,80,116,127] Como o LCA, o LCP pode contribuir com a estabilidade rotacional lateral e medial do joelho, dependendo da posição do joelho.[34,198] Seu papel na estabilização de todos os movimentos é acoplado com os ligamentos ao redor, principalmente o LCM e o LCL.[23,123,127,150,181,183] Portanto, o clínico deve utilizar novamente uma combinação de movimentos de teste para assegurar a integridade do LCP. Em suma, fica claro que o ligamento cruzado desempenha um papel importante na estabilização do joelho em diversas direções. Além disso,

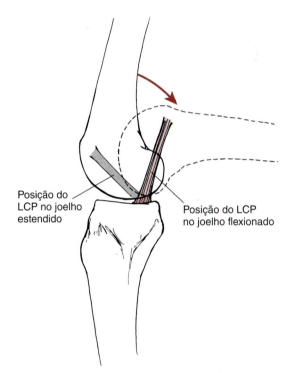

Figura 41.27 O LCP limita a flexão máxima do joelho.

cada ligamento cruzado é composto de múltiplos feixes de fibra que realizam contribuições levemente diferentes para a função de todo o ligamento.[3,34,106]

Ligamentos acessórios do joelho

Embora os ligamentos colaterais e cruzados sejam as principais sustentações de tecido conjuntivo no joelho, outros ligamentos menores fornecem certa sustentação adicional. Estes são encontrados nos aspectos posterior e lateral do joelho. Os ligamentos poplíteo oblíquo e poplíteo arqueado inserem-se na cápsula articular lateral e estão intimamente associados ao tendão do poplíteo.[191] Eles reforçam o LCL, fornecendo sustentação posterolateral adicional.[127,139,167] Os ligamentos meniscofemorais menores são descritos, mas estão presentes de forma inconsistente. Dados de cadáveres sugerem que mais de 90% dos joelhos contêm pelo menos um ligamento meniscofemoral.[101,124] Suas contribuições para a estabilidade total da articulação permanecem controversas, mas podem oferecer reforço secundário ao LCP.[5,55,150] Eles também podem ajudar e controlar o movimento do menisco lateral.[61,124]

Conclusões sobre a sustentação de tecido conjuntivo do joelho

Os papéis dos ligamentos colaterais e cruzados são complexos e interdependentes.[136] As generalizações a seguir são úteis na explicação de suas funções:

- Embora os ligamentos colaterais forneçam a principal sustentação para controlar a estabilidade mediolateral da articulação do joelho, os ligamentos cruzados oferecem uma importante sustentação secundária.
- Da mesma forma, os ligamentos cruzados estabilizam o joelho nas direções anterior e posterior, mas são reforçados pelos ligamentos colaterais.
- A estabilidade de rotação é fornecida por todos os ligamentos cruzados e colaterais.
- A integridade dos meniscos e das superfícies articulares também afeta diretamente a estabilidade da articulação do joelho.

Relevância clínica

Lesões nos principais ligamentos do joelho: Uma consequência óbvia de rupturas para qualquer um dos ligamentos colaterais ou cruzados é a instabilidade do joelho em muitas direções. Entretanto, uma deficiência adicional e talvez ainda mais problemática foi observada em lesões em qualquer um desses ligamentos. Os ligamentos cruzados, em especial, contribuem para os complexos movimentos de rotação e translação do joelho que ocorrem com sua flexão e extensão.[52] Embora esses movimentos complexos do joelho sejam principalmente o resultado das formas das superfícies articulares, estudos demonstram que a perda do LCA ou do LCP pode alterar a mecânica normal do joelho durante a flexão e a extensão passiva e ativa do joelho.[85,87,98,117,168,192] Além disso, as deficiências do LCA alteram os padrões de caminhada e o controle postural de muitos indivíduos.[8,10,22,40,74,113,161,182] Alguns indivíduos modificam suas atividades e seu estilo de vida após lesões ligamentares no joelho[60]

O movimento alterado pode levar à imposição de sobrecarga anormal sobre as superfícies articulares da articulação do joelho e, talvez, à degeneração articular acelerada[147] Mudanças degenerativas acentuadas são descritas na cartilagem articular e nos meniscos de indivíduos com lesões nos ligamentos cruzados ou colaterais comparados com indivíduos saudáveis[83,112] As mudanças degenerativas estão relacionadas com a quantidade de dano ligamentar[111] Por conseguinte, tratamentos são desenvolvidos para restabelecer a mecânica articular normal por meio do uso de controle muscular, órteses ou reconstrução articular[131,171]

O diagnóstico correto das lesões ligamentares é essencial para otimizar a função do joelho e limitar as chances de futuras deteriorações articulares resultantes da mecânica alterada de um joelho com ligamentos deficientes. As consequências funcionais da lesão em qualquer um dos principais ligamentos do joelho estão intimamente relacionadas com a integridade das estruturas ligamentares ao redor.

Alinhamento normal da articulação do joelho

O alinhamento do joelho é afetado pelo alinhamento do quadril, do tornozelo e do pé. Essa interação é o resultado da localização do joelho entre o solo sobre o qual o indivíduo está e o peso sobreposto da cabeça, dos braços, do tronco e do membro inferior oposto (peso CBT-I). O desalinhamento do joelho pode resultar do desalinhamento das articulações do quadril, do tornozelo ou do pé, de desequilíbrios musculares e de sobrecargas anormais sobre a articulação do joelho.[36,118] Por outro lado, há evidência de que as deformações da articulação do joelho causam estresses anormais sobre a articulação e podem levar à degeneração articular.[9,92] A identificação precisa dos desalinhamentos do joelho e das deformações associadas das articulações adjacentes é parte essencial de uma avaliação musculoesquelética detalhada.

Alinhamento no plano frontal

A angulação singular da articulação do joelho no plano frontal é considerada uma marca característica da locomoção bipedal.[142,166] Como observado anteriormente neste capítulo, o côndilo femoral medial estende-se mais distalmente do que o côndilo femoral lateral. Entretanto, na articulação alinhada normalmente, as superfícies distais dos dois côndilos encontram-se no mesmo plano horizontal. Por conseguinte, o corpo do fêmur projeta-se lateralmente a partir da vertical, colocando os joelhos e os pés mais próximos do que as articulações do quadril em posição vertical ereta normal. O alinhamento no plano frontal é descrito pelos termos **varo** e **valgo**. Valgo é o alinhamento no qual o ângulo entre os segmentos proximal e distal abre-se lateralmente. No alinhamento em varo, o ângulo abre-se medialmente (Fig. 41.28).

O valor exato de valgismo ou de varismo do joelho depende do método de mensuração. A medida pode ser tirada utilizando os **eixos anatômicos** ou os **mecânicos** do joelho (Fig. 41.29). O método anatômico utiliza os eixos longos do fêmur e da tíbia. O método mecânico utiliza os eixos mecânicos do membro inferior. Um estudo radiológico de 120 adultos descreve aproximadamente 5° de valgismo utilizando os eixos anatômicos.[31] Entretanto, valores de até 10° de valgismo são descritos em indivíduos sem disfunção do joelho.[86] Utilizando os eixos anatômicos, o alinhamento em varo é anormal em adulto e geralmente associado a doenças degenerativas do joelho.[9] Entretanto, ao utilizar os eixos mecânicos, o alinhamento normal do joelho é de aproximadamente 2° em varo.[31,76] A localização dos eixos mecânicos requer avaliação radiográfica. Dessa forma, o alinhamento no plano frontal medido em um exame físico é levemente valgo.

Recém-nascidos e crianças pequenas normalmente apresentam **geno varo**.[93] Esse alinhamento em varo desaparece e é substituído por um alinhamento em valgo que atinge um pico de aproximadamente 12° aos três anos de idade. Há uma redução gradual do valgismo, que finalmente chega aos valores adultos quando a criança atinge 6 ou 7 anos de idade. O alinhamento em valgo normal do joelho resulta em uma base de sustentação mais estreita durante o apoio, necessitando de menos deslocamento lateral para manter o centro de massa do corpo sobre sua base de sustentação durante o apoio unipodal e a marcha[166] (Fig. 41.30).

Alinhamento no plano sagital

A postura vertical ereta normal do joelho no plano sagital consiste no fêmur e na tíbia verticalmente alinhados, formando juntos um ângulo de 180°. Entretanto, a hiperextensão do joelho na posição vertical pode ocorrer, e o alinhamento postural associado é conhecido como **geno recurvado** (Fig. 41.31). Ele frequentemente resulta de desequilíbrios musculares no tornozelo ou no joelho. Esse tipo de postura aplica estresse acentuado à cápsula articular posterior do joelho e ao LCA.[110]

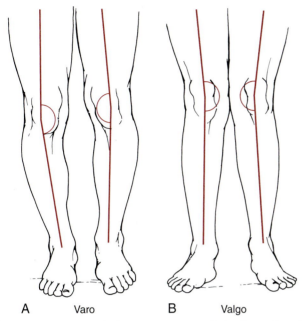

Figura 41.28 A. No alinhamento em varo do joelho, o ângulo formado pelas linhas ao longo do fêmur e da tíbia abre-se medialmente. B. No alinhamento em valgo do joelho, o ângulo formado pelas linhas ao longo do fêmur e da tíbia abre-se lateralmente.

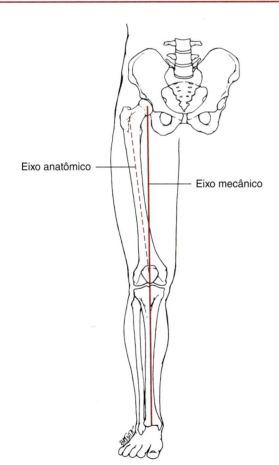

Figura 41.29 O eixo anatômico do joelho é projetado ao longo do corpo do fêmur e da tíbia. O eixo mecânico projeta-se através dos centros das articulações do quadril, do joelho e do tornozelo.

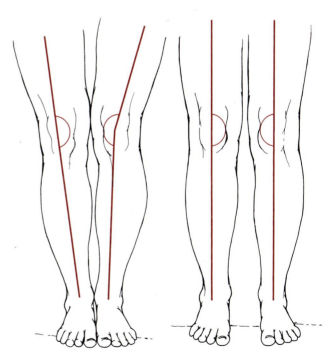

Figura 41.30 O valgismo do joelho permite que os pés se aproximem mais na posição vertical, diminuindo a base de sustentação e exigindo menos deslocamento lateral para permanecer sobre uma perna.

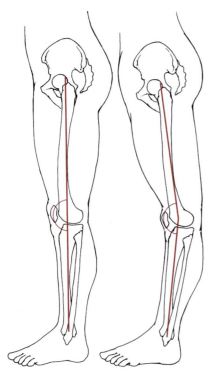

Figura 41.31 O geno recurvado é o alinhamento do joelho no plano sagital na posição hiperestendida.

Alinhamento no plano transverso

Em um joelho sem disfunção articular, o platô tibial e os côndilos femorais são alinhados de forma que, com o joelho estendido, os eixos transversos da extremidade proximal da tíbia e da extremidade distal do fêmur fiquem paralelos.[42] Isso é descrito como 0° de **versão** do joelho (Fig. 41.32). Em indivíduos com osteoartrite do joelho, são registrados 5° de versão tibial lateral em relação ao fêmur.

Alinhamento da articulação femoropatelar

Como observado acima, o desalinhamento da articulação femorotibial pode ser a manifestação da mecânica alterada nas articulações proximal e distal do joelho. Isso também pode indicar estresses anormais sobre a articulação. Por fim, o desalinhamento pode significar a presença de sobrecargas prejudiciais que podem antecipar ou manter a destruição da articulação. Os desalinhamentos da articulação femoropatelar podem indicar situações similares. Por conseguinte, é essencial reconhecer a posição anormal da patela em relação ao fêmur para compreender e afetar a patomecânica implícita da dor articular femoropatelar.

O alinhamento da patela sobre o fêmur normalmente é descrito em relação a um alinhamento mediolateral e a uma posição proximal-distal. Essas posições são alteradas pela translação da patela sobre o fêmur. Além disso, a posição da patela é descrita em relação às rotações. Diversas orientações angulares são descritas na literatura. Algumas das mais comuns são detalhadas aqui. A **inclinação patelar**

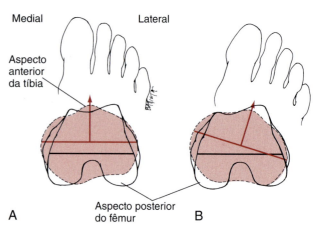

Figura 41.32 **A.** Uma vista do joelho alinhado normalmente no plano transverso revela que os côndilos femorais e tibiais estão alinhados juntos ao longo do eixo mediolateral do joelho. **B.** Na versão lateral do joelho, os côndilos tibiais são rodados lateralmente em relação aos côndilos femorais.

descreve uma rotação em torno de um eixo superoinferior. Medidas adicionais do alinhamento femoropatelar incluem o **ângulo do sulco** e o **ângulo de congruência**. Embora a translação patelar e a inclinação patelar sejam avaliadas visualmente no cenário clínico, essas observações não são confiáveis.[140,177,189] Entretanto, a avaliação dessas medidas utilizando uma variedade de técnicas de imagem radiográfica ou por ressonância magnética (IRM) resulta em informações clinicamente úteis. As descrições do alinhamento articular femoropatelar a seguir são baseadas em dados obtidos de estudos radiográficos e de IRM.

Alinhamento mediolateral

Em geral, a percepção clínica é de que na articulação femoropatelar normal, a patela encontra-se centralizada na incisura troclear, equidistante dos epicôndilos medial e lateral.[140] Entretanto, relatos sugerem que o desvio lateral leve da patela, como visto com técnicas de imagem, é normal.[59,97] Esse desvio não passa de poucos milímetros e pode ser menor do que o visualizado em IRM.[58] O desvio excessivo medialmente ou, com mais frequência, lateralmente é conhecido como **instabilidade medial** ou **lateral**. A instabilidade lateral excessiva é associada com condromalacia patelar[165] e dor femoropatelar.[18,196] Essas disfunções podem ser o resultado de estresses anormais sobre a patela causados pelo desalinhamento.

Alinhamento proximal-distal

A posição proximal-distal da patela é descrita pela razão da distância entre a patela e a tíbia pelo comprimento da patela[2,82,128] (Fig. 41.33). As distâncias exatas usadas variam entre métodos específicos. Entretanto, um aumento na razão, que indica um aumento na distância entre a tíbia e a patela, é chamado de **patela alta**. A **patela baixa** descreve um aumento na distância entre a patela e a tíbia.

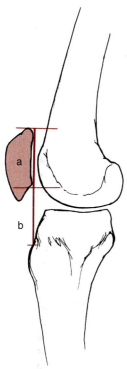

Figura 41.33 O alinhamento proximal-distal da patela é descrito pela razão do comprimento da patela (*a*) e a distância entre a patela distal e o tubérculo tibial (*b*).

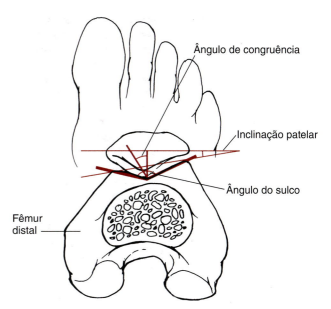

Figura 41.34 A inclinação patelar é o ângulo formado por uma linha traçada através da maior largura da patela e uma linha que toca as superfícies mais anteriores dos côndilos femorais medial e lateral. O ângulo do sulco é o ângulo formado por linhas traçadas do ponto mais profundo do sulco femoral ao ponto mais alto de cada côndilo. O ângulo de congruência é formado por uma linha que divide em dois o ângulo do sulco e outra linha que se projeta do ápice do ângulo do sulco até o ponto mais baixo na crista patelar.

A patela alta e a patela baixa são associadas com dor anterior no joelho e, assim como a instabilidade patelar anormal, podem resultar em imposição de carga anormal à superfície articular patelar.[47,73,120,169] Indivíduos com patela alta apresentam área de contato reduzida e estresse acentuado da articulação femoropatelar durante a marcha rápida.[188] O estresse elevado pode contribuir para a dor e mudanças degenerativas na articulação femoropatelar.

Posicionamento angular da patela

Inclinação patelar

A inclinação patelar é o ângulo formado por uma linha traçada através da maior largura da patela e uma linha que toca as superfícies mais anteriores dos côndilos femorais medial e lateral (Fig. 41.34). Estudos com a utilização de IRM e tomografia computadorizada (TC) sugerem que, com o joelho estendido, a patela é posicionada em leve inclinação lateral.[24,138,141]

Ângulo do sulco

O ângulo do sulco é o ângulo formado por linhas traçadas do ponto mais profundo do sulco femoral ao ponto mais alto de cada côndilo. A localização no fêmur na qual a medida é realizada altera o ângulo, indicando que a profundidade do sulco varia sobre a superfície femoral.[97] As médias descritas variam de aproximadamente 125° a 155°, sem diferença significativa encontrada entre homens e mulheres.[2,97,174]

Ângulo de congruência

O ângulo de congruência é uma medida de quão bem a patela se encaixa na incisura troclear do fêmur. Ele é formado por uma linha que divide o ângulo do sulco em dois e outra linha que se projeta do ápice do ângulo do sulco até o topo da crista patelar. Uma ampla variação no ângulo de congruência é descrita na literatura a partir de uma média de 8° ± 6°, maior em mulheres do que em homens[2], até médias de aproximadamente 14° a 18°.[138,196] São necessárias mais pesquisas que estabeleçam valores normativos para o ângulo de congruência para compreender sua relação com a disfunção articular femoropatelar.

Em suma, os desalinhamentos das articulações femorotibiais e femoropatelares são associados a diversas disfunções do complexo articular do joelho. Mais pesquisas são necessárias para definir essas conexões claramente, com o intuito de estabelecer intervenções terapêuticas adequadas e talvez identificar estratégias de prevenção eficazes. Uma análise do alinhamento normal dos componentes individuais da articulação do joelho também é essencial para a compreensão do movimento do joelho.

Movimento do joelho

O movimento de todo o complexo articular do joelho é caracterizado sobretudo pela flexão e extensão da articulação femorotibial. Entretanto, esse movimento do joelho

Relevância clínica

Associações entre desalinhamentos patelares e disfunção articular e dor: Acredita-se que a patomecânica contribua para as reclamações de dor e disfunção na articulação femoropatelar. Uma manifestação da mecânica anormal na articulação femoropatelar é o desalinhamento. Uma redução na inclinação patelar é descrita em uma pequena amostra de indivíduos com dor anterior no joelho[196] Uma associação entre um aumento no ângulo de congruência e a dor anterior no joelho também é descrita[196] O alinhamento patelar também prevê subluxações patelares laterais. Escala et al. relatam raios ímpares de 8,7 e 4,5 para inclinação patelar acentuada e patela alta, respectivamente[45] Esses dados podem significar que um indivíduo com inclinação patelar acentuada está 8,7 vezes mais propenso a ter uma subluxação lateral da patela e um indivíduo com patela alta está 4,5 vezes mais propenso a ter subluxação lateral do que indivíduos sem estes desalinhamentos. Esse risco acentuado pode ser devido à área de contato reduzida e lateralmente luxada entre o fêmur e a patela, encontrada em indivíduos com subluxação lateral[69]

Todas essas associações confirmam a noção de que o alinhamento femoropatelar anormal está envolvido nas disfunções articulares femoropatelares. Entretanto, a natureza exata das relações permanece incerta. Correções cirúrgicas de desalinhamentos são abordagens de tratamento aceitas. Contudo, a força do quadríceps também é um fator reconhecido que influencia o alinhamento patelar e a dor articular femoropatelar. Embora os desalinhamentos sejam importantes descobertas clínicas, os clínicos devem estar atentos para analisá-los no contexto de todo o quadro clínico.

aparentemente simples envolve o complexo movimento tridimensional da articulação femorotibial. Além disso, o movimento normal do joelho depende do movimento da articulação femoropatelar.

Amplitude de movimento normal do joelho no plano sagital

A ADM normal do joelho descrita na literatura é apresentada na Tabela 41.2. Todas as amplitudes são passivas, exceto as descritas por Roach e Miles.[151] Embora relatos de hiperextensão do joelho sejam encontrados na literatura, os dados apresentados aqui demonstram que a hiperextensão significativa em indivíduos adultos sem disfunção do joelho é incomum. Entretanto, a hiperextensão ocorre normalmente em crianças pequenas e então desaparece de modo gradativo na adolescência.[57] Em adultos, a idade e o gênero parecem ter pouco efeito sobre a ADM do joelho[151,185], mas a obesidade é associada de forma negativa à ADM de flexão do joelho.[46]

Estudos relatam que as excursões do joelho durante a marcha variam de quase completa extensão (aproximadamente 1° em apoio médio) a 65° a 75° em balanço médio.[125,194] Entretanto, muitas atividades comuns da vida diária exigem mais flexão do joelho. A atividade de subir e descer escadas utiliza entre 90° e 110° de flexão[159,182], levantar de uma cadeira requer aproximadamente 90°[25], entrar e sair de uma banheira requer aproximadamente 130°[140] e agachar-se pode utilizar até 165°.[159]

Relevância clínica

Deficiências da ADM do joelho: Há muitas disfunções que podem levar a uma ADM de flexão do joelho reduzida. A importância funcional dessas limitações varia em cada paciente. Dados sugerem que apenas grandes reduções da ADM de flexão afetarão diretamente os padrões locomotores. Contudo, até uma pequena perda na excursão da flexão pode ter repercussões profundas em um indivíduo que deve agachar-se ou ajoelhar-se, como um profissional que coloca carpetes em residências. O clínico deve analisar a flexibilidade do paciente no contexto da vida do paciente e as exigências de sua carreira para compreender a importância da ADM de flexão do joelho alterada.

Rotações do joelho nos planos transverso e frontal

A discussão ao longo deste capítulo indica claramente que a articulação do joelho permite, na verdade exige, rotação medial e lateral, bem como abdução e adução. Entretanto, há dados limitados e variados que descrevem a ADM normal disponível em indivíduos sem disfunção do joelho. O desafio de estabelecer valores normativos do movimento do joelho nos planos transverso e frontal deriva da dificuldade clínica de quantificar o movimento tridimensional de excursões tão

TABELA 41.2 ADM normal do joelho descrita na literatura

	Boone e Azen [20][a]	Walker et al. [185][b]	Roach e Miles [151][c]	Roass e Andersson [152][d]	Escalante et al. [46][e]
Flexão	141,2 ± 5,3	133 ± 6	132 ± 10	144 ± 6,5	137 ±15
Hiperextensão[f]	-1,1 ± 2,0	-1,0 ± 2	ND[g]	-1,6 ± 2,9	ND

[a] Baseada em 56 homens com idade entre 20 e 54 anos.
[b] Baseada em 30 homens e 30 mulheres com idade entre 60 e 84 anos.
[c] Baseada em 1.683 homens e mulheres com idade entre 25 e 74 anos.
[d] Baseada em 180 joelhos de 90 homens com idade entre 30 e 40 anos.
[e] Baseada em 687 homens e mulheres com idade entre 64 e 79 anos.
[f] Números negativos indicam que a amplitude final média é em flexão em vez de hiperextensão.
[g] ND: não descrita.

pequenas. Além disso, esses movimentos são significativamente menores do que a flexão e a extensão, mas são diretamente influenciados pela posição do joelho no plano sagital.[6,23,85,121] Por conseguinte, apenas poucos estudos medem o movimento do joelho nos três planos, e estas pesquisas escassas utilizam técnicas muito diferentes. Alguns estudos avaliam esses movimentos durante a caminhada, ao passo que outros os avaliam ativa ou passivamente com os indivíduos em repouso. Apenas um estudo conhecido descreve as sobrecargas utilizadas para girar o joelho. Portanto, os dados fornecem, na melhor das hipóteses, uma perspectiva para o clínico analisar a mobilidade relativa do joelho.

Apesar dos dados limitados, é útil para o clínico ter um conceito geral da capacidade de flexibilidade do joelho nesses planos. Os valores médios da excursão de rotação medial e lateral total descritos variam de 12° a 80° quando o joelho está flexionado.[6,21,23,121,181] Apesar dessa grande variação nas médias descritas, estudos demonstram de forma consistente uma redução significativa na excursão de rotação total quando o joelho está estendido.[6,23,121,181] Os picos de rotação medial e lateral também são aproximadamente iguais.[121] Entretanto, estudos sugerem que ocorre muito menos rotação durante a locomoção normal. As rotações totais descritas durante a locomoção variam de aproximadamente 8° a 15°, com a ocorrência de rotação medial no apoio e rotação lateral na fase de balanço da marcha.[91,102,175]

Os relatos do movimento do joelho no plano frontal possuem as mesmas limitações que os relatos de rotação. Entretanto, os relatos do movimento no plano frontal demonstram de forma consistente menos movimento do que os descritos para o movimento no plano transverso. Os registros variam de aproximadamente 10° a 20°.[21,121] A excursão de abdução e adução descrita na marcha é ainda menor, aproximadamente 5°.[91,102]

Movimento femoropatelar

O movimento apropriado da articulação femoropatelar é importante para o funcionamento normal da articulação femorotibial. Contudo, a própria articulação femoropatelar está sujeita a disfunções. O movimento anormal da patela durante a flexão e a extensão do joelho é considerado por muitos um importante fator que contribui para disfunções femoropatelares.[24] A patela desliza distalmente sobre o fêmur durante a flexão e retrai-se proximalmente durante a extensão articular do joelho. Entretanto, seu movimento durante flexão e a extensão do joelho é consideravelmente mais complexo do que simples deslizamentos proximais e distais. É importante que o clínico reconheça o movimento femoropatelar normal e anormal para compreender e alterar a patomecânica subjacente à dor no joelho.

Quando o joelho está estendido, a patela possui apenas um pequeno contato com o fêmur.[164] Como resultado, ela fica livremente móvel. Embora não estudada em detalhes, a patela parece capaz de mover-se poucos centímetros medial, lateral e distalmente durante a extensão total do joelho com o quadríceps relaxado. Alguns sugerem que a patela deve se mover não mais que metade da sua largura nas direções medial e lateral.[29] As translações medial e lateral da patela com o joelho estendido são limitadas pela tração dos ligamentos retinaculares.[39,66] Quando a flexão inicia, a patela desliza para a tróclea femoral, e o contato ósseo reduz muito sua mobilidade. Apesar de não ser estudada detalhadamente, mais pesquisas descrevem a mobilidade da patela durante a flexão do joelho. O movimento consiste em translação e rotação, que são apresentadas separadamente a seguir.

Translação da patela durante a flexão do joelho

As translações da patela durante a flexão e a extensão do joelho ocorrem nas direções proximal-distal e mediolateral. O deslizamento distal da patela durante a flexão do joelho é de 5–7 cm, permitido pelo desdobramento da bolsa suprapatelar.[67] Há também uma leve translação medial da patela no início da flexão.[59,94,108,141] A magnitude e a duração dessa translação medial permanece em debate. Entretanto, parece haver uma concordância de que a 30° de flexão do joelho a patela inicia a translação lateral, que continua a aumentar até pelo menos 45° de flexão, quando atinge esse nível.

Rotação da patela durante a flexão do joelho

As rotações da patela durante o movimento do joelho incluem **inclinação medial ou lateral**, que é definida como necessária para o alinhamento da patela. A patela também gira em torno de um eixo mediolateral (Fig. 41.35). Esse movimento é chamado de **flexão** e **extensão** da patela. Por fim, a patela submete-se à **rotação medial** e **lateral** em torno de um eixo anteroposterior.[94] Esses movimentos são

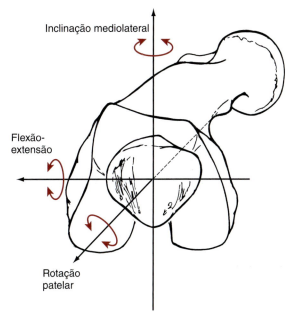

Figura 41.35 A patela é capaz de realizar movimento tridimensional com translação ao longo, e rotação em torno, dos eixos cardinais.

estudados de forma inadequada, porém, há algumas consistências na literatura. A patela parece estar em uma leve inclinação lateral que aumenta um pouco quando o joelho é flexionado.[94,141] Também parece submeter-se à flexão definida como o polo inferior, inclinando-se em direção à tíbia.[70,94,108] As rotações da patela em torno do eixo anteroposterior parecem insignificantes.[94,108]

Esses dados revelam que a patela submete-se a pequenos, mas sistemáticos, movimentos durante a flexão e a extensão do joelho. O movimento da patela causa mudanças significativas no local e na área total de contato entre a patela e o fêmur. As mudanças no local de contato e na área de contato alteram os estresses aplicados à superfície articular.

O contato femoral na patela ocorre sobre a face lateral no polo inferior da patela, quando o joelho está em completa extensão. A área de contato aumenta de forma contínua e inclui a face medial quando o joelho é flexionado, movendo-se proximalmente sobre a patela[59,67,69,164] (Fig. 41.36). A patela entra em contato com o fêmur nos côndilos femorais e superfície patelar. Posteriormente em flexão, a patela entra em contato apenas com os côndilos femorais, e a face ímpar (o segmento medial da face medial da patela) entra em contato com o aspecto lateral do côndilo femoral medial.[67]

As grandes mudanças no local de contato e na área entre o fêmur e a patela causam alterações significativas no **estresse** (força/área). Acredita-se que estresses anormais contribuam para a disfunção articular femoropatelar.

Resumo

Este capítulo descreve a estrutura dos ossos que compõem a articulação do joelho. O formato complexo e irregular desses ossos é a principal explicação para o complexo padrão de movimento nas articulações femorotibiais e femoropatelares durante a flexão e a extensão do joelho. As estruturas de sustentação de tecido mole do joelho são a fonte mais importante de estabilidade do joelho junto com os músculos que são apresentados no capítulo a seguir. O LCM e o LCL contribuem para a principal sustentação medial e lateral, e os ligamentos cruzados oferecem estabilidade nas direções anteroposteriores. Entretanto, todos os quatro ligamentos participam em conjunto para oferecer estabilidade tridimensional.

Este capítulo também descreve detalhadamente os movimentos complexos que ocorrem nas articulações femorotibiais e femoropatelares durante a flexão e a extensão do joelho. Embora o joelho geralmente seja descrito como um gínglimo, seu movimento inclui translações e rotações em torno dos três eixos do corpo. A flexão ocorre com a rotação lateral e a abdução do fêmur em relação à tíbia, bem como certa translação. A extensão inverte esses movimentos. Portanto, o joelho apresenta seis GL nos seus movimentos. A importância do restabelecimento da mobilidade em todas as seis direções também é observada. A patela também apresenta movimentos tridimensionais que são componentes essenciais da flexão e da extensão normal do joelho.

A complexidade do movimento do joelho impõe uma sobrecarga enorme sobre as estruturas de sustentação de tecido conjuntivo do joelho para fornecer estabilidade suficiente, até mesmo quando o joelho participa de atividades vigorosas, como corrida e rotação do tronco em pé. A importância dos músculos ao redor do joelho, que estabilizam e mobilizam o joelho, não pode ser minimizada. O capítulo a seguir apresenta os músculos do joelho e descreve a participação deles no movimento e na estabilidade da articulação do joelho.

> ### Relevância clínica
>
> **Área de contato femoropatelar com subluxação patelar:** Um estudo em oito indivíduos com um histórico de subluxação patelar mostrou uma redução significativa na área de contato entre o fêmur e a patela[69] Talvez ainda mais importante, a área de contato foi quase totalmente deslocada para o côndilo femoral lateral durante a flexão do joelho de 0–90°. Essas mudanças nos padrões do movimento patelar podem produzir estresses anormais e levar à dor e mudanças degenerativas. A análise cautelosa do movimento patelar e a avaliação das estruturas que afetam a mobilidade patelar são ingredientes essenciais para uma avaliação detalhada da articulação femoropatelar.

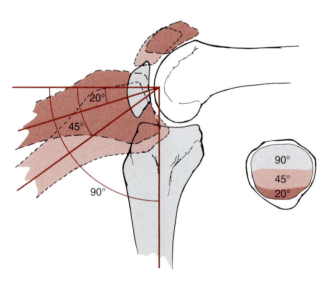

Figura 41.36 A área de contato sobre a patela aumenta e move-se proximalmente quando o joelho é flexionado cerca de 90°.

Referências bibliográficas

1. Adam C, Eckstein F, Milz S, Putz R: The distribution of cartilage thickness within the joints of the lower limb of elderly individuals. J Anat 1998; 193: 203–214.
2. Aglietti P, Insall JN, Cerulli G: Patellar pain and incongruence. I: Measurements of incongruence. Clin Orthop 1999; 176: 217–223.

3. Ahmad CS, Cohen ZA, Levine WN, et al.: Codominance of the individual posterior cruciate ligament bundles: an analysis of bundle lengths and orientation. Am J Sports Med 2003; 31: 221–225.
4. Ahmed AM, Burke DL, Duncan NA, Chan KH: Ligament tension pattern in the flexed knee in combined passive anterior translation and axial rotation. J Orthop Res 1992; 10: 854–867.
5. Amis AA, Bull AMJ, Gupte CM, et al.: Biomechanics of the PCL and related structures: posterolateral, posteromedial and meniscofemoral ligaments. Knee Surg Sports Traumatol Arthrosc 2003; 11: 271–281.
6. Andersen HN, Dyhre-Poulsen P: The anterior cruciate ligament does play a role in controlling axial rotation in the knee. Knee Surg Sports Traumatol Arthrosc 1997; 5: 145–149.
7. Ando Y, Fukatsu H, Ishigaki T, et al.: Analysis of knee movement with low-field MR equipment—a normal volunteer study. Radiat Med 1994; 12: 153–160.
8. Andriacchi TP: Dynamics of pathological motion: applied to the anterior cruciate deficient knee. J Biomech 1990; 23: 99-105.
9. Andriacchi TP: Dynamics of knee malalignment. Orthop Clin North Am 1994; 25: 395–403.
10. Andriacchi TP, Birac D: Functional testing in the anterior cruciate ligament-deficient knee. Clin Orthop 1993; 288: 40–47.
11. Assimakopoulos AP, Katonis PG, Afapitos MV, Exarchou EI: The innervation of the human meniscus. Clin Orthop 1992; 275: 232–236.
12. Ateshian GA, Soslowsky LJ, Mow VC: Quantification of articular surface topography and cartilage thickness in knee joints using stereophotogrammetry. J Biomech 1991; 24: 761–776.
13. Bach JM, Hull ML, Patterson HA: Direct measurement of strain in the posterolateral bundle of the anterior cruciate ligament. J Biomech 1997; 30: 281–283.
14. Bae DK, Nam GU, Sun SD, Kim YH: The clinical significance of the complete type of suprapatellar membrane. Arthroscopy 1998; 14: 830–835.
15. Barrett GR, Field MH, Treacy SH, Ruff CG: Clinical results of meniscus repair in patients 40 years and older. Arthroscopy 1998; 14: 824–829.
16. Beynnon B, Yu J, Huston D, et al.: A sagittal plane model of the knee and cruciate ligaments with application of a sensitivity analysis. J Biomech Eng 1996; 118: 227–239.
17. Beynnon BD, Fleming BC: Anterior cruciate ligament strain in-vivo: a review of previous work. J Biomech 1998; 31: 519–525.
18. Biedert RM, Gruhl C: Axial computed tomography of the patellofemoral joint with and without quadriceps contraction. Arch Orthop Trauma Surg 1997; 116: 77–82.
19. Blacharski PA, Somerset JH: A three-dimensional study of the kinematics of the human knee. J Biomech 1975; 8: 375–384.
20. Boone DC, Azen SP: Normal range of motion of joints in male subjects. J Bone Joint Surg 1979; 61A: 756–759.
21. Brage ME, Draganich LF, Pottenger LA, Curran JJ: Knee laxity in symptomatic osteoarthritis. Clin Orthop 1994; 304: 184–189.
22. Brandsson S, Karlsson J, Eriksson BI, Karrholm J: Kinematics after tear in the anterior cruciate ligament: dynamic bilateral radiostereometric studies in 11 patients. Acta Orthop Scand 2001; 72: 372–378.
23. Brantigan OC, Voshell AF: The mechanics of the ligaments and menisci of the knee joint. J Bone Joint Surg 1941; 23: 44–65.
24. Brossmann J, Muhle C, Schroder C, et al.: Patellar tracking patterns during active and passive knee extension: evaluation with motion-triggered cine MR imaging. Radiology 1993; 187: 205–212.
25. Burdett RG, Habasevich R, Pisciotta J, Simon SR: Biomechanical comparison of rising from two types of chairs. Phys Ther 1985; 65: 1177–1183.
26. Burks RT, Metcalf MH, Metcalf RW: Fifteen-year follow-up of arthroscopic partial meniscectomy. Arthroscopy 1997; 13: 673–679.
27. Bylski-Austrow DI, Ciarelli MJ, Kayner DC, et al.: Displacements of the menisci under joint load: an in vitro study in human knees. J Biomech 1994; 27: 421–431.
28. Carlin GJ, Livesay GA, Harner CD, et al.: In-situ forces in the human posterior cruciate ligament in response to posterior tibial loading. Ann Biomed Eng 1996; 24: 193–197.
29. Carson WG Jr, James SL, Larson RL, et al.: Patellofemoral disorders: physical and radiographic evaluation. Part I: Physical examination. Clin Orthop 1984; 185: 165–177.
30. Chan SC, Seedhom BB: 'Equivalent geometry' of the knee and the prediction of tensions along the cruciates: an experimental study. J Biomech 1999; 32: 35–48.
31. Chao EYS, Neluheni EVD, Hsu RWW, Paley D: Biomechanics of malalignment. Orthop Clin North Am 1994; 25: 379–386.
32. Chen MI: Is it important to secure the horns during lateral meniscal transplantation? A cadaveric study. Arthroscopy 1996; 12: 174–181.
33. Churchill DL, Incavo SJ, Johnson CC, Beynnon BD: The transepicondylar axis approximates the optimal flexion axis of the knee. Clin Orthop 1998; 111–118.
34. Covey DC, Sapega AA, Marshall RC: The effects of varied joint motion and loading conditions on posterior cruciate ligament fiber length behavior. Am J Sports Med 2004; 32: 1866–1872.
35. Crenshaw AH: Campbell's Operative Orthopaedics. St. Louis: Mosby Year Book, 1992.
36. Davids JR, Huskamp M, Bagley AM: A dynamic biomechanical analysis of the etiology of adolescent tibia vara. J Pediatr Orthop 1996; 16: 461–468.
37. DeFrate LE, Gill TJ, Li G: In vivo function of the posterior cruciate ligament during weightbearing knee flexion. Am J Sports Med 2004; 32: 1923–1928.
38. DeFrate LE, Sun H, Gill TJ, et al.: In vivo tibiofemoral contact analysis using 3D MRI-based knee models. J Biomech 2004; 37: 1499–1504.
39. Desio SM, Burks RT, Bachus KN: Soft tissue restraints to lateral patellar translation in the human knee. Am J Sports Med 1998; 26: 59–65.
40. Devita P, Hortobagyi T, Barrier J: Gait biomechanics are not normal after anterior cruciate ligament reconstruction and accelerated rehabilitation. Med Sci Sports Exerc 1998; 30: 1481–1488.
41. Dupont JY: Synovial plicae of the knee. Controversies and review. Clin Sports Med 1997; 16: 87–122.
42. Eckhoff DG: Effect of limb malrotation on malalignment and osteoarthritis. Orthop Clin North Am 1994; 25: 405–414.
43. Edwards RG, Lafferty JF, Lange KO: Ligament strain in the human knee joint. J Basic Eng 1970; 131–136.
44. Elias SG, Freeman MAR, Gokcay EI: A correlative study of the geometry and anatomy of the distal femur. Clin Orthop 1990; 260: 98–103.
45. Escala JS, Mellado JM, Olona M, et al.: Objective patellar instability: MR-based quantitative assessment of potentially associated anatomical features. Knee Surg Sports Traumatol Arthrosc 2006; 14: 264–272.

46. Escalante A, Lichtenstein MJ, Dhanda R, et al.: Determinants of hip and knee flexion range: results from the San Antonio longitudinal study of aging. Arthritis Care Res 1999; 12: 8–18.
47. Fithian DC, Mishra DK, Balen PF, et al.: Instrumented measurement of patellar mobility. Am J Sports Med 1995; 23: 607–615.
48. Fox RJ, Harner CD, Sakane M, et al.: Determination of the in situ forces in the human posterior cruciate ligament using robotic technology. A cadaveric study. Am J Sports Med 1998; 26: 395–401.
49. Frankel VH: Biomechanics of the knee. Orthop Clin North Am 1971; 2: 175–190.
50. Freeman MAR, Pinskerova V: The movement of the normal tibio-femoral joint. J Biomech 2005; 38: 197–208.
51. Fukubayashi T, Kurosawa H: The contact area and pressure distribution pattern of the knee. A study of normal and osteoarthritic knee joints. Acta Orthop Scand 1980; 51: 871–879.
52. Fukubayashi T, Torzilli PA, Sherman MF, Warren RF: An in vitro biomechanical evaluation of anterior-posterior motion of the knee. Tibial displacement, rotation, and torque. J Bone Joint Surg 1982; 64: 258–264.
53. Furman W, Marshall JL, Girgis FG, Girgis DVM: The anterior cruciate ligament. A functional analysis based on postmortem studies. J Bone Joint Surg 1976; 58A: 179–185.
54. Fuss FK: The restraining function of the cruciate ligaments on hyperextension and hyperflexion of the human knee joint. Anat Rec 1991; 230: 283–289.
55. Girgis FG, Marshall JL, Monajem AR: The cruciate ligaments of the knee joint. Clin Orthop 1975; 106: 216–231.
56. Gray JC: Neural and vascular anatomy of the menisci of the human knee. J Orthop Sports Phys Ther 1999; 29: 23–30.
57. Greene WB, Heckman JDE: The Clinical Measurement of Joint Motion. Rosemont, IL: American Academy of Orthopaedic Surgeons, 1994.
58. Grelsamer RP: The medial-lateral position of the patella on routine magnetic resonance imaging: when is normal not normal? Arthroscopy 1998; 14: 23–28.
59. Grelsamer RP, Klein JR: The biomechanics of the patellofemoral joint. J Orthop and Sports Phys Ther 1998; 28: 286–298.
60. Grontvedt T, Heir S, Rossvoll I, Engebretsen L: Five-year outcome of 13 patients with an initially undiagnosed anterior cruciate ligament rupture. Scand J Med Sci Sports 1999; 9: 62–64.
61. Gupte CM, Bull AMJ, Thomas RD, Amis AA: A review of the function and biomechanics of the meniscofemoral ligaments. Arthroscopy 2003; 19: 161–171.
62. Harty M: Knee joint anatomy. Orthop Rev 1976; 5: 23–25.
63. Harty M, Joyce JJ: Arthroscopic surgery: anatomic factors in meniscal injuries. Contemp Orthop 1984; 9: 13–19.
64. Hayes WC, Boyle DJ, Valez A: Functional adaptation in the trabecular architecture of the patella. Trans Orthop Res Soc 1977; 2: 114.
65. Hayes WC, Swenson LW Jr, Schurmans DJ: Axisymmetric finite element analysis of the lateral tibial plateau. J Biomech 1978; 11: 21–33.
66. Heegaard J, Leyvraz PF, Van Kampen A, et al.: Influence of soft structures on patellar three-dimensional tracking. Clin Orthop 1994; 299: 235–243.
67. Hehne JH: Biomechanics of the patellofemoral joint and its clinical relevance. Clin Orthop 1990; 258: 73–85.
68. Hill PF, Vedi V, Williams A, et al.: Tibiofemoral movement 2: the loaded and unloaded living knee studied by MRI. J Bone Joint Surg [Br] 2000; 82B: 1196–1198.
69. Hinterwimmer S, Gotthardt M, von Eisenhart-Rothe R, et al.: In vivo contact areas of the knee in patients with patellar subluxation. J Biomech 2005; 38: 2095–2101.
70. Hinterwimmer S, von Eisenhart-Rothe R, Siebert M, et al.: Patella kinematics and patello-femoral contact areas in patients with genu varum and mild osteoarthritis. Clin Biomech 2004; 19: 704–710.
71. Hollis JM, Takai S, Adams DJ, et al.: The effects of knee motion and external loading on the length of the anterior cruciate ligament (ACL): a kinematic study. J Biomech Eng 1991; 113: 208–214.
72. Hollister AM, Jatana S, Singh AK, et al.: The axes of rotation of the knee. Clin Orthop 1993; 290: 259–268.
73. Holmes SW Jr, Clancy WG Jr: Clinical classification of patellofemoral pain and dysfunction. J Orthop Sports Phys Ther 1998; 28: 299–306.
74. Hooper DM, Morrissey MC, Crookenden R, et al.: Gait adaptations in patients with chronic posterior instability of the knee. Clin Biomech 2002; 17: 227–233.
75. Hsieh YF, Draganich LF, Ho SH, Reider B: The effects of removal and reconstruction of the anterior cruciate ligament on patellofemoral kinematics. Am J Sports Med 1998; 26: 201–209.
76. Hsu RW, Himeno S, Coventry MB, Chao EY: Normal axial alignment of the lower extremity and load-bearing distribution at the knee. Clin Orthop 1990; 255: 215–227.
77. Hughston JC, Andrew JR, Cross MJ, Moschi A: Classification of knee ligament instabilities. Part I The medial compartment and cruciate ligaments. J Bone Joint Surg 1976; 58A: 159–172.
78. Hull ML, Berns GS, Varma H, Patterson HA: Strain in the medial collateral ligament of the human knee under single and combined loads. J Biomech 1996; 29: 199–206.
79. Hurwitz DE, Sumner DR, Andriacchi TP, Sugar DA: Dynamic knee loads during gait predict proximal tibial bone distribution. J Biomech 1998; 31: 1–8.
80. Inoue M, McGurk-Burleson E, Hollis JM, Woo SL: Treatment of the medial collateral ligament injury. I: The importance of anterior cruciate ligament on the varus-valgus knee laxity. Am J Sports Med 1987; 15: 15–21.
81. Iwaki H, Pinskerova V, Freeman MAR: Tibiofemoral movement 1: the shapes and relative movements of the femur and tibia in the unloaded cadaver knee. J Bone Joint Surg [Br] 2000; 82B: 1189–1195.
82. Jakob RP, Von Gumppenberg S, Engelhardt P: Does Osgood-Schlatter disease influence the position of the patella? J Bone Joint Surg 1987; 63B: 579–582.
83. Jomha NM, Borton DC, Clingeleffer AJ, Pinczewski LA: Long-term osteoarthritic changes in anterior cruciate ligament reconstructed knees. Clin Orthop 1999; 358: 188–193.
84. Kanamori A, Woo SL-Y, Ma B, et al.: The forces in the anterior cruciate ligament and knee kinematics during a simulated pivot shift test: a human cadaveric study using robot technology. Arthrosc Assoc North Am 2000; 16: 633–639.
85. Kaneda Y, Moriya H, Takahashi K, et al.: Experimental study on external tibial rotation of the knee. Am J Sports Med 1997; 25: 796–800.
86. Kapandji IA: The Physiology of the Joints. Vol 1, The Upper Limb. Edinburgh: Churchill Livingstone, 1982.
87. Karrholm J, Selvik G, Elmqvist LG, Ansson LI: Active knee motion after cruciate ligament rupture. Acta Orthop Scand 1988; 59: 158–164.
88. Katz BL: Quadriceps femoris strength following patellectomy. Phys Ther 1952; 31: 401–404.

89. Kennedy JC, Hawkins RJ, Willis RB: Strain gauge analysis of knee ligaments. Clin Orthop 1977; 129: 225–229.
90. Kennedy JC, Weinberg HW, Wilson AS: The anatomy and function of the anterior cruciate ligament. J Bone Joint Surg 1974; 56A: 223–235.
91. Kettelkamp DB, Johnston RJ, Schmidt GL, et al.: An electrogoniometric study of knee motion in normal gait. J Bone Joint Surg 1970; 52: 775–790.
92. Kettelkamp DB, Wenger DR, Chao EYS, Thompson L: Results of proximal tibial osteotomy. The effects of tibiofemoral angle, stance-phase flexion-extension, and medial plateau force. J Bone Joint Surg 1976; 58A: 952.
93. Kling JR. TF: Angular deformities of the lower limbs in children. Orthop Clin North Am 1987; 18: 513–527.
94. Koh TJ, Grabiner MD, De Swart RJ: In vivo tracking of the human patella. J Biomech 1992; 25: 637–643.
95. Komistek RD, Dennis DA, Mabe JA, Walker SA: An in vivo determination of patellofemoral contact positions. Clin Biomech 2000; 15: 29–36.
96. Krause WR, Pope MH, Johnson RJ, Wilder DG: Mechanical changes in the knee after meniscectomy. J Bone Joint Surg 1976; 58A: 599–604.
97. Kujala UM, Osterman K, Kormano M, et al.: Patellar motion analyzed by magnetic resonance imaging. Acta Orthop Scand 1989; 60: 13–16.
98. Kumagai M, Mizuno Y, Mattessich SM, et al.: Posterior cruciate ligament rupture alters in vitro knee kinematics. Clin Orthop 2002; 395: 241–248.
99. Kurosawa H, Yamakoshi KI, Yasuda K, Sasaki T: Simultaneous measurement of changes in length of the cruciate ligaments during knee motion. Clin Orthop 1991; 265: 233–240.
100. Kuster M, Blatter G: Knee joint muscle function after patellectomy: how important are the hamstrings? Knee Surg Sports Traumatol Arthrosc 1996; 4: 160–163.
101. Kwak SD, Ahmad CS, Gardner TR, et al.: Hamstrings and iliotibial band forces affect knee kinematics and contact pattern. J Orthop Res 2000; 18: 101–108.
102. Lafortune MA, Cavanagh PR, Sommer HJ, Kalenak A: Three-dimensional kinematics of the human knee during walking. J Biomech 1992; 25: 347–357.
103. Lane JG, Irby SE, Kaufman K, et al.: The anterior cruciate ligament in controlling axial rotation. An evaluation of its effect. Am J Sports Med 1994; 22: 289–293.
104. Lee SJ, Aadalen KJ, Malaviya P, et al.: Tibiofemoral contact mechanics after serial medial meniscectomies in the human cadaveric knee. Am J Sports Med 2006; 34: 1334–1344.
105. Levy IM, Torzilli PA, Warren RF: The effect of medial meniscectomy on anterior-posterior motion of the knee. J Bone Joint Surg 1982; 64A: 883–888.
106. Li G, DeFrate LE, Sun H, Gill TJ: In vivo elongation of the anterior cruciate ligament and posterior cruciate ligament during knee flexion. Am J Sports Med 2004; 32: 1415–1420.
107. Li G, Park SE, DeFrate LE, et al.: The cartilage thickness distribution in the tibiofemoral joint and its correlation with cartilage-to-cartilage contact. Clin Biomech 2005; 20: 736–744.
108. Lin F, Makhsous M, Chang AH, et al.: In vivo and noninvasive six degrees of freedom patellar tracking during voluntary knee movement. Clin Biomech 2003; 18: 401–409.
109. Lloyd DG, Buchanan TS: A model of load sharing between muscles and soft tissues at the human knee during static tasks. J Biomech Eng 1996; 118: 367–376.
110. Loudon JK, Goitz HT, Loudon KL: Genu recurvatum syndrome. J Orthop Sports Phys Ther 1998; 27: 361–367.
111. Lundberg M, Messner K: Ten-year prognosis of isolated and combined medial collateral ligament ruptures. A matched comparison in 40 patients using clinical and radiographic evaluations. Am J Sports Med 1997; 25: 2–6.
112. Lundberg M, Thuomas KA, Messner K: Evaluation of knee-joint cartilage and menisci ten years after isolated and combined ruptures of the medial collateral ligament. Investigation by weight-bearing radiography, MR imaging and analysis of proteoglycan fragments in the joint fluid. Acta Radiol 1997; 38: 151–157.
113. Lysholm M, Ledin T, Odkvist LM, Good L: Postural control—a comparison between patients with chronic anterior cruciate ligament insufficiency and healthy individuals. Scand J Med Sci Sports 1998; 8: 432–438.
114. Magee DA: Orthopedic Physical Assessment. Philadelphia: WB Saunders, 1998.
115. Maletius W, Messner K: The effect of partial meniscectomy on the long-term prognosis of knees with localized, severe chondral damage. A twelve- to fifteen-year followup. Am J Sports Med 1996; 24: 258–262.
116. Markolf KL, Gorek JF, Kabo JM, Shapiro MS: Direct measurement of resultant forces in the anterior cruciate ligament. An in vitro study performed with a new experimental technique. J Bone Joint Surg 1990; 72: 557–567.
117. Matsumoto H, Seedhom BB: Rotation of the tibia in the normal and ligament-deficient knee. A study using biplanar photography. Proc Inst Mech Eng [H] 1993; 207: 175–184.
118. McKellop HA, Llinas A, Sarmiento A: Effects of tibial malalignment on the knee and ankle. Orthop Clin North Am 1994; 25: 415–423.
119. Messner K, Gao J: The menisci of the knee joint. Anatomical and functional characteristics, and a rationale for clinical treatment. J Anat 1998; 193: 161–178.
120. Meyer SA, Brown TD, Pedersen DR, Albright JP: Retropatellar contact stress in simulated patella infera. Am J Knee Surg 1997; 10: 129–138.
121. Mills OS, Hull ML: Rotational flexibility of the human knee due to varus/valgus and axial moments in vivo. J Biomech 1991; 24: 673–690.
122. Milz S, Eckstein F, Putz R: The thickness of the subchondral plate and its correlation with the thickness of the uncalcified articular cartilage in the human patella. Anat Embryol 1995; 192: 437–444.
123. Moglo KE, Shirazi-Adl A: On the coupling between anterior and posterior cruciate ligaments, and knee joint response under anterior femoral drawer in flexion: a finite element study. Clin Biomech 2003; 18: 751–759.
124. Moran CJ, Poynton AR, Moran R, Brien MO: Analysis of meniscofemoral ligament tension during knee motion. Arthroscopy 2006; 22: 362–366.
125. Murray MP: Gait as a total pattern of movement. Am J Phys Med 1967; 46: 290–333.
126. Neeb TB, Aufdemkampe G, Wagener JHD, Mastenbroek L: Assessing anterior cruciate ligament injuries: the association and differential value of questionnaires, clinical tests, and functional tests. J Orthop Sports Phys Ther 1997; 26: 324–331.
127. Nielsen S, Ovesen J, Rasmussen O: The posterior cruciate ligament and rotatory knee instability. An experimental study. Arch Orthop Trauma Surg 1985; 104: 53–56.
128. Norman O, Egund N, Ekelund L, Runow A: The vertical position of the patella. Acta Orthop Scand 1983; 54: 908–913.

129. Noyes FR, Grood ES, Butler DL, Raterman L: Knee ligament tests. What do they really mean? Phys Ther 1980; 60: 1578–1589.
130. Noyes FR, Grood ES, Suntay WJ: Three-dimensional motion analysis of clinical stress tests for anterior knee subluxations. Acta Orthop Scand 1989; 60: 308–318.
131. Noyes FR, Matthews DS: The symptomatic anterior cruciate-deficient knee. J Bone Joint Surg 1983; 65A: 163–174.
132. Nuño N, Ahmed AM: Three-dimensional morphometry of the femoral condyles. Clin Biomech 2003; 18: 924–932.
133. Pandy MG, Shelburne KB: Dependence of cruciate-ligament loading on muscle forces and external load. J Biomech 1997; 30: 1015–1024.
134. Patel VV, Hall K, Ries M, et al.: A three-dimensional MRI analysis of knee kinematics. J Orthop Res 2004; 22: 283–292.
135. Peña E, Calvo B, Martinez MA, et al.: Finite element analysis of the effect of meniscal tears and meniscectomies on human knee biomechanics. Clin Biomech 2005; 20: 498–507.
136. Peña E, Calvo B, Martinez MA, Doblare M: A three-dimensional finite element analysis of the combined behavior of ligaments and menisci in the healthy human knee joint. J Biomech 2006; 39: 1686–1701.
137. Petrosini AV, Sherman OH: A historical perspective on meniscal repair. Clin Sports Med 1996; 15: 445–453.
138. Pinar H: Kinematic and dynamic axial computerized tomography of the normal patellofemoral joint. Knee Surg Sports Traumatol Arthrosc 1994. 1994; 2: 27–30.
139. Piziali RL, Seering WP, Nagel DA, Schurman DJ: The function of the primary ligaments of the knee in anterior-posterior and medial-lateral motions. J Biomech 1980; 13: 777–784.
140. Powers CM, Mortenson S, Nishimoto D, Simon D: Criterion-related validity of a clinical measurement to determine the medial/lateral component of patellar orientation. J Orthop Sports Phys Ther 1999; 29: 372–377.
141. Powers CM, Shellock FG, Pfaff M: Quantification of patellar tracking using kinematic MRI. J Magn Reson Imaging 1998; 8: 724–732.
142. Preuschoft H, Tardieu C: Biomechanical reasons for the divergent morphology of the knee joint and the distal epiphyseal suture in hominoids. Folia Primatol (Basel) 1996; 66: 82–92.
143. Radin EL: Biomechanics of the knee joint. Its implications in the design of replacements. Orthop Clin North Am 1973; 4: 539–546.
144. Radin EL, de Lamotte F, Maquet P: Role of the menisci in the distribution of stress in the knee. Clin Orthop 1984; 185: 290–294.
145. Rangger C, Kathrein A, Klestil T, Glotzer W: Partial meniscectomy and osteoarthritis. Implications for treatment of athletes. Sports Med 1997; 23: 61–68.
146. Rehder U: Morphometrical studies on the symmetry of the human knee joint: femoral condyles. J Biomech 1983; 16: 351–361.
147. Reuben JD, Rovick JS, Schrager RJ, et al.: Three-dimensional dynamic motion analysis of the anterior cruciate ligament deficient knee joint. Am J Sports Med 1989; 17: 463–471.
148. Riegger-Krugh C, Gerhart TN, Powers WR, Hayes WC: Tibiofemoral contact pressures in degenerative joint disease. Clin Orthop 1998; 348: 233–245.
149. Riley PO: Torque action of two-joint muscles in the swing period of stiff-legged gait: a forward dynamic model analysis. J Biomech 1998; 31: 835–840.
150. Ritchie JR, Bergfeld JA, Kambic H, Manning T: Isolated sectioning of the medial and posteromedial capsular ligaments in the posterior cruciate ligament-deficient knee. Influence on posterior tibial translation. Am J Sports Medicine 1998; 26: 389–394.
151. Roach KE, Miles TP: Normal hip and knee active range of motion: the relationship to age. Phys Ther 1991; 71: 656–665.
152. Roass A, Andersson GB: Normal range of motion of the hip, knee, and ankle joints in male subjects, 30–40 years of age. Acta Orthop Scand 1982; 53: 205–208.
153. Robinson JR, Bull AMJ, Amis AA: Structural properties of the medial collateral ligament complex of the human knee. J Biomech 2005; 38: 1067–1074.
154. Robinson JR, Bull AMJ, Thomas RRD, Amis AA: The role of the medial collateral ligament and posteromedial capsule in controlling knee laxity. Am J Sports Med 2006; 34: 1815–1823.
155. Robinson JR, Sanchez-Ballester J, Bull AMJ, et al.: The posteromedial corner revisited: an anatomical description of the passive restraining structures of the medial aspect of the human knee. J Bone Joint Surg Br 2004; 86: 674–681.
156. Romanes GJE: Cunningham's Textbook of Anatomy. Oxford: Oxford University Press, 1981.
157. Rong GW, Wang Y: The role of cruciate ligaments in maintaining knee joint stability. Clin Orthop 1987; 215: 65–71.
158. Rosenberg TD, Rasmussan GL: The function of the anterior cruciate ligament during anterior drawer and Lachman's testing. An in vivo analysis in normal knees. Am J Sports Med 1984; 12: 318–322.
159. Rowe PJ, Myles CM, Walker C, Nutton R: Knee joint kinematics in gait and other functional activities measured using flexible electrogoniometry: how much knee motion is sufficient for normal daily life? Gait Posture 2000; 12: 143–155.
160. Rubman MH, Noyes FR, Barber-Westin SD: Arthroscopic repair of meniscal tears that extend into the avascular zone. A review of 198 single and complex tears. Am J Sports Med 1998; 26: 87–95.
161. Rudolph KS, Eastlack ME, Axe MJ, Snyder-Mackler L: 1998 Basmajian Student Award Paper: Movement patterns after anterior cruciate ligament injury: a comparison of patients who compensate well for the injury and those who require operative stabilization. J Electromyogr Kinesiol 1998; 8: 349–362.
162. Saari T, Carlsson L, Karlsson J, Karrholm J: Knee kinematics in medial arthrosis. dynamic radiostereometry during active extension and weight-bearing. J Biomech 2005; 38: 285–292.
163. Sakane M, Livesay GA, Fox RJ, et al.: Relative contribution of the ACL, MCL, and bony contact to the anterior stability of the knee. Knee Surg Sports Traumatol Arthrosc 1999; 7: 93–97.
164. Salsich GB, Ward SR, Terk MR, Powers CM: In vivo assessment of patellofemoral joint contact area in individuals who are pain free. Clin Orthop Relat Res 2003; 417: 277–284.
165. Salter RB: Textbook of Disorders and Injuries of the Musculoskeletal System. 3rd Ed. Baltimore: Williams & Wilkins, 1999.
166. Saunders JB, Inman VT, Eberhart HD: The major determinants in normal and pathological gait. J Bone Joint Surg 1953; 35: 543–560.
167. Seering WR, Piziali RL, Nagel DA, Schurman DJ: The function of the primary ligaments of the knee in varus-valgus and axial rotation. J Biomech 1980; 13: 785–794.

168. Shaw JA, Eng M, Murray DG: The longitudinal axis of the knee and the role of the cruciate ligaments in controlling transverse rotation. J Bone Joint Surg 1974; 56A: 1603–1609.
169. Singerman R, Davy D, Goldberg V: Effects of patella alta and patella infera on patellofemoral contact forces. J Biomech 1994; 27: 1059–1065.
170. Singerman R: Decreased posterior tibial slope increases strain in the posterior cruciate ligament following total knee arthroplasty. J Arthroplasty 1996; 11: 99–103.
171. Snyder-Mackler L, Delitto A, Bailey SL, Stralka SW: Strength of the quadriceps femoris muscle and functional recovery after reconstruction of the anterior cruciate ligament. A prospective, randomized clinical trial of electrical stimulation. J Bone Joint Surg 1995; 77: 1166–1173.
172. Solomon DH, Simel DL, Bates DW, et al.: Does this patient have a torn meniscus or ligament of the knee? JAMA 2001; 286: 1610–1620.
173. Sperber A, Wredmark T: Tensile properties of the knee-joint capsule at an elevated intraarticular pressure. Acta Orthop Scand 1998; 69: 484–488.
174. Stanford W, Phelan J, Kathol MH, et al.: Patellofemoral joint motion: evaluation by ultrafast computed tomography. Skeletal Radiol 1988; 17: 487–492.
175. Stauffer RN, Laughman RK, Chao EY, Ilstrup DM: Biomechanical evaluation of knee function, before and after total knee replacement. 27th Annual ORS, Nevada, 1981; 55.
176. Stratford PW, Binkley J: A review of the McMurray test: definition, interpretation, and clinical usefulness. J Orthop Sports Phys Ther 1995; 22: 116–120.
177. Tomsich DA, Nitz AJ, Threlkeld AJ, Shapiro R: Patellofemoral alignment: Reliability. J Orthop Sports Phys Ther 1996; 23: 200–215.
178. Trent PS, Walker PS, Wolf B: Ligament length patterns, strength and rotational axes of the knee joint. Clin Orthop 1976; 117: 263–270.
179. Tyston CM, Karpovich PV: Electrogoniometric records of knee and ankle movements in pathologic gait. Arch Phys Med Rehabil 1965; 46: 267–272.
180. van Roermund PM, van Valburg AA, Duivemann E, et al.: Function of stiff joints may be restored by Ilizarov joint distraction. Clin Orthop 1998; 348: 220–227.
181. Veltri DM, Deng XH, Torzilli PA, et al.: The role of the cruciate and posterolateral ligaments in stability of the knee. A biomechanical study. Am J Sports Med 1995; 23: 436–443.
182. Vergis A, Gillquist J: Sagittal plane translation of the knee during stair walking. Comparison of healthy and anterior cruciate ligament-deficient subjects. Am J Sports Med 1998; 26: 841–846.
183. Vogrin TM, Hoher J, Aroen A, et al.: Effects of sectioning the posterolateral structures on knee kinematics and in situ forces in the posterior cruciate ligament. Knee Surg Sports Traumatol Arthrosc 2000; 8: 93–98.
184. Voloshin AS, Wosk J: Shock absorption of meniscectomized and painful knees: a comparative in-vivo study. J Biomed Eng 1984; 5: 157–160.
185. Walker JM, Sue D, Miles-Elkousy N, et al.: Active mobility of the extremities in older subjects. Phys Ther 1984; 64: 919–923.
186. Walker PS: Human joints and their artificial replacements. Springfield, IL: Charles C Thomas, 1977.
187. Walker PS, Hajek JV: The load-bearing area in the knee joint. J Biomech 1972; 5: 581–589.
188. Ward SR, Powers CM: The influence of patella alta on patellofemoral joint stress during normal and fast walking. Clin Biomech 2004; 19: 1040–1047.
189. Watson CJ, Propps M, Galt W, et al.: Reliability of McConnell's classification of patellar orientation in symptomatic and asymptomatic subjects. J Orthop Sports Phys Ther 1999; 29: 378–385.
190. Wendt PP, Johnson RP: A study of quadriceps excursion, torque, and the effect of patellectomy on cadaver knees. J Bone Joint Surg 1985; 67A: 726–732.
191. Williams P, Bannister L, Berry M, et al.: Gray's Anatomy, The Anatomical Basis of Medicine and Surgery, Br. ed. London: Churchill Livingstone, 1995.
192. Wilson DR, Feikes JD, O'Connor JJ: Ligaments and articular contact guide passive knee flexion. J Biomech 1998; 31: 1127–1136.
193. Wilson DR, Feikes JD, Zavatsky AB, O'Connor JJ: The components of passive knee movement are coupled to flexion angle. J Biomech 2000; 33: 465–473.
194. Winter DA, Quanbury AO, Hobson DA, et al.: Kinematics of normal locomotion: a statistical study based on TV data. J Biomech 1974; 7: 479–486.
195. Wisman J, Veldpaus F, Jaussen J, et al.: A three-dimensional mathematical model of the knee joint. J Biomech 1980; 13: 677–685.
196. Witonski D, Goraj B: Patellar motion analyzed by kinematic and dynamic axial magnetic resonance imaging in patients with anterior knee pain syndrome. Arch Orthop Trauma Surg 1999; 119: 46–49.
197. Xerogeanes JW, Takeda Y, Livesay GA, et al.: Effect of knee flexion on the in situ force distribution in the human anterior cruciate ligament. Knee Surg Sports Traumatol Arthrosc 1995; 3: 9–13.
198. Zaffagnini S, Martelli S, Garcia L, Visani A: Computer analysis of PCL fibres during range of motion. Knee Surg Sports Traumatol Arthrosc 2004; 12: 420–428.

CAPÍTULO 42

Mecânica e patomecânica da atividade muscular no joelho

SUMÁRIO

Extensores do joelho 771
    Reto femoral 771
    Vasto intermédio 772
    Vasto lateral 774
    Vasto medial 774
    Considerações funcionais sobre o músculo quadríceps femoral ... 777
Flexores do joelho 778
    Isquiotibiais 778
    Mecânica dos músculos biarticulares no joelho 782
    Poplíteo 782
    Implicações funcionais das contraturas em flexão do joelho ... 783
Rotadores mediais do joelho 783
    Sartório 783
    Grácil 784
    Bursa anserina 785
Rotadores laterais do joelho 786
    Tensor da fáscia lata 786
Força dos músculos flexores e extensores do joelho ... 788
    Comparações entre força de extensão e força de flexão no joelho ... 788
    Fatores que influenciam a força muscular no joelho ... 788
    Efeitos da posição articular sobre a força muscular no joelho ... 789
Resumo 790

O capítulo anterior descreve a arquitetura óssea da articulação do joelho e as estruturas de tecido conjuntivo que o sustentam. Este capítulo analisa os músculos que movem o joelho. É importante reconhecer que esses músculos também fornecem importante estabilização, reforçando o papel de sustentação dos diversos ligamentos. Portanto, a função e a disfunção dos músculos afetam tanto a mobilidade quanto a estabilidade do joelho.

O capítulo atual enfoca o papel desses músculos no joelho. Entretanto, a maioria desses músculos cruza a articulação do quadril e também desempenha um importante papel nesta estrutura. Por essa razão, este capítulo apresenta as funções dos músculos que cruzam o joelho, já que estão relacionados ao joelho e ao quadril. Os objetivos específicos deste capítulo são:

- Explicar a função normal dos músculos que cruzam o joelho.

- Explorar os efeitos funcionais da deficiência de força e flexibilidade nesses músculos.
- Analisar as contribuições dadas por esses músculos à patomecânica da articulação do joelho.
- Descrever as forças relativas desses grupos musculares.

Embora haja diversas formas de classificar os músculos que cruzam o joelho, incluindo sua localização ou inervação, para os propósitos deste capítulo, os músculos são organizados de acordo com suas ações no joelho. Dessa forma, são agrupados como extensores, flexores, rotadores mediais e rotadores laterais. Cada grupo é apresentado separadamente. Entretanto, é importante saber que muitos músculos de um grupo também contribuem para as ações de outro grupo.

Extensores do joelho

O músculo quadríceps femoral representa o principal extensor do joelho, embora o tensor da fáscia lata também contribua para sua extensão (Fig. 42.1). O quadríceps femoral é composto por quatro cabeças separadas que são discutidas individualmente a seguir.

Reto femoral

O reto femoral é a única cabeça do grupo do quadríceps que é um músculo biarticular, cruzando a articulação do quadril e a do joelho (ver Quadro 42.1). Ele é um músculo bipeniforme e também uma das duas cabeças do quadríceps localizada centralmente na região anterior da coxa.

Ações

AÇÃO MUSCULAR: RETO FEMORAL

Ação	Evidência
Extensão do joelho	Comprobatória
Flexão do quadril	Comprobatória
Rotação lateral do quadril	Comprobatória
Abdução do quadril	Comprobatória

Não há dúvidas de que o reto femoral contribui para a extensão do joelho e a flexão do quadril.[5,53] Entretanto, é importante compreender em que circunstâncias ele colabora para esses movimentos. O reto femoral é ativo na extensão do joelho com o quadril flexionado ou estendido.[23,27,113] Entretanto, estudos demonstram que ele é mais ativo durante a flexão do quadril com os joelhos estendidos do que ao realizar uma contração isométrica do músculo quadríceps como um todo na posição de decúbito dorsal.[107,108] Dados

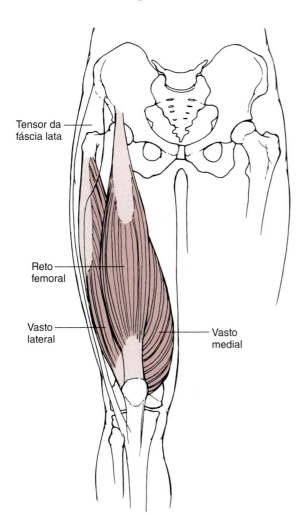

Figura 42.1 O quadríceps femoral com suas quatro cabeças – o reto femoral, o vasto intermédio, o vasto lateral e o vasto medial – é o principal extensor do joelho, mas o tensor da fáscia lata também atua na extensão desta articulação.

> **QUADRO 42.1 Inserção muscular**
>
> **Inserções e inervação do reto femoral**
>
> Inserção proximal: Espinha ilíaca anteroinferior e uma crista sobre o ílio, superior ao acetábulo.
>
> Inserção distal: A aponeurose do quadríceps que se insere na borda superior da patela.
>
> Inervação: Nervo femoral, L2–L4.
>
> Palpação: O músculo pode ser palpado proximalmente entre os tendões do sartório e o tensor da fáscia lata e distalmente entre o vasto medial e o vasto lateral. A gordura subcutânea pode dificultar essas palpações.

eletromiográficos (EMG) sugerem que o músculo participa da flexão ativa simples do quadril apenas no meio e no fim da amplitude do movimento (ADM) de flexão. Contudo, sua atividade aumenta com a rotação lateral e a abdução da articulação do quadril.[16] Uma análise biomecânica revela que o reto femoral possui um significativo braço de momento de abdução no quadril.[72] Essas descobertas possuem implicações importantes para o clínico.

> ### Relevância clínica
>
> **Treinando o músculo quadríceps femoral:** Um exercício muito comum para fortalecer ou prevenir a debilidade do músculo quadríceps femoral é realizar uma contração isométrica ou "ativar" o músculo. O indivíduo é posicionado com o joelho estendido e é instruído para contrair o músculo na superfície anterior da coxa. Dados sugerem que esse exercício é menos eficaz no recrutamento da porção do reto femoral do quadríceps femoral. O clínico deve levar em conta outros exercícios utilizando o posicionamento do quadril para recrutar o reto femoral adequadamente.

Efeitos da debilidade

Embora a debilidade muscular isolada do reto femoral seja incomum, ela causa uma redução na força de extensão do joelho, bem como certa redução na força de flexão do quadril. A área de secção transversa fisiológica do reto femoral é de aproximadamente 15% da massa total do músculo quadríceps femoral.[28,118] A estimulação elétrica direta do reto femoral sugere que o músculo produz cerca de 20 a 25% do torque extensor total, durante contrações submáximas.[128] Portanto, a perda da força do reto femoral por si só pode causar até 25% de perda na força de extensão.

Efeitos da tensão

Ao contrário da debilidade muscular do reto femoral, a tensão isolada do reto femoral é comum, já que a posição para estirar o músculo (extensão do quadril com flexão do joelho) é uma posição incomum. A tensão do reto femoral limita a ADM nos movimentos combinados de flexão do joelho e extensão do quadril. A identificação da tensão do reto femoral requer a análise da mobilidade de flexão do joelho com extensão simultânea do quadril. A flexão do quadril relaxa o reto femoral, permitindo mais ADM de flexão do joelho (Fig. 42.2). O papel do reto femoral na abdução do quadril e na rotação lateral pode dificultar a avaliação da tensão do reto femoral. A posição do quadril deve ser padronizada para obter medidas repetíveis.

> ### Relevância clínica
>
> **Avaliando a tensão do reto femoral:** A tensão do reto femoral é normalmente avaliada com o indivíduo na posição de decúbito ventral para estender o quadril. O joelho é flexionado até que a tensão seja sentida na região anterior da coxa a partir do estiramento do reto femoral. Entretanto, a abdução inadvertida do quadril afrouxa o músculo e pode encobrir a tensão muscular (Fig. 42.3). O clínico deve estar atento para manter o membro no plano sagital enquanto estende o quadril e flexiona o joelho.

Vasto intermédio

O vasto intermédio é mais um músculo do quadríceps posicionado centralmente. Ele é um músculo unipeniforme e é o músculo mais profundo do grupo do quadríceps.[28] (ver Quadro 42.2). Ele não é palpável em uma coxa normal.

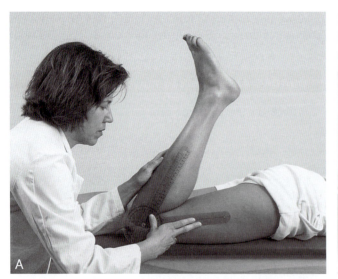 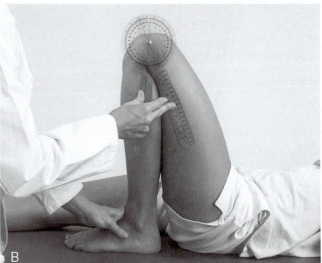

Figura 42.2 **A.** A tensão do reto femoral é avaliada pelo estiramento do músculo com a combinação de extensão do quadril e flexão do joelho. **B.** Ao flexionar o quadril, o reto femoral relaxa e permite a flexão total da articulação do joelho.

Ações

AÇÃO MUSCULAR: VASTO INTERMÉDIO

Ação	Evidência
Extensão do joelho	Comprobatória

Como os outros vastos, a ação incontestável do vasto intermédio é a extensão do joelho. Estudos EMG demonstram atividade do vasto intermédio durante a extensão do joelho ao longo da excursão total de extensão. A parte mais profunda do vasto intermédio é associada a outro músculo, o **articular do joelho**. Esses músculos podem estar separados um do outro ou unidos.[120] O articular do joelho insere-se com ou sem o vasto intermédio na bolsa suprapatelar. Seu papel é tracionar a bolsa proximalmente durante a extensão do joelho, impedindo, dessa forma, a colisão da bolsa na articulação femoropatelar.

Efeitos da debilidade

A debilidade muscular do vasto intermédio por si só é improvável. Entretanto, em alguns indivíduos ele representa uma proporção substancial de todo o músculo quadríceps femoral. Estimativas da porcentagem do quadríceps femoral formado pelo vasto intermédio, baseadas na área de secção transversa fisiológica, variam de aproximadamente 15 a 40% da massa muscular total.[2,8,118] Durante a estimulação elétrica direta em contrações submáximas, o vasto intermédio produz aproximadamente 40 a 50% do torque extensor total.[128] Dessa forma, a debilidade muscular do vasto intermédio resulta em uma redução substancial na força de extensão do joelho.

Efeitos da tensão

A tensão do vasto intermédio, por si só, também é improvável. Entretanto, a tensão dos vastos juntos contribui para a redução da ADM de flexão do joelho. É importante reconhecer que a tensão dos três músculos vastos que cruzam apenas o joelho resulta na redução da ADM de flexão do joelho inde-

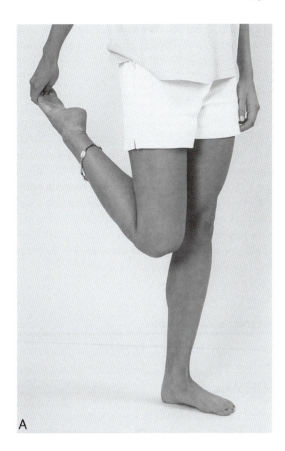

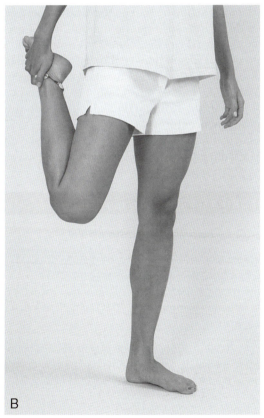

Figura 42.3 A. O reto femoral é estirado ao combinar extensão do quadril e flexão do joelho enquanto mantém o quadril em abdução neutra. **B.** A permissão da abdução do quadril afrouxa o reto femoral e permite mais flexão do joelho.

> **QUADRO 42.2 Inserção muscular**
>
> **Inserções e inervação do vasto intermédio**
>
> Inserção proximal: As superfícies anterior e lateral dos dois terços superiores do corpo femoral. O músculo articular do joelho surge da superfície anterior do corpo inferior do fêmur.
>
> Inserção distal: A porção profunda da aponeurose do quadríceps inserindo-se na borda lateral da patela e no côndilo tibial lateral. O músculo articular do joelho insere-se no bolsa suprapatelar.
>
> Inervação: Nervo femoral, L2–L4.
>
> Palpação: Não palpável em uma coxa normal.

pendentemente da posição do quadril, ao contrário do reto femoral, cuja tensão é observada quando o quadril é estendido.

Vasto lateral

O vasto lateral é um grande músculo peniforme (ver Quadro 42.3). Em muitos indivíduos ele é o maior dos músculos do quadríceps femoral.[28,35]

Ações

AÇÃO MUSCULAR: VASTO LATERAL

Ação	Evidência
Extensão do joelho	Comprobatória

A ação incontestada do vasto lateral é a extensão do joelho. Ele é ativo durante a excursão de extensão do joelho, e a quantidade do seu recrutamento é proporcional à quantidade de resistência à extensão.[63]

Efeitos da debilidade

A debilidade muscular do vasto lateral reduz a força de extensão do joelho. A debilidade muscular isolada do vasto lateral não é comum. Entretanto, a perda de força no vasto lateral pode causar reduções substanciais na força de extensão. Estimativas baseadas na área de secção transversa fisiológica sugerem que, em alguns indivíduos, o vasto lateral pode contribuir com 40% da força de extensão do joelho.[28] Entretanto, a estimulação elétrica do vasto lateral durante contrações submáximas produziu contribuições similares ao reto femoral, aproximadamente 20 a 25% do momento de extensão total.[128] Ambas as estimativas sugerem que a debilidade muscular do vasto lateral causa debilidade substancial na extensão do joelho.

Efeitos da tensão

A tensão isolada do vasto lateral não é comum. Entretanto, a tensão limita a ADM de flexão do joelho. A tensão também pode contribuir para um aumento na força de contato entre a patela e o fêmur durante a flexão do joelho. Dessa forma, a tensão do quadríceps pode contribuir para a dor articular femoropatelar.

Vasto medial

O vasto medial é a mais estudada das quatro cabeças do músculo quadríceps femoral (ver Quadro 42.4). No clássico estudo de Lieb e Perry[63], o vasto medial é descrito em duas partes, o vasto medial longo (VML) e o vasto medial oblíquo (VMO) (Fig. 42.4). Essa divisão, baseada em análise anatômica e mecânica, tem ajudado a esclarecer o papel do vasto medial e a dissipar crenças mantidas por muito tempo sobre seu papel funcional. Estima-se que o vasto medial é aproximadamente 20 a 35% da área de secção transversa fisiológica total do quadríceps femoral.[28,35,118]

Ações

AÇÃO MUSCULAR: VASTO MEDIAL

Ação	Evidência
Extensão do joelho	Comprobatória
Estabilização patelar	Comprobatória

O papel desempenhado pelo vasto medial na extensão do joelho foi em um determinado momento bem controverso.[109] Entretanto, a análise da sua atividade por EMG demonstra que o vasto medial é ativo com as outras cabeças do quadríceps femoral durante toda a excursão de extensão ativa do joelho.[63,77,109] A estimulação direta do vasto medial sugere que ele fornece aproximadamente 10 a 12% do torque de extensão total em contrações submáximas.[128] O mito de que o vasto medial é responsável pelos 15° finais de extensão do joelho tem sido refutado de forma convincente!

A segunda função importante do vasto medial é estabilizar a patela durante a extensão ativa do joelho. Para analisar

---

QUADRO 42.3 Inserção muscular

Inserções e inervação do vasto lateral

Inserção proximal: A linha intertrocantérica, as bordas anterior e inferior do trocanter maior, a borda lateral da tuberosidade glútea e a metade proximal do lábio lateral da linha áspera e o septo intermuscular lateral.

Inserção distal: A aponeurose do quadríceps que se insere na borda e na base da patela e no tendão patelar.

Inervação: Nervo femoral, L2–L4.

Palpação: O vasto lateral é palpado sobre a superfície anterolateral da coxa.

QUADRO 42.4 Inserção muscular

Inserções e inervação do vasto medial

Inserção proximal: O VML surge da metade distal da linha intertrocantérica, o lábio medial da linha áspera, os dois terços proximais da linha supracondilar medial e o septo intermuscular medial. O VMO surge do tendão do adutor magno.

Inserção distal: A aponeurose do quadríceps inserindo-se na borda medial da patela e no tendão patelar. O VMO insere-se diretamente na borda medial da patela.

Inervação: Nervo femoral, L2–L4.

Palpação: O vasto medial é facilmente palpado sobre o lado anteromedial da coxa. A porção oblíqua encontra-se proximal e medial à patela.

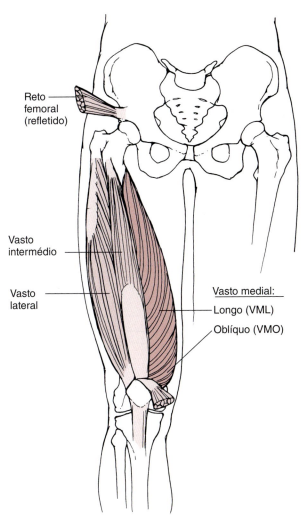

Figura 42.4 O vasto medial é formado pelo VML e pelo VMO.

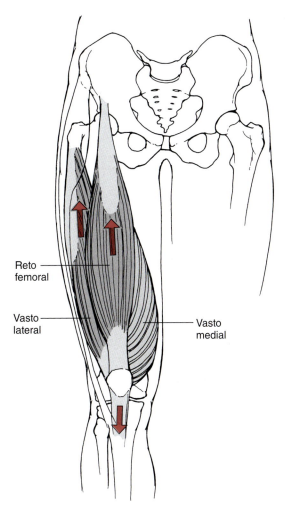

Figura 42.5 A tração do reto femoral (RF) e do vasto intermédio (VI) é paralela ao corpo do fêmur. A linha de tração do vasto lateral é lateral ao fêmur. O tendão patelar traciona a patela distalmente. A soma dessas forças é uma tração proximal e lateral sobre a patela.

a importância dessa função, é necessário examinar a arquitetura completa do músculo quadríceps femoral. O reto femoral e o vasto intermédio são localizados centralmente, e seus pontos de tração sobre a patela são exercidos ao longo do eixo longo do fêmur. Como o fêmur desvia lateralmente da tíbia, eles realizam a tração proximal e lateralmente sobre a patela (Fig. 42.5). Além disso, o ponto de tração do vasto lateral sobre a patela, na verdade, é direcionado um pouco lateralmente em relação ao fêmur. Entretanto, o ligamento patelar realiza tração sobre a patela em uma direção distal. A adição dessas forças sobre a patela gera uma força que é direcionada lateralmente sobre ela.

O ângulo Q avalia a tração lateral do músculo quadríceps.[90] Ele é formado pela intersecção de uma linha traçada a partir da espinha ilíaca anterossuperior (EIAS) da pelve até o centro da patela e outra a partir deste até o centro da tuberosidade da tíbia[1,104] (Fig. 42.6). Embora as estimativas da magnitude do ângulo Q encontradas na população saudável variem, há um consenso geral de que os valores normais variam de aproximadamente 10° a 20°.[1,45,86] Estudos que investigaram as diferenças nos ângulos Q entre homens e mulheres relatam ângulos Q relativamente maiores em mulheres, com valores que variam de 15° a 20°. Os valores descritos para os homens variam de aproximadamente 10° a 15°.

No indivíduo sem disfunção do membro inferior, o ângulo Q e a medida do valgo do joelho que utiliza o eixo longo do fêmur e a tíbia são muito similares (Fig. 42.7). Entretanto, o ângulo Q depende da localização da tuberosidade da tíbia, e não do corpo da tíbia. Portanto, deformações torcionais da tíbia e do fêmur e desalinhamento rotacionais do pé podem alterar o ângulo Q sem mudar o alinhamento valgo do joelho. (Os efeitos do alinhamento do pé sobre a mecânica do joelho são analisados mais detalhadamente no Cap. 44.) Um ângulo Q acentuado indica uma tração lateral acentuada sobre a patela e parece aumentar o risco de dor anterior do joelho.[1,86]

O ângulo Q indica que a contração ativa do músculo quadríceps femoral aplica uma tração lateral sobre a patela quando ela traciona a patela proximalmente e estende o joelho. De fato, mudanças descritas na inclinação patelar e nos ângulos de congruência durante a contra-

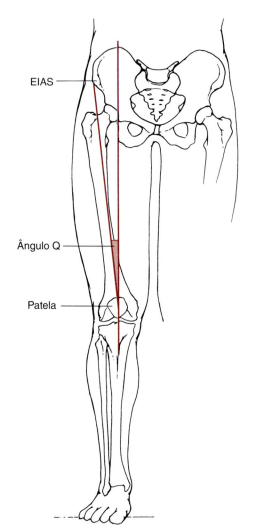

Figura 42.6 O ângulo Q é formado por uma linha através da EIAS da pelve e o centro da patela e por uma linha do centro da patela ao tubérculo tibial.

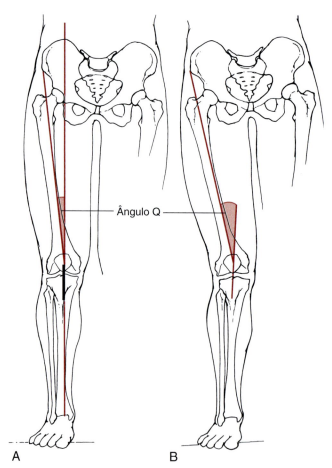

Figura 42.7 A. No alinhamento normal, o ângulo Q é aproximadamente igual ao ângulo valgo do joelho. **B.** A torsão lateral da tíbia pode aumentar o ângulo Q enquanto o ângulo valgo permanece sem modificações.

ção do quadríceps femoral em indivíduos sem disfunção do joelho indicam a tendência da patela ser tracionada lateralmente, embora a translação lateral real não seja descrita.[11,123]

Há três sistemas de proteção para estabilizar a patela e impedir seu desvio lateral.[48] Uma fonte de proteção é a superfície expandida sobre o côndilo lateral do fêmur descrito no capítulo anterior. Essa expansão óssea serve como uma barreira contra o deslocamento lateral da patela. O retináculo extensor medial também fornece resistência passiva à tração lateral sobre a patela. Por fim, uma proteção dinâmica é oferecida pelo vasto medial, principalmente pelas fibras do VMO. A disposição das fibras do VMO torna o músculo adequado para fornecer uma força estabilizadora, já que as fibras passam quase por completo em uma direção medial e lateral e inserem-se diretamente sobre a patela (Fig. 42.8). Portanto, a principal função do VMO é a estabilização da patela contra a tração lateral normal das outras cabeças do músculo quadríceps femoral.

Efeitos da debilidade

A debilidade muscular simulada do vasto medial em amostras de cadáveres leva a um deslocamento lateral da patela durante a extensão terminal.[102] Entretanto, o efeito da debilidade muscular do vasto medial *in vivo* permanece controversa, embora certa consistência nos dados esteja surgindo. Primeiro, é importante reiterar que o vasto medial participa com outras cabeças do músculo quadríceps femoral durante a extensão do joelho.[63] Essa participação é independente da posição angular do joelho, da velocidade de contração e do modo de contração (concêntrica *vs*. excêntrica).[27,42,77] Portanto, é difícil identificar um caso no qual o vasto medial é debilitado de forma isolada. A debilidade do vasto medial em conjunto com o restante do músculo quadríceps femoral reduz a força na extensão do joelho.

Apesar disso, ainda permanece uma forte impressão clínica de que a debilidade muscular do vasto medial contribui para a dor anterior do joelho, ao permitir a instabilidade lateral excessiva da patela. O deslocamento lateral anormal da patela durante a contração do quadríceps é descrito em indivíduos com dor anterior do joelho.[11] Entretanto, os

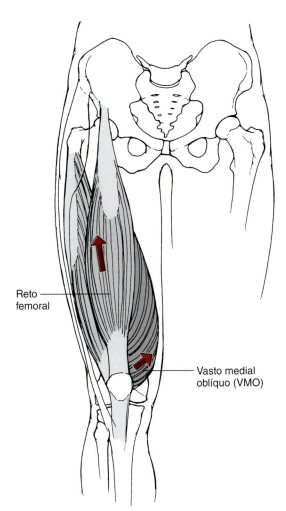

Figura 42.8 A tração horizontal do VMO sobre a patela equilibra a tração lateral do restante do músculo quadríceps femoral.

Relevância clínica

Fortalecendo o vasto medial: A instabilidade anormal da patela está ligada à dor anterior do joelho. Além disso, o papel do VMO é estabilizar a patela durante a contração do quadríceps femoral. Esses dois fatores têm levado clínicos e pesquisadores a procurar meios de fortalecer o VMO de forma seletiva, na crença de que a debilidade muscular ou, pelo menos, a debilidade muscular relativa do VMO comparada com o restante do quadríceps femoral contribui para uma mecânica articular femoropatelar defeituosa e, portanto, para dor anterior do joelho. Entretanto, tentativas de desenvolver exercícios de fortalecimento que recrutem o VMO de forma seletiva são, na melhor das hipóteses, confusas. Um estudo nega qualquer diferença em recrutamento com a posição do joelho e a velocidade de contração.[65] Outro sugere que pode haver um pequeno aumento na razão da atividade elétrica do VMO pela do vasto lateral durante contrações concêntricas ao subir escadas. Há dados conflitantes sobre a possibilidade de a posição do quadril alterar a atividade relativa do VMO e do vasto lateral durante a extensão do joelho, mas a maioria dos estudos demonstra pouco efeito.[7,17,26,44,60] O início tardio da atividade do vasto medial também tem sido considerado um contribuinte para a dor articular femoropatelar, já que o início tardio da atividade medial poderia permitir que o vasto lateral contribuísse para o deslizamento lateral excessivo ou para a inclinação da patela durante funções que requerem a contração do quadríceps. Embora a maioria dos estudos sugira que o início da atividade é similar para o vasto lateral e o medial em indivíduos sem dor no joelho,[43] pesquisadores discordam sobre a presença do início tardio da atividade do vasto medial em indivíduos com síndrome articular femoropatelar.[8,19,20,98] Contudo, até mesmo aqueles que relataram atrasos no início demonstraram um recrutamento aperfeiçoado com programas de fortalecimento para todo o músculo quadríceps.[8] O fortalecimento generalizado combinado com *biofeedback* para o vasto medial pode ter mais benefícios.[88] No presente momento, os melhores dados científicos disponíveis sugerem que o fortalecimento generalizado de todo o músculo quadríceps femoral é o regime de exercícios mais bem-sucedido para a dor anterior do joelho.[40,85]

dados para demonstrar que a debilidade muscular específica do vasto medial contribui para a instabilidade anormal da patela e para a dor anterior no joelho são imprecisos. Por outro lado, a força do quadríceps femoral como um todo está correlacionada com a presença ou a ausência de dor anterior no joelho.[79,98,99] A força do quadríceps também parece ser uma boa forma de prever o sucesso ou o fracasso de um tratamento para a dor anterior do joelho.[85]

Efeitos da tensão

Não há relatos de tensão específica do vasto medial. A tensão em conjunto com o restante do músculo quadríceps femoral diminui a ADM de flexão do joelho.

Considerações funcionais sobre o músculo quadríceps femoral

A partir da discussão anterior, fica claro que as cabeças do quadríceps femoral funcionam juntas para estender o joelho. Nas atividades da vida diária, a contração do quadríceps femoral é exigida principalmente para levantar e abaixar o peso do corpo na posição ereta. Essas atividades incluem sentar ou levantar de uma cadeira ou subir escadas. Por outro lado, estender o joelho durante a fase de balanço da marcha requer pouca ou nenhuma atividade do quadríceps femoral. Essa extensão ocorre principalmente como resultado do impulso (momento).

Relevância clínica

O efeito da altura da cadeira em indivíduos idosos debilitados funcionalmente: Mais força do quadríceps é exigida para levantar de uma cadeira baixa do que de uma cadeira mais alta (Fig. 42.9). Um estudo de indivíduos jovens saudáveis e idosos debilitados com fraqueza muscular demonstra que os idosos utilizam uma porcentagem maior da sua força total para levantar-se de uma cadeira.[47] Além disso, esse estudo prevê o limite da altura da cadeira a partir da qual esses indivíduos podem levantar-se. A análise detalhada da casa de um indivíduo e simples alterações na altura da cadeira podem melhorar de forma significativa sua independência em casa.

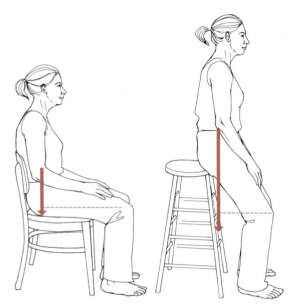

Figura 42.9 O momento de extensão necessário para levantar de uma cadeira alta é menor do que o necessário para levantar de uma cadeira baixa.

A debilidade muscular do quadríceps é um forte sinal de desempenho deficiente em muitas atividades da vida diária.[97] A força do quadríceps também parece ser um fator importante na reabilitação da articulação do joelho após lesões ligamentares.[54,82,92,101,121] Da mesma forma, a força de extensão do joelho é correlacionada positivamente com a função e correlacionada de forma negativa com os sintomas em indivíduos com osteoartrite do joelho.[30,32] Há também evidências de que a força do quadríceps oferece proteção contra degeneração articular.[75,105] Portanto, o clínico deve avaliar a força de extensão do joelho cuidadosamente em pacientes com deficiências do membro inferior.

Flexores do joelho

Os músculos isquiotibiais representam os principais flexores do joelho (Fig. 42.10). Entretanto, há diversos outros músculos capazes de flexionar o joelho. Os músculos que contribuem para a flexão do joelho são: o bíceps femoral longo e curto, o semimembranáceo, o semitendíneo, o poplíteo, o grácil, o sartório e o gastrocnêmio. Os isquiotibiais e o poplíteo são discutidos a seguir. Embora o sartório e o grácil sejam discutidos em uma seção posterior deste capítulo como rotadores da articulação do joelho, é importante reconhecer que esses dois músculos também participam da flexão do joelho. O gastrocnêmio também produz flexão no joelho. Entretanto, ele possui um papel essencial no tornozelo e é discutido no Capítulo 45 com os outros músculos da perna e do pé.

Isquiotibiais

Os isquiotibiais compreendem os músculos bíceps femoral longo e curto, formando a massa lateral dos isquiotibiais,

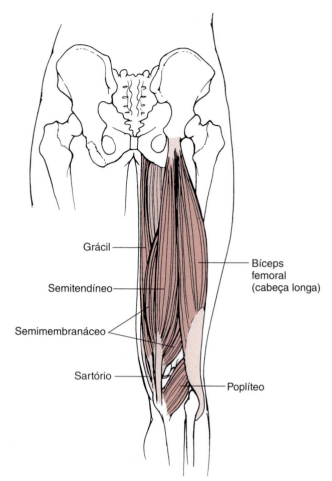

Figura 42.10 Os principais flexores do joelho incluem o bíceps femoral, cabeça curta; o bíceps femoral, cabeça longa; o semimembranáceo; o semitendíneo e o poplíteo. Os flexores adicionais incluem o sartório e o grácil.

e o semimembranáceo e o semitendíneo, formando a massa medial (ver Quadros 42.5 a 42.7). Todos esses músculos flexionam o joelho e, com exceção do bíceps femoral curto, contribuem para a extensão do quadril. Por conseguinte, suas ações e os efeitos de deficiências na força e na flexibilidade são discutidos juntos. As características individuais de cada músculo também são apresentadas.

Ações

AÇÃO MUSCULAR: ISQUIOTIBIAIS

Ação	Evidência
Flexão do joelho	Comprobatória
Extensão do quadril	Comprobatória
Rotação medial do joelho	Comprobatória
Rotação lateral do joelho	Comprobatória
Rotação medial do quadril	Comprobatória
Rotação lateral do quadril	Comprobatória
Adução do quadril	Comprobatória

> **QUADRO 42.5 Inserção muscular**
>
> **Inserções e inervação do bíceps femoral**
>
> Inserção proximal: A cabeça longa do bíceps femoral insere-se na superfície medial do túber isquiático. A cabeça curta insere-se no lábio lateral da linha áspera, na metade proximal da linha supracondilar lateral e no septo intermuscular lateral.
>
> Inserção distal: Cabeça da fíbula, o ligamento colateral lateral e o côndilo lateral da tíbia.
>
> Inervação: A cabeça longa é inervada pela divisão tibial do nervo isquiático, e a cabeça curta é inervada pela divisão peroneal comum do nervo isquiático, L5, S1 e S2.
>
> Palpação: O tendão do bíceps femoral é facilmente palpado quando ele se insere na cabeça fibular durante a flexão do joelho.

> **QUADRO 42.6 Inserção muscular**
>
> **Inserções e inervação do semimembranáceo**
>
> Inserção proximal: A face lateral do túber isquiático.
>
> Inserção distal: Superfícies posterior e medial do côndilo tibial medial.
>
> Inervação: Divisão tibial do nervo isquiático, L5, S1 e S2.
>
> Palpação: O ventre muscular pode ser palpado distalmente sobre a superfície posterior do joelho em qualquer lado do tendão semitendíneo.

> **QUADRO 42.7 Inserção muscular**
>
> **Inserções e inervação do semitendíneo**
>
> Inserção proximal: Superfície inferior e medial do túber isquiático.
>
> Inserção distal: Pela aponeurose achatada no aspecto proximal da superfície medial do corpo da tíbia.
>
> Inervação: Divisão tibial do nervo isquiático, L5, S1 e S2.
>
> Palpação: O tendão semitendíneo é o mais lateral dos músculos no aspecto posteromedial do joelho. Normalmente ele é o tendão mais proeminente nessa região.

O papel dos músculos isquiotibiais como flexores do joelho é incontestável. Entretanto, é importante reconhecer que, como esses músculos se inserem nos aspectos medial e lateral da articulação do joelho, a flexão simples do joelho requer atividade em ambas as massas musculares medial e lateral. A contração apenas dos isquiotibiais mediais produz flexão do joelho com rotação medial do joelho, ao passo que a contração apenas da massa muscular lateral produz flexão do joelho com rotação lateral da articulação do joelho (Fig. 42.11). Contudo, estudos EMG das rotações lateral e medial do joelho sem sua flexão concomitante produzem atividade inconsistente dos isquiotibiais[5], enfatizando a importância dos outros rotadores para mover a articulação do joelho no plano transverso.

Além de flexionar e girar o joelho, os isquiotibiais contribuem para sua estabilidade. Eles oferecem resistência ativa ao deslizamento anterior da tíbia sobre o fêmur. Portanto, são descritos como importantes auxiliares do ligamento cruzado anterior (LCA) e, talvez, substitutos fundamentais no joelho com deficiência do LCA.[52,62,65,70,126] O papel dos isquiotibiais na estabilização do joelho contra estresses em varo e em valgo é menos claro. O semimembranáceo possui uma inserção expandida em torno do aspecto medial do joelho, com inserções no ligamento colateral medial e no menisco medial. Rupturas do semimembranáceo podem acompanhar lesões do ligamento colateral medial.[6] Embora os dados EMG sejam conflitantes, há evidência de atividade isquiotibial durante a aplicação de estresses em varo e em valgo no joelho.[3,13,66] Esses dados sugerem que os músculos isquiotibiais possuem o potencial mecânico pelo menos para ajudar a estabilizar o joelho no plano frontal.

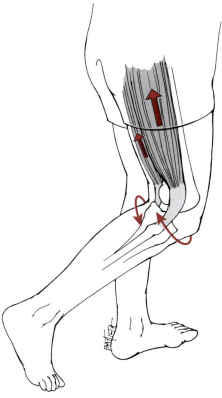

Figura 42.11 Quando se contraem sozinhos, os isquiotibiais mediais produzem rotação medial do joelho com a flexão do joelho; os isquiotibiais laterais produzem rotação lateral com a flexão do joelho.

Relevância clínica

O papel da atividade muscular isquiotibial no joelho com disfunção: Há evidências consideráveis de estudos em cadáveres que indicam que os músculos isquiotibiais diminuem a tensão sobre o LCA. Há também evidência de que indivíduos com insuficiências do LCA aumentam a atividade dos seus músculos isquiotibiais em algumas atividades, como escalar uma colina por exemplo.[52] A força reduzida nos isquiotibiais também é associada a resultados funcionais ruins após patelectomias.[59] Portanto, enquanto a força do quadríceps é reconhecida como importante na função do joelho, uma análise detalhada da função isquiotibial é indicada em indivíduos com disfunções dos joelhos.

Os músculos isquiotibiais também possuem um papel essencial na extensão do quadril. Dados EMG revelam que os músculos isquiotibiais são ativos na extensão do quadril até mesmo quando o joelho é flexionado.[29] Um estudo que examina a força residual de extensão do quadril após um bloqueio do nervo isquiático, que incapacitou os isquiotibiais e o adutor magno, sugere que os isquiotibiais fornecem 30 e 50% de força de extensão do quadril. Outros estudos revelam atividade nos músculos isquiotibiais durante a flexão para a frente e o deslocamento de carga.[5,87] O Capítulo 39 discute o glúteo máximo e apresenta dados que sugerem que ele é mais adequado para a hiperextensão do quadril. Os dados apresentados aqui indicam que os músculos isquiotibiais desempenham um papel importante na extensão do quadril ao longo de sua amplitude de movimento. Evidências EMG também sugerem que os músculos isquiotibiais podem contribuir para a adução do quadril.[5] O bíceps femoral longo demonstra atividade durante a rotação lateral do quadril. A análise dos braços de momento dos músculos isquiotibiais mediais revela que, com o quadril na posição neutra, os isquiotibiais mediais apresentam braços de momento de rotação medial muito pequenos (<1,0 cm) que aumentam quando o quadril gira lateralmente.[4]

Os isquiotibiais são ativos durante a locomoção normal. O período mais importante da atividade está na transição entre os períodos de balanço e apoio do ciclo da marcha.[25,122] (Fig. 42.12). O papel dessa atividade é reduzir a extensão do joelho no final do balanço e ajudar a estender o quadril na fase de apoio. Embora uma descrição detalhada da locomoção seja encontrada no Capítulo 48, é importante observar que a flexão do joelho que ocorre no fim do apoio e no início do balanço geralmente ocorre sem a atividade dos isquiotibiais.[25,122] Também é importante reconhecer que muitas atividades na postura ereta que requerem flexão do joelho, como descer escadas e sentar, utilizam o quadríceps femoral para controlar a flexão, em vez dos isquiotibiais para produzir a flexão. O peso da cabeça, dos braços e do tronco gera um momento de flexão externo no joelho que é resistido por um momento de extensão interno gerado pelo músculo quadríceps femoral (Fig. 42.13).

Efeitos da debilidade

A debilidade dos músculos isquiotibiais produz uma perda significativa da força de flexão do joelho. Entretanto,

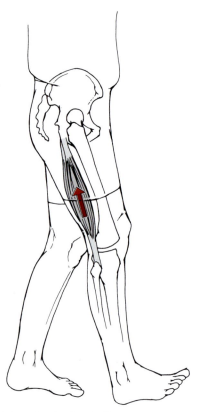

Figura 42.12 Os músculos isquiotibiais ajudam a reduzir a extensão do joelho e a flexão do quadril no final da fase de balanço da marcha.

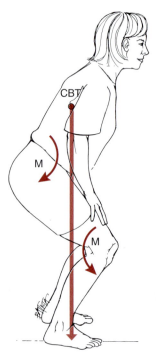

Figura 42.13 O peso da cabeça, dos braços e do tronco (CBT) ao sentar ou levantar de uma cadeira produz um momento (M) de flexão no joelho que deve ser equilibrado pela contração do músculo quadríceps femoral. O mesmo peso produz um momento (M) de flexão no quadril que deve ser equilibrado pela contração muscular isquiotibial.

com base na discussão anterior, fica claro que a flexão do joelho na postura ereta geralmente é resultado de um peso sobreposto e controlado por uma contração excêntrica do quadríceps femoral. Por conseguinte, a debilidade muscular na flexão do joelho na postura ereta causa pouca incapacidade. Contudo, a debilidade dos isquiotibiais pode causar mais deficiência funcional nos quadris, nos quais os músculos isquiotibiais fornecem uma parte importante da força de extensão. O peso sobreposto que cria um momento de flexão no joelho durante um agachamento produz um momento de flexão no quadril. Esse momento de flexão é resistido por um momento de extensão muscular gerado pelo menos em parte pelos músculos isquiotibiais. Por conseguinte, a debilidade dos isquiotibiais pode resultar em uma dificuldade significativa de flexão e deslocamento de carga.

Relevância clínica

O fortalecimento dos isquiotibiais pode prevenir lesões na região lombar durante tarefas de deslocamento de carga? Técnicas de flexão impróprias durante o deslocamento de peso são associadas a lesões na região lombar. Flexionar os joelhos ao deslocar uma carga reduz o momento de flexão externo sobre a coluna lombar. Entretanto, isso produz momentos de flexão em ambos os quadris e joelhos que devem ser resistidos pelos músculos extensores nestas articulações. O papel da força dos músculos quadríceps femorais na limitação da habilidade de deslocamento de carga é amplamente aceito.[90,103] Entretanto, como os músculos isquiotibiais são importantes extensores do quadril, eles também podem contribuir para a capacidade de um indivíduo de flexionar-se e deslocar uma carga corretamente. Contudo, o papel da debilidade muscular isquiotibial na flexão reduzida e na capacidade de deslocar uma carga não foi estudado em detalhes. Pesquisas adicionais são necessárias para identificar qualquer relação entre a força isquiotibial e a capacidade de deslocamento de peso e, então, determinar se o treinamento da força para os músculos isquiotibiais pode melhorar a capacidade de deslocar peso de um indivíduo. Além disso, estudos são necessários para determinar o efeito do fortalecimento muscular isquiotibial sobre a incidência de lesão na região lombar..[56]

Efeitos da tensão

Os efeitos da tensão dos isquiotibiais são complexos porque todos, exceto o bíceps femoral curto, cruzam as articulações do quadril e do joelho. Como no reto femoral, a avaliação da tensão nos músculos isquiotibiais deve explicar sua construção muscular biarticular. A tensão dos isquiotibiais resulta em limitações na ADM de extensão do joelho quando o quadril é flexionado (Fig. 42.14) ou flexão do quadril limitada com o joelho estendido. Um estudo com mais de 200 indivíduos sem disfunção do membro inferior descreve uma ADM média de flexão do quadril de 68,5° ± 6,8° em homens e 76,3° ± 9,5° em mulheres com o joelho estendido.[127] Quando o quadril é estendido, os músculos isquiotibiais são relaxados e permitem a ADM total de extensão do joelho. Se a posição do quadril não possui efeito sobre a amplitude da extensão do joelho,

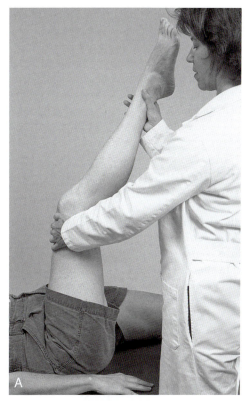

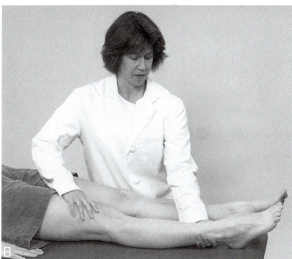

Figura 42.14 **A.** A flexão do quadril e a extensão do joelho estiram os isquiotibiais, de forma que o joelho não pode ser completamente estendido. **B.** Colocar o quadril em posição neutra relaxa os isquiotibiais, e a ADM articular do joelho é permitida.

quaisquer limitações na amplitude de extensão do joelho são o resultado das estruturas uniarticulares, como a cápsula articular e os ligamentos do joelho.

Grandes quantidades de tensão isquiotibial podem causar contraturas em flexão do joelho, uma incapacidade de estender completamente o joelho. As contraturas em flexão do joelho após disfunção isquiotibial são normalmente encontradas em indivíduos com excesso de atividade, ou espasticidade, dos isquiotibiais. O excesso de atividade dos músculos isquiotibiais pode causar extensão reduzida do joelho no final do balanço e no contato com o solo durante a marcha.[18] Quantidades menores de tensão isquiotibial são associadas com uma rotação posterior da pelve na posição vertical (Fig. 42.15). Uma rotação posterior da pelve tende a achatar a coluna lombar, o que pode aumentar o risco de dor na região lombar. Entretanto, as associações entre tensão isquiotibial, anormalidades posturais e dor lombar não são bem estabelecidas. São necessárias pesquisas para identificar e explicar quaisquer conexões que possam existir.

Mecânica dos músculos biarticulares no joelho

O joelho é controlado principalmente por músculos biarticulares, que cruzam o quadril e o joelho ou o joelho e o tornozelo. A contração de um desses músculos isoladamente produz movimento em todas as articulações que o músculo cruza. Para isolar o movimento em uma única articulação, o músculo biarticular deve contrair-se com outros músculos, geralmente com um **sinergista** uniarticular. Isso ocorre no punho e no dedo, nos quais os músculos do carpo se contraem com os músculos extrínsecos do dedo para produzir o movimento perfeito dos dedos (Cap. 15). Esses sinergistas também estão disponíveis no joelho. O iliopsoas e os isquiotibiais juntos produzem a flexão isolada do joelho, anulando o efeito de cada um no quadril. Da mesma forma, a contração simultânea do glúteo máximo e do quadríceps femoral produz a extensão do joelho sem flexão do quadril. Entretanto, o joelho apresenta contração simultânea do quadríceps e dos isquiotibiais mais frequentemente. Esse padrão incomum de contração simultânea dos músculos biarticulares aumenta a capacidade do joelho e do quadril de gerar os grandes momentos necessários durante muitas atividades. Algumas das atividades que apresentam esse comportamento incluem caminhar, correr, pedalar, pular, flexionar-se e deslocar cargas.[50,95,114,122] A cocontração dos isquiotibiais e do quadríceps também parece ajudar a estabilizar o joelho e a proteger as estruturas ligamentares.[66,73] Embora esse padrão de cocontração aumente a eficácia da produção de grandes momentos musculares no quadril e no joelho, ele também causa um aumento nas sobrecargas sustentadas pelo joelho.

Poplíteo

O poplíteo é um pequeno músculo com padrão incomum de inserções (ver Quadro 42.8). Ele desempenha um papel singular no joelho.

Ações

AÇÃO MUSCULAR: POPLÍTEO

Ação	Evidência
Flexão do joelho	Comprobatória
Rotação medial tibial	Comprobatória

A área de secção transversa fisiológica do poplíteo é relativamente pequena se comparada com o restante dos músculos

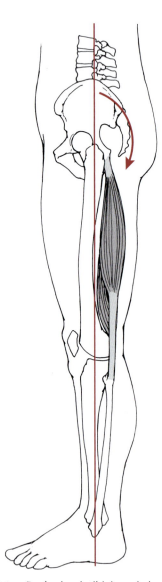

Figura 42.15 A tensão dos isquiotibiais pode levar a pelve a uma inclinação pélvica posterior, achatando a coluna lombar.

QUADRO 42.8 Inserção muscular

Inserções e inervação do poplíteo

Inserção proximal: O aspecto lateral do côndilo lateral femoral, o tendão poplíteo, o ligamento arqueado e a cápsula fibrosa do joelho. O tendão também pode ter uma inserção no menisco lateral.

Inserção distal: Uma área triangular sobre a superfície posterior da tíbia proximal até a linha do músculo sóleo.

Inervação: Nervo tibial, L4, L5 e S1.

Palpação: Não é facilmente palpado, mas pode ser sentido em algumas pessoas posterior ao ligamento colateral lateral durante a flexão do joelho.

flexores do joelho.[118] Portanto, sua contribuição para o torque de flexão da articulação do joelho é pequena. Dados EMG revelam apenas atividade leve do poplíteo durante a flexão do joelho.[5,71] Sua atividade aumenta significativamente quando essa flexão é acompanhada pela rotação medial da tíbia, e a rotação medial isolada do joelho produz atividade significativa no poplíteo.[71] O poplíteo também contrai-se durante a marcha, quando a tíbia está realizando rotação medial.

Estudos sugerem que o poplíteo cumpre um importante papel como estabilizador dinâmico do joelho.[37,115] Esses estudos em cadáveres demonstram a capacidade muscular de reforçar o ligamento cruzado posterior, evitando o deslizamento posterior da tíbia, bem como as rotações em varo e a rotação lateral. Por fim, a inserção do músculo no menisco lateral sugere que ele pode auxiliar a mover o menisco posteriormente durante a flexão do joelho, fornecendo, talvez, proteção adicional contra rupturas.[10,74] Em suma, o principal papel do poplíteo parece ser girar medialmente a tíbia e proteger a integridade da articulação femorotibial. Ele não contribui substancialmente para a força de flexão do joelho.

Efeitos da debilidade

A identificação da debilidade muscular no poplíteo é difícil, já que ele é coberto pelos grandes e fortes músculos isquiotibiais. Por conseguinte, os efeitos dessa debilidade podem ser apenas especulados. Entretanto, a ruptura do poplíteo é relatada com lesões extensas a outras estruturas ligamentares posterolaterais, incluindo os ligamentos arqueado e colateral lateral e a cápsula articular posterolateral. Lesões a todo esse complexo levam a uma significativa instabilidade da articulação do joelho.[37,91,116]

Efeitos da tensão

Como na debilidade muscular, é difícil identificar a tensão leve do poplíteo e não é provável que aconteça. Entretanto, o poplíteo pode tornar-se tenso com outras estruturas na presença de uma contratura em flexão.

Implicações funcionais das contraturas em flexão do joelho

A tensão dos flexores do joelho e das estruturas de tecido conjuntivo posterior pode resultar em contraturas em flexão do joelho. A incapacidade de atingir a ADM de extensão total pode aumentar significativamente as demandas funcionais no corpo na postura ereta. Na postura ereta normal, o joelho é estendido e o peso sobreposto exerce um momento de extensão sobre ele. Como resultado, não é necessária a atividade muscular para sustentar o joelho no apoio ereto.[111] Entretanto, a presença de uma contratura em flexão do joelho exclui o uso desse mecanismo de sustentação passiva. Com o joelho flexionado, o peso da cabeça, dos braços e do tronco produz um momento de flexão no joelho, e a contração do músculo quadríceps femoral é exigida para manter a posição vertical. Isso aumenta muito o custo metabólico da posição ereta, também altera a magnitude e a direção das forças no joelho e pode contribuir para demais danos do complexo articular do joelho. A mecânica e a patomecânica da postura são discutidas detalhadamente no Capítulo 47. Entretanto, fica claro que a contratura em flexão do joelho aumenta significativamente o desafio da postura ereta.

Rotadores mediais do joelho

Os rotadores mediais do joelho são o semimembranáceo, o semitendíneo e o poplíteo, que foram descritos na seção anterior, e o sartório e o grácil descritos a seguir (Fig. 42.16).

Sartório

O sartório é um músculo em fita e contém algumas das fibras musculares mais longas encontradas no corpo humano.[46] (ver Quadro 42.9). Relatos sugerem que as fibras são de aproximadamente 90% do comprimento do músculo.[118] O sartório é um dos três músculos que compõem a bursa anserina que cruza o aspecto medial do joelho.

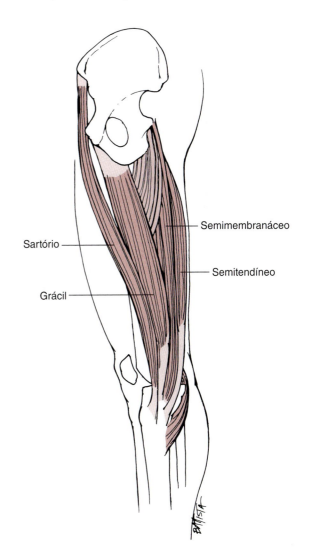

Figura 42.16 Os rotadores mediais do joelho incluem o sartório, o grácil, o semitendíneo, o semimembranáceo e o poplíteo.

> **QUADRO 42.9 Inserção muscular**
>
> **Inserções e inervação do sartório**
>
> Inserção proximal: Espinha ilíaca anterossuperior e a metade proximal da incisura abaixo dela.
>
> Inserção distal: Aspecto proximal da superfície medial do corpo da tíbia.
>
> Inervação: Nervo femoral, L2 e L3.
>
> Palpação: O ventre muscular em forma de fita do sartório é palpável no aspecto medial do joelho durante a contração. Ele é o mais anterior dos músculos da bursa anserina.
>
> Palpação: O sartório é facilmente palpado na sua extremidade proximal. Ele também é palpado distalmente, anterior ao tendão do grácil.

Ações

AÇÃO MUSCULAR: SARTÓRIO

Ação	Evidência
Flexão do quadril	Comprobatória
Rotação lateral do quadril	Comprobatória
Abdução do quadril	Comprobatória
Flexão do joelho	Comprobatória
Rotação medial tibial	Insuficiente

Dados EMG e estudos de estímulos elétricos confirmam o papel do sartório como um flexor do quadril.[2,5,16,72] A análise dos seus braços de momento revela um potencial mecânico para flexão, abdução e rotação lateral do quadril.[24,72] A rotação lateral do quadril requer atividade EMG do sartório e aumenta sua atividade quando combinada com a flexão do quadril. A abdução do quadril e a abdução com rotação lateral também produzem atividade do sartório. O sartório possui um grande braço de momento para cada movimento no quadril. Por conseguinte, apesar de sua pequena área de secção transversa, o sartório pode gerar momentos consideráveis no quadril.[72,106]

A flexão do joelho com o indivíduo em posição pronada é acompanhada por certa atividade do sartório, embora a atividade surja mais tarde no movimento do que a atividade dos outros músculos, como os isquiotibiais.[16] Essa resposta é coerente com a análise mecânica que mostra que o braço de momento de flexão do músculo aumenta com a flexão do joelho de 0° a 90°.[93] Análises EMG não apresentam atividade durante a rotação medial isolada do joelho com este levemente flexionado e o indivíduo na posição ereta.[16] O braço de momento de rotação do sartório muda muito pouco com a flexão do joelho.[93] Estudos relatam atividade no início do balanço com outros flexores do quadril.[51,122] A atividade do sartório na parte inicial da fase de balanço da marcha é coerente com seu papel de flexor do quadril. Estudos diferem sobre a atividade do músculo durante a fase de apoio.

Embora o sartório não seja estudado detalhadamente durante a locomoção, a maioria dos estudos relata atividade no início do apoio, o que pode refletir no seu papel de abdutor do quadril com o glúteo médio e o mínimo.[51,122]

Efeitos da debilidade

A área de secção transversa do sartório é uma pequena fração da área dos outros músculos que flexionam, abduzem ou giram lateralmente o quadril.[64,118] Esses músculos incluem o iliopsoas, os glúteos e o reto femoral. Da mesma forma, os isquiotibiais, os principais flexores do joelho, são muito maiores e mais fortes do que o sartório. Por conseguinte, os efeitos da debilidade muscular isolada do sartório sobre a força de flexão do quadril e do joelho podem ser pequenos.

Efeitos da tensão

Não há relatos conhecidos de tensão isolada do sartório na literatura. Entretanto, ele pode contribuir para uma contratura em flexão do quadril, embora seu tamanho sugira que outros músculos possam ser agentes maiores na contratura.

Grácil

O grácil é descrito aqui por conta de seu papel no joelho, embora ele seja frequentemente descrito como parte do grupo adutor do quadril (ver Quadro 42.10).

Ações

AÇÃO MUSCULAR: GRÁCIL

Ação	Evidência
Rotação medial do joelho	Comprobatória
Flexão do joelho	Comprobatória
Adução do quadril	Comprobatória

O grácil é pouco estudado mediante análise EMG. Entretanto, há relatos consistentes de que o músculo contri-

> **QUADRO 42.10 Inserção muscular**
>
> **Inserções e inervação do grácil**
>
> Inserção proximal: Por meio de uma fina aponeurose a partir das superfícies mediais da metade inferior do corpo do púbis, o ramo púbico inferior e do túber isquiático.
>
> Inserção distal: Aspecto proximal da superfície medial do corpo da tíbia.
>
> Inervação: Nervo obturatório, L2 e L3.
>
> Palpação: O tendão do grácil é palpado no aspecto medial da região anterior do joelho até o tendão semitendíneo durante a contração.

bui para a rotação medial e a flexão do joelho.[5,106] A análise dos braços de momento do grácil confirma o seu papel como flexor e rotador medial do joelho.[14,22,93] Análises mecânicas demonstram um grande braço de momento de adução no quadril, com um braço de momento muito pequeno para rotação lateral.

Efeitos da debilidade

A área de secção transversa fisiológica do grácil é muito pequena se comparada com a área dos outros flexores do joelho e dos adutores do quadril. Entretanto, o grácil possui um braço de momento importante para adução do quadril e um grande braço de momento para a flexão do joelho. Dessa forma, o músculo é capaz de gerar momentos do quadril e do joelho consideráveis; entretanto, não há estudos que examinem a capacidade do grácil de gerar torque no joelho ou no quadril. Portanto, os efeitos da debilidade muscular são desconhecidos.

Efeitos da tensão

A tensão isolada do grácil é improvável. Ela pode ocorrer na presença de tensão de todo o grupo dos músculos adutores do quadril. Os efeitos da tensão do adutor do quadril são detalhados no Capítulo 39, mas incluem a ADM de abdução do quadril reduzida.

Bursa anserina

O sartório e o grácil, com o semitendíneo, unem-se formando a bursa anserina. Embora esses músculos desempenhem a mesma ação no joelho, cada um possui uma função diferente no quadril. Cada um também possui uma inervação diferente. A comparação desses dois músculos no joelho revela que o semitendíneo possui o braço de momento de flexão maior, enquanto o sartório possui o menor.[22,93] (Fig. 42.17). O semitendíneo também possui a maior área de secção transversa fisiológica dos três e, portanto, é capaz de gerar o maior momento de flexão do joelho.

Esses três músculos juntos contribuem para a estabilização dinâmica do joelho contra forças em valgo e rotacionais. Dados EMG revelam atividade elétrica acentuada em cada um desses músculos com a adição de uma sobrecarga em valgo ao joelho.[3,61] O joelho geralmente é submetido a essas forças. É intrigante notar que pelo menos um desses três músculos da bursa anserina pode oferecer sustentação ao joelho independentemente da posição do quadril. Da mesma forma, cada um dos principais nervos motores inerva um desses músculos. Portanto, parece haver uma organização estabelecida para garantir a disponibilidade de certa estabilização dinâmica do lado medial do joelho. Muitas atividades desportivas requerem corrida e giro rápido, incluindo futebol e tênis (Fig. 42.18). Esses movimentos requerem a estabilização acentuada do joelho. Quando são repetidos com frequência ou quando o participante não é treinado adequadamente, pode ocorrer uma inflamação na bursa anserina ou ao redor dela.

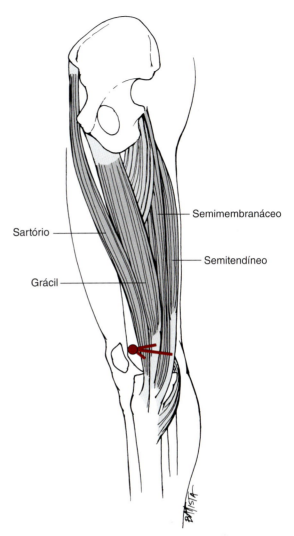

Figura 42.17 O sartório possui o braço de momento mais curto dos músculos da bursa anserina, seguido pelo grácil e, então, pelo semitendíneo.

Relevância clínica

Relato de caso: Uma mulher de 25 anos de idade procurou um fisioterapeuta, queixando-se de dor na parte medial do joelho com intensidade crescente. Ela negou qualquer trauma específico e relatou um início de dor enquanto jogava tênis. Ela era uma jogadora de elite e havia competido profissionalmente, porém, deixou de jogar tênis para iniciar um tratamento fisioterápico. Ela jogava tênis esporadicamente durante o período de avaliação.

A palpação revelou sensibilidade no aspecto medial do joelho levemente distal à linha articular. Não havia evidência de inflamação articular ou sensibilidade na linha articular. A ADM das articulações do quadril e do joelho era total e a paciente não sentia dor. A força da flexão, abdução e rotação medial e lateral do quadril estava dentro dos limites e equivalente à do membro oposto. Da mesma forma, as forças de flexão e extensão do joelho estavam dentro dos limites normais e sem dor. Não havia instabilidade articular medial. Entretanto, um estresse em valgo sobre o joelho causava dor leve. A palpação do ligamento colateral medial não gerava dor.

continua

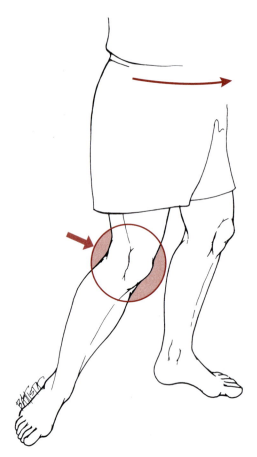

Figura 42.18 Muitas atividades que requerem giros rápidos, como jogar tênis, podem adicionar grandes estresses em valgo ao joelho.

Relevância clínica – (Continuação)

O teste muscular do sartório com a combinação de flexão resistida do quadril e abdução com flexão do joelho causou dor que a paciente identificou como sua queixa principal. Outros testes isolados revelaram leve desconforto com contrações resistidas dos músculos grácil e semitendíneo. Esses resultados sugeriram que a paciente possuía uma inflamação da bursa anserina que se situa profunda aos três tendões quando eles passam sobre o platô tibial medial. O tênis tinha relação com essa conclusão, já que a atividade exigia movimentos rápidos repetidos e pivôs no membro afetado. O tratamento com gelo e repouso reduziu as queixas da paciente.

Rotadores laterais do joelho

Os rotadores laterais do joelho são o bíceps femoral longo e o curto, descritos anteriormente neste capítulo, e o tensor da fáscia lata detalhado a seguir (Fig. 42.19).

Tensor da fáscia lata

O tensor da fáscia lata situa-se anterior ao glúteo médio e ao mínimo (Quadro 42.11).

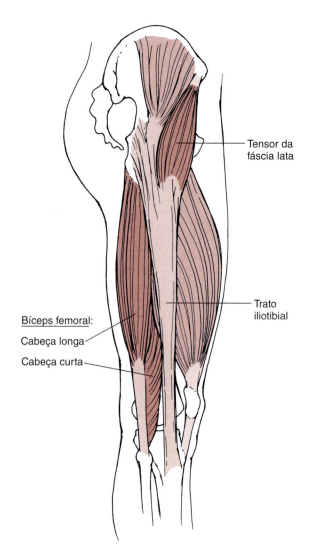

Figura 42.19 Os rotadores laterais do joelho incluem o tensor da fáscia lata e o bíceps femoral, cabeças longa e curta.

Ações

AÇÃO MUSCULAR: TENSOR DA FÁSCIA LATA

Ação	Evidência
Flexão do quadril	Comprobatória
Abdução do quadril	Comprobatória
Rotação medial do quadril	Comprobatória
Extensão do joelho	Comprobatória
Rotação lateral tibial	Comprobatória

Dados EMG revelam consistentemente atividade do tensor da fáscia lata durante flexão, abdução e rotação medial do quadril.[5,16] Embora a área de secção transversa do tensor da fáscia lata seja consideravelmente menor do que a do iliopsoas ou do glúteo médio e mínimo, ele possui um grande braço de momento de abdução do quadril. Seu braço de momento de flexão do quadril é maior do que o braço de momento do iliopsoas.[24,46] Por conseguinte, o tensor da fáscia lata é capaz de produzir momentos de

QUADRO 42.11 Inserção muscular

Inserções e inervação do tensor da fáscia lata

Inserção proximal: Aspecto anterior da superfície lateral da crista ilíaca e espinha ilíaca anterossuperior e a partir da fáscia lata.

Inserção distal: Por meio da banda iliotibial (BIT) até o tubérculo lateral da tíbia. A BIT também insere-se no côndilo lateral do fêmur e na cabeça da fíbula e une-se à expansão extensora do vasto lateral.

Inervação: Nervo glúteo superior, L4, L5 e S1.

Palpação: O ventre muscular do tensor da fáscia lata pode ser palpado na EIAS da pelve durante a contração.

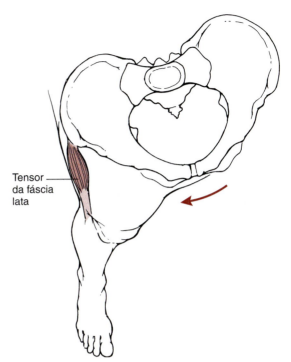

Figura 42.20 Na fase de apoio da marcha, o tensor da fáscia lata pode tracionar a pelve, causando rotação medial e posicionando a pelve para a frente no lado oposto.

abdução e flexão do quadril substanciais, embora ainda não iguais aos dos principais abdutores ou flexores.[72]

Estudos também revelam atividade elétrica do tensor da fáscia lata durante a extensão do joelho que não é modificada pela rotação do joelho na direção medial ou lateral.[16,53,80] Além disso, o tensor da fáscia lata ajuda a produzir rotação lateral do joelho. Como os músculos da bursa anserina no lado medial do joelho, o tensor da fáscia lata fornece estabilização dinâmica para a articulação do joelho, por meio de sua inserção na banda iliotibial, aumentando sua atividade na presença de forças que tendem a aduzir o joelho.[3,13,61]

Durante a locomoção, a atividade do tensor da fáscia lata é descrita nas fases de apoio e balanço.[36,122] No período de apoio, ele contribui mais para a estabilização da pelve com os outros abdutores do quadril. O Capítulo 38 demonstra que a rotação medial do quadril pode ocorrer tanto por meio do movimento do fêmur sobre a pelve quanto por meio do movimento da pelve sobre o fêmur, quando o membro inferior está fixo. Dessa forma, como rotador medial, o tensor da fáscia lata também pode ajudar a posicionar a pelve sobre o lado que não está sustentando o peso do corpo (Fig. 42.20). Por fim, a atividade do tensor da fáscia lata durante o balanço ocorre com a atividade do ilíaco e é coerente com o papel do tensor da fáscia lata como flexor do quadril.

Efeitos da debilidade

Embora o tensor da fáscia lata contribua para atividades no quadril e no joelho, seu pico de força estimado é de apenas aproximadamente 16% do pico de força do iliopsoas e de cerca de 12% do pico de força estimado do glúteo médio.[46] A diferença entre o pico de força estimado do tensor da fáscia lata e o pico estimado nos músculos quadríceps é ainda maior. Portanto, a debilidade muscular isolada do tensor da fáscia lata não é capaz de causar uma incapacidade significativa. Um relato de caso de um indivíduo com paralisia isolada do tensor da fáscia lata descreve leve, porém detectável, debilidade muscular na força de abdução e flexão do quadril e na força de rotação medial do quadril com o joelho estendido.[80] Uma ligeira redução na força de extensão do joelho também é descrita. Apesar dessas pequenas debilidades musculares, o autor relata um resultado negativo no teste de Trendelenburg e um padrão de marcha comum. Esse caso sugere que, na ausência de outras anormalidades, a debilidade muscular do tensor da fáscia lata causa pouca perda funcional.

Efeitos da tensão

A tensão do tensor da fáscia lata reduz a ADM durante a extensão, a adução e a rotação lateral do quadril combinadas quando o joelho é estendido. O complexo movimento tridimensional no quadril e no joelho resultante da contração e, portanto, da tensão do tensor da fáscia lata, torna a identificação dessa tensão um desafio clínico.

Relevância clínica

Teste de Ober: O teste clássico para determinar a tensão do tensor da fáscia lata é o teste de Ober, no qual o quadril em teste do indivíduo é estendido e a quantidade de adução disponível nele é observada (Fig. 42.21). Embora o teste original exija que o joelho seja flexionado, o teste geralmente é realizado com o joelho estendido. Um dos desafios desse teste para o clínico é controlar o membro para evitar a rotação medial do quadril, já que esta coloca o músculo em uma posição relaxada e pode gerar uma resposta negativa falsa.

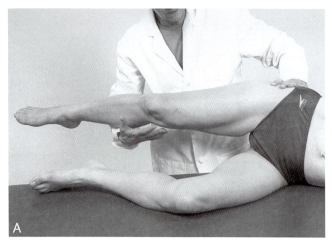 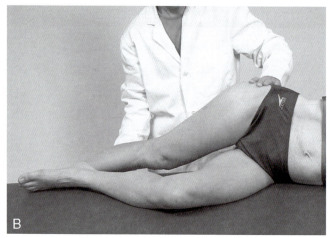

Figura 42.21 A. Em um resultado positivo do teste de Ober, a adução é limitada quando o quadril é mantido em extensão e rotação neutra. **B.** Permitir que o quadril realize a rotação medial relaxa o tensor da fáscia lata e permite que o quadril aduza, gerando uma resposta falsa-negativa para o teste de Ober.

A tensão do tensor da fáscia lata é associada com a dor lateral e anterior do joelho. A síndrome da banda iliotibial é uma irritação da banda iliotibial (BIT) causada pela fricção repetida ou excessiva entre a banda e o epicôndilo lateral.[94] Essa é uma reclamação comum entre corredores e normalmente descrita durante a fase de apoio da marcha, quando o músculo está ativo durante a sustentação do quadril. As reclamações são reduzidas ao diminuir a quantidade de flexão do joelho utilizada durante essa fase do ciclo da marcha. A redução da excursão de flexão do joelho diminui o estiramento no músculo durante a contração ativa.

A tensão do tensor da fáscia lata e da BIT também estão ligadas ao desvio lateral excessivo da patela que é associado com a dor anterior do joelho.[38] Os tratamentos para a instabilidade lateral excessiva ou para a inclinação lateral excessiva da patela incluem banda elástica patelar ou joelheira e a liberação cirúrgica do retináculo patelar lateral, no qual a BIT insere-se.[38] Os efeitos mecânicos do desalinhamento patelar e os tratamentos conservadores como a joelheira são discutidos com mais detalhes no Capítulo 43.

Força dos músculos flexores e extensores do joelho

A força articular do joelho é devidamente reconhecida como um importante fator que influencia a capacidade funcional.[69,97,100] Portanto, a medida da força muscular no joelho é uma ferramenta clínica fundamental. Entretanto, a interpretação das medidas da força pode ser ainda mais relevante na identificação de anormalidades e no desenvolvimento de estratégias para minimizar o problema. Dessa forma, uma compreensão das forças relativas dos grupos musculares do joelho é muito útil para o clínico. Além disso, a análise dos fatores que afetam a produção de força muscular no joelho ajuda o clínico a diferenciar variabilidade normal de disfunção. Os dados revisados aqui são desenvolvidos para fornecer uma perspectiva com base na qual o clínico possa avaliar a força de um paciente no joelho.

Comparações entre força de extensão e força de flexão no joelho

É amplamente reconhecido que a força de extensão no joelho é significativamente maior do que a força de flexão. Essa descoberta condiz com os dados que demonstram que a massa dos extensores é significativamente maior do que a massa dos flexores.[9,118] Estudos demonstram que a proporção da força isquiotibial para a força do quadríceps femoral varia de aproximadamente 0,45 a 0,65. Em outras palavras, a força máxima dos músculos isquiotibiais é de cerca de 45 a 65% da força máxima do quadríceps femoral.[15,21,33,34,83,84] Essa proporção persiste durante o processo de envelhecimento e está presente em crianças a partir de seis anos de idade.[39,83,84] Entretanto, a magnitude da proporção é afetada pelo gênero e pela posição da articulação do joelho, bem como pela velocidade e pela forma de contração. O clínico deve estar atento ao levar em conta esses efeitos quando analisar a adequação da força em qualquer grupo muscular. Quando possível, as comparações com o membro não afetado podem ser mais úteis do que estabelecer uma proporção-alvo.

Fatores que influenciam a força muscular no joelho

A idade e o gênero possuem efeitos significativos sobre a força articular do joelho. Estudos descrevem até 50% menos força de flexão e extensão em adultos acima de 70 anos do que em jovens adultos.[31,83,84,112] Entretanto, há menos concordância em relação ao padrão de redução da força. Alguns autores relatam reduções a partir da fase adulta até a meia idade e reduções maiores nos anos posteriores.[49,83,84] Outros relatam menos redução até depois dos 50 anos de idade.[31]

> **Relevância clínica**
>
> **Força do joelho reduzida na velhice:** A importância da força do quadríceps femoral e dos isquiotibiais para levantar de uma cadeira, subir uma colina ou sentar e levantar de um vaso sanitário é inegável. Os relatos de redução da força na musculatura do joelho com a idade são preocupantes, já que eles sugerem que pode haver uma perda concomitante na função. É importante para o clínico reconhecer a possibilidade da redução da força em pacientes idosos e analisar as possíveis implicações funcionais. Felizmente, há fortes evidências de que o fortalecimento muscular é possível em qualquer idade.[12,81] Talvez a perda de força no joelho com a idade possa ser evitada, revertida ou pelo menos reduzida.

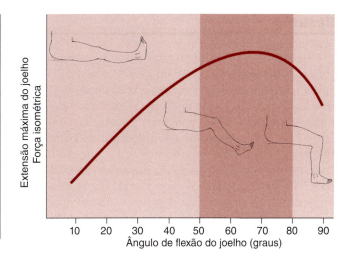

Figura 42.22 O gráfico da força do músculo quadríceps femoral contra a ADM de flexão do joelho revela que o quadríceps femoral gera uma força máxima de contração na metade da amplitude do movimento do joelho, em que nem o comprimento do músculo nem o braço de momento são maximizados.

Não surpreende que os homens apresentem força muito maior do que as mulheres em flexão e extensão do joelho.[31,76,83,84] Os fatores genéticos, hormonais e culturais podem contribuir para essa diferença.[76] Estudos são necessários para determinar se as diferenças na força contribuem para a incidência acentuada de alguns problemas musculoesqueléticos em mulheres, como rupturas do LCA e osteoartrite.

Efeitos da posição articular sobre a força muscular no joelho

Diversos estudos examinam os efeitos da posição articular sobre a força de extensão e flexão do joelho. O Capítulo 4 descreve a relação básica entre a posição articular e a força muscular detalhadamente. Os principais efeitos resultam de mudanças no comprimento muscular e no braço de momento do músculo. A seguir, são apresentados os dados disponíveis sobre as mudanças na produção de força muscular no joelho com a posição articular e alguns dados sobre os braços de momento musculares são fornecidos para ajudar a explicá-los.

Quadríceps femoral

A maioria dos estudos que avaliam o efeito da posição articular sobre a força de extensão no joelho relata forças isométricas com o sujeito sentado. Esses dados geralmente demonstram que a força do quadríceps femoral alcança picos que variam de 50° a 80° de flexão do joelho.[21,55,58,96] (Fig. 42.22). Esses achados são explicados pelos efeitos do comprimento muscular e do braço de momento. Com o quadril fixo em flexão, o comprimento do quadríceps aumenta conforme o joelho é flexionado. Se a relação comprimento-tensão dominasse os resultados, a força de extensão aumentaria com a flexão do joelho e alcançaria um máximo na flexão máxima do joelho em vez de na metade da amplitude do movimento. Embora haja certa discordância na literatura sobre onde o braço de momento máximo dos músculos extensores ocorre na ADM do joelho, a maioria dos estudos sugere que o pico ocorre a menos de 50° de flexão do joelho.[14,57,67,89,110,117,125] Se a potência do quadríceps femoral fosse ditada pelo braço de momento do músculo, a força de extensão máxima ocorreria antes na extensão. Como o pico de força ocorre entre 50° e 80° de flexão, parece que, como o bíceps braquial no cotovelo, a força de extensão do joelho depende do comprimento do músculo e do braço de momento. A posição do quadril também pode influenciar a força de extensão do joelho, embora seja menos estudada.

Músculos isquiotibiais

Ao contrário do músculo quadríceps femoral, a maioria dos estudos sugere que os músculos isquiotibiais apresentam um aumento estável na produção de força isométrica a partir de uma posição de flexão até a extensão do joelho, embora a maioria dos estudos examine a força apenas a 20° de flexão do joelho.[55,58,68,78] Entretanto, alguns estudos mostram um pico ou pouca mudança na força isquiotibial na amplitude média de flexão do joelho (30° a 60°).[83,84,124] Algumas das diferenças nesses estudos são atribuíveis às diferenças na posição do quadril, o que altera significativamente o comprimento do músculo.[58] A maioria dos dados sugere que o desempenho isquiotibial é mais influenciado pelo comprimento muscular do que pelo braço de momento, já que os braços de momento adequados para os isquiotibiais ocorrem com o joelho flexionado.[14,67] Entretanto, mais pesquisas são necessárias para solucionar os relatos contraditórios.

Esses dados demonstram o impacto significativo sobre a capacidade de produção de força dos flexores e dos extensores do joelho causado pela posição articular. O clínico deve lembrar que avaliações de força válidas dependem do controle bem-sucedido dos fatores que influenciam a produção de força. Entretanto, a avaliação das mudanças na força isométrica no joelho requer consistência na posição articular utilizada para a realização do teste.

Resumo

Este capítulo apresenta os músculos do joelho e discute suas funções no joelho e no quadril. Esses músculos desempenham um papel óbvio na movimentação do joelho, mas também contribuem de forma significativa para sua estabilidade. Além disso, é descrita a contribuição desses músculos para a patomecânica da articulação do joelho. Por fim, os dados disponíveis que descrevem as forças relativas dos flexores e dos extensores do joelho são revisados. O pico da força de flexão é de aproximadamente 40 a 65% do pico da força de extensão. A posição articular, a idade e o gênero afetam significativamente a força da articulação do joelho.

Os músculos que movem e estabilizam a articulação do joelho são grandes e capazes de produzir grandes forças contráteis. Além disso, o joelho funciona mais frequentemente enquanto sustenta pelo menos a metade, se não todo, o peso corporal de uma pessoa. Por conseguinte, as superfícies articulares e o tecido conjuntivo ao redor das articulações femorotibiais e femoropatelares são submetidos a grandes e repetidas sobrecargas. O capítulo a seguir examina as sobrecargas que a articulação do joelho sustenta em condições normais e analisa o impacto destas sobrecargas em condições patológicas.

Referências bibliográficas

1. Aglietti P, Insall JN, Cerulli G: Patellar pain and incongruence. I: Measurements of incongruence. Clin Orthop 1999; 176: 217–223.
2. Andersson EA, Ma Z, Thorstensson A: Relative EMG levels in training exercises for abdominal and hip flexor muscles. Scand J Rehabil Med 1998; 30: 175–183.
3. Andriacchi TP, Andersson GBJ, Ortengren R, Mikosz RP: A study of factors influencing muscle activity about the knee joint. J Orthop Res 1984; 1: 266–275.
4. Arnold A, Delp S: Rotational moment arms of the medial hamstrings and adductors vary with femoral geometry and limb position: implications for the treatment of internally rotated gait. J Biomech 2001; 34: 437–447.
5. Basmajian JV, DeLuca CJ: Muscles Alive. Their Function Revealed by Electromyography. Baltimore: Williams & Wilkins, 1985.
6. Beltran J, Matityahu A, Hwang K, et al.: The distal semimembranosus complex: normal MR anatomy, variants, biomechanics and pathology. Skeletal Radiol 2003; 32: 435–445.
7. Bevilaqua-Grossi D, Monteiro-Pedro V, de Vasconcelos RA, et al.: The effect of hip abduction on the EMG activity of vastus medialis obliquus, vastus lateralis longus and vastus lateralis obliquus in healthy subjects. J Neuroengineering Rehabil 2006; 3: 13.
8. Boling MC, Bolga LA, Mattacola CG, et al.: Outcomes of a weight-bearing rehabilitation program for patients diagnosed with patellofemoral pain syndrome. Arch Phys Med Rehabil 2006; 87: 1428–1435.
9. Brand RA, Pedersen DR, Friederich JA: The sensitivity of muscle force predictions to changes in physiologic cross-sectional area. J Biomech 1986; 19: 589–596.
10. Brantigan OC, Voshell AF: The mechanics of the ligaments and menisci of the knee joint. J Bone Joint Surg 1941; 23: 44–65.
11. Brossmann J, Muhle C, Schroder C, et al.: Patellar tracking patterns during active and passive knee extension: evaluation with motion-triggered cine MR imaging. Radiology 1993; 187: 205–212.
12. Brown M: Exercising and elderly person. Phys Ther Pract 1992; 1: 34–42.
13. Buchanan TS, Lloyd DG: Muscle activation at the human knee during isometric flexion-extension and varus-valgus loads. J Orthop Res 1997; 15: 11–17.
14. Buford WL Jr, Ivey M Jr, Malone JD, et al.: Muscle balance at the knee—moment arms for the normal knee and the ACL-minus knee. IEEE Trans Rehabil Eng 1997; 5: 367–379.
15. Calmels PM, Nellen M, van der Borne I, et al.: Concentric and eccentric isokinetic assessment of flexor-extensor torque ratios at the hip, knee, and ankle in a sample population of healthy subjects. Arch Phys Med Rehabil 1997; 78: 1224–1230.
16. Carlsoo S, Fohlin L: The mechanics of the two-joint muscles rectus femoris, sartorius and tensor fasciae latae in relation to their activity. Scand J Rehabil Med 1969; 1: 107–111.
17. Cerny K: Vastus medialis oblique/vastus lateralis muscle activity ratios for selected exercises in persons with and without patellofemoral pain syndrome. Phys Ther 1995; 75: 672–683.
18. Cooney KM, Sanders JO, Concha MC, Buczek FL: Novel biomechanics demonstrate gait dysfunction due to hamstring tightness. Clin Biomech 2006; 21: 59-66.
19. Cowan SM, Bennell KL, Hodges PW, et al.: Delayed onset of electromyographic activity of vastus medialis obliquus relative to vastus lateralis in subjects with patellofemoral pain syndrome. Arch Phys Med Rehabil 2001; 82: 183–189.
20. Cowan SM, Hodges PW, Bennell KL, Crossley KM: Altered vastii recruitment when people with patellofemoral pain syndrome complete a postural task. Arch Phys Med Rehabil 2002; 83: 989–995.
21. Croce RV, Miller JP: Angle- and velocity-specific alterations in torque and semg activity of the quadriceps and hamstrings during isokinetic extension-flexion movements. Electromyogr Clin Neurophysiol 2006; 46: 83–100.
22. Delp SL: Transfer of the rectus femoris: effects of transfer site on moment arms about the knee and hip. J Biomech 1994; 27: 1201–1211.
23. Deutsch H, Lin DC: Quadriceps kinesiology (emg) with varying hip joint flexion and resistance. Arch Phys Med Rehabil 1978; 59: 231–236.
24. Dostal WF, Soderberg GL, Andrews JG: Actions of hip muscles. Phys Ther 1986; 66: 351–361.
25. Dubo HIC, Peat M, Winter DA, et al.: Electromyographic temporal analysis of gait: normal human locomotion. Arch Phys Med Rehabil 1976; 57: 415–420.
26. Earl J, Schmitz R, Arnold B: Activation of the VMO and VL during dynamic mini-squat exercises with and without isometric hip adduction. J Electromyogr Kinesiol 2001; 11: 381–386.
27. Eloranta V: Coordination of the thigh muscles in static leg extension. Electromyogr Clin Neurophysiol 1989; 29: 227–233.
28. Farahmand F, Senavongse W, Amis AA: Quantitative study of the quadriceps muscles and trochlear groove geometry related to instability of the patellofemoral joint. J Orthop Res 1998; 16: 136–143.
29. Fischer FJ, Houtz SJ: EMG of gluteus maximus. ADM J Phys Med 1968; 47: 182–191.

30. Fisher NM, Gresham GE, Abrams M, et al.: Quantitative effects of physical therapy on muscular and functional performance in subjects with osteoarthritis of the knees. Arch Phys Med Rehabil 1993; 74: 840-847.
31. Fisher NM, Pendergast DR, Calkins EC: Maximal isometric torque of knee extension as a function of muscle length in subjects of advancing age. Arch Phys Med Rehabil 1990; 71: 729-734.
32. Fisher NM, White SC, Yack HJ, et al.: Muscle function and gait in patients with knee osteoarthritis before and after muscle rehabilitation. Disabil Rehabil 1997; 19: 47-55.
33. Ghena DR, Kurth AL, Thomas M, Mayhew J: Torque characteristics of the quadriceps and hamstring muscles during concentric and eccentric loading. J Orthop Sports Phys Ther 1991; 14: 149-154.
34. Gibson ASC, Lamber MI, Durandt JJ, et al.: Quadriceps and hamstrings peak torque ratio changes in persons with chronic anterior cruciate ligament deficiency. JOSPT 2000; 30: 418-427.
35. Goh JC, Lee PY, Bose K: A cadaver study of the function of the oblique part of vastus medialis. J Bone Joint Surg 1995; 77-B: 225-231.
36. Gottschalk F, Kourosh S, LeVeau B: The functional anatomy of tensor fasciae latae and gluteus medius and minimus. J Anat 1989; 166: 179-189.
37. Harner CD, Hoher J, Vogrin TM, et al.: The effects of a popliteus muscle load on in situ forces in the posterior cruciate ligament and on knee kinematics. A human cadaveric study. ADM J Sports Med 1998; 26: 669-673.
38. Harwin SF, Stern RE: Subcutaneous lateral retinacular release for chondromalacia patellae: a preliminary report. Clin Orthop 1981; 156: 207-210.
39. Henderson RC, Howes CL, Erickson KL, et al.: Knee flexor-extensor strength in children. J Orthop Sports Phys Ther 1993; 18: 559-563.
40. Herrington L, Al-Sherhi A: A controlled trial of weight-bearing versus non-weight-bearing exercises for patellofemoral pain. J Orthop Sports Phys Ther 2007; 37: 155-160.
41. Herrington L, Nester C: Q-angle undervalued? The relationship between Q-angle and medio-lateral position of the patella. Clin Biomech 2004; 19: 1070-1073.
42. Herrington L, Pearson S: Does exercise type affect relative activation levels of vastus medialis oblique and vastus lateralis? J Sport Rehabil 2006; 15: 271-279.
43. Herrington L, Pearson S: Does level of load affect relative activation levels of vastus medialis oblique and vastus lateralis? J Electromyogr Kinesiol 2006; 16: 379-383.
44. Hertel J, Earl JE, Tsang KKW, Miller SJ: Combining isometric knee extension exercises with hip adduction or abduction does not increase quadriceps EMG. Br J Sports Med 2004; 38: 210-213.
45. Horton GA, Hall TL: Quadriceps femoris muscle angle: normal values and relationships with gender and selected skeletal measures. Phys Ther 1989; 69: 897-901.
46. Hoy MG, Zajac FE, Gordon ME: A musculoskeletal model of the human lower extremity: the effect of muscle, tendon, and moment arm on the moment-angle relationship of musculotendon actuators at the hip, knee, and ankle. J Biomech 1990; 23: 157-169.
47. Hughes MA, Myers BS, Schenkman ML: The role of strength in rising from a chair in the functionally impaired elderly. J Biomech 1996; 29: 1509-1513.
48. Hungerford DS, Barry M: Biomechanics of the patellofemoral joint. Clin Orthop 1979; 144: 9-15.
49. Hurley M, Rees J, Newham D: Quadriceps function, proprioceptive acuity and functional performance in healthy young, middle-aged and elderly subjects. Age Aging 1998; 27: 55-62.
50. Jacobs R, Bobbert MF, van Ingen Schenau GJ: Mechanical output from individual muscles during explosive leg extensions: the role of biarticular muscles. J Biomech 1996; 29: 513-523.
51. Jaegers SM, Arendzen JH, de Jongh HJ: An electromyographic study of the hip muscles of transfemoral amputees in walking. Clin Orthop 1996; 328: 119-128.
52. Kalund S, Sinkjaer T, Arendt-Nielsen L, Simonsen O: Altered timing of hamstring muscle action in anterior cruciate ligament deficient patients. ADM J Sports Med 1990; 18: 245-248.
53. Kendall FP, McCreary EK, Provance PG: Muscle Testing and Function. Baltimore: Williams & Wilkins, 1993.
54. Kim AW, Rosen AM, Brander VA, Buchanan TJ: Selective muscle activation following electrical stimulation of the collateral ligaments of the human knee joint. Arch Phys Med Rehabil 1995; 76: 750-757.
55. Knapik JJ, Wright JE, Mawdsley RH, Braun J: Isometric, isotonic, and isokinetic torque variations in four muscle groups through a range of joint motion. Phys Ther 1983; 63: 938-947.
56. Koutedakis Y, Frischknecht R, Murthy M: Knee flexion to extension peak torque ratios and low-back injuries in highly active individuals. Int J Sports Med 1997; 18: 290-295.
57. Krevolin JL, Pandy MG, Pearce JC: Moment arm of the patellar tendon in the human knee. J Biomech 2004; 37: 785-788.
58. Kulig K, Andrews JG, Hay JG: Human strength curves. Exerc Sport Sci Rev 1984; 12: 417-466.
59. Kuster M, Blatter G: Knee joint muscle function after patellectomy: how important are the hamstrings? Knee Surg Sports Traumatol Arthrosc 1996; 4: 160-163.
60. Laprade J, Culham E, Brouwer B: Comparison of five isometric exercises in the recruitment of the vastus medialis oblique in persons with and without patellofemoral pain syndrome. J Orthop Sports Phys Ther 1998; 27: 197-204.
61. Li G, Kawamura K, Barrance P, et al.: Prediction of muscle recruitment and its effect on joint reaction forces during knee exercises. Ann Biomed Eng 1998; 26: 725-733.
62. Li G, Rudy TW, Sakane M, et al.: The importance of quadriceps and hamstring muscle loading on knee kinematics and in-situ forces in the ACL. J Biomech 1999; 32: 395-400.
63. Lieb FJ, Perry J: Quadriceps function: an anatomical and mechanical study using amputated limbs. J Bone Joint Surg 1968; 50A: 1535-1548.
64. Lieber RL: Skeletal Muscle Structure and Function: Implications for Rehabilitation and Sports Medicine. Baltimore: Williams & Wilkins, 1992.
65. Liu W, Maitland ME: The effect of hamstring muscle compensation for anterior laxity in the ACL-deficient knee during gait. J Biomech 2000; 33: 871-879.
66. Lloyd DG, Buchanan TS, Besier TF: Neuromuscular biomechanical modeling to understand knee ligament loading. Med Sci Sports Exerc 2005; 37: 1939-1947.
67. Lu TW, O'Connor JJ: Lines of action and moment arms of the major force-bearing structures crossing the human knee joint: comparison between theory and experiment. J Anat 1996; 189: 575-585.
68. Lunnen JD, Yack J, LeVean BF: Relationship between muscle length, muscle activity, and torque of the hamstring muscles. Phys Ther 1981; 61: 190-195.

69. MacRae PG, Lacourse M, Moldavon R: Physical performance measures that predict faller status in community-dwelling older adults. J Orthop Sports Phys Ther 1992; 16: 123–128.
70. MacWilliams BA, Wilson DR, DesJardins JD, et al.: Hamstring cocontraction reduces internal rotation, anterior translation, and anterior cruciate ligament load in weight-bearing flexion. J Orthop Res 1999; 17: 817–822.
71. Mann RA, Hagy JL: The popliteus muscle. J Bone Joint Surg 1977; 59: 924–927.
72. Mansour JM, Pereira JM: Quantitative functional anatomy of the lower limb with application to human gait. J Biomech 1987; 20: 1: 51–58.
73. Mesfar W, Shirazi-Adl A: Knee joint mechanics under quadriceps-hamstrings muscle forces are influenced by tibial restraint. Clin Biomech 2006; 21: 841–848.
74. Messner K, Gao J: The menisci of the knee joint. Anatomical and functional characteristics, and a rationale for clinical treatment. J Anat 1998; 193: 161–178.
75. Mikesky AE, Mazzuca SA, Brandt KD, et al.: Effects of strength training on the incidence and progression of knee osteoarthritis. Arthritis Rheum 2006; 55: 690–699.
76. Miller AEJ, MacDougall JD, Tarnopolsky MA, Sale DG: Gender differences in strength and muscle fiber characteristics. Eur J Appl Physiol 1993; 66: 254–262.
77. Mirzabeigi E, Jordan C, Gronley JK, et al.: Isolation of the vastus medialis oblique muscle during exercise. ADM J Sports Med 1999; 27: 50–53.
78. Mohamed O, Perry J, Hislop H: Relationship between wire EMG activity, muscle length, and torque of the hamstrings. Clin Biomech 2002; 17: 569–579.
79. Mohr KJ, Kvitne RS, Pink MM, et al.: Electromyography of the quadriceps in patellofemoral pain with patellar subluxation. Clin Orthop Relat Res 2003; 415: 261–271.
80. Muller-Vahl H: Isolated complete paralysis of the tensor fasciae latae muscle. Eur Neurol 1985; 24: 289–291.
81. Mulrow CD, Gerety MB, Kanten D, et al.: A randomized trial of physical rehabilitation for very frail nursing home residents. JAMA 1994; 271: 519–524.
82. Muneta T, Sekiya I, Ogiuchi T, et al.: Objective factors affecting overall subjective evaluation of recovery after anterior cruciate ligament reconstruction. Scand J Med Sci Sports 1998; 8: 283–289.
83. Murray MP, Duthie EH Jr, Gambert SR, et al.: Age-related differences in knee muscle strength in normal women. J Gerontol 1985; 40: 275–280.
84. Murray MP, Gardner GM, Mollinger LA, Sepic SB: Strength of isometric and isokinetic contractions of knee muscles of men aged 20–86. Phys Ther 1980; 60: 412–419.
85. Natri A, Kannus P, Jarvinen M: Which factors predict the long-term outcome in chronic patellofemoral pain syndrome? A 7-yr prospective follow-up study. Med Sci Sports Exerc 1998; 30: 1572–1577.
86. Neely FG: Biomechanical risk factors for exercise-related lower limb injuries. Sports Med 1998; 26: 395–413.
87. Nemeth G, Ekholm J, Arborelius UP, et al.: Hip joint load and muscular activation during rising exercises. Scand J Rehab Med 1984; 16: 93–102.
88. Ng GYF, Zhang AQ, Li CK: Biofeedback exercise improved the EMG activity ratio of the medial and lateral vasti muscles in subjects with patellofemoral pain syndrome. J Electromyogr Kinesiol 2006; e-publication ahead of print.
89. Nisell R: Mechanics of the knee. A study of joint and muscle load with clinical applications. Acta Orthop Scand 1985; 216: 1–42.
90. Noe DA, Mostardi RA, Jackson ME, et al.: Myoelectric activity and sequencing of selected trunk muscles during isokinetic lifting. Spine 1992; 17: 225–229.
91. Noyes FR, Dunworth LA, Andriacchi TP, et al.: Knee hyperextension gait abnormalities in unstable knees. Recognition and preoperative gait retraining. ADM J Sports Med 1996; 24: 35–45.
92. Noyes FR, Matthews DS: The symptomatic anterior cruciate-deficient knee. J Bone Joint Surg 1983; 65A: 163–174.
93. Noyes FR, Sonstegard DA: Biomechanical function of the pes anserinus at the knee and the effects of its transplantation. J Bone Joint Surg 1973; 55A: 1241.
94. Orchard JW, Fricker PA, Abud AT, Mason BR: Biomechanics of iliotibial band friction syndrome in runners. ADM J Sports Med 1996; 24: 375–379.
95. Pincivero DM, Lephart SM, Karunakara RG: Relation between open and closed kinematic chain assessment of knee strength and functional performance. Clin J Sport Med 1997; 7: 11–16.
96. Pincivero DM, Salfetnikov Y, Campy RM, Coelho AJ: Angle- and gender-specific quadriceps femoris muscle recruitment and knee extensor torque. J Biomech 2004; 37: 1689-1697.
97. Ploutz-Snyder LL, Manini T, Ploutz-Snyder RJ, Wolf DA: Functionally relevant thresholds of quadriceps femoris strength. J Gerontol A. Biol Sci Med Sci 2002; 57: 144–152.
98. Powers CM, Landel R, Perry J: Timing and intensity of vastus muscle activity during functional activities in subjects with and without patellofemoral pain. Phys Ther 1996; 76: 946–955.
99. Powers CM, Perry J, Hsu A, Hislop HJ: Are patellofemoral pain and quadriceps femoris muscle torque associated with locomotor function? Phys Ther 1997; 77: 1063–1075.
100. Robbins AS, Rubenstein LZ, Josephson KR, et al.: Predictors of falls among elderly people. Arch Intern Med 1989; 149: 1628–1633.
101. Rudolph KS, Eastlack ME, Axe MJ, Snyder-Mackler L: 1998 Basmajian Student Award Paper: Movement patterns after anterior cruciate ligament injury: a comparison of patients who compensate well for the injury and those who require operative stabilization. J Electromyogr Kinesiol 1998; 8: 349–362.
102. Sakai N, Luo Z-P, Rand JA, An K-N: The influence of weakness in the vastus medialis oblique muscle on the patellofemoral joint: an in vitro biomechanical study. Clin Biomech 2000; 15: 335–339.
103. Schipplein OD, Trafimow JH, Andersson BJ, Andriacchi TP: Relationship between moments at the L5/S1 level, hip and knee joint when lifting. J Biomech 1990; 23: 907–912.
104. Schulthies SS, Francis RS, Fisher AG, Van De Garaaff KM: Does the Q angle reflect the force on the patella in the frontal plane? Phys Ther 1995; 75: 24–30.
105. Slemenda C, Heilman DK, Brandt KD, et al.: Reduced quadriceps strength relative to body weight: a risk factor for knee osteoarthritis in women? Arthritis Rheum 1998; 41: 1951–1959.
106. Smith LK, Weiss EL, Lehmkuhl LD: Brunnstrom's Clinical Kinesiology. Philadelphia: FA Davis, 1996; 284.
107. Soderberg GL, Cook TM: An electromyographic analysis of quadriceps femoris muscle setting and straight leg raising. Phys Ther 1983; 63: 1434 1438.

108. Soderberg GL, Duesterhaus S, Arnold K, et al.: Electromyographic analysis of knee exercises in healthy subjects and in patients with knee pathologies. Phys Ther 1987; 67: 1691-1702.
109. Speakman HGB, Weisberg MA: The vastus medialis controversy. Physiotherapy 1977; 63: 249-254.
110. Spoor CW, Van Leeuwen JL: Knee muscle moment arms from MRI and from tendon travel. J Biomech 1992; 25: 201-206.
111. Steindler A: Kinesiology of the human body under normal and pathological conditions. Springfield, IL: Charles C Thomas, 1955.
112. Stevens JE, Binder-Macleod S, Snyder-Mackler L: Characterization of the human quadriceps muscle in active elders. Arch Phys Med Rehabil 2001; 82: 973-978.
113. Stratford P: Electromyography of the quadriceps femoris muscles in subjects with normal knees and acutely effused knees. Phys Ther 1981; 62: 279-283.
114. Toussaint HM, vanBaar ME, vanLangen PP, et al.: Coordination of the leg muscles in backlift and leglift. J Biomech 1992; 25: 1279-1290.
115. Veltri DM, Deng XH, Torzilli PA, et al.: The role of the popliteofibular ligament in stability of the human knee. A biomechanical study. ADM J Sports Med 1996; 24: 19-27.
116. Veltri DM, Deng XH, Torzilli PA, et al.: The role of the cruciate and posterolateral ligaments in stability of the knee. A biomechanical study. ADM J Sports Med 1995; 23: 436-443.
117. Wendt PP, Johnson RP: A study of quadriceps excursion, torque, and the effect of patellectomy on cadaver knees. J Bone Joint Surg 1985; 67A: 726-732.
118. Wickiewicz TL, Roy RR, Powell PL, Edgerton VR: Muscle architecture of the human lower limb. Clin Orthop 1983; 179: 275-283.
119. Wiggin M, Wilkinson K, Habetz S, et al.: Percentile values of isokinetic peak torque in children six through thirteen years old. Pediatr Phys Ther 2006; 18: 3-18.
120. Williams P, Bannister L, Berry M, et al.: Gray's Anatomy, The Anatomical Basis of Medicine and Surgery, Br. ed. London: Churchill Livingstone, 1995.
121. Williams GN, Snyder-Mackler L, Barrance PJ, Buchanan TS: Quadriceps femoris muscle morphology and function after ACL injury: a differential response in copers versus noncopers. J Biomech 2005; 38: 685-693.
122. Winter DA: The Biomechanics and Motor Control of Human Gait: Normal, Elderly and Pathological. Waterloo, Ont: University of Waterloo Press, 1991.
123. Witonski D, Goraj B: Patellar motion analyzed by kinematic and dynamic axial magnetic resonance imaging in patients with anterior knee pain syndrome. Arch Orthop Trauma Surg 1999; 119: 46-49.
124. Worrell T, Karst G, Adamczyk D, et al.: Influence of joint position on electromyographic and torque generation during maximal voluntary isometric contractions of the hamstrings and gluteus maximus muscles. J Orthop Sports Phys Ther 2001; 31: 730-740.
125. Yamaguchi GT, Zajac FE: A planar model of the knee joint to characterize the knee extensor mechanism. J Biomech 1989; 22: 1-10.
126. Yanagawa T, Shelburne K, Serpas F, Pandy M: Effect of hamstrings muscle action on stability of the ACL-deficient knee in isokinetic extension exercise. Clin Biomech 2002; 17: 705-712.
127. Youdas JW, Krause DA, Hollman JH, et al.: The influence of gender and age on hamstring muscle length in healthy adults. J Orthop Sports Phys Ther 2005; 35: 246-252.
128. Zhang LQ, Wang G, Nuber GW, et al.: In vivo load sharing among the quadriceps components. J Orthop Res 2003; 21: 565-571.

CAPÍTULO 43

Análise das forças sobre o joelho durante atividade

SUMÁRIO

Análise bidimensional da força no músculo quadríceps femoral durante a extensão do joelho 794
    Efeito do tipo de exercício sobre a força do quadríceps femoral 795
Forças e momentos sobre as estruturas da articulação do joelho durante atividade 799
    Forças e momentos sobre a articulação femorotibial 799
    Forças sobre os ligamentos da articulação femorotibial 801
    Cocontração dos músculos que cruzam o joelho 802
    Forças e estresses na articulação femoropatelar 802
Resumo 805

Os dois capítulos anteriores descrevem a estrutura do joelho e seu impacto na função do joelho, bem como a mecânica do controle muscular. Eles enfatizam as exigências mecânicas incomuns do joelho, uma articulação com mobilidade complexa que também sustenta grandes sobrecargas como uma articulação de sustentação do peso corporal. O joelho é controlado por grupos musculares muito grandes que estabilizam a articulação e ajudam a movimentar o peso sobreposto do corpo sobre um pé fixo no solo. Por conseguinte, o joelho é submetido repetidamente a grandes forças ao longo do dia. Os estresses mecânicos sustentados pelo joelho provavelmente contribuem para a osteoartrite encontrada com tanta frequência no joelho. Dessa forma, é importante que o clínico esteja ciente das características das forças e dos fatores que as influenciam. Os objetivos deste capítulo são:

- Apresentar uma análise bidimensional da força exigida do quadríceps durante exercícios simples.
- Examinar as forças e os estresses que são aplicados na articulação femorotibial e sua relação com a osteoartrite do joelho.
- Analisar as sobrecargas nos ligamentos cruzados como resultado da contração muscular do quadríceps femoral e dos isquiotibiais.
- Analisar as forças na articulação femoropatelar em estratégias variadas de exercícios.

Análise bidimensional da força no músculo quadríceps femoral durante a extensão do joelho

Um exercício comum de fortalecimento para o músculo quadríceps femoral é a extensão do joelho com levantamento de peso em uma posição sentada. O Quadro 43.1 apresenta uma análise bidimensional simples desse exercício. Embora esse exemplo seja uma simplificação das sobrecargas sobre o joelho, ele fornece uma aproximação aceitável da força exigida do quadríceps femoral para manter a perna e o pé em um ângulo de 30° de flexão do joelho com um peso de 4,5 kg no tornozelo.[6] A análise revela que os músculos extensores devem gerar uma força de 1,08 vezes o peso corporal (PC) para manter essa posição!

A análise detalhada do braço de momento do músculo quadríceps femoral comparado com os braços de momento do peso do tornozelo e do peso da perna e do pé explica por que é necessária uma força extensora tão grande. O braço

QUADRO 43.1 Examinando as forças

Cálculo da força do quadríceps femoral necessária para manter o joelho estendido a 30° com um peso de 4,5 kg ao redor do tornozelo

As dimensões a seguir são baseadas em uma mulher com 1,72 m de altura e 63,5 kg (623 N). Os parâmetros do segmento do membro são inferidos com base em dados antropométricos de Braune e Fischer[6]. A geometria do músculo quadríceps femoral é baseada nos dados de Buford et al.[10] Supõe-se que a força de extensão seja fornecida totalmente pelo quadríceps femoral, sem cocontrações de outros músculos.

Peso da perna e do pé: 6% do peso corporal (PC)

Peso no tornozelo: 4,5 kg (7% PC)

Comprimento da perna e do pé: aproximadamente 29% da altura do indivíduo: 0,5 m

Centro de gravidade da perna e do pé: localizado a 61% do comprimento da perna e do pé a partir da articulação do joelho

Peso do tornozelo: localizado a 0,44 m da articulação do joelho

Braço de momento do quadríceps femoral: 0,04 m

Cálculo para a força do quadríceps (Q):

$\Sigma M = 0$

$(Q \times 0,04 \text{ m}) - (0,06 \text{ PC} \times 0,3 \text{ m} \times (\text{sen } 60°))$
$- (0,07 \text{ PC} \times 0,44 \text{ m} \times (\text{sen } 60°)) = 0$

$(Q \times 0,04 \text{ m}) = (0,06 \text{ PC} \times 0,26 \text{ m})$
$+ (0,07 \text{ PC} \times 0,38 \text{ m})$

$Q = 1,06 \text{ PC ou } 660 \text{ N}$

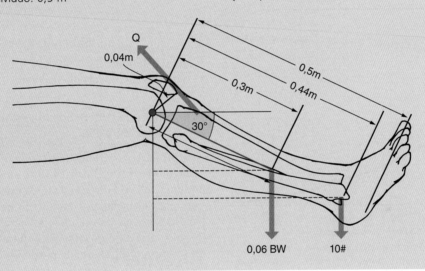

de momento do peso do tornozelo é aproximadamente 10 vezes maior do que o braço de momento do músculo. Da mesma forma, o braço de momento do peso da perna e do pé é cerca de 6,5 vezes maior do que o braço de momento do quadríceps femoral. A desvantagem mecânica causada pelo curto braço de momento do quadríceps femoral resulta em grandes exigências de força do músculo.

O exemplo oferecido no Quadro 43.1 analisa a força no músculo quadríceps femoral em uma única posição do joelho. Mudanças na posição de flexão e extensão do joelho alteram os braços de momento dos pesos e também do músculo. À medida que o joelho se movimenta de 90° para a extensão total, os braços de momento do peso do tornozelo e do peso do membro aumentam continuamente (Fig. 43.1). Dessa forma, os momentos externos que devem ser resistidos pelo músculo quadríceps aumentam. Como observado no Capítulo 42, o braço de momento do quadríceps femoral é maior em extensão do que em flexão acima de 50°. Entretanto, esse aumento é relativamente pequeno e oferece apenas pouca melhoria na vantagem mecânica do músculo.[10,35,43,53,54,67,72] Os aumentos nos braços de momento das forças externas excedem qualquer vantagem mecânica acentuada do quadríceps femoral. Por conseguinte, a força exigida do quadríceps femoral aumenta gradativamente, de 90° de flexão do joelho até a extensão completa[34] (Fig. 43.2).

Efeito do tipo de exercício sobre a força do quadríceps femoral

Os exemplos descritos anteriormente examinam as forças musculares necessárias para conter o peso da perna e do pé e de qualquer peso adicional aplicado. Contudo, há muitos outros dispositivos de fortalecimento disponíveis que exercem resistência sobre o joelho de diversas formas. Cada método pode alterar a direção da força externa ou a mecânica da produção muscular. É importante que o clínico analise a influência que o tipo de exercício possui sobre as forças musculares no joelho. Esta seção examina os diversos efeitos da resistência aplicada por:

796 Parte IV Cinesiologia dos membros inferiores

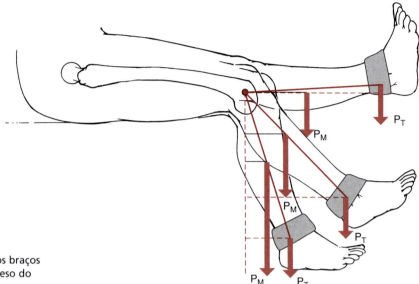

Figura 43.1 A extensão do joelho aumenta os braços de momento do peso do membro (P_M) e do peso do tornozelo (P_T).

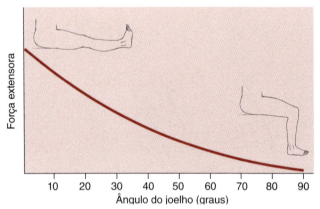

Figura 43.2 A produção de força do quadríceps aumenta conforme a extensão do joelho aumenta durante a extensão do joelho contra um peso livre.

- uma polia, ou um sistema de polia de raio variável;
- um dinamômetro isocinético;
- um exercício em cadeia fechada.

Resistência da extensão do joelho fornecida por um sistema de polia

A principal diferença entre resistência de pesos livres, como mostrada no Quadro 43.1, e uma resistência aplicada por uma polia é a direção da força externa. O peso é a força que, por definição, é exercida em uma direção vertical e para baixo. Entretanto, uma polia ou um sistema de polia de raio variável é desenvolvido para fornecer uma força que sempre é direcionada perpendicularmente ao membro (Fig. 43.3). Nesse caso, o momento externo aplicado no joelho é constante ao longo da amplitude de extensão.

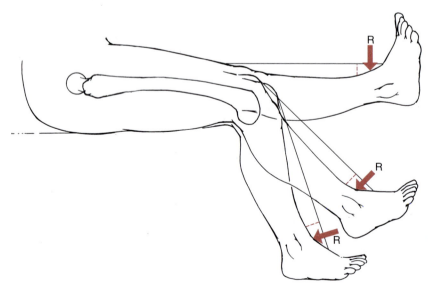

Figura 43.3 Uma polia ou um sistema de polia de raio variável exerce uma resistência (R) perpendicular durante a amplitude de extensão do joelho.

Como o braço de momento do quadríceps femoral aumenta levemente na última metade da excursão de extensão, a força muscular de extensão necessária para gerar o momento é um pouco menor nessa amplitude. A magnitude da força do quadríceps, portanto, é afetada mais pela magnitude da resistência do que pela posição do joelho.

Extensão do joelho contra um dinamômetro isocinético

Um dinamômetro isocinético difere de pesos livres e de sistemas de polia por permitir uma resistência variável. Como no sistema de polia, a resistência é aplicada perpendicular à perna. Entretanto, o dinamômetro oferece uma **resistência adaptável** que combina com o torque aplicado pelo indivíduo que o está usando. A mecânica do músculo quadríceps femoral descrita em detalhes no Capítulo 42 revela que o músculo extensor gera seu pico de momento na metade da amplitude de flexão do joelho, em algum ponto entre aproximadamente 50° e 80° dessa flexão.[30,31,53,69] Portanto, quando o indivíduo aplica uma força máxima no dinamômetro durante a amplitude de extensão do joelho, a força do quadríceps atinge o pico na metade da amplitude[30,53] (Fig. 43.4).

Exercícios de extensão do joelho com a utilização de um formato de cadeia fechada

Uma **cadeia fechada** é uma descrição mecânica de um sistema de conexões no qual ambas as extremidades do sistema são inseridas em estruturas relativamente fixas.[44] O joelho participa de atividades em cadeia fechada quando o pé está fixo no solo. Como o quadril é conectado a uma região abdominal menos móvel superiormente, o joelho situa-se entre duas extremidades relativamente fixas e funciona como em uma cadeia fechada. Agachamentos são uma forma comum de exercício em cadeia fechada (Fig. 43.5).

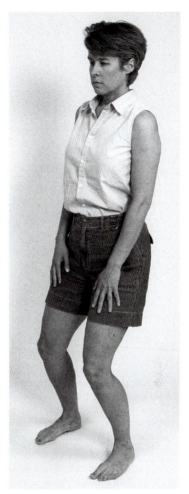

Figura 43.5 Um agachamento é um exemplo de exercício em cadeia fechada, já que o joelho se move entre dois pontos relativamente fixos, o pé e o tronco.

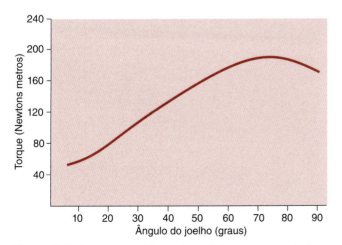

Figura 43.4 Como os quadríceps são mais fortes na metade da amplitude de flexão do joelho, a força do quadríceps durante um exercício isocinético máximo é maior na metade da amplitude.

O exercício em cadeia fechada apresenta duas importantes diferenças dos outros exercícios de extensão-fortalecimento descritos até o momento. Primeiro, a resistência é o peso da cabeça, dos braços e do tronco (CBT). A outra grande diferença é a relação entre o braço de momento da resistência e a posição da articulação do joelho. Na posição ereta, o centro da massa do peso CBT encontra-se levemente anterior à articulação do joelho. Nessa posição, o braço de momento do peso CBT é muito pequeno e, na verdade, gera um leve momento de extensão.[55] Por conseguinte, na posição ereta, não há necessidade de atividade dos extensores do joelho. Entretanto, quando o indivíduo se agacha, o centro da massa do CBT move-se posteriormente, produzindo um braço de momento de flexão que aumenta com o ângulo de flexão do joelho (Fig. 43.6). Conforme o agachamento aumenta, a magnitude do momento de flexão externo aumenta, e a força exigida do músculo quadríceps femoral aumenta também.[15] Atividades em cadeia fechada são comuns na vida diária. Levantar de uma cadeira, subir escadas e sair de uma banheira são apenas alguns exemplos de atividades em cadeia fechada realizadas diariamente.

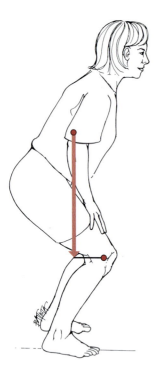

Figura 43.6 Em um exercício do joelho em cadeia fechada, o braço de momento do peso do tronco aumenta conforme a flexão do joelho aumenta.

Os quatro modos de exercício descritos aqui diferem uns dos outros no padrão da força do músculo quadríceps femoral exigida durante a amplitude da excursão de flexão e extensão do joelho. Esses padrões são resumidos a seguir:

- Em exercícios com pesos livres, a força do quadríceps femoral exigida para um determinado peso alcança o pico quando o joelho está em extensão completa.
- A extensão resistida do joelho com um sistema de polia produz uma força do quadríceps quase constante (um pouco menor, já que o braço de momento do quadríceps diminui ligeiramente quando o joelho está flexionado a menos de 50°). A magnitude da força do quadríceps depende principalmente da força externa.
- Como a resistência isocinética é adaptável, a força do quadríceps femoral reflete a capacidade mecânica intrínseca do músculo. Portanto, o pico de força do quadríceps femoral ocorre na metade da amplitude de flexão do joelho.
- O exercício em cadeia fechada requer uma força crescente do quadríceps femoral conforme a flexão do joelho aumenta.

Diversos estudos relatam força do músculo quadríceps durante o exercício isométrico ou isocinético máximo.[3,43,53] As estimativas das forças musculares geradas durante esforços máximos variam e chegam até nove vezes o PC[3], ou momentos internos de aproximadamente 250 Nm.[51,59] Para realizar uma comparação, o Quadro 43.2 reproduz os cálculos do Quadro 43.1, utilizando momentos internos em unidades de newtons metros (Nm). Esses cálculos revelam que o deslocamento de um peso livre de 4,5 kg pode gerar uma sobrecarga de extensão de aproximadamente 26,3 Nm.

Relevância clínica

Fratura por avulsão da tuberosidade da tíbia: um estudo de caso: A análise de exercícios de extensão resistida demonstra as enormes sobrecargas que os músculos extensores são capazes de gerar. Maffulli e Grewal relatam fraturas por avulsão sofridas por dois ginastas adolescentes do sexo masculino durante manobras de aterrissagem.[36] Esses autores afirmam que ambos os garotos apresentaram força maior nos extensores não lesionados do que adolescentes do sexo masculino que não são atletas. Eles sugerem que a força no músculo quadríceps femoral desenvolvida durante a aterrissagem pode ter excedido a força da placa de crescimento da tuberosidade da tíbia. Esses relatos são úteis para demonstrar a força que o músculo quadríceps femoral é capaz de gerar. Eles também servem para alertar o clínico de que o sistema musculoesquelético adjacente deve ser capaz de sustentar essas sobrecargas.

QUADRO 43.2 Examinando as forças

Cálculo do momento interno no joelho ao manter o joelho estendido a 30° com um peso de 4,5 kg no tornozelo

$\Sigma M = 0$

$M_{interno} + M_{externo} = 0$

em que $M_{interno}$ é o momento criado pelo quadríceps femoral, $M_{externo}$ é a soma dos momentos gerados pelo peso da perna e do pé e o peso de 4,5 kg no tornozelo.

$M_{interno} = -M_{externo}$

$M_{interno} = (0{,}06\ PC \times 0{,}26\ m) + (0{,}07\ PC \times 0{,}38\ m)$

$M_{interno} = 26{,}3\ Nm$

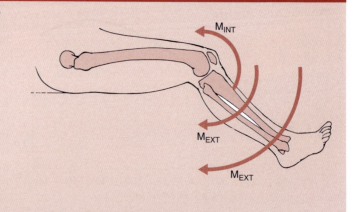

Diversos estudos fornecem estimativas de momentos ou forças nos músculos extensores durante atividades da vida diária. Na locomoção normal, forças do quadríceps femoral de mais de 181 kg (1.800 N) são descritas em homens.[41] Em estudos similares de locomoção, momentos extensores de aproximadamente 30 Nm são registrados.[33] Chutar uma bola requer momentos de extensão de cerca de 260 Nm.[61] Momentos produzidos durante o deslocamento de peso são variados e dependem de como o movimento é realizado, mas também podem ser muito grandes.[43,48] Levantar de uma cadeira pode exigir momentos acima de 200 Nm, mas isso pode ser reduzido com o uso dos membros superiores para uma propulsão adicional.[43,49] Esses dados demonstram quantas atividades da vida diária requerem forças substanciais dos músculos extensores do joelho.

Forças e momentos sobre as estruturas da articulação do joelho durante atividade

Forças e momentos sobre a articulação femorotibial

A discussão anterior demonstra a magnitude das forças extensoras que podem ser geradas. Exemplos ao longo deste livro mostram que a força muscular é um importante fator que contribui para a força de reação articular sustentada por qualquer articulação. Esse é certamente o caso no joelho. Uma vez que a força muscular é determinada em uma articulação, as equações de equilíbrio estático podem ser usadas para calcular as forças de reação articular. O Quadro 43.3 fornece uma solução simples bidimensional para a força de reação articular na articulação femorotibial durante o exercício de extensão do joelho com peso livre descrito no Quadro 43.1 . Esse exemplo revela que, durante um exercício simples de extensão do joelho com deslocamento de uma sobrecarga de 4,5 kg, a articulação femorotibial sustenta uma força de reação articular de aproximadamente 100% do PC. Como as sobrecargas musculares contribuem em grande parte para as forças de reação articular, não é de se surpreender que sobrecargas consideravelmente mais altas de até muitas vezes o PC sejam descritas durante atividades como caminhar, correr, levantar peso, agachar-se e descer escadas (Tab. 43.1).

A força de reação articular em uma articulação geralmente é descrita em relação aos seus componentes de imposição de carga axial, ou compressiva, bem como às suas forças de cisalhamento nas direções anteroposterior e mediolateral. As sobrecargas compressivas no joelho são muito maiores do que as forças de cisalhamento.[28,42,53,70] A força de reação articular é de grande interesse porque

---

QUADRO 43.3 Examinando as forças

Cálculo das forças de reação sobre a articulação femorotibial ao manter o joelho estendido a 30° com um peso de 4,5 kg no tornozelo

Os resultados e os dados antropométricos dos Quadros 43.1 e 43.2 são usados neste cálculo.

ΣF_X:

$A_X - Q \times (\cos 15°) + 0,06 \times PC \times (\sin 30°)$
$\qquad + 0,07 \times PC \times (\sin 30°) = 0$

em que $Q = 1,06\ PC$ ou 660 N

$\qquad A_X = 598\ N$

ΣF_Y:

$A_y + Q \times (\sin 15°) - 0,06 \times PC \times (\cos 30°)$
$\qquad - 0,07 \times PC \times (\cos 30°) = 0$

$A_Y = 100,6\ N$

Utilizando o teorema de Pitágoras:

$A^2 = A_X^2 + A_Y^2$

$A \approx 606,4\ N$

$A \approx 0,97\ PC$

Utilizando trigonometria, a direção de Y pode ser determinada:

$\cos \theta = A_X/A$

$\theta \approx 10°$ a partir do eixo x

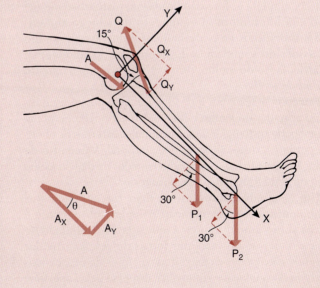

TABELA 43.1 Sobrecargas sobre a articulação femorotibial durante atividades funcionais (PC = peso corporal)

Atividade	Número de indivíduos	Pico de força de reação articular	Autores
Caminhada normal	12	3,03 PC	Morrison[41]
Subir escadas	2	4,25 PC	Morrison[40]
Deslocar peso	7	2,12 PC	Nisell[43]
Correr/trotar	3	12,4 PC	Scott e Winter[50]
Agachar	16	7,6 PC	Nagura et al.[42]

é considerada um importante fator que contribui para o desenvolvimento da osteoartrite (OA). A articulação do joelho é uma das articulações de sustentação do peso corporal mais comuns afetadas pela OA, e a OA do joelho é uma grande causa de incapacidade em idosos.[4,16,23,32] Portanto, é importante que o clínico reconheça a relação entre forças articulares e musculares e suas possíveis associações com a OA e analise como o exercício afeta as sobrecargas articulares.[57,68]

A articulação femorotibial também sustenta grandes momentos durante atividades funcionais. Como observado no Capítulo 41, a articulação femorotibial apresenta 6 graus de liberdade (GL) e, desta forma, sustenta forças e momentos ao longo e em torno dos eixos mediolateral, anteroposterior e longitudinal. Momentos em torno dos eixos mediolateral e anteroposterior são muito relevantes clinicamente. Momentos em torno do eixo mediolateral tendem a produzir flexão ou extensão. Um **momento interno de extensão** produzido pelo quadríceps equilibra o **momento externo de flexão** exercido pela força de reação ao solo durante um agachamento. No plano frontal, durante a locomoção normal a força de reação ao solo aplica um **momento de adução** externo sobre o joelho durante o apoio médio.[26] Esse momento de adução aumenta as forças aplicadas no platô tibial medial e no côndilo femoral. O momento de adução aumenta em indivíduos com alinhamento em varo do joelho e é associado a mudanças degenerativas do lado medial da articulação do joelho, *osteoartrite do compartimento medial do joelho*.

Em comparação, um indivíduo que não possui estabilização articular do joelho e do quadril adequada no plano frontal pode sustentar grandes momentos externos de abdução durante a sustentação do peso corporal. **Momentos de abdução** excessivos são associados com dor medial do joelho e rupturas do ligamento cruzado anterior.[22]

Um elemento importante ao ligar forças articulares e momentos com degeneração articular subsequente é a área sobre a qual a força é aplicada. A habilidade de uma articulação de sustentar forças de reação articular depende não apenas da magnitude da força de reação, mas também do seu local e como ela é dispersa pela superfície articular. Como definido no Capítulo 2, a área sobre a qual a força é aplicada determina o **estresse** (F/área) conferido à estrutura. A incongruência das superfícies articulares da articulação femorotibial afeta diretamente a área de contato do joelho e, por conseguinte, o estresse aplicado nas superfícies tibiais. O Capítulo 41 descreve as superfícies articulares da articulação do joelho detalhadamente. Estudos indicam que o compartimento medial normal do joelho sustenta mais força de reação articular do que o compartimento lateral.[24,29,41] Entretanto, a superfície articular total é maior no lado medial da articulação do que nas superfícies laterais.[27,47] Relatos diferem sobre qual côndilo tibial sustenta maior estresse.[27,47,62,63] As magnitudes registradas de picos de estresse variam de 4 a 9 MPa em condições de imposição de carga estática, comparadas com 4 a 7 MPa no quadril durante a caminhada normal.[19,47] Mais pesquisas são necessárias para caracterizar os estresses no joelho em indivíduos com e sem disfunção.

Relevância clínica

Momentos de adução e abdução no joelho: A articulação do joelho sustenta grandes momentos de adução durante a fase de apoio da marcha. Os momentos de adução levam a uma acentuada imposição de carga do platô tibial medial e do côndilo femoral. Fatores como o desalinhamento e o tipo de calçado utilizado podem aumentar o momento de adução. Momentos de adução excessivos podem contribuir para o desenvolvimento e o avanço de osteoartrite do joelho, principalmente no compartimento medial, levando à característica deformação geno varo (Fig. 43.7). Osteotomias tibiais altas e o uso de equipamentos para a caminhada, como joelheiras do tipo *brace* e bengalas, podem reduzir o momento de adução, aliviar a dor e talvez proteger a articulação de demais sobrecargas prejudiciais[11,45]

Momentos de abdução excessivos no joelho podem ser produzidos durante a sustentação do peso corporal quando o alinhamento do plano frontal do joelho é comprometido pelos abdutores debilitados do quadril (Fig. 43.8). Os abdutores debilitados do quadril são comuns em indivíduos com dor anterior do joelho ou uma ruptura do LCA. O momento de abdução acentuado pode contribuir para ângulos Q excessivos ou produzir sobrecargas excessivas no LCA. Tratamentos para aumentar a força de abdução do quadril podem levar a momentos de abdução reduzidos e sobrecargas prejudiciais sobre os ligamentos. Uma compreensão dos momentos do plano frontal aplicados no joelho permitirá que o clínico desenvolva estratégias de prevenção e tratamento mais eficazes para o trauma e a degeneração articular.

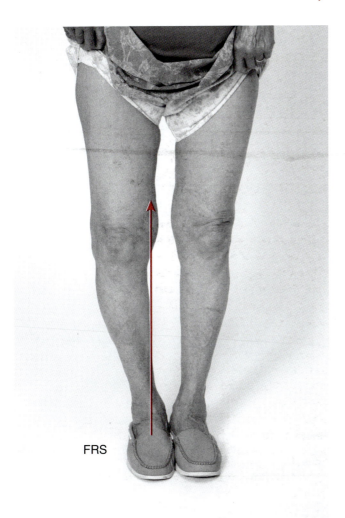

Figura 43.7 Joelho varo. Momentos de adução excessivos podem contribuir para o desenvolvimento e o avanço da deformação em varo do joelho, que é característica da osteoartrite do compartimento medial do joelho.

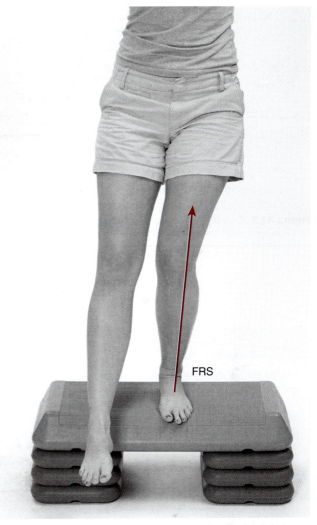

Figura 43.8 Estresses em valgo sobre o joelho. A debilidade dos abdutores do quadril pode levar a momentos de abdução excessivos no joelho por conta da estabilidade inadequada do plano frontal do fêmur.

Relevância clínica

Alterando os estresses aplicados no joelho: A obesidade é um fator de risco significativo para a OA do joelho.[17] Essa descoberta é evidente, já que o peso corporal contribui para as forças de compressão sobre o joelho. Entretanto, outros fatores que incluem o alinhamento do membro inferior e padrões de marcha também afetam os estresses no joelho.[58] Tratamentos cirúrgicos para realinhar o joelho são desenvolvidos especificamente para alterar os estresses no joelho.[65,66] Contudo, o uso de bengalas e outros equipamentos de assistência podem aperfeiçoar o padrão de imposição de sobrecarga sobre essa região.[11,39] Na ausência de uma cura para a OA, uma compreensão das ligações entre atividade, sobrecargas da articulação do joelho e artrite pode levar a tratamentos e estratégias de prevenção mais eficazes.

Forças sobre os ligamentos da articulação femorotibial

A análise das forças articulares femorotibiais apresentada no Quadro 43.3 revela que o ponto de tração do músculo quadríceps femoral durante a contração pode ser decomposto em um componente compressivo e um de cisalhamento (Fig. 43.9). O componente compressivo contribui para as grandes forças axiais na articulação femorotibial já descritas. A força de cisalhamento anterior também possui importantes implicações clínicas. O ponto de tração do músculo na direção anterior tende a deslizar a tíbia anteriormente sobre o fêmur. Forças de cisalhamento anteriores iguais ao peso corporal são registradas durante uma contração vigorosa do quadríceps.[43] O ligamento cruzado anterior (LCA) fornece a principal resistência à translação anterior da tíbia. Portanto, a contração do quadríceps aplica um ponto de tração significativo sobre o LCA.

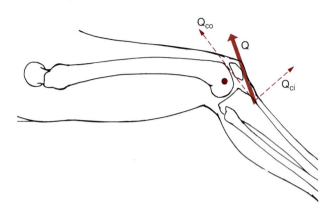

Figura 43.9 A força do quadríceps femoral (Q) pode ser dividida em forças compressiva (Q_{Co}) e de cisalhamento (Q_{Ci}).

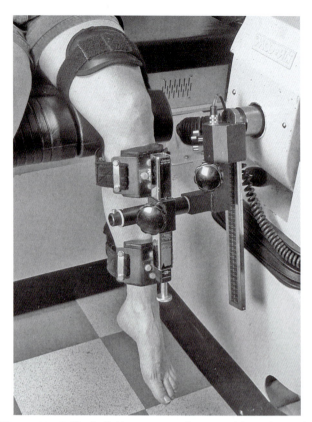

Figura 43.10 Um indivíduo que exercita o quadríceps femoral em um equipamento isocinético pode utilizar um fixador contra cisalhamento para proteger o LCA.

> ### Relevância clínica
>
> **Forças no lca durante a contração do músculo quadríceps femoral:** Modelos biomecânicos e estudos em cadáveres demonstram que a atividade do quadríceps aumenta a tração sobre o LCA.[5,51,60] Essas descobertas geram um desafio para o clínico. O Capítulo 42 revela que a atividade muscular do quadríceps é uma importante força estabilizadora, principalmente na presença de lesão ligamentar. Portanto, o fortalecimento muscular é um importante componente de reabilitação após uma lesão. Contudo, um LCA rompido ou reconstruído pode chegar a um rompimento posterior se submetido a sobrecargas excessivas. A atividade vigorosa do quadríceps, sobretudo com o joelho estendido, produz forças grandes e muito prejudiciais sobre o LCA.[12] Estudos demonstram que exercícios em cadeia fechada geram sobrecargas menores sobre o LCA do que exercícios em cadeia aberta.[60,71] Por conseguinte, pacientes em reabilitação após uma lesão do LCA devem fortalecer o quadríceps com exercícios em cadeia fechada, ou utilizar um equipamento de restrição para limitar a quantidade de deslizamento anterior da tíbia durante exercícios em cadeia aberta (Fig. 43.10).

> ### Relevância clínica
>
> **Exercícios em cadeia fechada para indivíduos com deficiências do LCA:** Exercícios em cadeia fechada como o *leg press* e a passada à frente ou a passada à frente em banco produzem significativas cocontrações dos músculos quadríceps e isquiotibiais. Por conseguinte, eles são parte da rotina de um programa de reabilitação para o LCA.[44] Entretanto, a cocontração dos músculos produz um aumento significativo no componente compressivo da força de reação articular.[28,70] Clínicos devem estar cientes dos benefícios e riscos de diversos regimes de exercícios para prescrever um programa que otimize os benefícios enquanto minimiza os efeitos prejudiciais.

Cocontração dos músculos que cruzam o joelho

Na análise biomecânica apresentada até o momento neste capítulo, apenas o músculo quadríceps femoral é ativo. Entretanto, o Capítulo 42 indica que em muitas atividades da vida diária os músculos isquiotibiais contraem-se com o músculo quadríceps femoral. Na verdade, essa cocontração geralmente é usada para proteger o LCA de tração excessiva do quadríceps femoral. Os isquiotibiais exercem uma força de cisalhamento posterior sobre a tíbia durante a contração e, na verdade, diminuem a força sobre o LCA, sobretudo quando o joelho está flexionado[1,5,13,37,51] (Fig. 43.11).

Forças e estresses na articulação femoropatelar

A cartilagem articular extraordinariamente espessa encontrada sobre a patela sugere que esta é submetida a grandes forças articulares. A principal fonte das grandes forças de reação articular na articulação femoropatelar é a grande força muscular do quadríceps femoral gerada em tantas atividades da vida diária. O quadríceps traciona proximalmente a tíbia mediante a tração sobre a patela e sobre o tendão patelar. Da perspectiva da patela, o quadríceps traciona proximalmente sobre ela, ao passo que o ligamento patelar traciona distalmente (Fig. 43.12). Se a patela funciona como uma polia, como é em geral descrita, a magnitude

Capítulo 43 Análise das forças sobre o joelho durante atividade   803

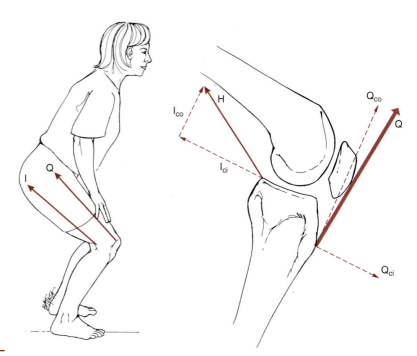

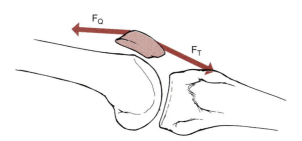

Figura 43.11 Durante a cocontração do quadríceps e dos isquiotibiais, a tração dos isquiotibiais (I) aplica uma força de cisalhamento posterior (I_{Ci}) que protege o LCA da força de cisalhamento do quadríceps (Q_{Ci}). Q é a força do músculo quadríceps, e I_{co} e Q_{co} são os componentes compressivos da força muscular isquiotibial e do quadríceps, respectivamente.

Figura 43.12 Considerar que a tração do tendão do quadríceps (F_Q) e a do tendão patelar (F_T) são iguais é uma simplificação justificável, pois a patela atua como uma polia para o complexo do quadríceps.

da tração proximal sobre ela é igual à magnitude da tração distal. Embora não haja evidências que comprovem que essas magnitudes não são iguais, essa hipótese é uma simplificação justificável geralmente usada para estimar a força sobre a patela na articulação femorotibial.[9,25,38]

O Quadro 43.4 fornece um cálculo simplificado das forças sobre a patela geradas quando se mantém o joelho estendido a 30° enquanto sustenta um peso de 4,5 kg no tornozelo. Os resultados dos cálculos estimam sobrecargas de aproximadamente 83% do PC (515 N) sobre a articulação femoropatelar. Não é de surpreender que as forças de reação articular femoropatelares sejam maiores em atividades que geram forças maiores do quadríceps femoral. As forças compressivas estimadas sobre a patela variam de mais de 800 N (81,65 kg) a aproximadamente o peso corporal em uma caminhada normal[7,43] e até mais de 5.000 N (510,29 kg) durante a corrida[18] e em aterrissagens de dançarinos.[52]

As direções da tração do quadríceps e do tendão patelar também são importantes para determinar a sobrecarga sobre a patela. Quanto mais flexionado o joelho, mais a patela é empurrada em direção ao fêmur. Por outro lado, quanto mais estendido o joelho, mais a patela é empurrada paralela ao fêmur (Fig. 43.13). Esse conhecimento pode ser aplicado para entender os efeitos de diversos protocolos de fortalecimento do joelho.

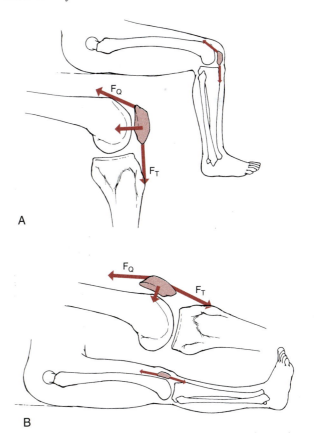

Figura 43.13 A. Quando o joelho é flexionado, as forças do mecanismo extensor (F_Q e F_T) empurram a patela em direção ao fêmur. **B.** Quando o joelho é estendido, as forças do mecanismo extensor empurram a patela quase paralelamente ao fêmur.

QUADRO 43.4 Examinando as forças

Calcule as forças sobre a patela ao manter o joelho estendido a 30° com um peso de 4,5 kg no tornozelo

Considere que há força igual (672,8 N) no músculo quadríceps femoral (Q) e no tendão patelar (Q_T). Utilize um sistema coordenado alinhado, de forma que o eixo x esteja paralelo ao PT. Os ângulos de aplicação do músculo quadríceps femoral e do tendão patelar são baseados em dados de Nisell[43] e Matthews et al.[38]

ΣF_X:

$A_X + 672{,}8\ N - (672{,}8\ N \times \cos 45°) = 0$

$A_X = -197{,}06\ N$

ΣF_Y: $A_Y - (672{,}8\ N \times \operatorname{sen} 45°) = 0$

$A_Y = 475{,}74\ N$

Utilizando o teorema de Pitágoras:

$A^2 = A_X^2 + A_Y^2$

$A \approx 514{,}94\ N$

$A \approx 0{,}83\ PC$

Utilizando trigonometria, a direção de A pode ser determinada:

$\cos \theta = A_X / A$

$\theta \approx 22°$ a partir do eixo y

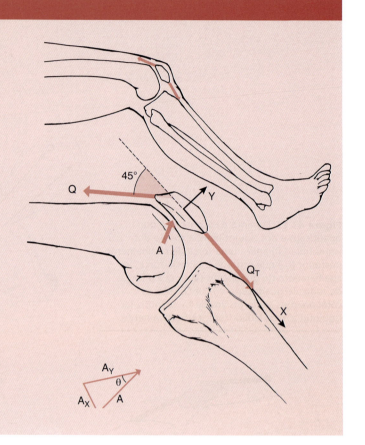

Relevância clínica

Forças articulares femoropatelares em três diferentes exercícios: As forças no quadríceps durante a extensão do joelho com um peso livre, utilizando um sistema de polia de raio variável e durante um exercício em cadeia fechada são descritas no início deste capítulo. As forças articulares femoropatelares também variam nesses exercícios (Fig. 43.14). Com um peso livre, as forças articulares femoropatelares são pequenas durante a flexão do joelho, quando a força do quadríceps é pequena. Entretanto, nesse exercício, a força de reação articular femoropatelar também é pequena durante a extensão do joelho, apesar de uma grande força do quadríceps, pois a patela é empurrada paralela ao fêmur, produzindo pouca compressão. Durante a extensão resistida do joelho com a utilização de um sistema de polia de raio variável, uma força do quadríceps relativamente constante é produzida, até mesmo a 90° de flexão. Portanto, a força articular patelar reflete o ângulo de flexão do joelho, grande com a flexão do joelho e em constante declínio com a extensão. Por fim, durante a extensão do joelho em cadeia fechada, a força do quadríceps femoral aumenta com flexão do joelho, e a patela é empurrada mais em direção ao fêmur quando o joelho é flexionado. Dessa forma, a força articular femoropatelar aumenta conforme a flexão do joelho aumenta durante um exercício em cadeia fechada.[64] Clínicos devem estar cientes dessas relações ao desenvolver regimes de exercícios para o fortalecimento do joelho.

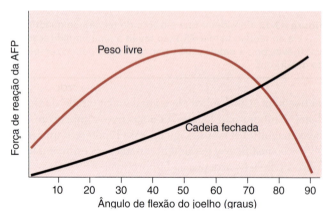

Figura 43.14 O modo do exercício afeta as forças de reação articular sobre a patela entre 0° e 90° de flexão. Durante a extensão do joelho contra um peso livre, a força de reação chega ao pico na metade da amplitude de flexão do joelho; ela chega a 90° de flexão em um exercício em cadeia fechada.

Embora as forças de reação articular devam ser levadas em conta ao desenvolver um programa de exercício, os estresses sobre uma articulação também são importantes. Isso ocorre principalmente na articulação femoropatelar, na qual as superfícies de contato mudam de forma drástica ao longo da amplitude de flexão do joelho. Como observado no Capítulo 41, há pouco contato entre a patela e o fêmur quando o joelho está completamente estendido e apenas a porção inferior da patela entra em contato com o fêmur no início da flexão do joelho. A área de contato aumenta quando o joelho é flexionado a cerca de 90°.[21,38] A mudança na área de contato sobre a patela possui grandes efeitos sobre o estresse aplicado na articulação femoropatelar. Quando o joelho está completamente estendido em um exercício de peso livre, a força muscular do quadríceps é grande. Entretanto, se não há contato entre a patela e o fêmur, não há estresse sobre a patela. Em torno de 15° a 30° de flexão do joelho há contato entre a patela e o fêmur, mas sobre uma pequena área. No exercício de peso livre, a força muscular permanece alta, e, por conseguinte, o estresse femoropatelar é relativamente alto. Em comparação, o exercício em cadeia fechada, na verdade, gera estresses articulares femoropatelares menores com o joelho levemente flexionado, pois a força do músculo quadríceps femoral é menor.[56] O oposto ocorre com o joelho flexionado a 90°. Os estresses femoropatelares são maiores durante exercícios em cadeia fechada do que durante exercícios de peso livre com o joelho flexionado a 90° por causa das diferenças na força muscular do quadríceps. Como resultado, exercícios em cadeia fechada com leve flexão do joelho em geral são recomendados para fortalecer o músculo quadríceps femoral enquanto se evita grandes estresses na articulação femoropatelar.[14,44] A Tabela 43.2 apresenta uma comparação das forças musculares e das forças articulares femoropatelares e dos estresses desenvolvidos nos quatro exercícios do tipo extensor-fortalecimento discutidos ao longo deste capítulo.

Estresses articulares femoropatelares de aproximadamente 3 MPa são registrados durante a caminhada normal e até cerca de 6 MPa ao subir e descer escadas.[7,8] Alguns indivíduos com dor na articulação femoropatelar apresentam área de contato da articulação femoropatelar menor, o que pode contribuir para o estresse acentuado e a dor na articulação femoropatelar. A compreensão da relação entre os estresses e a função articulares permite que o clínico leve em conta tratamentos alternativos para reduzir o estresse e aumentar a função.

> ### Relevância clínica
>
> **Joelheira ou banda elástica patelar para reduzir a instabilidade lateral:** O uso de banda elástica ou joelheira para reduzir a dor na articulação femoropatelar é uma forma de tratamento comum. A premissa desse tratamento é que a banda ou a cinta aplica uma força medial sobre a patela para diminuir sua instabilidade lateral. Estudos relatam consistentemente dor anterior do joelho reduzida e função aperfeiçoada com esses tratamentos[2]. Entretanto, fornecem pouca ou nenhuma evidência para o realinhamento patelar. Powers et al. mostram que a joelheira patelar, embora não reposicione a patela, aumenta a área de contato entre as superfícies articulares patelar e femoral[46] Esses dados sugerem que a banda elástica ou a joelheira patelar podem ser eficazes, não porque ela reposiciona a patela, mas porque reduz o **estresse** articular femoropatelar.

Resumo

Este capítulo utiliza uma análise bidimensional para mostrar as forças sustentadas pelo músculo quadríceps femoral durante o exercício e a atividade. Então esses dados são utilizados para avaliar as sobrecargas sobre a articulação

TABELA 43.2 Comparação da mecânica de exercícios de fortalecimento do quadríceps entre 0° e 90° de flexão do joelho

	Resistência do peso livre	Resistência do sistema de polia	Resistência isocinética	Resistência da cadeia fechada
Posição do joelho com força muscular máxima	0°	Quase constante	Metade da amplitude	90°
Posição do joelho com força muscular mínima	90°	Quase constante	0°	0°
Posição do joelho com força máxima da AFP	Metade da amplitude	90°	90°	90°
Posição do joelho com força mínima da AFP	0°	0°	0°	0°
Posição do joelho com estresse máximo da AFP	Do início à metade da amplitude de flexão	90°	90°	Metade da amplitude de flexão ou 90°[a]
Posição do joelho com estresse mínimo da AFP	0°	Metade da amplitude	0° ou metade da amplitude	0°
Comentários	A tração do quadríceps femoral a partir da metade da amplitude até 0° de extensão aumenta a sobrecarga sobre o LCA	A tração do quadríceps femoral a partir da metade da amplitude até 0° de extensão aumenta a sobrecarga sobre o LCA	A tração do quadríceps femoral a partir da metade da amplitude até 0° de extensão aumenta a sobrecarga sobre o LCA	A cocontração do extensor e dos flexores ajuda a proteger o LCA

AFP, articulação femoropatelar; LCA, ligamento cruzado anterior.
[a] Pesquisadores diferem sobre a posição articular do estresse máximo da AFP.[20]

femorotibial e o LCA em atividades similares. Por fim, a força no músculo quadríceps femoral também é usada para estimar as forças sustentadas pela articulação femoropatelar. Os exemplos fornecidos demonstram que essas estruturas suportam sobrecargas muito grandes. O quadríceps gera sobrecargas aproximadamente iguais ao peso corporal durante exercícios de baixa resistência em cadeia aberta e sobrecargas equivalentes a muitas vezes o peso corporal em exercícios de resistência máxima. As forças de reação articular femorotibiais variam de cerca de 100% do PC a mais de 1.200% do PC durante o trote. Forças de reação da articulação femoropatelar acima de 5.000 N (510,29 kg) são registradas em atividades de corrida e salto.

Este capítulo também examina as sobrecargas sobre as articulações femorotibiais e femoropatelares em relação ao estresse (F/área). Os fatores que influenciam o estresse sobre essas articulações incluem a magnitude das sobrecargas externas, o alinhamento articular e a posição articular. Como as articulações do joelho são normalmente afetadas pela OA, uma análise das sobrecargas e dos estresses aos quais as estruturas do joelho são submetidas pode ajudar o clínico a modificar intervenções para minimizar o estresse articular.

Ao longo deste capítulo, exercícios normalmente indicados para o fortalecimento do quadríceps femoral são utilizados para demonstrar os conceitos de força muscular e sobrecargas articulares. Esses dados influenciam diretamente as decisões clínicas necessárias ao desenvolver um programa de reabilitação para um indivíduo com disfunção do joelho. Entretanto, em um sentido mais amplo, esses exercícios ilustram como a análise biomecânica das articulações esclarece a prática da reabilitação. Essa mesma abordagem é útil ao estudar a mecânica e a patomecânica do pé e do tornozelo, que são apresentados na unidade seguinte.

Referências bibliográficas

1. Aalbersberg S, Kingma I, Ronsky JL, et al.: Orientation of tendons in vivo with active and passive knee muscles. J Biomech 2005; 38: 1780–1788.
2. Aminaka N, Gribble PA: A systematic review of the effects of therapeutic taping on patellofemoral pain syndrome. J Athl Train 2005; 40: 341–351.
3. Baltzopoulos V: Muscular and tibiofemoral joint forces during isokinetic concentric knee extension. Clin Biomech 1995; 10: 208–214.
4. Berenbaum F: Osteoarthritis A. Epidemiology, pathology, and pathogenesis. In: Klippel JH, ed. Primer on the Rheumatic Diseases. Atlanta: Arthritis Foundation, 2001; 285–289.
5. Bottinelli R, Pellegrino MA, Canepari M, et al.: Specific contributions of various muscle fibre types to human muscle performance: an in vitro study. J Electromyogr Kinesiol 1999; 9: 87–95.
6. Braune W, Fischer O: Center of gravity of the human body. In: Krogman WM, Johnston FE, eds. Human Mechanics; Four Monographs Abridged AMRL-TDR-63-123. Wright-Patterson Air Force Base, OH: Behavioral Sciences Laboratory, 6570th Aerospace Medical Research Laboratories, Aerospace Medical Division, Air Force Systems Command, 1963; 1–57.
7. Brechter JH, Powers CM: Patellofemoral stress during walking in persons with and without patellofemoral pain. Med Sci Sports Exerc 2002; 34: 1582–1593.
8. Brechter JH, Powers CM: Patellofemoral joint stress during stair ascent and descent in persons with and without patellofemoral pain. Gait Posture 2002; 16: 115–123.
9. Buff H, Jones LC, Hungerford DS: Experimental determination of forces transmitted through the patello-femoral joint. J Biomech 1988; 21: 17–23.
10. Buford WL Jr, Ivey M Jr, Malone JD, et al.: Muscle balance at the knee—moment arms for the normal knee and the ACL-minus knee. IEEE Trans Rehabil Eng 1997; 5: 367–379.
11. Chan GNY, Smith AW, Kirtley C, Tsang WWN: Changes in knee moments with contralateral versus ipsilateral cane usage in females with knee osteoarthritis. Clin Biomech 2005; 20: 396–404.
12. DeMorat G, Weinhold P, Blackburn T, et al.: Aggressive quadriceps loading can induce noncontact anterior cruciate ligament injury. Am J Sports Med 2004; 32: 477–483.
13. Draganich LF, Jaeger RJ, Kraij AR: Coactivation of the hamstrings and quadriceps during extension of the knee. J Bone Joint Surg 1989; 71: 1075–1081.
14. Escamilla RF: Knee biomechanics of the dynamic squat exercise. Med Sci Sports Exerc 2001; 33: 127–141.
15. Escamilla RF, Fleisig GS, Zheng N, et al.: Biomechanics of the knee during closed kinetic chain and open kinetic chain exercises. Med Sci Sports Exerc 1998; 30: 556–569.
16. Ettinger WH Jr, Afable RF: Physical disability from knee osteoarthritis: the role of exercise as an intervention. Med Sci Sports Exerc 1994; 26: 1435–1440.
17. Felson DT, Anderson JJ, Naimark A, et al.: Obesity and knee osteoarthritis: the Framingham Study. Ann Intern Med 1988; 109: 18–24.
18. Flynn TW, Soutas-Little RW: Patellofemoral joint compressive forces in forward and backward running. J Orthop Sports Phys Ther 1995; 21: 277–282.
19. Fukubayashi T, Kurosawa H: The contact area and pressure distribution pattern of the knee. A study of normal and osteoarthritic knee joints. Acta Orthop Scand 1980; 51: 871–879.
20. Grelsamer RP, Klein JR: The biomechanics of the patellofemoral joint. J Orthop Sports Phys Ther 1998; 28: 286–298.
21. Hehne JH: Biomechanics of the patellofemoral joint and its clinical relevance. Clin Orthop 1990; 258: 73–85.
22. Hewett TE, Myer GD, Ford KR, et al.: Biomechanical measures of neuromuscular control and valgus loading of the knee predict anterior cruciate ligament injury risk in female athletes: a prospective study. Am J Sports Med 2005; 33: 492–501.
23. Hochberg MC: Osteoarthritis. B. Clinical features. In: Klippel JH, ed. Primer of the Rheumatic Diseases. Atlanta: Arthritis Foundation, 2001; 289–293.
24. Hsu RW, Himeno S, Coventry MB, Chao EY: Normal axial alignment of the lower extremity and load-bearing distribution at the knee. Clin Orthop 1990; 255: 215–227.
25. Huberti HH, Hayes WC, Stone JL, Shybut GT: Force ratios in the quadriceps tendon and ligamentum patellae. J Orthop Res 1984; 2: 49–54.
26. Hunt MA, Birmingham TB, Giffin JR, Jenkyn TR: Associations among knee adduction moment, frontal plane ground reaction force, and lever arm during walking in patients with knee osteoarthritis. J Biomech 2006; 39: 2213–2220.

27. Hurwitz DE, Sumner DR, Andriacchi TP, Sugar DA: Dynamic knee loads during gait predict proximal tibial bone distribution. J Biomech 1998; 31: 1–8.
28. Kellis E, Baltzopoulos V: The effects of the antagonist muscle force on intersegmental loading during isokinetic efforts of the knee extensors. J Biomech 1999; 32: 19–25.
29. Kettelkamp DB, Chao EY: A method for quantitative analysis of medial and lateral compression forces at the knee during standing. Clin Orthop 1972; 83: 202–213.
30. Knapik JJ, Wright JE, Mawdsley RH, Braun J: Isometric, isotonic, and isokinetic torque variations in four muscle groups through a range of joint motion. Phys Ther 1983; 63: 938–947.
31. Kulig K, Andrews JG, Hay JG: Human strength curves. Exerc Sport Sci Rev 1984; 12: 417–466.
32. Lawrence RC, Helmick CG, Arnett FC: Estimates of the prevalence of arthritis and selected musculoskeletal disorders in the United States. Arthritis Rheum 1998; 41: 778–799.
33. Lehmann JF, Ko MJ, deLateur BJ: Knee moments: origin in normal ambulation and their modification by double-stopped ankle-foot orthoses. Arch Phys Med Rehabil 1982; 63: 345–351.
34. Lieb FJ, Perry J: Quadriceps function: an anatomical and mechanical study using amputated limbs. J Bone Joint Surg 1968; 50A: 1535–1548.
35. Lu TW, O'Connor JJ: Lines of action and moment arms of the major force-bearing structures crossing the human knee joint: comparison between theory and experiment. J Anat 1996; 189: 575–585.
36. Maffulli N, Grewal R: Avulsion of the tibial tuberosity: muscles too strong for a growth plate. Clin J Sport Med 1997; 7: 129–132.
37. Markolf KL, O'Neill G, Jackson SR, McAllister DR: Effects of applied quadriceps and hamstrings muscle loads on forces in the anterior and posterior cruciate ligaments. Am J Sports Med 2004; 32: 1144–1149.
38. Matthews LS, Sonstegard DA, Henke JA: Load bearing characteristics of the patellofemoral joint. Acta Orthop Scand 1977; 48: 511–516.
39. Mendelson S, Milgrom C, Finestone A, et al.: Effect of cane use on tibial strain and strain rates. Am J Phys Med Rehabil 1998; 77: 333–338.
40. Morrison JB: Function of the knee joint in various activities. Biomech Eng 1969; 4: 573–580.
41. Morrison JB: The mechanics of the knee joint in relation to normal walking. J Biomech 1970; 3: 51–61.
42. Nagura T, Matsumoto H, Kiriyama Y, et al.: Tibiofemoral joint contact force in deep knee flexion and its consideration in knee osteoarthritis and joint replacement. J Appl Biomech 2006; 22: 305–313.
43. Nisell R: Mechanics of the knee. A study of joint and muscle load with clinical applications. Acta Orthop Scand 1985; 216: 1–42.
44. Palmitier RA, An KA, Scott SG, Chao EYS: Kinetic chain exercise in knee rehabilitation. Sports Med 1991; 11: 402–413.
45. Papachristou G: Photoelastic study of the internal and contact stresses on the knee joint before and after osteotomy. Arch Orthop Trauma Surg 2004; 124: 288–297.
46. Powers CM, Ward SR, Chan LD, et al.: The effect of bracing on patella alignment and patellofemoral joint contact area. Med Sci Sports Exerc 2004; 36: 1226–1232.
47. Riegger-Krugh C, Gerhart TN, Powers WR, Hayes WC: Tibiofemoral contact pressures in degenerative joint disease. Clin Orthop 1998; 348: 233–245.
48. Schipplein OD, Trafimow JH, Andersson BJ, Andriacchi TP: Relationship between moments at the L5/S1 level, hip and knee joint when lifting. J Biomech 1990; 23: 907–912.
49. Schultz AB, Alexander NB, Ashton-Miller JA: Biomechanical analyses of rising from a chair. J Biomech 1992; 25: 1383–1392.
50. Scott SH, Winter DA: Internal forces at chronic running injury sites. Med Sci Sports Exerc 1990; 22: 357–369.
51. Shelburne K, Pandy MG: A musculoskeletal model of the knee for evaluating ligament forces during isometric contractions. J Biomech 1997; 30: 163–176.
52. Simpson KJ, Jameson EG, Odum S: Estimated patellofemoral compressive forces and contact pressures during dance landings. J Appl Biomech 1996; 12: 1–14.
53. Smidt G: Biomechanical analysis of knee flexion and extension. J Biomech 1973; 6: 79–92.
54. Spoor CW, Van Leeuwen JL: Knee muscle moment arms from MRI and from tendon travel. J Biomech 1992; 25: 201–206.
55. Steindler A: Kinesiology of the human body under normal and pathological conditions. Springfield, IL: Charles C Thomas, 1955.
56. Steinkamp LA, Dillingham MF, Markels MD, et al.: Biomechanical considerations in patellofemoral joint rehabilitation. Am J Sports Med 1993; 21: 438–444.
57. Stuart MJ, Meglan DA, Lutz GE, et al.: Comparison of intersegmental tibiofemoral joint forces and muscle activity during various closed kinetic chain exercises. Am J Sports Med 1996; 24: 792–799.
58. Tetsworth K, Paley D: Malalignment and degenerative arthropathy. Orthop Clin North Am 1994; 25: 367–377.
59. Thomee R, Grimby G, Svantesson U, Osterberg U: Quadriceps muscle performance in sitting and standing in young women with patellofemoral pain syndrome and young healthy women. Scand J Med Sci Sports 1996; 6: 233–241.
60. Toutoungi DE, Lu TW, Leardini A, et al.: Cruciate ligament forces in the human knee during rehabilitation exercises. Clin Biomech 2000; 15: 176–187.
61. Wahrenberg H, Lindbeck L, Ekholm J: Knee muscular moment, tendon tension force and EMG during a vigorous movement in man. Scand J Rehabil Med 1978; 10: 99–106.
62. Walker PS, Hajek JV: The load-bearing area in the knee joint. J Biomech 1972; 5: 581–589.
63. Wallace AL, Harris ML, Walsh WR, Bruce WJM: Intraoperative assessment of tibiofemoral contact stresses in total knee arthroplasty. J Arthroplasty 1998; 13: 923–927.
64. Wallace DA, Salem GJ, Salinas R, Powers CM: Patellofemoral joint kinetics while squatting with and without ab external load. JOSPT 2002; 32: 141–148.
65. Weidenhielm L, Svensson OK, Brostrom L: Surgical correction of leg alignment in unilateral knee osteoarthrosis reduces the load on the hip and knee joint bilaterally. Clin Biomech 1995; 10: 217–221.
66. Weidenhielm MD, Svensson OK, Brostrom L, Rudberg U: Change in adduction moment about the knee after high tibial osteotomy and prosthetic replacement in osteoarthritis of the knee. Clin Biomech 1992; 7: 91–96.
67. Wendt PP, Johnson RP: A study of quadriceps excursion, torque, and the effect of patellectomy on cadaver knees. J Bone Joint Surg 1985; 67A: 726–732.
68. Wilk KE, Escamilla RF, Fleisig GS, et al.: A comparison of tibiofemoral joint forces and electromyographic activity during open and closed kinetic chain exercises. Am J Sports Med 1996; 24: 518–527.

69. Williams M, Stutzman L: Strength variation through the range of joint motion. Phys Ther Rev 1959; 39: 145–152.
70. Witonski D, Goraj B: Patellar motion analyzed by kinematic and dynamic axial magnetic resonance imaging in patients with anterior knee pain syndrome. Arch Orthop Trauma Surg 1999; 119: 46–49.
71. Yack HJ, Collins CE, Whieldon TJ: Comparison of closed and open kinetic chain exercise in the anterior cruciate ligament-deficient knee. Am J Sports Med 1993; 21: 49–54.
72. Yamaguchi GT, Zajac FE: A planar model of the knee joint to characterize the knee extensor mechanism. J Biomech 1989; 22: 1–10.

Unidade 8 — Tornozelo e pé

O pé e o tornozelo representam o componente final do membro inferior e funcionam juntos para possibilitar o apoio bipedal e a locomoção habituais. Assim como o punho e a mão são a unidade de trabalho do membro superior, o complexo do tornozelo e do pé intensifica a capacidade funcional do membro inferior. Embora haja um grande número de semelhanças entre o punho e a mão do membro superior e o tornozelo e o pé do membro inferior, as exigências funcionais peculiares da persistente sustentação do peso corporal levam a características singulares no complexo do tornozelo e do pé. Além disso, como o tornozelo e o pé funcionam a maior parte do tempo em contato com o solo, eles completam uma cadeia fechada com o restante do membro inferior. Por conseguinte, esse complexo possui um grande efeito sobre o joelho e até mesmo sobre o quadril e a espinha.

O complexo do tornozelo e do pé deve ser estável o suficiente para sustentar o peso do restante do corpo e também deve participar do avanço do corpo sobre o pé fixo durante a locomoção. Como resultado, os músculos da perna e do pé desempenham um papel essencial na estabilização do complexo do tornozelo e do pé durante a imposição de sobrecarga, além de propulsar e controlar o avanço do corpo sobre o pé durante a locomoção. Visto que o tornozelo e o pé participam da locomoção, eles sustentam grandes cargas que podem contribuir para algumas reclamações clínicas feitas por pacientes.

Os objetivos desta unidade de três capítulos são:

- Discutir as estruturas dos ossos e das articulações do tornozelo e do pé e como essas características contribuem para o papel de sustentação do peso corporal e propulsão.
- Discutir o papel dos músculos na mecânica e na patomecânica do tornozelo e do pé.
- Analisar as forças às quais o tornozelo e o pé são submetidos, principalmente durante atividades de sustentação do peso corporal.

CAPÍTULO 44

Estrutura e função dos ossos e dos elementos não contráteis do complexo do tornozelo e do pé

Sumário

Ossos do tornozelo e do pé 811
    Diáfise e extremidade distal da tíbia 811
    Alinhamento da tíbia 812
    Fíbula 813
    Ossos do tarso 813
    Ossos dos dedos 816
    Organização estrutural do pé 817
Articulações e estruturas de sustentação da perna e do pé 817
    Articulações e estruturas de sustentação entre a tíbia e a fíbula 818
    Articulações do pé 820
    Movimento total do pé 831
    Movimento do pé em cadeia fechada 832
Alinhamento do pé 833
    Arcos do pé 833
    Posição subtalar neutra 834
Resumo 835

Embora os ossos do pé possuam certa semelhança com os da mão, suas características únicas têm um grande impacto sobre a mobilidade e a estabilidade do tornozelo, bem como a capacidade de sustentação do peso corporal de todo o complexo. As estruturas de sustentação no tornozelo e no pé também possuem algumas semelhanças com as do punho e da mão, e as diferenças entre essas duas unidades anatômicas refletem as diferenças nas exigências funcionais.

O propósito deste capítulo é discutir os ossos e as articulações do complexo do tornozelo e do pé e como eles influenciam a função do membro inferior. Especificamente, os objetivos deste capítulo são:

- Discutir as características estruturais funcionalmente relevantes dos ossos do tornozelo e do pé.
- Descrever a arquitetura e as estruturas de sustentação das articulações do tornozelo e do pé.
- Revisar os movimentos disponíveis nas articulações individuais do tornozelo e do pé.
- Descrever como as articulações do pé funcionam juntas para produzir o movimento total do pé em cadeia aberta e fechada.
- Descrever o alinhamento normal do pé e do tornozelo.
- Apresentar os dados normativos sobre a amplitude de movimento (ADM) disponível no tornozelo e no pé.

Ossos do tornozelo e do pé

O complexo do tornozelo e do pé inclui a extremidade distal da tíbia e a fíbula, os sete ossos do tarso e os dedos que consistem em cinco metatarsais e catorze falanges (Fig. 44.1). Suas características únicas contribuem substancialmente para as capacidades funcionais do complexo do tornozelo e do pé.

Diáfise e extremidade distal da tíbia

Diáfise da tíbia

A extremidade proximal da tíbia é descrita no Capítulo 41, na unidade sobre o joelho. O corpo (diáfise) da tíbia continua a partir do platô tibial e da tuberosidade da tíbia (Fig. 44.2). Sua borda anterior estende-se da tuberosidade da tíbia distalmente até o aspecto anterior do maléolo medial. Ela é superficial e facilmente palpada até sua extremidade distal. A maioria dos indivíduos que são capazes de caminhar

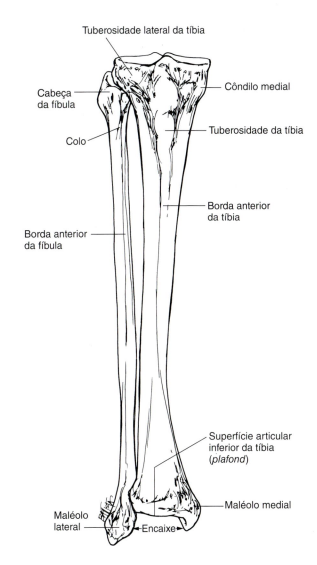

Figura 44.2 A tíbia e a fíbula possuem diversos pontos de referência palpáveis e, juntas, formam a cavidade, ou encaixe, para o tálus.

na posição ereta reconhece a borda anterior da tíbia como a "canela" que se choca dolorosamente contra as pernas das cadeiras ou outros obstáculos. A superfície medial da tíbia também é palpável ao longo da tíbia. A superfície posterior, a partir da borda interóssea lateralmente até a borda medial, contém a linha soleal que passa obliquamente da superfície articular da cabeça da fíbula medialmente até a borda medial da tíbia, aproximadamente um terço do comprimento da tíbia a partir da sua extremidade proximal.

Extremidade distal da tíbia

O corpo da tíbia termina distalmente em uma massa saliente inferior e medialmente, o maléolo medial, que é facilmente palpado. A superfície lateral do maléolo medial fornece uma superfície articular para o aspecto medial do tálus. Ela é verticalmente alinhada e quase plana, portanto, sustenta pouco peso. Essa superfície articular sobre a tíbia é contínua com a superfície tibial distal, o que também ofere-

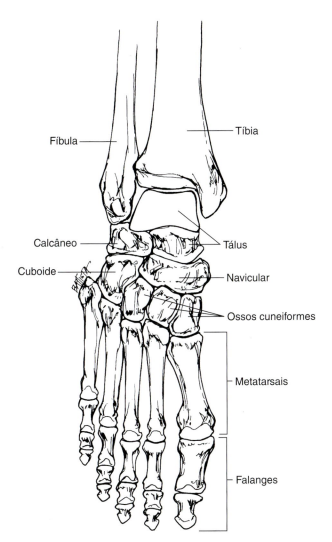

Figura 44.1 O complexo tornozelo/pé é formado por tíbia, fíbula, sete ossos do tarso, cinco ossos metatarsais e catorze falanges.

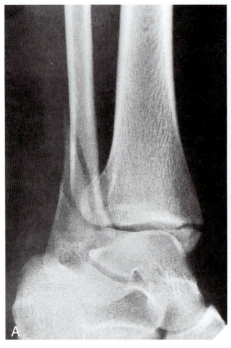
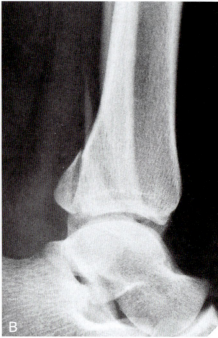

Figura 44.3 Fratura trimaleolar. Uma fratura trimaleolar inclui fraturas dos maléolos medial e lateral (**A**) e uma fratura da superfície posterior da extremidade distal da tíbia, o terceiro maléolo (**B**). (Reproduzido com permissão de Greenspan A. Orthopedic Imaging: A Practical Approach, 4. ed. Philadelphia, Lippincott Willians & Wilkins 2004.)

ce uma superfície articular para o tálus. A superfície articular da tíbia distal, conhecida como **plafond**, possui formato de sela, côncava em uma direção anteroposterior e convexa em uma direção mediolateral. Essa superfície sustenta aproximadamente 90% da sobrecarga do tornozelo.[14,28]

O aspecto lateral da extremidade distal da tíbia fornece a superfície articular para a fíbula distal. A superfície posterior da tíbia distal continua da superfície articular para a fíbula até o maléolo medial e é marcada por um sulco para o tendão do tibial posterior, que também marca o maléolo medial. A margem posterior da extremidade distal da tíbia às vezes é considerada o **terceiro maléolo**, porque se projeta distalmente além da superfície superior do tálus e contribui para a estabilidade da articulação do tornozelo.[145,174]

Relevância clínica

Fratura trimaleolar: Uma fratura trimaleolar consiste em fraturas dos maléolos medial e lateral e da margem posterior da tíbia, o terceiro maléolo (Fig. 44.3). A fratura da parte posterior da tíbia pode incluir uma parte da superfície articular da extremidade distal da tíbia. Como em qualquer fratura, o envolvimento da superfície articular aumenta a complexidade da fratura e sua morbidade.

Alinhamento da tíbia

Em adultos, a parte distal da tíbia é lateralmente girada no plano transverso em relação à extremidade proximal da tíbia, criando uma **torsão tibial lateral**, ou **externa**, normal[87,154,169] (Fig. 44.4). A torsão lateral da tíbia move o maléolo medial anteriormente e, por conseguinte, influencia a posição do pé em relação à perna, afetando a postura e a marcha. A torsão tibial é medida de diversas formas,

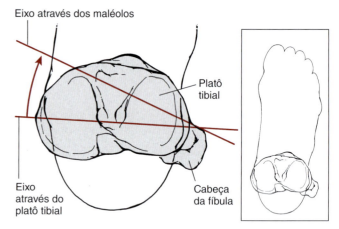

Figura 44.4 A torsão tibial média em adultos sem disfunção, indicada por um ângulo entre a linha através do platô tibial e os maléolos medial e lateral, varia de 20° a 40° de torsão lateral.

inclusive pelo ângulo entre a linha através do platô tibial e a linha através dos maléolos medial e lateral.[30,87,169] Como a torsão femoral, a torsão tibial muda ao longo do desenvolvimento, iniciando com uma leve torsão lateral ou até mesmo uma torsão medial no nascimento e, gradativamente, progredindo para 20 a 40° de torsão lateral na fase adulta.[112,152,154,156,169,197]

Relevância clínica

Deformações torcionais da tíbia: A torção medial da tíbia é a segunda causa mais comum de uma postura em rotação medial, seguindo apenas a anteversão femoral excessiva.[34] (As deformações torcionais são discutidas no Cap. 38.) As deformações pela torção tibial lateral ou externa excessiva são associadas com ângulos Q acentuados e luxações patelares recorrentes.[15,30] Os desalinhamentos esqueléticos no membro inferior podem contribuir para padrões de imposição de sobrecarga anormais em qualquer local do membro inferior, e os clínicos devem levar em conta a torção tibial ao avaliar o alinhamento esquelético do membro inferior.

Fíbula

A fíbula é um osso longo e fino que se estende da parte distal ao joelho até a articulação do tornozelo e contém uma cabeça, um corpo e um maléolo lateral (Fig. 44.2). A fíbula fornece inserção muscular na perna e também participa da articulação do tornozelo, permitindo movimentos complexos do pé.

Cabeça da fíbula

A cabeça da fíbula é levemente ampliada, com uma faceta articular medial para a tíbia. O ápice da cabeça fibular projeta-se proximalmente e, com a cabeça, é facilmente palpável até a articulação do joelho. A cabeça da fíbula fornece inserção para o tendão do bíceps femoral dos isquiotibiais e para o ligamento colateral lateral do joelho e, dessa forma, desempenha um papel no joelho. O nervo fibular encontra-se próximo ao aspecto posterior da cabeça fibular e pode ser comprimido contra a fíbula por estruturas restritivas, como um gesso apertado.

Diáfise da fíbula

O corpo (diáfise) da fíbula abrange três superfícies, uma anterior que dá origem aos músculos extensores do pé, uma lateral que oferece inserção aos músculos fibulares, e a maior superfície, a posterior, na qual os músculos flexores recebem inserções. O corpo é palpável distalmente apenas por alguns centímetros, quando ele se une ao maléolo lateral.

Maléolo lateral

A fíbula termina em uma expansão que se projeta distal e posteriormente. Sua superfície medial fornece uma superfície articular para o tálus e é convexa da parte superior para a inferior. O plano da superfície articular do maléolo lateral é orientado lateral e inferiormente, de forma que parte da sobrecarga no tornozelo possa ser compartilhada pela fíbula.[74,155,172] O maléolo lateral é palpado com facilidade anterior, posterior, lateral e distalmente.

Relevância clínica

Fraturas da extremidade distal da tíbia e da fíbula: A extremidade distal da tíbia e a fíbula estão abaixo apenas do rádio distal em relação à frequência de fraturas. Conhecidas como **fraturas de Pott**, elas frequentemente resultam de um tornozelo com entorse que causa uma **fratura por avulsão**, na qual o ligamento

ou o tendão estirado aplica uma força tensora sobre o osso, fazendo com que ele falhe. As fraturas da extremidade distal da tíbia e da fíbula também resultam de forças de cisalhamento que fazem com que o tálus deslize sobre a superfície da tíbia ou da fíbula.

Ossos do tarso

O pé é unido à perna por meio de uma complexa organização dos ossos que permitem uma mobilidade considerável enquanto garantem a estabilidade adequada para a sustentação do peso corporal e a locomoção. Os ossos do tarso apresentam muito mais variação entre eles mesmos do que entre os ossos do carpo da mão.

Tálus

O tálus une o pé à perna, o que explica sua forma irregular. Ele é um osso incomum sem qualquer inserção muscular direta.[150,191] A cartilagem articular cobre mais da metade de sua superfície com facetas articulares nas suas superfícies superior, inferior, medial, lateral e anterior. Por conseguinte, o movimento do tálus é governado pelas forças aplicadas a ele por meio de inserções ósseas proximais, da tíbia e da fíbula e de sua articulação distal com o calcâneo.

O tálus consiste em um grande corpo proximal, uma cabeça distal e um pescoço que une as duas partes (Fig. 44.5). O corpo do tálus articula-se com a tíbia superior e medialmente,

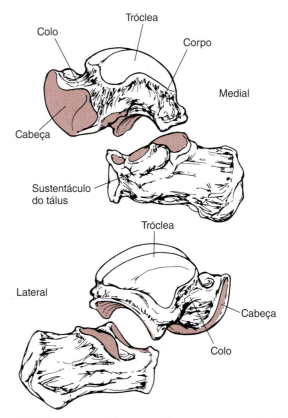

Figura 44.5 O tálus e o calcâneo compõem a parte posterior do pé e possuem facetas recíprocas para articulação um com o outro.

com a fíbula lateralmente e com o calcâneo inferiormente. A superfície superior, ou dorsal, do corpo, também conhecida como **tróclea do tálus**, é troclear em seu formato, convexa em uma direção anteroposterior e côncava em uma direção mediolateral para encaixar-se de forma apropriada na superfície distal da tíbia. O aspecto anterior da superfície superior é levemente mais largo do que o aspecto posterior.[142,171,191] Além disso, a crista lateral, ou o côndilo, da tróclea é um pouco maior do que a crista medial, ou côndilo.[73,171] Essa assimetria nos aspectos medial e lateral da superfície articular ajuda a explicar o movimento do tornozelo, que ocorre em um plano oblíquo próximo ao plano sagital.

As superfícies medial e lateral do corpo talar são contínuas com a superfície superior e fornecem superfícies articulares para os maléolos medial e lateral, respectivamente. Essas superfícies comparam-se de certa forma às superfícies articulares das respectivas facetas nos maléolos.[171] A superfície inferior, ou plantar, do corpo do tálus possui uma grande faceta posterior para articulação com a faceta posterior sobre a superfície superior do calcâneo. O corpo do tálus forma uma cavidade posterior e medialmente pelo tendão do flexor longo do hálux.

A cabeça do tálus é uma superfície levemente curvada, convexa, que se projeta distalmente para a articulação com o navicular. A cabeça é quase toda coberta por cartilagem articular. Três facetas marcam a superfície articular no aspecto plantar da cabeça do tálus. A posterior e maior das três fornece articulação com o sustentáculo do tálus do calcâneo. Outra faceta que se situa anterior e lateralmente à faceta posterior também articula-se com o calcâneo. A terceira faceta, posicionada medialmente, encontra-se sobre o ligamento calcaneonavicular.

O colo do tálus une a cabeça ao corpo do tálus. O colo e a cabeça projetam-se inferior e medialmente a partir do corpo do tálus, contribuindo para o contorno do arco longitudinal medial do pé. O colo é áspero nas suas superfícies dorsal e plantar por causa das inserções ligamentares. O sulco do tálus é um sulco saliente no lado medial da superfície plantar que, junto com o calcâneo, forma o seio do tarso.

A cabeça e o colo do tálus são facilmente palpados. O aspecto medial da cabeça pode ser palpado proximal ao tubérculo do navicular, principalmente com o pé pronado.[77] O clínico encontra o colo do tálus medialmente entre os tendões dos tendões tibiais anterior e posterior e lateralmente medial ao seio do tarso.[178]

Calcâneo

O calcâneo, o maior dos ossos do tarso, desempenha funções importantes no pé. Como o osso do "calcanhar", ele sustenta grandes forças de impacto no contato do calcanhar durante a locomoção; ele fornece um longo braço de momento para o tendão do calcâneo, dessa forma sustentando grandes forças tensoras; e ele transmite o peso do corpo da parte posterior do pé para o antepé.

O calcâneo pode ser dividido em três segmentos: posterior, médio e anterior. Uma grande faceta posterior que se articula com a faceta posterior sobre o tálus cobre a superfície superior do segmento médio. A superfície superior do segmento anterior possui duas facetas, uma faceta média e uma anterior, que frequentemente comunicam-se. A faceta média cobre a superfície superior de uma protuberância palpável, o sustentáculo do tálus, que se projeta da superfície medial do calcâneo e sustenta o peso da cabeça do tálus. A pequena faceta anterior também sustenta a cabeça talar. Um sulco profundo, o sulco do calcâneo, separa as facetas posterior e média na superfície superior do calcâneo. Esse sulco combina com o sulco correspondente na superfície plantar do tálus para formar o seio do tarso.

> ### Relevância clínica
>
> **Seio do tarso:** O seio do tarso é uma depressão facilmente palpada no aspecto lateral do dorso do pé. O colo do tálus e os ligamentos talofibulares anteriores são palpados no seio do tarso. A sensibilidade no seio do tarso pode indicar uma lesão em qualquer uma dessas estruturas. O seio do tarso também contém um plexo venoso que é rompido em um tornozelo com entorse, causando o inchaço quase instantâneo do tamanho de uma bola de golfe que surge após uma distensão grave.

O terço posterior do calcâneo serve para aumentar o braço de momento do tendão do calcâneo que se insere na superfície posterior do osso. O aspecto distal da superfície posterior continua sobre a superfície plantar e é apenas parte do calcâneo que entra em contato com o solo durante a sustentação do peso corporal (Fig. 44.6). A superfície plantar é marcada por uma tuberosidade calcânea, na qual os músculos intrínsecos e a aponeurose plantar se inserem. As superfícies lateral e medial do terço posterior do calcâneo são palpáveis e ajudam o clínico a identificar o alinhamento do pé. A superfície anterior do calcâneo contém uma faceta levemente curvada em forma de sela para articulação com o cuboide.

O calcâneo possui uma camada fina de osso cortical que envolve um agrupamento escasso, mas bem organizado, de osso trabecular.[55] O osso esponjoso relativamente escasso

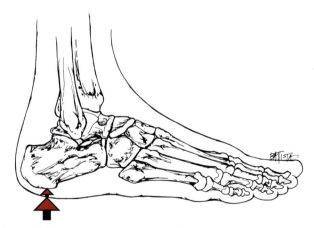

Figura 44.6 Durante a sustentação do peso corporal, o calcâneo é alinhado de forma que apenas seu aspecto posterior entre em contato com o solo e sustente diretamente as forças de reação ao solo.

no calcâneo deixa um espaço que é preenchido por sangue. Essa grande quantidade de fluido ajuda o calcâneo a funcionar como um amortecedor hidrodinâmico durante o impacto.[49,55]

> ### Relevância clínica
>
> **Fraturas do calcâneo:** O calcâneo é o osso do tarso que mais sofre fraturas[55], o que pode causar deficiências e incapacidades funcionais.[16,95,138,181] As fraturas do calcâneo normalmente resultam de imposições de sobrecarga de alto impacto como em um acidente de veículo automotor ou uma queda sobre os calcanhares de uma grande altura.[16,196] Elas geralmente são fraturas intra-articulares e ocorrem por meio de grandes sobrecargas compressivas entre o tálus e o calcâneo (Fig. 44.7). Essas fraturas são difíceis de tratar e frequentemente levam a incapacidades significativas.

Navicular

O navicular é um osso em formato crescente com uma superfície posterior côncava que é congruente com a cabeça do tálus (Fig. 44.8). Três facetas relativamente planas para os três ossos cuneiformes cobrem a superfície anterior convexa do navicular. A superfície medial do navicular termina em

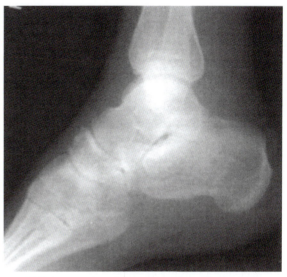

Figura 44.7 Fratura do calcâneo. A radiografia lateral apresenta uma fratura do calcâneo na qual a faceta posterior é comprimida contra o corpo do calcâneo. (Reproduzido com permissão de Chew FS, Maldjian C, Leffler SG. Musculoskeletal Imaging: A Teaching File. Philadelphia, Lippincott Willians & Wilkins, 1999.)

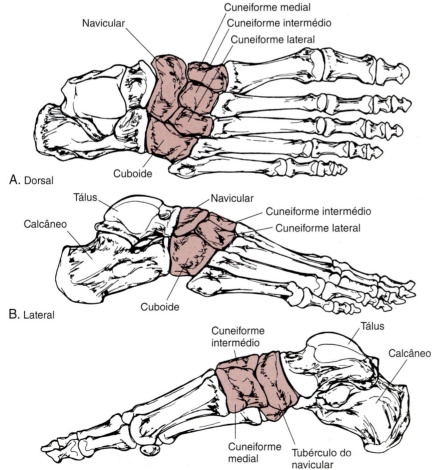

Figura 44.8 Os ossos da parte intermediária do pé incluem o navicular, o cuboide e três ossos cuneiformes. **A.** Vista dorsal. **B.** Vista lateral. **C.** Vista medial.

uma tuberosidade proeminente que é um ponto de referência útil para os clínicos, situada a aproximadamente 2 ou 3 cm distal ao maléolo medial e anterior ao sustentáculo do tálus do calcâneo. A supinação do pé facilita a palpação do tubérculo do navicular.[77] A superfície lateral do navicular pode ser não articular ou sustentar uma pequena faceta para articulação com o cuboide. As superfícies dorsal e plantar são ásperas para inserções ligamentares.

Cuboide

O cuboide é assim denominado por causa de seu formato de seis lados. Sua superfície posterior é levemente curvada para a faceta em formato de sela do calcâneo, e as facetas para as bases do quarto e do quinto osso metatarsal achatam-se na sua superfície anterior. Medialmente, ele sustenta uma faceta plana para o cuneiforme lateral e talvez uma pequena faceta para o navicular. O fibular longo forma um sulco nas superfícies lateral e plantar que se encontram na tuberosidade do cuboide palpável na superfície plantar do pé.

Três ossos cuneiformes

Os três ossos cuneiformes ajudam a formar o arco transverso do pé. O cuneiforme medial, o maior dos três, possui formato similar a um rim e é mais largo no seu aspecto plantar do que na sua superfície dorsal. Os ossos cuneiformes médio (intermédio) e lateral possuem formato de cunha, com o ápice voltado na direção plantar. O formato em cunha dos cuneiformes médio e lateral permite que estes ossos funcionem como pedras angulares para ajudar na estabilização do arco transverso do pé. Os ossos cuneiformes possuem facetas articulares nas suas superfícies proximais e distais para articulação com o osso navicular proximalmente e com os três ossos metatarsais mediais distalmente. Os ossos cuneiformes medial e lateral estendem-se distalmente mais do que o médio, formando uma cavidade na qual a base do segundo metatarsal se encaixa. Os ossos cuneiformes sustentam facetas nas suas superfícies mediais e laterais para articulação entre eles e com o cuboide. As superfícies dorsais dos ossos cuneiformes são palpáveis na pele dorsal do pé, mas não possuem pontos de referência facilmente identificáveis.

Ossos dos dedos

Os ossos dos dedos do pé são muito similares aos ossos dos dedos da mão, consistindo em cinco ossos metatarsais e catorze falanges (Fig. 44.9).

Ossos metatarsais

Os ossos metatarsais, como suas contrapartes na mão, são longos ossos miniaturas formados por uma base, corpo e cabeça. Os metatarsais geralmente são similares entre eles, com poucas diferenças que influenciam a mecânica e a patomecânica do pé e dos dedos. O metatarsal do hálux é mais curto do que o segundo ou o terceiro metatarsal e o mais espesso de todos os ossos metatarsais. Ao aplicar a lei de Wolff, que alega que a estrutura óssea corresponde à

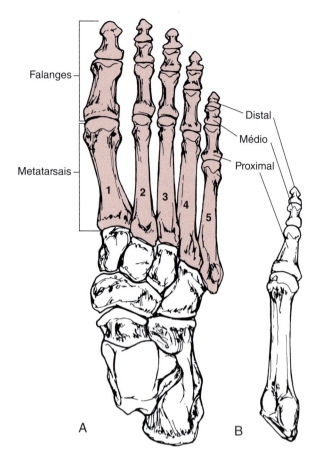

Figura 44.9 Os ossos dos dedos são os ossos metatarsais e as falanges. **A.** vista dorsal. **B.** vista lateral dos ossos do quinto dedo.

sua função (Cap. 3), a circunferência robusta do metatarsal do hálux sugere que o osso é especializado em sustentar grandes cargas, como as geradas na locomoção bipedal. A força de reação ao solo sobre o pé avança pelo lado medial do pé durante a marcha, aplicando grandes forças sobre o hálux.

> ### Relevância clínica
>
> **Comprimento metatarsal:** No pé normal, as cabeças metatarsais dos três dedos mediais situam-se aproximadamente no mesmo plano frontal. Alguns indivíduos possuem o primeiro osso metatarsal curto de forma incomum ou, ao contrário disso, o segundo osso metatarsal longo. Isso causa estresse irregular nas extremidades distais dos metatarsais, principalmente quando o corpo rola sobre o pé durante a caminhada ou a corrida. O estresse acentuado pode causar dor e incapacidade, já que o indivíduo possui dificuldade de realizar a rolagem uniformemente sobre os metatarsais.

O segundo metatarsal é o mais fino e mais longo de todos os ossos metatarsais, embora se projete distalmente quase na mesma distância que o primeiro e o terceiro metatarsal. O metatarsal para o segundo dedo estende-se mais proximalmente e é fixado de forma segura pelos três ossos cuneiformes e pelo primeiro e o terceiro osso metatarsal. O metatarsal do quinto dedo também se projeta proximalmente e forma uma tuberosidade palpável que fornece inserção para o tendão do fibular curto.

As bases dos cinco ossos metatarsais são similares umas às outras. Ao contrário da sua contraparte na mão (o polegar), que possui uma base em formato de sela, o metatarsal do hálux possui facetas achatadas em sua base similares às bases dos outros metatarsais. Essas facetas fornecem superfícies articulares para os ossos cuneiformes e cuboide e para os ossos metatarsais adjacentes.

As cabeças dos metatarsais dos quatro dedos laterais são muito similares umas às outras e aos metacarpos dos dedos da mão. Elas são biconvexas, com uma superfície articular que é contínua nas superfícies plantar, distal e dorsal. A cabeça do primeiro metatarsal é maior do que a dos outros metatarsais e forma uma cavidade medial e lateralmente sobre a superfície plantar por ossos sesamoides que aperfeiçoam a vantagem mecânica dos músculos do hálux e protegem a superfície da cabeça metatarsal. As cabeças metatarsais são facilmente palpadas na superfície plantar do pé, onde elas formam a "bola" do pé. Na postura vertical ereta normal, todas as cinco entram em contato com o solo.[56]

Falanges

As falanges são muito similares às falanges dos dedos da mão, embora sejam mais curtas. Há três em cada um dos quatro dedos laterais (menores) e duas no hálux. Cada uma possui uma base proximal e uma cabeça distal. As bases das falanges proximais são bicôncavas para acomodar as cabeças dos metatarsais. As bases das falanges média e distal possuem uma crista central para encaixar as cabeças em forma de tróclea das falanges proximal e média.

Organização estrutural do pé

O pé pode ser descrito por unidades funcionais – normalmente o **retropé, mediopé e antepé** – embora alguns autores incluam o mediopé no antepé. O retropé consiste no tálus e no calcâneo, e os ossos do tarso restantes compõem o mediopé.[129] O antepé é composto de metatarsais e falanges. Os dedos também podem ser descritos em segmentos de movimento, conhecidos como **raios** (Fig. 44.10). O **primeiro raio** inclui o metatarsal do hálux e o osso cuneiforme medial.[44] O **segundo** e o **terceiro raio** contêm o segundo e o terceiro metatarsal, respectivamente, e seus ossos cuneiformes proximais. O **quarto** e o **quinto raio** consistem apenas no quarto e no quinto metatarsal, respectivamente.

Articulações e estruturas de sustentação da perna e do pé

O movimento do pé em relação à perna é a soma dos movimentos entre a tíbia, a fíbula, os ossos do tarso e os metatarsais. Para analisar as contribuições de cada articulação,

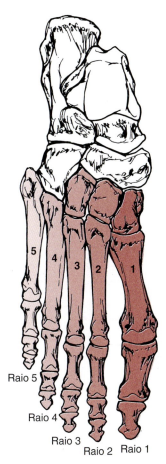

Figura 44.10 As unidades funcionais do pé consistem no primeiro raio, incluindo o metatarsal do hálux e o cuneiforme medial; no segundo raio, composto pelo segundo metatarsal e pelo cuneiforme medial; no terceiro raio, composto pelo terceiro metatarsal e pelo cuneiforme lateral; e no quarto e quinto raios, formados apenas pelo quarto e quinto metatarsais, respectivamente.

é importante compreender os movimentos que o pé pode realizar. A terminologia que descreve o movimento do pé é confusa e inconsistente, embora a consistência na literatura clínica e biomecânica esteja começando a surgir. A Figura 44.11 apresenta os eixos e os movimentos que definem de forma operacional os movimentos do pé. A **dorsiflexão** e a **flexão plantar** ocorrem no plano sagital em torno do eixo mediolateral. A **eversão** e a **inversão** ocorrem no plano frontal em torno do eixo longo do pé, que se situa no segundo metatarsal do pé. A **abdução** e a **adução** ocorrem no plano transverso ao redor de um eixo longitudinal da perna, normalmente descrito como paralelo ao eixo longo da tíbia.[21,85]

Embora os movimentos do pé e do tornozelo sejam definidos de forma operacional nos planos cardinais do corpo, os movimentos reais do tornozelo e do pé ocorrem em torno de eixos que se encontram oblíquos aos planos cardinais. Por conseguinte, essas articulações apresentam movimentos que ocorrem do lado de fora dos planos cardinais, mas passam através dos três planos cardinais. Como resultado, os movimentos do pé são descritos como **movimentos triplanares**.[143,193]

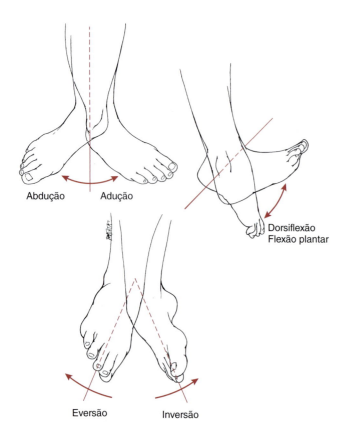

Figura 44.11 A dorsiflexão e a flexão plantar ocorrem em torno de um eixo mediolateral; a eversão e a inversão ocorrem em torno de um eixo longo no pé; e a abdução e a adução ocorrem em torno de um eixo longo na tíbia.

Como os movimentos do pé são triplanares, eles podem ser descritos como a soma dos movimentos individuais nos três planos, mesmo se esses movimentos não puderem ocorrer independentemente. Os movimentos mais comuns apresentados pelas articulações do tornozelo e do pé combinam dorsiflexão, eversão e abdução ou flexão plantar, inversão e adução. Esses movimentos são conhecidos como **pronação** e **supinação**, respectivamente[85] (Tab. 44.1). Os clínicos devem estar cientes de que a inconsistência na terminologia na literatura gera uma considerável confusão. Embora a terminologia descrita aqui esteja tornando-se norma, alguns autores continuam a utilizar outras convenções. A Tabela 44.2 fornece variações na terminologia encontradas na literatura.

TABELA 44.1 Convenção terminológica para o movimento triplanar do tornozelo e do pé

	Pronação	Supinação
Componente do plano sagital	Dorsiflexão	Flexão plantar
Componente do plano frontal	Eversão	Inversão
Componente do plano transverso	Abdução	Adução

TABELA 44.2 Variação na terminologia que descreve a pronação do tornozelo e do pé

	Este livro	Inman[70]	Terminologia alternativa encontrada na literatura
Componente do plano sagital	Dorsiflexão	Dorsiflexão	
Componente do plano frontal	Eversão	Eversão ou pronação (utilizadas alternadamente)	Pronação[96]
Componente do plano transverso	Abdução	Abdução	Rotação lateral[90,96,194]

Articulações e estruturas de sustentação entre a tíbia e a fíbula

A tíbia e a fíbula são unidas proximal e distalmente nas articulações tibiofibulares proximal e distal (Fig. 44.12).

Articulação tibiofibular proximal

A articulação tibiofibular proximal é uma articulação sinovial deslizante sustentada por uma cápsula articular sinovial e reforçada por ligamentos anteriores e posteriores até a cabeça da fíbula. A membrana interóssea sustenta ambas as articulações proximal e distal. Embora muito próxima à articulação do joelho, a articulação funciona principalmente com a articulação tibiofibular distal para acomodar a rotação da tíbia durante o movimento do joelho e o movimento triplanar do pé.[74,137] A perda da articulação tibiofibular proximal através da ressecção da cabeça fibular normalmente resulta em pouca disfunção residual. Por conseguinte, a cabeça fibular é considerada um local adequado para obter cartilagem articular para utilizar em autoenxertos osteocondrais.[33] Os autoenxertos osteocondrais são utilizados para corrigir pequenos defeitos localizados na cartilagem articular.

Articulação tibiofibular distal

A articulação tibiofibular distal é uma **articulação fibrosa**, ou **sindesmose**. A principal sustentação da articulação tibiofibular distal é o ligamento interósseo, que é uma extensão da membrana interóssea. Ela também é sustentada pelos ligamentos tibiofibulares anterior e posterior, bem como pela membrana interóssea. O ligamento colateral medial do tornozelo oferece sustentação adicional à articulação. A articulação tibiofibular distal fornece estabilidade essencial à articulação do tornozelo. Qualquer instabilidade na articulação tibiofibular distal pode levar à disfunção crônica do tornozelo.[182]

Movimento das articulações tibiofibulares

As articulações tibiofibulares funcionam juntas, assim como as articulações radiulnares e as articulações tempo-

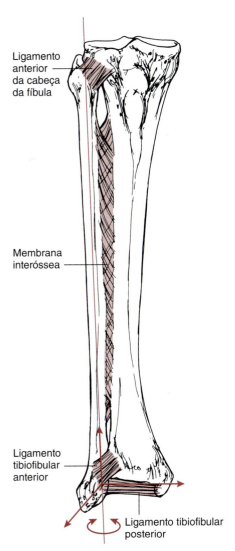

Figura 44.12 As articulações tibiofibulares proximal e distal são sustentadas por ligamentos anteriores e posteriores em ambas as articulações, pela membrana interóssea, e distalmente por uma cápsula sinovial e um ligamento interósseo. Ambas as articulações permitem translação e rotação em torno de um eixo longo na fíbula. A articulação tibiofibular permite translação superior e inferiormente, anterior e posteriormente, medial e lateralmente. Além disso, a fíbula gira lateralmente em torno do seu próprio eixo longo.

romandibulares. O movimento disponível entre a tíbia e a fíbula é bem limitado, permitindo leve rotação da fíbula em torno de um eixo longitudinal, bem como leves translações proximais-distais e mediais-laterais.[74,137,155] A importância do movimento nas articulações tibiofibulares tem sido debatida, levando a diferentes abordagens de tratamento para as fraturas fibulares distais. Parafusos cirúrgicos que cruzam a articulação tibiofibular distal garantem uma redução da fratura anatomicamente precisa, mas limitam a mobilidade da articulação fibrosa.

Um aspecto da controvérsia que cerca o movimento tibiofibular foca na largura da superfície superior do tálus. Como observado anteriormente, o aspecto anterior da superfície superior é levemente mais largo do que a superfície posterior. A dorsiflexão do tornozelo move o aspecto anterior da superfície articular talar para a cavidade formada pela tíbia distal e pela fíbula. A flexão plantar do tornozelo insere o aspecto posterior na cavidade. As diversas larguras do tálus em contato com a tíbia distal e a fíbula sugerem que a tíbia e a fíbula devem separar-se durante a dorsiflexão e levam à hipótese de que o movimento articular tibiofibular restrito limita a ADM de dorsiflexão. Uma análise anatômica extensa sugere que o encaixe se expande apenas um pouco, se isso ocorrer, durante a dorsiflexão do tornozelo, mas que a fíbula realiza leve rotação lateralmente durante a dorsiflexão.[26,74,122] Estudos relatam pouca ou nenhuma redução na ADM de dorsiflexão em tornozelos com articulações tibiofibulares distais.[11,122] Entretanto, alguns pacientes sem movimento disponível na articulação tibiofibular distal relatam dor e limitações funcionais. Um estudo com amostras de cadáveres demonstra uma redução na área de contato entre o tálus e a tíbia quando a articulação tibiofibular distal é imobilizada cirurgicamente.[128] Talvez algumas das reclamações feitas por pacientes com a mobilidade articular tibiofibular restrita surjam por causa do **estresse** (força/área) articular acentuado na articulação do tornozelo.

Relevância clínica

Entorse alta do tornozelo: As entorses da articulação tibiofibular distal são conhecidas como "entorses altas do tornozelo". Elas ocorrem normalmente em atletas que participam de esportes com corridas que requerem manobras rápidas, incluindo futebol americano, futebol e esqui. Ao contrário da típica entorse em inversão do tornozelo, as entorses altas do tornozelo ocorrem mais frequentemente com a abdução, a eversão e/ou a dorsiflexão do tornozelo/pé, ou seja, com a pronação. As entorses altas do tornozelo, embora menos comuns do que a entorse em inversão do tornozelo, normalmente requerem muito mais tempo de recuperação.

Relevância clínica

Mobilização da articulação tibiofibular distal: A mobilidade da articulação tibiofibular pode tornar-se restrita durante a imobilização do tornozelo, mesmo sem uma disfunção direta do tornozelo. A remobilização moderada da articulação tibiofibular distal é uma intervenção aplicada frequentemente para aliviar a dor e aperfeiçoar a função. Indivíduos cujas atividades exigem grande mobilidade do pé e do tornozelo podem requerer mobilidade articular tibiofibular acentuada. Contudo, mesmo em indivíduos que são moderadamente sedentários, a mobilidade acentuada da articulação tibiofibular distal pode aumentar a habilidade funcional por meio do restabelecimento da área de contato normal entre a tíbia e o tálus, diminuindo o estresse articular e aumentando o conforto durante atividades de sustentação do peso corporal. Estudos de resultados controlados são necessários para verificar o valor clínico dessa intervenção.

Articulações do pé

O movimento do pé sobre a perna causa movimento no tornozelo, nas articulações intertarsais e nas articulações tarsometatarsais e é afetado pelo movimento dos dedos. Atividades de sustentação do peso corporal requerem movimento do pé sobre a perna ou da perna sobre o pé e, portanto, envolvem praticamente todas as articulações do pé. Uma compreensão do movimento do pé requer uma compreensão de cada articulação individualmente, além da interação que ocorre entre as articulações do pé.

Estrutura e elementos de sustentação da articulação do tornozelo

A articulação do tornozelo consiste em articulações entre o tálus e a tíbia e a fíbula, que, unidas na articulação tibiofibular distal, formam uma cavidade, ou **encaixe** para o tálus. A principal superfície articular está sobre a superfície superior do tálus e sobre a superfície distal da tíbia. A linha articular anterior é palpada a 1 ou 2 cm proximal e anterior à ponta do maléolo medial.[57]

As superfícies articulares participantes do tornozelo possuem curvaturas muito similares, embora não idênticas.[91,171] Essa congruência ajuda a estabilizar o tornozelo, contribui para um movimento tipo gínglimo relativamente simples e aumenta a área de contato da articulação para reduzir o estresse articular.[173] Dados extraídos de experiências com cadáveres sugerem que as superfícies articulares contribuem com a importante força de estabilização para inversão e eversão quando o tornozelo está sustentando o peso corporal.[173,179]

Apesar das superfícies articulares congruentes do tornozelo, a área de contato sobre o tálus muda e move-se com as sobrecargas articulares e a posição articular.[14,29,74] Com o tornozelo na posição neutra, a imposição de sobrecarga ocorre sobre o aspecto superior do tálus. A área de contato aumenta de aproximadamente 10% até cerca de 15% com sobrecargas de 490 N (49,9 kg) e 980 N (99,79 kg), respectivamente, já que a cartilagem se deforma mais com sobrecargas maiores.[14] A área de contato move-se anteriormente em dorsiflexão e posteriormente em flexão plantar. Da mesma forma, a inversão move o contato para o aspecto medial do tálus e para a faceta tibial, enquanto a eversão move o contato para o aspecto lateral do tálus e para a fíbula.[14,29] A cartilagem articular do tornozelo é mais fina e mais rígida do que a cartilagem encontrada no joelho e no quadril.[158,159] A congruência inerente do tornozelo pode diminuir a necessidade de cartilagem articular espessa, e a rigidez da cartilagem pode ajudar a proteger o tornozelo de doença articular degenerativa.

Uma cápsula sinovial e ligamentos colaterais fornecem sustentação não contrátil à articulação do tornozelo. A cápsula articular é caracterizada por diversas pregas anterior e posteriormente que se dobram e desdobram para permitir o movimento relativamente livre de dorsiflexão e flexão plantar[57,142] (Fig. 44.13). Os ligamentos colaterais medial e lateral reforçam a cápsula. Ambos os ligamentos colaterais medial e lateral consistem em três grandes bandas, também com componentes adicionais menores e mais variáveis[113,114] (Tab. 44.3).

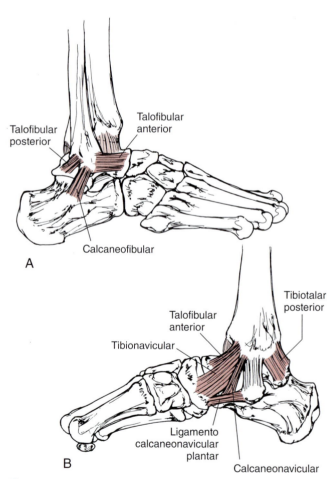

Figura 44.13 A. O ligamento colateral lateral reforça a cápsula lateralmente e consiste nos ligamentos talofibular anterior, calcaneofibular e talofibular posterior. **B.** O ligamento deltoide consiste nos ligamentos calcaneonavicular superficial e tibionavicular, e o ligamento tibiotalar posterior profundo reforça a cápsula articular do tornozelo medialmente. Ambos os ligamentos colaterais podem conter fibras adicionais não apresentadas aqui.

> ### Relevância clínica
>
> **Osteoartrite do tornozelo:** Apesar do seu papel na sustentação do peso corporal, a articulação do tornozelo raramente desenvolve osteoartrite espontaneamente.[69,195] Por outro lado, uma vez que há um trauma que altera o alinhamento articular, mudanças degenerativas articulares geralmente ocorrem.[145,195] Mudanças no alinhamento relativo do tálus, da tíbia e da fíbula produzem grandes mudanças nas áreas de contato e nos estresses entre as superfícies articulares durante a sustentação do peso corporal, provavelmente contribuindo para o desenvolvimento de mudanças degenerativas.

TABELA 44.3 Componentes dos ligamentos colaterais do tornozelo[113,114]

	Ligamento colateral (deltoide) medial	Ligamento colateral lateral
Principais bandas ligamentares	Calcaneonavicular (superficial)	Talofibular anterior
	Tibionavicular (superficial)	Calcaneofibular
	Tibiotalar posterior (profundo)	Talofibular posterior
Bandas fibrosas variáveis adicionais	Tibiotalar posterior (superficial)	Talocalcâneo lateral
	Tibiocalcâneo (superficial)	Intermaleolar posterior
	Tibiotalar anterior (profundo)	

O ligamento colateral medial, também conhecido como deltoide, é maior do que o ligamento lateral e contém partes profundas e superficiais. Das principais bandas do ligamento colateral medial, o segmento profundo (tibiotalar posterior) passa da tíbia para o tálus, fornecendo sustentação direta para a articulação tibiotalar, ao passo que as fibras superficiais (calcaneonavicular e tibionavicular) se estendem da tíbia para o navicular e o calcâneo, afetando a articulação subtalar, bem como o tornozelo. O ligamento colateral lateral também consiste em grandes bandas que sustentam a articulação do tornozelo diretamente (os ligamentos talofibulares anterior e posterior) e uma banda que cruza a articulação do tornozelo e a subtalar (o ligamento calcaneofibular).

Os ligamentos colaterais, juntamente com as superfícies articulares, ajudam a estabilizar a articulação do tornozelo e a subtalar e orientam o movimento do tornozelo.[90] Como outros ligamentos colaterais no tornozelo e no cotovelo, o papel exato que cada ligamento desempenha é complexo e as controvérsias permanecem. Entretanto, os ligamentos funcionam principalmente para limitar movimentos extremos.[73,179] O ligamento deltoide ajuda a sustentar o lado medial do tornozelo e a articulação subtalar contra forças direcionadas lateralmente sobre o pé (**estresses em valgo**), enquanto o ligamento colateral lateral protege essas articulações de forças direcionadas medialmente (**estresses em varo**) sobre o pé. As contribuições específicas realizadas por cada segmento ligamentar dependem da posição do tornozelo.[18,101,139,172]

A estabilidade da articulação do tornozelo geralmente é descrita em relação à translação anterior, posterior, medial e lateral, ou **deslocamento**, do tálus no encaixe e pela quantidade de **inclinação talar** medial ou lateral em torno de um eixo anteroposterior, que ocorre quando a força é aplicada (Fig. 44.14). O ligamento deltoide é posicionado para limitar a inclinação lateral e o deslocamento lateral do tálus. Alguns estudos relatam que a inclinação talar lateral aumenta de forma significativa quando todo o ligamento deltoide é cortado,[52,172,173] ao passo que outros relatam um aumento pequeno ou inconsistente.[29] O maléolo lateral e as estruturas de sustentação lateral também fornecem limites importantes para o deslocamento talar lateral ao atuar como uma barreira contra o movimento.[26,52] O ligamento colateral lateral, especialmente os ligamentos talofibular anterior e calcaneofibular, evitam a inclinação medial excessiva do tálus.[6,8,38]

O deslizamento anterior do tálus é limitado pelo maléolo lateral e pelos ligamentos colaterais laterais e pelo ligamento deltoide, embora as estruturas de sustentação laterais pareçam ser importantes.[22,80] O deslizamento posterior do maléolo lateral é limitado principalmente pelos ligamentos talofibular posterior e calcaneofibular.[53] Flexão plantar e dorsiflexão alteram a tensão nos componentes individuais dos ligamentos colaterais. O deslizamento anterior do tálus é maior com o tornozelo próximo à posição neutra e mais restrito quando o tornozelo está em dorsiflexão ou flexão plantar.[22,23] A flexão plantar estira o componente talofibular anterior do ligamento colateral lateral e as partes tibiotalar anterior e tibionavicular do ligamento deltoide; a dorsiflexão relaxa os mesmos ligamentos.[5,18,101,125,139,168] A maioria dos pesquisadores relata que a dorsiflexão estira o ligamento calcaneofibular enquanto a flexão plantar o relaxa.[5,18,125,139,172] Outros, entretanto, sugerem que o ligamento mantém um comprimento quase constante ao longo da amplitude de flexão plantar e dorsiflexão e, portanto, fornece estabilidade lateral para o tornozelo independente da posição, ajudando a orientar o movimento do tornozelo ao longo de toda a ADM.[90,101,168] Clínicos que avaliam a estabilidade do tornozelo e a integridade dos ligamentos ao redor devem manter uma posição consistente do tornozelo ao realizar qualquer teste de mobilidade para garantir resultados confiáveis.

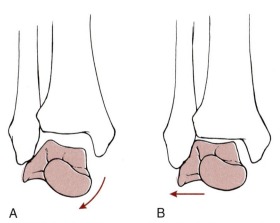

Figura 44.14 A estabilidade da articulação do tornozelo é avaliada ao examinar (**A**) a inclinação talar, que é a rotação medial ou lateral do tálus em torno de um eixo anteroposterior, e (**B**) o deslocamento talar, que é a translação do tálus em uma direção medial ou lateral.

Movimento articular do tornozelo

A articulação do tornozelo funciona basicamente como um gínglimo que gira em torno de um eixo próximo aos maléolos.[73,163] Entretanto, diversos estudos biomecânicos determinam que o eixo preciso de rotação varia ao longo da ADM do tornozelo.[14,100,147,161] Esses estudos demonstram que a translação leve acompanha a rotação do tornozelo. A tíbia realiza translação anteriormente durante dorsiflexão e posteriormente durante flexão plantar. Essa translação ajuda a explicar a mudança na área de contato entre a tíbia e o tálus que ocorre durante flexão plantar e dorsiflexão.[14] A análise bidimensional revela que a translação da tíbia produz uma mudança no **centro instantâneo de rotação (CIR)** da articulação do tornozelo, de forma que o CIR se move posteriormente com flexão plantar, anteriormente com dorsiflexão, medialmente com inversão e lateralmente com eversão. (O Cap. 7 discute o CIR detalhadamente.)

> ### Relevância clínica
>
> **Terapia manual da articulação do joelho:** A mobilização moderada que consiste em deslizamentos anteriores e posteriores do tálus com pressão aplicada manualmente é uma intervenção comum para o tratamento de um tornozelo rígido. Esse tratamento é coerente com o objetivo de restabelecer a translação que ocorre normalmente durante a dorsiflexão e a flexão plantar do tornozelo. Um teste clínico aleatório de mobilizações articulares anteroposteriores do tornozelo demonstra melhores resultados com intervenção de mobilização do que com tratamento sem mobilização.[47]

A dorsiflexão e a flexão plantar do tornozelo também são acompanhadas pela rotação talar e pelo deslizamento e rotação fibular.[63,90,97,110,172] Estudos sugerem que tanto o tálus quanto a fíbula giram lateralmente em relação à tíbia quando o tornozelo está em dorsiflexão. Esse movimento é coerente com o formato do tálus. O côndilo lateral do tálus é um pouco maior do que o côndilo medial, produzindo rotação lateral do tálus durante sua rotação posterior durante a dorsiflexão. Esses dados demonstram que, embora a articulação do joelho seja considerada um gínglimo clássico, seu movimento é muito mais complexo. Além disso, o tálus balança medial e lateralmente dentro do encaixe, contribuindo com um terço de supinação e pronação do retropé.[62,175]

A descrição anterior do movimento do tornozelo revela que o tornozelo apresenta movimento tridimensional e seis graus de liberdade, com rotações em torno e translações ao longo dos eixos mediolateral, anteroposterior e longitudinal.[162,192] Essa complexidade do movimento articular pode contribuir para o sucesso limitado que engenheiros e cirurgiões têm obtido ao realizar artroplastias articulares totais do tornozelo bem-sucedidas.

Apesar das translações e rotações do tálus e da variabilidade dos eixos registrada durante o movimento do tornozelo, para as medidas clínicas da ADM do tornozelo, a utilização de um eixo que passa pelos dois maléolos parece ser uma simplificação válida para medir o movimento. Esse eixo único do tornozelo é oblíquo, passando da posição medial para a lateral em uma direção posterior e inferior[73] (Fig. 44.15). A obliquidade do eixo articular do tornozelo produz o movimento do tornozelo que ocorre em uma plano perpendicular ao eixo articular, em vez de em qualquer plano cardinal do corpo.[73,78,193] Quando o pé gira em uma direção para cima em torno desse eixo, a obliquidade faz que o pé se mova um pouco lateralmente em relação à perna e gire sua superfície plantar lateralmente. Utilizando a terminologia descrita anteriormente para os movimentos da perna e do pé, o tornozelo dorsiflexiona, abduz e everte; ou seja, o pé realiza pronação. É importante observar que o pé poderia alcançar essa mesma posição utilizando uma articulação "bola e soquete" que permite rotação em torno de três eixos separados. Entretanto, uma articulação bola e soquete requer um sistema musculoligamentar mais complexo para sustentação e controle. Embora o movimento do tornozelo combine dorsiflexão, abdução e eversão ou flexão plantar, adução e inversão, o movimento do tornozelo ocorre muito próximo ao plano sagital e, por conseguinte, o movimento do tornozelo consiste em dorsiflexão e flexão plantar.[161,192]

Amplitude de movimento do tornozelo

As ADMs passiva e ativa registradas na literatura são encontradas na Tabela 44.4. Esses valores apresentam variabilidade considerável, aplicável pelo menos em parte à magnitude da força que retrai a articulação para a amplitude máxima.[117] A maior amplitude de dorsiflexão é descrita em um estudo no qual os sujeitos se posicionaram em pé e utilizaram o peso corporal total para atingir a amplitude máxima.[141] Outros estudos utilizam apenas pressão manual para alcançar a amplitude máxima. Dados sugerem que as mulheres apre-

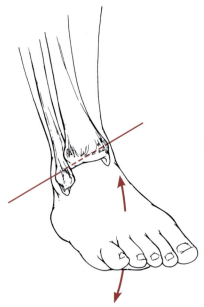

Figura 44.15 Para medir a ADM do tornozelo, supõe-se que um eixo simplificado passe lateral, inferior e posteriormente do maléolo medial ao lateral.

TABELA 44.4 ADM ativa e passiva do tornozelo registrada

	Dorsiflexão com o joelho flexionado (°)	Flexão plantar (°)
American Academy of Orthopaedic Surgeons[48]a	20	50
Gerhardt e Rippstein[41]b	20	45
Roass e Andersson[141]c	15 ± 5,8	40 ± 7,5
Astrom e Arvidson[3]d	43 ± 7	49 ± 7
Walker et al.[184]e	10 ± 5	34 ± 8
Boone e Azen[10]f	12,2 ± 4,1	54,3 ± 5,9

[a] ADM passiva

[b] ADM ativa

[c] Média e desvio padrão da ADM passiva em 190 articulações do joelho em homens com idade entre 30 e 40 anos.

[d] Média e desvio padrão de 121 adultos com uma idade média de 35 anos. Medida com os indivíduos em sustentação do peso corporal.

[e] Média e desvio padrão da ADM ativa em 30 homens e 30 mulheres com idade entre 75 e 84 anos.

[f] Média e desvio padrão da ADM ativa em 56 homens com idade entre 20 e 54 anos.

sentam ADM do tornozelo maior do que os homens.[3,124,184] Estudos discordam em relação aos efeitos da idade sobre a ADM do tornozelo em adultos, mas a comparação de dados de estudos sugere que a ADM diminui com o avanço da idade em adultos.[10,124,147,184] As crianças apresentam mais ADM do tornozelo do que os adultos.[10,50,124]

Estrutura e elementos de sustentação da articulação subtalar

A articulação subtalar é definida funcionalmente como a articulação formada pelas três facetas articulares do calcâneo e as facetas emparelhadas do tálus,[129,150,183] embora os livros de anatomia frequentemente se refiram apenas à articulação entre as facetas posteriores do calcâneo e do tálus como a articulação subtalar, incluindo as facetas anterior e média na articulação talocalcaneonavicular.[142,191] Este livro utiliza a definição funcional da articulação subtalar incluindo todas as articulações entre o calcâneo e o tálus.

A articulação subtalar é importante para a locomoção bipedal e realiza a translação do movimento da tíbia para o pé ou, ao contrário, realiza a translação da rotação do pé para a tíbia. Essa translação permite que os humanos caminhem suavemente sobre superfícies irregulares e girem sobre apenas um pé, rapidamente mudando a direção do avanço (Fig. 44.16). Para cumprir essa função, a articulação subtalar deve permitir um movimento aparentemente complexo enquanto permanece estável durante a sustentação do peso corporal.

A maior articulação posterior entre o tálus e o calcâneo possui formato de sela, permitindo leve movimento tridimensional, enquanto as facetas anteriores são mais planas, permitindo movimento de deslizamento. A configuração óssea da articulação fornece estabilidade inerente para a articulação que é amplificada por fortes estruturas ligamentares de reforço. Duas cápsulas articulares fornecem sustentação inicial para a articulação subtalar, uma envolvendo a grande faceta posterior e outra, as facetas anterior e média (Fig. 44.17). Essa última cápsula também envolve a articulação entre o tálus e o navicular. Dois espessamentos reforçam a cápsula posterior, os ligamentos talocalcâneos medial e lateral.[183] As duas cápsulas da articulação subtalar são adjacentes uma a outra no seio do tarso. Essas superfícies capsulares adjacentes unem-se e são reforçadas, formando o espesso ligamento interósseo (Fig. 44.18). Um ligamento cervical insere-se no calcâneo e no tálus na borda lateral do seio do tarso. O ligamento interósseo é uma sustentação importante da articulação subtalar e sua eficácia é inalterada pela posição da articulação do tornozelo ou subtalar.[101,170] Ele parece restringir a supinação mais do que a pronação.[89] O ligamento cervical também fornece importante sustentação, evitando a supinação excessiva.[170]

Os ligamentos colaterais do tornozelo também contribuem com sustentação importante para a articulação subtalar, evi-

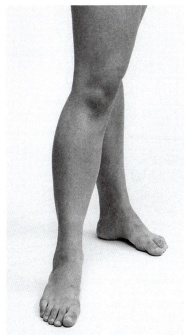

Figura 44.16 O movimento da articulação subtalar permite que um indivíduo gire ou acomode-se sobre um solo irregular.

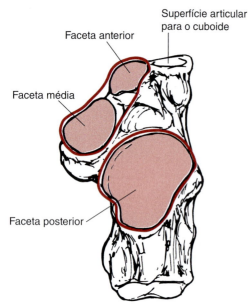

Figura 44.17 A articulação subtalar contém duas cápsulas articulares, uma envolvendo as facetas posteriores do tálus e do calcâneo e outra envolvendo as facetas anteriores e médias do tálus e do calcâneo, bem como a superfície articular do navicular.

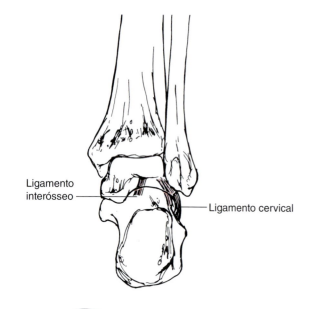

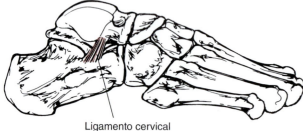

Figura 44.18 O ligamento interósseo da articulação subtalar é formado por um espessamento das paredes adjacentes das cápsulas articulares subtalares e situa-se profundo no seio do tarso. Mais superficialmente no seio do tarso encontra-se o ligamento cervical da articulação subtalar.

tando o movimento excessivo. Medidas em cadáveres revelam estiramento dos componentes tibiotalar posterior, tibiocalcâneo e tibionavicular do ligamento deltoide com eversão do pé[101] (Fig. 44.19). O ligamento colateral lateral limita a inversão do tornozelo e das articulações subtalares.[18,139,170] O componente calcaneofibular do ligamento colateral lateral fornece fortes limites para a inversão ao longo da flexão plantar e da dorsiflexão do tornozelo, ao passo que o ligamento talofibular anterior limita a inversão de forma mais eficaz quando o tornozelo é colocado em flexão plantar.[58,106] Testes da força do ligamento colateral lateral revelam que o componente talofibular anterior apresenta a menor sobrecarga para falha, com estimativas de picos médios de sobrecargas para falha que variam de 140 a 297 N (14,29 a 30,39 kg).[4,39] Estimativas de sobrecargas no ligamento calcaneofibular variam de 205 a 598 N (20,87 a 60,78 kg).

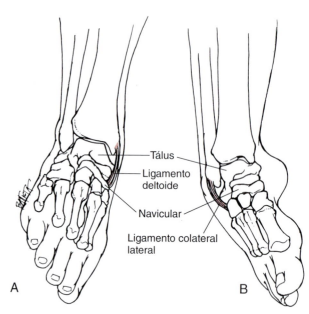

Figura 44.19 A. A eversão do tornozelo e do retropé é limitada pelo ligamento deltoide. **B.** A inversão é contida pelo ligamento colateral lateral e pelo ligamento cervical. O ligamento interósseo limita a eversão e a inversão.

Relevância clínica

Entorse em inversão do tornozelo: A maioria das entorses do tornozelo ocorre com o pé em inversão, estirando as estruturas laterais do pé e do tornozelo. O ligamento mais comumente lesionado em uma entorse em inversão é o ligamento talofibular anterior, estirado na combinação de flexão plantar do tornozelo e supinação subtalar. Os mecanismos comuns para esse tipo de lesão são a aterrissagem sobre o pé de outra pessoa ao pular em um jogo do basquetebol ou voleibol ou tropeçar ao descer escadas (Fig. 44.20). Em cada caso, o pé normalmente é forçado rapidamente e de forma brusca a realizar flexão plantar e inversão, rompendo o mais debilitado dos ligamentos da articulação do tornozelo e subtalar, o ligamento talofibular anterior.

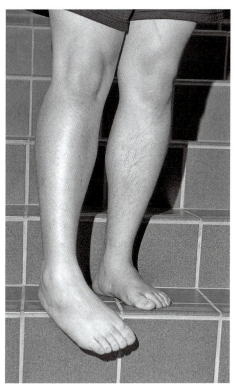

Figura 44.20 A flexão plantar e a inversão vigorosas que ocorrem ao cair em um buraco ou tropeçar em um degrau é um mecanismo clássico para causar uma entorse em inversão.

Movimento do complexo articular subtalar

Embora o movimento da articulação subtalar tenha sido estudado por mais de meio século, ainda há debates sobre a natureza de seu movimento. Muitos autores descrevem-na como um gínglimo cujo eixo se encontra oblíquo ao pé e à perna.[148,149,175] Entretanto, alguns estudos biomecânicos sugerem que o movimento na articulação subtalar ocorre em torno de múltiplos eixos.[92,161,162,192]

Apesar da controvérsia sobre os eixos precisos do movimento na articulação subtalar, há um acordo sobre a localização e a direção do principal eixo da articulação subtalar. Este encontra-se dentro do corpo do calcâneo, e aproximadamente paralelo a ele, projetando-se em quase 45° da direção posterior para a anterior e em quase 25° da medial para o eixo longo do pé[92,149] (Fig. 44.21). Pesquisadores também concordam que há uma variabilidade considerável nesses números entre indivíduos sem disfunção.

Independentemente de a articulação subtalar girar em torno de um ou de múltiplos eixos, ela, como o tornozelo, gira em torno de eixos que diferem dos eixos ortogonais do pé. Dessa forma, o movimento articular subtalar passa pelos planos cardinais do corpo e é triplanar. O movimento do tipo dobradiça da articulação subtalar é normalmente comparado a uma **dobradiça em esquadria** (Fig. 44.22). O movimento da articulação subtalar consiste em pronação e supinação, com contribuições singulares dos três componentes de cada movimento. A orientação específica dos eixos da articulação subtalar define as contribuições reais de cada movimento. Quando o principal eixo se encontra mais próximo do eixo longo do pé, a inversão e a eversão constituem os principais componentes do movimento subtalar, mas, quando o eixo está mais próximo do eixo longo da perna, as contribuições da adução e da abdução

Relevância clínica

Articulação subtalar – um gínglimo ou uma articulação multiaxial?: Os clínicos podem questionar a importância da determinação do número preciso de eixos em torno dos quais a articulação subtalar gira. O fato dos engenheiros serem os pesquisadores ávidos da questão pode sugerir que a questão é privada e clinicamente irrelevante. Entretanto, muitos pacientes com artrite reumatoide possuem danos erosivos significativos na articulação subtalar, tornando as atividades de sustentação do peso corporal dolorosas e difíceis. Um tratamento para aperfeiçoar a função e diminuir a dor é a fusão da articulação subtalar, mas uma compreensão maior da verdadeira natureza biomecânica da articulação subtalar pode levar engenheiros e clínicos a realizar artroplastias articulares que preservam a função do pé enquanto eliminam a dor da articulação subtalar lesionada.

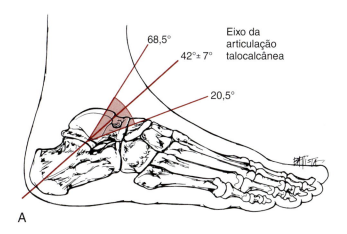

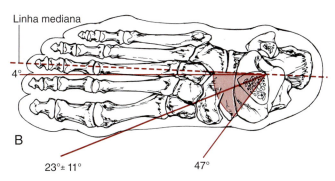

Figura 44.21 O desvio-padrão médio e a amplitude da orientação do eixo da articulação subtalar são apresentados no plano sagital **(A)** e no plano transverso **(B)**. Os dados revelam uma grande variabilidade interpessoal na orientação do eixo. (Reproduzido com permissão de Stiehl JB, ed. Inman's Joints of the Ankle. 2. ed. Baltimore: Williams & Wilkins, 1991.)

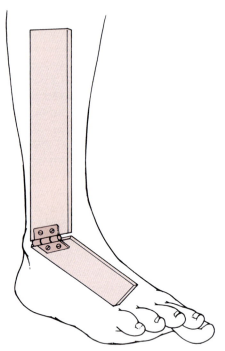

Figura 44.22 O modelo dobradiça em esquadria ajuda a demonstrar o papel da articulação subtalar ao transferir o movimento do pé para a perna ou o movimento da perna para o pé.

aumentam[121] (Fig. 44.23). Estudos mostram que a articulação subtalar contribui com a maioria dos movimentos de inversão-eversão e adução-abdução do retropé; no entanto, contribui minimamente para flexão plantar e dorsiflexão.[92,97-99,107,162]

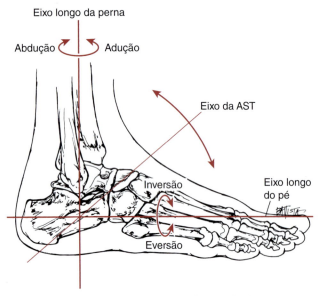

Figura 44.23 Quando o eixo da articulação subtalar se encontra mais próximo ao eixo longo do pé, o movimento da articulação subtalar (AST) consiste principalmente em inversão e eversão. Quando o eixo está mais próximo da perna, o componente abdução-adução aumenta.

Amplitude de movimento da articulação subtalar

A Tabela 44.5 apresenta as ADMs encontradas na literatura. As ADMs para a articulação subtalar normalmente são descritas em relação aos componentes do plano frontal de supinação e pronação – ou seja, inversão e eversão – que são determinados pelo ângulo formado por uma linha traçada ao longo do eixo longo da perna e uma linha através do aspecto posterior do calcâneo[48,126] (Fig. 44.24). Os valores de ADMs subtalares descritos apresentam uma variabilidade considerável, e estudos relatam pouca confiabilidade entre testes.[12,131,164,180] Um estudo demonstra que a medida da ADM de inversão depende muito da posição do tornozelo mantida durante a medida.[111] Os clínicos devem estar cientes de que as medidas da ADM do movimento subtalar podem ter uma utilização clínica limitada, a não ser que uma confiabilidade aceitável seja estabelecida.

TABELA 44.5 Amplitudes de movimento da articulação subtalar registradas (em graus)

	Inversão	Eversão
Gerhardt e Rippstein[41]	20	10
McPoil e Cornwall[108]a	18,7 ± 5,2	12,2 ± 4,0
Walker et al.[184]b	30 ± 10	12 ± 6
Milgrom et al.[111]c	32 ± 7,4	3,9 ± 4,1
	21,4 ± 5,4	3,4 ± 3,1
Roass e Andersson[141]d	27,6 ± 4,6	27,7 ± 6,9

a Média e desvio padrão da ADM em 9 homens e 18 mulheres; idade média de 26,1 ± 4,8 anos.

b Média e desvio padrão de ADM ativa em 30 homens e 30 mulheres com idade entre 75 e 84 anos.

c Média e desvio padrão da ADM passiva em 272 homens com idade entre 18 e 20 anos.

d Média e desvio padrão da ADM passiva em 190 articulações subtalares direitas em homens com idade entre 30 e 40 anos.

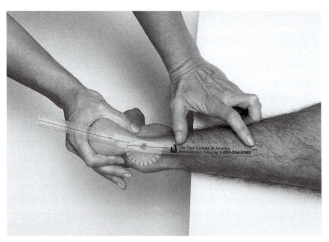

Figura 44.24 A medida da ADM da articulação subtalar é realizada ao medir o componente de pronação e supinação (eversão e inversão) do plano frontal.

Articulação transversa do tarso

A articulação transversa do tarso consiste nas articulações talonavicular e calcaneocuboide. Ela também é conhecida em algumas literaturas clínicas como **articulação de Chopart**.

Articulação talonavicular

A articulação talonavicular consiste na cabeça arredondada do tálus que se articula com a superfície reciprocamente côncava do navicular. A cápsula que envolve a articulação anterior entre o tálus e o calcâneo também sustenta a articulação talonavicular. As sustentações adicionais incluem o ligamento navicular que cruza a superfície dorsal da articulação, o ligamento calcaneonavicular dorsal (o ramo medial do ligamento bifurcado) e, o mais importante, o ligamento calcaneonavicular plantar, ou espiral (Fig. 44.25). O ligamento calcaneonavicular plantar contém uma faceta fibrocartilaginosa para a cabeça do tálus e atua como uma tipoia para a cabeça do tálus.[25]

A importante curvatura do tálus e do navicular permite uma mobilidade considerável na articulação talonavicular. Como a maioria das articulações do pé, o movimento nessa articulação é triplanar e consiste em pronação e supinação. Há poucos estudos que examinam o movimento específico da articulação talonavicular, mas dados disponíveis revelam que ela é muito móvel e contribui de forma significativa para o movimento da perna e do pé. Estudos sugerem que ela contribui significativamente para a flexão plantar do pé sobre a perna.[85,97,127] Lundberg et al. relatam que aproximadamente 12% dos primeiros 30° de flexão plantar são atribuíveis ao movimento articular talonavicular.[97] A articulação talonavicular também apresenta abdução ou adução e eversão ou inversão substanciais durante a pronação e a supinação.[85,98,107,127] A mobilidade da articulação talonavicular é similar à mobilidade da articulação subtalar.[97]

Articulação calcaneocuboide

A articulação calcaneocuboide é uma articulação selar sustentada por uma cápsula articular sinovial e por diversos ligamentos de reforço (Fig. 44.26). Dorsalmente, a articulação recebe sustentação do ligamento bifurcado composto

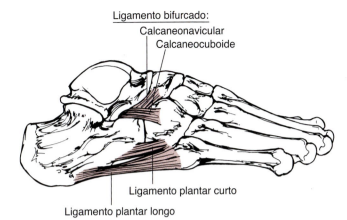

Figura 44.26 As estruturas de sustentação da articulação calcaneocuboide consistem no ligamento bifurcado e nos ligamentos plantares longo e curto.

pelos ligamentos calcaneonavicular e calcaneocuboide dorsal. Sobre sua superfície plantar, a articulação é sustentada por dois ligamentos fortes, os ligamentos plantares curto e longo. O ligamento plantar curto (também conhecido como ligamento calcaneocuboide plantar) encontra-se profundo ao ligamento plantar longo e passa do aspecto anterior do calcâneo até a superfície plantar do cuboide. Ele é um ligamento muito forte que é uma sustentação importante para o arco longitudinal do pé.[191] O ligamento plantar longo estende-se da superfície plantar do calcâneo até a superfície plantar do cuboide e até as bases do segundo ao quarto ou quinto osso metatarsal, embora sua inserção distal seja variável.[186] Esse ligamento também fornece sustentação substancial para o arco longitudinal lateral.

O movimento distinto da articulação calcaneocuboide é menos estudado do que outras articulações do tarso. Dados de 10 amostras de cadáveres revelam significativamente menos movimento na articulação calcaneocuboide do que na articulação talonavicular, com a segunda apresentando mais do que duas vezes a quantidade de pronação e supinação e três vezes a quantidade de dorsiflexão e flexão plantar.[127]

Movimento da articulação transversa do tarso

Alguns pesquisadores descrevem o movimento da articulação transversa do tarso como um todo.[46,105,143] Análises biomecânicas sugerem que o navicular e o cuboide se movem como uma unidade.[107] Quando analisado como um todo, dois eixos de movimento são descritos, um eixo longitudinal que é similar ao principal eixo da articulação subtalar e um eixo oblíquo que é mais similar ao eixo do tornozelo[46,105] (Fig. 44.27). Independentemente de analisar a articulação transversa do tarso como duas articulações separadas ou como uma única unidade, dados demonstram de forma consistente que o mediopé contribui para a pronação e a supinação do pé. Ao analisar os eixos da articulação transversa do tarso como um todo, o clínico deve lembrar que as articulações do mediopé amplificam o movimento do tornozelo e do retropé. O movimento

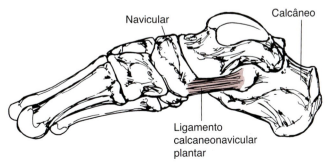

Figura 44.25 A principal estrutura de sustentação da articulação talonavicular é o ligamento calcaneonavicular plantar.

828 Parte IV Cinesiologia dos membros inferiores

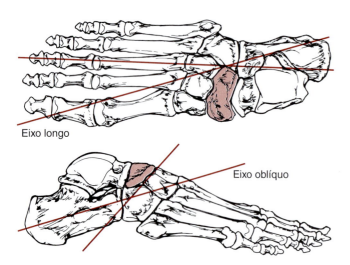

Figura 44.27 O movimento em torno do eixo teórico longo da articulação transversa do tarso contribui mais para a eversão e a inversão do pé, ao passo que o movimento em torno do eixo teórico oblíquo da articulação transversa do tarso contribui mais para a dorsiflexão e a flexão plantar do pé.

em torno do eixo longitudinal da articulação transversa do tarso contribui para o movimento de inversão e eversão da articulação subtalar. O movimento em torno do eixo oblíquo é adicionado à flexão plantar e dorsiflexão fornecida pela articulação do tornozelo.

Relevância clínica

Movimento da articulação transversa do tarso: As articulações talonavicular e calcaneocuboide juntas são muito móveis e amplificam o movimento das articulações do tornozelo e subtalar. A dorsiflexão é um componente de pronação e, por conseguinte, a pronação da articulação transversa do tarso pode fornecer ADM de dorsiflexão "funcional" adicional em um indivíduo com um mediopé flexível (Fig. 44.28). Entretanto, o uso de grande movimento do mediopé durante atividades que requerem ADM de dorsiflexão como agachamento, salto, caminhada ou corrida pode levar a estresse excessivo para as estruturas no lado medial do pé, como o tendão tibial posterior, ou a sobrecargas anormais para o joelho.

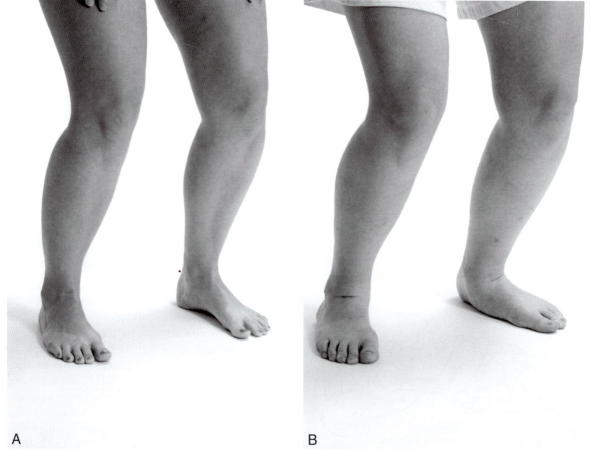

Figura 44.28 Dorsiflexão funcional. O tornozelo é a principal fonte da ADM de dorsiflexão enquanto as articulações do retropé e do mediopé contribuem com leve ADM de dorsiflexão adicional **(A)**. Se o mediopé é muito flexível, sua pronação excessiva fornece importante ADM de dorsiflexão **(B)**.

Articulações intertarsais distais

As articulações intertarsais distais incluem aquelas entre os ossos navicular e cuneiforme, entre o cuboide e o cuneiforme lateral e entre os próprios ossos cuneiformes. Essas articulações são sustentadas por cápsulas articulares que frequentemente se comunicam e por ligamentos dorsais e plantares que passam entre os ossos adjacentes. Embora pouco estudado, o movimento parece ser limitado a apenas poucos graus, mas contribui para a pronação e a supinação do restante do pé.[96,127]

Relevância clínica

Coalizão tarsal: A **coalizão tarsal** é uma conexão anormal entre os ossos do tarso, levando à mobilidade reduzida entre os ossos afetados. As conexões podem ser ósseas, cartilaginosas ou fibrosas e parciais ou completas. Como as articulações entre os ossos do tarso fornecem uma amplificação importante do movimento nas articulações do tornozelo e subtalar, qualquer perda do movimento do tarso pode levar a movimento excessivo em algum outro local, incluindo o tornozelo e o retropé. Uma análise retrospectiva de 223 entorses agudas do tornozelo sugere que as coalizões tarsais podem ser um fator de risco para as entorses do tornozelo.[166]

Articulações tarsometatarsais e intermetatarsais dos dedos do pé

As articulações tarsometatarsais dos dedos do pé, também conhecidas como **articulação de Lisfranc**, são articulações deslizantes com mobilidade limitada.[148,191] As articulações são sustentadas por cápsulas articulares que tipicamente formam três espaços articulares separados, um envolvendo a articulação entre o cuneiforme medial e o metatarsal do hálux, outro envolvendo o segundo e o terceiro metatarsal com os ossos cuneiformes medial e lateral, e o espaço articular lateral envolvendo o cuboide e o quarto e o quinto osso metatarsal. Os espaços sinoviais também se expandem para incluir as articulações intermetatarsais dos metatarsais em cada cápsula articular. Os ligamentos dorsais e plantares, lembrando que os plantares são espessos e fortes para sustentar os arcos do pé, reforçam as forças articulares. Os ligamentos cuneometatarsais do hálux e do segundo dedo são particularmente fortes e fornecem a principal sustentação para essas articulações.[115]

A mobilidade das articulações metatarsais varia nos dedos do pé. Há uma variabilidade considerável na mobilidade descrita da articulação tarsometatarsal do hálux. Estudos da mobilidade no plano sagital registram 0° a 4° de excursão total.[37,127,136,185] A excursão linear total no plano sagital de aproximadamente 15 mm também é descrita.[44] Estudos sugerem que a mobilidade dorsal acentuada da primeira articulação tarsometatarsal acompanha as deformações hálux valgo e pode ser associada às deformações do antepé.[42,43,72] Embora alguns sugiram que a primeira articulação tarsometatarsal também permite movimento nos planos frontal e transverso, as tentativas de medir esse movimento são limitadas, e os dados disponíveis sugerem que a articulação apresenta menos de 5° de movimento no plano frontal.[82,127,146,185] Outros movimentos parecem ser insignificantes.[185] Os movimentos da articulação tarsometatarsal do hálux são pequenos nos planos transverso e frontal, mas combinam com o movimento do plano sagital do hálux, diferentemente dos movimentos triplanares no tornozelo, na articulação subtalar e no mediopé. O primeiro raio combina flexão plantar com abdução e eversão e, portanto, não contribui para pronação ou supinação.[62,72]

O movimento na segunda articulação tarsometatarsal é ainda mais limitado do que na primeira. O movimento limitado aqui resulta da base firmemente presa do segundo metatarsal entre os cuneiformes e o primeiro metatarsal. A mobilidade aumenta da terceira para a quinta articulação tarsometatarsal, à medida que as bases se tornam gradativamente menos justas e as superfícies articulares tornam-se gradativamente mais curvadas.[127] A imobilidade relativa do lado medial do pé fornecida pelas superfícies ósseas e a sustentação ligamentar produz a estabilidade necessária para o pé durante atividades propulsivas, como caminhar, correr e saltar.

Articulações metatarsofalângicas dos dedos do pé

A arquitetura das articulações metatarsofalângicas dos dedos do pé é muito similar à das articulações metatarsofalângicas dos dedos da mão. As articulações são biaxiais, sustentadas por uma cápsula articular, ligamentos colaterais e uma placa plantar fibrosa que cobre a superfície plantar das articulações. Como as cápsulas articulares nos dedos da mão, as cápsulas dos dedos do pé são reforçadas dorsalmente pelos tendões extensores e pelos ligamentos colaterais que se estendem dos aspectos dorsais das superfícies medial e lateral das cabeças metatarsais em direção aos aspectos plantares dos lados medial e lateral das falanges proximais (Fig. 44.29).

A placa plantar possui um objetivo similar nos dedos do pé como nos dedos da mão, protegendo a superfície articular das cabeças metatarsais. A função de sustentação do peso corporal do pé torna a placa plantar particularmente importante nos dedos do pé. As placas são inseridas nas cabeças

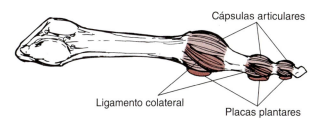

Figura 44.29 As estruturas de sustentação das articulações metatarsofalângicas dos dedos do pé incluem a cápsula, os ligamentos colaterais e a placa plantar.

metatarsais e nas bases das falanges e tracionadas distalmente com a hiperextensão dos dedos para proteger o aspecto distal da superfície articular. A função delas é importante na proteção das cabeças metatarsais durante a locomoção, quando o corpo rola sobre o pé de apoio, retraindo os dedos em hiperextensão enquanto o pé participa da propulsão do corpo para a frente (Fig. 44.30).

Relevância clínica

Deformações dos dedos do pé em garra e em martelo: As deformações dos dedos do pé em garra são similares às deformações dos dedos da mão em garra, caracterizadas pela hiperextensão das articulações metatarsofalângicas dos dedos do pé com flexão dos dedos do pé (Fig. 44.31). A hiperextensão das articulações metatarsofalângicas traciona a placa plantar distalmente, deixando a cabeça de sustentação do peso corporal do osso metatarsal desprotegida e causando dor quando o paciente sustenta peso sobre as cabeças metatarsais expostas.

Dois ossos sesamoides encontram-se embutidos no tendão do flexor curto do hálux e são inseridos na placa plantar da articulação metatarsofalângica do hálux. Esses ossos fornecem proteção adicional à cabeça metatarsal e aumentam o ângulo de aplicação dos músculos para o hálux.[140] Lesões por hiperextensão da articulação metatarsofalângica do hálux, também conhecidas como **dedo da grama sinté-**

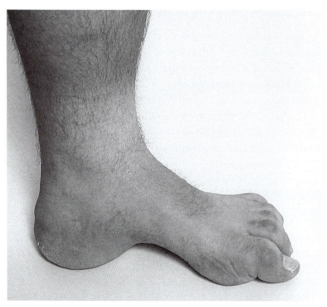

Figura 44.31 As deformações do dedo em garra incluem a hiperextensão das articulações metatarsofalângicas e a flexão das articulações interfalângicas tracionando a placa plantar distalmente, permitindo a sustentação do peso corporal sobre as cabeças metatarsais expostas.

tica, podem causar fraturas dos ossos sesamoides, rupturas da placa plantar ou nos ligamentos capsulares e colaterais, gerando dor e disfunção significativas.[135]

Movimento das articulações metatarsofalângicas

As articulações metatarsofalângicas dos dedos do pé são articulações biaxiais, mas apresentam movimento principalmente no plano sagital. Estudos da cinemática dessas articulações dão atenção ao movimento do hálux. A flexão e a extensão ocorrem em torno de um eixo articular em movimento, indicando que os movimentos incluem rotação e translação.[148] É provável que o restante das articulações metatarsofalângicas também combinem rotação e translação durante flexão e extensão. O hálux apresenta um desvio no plano transverso com leve movimento de rotação no plano frontal na familiar deformação **hálux valgo**, na qual a falange proximal desvia lateralmente sobre a cabeça metatarsal.[103] Alguns indivíduos são capazes de espalhar os dedos, exibindo abdução nas articulações metatarsofalângicas dos dedos, mas essa excursão aparentemente não é estudada, e sua importância clínica é desconhecida.

Estudos examinam a mobilidade disponível do plano sagital da articulação metatarsofalângica. Registros da excursão média de hiperextensão (dorsiflexão) na articulação metatarsofalângica do hálux variam de 55 a 96°.[13,51,66,120,160] Dezessete a 34° de flexão (flexão plantar) também são registrados.[13,160] Estudos em cadáveres da mobilidade de flexão e extensão da segunda até a quinta articulação metatarsofalângica registram 60 a 100° de ADM de hiperextensão, diminuindo do segundo para o quinto dedo.[94,119] Esses estudos relatam flexão de 15 a 35° nessas articulações. A

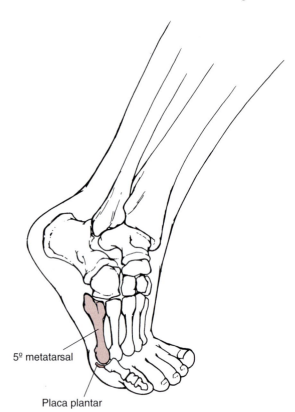

Figura 44.30 A hiperextensão dos dedos do pé que normalmente ocorre no final da fase de apoio da marcha traciona a placa plantar distalmente sobre as extremidades distais das cabeças metatarsais.

mobilidade de hiperextensão do dedo do pé sustenta uma importância clínica considerável, já que relatos de hiperextensão utilizada durante a locomoção, quando o corpo rola sobre o pé, variam de 40 a 90°.[9,104,120]

Relevância clínica

Hálux rígido: A mobilidade de hiperextensão limitada da articulação metatarsofalângica do hálux, conhecida como **hálux rígido**, pode causar dor e limitações e incapacidades funcionais significativas. A incapacidade de hiperestender o hálux altera os padrões normais de caminhada e corrida, já que estas atividades requerem a habilidade de rolar sobre os dedos do pé, hiperestendendo o hálux a pelo menos 40°. O hálux rígido geralmente resulta de doenças articulares degenerativas na articulação metatarsofalângica e avança de forma insidiosa, levando à dor e incapacidade que se agravam gradualmente. O tratamento conservador inclui modificações do sapato para proteger o dedo, mas casos sérios requerem cirurgias.

Articulações interfalângicas dos dedos do pé

As articulações interfalângicas dos dedos do pé são simples gínglimos como os dos dedos da mão. Eles são sustentados por uma cápsula articular, ligamentos colaterais e uma placa plantar. A placa plantar possui um objetivo similar ao da placa palmar nas articulações metacarpofalângicas, a proteção das superfícies articulares adjacentes. Seus movimentos são pouco estudados, mas as articulações interfalângicas proximais apresentam menos de 90° de flexão, com pouca ou nenhuma extensão.[119,191] A mobilidade da flexão diminui do segundo para o quinto dedo. As articulações interfalângicas distais dos quatro dedos laterais e talvez a articulação interfalângica do hálux apresentam certa mobilidade de hiperextensão, mas dados normativos não estão disponíveis.

Movimento total do pé

A discussão anterior revela que a maioria das articulações do pé contribui para os mesmos movimentos triplanares do pé, pronação e supinação. Por conseguinte, quando as articulações se movem na mesma direção, o movimento total do pé é acentuado. Por outro lado, indivíduos com movimento restrito em uma articulação podem desenvolver mobilidade acentuada em uma articulação próxima para manter a mobilidade total do pé. Além disso, a pronação e a supinação do pé afetam as propriedades mecânicas de todo o pé.[45,121,165] A pronação do retropé aumenta a mobilidade passiva do movimento do plano sagital do antepé, e a supinação do retropé diminui esta mobilidade.[7] A pronação do pé após o contato com o solo durante a marcha permite que o pé se acomode à superfície de caminhada. A supinação de todas as articulações do pé torna-o mais rígido e ocorre posteriormente na fase de apoio da marcha para ajudar a estabilizá-lo quando o corpo rola sobre ele.[116,157,193]

Relevância clínica

Dançar na ponta: Uma bailarina que dança na ponta dos pés parece ser capaz de realizar flexão plantar do tornozelo a 90° (Fig. 44.32). Como esse movimento não é fisiologicamente possível no tornozelo, fica claro que a mobilidade no restante das articulações intertarsais e metatarsais contribui com flexão plantar suficiente para permitir que os dedos do pé fiquem alinhados com o eixo longo da perna, permitindo que a bailarina se equilibre sobre os dedos do pé.

Fáscia plantar

Os ligamentos individuais descritos até este momento sustentam articulações específicas. O pé também contém uma estrutura que funciona para sustentar todo o pé. A fáscia plantar do pé fornece estabilização essencial para a pele na superfície plantar e ajuda a manter o formato de todo o pé. Ela apresenta uma rede complexa de inserções que se estende da tuberosidade do calcâneo até a pele, os ossos metatarsais e falanges e os ligamentos de intervenção.[191] Sua parte espessa e profunda, conhecida como **aponeurose plantar**, possui excelente força tensora (1000–1500 N, 102,06–152,86 kg), quase duas vezes a força do ligamento mais forte no pé, o ligamento deltoide.[86]

A aponeurose plantar abrange os arcos do pé e desempenha um papel importante na sustentação deles. A sustentação do peso corporal diminui o arco longitudinal medial e estira a aponeurose plantar.[151] Estudos de transecção

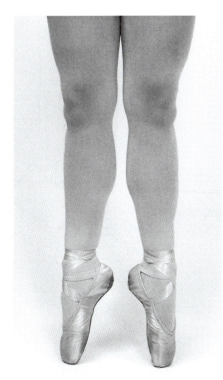

Figura 44.32 O que parece ser 90° de flexão plantar que permite uma bailarina dançar na ponta dos pés, na verdade requer flexão plantar do tornozelo e de todo o pé.

total e parcial da aponeurose demonstram de forma consistente uma redução da altura do arco quando a aponeurose está comprometida.[2,19,118,157,176] A liberação da fáscia plantar também produz grandes aumentos de estiramentos em outros ligamentos do pé, principalmente os ligamentos elástico e plantar longo.[19,24] Embora a liberação da fáscia plantar possa ser indicada para aliviar a dor crônica do pé, as mudanças resultantes em outras estruturas do pé sugerem que todas as medidas conservadoras possíveis deveriam ser testadas antes de recorrer a uma cirurgia.

As inserções extensas da fáscia plantar também sugerem um papel dinâmico especial na locomoção. A flexão plantar do tornozelo gira o calcâneo em direção ao solo, diminuindo o arco e estirando a aponeurose (Fig. 44.33). Da mesma forma, a hiperextensão dos dedos do pé aplica tensão à aponeurose por meio da tração na sua extremidade distal. Durante a fase de arrancada da marcha, o indivíduo rola sobre o pé, hiperestendendo as articulações metatarsofalângicas dos dedos do pé e realizando flexão plantar simultaneamente no tornozelo. Dessa forma, a aponeurose é retesada para estabilizar o pé quando ele sustenta a sobrecarga do corpo movendo-se sobre o pé de apoio em direção ao pé oposto.[20,32,61]

Movimento do pé em cadeia fechada

A discussão sobre o pé até o momento tem se focado no movimento do pé em relação à perna, no qual o pé funciona em uma **cadeia aberta**. Entretanto, o pé frequentemente funciona enquanto está fixo no solo, com o corpo sobreposto movendo-se sobre ele, funcionando em uma **cadeia**

> ### Relevância clínica
>
> **Fascite plantar – um estudo de caso:** Uma mulher de 40 anos de idade iniciou a fisioterapia queixando-se de dor no arco medial. A mulher relatou que estava treinando para uma corrida de 5 km e havia notado um início de dor gradativa embaixo do pé, principalmente após levantar da cama pela manhã. O exame físico revelou um pé alinhado normalmente e um arco medial alto. A paciente também apresentou ADM de dorsiflexão limitada no lado dolorido. Ela notou que havia se descuidado em relação ao alongamento do tornozelo de rotina, apesar de treinar de forma mais vigorosa, concentrando-se no aumento de velocidade. O terapeuta supôs que a corrida mais acelerada da paciente exigia maior ADM de dorsiflexão no tornozelo e maior ADM de hiperextensão das articulações metatarsofalângicas dos dedos do pé. Entretanto, a paciente não possuía ADM do tornozelo adequada, portanto, as articulações do retropé e do mediopé compensaram ao fornecer mais amplitude de dorsiflexão. O movimento de dorsiflexão acentuado no mediopé estirou a fáscia plantar que também estava sendo estirada pela hiperextensão acentuada do dedo do pé e por sobrecargas de impacto maiores sobre o pé com a velocidade elevada da corrida. O efeito cumulativo desses fatores causou uma resposta inflamatória na aponeurose, a **fascite plantar**. O tratamento incluiu repouso e alongamento rigoroso. Com o passar do tempo a paciente foi capaz de retomar o treinamento sem dor, contanto que ela realizasse alongamento regularmente.

fechada. Muitas reclamações de dor e disfunção no pé, no tornozelo, no joelho ou no quadril surgem de atividades em cadeia fechada, como correr, saltar ou dançar. É essencial para o clínico compreender a mecânica da função do pé independentemente de o pé estar fixo no solo ou movendo-se sobre ele.

O papel da articulação subtalar na transformação dos movimentos do pé para a perna ou vice-versa torna-se importante em atividades em cadeia fechada. Quando o pé está fixo sobre o solo, prona e supina ao permitir que os segmentos proximais movam-se sobre os segmentos distais. Dessa forma, a pronação da articulação subtalar ocorre por meio da tíbia e do tálus movendo-se sobre o calcâneo. A pronação com o pé fixo sobre o solo produz rotação medial da tíbia, que movimenta o tálus medialmente dentro do encaixe.[62,69,129] Quando o tálus se move medialmente, o calcâneo everte e leva o cuboide e o navicular à abdução e eversão.

Portanto, o movimento do retropé é **acoplado** ao movimento da perna e do antepé. A extensão à qual o movimento do pé é diretamente acoplado com o movimento tibial permanece incerta. Durante a marcha, quando o pé prona, a tíbia gira medialmente, e quando o pé supina, ela gira lateralmente. Contudo, nem a magnitude nem a sincronização do movimento do pé compara-se ao movimento tibial.[132] Estudos sugerem que parte do movimento do pé é absorvido no próprio pé em vez de transmitido diretamente para a tíbia. A corrida parece aumentar as correlações entre os movimentos do pé e da tíbia, sugerindo um acoplamento mais direto do movimento entre o pé e a perna.[27,132]

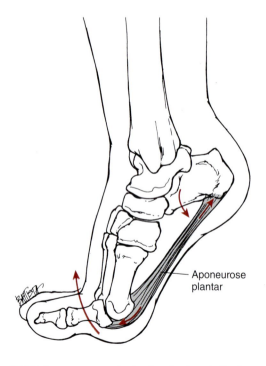

Figura 44.33 A aponeurose plantar é estirada pela flexão plantar do calcâneo e pela hiperextensão dos dedos do pé.

Como observado anteriormente neste capítulo, a pronação do pé tende a tornar o pé mais flexível.[45,121,165] Além disso, a rotação medial da tíbia acompanha a flexão do joelho (Cap. 41), portanto, a pronação do pé tende a facilitar a flexão do joelho.[54,147] Por conseguinte, a pronação do pé durante a sustentação do peso corporal pode auxiliar o membro inferior a acomodar-se sobre o solo mediante o aumento de sua flexibilidade e da capacidade de amortecimento. A pronação do pé é a resposta normal do pé no contato durante a locomoção.[68] Por outro lado, a supinação da articulação subtalar com o pé sobre o solo produz rotação lateral da tíbia com inversão do calcâneo, do cuboide e do navicular; ela tende a estender o joelho, tornando o pé e o restante do membro inferior mais rígido.[54,69,147] A supinação normalmente ocorre durante a locomoção no apoio médio, quando o corpo se move sobre o pé e a arrancada inicia.[68]

Uma percepção clínica comum é de que a pronação ou a supinação inadequada ou excessiva pode contribuir para reclamações de dor no pé, no joelho, no quadril e até mesmo nas costas, ao interferir no acoplamento entre o pé e o restante do membro inferior durante a sustentação do peso corporal.[121] Entretanto, estudos que investigam a relação entre a pronação excessiva e a dor anterior do joelho relatam pouca associação.[60,93,133] Como a dor da região lombar, a dor anterior do joelho pode ser associada a diversos fatores mecânicos interdependentes que juntos ajudam a explicar a presença ou a ausência de dor. Esses fatores podem incluir o acoplamento do movimento do pé e da perna, o alinhamento do pé, o alinhamento da articulação femoropatelar e do joelho, força e flexibilidade no pé e no joelho, e até mesmo peso corporal e altura. Uma melhor compreensão das interações entre esses fatores e outros ajudarão os clínicos a direcionar-se para as falhas mecânicas implícitas ao tratar as disfunções do membro inferior.

Alinhamento do pé

Como o pé funciona principalmente em uma cadeia fechada enquanto sustenta cargas significativas, o alinhamento do pé está envolvido em muitas disfunções do membro inferior. Para compreender o grande impacto do alinhamento do pé sobre a função do membro inferior, o clínico necessita de uma compreensão do alinhamento normal do pé e dos fatores que o influenciam.

Arcos do pé

O pé articulado apresenta três arcos distintos, um **arco longitudinal medial** e um **lateral** e o **arco transverso** (Fig. 44.34). O arco longitudinal medial inclui o calcâneo, o tálus, o navicular, o cuneiforme medial e o primeiro osso metatarsal. O arco longitudinal lateral consiste nos ossos calcâneo, cuboide e o quinto metatarsal. O arco transverso é formado pelos ossos cuboide e cuneiforme e continua nas bases dos metatarsais. O arco transverso desaparece no pé

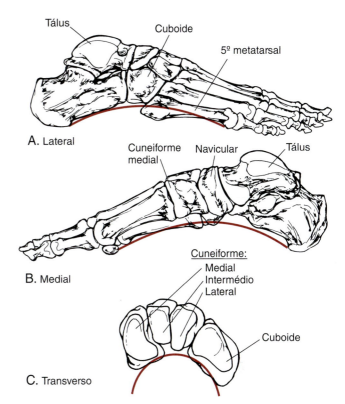

Figura 44.34 O pé possui três arcos: os arcos longitudinais (**A**) lateral e (**B**) medial e (**C**) um arco transverso.

normal nas cabeças dos ossos metatarsais, de forma que as cinco cabeças metatarsais entram em contato com o solo durante a sustentação do peso corporal normal.[56]

Os arcos desempenham diversas funções: eles protegem os nervos, os vasos sanguíneos e os músculos na superfície plantar do pé contra a compressão durante a sustentação do peso corporal; ajudam o pé a amortecer impactos contra o solo; e auxiliam a armazenar energia mecânica e liberá-la para aperfeiçoar a eficácia da locomoção.[78,144] Os arcos do pé desenvolvem-se com a marcha durante a infância e continuam a formar-se até que a criança complete 8 ou 10 anos de idade.[35,59] A integridade dos arcos depende principalmente da sustentação ligamentar com o auxílio do alinhamento ósseo e da sustentação adicional dos músculos extrínsecos do pé.[67,102] Os ossos cuneiformes medial e lateral são moldados e posicionados para desempenhar o papel de base no arco transverso. Seu formato em cunha, mais largo dorsalmente do que na superfície plantar, ajuda a evitar sua descida no arco.[78]

A fáscia plantar, os ligamentos plantares longo e curto, o ligamento calcaneonavicular plantar, os ligamentos colaterais do tornozelo e o ligamento interósseo da articulação subtalar contribuem com importante sustentação de tecido mole para os arcos do pé. O seccionamento desses ligamentos em amostras de cadáveres produz uma cinemática articular alterada das articulações que formam os arcos, e o seccionamento sequencial diminui gradativamente os arcos.[67,81,83,84,176] Esses estudos demonstram que a sustentação dos arcos depende de diversas estruturas, e não apenas de uma estrutura que forneça a sustentação principal.

A altura do arco é medida diretamente ao determinar a altura do navicular e do dorso do pé a partir do solo durante a sustentação do peso corporal.[188] O **índice de contato** fornece uma medida indireta da integridade do arco ao examinar a quantidade de contato com o solo realizado pelo mediopé.[17] Um **pé plano** refere-se a um arco longitudinal medial reduzido, e um **pé cavo** indica um arco longitudinal medial com altura anormal. Ambas as anormalidades do arco predispõem os indivíduos a lesões musculoesqueléticas específicas.[189,190]

> ### Relevância clínica
>
> **Lesões da corrida:** As anormalidades do arco em corredores são associadas a diferentes padrões de lesão.[189] Em um estudo de 40 corredores com históricos de lesões decorrentes da corrida, os atletas com arcos altos relataram mais lesões ósseas e do tornozelo, ao passo que os com arcos baixos relataram mais lesões do joelho e dos tecidos moles. A análise de atletas em relação às anormalidades do arco pode levar a melhores medidas preventivas, incluindo a instrução do indivíduo sobre o calçado apropriado, a utilização de modificações nos calçados e a educação do atleta.

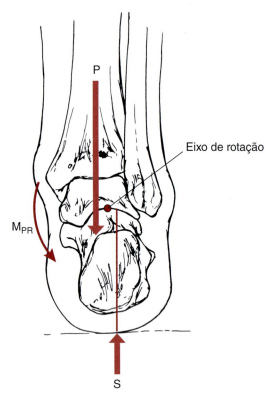

Figura 44.35 O alinhamento medial do tálus sobre o calcâneo gera um momento de pronação (M_{PR}) no retropé por causa da força de reação ao solo (S) e ao peso corporal (P).

A imposição de sobrecarga causa movimentos complexos das articulações do pé, levando a uma redução na altura do arco. O principal movimento é a pronação do pé, com dorsiflexão, eversão e abdução do navicular e do calcâneo sobre o tálus (pronação).[18,82,151] Além disso, o calcâneo e o primeiro metatarsal tornam-se alinhados mais horizontalmente, contribuindo para o achatamento do arco.[82,180,187] De forma coerente com a pronação do calcâneo e do navicular, a tíbia e o tálus giram medialmente.[63,64] Essa resposta normal à imposição de sobrecarga ocorre porque a força de reação ao solo encontra-se lateral ao eixo de rotação da articulação subtalar, gerando um momento de pronação no pé[129] (Fig. 44.35). Um arco excessivamente achatado produz excursões acentuadas no pé e na tíbia e pode até mesmo levar a subluxações das articulações do pé.[1,36,83]

O pé plano e o pé cavo descrevem o formato qualitativo do arco, e a altura do arco e o índice de contato quantificam sua magnitude. Entretanto, nenhuma dessas descrições fornece uma vista da mecânica que leva ao arco anormal. As deformações do arco resultam de rompimentos dos ligamentos de sustentação, bem como da debilidade muscular ou da tensão, levando a deficiências diretas do arco. Em alguns indivíduos, a posição do pé é a compensação dinâmica para outros desalinhamentos ósseos.

Posição subtalar neutra

O conceito de **posição subtalar neutra** é de grande importância para a compreensão das compensações posturais no pé. Ela é definida operacionalmente como a posição da articulação subtalar que não é pronada nem supinada.[143] A posição subtalar neutra maximiza a área de contato entre o tálus e o calcâneo, e os movimentos distantes da posição subtalar neutra em pronação e supinação diminuem as áreas de contato.[14,29]

A posição subtalar neutra é determinada com o indivíduo em sustentação do peso corporal ou sem sustentação do peso corporal, por meio da palpação dos aspectos medial e lateral da cabeça talar para identificar a posição na qual o tálus articula-se simetricamente com o navicular. A posição é medida com o uso das mesmas linhas de referência utilizadas para medir a ADM subtalar (Fig. 44.22). O ângulo formado por uma linha que bissecciona a perna e outra que bissecciona o aspecto posterior do calcâneo quantifica a posição subtalar neutra.[130,134] O desvio medial do calcâneo em relação à perna constitui uma deformação em **varo**, ao passo que a deformação em **valgo** indica um desvio lateral do retropé sobre a perna. Varo e valgo também aplicam-se ao alinhamento do antepé, embora a posição do antepé tenha como referência o retropé.[40]

Embora seja uma avaliação clínica utilizada comumente, a confiabilidade das medidas subtalares neutras permanece em questão, com estudos que demonstram confiabilidade interteste e intrateste satisfatória.[31,130] Ao reconhecer os limites de confiabilidade, os valores descritos da posição subtalar neutra em indivíduos sem disfunção do pé variam de 1° a 2° de varo[3,108] a menos de 1° de valgo.[131]

Relevância clínica

Órtese para pé para tratamento de uma deformação retropé varo: No apoio ereto com as tíbias aproximadamente verticais, um retropé alinhado medialmente, ou um retropé com uma deformação em varo, deve pronar excessivamente para entrar em contato com o solo por completo (Fig. 44.36). Quanto maior a deformação em varo, mais pronação é exigida para entrar em contato com o solo. Por conseguinte, um indivíduo com um retropé varo pode pronar excessivamente ou por um período prolongado durante o ciclo da marcha.[177] Para evitar a pronação excessiva, alguns clínicos utilizam órteses que fortalecem, ou **dão suporte**, ao aspecto medial do pé para fornecer um bloqueio mecânico para pronação[71] (Fig. 44.37). Por outro lado, a supinação fornece compensação para uma deformação em valgo do retropé ou do antepé. O suporte lateral tenta limitar a supinação compensatória.

Órteses para controlar os movimentos compensatórios do pé, resultantes de deformações do pé, são intervenções comuns para dor do pé e do joelho.[28,88] O uso de órteses do pé para tratar a dor do joelho é baseado em uma compreensão do acoplamento natural entre a pronação e supinação do pé e a rotação tibial e o movimento do joelho durante um movimento em cadeia fechada. Órteses mediais em cunha diminuem a dor em indivíduos com dor articular femoropatelar.[75] Entretanto, a opinião clínica comum de que a pronação excessiva é um fator de risco para a dor anterior do joelho não possui evidência científica consistente.[60,93,133] Por outro lado, estudos da marcha demonstram que as cunhas mediais apresentam uma pequena capacidade, embora significativa, de controlar a rotação medial da tíbia que ocorre com a pronação excessiva.[109,123,167] Estudos biomecânicos também sugerem que as cunhas medial ou lateral podem alterar os padrões de imposição de sobrecarga no joelho.[153] Diante do debate contínuo sobre a confiabilidade das medidas subtalares neutras e a compreensão limitada do acoplamento preciso entre os movimentos do pé e da perna, os clínicos devem ter cuidado ao interpretar dados sobre o alinhamento do pé e procurar mais evidências para a eficácia da ortoterapia.

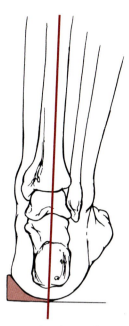

Figura 44.37 Uma órtese do pé com suporte medial eleva o solo para o pé, permitindo contato total entre o pé e o solo sem pronação excessiva.

Resumo

Este capítulo descreve a estrutura dos ossos e das articulações e como ela influencia os movimentos das articulações individuais do tornozelo e do pé. Em sua maioria, as articulações do pé e do tornozelo são gínglimos ou articulações deslizantes, mas o alinhamento delas gera um movimento triplanar conhecido como pronação e supinação. Com exceção da articulação tarsometatarsal do hálux, as articulações do tornozelo, o retropé e o mediopé podem realizar pronação juntos, tornando o pé mais flexível, ou realizar supinação juntos para aumentar a rigidez do pé. Esses movimentos são essenciais para a imposição e a retirada da sobrecarga do pé durante a locomoção. A mobilidade de hiperextensão nas articulações metatarsofalângicas dos dedos do pé também é essencial na marcha para permitir que o corpo role sobre o pé. Este capítulo também descreve os movimentos que ocorrem quando o pé funciona em uma cadeia fechada: a pronação do pé produz rotação medial da tíbia e flexão do joelho, e a supinação produz o oposto.

Diversos ligamentos fornecem sustentação essencial para as articulações do tornozelo e do pé. A cápsula articular do tornozelo e os ligamentos colaterais são particularmente importantes na sustentação das articulações do tornozelo e subtalar, sendo que a segunda também é sustentada pelo ligamento interósseo. O ligamento calcaneonavicular plantar e os ligamentos plantares longo e curto são importantes estruturas de sustentação para o mediopé. As placas plantares fornecem importante proteção para as superfícies articulares dos dedos do pé, particularmente as articulações metatarsofalângicas.

O formato e o alinhamento normais do pé também são descritos. Especificamente, a tíbia em geral apresenta tor-

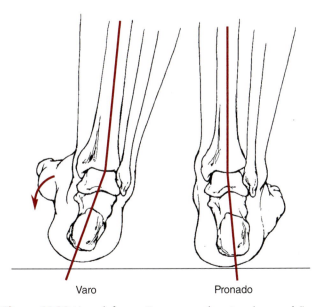

Figura 44.36 Uma deformação em varo do retropé na posição vertical requer pronação excessiva para que o pé entre em contato total com o solo.

são lateral, e o mediopé está muito próximo de 0° da posição subtalar neutra. O pé mantém os arcos longitudinais medial e lateral e um arco transverso. Embora a principal sustentação dos arcos seja ligamentar, os músculos fornecem sustentação dinâmica para os arcos do pé. Os músculos do tornozelo e do pé são apresentados no capítulo seguinte.

Referências bibliográficas

1. Ananthakrisnan D, Ching R, Tencer A, et al.: Subluxation of the talocalcaneal joint in adults who have symptomatic flatfoot. J Bone Joint Surg (Am) 1999; 81: 1147–1154.
2. Arangio GA, Chen C, Salathe EP: Effect of varying arch height with and without the plantar fascia on the mechanical properties of the foot. Foot Ankle Int 1998; 19: 705–709.
3. Astrom M, Arvidson T: Alignment and joint motion in the normal foot. J Orthop Sports Phys Ther 1995; 22: 216–222.
4. Attarian DE, McCrackin HJ, DeVito DP, et al.: Biomechanical characteristics of the human ankle ligaments. Foot Ankle 1985; 6: 54–58.
5. Bahr R, Pena F, Shine J, et al.: Ligament force and joint motion in the intact ankle: a cadaveric study. Knee Surg Sports Traumatol Arthrosc 1998; 6: 115–121.
6. Bahr R, Pena F, Shine J, et al.: Mechanics of the anterior drawer and talar tilt tests. A cadaveric study of lateral ligament injuries of the ankle. Acta Orthop Scand 1997; 68: 435–441.
7. Blackwood CB, Yuen TJ, Sangeorzan BJ, et al.: The midtarsal joint locking mechanism. Foot Ankle Int 2005; 26: 1074–1080.
8. Boardman DL, Liu SH: Contribution of the anterolateral joint capsule to the mechanical stability of the ankle. Clin Orthop 1997; 341: 224–232.
9. Bojsen-Moller F, Lamoreux L: Significance of free dorsiflexion of the toes in walking. Acta Orthop Scand 1979; 50: 471–479.
10. Boone DC, Azen SP: Normal range of motion of joints in male subjects. J Bone Joint Surg 1979; 61A: 756–759.
11. Bostman OM: Distal tibiofibular synostosis after malleolar fractures treated using absorbable implants. Foot Ankle 1993; 14: 38–43.
12. Buckley RE, Hunt DV: Reliability of clinical measurement of subtalar joint movement. Foot Ankle Int 1997; 18: 229–232.
13. Buell T, Green DR, Risser J: Measurement of the first metatarsophalangeal joint range of motion. J Am Podiatr Med Assoc 1988; 78: 439–448.
14. Calhoun JH, Eng M, Ledbetter BR, Viegas SF: A comprehensive study of pressure distribution in the ankle joint with inversion and eversion. Foot Ankle 1994; 15: 125–133.
15. Cameron JC, Saha S: External tibial torsion. An underrecognized cause of recurrent patellar dislocation. Clin Orthop 1996; 328: 177–184.
16. Canale ST: Campbell's Operative Orthopaedics. St. Louis: Mosby, 1998.
17. Cavanagh PR, Rodgers MM: The arch index: A useful measure from footprints. J Biomech 1987; 20: 547–551.
18. Cawley PW, France EP: Biomechanics of the lateral ligaments of the ankle: an evaluation of the effects of axial load and single plane motions on ligament strain patterns. Foot Ankle 1991; 12: 92–99.
19. Cheung JT, An KN, Zhang M, et al.: Consequences of partial and total plantar fascia release: a finite element study. Foot Ankle Int 2006; 27: 125–132.
20. Cheung JTM, Zhang M, An KN: Effect of achilles tendon loading on plantar fascia tension in the standing foot. Clin Biomech 2006; 21: 194–203.
21. Close JR, Inman VT, Poor PM, Todd FN: The function of the subtalar joint. Clin Orthop 1967; 50: 159–179.
22. Corraza F, Leardini A, O'Connor JJ, et al.: Mechanics of the anterior drawer test at the ankle: the effects of ligament viscoelasticity. J Biomech 2005; 38: 2118–2123.
23. Corraza F, O'Connor JJ, Leardini A, et al.: Ligament fibre recruitment and forces for the anterior drawer test at the human ankle joint. J Biomech 2003; 36: 363–372.
24. Crary JL, Hollis JM, Manoli A: The effect of plantar fascia release on strain in the spring and long plantar ligaments. Foot Ankle Int 2003; 24: 245–250.
25. Davis WH, Sobel M, DiCarlo EF, et al.: Gross, histological, and microvascular anatomy and biomechanical testing of the spring ligament complex. Foot Ankle Int 1996; 17: 95–102.
26. Deland JT, Morris GD, Sung IH: Biomechanics of the ankle joint. A perspective on total ankle replacement. Foot Ankle Clin 2000; 5: 747–759.
27. Dierks TA, Davis I: Discrete and continuous joint coupling relationships in uninjured recreational runners. Clin Biomech 2007; 22: 581–591.
28. Donatelli R, Hurlbert C, Conaway D, St Pierre R: Biomechanical foot orthotics: a retrospective study. JOSPT 1988; 10: 205–212.
29. Earll M, Wayne J, Brodrick C, et al.: Contribution of the deltoid ligament to ankle joint contact characteristics: a cadaver study. Foot Ankle Int 1996; 17: 317–324.
30. Eckhoff DG, Johnson KK: Three-dimensional computed tomography reconstruction of tibial torsion. Clin Orthop 1994; 302: 42–46.
31. Elveru RA, Rothstein JM, Lamb RL: Goniometric reliability in a clinical setting: subtalar and ankle joint measurements. Phys Ther 1988; 68: 672–677.
32. Erdemir A, Hamel AJ, Fauth AR, et al.: Dynamic loading of the plantar aponeurosis in walking. J Bone Joint Surg 2004; 86: 546–552.
33. Espregueira-Mendes JD, Vieira da Silva M: Anatomy of the proximal tibiofibular joint. Knee Surg Sports Traumatol Arthrosc 2006; 14: 241–249.
34. Fabry G, Cheng LX, Molenaers G: Normal and abnormal torsional development in children. Clin Orthop 1994; 302: 22–26.
35. Forriol F, Pascual J: Footprint analysis between three and seventeen years of age. Foot Ankle 1990; 11: 101–104.
36. Franco AH: Pes cavus and pes planus: analyses and treatment. Phys Ther 1988; 67: 688–694.
37. Fritz GR, Prieskorn D: First metatarsocuneiform motion: a radiographic and statistical analysis. Foot Ankle Int 1995; 16: 117–123.
38. Fujii T, Luo ZP, Kitaoka HB, An KN: The manual stress test may not be sufficient to differentiate ankle ligament injuries. Clin Biomech (Bristol, Avon) 2000; Oct 15: 619–623.
39. Funk JR, Hall GW, Crandall JR, Pilkey WD: Linear and quasi-linear viscoelastic characterization of ankle ligaments. J Biomech Eng 2000; 122: 15–22.
40. Garbalosa JC, McClure MH, Catlin PA, Wooden M: The frontal plane relationship of the forefoot to the rearfoot in an asymptomatic population. JOSPT 1994; 20: 200–206.
41. Gerhardt JJ, Rippstein J: Measuring and Recording of Joint Motion Instrumentation and Techniques. Lewiston, NJ: Hogrefe & Huber, 1990.

42. Glasoe WM, Allen MK, Ludewig PM: Comparison of first ray dorsal mobility among different forefoot alignments. JOSPT 2000; 30: 612–623.
43. Glasoe WM, Allen MK, Saltzman CL: First ray dorsal mobility in relation to hallux valgus deformity and first intermetatarsal angle. Foot Ankle Int 2001; 22: 98–101.
44. Glasoe WM, Allen MK, Yack HJ: Measurement of dorsal mobility in the first ray: elimination of fat pad compression as a variable. Foot Ankle Int 1998; 19: 542–546.
45. Glasoe WM, Yack HJ, Saltzman CL: Anatomy and biomechanics of the first ray. Phys Ther 1999; 79: 854–859.
46. Gray GW: When the feet hit the ground everything changes: program outline and prepared notes—a basic manual. Toledo. OH: American Physical Rehabilitation Network, 1984.
47. Green T, Refshauge K, Crosbie J, Adams R: A randomized controlled trial of a passive accessory joint mobilization on acute ankle inversion sprains. Phys Ther 2001; 81: 984–994.
48. Greene WB, Heckman JDE: The Clinical Measurement of Joint Motion. Rosemont, IL: American Academy of Orthopaedic Surgeons, 1994.
49. Grimm MJ, Williams JL: Measurements of permeability in human calcaneal trabecular bone. J Biomech 1997; 30: 743–745.
50. Grimston SK, Nigg BM, Hanley DA, Engsberg JR: Differences in ankle joint complex range of motion as a function of age. Foot Ankle 1993; 14: 215–222.
51. Halstead J, Redmond AC: Weight-bearing passive dorsiflexion of the hallux in standing is not related to hallux dorsiflexion during walking. J Orthop Sports Phys Ther 2006; 36: 550–556.
52. Harper MC: Deltoid ligament: an anatomical evaluation of function. Foot Ankle 1987; 8: 19–22.
53. Harper MC: Posterior instability of the talus: an anatomic evaluation. Foot Ankle 1989; 10: 36–39.
54. Harris GF: Analysis of ankle and subtalar motion during human locomotion. In: Stiehl JB, ed. Inman's Joints of the Ankle. Baltimore: Williams & Wilkins, 1991; 75–84.
55. Harty M: Anatomic considerations in injuries of calcaneus. Orthop Clin North Am 1973; 4: 179–183.
56. Harty M: Metatarsalgia. Surgery 1973; 136: 105–106.
57. Harty M: Ankle arthroscopy: anatomical features. Orthopedics 1985; 8: 1538–1540.
58. Heilman AE, Braly WG, Bishop JO, et al.: An anatomic study of subtalar instability. Foot Ankle 1990; 10: 224–228.
59. Hennig EM, Rosenbaum D: Pressure distribution patterns under the feet of children in comparison with adults. Foot Ankle 1991; 11: 306–311.
60. Hetsroni I, Finestone A, Milgrom C, et al.: A prospective biomechanical study of the association between foot pronation and the incidence of anterior knee pain among military recruits. J Bone Joint Surg 2006; 88B: 905–908.
61. Hicks JH: The mechanics of the foot. II The plantar aponeurosis and the arch. J Anat 1954; 88: 25–31.
62. Hicks JH: The mechanics of the foot. I. The joints. J Anat 1953; 87: 345–357.
63. Hintermann B, Nigg BM: In vitro kinematics of the axially loaded ankle complex in response to dorsiflexion and plantarflexion. Foot Ankle Int 1995; 16: 514–518.
64. Hintermann B, Sommer C, Nigg BM: Influence of ligament transection on tibial and calcaneal rotation with loading and dorsi-plantarflexion. Foot Ankle Int 1995; 16: 567–571.
65. Hochberg MC: Osteoarthritis. B. Clinical features. In: Klippel JH, ed. Primer of the Rheumatic Diseases. Atlanta: Arthritis Foundation, 2001; 289–293.
66. Hopson MM, McPoil TG, Cornwall MW: Motion of the first metatarsophalangeal joint. J Am Podiatr Med Assoc 1995; 85: 198–204.
67. Huang C-K, Kitaoka HB, An K-N, Chao EYS: Biomechanical evaluation of longitudinal arch stability. Foot Ankle Int 1993; 14: 353–357.
68. Hunt AE, Smith RM, Torode M: Extrinsic muscle activity, foot motion and ankle joint moments during the stance phase of walking. Foot Ankle Int 2001; 22: 31–41.
69. Huson A: Biomechanics of the tarsal mechanism. J Am Podiatr Med Assoc 2000; 90: 12–17.
70. Inman VT: The joints of the ankle. Baltimore: Williams & Williams, 1976.
71. Johanson MA, Donatelli R, Wooden MJ, et al.: Effects of three different posting methods on controlling abnormal subtalar pronation. Phys Ther 1994; 74: 149–161.
72. Johnson CH, Christensen JC: Biomechanics of the first ray. Part I. The effects of peroneus longus function: a three-dimensional kinematic study on a cadaver model. J Foot Ankle Surg 1999; 38: 313–321.
73. Johnson JE: Axis of rotation of the ankle. In: Stiehl JB, ed. Inman's Joints of the Ankle. Baltimore: Williams & Wilkins, 1991; 21–30.
74. Johnson JE: Shape of the trochlea and mobility of the lateral malleolus. In: Stiehl JB, ed. Inman's Joints of the Ankle. Baltimore: Williams & Wilkins, 1991; 15–20.
75. Johnston LB, Gross MT: Effects of foot orthoses on quality of life for individuals with patellofemoral pain syndrome. J Orthop Sports Phys Ther 2004; 34: 440–448.
76. Jonson SR, Gross MT: Intraexaminer reliability, interexaminer reliability, and mean values for nine lower extremity skeletal measures in healthy naval midshipman. J Orthop Sports Phys Ther 1997; 25: 253–263.
77. Joyce JJ, Harty M: Surgical anatomy and exposures of the foot and ankle. In: AAOS Instructional Course Lectures. St. Louis: CV Mosby, 1970; 1–11.
78. Kapandji IA: The physiology of the joints. Vol 2, the lower limb. Edinburgh: Churchill Livingstone, 1970.
79. Ker RF, Bennett MB, Bibby SR, et al.: The spring in the arch of the human foot. Nature 1987; 325: 147–149.
80. Kerkhoffs GMMJ, Blankevoort L, van Poll D, et al.: Anterior lateral ankle ligament damage and anterior talocrural-joint laxity: an overview of the in vitro reports in literature. Clin Biomech 2001; 16: 635–643.
81. Kitaoka HB, Ahn T-K, Luo ZP, An K-N: Stability of the arch of the foot. Foot Ankle Int 1997; 18: 644–648.
82. Kitaoka HB, Lundberg A, Luo ZP, An KN: Kinematics of the normal arch of the foot and ankle under physiologic loading. Foot Ankle Int 1995; 16: 492–499.
83. Kitaoka HB, Luo Z-P, An K-N: Three-dimensional analysis of flatfoot deformity: cadaver study. Foot Ankle Int 1998; 19: 447–451.
84. Kitaoka HB, Luo ZP, An K: Mechanical behavior of the foot and ankle after plantar fascia release in the unstable foot. Foot Ankle Int 1997; 18: 8–15.
85. Kitaoka HB, Luo ZP, An K-N: Three-dimensional analysis of normal ankle and foot mobility. Am J Sports Med 1997; 25: 238–242.
86. Kitaoka HB, Luo ZP, Growney ES, et al.: Material properties of the plantar aponeurosis. Foot Ankle Int 1994; 15: 557–560.
87. Kling TF Jr, Hensinger RN: Angular and torsional deformities of the lower limbs in children. Clin Orthop 1983; 176: 136–147.

88. Klingman RE, Liaos SM, Hardin KM: The effect of subtalar joint posting on patellar glide position in subjects with excessive rearfoot pronation. J Orthop Sports Phys Ther 1997; 25: 185–191.
89. Knudson GA, Kitaoka HB, Lu CL, et al.: Subtalar joint stability. Talocalcaneal interosseous ligament function studied in cadaver specimens. Acta Orthop Scand 1997; 68: 442–446.
90. Leardini A, O'Connor JJ, Catani F, Giannini S: Kinematics of the human ankle complex in passive flexion; a single degree of freedom system. J Biomech 1999; 32: 111–118.
91. Leardini A, O'Connor JJ, Catani F, Giannini S: A geometric model of the human ankle joint. J Biomech 1999; 32: 585–591.
92. Leardini A, Stagni R, O'Connor JJ: Mobility of the subtalar joint in the intact ankle complex. J Biomech 2001; 34: 805–809.
93. Livingston LA, Mandigo JL: Bilateral rearfoot asymmetry and anterior knee pain syndrome. J Orthop Sports Phys Ther 2003; 33: 48–54.
94. Loh JS, Lim BH, Wan CT, et al.: Second metatarsophalangeal joint. Clin Orthop Rel Res 2004; 421: 199-204.
95. Lowery RB, Calhoun JH: Fractures of the calcaneus: part 1: anatomy, injury mechanism, and classification. Foot Ankle Int 1996; 17: 230–235.
96. Lundberg A: Kinematics of the ankle and foot: in vivo roentgen stereophotogrammetry. Acta Orthop Scand Suppl 1989; 60: 1–23.
97. Lundberg A, Goldie I, Kalin B, Selvik G: Kinematics of the ankle/foot complex: plantarflexion and dorsiflexion. Foot Ankle 1989; 9: 194–200.
98. Lundberg A, Svensson OK, Bylund C, et al.: Kinematics of the ankle/foot complex-part 2: pronation and supination. Foot Ankle 1989; 9: 248–253.
99. Lundberg A, Svensson OK, Bylund C, Selvik G: Kinematics of the ankle/foot complex-part 3: influence of leg rotation. Foot Ankle 1989; 9: 304–309.
100. Lundberg A, Svensson OK, Nemeth G, Selvik G: The axis of rotation of the ankle joint. J Bone Joint Surg 1989; 71B: 94–99.
101. Luo Z-P, Kitaoka HB, Hsu H-C, et al.: Physiological elongation of ligamentous complex surrounding the hindfoot joints: in vitro biomechanical study. Foot Ankle Int 1997; 18: 277–283.
102. Mann R, Inman VT: Phasic activity of intrinsic muscles of the foot. J Bone Joint Surg 1964; 46A: 469–481.
103. Mann RA: The great toe. Orthop Clin North Am 1989; 20: 519–533.
104. Mann RA, Hagy JL: The function of the toes in walking, jogging and running. Clin Orthop 1979; 142: 24–29.
105. Manter JT: Movements of the subtalar and transverse tarsal joints. Anat Rec 1941; 80: 397–410.
106. Martin LP, Wayne JS, Monahan TJ, Adelaar RS: Elongation behavior of calcaneofibular and cervical ligaments during inversion loads applied in an open kinetic chain. Foot Ankle Int 1998; 19: 232–239.
107. Mattingly B, Talwalkar V, Tylkowski C, et al.: Three-dimensional in vivo motion of adult hind foot bones. J Biomech 2006; 39: 726–733.
108. McPoil TG, Cornwall MW: The relationship between three static angles of the rearfoot and the pattern of rearfoot motion during walking. JOSPT 1996; 23: 370–375.
109. McPoil TG, Cornwall MW: The effect of foot orthoses on transverse tibial rotation during walking. J Am Podiatr Med Assoc 2000; 90: 2–11.
110. Michelson JD, Helgemo SL: Kinematics of the axially loaded ankle. Foot Ankle Int 1995; 16: 577–582.
111. Milgrom C, Gilad M, Simkin A, et al.: The normal range of subtalar inversion and eversion in young males as measured by three different techniques. Foot Ankle Int 1985; 6: 143–145.
112. Milner CE, Soames RW: A comparison of four in vivo methods of measuring tibial torsion. J Anat 1998; 193: 139–144.
113. Milner CE, Soames RW: Anatomy of the collateral ligaments of the human ankle joint. Foot Ankle Int 1998; 19: 757–760.
114. Milner CE, Soames RW: The medial collateral ligaments of the human ankle joint: anatomical variations. Foot Ankle Int 1998; 19: 289–292.
115. Mizel MS: The role of the plantar first metatarsal cuneiform ligament in weightbearing on the first metatarsal. Foot Ankle 1993; 14: 82–84.
116. Morris JM: Biomechanics of the foot and ankle. Clin Orthop 1977; 122: 10–19.
117. Moseley AM, Crosbie J, Adams R: Normative data for passive ankle plantarflexion-dorsiflexion flexibility. Clin Biomech 2001; 16: 514–521.
118. Murphy GA, Pneumaticos SG, Kamaric E, et al.: Biomechanical consequences of sequential plantar fascia release. Foot Ankle Int 1998; 19: 149–152.
119. Myerson MS, Shereff MJ: The pathological anatomy of claw and hammer toes. J Bone Joint Surg 1989; 71–A: 45–49.
120. Nawoczenski DA, Baumhauer JF, Umberger BR: Relationship between clinical measurements and motion of the first metatarsophalangeal joint during gait. J Bone Joint Surg Am 1999; 81: 370–376.
121. Nawoczenski DA, Saltzman CL, Cook TM: The effect of foot structure on the three-dimensional kinematic coupling behavior of the leg and rear foot. Phys Ther 1998; 78: 404–416.
122. Needleman RL, Skrade DA, Stiehl JB: Effect of the syndesmotic screw on ankle motion. Foot Ankle 1989; 10: 17–24.
123. Nester CJ, van der Linden ML, Bowker P: Effect of foot orthoses on the kinematics and kinetics of normal walking gait. Gait Posture 2003; 17: 180–187.
124. Nigg BM, Fisher V, Allinger TL, et al.: Range of motion of the foot as a function of age. Foot Ankle Int 1992; 13: 336–343.
125. Nigg BM, Skarvan G, Frank CB, Yeadon MR: Elongation and forces of ankle ligaments in a physiological range of motion. Foot Ankle 1990; 11: 30–40.
126. Norkin CC, White DJ: Measurement of Joint Motion. A Guide to Goniometry. Philadelphia: FA Davis, 1995.
127. Ouzounian TJ, Shereff MJ: In vitro determination of midfoot motion. Foot Ankle Int 1989; 10: 140–146.
128. Pereira DS, Koval KJ, Resnick RB, et al.: Tibiotalar contact area and pressure distribution: the effect of mortise widening and syndesmosis fixation. Foot Ankle Int 1996; 17: 269–274.
129. Perry J: Anatomy and biomechanics of the hindfoot. Clin Orthop 1983; 177: 9–15.
130. Picciano AM, Rowlands MS, Worrell T: Reliability of open and closed kinetic chain subtalar joint neutral positions and navicular drop test. JOPST 1993; 18: 553–558.
131. Pierrynowski MR, Smith SB: Rear foot inversion/eversion during gait relative to the subtalar joint neutral position. Foot Ankle Int 1996; 17: 406–412.
132. Pohl MB, Messenger N, Buckley JG: Forefoot, rearfoot and shank coupling: effect of variations in speed and mode of gait. Gait Posture 2007; 25: 295–302.

133. Powers CM, Chen PY, Feischl SF, et al.: Comparison of foot pronation and lower extremity rotation in persons with and without patellofemoral pain. Foot Ankle Int 2002; 23: 634–640.
134. Powers CM, Maffucci R, Hampton S: Rearfoot posture in subjects with patellofemoral pain. JOSPT 1995; 22: 155–160.
135. Prieskorn D, Graves S, Yen M, et al.: Integrity of the first metatarsophalangeal joint: a biomechanical analysis. Foot Ankle Int 1995; 16: 357–362.
136. Prieskorn DW, Mann RA, Fritz G: Radiographic assessment of the second metatarsal: measure of first ray hypermobility. Foot Ankle Int 1996; 17: 331–333.
137. Radakovich M, Malone T: The superior tibiofibular joint: the forgotten joint. J Orthop Sports Phys Ther 1982; 3: 129–132.
138. Randle JA, Kreder HJ, Stephen D, et al.: Should calcaneal fractures be treated surgically? A meta-analysis. Clin Orthop 2000; 377: 217–227.
139. Renstrom P, Wertz M, Incavo S, et al.: Strain in the lateral ligaments of the ankle. Foot Ankle 1988; 9: 59–63.
140. Richardson EG: Injuries to the hallucal sesamoids in the athlete. Foot Ankle 1987; 7: 229–244.
141. Roass A, Andersson GB: Normal range of motion of the hip, knee, and ankle joints in male subjects, 30–40 years of age. Acta Orthop Scand 1982; 53: 205–208.
142. Romanes GJE: Cunningham's Textbook of Anatomy. Oxford: Oxford University Press, 1981.
143. Root ML, Orien WP, Weed JH: Clinical biomechanics: normal and abnormal functions of the foot. Los Angeles: Clinical Biomechanics Corp, 1977.
144. Salathe EP Jr, Arangio GA, Salathe EP: The foot as a shock absorber. J Biomech 1990; 23: 655–659.
145. Salter RB: Textbook of Disorders and Injuries of the Musculoskeletal System. 3rd ed. Baltimore: Williams & Wilkins, 1999.
146. Saltzman CL, Brandser EA, Anderson CM, et al.: Coronal plane rotation of the first metatarsal. Foot Ankle Int 1996; 17: 157–161.
147. Sammarco GJ, Burstein AH, Frankel VH: Biomechanics of the ankle: a kinematic study. Orthop Clin North Am 1973; 4: 75–96.
148. Sammarco GJ, Hockenbury RT: Biomechanics of the foot and ankle. In: Nordin M, Frankel VH, eds. Basic Biomechanics of the Musculoskeletal System. Philadelphia: Lippincott Williams & Wilkins, 2001; 222–255.
149. Sangeorzan BJ: Biomechanics of the subtalar joint. In: Stiehl JB, ed. Inman's Joints of the Ankle. Baltimore: Williams & Wilkins, 1991; 65–74.
150. Sangeorzan BJ: Subtalar Joint: Morphology and Functional Anatomy. In: Stiehl JB, ed. Inman's Joints of the Ankle. Baltimore: Williams & Wilkins, 1991; 31–38.
151. Sarrafian SK: Functional characteristics of the foot and plantar aponeurosis under tibiotalar loading. Foot Ankle 1987; 8: 4–18.
152. Sayli U, Bolukbasi S, Atik OS, Gundogdu S: Determination of tibial torsion by computed tomography. J Foot Ankle Surg 1994; 33: 144–147.
153. Schmalz T, Blumentritt S, Drewitz H, et al.: The influence of sole wedges on frontal plane knee kinetics, in isolation and in combination with representative rigid and semi-rigid ankle-foot-orthoses. Clin Biomech 2006; 21: 631–639.
154. Schneider B, Laubenberger J, Jemlich S, et al.: Measurement of femoral antetorsion and tibial torsion by magnetic resonance imaging. Br J Radiol 1997; 70: 575–579.
155. Scranton PE, McMaster JH, Kelly E: Dynamic fibular function. Clin Orthop 1976; 118: 76–81.
156. Seber S, Hazer B, Kose N, et al.: Rotational profile of the lower extremity and foot progression angle: computerized tomographic examination of 50 male adults. Arch Orthop Trauma Surg 2000; 120: 255–258.
157. Sharkey NA, Ferris L, Donahue SW: Biomechanical consequences of plantar fascial release or rupture during gait: part I—disruptions in longitudinal arch conformation. Foot Ankle Int 1998; 19: 812–820.
158. Shepherd DE, Seedhom BB: The 'instantaneous' compressive modulus of human articular cartilage in joints of the lower limb. Rheumatology (Oxford.) 1999; 38: 124–132.
159. Shepherd DE, Seedhom BB: Thickness of human articular cartilage in joints of the lower limb. Ann Rheum Dis 1999; 58: 27–34.
160. Shereff MJ, Bejjani FJ, Kummer FJ: Kinematics of the first metatarsophalangeal joint. J Bone Joint Surg 1986; 68A: 392–398.
161. Siegler S, Chen J, Schneck CD: The three-dimensional kinematics and flexibility characteristics of the human ankle and subtalar joints-part 1: kinematics. J Biomech Eng 1988; 110: 364–373.
162. Siegler S, Udupa JK, Ringleb SI, et al.: Mechanics of the ankle and subtalar joints revealed through a 3D quasi-static stress MRI technique. J Biomech 2005; 38: 567-578.
163. Singh AK, Starkweather KD, Hollister AM, et al.: Kinematics of the ankle: a hinge axis model. Foot Ankle 1992; 13: 439–446.
164. Smith-Oriccchio K, Harris BA: Interrater reliability of subtalar neutral, calcaneal inversion and eversion. JOSPT 1990; 12: 10–15.
165. Snook AG: The relationship between excessive pronation as measured by navicular drop and isokinetic strength of the ankle measurements. Foot Ankle Int 2001; 22: 234–240.
166. Snyder RB, Lipscomb AB, Johnston RK: Relationship of tarsal coalitions to ankle sprains in athletes. J Sports Med 1981; 9: 313–317.
167. Stacoff A, Reinschmidt C, Nigg BM, et al.: Effects of foot orthoses on skeletal motion during running. Clin Biomech (Bristol, Avon) 2000; 15: 54–64.
168. Stagni R, Leardini A, Ensini A: Ligament fibre recruitment at the human ankle joint complex in passive flexion. J Biomech 2004; 37: 1823–1829.
169. Staheli LT: Rotational problems of the lower extremities. Orthop Clin North Am 1987; 18: 503–512.
170. Stephens MM, Sammarco GJ: The stabilizing role of the lateral ligament complex around the ankle and subtalar joints. Foot Ankle 1992; 13: 130–136.
171. Stiehl JB: Anthropomorphic studies of the ankle joint. In: Stiehl JB, ed. Inman's Joints of the Ankle. Baltimore: Williams & Wilkins, 1991; 1–6.
172. Stiehl JB: Biomechanics of the ankle joint. In: Stiehl JB, ed. Inman's Joints of the Ankle. Baltimore: Williams & Wilkins, 1991; 39–64.
173. Stormont DM, Morrey BF, Kain-Nan A, Cass J: Stability of the loaded ankle: relation between articular restraint and primary and secondary static restraints. Am J Sports Med 1985; 13: 295–300.
174. Tanaka A, Okuzumi H, Kobayashi I, et al.: Age-related changes in natural and fast walking. Percept Motor Skills 1995; 80: 217–218.
175. Taylor KF, Bojescul JA, Howard RS, et al.: Measurement of isolated subtalar range of motion: a cadaver study. Foot Ankle Int 2001; 22: 426–432.

176. Thordarson DB, Kumar PJ, Hedman TP, Ebramzadeh E: Effect of partial versus complete plantar fasciotomy on the windlass mechanism. Foot Ankle Int 1997; 18: 16–20.
177. Tiberio D: Pathomechanics of structural foot deformities. Phys Ther 1988; 68: 1840–1849.
178. Tixa S: Atlas of Palpatory Anatomy of the Lower Extremities. New York: McGraw-Hill, 1999.
179. Tochigi Y, Rudert J, Amendola A, et al.: Tensile engagement of the peri-ankle ligaments in stance phase. Foot Ankle Int 2005; 26: 1067–1073.
180. Torburn L, Perry J, Gronley JK: Assessment of rearfoot motion: passive positioning, one-legged standing, gait. Foot Ankle Int 1998; 19: 688–693.
181. Tufescu TV, Buckley R: Age, gender, work capability, and worker's compensation in patients with displaced intraarticular calcaneal fractures. J Orthop Trauma 2001; 15: 275–279.
182. Uchiyama E, Suzuki D, Kura H, et al.: Distal fibular length needed for ankle stability. Foot Ankle Int 2006; 27: 185–189.
183. Viladot A, Lorenzo JC: The subtalar joint: embryology and morphology. Foot Ankle 1984; 5: 54–66.
184. Walker JM, Sue D, Miles-Elkousy N, et al.: Active mobility of the extremities in older subjects. Phys Ther 1984; 64: 919–923.
185. Wanivenhaus A, Pretterklieber M: First tarsometatarsal joint: anatomical biomechanical study. Foot Ankle 1989; 9: 153–157.
186. Ward KA, Soames RW: Morphology of the plantar calcaneocuboid ligaments. Foot Ankle Int 1997; 18: 649–653.
187. Wearing SC, Urry S, Periman P, et al.: Sagittal plane motion of the human arch during gait: a videofluoroscopic analysis. Foot Ankle Int 1998; 19: 738–742.
188. Williams DS III, McClay IS: Measurements used to characterize the foot and the medial longitudinal arch: reliability and validity. Phys Ther 2000; 80: 864–871.
189. Williams DS III, McClay IS, Hamill J: Arch structure and injury patterns in runners. Clin Biomech 2001; 16: 341–347.
190. Williams DS III, McClay IS, Hamill J, Buchanan T: Lower extremity kinematic and kinetic differences in runners with high and low arches. J Appl Biomech 2001; 17: 153–163.
191. Williams P, Bannister L, Berry M, et al.: Gray's Anatomy, The Anatomical Basis of Medicine and Surgery, Br. ed. London: Churchill Livingstone, 1995.
192. Wong Y, Kim W, Ying N: Passive motion characteristics of the talocrural and the subtalar joint by dual Euler angles. J Biomech 2005; 38: 2480–2485.
193. Wright DG, Desai SM, Henderson WH: Action of the subtalar and ankle joint complex during the stance phase of walking. J Bone Joint Surg (Am) 1964; 46A: 361–382.
194. Wu G, Siegler S, Allard P, et al.: ISB recommendation on definitions of joint coordinate systems of various joints for the reporting of human joint motion-part 1: ankle, hip and spine. J Biomech 2002; 35: 543–548.
195. Wynarsky GT, Greenwald AS: Mathematical model of the human ankle joint. J Biomech 1983; 16: 241–251.
196. Yoganandan N, Pintar FA, Seipel R: Experimental production of extra- and intra-articular fractures of the os calcis. J Biomech 2000; 33: 745–749.
197. Yoshioka Y, Siu DW, Scudamore RA, Cooke TDV: Tibial anatomy and functional axes. J Orthop Res 1989; 7: 132–137.

CAPÍTULO 45

Mecânica e patomecânica da atividade muscular do tornozelo e do pé

SUMÁRIO

Dorsiflexores do tornozelo 842
    Tibial anterior 842
    Extensor longo do hálux 844
    Extensor longo dos dedos 846
    Fibular terceiro 846
Músculos superficiais do compartimento posterior 847
    Tendão do calcâneo 847
    Gastrocnêmio 848
    Sóleo 849
    Plantar 851
Músculos profundos do compartimento posterior 853
    Tibial posterior 853
    Flexor longo dos dedos 854
    Flexor longo do hálux 855
Músculos do compartimento lateral da perna 856
    Fibular longo 856
    Fibular curto 858
Músculos intrínsecos do pé 858
    Primeira camada muscular no pé 859
    Segunda camada muscular no pé 859
    Terceira camada muscular no pé 860
    Quarta camada muscular no pé 862
    Extensor curto dos dedos 863
    Efeitos de grupo dos músculos intrínsecos do pé 863
Comparações da força dos grupos musculares 863
Resumo 865

O capítulo precedente discute os componentes ósseos do tornozelo e do pé e descreve a organização arquitetônica do pé. Também identifica a importância das estruturas ligamentares na sustentação do pé em repouso. Embora os músculos da perna e do tornozelo desempenhem apenas um papel limitado na sustentação do pé estático, são essenciais para o funcionamento apropriado do pé em sua função mais importante, a locomoção. O presente capítulo apresenta a função dos músculos da perna e do pé e os efeitos de suas deficiências.

Especificamente, as finalidades deste capítulo são:

- Examinar as ações dos músculos individuais do tornozelo e do pé.
- Considerar os efeitos da deficiência na força e na extensibilidade desses músculos.
- Resumidamente, discutir os papéis desempenhados por esses músculos durante as atividades de locomoção.
- Comparar as forças dos diferentes grupos musculares medidas em indivíduos sem deficiências.

Os músculos do tornozelo e do pé são músculos extrínsecos e músculos intrínsecos, como também ocorre no punho e na mão. Os músculos extrínsecos estão convenientemente organizados em um grupo anterior que promove a dorsiflexão do tornozelo e contribui para a extensão dos dedos, um grupo posterior que contribui para a flexão plantar do tornozelo e para a flexão dos dedos, e um grupo lateral que faz pronação do pé. Em sua maioria, esses músculos cruzam várias articulações do pé e, para que tenhamos uma boa compreensão da ação e função de cada músculo, será preciso uma cuidadosa atenção com relação à ação muscular em cada articulação.

São menos evidentes as funções individuais para cada músculo intrínseco do pé. Este capítulo apresenta sucintamente as ações dos músculos intrínsecos individuais e discute o que se sabe atualmente sobre o funcionamento do grupo como um todo.

A terminologia que descreve as ações dos músculos do tornozelo e do pé é confusa. O último capítulo apresenta a noção de movimento triplanar e define pronação e supinação como os movimentos combinados de dorsiflexão, eversão e abdução, ou de flexão plantar, inversão e adução, respectivamente. Contudo, em geral a literatura descreve as ações dos músculos da perna e do pé em termos de movimentos uniplanares, como dorsiflexão ou inversão.[35,76,95] Para que seja evitada a contínua reinterpretação da literatura, este capítulo seguirá a terminologia tradicional. O leitor deve ter em mente que o movimento uniplanar é apenas um componente do movimento triplanar geral. Exemplificando, o fibular curto promove eversão do pé e, assim, também pode ser descrito como pronador do pé.

Finalmente, uma das principais responsabilidades funcionais dos músculos da perna e do pé é controlar o pé e facilitar o avanço do corpo por cima do pé durante a locomoção, e nenhuma discussão da mecânica desses músculos será completa sem que se faça referência a seu papel na marcha. A mecânica da locomoção normal está descrita com detalhes no Capítulo 48.

Portanto, o papel desempenhado por esses músculos durante a locomoção será descrito apenas sucintamente neste capítulo.

Dorsiflexores do tornozelo

Os músculos dorsiflexores do tornozelo localizam-se no compartimento anterior da perna; são o tibial anterior, extensor longo do hálux, extensor longo dos dedos e fibular terceiro (Fig. 45.1). Todos esses músculos se situam anteriormente ao eixo da articulação do tornozelo e, portanto, dorsiflexionam o tornozelo.[56,95] Seus papéis nas outras articulações do pé dependem de sua localização com relação a cada articulação. O grupo dorsiflexor desempenha duas funções importantes durante a locomoção: durante a fase de equilíbrio, quando o pé está fora do chão, os músculos dorsiflexores ajudam a erguer o pé e os dedos do chão, para proporcionar um espaço livre adequado. A segunda função ocorre por ocasião e imediatamente depois do contato com o chão, quando os dorsiflexores se opõem ao momento para flexão plantar transmitido ao pé pela força de reação do solo

e controlam a descida do pé até o chão (Fig. 45.2). Durante a fase de equilíbrio, os músculos contraem-se concêntrica e isometricamente; em seguida ao contato, a contração é basicamente excêntrica.

Todos os músculos dorsiflexores são estabilizados no tornozelo pelo retináculo extensor; esta estrutura impede que os tendões sejam tracionados em relação à articulação do tornozelo (**fenômeno da "corda de arco"**) durante a dorsiflexão do tornozelo. (Ver Cap. 17 para mais informações sobre o fenômeno da "corda de arco".)

Tibial anterior

O tibial anterior é o maior músculo dorsiflexor, com uma área de secção transversal fisiológica equivalente ao dobro da área de secção transversal fisiológica do restante dos músculos dorsiflexores combinados[11,94] (ver Quadro 45.1).

Capítulo 45   Mecânica e patomecânica da atividade muscular do tornozelo e do pé   843

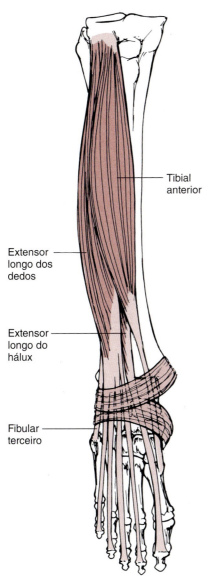

Figura 45.1 Os músculos dorsiflexores do pé são o tibial anterior, o extensor longo do hálux, o extensor longo dos dedos e o fibular terceiro.

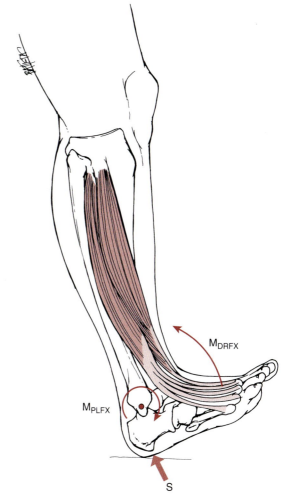

Figura 45.2 Os músculos dorsiflexores devem gerar um momento para extensão (dorsiflexão) (M_{DRFX}) para equilibrar o momento para flexão (flexão plantar) (M_{PLFX}) aplicado pela força de reação ao solo (S).

Ações

AÇÃO MUSCULAR: TIBIAL ANTERIOR

Ação	Evidência
Dorsiflexão do tornozelo	Comprobatória
Inversão do pé	Comprobatória

Não restam dúvidas sobre o papel exercido pelo tibial anterior na dorsiflexão do tornozelo. As descrições de seu braço de momento para dorsiflexão máxima variam desde aproximadamente 30 até 70 mm[10,38,45,49,59,85] (Fig. 45.3). Por outro lado, há menor consenso com relação à sua capacidade de inverter o pé. Alguns estudiosos sugerem que o músculo está tão perto do eixo da articulação subtalar, que seu efeito sobre esta articulação é desprezível.[54] Outros

QUADRO 45.1 Inserção muscular

Inserções e inervação do tibial anterior

Inserção proximal: Côndilo lateral e metade a dois terços proximais da superfície lateral da diáfise tibial, superfície anterior da membrana interóssea, fáscia profunda, e o septo intermuscular entre esta e o extensor longo dos dedos.

Inserção distal: Superfícies medial e inferior do cuneiforme medial e parte adjacente da base do I osso metatarsal.

Inervação: Nervo fibular profundo (L4, L5).

Palpação: O músculo é facilmente palpado proximalmente em sua inserção na tíbia proximal e ao longo de seu tendão distal.

844 Parte IV Cinesiologia dos membros inferiores

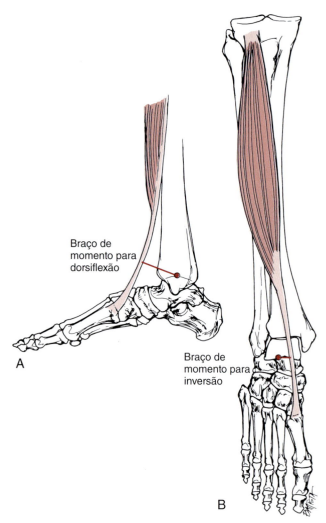

Figura 45.3 O tibial anterior exibe um grande braço de momento para dorsiflexão (**A**), mas possui um braço de momento muito menor para inversão (**B**).

propõem a existência de um pequeno momento para inversão com relação à articulação subtalar.[15] Um estudo abrangente, que utilizou amostras cadavéricas e indivíduos vivos, investigou a contribuição do tibial anterior durante a inversão do pé inteiro, não apenas a inversão na articulação subtalar.[3] Esse estudo demonstra que, embora jamais ocorra contração isolada do tibial anterior, o músculo contrai ativamente durante a inversão do pé na maioria dos indivíduos. Outros investigadores também observam que a atividade do tibial anterior durante a inversão é variável.[7] Uma análise biomecânica objetivando a mensuração de seu braço de momento para inversão estima comprimentos de aproximadamente 10 mm ou menos, o que é consideravelmente menor do que seu braço de momento para dorsiflexão e do que o braço de momento para inversão do tibial posterior e do flexor longo do hálux, o que pode explicar sua atividade variável durante a inversão.[45] Da mesma forma que o tibial anterior faz contração excêntrica para controlar a flexão plantar do tornozelo durante a fase de contato do calcanhar na marcha,

sua capacidade de inverter o pé pode ajudar no controle da pronação que em geral ocorre imediatamente depois dessa fase. Independentemente da extensão da participação do tibial anterior na inversão, é importante reconhecer que este músculo é capaz de gerar alguma combinação de dorsiflexão e inversão (i. e., pronação e supinação) por ser um músculo poliarticular, promovendo dorsiflexão (pronação) no tornozelo e inversão (supinação) nas articulações subtalar e tarsal transversa.

A contribuição do tibial anterior para a inversão ativa explica sua capacidade de proporcionar apoio dinâmico ao arco longitudinal medial. Conforme foi dito no capítulo anterior, o apoio primário para os arcos do pé durante a fase de apoio em repouso é ligamentar. Ainda assim, indivíduos com arcos achatados exibem aumento da atividade do tibial anterior e também de outros músculos da perna durante funções dinâmicas.[7] Esse aumento da atividade pode sugerir uma tentativa de aumentar a estabilidade do pé.

Efeitos da debilidade

Embora existam outros músculos dorsiflexores, seu tamanho e vantagem mecânica fazem do tibial anterior o mais forte dos dorsiflexores. Com o tornozelo na posição neutra, a estimulação elétrica do tibial anterior gerou 42% do torque de dorsiflexão total gerado por uma contração voluntária máxima de todos os dorsiflexores.[57] Portanto, a debilidade do tibial anterior enfraquece intensamente, mas não elimina, a dorsiflexão ativa do tornozelo. A perda exclusiva do tibial anterior compromete a capacidade de controle do pé depois do contato do calcanhar durante a locomoção normal. A incapacidade de controlar o pé pode fazer com que o indivíduo "**toque**" o solo com o pé imediatamente depois do contato, frequentemente causando uma "bofetada" audível com o pé. A debilidade do tibial anterior, juntamente com a debilidade de outros músculos dorsiflexores, pode resultar na incapacidade de levantar o pé do solo durante a fase de equilíbrio da marcha. Uma dorsiflexão inadequada durante essa fase causa uma **queda do pé**, em que o pé fica pendurado na direção do solo à medida que o membro avança, dificultando a elevação do pé em relação ao solo (Fig. 45.4). Além disso, a debilidade isolada do tibial anterior deixa o fibular longo, seu antagonista, sem oposição; isso gera flexão plantar do primeiro metatarsal.[45]

Efeitos da tensão

A tensão do tibial anterior ocorre na ausência de uma força de flexão plantar adequada. O antepé é tracionado medialmente, acentuando o arco longitudinal medial e resultando em um **pé cavo**.

Extensor longo do hálux

O extensor longo do hálux tem menor área de secção transversal fisiológica, em comparação com o tibial anterior ou o extensor longo dos dedos[11,94] (ver Quadro 45.2).

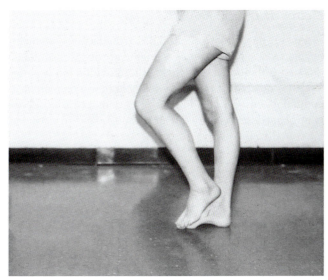

Figura 45.4 Pé caído. Uma debilidade significativa do tibial anterior pode levar a um "pé caído" durante a fase de equilíbrio da marcha, quando há necessidade que o músculo levante o pé, para que os dedos deixem o chão.

QUADRO 45.2 Inserção muscular

Inserções e inervação do extensor longo do hálux

Inserção proximal: Metade intermediária da superfície medial da fíbula e superfície anterior adjacente da membrana interóssea.

Inserção distal: Aspecto dorsal da base da falange distal do hálux.

Inervação: Nervo fibular profundo (L5, S1).

Palpação: O tendão pode ser facilmente palpado no dorso do pé e do tornozelo, mas o ventre muscular se situa profundamente ao tibial anterior e ao extensor longo dos dedos e não pode ser diretamente palpado.

Ações

Ação muscular: extensor longo do hálux	
Ação	Evidência
Extensão das articulações metatarsofalângica e interfalângica do hálux	Comprobatória
Dorsiflexão do tornozelo	Comprobatória
Inversão do pé	Inadequada

Já está devidamente estabelecido o papel do extensor do hálux. O extensor longo do hálux promove a única força de extensão ativa à articulação interfalângica e a principal força de extensão ativa para a articulação metatarsofalângica. O extensor longo do hálux possui um braço de momento ape-nas ligeiramente menor para dorsiflexão no tornozelo, em comparação com o tibial anterior e, em consequência, também contribui para a dorsiflexão ativa do tornozelo. Por outro lado, embora alguns autores tenham informado que o extensor longo do hálux contribui para a inversão do pé[43], este músculo avança em grande proximidade ao eixo da articulação subtalar; sua contribuição para esta articulação ainda não foi esclarecida.[56] Um estudo de amostras cadavéricas e de indivíduos vivos demonstra ligeira capacidade de supinar o pé como um todo, e revela atividade eletromiográfica do extensor longo do hálux durante algumas atividades de supinação do pé inteiro, por exemplo, o levantamento do lado medial do pé do chão, quando o indivíduo está em pé.[3]

Efeitos da debilidade

A debilidade do extensor longo do hálux enfraquece a extensão na articulação metatarsofalângica e nas articulações interfalângicas do hálux. Tendo em vista que esse músculo é o único extensor da articulação interfalângica, a presença de debilidade nesta articulação é diagnóstica de debilidade do extensor longo do hálux.

Durante a locomoção normal, o indivíduo faz contato com o solo primeiro com o calcanhar. A força de reação do solo aplica um momento para flexão plantar ao pé como um todo, o que é resistido por todos os dorsiflexores. A debilidade do extensor longo do hálux diminui a capacidade do indivíduo em controlar a descida da parte medial do pé, particularmente o dedão. Pacientes com debilidade do extensor longo do hálux também informam que o dedão tende a dobrar sob o pé quando estão calçando uma meia ou sapato, podendo resultar em tropeço.

Efeitos da tensão

A tensão do extensor longo do hálux traciona a articulação metatarsofalângica do dedão do pé em extensão, o que – como também ocorre com o polegar e demais dedos da mão – tende a gerar flexão na articulação interfalângica, quando o flexor longo do hálux é esticado, surgindo uma deformação de **dedo em garra**. A hiperextensão do hálux traciona distalmente a placa plantar, expondo a cabeça do metatarso a cargas excessivas e causando dor. Do mesmo modo, a hiperextensão da articulação metatarsofalângica traciona a articulação interfalângica para o interior da biqueira do sapato, causando dor e a formação de calos na superfície dorsal da articulação interfalângica.

Relevância clínica

Deformidades em garra dos dedos do pé: As deformações em garra dos dedos em um pé com sensibilidade são muito dolorosas. Quando essas deformações ocorrem em um pé insensível, o indivíduo fica em risco de sofrer esfacelamento da pele como resultado da crescente pressão sobre as cabeças dos metatarsos e entre as superfícies dorsais dos dedos e o sapato.

Extensor longo dos dedos

O extensor longo dos dedos possui uma área de secção transversal fisiológica maior do que a do extensor longo do hálux, mas pode ter apenas metade da área do tibial anterior [11, 94] (Quadro 45.3).

Ações

AÇÃO MUSCULAR: EXTENSOR LONGO DOS DEDOS

Ação	Evidência
Extensão das articulações metatarsofalângicas dos quatro dedos laterais	Comprobatória
Extensão das articulações IFP e IFD dos quatro dedos laterais	Comprobatória
Dorsiflexão do tornozelo	Comprobatória
Eversão do pé	Comprobatória

Os relatos concordam que o extensor longo dos dedos é o principal extensor das articulações metatarsofalângicas dos quatro dedos laterais e, juntamente com os músculos intrínsecos do pé, contribui para a extensão das articulações interfalângicas proximais e distais desses dedos.[43,68,76,95] Analogamente, sua participação na dorsiflexão do tornozelo é fato devidamente aceito.[43,68,76,95] O extensor longo dos dedos possui um braço de momento para dorsiflexão similar aos braços de momento do tibial anterior e do extensor longo do hálux.

Diversos autores informam que o extensor longo dos dedos participa na eversão do pé,[30,43,84] e sua localização lateral ao eixo da articulação subtalar, medida em cadáveres, reforça esse ponto de vista.[56] Dados de voluntários vivos revelam um papel consistente desse músculo na eversão ativa.[3]

Efeitos da debilidade

Por ser o extensor primário das articulações metatarsofalângicas dos dedos laterais, a debilidade do extensor longo dos dedos diminui a capacidade do indivíduo em levantar os dedos do chão durante a fase de equilíbrio da marcha e, como o extensor longo do hálux, também a capacidade de controlar a descida dos dedos até o chão, quando o calcanhar faz contato com o solo.

Efeitos da tensão

O encurtamento do extensor longo dos dedos gera efeitos nos dedos laterais parecidos com os produzidos pelo encurtamento do extensor longo do hálux no dedão do pé. As articulações metatarsofalângicas ficam hiperestendidas e, tipicamente, as articulações interfalângicas proximais e distais flexionam como resultado do esticamento do flexor longo dos dedos. Como ocorre nos casos de encurtamento do flexor longo do hálux, as deformações de dedo em garra resultantes são dolorosas e funcionalmente limitantes.

Fibular terceiro

O fibular terceiro faz parte do extensor longo dos dedos, estando ausente em cerca de 5% da população (Quadro 45.4). Quando presente, o músculo pode ser visualizado no aspecto lateral do dorso do pé. Este é o menor dos músculos dorsiflexores.[11]

Ações

AÇÃO MUSCULAR: FIBULAR TERCEIRO

Ação	Evidência
Dorsiflexão do tornozelo	Comprobatória
Eversão do pé	Comprobatória

O papel do fibular terceiro na dorsiflexão do tornozelo e na eversão do pé ficou devidamente esclarecido.[76,84,95]

QUADRO 45.3 Inserção muscular

Inserções e inervação do extensor longo dos dedos

Inserção proximal: Superfície lateral do côndilo lateral da tíbia, dois terços a três quartos proximais da superfície medial da fíbula, fáscia profunda e superfície anterior adjacente da membrana interóssea.

Inserção distal: Mecanismo do capuz extensor no dorso das articulações metatarsofalângicas e falanges proximais dos quatro dedos laterais. Uma tira central insere-se na base da falange média, e duas tiras colaterais se inserem na base da falange distal.

Inervação: Nervo fibular profundo (L5, S1).

Palpação: Os tendões são facilmente palpados ao longo do dorso do pé e através das quatro articulações metatarsofalângicas laterais.

QUADRO 45.4 Inserção muscular

Inserções e inervação do fibular terceiro

Inserção proximal: Terço distal (ou mais) da superfície medial da fíbula e superfície adjacente da membrana interóssea (Esse músculo é uma porção parcialmente separada do extensor longo dos dedos.).

Inserção distal: Parte medial da superfície dorsal da base do V osso metatarsal.

Inervação: Nervo fibular profundo (L5, S1).

Palpação: Se presente, o tendão pode ser palpado na superfície dorsolateral do pé, onde se insere na base do V osso metatarsal.

No entanto, seu tamanho e presença variável sugerem que esse músculo desempenha apenas um papel acessório nesses movimentos.

Efeitos da debilidade

A debilidade do fibular terceiro ocorre juntamente com a debilidade do extensor longo dos dedos e dos outros músculos dorsiflexores. As consequências da debilidade isolada, embora tal ocorrência seja improvável, serão em geral mínimas.

Efeitos da tensão

Como no caso da debilidade muscular, é improvável que ocorra encurtamento isolado do fibular terceiro, e as consequências do simultâneo encurtamento do extensor longo dos dedos são maiores do que qualquer consequência potencial do encurtamento do fibular terceiro.

Músculos superficiais do compartimento posterior

Os músculos superficiais do compartimento posterior são o gastrocnêmio, sóleo e plantar (Fig. 45.5). Esses três músculos formam o volume da musculatura da panturrilha, dando a esta parte da perna sua forma característica.

Embora muitos outros músculos contribuam para o torque total da flexão plantar disponível no tornozelo, estimativas sugerem que esses três músculos contribuem com 60 a 87% do torque total da flexão plantar.[13,24,66,80]

O gastrocnêmio e o sóleo se inserem conjuntamente na superfície posterior do calcâneo, através do tendão do calcâneo; juntos, formam o tríceps sural. O plantar também pode se unir ao tendão do calcâneo. As funções desses três músculos no tornozelo e no retropé são parecidas, dependendo de sua inserção comum no tendão do calcâneo. Para que se possa apreciar o comportamento dos músculos superficiais do compartimento posterior, será válido examinar a mecânica do tendão do calcâneo.

Tendão do calcâneo

O tendão do calcâneo é o tendão mais espesso e forte do corpo.[95] Sua inserção na superfície posterior do calcâneo dá ao músculo tríceps sural um grande braço de momento e uma vantagem mecânica significativa em flexão plantar[45,51,78,85] (Fig. 45.6). Estimativas do braço de momento para flexão plantar do tendão do calcâneo variam, aproximadamente de 5 a 6 cm.

São conflitantes os relatos dos efeitos da posição do tornozelo no comprimento do tendão do calcâneo. Alguns estudos informam que o braço de momento para flexão plantar do tendão do calcâneo torna-se máximo quando o tornozelo está na posição neutra.[60,85] Mas outros estudos

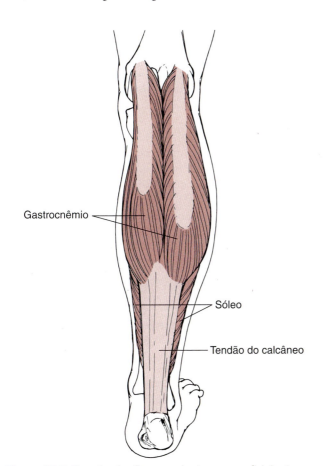

Figura 45.5 Os músculos flexores plantares superficiais são: gastrocnêmio, sóleo e plantar (não ilustrado).

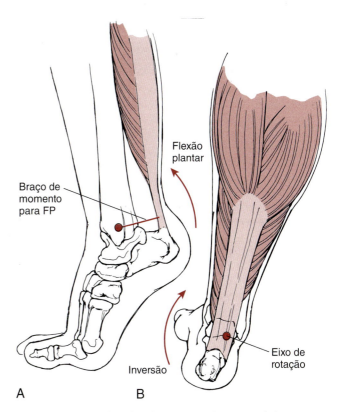

Figura 45.6 O tendão do calcâneo possui um grande braço de momento para flexão plantar (**A**) e um pequeno braço de momento para inversão (**B**).

informam que o braço de momento aumenta à medida que ocorre flexão plantar do tornozelo.[24,45,78] Todos os estudos concordam que o tendão do calcâneo possui o maior braço de momento para todos os músculos que cruzam o tornozelo.[45,85] O tendão do calcâneo também possui um braço de momento para inversão, pelo menos quando o pé se encontra na posição neutra ou de pronação. Assim, tanto o gastrocnêmio como o sóleo podem contribuir para a inversão do retropé.[3,45,98]

A força e a rigidez do tendão do calcâneo contribuem para a rigidez geral do tornozelo e aumentam a eficiência da marcha, ao possibilitar que o tendão armazene energia ao ser esticado como uma mola durante a fase de apoio da marcha.[18,79,87] O tendão do calcâneo exibe aproximadamente de 5 a 6% de **elasticidade** (mudança percentual no comprimento) durante as vigorosas contrações em flexão plantar e na marcha normal.[48,52] A elasticidade do tendão do calcâneo proporciona energia passiva para atividades como andar, correr e saltar, além de desempenhar um importante papel na maximização da eficiência dessas atividades.[37,48,50]

Dados obtidos de cadáveres sugerem que a força máxima do tendão do calcâneo é de aproximadamente 4.600 N (1.034 lb) em baixas taxas de carga, aumentando com a taxa de carga.[96] Apesar de seu diâmetro e força, o tendão do calcâneo é o tendão que mais frequentemente sofre ruptura no corpo, e a incidência das rupturas vem aumentando.[23,96] Uma razão para a elevada incidência de lesões pode estar relacionada à irrigação vascular para o tendão, que fica reduzida na seção intermediária do tendão, entre suas inserções aos ventres musculares e ao calcâneo.[12]

Relevância clínica

Rupturas do tendão do calcâneo: As rupturas do tendão do calcâneo são mais comuns em indivíduos sedentários que participam de atividades físicas esporádicas e vigorosas. Durante seu primeiro mandato como vice-presidente dos Estados Unidos, Al Gore rompeu seu tendão do calcâneo jogando tênis – um cenário típico. O clínico pode ajudar a diminuir a incidência dessas lesões, instruindo ativamente seus clientes a aumentar gradualmente o nível de atividade física e evitar súbitos episódios de atividade intensa sem um pré-condicionamento apropriado.

Gastrocnêmio

O gastrocnêmio é o músculo superficial da panturrilha, e seus dois ventres musculares são facilmente identificados na superfície posterior da perna (Quadro 45.5).

Ações

AÇÃO MUSCULAR: GASTROCNÊMIO

Ação	Evidência
Flexão plantar do tornozelo	Comprobatória
Inversão do pé	Comprobatória
Flexão do joelho	Comprobatória

QUADRO 45.5 Inserção muscular

Inserções e inervação do gastrocnêmio

Inserção proximal: Cabeça medial: Parte superior e posterior do côndilo femoral medial atrás do tubérculo adutor e desde uma área levemente elevada na superfície poplítea do fêmur, acima do côndilo medial.

Cabeça lateral: Parte superior e posterior da superfície lateral do côndilo femoral lateral e parte inferior da linha supracondílea correspondente.

Inserção distal: Superfície posterior do calcâneo, via tendão do calcâneo.

Inervação: Nervo tibial (S1, S2).

Palpação: Os ventres musculares do gastrocnêmio são palpados como duas massas musculares quase simétricas na metade proximal da parte posterior da perna.

Os investigadores concordam que o gastrocnêmio desempenha papel importante na flexão plantar do tornozelo. O músculo funciona juntamente com o sóleo, para erguer o peso do corpo quando o indivíduo se eleva sobre o antepé.[3,7,30,43] O gastrocnêmio fica ativo durante a fase de apoio da marcha, para ajudar na progressão anterógrada e para controlar o avanço do corpo por cima do pé de apoio.[67] O músculo também ajuda a estabilizar o tornozelo, quando o indivíduo passa por cima e por fora do pé na fase final do apoio.[35,82,83] O braço de momento para inversão do tendão do calcâneo ajuda o gastrocnêmio a desempenhar sua função na inversão.

O gastrocnêmio cruza o joelho e tem um braço de momento significativo para flexão do joelho. O braço de momento aumenta desde praticamente zero, quando o joelho está estendido, até mais de 3 cm, quando o joelho está flexionado além de 90°[14,45] (Fig. 45.7). Isso possibilita ao gastrocnêmio gerar um momento para flexão substancial no joelho, embora os isquiotibiais sejam os flexores primários desta articulação.

Relevância clínica

Teste da força de flexão do joelho: Tendo em vista que o gastrocnêmio é capaz de gerar flexão do joelho, é importante que o clínico detecte quaisquer substituições feitas pelo gastrocnêmio, ao testar a força dos isquiotibiais (Fig. 45.8). O clínico deve se assegurar de que o tornozelo permanecerá relaxado especificamente durante o teste de força dos músculos isquiotibiais.

Efeitos da debilidade

O gastrocnêmio proporciona uma força substancial de flexão plantar, e algum problema de perda de força do gas-

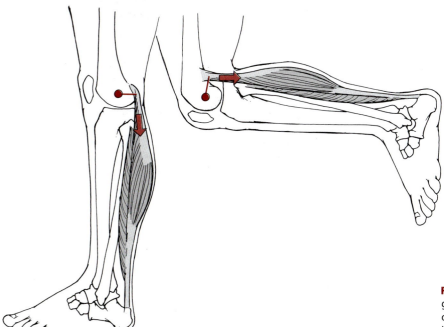

Figura 45.7 O braço de momento do gastrocnêmio no joelho é menor quando o joelho está estendido *versus* quando o joelho está flexionado em 90°.

trocnêmio resultará em grande diminuição na força de flexão plantar, o que prejudicará a capacidade do indivíduo em se erguer na ponta dos dedos dos pés ou escalar colinas ou subir escadas; além disso, a locomoção normal fica significativamente comprometida.[73]

Efeitos da tensão

A tensão do gastrocnêmio pode limitar a amplitude de movimento (ADM) da dorsiflexão do indivíduo; mas, tendo em vista que o músculo cruza o joelho e o tornozelo, seu efeito na ADM depende da posição do joelho. O clínico identifica o encurtamento do gastrocnêmio mediante o exame da ADM de dorsiflexão com o joelho do paciente estendido, fazendo com que o músculo fique esticado, e com o joelho flexionado, fazendo com que o músculo fique frouxo (Fig. 45.9). Quase todas as pessoas exibem menor ADM de dorsiflexão com o joelho estendido *versus* joelho flexionado.[75,80] Relatos de ADM de dorsiflexão de pico com o joelho estendido variam de 10 a 18° em indivíduos normais.[62,64,75] Moseley utiliza dados normativos de 300 homens e mulheres sem patologia, sugerindo que uma dorsiflexão inferior a 4° com o joelho estendido indica hipomobilidade.[62] Para que o indivíduo fique na posição de pé ereta normal, é preciso que chegue à dorsiflexão neutra com o joelho estendido. Um encurtamento extremo do gastrocnêmio faz com que o indivíduo fique de pé sobre o antepé, sem contato do calcanhar, ou que fique de pé com os joelhos flexionados. A locomoção normal utiliza aproximadamente 5° de dorsiflexão com o joelho estendido, e o encurtamento do gastrocnêmio pode comprometer a capacidade da pessoa em avançar o corpo por cima do pé no final da fase de apoio da locomoção.[44,47,65] Utilizando uma simulação mecânica de encurtamento do gastrocnêmio, Matjacic et al. sugerem que o encurtamento deste músculo resulta em aumento significativo na flexão do joelho, no contato inicial e na fase intermediária do apoio.[58]

Sóleo

O sóleo se situa profundamente ao gastrocnêmio, e possui a maior área de secção transversal fisiológica de todos os músculos da perna (Quadro 45.6). Sua área de secção transversal fisiológica é aproximadamente o dobro da área do gastrocnêmio.[11,94]

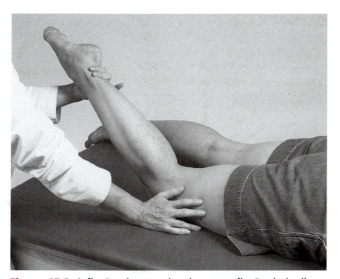

Figura 45.8 A flexão plantar ativa durante a flexão do joelho contra resistência sugere que o indivíduo está utilizando o gastrocnêmio como flexor do joelho para aumentar a força de flexão desta articulação.

850 Parte IV Cinesiologia dos membros inferiores

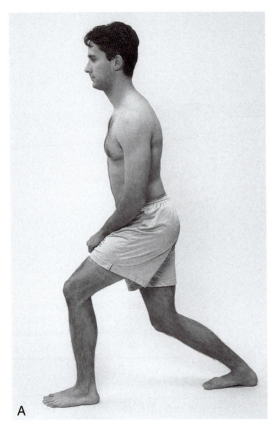

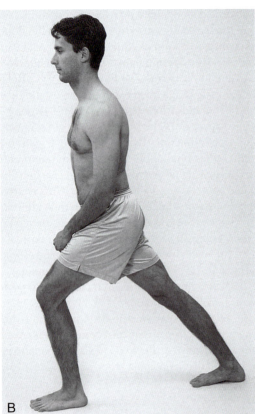

Figura 45.9 **A.** Com o joelho flexionado, o gastrocnêmio fica frouxo, e a ADM de dorsiflexão do tornozelo fica limitada apenas pelo sóleo e pela cápsula articular. **B.** Com o joelho estendido, o gastrocnêmio fica esticado e a ADM de dorsiflexão do tornozelo fica reduzida.

QUADRO 45.6 Inserção muscular

Inserções e inervação do sóleo

Inserção proximal: Superfície posterior da cabeça e ¼ a ⅓ da diáfise fibular, linha solear e ⅓ médio da borda medial da tíbia, e uma faixa fibrosa entre a tíbia e a fíbula.

Inserção distal: Superfície posterior do calcâneo via tendão do calcâneo.

Inervação: Nervo tibial (S1, S2).

Palpação: O sóleo pode ser palpado logo abaixo das bordas medial e lateral do gastrocnêmio, onde os ventres musculares do gastrocnêmio se inserem no tendão do calcâneo (Fig. 45.10).

Ações

AÇÃO MUSCULAR: SÓLEO

Ação	Evidência
Flexão plantar do tornozelo	Comprobatória
Inversão do pé	Comprobatória

Como o gastrocnêmio, indubitavelmente o sóleo é um flexor plantar.[7,30,43,76,95] Com sua grande área de secção transversal fisiológica, esse músculo é capaz de gerar grandes forças. O sóleo se compõe principalmente de fibras musculares do tipo I, enquanto as fibras do gastrocnêmio

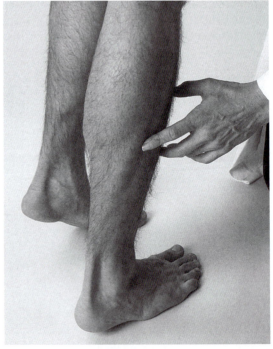

Figura 45.10 O sóleo pode ser palpado ao longo das bordas distais dos ventres do gastrocnêmio, onde se inserem no tendão do calcâneo.

consistem em aproximadamente metade do tipo I e metade do tipo II.[40,61,63,80] A atividade eletromiográfica do sóleo fica evidente na flexão plantar de baixa resistência, enquanto a atividade do gastrocnêmio surge com o aumento da resistência.[28] Analogamente, contrações de alta velocidade com o joelho estendido recrutam mais o gastrocnêmio do que o sóleo.[81,88] Entretanto, quando o joelho está flexionado, o sóleo é recrutado, independentemente da velocidade de flexão plantar. Aparentemente o aumento da velocidade de pedalagem durante um passeio de bicicleta gera maior ativação do gastrocnêmio, com pouca mudança no recrutamento do sóleo.[81]

Esses estudos sugerem que o sóleo e o gastrocnêmio desempenham papéis correlatos, mas distintos, no funcionamento do membro inferior. O sóleo parece estar bem adaptado para desempenhar um papel maior nessas atividades tásicas, como o controle da postura ereta, enquanto o gastrocnêmio é fundamental em atividades de alta velocidade e vigorosas, por exemplo, o salto.[7,19] Tanto o gastrocnêmio como o sóleo estão ativos durante a fase de apoio da marcha, embora a atividade do sóleo seja iniciada anteriormente; já a atividade do gastrocnêmio se prolonga por mais tempo.[35,82] Tanto o sóleo como o gastrocnêmio contribuem para a progressão anterógrada na fase de apoio da marcha, mas o sóleo ajuda a desacelerar a perna, quando o corpo passa por cima do pé fixo, durante a fase de apoio intermediário.[67] Como o gastrocnêmio, o sóleo, com sua inserção no tendão do calcâneo, tem um pequeno braço de momento para inversão, sugerindo que este músculo pode contribuir para a inversão do retropé.[3,45]

Efeitos da debilidade

A debilidade do sóleo acarreta uma perda significativa na força de flexão plantar, o que resulta em uma deficiência na locomoção. A debilidade do sóleo compromete a capacidade de controle da perna quando o corpo passa por cima do pé na fase de apoio, podendo ocorrer uma dorsiflexão excessiva durante essa fase. Além disso, o indivíduo que exibe encurtamento do sóleo terá dificuldade em "rolar" sobre o antepé na fase final de apoio e, em consequência, poderá exibir atraso na elevação do calcanhar[73] (Fig. 45.11).

Efeitos da tensão

O encurtamento do sóleo também restringe a ADM da dorsiflexão; contudo, ao contrário do encurtamento do gastrocnêmio, a **contratura de flexão plantar** resultante independe da posição do joelho. Apesar do fato de o sóleo não cruzar a articulação do joelho, seu encurtamento pode gerar efeitos importantes nesta articulação. Durante a fase de apoio da marcha, normalmente a tíbia passa por cima do pé fixo. O encurtamento do sóleo restringe o avanço anterógrado da tíbia, embora o momento possa prosseguir na progressão anterógrada da coxa e do tronco. O movimento anterógrado da coxa e do tronco sobre uma tíbia que se mostra incapaz de se movimentar para a frente produz um momento para extensão no joelho e uma tendência para a hiperextensão desta

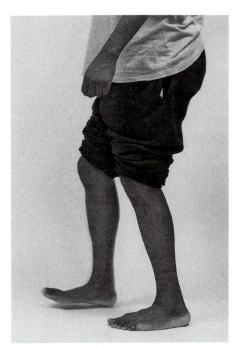

Figura 45.11 A debilidade dos músculos flexores plantares se manifesta na segunda metade da fase de apoio da marcha, pelo afastamento do pé em relação ao chão e, com frequência, por atraso na elevação do calcanhar.

articulação (Fig. 45.12)[29,58] Do mesmo modo, na posição em pé em repouso, normalmente o indivíduo fica em pé com os tornozelos próximos à flexão plantar/dorsiflexão neutra. A pessoa com encurtamento do sóleo é incapaz de alcançar a posição neutra, tendendo a se inclinar para trás. Para ficar na posição ereta, o indivíduo deve movimentar o centro de gravidade do corpo anteriormente, sobre a base de sustentação. O movimento anterógrado do centro de massa pode ser conseguido pela flexão do quadril, mas também pode ocorrer com a hiperextensão do joelho, o que é conhecido como *geno recurvado* (Fig. 45.13). Assim, o encurtamento do sóleo é fator de risco para *geno recurvado*.

Plantar

O plantar é um pequeno músculo situado entre os músculos gastrocnêmio e sóleo (Quadro 45.7). Estudos em cadáveres sugerem que o plantar está ausente em 5 a 10% da população[91,95], embora o exame de 40 indivíduos candidatos a reparo cirúrgico de um tendão do calcâneo rompido revelasse ausência do plantar em 24 pacientes (60%).[36]

Ações

AÇÃO MUSCULAR: PLANTAR

Ação	Evidência
Flexão plantar do tornozelo	Comprobatória
Inversão do pé	Comprobatória
Flexão do joelho	Comprobatória

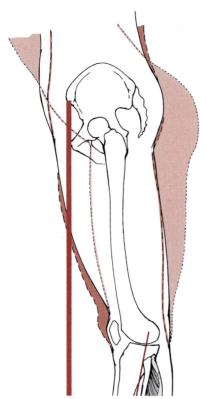

Figura 45.12 O encurtamento do músculo sóleo restringe a progressão da tíbia para a frente durante a fase de apoio da marcha. A progressão da coxa e do tronco para a frente sobre a tíbia fixada causa um momento de extensão (M_{EXT}) na articulação do joelho.

Embora o plantar cruze o joelho e o tornozelo em linha com o gastrocnêmio medial, seu tamanho e presença variável sugerem que este músculo não desempenha qualquer função exclusiva no tornozelo e no pé.

Efeitos da debilidade e da tensão

Não é possível identificar clinicamente deficiências do plantar.

Relevância clínica

"Perna de tenista": Uma lesão conhecida como "perna de tenista" se caracteriza pelo surgimento súbito e agudo de dor no aspecto posteromedial da panturrilha superior, normalmente em seguida a uma súbita e rápida sustentação do peso sobre a perna, por exemplo, uma queda de um meio-fio ou um bote para rebater uma bola de tênis. Historicamente, essas queixas eram atribuídas a uma laceração isolada do músculo plantar. A impossibilidade de realizar um teste clínico para a avaliação da integridade do músculo impede a verificação da lesão. Mais recentemente, as queixas foram associadas a uma laceração da cabeça medial do gastrocnêmio. Apenas um relato de caso conhecido constatou a ocorrência de uma laceração isolada do músculo plantar, confirmada por ocasião da cirurgia.[26]

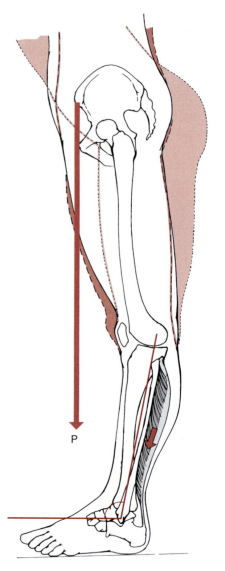

Figura 45.13 O encurtamento do sóleo pode contribuir para uma deformação em *genu recurvatum* (i. e., hiperextensão) do joelho, pela manutenção do tornozelo em flexão plantar, tendendo a fazer com que o indivíduo se incline para trás. Para que o centro de massa seja mantido sobre a base de sustentação, a pessoa se inclina para a frente. A inclinação para a frente pode ocorrer nos quadris ou no joelho. A inclinação para a frente no joelho causa *genu recurvatum*.

QUADRO 45.7 Inserção muscular

Inserções e inervação do plantar

Inserção proximal: Parte inferior da crista supracondilar lateral, parte adjacente da superfície poplítea do fêmur e ligamento poplíteo oblíquo.

Inserção distal: Superfície posterior do calcâneo, via tendão do calcâneo.

Inervação: Nervo tibial (S1, S2).

Palpação: Não palpável.

Músculos profundos do compartimento posterior

Os músculos profundos do compartimento posterior da perna são o tibial posterior, flexor longo dos dedos e flexor longo do hálux (Fig. 45.14). Esses músculos se encurvam em torno do aspecto medial do tornozelo e do pé, onde são facilmente palpados. Os tendões do tibial posterior, flexor longo dos dedos e flexor longo do hálux estão contidos dentro do feixe neurovascular no **túnel do tarso** formado pelo ligamento deltoide e pelo retináculo flexor.[41] Foi descrito o encarceramento do nervo ou de tendões, quando estas estruturas ingressam ou deixam o túnel do tarso.

Tibial posterior

O tibial posterior é o mais profundo dos músculos profundos do compartimento posterior da perna[95] (Quadro 45.8). Sua área de secção transversal fisiológica é maior do

> **QUADRO 45.8 Inserção muscular**
>
> **Inserções e inervação do tibial posterior**
>
> Inserção proximal: Parte medial: Superfície posterior da membrana interóssea e área lateral na superfície posterior da tíbia entre a linha solear e a junção dos terços médio e inferior da diáfise, abaixo.
>
> Parte lateral: Dois terços superiores da superfície fibular posterior, fáscia transversa profunda e septos intermusculares.
>
> Inserção distal: Tuberosidade navicular e superfície plantar do cuneiforme medial com faixas tendíneas na ponta e margem distal do sustentáculo do tálus[76], todos os ossos do tarso (exceto o tálus) e bases dos três metatarsais intermediários.
>
> Inervação: Nervo tibial (L4, L5).
>
> Palpação: O tendão do tibial posterior é palpado ao longo da borda posterior do maléolo medial. O ventre muscular pode ser palpado em um ponto imediatamente posterior à superfície medial da diáfise tibial.

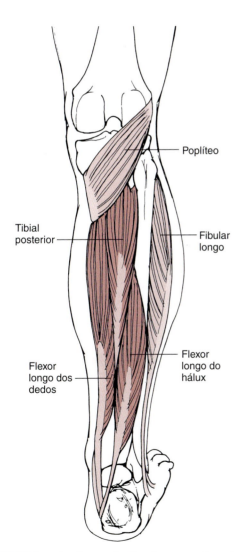

Figura 45.14 Os músculos profundos do compartimento posterior da perna são o tibial posterior, o flexor longo dos dedos e o flexor longo do hálux.

que a área de secção transversal fisiológica dos outros dois músculos profundos combinados.[11,94]

Ações

AÇÃO MUSCULAR: TIBIAL POSTERIOR

Ação	Evidência
Inversão do pé	Comprobatória
Flexão plantar do tornozelo	Comprobatória

O tibial posterior tem um braço de momento para inversão na articulação subtalar de quase 3 cm, praticamente três vezes o braço de momento do tibial anterior.[45] Seu tamanho e grande braço de momento tornam esse músculo o inversor primário da articulação subtalar, e dados eletromiográficos reforçam esta função.[3] Do mesmo modo, sua extensa inserção nos outros ossos do tarso contribui para sua eficácia na inversão de todo o pé.[55] Por outro lado, seu braço de momento para flexão plantar é de aproximadamente 1 cm, aproximando-se de zero quando o tornozelo está em flexão plantar.[85] Juntamente com os demais músculos profundos do compartimento posterior, o tibial posterior gera algum torque de flexão plantar, mas sua ação primária é a inversão.[66]

Aparentemente, o tibial posterior também contribui para a sustentação dinâmica do arco longitudinal medial.[16,42] O capítulo precedente informa que os ligamentos do pé são o principal sustentáculo dos arcos do pé durante a postura estática. Mas os músculos proporcionam sustentação extra ao pé durante atividades como a locomoção. O tibial posterior ajuda a controlar a descida do arco durante a aplicação de carga e contribui para a restauração do arco mais adiante, durante a fase de apoio da marcha.[69,82]

Efeitos da debilidade

A debilidade do tibial posterior compromete a força de inversão, acarretando pelo menos 50% de redução na força.[42] O tibial posterior é um importante estabilizador do antepé, e sua debilidade prejudica a capacidade do indivíduo de ficar na ponta dos dedos dos pés, mesmo diante de músculos flexores plantares intactos, porque o pé fica instável. A debilidade também gera desequilíbrio com os músculos eversores, e o pé tende a fazer eversão e abdução; ou seja, tende a pronar.[25,55,89] Pacientes com disfunção do tendão do tibial posterior (DTTP) exibem crescente pronação no retropé e no antepé, refletindo o grande papel do músculo na sustentação da maior parte do pé.[89] DTTP é causa importante de pé plano adquirido, e altera o movimento normal dos ossos do tarso durante a sustentação do peso e a marcha.[31,69] Os fatores associados ao aumento do risco de DTTP são obesidade, envelhecimento, hipertensão, diabetes e insuficiência vascular no interior do tendão.[31] Ao que parece, uma deformação de pé plano preexistente também é fator de risco para ruptura do tibial posterior.[16] Arai et al. informam ter observado maior resistência ao deslizamento do tibial posterior em torno do maléolo medial em espécimes com pés planos.[4] A maior força friccional sobre o tendão do tibial posterior pode contribuir para o maior risco de ruptura do tendão em indivíduos com pés planos.

> ### Relevância clínica
>
> **Ruptura do tibial posterior:** A ruptura espontânea do tendão do tibial posterior causa dor e limitações funcionais significativas. Essa lesão frequentemente ocorre após um episódio prolongado de tendinite crônica. Sua associação com deformações preexistentes no pé, obesidade, envelhecimento e hipertensão sugere que os tratamentos para controle do pé plano, como órteses para limitação da pronação, podem ajudar a reduzir as tensões incidentes no tendão do tibial posterior e talvez ajudem a evitar a ruptura. É preciso que sejam publicados resultados de estudos para que possa ser determinada a eficácia dessas intervenções.

Efeitos da tensão

A tensão do tibial posterior traciona o pé em inversão e adução do antepé, podendo ocorrer ligeira flexão plantar, promovendo uma **deformação em varo** ou em **equinovaro** do pé. Com frequência, essas deformações são observadas em indivíduos com espasticidade do tibial posterior ou com algum desequilíbrio entre o tibial posterior e os eversores do pé.[77]

Flexor longo dos dedos

O flexor longo dos dedos tem área de secção transversal fisiológica parecida com a área do flexor longo do hálux, e uma área consideravelmente menor do que a do tibial posterior.[11,94] (Quadro 45.9). O músculo é palpável em um local imediatamente posterior ao tendão do tibial posterior, onde se encurva em torno do maléolo medial.

Ações

AÇÃO MUSCULAR: FLEXOR LONGO DOS DEDOS

Ação	Evidência
Flexão das articulações metatarsofalângicas, IFP e IFD dos quatro dedos laterais	Comprobatória
Flexão plantar do tornozelo	Comprobatória
Inversão do pé	Comprobatória

Obviamente, o flexor longo dos dedos flexiona as articulações dos dedos dos pés, sendo o único músculo capaz de flexionar as articulações interfalângicas distais dos dedos.

> ### Relevância clínica
>
> **Teste muscular manual do flexor longo dos dedos:** Um teste muscular manual isolado para avaliar a força do flexor longo dos dedos requer resistência manual à flexão das articulações interfalângicas distais dos dedos. Tendo em vista que esse é o único músculo capaz de flexionar essas articulações, a debilidade na flexão da articulação interfalângica distal confirma a debilidade do flexor longo dos dedos.

Embora a flexão dos dedos do pé seja a atividade em cadeia aberta do flexor longo dos dedos, na atividade em cadeia fechada da locomoção, o músculo funciona na estabilização dos dedos e do pé contra a força de reação do solo que tende a estender, ou dorsiflexionar, os dedos e o mediopé, enquanto o corpo passa por cima do pé (Fig. 45.15).

> ### QUADRO 45.9 Inserção muscular
>
> **Inserções e inervação do flexor longo dos dedos**
>
> Inserção proximal: Parte medial da superfície posterior da tíbia, inferiormente à linha solear e fáscia de revestimento do tibial posterior.
>
> Inserção distal: Superfície plantar da base da falange distal dos quatro dedos laterais.
>
> Inervação: Nervo tibial (L5, S1, S2).
>
> Palpação: O tendão do flexor longo dos dedos é palpado em um local imediatamente posterior ao tendão do tibial posterior no maléolo medial.

Flexor longo do hálux

O flexor longo do hálux está situado mais profunda e posteriormente aos tendões dos músculos tibial posterior e flexor longo dos dedos (Quadro 45.10).

Ações

AÇÃO MUSCULAR: FLEXOR LONGO DO HÁLUX

Ação	Evidência
Flexão das articulações metatarsofalângicas e interfalângicas do hálux	Comprobatória
Flexão plantar do tornozelo	Comprobatória
Inversão do pé	Comprobatória

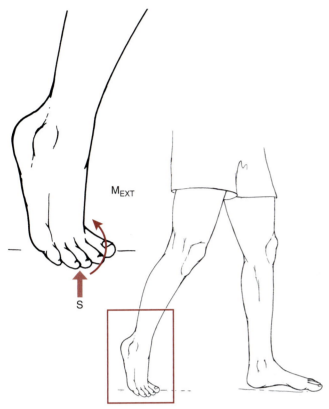

Figura 45.15 A força de reação ao solo (S) aplica um momento de extensão (M_{EXT}) nos dedos do pé, enquanto o corpo passa por cima do pé na fase de apoio.

O flexor longo do hálux é o principal flexor do dedão do pé (i. e., hálux), sendo o único músculo capaz de flexionar a articulação interfalângica deste dedo. Como o flexor longo dos dedos, um teste muscular manual na articulação interfalângica isola o flexor longo do hálux e identifica a debilidade neste músculo. O flexor longo do hálux possui um braço de momento para flexão plantar maior do que o braço de momento do tibial posterior ou do flexor longo dos dedos, e contribui para o torque de flexão plantar ao tornozelo.[45,85,95] Embora o sóleo e o gastrocnêmio sejam os flexores plantares primários do tornozelo, aparentemente alguns indivíduos recrutam o flexor longo do hálux também como importante flexor plantar.[17] Pessoas que sofreram ruptura do tendão do calcâneo recrutam mais o flexor longo do hálux do que o sóleo durante contrações submáximas dos dois tornozelos – tanto o lesionado como o intacto. Ainda não foi esclarecido se esse padrão de recrutamento é resultante da lesão, ou um padrão motor predispõe as pessoas para a lesão. Mas esses dados reforçam o papel do flexor longo do hálux como flexor plantar do tornozelo.

Embora alguns estudos tenham informado que o flexor longo do hálux tem dimensões similares às do flexor longo

A avaliação dos braços de momento para flexão plantar no tornozelo revela que o flexor longo dos dedos tem um braço de momento para flexão plantar maior do que o do tibial posterior. No entanto, seu tamanho pequeno limita seu potencial de gerar flexão plantar. Embora os dados disponíveis sejam limitados, o flexor longo dos dedos parece ter um braço de momento para inversão substancial, participando consistentemente, com o tibial posterior, durante a inversão do pé.[3]

Efeitos da debilidade

A debilidade do flexor longo dos dedos causa debilidade na flexão dos dedos do pé, que é identificada com maior clareza nas articulações interfalângicas distais. Funcionalmente, a debilidade do flexor longo dos dedos causa dificuldade na estabilização do pé e dos dedos durante a fase de apoio da marcha, manifestando-se por um atraso ou limitação da elevação do calcanhar enquanto o corpo passa por cima do pé.

Efeitos da tensão

A tensão do flexor longo dos dedos compromete a amplitude de movimento de extensão dos dedos do pé. Isso pode ocorrer com o encurtamento do extensor longo dos dedos, contribuindo para as deformações de dedo em garra descritas anteriormente.

QUADRO 45.10 Inserção muscular

Inserções e inervação do flexor longo do hálux

Inserção proximal: Dois terços distais da superfície posterior da fíbula, membrana interóssea adjacente e fáscia de revestimento do tibial posterior.

Inserção distal: Aspecto plantar da base da falange distal do hálux.

Inervação: Nervo tibial (L5, S1, S2).

Palpação: O tendão do flexor longo do hálux pode ser palpado em um ponto posterior e ligeiramente distal ao maléolo medial.

dos dedos,[11,94] outros sugerem que o flexor longo do hálux é maior e mais forte do que o flexor longo dos dedos.[66,93] Por outro lado, o flexor longo do hálux possui o menor braço de momento para inversão dos três músculos, contribuindo variavelmente para a inversão do pé.[3,45]

Efeitos da debilidade

A debilidade do flexor longo do hálux enfraquece a flexão do dedão do pé e provavelmente contribui para a redução da força da flexão plantar. A debilidade desse músculo também pode contribuir para uma leve debilidade na inversão. Um relato de caso de estiramento ou ruptura parcial em um homem com 42 anos documenta dor e debilidade na flexão e flexão plantar do dedo.[33]

Efeitos da tensão

A tensão do flexor longo do hálux limita a extensão das articulações dos dedos do pé, particularmente quando o tornozelo está dorsiflexionado. A flexão plantar do tornozelo faz com que o músculo fique frouxo, permitindo maior extensão dos dedos.[33] O encurtamento do flexor longo do hálux também está implicado em uma deformação em garra do dedão do pé.

O encurtamento do flexor longo do hálux também pode contribuir para dor no pé, no arco longitudinal medial. Ocasionalmente, corredores sentem dor ao longo do tendão do flexor longo do hálux, como resultado do repetido estiramento do músculo em contração durante a fase de impulsão (i. e., "decolagem") da corrida.

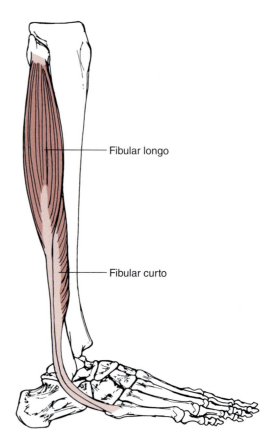

Figura 45.16 Os músculos do compartimento lateral consistem no fibular longo e no fibular curto.

Relevância clínica

Alongamentos para corridas: Quase todos os corredores estão familiarizados com a necessidade de alongar os músculos flexores plantares antes e depois da corrida. No entanto, o flexor longo do hálux é frequentemente ignorado durante esses alongamentos. Os corredores devem aprender a incluir o alongamento do hálux em hiperextensão na articulação MTF, para ajudar a evitar a irritação do tendão do flexor longo do hálux. Os alongamentos precisam estabilizar o tornozelo e o metatarsal do hálux na posição neutra, para que seja proporcionado um alongamento adequado ao tendão do flexor longo do hálux.

Músculos do compartimento lateral da perna

Os músculos fibulares longo e curto situam-se no aspecto lateral da perna, sendo palpáveis ao se encurvarem em torno do maléolo lateral (Fig. 45.16). Embora não sejam os únicos, esses músculos parecem ser os principais eversores do pé, contribuindo para estimados 65% da capacidade de trabalho total dos eversores.[13]

Fibular longo

O fibular longo pode ser palpado ao longo de grande parte de sua extensão no aspecto lateral da perna (Quadro 45.11).

Ações

AÇÃO MUSCULAR: FIBULAR LONGO

Ação	Evidência
Eversão do pé	Comprobatória
Flexão plantar do tornozelo	Comprobatória
Flexão plantar do primeiro raio	Comprobatória

Fica evidente que o fibular longo everte o pé, exibindo um braço de momento para eversão de 1 a 3 cm e uma área de secção transversal fisiológica maior do que a do fibular curto[11,45,94] Estudos em cadáveres revelam que o fibular longo possui um braço de momento para flexão plantar, embora seja consideravelmente menor do que o braço de momento do tendão do calcâneo[45,85] *In vivo*, aparentemente o fibular longo desempenha um papel apenas secundário na flexão plantar do tornozelo.[3,13]

O fibular longo desempenha um papel importante na estabilização do antepé, ao fazer a flexão plantar do pri-

QUADRO 45.11 Inserção muscular

Inserções e inervação do fibular longo

Inserção proximal: Fibras do côndilo lateral da tíbia, cabeça e dois terços proximais da superfície lateral da fíbula, e septos intermusculares crurais posterior e anterior.

Inserção distal: Lado lateral da base do I metatarsal e cuneiforme medial por duas tiras e, ocasionalmente, por uma terceira tira à base do II metatarsal.[95]

Inervação: Nervo fibular superficial (L5, S1).

Palpação: O ventre muscular do fibular longo é palpado em um ponto imediatamente distal à cabeça da fíbula. O tendão é palpado em um ponto imediatamente posterior ao maléolo lateral.

meiro raio, embora esta função seja frequentemente ignorada[56,90] (Fig. 45.17). Essa função fica evidenciada durante a marcha, pois o fibular longo fica ativo na fase intermediária de apoio da marcha para estabilizar o antepé, enquanto o corpo passa por cima do pé.[9,22,35,82]

Efeitos da debilidade

A debilidade do fibular longo contribui para a debilidade de eversão do pé. Em consequência, os inversores, particularmente o tibial posterior, tracionam o pé em inversão ou em inversão com flexão plantar, resultando em uma deformação vara ou equinovara.[6,77]

Efeitos da tensão

O fibular longo é um músculo poliarticular, que afeta o tornozelo, retropé e antepé, mas o encurtamento no fibular longo fica mais evidente distalmente. Embora o encurtamento possa limitar a ADM de inversão da articulação subtalar, o encurtamento se manifesta principalmente pela flexão plantar do primeiro raio.[56] Na sustentação do peso, o primeiro raio em flexão plantar pode gerar uma carga excessiva sobre a cabeça metatarsal do hálux, o que pode resultar em dor e na formação de um grande calo sob a cabeça do primeiro metatarsal (Fig. 45.18). A sustentação do peso na fase de apoio (indivíduo ereto) com um primeiro raio em flexão plantar também gera um momento para supinação no pé (Fig. 45.19). Em consequência, indivíduos com um primeiro raio em flexão plantar, como resultado do encurtamento do tendão do fibular longo pode exibir um pé supinado na fase de apoio da marcha.[1,56] Assim, uma pessoa pode ficar em pé com o pé supinado, como resultado do encurtamento ou da debilidade do fibular longo.

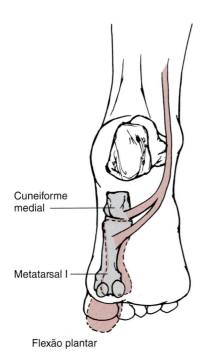

Figura 45.17 O fibular longo traciona o cuneiforme medial e o primeiro osso metatarsal, gerando flexão plantar do primeiro raio.

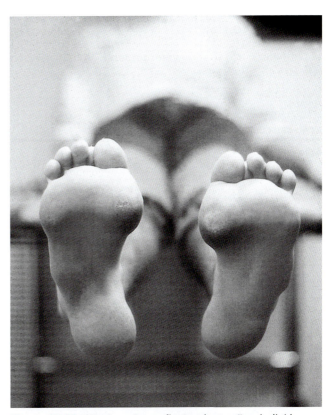

Figura 45.18 Primeiro raio em flexão plantar. Esse indivíduo com transtorno de Charcot-Marie-Tooth tem os primeiros raios em intensa flexão plantar, resultantes de uma debilidade muscular significativa e do desequilíbrio com encurtamento bilateral do fibular longo. Observe os grandes calos nas cabeças dos metatarsais do hálux de ambos os pés.

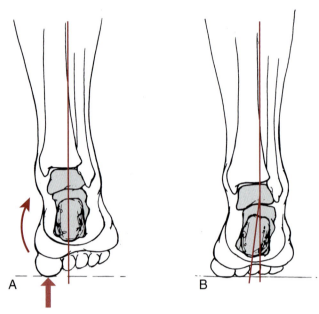

Figura 45.19 A. Com o primeiro raio mantido em flexão plantar pelo encurtamento do fibular longo, a força de reação ao solo durante a fase de apoio da marcha gera um momento de supinação no pé. **B.** Se houver ADM de supinação, o indivíduo com encurtamento do fibular longo provavelmente ficará em pé em supinação.

O fibular curto é inquestionavelmente um eversor do pé, afetando as articulações subtalar e transtarsal do pé.[55,76,95] O fibular curto possui um braço de momento similar e talvez ligeiramente maior do que o do fibular longo. Como esse músculo, o fibular curto também possui um braço de momento pequeno, mas mensurável, para flexão plantar.[45,85]

> ### Relevância clínica
>
> **Entorses do tornozelo por inversão:** Quase todas as entorses do tornozelo ocorrem como resultado de uma torção medial súbita e vigorosa dessa articulação, causando uma **entorse de inversão**. Esse movimento aplica uma vigorosa força tênsil aos ligamentos e tendões no aspecto lateral do tornozelo, inclusive o fibular curto. Por sua vez, esses ligamentos e tendões aplicam forças tênseis a suas inserções. O Capítulo 3 informa que o osso suporta forças compressivas maiores do que as forças tênseis antes da lesão. Quando a resistência máxima final que acarreta a lesão no tendão ou ligamento excede a resistência máxima do osso, o tendão ou ligamento arranca um fragmento ósseo do restante do osso, causando uma **fratura por avulsão**, em vez da ruptura do tendão ou ligamento. Com frequência, uma entorse de inversão causa uma fratura por avulsão do quinto metatarsal em sua tuberosidade, ao tracionar o fibular curto de sua inserção distal.

Fibular curto

O fibular curto se situa anteriormente ao fibular longo (Quadro 45.12).

Ações

AÇÃO MUSCULAR: FIBULAR CURTO

Ação	Evidência
Eversão do pé	Comprobatória
Flexão plantar do tornozelo	Comprobatória

Efeitos da debilidade

A debilidade do fibular curto diminui a força de eversão e contribui para um desequilíbrio entre os músculos inversores e eversores. Em consequência, a debilidade do fibular curto aumenta a contribuição relativa dos inversores, levando a uma deformação em varo do retropé.[25,56,77]

Efeitos da tensão

Embora de rara ocorrência, o encurtamento do fibular curto pode contribuir para as deformações valgas do pé. No entanto, outros fatores, como a debilidade do tibial posterior ou a excessiva atividade do extensor longo dos dedos, também contribuem de modo importante para as deformidades valgas do pé.

Músculos intrínsecos do pé

Os músculos intrínsecos do pé exibem muitas semelhanças com os músculos intrínsecos da mão. Porém, embora os dados sejam limitados, aparentemente os músculos intrínsecos do pé funcionam como um grande grupo individual, pelo menos durante as atividades de sustentação do peso. Portanto, este capítulo apresenta sucintamente as ações relatadas dos músculos intrínsecos considerados individualmente e, em seguida, discute a função do grupo. Os músculos intrínsecos estão organizados em quatro camadas, sendo descritos nesta seção por camada, começando com a mais superficial.

> **QUADRO 45.12 Inserção muscular**
>
> Inserções e inervação do fibular curto
>
> Inserção proximal: Dois terços da superfície lateral da fíbula e septos intermusculares crurais anterior e posterior.
>
> Inserção distal: Tubérculo lateral na base do V osso metatarsal.
>
> Inervação: Nervo fibular superficial (L5, S1).
>
> Palpação: O tendão do fibular curto é palpado ao emergir de um ponto posterior ao maléolo lateral, avançando na direção da base do V metatarsal. O ventre muscular pode ser palpado proximalmente ao maléolo e posteriormente ao tendão do fibular longo.

Primeira camada muscular no pé

A primeira camada muscular se situa imediatamente por baixo da aponeurose plantar descrita no Capítulo 44. Essa camada contém os músculos abdutor do hálux, flexor curto dos dedos e abdutor do dedo mínimo (Fig. 45.20).

Abdutor do hálux

AÇÃO MUSCULAR: ABDUTOR DO HÁLUX

Ação	Evidência
Abdução da articulação metatarsofalângica do hálux	Insuficiente
Flexão da articulação metatarsofalângica do hálux	Insuficiente

A ação descrita do abdutor do hálux é a flexão e abdução da articulação metatarsofalângica do hálux (Quadro 45.13). Ao contrário de seu correlato no polegar, o abdutor do hálux não tem inserção em um mecanismo de capuz extensor e, portanto, não exerce ação direta na articulação interfalângica.

Flexor curto dos dedos

AÇÃO MUSCULAR: FLEXOR CURTO DOS DEDOS

Ação	Evidência
Flexão das articulações metatarsofalângicas dos quatro dedos laterais	Insuficiente
Flexão das articulações interfalângicas proximais dos quatro dedos laterais	Insuficiente

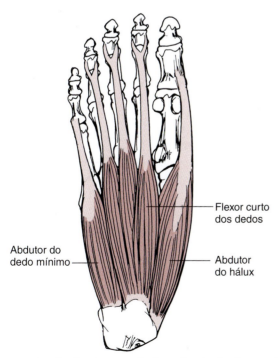

Figura 45.20 A primeira camada dos músculos intrínsecos é formada pelos músculos abdutor do hálux, flexor curto dos dedos e abdutor do dedo mínimo.

QUADRO 45.13 Inserção muscular

Inserções e inervação do abdutor do hálux

Inserção proximal: Retináculo flexor, processo medial da tuberosidade do calcâneo, aponeurose plantar e septo intermuscular.

Inserção distal: Lado medial da base da falange proximal do hálux.

Inervação: Nervo plantar medial (S1, S2).

Palpação: O abdutor do hálux é palpado no aspecto medial do pé.

A inserção do flexor curto dos dedos é praticamente idêntica à do seu homólogo na mão, o flexor superficial dos dedos (Quadro 45.14). Sua ação aparente é similar – flexão das articulares metatarsofalângicas e interfalângicas proximais.

Abdutor do dedo mínimo

AÇÃO MUSCULAR: ABDUTOR DO DEDO MÍNIMO

Ação	Evidência
Abdução da articulação metatarsofalângica do dedo mínimo	Insuficiente
Flexão da articulação metatarsofalângica do dedo mínimo	Insuficiente

Como o abdutor do hálux, o abdutor do dedo mínimo não possui inserção no mecanismo de capuz extensor (Quadro 45.15). Em consequência, suas ações descritas limitam-se à flexão e abdução da articulação metatarsofalângica do dedo mínimo.

Segunda camada muscular no pé

A segunda camada muscular do pé contém os músculos flexor acessório dos dedos e lumbricais.

QUADRO 45.14 Inserção muscular

Inserções e inervação do flexor curto dos dedos

Inserção proximal: Processo medial da tuberosidade do calcâneo, parte central da aponeurose plantar e septos intramusculares.

Inserção distal: Por dois tendões (depois de perfurados pelos tendões do flexor longo) à falange média dos quatro dedos laterais.

Inervação: Nervo plantar medial (S1, S2).

Palpação: Não palpável.

QUADRO 45.15 Inserção muscular

Inserções e inervação do abdutor do dedo mínimo

Inserção proximal: Ambos os processos da tuberosidade do calcâneo, superfície plantar do osso entre esses processos, parte da aponeurose plantar e septo intermuscular.

Inserção distal: Lado lateral da base da falange proximal do V dedo do pé.

Inervação: Nervo plantar lateral (S1, S2, S3).

Palpação: O abdutor do dedo mínimo é palpado no aspecto lateral do pé.

Flexor acessório dos dedos

AÇÃO MUSCULAR: FLEXOR ACESSÓRIO DOS DEDOS

Ação	Evidência
Flexão das articulações interfalângicas proximais e distais dos quatro dedos laterais	Insuficiente

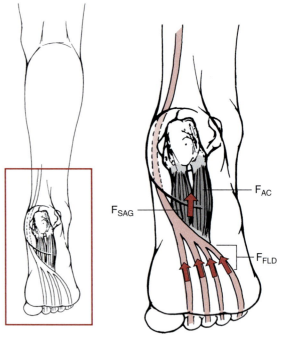

Figura 45.21 A tração exercida pelo flexor acessório (F_{AC}) nos tendões do flexor longo dos dedos aumenta a força (F_{FLD}) do flexor longo dos dedos na geração de uma força de flexão (F_{SAG}) nos dedos dos pés no plano sagital.

O flexor acessório dos dedos existe apenas no pé, sendo um desenvolvimento necessário, coincidente com a evolução para a ambulação bípede (Quadro 45.16). A contração do flexor longo dos dedos traciona medialmente os dedos do pé, visto que o músculo ingressa no pé a partir de seu aspecto medial. A tração do flexor acessório dos dedos nos tendões do flexor longo dos dedos redireciona a força incidente nos dedos, causando sua flexão no plano sagital (Fig. 45.21). A tração do flexor acessório dos dedos no flexor longo dos dedos oferece um vívido exemplo de adição vetorial.

Lumbricais

AÇÃO MUSCULAR: LUMBRICAIS

Ação	Evidência
Flexão das articulações metatarsofalângicas dos quatro dedos laterais	Insuficiente
Extensão das articulações interfalângicas dos quatro dedos laterais	Insuficiente

Os lumbricais do pé são praticamente idênticos aos da mão, com a exceção de que eles avançam e se prendem aos lados mediais dos dedos do pé, enquanto os lumbricais da mão situam-se no lado lateral (radial) dos dedos (Quadro 45.17). Aparentemente, as ações também são similares: flexão das articulações metatarsofalângicas e extensão das articulações interfalângicas por sua tração no mecanismo do capuz extensor.

Terceira camada muscular no pé

A terceira camada muscular consiste no flexor curto do hálux, adutor do hálux e flexor curto do dedo mínimo (Fig. 45.22).

Flexor curto do hálux

AÇÃO MUSCULAR: FLEXOR CURTO DO HÁLUX

Ação	Evidência
Flexão da articulação metatarsofalângica do hálux	Insuficiente

QUADRO 45.16 Inserção muscular

Inserções e inervação do flexor acessório dos dedos

Inserção proximal: Cabeça medial: Superfície côncava medial do calcâneo abaixo do sulco para o tendão do flexor longo do hálux. Cabeça lateral: Calcâneo distal ao processo lateral da tuberosidade do calcâneo, ligamento plantar longo.

Inserção distal: Borda lateral do tendão do flexor longo dos dedos.

Inervação: Nervo plantar lateral (S1, S2, S3).

Palpação: Não palpável.

QUADRO 45.17 Inserção muscular

Inserções e inervação dos lumbricais

Inserção proximal: Quatro pequenos músculos que se originam dos tendões do flexor longo dos dedos. Cada um desses músculos surge dos lados de dois tendões adjacentes, exceto o primeiro lumbrical, que surge apenas da borda medial do primeiro tendão.

Inserção distal: Falanges proximais, via fibras tendíneas inserindo-se no lado medial do capuz dorsal dos quatro dedos laterais.

Inervação: Primeiro lumbrical: Nervo plantar medial (S1, S2).

Três lumbricais laterais: Nervo plantar lateral (S2, S3),[76] ramo profundo do nervo plantar lateral (S2, S3).[95]

Palpação: Não palpável.

QUADRO 45.18 Inserção muscular

Inserções e inervação do flexor curto do hálux

Inserção proximal: Parte medial da superfície plantar do cuboide, parte adjacente do cuneiforme lateral, tendão do tibial posterior e septo intermuscular medial.

Inserção distal: Base da falange proximal do hálux.

Inervação: Nervo plantar medial (S1, S2).

Palpação: Não palpável.

Relevância clínica

Ossos sesamoides do hálux: Os ossos sesamoides do hálux, incrustados no tendão do flexor curto do hálux, aumentam a vantagem mecânica do músculo e protegem a cabeça do metatarsal subjacente. Na deambulação e na corrida normais, a pessoa gira sobre esses dois ossos quando o corpo passa por cima do pé. As patologias ligadas a esses ossos podem contribuir para uma dor intensa no pé. Essas patologias são as fraturas de estresse e a inflamação conhecida como sesamoidite. Desequilíbrios musculares, padrões de movimento anormais e uso excessivo podem contribuir para a patologia.

Adutor do hálux

AÇÃO MUSCULAR: ADUTOR DO HÁLUX

Ação	Evidência
Adução da articulação metatarsofalângica do hálux	Insuficiente
Flexão da articulação metatarsofalângica do hálux	Insuficiente

O adutor do hálux possui duas cabeças, a oblíqua e a transversa[71] (Quadro 45.19). A cabeça oblíqua é várias vezes maior do que a cabeça transversa.[5] Sabe-se que

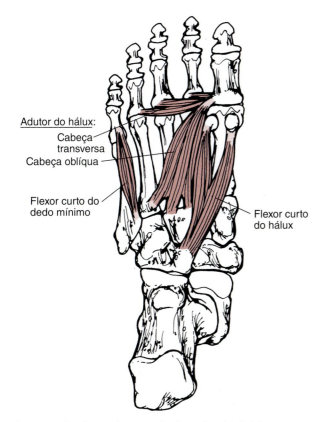

Figura 45.22 A terceira camada dos músculos intrínsecos consiste nos músculos flexor longo do hálux, adutor do hálux e flexor curto do dedo mínimo.

QUADRO 45.19 Inserção muscular

Inserções e inervação do adutor do hálux

Inserção proximal: Cabeça oblíqua: Superfície plantar da base do II, III e IV ossos metatarsais e bainha fibrosa do tendão do fibular longo. Cabeça transversa: Ligamentos metatarsofalângicos plantares do III, IV e V dedos e os ligamentos metatarsais transversos profundos entre esses ligamentos.

Inserção distal: Osso sesamoide lateral e lado lateral da base da falange proximal do hálux.

Inervação: Ramo profundo do nervo plantar lateral (S2, S3).

Palpação: Não palpável.

Cada um dos dois tendões do flexor curto do hálux contém um osso sesamoide que aumenta o ângulo de tração do músculo, onde este se insere na falange proximal do hálux (Quadro 45.18). O músculo parece estar bem posicionado para contribuir com a flexão da articulação metatarsofalângica do hálux.

a cabeça oblíqua promove adução e flexão da articulação metatarsofalângica do hálux. Com frequência, os cirurgiões liberam esse músculo durante a cirurgia, para corrigirem uma deformação de hálux valgo.

AÇÃO MUSCULAR: FLEXOR CURTO DO DEDO MÍNIMO

Ação	Evidência
Flexão da articulação metatarsofalângica do dedo mínimo	Insuficiente

Sabe-se que o flexor do dedo mínimo promove flexão da articulação metatarsofalângica do dedo mínimo (Quadro 45.20).

Quarta camada muscular no pé

A quarta e mais profunda camada do pé contém os interósseos plantar e dorsal (Fig. 45.23).

AÇÃO MUSCULAR: INTERÓSSEOS PLANTARES

Ação	Evidência
Adução das articulações metatarsofalângicas dos três dedos laterais	Insuficiente
Flexão das articulações metatarsofalângicas dos três dedos laterais	Insuficiente
Extensão das articulações interfalângicas dos três dedos laterais	Insuficiente

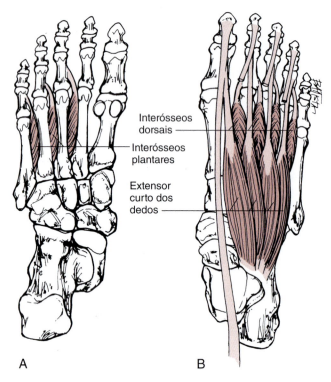

Figura 45.23 Os interósseos plantares e dorsais formam a quarta camada dos músculos intrínsecos do pé. O extensor curto dos dedos pode ser palpado na superfície dorsal do pé. **A.** Vista plantar contendo os interósseos plantares. **B.** Vista dorsal contendo os interósseos dorsais e o extensor curto dos dedos.

Os três interósseos plantares são muito parecidos com os músculos correlatos na mão, os interósseos palmares (Quadro 45.21). Situados no lado medial dos três dedos laterais, esses músculos fazem adução das articulações metatarsofalângicas, tracionando os dedos na direção do dedo de referência (o segundo dedo). Como os interósseos palmares, os interósseos plantares contribuem para a flexão da articulação metatarsofalângica e, por sua inserção do capuz extensor, contribuem para a extensão da articulação interfalângica.

AÇÃO MUSCULAR: INTERÓSSEOS DORSAIS

Ação	Evidência
Abdução das articulações metatarsofalângicas dos três dedos do meio	Insuficiente
Flexão das articulações metatarsofalângicas dos três dedos do meio	Insuficiente
Extensão das articulações interfalângicas dos três dedos do meio	Insuficiente

---

QUADRO 45.20 Inserção muscular

Inserções e inervação do flexor curto do dedo mínimo

Inserção proximal: Parte medial da superfície plantar da base do V osso metatarsal e bainha do fibular longo.

Inserção distal: Lado lateral da base da falange proximal do V dedo e algumas fibras mais profundas à parte lateral da metade distal do V osso metatarsal.[95]

Inervação: Ramo superficial do nervo plantar lateral (S2, S3).

Palpação: Não palpável.

QUADRO 45.21 Inserção muscular

Inserções e inervação dos interósseos plantares (3 músculos)

Inserção proximal: Base e lado medial do III, IV e V ossos metatarsais.

Inserção distal: Lado medial da base da falange proximal do mesmo dedo e expansão digital dorsal.[95]

Inervação: Ramo profundo do nervo plantar lateral (S2, S3).

Palpação: Não palpável.

Os quatro interósseos dorsais são capazes de promover abdução da articulação metatarsofalângica do segundo dedo na direção medial e lateral, além de abdução do terceiro e quarto dedos (Quadro 45.22). Além disso, aparentemente os interósseos dorsais podem gerar flexão das articulações metatarsofalângicas e extensão das articulações interfalângicas.

Extensor curto dos dedos

AÇÃO MUSCULAR: EXTENSOR CURTO DOS DEDOS

Ação	Evidência
Extensão das articulações interfalângicas dos quatro dedos médios	Insuficiente
Extensão das articulações interfalângicas dos três dedos médios	Insuficiente

O extensor curto dos dedos remete tendões para os quatro dedos mediais (Quadro 45.23). O tendão mais medial estende-se até o hálux, sendo algumas vezes também denominado extensor curto do hálux. Esse tendão cruza apenas a articulação metatarsofalângica (que o músculo ajuda a estender). As outras três tiras do extensor curto dos dedos fundem-se com os tendões do extensor longo dos dedos e, portanto, ajudam com a extensão de todas as três articulações desses dedos.

Efeitos de grupo dos músculos intrínsecos do pé

Embora alguns indivíduos sejam capazes de abduzir ativamente seus dedos do pé e até mesmo isolar os lumbricais e interósseos mediante a flexão das articulações metatarsofalângicas durante a extensão das articulações interfalângicas dos dedos, a maioria das pessoas não é capaz de um controle motor fino dos dedos do pé. Estudos sobre os músculos intrínsecos do pé sugerem que estes músculos funcionam como um grupo durante as atividades de sustentação do peso.[7,53] O estudo

---

QUADRO 45.22 Inserção muscular

Inserções e inervação dos interósseos dorsais (4 músculos)

Inserção proximal: Lados dos ossos metatarsais adjacentes por duas cabeças.

Inserção distal: Bases da falange proximal e expansão digital dorsal. O primeiro músculo se insere no lado medial do II dedo; o segundo músculo se insere no lado lateral do II dedo; o terceiro e quarto músculos se inserem no lado lateral do III e IV dedos, respectivamente.

Inervação: Ramo profundo do nervo plantar lateral (S2, S3).

Palpação: Os interósseos dorsais são palpados no dorso do pé entre metatarsais adjacentes.

QUADRO 45.23 Inserção muscular

Inserções e inervação do extensor curto dos dedos

Inserção proximal: Superfície superolateral anterior do calcâneo, ligamento talocalcaneal interósseo e retináculo extensor inferior.

Inserção distal: Aspecto dorsal da base da falange proximal do hálux (às vezes referido como extensor curto do hálux) e lados laterais dos tendões do extensor longo dos dedos ao II, III e IV dedos.

Inervação: Ramo terminal lateral do nervo fibular profundo (L5, S1)[95], (S1, S2)[76].

Palpação: O ventre muscular do extensor curto dos dedos é o único ventre muscular no dorso do pé, podendo ser palpado em um ponto imediatamente distal ao tornozelo e lateral aos tendões do extensor longo dos dedos.

---

clássico de Mann e Inman, atualmente com mais de 40 anos de sua publicação, permanece sendo a pedra angular de nosso atual entendimento do papel dos músculos intrínsecos.[53] Esse estudo demonstra atividade do grupo como um todo durante a fase de apoio da marcha, quando o pé está supinando. Essa atividade é interpretada como uma contribuição para a estabilização do pé enquanto o corpo passa por cima do pé, em direção ao pé contralateral. Indivíduos com pronação excessiva exibem maior atividade dos músculos intrínsecos do pé, aparentemente para proporcionar sustentação extra para um pé que permanece excessivamente flexível. Finalmente, esse e outros estudos demonstram repetidamente que os músculos intrínsecos do pé ficam "quietos" durante a posição de pé normal em repouso, o que confirma a noção de que o alinhamento estático do pé é mantido principalmente por tecidos inertes.[7,97]

A debilidade dos músculos intrínsecos contribui para uma perda do equilíbrio muscular no pé, levando a uma acentuação do arco longitudinal medial e a deformações de dedo em garra.[1,25]

Comparações da força dos grupos musculares

O conhecimento das forças relativas dos principais grupos musculares do tornozelo e do pé ajuda o clínico em suas avaliações de deficiência de força na perna. Quase todos os estudos sobre força nos músculos da perna se concentram na força de flexão plantar e dorsiflexão. Como seria de se esperar, esses estudos revelam que a flexão plantar é significativamente mais forte que a dorsiflexão.[20,34,92] Essas comparações demonstram consistentemente que os flexores plantares geram pelo menos o triplo do torque de pico, em comparação com os dorsiflexores (Tab. 45.1). Essa diferença

TABELA 45.1 Comparações dos torques de pico para flexão plantar e dorsiflexão

	Participantes	Torque de pico para flexão plantar (Nm)[a]	Torque de pico para dorsiflexão
Gadeberg et al.[20]	6 mulheres, 12 homens (idade, 29–64 anos)	117 ± 26	32 ± 8
Vandervoort e McComas[92]	11 homens 11 mulheres (idade, 20–32 anos)	171 ± 34 113 ± 35	43,5 ± 6,5 26,6 ± 4,5

[a]Medidos com o joelho flexionado entre 70° e 80°.

no torque de pico é consistente com a grande diferença na massa muscular total entre os dois grupos, demonstrando uma diferença de três a quatro vezes na área de secção transversal.[20] As comparações de força informadas na Tabela 45.1 fundamentam-se nas medições dos torques de flexão plantar feitas com o joelho flexionado. Os estudos sugerem que o torque de pico para a flexão plantar aumenta em 10 a 20% quando medido com o joelho estendido.[46,80]

Vários fatores influenciam o torque de pico em flexão plantar e em dorsiflexão gerado. Em comparação com o que ocorre com as mulheres, os torques em flexão plantar e em dorsiflexão são maiores em homens; ambos diminuem continuamente com a idade.[21,32,39,86,92] A posição da articulação também afeta as medições do torque, ao alterar o comprimento do músculo e o braço de momento. (O Cap. 4 descreve com detalhes esses efeitos.) O comprimento do músculo parece ser a maior influência no torque isométrico de pico em flexão plantar, que ocorre com o tornozelo posicionado quase ao alcançar a máxima dorsiflexão.[8,70,80] Em contraste, o pico de dorsiflexão ocorre com o tornozelo em aproximadamente 10° de flexão plantar.[34,57] Estudos demonstram que os braços de momento dos dorsiflexores são mais longos quando o tornozelo está em posição neutra ou em ligeira dorsiflexão, e mais curtos quando o tornozelo está em flexão plantar.[45,49,78,85] Em contraste, o comprimento dos músculos dorsiflexores é menor na dorsiflexão e maior na flexão plantar. A produção do torque de pico dos dorsiflexores parece ser afetada tanto pelo comprimento do músculo como pelo ângulo de aplicação; assim, como ocorre com o bíceps braquial no cotovelo e com o quadríceps femoral no joelho, o torque de pico em dorsiflexão ocorre com o tornozelo em uma posição intermediária, em que nem o ângulo de aplicação nem o comprimento muscular são ideais, mas na qual seu efeito combinado gera a maior produção de torque.

É menor o número de estudos comparando a força dos músculos inversores e eversores do pé. Embora não façam comparações diretas, Paris e Sullivan informam forças de pico de 75,22 ± 20,99 N (17 ± 4,7 lb) e 74,73 ± 21,09 N (16,8 ± 4,7 lb) para inversão e eversão, respectivamente, quando o tornozelo se encontra em dorsiflexão neutra.[72] Outros estudos que descreveram forças concêntricas e excêntricas observaram pouca ou nenhuma diferença entre os dois grupos. Estudos informaram torques de 27 Nm e 24 Nm para inversão e eversão, respectivamente, a 60°/seg e 16 Nm para os dois grupos a 120°/seg.[2,27] Em seguida a entorses da parte lateral do tornozelo, a força de eversão parece ficar reduzida, em comparação com a força de inversão.[2,74] Talvez um objetivo de reabilitação após entorses do tornozelo deva ser a restauração da igualdade de forças entre os músculos eversores e inversores.

A Tabela 45.2 apresenta a área de secção transversal fisiológica dos músculos que podem fazer inversão e daqueles que podem fazer eversão do pé, descritos por Brand para um mesmo homem.[11] Se apenas o tibial posterior, como músculo primário da inversão, for comparado exclusivamente com os eversores primários (fibular longo e fibular curto), esses últimos músculos terão ligeira vantagem em termos de tamanho. Contudo, o braço de momento do tibial posterior é maior do que os braços de momento do fibular longo e do fibular curto; assim, não deve surpreender que a força desses dois grupos seja parecida. O recrutamento de músculos adicionais para inversão ou eversão do pé altera essas relações.

> ### Relevância clínica
>
> **Teste de força de inversão e eversão:** Dados sugerem que as forças de inversão e de eversão do pé são parecidas. Contudo, se for permitido que a pessoa utilize os músculos dos dedos do pé durante um ou ambos os movimentos, as forças dos grupos ficarão alteradas. Para a monitoração da mudança de força no paciente, o clínico deve ter a cautela de garantir que o mesmo procedimento será seguido, e que os mesmos músculos participarão durante cada teste.

TABELA 45.2 Áreas de secção transversal (ASTs) fisiológica dos músculos que invertem e evertem o pé

Inversores	AST (cm²)	Eversores	AST (cm²)
Tibial posterior	26,27	Fibular longo	24,65
Flexor longo dos dedos	6,4	Fibular curto	19,61
Flexor longo do hálux	18,52	Extensor longo dos dedos	7,46
Tibial anterior	16,88	Fibular terceiro	4,14

Resumo

Este capítulo apresenta os músculos que movimentam o tornozelo e as articulações do pé. Os músculos extrínsecos do pé estão organizados de acordo com suas funções; os dados foram apresentados para explicar suas contribuições relativas aos movimentos do tornozelo e do pé. Ficou demonstrado que, embora o tibial anterior seja o músculo dorsiflexor mais forte, outros músculos contribuem significativamente para o torque em dorsiflexão. De forma análoga, o tibial posterior e os fibulares longo e curto são respectivamente os inversores e eversores primários, mas outros músculos dão importantes contribuições para os dois movimentos. Em conjunto, o gastrocnêmio e o sóleo contribuem para a maior parte do momento para flexão plantar, mas outros músculos também proporcionam alguma flexão plantar. As comparações de força revelam que a flexão plantar é consideravelmente mais forte do que a dorsiflexão. As forças de inversão e eversão são mais parecidas entre si, embora contribuições dos músculos que afetam os dedos do pé possam alterar esta comparação.

O capítulo também apresenta o papel desses músculos na locomoção normal, e foram discutidos os efeitos das deficiências na locomoção normal. Os detalhes da locomoção normal estão apresentados no Capítulo 48. No entanto, antes de prosseguir para as discussões de postura e marcha, será válido examinar as cargas a que estão submetidos os pés durante atividades como posição em pé em repouso, andar e correr. O Capítulo 46 discute as forças aplicadas ao pé pelos músculos circunjacentes e segmentos de membros durante as diversas atividades cotidianas.

Referências bibliográficas

1. Alexander IJ, Johnson KA: Assessment and management of pes cavus in Charcot-Marie-Tooth disease. Clin Orthop 1989; 246: 273-281.
2. Amaral de Noronha M, Borges NG: Lateral ankle sprain: isokinetic test reliability and comparison between invertors and evertors. Clin Biomech 2004; 19: 868-871.
3. Ambagtsheer JBT: The function of the muscles of the lower leg in relation to movements of the tonsus. Acta Orthop Scand 1978; 172: 1-196.
4. Arai K, Ringleb SI, Zhao KD, et al.: The effect of flatfoot deformity and tendon loading on the work of friction measured in the posterior tibial tendon. Clin Biomech 2007; 22: 592-598.
5. Arakawa T, Tokita K, Miki A, et al.: Anatomical study of human adductor hallucis muscle with respect to its origin insertion. Ann Anat 2003; 185: 585-592.
6. Barnes MJ, Herring JA: Combined split anterior tibial-tendon transfer and intramuscular lengthening of the posterior tibial tendon: results in patients who have a varus deformity of the foot due to spastic cerebral palsy. J Bone Joint Surg 1991; 73A: 734-738.
7. Basmajian JV, DeLuca CJ: Muscles Alive. Their Function Revealed by Electromyography. Baltimore: Williams & Wilkins, 1985.
8. Bobbert MF, van Ingen Schenau J: Isokinetic plantar flexion: experimental results and model calculations. J Biomech 1990; 23: 105-119.
9. Bohne WHO, Lee K, Peterson MGE: Action of the peroneus longus tendon on the first metatarsal against metatarsus primus varus force. Foot Ankle Int 1997; 18: 510-512.
10. Bonnefoy A, Doriot N, Senk M, et al.: A non-invasive protocol to determine the personalized moment arms of knee and ankle muscles. J Biomech 2007; 40: 1776-1785.
11. Brand RA, Pedersen DR, Friederich JA: The sensitivity of muscle force predictions to changes in physiologic cross-sectional area. J Biomech 1986; 19: 589-596.
12. Carr AJ, Norris SH: The blood supply of the calcaneal tendon. J Bone Joint Surg 1989; 71B: 100-101.
13. Clarke HD, Kitaoka HB, Ehman RL: Peroneal tendon injuries. Foot Ankle Int 1998; 19: 280-288.
14. Croce RV, Miller JP, St Pierre P: Effect of ankle position fixation on peak torque and electromyographic activity of the knee flexors and extensors. Electromyogr Clin Neurophysiol 2000; 40: 365-373.
15. Czerniecki JM: Foot and ankle biomechanics in walking and running: a review. Am J Phys Med Rehabil 1988; 67: 246-252.
16. Dyal CM, Feder J, Deland JT, Thompson FM: Pes planus in patients with posterior tibial tendon insufficiency: asymptomatic versus symptomatic foot. Foot Ankle Int 1997; 18: 85-88.
17. Finni T, Hodgson JA, Lai AM, et al.: Muscle synergism during isometric plantarflexion in Achilles tendon rupture patients and in normal subjects revealed by velocity-encoded cine phase-contrast MRI. Clin Biomech 2006; 21: 67-74.
18. Fukunaga T, Kubo K, Kawakami Y, et al.: In vivo behaviour of human muscle tendon during walking. Proc R Soc Lond B Biol Sci 2001; 268: 229-233.
19. Furlani J, Vitti M, Costacurta L: Electromyographic behavior of the gastrocnemius muscle. Electromyogr Clin Neurophysiol 1978; 18: 29-34.
20. Gadeberg P, Anderson H, Jakobsen J: Volume of ankle dorsiflexors and plantarflexors determined with stereological techniques. J Appl Physiol 1999; 86: 1670-1675.
21. Gajdosik RL, Vander Linden DW, Williams AK: Concentric isokinetic torque characteristics of the calf muscles of active women aged 20 to 84 years. JOSPT 1999; 29: 181-190.
22. Glasoe WM, Yack HJ, Saltzman CL: Anatomy and biomechanics of the first ray. Phys Ther 1999; 79: 854-859.
23. Gravlee JR, Hatch RL: Achilles tendon rupture: a challenging diagnosis. J Am Board Fam Pract 2000; 13: 371-373.
24. Gregor RJ, Komi PV: A comparison of the triceps surae and residual muscle moments at the ankle during cycling. J Biomech 1991; 24: 287-297.
25. Guyton GP, Mann RA: The pathogenesis and surgical management of foot deformity in Charcot-Marie-Tooth disease. Foot Ankle Clin 2000; 5: 317-326.
26. Hamilton W, Klostermeier T, Lim EVA, Moulton JS: Surgically documented rupture of the plantaris muscle: a case report and literature review. Foot Ankle Int 1997; 18: 522-523.
27. Hartsell HD, Spaulding SJ: Eccentric/concentric ratios at selected velocities for the invertor and evertor muscles of the chronically unstable ankle. Br J Sports Med 1999; 33: 255-258.
28. Herman R, Bragin SJ: Function of the gastrocnemius and soleus muscles. Phys Ther 1967; 47: 105-113.
29. Higginson JS, Zajaz FE, Neptune RR, et al.: Effect of equines foot placement and intrinsic muscle response on knee extension during stance. Gait Posture 2006; 23: 32-36.

30. Hislop HJ, Montgomery J: Daniel's and Worthingham's Muscle Testing: Techniques of Manual Examination. Philadelphia: WB Saunders, 1995.
31. Holmes GB, Mann RA: Possible epidemiological factors associated with rupture of the posterior tibial tendon. Foot Ankle 1992; 13: 70-79.
32. Horstmann T, Maschmann J, Mayer F, et al.: The influence of age on isokinetic torque of the upper and lower leg musculature in sedentary men. Int J Sports Med 1999; 20: 362-367.
33. Howard PD: Differential diagnosis of calf pain and weakness: flexor hallucis longus strain. JOSPT 2000; 30: 78-84.
34. Hoy MG, Zajac FE, Gordon ME: A musculoskeletal model of the human lower extremity: the effect of muscle, tendon, and moment arm on the moment-angle relationship of musculotendon actuators at the hip, knee, and ankle. J Biomech 1990; 23: 157-169.
35. Hunt AE, Smith RM, Torode M: Extrinsic muscle activity, foot motion and ankle joint moments during the stance phase of walking. Foot Ankle Int 2001; 22: 31-41.
36. Incavo SJ, Alvarez RG, Trevino SG: Occurrence of the plantaris tendon in patients sustaining subcutaneous rupture of the achilles tendon. Foot Ankle 1987; 8: 110-111.
37. Ishikawa M, Komi PV, Grey MJ, et al.: Muscle-tendon interaction and elastic energy usage in human walking. J Appl Physiol 2005; 99: 603-608.
38. Ito M, Akima H, Fukunaga T: In vivo moment arm determination using B-mode ultrasonography. J Biomech 2000; 33: 215-218.
39. Jan MH, Chai HM, Lin YF et al.: Effects of age and sex on the results of an ankle plantar-flexor manual muscle test. Phys Ther 2005; 85: 1078-1084.
40. Johnson MA, Polgar J, Weightman D, Appleton D: Data on the distribution of fibre types in thirty-six human muscles: an autopsy study. J Neurol Sci 1973; 18: 111-129.
41. Joyce JJ, Harty M: Surgical anatomy and exposures of the foot and ankle. In: AAOS Instructional Course Lectures. St. Louis: CV Mosby, 1970; 1-11.
42. Kaye RA, Jahss MH: Tibialis posterior: a review of anatomy and biomechanics in relation to support of the medial longitudinal arch. Foot Ankle 1991; 11: 244-247.
43. Kendall FP, McCreary EK, Provance PG: Muscle Testing and Function. Baltimore: Williams & Wilkins, 1993.
44. Kerrigan DC: Gender differences in joint biomechanics during walking: normative study in young adults. Am J Phys Med Rehabil 1998; 77: 2-7.
45. Klein P, Mattys S, Rooze M: Moment arm length variations of selected muscles acting on talocrural and subtalar joints during movement: an in vitro study. J Biomech 1996; 29: 21-30.
46. Kulig K, Andrews JG, Hay JG: Human strength curves. Exerc Sport Sci Rev 1984; 12: 417-466.
47. Kuster M, Sakurai S, Wood GA: Kinematic and kinetic comparison of downhill and level walking. Clin Biomech 1995; 10: 79-84.
48. Lichtwark GA, Wilson AM: Is Achilles tendon compliance optimized for maximum muscle efficiency during locomotion? J Biomech 2007; 40: 1768-1775.
49. Maganaris CN: In vivo measurement-based estimations of the moment arm in the human tibialis anterior muscle-tendon unit. J Biomech 2000; 33: 375-379.
50. Maganaris CN, Baltzopoulos V, Sargeant AJ: Human calf muscle responses during repeated isometric plantarflexions. J Biomech 2006; 39: 1249-1255.
51. Maganaris CN, Baltzopoulos V, Sargeant AJ: In vivo measurement-based estimations of the human Achilles tendon moment arm. Eur J Appl Physiol 2000; 83: 363-369.
52. Maganaris CN, Paul JP: Tensile properties of the in vivo human gastrocnemius tendon. J Biomech 2002; 35: 1639-1646.
53. Mann R, Inman VT: Phasic activity of intrinsic muscles of the foot. J Bone Joint Surg 1964; 46A: 469-481.
54. Mann RA: Biomechanical approach to the treatment of foot problems. Foot Ankle 1982; 2: 205-212.
55. Mann RA: Posterior tibial tendon dysfunction: treatment by flexor digitorum longus transfer. Foot Ankle Clin 2001; 6: 77-87.
56. Mann RA, Missirian J: Pathophysiology of Charcot-Marie-Tooth disease. Clinical Orthopaedics and Related Research 1988; 234: 221-228.
57. Marsh E, Sale DG, McComas AJ, Quinlan J: Influence of joint position on ankle dorsiflexion in humans. Journal of Applied Physiology: Respiration, Environment, Exercise Physiology 1981; 51: 160-167.
58. Matjacic Z, Olensek A, Bajd T: Biomechanical characterization and clinical implications of artificially induced toe-walking: differences between pure soleus, pure gastrocnemius and combination of soleus and gastrocnemius contractures. J Biomech 2006; 39: 255-266.
59. Menegaldo LL, de Toledo Fleury A, Weber HI: Moment arms and musculotendon lengths estimation for a three-dimensional lower-limb mode. J Biomech 2004; 37: 1447-1453.
60. Miller JA: Locomotor advantages of Neandertal skeletal morphology at the knee and ankle. J Biomech. 1998; 31: 355-361.
61. Monster AW, Chan H, O'Connor D: Activity patterns of human skeletal muscles: relation to muscle fiber type composition. Science 1978; 200: 314-317.
62. Moseley AM, Crosbie J, Adams R: Normative data for passive ankle plantarflexion-dorsiflexion flexibility. Clin Biomech 2001; 16: 514-521.
63. Moss CL: Comparison of the histochemical and contractile properties of human gastrocnemius muscle. J Orthop Sports Phys Ther 1991; 13: 322-327.
64. Mueller MJ, Minor SD, Schaaf JA, et al.: Relationship of plantar-flexor peak torque and dorsiflexion range of motion to kinetic variables during walking. Phys Ther 1995; 75: 684-693.
65. Murray MP: Gait as a total pattern of movement. Am J Phys Med 1967; 46: 290-333.
66. Murray MP, Guten GN, Baldwin JM, Gardner GM: A comparison of plantar flexion torque with and without triceps surae. Acta Orthop Scand 1976; 17: 122-124.
67. Neptune RR, Kautz SA, Zajac FE: Contributions of the individual ankle plantar flexors to support, forward progression and swing initiation during walking. J Biomech 2001; 34: 1387-1398.
68. Neviaser TJ: Adhesive capsulitis. Orthop Clin North Am 1987; 18: 439-443.
69. Niki H, Ching RP, Kiser P, Sangeorzan BJ: The effect of posterior tibial tendon dysfunction on hindfoot kinematics. Foot Ankle Int 2001; 22: 292-300.
70. Out L, Vrijkotte TGM, van Soest AJ, Bobbert MF: Influence of the parameters of a human triceps surae muscle model on the isometric torque-angle relationship. J Biomech Eng 1996; 118: 17-25.
71. Owens S, Thordarson DB: The adductor hallucis revisited. Foot Ankle Int 2001; 22: 186-191.
72. Paris DL, Sullivan SJ: Isometric strength of rearfoot inversion and eversion in nonsupported, taped, and braced ankles assessed by a hand-held dynamometer. JOSPT 1992; 15: 229-235.

73. Perry J: Gait Analysis, Normal and Pathological Function. Thorofare, NJ: Slack, 1992.
74. Pontaga I: Ankle joint evertor-invertor muscle torque ratio decrease due to recurrent lateral ligament sprains. Clin Biomech 2004; 19: 760-762.
75. Riener R, Edrich T: Identification of passive elastic joint moments in the lower extremities. J Biomech 1999; 32: 539-544.
76. Romanes GJE: Cunningham's Textbook of Anatomy. Oxford: Oxford University Press, 1981.
77. Root L: Varus and valgus foot in cerebral palsy and its management. Foot Ankle 1984; 4: 174-179.
78. Rugg SG, Gregor RJ, Mandelbaum BR, Chiu L: In vivo moment arm calculations at the ankle using magnetic resonance imaging (MRI). J Biomech 1990; 23: 495-501.
79. Salathe EP Jr, Arangio GA, Salathes EP: The foot as a shock absorber. J Biomech 1990; 23: 655-659.
80. Sale D, Quinlan J, Marsh E, et al.: Influence of joint position on ankle plantarflexion in humans. J Appl Physiol 1982; 52: 1636-1642.
81. Sanderson DJ, Martin PE, Honeyman G, et al.: Gastrocnemius and soleus muscle length, velocity, and EMG responses to changes in pedaling cadence. J Electromyogr Kinesiol 2006; 16: 642-649.
82. Shiavi R: Electromyographic patterns in adult locomotion: a comprehensive review. J Rehabil Res Dev 1985; 22: 85-98.
83. Simon SR, Mann RA, Hagy JL, Larsen LJ: Role of the posterior calf muscles in normal gait. J Bone Joint Surg 1978; 60A: 465-472.
84. Smith LK, Weiss EL, Lehmkuhl LD: Brunnstrom's Clinical Kinesiology. Philadelphia: FA Davis, 1996.
85. Spoor CW, vanLeewen JL, Meskers CGM, et al.: Estimation of instantaneous moment arms of lower-leg muscles. J Biomech 1990; 23: 1247-1259.
86. Sunnerhagen KS, Hedberg M, Henning GB, et al.: Muscle performance in an urban population sample of 40- to 79-year-old men and women. Scand J Rehabil Med 2000; 32: 159-167.
87. Svantesson U, Carlsson U, Takahashi H, et al.: Comparison of muscle and tendon stiffness, jumping ability, muscle strength and fatigue in the plantarflexors. Scand J Med Sci Sports 199; 8: 252-256.
88. Tamaki H, Kitada K, Akamine T, et al.: Electromyogram patterns during plantarflexions at various angular velocities and knee angles in human triceps surae muscles. Eur J Appl Physiol 1997; 75: 1-6.
89. Tome J, Nawoczenski DA, Flemister A, et al.: Comparison of foot kinematics between subjects with posterior tibialis tendon dysfunction and healthy controls. J Orthop Sports Phys Ther 2006; 36: 635-644.
90. Tynan MC, Klenerman L, Helliwell TR, et al.: Investigation of muscle imbalance in the leg symptomatic forefoot pes cavus: a multidisciplinary study. Foot Ankle Int 1992; 13: 489-501.
91. Vanderhooft E: The frequency of and relationship between the palmaris longus and plantaris tendons. Am J Orthop 1996; 25: 38-41.
92. Vandervoort AA, McComas AJ: Contractile changes in opposing muscles of the human ankle joint with aging. J Appl Physiol 1986; 61: 361-367.
93. Wapner KL, Hecht PJ, Shea JR, Allardyce TJ: Anatomy of second muscular layer of the foot: considerations for tendon selection in transfer for achilles and posterior tibial tendon reconstruction. Foot Ankle Int 1994; 15: 420-423.
94. Wickiewicz TL, Roy RR, Powell PL, Edgerton VR: Muscle architecture of the human lower limb. Clin Orthop 1983; 179: 275-283.
95. Williams P, Bannister L, Berry M, et al.: Gray's Anatomy, The Anatomical Basis of Medicine and Surgery, Br. ed. London: Churchill Livingstone, 1995.
96. Wren TAL, Yerby SA, Beaupre GS, Carter DR: Mechanical properties of the human achilles tendon. Clin Biomech 2001; 16: 245-251.
97. Wu LJ: Nonlinear finite element analysis for musculoskeletal biomechanics of medial and lateral plantar longitudinal arch of virtual Chinese human after plantar ligamentous structure failures. Clin Biomech 2007; 22: 221-229.
98. Zifchock RA, Piazza SJ: Investigation of the validity of modeling the Achilles tendon as having a single insertion site. Clin Biomech 2004; 19: 303-307.

CAPÍTULO

46

Análise das forças sobre o tornozelo e o pé durante atividade

SUMÁRIO

Análise bidimensional das forças no pé 868
    Análise bidimensional no tornozelo 868
    Forças aplicadas às regiões do tornozelo e tarsais durante atividade 870
    Análise bidimensional das forças sobre o hálux 870
    Forças sobre o hálux durante a marcha 872
Sobrecargas sobre a superfície plantar do pé durante a sustentação do peso 872
Resumo 873

Os pés são a plataforma sobre a qual os seres humanos permanecem e se propulsionam sobre o solo durante a locomoção, em um jogo de basquete, ao pular sobre um córrego ou durante qualquer atividade ao longo do dia. No centro de todas essas tarefas está a capacidade do pé de sustentar grandes cargas. O objetivo deste capítulo é examinar as cargas sustentadas pelas estruturas do pé durante atividades com sustentação do peso corporal e como essas cargas contribuem para as queixas que os pacientes relatam na clínica. Especificamente, os objetivos deste capítulo são:

- Revisar as aplicações de uma análise bidimensional para calcular cargas sobre articulações do pé.
- Examinar as cargas sustentadas pelos músculos e articulações do tornozelo e do pé durante a função.
- Investigar as cargas registradas aplicadas à superfície plantar do pé durante atividades com sustentação do peso corporal.

Análise bidimensional das forças no pé

Diversos estudos estimam as cargas exercidas sobre o tornozelo e as articulações do pé durante atividades com sustentação do peso corporal. Análises no tornozelo e no hálux dão oportunidades para revisar os métodos de análise bidimensional para estimar as forças de reação musculares e articulares.

Análise bidimensional no tornozelo

Uma análise bidimensional das forças sobre o tornozelo ao permanecer na ponta dos pés demonstra o importante papel que o calcâneo desempenha durante o apoio ereto (Quadro 46.1). Os músculos flexores plantares fornecem a força necessária para erguer o peso do corpo do solo, e o calcâneo fornece um grande braço de momento para os flexores plantares, aumentando sua vantagem mecânica. A força de reação ao solo produz um momento de extensão externa (M_{EXT}), ou dorsiflexão, de 47,4 Nm, que requer um momento de flexão plantar interno da mesma magnitude produzido pelos músculos flexores plantares. Supondo que cada pé sustenta metade do peso corporal, permanecer na ponta dos pés requer que os músculos flexores plantares em cada pé gerem uma força que é de aproximadamente 1,2 vez o peso corporal. Um braço de momento menor para os músculos flexores plantares exigiria uma força de contração maior. É importante observar que, quando o indivíduo ergue-se mais alto sobre os dedos, o braço de momento da força de reação ao solo diminui, portanto, a força exigida dos músculos flexores plantares também diminui[13] (Fig. 46.1). Apesar da vantagem dos flexores plantares e do braço de momento reduzido da força de reação ao solo, a força de

QUADRO 46.1 Examinando as forças

Cálculo das forças no tornozelo ao permanecer na ponta dos pés

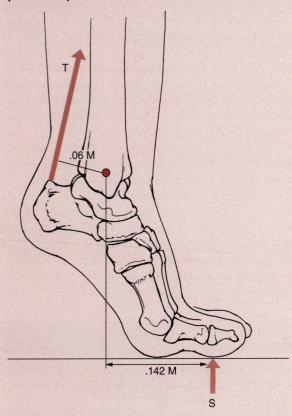

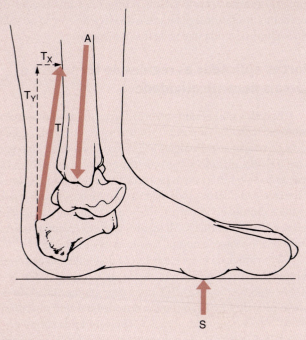

As dimensões a seguir são baseadas em um indivíduo que possui aproximadamente 1,75 m de altura e pesa 68 kg (668 N). Os parâmetros do segmento do membro são inferidos a partir dos dados antropométricos de Braune e Fischer[3] e Winter.[30] Considera-se que a força de flexão plantar é completamente fornecida pelo tríceps sural (T).

Comprimento do pé (C): 0,2 m

Braço de momento do tríceps sural: 0,06 m[15,21]

A força de reação ao solo (S) equivale à metade do peso corporal: 334 N

Braço de momento da força de reação ao solo: 0,142 m

$\Sigma M = 0$

$(S \times 0{,}142\ m) - (T \times 0{,}06\ m) = 0$

$47{,}4\ Nm = T \times 0{,}06\ m$

$T = 790\ N$

T = 1,2 PC

Calcule as forças de reação articulares (A) sobre o tálus. Suponha que a força do tríceps sural é aplicada ao pé a um ângulo de 80° e a força de reação ao solo é vertical.

ΣF_X:

$$A_X + T_X = 0$$
$$A_X = -T_X$$

onde $T_X = T (\cos 80°)$

$$A_X = -T (\cos 80°)$$
$$A_X = -137\ N$$

ΣF_Y:

$$A_Y + T_Y + 334\ N = 0$$

onde $T_Y = T (\text{sen } 80°)$

$$A_Y = -344\ N - 782\ N$$
$$A_Y = -1116\ N$$

Utilizando o teorema de Pitágoras:

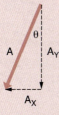

$$A^2 = A_X^2 + A_Y^2$$
$$A = 1124\ N$$

A ≈ 1,7 PC

Utilizando trigonometria, a direção de A pode ser determinada:

$\text{sen } \theta = A_X / A$

θ ≈ 7° a partir da vertical

reação articular sobre o tornozelo durante o apoio na ponta dos pés é de quase duas vezes o peso corporal. A grande força de reação ao solo reflete a diferença nos braços de momento dos flexores plantares e da força de reação ao solo, e o segundo é ainda maior do que o primeiro.

Forças aplicadas às regiões do tornozelo e tarsais durante atividade

Atividades que geram maiores forças de reação ao solo, como permanecer na posição vertical sobre um pé, na qual a força de reação ao solo é igual ao peso corporal total, ou como a caminhada, quando acelerações fazem com que a força de reação ao solo ultrapasse o peso corporal, geram forças musculares e articulares ainda maiores no tornozelo. Diversos estudos examinam as cargas no tornozelo durante a marcha em velocidades normais. Momentos de flexão plantar interna durante a locomoção normal variam de 83 a 117 Nm.[20,23]

A determinação *in vivo* das forças do tendão do calcâneo durante a marcha revela pico de forças médio de 1.430 N ± 500 N (145,6 ± 50,8 kg).[9] Um modelo biomecânico do pé prevê pico de forças no tendão do calcâneo que são quase quatro vezes o peso corporal.[10] Um estudo da sobrecarga para falha do tendão do calcâneo em altos níveis de sobrecarga revela que as cargas sustentadas durante a marcha estão exatamente abaixo da força final média de 5.579 ± 1.143 N (568,35 ± 116,57 kg).[31] Porém, mudanças degenerativas no tendão reduzem sua força final, de forma que as cargas sustentadas durante movimentos em alta velocidade, como arremessar uma bola de tênis ou tropeçar, certamente são suficientes para exceder a tolerância de um tendão do calcâneo debilitado e causar uma ruptura.

Modelos matemáticos que calculam forças de reação articulares na articulação do tornozelo durante a marcha sugerem que o tornozelo sustenta picos de cargas compressivas de 3 a 5 vezes o peso corporal.[18,25,26] cargas de mais de 10 vezes o peso corporal são registradas durante a corrida.[22] Apesar dessas grandes cargas aplicadas ao tornozelo a cada passo, o tornozelo parece imune a mudanças degenerativas, a menos que elas sejam precipitadas por um trauma articular. O Capítulo 44 demonstra que a articulação talocrural é congruente, o que parece ajudar a reduzir os estresses articulares. Além disso, estudos demonstram que a área de contato entre o tálus e a tíbia e a fíbula é maior e o estresse (força/área) é minimizado com o tornozelo em flexão plantar.[6,17] O pico das forças articulares do tornozelo durante a caminhada e a corrida ocorre com a articulação do tornozelo em flexão plantar e, embora a articulação do tornozelo sustente grandes picos de forças de reação, os estresses parecem ser suficientemente pequenos para evitar a degeneração das superfícies articulares.

> ### Relevância clínica
>
> **Osteoartrite do tornozelo:** A osteoartrite do tornozelo não é comum e ocorre em geral como resultado de lesões do tornozelo. Essas mudanças degenerativas provavelmente são o resultado de mudanças no estresse aplicado às superfícies articulares. Lloyd et al. demonstram que os deslocamentos talares de 1 mL causam uma redução de 40% na área de contato na articulação tibiotalar.[14] Os deslocamentos talares podem ocorrer no tornozelo instável após entorses do tornozelo. Esses dados sugerem que há uma lógica biomecânica para a reabilitação ou a intervenção cirúrgica para restabelecer a estabilidade do tornozelo e a congruência articular após lesões graves do tornozelo. Esse tipo de intervenção pode ajudar a reduzir o risco de doença articular degenerativa posteriormente ao longo da vida.

Estudos também examinam as forças sustentadas em outros locais no pé. Dados coletados de amostras de cadáveres durante a imposição de carga do pé e do tornozelo sugerem que a articulação subtalar sustenta cargas de até 2.000 N (204,12 kg), ou mais de quatro vezes o peso corporal e estresses de 3 a 4 MPa durante imposição de carga axial ou marcha simulada.[10,19,29] Forças de contato e estresses são menores, mas ainda equivalem a diversas vezes o peso corporal nas articulações calcaneocuboide e talonavicular.

Análise bidimensional das forças sobre o hálux

A ação de erguer-se sobre o antepé também aplica grandes cargas sobre os ossos e as articulações dos dedos e principalmente a articulação metatarsofalângica do hálux, já que a maioria dos indivíduos posiciona a sobrecarga sob o hálux durante os estágios finais do apoio.[2,16,28,32]

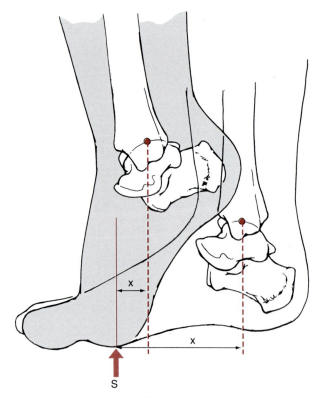

Figura 46.1 O aumento da flexão plantar do tornozelo diminui o braço de momento de dorsiflexão (x) da força de reação ao solo (S).

QUADRO 46.2 Examinando as forças

Cálculo das forças de reação ao solo na primeira articulação metatarsofalângica durante a marcha

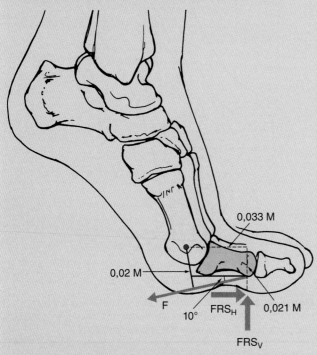

As dimensões a seguir são baseadas em um indivíduo que possui aproximadamente 1,60 m de altura e pesa 56,7 kg (556 N). Os parâmetros do segmento do membro são inferidos a partir da literatura.[3,15,21,30] Considera-se que a força de flexão plantar sobre o hálux é completamente fornecida pelo flexor longo do hálux (F). A força de reação ao solo possui ambos os componentes, vertical (FRS_V) e horizontal FRS_H).

Braço de momento do flexor longo do hálux: 0,02 m

Força de reação ao solo vertical (FRS_V): 240 N

Braço de momento da força de reação ao solo vertical: 0,033 m

Força de reação ao solo horizontal (FRS_H): 40 N

Braço de momento da força de reação ao solo horizontal: 0,021 m

$\Sigma M = 0$

$(FRS_V \times 0{,}033 \text{ m}) + (FRS_H \times 0{,}021 \text{ m}) - (F \times 0{,}02 \text{ m}) = 0$

$240 \text{ N} \times (0{,}033) + (40 \text{ N} \times 0{,}021 \text{ m}) = F \times 0{,}02 \text{ m})$

$8{,}76 \text{ Nm} = F \times 0{,}02 \text{ m}$

Observe que o momento interno (M_{INT}) = 8,76 Nm

$F = 438 \text{ N}$

$F = 0{,}79 \text{ PC}$

Calcule as forças de reação articulares (A) sobre a base da falange proximal. Suponha que a força do flexor longo do hálux é aplicada à falange a um ângulo de 10°.

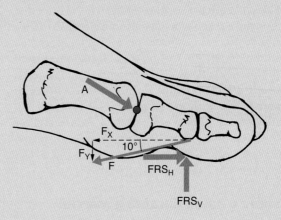

ΣF_X:

$FRS_H + A_X - F_X = 0$

$A_X = F_X - 40 \text{ N}$

onde $F_X = F (\cos 10°)$

$A_X = 431 \text{ N} - 40 \text{ N}$

$A_X = 391 \text{ N}$

ΣF_Y:

$FRS_V + A_Y - F_Y = 0$

onde $F_Y = F (\text{sen } 10°)$

$A_Y = -240 \text{ N} + 76{,}1 \text{ N}$

$A_Y = -164 \text{ N}$

Utilizando o teorema de Pitágoras:

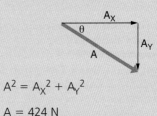

$A^2 = A_X^2 + A_Y^2$

$A = 424 \text{ N}$

A ≈ 0,76 PC

Utilizando trigonometria, a direção de A pode ser determinada:

$\cos \theta = A_X/A$

θ ≈ 23° a partir da horizontal

No Quadro 46.2, é apresentada uma análise bidimensional das cargas sobre a base da falange proximal do hálux quando o corpo rola sobre o pé durante a locomoção. Durante os estágios finais do apoio, quando o corpo passa sobre o pé de apoio, este aplica uma força para trás e descendente sobre o solo, e a força de reação ao solo é ascendente (FRS_V) e para a frente (FRS_H). A força de reação ao solo tende a estender, ou dorsiflexionar, a articulação metatarsofalângica do hálux. O momento de extensão aplicado pela força de reação ao solo é equilibrado por um momento de flexão produzido pela força do músculo flexor (F). Utilizando estimativas da força de reação ao solo extraídas da literatura, os músculos flexores neste problema de amostra geram 438 N (44,45 kg), ou aproximadamente 79% do peso corporal, para estabilizar o hálux durante a rolagem.[30] A força de reação ao solo determinada para essa fase da marcha é de 424 N (43,09 kg), ou aproximadamente 76% do peso corporal.

Forças sobre o hálux durante a marcha

As estimativas publicadas da força de reação articular na articulação metatarsofalângica do hálux durante a locomoção normal variam muito, de aproximadamente 30% a quase 100% do peso corporal.[12,16,28,32] Essas variações originam-se, em parte, de diferenças nos modelos usados para calcular as forças. Entretanto, todos os estudos também registram grande variabilidade interindividual. Um importante fator que contribui para o cálculo é a magnitude da força de reação ao solo sobre o dedo, que depende da forma da caminhada e da velocidade da marcha. Indivíduos mais velhos parecem ter forças de reação ao solo menores, porque caminham mais lentamente.[32] Durante a corrida, que produz forças de reação ao solo muito maiores, o momento externo para dorsiflexionar a articulação metatarsofalângica atinge picos que variam de 60 a 100 Nm.[27]

> **Relevância clínica**
>
> **Grandes cargas sobre os ossos metatarsais:** Grandes cargas articulares na articulação metatarsofalângica estão envolvidas nas mudanças degenerativas normalmente encontradas na primeira articulação metatarsofalângica. Também se suspeita que cargas sobre os ossos metatarsais contribuam para fraturas por estresse encontradas nos ossos metatarsais. As fraturas por estresse dos ossos metatarsais são comuns em soldados que participam de longos desfiles e em corredores que aumentam rapidamente seu regime de treinamento. A caminhada e a corrida aplicam grandes forças de reação ao solo sobre os ossos metatarsais e geram momentos de flexão nos ossos (Fig. 46.2). Estudos mostram que a fáscia plantar e os músculos extrínsecos ajudam a reduzir a tensão, ou a deformação, dos ossos.[8,24] Clínicos podem ajudar a prevenir tais lesões ao ensinar os pacientes a modular o treinamento para evitar caminhada ou corrida prolongada na presença de fadiga muscular aguda. Além disso, devem ser levados em conta os benefícios de calçados apropriados.

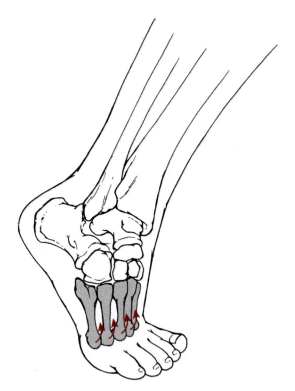

Figura 46.2 As cargas sobre as cabeças metatarsais durante a marcha produzem momentos de flexão nos ossos metatarsais que podem contribuir para fraturas por estresse.

Sobrecargas sobre a superfície plantar do pé durante a sustentação do peso

Este capítulo demonstra que as estruturas do pé sustentam grandes cargas durante atividades com sustentação do peso corporal, especialmente atividades locomotoras. Essas cargas estão diretamente relacionadas às forças de contato entre o pé e o solo. Durante a caminhada, o pé colide com o solo a cada passo, e cada colisão é ainda mais vigorosa durante a corrida. O pé possui muitas estruturas especiais para sustentar essas colisões repetidas, incluindo o coxim adiposo na superfície plantar do tornozelo, a aponeurose plantar, as placas plantares das articulações metatarsofalângicas e interfalângicas, bem como a arquitetura óssea especial do pé. A magnitude e a localização das cargas aplicadas na superfície plantar do pé contribuem para muitas queixas de dor e disfunção do pé, desde pé dolorido e bolhas até úlceras diabéticas. Uma compreensão dos fatores que contribuem para as características de imposição de carga do pé ajuda os clínicos a identificar formas de minimizar os efeitos prejudiciais dessas sobrecargas.

A imposição de carga sobre o pé normalmente é descrita por meio da **pressão** que, assim como o estresse, é igual à força/área, onde a força medida é perpendicular ao instrumento de medição. Em estudos do pé, a pressão é uma aproximação do estresse vertical sobre o pé. A análise do padrão de imposição de carga do pé revela, como esperado, que as maiores cargas verticais e as pressões são aplicadas ao calcanhar no contato com o solo.[7] O pico das pressões sobre o tornozelo de aproximadamente 13 a 14 MPa é registrado durante a posição vertical (Fig. 46.3). O coxim adiposo do calcanhar é especialmente equipado para absorver esses altos estresses.

Embora quase toda a superfície plantar do pé seja exposta à pressão na maioria dos indivíduos, os próximos picos mais altos ocorrem nas cabeças metatarsais, com as maiores pressões sobre o segundo metatarsal (cerca de 5,0 MPa). Essas altas pressões provavelmente contribuem para a alta incidência de fraturas por estresse do segundo osso metatarsal em corredores e militares.[8,24] O hálux sustenta as maiores pressões dos cinco dedos (aproximadamente 2,0 MPa). O pé também suporta grandes estresses de cisalhamento durante a marcha, de até 8,5 MPa.[11] Diversos fatores influenciam as pressões e os estresses de cisalhamento aplicados ao pé, incluindo sua forma, a altura do arco e os músculos de sustentação. Indivíduos com pé cavo, um arco longitudinal medial alto, relatam uma grande prevalência de dor no pé comparados a indivíduos com a altura do arco normal.[5] Portanto, esses indivíduos também demonstram pressões plantares acentuadas sobre o retropé e uma duração acentuada de altas pressões sobre o retropé e o antepé. Essas mudanças no estresse são coerentes com uma redução na área de contato sobre o pé em virtude do arco elevado (estresse = força/área). A velocidade da marcha também parece afetar as pressões plantares. A velocidade acentuada da marcha aumenta as pressões sob o calcanhar, o antepé e os dedos em idosos saudáveis.[4]

O calçado também afeta as pressões plantares. Alguns calçados aumentam a área de contato entre o pé e o solo, resultando na redução do estresse. A estrutura do calçado e a relação entre o pé e o calçado, incluindo a meia, podem alterar as pressões plantares e as forças de cisalhamento sobre o pé. A popularidade da corrida tem estimulado toda a indústria, o que tem levado a inúmeras inovações no desenvolvimento e na fabricação de calçados para aumentar a capacidade do pé de suportar essas cargas de alto impacto.

> ### Relevância clínica
>
> **Úlceras de pele no pé insensível:** Indivíduos que não possuem sensibilidade no pé correm alto risco de decomposição química da pele sobre a superfície plantar do pé. Os dados sobre as pressões aplicadas ao pé durante a caminhada normal indicam que até mesmo o pé normal possui áreas distintas de alto estresse. Um pé de arco alto possui estresse acentuado sob as cabeças metatarsais, enquanto um pé com pronação excessiva pode sustentar estresse acentuado sobre o aspecto medial do antepé. Áreas de alto estresse normalmente geram dor e, em circunstâncias normais, o indivíduo toma medidas para reduzir a dor, talvez usando calçados mais confortáveis ou diminuindo a sobrecarga sobre o pé por meio de repouso. Entretanto, um indivíduo que não possui sensibilidade pode não estar ciente das áreas de estresse alto ou excessivo e, portanto, nada fazer para reduzir o estresse.
>
> O estresse prolongado pode causar mudanças vasculares no tecido estressado e levar a dano do tecido, o que, em alguns casos, pode ser muito grave. Alguns indivíduos com sensibilidade deficiente também apresentam um sistema vascular comprometido. Por exemplo, um indivíduo com *diabetes mellitus* pode desenvolver uma neuropatia periférica com debilidade muscular resultante, perda sensorial e mudanças vasculares nos pés, e então desenvolve-se um cenário clínico comum. Conforme o paciente continua a se locomover, o padrão de marcha muda gradativamente por causa da debilidade e desenvolvem-se áreas de alto estresse sobre a superfície plantar do pé durante a marcha.[1] Com a diminuição gradativa da sensibilidade, o indivíduo desconhece as áreas de alto estresse embaixo do pé, e os estresses contínuos levam à decomposição química da pele. O sistema vascular periférico deficiente do paciente inibe a cura e a úlcera não cicatriza. Pode ocorrer uma infecção e, nos casos mais graves, o paciente sofre uma amputação. Ao compreender o padrão normal de imposição de carga sobre o pé e os fatores que produzem estresses altos de forma anormal, os clínicos podem ajudar a prevenir lesões graves da pele, ensinando o paciente a identificar áreas de alto estresse e recomendando modificações nos calçados para alterar os padrões de estresse sob o pé.

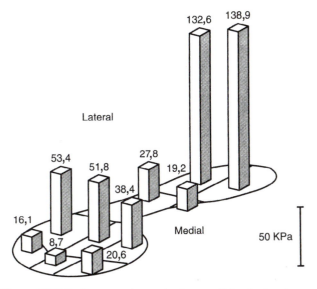

Figura 46.3 Embora a maior parte da superfície plantar do pé sustente pressões substanciais durante a fase de apoio da marcha, as maiores pressões são encontradas no calcanhar, nas cabeças metatarsais e no hálux. (Reproduzido com permissão de Sammarco GJ, Hockenbury RT: Biomechanics of the foot and ankle. In: Nordin M, Frankel VH, eds. Basic Biomechanics of the Musculoskeletal System. Philadelphia: Lippincott Williams & Wilkins, 2001.)

Resumo

Este capítulo usa exemplos de análise bidimensional para demonstrar a magnitude das cargas sustentadas pelo tornozelo e pala articulação metatarsofalângica do hálux. Embora esses exemplos sejam simplificações da natureza tridimensional das forças essas articulações, bem como as estruturas anatômicas que exercem cargas nas articulações, eles fornecem ao clínico uma perspectiva para analisar o desgaste normal pelo qual o pé passa a cada passo. Uma revisão da literatura revela que todas as estruturas do pé sustentam grandes cargas que são ainda maiores durante atividades que produzem grandes forças de reação ao solo, como correr ou saltar. O capítulo também demonstra que as altas cargas aplicadas ao pé podem contribuir para processos patológicos no pé que causam dor e deficiência. Exemplos nos quais as cargas no pé contribuem diretamente para disfunção incluem fratura por estresse dos metatarsais e úlceras de pele em um pé insensível que sustenta pressões plantares excessivas. Este capítulo conclui a apresentação da mecânica e da patomecânica dos ossos, das articulações e dos músculos do membro inferior. Os dois capítulos restantes deste texto aplicam a compreensão atual da estrutura e a função do sistema musculoesquelético para realizar a análise de suas contribuições para as duas funções principais dos seres humanos, a postura ereta e a locomoção.

Referências bibliográficas

1. Abboud RJ, Rowley DI, Newton RW: Lower limb muscle dysfunction may contribute to foot ulceration in diabetic patients. Clin Biomech 2000; 15: 37–45.
2. Blanc Y, Balmer C, Landis T, Vingerhoets F: Temporal parameters and patterns of the foot roll over during walking: normative data for healthy adults. Gait Posture 1999; 10: 97–108.
3. Braune W, Fischer O: Center of gravity of the human body. In: Krogman WM, Johnston FE, eds. Human Mechanics; Four Monographs Abridged AMRL-TDR-63-123. Wright-Patterson Air Force Base, OH: Behavioral Sciences Laboratory, 6570th Aerospace Medical Research Laboratories, Aerospace Medical Division, Air Force Systems Command, 1963; 1–57.
4. Burnfield JM, Few CD, Mohamed OS, et al.: The influence of walking speed and footwear on plantar pressures in older adults. Clin Biomech 2004; 19: 78–84.
5. Burns J, Crosbie J, Hunt A, et al.: The effect of pes cavus on foot pain and plantar pressure. Clin Biomech 2005; 20:877–882.
6. Calhoun JH, Eng M, Ledbetter BR, Viegas SF: A comprehensive study of pressure distribution in the ankle joint with inversion and eversion. Foot Ankle 1994; 15: 125–133.
7. Cavanagh PR, Rodgers MM, Iiboshi A: Pressure distribution under symptom-free feet during barefoot standing. Foot Ankle 1987; 7: 262–276.
8. Donahue SW, Sharkey NA: Strains in the metatarsals during the stance phase of gait: implications for stress fractures. J Bone Joint Surg 1999; 81A: 1236–1244.
9. Finni T, Komi PV, Lukkariniemi J: Achilles tendon loading during walking: application of a novel optic fiber technique. Eur J Appl Physiol Occup Physiol 1998; 77: 289–291.
10. Giddings VL, Beaupre GS, Whalen RT, Carter DR: Calcaneal loading during walking and running. Med Sci Sports Exerc 2000; 32: 627–634.
11. Hosein R, Lord M: A study of in-shoe plantar shear in normals. Clin Biomech (Bristol, Avon) 2000; 15: 46–53.
12. Jacob HAC: Forces acting in the forefoot during normal gait-an estimate. Clin Biomech 2001; 16: 783–792.
13. Kerrigan DC, Riley PO, Rogan S, Burke DT: Compensatory advantages of toe walking. Arch Phys Med Rehabil 2000; 81: 38–44.
14. Lloyd J, Elsayed S, Hariharan K, et al.: Revisiting the concept of talar shift in ankle fractures. Foot Ankle Int 2006; 27: 793–796.
15. Maganaris CN, Baltzopoulos V, Sargeant AJ: In vivo measurement-based estimations of the human Achilles tendon moment arm. Eur J Appl Physiol 2000; 83: 363–369.
16. McBride ID, Wyss UP, Cooke TDV, et al.: First metatarsophalangeal joint reaction forces during high-heeled gait. Foot Ankle 1991; 11: 282–288.
17. Michelson JD, Checcone M, Kuhn T, Varner K: Intra-articular load distribution in the human ankle joint during motion. Foot Ankle Int 2001; 22: 226–233.
18. Procter P, Paul JP: Ankle joint biomechanics. J Biomech 1982; 15: 627–634.
19. Reeck J: Support of the talus: a biomechanical investigation of the contributions of the talonavicular and talocalcaneal joints, and the superomedial calcaneonavicular ligament. Foot Ankle Int 1998; 19: 674–682.
20. Robon MJ, Perell KL, Fang M, Guererro E: The relationship between ankle plantarflexor muscle moments and knee compressive forces in subjects with and without pain. Clin Biomech 2000; 15: 522–527.
21. Rugg SG, Gregor RJ, Mandelbaum BR, Chiu L: In vivo moment arm calculations at the ankle using magnetic resonance imaging (MRI). J Biomech 1990; 23: 495–501.
22. Scott SH, Winter DA: Internal forces at chronic running injury sites. Med Sci Sports Exerc 1990; 22: 357–369.
23. Scott SH, Winter DA: Talocrural and talocalcaneal joint kinematics and kinetics during the stance phase of walking. J Biomech 1991; 24: 743–752.
24. Sharkey NA, Ferris L, Smith TS, Matthews DK: Strain and loading of the second metatarsal during heel-lift. J Bone Joint Surg[Am] 1995; 77: 1050–1057.
25. Simonsen EB, Dyhre-Poulsen P, Voigt M, et al.: Bone-on-bone forces during loaded and unloaded walking. Acta Anat[Basel] 1995; 152: 133–142.
26. Stauffer RN, Chao EYS, Brewster RC: Force and motion analysis of the normal, diseased, and prosthetic ankle joint. Clin Orthop 1977; 127: 189–196.
27. Stefanyshyn DJ, Nigg BM: Mechanical energy contribution of the metatarsophalangeal joint to running and sprinting. J Biomech 1997; 30: 1081–1085.
28. Stokes IA, Hutton WC, Stott JR: Forces acting on the metatarsals during normal walking. J Anat 1979; 129: 579–590.
29. Wang CL, Cheng CK, Chen CW, et al.: Contact areas and pressure distributions in the subtalar joint. J Biomech 1995; 28: 269–279.
30. Winter D: Biomechanics and Motor Control of Human Movement. New York: John Wiley & Sons, 1990.
31. Wren TAL, Yerby SA, Beaupre GS, Carter DR: Mechanical properties of the human achilles tendon. Clin Biomech 2001; 16: 245–251.
32. Wyss UP: Joint reaction forces at the first MTP joint in a normal elderly population. J Biomech 1990; 23: 977–984.

Postura e marcha

PARTE V

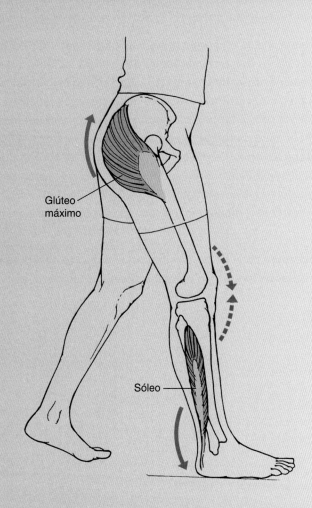

Capítulo 47 Características da postura normal e anormalidades posturais comuns
Capítulo 48 Características da marcha normal e fatores que a influenciam

PARTE V

A primeira parte deste livro apresenta os princípios básicos necessários para compreender a mecânica e a patomecânica do sistema musculoesquelético e as propriedades mecânicas dos componentes individuais do sistema musculoesquelético. A maior parte do livro examina as propriedades estruturais e funcionais dos complexos articulares individuais no corpo. Esta parte final aplica esse conhecimento à análise de duas funções intrinsicamente humanas, a postura vertical ereta e a locomoção bipedal. Os objetivos deste segmento final são:

- Discutir as exigências biomecânicas dessas duas funções.
- Demonstrar como uma compreensão básica da estrutura e da função dos componentes do sistema musculoesquelético leva à habilidade de analisar funções que envolvem muitos complexos articulares diferentes.

Pacientes normalmente procuram ajuda de especialistas em reabilitação para queixar-se de dor ou dificuldade em realizar uma tarefa, em vez de procurá-los com reclamações de deficiências em estruturas anatômicas específicas. Os clínicos devem ser capazes de observar a atividade em questão, analisar suas exigências biomecânicas e determinar quais deficiências contribuem para a patomecânica responsável pelas queixas. A análise e a avaliação da postura e da marcha requerem uma compreensão dos princípios biomecânicos básicos apresentados nos primeiros dois capítulos deste livro e utilizam o conhecimento da função muscular e articular para explicar como um indivíduo produz esses comportamentos humanos característicos. Os clínicos que são capazes de avaliar a postura e a marcha e podem identificar deficiências que contribuem para um padrão anormal de movimento serão capazes de aplicar as mesmas habilidades para avaliar e tratar qualquer movimento anormal, incluindo atividades diversas como carregar suportes de engates de carros, realizar um *grand plié*, digitar em um computador ou operar uma caixa registradora em um supermercado.

O Capítulo 47 descreve a compreensão atual da postura "correta" e discute a mecânica para controlar a postura. O Capítulo 48 apresenta as características da locomoção normal e discute os fatores que a influenciam.

CAPÍTULO

47

Características da postura normal e anormalidades posturais comuns

SUMÁRIO

Postura normal 878
    Balanço postural 878
    Alinhamento segmentar na postura normal 878
    Controle muscular da postura normal 886
Desalinhamentos posturais 889
    Desequilíbrios musculares registrados em desalinhamentos posturais 889
Resumo 891

Postura é a posição relativa das partes do corpo, normalmente associada à posição estática. Clínicos avaliam a postura com base no pressuposto de que a postura anormal contribui para as queixas de pacientes e que muitas deficiências no sistema neuromusculoesquelético são refletidas na postura de um indivíduo. Dessa forma, a interpretação clínica da postura de um indivíduo requer a união da descrição da postura de um indivíduo com a compreensão de sua condição física e queixas.

A postura na posição ereta é o foco de grande atenção clínica, mas posturas sentadas e durante atividades, como deslocamento de carga e trabalho em linha de produção, também podem contribuir para queixas musculoesqueléticas. Este capítulo foca na postura ereta, mas as questões levadas em consideração para compreender a postura vertical ereta também são aplicáveis a qualquer outra postura. É importante reconhecer que mesmo posturas aparentemente estáticas, como a postura ereta, apresentam pequenos movimentos aleatórios e normalmente os humanos posicionam-se em diversas posturas. Como resultado, a avaliação de uma única postura pode ser insuficiente para compreender a ligação entre a postura e as reclamações de um paciente.

A análise da postura é uma tradição clínica bem estabelecida e forma uma parte básica da análise clínica para muitas disciplinas relacionadas à saúde. Apesar da frequência com que essas análises são realizadas, permanece uma falta de unanimidade surpreendente na descrição da postura "normal". Embora a postura inadequada tenha sido associada a diversas queixas como dores de cabeça, problemas respiratórios e digestivos e dores nas costas ao longo dos séculos, as consequências diretas da postura inadequada não são registradas de forma adequada. Os objetivos deste capítulo são descrever a compreensão atual da postura normal e algumas falhas posturais comuns. Especificamente, as metas deste capítulo são:

- Descrever o alinhamento do corpo na postura vertical ereta e sua variabilidade.
- Discutir a compreensão atual dos músculos necessária para controlar a postura vertical ereta.
- Descrever falhas posturais comuns.
- Discutir brevemente as supostas consequências das falhas posturais.

Postura normal

A postura é avaliada por meio da análise de sua estabilidade e também pela descrição do alinhamento relativo dos segmentos do membro adjacente.

Balanço postural

A postura vertical ereta normal geralmente é comparada ao movimento de um pêndulo invertido, cuja base é fixa e o pêndulo fica livre para oscilar sobre ela (Fig. 47.1). Embora a posição vertical ereta pareça estática para um observador, ela é caracterizada por pequenas oscilações em que o corpo balança para a frente, para trás e de um lado para o outro; e o **centro de massa** do corpo, localizado aproximadamente anterior ao corpo da primeira vértebra sacral, traça um pequeno círculo irregular na base de sustentação.[8,42] Esse **balanço postural** normal na posição vertical ereta também é descrito pelo movimento do **centro de pressão**, que está relacionado ao local do centro de massa do corpo, mas que se diferencia dele.[29,50] O centro de pressão localiza-se no centro das pressões distribuídas sob os pés. Ao contrário, uma linha vertical através do centro de massa localiza-se no centro de massa em toda a base de sustentação. O balanço normal do corpo durante a posição vertical estável movimenta o centro de massa e o centro de pressão do corpo anterior e posteriormente até 7 mm.[8,42,50,67] As excursões de um lado para o outro dos centros de massa e de pressão são apenas um pouco menores do que as excursões na direção anteroposterior.[8]

> ### Relevância clínica
>
> **Avaliando a estabilidade na posição vertical estável:** A estabilidade na posição vertical é avaliada em diferentes populações para uma melhor compreensão da razão pela qual certos indivíduos não correm altos riscos de queda. Mudanças na magnitude ou na frequência do balanço postural determinadas pelas oscilações do centro de pressão e do centro de massa são relatadas em idosos saudáveis e em indivíduos com deficiências como hemiparesia, déficits sensoriais, pés planos ou com arcos altos e disfunções vestibulares.[8,42,50,63]

Alinhamento segmentar na postura normal

Alinhamento do corpo no plano sagital na postura normal

Embora a **postura ideal** e a **postura normal** tenham sido descritas na literatura clínica, os critérios para o postura ideal permanecem hipotéticos.[31,58] A postura ideal é descrita de diversas maneiras como a postura que requer a menor quantidade de sustentação muscular, a postura que minimiza os estresses sobre as articulações, ou a postura que minimiza as cargas nos ligamentos de sustentação e nos músculos.[1,31] Na ausência de uma compreensão clara do significado da postura "ideal", medidas cuidadosas das posições assumidas por indivíduos sem deficiências musculoesqueléticas ou queixas fornecem uma perspectiva sobre o alinhamento típico, se não ideal, dos segmentos do membro.

A Tabela 47.1 apresenta a orientação relativa dos pontos de referência no plano sagital em relação à articulação do tornozelo com base em dois estudos que examinam a postura de indivíduos sem qualquer deficiência musculoesquelética ou queixa.[8,48] A Fig. 47.2 apresenta o local relativo dos pontos de referência em relação à linha através do centro de massa, que se situa a aproximadamente 4 a 6 cm anterior à articulação do tornozelo.[8,48] Os dois estudos descrevem alinhamentos relativos similares, e ambos também concordam de alguma forma com a "postura ideal" descrita por Kendall et al.[31] Os desvios padrões relativamente grandes nos pontos de referência superiores relatados por Danis et al. são coerentes com o balanço postural normal que ocorre na postura vertical estável.

Alinhamento do tronco e da pelve

Os dados apresentados na Tabela 47.1 descrevem a orientação no plano sagital de muitas partes do corpo na posição

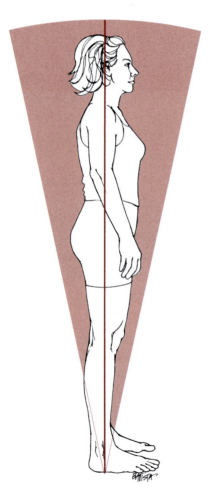

Figura 47.1 A postura vertical geralmente é similar a um pêndulo invertido em que o corpo balança sobre os pés fixos.

TABELA 47.1 Alinhamento no plano sagital dos pontos de referência do corpo em relação ao tornozelo durante a posição vertical ereta

	Opila et al.[48]a		Danis[8]b	
	Descrição da marcação	Localização[c] (cm)	Descrição da marcação	Localização[c] (cm)
Tornozelo	Maléolo lateral		Centro articular calculado	
Joelho	Epicôndilo lateral do fêmur	5,1	Centro articular calculado	4,24 ± 2,14
Quadril	Trocanter maior	5,4	Centro articular calculado	5,42 ± 2,86
Ombro	Articulação acromioclavicular	3,0	Processo acrômio	1,89 ± 3,01
Cabeça/pescoço	Inferior ao meato acústico externo	5,4	Aproximadamente a articulação atlantoccipital	4,84 ± 4,03

[a] Com base em 19 homens e mulheres sem deficiências com idade entre 21 e 43 anos. Originalmente registrado em relação ao centro de gravidade do corpo.
[b] Com base em 26 homens e mulheres sem deficiências com idade entre 22 e 88 anos. Originalmente referente à articulação do tornozelo.
[c] Números positivos indicam que a marcação é anterior à articulação do joelho.

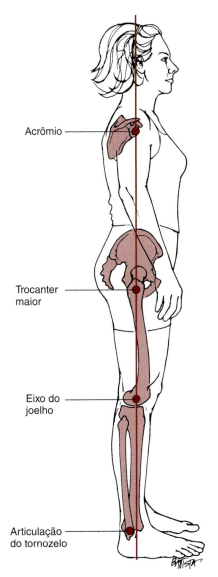

Figura 47.2 Na posição vertical ereta, o corpo está alinhado aproximadamente de forma que uma linha através do centro de massa do corpo passe muito próximo da orelha, levemente anterior ao acrômio da escápula, próximo do trocanter maior, levemente anterior à articulação do joelho e anterior à articulação do tornozelo.

vertical ereta, mas fornecem pouca informação em relação ao alinhamento normal da coluna vertebral e da pelve. A coluna vertebral adulta é caracterizada por uma **cifose** nas regiões torácica e sacral em que as curvas são convexas posteriormente, e uma **lordose** nas regiões cervical e lombar em que as curvas são côncavas posteriormente. No momento do nascimento, a coluna vertebral é completamente cifótica e, consequentemente, as curvas torácica e sacral são **curvas primárias**. O desenvolvimento do controle da cabeça em torno dos 4 meses de vida induz o desenvolvimento da lordose cervical, e a progressão da criança até a posição vertical ereta e a locomoção bipedal levam à formação da curvatura. Portanto, essas curvas são conhecidas como **curvas secundárias** e não se desenvolvem na ausência da aquisição da respectiva habilidade.

Os meios mais comuns de caracterizar as curvaturas da coluna vertebral utilizam um método radiográfico para avaliar a curva total de uma região. O **ângulo de Cobb** descreve o ângulo formado pelas superfícies das vértebras superiores e inferiores de uma região da coluna vertebral (Fig. 47.3). Ângulos de Cobb médios de 20 a 70° são registrados para a região lombar e de 20 a 50° para a região torácica.[19,27,66,70] Esses dados demonstram grandes disparidades e são influenciados pelos procedimentos de medidas utilizados em cada investigação, mas também refletem o amplo espectro das curvaturas da coluna vertebral encontradas em uma população sem disfunção conhecida. Apesar das diferenças descritas na literatura, alguns achados consistentes são relatados. Os estudos que examinam as curvas torácica e lombar registram uma curvatura lombar maior do que uma cifose torácica.[2,19,28,53,64] As curvas torácica e lombar parecem aumentar durante o crescimento e o desenvolvimento.[39] Há uma concordância geral de que o pico ou o ápice da curva torácica ocorre aproximadamente na região torácica média, com mais frequência na T7, e o ápice da curva lombar é localizado em geral na L3 ou L4.[2,17,19,64]

Embora o método de Cobb seja o mais frequentemente usado para quantificar as curvas da coluna vertebral, ele requer avaliação radiográfica e não é parte de um exame físico de rotina.

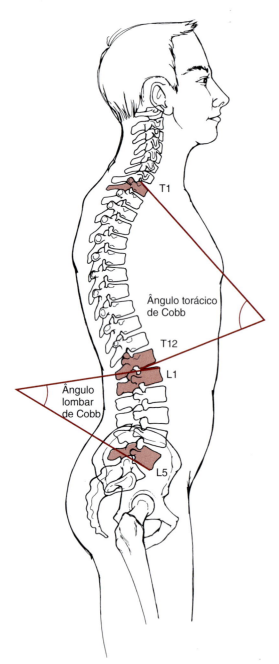

Figura 47.3 Os ângulos de Cobb nas colunas torácica e lombar são definidos radiograficamente ao determinar os ângulos formados entre a superfície superior da vértebra mais superior da região e a superfície inferior da vértebra mais inferior da região.

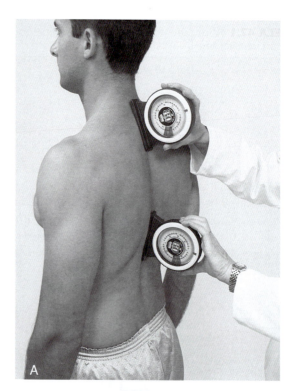

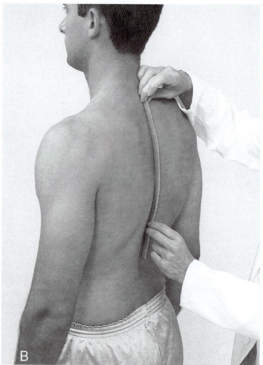

Figura 47.4 Métodos de superfície para avaliar as curvaturas da coluna. **A.** Os clínicos utilizam inclinômetros para medir a curvatura das regiões da coluna a partir da palpação da superfície. **B.** Réguas flexíveis são usadas para traçar a curvatura em uma região da coluna, e este traço pode ser quantificado matematicamente.

Os métodos para avaliar as curvas da coluna vertebral a partir da avaliação da superfície incluem o uso de inclinômetros para definir a angulação e réguas flexíveis e digitalizadores de superfície assistidos por computador para traçar o formato da curvatura da coluna vertebral[18,46,62,77] (Fig. 47.4). Os métodos da curvatura da superfície produzem medidas diferentes a partir de métodos radiográficos e podem diferir entre eles, dependendo das análises matemáticas utilizadas para descrever as curvas.[46,59] Nenhum método de curvatura de superfície atual oferece dados normativos que definam a amplitude dos valores da curvatura encontrados em uma população saudável. Com base em um conhecimento atual, os clínicos não possuem critérios bem aceitos para curvaturas normais da coluna vertebral no plano sagital que utilizem métodos de superfície e continuam a recorrer a avaliações quantitativas das curvas da coluna vertebral.[40]

> ### Relevância clínica
>
> **Monitorando as mudanças na postura anterior da cabeça:** A postura anterior da cabeça está associada a diversas queixas de pacientes, incluindo dores de cabeça, vertigem, dor na articulação temporomandibular e dor no pescoço e no ombro. Um exame físico típico de um paciente com qualquer uma dessas queixas inclui a avaliação do alinhamento postural (Fig. 47.5). Embora existam procedimentos objetivos para calcular a posição da cabeça[18,24], o clínico geralmente recorre à observação visual da postura da cabeça, avaliando o alinhamento da cabeça como normal ou observando uma posição "leve", "moderada" ou "grave" anterior da cabeça. Na presença de uma postura anterior da cabeça anormal, o clínico em geral realiza uma intervenção para aperfeiçoar ou normalizar a postura. Entretanto, sem definições operacionais dos desvios posturais, torna-se difícil identificar mudanças na postura de forma objetiva e associar qualquer mudança nas queixas do paciente com mudanças na postura. Os convênios contestam o valor das intervenções para alterar a postura. Estudos com controle adequado dos resultados para medir a eficácia das intervenções posturais são necessários e exigem medidas mais precisas e objetivas do alinhamento postural.

A orientação da pelve é uma avaliação postural comum realizada em conjunto com a avaliação das curvas da coluna. O alinhamento pélvico é determinado a partir da orientação do sacro ou pela orientação dos pontos de referência pélvicos. A maioria das medidas baseadas no alinhamento sacral deriva-se da avaliação radiográfica e registra o ângulo formado entre uma linha de referência vertical ou horizontal e a superfície superior ou posterior do sacro[27,66] (Fig. 47.6). O ângulo entre a superfície horizontal e superior da primeira vértebra sacral é conhecido como **declive sacral**. A **incidência pélvica** é outro parâmetro radiológico que relaciona o declive sacral ao local das cabeças femorais.

A orientação da pelve a partir dos pontos de referência da superfície é registrada como o ângulo formado entre a horizontal e uma linha que conecta a espinha ilíaca posterossuperior com a espinha ilíaca anterossuperior[5,16,77] (Fig. 47.7). As medidas comuns da orientação sacral e pélvica são descritas na Tabela 47.2. As medidas baseadas na orientação do sacro são maiores do que as medidas com base na pelve, e os dois procedimentos de medida demonstram apenas correlações leves a moderadas entre eles.[20]

A literatura clínica sugere a interdependência entre as curvas da coluna e o alinhamento pélvico.[31] Uma curvatura acentuada aparentemente acompanha uma cifose torácica acentuada. Da mesma forma, uma inclinação pélvica anterior acompanha uma curvatura lombar acentuada, ao passo que

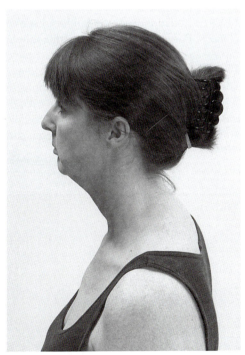

Figura 47.5 O alinhamento anterior da cabeça observado na clínica geralmente é avaliado de forma qualitativa como leve, moderado ou grave.

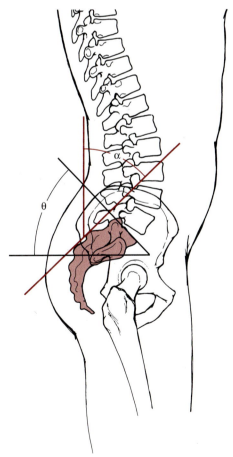

Figura 47.6 Os alinhamentos sacrais determinados a partir de radiografias normalmente medem o ângulo entre a superfície superior do sacro e a horizontal (θ) ou um ângulo entre a superfície posterior do sacro e a vertical (α).

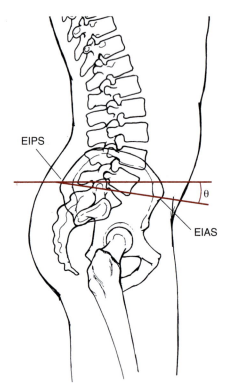

Figura 47.7 O alinhamento pélvico a partir de pontos de referência da superfície é definido pelo ângulo entre uma linha traçada através da espinha ilíaca anterossuperior (EIAS) e a espinha ilíaca posterossuperior (EIPS) e a horizontal (θ).

Entretanto, o mesmo estudo encontra correlações entre a cifose torácica e a curvatura entre a L5 e a S1. Embora pesquisas adicionais sejam necessárias, esses dados sugerem certa associação entre as curvas torácicas e lombares, mas sua interdependência pode ser em função da idade e da morfologia específica da coluna de um indivíduo.

Estudos que investigam a relação do alinhamento pélvico e da curvatura lombar também geram resultados conflitantes. Estudos que utilizam medidas radiográficas demonstram de forma consistente uma associação entre a inclinação pélvica, quando medida pelo alinhamento sacral, e a curvatura lombar medida pelo método de Cobb.[11,16,53] Esses estudos demonstram as associações positivas esperadas entre uma inclinação anterior do sacro e uma curvatura acentuada e entre a inclinação posterior e um achatamento da curvatura (Fig. 47.8). O declive sacral e a incidência pélvica possuem fortes correlações positivas com a curvatura lombar, e a incidência pélvica parece ser acentuada em indivíduos com espondilolistese na L5-S1.[4,53] Apesar disso, estudos que utilizam métodos de superfície para avaliar o alinhamento pélvico e da coluna na postura estática falham ao demonstrar qualquer correlação significativa entre o alinhamento pélvico utilizando pontos de referência pélvicos e a quantidade de curvatura lombar utilizando inclinômetros ou réguas flexíveis.[55,62,63] Contrariamente, estudos que utilizam métodos de superfície para avaliar a associação entre a inclinação pélvica e a posição lombar durante o movimento ativo demonstram que as rotações pélvicas posteriores parecem reduzir a curvatura lombar.[8,30] A controvérsia continua em relação ao efeito de uma inclinação pélvica anterior ativa e a curvatura, com estudos que demonstram uma curvatura acentuada com uma inclinação anterior[7,30] e outros não demonstram mudança.[8]

Os estudos relatados aqui apresentam resultados confusos para os clínicos. Por outro lado, dados radiográficos confirmam a impressão clínica geralmente aceita de que o alinhamento pélvico e as curvas da coluna estão relacionados, mas as avaliações dessas relações que utilizam os procedimentos de avaliação normalmente aplicados na clínica revelam relações fracas ou ausentes. O que esses conflitos significam para o clínico? Evidências existentes parecem suficientes

uma curvatura lombar reduzida está associada à inclinação pélvica posterior. Há evidência limitada para sustentar essas supostas relações, e as relações existentes podem ser mais complexas do que as refletidas pelas crenças populares. Os procedimentos de avaliação, bem como as populações estudadas, parecem afetar a força das associações descritas. Um estudo de 100 adultos acima de 40 anos de idade relata uma correlação entre a cifose torácica medida entre T5 e T12 e a curvatura lombar total, mas não encontra associação entre a cifose na tórax superior e a curvatura lombar.[16] Um estudo de 88 adolescentes não registra relacionamento entre a cifose torácica da T3 até a T12 e a curvatura lombar total.[53]

TABELA 47.2 Medidas da orientação pélvica descritas na literatura

	Orientação sacral	Incidência pélvica	Ângulo EIAS-EIPS
Voutsinas e MacEwen[66]	56,5 ± 9,3[a]		
During et al.[13]	40,4 ± 8,8[b]		
Jackson e McManus[27]	50,4 ± 7,7[c]		
Boulay et al.[4]		53,0 ± 9[od]	
Levine e Whittle[35]			11,3 ± 4,3
Crowell et al.[5]			12,4 ± 4,5

[a] Com base no ângulo formado pela superfície superior do sacro e a horizontal.

[b] Com base no ângulo formado pela superfície posterior do sacro e a vertical.

[c] Com base no ângulo formado pela superfície superior do sacro e a horizontal.

[d] Com base no ângulo entre uma linha perpendicular à superfície superior do sacro e uma linha da superfície superior do sacro até o centro da articulação do quadril.

Capítulo 47 Características da postura normal e anormalidades posturais comuns   883

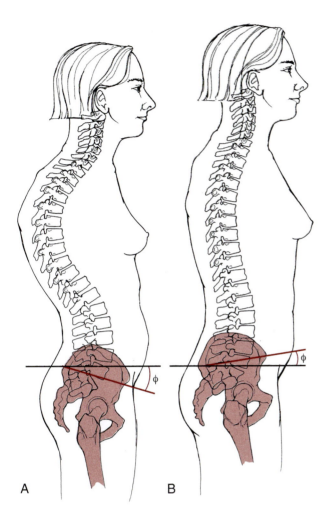

Figura 47.8 Acredita-se que uma inclinação pélvica anterior, que aumenta o ângulo (φ) formado pela horizontal e uma linha através da espinha ilíaca anterossuperior, leve a uma curvatura lombar acentuada (**A**) e uma inclinação pélvica posterior em que o ângulo (φ) diminui e produz uma curvatura lombar reduzida (**B**). Os dados que apoiam essas crenças entram em conflito.

Relevância clínica

A reeducação da postura é uma intervenção útil para um paciente com dor lombar? Um paciente com dor lombar é um bom modelo para examinar o papel que a postura tem em certas estratégias de tratamento. O paciente relata dor com a extensão lombar e na posição vertical estável e dor reduzida com flexão para a frente e na posição sentada. Radiografias demonstram uma espondilolistese na L4-L5. A **espondilolistese** é um deslocamento anterior de uma vértebra sobre a vértebra abaixo, e a redução da curva lombar diminuiria as forças que tendem a aumentar o deslocamento. Embora a evidência em relação ao efeito do alinhamento pélvico sobre a curvatura lombar seja conflitante, o clínico escolhe proceder com um programa para ensinar o paciente a permanecer na posição vertical mantendo uma inclinação pélvica posterior para achatar a curva lombar. O clínico ensina ao paciente exercícios de fortalecimento abdominal e inclinações pélvicas posteriores. O paciente aprende a permanecer na posição vertical enquanto contrai os músculos abdominais e o glúteo máximo, girando a pelve posteriormente. O paciente relata alívio da dor.

Esse caso é um exemplo das informações normalmente relatadas que sustentam o uso da educação postural para tratar queixas de pacientes. Essas informações, entretanto, são insuficientes para determinar a eficácia da intervenção, já que muitos fatores além do alinhamento pélvico podem contribuir para a redução dos sintomas, incluindo o efeito placebo. Sem estudos biomecânicos bem controlados para determinar os efeitos mecânicos do alinhamento pélvico sobre a postura lombar e sem estudos similarmente bem controlados da eficácia, o papel das intervenções posturais na reabilitação permanece uma firme convicção.

para justificar a crença de que os alinhamentos pélvico e da coluna são interdependentes. Entretanto, as ferramentas de avaliação clínica atuais podem ser influenciadas o bastante pelos tecidos moles que se situam sobre o esqueleto, já que eles não refletem o alinhamento ósseo real. A maior questão que os clínicos e os pesquisadores devem responder é se o conhecimento sobre o alinhamento da pelve e da coluna, independentemente da técnica de medida, afeta os resultados do tratamento.

Alinhamento no plano frontal e transverso na postura ereta normal

Nos planos frontal e transverso, a postura normal sugere uma simetria geral da direita para a esquerda, com a cabeça e a coluna vertebral alinhadas verticalmente, quadris e ombros na mesma altura, os joelhos apresentando geno valgo simétrico dentro dos limites normais, e deslocamento simétrico dos membros superiores e inferiores no plano transverso (Fig. 47.9). Gangnet et al., utilizando radiografia tridimensional, registram desvios muito leves (<5°) das vértebras para a esquerda com leves rotações para a direita em uma amostra de 34 adultos assintomáticos durante a postura vertical ereta.[17]

A **escoliose** descreve uma deformação postural da coluna vertebral que é mais aparente no plano frontal, mas inclui os desvios no plano frontal e transverso. A curva é nomeada de acordo com sua localização na coluna vertebral e a lateral da convexidade do seu plano frontal. Por exemplo, uma curva torácica direita indica que a curva está localizada na coluna torácica e sua convexidade está no lado direito.

A escoliose pode ser estrutural ou funcional. Uma **escoliose funcional** resulta de desequilíbrios do tecido mole, mas uma **escoliose estrutural** inclui mudanças ósseas, bem como assimetrias do tecido mole. Como observado no Capítulo 29, a **escoliose idiopática** é a forma mais comum de escoliose. Ela é uma escoliose estrutural que é encontrada mais frequentemente em meninas adolescentes. A curva em geral envolve pelo menos duas regiões da coluna vertebral e as curvas normalmente são compensadas, de forma que as regiões adjacentes possuem convexidades opostas (Fig. 47.10). Uma escoliose estrutural na região torácica é acompanhada por uma corcunda no mesmo lado da convexidade como resultado dos movimentos acoplados da coluna torácica e

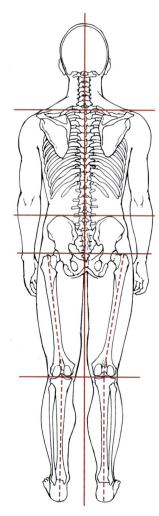

Figura 47.9 O alinhamento normal da cabeça e do tronco no plano frontal é caracterizado pela cabeça e a coluna vertebral verticalmente alinhadas, com ombro, pelve, quadris e joelhos na mesma altura, e joelhos e pés em posições em valgo e subtalar neutra dentro dos limites normais.

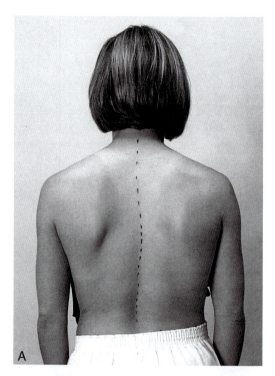

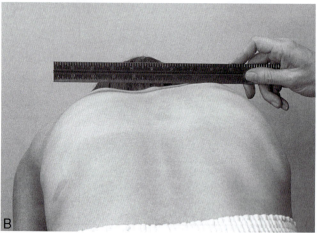

Figura 47.10 A. Um indivíduo que apresenta uma escoliose idiopática lombar esquerda torácica direita. **B.** Quando flexionado para a frente, o indivíduo apresenta uma corcunda no lado direito, o lado da convexidade torácica.

seus efeitos sobre as articulações das costelas. (O Cap. 29 revisa a mecânica que produz uma corcunda.)

Uma teoria popular na reabilitação sugere que a mão dominante induz aos desequilíbrios musculares que levam à escoliose funcional e à assimetria no alinhamento do ombro e do quadril.[31] Há poucos estudos objetivos que testam essa hipótese, mas um estudo de 15 homens com idade entre 19 e 21 anos não registra diferenças estatisticamente significativas no alinhamento no plano frontal da escápula entre os lados dominante e não dominante, embora 11 de 15 indivíduos tenham demonstrado um ombro direito inferior.[57] As distâncias horizontais entre a borda medial da escápula e a coluna vertebral variam de 5 a 9 cm.[7,52,57] Embora a assimetria na altura do quadril, ou a obliquidade pélvica, também seja associada à mão dominante, não há evidência direta conhecida para apoiar ou negar essa alegação.[31]

O alinhamento relativo do quadril, joelho e pé nos planos frontal e transverso durante a posição vertical ereta é discutido detalhadamente nos respectivos capítulos que tratam de cada articulação (Caps. 38, 41 e 44, respectivamente). A Figura 47.11 fornece uma breve revisão dos alinhamentos característicos. Como os membros inferiores participam de uma cadeia fechada durante a posição vertical ereta, os desalinhamentos do membro inferior podem indicar deformações locais, mas também podem refletir compensações para desalinhamentos mais remotos. Achados a partir da avaliação postural levam o clínico a crer em deficiências implícitas. A avaliação direta das articulações pode identificar as deficiências que contribuem ou explicam os desalinhamentos posturais. Uma única contratura no quadril, joelho ou tornozelo pode produzir a mesma postura quando o indivíduo compensa para a diferença do comprimento do membro funcional produzida pela contratura (Fig. 47.12). Uma compreensão

Capítulo 47 Características da postura normal e anormalidades posturais comuns 885

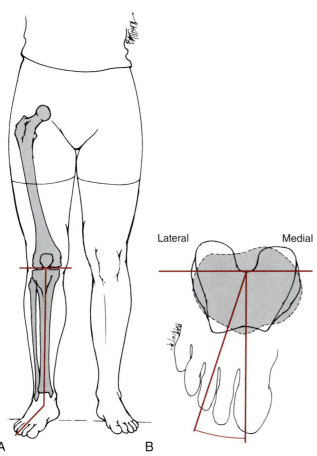

Figura 47.11 No alinhamento normal, os côndilos femorais são alinhados no plano frontal, de modo que o quadril está em rotação neutra e os pés apresentam rotação lateral de aproximadamente 15 a 25°. **A.** Vista frontal. **B.** Vista superior.

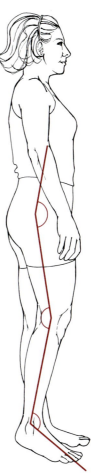

Figura 47.12 Contraturas em flexão do quadril ou do joelho encurtam funcionalmente o membro inferior, e uma compensação comum é a flexão plantar para alongar o membro de forma que o indivíduo possa permanecer na posição vertical com a pelve alinhada. A contratura em flexão plantar produz um membro inferior funcionalmente alongado para que o indivíduo com uma contratura em flexão plantar possa permanecer na posição vertical com um quadril e/ou um joelho flexionado, para restabelecer a simetria e continuar com uma pelve estabilizada. As posturas resultantes parecem as mesmas, embora os fatores que as desencadeiam sejam diferentes.

Relevância clínica

Relatando descobertas posturais para deficiências do sistema musculoesquelético: Um relato de caso: Um homem de 45 anos de idade com artrite reumatoide foi avaliado na clínica com dor bilateral no quadril, no joelho e nos pés. Uma avaliação da sua postura vertical revelou uma obliquidade pélvica, o lado direito mais alto do que o esquerdo, o tornozelo direito levemente em flexão plantar e uma rotação lateral acentuada no lado esquerdo (Fig. 47.13). Muitas deficiências possíveis poderiam explicar essas constatações, e a hipótese inicial do clínico incluía uma diferença no comprimento da perna estrutural e uma contratura em flexão plantar. Um exame detalhado de todas as articulações dos membros inferiores foi necessário antes de uma explicação para tal postura. O paciente demonstrou contraturas bilaterais em flexão do quadril. Além disso, avaliações da amplitude de movimento revelaram que o paciente possuía uma contratura complexa do quadril esquerdo, mantendo-o flexionado, girado lateralmente e abduzido. O paciente permanecia na posição vertical

continua

Relevância clínica – *(Continuação)*

com uma inclinação pélvica anterior e curvatura acentuada, coerente com as contraturas em flexão do quadril, mas a rotação lateral e as contraturas em abdução no lado esquerdo encurtavam o membro inferior esquerdo enquanto giravam os dedos dos pés para fora. O paciente permanecia com o quadril esquerdo em abdução obrigatória após a contratura em abdução, enquanto o quadril direito era aduzido, e, por conseguinte, a pelve permanecia mais alta no lado direito. A correção da postura vertical exigiu a redução das contraturas do quadril esquerdo e do direito. Embora o tratamento conservador não tenha reduzido as contraturas do lado esquerdo, uma substituição total do quadril no lado esquerdo restabeleceu o alinhamento articular normal, e a postura vertical foi aperfeiçoada imediatamente.

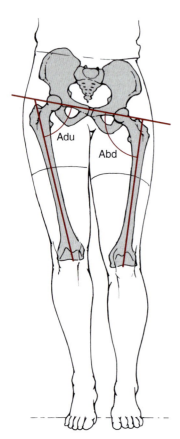

Figura 47.13. Um paciente com uma contratura em abdução do quadril esquerdo permanece na posição vertical com o quadril esquerdo abduzido. Para manter uma postura ereta com os pés juntos, o indivíduo aduz o quadril direito, produzindo uma obliquidade pélvica no plano frontal. O quadril esquerdo é abduzido, e o direito é aduzido. O tornozelo direito fica em flexão plantar para igualar o comprimento do membro.

da mecânica que contribui para a postura inadequada requer uma avaliação cuidadosa de cada articulação.

Controle muscular da postura normal

Exemplos ao longo deste livro demonstram que as forças de reação ao solo e os pesos do segmento do corpo aplicam momentos externos às articulações, que são equilibradas por momentos internos fornecidos pelos músculos e pelo tecido conjuntivo não contrátil ao redor. O alinhamento do centro de massa do corpo em relação aos eixos da articulação na posição vertical estável define os momentos externos aplicados às articulações durante a posição vertical ereta. Esses momentos externos são equilibrados pela sustentação ativa ou passiva para manter a postura ereta contra as forças gravitacionais sempre presentes que tendem a pressionar o corpo contra o solo. A análise dos momentos externos aplicados às articulações dos membros inferiores, do tronco e da cabeça pelas forças de reação ao solo explicam as forças necessárias para sustentar essas articulações (Fig. 47.14). Utilizando os dados dos estudos apresentados na Tabela 47.1, os momentos externos no plano sagital sobre muitas articulações do corpo são apresentados na

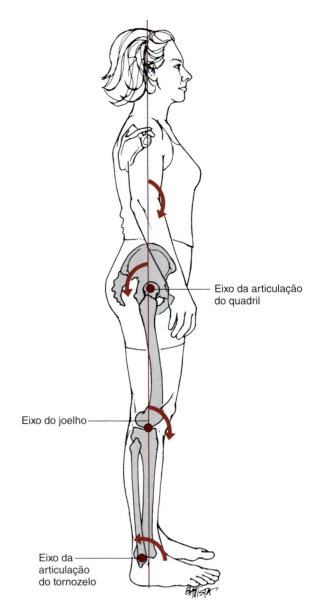

Figura 47.14 Na posição vertical estável, a força de reação ao solo aplica um momento de dorsiflexão no tornozelo, momentos de extensão no joelho e no quadril e momentos de flexão na coluna vertebral.

Tabela 47.3. A análise biomecânica desses momentos e estudos eletromiográficos (EMG) combinam-se para ajudar a explicar os mecanismos utilizados para manter a postura ereta.

Embora os momentos externos descritos na Tabela 47.3 sejam os momentos predominantes aplicados durante a posição vertical estável, é importante lembrar que a postura vertical é dinâmica e que até mesmo a chamada posição vertical estável é caracterizada por oscilações do corpo sobre os pés fixos. Panzer et al. relatam que durante a posição vertical estável, a atividade EMG dos grupos musculares é menor do que 10% da atividade de cada grupo durante uma contração voluntária máxima (CVM).[50] Esses pesquisadores também observam que muitos dos grupos musculares apresentam níveis de atividade repentinos e curtos de 30 a 45% de sua

TABELA 47.3 Momentos externos aplicados às articulações baseados na linha do centro de massa

	Opila et al.[40]a Momento externo	Danis[6]b Momento externo
Tornozelo	Dorsiflexão	Dorsiflexão[c]
Joelho	Extensão	Extensão
Quadril	Extensão	Extensão
Costas	Flexão	Flexão
Cabeça/pescoço	Flexão	Aproximadamente zero[d]

[a] Com base em 19 homens e mulheres sem deficiências com idade entre 21 e 43 anos. Originalmente registrado em relação ao centro de gravidade do corpo.
[b] Com base em 26 homens e mulheres sem deficiências com idade entre 22 e 88 anos. Referente à articulação do tornozelo.
[c] O momento é registrado diretamente no estudo, mas é derivado dos dados disponíveis.
[d] Embora o braço de momento seja de 0,03 cm, o desvio padrão é de quase 4 cm, sugerindo que certos indivíduos sustentam um momento de flexão, e outros, um momento de extensão.

CVM e sugerem que esses picos repentinos podem refletir na resposta de um grupo muscular ao balanço do centro de massa do corpo.

Como o centro de massa do corpo gera um momento de dorsiflexão sobre o tornozelo durante a posição vertical estável, os músculos flexores plantares geram um momento de flexão plantar para manter o equilíbrio estático. Dados EMG demonstram atividade do sóleo e do gastrocnêmio durante a posição vertical estável.[1,50] Atividade EMG breve, intermitente e leve também é encontrada nos músculos dorsiflexores, aparentemente em resposta ao balanço postural.[1,50] Pesquisas sugerem que a fadiga da flexão plantar em adultos jovens saudáveis produz um deslocamento anterior do centro de pressão na posição vertical estável, bem como um aumento no balanço postural.[67]

Ao contrário do tornozelo, o joelho apresenta atividade muscular mínima durante a posição vertical.[1,50] Na postura ereta, a força de reação ao solo aplica um momento de extensão ao joelho, permitindo que ele mantenha a extensão com a utilização de suas restrições passivas, incluindo os ligamentos cruzado anterior e colateral. Estudos da atividade elétrica leve nos músculos quadríceps (4 a 7% da CVM) e dos isquiotibiais (1% da CVM) são coerentes com o uso de sustentações passivas para manter o joelho estendido durante a posição vertical.[50] Entretanto, como a atividade muscular no tornozelo, picos breves maiores de atividade nos músculos quadríceps e isquiotibiais podem refletir a resposta dos músculos ao balanço.

Poucos estudos examinam a atividade da musculatura do quadril durante a postura ereta. A força de reação ao solo produz um momento de extensão no quadril, e dados EMG revelam atividade do ilíaco na posição vertical estável, exercendo um momento de flexão estabilizador.[1] A compreensão do papel dos músculos e dos ligamentos ao gerar os momentos internos necessários para equilibrar os momentos externos exercidos pelo peso do corpo e as forças de reação ao solo permite que o clínico intervenha para fornecer estabilidade postural na ausência de sustentação muscular.

O peso do tronco exerce um momento de flexão externo sobre as costas, exigindo um momento de extensão para manter a postura ereta. Dados EMG apresentam baixos

Relevância clínica

Mantendo a postura ereta na presença de debilidade muscular: um paciente com paraplegia: Um paciente com uma lesão da medula espinal que resulta na perda da função muscular a partir do nível L2 está iniciando a reabilitação. Os objetivos funcionais incluem permanecer na posição vertical para estimular o crescimento ósseo e locomoção limitada. A debilidade após a lesão da medula espinal começa nos flexores do quadril e estende-se ao longo do restante dos membros inferiores. Para ensinar o indivíduo a posicionar-se na vertical de forma segura e eficaz, o clínico utiliza uma compreensão dos efeitos dos momentos externos sobre as articulações dos membros inferiores e um reconhecimento das estruturas passivas que estão disponíveis para sustentar as articulações.

O indivíduo não possui sustentação muscular no quadril, joelho e tornozelo, mas o clínico hábil sabe que o quadril possui ligamentos anteriores fortes, os ligamentos iliofemorais, pubofemorais e isquiofemorais. Ao manter o quadril em hiperextensão, o indivíduo pode "se sustentar" por esses ligamentos anteriores, até mesmo na ausência dos flexores do quadril. Da mesma forma, o joelho normalmente mantém a extensão na posição vertical ereta sem sustentação muscular, já que o centro de massa do corpo encontra-se anterior à articulação do joelho e exerce um momento de extensão sobre o joelho. Enquanto o joelho mantém-se estendido, não é necessária sustentação muscular adicional. Dessa forma, o indivíduo pode permanecer em hiperextensão do quadril e do joelho utilizando sustentações passivas nestas articulações.

A postura ereta estável requer que o centro de massa do corpo permaneça sobre a base de sustentação. Para manter a hiperextensão do quadril e do joelho enquanto mantém o centro de massa do corpo sobre a base de sustentação, os tornozelos do indivíduo assumem uma posição dorsiflexionada, e a força de reação ao solo aplica um momento de dorsiflexão externo (Fig. 47.15). Sem sustentação muscular no tornozelo, o indivíduo com debilidade muscular a partir dos quadris distalmente requer sustentação externa de uma órtese para exercer um momento de flexão plantar no tornozelo, equilibrando o momento de dorsiflexão externo. Dessa forma, ele pode permanecer na posição vertical com sustentação externa mínima para estabilizar o membro inferior, utilizando os momentos externos gerados pela força de reação ao solo para aplicar momentos externos no joelho e no quadril que podem ser equilibrados por meio das estruturas articulares passivas.

Para que o indivíduo descrito neste caso permaneça na posição vertical com sustentação externa mínima, ele deve ser capaz de assumir uma posição de hiperextensão do quadril e do joelho. Contraturas em flexão nos quadris ou nos joelhos ou contraturas em flexão plantar no tornozelo causam resultados desastrosos, impedindo que o indivíduo posicione as articulações para utilizar sustentações passivas (Fig. 47.16)

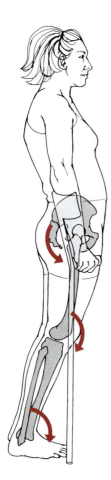

Figura 47.15 Postura vertical de um indivíduo com debilidade muscular no quadril, nos joelhos e nos tornozelos. Ao hiperestender as articulações do quadril, o indivíduo utiliza a restrição passiva dos ligamentos anteriores da articulação do quadril para sustentar o quadril. A hiperextensão do joelho aumenta o momento de extensão no joelho que é sustentado pelas estruturas passivas do joelho. Para manter a hiperextensão do quadril e dos joelhos enquanto mantém o centro de massa sobre a base de sustentação, os tornozelos dorsiflexionam, produzindo um momento de dorsiflexão que é sustentado por um momento de flexão plantar externamente aplicado utilizando uma órtese.

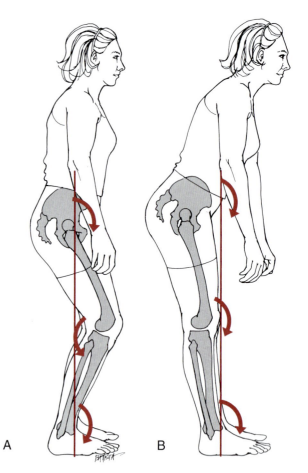

Figura 47.16 Efeito das contraturas do plano sagital sobre a postura vertical e os momentos externos aplicados ao quadril, joelhos e tornozelos. **A.** Contraturas em flexão no quadril ou no joelho fazem com que o indivíduo permaneça em uma posição flexionada nos quadris e nos joelhos, gerando momentos de flexão externos em ambas as articulações. Por conseguinte, o indivíduo é incapaz de usar as sustentações passivas nas articulações do quadril e do joelho. **B.** Contraturas em flexão plantar nos tornozelos impedem que o indivíduo mova o centro de massa sobre a base de sustentação enquanto ainda mantém a hiperextensão do quadril e do joelho. Para reposicionar o centro de massa sobre a base de sustentação, o paciente flexiona as articulações do quadril, exigindo, assim, o suporte muscular para sustentar as articulações do quadril.

níveis de atividade do eretor da espinha e do multífido com picos intermitentes de atividade acentuada.[1,50,69] A região cervical também sustenta um momento de flexão externo porque o centro de massa da cabeça é anterior às articulações da coluna cervical. A contração ativa dos extensores cervicais mantém a postura ereta da cabeça e do pescoço, mas assim como no tronco, dados EMG revelam que apenas atividade leve é necessária para manter a cabeça ereta. Embora poucos estudos examinem a atividade nos músculos cervicais durante a posição vertical estável, dados apresentam atividade nos músculos semiespinais sem atividade nos músculos esplênios.[61]

O papel dos músculos abdominais durante a posição vertical estável permanece em debate. Estudos EMG dos músculos abdominais identificam atividade, principalmente no músculo oblíquo interno, com certa ação no músculo oblíquo externo durante a posição vertical estável.[1,14,51,56]

Entretanto, estudos que investigam a associação entre a força muscular abdominal mensurada por meio de manobras de extensão dos quadris e o alinhamento postural da pelve não registram qualquer associação[68] ou associações à debilidade muscular em mulheres e nenhuma associação em homens.[76] O exercício de extensão dos quadris geralmente usado para avaliar a força abdominal recruta o reto do abdome mais do que os músculos oblíquos do abdome na maioria dos indivíduos e, por conseguinte, pode não refletir a capacidade dos músculos oblíquos do abdome de participar da sustentação postural.[51] A contração dos músculos da parede abdominal parece estabilizar a pelve e impedir a inclinação pélvica anterior excessiva durante a hiperextensão do quadril na posição pronada.[47] O Capítulo 34 discute o papel dos músculos abdominais na estabilização da coluna vertebral. Os dados apresentados aqui sugerem que os músculos oblíquos do abdome são importantes na postura ereta, embora o papel deles possa ser funcionar com o músculo transverso do abdome para estabilizar a coluna vertebral, em vez de posicionar a pelve.

O papel desempenhado pelos músculos para manter a posição do ombro durante a posição vertical estável também não possui conclusões definitivas. Inman et al. demonstram contração ativa do levantador da escápula com o trapézio superior e a parte superior dos músculos serráteis anteriores na posição vertical estável, sugerindo que esses músculos fornecem sustentação ascendente para o cíngulo do membro superior e o membro superior.[26] Entretanto, Johnson et al. observam que apenas o músculo levantador da escápula e os romboides maior e menor podem suspender a escápula diretamente.[30] Estudos EMG demonstram que na presença de relaxamento voluntário do trapézio superior na posição vertical estável há um aumento na atividade EMG dos dois músculos romboides, mas há uma redução na atividade no levantador da escápula.[49] Esses dados sustentam a noção de que os músculos romboides podem e sustentam a posição ereta do cíngulo do membro superior, pelo menos em certas circunstâncias. Ainda é incerto se o levantador da escápula contribui para a sustentação adicional.

Desalinhamentos posturais

Os profissionais da área da saúde avaliam a postura com base na premissa de que os desalinhamentos posturais contribuem para a mecânica articular e muscular alterada, causando deficiências que levam à dor.[24,31] Queixas atribuídas aos desvios posturais da cabeça e da coluna vertebral incluem disfunções circulatórias, respiratórias, digestivas e excretórias; dores de cabeça; dores nas costas; depressão; e uma suscetibilidade acentuada generalizada a doenças.[6,24,44,45] A dor nas costas e nos membros inferiores também é atribuída ao alinhamento anormal nos quadris, joelhos e pés.[12,33,34,37,72]

Apesar da suposição de associações entre as anormalidades posturais e as queixas dos pacientes, estudos que examinam essas associações variam em suas descobertas. As correlações entre a incidência de dor na cabeça, no pescoço e no ombro são registradas em pessoas com postura anterior da cabeça, ombros arredondados e cifose torácica acentuada.[24] Estudos que analisam a associação entre desvios posturais lombares e dor lombar levam a conclusões variáveis, com registros de pouca ou nenhuma diferença na postura entre os indivíduos com e sem dor lombar[9,13,75], e outros encontram diferenças entre os dois grupos.[27,28,53] Os desalinhamentos da articulação femoropatelar estão associados com a variedade de síndromes de dor no joelho.[25,41,55] Mais pesquisas são necessárias para determinar o papel que as anormalidades posturais possuem em queixas musculoesqueléticas e para determinar a eficácia dos tratamentos voltados à melhoria da postura para reduzir a dor.

Os desvios posturais típicos estão listados nas Tabelas 47.4 e 47.5 (Fig. 47.17). Acredita-se que essas anormalidades posturais produzam **estresses** (força/área) excessivos ou localizados de forma anormal sobre superfícies articulares ou contribuam para a mecânica muscular alterada, relaxando alguns músculos enquanto estira outros.[31] Embora evidências apoiem esses efeitos em alguns casos, faltam evidências para outros.[11,34,37] Para determinar o papel que a postura possui na patomecânica das disfunções musculoesqueléticas é necessário realizar pesquisas contínuas sobre anatomia básica e biomecânica, assim como estudos bem controlados dos resultados que examinam a eficácia dos tratamentos voltados para a reeducação postural.

Desequilíbrios musculares registrados em desalinhamentos posturais

Uma percepção clínica comumente aceita é de que os desalinhamentos posturais causam mudanças de adaptação nos músculos ao redor das articulações desalinhadas. Especificamente, acredita-se que os músculos de um lado da articulação sejam mantidos em uma posição alongada, e os músculos antagonistas, em uma posição encurtada. Clínicos também sugerem que essas mudanças no comprimento causem deficiências articulares, incluindo debilidade muscular e amplitude de movimento limitada, que contribuem para as queixas do paciente. Embora essas hipóteses sejam lógicas e ainda possam ser comprovadas, poucos estudos identificam associações claras entre desalinhamentos e deficiências

TABELA 47.4 Anormalidades posturais comuns no plano sagital

Desvio postural	Descrição
Postura anterior da cabeça	O processo mastoide situa-se anterior ao corpo da C7
Postura anterior dos ombros	O processo acrômio situa-se anterior ao corpo da C7, ou a escápula inclina-se anteriormente
Cifose torácica excessiva/achatada	A curva no plano sagital do tórax é excessiva ou inadequada
Curvatura lombar excessiva/achatada	A curva no plano sagital da coluna lombar é excessiva ou inadequada
Inclinação pélvica anterior/posterior	O ângulo formado por uma linha através da EIAS e a EIPS e a horizontal aumenta/diminui a partir de um ângulo de aproximadamente 10 a 15°
Translação anterior/posterior da pelve	Determinada pela localização do trocanter maior em relação à linha vertical através do centro de massa, que no alinhamento normal passa aproximadamente através do trocanter
Geno recurvado	O ângulo entre os eixos mecânicos da perna e da coxa no plano sagital é maior do que 0°

TABELA 47.5 Anormalidades posturais comuns nos planos frontal e transverso

Desvio postural	Descrição
Inclinação da cabeça	A linha através do centro da cabeça desvia do plano sagital médio
Altura assimétrica do ombro	Medida pela altura dos acrômios ou pelos ângulos inferiores da escápula
Escoliose	Desvio no plano frontal da coluna vertebral quando avaliada por meio dos processos espinhosos
Obliquidade pélvica	Altura assimétrica da pelve quando medida por meio das cristas ilíacas
Altura assimétrica do quadril	Medida pela altura dos trocanteres maiores ou das dobras glúteas
Geno varo/valgo	Ângulo entre os eixos mecânicos da perna e da coxa no plano frontal
Pronação/supinação do pé	Indicada por diferentes medidas incluindo (1) o alinhamento no plano frontal do calcanhar e da perna, (2) a altura do navicular em relação ao maléolo medial e à cabeça do primeiro metatarsal e (3) a posição subtalar neutra
Rotação medial/rotação lateral	O ângulo entre o eixo longo do pé e os maléolos é menor/maior do que aproximadamente 20°

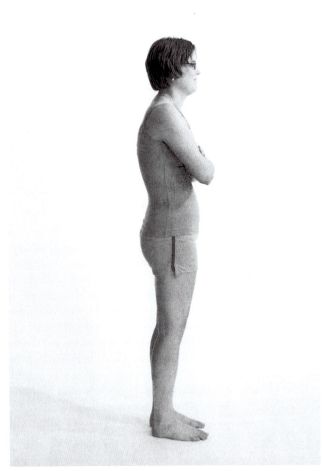

Figura 47.17 Curvas excessivas. Esta pessoa apresenta uma postura comum, embora anormal, caracterizada pelas curvas excessivas no plano sagital da coluna vertebral.

articulares.[11,43] Borstad relata que indivíduos com músculos peitorais menores tensos demonstram uma postura de ombros arredondados quando definida pela distância entre a incisura do esterno e o processo coracoide acompanhada pela rotação medial da escápula.[3] Embora esses achados liguem as mudanças musculares aos desalinhamentos posturais, eles ainda não relacionam desvios posturais a deficiências articulares ou déficits funcionais. Demais pesquisas são necessárias para determinar as ligações existentes entre as anormalidades posturais, as deficiências musculares e as queixas dos pacientes.

Como observado no Capítulo 4, estudos em animais demonstram que mudanças de comprimento prolongado em músculos produzem mudanças estruturais no músculo, embora elas dependam de muitos fatores além do comprimento. Esses fatores atenuantes incluem idade, disposição das fibras nos músculos e tipo de fibra no músculo.[36,38] Em geral, o estiramento prolongado de um músculo induz à síntese proteica e à produção de sarcômeros adicionais.[21,22,60,71,73] O músculo alongado hipertrofia e, como resultado, o pico das forças contráteis aumenta com o estiramento prolongado.[36,38] A remodelagem estrutural que acompanha o alongamento prolongado parece manter a relação comprimento-tensão original do músculo de forma que, embora o músculo possua um pico de torque maior, ele gere o pico de torque em uma posição articular diferente. A literatura clínica descreve a **debilidade de estiramento** em que um músculo que foi mantido em uma posição estirada por um tempo suficientemente longo para remodelar-se parece debilitado quando testado na posição de teste tradicional.[23,31] Por exemplo, no ombro, a debilidade muscular sugere que uma postura caracterizada por ombros arredondados aplica um estiramento prolongado ao trapézio médio, que se submete a adaptações estruturais que levam à debilidade quando avaliado na posição de teste muscular manual tradicional. Embora as mudanças descritas aqui sejam lógicas e plausíveis, elas permanecem não comprovadas.

Estudos em animais que examinam o encurtamento prolongado revelam que o encurtamento produzido pela imobilização parece acelerar a atrofia, e os músculos demonstram uma perda de sarcômeros.[21,60,73] Pesquisas que analisam o efeito das mudanças do comprimento prolongado em músculos revelam que a relação entre o comprimento do músculo e seu desempenho é complexa, exigindo investigação independente da relação com cada músculo. A complexidade da associação ajuda a explicar a ausência de associações claramente definidas.

As tentativas de confirmar as deficiências musculares esperadas com anormalidades posturais falharam ao gerar relações claras. Indivíduos com escoliose idiopática apresentam atrofia dos músculos do tórax posterior, principalmente no lado côncavo, e um percentual mais alto de fibras musculares do tipo I do que o normal no lado convexo da deformação.[15,74,78] Os músculos do tórax no lado côncavo da curva são provavelmente mais curtos, ao passo que os do lado convexo são alongados, porém, ambos os grupos musculares apresentam atrofia. Embora essa atrofia possa preceder o desenvolvimento da escoliose, as mudanças de adaptação esperadas com alongamento prolongado são aparentemente ausentes. Da mesma forma, tentativas de relacionar o alinhamento escapular e o desempenho muscular falham ao revelar associações consistentes.[3,11] Entretanto, a escápula move-se de uma forma tridimensional complexa, e estudos até o momento podem não representar de forma precisa os efeitos dos desalinhamentos escapulares sobre o comprimento muscular. Esses dados demonstram a necessidade de estudos anatômicos, biomecânicos e clínicos criteriosos para identificar e explicar quaisquer efeitos prejudiciais do desalinhamento postural.

Por causa da falta de estudos definitivos que liguem os desalinhamentos posturais às queixas, deficiências e incapacidades dos pacientes, os clínicos continuam debatendo sobre a importância e a utilidade dos exames posturais.[54] Boulay et al. utilizam um modelo estatístico para sugerir que a eficácia biomecânica na postura depende de diversos fatores interdependentes.[4] Eles sugerem, por exemplo, que um indivíduo com uma determinada incidência pélvica possui uma variedade de declives sacrais, curvaturas lombares e cifoses torácicas que podem ser combinadas para alcançar a economia biomecânica. Entretanto, se a curvatura do indivíduo situa-se fora da amplitude dos valores aceitáveis, então sua postura pode levar a deficiências e disfunções. Essa adaptação postural interdependente e dinâmica sugere que os clínicos podem precisar levar em conta os grupos de alinhamentos posturais e talvez identificar limiares além dos quais os desalinhamentos devem ser tratados.

Resumo

Este capítulo descreve o alinhamento relativo dos segmentos do corpo identificado em adultos saudáveis durante a posição vertical estável. Na ausência de uma descrição denominada de "postura ideal", os alinhamentos documentados fornecem aos clínicos uma vista da variabilidade de alinhamentos encontrados em indivíduos sem queixas musculoesqueléticas. Embora os indivíduos demonstrem um amplo espectro de alinhamentos, a imagem global da postura ereta apresenta uma cabeça bem equilibrada sobre a pelve, que, por sua vez, é bem equilibrada sobre os pés. Utilizando esses alinhamentos, o capítulo também demonstra os momentos externos aplicados às articulações dos membros inferiores e do tronco durante a posição vertical ereta. Os momentos externos são equilibrados por momentos internos gerados por contrações musculares e pela sustentação do tecido conjuntivo não contrátil. Dados EMG são coerentes com os dados mecânicos, demonstrando baixos níveis de atividade nos músculos flexores plantares, flexores do quadril e eretores da coluna das regiões lombar e cervical. A atividade adicional nos músculos oblíquos do abdome é coerente com o papel deles como estabilizadores da coluna vertebral. Além disso, outros grupos musculares, como os músculos dorsiflexores, o quadríceps e os isquiotibiais demonstram picos muito breves de atividade que podem ser necessários para controlar o balanço pequeno, embora persistente, do corpo que ocorre durante o apoio estável.

O alinhamento postural é em geral avaliado clinicamente, e certas posturas anormais são associadas com anormalidades musculoesqueléticas e queixas clínicas. Entretanto, muitas das crenças em relação às associações entre as anormalidades posturais e deficiências musculoesqueléticas não possuem evidências objetivas. Embora essas associações possam existir, pesquisas adicionais são necessárias para identificar essas relações e para demonstrar a eficácia do tratamento dos desvios posturais para reduzir a dor e outras deficiências.

Referências bibliográficas

1. Basmajian JV, DeLuca CJ: Muscles Alive. Their Function Revealed by Electromyography. Baltimore: Williams & Wilkins, 1985.
2. Bernhardt M, Bridwell KH: Segmental analysis of the sagittal plane alignment of the normal thoracic and lumbar spines and thoracolumbar junction. Spine 1989; 14: 717–721.
3. Borstad J: Resting position variables at the shoulder: evidence to support a posture-impairment association. Phys Ther 2006; 86: 549–557.
4. Boulay C, Tardieu C, Hecquet J, et al.: Sagittal alignment of spine and pelvis regulated by pelvic incidence: standard values and prediction of lordosis. Eur Spine J 2006; 15: 415–422.
5. Crowell RD, Cummings GS, Walker JR: Intratester and intertester reliability and validity of measures of innominate bone inclination. J Orthop Sports Phys Ther 1994; 20: 88–97.
6. Culham E, Jimenez HA, King CE: Thoracic kyphosis, rib mobility, and lung volumes in normal women and women with osteoporosis. Spine 1994; 19: 1250–1255.
7. Culham E, Peat M: Functional Anatomy of the Shoulder Complex. J Orthop Sports Phys Ther 1993; 18: 342–350.
8. Danis CG, Krebs DE, Gill-Body KM, Sahrmann SA: Relationship between standing posture and stability. Phys Ther 1998; 78: 502–517.
9. Day JW, Smidt GL, Lehmann T: Effect of pelvic tilt on standing posture. Phys Ther 1984; 64: 510–516.
10. Delisle A, Gagnon M, Sicard C: Effect of pelvic tilt on lumbar spine geometry. IEEE Trans Rehabil Eng 1997; 5: 360–366.
11. DiVeta J, Walker M, Skibinski B: Relationship between performance of selected scapular muscles and scapular abduction in standing subjects. Phys Ther 1990; 70: 470–476.
12. Donatelli R, Hurlbert C, Conaway D, St. Pierre R: Biomechanical foot orthotics: a retrospective study. J Orthop Sports Phys Ther 1988; 10: 205–212.

13. During J, Goudfrooij H, Keesen W, et al.: Toward standards for posture—postural characteristics of the lower back system in normal and pathologic conditions. Spine 1985; 10: 83–87.
14. Floyd WF, Silver PHS: Electromyographic study of patterns of activity of the anterior abdominal wall muscles in man. J Anat 1950; 84: 132–145.
15. Ford DM, Bagnall KM, McFadden KD, et al.: Paraspinal muscle imbalance in adolescent idiopathic scoliosis. Spine 1984; 9: 373–376.
16. Gajdosik RL, Simpson R, Smith R, Dontigny RL: Intratester reliability of measuring the standing position and range of motion. Phys Ther 1985; 65: 169–174.
17. Gangnet N, Dumas R, Pomero V, et al.: Three-dimensional spinal and pelvic alignment in an asymptomatic population. Spine 2006; 31: E507–E512.
18. Garrett TR, Youdas JW, Madson TJ: Reliability of measuring forward head posture in a clinical setting. J Orthop Sports Phys Ther 1993; 17: 155–160.
19. Gelb DE, Lenke LG, Bridwell KH, et al.: An analysis of sagittal spinal alignment in 100 asymptomatic middle and older aged volunteers. Spine 1995; 2: 1351–1358.
20. Gilliam J, Brunt D, MacMillan M, et al.: Relationship of the pelvic angle to the sacral angle: measurement of clinical reliability and validity. J Orthop Sports Phys Ther 1994; 20: 193–199.
21. Goldspink G: The influence of immobilization and stretch in protein turnover of rat skeletal muscle. J Physiol 1977; 264: 267–282.
22. Goldspink G: Changes in muscle mass and phenotype and the expression of autocrine and systemic growth factors by muscle in response to stretch and overload. J Anat 1999; 194: 323–334.
23. Gossman MR, Sahrmann SA, Rose SJ: Review of length-associated changes in muscle. Phys Ther 1982; 62: 1799–1807.
24. Griegel-Morris P, Larson K, Mueller-Klaus K, Oatis CA: Incidence of common postural problems in the cervical, shoulder and thoracic regions and their association with muscle imbalance and pain. Phys Ther 1992; 72: 425–431.
25. Holmes SW Jr, Clancy WG Jr: Clinical classification of patellofemoral pain and dysfunction. J Orthop Sports Phys Ther 1998; 28: 299–306.
26. Inman VT, Saunders M, Abbott LC: Observations on the function of the shoulder joint. J Bone Joint Surg 1944; 26: 1–30.
27. Jackson RP, Mcmanus AC: Radiographic analysis of sagittal plane alignment and balance in standing volunteers and patients with low back pain matched for age, sex and size. Spine 1994; 19: 1611–1618.
28. Jackson RP, Phipps T, Hales C, et al.: Pelvic lordosis and alignment in spondylolisthesis. Spine 2003; 28: 151–160.
29. Jian Y, Winter DA, Ishac MG, Gilchrist L: Trajectory of the body COG and COP during initiation and termination of gait. Gait Posture 1993; 1: 9–22.
30. Johnson GR, Spalding D, Nowitzke A, Bogduk N: Modelling the muscles of the scapula morphometric and coordinate data and functional implications. J Biomech 1996; 29: 1039–1051.
31. Kendall FP, McCreary EK, Provance PG: Muscle Testing and Function. Baltimore: Williams & Wilkins, 1993.
32. Kim Y, Bridwell KH, Lenke LG, et al.: An analysis of sagittal spinal alignment following long adult lumbar instrumentation and fusion to L5 or S1: can we predict ideal lumbar lordosis? Spine 2006; 31: 2343–2352.
33. Klingman RE, Liaos SM, Hardin KM: The effect of subtalar joint posting on patellar glide position in subjects with excessive rearfoot pronation. JOSPT 1997; 25: 185–191.
34. Laforgia R, Specchiulli F, Solarino G, Nitti L: Radiographic variables in normal and osteoarthritic hips. Bull Hosp Joint Dis 1996; 54: 215–221.
35. Levine D, Whittle MW: The effects of pelvic movement on lumbar lordosis in the standing position. J Orthop Sports Phys Ther 1996; 24: 130–135.
36. Lieber RL: Skeletal Muscle Structure and Function: Implications for Rehabilitation and Sports Medicine. Baltimore: Williams & Wilkins, 1992.
37. Loudon JK, Goitz HT, Loudon KL: Genu recurvatum syndrome. J Orthop Sports Phys Ther 1998; 27: 361–367.
38. Loughna PT: Disuse and passive stretch cause rapid alterations in expression of developmental and adult contractile protein genes in skeletal muscle. Development 1990; 109: 217–223.
39. Mac-Thiong JM, Berthonnaud E, Dimar JR, et al.: Sagittal alignment of the spine and pelvis during growth. Spine 2004; 29: 1642–1647.
40. Magee DA: Orthopedic Physical Assessment. Philadelphia: WB Saunders, 1998.
41. Meyer SA, Brown TD, Pedersen DR, Albright JP: Retropatellar contact stress in simulated patella infera. Am J Knee Surg 1997; 10: 129–138.
42. Murray MP, Seireg A, Sepic SB: Normal postural stability and steadiness: quantitative assessment. J Bone Joint Surg 1975; 57A: 510–516.
43. Neumann DA, Soderberg GL, Cook TM: Comparison of maximal isometric hip abductor muscle torques between hip sides. Phys Ther 1988; 68: 496–502.
44. Nicholson GG, Gaston J: Cervical headache. J Orthop Sports Phys Ther 2001; 31: 184–193.
45. Nicolakis P, Nicolakis M, Piehslinger E, et al.: Relationship between craniomandibular disorders and poor posture. Cranio 2000; 18: 106–112.
46. Norton BJ, Hensler K, Zou D: Comparisons among noninvasive methods for measuring lumbar curvature in standing. J Orthop Sports Phys Ther 2002; 32: 405–413.
47. Oh JS, Cynn HS, Won JH, et al.: Effects of performing an abdominal drawing-in maneuver during prone hip extension exercises on hip and back extensor muscle activity and amount of anterior pelvic tilt. J Orthop Sports Phys Ther 2007; 37: 320–324.
48. Opila KA, Wagner SS, Schiowitz S, Chen J: Postural alignment in barefoot and high-heeled stance. Spine 1988; 13: 542–547.
49. Palmerud G, Sporrong H, Herberts P, Kadefors R: Consequences of trapezius relaxation on the distribution of shoulder muscle forces: an electromyographic study. J Electromyogr Kinesiol 1998; 8: 185–193.
50. Panzer VP, Bandinelli S, Hallett M: Biomechanical assessment of quiet standing and changes associated with aging. Arch Phys Med Rehabil 1995; 76: 151–157.
51. Partridge MJBS, Walters CE: Participation of the abdominal muscles in various movements of the trunk in man: an electromyographic study. Phys Ther Rev 1959; 39: 791–800.
52. Peterson DE, Blankenship KR, Robb JB, et al.: Investigation of the validity and reliability of four objective techniques for measuring forward shoulder posture. J Orthop Sports Phys Ther 1997; 25: 34–42.
53. Roussouly P, Gollogly S, Berthonnaud E, et al.: Sagittal alignment of the spine and pelvis in the presence of L5-S1 isthmic lysis and low-grade spondylolisthesis. Spine 2006; 31: 2484–2490.
54. Sahrmann SA: Does postural assessment contribute to patient care? J Orthop Sports Phys Ther 2002; 32: 376–379.

55. Singerman R, Davy D, Goldberg V: Effects of patella alta and patella infera on patellofemoral contact forces. J Biomech 1994; 27: 1059–1065.
56. Snijders CJ, Slagter AHE, van Strik R, et al.: Why leg crossing? The influence of common postures on abdominal muscle activity. Spine 1995; 18: 1989–1993.
57. Sobush DC, Simoneau GG, Dietz KE, et al.: The Lennie test for measuring scapular position in healthy young adult females: a reliability and validity study. J Orthop Sports Phys Ther 1996; 23: 39–50.
58. Steindler A: Kinesiology of the human body under normal and pathological conditions. Springfield, IL: Charles C Thomas, 1955.
59. Stokes IA, Bevin TM, Lunn RA: Back surface curvature and measurement of lumbar spinal motion. Spine 1987; 12: 355–361.
60. Tabary JC, Tabary C, Tardieu C, et al.: Physiological and structural changes in the cat's soleus muscle due to immobilization at different lengths by plaster casts. J Physiol 1972; 224: 231–244.
61. Takebe K, Vitti M, Basmajian JV: The function of the semispinalis capitis and splenius capitis. Anat Rec 1974; 179: 477–480.
62. Tillotson KM, Burton AK: Noninvasive measurement of lumbar sagittal mobility. Spine 1991; 16: 29–33.
63. Tsai LC, Yu B, Mercer VS, et al.: Comparison of different structural foot types for measures of standing postural control. J Orthop Sports Phys Ther 2006; 36: 942–953.
64. Vedantam R, Lenke LG, Keeney JA, Bridwell KH: Comparison of standing sagittal spinal alignment in asymptomatic adolescents and adults. Spine 1998; 23: 211–215.
65. Vialle R, Levassor N, Rillardon L, et al.: Radiographic analysis of the sagittal alignment and balance of the spine in asymptomatic subjects. J Bone Joint Surg 2005; 87: 260–267.
66. Voutsinas SA, MacEwen GD: Sagittal profiles of the spine. Clin Orthop 1986; 210: 235–242.
67. Vuillerme N, Forestier N, Nougier V: Attentional demands and postural sway: the effect of the calf muscles fatigue. Med Sci Sports Exerc 2002; 34: 1907–1912.
68. Walker ML, Rothstein JM, Finucane SD, Lamb RL: Relationships between lumbar lordosis, pelvic tilt, and abdominal muscle performance. Phys Ther 1987; 67: 512–521.
69. Waters RL, Morris JM: Effect of spinal supports on the electrical activity of muscles of the trunk. J Bone Joint Surg 1970; 52A: 51–60.
70. White AA III, Panjabi MM: Practical biomechanics of scoliosis and kyphosis. In: Cooke DB, ed. Clinical Biomechanics of the Spine. Philadelphia: JB Lippincott, 1990; 127–163.
71. Williams P, Kyberd P, Simpson H, et al.: The morphological basis of increased stiffness of rabbit tibialis anterior muscles during surgical limb-lengthening. J Anat 1998; 193: 131–138.
72. Witonski D, Goraj B: Patellar motion analyzed by kinematic and dynamic axial magnetic resonance imaging in patients with anterior knee pain syndrome. Arch Orthop Trauma Surg 1999; 119: 46–49.
73. Yang H, Alnaqeeb M, Simpson H, Goldspink G: Changes in muscle fibre type, muscle mass and IGF-I gene expression in rabbit skeletal muscle subjected to stretch. J Anat 1997; 190: 613–622.
74. Yarom R, Robin GC: Studies on spinal and peripheral muscles from patients with scoliosis. Spine 1979; 4: 12–21.
75. Youdas JW, Garrett TR, Egan KS, Therneau TM: Lumbar lordosis and pelvic inclination in adults with chronic low back pain. Phys Ther 2000; 80: 261–275.
76. Youdas JW, Garrett TR, Harmsen S, et al.: Lumbar lordosis and pelvic inclination of asymptomatic adults. Phys Ther 1996; 76: 1066–1081.
77. Youdas JW, Suman VJ, Garrett TR: Reliability of measurements of lumbar spine sagittal mobility obtained with the flexible curve. J Orthop Sports Phys Ther 1995; 21: 13–27.
78. Zetterberg C, Aniansson A, Grimby G: Morphology of the paravertebral muscles in adolescent idiopathic scoliosis. Spine 1983; 8: 457–462.

CAPÍTULO 48

Características da marcha normal e fatores que a influenciam

SUMÁRIO

O ciclo da marcha, a unidade básica da marcha	895
Cinemática da locomoção	896
Parâmetros temporais e de distância de uma passada	897
Deslocamentos angulares das articulações	898
Atividade muscular durante a locomoção	903
Cinética da locomoção	904
Momentos articulares e forças de reação articulares	904
Energética da marcha: potência, trabalho e energia mecânica	911
Fatores que influenciam os parâmetros da marcha	914
Gênero	914
Velocidade da marcha	914
Idade	915
Resumo	916

A locomoção bipedal habitual é uma função unicamente humana e influencia a participação e a interação do indivíduo na sociedade. As deficiências na marcha são reclamações frequentes de pessoas que buscam os serviços de reabilitação e geralmente são o foco dos objetivos de tratamento do indivíduo. Especialistas em reabilitação necessitam de uma compreensão consistente da mecânica básica da locomoção normal para determinar as conexões entre deficiências de segmentos distintos do sistema musculoesquelético e os padrões do movimento anormal do paciente durante a marcha.

Terapeutas e outros especialistas em reabilitação são solicitados diariamente para analisar os movimentos de pacientes e determinar a causa do movimento anormal, que geralmente é doloroso. Uma compreensão detalhada da locomoção normal e os fatores que a influenciam, bem como a compreensão das funções dos componentes do sistema musculoesquelético, fornece estrutura para a avaliação e o tratamento das disfunções locomotoras. Este capítulo descreve as características gerais da locomoção normal e apresenta ao clínico os conceitos básicos centrais à análise de todos os movimentos.

A locomoção humana normal consiste em padrões de movimento estereótipos que são reconhecíveis imediatamente. Além disso, a maioria dos indivíduos também é capaz de reconhecer a marcha de amigos próximos e associá-la pelo som dos passos no corredor. O propósito deste capítulo é descrever as características comuns da locomoção humana normal e sua variabilidade e fornecer uma visão de como as deficiências no sistema musculoesquelético podem ser manifestadas em padrões de marcha alterados. Os objetivos específicos deste capítulo são:

- Descrever os componentes básicos do ciclo da marcha.
- Apresentar as características temporais e de distância da marcha normal.

- Detalhar os padrões de deslocamento angular das articulações do membro inferior, do tronco e dos membros superiores.
- Descrever os padrões de atividade muscular que caracterizam a locomoção normal.
- Discutir brevemente os métodos para determinar as cargas musculares e articulares sustentadas durante a locomoção normal e apresentar os resultados extraídos da literatura representativa.
- Analisar brevemente as energéticas da locomoção normal e as implicações das anormalidades da marcha sobre a eficácia da marcha.

A marcha tem sido estudada por milênios, e nos últimos 50 anos houve uma explosão nas pesquisas que examinam as características da marcha e os fatores que a controlam. O capítulo atual é, por necessidade, uma visão geral das características da locomoção que são úteis para o clínico e demonstram o efeito da integridade do sistema musculoesquelético sobre a marcha. Diversos livros que tratam apenas da locomoção fornecem detalhes em relação ao movimento e aos métodos de sua avaliação, além de uma percepção sobre o papel do sistema nervoso central de controlar e modificar o movimento da marcha.[31,134,147,184]

O ciclo da marcha, a unidade básica da marcha

A marcha é um movimento cíclico que, uma vez iniciado, possui eventos repetíveis que continuam seguidamente até que o indivíduo comece a parar o movimento. O movimento em estado de equilíbrio da locomoção normal é composto por um ciclo de repetição básico, o **ciclo da marcha** (Fig. 48.1). O ciclo é tradicionalmente definido como o padrão de movimento que inicia e termina com o contato com o solo do mesmo pé. Por exemplo, utilizando o pé direito como pé de referência, o ciclo da marcha inicia quando o pé direito entra em contato com o solo (normalmente com o calcanhar) e termina quando ele entra em contato com o solo novamente. Dessa forma, o ciclo de uma marcha consiste no tempo em que o pé de referência está sobre o solo (**apoio**) e o tempo que ele está fora do solo (**balanço**). O movimento de ambos os membros que ocorre durante o ciclo da marcha é conhecido como **passada**.

A **fase de apoio** compõe aproximadamente 60% do ciclo da marcha, portanto os 40% restantes consistem na **fase de balanço**. O ciclo da marcha em relação ao membro direito é um pouco diferente do ciclo da marcha do membro esquerdo. No momento do contato do lado direito, o membro esquerdo está terminando sua fase de apoio. A aproximadamente 10% do ciclo da marcha no lado direito, o membro esquerdo deixa o solo e inicia sua fase de balanço, retornando ao solo a aproximadamente 50% do ciclo da marcha do membro direito. Dessa forma, o ciclo da marcha é caracterizado por dois períodos breves, que duram aproximadamente 10% do ciclo da marcha, no qual ambos os membros estão em contato com o solo. Esses são períodos de **sustentação bipedal**, e o restante do ciclo consiste na **sustentação unipodal**.

A fase de apoio pode ser dividida em períodos menores associados a demandas funcionais específicas e identificada por eventos distintos (Fig. 48.2). O período logo após o contato com o solo é conhecido como **resposta ao contato**, ou **aceitação do peso**, e termina quando todo o pé está

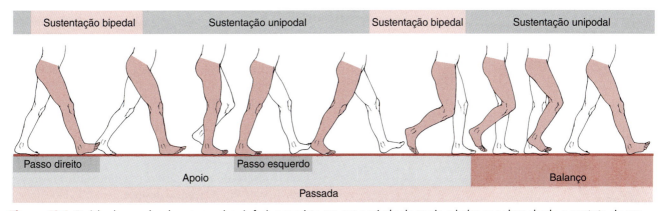

Figura 48.1 O ciclo da marcha de um membro inferior consiste em um período de apoio e balanço e dura desde o contato de um pé com o solo até o contato subsequente do mesmo pé com o solo. Isso inclui dois passos que são definidos como o período desde o contato de um pé com o solo até o contato do pé oposto com o solo. Um ciclo de marcha inclui dois períodos de sustentação bipedal e dois períodos de sustentação unipodal.

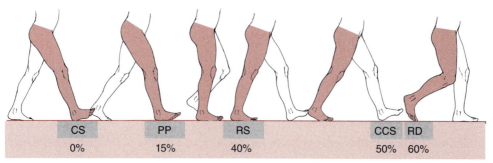

Figura 48.2 A fase de apoio é dividida em fases menores que são demarcadas por eventos específicos. CS, contato com o solo; PP, pé plano; RC, retirada do calcanhar do solo; CCS, contato contralateral com o solo; RD, retirada dos dedos do solo.

em contato com o solo. Durante a resposta ao contato, o membro amortece o impacto e torna-se completamente sobrecarregado. O evento **pé plano** que encerra a resposta ao contato ocorre a aproximadamente 15% do ciclo da marcha normal. É importante reconhecer que a resposta à imposição de carga inclui a sustentação bipedal e continua na sustentação unipodal. O período após a resposta à imposição de sobrecarga é o **apoio médio**, também conhecido como **inclinação do tronco**, já que durante esse período o tronco desliza sobre o pé fixo, movendo-se de trás do pé de apoio para a frente dele. A **retirada do calcanhar do solo** encerra a inclinação do tronco a aproximadamente 40% do ciclo da marcha e inicia o **apoio terminal**, que termina a 50% do ciclo da marcha, quando ocorre o contato contralateral com o solo. O estágio final do apoio, de 50 a 60% do ciclo da marcha, é o **pré-balanço** e é caracterizado pela sustentação bipedal. Ele termina com a **retirada dos dedos do solo**.

A fase de balanço também é dividida nos períodos inicial, médio e terminal, embora não possua eventos distintos para delinear estas fases (Fig. 48.3). O **balanço inicial** continua de 60 a aproximadamente 75% do ciclo da marcha e é caracterizado pela rápida retirada do membro do solo. O **balanço médio** continua até aproximadamente 85% do ciclo da marcha e consiste no período em que o membro de balanço passa o membro de apoio. No **balanço final**, ou **terminal**, o membro de balanço segue em direção ao solo, preparando-se para o contato.

Embora a marcha normal geralmente seja considerada simétrica, há evidências consistentes para negar esta hipótese.[15,68,106,151] Embora as diferenças sejam pequenas entre os indivíduos em movimento sem disfunção, os movimentos do membro direito e esquerdo não são idênticos. Há diferenças nos padrões de sincronização e movimento, na atividade muscular e nas sobrecargas aplicadas a cada membro.[55,150] A assimetria parece maior durante a marcha em velocidade menor.[57] Ao avaliar os padrões de marcha de indivíduos com deficiências assimétricas, os clínicos devem lembrar que pequenas assimetrias na marcha são normais, principalmente ao caminhar lentamente.

A análise das tarefas funcionais básicas da fase de balanço e apoio da marcha oferece uma referência para caracterizar os movimentos em cada fase da marcha. Embora o principal objetivo da locomoção seja o avanço à frente, as fases de apoio e balanço contribuem para esse objetivo de diversas formas. A fase de apoio possui três funções na locomoção: fornecer sustentação adequada para evitar uma queda, amortecer impactos entre o membro e o solo e fornecer força adequada para a frente e para trás para o avanço à frente.[35,183] As funções básicas da fase de balanço são a liberação segura do membro, o posicionamento apropriado do membro para o próximo contato e a transferência do momento. Ao lembrar dessas funções, o clínico pode compreender a importância dos movimentos distintos dos segmentos do membro ou a sequência específica da atividade muscular e passar a analisar a importância das deficiências articulares específicas.

Cinemática da locomoção

Como observado no Capítulo 1, a **cinemática** descreve um movimento em relação ao deslocamento, à velocidade e à aceleração. A maioria das análises cinemáticas da marcha examina as características do deslocamento e, embora os dados de velocidade e aceleração estejam disponíveis e possam fornecer informação útil, este capítulo revisa os dados

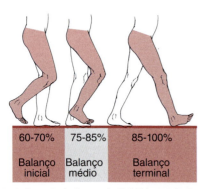

Figura 48.3 A fase de balanço é dividida em balanço inicial, quando o membro é afastado do solo; balanço médio, quando o membro de balanço passa o membro de apoio; e o balanço terminal, quando o membro de balanço estende-se em direção ao solo.

de deslocamento mais comumente citados. Primeiramente é apresentada uma descrição das características do movimento da passada como um todo e, após isso, são dadas as descrições dos padrões de movimento distinto das articulações individuais.

Muitos fatores afetam as características cinemáticas da marcha, incluindo velocidade da marcha, idade, altura, peso ou índice de massa corporal, força e flexibilidade, dor e condicionamento aeróbico. A velocidade da marcha e a idade possuem efeitos importantes sobre a marcha e são discutidas posteriormente neste capítulo. Exceto em situações específicas, os dados registrados são derivados de pesquisas em que os indivíduos caminham em velocidade confortável e escolhida por eles mesmos, ou **livre**.

Parâmetros temporais e de distância de uma passada

Uma **passada** consiste no movimento de ambos os membros durante um ciclo da marcha e contém dois passos. Um **passo** é operacionalmente definido como o movimento de um único membro a partir do contato com o solo de um membro até o contato com o solo do membro oposto (Fig. 48.4). A literatura demonstra que há uma diferença considerável nas características do passo e da passada entre indivíduos e até mesmo entre exames do mesmo indivíduo.[53,133,171] Apesar dessa variabilidade normal, esses parâmetros são capazes de diferenciar indivíduos com e sem deficiências.[83,176]

Características da distância da passada

Os parâmetros da distância típicos da marcha são definidos na Tabela 48.1. Uma amplitude representativa de valores também é apresentada a partir da literatura.[24,65,82,101,104,120,122,131,133] O comprimento da passada e do passo depende diretamente da altura na posição vertical, portanto, as medidas reais do comprimento do passo ou da passada, embora frequentemente descritas, são difíceis de interpretar. Essas medidas podem ser normalizadas pela altura da posição vertical ou pelo comprimento do membro inferior para comparar os valores de diferentes indivíduos.[30,81] As estimativas do comprimento normalizado da passada variam de aproximadamente 60 a 110% da altura da posição vertical.[24,30] Judge et al. descrevem um comprimento médio

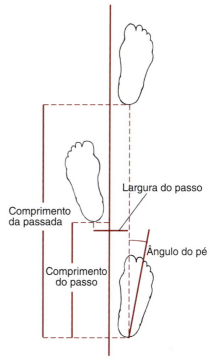

Figura 48.4 Diversas medidas de distância ajudam a descrever um ciclo de marcha típico.

do passo de 74 ± 4% do comprimento da perna em adultos jovens saudáveis.[81] A largura do passo e o ângulo do pé são descritos menos frequentemente, mas fornecem uma indicação do tamanho da base de sustentação.

Características temporais da passada

As características temporais da passada são definidas na Tabela 48.2.[43,49,59] Incluída nessa lista está a velocidade da caminhada, ou velocidade da marcha, embora esta seja computada sobre diversas passadas. O ciclo da marcha normal em velocidade livre dura aproximadamente 1 segundo, e a velocidade da marcha é de 3 a 4 milhas por hora (4,8–6,4 km/h) ou de aproximadamente 1,3 m/seg. A velocidade da marcha depende da **cadência** (passos/minuto) e do comprimento do passo. Um aumento na cadência ou no compri-

TABELA 48.1 Parâmetros da distância da passada em adultos jovens saudáveis

Parâmetro	Definição	Amplitude dos valores descritos na literatura
Comprimento da passada	A distância entre o contato com o solo de um pé e o contato subsequente com o solo do mesmo pé	1,33 ± 0,09 a 1,63 ± 0,11 m [65,82,101,104,120,122,131]
Comprimento do passo	A distância entre o contato com o solo de um pé e o contato subsequente com o solo do pé oposto	0,70 ± 0,01 a 0,81 ± 0,05 m [65,120,159]
Largura do passo (também conhecida como base de sustentação)[a]	A distância perpendicular entre pontos similares em ambos os pés medida durante dois passos consecutivos[25,104]	0,61 ± 0,22 a 9,0 ± 3,5 cm [104,120,122,159,169]
Ângulo do pé	Ângulo entre o eixo longo do pé e a linha de avanço à frente	5,1 ± 5,7 a 6,8 ± 5,6°[104]

[a] A largura do passo é definida variavelmente na literatura. Algumas medidas incorporam o ângulo do pé sobre o solo.

TABELA 48.2 Parâmetros temporais da passada em adultos jovens saudáveis

Parâmetro	Definição	Valores extraídos da literatura
Tempo da passada	Tempo em segundos a partir do contato com o solo de um pé até o contato com o solo do mesmo pé	1,00 ± 0,23 a 1,12 ± 0,07 [104,120,122,131]
Velocidade	Distância/tempo, normalmente descrita em m/seg	0,82 – 1,60 ± 0,16 [49,65,81,82,101,104,119,122,131,159]
Cadência	Passos por minuto	100-131 [30,43,49,81,82,104,119,122,159]
Tempo do apoio	Tempo em segundos que o pé de referência está sobre o solo durante um ciclo de marcha	0,63 ± 0,07 a 0,67 ± 0,04 [104,120,122]
Tempo do balanço	Tempo em segundos que o pé de referência está fora do solo durante um ciclo de marcha	0,39 ± 0,02 a 0,40 ± 0,04 [104,120,122]
Proporção balanço/apoio	Proporção entre o tempo do balanço e o tempo do apoio	0,63 – 0,64 [82,122]
Tempo de sustentação bipedal	Tempo em segundos durante o ciclo da marcha em que os dois pés estão em contato com o solo	0,11 ± 0,03 a 0,141 ± 0,03 [104,119,120]
Tempo de sustentação unipodal	Tempo em segundos durante o ciclo da marcha em que um pé está em contato com o solo	Não descrito

mento do passo contribui para a velocidade acentuada da marcha.[7,62,101,119,159,176]

A velocidade da marcha afeta o tempo do balanço e do apoio de forma diferente. A velocidade acentuada da caminhada diminui a duração geral do ciclo da marcha, mas a redução na duração do ciclo resulta em uma diminuição maior do tempo do apoio do que do tempo do balanço.[7,119] À medida que o tempo do apoio diminui com menos mudança no tempo do balanço, o tempo da sustentação bipedal diminui e o da sustentação unipodal aumenta. A diferença entre corrida e caminhada é a ausência da fase de sustentação bipedal durante a corrida. A proporção entre o tempo de balanço e de apoio aumenta em direção a 1 com a velocidade crescente da marcha.

Muitas disfunções da marcha levam a parâmetros alterados de tempo e distância, velocidade e comprimento da passada normalmente reduzidos e, no caso de disfunções unilaterais, tempos alterados de balanço e apoio com proporções anormais de balanço-apoio. Essas medidas são relativamente fáceis de obter em uma clínica e servem como medidas de resultados úteis, sensíveis a mudanças. Por outro lado, muitas disfunções produzem características temporais e de distância similares. Por exemplo, um paciente com dor unilateral do quadril e um paciente com hemiparesia após um acidente vascular cerebral caminham com velocidade reduzida, e ambos apresentam tempo de sustentação unipodal reduzido no lado afetado e tempo de sustentação bipedal acentuado.[119] Esses parâmetros diferenciam os padrões de marcha normal e anormal, mas podem não identificar as diferenças nos padrões de marcha entre os dois pacientes, embora essas diferenças normalmente sejam facilmente detectadas por um observador. Dessa forma, os parâmetros temporais e de distância podem ser úteis para acompanhar o progresso de um paciente, mas são insuficientes para caracterizar um padrão de marcha completamente e identificar os mecanismos que direcionam o padrão de movimento. Os padrões de excursões articulares, entretanto, podem ajudar o clínico a identificar as diferenças nos padrões de marcha entre indivíduos com características temporais e de distância similares.

Relevância clínica

Efeitos da altura na posição vertical sobre as características temporais e de distância da marcha: Dois amigos concordaram em participar de uma caminhada contra o câncer de mama com duração de dois dias. A atividade consistia em 42 km de caminhada no primeiro dia e 21 km no dia seguinte. Os amigos treinaram para a caminhada juntos diversas vezes por semana, em distâncias que variavam de 6,5 a 32 km. Um amigo media 1,72 m de altura e o outro, 1,57 m. Ambos eram indivíduos ativos e saudáveis da mesma idade. Nenhum deles possuía qualquer problema musculoesquelético ou desvios de marcha.

No início da caminhada oficial, todos os participantes receberam pedômetros. Os amigos completaram o primeiro dia sem dificuldade, caminhando juntos por toda a distância. No final do dia eles checaram seus pedômetros e um registrou 65.000 passos e o outro 48.000 passos. Um dos pedômetros estava com defeito? Os amigos caminharam no segundo dia juntos novamente e completaram o percurso sem problemas. No final da caminhada do segundo dia os pedômetros registraram 99.500 e 63.000 passos! Não é uma surpresa saber que o amigo mais baixo estava usando o pedômetro que registrou 99.500 passos. Esse indivíduo deu 50% mais passos do que o amigo mais alto. Como eles caminharam juntos por todo o tempo, o amigo mais baixo deve ter usado uma cadência (passos/minuto) mais alta para permanecer ao lado do amigo mais alto.

Deslocamentos angulares das articulações

O crescimento da fotografia da metade até o final do século XIX permitiu a observação sistemática dos movimentos distintos de cada articulação durante a atividade complexa da locomoção normal.[5] Ao longo dos últimos 50 anos, as técnicas fotográficas aperfeiçoadas e o desenvolvimento do computador levaram a um monitoramento ainda mais preciso do movimento tridimensional dos segmentos individuais. Os movimentos no plano sagital das articulações do membro inferior são os mais estudados e mais bem compreendidos, pelo menos em parte, pois são os maiores e mais fáceis de se medir. Por outro lado, os movimentos das articulações dos membros inferiores e os movimentos tridimensionais dos membros superiores e do tronco nos planos frontal e transverso são menos estudados. Dados sobre o deslocamento articular revelam variabilidade intra e interindividual em todos os planos, embora a variabilidade seja maior nos planos frontal e transverso do que no plano sagital e em diferentes indivíduos do que entre ciclos de um único indivíduo.[16,42,63,82] As excursões menores nos planos frontal e transverso são sensíveis principalmente a diferenças no procedimento de medida, o que contribui para parte da variabilidade acentuada desses movimentos.[75,145] Apesar da variabilidade nas magnitudes dos movimentos, os padrões e o sequenciamento dos movimentos articulares na marcha são muito consistentes em diferentes pesquisas e em diferentes indivíduos.[14,34,35,119]

Movimentos no plano sagital

Os estudos clássicos de Murray permanecem sendo a base para a compreensão do movimento no plano sagital do membro inferior[119,120,122,123] (Fig. 48.5). Estudos mais recentes confirmam os padrões gerais de movimento para o quadril, o joelho e o tornozelo, embora haja variação nas posições articulares máximas registradas. Como os estudos demonstram variabilidade intra e interindividual, adverte-se o leitor de que o padrão de movimento é o foco da discussão a seguir, em vez das magnitudes específicas.[45,82,184] Os valores do pico da excursão são mencionados para fornecer uma imagem do movimento em vez de definir uma norma absoluta.

O quadril apresenta um ciclo de movimento único. Iniciando do contato com o solo, o quadril está em flexão máxima (cerca de 25°) e estende-se de modo gradativo, alcançando hiperextensão máxima do quadril (aproximadamente 10°) próximo a 50% do ciclo da marcha, quando o contato contralateral com o solo acontece.[88,99,119,184] A magnitude da excursão de hiperextensão aparente do quadril depende do ponto de referência. Como observado no Capítulo 38, um quadril normal apresenta pouca ou nenhuma amplitude do movimento de hiperextensão. Por conseguinte, a hiperextensão registrada no quadril durante a locomoção é o resultado dos movimentos pélvicos nos planos transverso e sagital. Na maioria dos estudos, a hiperextensão do quadril registrada reflete a orientação da coxa com o tronco ou com o modelo de referência fixo, como visto na Figura 48.6. Após atingir a extensão máxima, o quadril começa a flexionar novamente, atingindo flexão máxima no final do balanço, a 80 a 85% do ciclo da marcha. O ciclo repete-se no contato com o solo.

O joelho apresenta um padrão de movimento um pouco mais complexo, chegando à extensão, embora normalmente

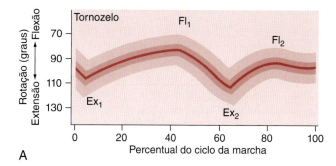

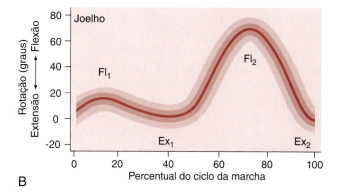

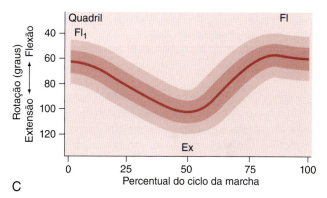

Figura 48.5 Excursões no plano sagital do tornozelo, joelho e quadris. As linhas indicam as médias e dois desvios-padrão. (Reproduzido com permissão de Murray MP: Gait as a total pattern of movement. Am J Phys Med 1967; 46: 290-333.)

a poucos graus da extensão máxima, no contato com o solo. O joelho flexiona 10° a 20° imediatamente após o contato, alcançando flexão máxima a cerca de 15% do ciclo da marcha quando o indivíduo chega ao pé plano. No pé plano, o joelho começa a estender-se e alcança extensão máxima a cerca de 40% do ciclo da marcha, quando o calcanhar se eleva do solo. A flexão do joelho começa de novo e alcança um máximo de 70° no balanço médio (aproximadamente 75% do ciclo da marcha). A extensão do joelho reinicia, e o joelho alcança sua extensão máxima pouco antes do contato com o solo.[23,88,100,119,149]

O movimento do tornozelo apresenta diversas inversões de direção. O contato com o solo ocorre com o tornozelo próximo da posição neutra em flexão plantar leve ou dorsiflexão leve.[88,99,119] Após o contato, o tornozelo realiza flexão plantar mais 5° ou 10°, alcançando um máximo a

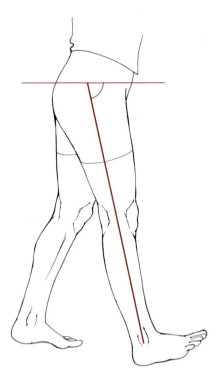

Figura 48.6 Na maioria dos estudos de locomoção, a excursão do quadril é descrita como o ângulo entre o comprimento da coxa e um sistema coordenado fixo.

Relevância clínica

Movimentos associados em um indivíduo após um acidente vascular cerebral: Exames detalhados dos movimentos no plano sagital do quadril, do joelho e do tornozelo revelam que essas três articulações se movem na mesma direção em relação ao solo apenas por um breve momento após a retirada dos dedos do solo. Após a retirada dos dedos do solo, todas as três articulações afastam o pé do solo, o quadril e o joelho flexionam e o tornozelo dorsiflexiona. Em outros pontos no ciclo da marcha, as articulações movem-se independentemente, de forma que uma ou duas delas movem o pé em direção ao solo enquanto a(s) outra(s) o afastam do solo. Uma deficiência comum encontrada em pacientes após um acidente vascular cerebral é uma incapacidade de desassociar movimentos, e, como resultado, o paciente é forçado a mover todas as três articulações do membro inferior juntas na mesma direção. Por exemplo, para flexionar o joelho, o paciente pode flexionar o joelho e o quadril e dorsiflexionar o tornozelo simultaneamente em um **padrão de flexão**, ou **sinergia**, ou estender o joelho e simultaneamente o quadril com o tornozelo em flexão plantar, em um **padrão de extensão**, ou **sinergia**. Esses movimentos obrigatórios interferem na sincronização e no sequenciamento normais dos movimentos articulares na marcha. Por exemplo, no final do balanço, quando o paciente estende o joelho em direção ao solo, o quadril tende a estender, e o tornozelo tende a flexão plantar, produzindo um passo encurtado e uma posição anormal do pé no contato com o solo. Um padrão de flexão produz conflitos similares quando o quadril começa a flexionar no apoio terminal. Nesse momento, o joelho e o quadril devem flexionar enquanto o tornozelo continua em flexão plantar. Um padrão de flexão interrompe a flexão plantar do tornozelo e interfere no encerramento normal do apoio final.

aproximadamente 5% do ciclo da marcha. Quando o corpo desliza sobre o pé de apoio, o tornozelo dorsiflexiona, alcançando um máximo logo depois que o joelho atinge a extensão completa. A flexão plantar do tornozelo reinicia, e o tornozelo atinge flexão plantar máxima de aproximadamente 20° logo após a retirada dos dedos do solo. Durante o balanço, o tornozelo dorsiflexiona levemente, mas pode permanecer em leve flexão plantar ao longo do balanço.

Os movimentos pélvicos no plano sagital são pequenos, sem definição consistente da posição neutra. Entretanto, estudos sugerem que a pelve inclina-se anteriormente quando o quadril se estende.[120,122,157,179] A inclinação pélvica anterior contribui para a hiperextensão aparente do quadril que ocorre no apoio final. O movimento no plano sagital do membro superior também apresenta uma oscilação rítmica que está relacionada ao movimento dos membros inferiores. Na marcha de velocidade livre, a flexão do ombro e do cotovelo é paralela à flexão do quadril oposto.[119,123,175]

Movimentos no plano frontal

As excursões no plano frontal são menos estudadas e mais variadas do que os movimentos no plano sagital (Fig. 48.7). A posição do quadril no plano frontal é afetada pelo movimento da pelve sobre o fêmur e pela orientação do fêmur quando o indivíduo se movimenta em direção ao pé oposto para manter o centro de massa sobre a base de sustentação. O quadril situa-se próximo à abdução neutra no contato com o solo e, então, aduz durante a aceitação do peso quando a pelve se inclina para o lado contralateral[9,78,79,82] (Fig. 48.8). A adução é amplificada quando o indivíduo se inclina em direção ao lado de apoio para manter o centro de massa sobre o pé. A adução continua até o apoio final, quando a imposição de sobrecarga se inicia no membro oposto. Nesse momento, a pelve inclina-se para o lado no apoio final, e o quadril realiza abdução (Fig. 48.9). O movimento do joelho descrito no plano frontal é leve, com estimativas que variam de aproximadamente 2 a 10° de adução, chegando ao pico no balanço inicial.[9,23,82,100]

O movimento no plano frontal do pé registrado durante a marcha reflete o componente de inversão e eversão de supinação e pronação do pé. Embora a posição do retropé no contato com o solo seja uma variável e a magnitude das excursões descritas seja diferente entre estudos, dados consistentes demonstram um padrão de movimento após o contato com o solo caracterizado pela eversão, coerente com a pronação, continuando do apoio médio até o final, quando o retropé começa a inverter ou supinar.[29,91,115,138,139,189] O movimento do antepé é similar ao movimento do retropé, embora a pronação do antepé durante o apoio comece depois do início da pronação do retropé.[74,139,189]

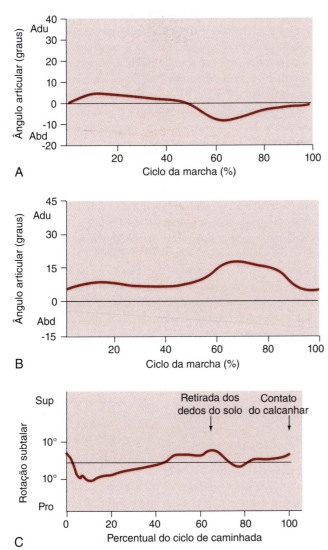

Figura 48.7 As excursões no plano frontal do quadril (A), do joelho (B) e do pé (C) são muito menores do que as excursões no plano sagital, mas apresentam padrões de movimento característicos.

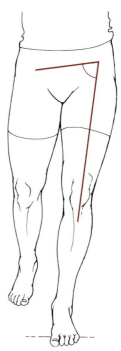

Figura 48.8 Na aceitação do peso, o indivíduo movimenta-se lateralmente para manter o centro de massa próximo ao pé de apoio, e a pelve inclina-se para o lado sem sustentação. O quadril de apoio está em adução.

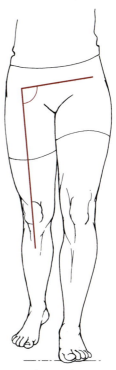

Figura 48.9 Durante a aceitação do peso, o quadril inclina-se para o lado sem sustentação, que é abduzido.

Movimentos no plano transverso

Os movimentos dos membros e do tronco no plano transverso também demonstram mais variabilidade e excursões menores do que os registrados no plano sagital (Fig. 48.10). As rotações do quadril no plano transverso dependem do movimento tanto da pelve quanto do fêmur no plano transverso (Fig. 48.11). A rotação pélvica no plano transverso acompanha a flexão do quadril, desta forma a pelve realiza rotação anterior no lado do quadril em flexão, atingindo a rotação anterior máxima aproximadamente no contato com o solo.[51,82,89,119] A rotação anterior da pelve contribui para a rotação lateral do quadril. No mesmo momento, o quadril oposto está em extensão máxima, e a posição posterior relativa da pelve nesse lado permite que o quadril pareça hiperestendido. O alinhamento da pelve no plano transverso sobre o quadril estendido tende a girá-lo medialmente.

O movimento femoral independente fornece sua própria contribuição para a posição do quadril. No contato com o

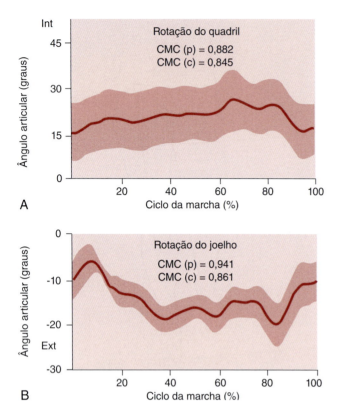

Figura 48.10 Movimento no plano transverso do quadril e do joelho. (Reproduzido com permissão de Kadaba MP, Ramakrishnan HK, Wootten ME, et al.: Repeatability of kinematic, kinetic, and electromyographic data in normal adult gait. J Orthop Res 1989; 7: 849-860.)

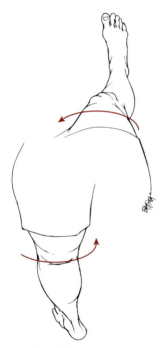

Figura 48.11 A posição pélvica e a rotação femoral no plano transverso contribuem para a posição articular do quadril nesse plano durante o ciclo da marcha. No contato com o solo, o fêmur roda medialmente, mas o alinhamento anterior da pelve contribui para a rotação lateral do quadril. Na retirada do calcanhar do solo, ocorre o oposto.

solo, o fêmur está alinhado próximo à posição neutra, mas gira medialmente desde o contato até o apoio médio. A rotação femoral lateral, portanto, inicia e continua no balanço médio quando a rotação medial reinicia. A posição articular do quadril é a soma da contribuição pélvica e da femoral para a posição articular. Embora haja discordâncias sobre a posição do quadril no contato com o solo entre os dados registrados, há uma consistência em relação à direção do movimento do quadril, a rotação medial desde o contato com o solo até o apoio médio ou final e, então, a rotação lateral até o balanço final ou o contato com o solo.[78,79,82,129]

O joelho também apresenta movimento no plano transverso com rotação medial após o contato com o solo e rotação lateral gradual desde o apoio médio até a maior parte do balanço, embora haja mais discordância sobre o movimento do joelho no balanço.[9,23,82,100,129] O movimento do joelho no plano transverso está ligado ao movimento do pé e do joelho no plano sagital, principalmente durante o apoio, quando o membro inferior funciona em uma cadeia fechada. Quando o pé realiza pronação, a tíbia gira medialmente e permite que o joelho flexione. Esse movimento acoplado ajuda na absorção de impacto durante a resposta à imposição de sobrecarga.[137] Posteriormente no apoio, o pé realiza supinação quando a tíbia gira lateralmente, e o joelho estende-se enquanto o corpo move-se para a frente em direção ao membro oposto.

Movimentos do tronco

Estudos da cabeça e do tronco revelam que estes segmentos submetem-se a translação e rotação sistemáticas em três dimensões e apresentam variabilidade intraindividual e interindividual.[97,174] O tronco apresenta flexão e extensão leves durante o ciclo da marcha, é mais ereto ou estendido durante a sustentação unipodal e mais flexionado durante a sustentação bipedal.[32,97] O movimento do tronco no plano frontal é coerente com a necessidade de manter a massa sobre o pé de apoio; portanto, o tronco inclina-se levemente para o lado do membro de apoio em cada passo.[97,119,157,174] No plano transverso, a rotação do tronco é oposta à rotação da pelve, e o tronco gira anteriormente para o lado em que o ombro está flexionando.[97,119,157]

Relevância clínica

A contribuição do tronco para a marcha suave: O padrão da marcha de uma criança que está aprendendo a caminhar é caracterizado por grandes inclinações laterais com pouca rotação anterior do tronco e dos ombros.[11] Conforme a criança cresce, o padrão torna-se mais suave e estável e a rotação do tronco muda de fase com a pelve. O movimento de acoplagem do tronco e da pelve contribui para a eficácia e a estabilidade da marcha. Pacientes que não possuem a habilidade de girar o tronco separadamente da pelve, como pacientes com a síndrome de Parkinson ou pacientes com dor lombar, podem perder a eficácia da marcha e consumir mais energia para caminhar.

Atividade muscular durante a locomoção

Estudos que examinam a atividade elétrica dos músculos durante a locomoção têm sido fundamentais para definir o papel dos músculos na produção e no controle da locomoção. Dados de Winter e Yack[188] demonstram os dados eletromiográficos (EMG) normalizados para 16 músculos registrados em até 19 indivíduos (Fig. 48.12). Esses dados revelam princípios importantes em relação à atividade muscular durante a marcha. Primeiro, a duração dos grandes picos de atividade para a maioria dos músculos é relativamente breve, e a maior parte destes picos ocorre nas transições entre balanço e apoio ou entre apoio e balanço. Esses dados demonstram a variabilidade considerável na atividade muscular entre indivíduos. Estudos também demonstram variabilidade em um único indivíduo, embora haja menos do que entre indivíduos.[22,76,82,188]

Apesar da variabilidade da atividade muscular, certas funções consistentes para grupos musculares específicos surgem a partir dos dados EMG.[76,82,92,161,180] Para compreender o papel que os músculos desempenham durante a marcha, é importante lembrar que cada membro inferior funciona em cadeia cinética aberta e fechada, aberta na fase de balanço e fechada na fase de apoio. Por conseguinte, uma contração muscular pode afetar não apenas a articulação cruzada pelo músculo, mas também articulações ao longo da cadeia.

O glúteo máximo e os isquiotibiais são ativos antes e após o contato com o solo, exercendo uma força de desaceleração sobre o quadril e o joelho no final do balanço. A atividade deles também ajuda a iniciar a extensão do quadril durante o apoio inicial. Ao controlar o fêmur, o glúteo máximo também ajuda a acelerar o joelho em direção à extensão durante o início da sustentação unipodal.[10]

O glúteo médio contrai-se pouco antes do contato com o solo e continua sua atividade durante a maior parte do apoio, até que a imposição de sobrecarga se inicie no lado oposto. A atividade dos abdutores do quadril fornece estabilidade essencial para a pelve no plano frontal ao longo do apoio e dá sustentação à extensão do quadril e do joelho no apoio médio e terminal.[2,10] Os flexores do quadril contraem-se no apoio terminal e continuam sua atividade no balanço inicial para reduzir a extensão do quadril e iniciar a flexão do quadril.[10,61] O iliopsoas também contribui para a velocidade da flexão do joelho no apoio médio.[58]

A atividade muscular no joelho é caracterizada pela cocontração dos isquiotibiais e do quadríceps por aproximadamente os primeiros 25% do ciclo da marcha, durante a resposta à imposição de sobrecarga e o início do apoio médio. Durante esse período, o joelho é flexionado e, então, estendido, e a atividade do quadríceps é essencial no controle desse movimento. Alguns indivíduos apresentam atividade do quadríceps, especialmente o reto femoral, ou isquiotibiais, na transição do balanço até o apoio, mas essa atividade é variável e menor em magnitude do que a atividade no início do apoio.[8,125] A maior parte do balanço continua sem atividade muscular na articulação do joelho.

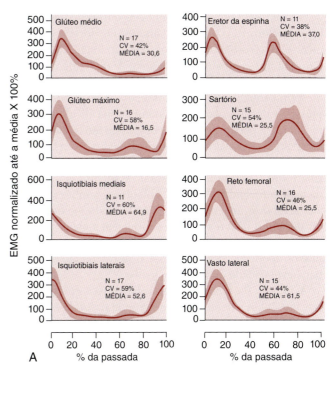

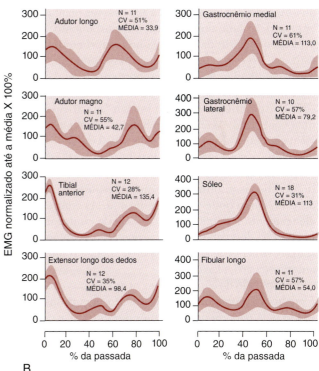

Figura 48.12 Atividade elétrica dos músculos do membro inferior durante a marcha. (Reproduzido com permissão de Winter DA, Yack HJ: EMG profiles during normal human walking: stride-to-stride and inter-subject variability. Electroencephalogr Clin Neurophysiol 1987; 67: 402-411.)

O tornozelo também apresenta cocontração dos músculos dorsiflexores e flexores plantares. Os dorsiflexores do tornozelo apresentam atividade leve ao longo do balanço para manter o pé afastado do solo. A atividade continua no contato com o solo e por meio da resposta à imposição de sobrecarga, controlando a descida do pé até o solo. Os músculos flexores plantares aumentam sua atividade gradativamente a partir do contato com o solo até a maior parte do apoio, com o maior pico de atividade desde a retirada do calcanhar até a retirada dos dedos do solo, quando o corpo rola sobre o pé em flexão plantar. Mediante a mecânica da cadeia fechada, os flexores plantares também ajudam a controlar as articulações do quadril e do joelho.[10,162] Os músculos flexores plantares fornecem a maior parte da sustentação ao membro inferior durante a parte final da fase de apoio.[2] Com o iliopsoas, o gastrocnêmio contribui para a velocidade de flexão do joelho.[58]

A revisão da atividade muscular desses grandes grupos musculares demonstra que grande parte da atividade é caracterizada por uma contração excêntrica seguida de uma contração concêntrica. Por exemplo, o glúteo máximo contrai-se excentricamente quando o quadril flexiona no final do balanço e então contrai-se concentricamente quando o quadril começa a estender. O mesmo padrão é encontrado no glúteo médio, nos flexores do quadril, no quadríceps e nos dorsiflexores. Os flexores plantares também apresentam alongamento e encurtamento, embora pelo menos parte da mudança no comprimento seja um estiramento e um encurtamento passivos e um encurtamento no tendão do calcâneo, portanto, a mudança real no comprimento da fibra muscular pode ser pequena.[52] Os isquiotibiais também iniciam sua atividade com uma contração excêntrica no balanço terminal, mas seu comprimento subsequente é mais difícil de diferenciar, já que na resposta à imposição de carga o quadril estende-se enquanto o joelho é flexionado. A mudança no comprimento total nos isquiotibiais durante a resposta à imposição de sobrecarga pode ser insignificante. As contrações de alongamento que iniciam a atividade de muitos músculos na marcha desaceleram cada articulação, e então as contrações concêntricas subsequentes iniciam o movimento anterior da articulação.

Esse padrão de contração excêntrica e então concêntrica é conhecido como **ciclo alongamento-encurtamento** e é usado pela maioria dos músculos durante a marcha como um meio eficaz de gerar força muscular e armazenar energia (ver Cap. 4 para mais detalhes). Parte da energia armazenada pelo músculo estirado é liberada durante o alongamento do músculo para ajudar a propulsar o segmento do membro sem exigir contração muscular adicional.[126] Dessa forma, a marcha normal utiliza contrações musculares de uma forma muito eficaz para gerar força e produzir movimento.

É importante observar que na maioria das articulações o movimento que ocorre durante a contração concêntrica continua depois que a contração cessa. Por exemplo, o quadril continua a estender após o pico de atividade do glúteo máximo e dos isquiotibiais, e flexiona após o término da atividade do flexor do quadril. Da mesma forma, o joelho continua a estender sem atividade significativa do quadríceps, e o tornozelo continua a dorsiflexionar após o pico de atividade do dorsiflexor no início do apoio. Assim, as principais funções dos músculos do membro inferior durante a locomoção são desacelerar um movimento e fornecer um pico inicial, ou tração, na direção oposta. A forma como o movimento continua na ausência de contração muscular ativa está relacionada à cinética do movimento.

Relevância clínica

Debilidade muscular e mudanças na marcha: Os músculos desempenham papéis complexos durante a marcha, incluindo o controle e a propulsão das articulações individuais que eles cruzam, bem como a sustentação e a propulsão das articulações ao longo dos membros inferiores. Por conseguinte, a debilidade de até mesmo um único músculo pode causar mudanças significativas nos padrões de movimento nos membros inferiores.[95,162] Por exemplo, na presença de debilidade significativa do quadríceps, o indivíduo evitará flexão do joelho enquanto sustenta o peso sobre o lado afetado. Para evitar a flexão do joelho, entretanto, o indivíduo também deve alterar outros movimentos articulares. Ele pode evitar a posição de dorsiflexão do tornozelo como um meio de assegurar que o joelho permaneça estendido ou evitar o uso dos músculos flexores plantares, pois eles contribuem para a aceleração do joelho. Da mesma forma, a debilidade na musculatura do quadril pode alterar os movimentos articulares do quadril, do joelho ou do tornozelo.

Cinética da locomoção

A **cinética** examina as forças, os momentos e a potência gerados durante um movimento e, no caso da locomoção, inclui os momentos gerados pelos músculos, as forças aplicadas às articulações e a potência mecânica e a energia gerada. Uma discussão da cinética da marcha permite a análise da eficácia da marcha.

Momentos articulares e forças de reação articulares

Como indicado nas seções anteriores, a marcha consiste em movimentos cíclicos complexos que ocorrem em uma sequência coordenada controlada pela atividade muscular. Além disso, ela implica a imposição de sobrecarga repetitiva sobre os membros inferiores em cada ciclo da marcha. Dessa forma, torna-se fácil reconhecer que a locomoção normal produz grandes forças entre o pé e o solo, requer forças musculares significativas e gera grandes forças de reação articulares. Muitas deficiências na marcha estão relacionadas à incapacidade de um indivíduo de gerar sustentação muscular suficiente ou suportar as grandes forças de reação da marcha.

Equilíbrio dinâmico

Pesquisadores e clínicos têm demonstrado interesse nas forças sustentadas pelos músculos e pelas articulações durante a locomoção normal e anormal.[17,110,168] O Capítulo 1 deste texto descreve os princípios usados para determinar as sobrecargas nos músculos e nas articulações durante a atividade. A primeira lei de Newton define as condições do **equilíbrio estático** ($\Sigma F = 0, \Sigma M = 0$), dizendo que um objeto permanece em repouso (ou em movimento uniforme) a não ser que seja movimentado por uma força externa instável. Ao longo deste livro, exemplos bidimensionais de problemas de equilíbrio estático são fornecidos para analisar as forças nos músculos e nas articulações durante tarefas estáticas ou em tarefas nas quais a aceleração é insignificante. Entretanto, durante a marcha, os segmentos do membro submetem-se a grandes acelerações lineares, e as articulações apresentam grandes acelerações angulares. Como resultado, a hipótese usada na análise do equilíbrio estático, de que a aceleração é insignificante, não é válida quando aplicada à marcha.

A segunda lei de Newton do movimento, $\Sigma F = ma$, alega que a força instável sobre um corpo é diretamente proporcional à aceleração deste corpo. As relações específicas entre as acelerações e as forças e momentos podem ser determinadas por meio da aplicação dos princípios de **equilíbrio dinâmico**. As condições de equilíbrio dinâmico são muito similares às condições de equilíbrio estático. Para determinar as forças sobre um corpo em aceleração em uma análise bidimensional, as condições a seguir devem ser cumpridas:

$$\Sigma F_X = ma_X, \Sigma F_Y = ma_Y,$$
$$\Sigma M = I \times \alpha \qquad \text{(Equação 48.1)}$$

Na análise tridimensional, as condições para o equilíbrio dinâmico são

$$\Sigma F_X = ma_X,$$
$$\Sigma F_Y = ma_Y, \Sigma F_Z = ma_Z \qquad \text{(Equação 48.2)}$$

e

$$\Sigma M_X = I \times \alpha_X, \Sigma M_Y = I \times \alpha_Y,$$
$$\Sigma M_Z = I \times \alpha_Z \qquad \text{(Equação 48.3)}$$

onde F_i é a força na direção i, a_i é a aceleração linear na direção i, M_i é o momento em torno do eixo i, α_i é a aceleração angular na direção i, e I é o momento da inércia. O momento da inércia indica a resistência de um corpo à aceleração angular e depende da massa do corpo e de sua distribuição. Quanto maior a massa e quanto mais distante a massa estiver do centro de massa do corpo, maior é o momento de inércia do corpo. Ginastas profissionais tendem a ter corpos curtos e compactos (momentos de inércia menores) que permitem grandes acelerações angulares, produzindo rotações rápidas em torno das barras horizontais e em diversas acrobacias. As quantidades de aceleração em cada uma das equações do equilíbrio dinâmico, ma_i e $I \times \alpha_i$, são conhecidas como **forças inerciais** e explicadas intuitivamente pela consciência de que é necessária mais força para fazer com que um carro comece a andar ou pare, ou seja, acelerar ou desacelerá-lo, do que para manter o carro em movimento.

As soluções para as condições do equilíbrio dinâmico, também conhecidas como **equações de movimento**, requerem conhecimento de diversos parâmetros, incluindo massa e momento de inércia. A massa geralmente é determinada a partir de tabelas derivadas de medidas de cadáveres, como demonstrado em exemplos ao longo deste livro.[40] Da mesma forma, essas tabelas fornecem meios para calcular momentos de inércia de um membro ou do segmento de um membro a partir de medidas antropométricas facilmente obtidas, embora também haja métodos para computar diretamente o momento de inércia de alguns segmentos.[25,155] Independentemente do método escolhido, as propriedades da massa e do momento de inércia podem ser estimadas e inseridas nas equações de movimento para permitir as soluções.

Teoricamente, as equações de movimento no equilíbrio dinâmico podem ser usadas para calcular a aceleração de um corpo a partir de todas as forças sobre o corpo. Essa abordagem é útil para determinar a resposta de um avião ou foguete a uma força aplicada. Entretanto, no caso do movimento humano, no qual as forças não podem ser medidas diretamente, as equações de movimento são usadas mais frequentemente para determinar as forças sobre o corpo quando as acelerações são conhecidas. Essa abordagem, conhecida como **dinâmica inversa**, permite a estimativa das forças sobre o corpo humano e requer uma determinação direta da aceleração. A aplicação da dinâmica inversa no equilíbrio estático é óbvia, pois as acelerações são, por definição, zero, e os exemplos de análise bidimensional ao longo deste livro demonstram o uso da dinâmica inversa.

O Capítulo 1 relembra o leitor de que a aceleração é a mudança na velocidade ao longo do tempo, e velocidade é a mudança no deslocamento ao longo do tempo. Portanto, se o deslocamento de um corpo é conhecido ao longo do tempo, então a velocidade e a aceleração podem ser determinadas. Os cálculos precisos da velocidade e das acelerações do corpo ou de qualquer segmento do membro requerem a medida detalhada do deslocamento, que pode ser realizada com diversas técnicas, incluindo cinematografia de alta velocidade, videografia ou aparelhos eletromagnéticos de rastreamento.[99,119,124,140] O processamento do sinal apropriado dos dados do deslocamento e dos cálculos matemáticos geram estimativas satisfatórias da velocidade e das acelerações do corpo em questão. Uma discussão detalhada dos métodos e dos desafios dessas técnicas está além do âmbito deste livro; basta dizer que as equações de movimento podem finalmente ser solucionadas para as forças aplicadas.

No Quadro 48.1 é fornecido um exemplo das equações de movimento para o segmento perna-pé durante a fase de balanço da marcha. Utilizando dados antropométricos de Dempster[40], a massa (m) e o momento de inércia (I) são

QUADRO 48.1 Examinando as forças

Equações de movimento em duas dimensões para o segmento perna-pé durante o balanço inicial

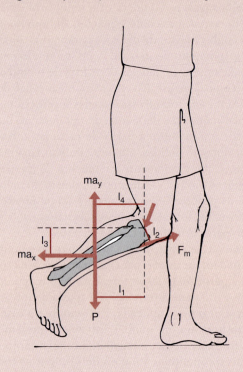

m = a massa da perna e do pé combinadas

P = o peso da perna e do pé combinados

F_M = a força muscular

A = a força de reação articular

l_1 = o braço de momento do peso do segmento perna-pé

l_2 = o braço de momento do músculo

l_3 = o braço de momento da força inercial ($-ma_X$)

l_4 = o braço de momento da força inercial ($-ma_Y$)

Como o segmento do membro acelera durante a marcha, as condições do equilíbrio dinâmico aplicam-se:

$\Sigma F_X = ma_X$, $\Sigma F_Y = ma_Y$, $\Sigma M = I \times \alpha$

onde : a_X, a_Y, α são os componentes x e y das acelerações lineares e das acelerações angulares, respectivamente. Essas equações podem ser reescritas como

$\Sigma F_X - ma_X = 0$, $\Sigma F_Y - ma_Y = 0$, $\Sigma M - I \times \alpha = 0$

onde $(-ma_X)$, $(-ma_Y)$ e $(-I \times \alpha)$ são conhecidos como forças inerciais. As forças inerciais contribuem para momentos em torno da articulação do joelho de forma que, levando em conta os momentos em torno do joelho, a equação de movimento é

$(P \times l_1) + (F_M - l_2) - [(-ma_X) \times l_3] - [(-ma_Y) \times l_4] = I \times \alpha$

Como as acelerações e os parâmetros antropométricos, P e I, podem ser medidos ou determinados a partir dos dados disponíveis, a equação pode ser solucionada para a força muscular, F. Uma vez que a força muscular é determinada, as forças de reação articulares, A_X e A_Y são calculadas a partir de:

$\Sigma F_X = ma_X$

$F_{MX} + A_X = ma_X$

$\Sigma F_Y = ma_Y$

$F_{MY} + A_Y - P = ma_Y$

---

diretamente inseridos nos cálculos. Os dados videográficos são coletados em um nível de 60 Hz (hertz, ou ciclos por segundo) e manipulados para que as acelerações lineares e angulares do segmento perna-pé sejam determinadas a cada 1/60 de segundo e inseridas nas equações. As equações de movimento são solucionadas repetidamente para a força muscular (F) a cada acréscimo de tempo. Um procedimento similar é aplicado à fase de apoio da marcha, mas as forças externas sobre o pé também incluem as forças de reação ao solo (Fig. 48.13). A direção e a magnitude dessas forças devem ser conhecidas para solucionar as equações de movimento durante o apoio e podem ser medidas diretamente por placas de força. As características da força de reação ao solo durante a marcha são discutidas na seção seguinte.

O exemplo apresentado no Quadro 48.1 supõe que apenas um grupo muscular está ativo. Entretanto, os dados EMG descritos anteriormente neste capítulo fornecem evidência convincente de que há cocontração dos isquiotibiais e do quadríceps durante o balanço final e o apoio inicial e, certas vezes, também na transição do apoio final para o balanço inicial. Os ligamentos também aplicam sobrecargas significativas à articulação do joelho durante a marcha.[67,160] Dessa forma, mais de uma estrutura aplica força na articulação do joelho, produzindo um sistema dinamicamente **indeterminado**. Como observado no Capítulo 1 e em outros pontos neste livro, existem soluções matemáticas sofisticadas para sistemas indeterminados e elas são aplicadas frequentemente em pesquisas sobre a locomoção para aproximar as forças musculares e as forças de reação articulares.[27,158]

Utilizando a dinâmica inversa, muitos estudos registram forças de reação articulares no corpo durante o ciclo da marcha.[3,17,33,44,67,94,158,165] O pico das forças de reação arti-

Capítulo 48   Características da marcha normal e fatores que a influenciam   907

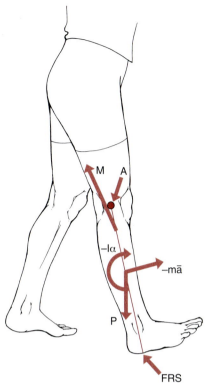

Figura 48.13 O diagrama livre do corpo do segmento perna-pé durante o apoio inclui as forças: peso do segmento perna-pé (P), força de reação articular (A), força muscular (M), força de reação ao solo (FRS), forças inerciais −ma e −Iα, onde m = massa, a = aceleração linear, I = momento de inércia, e α = aceleração angular.

to, calculando os **momentos externos** aplicados ao membro pelas forças externas como o peso e as forças de reação ao solo e inferindo os **momentos internos** aplicados pelos músculos e tecidos moles.[85] Autores registram momentos internos[181] ou externos[88,98], e o leitor deve ler a literatura atentamente para identificar qual momento é registrado. A limitação dessa abordagem é que ela impede os cálculos das forças em músculos específicos e nas articulações, mas os momentos articulares fornecem uma perspectiva dos principais papéis dos grupos musculares durante a marcha e apoiam as funções já sugeridas por EMG.

Os momentos internos típicos gerados no quadril, no joelho e no tornozelo no plano sagital durante a locomoção normal são descritos na Figura 48.14. O momento interno na articulação do quadril no contato com o solo e na resposta ao contato é um momento de extensão, coerente com a atividade EMG do glúteo máximo e dos isquiotibiais.[54,82] O momento muda de direção no apoio médio aproximadamente no instante em que os extensores do quadril cessam sua atividade e os flexores tornam-se ativos. O momento no quadril no balanço é mínimo até o balanço final quando os extensores do quadril reiniciam a atividade.

O joelho demonstra um pequeno e breve momento flexor no contato com o solo, coerente com a atividade isquiotibial, mas, em seguida, um momento extensor maior e mais prolongado, que é coerente com a atividade do quadríceps. No apoio médio, o joelho apresenta um pequeno momento flexor que é atribuível à atividade do gastrocnêmio. Um pequeno momento de extensão ajuda a controlar a flexão do joelho no final do apoio e no início do balanço, assim que o momento de flexão no final do balanço desacelera a rápida extensão do joelho.

Um pequeno momento de dorsiflexão no contato com o solo e na resposta ao contato reflete a atividade do dorsiflexor controlando a descida do pé até o solo. Ele é seguido por um momento de flexão plantar crescente e prolongado que controla o avanço da tíbia pelo restante do apoio. Embora haja discordância sobre se os flexores plantares realmente propulsionam o corpo para a frente[135], estudos recentes fornecem evidências convincentes de que esses músculos contribuem com parte da propulsão que move o corpo para a frente.[126,142,144,153] Um momento de dorsiflexão muito pequeno após a retirada dos dedos do solo afasta o pé e os dedos do solo.

Momentos nos planos transverso e frontal também são registrados e parecem ser importantes na mecânica e na patomecânica da locomoção.[46,73,107] Entretanto, há menos consenso sobre a magnitude e até mesmo o padrão desses momentos. Os momentos nos planos frontal e transverso são menores do que aqueles no plano sagital, e

culares no quadril, no joelho e no tornozelo registrado na literatura é apresentado na Tabela 48.3. Esses dados revelam uma grande variação nas forças descritas em cada articulação. Diversos fatores influenciam esses cálculos, incluindo as estimativas dos parâmetros de massa e momento de inércia do segmento do corpo, a precisão dos dados do deslocamento e os procedimentos para determinar acelerações, o uso de análise bi ou tridimensional, bem como a abordagem analítica usada para completar os cálculos.[1,4,36,39,96,191] Os valores descritos aqui pretendem demonstrar que independentemente da magnitude precisa, todas as articulações do membro inferior sustentam grandes e repetitivas cargas durante a locomoção. Corridas e saltos produzem sobrecargas musculares e forças de reação articulares ainda maiores.[21,112,172]

Para evitar o problema de indeterminação, pesquisadores frequentemente solucionam apenas as equações de momen-

TABELA 48.3 Pico das forças de reação articulares registrado durante a marcha normal em unidades de peso corporal

	Anderson et al.[3]	Komistek[94]	Duda et al.[44]	Seireg e Arvikar[158]	Hardt[67]	Simonsen et al.[165]
Quadril	4	2,0 – 2,5	3	5,25	6	6
Joelho	2,7	1,7 – 2,3	n.r.[a]	7	2,75	4,5
Tornozelo	6	1,25	n.r.	5	3,5	4

[a]Não registrado

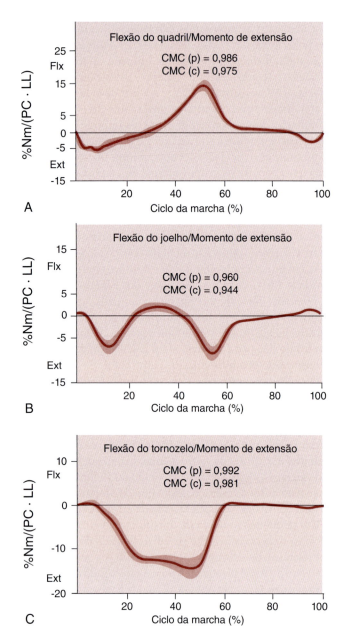

Figura 48.14 Momentos internos no quadril, joelho e tornozelo no plano sagital. (Reproduzido com permissão de Kadaba MP, Ramakrishnan HK, Wootten ME, et al.: Repeatability of kinematic, kinetic, and EMG data in normal adult gait. J Orthop Res 1989;7: 849-860.)

Relevância clínica

Momento de adução do joelho: O momento no plano frontal externo no joelho, conhecido como **momento de adução**, está relacionado com o desenvolvimento e avanço da osteoartrite (OA) do joelho, bem como com a dor e a incapacidade associada à OA do joelho (Fig. 48.15).[73] Tratamentos para reduzir o momento de adução e a dor incluem palmilhas laterais, joelheiras que aplicam estresse em valgo ao joelho e osteotomia cirúrgica para realinhar a articulação do joelho.[6]

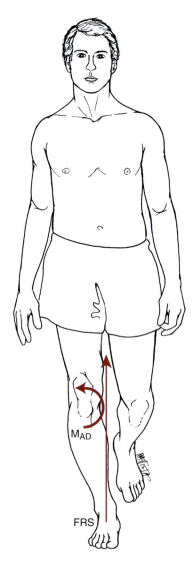

Figura 48.15 Momento de adução no joelho durante a marcha. A força de reação ao solo (FRS) aplica um momento de adução externo (M_{AD}) sobre o joelho durante a fase de apoio na marcha.

momentos menores são mais sensíveis a erros de medidas, incluindo o local dos eixos articulares e a cinemática dos movimentos.[20,72]

Winter descreve um **momento de sustentação** para a fase de apoio da marcha que é a soma dos momentos no plano sagital interno em que todos os momentos que tendem a afastar o corpo do solo ou sustentar o corpo são positivos (Fig. 48.16).[70,181] O momento de sustentação em rede durante o apoio é positivo, indicando o papel global dos músculos para sustentar o corpo e evitar colapsos durante a sustentação do peso corporal. Dados sugerem que, embora o momento de sustentação em rede seja coerente com as pesquisas sobre a marcha, indivíduos sem disfunção demonstram variabilidade nos momentos articulares individuais, indicando que os indivíduos com sistemas locomotores normais podem apresentar flexibilidade nas formas em que eles fornecem sustentação.[182]

Capítulo 48   Características da marcha normal e fatores que a influenciam   909

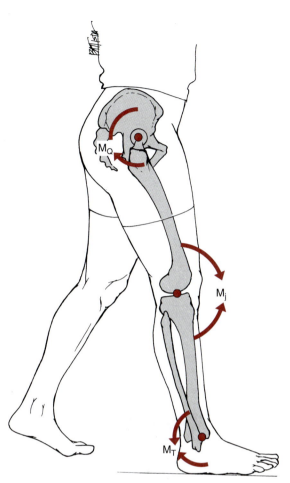

Figura 48.16 O momento de sustentação é a soma dos momentos no quadril (M_Q), no joelho (M_J) e no tornozelo (M_T) necessário para sustentar o peso corporal durante o apoio.

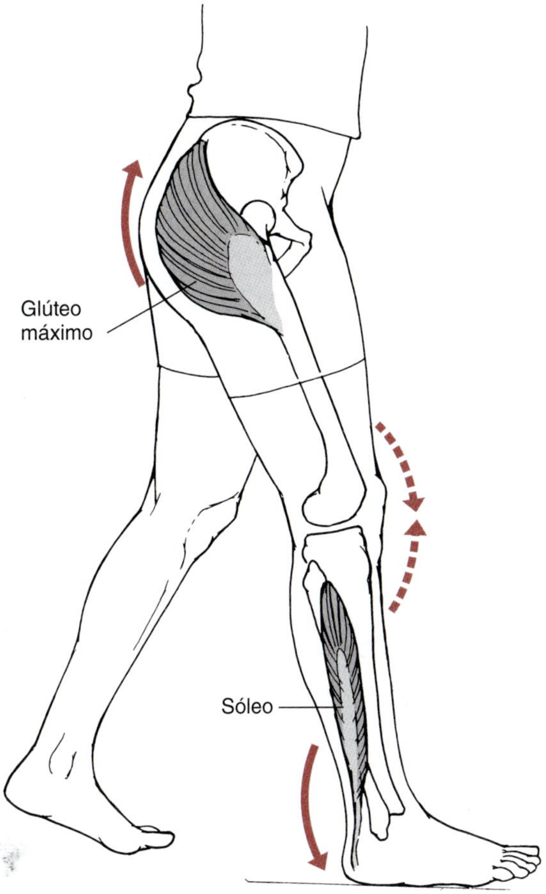

Figura 48.17 O indivíduo pode aumentar a atividade no sóleo e no glúteo máximo para sustentar o joelho em extensão, evitando o movimento anterior da tíbia ou do fêmur, respectivamente.

Relevância clínica

Um paciente com debilidade do quadríceps: Um paciente com debilidade do quadríceps não possui a habilidade de sustentar o joelho ativamente durante a fase de apoio da marcha. Para gerar sustentação adequada durante a fase de apoio da marcha, esse paciente pode aumentar a atividade dos músculos extensores do quadril e do sóleo para aumentar as contribuições para o momento de sustentação em rede (Fig. 48.17).

Forças de reação ao solo

A cada passada, os pés aplicam uma sobrecarga ao solo e o solo impulsiona-os de volta, aplicando uma **força de reação ao solo** a cada pé. A magnitude e a direção dessa força de reação ao solo mudam ao longo da fase de apoio de cada pé e estão diretamente relacionadas à aceleração do centro de massa do corpo. O centro de massa do corpo sobe e desce conforme o indivíduo se move da sustentação bipedal, quando o centro de massa está baixo, para a sustentação unipodal, quando o centro de massa está alto.[77,119,154] Da mesma forma, o centro de massa move-se de um lado para o outro quando o indivíduo passa do apoio no lado direito para o apoio no lado esquerdo.[119] A força de reação ao solo é medida diretamente por **placas de força** embutidas na superfície da caminhada.

A força de reação ao solo normalmente é descrita por uma força vertical, bem como por forças de cisalhamento anteroposteriores e mediolaterais. A força de reação ao solo vertical sob um pé é caracterizada por uma curva em dupla corcova (Fig. 48.18). Os dois picos são maiores do que 100% do peso corporal e ocorrem quando o corpo acelera na posição ascendente. O vale entre os picos é menor do que 100% do peso corporal e ocorre durante a sustentação unipodal. No Quadro 48.2, equilíbrio dinâmico é usado para demonstrar como a aceleração do centro de massa do corpo altera a força de reação ao solo. A força de reação ao solo vertical também é caracterizada por um breve, embora alto, pico logo após o contato com o solo, o que reflete o impacto da imposição de carga.[164]

Os componentes de cisalhamento posteriores e anteriores da força de reação ao solo também demonstram um padrão coerente na locomoção normal. O solo exerce uma força

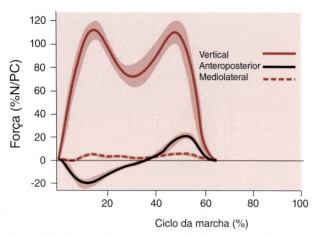

Figura 48.18 Forças de reação ao solo durante a marcha. (Reproduzido com permissão de Meglan D, Todd F: Kinetics of human locomotion. In: Rose J, Gamble JG, eds. Human Walking. Philadelphia: Williams & Wilkins, 1994; 23-44.)

Relevância clínica

Forças de reação ao solo e dor articular: As forças verticais de reação ao solo contribuem significativamente para as forças de reação articulares, e grandes forças de reação articulares contribuem para dor em pacientes com disfunção articular como artrite. Pacientes com artrite caminham mais lentamente[84], e suas forças de reação ao solo verticais demonstram picos e vales menores como resultado de acelerações verticais menores[163,166]. Uma redução na velocidade da caminhada, produzindo uma redução em acelerações, pode ser uma forma eficaz de reduzir sobrecargas articulares e, por conseguinte, dor articular. Essas mudanças podem representar adaptações apropriadas para proteger uma articulação dolorida e manter a função total.

posterior sobre o pé durante a parte inicial do apoio, desacelerando o pé; por conseguinte, esse período é conhecido como a **fase de desaceleração**. No apoio médio, o solo aplica uma força de cisalhamento anterior sobre o pé, contribuindo para a propulsão anterior do corpo. A segunda metade da fase de apoio é conhecida como a **fase de aceleração** do ciclo da marcha. A caminhada sobre o gelo demonstra a importância dessas forças de cisalhamento posterior e anterior. Como há pouca fricção entre o pé e o gelo, as forças de cisalhamento anteriores e posteriores entre o solo e o pé são pequenas ao caminhar sobre o gelo, e o avanço à frente é prejudicado. Na ausência de qualquer força de cisalhamento anterior e posterior, o avanço à frente é impossível.

As forças de cisalhamento mediais e laterais durante a marcha são menores e mais variáveis do que as forças verticais ou as forças de cisalhamento posteroanteriores. Elas refletem as forças associadas com o deslocamento do corpo de um lado para o outro entre os pés de sustentação. Embora as representações das forças de reação ao solo demonstrem formatos estereotipados, é importante reconhecer que, como as variáveis cinemáticas, essas forças apresentam variabilidade intra e interindividual normal.[55,68]

O **vetor da força de reação ao solo** é a soma dos componentes individuais da força de reação ao solo. Independentemente de ser descrita como uma força vetorial única ou como três componentes individuais, a força de reação ao solo gera momentos externos sobre as articulações do corpo nos três planos (Fig. 48.19). O cálculo real dos momentos e das forças articulares durante a marcha devem incluir os três componentes da força de reação ao solo ou do vetor de força.

O local da força de reação ao solo em relação ao pé indica o trajeto do **centro de pressão** ao longo do pé. No pé

QUADRO 48.2 Examinando as forças

A contribuição da aceleração para a força vertical de reação ao solo

O uso da condição de equilíbrio dinâmico, $\Sigma F_Y = ma_Y$, fornece uma demonstração direta do papel da aceleração do centro de massa do corpo na geração de força de reação ao solo (FRS) vertical.

$\Sigma F_Y = ma_Y$

$\Sigma F_Y - ma_Y = 0$

$- P - ma_Y + FRS = 0$

$FRS = P + ma_Y$

Quando o corpo está acelerando em direção ao solo, a aceleração, a_Y, é negativa, e a FRS é menor do que o peso corporal, P. Quando o corpo acelera em direção ascendente a partir do solo, a aceleração, a_Y, é positiva e a FRS é maior do que o peso corporal, P.

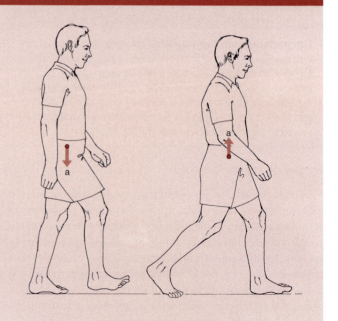

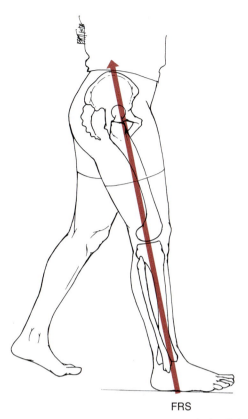

Figura 48.19 O vetor da força de reação ao solo (FRS) é a soma das forças de reação articulares verticais, anteroposteriores e mediolaterais. O vetor de força aplica momentos externos às articulações dos membros inferiores em torno dos três eixos.

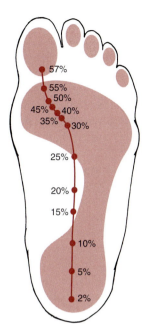

Figura 48.20 Avanço do centro de pressão durante a locomoção. (Reproduzido com permissão de Sammarco GJ, Hockenbury RT: Biomechanics of the foot and ankle. In: Nordin M, Frankel VH, eds. Basic Biomechanics of the Musculoskeletal System. 3. ed. Philadelphia: Lippincott Williams & Wilkins, 2001; 222-255.)

normal, o centro de pressão avança em uma linha relativamente reta a partir do aspecto posterior da superfície plantar do calcanhar através do mediopé em direção ao antepé, onde ele desvia medialmente sobre a superfície plantar do hálux[64,66] (Fig. 48.20). A incapacidade de rolar sobre o dedo dolorido ou o avanço à frente do centro de massa do corpo interrompido porque o joelho se hiperestende repentinamente, são exemplos de desvios de marcha que produzem mudanças no padrão do avanço do centro de pressão.

Energética da marcha: potência, trabalho e energia mecânica

A locomoção normal parece ser um movimento muito eficaz. Indivíduos sem deficiências caminhando em uma cadência escolhida por eles mesmos requerem menos consumo de oxigênio do que ao caminhar em cadências mais baixas ou mais altas.[12,116] Indivíduos com deficiências locomotoras gastam mais energia durante a locomoção do que indivíduos sem deficiências.[18,111,167] A eficácia da locomoção depende de muitos fatores, incluindo a mecânica do controle muscular da marcha, descrita anteriormente neste capítulo, e a conservação da energia mecânica que resulta do movimento sinérgico dos segmentos do membro.

Potência articular

Potência mecânica é o produto da força e da velocidade linear ou, em movimentos rotacionais como os movimentos articulares na locomoção, o produto do momento articular e da velocidade angular:

$$P = M \times \omega \qquad \text{(Equação 48.4)}$$

onde P é a potência em watts, **M** é um momento articular e ω é a velocidade angular do segmento do membro. A potência é uma indicação útil do papel dos músculos no controle do movimento; ela é negativa quando o corpo absorve energia durante atividade muscular excêntrica e positiva quando o corpo gera energia durante a atividade muscular concêntrica. A potência também pode ser descrita como trabalho (**T**) por unidade de tempo (t) (p. ex., T/t), onde trabalho é o produto da força e do deslocamento, ou em termos angulares, o produto do momento (**M**) e do deslocamento angular (**θ**):

$$T = M \times \theta \qquad \text{(Equação 48.5)}$$

A velocidade angular, ω, é igual ao deslocamento angular sobre o tempo (ω = θ/t), portanto:

$$P = M \times \theta/t \qquad \text{(Equação 48.6)}$$

e

$$P = T/t \qquad \text{(Equação 48.7)}$$

Dessa forma, a atividade muscular concêntrica gera potência, ou trabalho, e a atividade excêntrica absorve potência, e o trabalho é realizado no mesmo segmento.[187] Um pula-pula (*pogo stick*) é um bom exemplo de potência positiva e negativa, um trabalho realizado sobre o pula-pula ou por ele (Fig. 48.21). Na aterrissagem, o peso da criança trabalha sobre o pula-pula, e a energia é absorvida pela sua mola, mas no impulso para cima, a mola libera sua energia e realiza o trabalho na criança, empurrando a criança e o pula-pula contra o solo.

A análise das potências articulares fornece uma compreensão do papel dos músculos na propulsão e no controle do movimento durante a locomoção.[144,151] As potências articulares no quadril, no joelho e no tornozelo durante a marcha derivadas da análise bidimensional são ilustradas na Figura 48.22. Elas demonstram que a geração da potência positiva, quando os músculos estão gerando potência e realizando trabalho positivo, ocorre no quadril durante a resposta à imposição de sobrecarga, quando o quadril se estende, e novamente no final do apoio, quando ele se flexiona. Ambos os períodos são caracterizados pelas concentrações musculares concêntricas breves. Por outro lado, o joelho possui apenas um período breve de geração de potência, produzindo apenas uma pequena quantidade de potência. Como o quadril, o tornozelo gera potência positiva considerável no final do apoio, quando os flexores plantares se contraem concentricamente. Esses dados sugerem que os flexores e os extensores do quadril contribuem com energia importante para o membro inferior durante a locomoção normal. É importante observar que a potência gerada pelos flexores plantares é consideravelmente maior do que a potência de qualquer outro grupo muscular. Os músculos flexores plantares, principalmente os músculos gastrocnêmios, parecem desempenhar um papel essencial na propulsão anterior.[60,142]

Relevância clínica

Potências articulares em indivíduos sem disfunções na marcha: As potências articulares durante a marcha em velocidade livre são alteradas em idosos e em indivíduos com músculos do membro inferior mais debilitados.[41,114] A redução na potência da flexão plantar e o aumento concomitante na geração de potência do flexor do quadril observado em idosos e em indivíduos com debilidade muscular pode ajudar a explicar a redução na velocidade e no comprimento do passo registrado nesses indivíduos, bem como seus mecanismos de compensação.[41,113,114] Quando um indivíduo é incapaz de gerar potência por meio da flexão plantar para o avanço à frente, a flexão ativa do quadril parece fornecer a propulsão anterior necessária para balançar o membro à frente. Esses pacientes podem beneficiar-se de exercícios para aperfeiçoar a produção da força de flexão plantar.

O uso da cinética articular em conjunto com a EMG também é útil para avaliar os complexos desvios da marcha em indivíduos com disfunções do sistema nervoso central, como paralisia cerebral. Essas análises esclarecem o mecanismo das anormalidades da marcha que podem ser fornecidas apenas por observação clínica e levam a decisões de tratamentos mais inteligentes.[132,148]

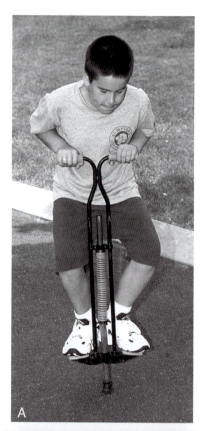

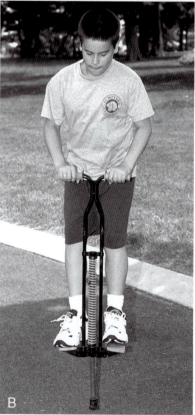

Figura 48.21 Armazenamento e liberação de energia. **A.** A sustentação do peso corporal sobre o pula-pula comprime sua mola e o trabalho é realizado sobre o brinquedo. **B.** Quando o peso é removido, a mola é liberada e o pula-pula realiza o trabalho sobre o corpo, erguendo-o no ar.

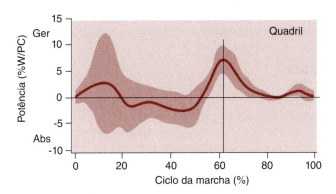
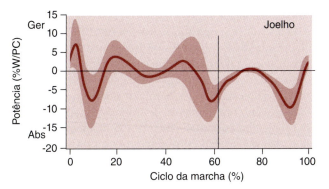
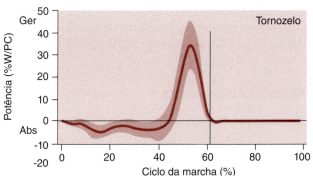

Figura 48.22 Potências articulares no quadril, no joelho e no tornozelo a partir da análise bidimensional. (Reproduzido com permissão de Meglan D, Todd F: Kinetics of human locomotion. In: Rose J, Gamble JG, eds. Human Walking. Philadelphia: Williams & Wilkins, 1994; 23-44.)

Energia mecânica

O movimento cíclico natural na locomoção e a capacidade dos músculos de armazenar energia contribuem para a eficácia natural da marcha normal. A natureza cíclica da marcha tem levado à sua descrição como um **pêndulo invertido** em que o corpo balança repetidamente sobre o membro de apoio.[128] A **energia mecânica** de um pêndulo muda sua forma de **energia potencial** para **energia cinética**, mantendo, desta forma, seu balanço com pouco acúmulo de energia adicional. A imagem da marcha como movimento de um pêndulo invertido tem incitado os pesquisadores a estudar a energia mecânica da marcha como um meio de avaliar sua eficácia. A energia potencial (EP) e a energia cinética (EC) estão relacionadas com a distância do centro de massa de um corpo a partir do solo e com a velocidade linear e angular do corpo, como indicado pelas seguintes relações:

$$EP = mgh \qquad (\text{Equação 48.8})$$

onde m é a massa do corpo, g é a aceleração devida à gravidade, e h é a distância do centro de massa do corpo até o solo; e

$$EC = \tfrac{1}{2} mv^2 + \tfrac{1}{2} I\omega^2 \qquad (\text{Equação 48.9})$$

onde m é a massa do corpo, v é sua velocidade linear, I é seu momento de inércia e ω é sua velocidade angular. Em um sistema ideal, a conservação da energia impõe uma transformação completa entre energia potencial e cinética, dessa forma uma montanha russa ideal continua em movimento interminavelmente (Fig. 48.23). Quando os carros estão em seu pico de altura, a energia potencial é maximizada e a energia cinética é minimizada. No seu ponto mais baixo, a energia potencial da montanha russa é mínima e sua energia cinética é máxima. Como o trabalho realizado sobre um corpo equipara-se à mudança na energia total, um sistema ideal não requer trabalho para continuar em movimento, já que a mudança na energia total do corpo é zero. Estudos da energia mecânica do membro dos segmentos do membro durante a marcha sugerem que uma troca da energia cinética e potencial pode contribuir para a maior parte da mudança da energia na perna distal no início e no final do balanço.[146,186] Essa troca de energia é aperfeiçoada durante a caminhada normal em velocidade livre e é maior durante a caminhada estável do que no início da marcha.[109,117,177] A avaliação da transferência de energia durante a locomoção demonstra a eficácia da marcha e sugere que a redução do gasto de energia mecânica pode, na verdade, ser uma característica dominante da marcha normal.[141]

A capacidade dos músculos de absorver e gerar energia contribui para a eficácia total da marcha e explica como muitos dos movimentos podem acontecer sem contração muscular.[156] A energia flui entre os segmentos do membro adjacente durante a locomoção, da mesma forma que a energia flui entre o atleta e a vara durante um salto com vara ou entre crianças brincando de "estalar o chicote". Como a vara usada pelo atleta, grande parte da energia liberada pelos músculos na marcha é energia elástica armazenada dentro dos componentes elásticos passivos do músculo.[156] (Ver o Cap. 4 para mais detalhes sobre os elementos passivos do músculo.) A análise do fluxo da energia entre os segmentos do membro revela que a energia gerada pelos flexores plantares no momento do impulso é transferida passivamente para a perna e a coxa, facilitando o início do balanço. Da mesma forma, os isquiotibiais absorvem energia no final do balanço, que é transferida para o tronco no contato com o solo, auxiliando no avanço anterior do corpo. A transferência da energia de um segmento para outro depende da sequência normal das mudanças angulares descritas anteriormente neste capítulo.

Dessa forma, a marcha normal eficaz consiste em movimentos complexos de diversos segmentos do membro cujo movimento e controle são interdependentes. As alterações

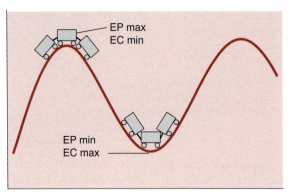

Figura 48.23 Em uma montanha russa ideal, a energia potencial e a energia cinética são transformadas de uma forma para outra sem perda de energia. A energia potencial (EP = mgh) é máxima quando a montanha russa está mais distante do solo, ao mesmo tempo a energia cinética (EC = ½ mv^2) está no seu mínimo. Quando a montanha russa desce, ela ganha velocidade, aumentando sua energia cinética, ao passo que perde energia potencial quando se aproxima do solo.

em uma única articulação podem produzir mudanças em padrões de movimento ao longo do corpo e diminuem a eficácia do movimento.

Relevância clínica

Transferência de energia entre segmentos do membro durante a marcha anormal: A transferência de energia entre os segmentos do membro depende da potência gerada e absorvida em articulações e requer a coordenação precisa entre os segmentos em movimento. Como a potência depende da velocidade do segmento de um membro, um segmento do membro que possui baixa velocidade angular também tem baixa geração de potência ou absorção e, por conseguinte, menos capacidade para transferir energia de um segmento para outro. Um paciente com artrite que causa rigidez no joelho é incapaz de transferir energia dos flexores plantares para a coxa; um paciente com doença de Parkinson, que é caracterizada pela rigidez generalizada, tem dificuldade em transferir energia através do membro inferior e para o tronco porque as articulações não possuem a liberdade de movimento para permitir padrões de movimento sequencial das articulações do membro inferior. Um estudo de pacientes com esclerose múltipla demonstra uma relação inversa entre o custo metabólico da caminhada e a capacidade dos pacientes de flexionar e estender o joelho rapidamente. Essa descoberta é coerente com uma capacidade reduzida de transferir energia através da articulação do joelho.[130] Dessa forma, os tratamentos direcionados para a redução da rigidez articular podem levar à maior eficácia da marcha nesses indivíduos.

Fatores que influenciam os parâmetros da marcha

Diversos fatores influenciam o desempenho da marcha e devem ser levados em conta pelos clínicos que estão avaliando e tratando uma pessoa com uma disfunção locomotora. Os fatores considerados aqui são gênero, velocidade e idade.

Gênero

Embora a maioria dos observadores relate diferenças entre os padrões de marcha dos homens e das mulheres, poucos estudos fornecem comparações diretas. Mulheres caminham com cadências mais altas do que homens e passadas mais curtas.[15,88,119] Entretanto, quando as características de distância da marcha são normalizadas pela altura, as mulheres demonstram um comprimento da passada similar ou um pouco maior.[47,88]

Um estudo comparando diretamente 99 homens e mulheres de idades similares registra cinemática articular estatisticamente diferente, embora estas diferenças estejam na ordem de 2 a 4° e sua importância clínica seja insignificante.[88] O mesmo estudo também relata que as mulheres apresentam um momento de extensão estatisticamente maior no joelho no contato inicial e um momento de flexão maior antes do balanço, com aumentos na absorção ou geração da potência no quadril, joelho e tornozelo. Um estudo similar não encontrou diferenças entre gêneros nos momentos de flexão ou adução no joelho durante o apoio.[90] Esses estudos sugerem que, apesar de existirem pequenas diferenças em certas variáveis cinéticas da marcha, nenhuma delas é suficiente para explicar a incidência mais alta de osteoartrite do joelho em mulheres.

Velocidade da marcha

A velocidade da marcha afeta diversos parâmetros do desempenho da marcha. Como observado na discussão das características temporais e de distância da marcha, a cadência, o comprimento do passo e o comprimento da passada aumentam com a velocidade acentuada da marcha e diminuem com a velocidade reduzida.[7,119] A velocidade acentuada parece aumentar a variabilidade de certos parâmetros temporais e espaciais da marcha, como a largura do passo.[159] As excursões angulares geralmente aumentam com a velocidade da marcha, mas essas mudanças variam com a articulação e a direção do movimento.[34,170,173] Aumentos nas excursões articulares nas articulações proximais estão relacionados ao aumento no comprimento da passada associados às velocidades acentuadas.[34]

As velocidades acentuadas da marcha também levam a forças de reação ao solo acentuadas[7,28] e mudanças no padrão da atividade muscular. A relação entre a velocidade da marcha e a atividade muscular é um pouco complexa e depende do músculo.[71,178] Em geral, o pico da atividade muscular aumenta com a velocidade da marcha.[173,178] A duração da atividade muscular pode aumentar em velocidades muito rápidas ou muito lentas da marcha.[118,173] Em geral, a atividade muscular durante a marcha com velocidade livre é mais reproduzível do que a atividade em velocidades mais lentas ou mais rápidas do que a velocidade livre.[26,93] Com o pico da atividade muscular acentuado, não é de surpreender que os momentos articulares e as forças de reação articulares também aumentem com a velocidade da marcha.[13,103,191] Da mesma forma, o trabalho mecânico acentuado e a potência total das articulações do membro inferior acompanham a velocidade acentuada da marcha.[80,103] Entretanto, a contribuição relativa dos flexores e dos extensores do quadril para a propulsão aumenta com a velocidade da caminhada.[142,143]

> **Relevância clínica**
>
> **Velocidade da marcha em indivíduos com deficiências na marcha:** Muitos padrões anormais da marcha encontrados em indivíduos com deficiências são caracterizados por velocidades reduzidas da marcha. Pacientes com disfunções associadas com dor lombar, acidente vascular cerebral, hemiparesia e rupturas do ligamento cruzado anterior frequentemente apresentam padrões de marcha alterados que incluem comprimento reduzido do passo, excursões articulares menores e velocidade reduzida da marcha. Como a velocidade reduzida da marcha é associada ao comprimento reduzido do passo e à excursão articular, os desvios da marcha apresentados por esses pacientes são apenas consequência da velocidade da marcha? Se o objetivo de um tratamento é aperfeiçoar o padrão da marcha, o clínico deve tentar diferenciar quais características do padrão da marcha são atribuíveis apenas à velocidade da marcha e quais são o resultado das deficiências do paciente.

Idade

A idade parece afetar a marcha drasticamente, como observado no desenvolvimento da marcha em crianças e a deterioração aparente da marcha em adultos idosos. Enquanto a aquisição gradual da locomoção estável bipedal é uma parte normal do desenvolvimento humano, não se sabe se as alterações normalmente presenciadas na marcha em idosos são a consequência normal do envelhecimento ou refletem déficits funcionais resultantes de deficiências associadas com disfunções neuromusculoesqueléticas normalmente encontradas em idosos.[37,47,56,102,190]

A Tabela 48.4 lista mudanças comumente registradas na marcha com o envelhecimento. As idades dos idosos estudados variam de aproximadamente 60 a 100 anos, e os estudos variam na magnitude das mudanças registradas. Apesar dos dados impressionantes que mostram mudanças na marcha com o aumento da idade, a natureza da relação entre idade e função locomotora permanece incerta. Uma das descobertas mais consistentes com respeito à idade é a redução da velocidade da marcha livre[50,69,86,102,105,121], mas muitas das outras mudanças registradas com o envelhecimento também são coerentes com as mudanças registradas anteriormente neste capítulo para a velocidade da marcha.[48] Especificamente, a velocidade reduzida da marcha produz reduções no comprimento do passo, nas excursões articulares e nas forças de reação ao solo.[50,69,87,185] Por conseguinte, muitas das mudanças que ocorrem com o envelhecimento parecem ser secundárias associadas com a velocidade da marcha. Entretanto, até mesmo ao controlar a velocidade, os idosos demonstram um aumento significativo na variabilidade das características da marcha, bem como um custo de energia acentuado da marcha.[19,108,133]

> **Relevância clínica**
>
> **Avaliação e tratamento de disfunções da marcha em idosos:** Dados que descrevem a marcha em indivíduos idosos revelam que muitas das mudanças aceitas como características do envelhecimento podem ser explicadas por uma redução na velocidade da caminhada. Por conseguinte, um clínico deve alterar os padrões do "normal" utilizados para julgar a adequação da marcha. Os padrões da marcha de idosos que caminham em velocidades reduzidas não são comparáveis aos padrões de indivíduos que caminham em velocidades mais rápidas, independentemente da idade. Da mesma forma, o tratamento pode ser mais bem-sucedido quando direcionado para esses fatores que contribuem para a velocidade reduzida, incluindo a força do quadríceps, dos flexores plantares e dos flexores e extensores do quadril.

TABELA 48.4 Mudanças comumente registradas na marcha em adultos idosos

	Mudança com a idade acentuada
Velocidade	Reduzida[50,69,86,102,105,121]
Cadência	Acentuada[50,80]
Comprimento passo/passada	Reduzido[48,50,69,80,81,121,185]
Tempo de sustentação bipedal	Acentuado[48,80,185]
Excursões angulares articulares	Reduzidas[80,87,121]
	Não modificadas[50]
Atividade muscular	Acentuada[50]
Potências articulares	Geração reduzida de extensão e flexão plantar do quadril e geração acentuada de flexão do quadril[80,81,87,185]
Variabilidade da marcha	Acentuada[19,133]
Custo de energia da marcha	Acentuada[108]

A redução na velocidade da marcha registrada com a idade parece depender do nível de aptidão física do indivíduo e outros fatores além da idade. Deficiências articulares coexistentes, força do quadríceps, flexores plantares e flexores do quadril, amplitudes de movimento passivo do quadril e do joelho e consumo de oxigênio máximo ajudam a explicar a velocidade reduzida da marcha presenciada com a idade.[22,37,47,56,81] O tratamento das disfunções da marcha em idosos requer a análise das contribuições realizadas para a disfunção por deficiências distintas nos sistemas neuromusculoesquelético e cardiorrespiratório.

Resumo

Este capítulo revisa as variáveis cinéticas e cinemáticas da marcha normal. As variáveis cinemáticas apresentadas aqui incluem os parâmetros mais globais de tempo e distância, bem como os padrões de deslocamento distintos das articulações. Embora todas essas variáveis estejam sujeitas à variabilidade intra e interindividual, valores representativos extraídos da literatura são apresentados para fornecer ao leitor um modelo de referência para a locomoção normal.

As excursões articulares são maiores no plano sagital e apresentam padrões e sequências estereotipados. Na locomoção normal, o quadril, o joelho e o tornozelo raramente movem-se juntos em direção ao solo ou para longe dele. A atividade dos principais grupos musculares do membro inferior é revisada. Ela é normalmente breve, caracterizada pela atividade excêntrica inicial seguida pela atividade concêntrica. Na maioria dos casos, o movimento articular continua após o fim da atividade muscular.

As variáveis cinéticas descritas neste capítulo incluem as forças de reação ao solo e articulares, as forças musculares e os momentos articulares, bem como a potência articular e a energia mecânica. O princípio do equilíbrio dinâmico é usado para explicar a derivação das forças de reação musculares e articulares, os momentos articulares e a potência articular. Como as variáveis cinemáticas, as variáveis cinéticas apresentam variabilidade intra e interindividual que reflete a variabilidade normal de indivíduos e populações, mas os parâmetros cinéticos também são muito sensíveis a diferenças em procedimentos de medida. As variáveis cinéticas revelam que a locomoção gera grandes forças musculares e articulares. A análise cinética também demonstra a grande eficácia da locomoção normal em que a energia é armazenada e liberada, reduzindo a quantidade de trabalho que os músculos devem realizar para completar o movimento. Deficiências no sistema neuromusculoesquelético diminuem a eficácia da marcha.

Por fim, este capítulo discute fatores que influenciam os padrões da marcha, incluindo gênero, velocidade da marcha e idade. A discussão revela uma interdependência complexa entre a velocidade da marcha e os efeitos da idade sobre a marcha, e o clínico é alertado sobre a importância de ter esses fatores em mente ao julgar o desempenho da marcha de um indivíduo.

Referências bibliográficas

1. Alkjaer T, Simonsen EB, Dyhre-Poulsen P: Comparison of inverse dynamics calculated by two- and three-dimensional models during walking. Gait Posture 2001; 13: 73–77.
2. Anderson FC, Pandy MG: Individual muscle contributions to support in normal walking. Gait Posture 2003; 17: 159–169.
3. Anderson FC, Pandy MG: Static and dynamic optimization solutions for gait are practically equivalent. J Biomech 2001; 34: 153–161.
4. Andrews JG: Methods for investigating the sensitivity of joint resultants to body segment parameter variations. J Biomech 1996; 29: 651–654.
5. Andriacchi TP, Alexander EJ: Studies of human locomotion: past, present and future. J Biomech 2000; 33: 1217–1224.
6. Andriacchi T, Mundermann A: The role of ambulatory mechanics in the initiation and progression of knee osteoarthritis. Curr Opinion Rheum 2006; 18: 514–518.
7. Andriacchi TP, Ogle JA, Galante JO: Walking speed as a basis for normal and abnormal gait measurements. J Biomech 1977; 10: 261–268.
8. Annaswamy TM, Giddings CJ, Della Croce U, Kerrigan DC: Rectus femoris: its role in normal gait. Arch Phys Med Rehabil 1999; 80: 930–934.
9. Apkarian J, Naumann S, Cairns B: A three dimensional kinematic and dynamic model of the lower limb. J Biomech 1989; 22: 143–155.
10. Arnold AS, Anderson FC, Pandy MG, et al.: Muscular contributions to hip and knee extension during the single limb stance phase of normal gait: a framework for investigating the causes of crouch gait. J Biomech 2005; 38: 2181–2189.
11. Assaiante C, Woollacott M, Amblard B: Development of postural adjustment during gait initiation: kinematic and EMG analysis. J Mot Behav 2000; 32: 211–226.
12. Bastien GJ, Willems PA, Schepens B, et al.: Effect of load and speed on the energetic cost of human walking. Eur J Appl Physiol 2005; 94: 76–83.
13. Bergmann G, Deuretzbacher G, Heller M, et al.: Hip contact forces and gait patterns from routine activities. J Biomech 2001; 34: 859–871.
14. Bianchi L, Angelini D, Orani GP, Lacquaniti F: Kinematic coordination in human gait: relation to mechanical energy cost. Am Physiol Soc 1998; 79: 2155–2170.
15. Blanc Y, Balmer C, Landis T, Vingerhoets F: Temporal parameters and patterns of the foot roll over during walking: normative data for healthy adults. Gait Posture 1999; 10: 97–108.
16. Borghese NA: Kinematic determinants of human locomotion. J Physiol (Lond) 1996; 494: 863–879.
17. Bresler B, Frankel SP: The forces and moments in the leg during level walking. Trans ASME 1950; 27: 27–36.
18. Brown M, Hislop HJ, Waters RL, Porell D: Walking efficiency before and after total hip replacement. Phys Ther 1980; 60: 1259–1263.
19. Buzzi UH, Stergiou N, Kurz MJ, et al.: Nonlinear dynamics indicates aging affects variability during gait. Clin Biomech 2003; 18: 435–443.
20. Castagno P, Richards J, Miller F, Lennon N: Comparison of 3-dimensional lower extremity kinematics during walking gait using two different marker sets. Gait Posture 1995; 3: 87–87.
21. Cavanagh PR: The biomechanics of lower extremity action in distance running. Foot Ankle 1987; 7: 197–217.

22. Chang RW, Dunlop D, Gibbs J, Hughes S: The determinants of walking velocity in the elderly. Arthritis Rheum 1995; 38: 343–350.
23. Chao EY, Laughman RK, Schneider E, Stauffer RN: Normative data of knee joint motion and ground reaction forces in adult level walking. J Biomech 1983; 16: 219–233.
24. Chen WL, O'Connor JJ, Radin EL: A comparison of the gaits of Chinese and Caucasian women with particular reference to their heelstrike transients. Clin Biomech 2003; 18: 207–213.
25. Cheng CK, Chen HH, Chen CS, et al.: Segmental inertial properties of Chinese adults determined from magnetic resonance imaging. Clin Biomech 2000; 15: 559–566.
26. Chung SH, Giuliani CA: Within- and between-session consistency of electromyographic temporal patterns of walking in non-disabled older adults. Gait Posture 1997; 6: 110–118.
27. Collins JJ: The redundant nature of locomotor optimization laws. J Biomech 1995; 28: 251–267.
28. Cook TM, Farrell KP, Carey IA, et al.: Effects of restricted knee flexion and walking speed on the vertical ground reaction force during gait. J Orthop Sports Phys Ther 1997; 25: 236–244.
29. Cornwall MW, McPoil TG: Comparison of 2-dimensional and 3-dimensional rearfoot motion during walking. Clin Biomech 1995; 10: 36–40.
30. Craik RL, Dutterer L: Spatial and temporal characteristics of foot fall patterns. In: Craik RL, Oatis CA, eds. Gait Analysis: Theory and Application. St. Louis: Mosby-Year Book, 1995; 143–158.
31. Craik RL, Oatis CA: Gait Analysis: Theory and Application. St. Louis: Mosby, 1995.
32. Cromwell RL, Aadland TK, Nelson AT, et al.: Sagittal plane analysis of head, neck, and trunk kinematics and electromyographic activity during locomotion. J Orthop Sports Phys Ther 2001; 31: 255–262.
33. Cromwell RL, Schultz AB, Beck R, Warwick D: Loads on the lumbar trunk during level walking. J Orthop Res 1989; 7: 371–377.
34. Crosbie J, Vachalathiti R, Smith R: Age, gender and speed effects on spinal kinematics during walking. Gait Posture 1997; 5: 13–20.
35. Crosbie J, Vachalathiti R, Smith R: Patterns of spinal motion during walking. Gait Posture 1997; 5: 6–12.
36. Crowninshield RD, Brand RA: A physiologically based criterion of muscle force prediction in locomotion. J Biomech 1981; 14: 793–801.
37. Cunningham DA, Rechnitzer PA, Pearce ME, Donner AP: Determinants of self-selected walking pace across ages 19 to 66. J Gerontol 1982; 37: 560–564.
38. Das P, McCollum G: Invariant structure in locomotion. Neuroscience 1988; 25: 1023–1034.
39. Davy DT, Audu ML: A dynamic optimization technique for predicting muscle forces in the swing phase of gait. J Biomech 1987; 20: 187–201.
40. Dempster WT: Space requirements of the seated operator. In: Krogman WM, Fischer O, eds. Human Mechanics; Four Monographs Abridged AMRL-TDR-63-123. Wright-Patterson Air Force Base, OH: Behavioral Sciences Laboratory, 6570th Aerospace Medical Research Laboratories, Aerospace Medical Division, Air Force Systems Command, 1963; 215–340.
41. Devita P, Hortobagyi T: Age causes a redistribution of joint torques and powers during gait. J Appl Physiol 2000; 88: 1804–1811.
42. Dingwell JB, Cusumano JP: Nonlinear time series analysis of normal and pathological human walking. Am Inst Phys 2000; 10: 848–863.
43. Drillis R: Objective recording and biomechanics of pathological gait. Ann NY Acad Sci 1958; 74: 86–109.
44. Duda GN: Internal forces and moments in the femur during walking. J Biomech 1997; 30: 933–941.
45. Dujardin FH, Roussignol X, Mejjad O, et al.: Interindividual variations of the hip joint motion in normal gait. Gait Posture 1997; 5: 246–250.
46. Eng JJ, Winter D, Patla AE: Intralimb dynamics simplify reactive control strategies during locomotion. J Biomech 1997; 30: 581–588.
47. Escalante A, Lichtenstein MJ, Hazuda HP: Walking velocity in aged persons: its association with lower extremity joint range of motion. Arthritis Care Res 2001; 45: 287–294.
48. Ferrandez AM, Paihous J, Durup M: Slowness in elderly gait. Exp Aging Res 1990; 16: 79–89.
49. Finley FR, Cody KA: Locomotion characteristics of urban pedestrians. Arch Phys Med Rehabil 1970; 51: 423–426.
50. Finley FR, Cody KA, Finizie RV: Locomotion patterns in elderly women. Arch Phys Med Rehabil 1969; 140–146.
51. Frigo C, Carabalona R, Dalla Mura M, et al.: The upper body segmental movements during walking by young females. Clin Biomech 2003; 18: 419–425.
52. Fukunaga T, Kubo K, Kawakami Y, et al.: In vivo behaviour of human muscle tendon during walking. Proc R Soc Lond B Biol Sci 2001; 268: 229–233.
53. Gabell A, Nayak USL: The effect of age on variability in gait. J Gerontol 1984; 39: 662–666.
54. Ganley KJ, Powers CM: Determination of lower extremity anthropometric parameters using dual energy X-ray absorptiometry: the influence on net joint moments during gait. Clin Biomech 2004; 19: 50–56.
55. Giakas G, Baltsopoulos V: Time and frequency domain analysis of ground reaction forces during walking: an investigation of variability and symmetry. Gait Posture 1997; 5: 189–197.
56. Gibbs J, Hughes S, Dunlop D, et al.: Predictors of change in walking velocity in older adults. J Am Geriatr Soc 1996; 44: 126–132.
57. Goble DJ, Marino GW, Potvin JR: The influence of horizontal velocity on interlimb symmetry in normal walking. Human Movement Science 2003; 22: 271-283.
58. Goldberg SR, Anderson FC, Pandy MG, et al.: Muscles that influence knee flexion velocity in double support: Implications for stiff-knee gait. J Biomech 2004; 37: 1189–1196.
59. Goodwin CS: The use of the voluntary muscle test in leprosy neuritis. Leprosy Rev 1968; 39: 209–216.
60. Gottschall JS, Kram R: Energy cost and muscular activity required for propulsion during walking. J Appl Physiol 2003; 94: 1766–1772.
61. Gottschall JS, Kram R: Energy cost and muscular activity required for leg swing during walking. J Appl Physiol 2005; 99: 23–30.
62. Grieve DW, Gear RJ: The relationships between length of stride, step frequency, time of swing and speed of walking for children and adults. Ergonomics 1966; 5: 379–399.
63. Growney E, Meglan D, Johnson M, et al.: Repeated measures of adult normal walking using a video tracking system. Gait Posture 1997; 6: 147–162.
64. Grundy M, Blackburn, Tosh PA, et al.: An investigation of the centres of pressure under the foot while walking. J Bone Joint Surg 1975; 57B: 98–103.
65. Hageman PA, Blanke DJ: Comparison of gait of young women and elderly women. Phys Ther 1986; 66: 1382–1386.

66. Han TR, Paik NJ, Im MS: Quantification of the path of center of pressure (COP) using an F-scan in-shoe transducer. Gait Posture 1999; 10: 248–254.
67. Hardt DE: Determining muscle forces in the leg during normal human walking—an application and evaluation of optimization methods. J Biomech Eng 1978; 100: 72–78.
68. Herzog W, Nigg BM, Read LJ, Olsson E: Asymmetries in ground reaction force patterns in normal human gait. Med Sci Sports Exerc 1989; 21: 110–114.
69. Himann JE, Cunningham DA, Rechnitzer PA, Paterson DH: Age-related changes in speed of walking. Med Sci Sports Exerc 1988; 20: 161–166.
70. Hof AL: On the interpretation of the support moment. Gait Posture 2000; 12: 196–199.
71. Hof AL, Elzinga H, Grimmius W, et al.: Speed dependence of averaged EMG profiles in walking. Gait Posture 2002; 16: 78–86.
72. Holden JP, Stanhope S: The effect of variation in knee center location estimates on net knee joint moments. Gait Posture 1998; 7: 1–6.
73. Hunt MA, Birmingham TB, Giffin JR, Jenkyn TR: Associations among knee adduction moment, frontal plane ground reaction force, and lever arm during walking in patients with knee osteoarthritis. J Biomech 2006; 39: 2213–2220.
74. Hunt AE, Smith RM: Inter-segment foot motion and ground reaction forces over the stance phase of walking. Clin Biomech 2001; 16: 592–600.
75. Hunt AE, Smith RM: Interpretation of ankle joint moments during the stance phase of walking: a comparison of two orthogonal axes systems. J Appl Biomech 2002; 17: 173–180.
76. Hunt AE, Smith RM, Torode M: Extrinsic muscle activity, foot motion and ankle joint moments during the stance phase of walking. Foot Ankle Int 2001; 22: 31–41.
77. Iida H, Yamamuro T: Kinetic analysis of the center of gravity of the human body in normal and pathological gait. J Biomech 1987; 20: 987–995.
78. Isacson J, Gransberg L, Knutsson E: Three-dimensional electrogoniometric gait recording. J Biomech 1986; 19: 627–635.
79. Johnston RC, Smidt GL: Measurement of hip joint motion during walking: evaluation of an electrogoniometric method. J Bone Joint Surg 1969; 51A: 1083.
80. Judge J, Davis RB, Ounpuu S: Age-associated reduction in step length: testing the importance of hip and ankle kinetics. Gait Posture 1995; 3: 81–81.
81. Judge JO: Step length reductions in advanced age: the role of ankle and hip kinetics. J Gerontol A Biol Sci Med Sci 1996; 51: M303–M312.
82. Kadaba MP, Ramakrishnan HK, Wootten ME, et al.: Repeatability of kinematic, kinetic, and electromyographic data in normal adult gait. J Orthop Res 1989; 7: 849–860.
83. Katoh Y, Chao YS, Laughman RK, et al.: Biomechanical analysis of foot function during gait and clinical applications. Clin Orthop 1983; 177: 23–33.
84. Kaufman K, Hughes C, Morrey BF, et al.: Gait characteristics of patients with knee osteoarthritis. J Biomech 2001; 34: 907–915.
85. Kepple TM, Siegel KL, Stanhope SJ: Relative contributions of the lower extremity joint moments to forward progression and support during gait. Gait Posture 1997; 6: 1–8.
86. Kernozek TW, LaMott EE: Comparisons of plantar pressures between the elderly and young adults. Gait Posture 1995; 3: 143–148.
87. Kerrigan DC: Biomechanical gait alterations independent of speed in the healthy elderly: evidence for specific limiting impairments. Arch Phys Med Rehabil 1998; 79: 317–322.
88. Kerrigan DC: Gender differences in joint biomechanics during walking: normative study in young adults. Am J Phys Med Rehabil 1998; 77: 2–7.
89. Kerrigan DC, Riley PO, Lelas JL, et al.: Quantification of pelvic rotation as a determinant of gait. Arch Phys Med Rehabil 2001; 82: 217–220.
90. Kerrigan DC, Riley PA, Nieto TJ, et al.: Knee joint torques: a comparison between women and men during barefoot walking. Arch Phys Med Rehabil 2000; 81: 1162–1165.
91. Kitaoka HB, Crevoisier XM, Hansen D, et al.: Foot and ankle kinematics and ground reaction forces during ambulation. Foot Ankle Int 2006; 27: 808–813.
92. Kleissen RFM, Litjens MCA, Baten CTM, et al.: Consistency of surface EMG patterns obtained during gait from three laboratories using standardised measurement technique. Gait Posture 1997; 6: 200–209.
93. Knutson LM, Soderberg GL: EMG: use and interpretation in gait. In: Craik RL, Oatis CA, eds. Gait Analysis: Theory and Application. St. Louis: Mosby, 1995; 307–325.
94. Komistek RD, Stiehl JB, Dennis DA, et al.: Mathematical model of the lower extremity joint reaction forces using Kane's method of dynamics. J Biomech 1998; 31: 185–189.
95. Komura T, Nagano A: Evaluation of the influence of muscle deactivation on other muscles and joints during gait motion. J Biomech 2004; 37: 425–436.
96. Koopman B, Grootenboer HJ, de Jongh HJ: An inverse dynamics model for the analysis, reconstruction and prediction of bipedal walking. J Biomech 1995; 28: 1369–1376.
97. Krebs DE, Wong D, Jevsevar D, et al.: Trunk kinematics during locomotor activities. Phys Ther 1992; 72: 505–514.
98. Kuruvilla A, Costa JL, Wright RB, et al.: Characterization of gait parameters in patients with Charcot-Marie-Tooth disease. Neurol India 2000; 48: 49–55.
99. Kuster M, Sakurai S, Wood GA: Kinematic and kinetic comparison of downhill and level walking. Clin Biomech 1995; 10: 79–84.
100. Lafortune MA, Cavanagh PR, Sommer HJ, Kalenak A: Three-dimensional kinematics of the human knee during walking. J Biomech 1992; 25: 347–357.
101. Larsson L-E, Odenrick P, Sandlund B, et al.: The phases of the stride and their interaction in human gait. Scand J Rehabil Med 1980; 12: 107–112.
102. Leiper CI, Craik RL: Relationships between physical activity and temporal-distance characteristics of walking in elderly women. Phys Ther 1991; 71: 791–803.
103. Lelas JL, Merriman GJ, Riley PO, et al.: Predicting peak kinematic and kinetic parameters from gait speed. Gait Posture 2003; 17: 106–112.
104. Lemke MR, Wendorff T, Mieth B, et al.: Spatiotemporal gait patterns during over ground locomotion in major depression compared with healthy controls. J Psychiatr Res 2000; 34: 277–283.
105. Lundgren-Lindquist B, Aniansson A, Rundgren A: Functional studies in 79-year olds: III. Walking performance and climbing capacity. Scand J Rehabil Med 1983; 15: 125–131.
106. Macellari V, Giacomozzi C, Saggini R: Spatial-temporal parameters of gait: reference data and a statistical method for normality assessment. Gait Posture 1999; 10: 171–181.

107. MacKinnon CD, Winter DA: Control of whole body balance in the frontal plane during human walking. J Biomech 1993; 26: 633–644.
108. Malatesta D, Simar D, Dauvilliers Y, et al.: Energy cost of walking and gait instability in healthy 65- and 80-yr-olds. J Appl Physiol 2003; 95: 2248–2256.
109. Mansour JM, Lesh MD, Nowak MD, Simon SR: A three dimensional multi-segmental analysis of the energetics of normal and pathological human gait. J Biomech 1982; 15: 51–59.
110. Mansour JM, Pereira JM: Quantitative functional anatomy of the lower limb with application to human gait. J Biomech 1987; 20: 1: 51–58.
111. Martin PE, Morgan DW: Biomechanical considerations for economical walking and running. Med Sci Sports Exerc 1992; 24: 467–474.
112. McClay I, Manal K: Three-dimensional kinetic analysis of running: significance of secondary planes of motion. Med Sci Sports Exerc 1999; 31: 1629–1637.
113. McGibbon CA, Krebs DE: Discriminating age and disability effects in locomotion: neuromuscular adaptations in musculoskeletal pathology. J Appl Physiol 2004; 96: 149–160.
114. McGibbon CA, Puniello MS, Krebs D: Mechanical energy transfer during gait in relation to strength impairment and pathology in elderly women. Clin Biomech 2001; 16: 324–333.
115. McPoil T, Cornwall MW: Relationship between neutral subtalar joint position and pattern of rearfoot motion during walking. Foot Ankle 1994; 15: 141–145.
116. Mian OS, Thom JM, Ardigo LP, et al.: Metabolic cost, mechanical work, and efficiency during walking in young and older men. Acta Physiol 2006; 186: 127–139.
117. Miller CA, Verstraete MC: A mechanical energy analysis of gait initiation. Gait Posture 1999; 9: 158–166.
118. Miyashita M, Matsui H, Miura M: The relation between electrical activity in muscle and speed of walking and running. Med Sport 1971; 6: 192–196.
119. Murray MP: Gait as a total pattern of movement. Am J Phys Med 1967; 46: 290–333.
120. Murray MP, Drought AB, Kory RC: Walking patterns of normal men. J Bone J Surg 1964; 46: 335.
121. Murray MP, Kory RC, Clarkson BH: Walking patterns in healthy old men. J Gerontol 1969; 24: 169.
122. Murray MP, Kory RC, Sepic SB: Walking patterns of normal women. Arch Phys Med 1979; 51: 637.
123. Murray MP, Sepic SB, Barnard EJ: Patterns of sagittal rotation of the upper limbs in walking. Phys Ther 1967; 47: 272–284.
124. Nawoczenski DA, Baumhauer JF, Umberger BR: Relationship between clinical measurements and motion of the first metatarsophalangeal joint during gait. J Bone Joint Surg Am 1999; 81: 370–376.
125. Nene A, Mayagoitia R, Veltink P: Assessment of rectus femoris function during initial swing phase. Gait Posture 1999; 9: 1–9.
126. Neptune RR, Kautz SA, Zajac FE: Contributions of the individual ankle plantarflexors to support, forward progression and swing initiation during walking. J Biomech 2001; 34: 1387–1398.
127. Neptune RR, Zajac FE, Kautz SA: Muscle force redistributes segmental power for body progression during walking. Gait Posture 2004; 19: 194–205.
128. Neptune RR, Zajac FE, Kautz SA: Muscle mechanical work requirements during normal walking: the energetic cost of raising the body's center-of-mass is significant. J Biomech 2004; 37: 817–825.
129. Nester C: The relationship between transverse plane leg rotation and transverse plane motion at the knee and hip during normal walking. Gait Posture 2000; 12: 251–256.
130. Olgiatti R, Burgunder JM, Mumenthaler M: Increased energy cost of walking in multiple sclerosis: effect of spasticity, ataxia, and weakness. Arch Phys Med Rehabil 1988; 69: 846–849.
131. Ostrosky KM, VanSwearingen JM, Burdett RG, Gee Z: A comparison of gait characteristics in young and old subjects. Phys Ther 1994; 74: 637–646.
132. Ounpuu S, Thompson JD, Davis RB III, DeLuca PA: An examination of the knee function during gait in children with myelomeningocele. J Pediatr Orthop 2000; 20: 629–633.
133. Owings TM, Grabiner MD: Variability of step kinematics in young and older adults. Gait Posture 2004; 20: 26–29.
134. Patla AE: Adaptability of Human Gait—Implications for the Control of Locomotion. New York: Elsevier/North-Holland, 1991.
135. Perry J: Ankle foot complex. In: Gait Analysis: Normal and Pathological Function. Thorofare, NJ: Slack, 1992; 51–87.
136. Perry J: Hip. In: Gait Analysis, Normal and Pathological Function. Thorofare, NJ: Slack Incorporated, 1992; 119.
137. Perry SD, Lafortune MA: Influences of inversion/eversion of the foot upon impact loading during locomotion. Clin Biomech 1995; 10: 253–257.
138. Pierrynowski MR, Smith SB: Rear foot inversion/eversion during gait relative to the subtalar joint neutral position. Foot Ankle Int 1996; 17: 406–412.
139. Rao S, Saltzman C, Yack HJ: Segmental foot mobility in individuals with and without diabetes and neuropathy. Clin Biomech 2007; 22: 464–471.
140. Reinschmidt C, van den Bogert AJ, Lundberg A, et al.: Tibiofemoral and tibiocalcaneal motion during walking: external vs. skeletal markers. Gait Posture 1997; 6: 98–109.
141. Ren L, Jones RK, Howard D: Predictive modeling of human walking over a complete gait cycle. J Biomech 2007; 40: 1567–1574.
142. Requiao LF, Nadeau S, Milot MH, et al.: Quantification of level of effort at the plantarflexors and hip extensors and flexor muscles in healthy subjects walking at different cadences. J Electromyogr Kinesiol 2005; 15: 393–405.
143. Riley PO, Croce UD, Kerrigan DC: Propulsive adaptation to changing gait speed. J Biomech 2001; 34: 197–202.
144. Riley PO, Dellacroce U, Kerrigan DC: Effect of age on lower extremity joint moment characteristics to gait speed. Gait Posture 2001; 14: 264–270.
145. Rivest LP: A correction for axis misalignment in the joint angle curves representing knee movement in gait analysis. J Biomech 2005; 38: 1604–1611.
146. Robertson DGE, Winter DA: Mechanical energy generation, absorption, and transfer amongst segments during walking. J Biomech 1980; 13: 845–854.
147. Rose J, Gamble JG: Human Walking. Baltimore: Williams & Wilkins, 1994.
148. Rose SA, DeLuca PA, Davis RB III, Ounpuu S: Kinematic and kinetic evaluation of the ankle after lengthening of the gastrocnemius fascia in children with cerebral palsy. J Pediatr Orthop 1993; 13: 727–732.
149. Rowe PJ, Myles CM, Walker C, Nutton R: Knee joint kinematics in gait and other functional activities measured using flexible electrogoniometry: how much knee motion is sufficient for normal daily life? Gait Posture 2000; 12: 143–155.
150. Sadeghi H: Local or global asymmetry in gait of people without impairments. Gait Posture 2003; 17: 197–204.

151. Sadeghi H, Allard P, Duhaime M: Contributions of lower-limb muscle power in gait of people without impairments. Phys Ther 2000; 80: 1188–1196.
152. Sadeghi H, Allard P, Prince F, Labelle H: Symmetry and limb dominance in able-bodied gait: a review. Gait Posture 2000; 12: 34–45.
153. Sadeghi H, Sadeghi S, Prince F, et al.: Functional roles of ankle and hip sagittal muscle moments in able-bodied gait. Clin Biomech 2001; 16: 688–695.
154. Saini M, Kerrigan DC, Thirunarayan MA, Duff-Raffaele M: The vertical displacement of the center of mass during walking: a comparison of four measurement methods. J Biomech Eng 1998; 120: 133–139.
155. Sarfaty O, Ladin Z: A video-based system for the estimation of the inertial properties of body segments. J Biomech 1993; 26: 1011–1016.
156. Sasaki K, Neptune RR: Muscle mechanical work and elastic energy utilization during walking and running near the preferred gait transition speed. Gait Posture 2006; 23: 383–390.
157. Saunders SW, Schache A, Rath D, et al.: Changes in three dimensional lumbo-pelvic kinematics and trunk muscle activity with speed and mode of locomotion. Clin Biomech 2005; 20: 784–793.
158. Seireg A, Arvikar RJ: The prediction of muscular load sharing and joint forces in the lower extremities during walking. J Biomech 1975; 8: 89–102.
159. Sekiya N, Nagasaki H, Ito H, Furuna T: Optimal walking in terms of variability in step length. J Orthop Sports Phys Ther 1997; 26: 266–272.
160. Shelburne KB, Pandy MG, Anderson FC, et al.: Pattern of anterior cruciate ligament force in normal walking. J Biomech 2004; 37: 797–805.
161. Shiavi R: Electromyographic patterns in adult locomotion: a comprehensive review. J Rehabil Res Dev 1985; 22: 85–98.
162. Siegel KL, Kepple TM, Stanhope SJ: A case study of gait compensations for hip muscle weakness in idiopathic inflammatory myopathy. Clin Biomech 2007; 22: 319–326.
163. Simkin A: The dynamic vertical force distribution during level walking under normal and rheumatic feet. Rheumatol Rehabil 1981; 20: 88–97.
164. Simon SR, Paul IL, Mansour J, et al.: Peak dynamic force in human gait. J Biomech 1981; 14: 817–822.
165. Simonsen EB, Dyhre-Poulsen P, Voigt M, et al.: Bone-on-bone forces during loaded and unloaded walking. Acta Anat (Basel) 1995; 152: 133–142.
166. Smidt GL, Wadsworth JB: Floor reaction forces during gait: comparison of patients with hip disease and normal subjects. Phys Ther 1973; 53: 1056.
167. Song KM: The effect of limb-length discrepancy on gait. J Bone Joint Surg Am 1997; 79: 1690–1698.
168. Stauffer RN, Chao EYS, Brewster RC: Force and motion analysis of the normal, diseased and prosthetic ankle joint. Clin Orthop 1977; 127: 189–196.
169. Stolze H, Kuhtz-Buschbeck JP, Mondwurf C, et al.: Retest reliability of spatiotemporal gait parameters in children and adults. Gait Posture 1998; 7: 125–130.
170. Taylor NF, Goldie PA, Evans OM: Angular movements of the pelvis and lumbar spine during self-selected and slow walking speeds. Gait Posture 1999; 9: 88–94.
171. Terrier P, Schutz Y: Variability of gait patterns during unconstrained walking assessed by satellite positioning (GPS). Eur J Appl Physiol 2003; 90: 554–561.
172. van den Bogert AJ, Read L, Nigg BM: An analysis of hip joint loading during walking, running, and skiing. Med Sci Sports Exerc 1999; 31: 131–142.
173. van Hedel HJA, Tomatis L, Muller R: Modulation of leg muscle activity and gait kinematics by walking speed and bodyweight unloading. Gait Posture 2006; 24: 35–45.
174. Vogt L, Banzer W: Measurement of lumbar spine kinematics in incline treadmill walking. Gait Posture 1999; 9: 18–23.
175. Wagenaar RC, van Emmerick REA: Resonant frequencies of arms and legs identify different walking patterns. J Biomech 2000; 33: 853–861.
176. Wall JC, Devlin J, Khirchof R, Lackey B: Measurement of step widths and step lengths: a comparison of measurements made directly from a grid with those made from a video recording. J Orthop Sports Phys Ther 2000; 30: 410–417.
177. Wang WJ, Crompton RH, Li Y, et al.: Energy transformation during erect and 'bent-hip, bent-knee' walking by humans with implications for the evolution of bipedalism. J Hum Evol 2003; 44: 563–579.
178. Warren GL, Maher RM, Higbie EJ: Temporal patterns of plantar pressures and lower-leg muscle activity during walking: effect of speed. Gait Posture 2004; 19: 91–100.
179. Whittle MW, Levine DF: Sagittal plane motion of the lumbar spine during normal gait. Gait Posture 1995; 3: 82.
180. Winter D: Biomechanics and Motor Control of Human Movement. New York: John Wiley & Sons, 1990.
181. Winter DA: Overall principle of lower limb support during stance phase of gait. J Biomech 1980; 13: 923–927.
182. Winter DA: Kinematic and kinetic patterns in human gait: variability and compensating effects. Hum Move Sci 1984; 3: 51–76.
183. Winter DA: Biomechanics of normal and pathological gait: implications for understanding human locomotor control. J Mot Behav 1989; 21: 337–355.
184. Winter DA: The Biomechanics and Motor Control of Human Gait: Normal, Elderly and Pathological. Waterloo: University of Waterloo Press, 1991.
185. Winter DA, Patla AE, Frank JS, Walt SE: Biomechanical walking patterns in the fit and healthy elderly. Phys Ther 1990; 70: 340–347.
186. Winter DA, Quanbury AO, Reimer GD: Analysis of instantaneous energy of normal gait. J Biomech 1976; 9: 253–257.
187. Winter DA, Robertson DGE: Joint torque and energy patterns in normal gait. Biol Cybern 1978; 29: 137–142.
188. Winter DA, Yack HJ: EMG profiles during normal human walking: stride-to-stride and inter-subject variability. Electroencephalogr Clin Neurophysiol 1987; 67: 402–411.
189. Woodburn J, Turner DE, Helliwell PS, Barker S: A preliminary study determining the feasibility of electromagnetic tracking for kinematics at the ankle joint complex. Rheumatology (Oxford) 1999; 38: 1260–1268.
190. Woolley SM, Sigg J, Commager J: Comparison of change in level walking activities in three groups of elderly individuals. Gait Posture 1995; 3: 81.
191. Wu G, Ladin Z: Limitations of quasi-static estimation of human joint loading during locomotion. Med Biol Eng Comput 1996; 34: 472–476.

Índice remissivo

A

Abaixador do ângulo da boca, 405-406
    ações do, 407
    debilidade muscular, 407
    inervação do, 405-406
    inserções do, 405-406
Abaixador do lábio inferior, 405-406
Abaixador do septo nasal, 400-401
Abdominais, 615-616
    com joelhos flexionados, 615-616
Abdutor curto do polegar, 354
    ações do, 354-355
    braços de momento do, 321
    debilidade muscular do, 355
    em movimento de pinça normal, 375
    inscrções do, 354
    palpação do, 354
Abdutor do dedo mínimo, 359, 859-860
    ações do, 359-360
    debilidade muscular do, 361
    inervações do, 359
    inserções do, 359
Abdutor do hálux, 858-860
Abdutor longo do polegar, 318-319
    ações do, 319-323
    braços de momento do, 321
    debilidade muscular do, 322-323
    encurtamento do, 322-323
    inervação do, 319-320
    inserções do, 319-320
    palpação do, 319-320
Aberturas, face, 394
Abertura inferior da pelve, 636-638, 658, 660-661
Abertura superior da pelve, 636-638
Aceitação do peso, no ciclo da marcha, 895-896
Aceleração, 18-19
    instantânea, 18-19
    lesões da coluna cervical devidas à, 518-520
    no ciclo da marcha, 910-911
Acetábulo, 692-693
    alinhamento do, 698-703
    cabeça do fêmur e, 694
Ácido hialurônico, 90-91
Acrômio, 124-126
ACTH, tecido conjuntivo e, 97-98
Actina, 49
Adução de momento do joelho, 800, 908, 950f
Adutor curto
    ação do, 722-723
    contribuições funcionais do, 723-724
    debilidade muscular do, 723-724
    encurtamento do, 723-724
    estrutura do, 720-723
    inervação do, 721-723

inserções do, 721-723
Adutor do hálux, 860-862
Adutor do polegar, 354, 356
    ações do, 357-358
    debilidade muscular do, 358
    encurtamento do, 358
    inervação do, 357
    inserções do, 357
Adutor longo, 710
    contribuições funcionais do, 723-724
    debilidade muscular do, 723-724
    encurtamento do, 723-724
    estrutura do, 720-723
    inervação do, 721-723
    inserções do, 721-723
Adutor magno, 710, 714-715
    ações do, 722-723
    contribuições funcionais do, 723-724
    debilidade muscular do, 723-724
    encurtamento do, 723-724
    estrutura do, 720-723
    inervação do, 722-723
    inserções do, 722-723
Agachamento, 780-781
    adutores do quadril no, 723-724
Alavancas, 12-13
    de primeira classe, 12-13
    de segunda classe, 12-13
    de terceira classe, 12-13
Alinhamento. *Ver também estruturas específicas*
    anormal. *Ver* Desalinhamento
    valgo
        definição de, 206-207
        do cotovelo, 203, 206-208-211
        do joelho, 752-754, 758-760
        do tornozelo, 821-822, 834-835
    varo
        definição de, 206-208
        do cotovelo, 206-208
        do joelho, 752-755, 758-759
        do tornozelo, 821-822
Alívio do peso, no uso de cadeira de rodas, 185-186, 197
Aloenxertos. *Ver* enxertos
Alongamento
    após imobilização, 99-100
    com aplicação de calor, 95-96
    corrida e, 856-857
    debilidade muscular devida ao, 890
    do reto femoral, 772-773
Alongamento. *Ver* Comprimento muscular (alongamento)
Alterações relacionadas com a idade. *Ver também* Envelhecimento
    na cartilagem, 78-79, 81-82, 537
    na força muscular, 66
    no joelho, 788-789

    na locomoção, 915-916
    na recuperação, 101
    no Módulo de Young, 44-45
    nos ligamentos, 95-98, 101
    nos ossos, 44-45
    nos tendões, 95-98, 95-96, 96, 101
Altura
    cadeira, 777-778
    marcha e, 898-899
Ambulação. *Ver marcha; locomoção; caminhada*
Amplitude de movimento. *Ver também Excursão articular*
    avaliação da, 111-113
    da articulação atlanto-occipital, 476, 485-486, 485-486
    da articulação esternoclavicular, 131-132
    da articulação temporomandibular, 450
    da coluna cervical, 484-491
    da coluna lombar, 583-585
    da coluna torácica, 533-534
    das articulações atlantoaxiais, 485-488
    do cotovelo, 216-218
    do joelho, 761-763
        isquiotibiais e, 780-782
    do ombro, 133-135, 142-143, 147, 148-149s
        medida da, 145-146
    do punho, 277-280, 308
    do quadril, 702-705
    do tornozelo, 822-823, 825-827, 848-850
    dos dedos, 287-292, 311-313
    efeitos do calor na, 95-96
    função muscular e, 50-53
Amplitude plástica, na curva estresse-estiramento, 92-93
Análise de força
    forças de reação articulares na, 115-117, 736-737
    para a articulação sacroilíaca, 685-687
    para a articulação temporomandibular, 467-471
    para a coluna cervical, 513-515
    para a coluna lombar, 604-606
    para a coluna torácica, 558-562, 559-560, 561-562
    para a pelve, 680-685
    para cotovelo, 245-254
    para o dedo maior, 870-872
    para o joelho, 794-806
    para o ombro, 190-196
    para o punho, 334-335
    para o tornozelo, 868-870
    para os dedos, 378-380
        no desvio ulnar com subluxação volar, 384-386
    sob condições dinâmicas, 736

Ancôneo, 235-236, 238-240
Anéis fibrosos, 575-576
　dano ao tecido e, 612-613
Anel osteoligamentoso, pélvico, 623-625, 637-639
Anfiartrose fibrocartilaginosa, 649-650
Ângulo Cobb, 878-880
Ângulo de aplicação, 51-52
　braço de momento e, 59
Ângulo de congruência, 759-761
Ângulo de Louis, 127-128
Ângulo de transporte, 203, 206-208
　das articulações interfalângicas, 288-289
Ângulo do pé, na locomoção, 897
Ângulo do sulco, 759-761
Ângulo externo, 127-128
Ângulo lombossacral, 639-640
Ângulo Q, 775-776
Anisotropia
　da cartilagem, 78-79
　do osso, 41-43
Antebraço. *Ver também* Cotovelo; Punho e mão
　músculos do, 297-330
　　classificação do, 298
　　força relativa do, 326-330
　　profundo
　　　na superfície dorsal, 318-325, 318-319
　　　na superfície volar, 314-319
　　superficial
　　　na superfície dorsal, 306-314
　　　na superfície volar, 299-306
　　pronação do, 214-216, 269, 277, 317-319, 326-328
　　supinação do, 214-216, 239-241, 269, 277, 326-328
Anteversão femoral, excessiva, 701-703
Ânus, 666
Apoio, em uma perna, cinética da, 730-736
Apoio em uma perna, no ciclo da marcha, 895-896
Apoio médio, no ciclo da marcha, 896-897
Aponeurose palmar, 342-344
Aponeurose plantar, 831-832
Arco neural, 568-570
Arco tendíneo, 659-660
Arco volar, 285
Área de Barrington, 668-670
Área de contato oclusora, 470-471
Área de secção transversa fisiológica, produção de força e, 229-230
Área instantânea, 25
Arremesso, estresse valgo durante, 211
Articulação(ões). *Ver também* articulações específicas
　amplitude de movimento da. *Ver* Amplitude de movimento
　artificial. *Ver* Artroplastia articular total
　biaxial, 275

bola e soquete, 111-114
classificação da, 107-108
composição, 444-447
condiloide (biaxial), 111-114, 275, 286
congruência de superfícies na, 113-115. *Ver também* Superfícies articulares
definição de, 40
deslizante, 111-114
deslocamento angular da, na locomoção, 898-903
diartrodial (sinovial), 71, 107-109, 111-114
dor na, forças de reação ao solo e, 909-910
elipsoide, 111-114, 286
estrutura da, 107-109
　correlações funcionais da, 113-115
forças externas na, 115-117
gínglimo, 111-114
　modificado, 747-748
lesões da, mobilização precoce na, 101, 108-109
pivô, 111-114
raio de curvatura na, 113-115, 137, 743
região torácica, 527-531
selar, 111-114
sinoartrodial, 107-108
sinovial, 71, 107-109, 111-114
trocogínglimo, 214-215
Articulação acromioclavicular, 133-135
　estrutura da, 131-135
　ligamentos da, 131-134
　luxação da, 133-135
　movimentos da, 133-135
　　na elevação do braço sobre o tronco, 144-146
　　perda dos, 146-149
　osteoartrite da, 135, 146-148
Articulação calcaneocubóidea 827-828
Articulação carpometacarpal, 280-285
　do polegar, 280-283
　dos dedos, 283-285
　extensão da, 319-323
　músculos hipotenares e, 361
Articulação composta, 444-447
Articulação craniomandibular. *Ver* Articulação temporomandibular
Articulação de Chopart, 826-829
Articulação de Lisfranc, 829-830
Articulação em gínglimo modificado, 747-748
Articulação escapulotorácica, 129, 135-137
　movimentos da, 169-171
　　perda dos, 145-148, 169-171
Articulação esternoclavicular, 129-132
　estrutura da, 129-132
　movimentos da, 131-132, 169-171
　　perda dos, 145-149, 169-171
　　na elevação do braço sobre o tronco, 144-146

Articulação glenoumeral, 137-143
　análise de força para, 190-195
　artrite reumatoide da, 195
　cápsula da, 139-141
　estabilidade da, 115-116
　estrutura da, 137-141
　　vs. estrutura do quadril, 706-707
　estruturas de suporte da, 138-141
　instabilidade da,
　　manguito rotador na, 177-178
　　vs. instabilidade do quadril, 706-707
　ligamentos da, 139-141
　movimentos da, 141-143
　　na elevação do braço sobre o tronco, 143-145
　　perda dos, 145-146
　pressão intra-articular na, 140-141
　raio da curvatura para, 137
　subluxação inferior da, 174-175
　superfícies da, 137-139
　translação da, 142-143
Articulação humerorradial, 208-212
Articulação intervertebral, coluna lombar, 374-376
Articulação mediocarpal, 270-271
Articulação patelofemoral, 747-748
　alinhamento da, 759-762
　ângulo de congruência da, 759-761
　ângulo do sulco na, 760-761
　desordens da, 761-763
　forças na, 802-805
　movimentos da, 762-764
Articulação radiocarpal, 269-271
Articulação radiulnar
　distal, 266-271
　　estrutura do, 266-271
　　estruturas de sustentação da, 268-271
　　movimentos do, 269-271
　ligamentos da, 268-269
　superior, 206, 212-215
Articulação selar, 111-114
Articulação subtalar
　amplitude de movimento da, 825-827
　estrutura da, 822-825
　movimentos da, 823-827
　posição neutra da, 834-835
Articulação talonavicular, 826-828
Articulação tarsal transversal, 826-828
　movimentos da, 827-829
Articulação temporomandibular, 440-452, 454-465. *Ver também* Mastigação
　bruxismo e, 449
　disfunção do
　　dieta na, 470-471
　　disfunção muscular na, 464-465
　　sintomas do ouvido na, 442
　estruturas articulares da, 444-448
　　disco intra-articular, 444-447
　　alinhamento do côndilo mandibular com, 463-465
　　movimento do, 449-450
　ligamentos, 446-448

estruturas ósseas da, 441-447
   mandíbula, 442-447
   maxila, 443
   osso esfenoide, 442-443
   osso temporal, 441-442
   osso zigomático, 442-443
   ossos palatinos, 443
funções articulares da, 447-450
músculos acessórios da, 460-462
tração da coluna cervical e, 471-472
Articulação tibiofemoral, 744-748
   análise de força para, 799
   forças no, 799-802
   movimentos dos, 744-748
Articulação tibiofibular
   distal, 817-819
      entorse da, 818-819
      mobilização da, 818-819
      movimentos da, 818-819
   proximal, 817-819
Articulação umeroulnar, 206-208. *Ver também* Cotovelo
   deslocamento da, 208-210
   estabilização da, 208-212
Articulações "bola e soquete", 111-114
Articulações artificiais. *Ver* Artroplastia total da articulação
Articulações atlantoaxial, 478-479. *Ver também* Coluna cervical
   amplitude de movimento das, 485-488
Articulações atlantoccipitais, 478-479. *Ver também* Coluna cervical
   amplitude de movimento das, 476, 485-486
   forças de reação articular nas, 513-514
Articulações biaxiais (condilares), 111-114, 275, 286
Articulações condiloides, 101-114, 275, 286
Articulações costotransversas, 528-531
Articulações costovertebrais, 528
Articulações craniovertebrais, 478-480
   ligamentos da, 480-482
   movimentos segmentares das, 485-488
Articulações deslizantes, 111-114
Articulações diartrodiais, 71, 107-109, 111-114,. *Ver também* Articulação(ões)
Articulações dos processos articulares, 483
Articulações elipsoides, 111-114, 286
Articulações em pivô, 111-114
Articulações facetárias
   lombares, 573-575
      na dor lombar, 573-575
   torácicas, 528
Articulações intercarpais, 270-272
Articulações intercorporais, 482-483
   vértebra torácica e, 527-528
Articulações interfalângicas, 288-292, 328-329
   articulações metacarpofalângicas e, posturas e movimentos combinados das, 363t

do polegar, 316-318
dos dedos dos pés, 830-832
extensor do indicador e, 324-325
extensor dos dedos e, 309-313
flexor profundo dos dedos e, 314-316
flexor superficial dos dedos e, 302, 304-305
Articulações interfalângicas distais, 288-292
Articulações interfalângicas proximais, 288-292
Articulações intermetacarpais, 285
Articulações intermetatarsais, 829-830
Articulações intertarsais, distais, 828-829
Articulações metacarpofalângicas, 285-289, 330
   articulações interfalângicas e, movimentos combinados e posturas das, 365
   do polegar, 285-286
   dos dedos, 286-289
   extensor do dedo mínimo e, 311-313
   extensor do indicador e, 324-325
   extensor dos dedos e, 308-311
   flexor profundo dos dedos e, 314-316
   flexor superficial dos dedos e, 302-305
   movimento independente dos dedos e, 309-310
   músculos hipotenares e, 361
Articulações metatarsofalângicas, 829-832
Articulações sacroilíacas, 642-6450
   estrutura do, 642-645
   forças nas, 685-687
   inervação do, 649-650
   ligamentos das, 645-646
   movimentos das, 645-647
      assimétricos, 648-650
      influências hormonais na, 649-650
      ritmo lombopélvico, 649
      simétrico, 646-648
Articulações sinoviais, 71, 107-109, 111-114. *Ver também* Articulação(ões)
   fricção nas, 80-81
   lubrificação na, 80-81
Articulações tarsometatarsais, 829-830
Articulações trocogínglimas, 214-215
Artrite. *Ver* Osteoartrite; Artrite reumatoide
Artrite reumatoide, 108-109
   ambulação na, equipamentos de assistência para, 335
   anormalidades posturais na, 885-886
   da articulação glenoumeral, 195
   deformações da mão na, 350
   do punho, 268, 278
   do quadril, 698
   ressecção da cabeça ulnar na, 268
Artrite reumatoide juvenil, instabilidade do punho na, 278
Artrocinemática, 110-111, 582
Artroplastia articular total, 43-44
   do cotovelo, 214-215

do punho, 268
do quadril, 696-697
vantagem mecânica muscular na, 736
Asfixia, desordens na deglutição e, 425, 437-438
Assoalho pélvico
   anatomia do desenvolvimento do, 658-659
   disfunção do, 667-668, 674-676
   músculos do, 659-660
Astronautas, exercícios para, 65-66
Atlas, 476
Atletas
   arremesso, estresse valgo durante, 211
   comprimento (estiramento) muscular em, 58
   osteoartrite em, 82-83
   síndrome do impacto no ombro em, 141-142, 163-164
   sobrecarga de impacto na coluna cervical, 517-518
   sustentação do peso corporal na extremidade superior em, 185-187
Atrofia, músculo
   desuso, 65-66
   na escoliose, 891
Auriculares, 395-397
Autoenxerto. *Ver* Enxertos
Avaliações da capacidade funcional, 388

B

Bainhas sinoviais, tendões dos dedos e, 346-347
Balanço final, no ciclo da marcha, 896-897
Balanço médio, no ciclo da marcha, 896-897
Balanço postural, 878
Balanço precoce, no ciclo da marcha, 896-897
Banda elástica para estabilização patelar, 803-805
Barras, 234-235
Bengala
   sobrecarga do quadril e, 732-735
   sobrecarga do punho e, 334-335
Bexiga urinária, 670
Bíceps braquial, 222-227
   ações do, 222-225, 232-235
   braço de momento do, 229-232
   comprimento do, 229-232
   contribuição funcional do, 229-235
   debilidade muscular do, 225, 234-235
   eletromiografia do, 232-235
   encurtamento do, 225-227
   estrutura do, 222-223
      análise comparativa do, 229-232
   inervação do, 222-223
   inserções do, 222-223
Bíceps femoral, 710, 714-715, 726-727, 777-781. *Ver também* Isquiotibiais

Biglicam, 90-91
Biomecânica
 definição de, 3
 revisão da, 3-4
Boca
 abertura e fechamento da, 447-450
  sons emitidos durante, 450
 músculos da, 400-408, 426-430
  constritores, 400-401
  dilatadores, 400-402
Bursa anserina, 784-786
Bolsa suprapatelar, 751-753
Borda da pelve, 633, 638
Braço de momento, 8-11, 794-795
 ângulo de aplicação e, 59
 cálculo do, 9
 comprimento muscular (alongamento) e, 59
 definição de, 8
 do detoide, 10-11
 do extensor dos dedos, 311
 do flexor radial do carpo, 299-300, 328-329
 do flexor superficial dos dedos, 302-303
 do supraespinal, 10-11
 do tendão do calcâneo, 847-848
 dos abdutores longo e curto dos dedos, 321
 dos extensores radiais longo e curto do carpo, 308, 328-329
 dos músculos do antebraço, 297-298, 328-329
 excursão articular e, 51-53
 posição articular e, 59, 297-298
 produção de força e, 58-59, 229-231
Braço de momento muscular, excursão articular e, 51-53
Braquial, 222-223, 226-227
 ações do, 226-227, 232-235
 braço de momento do, 229-232
 comprimento do, 229-232
 contribuição funcional do, 229-235
 debilidade muscular do, 226-227, 234-235
 eletromiografia do, 232-235
 encurtamento do, 226-227
 inervação do, 226-227
 inserções do, 226-227
Braquiorradial, 222-223, 227-228, 299-301
 ações do, 227-228, 232-235
 braço de momento do, 229-232
 comprimento do, 229-232
 contribuição funcional do, 229-234
 debilidade muscular do, 234-235
 eletromiografia do, 232-235
Bruxismo, 458-460
Bruxismo noturno, 458-460
Bucinador, 400-401, 408, 464-465
Bulboesponjoso, 660-663
Bursite, 138-139
Bursite, bursa anserina, 785-786

C

Cabeça
 centro de massa de braços, tronco e (CBT), 712
 postura da
  amplitude de movimento cervical e, 487-488
  articulação temporomandibular e, 450-451
  músculos cervicais e, 509-511
  para a frente, 515
Cabeça ulnar, ressecção da, 268
Cadeia aberta, 116-114
 no movimento do joelho, 745-746
Cadeia fechada, 116-118
 caixa torácica e, 533-534
 definição de, 797
 nos exercícios para joelho, 797-799, 803-805
  para joelhos com deficiência no LCA, 802
 no movimento do joelho, 745-746, 797-799
Cadeias cinéticas, 116-118. *Ver também* Cadeia fechada; Cadeia aberta
Cadeira, levantar da
 altura da cadeira e, 777-778
 momento de extensão na, 777-778
 momento de flexão na, 780-781
Cadência, 897-899
 estatura e, 898-898
Caixa torácica, ossos da, 526-528
Calcâneo, 814-815
 fraturas do, 815
Calcanhar, no ciclo da marcha, 896-897
Cálcio, em contração muscular, 49
Calo fraturado, 45
Camada fibrosa, da cápsula articular, 107-109
Camada sinovial, da cápsula articular, 10-11
Caminhada. *Ver também* Marcha, Locomoção
 com bengala
  sobrecarga no punho e, 334-335
  sobrecarga no quadril e, 732-735
 com muletas
  sobrecarga no cotovelo na, 249-252
  sobrecarga no ombro na, 197
  sobrecarga no punho na, 335
Caminhada com muletas
 sobrecarga no cotovelo, 249-252
 sobrecarga no ombro, 197
 sobrecarga no punho, 335
Canais de Havers, 39-40
Canais de Volkmann, 39-40
Canal alimentar, 426-427
Canal anal, 672
Canal do pudendo, 666
 ligamento sacrotuberal e, 634-635
Câncer de mama, mastectomia radical para, peitoral maior no, 182-183

Capitato, 261-264
Capítulo do úmero, 201-205
 adequado, 480
 cápsula articular e, 108-109
 curva estresse-estiramento para, 91-94
 efeitos da temperatura no, 93-96
 estrutura do, 88-91
 força do, incremento do estresse e, 101-103
 função articular e, 114-116
 longitudinal, 483, 609
 propriedades mecânicas do, 90-98
 taxa de aplicação de força e, 93-94
Cápsula articular, 107-109, 446-447
Cápsula fibrosa, do joelho, 751-752
Capuz dorsal, 348-349
Cartilagem, 40
 alterações com a idade na, 78-79, 81-82, 537
 articular, 71
 biomecânica da, 71-83
 calcificação da, 71
 composição da, 72-74
  propriedades mecânicas e, 77-79
 costal, movimento da, 536-537
 da laringe, 415-419
 do cotovelo, 203-204
 do joelho
  articular, 747-749
  do menisco, 749-751
  na osteoartrite, 81-83
 do quadril, 694
 efeitos de sobrecarga na, 73-74, 78-81
  osteoartrite e, 81-83
 elástica, 71
 ensaio com entalhe na borda para, 80-81
 ensaio de compressão confinada para, 75-77
 estresse de cisalhamento na, 78-81
 estrutura da, 72-75
 falha mecânica da, 78-81
 fibrocartilagem, 71
 fluxo de fluidos na, 73-74
 funções da, 71
 linha de crescimento na, 73-74
 linhas divididas na, 73-74
 matriz sólida da, 73-75
  avaliação da, 77-78
 modelamento na, 74-75
 modelo bifásico da, 74-75
 módulo de agregado da, 75-76
 módulo de Young da, 75-76
 na osteoartrite, 74-75. *Ver também* Osteoartrite
 permabilidade da, 74-77
 propriedades dos materiais da, 74-78
 propriedades mecânicas da, 74-75
  colágeno e, 77-78
  composição e, 77-79
  conteúdo hídrico e, 77-78
  glicosaminoglicano e, 77-78
 rigidez da, 77-78

teste da lágrima para, 80-81
teste de indentação para, 76-77
teste de resistência à rachadura para, 80-81
testes de cisalhamento na, 77-78
testes de tensão para, 78-79
zonas da, 73-75
Cartilagem corniculada, 418-419
Cartilagem cricoide, 415-417
Cartilagem cuneiforme, 418-419
Cartilagem elástica, 71. *Ver também* Cartilagem
Cartilagem tireóidea, 415-417
Cartilagens aritenóideas, 417-419
Cartilagens costais, movimento das, 536-537
Cavidade articular, 10-11
Cavidade glenoidal, 124-127
Centro de gravidade, 13-15
Centro de massa CBT, 712
Centro de massa, 876, 886-887
da cabeça, braços e tronco, 712
Centro de pressão, 878
Centro de rotação, 17-18
da alavanca, 12-13
instante, 110-113
no cotovelo, 214-215
no ombro, 142-143
no tornozelo, 821-823
Centro pontino de armazenagem urinária, 668-670
Centro pontino de micção, 668-670
Cicatrização
alterações relacionadas com a idade na, 101
fatores de crescimento na, 101
Ciclo alongamento-encurtamento, na locomoção, 903-904
Ciclo da marcha, 894-897. *Ver também* Locomoção
equações de movimento para, 904-907
equilíbrio dinâmico no, 904-906
fase de aceleração do, 910-911
fase de apoio do, 895-897
fase de balanço do, 895-897
fase de desaceleração do, 910-911
forças na, 904-914
reação ao solo, 906-911
momentos no, 906-908
Cifoplastia, para fraturas com acunhamento vertebral, 562
Cifose, 566, 878-879
Cinemática, 17-19
da locomoção, 896-903. *Ver também* Locomoção
definição de, 896-897
Cinética, 18-21
da locomoção, 904-914. *Ver também* Locomoção
definição de, 904-905
Cíngulos dos membros, características osteológicas das, 624-625

Cintos abdominais, 619
Cistocele, 673-676
Clavícula
articulação esternoclavicular e, 129-132
deslocamento da, 130-131
estrutura da, 123, 130
fraturas da, 131
função da, 123
movimentos da, 130-132
na elevação do braço sobre o tronco, 144-146
tipo manivela, 145-146
palpação da, 131-132
Coccigectomia, 642-643
Coccigodinia, 641-642
Cóccix, 628-630
articulação sacrococcígea e, 641-643
Colágeno, 39-40
composição do, 88
desordens do, 89-91
efeitos da temperatura no, 93-94
na cartilagem, 39-40, 72, 77-78
no osso, 39-40
no tecido conjuntivo, 88-91
padrão de enrugamento do, 89-92
produção de, 88
tipos de, 89-90
Colágeno específico da cartilagem, 39-40
Colágeno tipo I, 39-40
Coligação do tarso, 828-829
Colo da bexiga, 670
Coluna. *Ver também* Vértebras
alinhamento da. *Ver também* Coluna, curvas da
anormalidades da, 883-885, 889-891
frontal, 883-885
transverso, 883-885
cervical. *Ver* Cervical
curvas da
alinhamento pélvico e, 881-882
ângulo de Cobb nas, 878-880
anormal, 883-885, 889-891
avaliação das, 879-882
contraturas em flexão do quadril e, 172-173, 713-714
curva do sacro na, 881
debilidade muscular do glúteo máximo e, 172-173, 713-714
na cifose, 566, 878-879
na distrofia muscular de Duchenne, 716-717
na escoliose, 536, 883-885, 891
na lordose, 803-804, 878-879. *Ver também* Lordose
normais, 878-882
primárias, 878-879
secundárias, 878-879
estabilidade da, 613-615, 619-620
flexibilidade da, 615-617
ísquio, 631-634
lombar, 589-601. *Ver também* Coluna lombar

músculos da, na posição em pé, 888
torácica, 522-538, 540-555. *Ver também* Coluna torácica
Coluna cervical
amplitude de movimento da, 484-491
craniovertebral, 485-488
inferior, 487-491
postura da cabeça e, 487-488
segmental, 485-491
total, 484-485
articulações da, 478-485
estrutura da, 475-479
forças na, 513-520
lesões por aceleração da, 518-520
ligamentos da, 483-485
movimentos da, 508-509
músculos da. *Ver* Músculos cervicais
ossos da, 475-479
sobrecarga de impacto da, 517-518
sobrecarga dinâmica da, 575-520
sobrecarga estática da, 515-517
sobrecarga na, 515-520
tração da, articulação temporomandibular e, 471-472
Coluna lombar, 624-625
amplitude de movimento da, 583-585
articulações da, 573-576
corpos vertebrais da, 567-568, 610-612
estabilidade da, 613-615
estenose da, 570-571
fáscia toracolombar da, 572-573
forças na, 603-620
hipermobilidade da, 582
hipomobilidade da, 582
lesões da, 614-620
ligamentos da, 570-571, 606-607, 609
movimentos da, 580-585
extensão, 580-582
flexão, 580-582
inclinação lateral, 580-581
passivos, 584-585
rotação, 580-581
segmentares, 582-584
sinergia articular, 580-582
músculos da, 589-601
abdominais, 597-600
braços de momento da, 590
cocontração dos, 613-614
encurtamento dos, 614-315
extensores, 594-598
intertransversários, 590, 594-595
psoas maior, 599-601
quadrado do lombo, 599-601
rotadores, 590, 594-595
tamanho dos, 490, 589-590
no movimento do quadril, 703-704
ossos da, 566-571, 610-612, 624-628. *Ver também* Vértebras lombares
palpação da, 572-574
sobracarga na, 584-587
tecidos passivos da, biomecânica da, 605-606

Coluna torácica
  amplitude de movimento da, 533-534
  flexão externa de momento na, 558-559
  forças na, 558-562
  movimentos da, 531-534
    acoplados, 530
    movimento da costela e, 535-536
    segmentares, 531-534
  músculos da, 540-555
    intrínsecos, 547-554
    profundos, 543-547
    superficiais, 541-543
  ossos e articulações da, 127-129, 522-538. *Ver também* Vértebras torácicas
  palpação da, 526
  sobrecarga na, 562-563
Coluna vertebral
  choque da, 525
  músculos pélvicos e, 667-670
Coluna vertebral cervical, 477-479
Complexo capsuloligamentar, 138-141
Complexo fibrocartilaginoso triangular, 268-271
Complexo ulnocarpal, 273-274
Componente de movimento, 110-111
Componente de resolução, do vetor, 5-7
Componentes elásticos em série, 56
Componentes elásticos paralelos, 56
Comportamento linear, 27-28
Comportamento não linear, 27-28
Compressão, 24-25
Compressor da uretra, 660-663
Comprimento da passada, 897
Comprimento de repouso, do músculo, 56
Comprimento do passo, 897
Comprimento muscular (alongamento). *Ver também* Alongamento
  alterações prolongadas no, adaptação ao, 64-66
  braço de momento e, 59
  em atletas, 58
  força e, 55-61, 229-230
  repouso, 57
Côndilo lateral, do fêmur, 742-745
  movimentos do, 745-746
  na estabilização patelar, 763-764, 776
Côndilo mandibular, disco intra-articular e, alinhamento da, 463-465
Côndilo medial, do fêmur, 742-743, 745
  movimentos do, 745-746
  na estabilização patelar, 763-764
Condrócitos, 72
Constantes elásticas, para ossos, 42-44
Constritor médio, da faringe, 429-431
Continência, anorretal, 671-673
Continência urinária, 670-672
  centro pontino de armazenamento urinário e, 668-670
Contração concêntrica dos músculos
  coluna cervical e, 509-510
  definição de, 60-61

força e, 60-62
velocidade da, 60-62f
Contração muscular
  concêntrica (encurtamento), 60-62
    definição de, 60
    força e, 60-62
    na coluna cervical, 509-510
    velocidade da, 60-62
  cooperativa, no joelho, 802
  direção da, produção de força e, 61-62
  espasmo, 62
  excêntrica, 61-62
    coluna cervical e, 509-510
  força tensora da, 54. *Ver também* Força muscular
  isométrica, 60-62
    coluna cervical, 509-510
  modelo dos filamentos deslizantes da, 49-50
  tetânica, 62
  velocidade de, produção de força e, 60-62
Contração muscular de encurtamento
  definição de, 60-61
  força e, 60-62
  velocidade de, 60-62
Contração muscular excêntrica
  coluna cervical e, 509-510
Contração muscular isométrica
  força e, 62
  na coluna cervical, 509-510
  velocidade da, 60-62
Contrações de Braxton Hicks, 674-675
Contrações espasmódicas, 62
Contrações tetânicas, 62
Contratura(s)
  abdução, do quadril 885-886
  anormalidades posturais e, 885-886
  de Dupuytren, 343
  flexão
    do cotovelo, 225-227
    do joelho, 752-753, 780-783, 885-886
    do quadril, 698, 712-715, 885-886
    plantar, 851-852
  talas para, 34
Contraturas articulares. *Ver* Contraturas
Coordenadas polares, para vetores, 5-7
Coracobraquial, 180-182
Corcunda de Dowager, 523-524
Corcunda de viúva, 523-524
Corda oblíqua, 213-215
Cordas vocais, 418-419
  abdução das, 420
  adução das, 418-419
  tensão das, músculos que alteram, 420-421
Corno sacral, 627-628
Corpo perineal, 666-668
Corpos vertebrais, lombares, 567-568
  contribuições funcionais do, 610-612
  fraturas do, 568

Corrida. *Ver também* Locomoção
  alongamento para, 856-857
  anormalidades em arco e, 833-834
  fases da, 117-118
Corrugador do supercílio, 397-398
  ações do, 398-399
  debilidade muscular do, 398-399
  inervação do, 398-399
  inserções do, 398-399
Cortisol, tecido conjuntivo e, 97-98
Cosseno, 5
Costela(s), 127-129, 526
  articulações da
    com as vértebras, 528-530
    com o esterno, 529-531
  corcunda, na escoliose, 536
  elevação e depressão da, 533-535
  flutuantes, 530-531
  fraturas da, 529-530
  movimento em braço de bomba, 533-534
  movimento torácico e, 535-536
  movimentos da, 533-537
  movimentos em alça de balde da, 533-534
  vertebrais, 530-531
  vertebrocondrais, 529-530
  vertebroesternais, 529-530
Cotovelo da ama-seca, 213-215
Cotovelo do arremessador, 211-212
Cotovelo do tenista, 325-326
Cotovelo puxado, 213-215
Cotovelo, 200-254
  amplitude de movimento do, 216-218
  ângulo de transporte do, 203, 206-208
  articulações/juntas do, 206-215
    radiulnar superior, 206, 212-215
    umerorradial, 206, 208-212
    umeroulnar, 206-208
  artrite reumatoide, 225
  cápsula articular do, 209-210
  cartilagem do, 203-204
  centro de rotação momento em, 214-215
  como articulação trocogínglimo, 214-215
  contraturas na flexão do, 225-227
  da ama-seca, 213-215
  deslocamento do, 208-210, 213-215
  distribuição de cargas no, 213-215
  do arremessador, 211
  estresse valgo no, 209-211
  estrutura do, 200-218
    vs. estrutura do ombro, 218
  estruturas estabilizadoras do, 208-215
  forças no, 245-254
    durante a caminhada com muletas, 249-252
    durante a sustentação do peso corporal, 249-250
    durante o levantamento, 245-249
  fraturas do, 206-207, 253
  inflamação do, posicionamento no, 209-210
  ligamentos do, 209-212
    anular, 211-215

colateral, 209-212, 217-218
sensação final do movimento e, 217-218
movimentos do, 214-218, 297-298, 304-305
  contribuição do flexor para, 232-235
  extensão, 214-215, 235-242
  flexão, 214-215, 221-236, 240-242, 299-300
  no arremesso, 211
  pronação, 214-216, 269, 299-300, 317-319
  restritos, 217-218
  sensação final do movimento e, 217-218
  supinação, 214-216, 239-241, 269
músculos do, 221-242
  avaliação de força para, 234-236, 240-242
  diferenças de gênero nos, 242
  eletromiografia do, 232-235
  extensor, 235-242
  flexor, 221-236, 240-242
  supinador, 239-241
na lesão do nervo medial, 368-369
na lesão do nervo ulnar, 367-368
nervos do, 201-202
orientação valgo do, 203, 206-211
  estresse e, 209-211
ossos do, 200-206
  congruência dos, 206
  extremidade do olécrano, 202
  rádio proximal, 204-206
  ulna proximal, 203-205
  úmero distal, 200-206
palpação do, ponto de referência para, 206
puxado, 213-215
reposição total do, 214-215
superfícies articulares do, 206-207
  estresses das, 250-253
tênis, 325-326
Crânio, 441-447
Crepitação, articulação temporomandibular e, 450
Criança
  displasia de desenvolvimento do quadril em, 698-703, 723-725
  displasia do quadril na, 698-703, 723-725. *Ver também* Bebês
  espasticidade do adutor do quadril na, 723-724
  reflexo tônico assimétrico do pescoço em, 238
  utilização de cueiros em, 698
Crista ilíaca, 630-631
Crista intertrocantérica, 695-697
Cuboide, 816
Curva estresse-estiramento, 26-28
  equação constitutiva para, 42-43
  Lei do Hooke para, 28-30

  módulo de Young na. *Ver* Módulo de Young
  para tendões e ligamentos, 91-94
  regiões da, 91-93
Curva sacral, 881
Curvas sobrecarga-deformação, 28-32. *Ver também* Curva estresse-estiramento
  para tecido conjuntivo, 90-91

D
Debilidade muscular
  alongamento, 890
  exercícios para. *Ver* Exercícios de alongamento, 890
  insuficiência ativa e, 57, 222-223
Debilidade por alongamento, 890
Decorina, 90-91
Dedo(s). *Ver também* Polegar; Punho e mão
  amplitude de movimento dos, 287-292
  articulações dos
    carpometacarpal, 283-284
    interfalângicas, 288-292
    intermetacarpal, 285
    metacarpofalângicas, 286-289
  forças nos, 378-380
  gatilho, 348
  inchaço dos, 342, 344
  junturas tendíneas dos, 308-309
  ligamentos dos, 286-287
  movimentos dos,
    coordenação com os músculos do punho e, 324-326
    extensão, 309-313, 324-325
      vs. flexão, 328-330
    flexão, 302-305, 308-310, 314-316
      vs. extensão, 328-330
    independentes, 309-310
  músculos dos
    flexores, síndrome do túnel do carpo e, 387
    insuficiência ativa/passiva dos, 324-327, 344
    intrínsecos primários, do dedo mínimo, 358-361
  na preensão, 373-378
  ossos dos, 264-266, 817
  sistemas retinaculares nos, 345-346
  proteção dos, 386-387
Dedo da grama sintética, 829-830
Dedo(s) dos pés. *Ver também* Pé
  articulações do, 829-832
  em garra, 829-831, 844-846
  em martelo, 829-836
  maior
    forças no, 870-872
    ossos sesamoides do, 829, 860-861
  ossos dos, 816-817
Dedo em gatilho, 348
Dedo maior
  forças no, 870-872
  ossos sesamoides do, 860-861

Defecação, 671-673
  definição de, 61-62
  força e, 61-62
  velocidade da, 61-62
Deformação
  Boutonniere, 350
  coxa valga, 699-701, 735-736
  coxa vara, 700-701, 735-736
  curvas de deformação-sobrecarga para, 28-32, 90-91
  da mão em garra, 304-305, 316-318, 366-368
  dedo em garra, 829-830, 844-846
  do dedo em martelo, 830
  do pé caído, 844-845
  do polegar, 317-318, 368-369
  do punho caído, 369
  elástica, 26-27
  em enxertos de ligamentos, 101-102
  em valgo, 699-701
  em varo, 834-835, 854-855
  equinovaro, 854-855
  inelástica, 28-31
  pescoço de ganso, 350-351
  plástica, 28-31
  polegar flexionado, 317-318
Deglutição, 425-438
  anormalidades da, 436-438
  fase esofágica da, 433-437
    debilidades na, 436-437
  fase faríngea da, 433-436
    debilidades da, 436-437
  fase oral da, 433-436
    debilidades da, 436-437
  fase oral preparatória da, 433-435
    debilidades da, 436-437
  músculos da boca e, 426-430
  músculos faríngeos e, 429-431
  músculos infra-hióideos e, 432-433
  músculos laríngeos e, 432-435
  músculos supra-hióideos, 431-433
  normal, 433-437
  postura e, 436-437
  via alimentar da boca ao estômago e, 426-427
Deltoide, 154, 169-173,
  ações do, 147-148, 169-173
  anterior, 169-172
  braço de momento para, 10-11
  cálculo de força para, 14-17
  debilidade muscular do, 171-172
  encurtamento do, 171-173
  estrutura do, 169-172
  inervação do, 170-171
  inserções do, 170-171
  manguito rotador e, 177-179
  medial, 171-173
  movimento escapular e, 147-148, 170-171
  na elevação do ombro, 177-179
  palpação do, 170-171

posterior, 171-173
teste muscular manual para, 170-172
Densidade, 23-24
Densidade óssea
　forças de sobrecarga e, 44-45
　perda da, 44-45
Dentes
　área de contato oclusora dos, 470-71
　bruxismo dos, função da articulação temporomandibular e, 449
　fratura do, 480
　ranger dos, 458-460
Depressão mandibular, 447-450, 461-463
Desalinhamento
　complicações do, 889-891
　correção do, vantagem mecânica muscular no, 736
　da coluna, 883-885, 889-891
　desequilíbrios musculares no, 889-890
　do joelho, 761-762
　do quadril, 698-703
Deslize, 109-112
Deslocamento, 17-19. *Ver também* Subluxação
　da articulação acromioclavicular, 133-135
　do cotovelo, 208-210, 213-215
　do quadril
　　na articulação prostética, 705-706
　do semilunar, 263-264
　do tendão do bíceps, 127-128
Deslocamento congênito do quadril, 698-703, 723-725
Deslocamento da epífise femoral capital, 700-702
Desvio ulnar, 350
　com subluxação volar, 383-386
Detrusor, 670
Diafragma, 551-553
　ações do, 551-554
　disfunção do, 554
　inervação do, 552-553
　inserções do, 552-553
　livre do corpo, 11-13
　pélvico, 658-660
　urogenital, 660-663, 665
Diartroses, 107-108
Diferença no comprimento das pernas, contratura em flexão do quadril e, 713-715
Diferenças de gênero, na locomoção, 914
Dilatador nasal, 398-400
　ações do, 400-401
　inervação do, 400-401
　inserções do, 400-401
Dinâmica inversa, 905-906
Dinamômetro isocinético, 797
Diplopia, 410-411
Direção do vetor, 5-7
Disco articular, da articulação temporomandibular, 444-447
　alinhamento com o côndilo mandibular, 463-465

Disco fibrocartilaginoso triangular, 269-271
Disco intra-articular, articulação temporomandibular, 444-447
　alinhamento do côndilo mandibular com, 463-465
　movimento do, 449-450
Disco púbico, 649-650
Discos cervicais, 482-483
　degeneração dos, 515
Discos intervertebrais
　cervicais, 482-483
　　degeneração dos, 515
　conteúdo fluido dos, 576
　lombar, 566-568, 575-576
　　compressão dos, 577-578
　　contribuição funcional dos, 612-613
　　inclinação dos, 577-579
　　interferindo nas atividades da vida diária, 579
　　rotação dos, 578-579
　　pressão nos, atividades da vida diária e, 579
　　propriedades mecânicas dos, 577-579
　torácicos, 527-528
　　herniação dos, 528
Discos lombares, 566-568, 575-576
　contribuições funcionais dos, 612-613
　interferindo nas atividades da vida diária, 579
　rotação dos, 578-579
Discos torácicos, 527-528
　herniação dos, 528
Disfagia, 425, 436-438
Dismorfismo sexual, 635-638, 668-670
Displasia de desenvolvimento do quadril, 698-702, 723-725
Dissinergia detrusor-esfíncter, 675-676
Dobras vocais, 418-419
Doença de De Quervain, 322-323
Doença de Kienböck, 263-264
Doença de Scheuermann, 568
Doenças dos motoneurônios, 668-670
Dominância da mão, postura e, 883-884
Dor, 450-451
　amplitudes de movimento normais na, 450
　articulação temporomandibular, 450
　　neuralgia trigeminal e, 455
　coluna cervical
　　discogênica, 482
　　dor de cabeça e, 496-498
　　meniscoide na, 480
　　estresses na, 471-472
　exercício da, posição da língua para, 460-461
　forças na, 467-473
　　análise bidimensional das, 467-471
　　força da mordida, 470-471
　　forças de reação articular, 470-472
　isquiococcígea, 641-642
　joelho

　　desalinhamento e, 761-762
　　na bursite, 785-786
　　junção costoesternal, 530-531
　　lombar. *Ver* Dor na lombar
　　marcha antálgica e, 735
　　movimento sincronizado e, 447-448
　　movimentos funcionais da, 447-449
　　ombro, 165-166, 500-501
　　　movimento restrito do ombro e, 217-218
　　posições estáticas da, 447-448
　　postura da cabeça e do pescoço e, 450-451
　　quadril, fissura labial e, 693
　　sons emitidos durante, 450
Dor de cabeça, cervical, 496-498
Dor discogênica, cervical, 482
Dor lombar
　articulações facetárias e, 573-575
　caminhada e, 605-606
　conteúdo fluido dos discos e, 576
　contração do psoas maior na, 712
　discos intervertebrais e, 579-581
　encurtamento do glúteo máximo e, 717-719
　exercícios dos músculos extensores para, 596-598
　isquiotibiais rígidos e, 580-581
　prevenção da, 614-615
　reabilitação para, 614-620
　treinamento postural para, 883
Dor muscular pós-exercício, 61-62
Dor muscular tardia, 61-62
Dor nas costas
　caminhada e, 605-606
　composição dos discos intervertebrais e, 576
　contração do psoas maior na, 712
　disco intervertebral e, 579-581
　encurtamento do glúteo máximo e, 717-719
　exercícios dos músculos extensores para, 596-598
　facetas articulares e, 573-575
　isquiotibiais encurtados e, 580-581
　ocorrência de lesão
　　prevenção da, 614-615
　　reabilitação após a, 614-620
　treinamento postural para, 883
Dores de cabeça cervicais, 496-498
Dorsiflexores, tornozelo, 841-847

E
Edema
　da mão, 342, 344
　do joelho, 752-753
Eixo craniovertebral, 477
　de rotação, 17-18, 111-114
Eixo helicoidal de rotação, 111-112
Eixo neutro, 35
Eixos de movimento, 108-110, 111-114
　músculos do antebraço e, 297-298

Ejaculação, 673
Elasticidade, módulo de. *Ver* Módulo de Young
Elastina, 90-91
  nos ligamentos lombares, 571
Eletromiografia
  dos eretores da espinha, 544-545
  dos flexores do cotovelo, 232-235
  na análise de força, para múltiplos músculos, 16-17
Encurtamento muscular, adaptação ao, 64-66
Energética, da locomoção, 910-914
Energia, 19-20
  cinética, 19-20, 912-913
  interna, 23-24
  mecânica, 912-914
  potencial, 19-20, 914
Enrolar no cueiro, 698
Ensaio com entalhe na borda, 80-81
Ensaio de compressão confinada, 75-77
Entorses, 107-108
  mobilização precoce após, 108-109
  tornozelo
    alta, 818-819
    em inversão, 824-825, 858-859
Envelhecimento. *Ver também* Alterações relacionadas com a idade
  alterações musculares no, 66
  alterações no tecido conjuntivo no, 96-98
  alterações ósseas no, 44-45
  contraturas na flexão do quadril no, 713-714
  exercício resistido para, 97-98
  força muscular no, 66
  locomoção no, 915-916
  osteoartrite no, 81-82
Enxerto
  latíssimo do dorso, 184-185
  ligamento
    efeitos da sobrecarga no, 101-102
    fluência em, 101-102
    lassidão do, 101-102
  tendão patelar, 102-103
Epicondilite/epicondilose lateral, 325-326
Epicôndilos, do úmero distal, 201-202
Epicondilose, lateral, 325-326
Epifisite, 568
Epiglote, 415-417
Epimísio, 50
Episiotomia, 667-668
Equação constitutiva, para estresse e estiramento, 42-43
Equações de movimento, 904-906
  para locomoção, 905-907
Equilíbrio
  dinâmico, 18-19
    na locomoção, 904-909
  estático, 19-20, 904-905
    cálculo das, 11-12, 14-16
  vs. equilíbrio dinâmico, 19-20

forças no, 11-17. *Ver também* Força(s); Forças musculares
Ereção, 673
Eretor da espinha, 543-544
  ações do, 544-546
Escafoide, 261-264, 815-816
  estrutura do, 262
  fraturas do, 262-264
  necrose avascular do, 263-264
  palpação do, 263-264
Escalada, lesões de polia e, 345-346
Escaleno anterior, 506-508
Escaleno médio, 506-508
Escaleno posterior, 506-508
Escalpo, músculos do, 395-396
Escápula
  alterações posturais na, 125-127
  bordas da, 125-126
  caixa torácica e, 127-129
  estrutura da, 123-126
  movimentos da, 135, 137, 147
    músculo detoide e, 147-148
    na elevação do braço sobre o tronco, 143-145
  orientação da, 125-126
  plano da, 125-126
  posição anormal da, 127
  rotação, 125-127
  superfícies da, 123-124
Escápula alada
  abduzida, 160
  aduzida, 161-164
  lateral, 160
  medial, 161-164
Esclerose lateral amiotrófica, 670
Escoliose, 883-885
  atrofia muscular na, 891
  idiopática, torácica, 536
Esfíncter do ânus
  externo, 661-663
  interno, 672
Esfíncter uretral, 659-663
  externo, 660-663
  interno, 670
Esfíncter uretrovaginal, 660-664
Esfíncter vaginal, 659-663
Espaço de Donders, 447-448
Espaço subacromial, 140-142
Espasticidade, dos adutores do quadril, 723-724
Espinal, 543
Espinal do tórax, 544
  inervação do, 544
  inserções do, 544
  palpação do, 544
Espinha ilíaca anteroinferior, 697-698
Espinha ilíaca anterossuperior, 630-632
Espinha ilíaca superior posterior, 631-634
Espinha isquiática, 631-634
Esplênio da cabeça, 499-500
Esplênio do pescoço, 499-500

Espondilite anquilosante, expansão da caixa torácica na, 535
Espondilólise, 569-570, 641-642
Espondilolistese, 611-612, 641-642, 680-681, 683, 883
Espondilômetro, na medida da amplitude de movimento lombar, 584-585
Espondiloptose, 641-642
Esportes
  arremesso, estresse valgo durante, 211
  comprimento muscular (alongamento) nos, 58
  osteoartrite e, 82-83
  síndrome do impacto no ombro e, 141-142, 163-164
  sobrecarga de impacto na coluna cervical nos, 517-518
  suporte de pesos nos membros superiores nos, 185-187
Estabilidade, centro de gravidade e, 13-15
Estabilidade articular, 614-615
  ligamentos e, 114-116
Estática, 11-17
Estenose espinal, 570-571
Esterno, 127-128, 526-528
  articulação esternoclavicular e, 129-132
  costelas e, articulações entre, 529-531
  movimentos do, cartilagens costais e, 536-537
Esterno-hióideo, 432-434
Esternocleidomastóideo, 154, 168-171, 504
  ações do, 504-505
  encurtamento do, 504-505
  inervação do, 504
  inserções do, 504
Esternotireóideo, 432-434
Estilo-hióideo, 431-433
Estilofaríngeo, 430-431
Estiloglosso, 428-429
  ações do, 428-429
  inervação do, 427-428
  inserções do, 427-428
Estimulação digital, reflexo de defecação e, 673
Estiramento(s), 24-25
  de cisalhamento, 26-27
  definição de, 90-91
  do trapézio, 502-504
  elástico, 26-27
  engenharia, 25
  equação constitutiva para, 42-43
  estresse e. *Ver* Curva estresse-estiramento
  finito, 25
  fórmula para, 91-92
  medida de, 90-92
  não elástico, 26-27
  pequeno, 25-27
  plástico, 26-27

por inversão, do tornozelo, 824-825, 858-859
tendão do calcâneo, 847-848
tênsil final, 93-94
verdadeiro, 25
Estrabismo, 410-411
Estresse, 23-25. *Ver também* Análise de força; Estiramento
cálculo do, 23-25
de cisalhamento, 26-27, 29-30
máximo, 26-27
na cartilagem, 78-81
notação para, 29-30
definição do, 91-92, 737
engenharia, 25
fórmula para, 91-92
medida do, 91-92
nominal máximo, 32-33
tênsil final, 28-30, 93-94
valgo, no joelho, 800-802
avaliação do, 755
varo. *Ver* Varo
verdadeiro, 25
Estrógeno, lesões no ligamento e, 97-98
Excisão da cabeça do rádio, 212
Excursão articular
braço de momento e, 51-53
comprimento da fibra muscular e, 50-53
Exercício(s). *Ver também* Esportes
abdominais, 615-616
adaptação muscular para, 65-66
aeróbio, lesão lombar e, 616-617
alongamento, para o reto da coxa, 772-773
barras, 234-235
"cachorrinho no hidrante", 718-719
de flexão-extensão, para dor lombar, 615-617
de fortalecimento. *Ver* Exercícios
dor muscular após, 61-62
durante/após imobilização, 99-100
força do ligamento e, 101-103
no espaço, 65-66
osteoartrite e, 82-83
para dor lombar, 615-619
para iniciantes, 619-620
para o glúteo médio, 718-719
para o vasto medial, 777
para os isquiotibiais, 780-781
para osteoartrite, 82-83
para quadríceps femoral, 772, 777
resistidos, para idosos, 97-98
Exercícios para o joelho
análise de força para, 794-795, 797-799, 802, 803-804
cadeia fechada, 797-799, 802, 803-805
forças patelofemorais nos, 803-805
para joelhos com deficiência no LCA, 802
conjunto do quadríceps, 772, 794-795
forças patelofemorais nos, 803-804
isocinéticos, 802

Expansão da caixa torácica, 535
espondilite anquilosante e, 535
Expansão radial, na compressão do disco intervertebral, 577-578
Experimentos de estresse-proteção, 98-99
Expiração forçada, 554-555
Expiração, músculos da, 554-555
Expressão facial, músculos da, 394
em torno dos olhos, 396-399
no couro cabeludo e orelhas, 395-397
no nariz, 398-401
Extensor comum dos dedos, 308-313
Extensor curto do polegar, 318-319, 322-323
ações do, 322-323
debilidade muscular do, 322-323
encurtamento do, 322-323
inervação do, 322-323
inserções do, 322-323
palpação do, 322-323
Extensor curto dos dedos, 862-863
Extensor do dedo mínimo, 306, 311-313
ações do, 311-313
debilidade muscular do, 311-313
encurtamento do, 311-313
inervação do, 312-313
inserções do, 312-313
palpação do, 312-313
Extensor do indicador, 318-319, 323-324
ações do, 324-325
debilidade muscular do, 324-325
encurtamento do, 324-325
inervação do, 324-325
inserções do, 324-325
palpação do, 324-325
Extensor do quinto dedo, 311-313
Extensor dos dedos, 306, 308-310
ações do, 309-311
braços de momento do, 311
debilidade muscular do, 311
encurtamento do, 311-313
inervação do, 309-310
inserções do, 309-310
palpação do, 309-310
Extensor longo do hálux, 844-846
Extensor longo do polegar, 318-319, 322-323
ações do, 322-324
debilidade muscular do, 323-324
encurtamento do, 323-324
inervação do, 322-323
inserções do, 322-323
palpação do, 322-323
Extensor longo dos dedos, 844-846
ações do, 844-847
debilidade muscular do, 846-847
encurtamento do, 846-847
inervação do, 846-847
inserções do, 846-847
palpação do, 846-847
Extensor próprio do indicador, 318-319, 323-325

Extensor radial curto do carpo, 306
ações do, 307-308, 314
braços de momento do, 308
cotovelo do tenista e, 325-326
debilidade muscular do, 307-308
encurtamento do, 307-308
inervação do, 307-308
inserções do, 307-308
palpação do, 307-308
Extensor radial longo do carpo, 306
ações do, 307-308, 314
braços de momento do, 308
debilidade muscular do, 307-308
encurtamento do, 307-308
inervação do, 307-308
inserções do, 307-308
palpação do, 307-308
Extensor ulnar do carpo, 306, 311-313
ações do, 312-314
debilidade muscular do, 314
encurtamento do, 314
inervação do, 312-313
inserções do, 312-313
palpação do, 312-313
Extremidade do olécrano, 202

F

Faceta ímpar, patelar, 746-748
Faceta lateral, patelar, 746-748
Fadiga, 32-33
Fala, 414-423
volume da, 400-401
Falanges, 265-267, 817. *Ver também* Dedo(s)
Falha na força, carga de resistência estática e, 517
Falha no teste de tensão, 28-31
Faringe, músculos da, 429-431
Fáscia lombodorsal, 609, 612-613
Fáscia plantar, 831-832
Fáscia toracolombar, 572-573
Fascite plantar, 831-832
Fase de apoio, do ciclo da marcha, 895-897
Fase de balanço, do ciclo da marcha, 895-897
Fase de desaceleração, do ciclo da marcha, 910-911
Fatores de crescimento, na cicatrização do tendão/ligamento, 101
Fêmur
alinhamento do, 698-703
ângulo de inclinação do, 694
cabeça do, 693-696. *Ver também* Quadril
alinhamento do, 698-703
ligamento da, 697-698
necrose avascular da, 696-697, 737
suprimento sanguíneo da, 695-697
contato patelar com, 763-764
distal, 742-744
côndilo lateral do, 742-746, 776
côndilo medial do, 742-743, 745-746
movimentos do, 744-746

eixo do, 742-744
estrutura do, 40
movimentos do
  abdução, 745-746
  rotação posterior, 745-746
  rotação, 745-746
  tibiofemoral, 744-746
  translação, 745-746
palpação do, ponto de referência para, 694-696, 746-748
pescoço do, 693-696
  alinhamento do, 698-703
  fraturas do, 696-697
  retroversão do, 702-703
tíbia proximal e, 743. *Ver também* Articulação tibiofemoral
Fenômeno "corda de arco", 344, 842-843
Fibras circulares, do esfíncter da uretra, 660-663
Fibras de Sharpey, 107-108
Fibras musculares
  alinhamento das, 51-52
  comprimento das, excursão articular e, 51-53
  estrutura das, 48-50
  paralelas, 51-52
  pélvicas/períneas, propriedades funcionais e metabólicas das, 661-663, 666
  peniformes, 51-52
Fibroblastos, 88
Fibrocartilagem, 71. *Ver também* Cartilagem
Fibrocartilagem triangular, 269-271
Fíbula, 811-813
  distal, fraturas da, 813
  proximal, 746-748
  tíbia e, 817-819. *Ver também* Articulação tibiofibular
Fibular curto, 856-858
  ações do, 858-859
  debilidade muscular do, 858-859
  encurtamento do, 858-859
  inervação do, 858-859
  inserções do, 858-859
  palpação do, 858-859
Fibular longo, 856-857
  ações do, 856-858
  debilidade muscular do, 857-858
  encurtamento do, 857-858
  inervação do, 856-857
  inserções do, 856-857
  palpação do, 856-857
Fibular terceiro, 544-545
Filo terminal, 627-628
Fissura anorretal, 660-661
Fixação de Ilizarov, 45
Fixação externa, Ilizarov, 45
Flexão do tronco, 34-35
  disco intervertebral e, 577-579
  região lombossacral na, 684
Flexor acessório dos dedos, 859-861

Flexor curto do dedo mínimo, 860-862
Flexor curto do hálux, 829-830, 860-861
Flexor curto do polegar, 354-355
  ações do, 355-356
  debilidade muscular do, 356
  inervação do, 356
  inserções do, 356
  palpação do, 356
Flexor curto dos dedos, 853-855
  ações do, 854-856
  debilidade muscular do, 854-855
  encurtamento do, 855-856
  inervação do, 854-855
  inserções do, 854-855
  palpação do, 854-855
  teste muscular manual do, 854-855
Flexor do dedo mínimo, 359-360
  debilidade muscular do, 361
Flexor longo do hálux, 853-854
  ações do, 855-856
  debilidade muscular do, 855-856
  encurtamento do, 855-857
  inervação do, 855-856
  inserções do, 855-856
Flexor longo dos dedos, 314-318
  ações do, 316-318
  debilidade muscular do, 316-318
  encurtamento do, 317-318
  inervação do, 316-318
  inserções do, 316-318
  palpação do, 316-318
Flexor profundo dos dedos, 314-315
  ações do, 314-316
  debilidade muscular do, 316
  encurtamento do, 316-318
  inervação do, 314-315
  inserções do, 314-315
  palpação do, 314-315
  teste muscular manual do, 316
Flexor radial do carpo, 297-301
  ações do, 299-301, 314
  braços de momento do, 299-300
  debilidade muscular do, 300-301
  encurtamento do, 300-301
  inervação do, 299-301
  inserções do, 299-301
  palpação do, 299-301
Flexor subliminar dos dedos, 302-305
Flexor superficial dos dedos, 299-302
  ações do, 302-305
  braços de momento do, 302-303
  debilidade muscular do, 304-305
  encurtamento do, 304-305
  inervação do, 302
  inserções do, 302
  integridade do, avaliação do, 302-303
  palpação do, 302
  teste muscular manual do, 302-305
Flexor ulnar do carpo, 299-301, 304-305
  ações do, 304-305, 314
  debilidade muscular do, 305-306
  encurtamento do, 306

inervação do, 305
inserções do, 305-306
palpação do, 305
Flexura perineal, 660-661
Fluido sinovial, 10-11, 71, 80-81
Fonação, 422
Forame obturado, 634-635
Forames intervertebrais, na coluna lombar, 569-571
Forames vertebrais, na coluna lombar, 569-571
Força da mordida, 470-471
Força de rendimento, 28-30, 31-32
Força externa, 12-13
Força final, 28-31
  coluna torácica e, 562
Força linear, 12-13
  de pico, avaliação da, 62
Força muscular, 54-65
  antebraço, 326-330
  área de secção transversa fisiológica e, 229-230
  avaliação da, 54, 61-62
  braço de momento e, 58-61, 229-232
  comprimento muscular (alongamento) e, 55-61, 229-232
  contrátil
    concêntrica, 60-62
    excêntrica, 61-62
    isométrica, 60-62
  declínio relacionado com a idade na, 66
    no joelho, 788-789
  de pico, avaliação da, 62
  diminuída. *Ver* Debilidade muscular
  direção da contração e, 62
  exercício e, 64-66
  nas anormalidades posturais, 65-66
  no cotovelo, 234-236, 240-242
  no joelho, 787-790
  no ombro, 186-188
  no tornozelo e pé, 863-864
  nos membros superiores
    antebraço, 326-330
    em atletas, 185-187
    no uso de cadeira de rodas, 185-186
  pico, avaliação da, 62
  posição articular e, 60-61
  recrutamento de unidades motoras e, 62-63
  relativa, 186-188, 326-330
  tamanho muscular e, 54-56
  velocidade da contração e, 60-62
Força(s), 8-9, 23-24
  cálculo das, 14-17
  de tensão, força muscular e, 54
  definição das, 8-9
  diagrama livre do corpo para, 11-13
  estática e, 11-17
  estaticamente indeterminadas, 14-15
  externas, 12-13
  inerciais, 18-20, 904-905
  Leis de Newton para, 11-12

lineares, 12-13
massa *vs.* peso e, 8-9
momento e, 8-12, 58-61. *Ver também* Momento(s); Braço de momento
muscular, 54-65. *Ver também* Força muscular
no equilíbrio estático, 11-17
óssea, 43-44
paralelas, 12-15
sobrecarga. *Ver* Forças de sobrecarga
tendão/ligamento, incremento do estresse e, 101-103
tênsil final, 28-32
coluna torácica e, 562
Forças de cisalhamento, na locomoção, 910-911
Forças de reação ao solo, na locomoção, 908-910
Forças de reação articulares, 115-117, 736-737
articulação atlanto-occipital e, 513-514
articulação temporomandibular e, 470-472
resistência às, 800
Forças de reação, na locomoção, 908-911
Forças de sobrecarga
densidade óssea e, 44-45
inatividade e, 44-45
na coluna cervical, 515-520
na coluna lombar, 584-587
na junção lombossacral, 683-685
nas fraturas, 41-42, 44-45
Forças estaticamente indeterminadas, 14-15
Forças inerciais, 18-20, 904-905
Forças musculares, 10-12. *Ver também* Força(s)
cálculo da, 11-12, 14-17
para múltiplos músculos, 16-17
para único músculo, 14-17
momento e, 58-59. *Ver também* Momento(s)
Forças paralelas, 12-15
alavancas e, 12-13
centro de gravidade e, 13-15
Forma do tálus, 821-822
Fossa coronoide, 202-203
Fossa radial, 202-203, 258, 263-264, 318-319, 323-324
Fragilidade de fraturas, 523-524, 562
Fratura(s)
com acunhamento vertebral, coluna torácica, 561-562
de Colle, 259
de materiais, 31-33
por fadiga, 32-33
por avulsão, 93-94
da tuberosidade da tíbia, 798-799
do tornozelo, 813, 858-859
Fratura tipo explosão, da coluna torácica, 562

acunhamento vertebral, da coluna torácica, 561-562
avulsão, 93-94
da tuberosidade da tíbia, 798-799
do tornozelo, 813, 858-859
cicatrização da, 44-45
compressão
da vértebra lombar, 568, 577-578
da vértebra torácica, 523-524, 562
da clavícula, 131
da fíbula, 813
da pelve, 687
da placa terminal vertebral, 611-612
da tíbia, 813
da ulna distal, 206-207
da vértebra lombar, 568, 577-578
da vértebra torácica, 523-524, 562
das costelas, 529-530
de Colles, 259
de Pott, 813
do calcâneo, 815
do colo do fêmur, 696-697
do cotovelo, 206-207, 253
do dente do áxis, 480
do escafoide, 262-264
do osso trabecular, 611-612
do punho, 259
do quadril, 696-697
na sustentação do peso corporal, 737
do rádio proximal, 206-207
do tornozelo, 813, 858-859
em espiral, 36
estresse, 32-33
pélvico, 687
fadiga, 32-33
forças de sobrecarga na, 41-42, 44-45
fragilidade, 523-524, 562
material, 31-33
por compressão
da vértebra lombar, 568, 577-578
da vértebra torácica, 523-524, 599-560
por estresse, 32-33
da pelve, 687
por torsão, 36, 44-45
ruptura, da coluna torácica, 562
torsão, 36, 44-45
trimaleolar, 812
Fricção
dinâmica, 20-21
estática, 20-21
Frontal, 395. *Ver também* Occiptofrontal
Função intestinal, 671-673
Função sexual, músculos pélvicos/períneos e, 671, 673-675
Futebol americano, sobrecarga na coluna cervical no, 517-518

G
Gastrocnêmio, 847-848
ações do, 848-850
flexão do joelho e, 848-850
inervação do, 848-849

inserções, 848-849
palpação do, 848-849
Gêmeo inferior, 724-727
Gêmio superior, 724-727
Genioglosso, 428-429
ações do, 428-430
inervação do, 427-428
inserções do, 427-428
Geno articular, 772-773
Geno recurvado, 758-759, 851-853
Geno varo, 758-760
Gesso. *Ver* Imobilização
Gestação, músculos pélvicos na, 674-675
Gínglimo, 111-114
modificado, 747-748
Giro, 109-112
Glicoproteínas, na substância fundamental, 90-91
Glicosaminoglicanos, 77-78
exercício e, 82-83
na substância fundamental, 90-91
proteoglicanos e, 73-74
Glúteo máximo, 710, 714-719
ações do, 715-717
debilidade muscular, 716-717
encurtamento do, 716-719
inervação do, 715-716
inserções do, 715-716
Glúteo médio, 710, 717-721
ações do, 718-719
contribuições funcionais do, 718-720
debilidade muscular do, 719-721
encurtamento do, 720-721
estrutura do, 717-719
exercícios de força para, 718-719
inervação do, 718-719
inserções do, 718-719
Glúteo mínimo, 710, 717-721
ações do, 718-719
contribuições funcionais do, 718-720
debilidade muscular do, 719-721
encurtamento do, 720-721
estrutura do, 717-719
inervação do, 718-719
inserções do, 718-719
Goniometria, 111-113
para rotação do ombro, 145-147
Grácil, 710, 777-778, 783-785
na bursa anserina, 784-786
na flexão do joelho, 777-778
Graus de liberdade, 108-114
Gravidez, músculos pélvicos na, 674-675

H
Hálux rígido, 830-831
Hálux valgo, 830-831
Hamato, 261-265
hâmulo do osso, 263-265
Hâmulo, osso esfenoide, palpação do, 442
Herniação, disco torácico, 528
Hidroxiapatita, 39-40

Hioglosso, 428-433
   ações do, 428-429
   inervação do, 427-428
   inserções do, 427-428
Hiper-reflexia do detrusor, 675-676
Hiperextensão, do joelho, 758-763
Hipertrofia muscular
   com alongamento prolongado, 64-66
   exercício e, 65-66
Homólogo do menisco, 268-269
Hormônio adrenocorticotrópico (ACTH), tecido conjuntivo e, 97-98
Hormônios sexuais, movimento da articulação sacroilíaca e, 649-650

I

Ilíaco, 710, 712-714
Ílio, 628-634, 692-693
Iliococcígeo, 659-660
Iliocostal do lombo, 543-544, 594-597
   forças no, 604, 608
   inserções do, 544
   palpação do, 544
Iliocostal torácico
   inervação do, 544
   inserções do, 544
Imobilização
   efeitos da
      na função da mão, 287
      no músculo, 64-66
      nos tendões e ligamentos, 97-102
   mobilização precoce após, 101-102, 108-109
   tratamento durante e após, 99-100
Inatividade, adaptação muscular na, 65-66
Inchaço
   da mão, 342, 344
   do joelho, 752-753
Incidência pélvica, 881
Incisura troclear, 203-205
   forças no, 250-253
   forças tensoras no, 253
Incisura ulnar (sigmoide), 258-259
Inclinação do tálus, 821-822
Inclinação do tronco, no ciclo da marcha, 896-897
Inclinação patelar, 759-764
Inclinação pélvica, 881-883
   contraturas em flexão do quadril e, 713-714
   movimento do quadril e, 703-706
   na distrofia muscular de Duchenne, 716-717
Inclinação sacral, 639-640
Inclinação volar, do rádio distal, 258-259
Incontinência anorretal, 671-673, 675-676
Incontinência urinária, 675-676
Incremento do estresse, nos tendões e ligamentos, 101-103
Índice de contato, 833-834
Infra-hióideo, 432-435

Infraespinal, 154, 170-171, 174-176. *Ver também* Manguito rotador
Inspiração, músculos da, 553-554
Instabilidade lateral, patelar, joelheira/banda elástica para, 803-805
Insuficiência ativa
   debilidade muscular e, 57, 222-223
   dos músculos dos dedos, 324-326, 344
Insuficiência passiva, dos músculos dos dedos, 324-326
Integral J, 80-81
Intercostais, 548-549
   ações dos, 548-550
   inserções dos, 548-549
   disfunção dos, 549-552
   inervação dos, 548-549
   palpação dos, 548-549
   paraesternais, 548-549
Interespinais, 547
Interósseos
   dorsais, 361-363, 862-863
   palmares, 363-364
   plantares, 862
Interósseos dorsais, 361-362, 862
   ações dos, 363
   debilidade muscular dos, 363
   inervação dos, 362
   inserções dos, 362
   palpação dos, 362
Interósseos palmares, 363
   ações dos, 363
   debilidade muscular dos, 363-364
   inervação dos, 363
   inserções dos, 363
Interósseos plantares, 862
Intertransversários, 547, 571, 590, 594-595
Intervalo dos rotadores, 139-140
   ventilação do, 140-141
Isotropia, 41-43
Ísquio, 628-630, 631-634, 692-693
Isquiocavernoso, 660-663
Isquiococcígeo, 659-661
Isquiotibiais, 714-715, 777-781
   ações dos, 778-781
   amplitude de movimento do joelho e, 780-782
   cocontração do quadríceps femoral, 802
   debilidade muscular dos, 780-781
   encurtamento dos, 780-782
   estrutura dos, 714-715, 777-779
   força dos, 789-790
   inervação dos, 778-779
   inserções dos, 778-779
   na extensão do joelho, 779-780
   na extensão do quadril, 778-780
   na flexão do joelho, 777-781
   na locomoção, 779-781, 903-904
   na rotação do joelho, 777-781
   na rotação do quadril, 726-727
   nos distúrbios do joelho, 779-780
   rígidos, dor na lombar e, 561

Istmo, 626-628
Istmo vertebral, 626-628
   falhas do, 569-570, 641-642

J

Joelheira para estabilização patelar, 803-805
Joelheira patelar para instabilidade lateral, 803-805
Joelho, 741-806
   alinhamento do 757-762
      ângulo Q e, 775-776
      anormal, 761-762
      no plano frontal, 758-759
      no plano sagital, 758-759
      no plano transverso, 758-759
      patelofemoral, 759-762
      valgo, 752-755, 758-760
      varo, 752-755, 758-759
   amplitude de movimento, 761-763
      isquiotibiais e, 780-782
   análise de força para, 796-806
      bidimensional, 794-799
      cocontração muscular e, 802-804
      exercício com resistência em sistema de polias e, 796-797
      para articulação patelofemoral, 802-804
      para articulação tibiofemoral, 799-802
      para ligamentos, 799-802
      tipo de exercício e, 795-799, 803-805
   articulações do
      patelofemoral, 747-748, 759-762
      tibiofemoral, 744-748, 799-802
   cápsula articular do, 751-753
   cartilagem do, 802
      articular, 747-749
      menisco, 749-751
      na osteoartrite, 81-83
   como articulação em gínglimo modificado, 747-748
   contraturas em flexão do, 752-753, 780-783, 885-886
   deformação geno recurvado do, 852-853
   dor no
      na bursite, 785-786
      desalinhamento e, 761-762
   eixos do, 758-759
   estruturas de suporte do, 747-758
      não contráteis, 751-758
   exercícios de força para, 796-797
   flexão externa de momento no, 800
   forças no, 794-806
      na posição em pé, 887
      patelofemoral, 802-805
      tibiofemoral, 799-802
      valgo, 752-755
      varo, 752-755
   hiperextensão do, 758-763
   inchaço do, 752-753
   lesões do, 81-83, 93-94, 97-102, 755-758
      diagnóstico do, 755-757

estrogênio e, 97-98
isquiotibiais nas, 779-780
osteoartrite e, 81-83
tratamento das, 101-103
ligamentos dos
  acessórios, 756-758
  cápsula articular e, 108-109
  cicatrização dos, 99-102
  colaterais, 115-116, 752-755
  cruzados, 755-758. *Ver também*
    Ligamento cruzado anterior;
    Ligamento cruzado posterior
  estrutura do, 108-109
  forças nos, 801-802
  função dos, 757-758
  lesões dos, 81-83, 93-94, 97-102, 755-758
  meniscofemoral, 757-758
  poplíteo, 757-758
momento de adução no, 800, 908
momento de extensão interna no, 800
momento interno do, 798
movimentos do, 744-748, 761-764
  abdução, 800
  adução, 800
  cadeia fechada, 745-746, 797-799
  extensão, 745-746, 796-799
  flexão, 744-746, 755-756, 761-763, 778-781, 848-850
  graus de liberdade no, 745-748
  na locomoção, 897-903
  patelofemoral, 762-763
  regra côncavo-convexa para, 745
  restritos, 761-762
  rotação, 745-746, 756-757, 761-764, 778-788
  superfícies articulares nos, 744-745
  translação, 745-746, 762-764
músculos do, 770-790
  biarticular, 781-783
  cocontração do, 802-804
  extensores, 771-778, 787-789
  flexores, 777-783, 787-790
  força dos, 787-790
  na locomoção, 902-905
  na posição em pé, 887
  rotador lateral, 785-788
  rotador medial, 782-786
ossos do, 742-748
  fêmur distal e eixo, 742-744
  fíbula proximal, 746-748
  patela, 746-748
  tíbia proximal, 744
  trabecular, 747-749
osteoartrite do, 908
  instabilidade articular na, 81-83
  obesidade e, 801-802
  palpação do, ponto de referência para, 747-748
potência articular no, 911-913
restrição de extensão no, 746-748
rotação do, 759-760

superfícies articulares do, 114-115, 744-745. *Ver também* Superfícies articulares
técnicas de terapia manual para, 746-748
tibiofemoral, 744-748
Junção lombossacral, 625-626, 639-641
  anomalias da, 628-629
  forças na, 680-685
Junção sacrococcígea, 626-628, 641-642
Junção tendinosa, 308-310
  extensor dos dedos e, 324-325
Junções costoesternais, dor nas, 530-531

L

Lábio
  do ombro, 138-139
  do quadril, 693, 695-696
  glenoidal, 138-139
Lamelas, 39-40
Largura do passo, 897
Laringe, 415-416
  cartilagens da, 415-419
  músculos intrínsecos da, 418-421, 432-435
Latíssimo do dorso, 154, 180-181, 184-187, 541-543, 604, 608
  ações do, 184-185
  como fonte de enxerto, 184-185
  debilidade muscular do, 184-185
  encurtamento do, 184-185
  inervação do, 184-185
  inserções do, 184-185
  palpação do, 184-185
Lei de Boyle, 537
Lei de Darcy, 75-76
Lei de Hilton dos nervos, 649-650
Lei de Hooke, 28-30
Lei de Pascal, 577-578
Lei de Wolff, 40, 97-98, 203, 253, 816
Leis de Newton, 11-12
Lesão do nervo acessório espinal, 160
Lesões de polia, escalada e, 345-346
Lesões em chicote, 483, 505-506
Lesões na pele, no pé insensível, 873
Levantador da escápula, 163-166, 168, 500-501
  ações do, 499-501
  dor no, 163, 500-501
  inervação do, 499-500
  inserções do, 499-500
  palpação do, 499-500
Levantador da pálpebra superior, 397-398
Levantador das costelas, 551-552
Levantador do ângulo da boca, 404-405
  ações do, 405-406
  debilidade muscular do, 405-406
  inervação do, 405-406
  inserções do, 405-406
Levantador do ângulo da boca (canino), 405-406
Levantador do ânus, 659-661
Levantador do lábio superior, 404-405

Levantador do lábio superior e da asa do nariz, 404-405
Levantador do véu palatino, 428-430
Levantamento
  isquiotibiais no, 780-781
  região lombossacral no, 684
  técnica adequada para o, 607, 780-781
Ligamento acetabular transverso, 697-698
Ligamento amarelo, 483, 571, 609
Ligamento anular, 209, 211-215
Ligamento apical, 481-482
Ligamento arqueado femoral, 693
Ligamento carpal transverso, 261, 263-265, 344-346
Ligamento colateral lateral
  acessório, 211-212
  do cotovelo, 209-212, 217-218
  do joelho, 108-109, 115-116, 752-755, 757-758
    avaliação do, 755
    estrutura do, 752-754
    função do, 752-755, 757-758
    lesões do, 93-94, 97-98, 101-102, 757-758
    palpação do, 752-754
  Teste de estresse para, 755
Ligamento colateral medial
  do cotovelo, 209-212
  do joelho, 115-116, 752-755
    avaliação do, 755
    estrutura do, 108-109, 752-754
    função do, 752-755, 757-758
    lesões do, 81-83, 93-94, 97-98, 101-102, 755, 757-758
Ligamento colateral ulnar
  do cotovelo, 209-212
  do dedo, 287, 289
  do punho, 268, 273-274
Ligamento conoide, 133-134
Ligamento coracoacromial, 133-135
Ligamento coracoclavicular, 131-134
Ligamento coracoumeral, 139-141
Ligamento costoclavicular, 130-131
Ligamento cruzado anterior, 755-757
  estiramento de pico no, 92-93
  estrutura do, 755-756
  exercícios de cadeia fechada para, 802
  forças no, 801-802
  funções do, 755-758
  lesões do, 757-758
    diagnóstico de, 755-757
    enxerto do tendão patelar para, 102-103
    estrógeno e, 97-98
    osteoartrite e, 81-83
    tratamento do, 101-103
Ligamento cruzado posterior, 755-757
  estrutura do, 755-756
  função do, 755-758
  lesões do, 757-758
Ligamento da cabeça do fêmur, 697-698
Ligamento esfenomandibular, 446-448

Ligamento estilomandibular, 446-448
Ligamento glenoumeral inferior, 139-141
Ligamento glenoumeral médio, 139-141
Ligamento glenoumeral superior, 139-141
Ligamento iliofemoral, 696-698
Ligamento interclavicular, 130
Ligamento interespinal, 571, 606, 608, 610-611
Ligamento isquiofemoral, 696-698
Ligamento metacarpal dorsal, 274
Ligamento metacarpal palmar, 274
Ligamento nucal, 483-485
Ligamento poplíteo arqueado, 757-758
Ligamento poplíteo oblíquo, 757-758
Ligamento púbico arqueado, 651
Ligamento púbico inferior, 651
Ligamento púbico superior, 651
Ligamento pubofemoral, 696-698
Ligamento radial colateral
  do cotovelo, 211-212
  do dedo, 287
  do punho, 273-274
Ligamento radiocarpais dorsais, 273-274
Ligamento radiocarpal palmar, 273-274
Ligamento radiulnar, 268-269
Ligamento radiulnar volar, 268-269
Ligamento redondo, 697-698
Ligamento sacroespinoso, 645-646
Ligamento sacrotuberal, 634-635, 645-646
Ligamento supraespinal, 571, 606, 609-611
Ligamento temporomandibular, 446-448
Ligamento transverso, da articulação craniovertebral, 480
Ligamento trapezoide, 133-134
Ligamento ulnar colateral lateral, 211-212
  alterações relacionadas com a idade nos, 95-98
  capsular, 483
  cicatrização dos, 99-102
  colágeno nos, 88-91
  colateral. *Ver* Ligamentos colaterais
  composição dos, 88-91
  efeitos do exercício nos, 101-102
  efeitos hormonais no, 97-98
  elastina nos, 90-91
  falha dos, 93-94
  falsos, 480
  lesões dos, 81-83, 93-94, 97-102
    hormônios e, 97-98
    mobilização precoce nos, 101
    tratamento dos, 101-102
  sensação final do movimento e, 217-218
Ligamentos alares, 480-481
Ligamentos capsulares, 483
Ligamentos carpais, 344-346
Ligamentos colaterais
  do cotovelo, 209-212, 217-218
  do joelho, 115-116, 752-755
    avaliação dos, 755

estrutura dos, 108-109, 115-116, 752-753
função dos, 115-116, 752-755, 757-758
lesões dos, 93-94, 97-98, 101-102, 755, 757-758
testes de estresse para, 755
do polegar, 285
do punho, 268, 273-274
do tornozelo, 820-822, 824-825
dos dedos, 286-287, 289
função dos, 115-116
Ligamentos cruzados do joelho. *Ver também* Ligamento cruzado anterior; Ligamento cruzado posterior
Ligamentos iliolombares, 571, 640-641, 645-646
Ligamentos interósseos, 274
  rupturas dos, 274-275
Ligamentos longitudinais, 483, 571, 609
Ligamentos mediocarpais, 274
Ligamentos meniscofemorais, 757-758
Ligamentos poplíteos, 757-758
Ligamentos púbicos, 651
Limite de fadiga, 32-33
Limite de resistência, 32-33
Limite elástico, 28-30
Língua
  articulação temporomandibular e, 460-462, 464-465
  músculos da, 427
    extrínsecos, 427-429
    intrínsecos, 427-428
Linha de crescimento, 73-74
Linha pectínea, 695-697
Linhas divididas, 73-74
Locomoção
  alterações relacionadas com a idade, 915-916
  articulação lombossacral na, 684-685
  atividade muscular na, 902-905
  centro de pressão na, 910-911
  ciclo alongamento-encurtamento na, 903-904
  ciclo da marcha na, 894-897. *Ver também* Marcha
  cinemática da, 896-903
  cinética da, 904-914
  com bengala
    sobrecarga no punho e, 334-335
    sobrecarga no quadril, 732-735
  com muletas
    sobrecarga no cotovelo na, 249-252
    sobrecarga no ombro na, 197
    sobrecarga no punho na, 335
  dedo maior na, forças no, 872
  deslocamento articular angular na, 898-903
  diferenças de gênero na, 914
  dinâmica inversa da, 905-906
  dor lombar e, 605-606
  dor nas costas e, 605-606

energética da, 910-914
energia mecânica na, 912-914
equações de movimento para, 904-907
equilíbrio dinâmico na, 904-909
fases da, 117-118. *Ver também* Ciclo da marcha
forças de reação ao solo na, 906-911
forças na, 904-914
  inerciais, 904-905
joelho na
  movimentos do, 898-903
  músculos do, 903-905
momentos articulares na, 904-909
momentos na, 906-909
movimentos no plano frontal durante a, 900-902
movimentos no plano sagital durante a, 898-901
movimentos no plano transverso durante a, 900-903
padrão de extensão (sinergia) na, 900-901
padrão de flexão (sinergia) na, 900-901
pé e tornozelo na
  movimentos do, 898-903
  músculos do, 903-904
potência mecânica para, 911-913
quadril na
  movimentos do, 898-903
  músculos do, 902-905
velocidade de, 896-899, 914-915
livre, 896-897
Lombarização, 567-568
Longo da cabeça, 504-506
Longo do pescoço, 504-506
Longuíssimo da cabeça, 501-502
Longuíssimo do tórax, 543
  forças no, 604, 608
  inervação do, 544
  inserções do, 544
  palpação do, 544
Longuíssimo do tórax, parte lombar, 594-596, 604
Lordose, 508-509, 566, 624-625, 878-879
  na distrofia muscular de Duchenne, 716-717
  contraturas em flexão do quadril e, 172-173, 713-714
  alinhamento pélvico e, 803-804
Lordose cervical, 508-509
Lordose lombar. *Ver* Lordose
Lubricina, 80-81
Lubrificação articular, 80-81
Lumbricais, 363-364, 859-861
  ações dos, 364-365
  debilidade muscular dos, 365-366
  encurtamento dos, 366
  inervação dos, 364
  inserçoes dos, 364

M
Magnitude, do vetor, 5

Maléolo
  fraturas do, 812
  lateral, 813
Mama, câncer, mastectomia radical para, peitoral maior no, 182-183
Mandíbula, 442-447
  desvio lateral da, 449-450, 463-464
  lado de equilíbrio da, estabilização da, 463-464
  movimentos da, mordedura e, 460-463
  posição de repouso da, 447-448, 461-463
  protusão da, 449-450, 460-461, 463-464
  retrusão da, 449-450, 463-464
Manguito rotador, 169-180
  debilidade muscular do, na síndrome do impacto no ombro, 178-180, 196
  deltoide e, 177-179
  estabilização dinâmica pelo, 177-178
  força relativa no, 186-188
  infraespinal no, 154, 170-171, 174-176
  na elevação do ombro, 177-179
  na instabilidade glenoumeral, 177-178
  redondo menor no, 170-171, 176-177
  subescapular no, 176-178, 188-189
  supraespinal no, 172-175
Manobra de Valsalva
  assoalho pélvico e, 658-659
  diafragma na, 552-554
Manúbrio, 127-128
Mão. *Ver* Punho e mão
Mão dominante, postura e, 883-884
Mão positiva intrínseca, 366
Marcha, 894-916. *Ver também* Locomoção
  anormalidades da, 897-899
    no envelhecimento, 915-916
      potência na articulação durante a, 912-913
      transferência de energia na, 914
      velocidade de caminhada na, 915
    alterações relacionadas com a idade, 915-916
  altura e, 898-899
  antálgica, 735
  assimétrica, 896-897
  cinemática da, 896-903
  diferenças de gênero na, 914
  fases da, 117-118
  na distrofia muscular de Duchenne, 716-717
  passada na, 897-899
  propulsão do glúteo máximo, 716-717
  rotação medial do quadril na, 726-727
  tesoura, 723-724
Marcha antálgica, 735
Marcha do glúteo médio, 719-721, 735-736
Marcha em rotação lateral, 702-703
Marcha em rotação medial, 701-702
Marcha em tesoura, 723-724

Marcha, glúteo médio, 719-721, 735-736
Massa, 22-23
  vs. peso, 8-9
Masseter, 455
  ações do, 455, 457-458
Mastectomia, radical, peitoral maior na, 182-183
Mastigação, 460-465. *Ver também* Articulação temporomandibular
  controle da localização do alimento na, 464-465
  fase de pulverização da, 461-463
  fase de trituração da, 461-463
  movimento mandibular durante a, 460-463
  músculos da, 454-461
    acessórios, 460-462
    atividade dos, 461-465
    masseter, 455-458
    pterigóideo lateral, 459-461
    pterigóideo medial, 458-460
    temporal, 457-459
Material flexível, 30-32
Material quebradiço, 30-32
Matriz extracelular, dos tecidos conjuntivos, 88-91
Maxilar, 443
Maxilar inferior. *Ver* Mandíbula
Mecânica da fratura, 31-32
Mecanismo do capuz extensor, 348-349
Medida, unidades de, 4
Membrana atlantoaxial, 481-482
Membrana atlantoccipital, 481-482
Membrana interóssea, 213-215
Membrana obturadora, 634-635
Membrana sinovial, 10-11, 107-109
Membrana tectorial, 481
Membros inferiores. *Ver* Perna
Meniscectomia, 750
  osteoartrite e, 81-83
Meniscectomia medial, osteoartrite e, 81-83
Menisco
  estrutura do, 749-750
  função do, 750
  movimentos do, 750-751
  ressecção do, 750
    osteoartrite do, 81-83
  ruptura do, 751
    diagnóstico de, 751
    osteoartrite e, 81-83
    tratamento do, 750
Meniscoides, nas articulações craniovertebrais, 478-480
Mentual, 402-403
  ações do, 402-403
  debilidade muscular do, 403-404
  inervação do, 402-403
  inserções do, 402-403
Metacarpais, 264-266
Metáfise, 40
Método de otimização, 16-17

Micção, 668-672
Milo-hióideo, 431-433
Miofibrilas, 49
Miofilamentos, 49
Miosina, 49
Mnemônica sohcahtoas, 5
Mobilidade articular. *Ver também* Ligamentos do movimento articular e, 114-116
Mobilização precoce
  benefícios da, 101, 108-109
  para lesões de tendões/ligamentos, 101-102
Modelo de Maxwell, 34
Modelo dos filamentos deslizantes, 49-50
Modelo em gínglimo, do movimento da articulação talocalcânea, 825-827
Modelo Kelvin-Voigt, 34
Modelo reducionista, 16-17
Módulo de agregado, 75-76
Módulo de elasticidade. *Ver* Módulo de Young
Módulo de Young, 27-30, 31-32, 42-43
  alterações relacionadas com a idade no, 44-45
  da cartilagem, 75-76
  do osso, 42-43
  dos ligamentos e tendões, 92-94
Momento(s), 8-9
  adução do joelho, 800, 908, 950f
  cálculo do, 8-11
  definição de, 9
  externo, 16-17
    na coluna torácica, 558-559
    na locomoção, 906-908
    na posição em pé, 886
    no joelho, 800
  força e, 8-11
  interno, 16-17, 35
    extensão, no joelho, 800
    na locomoção, 906-908
  na locomoção, 906-909
  sinergia de forças e, 9-11
  suporte, 908-909
Momento de adução no joelho, 800, 908, 950
Momento de inércia, 19-20
Momento de suporte, 908-909
Momentos externos, 16-17
  em pé, 886
  flexão
    na espinha torácica, 558-559
    no joelho, 800
  na locomoção, 906-907
Momentos internos, 16-17, 35
  extensão, no joelho, 800
  na locomoção, 906-908
Mordedura. *Ver* Mastigação
Movimento. *Ver* Mobilidade articular; Movimento articular
Movimento acessório, 110-111

Movimento articular, 108-118
  acessório, 110-111
  cadeias cinéticas no, 116-118
  centro instantâneo de rotação e, 110-112
  classificação do, 108-109
  componente, 110-111
  deslizante, 109-112
  efeitos da cartilagem no, 82-83
  eixo helicoidal de rotação e, 111-112
  eixos do, 108-114
    músculos do antebraço e, 297-298
  em escadas, 115-117
  equações do, 904-906
  estrutura articular e, 113-115
  giro, 109-112
  graus de liberdade e, 108-111, 111-114
  linear (translacional), 17-18, 108-112
  planos do, 108-110
  potência muscular no, 47, 50-54
  regra do côncavo-convexo para, 110-111, 142-143, 745
  rolamento, 109-112
  rotacional, 17-18, 109-113
  translacional-rotacional combinados, 109-111
Movimento braço-tronco, 142-149
Movimento linear, 17-18, 108-112. *Ver também* Movimento articular
  definição de, 108-109
  nas articulações sinoviais, 109-111
Movimento lombopélvico, 624-625
Movimento passivo das articulações, efeitos na cartilagem das, 82-83
Movimentos do tronco, na locomoção, 902-903
Movimentos triplanares, do pé, 817-818
Muletas ajustáveis, 336
Muletas com apoio do antebraço, 336
Multiangular maior (trapézio), 261-264
Multífido, 498, 545-546, 595-597
  ações do, 497-498
  forças no, 604, 608-609
  inervação do, 497-498
  inserções do, 497-498
Multiplicação, vetor, 6-8
Músculo(s), 47-66. *Ver também músculos específicos*
  adaptação dos
    a anormalidades posturais, 65-66, 889-891
    à imobilização, 65-66
    ao alongamento prolongado, 64-65
    em atividade, 65-66
  ângulo de aplicação da, 51-52, 59
  área de secção transversa fisiológica do, produção de força e, 229-230
  arquitetura do, 51-52
  atrofia do
    desuso, 65-66
    na escoliose, 891
  biarticular, 781-783
  bipeniforme, 51-52

  componentes contráteis do, 56-57
  componentes elásticos do, 56-57
  componentes elásticos em série do, 56
  estrutura do, 48-50
  forma de fita, 51-52
  fusiformes, 51-52
  incapacidade funcional do, em anormalidades posturais, 65-66, 889-891
  monoarticular, 226-227
  na manutenção postural, 886-889
  na produção de força, 47, 50-54. *Ver também* Força muscular
  na produção de movimento, 47, 50-54
  relação força-comprimento para, 56-57, 62, 890
    na postura, 890-891
  sinergista, 781-782
  subindo escada, 115-117
  tecido conjuntivo no, 50
  vantagem mecânica do, aplicações cirúrgicas da, 736
Músculo constritor inferior, da faringe, 429-431
Músculo constritor superior, da faringe, 429-431
Músculo cricotireóideo, 420-421
  posterior, 420
Músculo da úvula, 428-430
Músculo digástrico, 431-433
Músculo do sorriso, 403-404
Músculo esquelético. *Ver* Músculo(s)
Músculo interaritenoide oblíquo, 418-419
Músculo interaritenoide transverso, 418-419
Músculo tiroaritenoide, 421
Músculos abdominais, 597-600
  exercícios para, 599-600, 616-619
  na posição em pé, 888-889
Músculos axioclaviculares, 153-171
Músculos axioescapulares, 153-171
Músculos axioumerais, 181-187
Músculos biarticulares, 781-783
Músculos bipeniformes, 51-52
Músculos cervicais, 494-511
  contrações dos, tipos de, 509-510
  extensores, 495-496, 507-508
    no plano do esplênio e levantador da escápula, 499-502
    no plano profundo, 495-498
    no plano semiespinal, 497-499
    no plano superficial, 501-504
  flexores, 504, 507-508
    escaleno, 506-508
    esternocleidomastóideo, 504-505
    longo da cabeça/longo do pescoço, 504-506
    reto lateral da cabeça/reto anterior da cabeça, 505-507
  funções dos, 507-509
  interações dos, padrões de ativação e, 508-510

  na posição em pé, 888
  postura e, 509-511
Músculos constritores
  da boca, 400-401
  da faringe, 429-430
Músculos cricoaritenóideos
  laterais, 418-419
  posteriores, 420
Músculos cricoaritenóideos laterais, 418-419
Músculos dilatadores da boca, 400-402
Músculos em fita, 51-52
Músculos escalenos, 506-508
Músculos escapoulomerais, 169-182. *Ver também* Manguito rotador
Músculos extraoculares, 408-412
  debilidade muscular dos, 410-412
Músculos flexores plantares, 847-850
  alongamento para, 856-857
Músculos fusiformes, 51-52,
Músculos hipotenares, 358-361
  encurtamento dos, 366
Músculos interaritenoides, 418-419
Músculos monoarticulares, 226-227
Músculos multipeniformes, 51-52
Músculos suboccipitais, 495-498
Músculos unipeniformes, 51-52

N
Nadadores, síndrome do impacto do ombro em, 141-142, 163-164
Nariz, músculos do, 398-401
Nasal, 398-400
Navicular. *Ver* Escafoide
Necrose avascular
  da cabeça do fêmur, 696-697
  do escafoide, 263-264
  do quadril, 737
  do semilunar, 263-264
Nervo facial
  distribuição do, 393-394
  músculos inervados pelo, 394-408
  paralisia do, 395-396, 402
    alterações psicológicas na, 403-404
Nervo frênico, 552-553
Nervo interósseo anterior,
  choque do, 316-318
Nervo interósseo da perna, choque do, 316-318
Nervo medial, 299-302, 314-315
  lesões do, 367-369
    déficits sensoriais no, 369-370
  ramo interósseo anterior do, 316-318
Nervo pudendo, 667-670
Nervo radial, 307-310, 312-313, 319-320
  lesões do, 127-128, 202, 368-369
    déficits sensoriais nas, 369-370
Nervo troclear, 412
Nervo ulnar, 201-202, 305, 314-315
  lesões do, 202, 366-368
    déficits sensoriais nas, 369-370
Nervos erigentes, 670

Nervos esplâncnicos
   função intestinal e, 672
   função urinária e, 670
Nervos esplâncnicos lombares, 670
Nervos esplâncnicos pélvicos, 670, 672
Nervos esplâncnicos torácicos, 670
Neuralgia trigeminal, 455
Nodo de Schmorl, 610-611
Núcleo autonômico sacral, 668-670
Núcleo de Onuf, 667-668
   doenças degenerativas e, 668-670
Núcleo intermédio-lateral, 668-670
Núcleo próprio, 667-668
Núcleo pulposo
   do disco cervical, 482-483
   do disco lombar, 575-576
      inclinação e, 577-579

O

Obesidade, osteoartrite e, 82-83, 801-802
Oblíquo externo, 598-600, 604, 608
Oblíquo inferior, 410-411, 495-497
Oblíquo inferior da cabeça, 495-497
Oblíquo interno, 598-600, 604, 608
Oblíquo superior, 410-411, 495-497
   debilidade muscular do, 412
Oblíquo superior da cabeça, 495-497
Obturador interno, 659-660, 724-727
Occipital, 395. *Ver também* Occipitofrontal
Occipitofrontal
   ações do, 395
   debilidade muscular, 395-396
   inervação do, 395
   inserções do, 395
Olécrano, 203-204
   fraturas do, 253
Olhos
   músculos extrínsecos dos, 408-412
      debilidade muscular dos, 410-412
   músculos faciais afetados, 396-399
Olistese, 641-642
Ombro, 122-197. *Ver também estruturas específicas*
   amplitude de movimento do, 133-135, 142-143, 147, 148-149
      medida da, 145-146
   arredondado, 168
   articulações do, 129-142-143
      acromioclavicular, 131-135
      disfunção das, 145-149
      escapulotorácica, 129, 135-137
      esternoclavicular, 129-132
      glenoumeral, 137-143
   artrite reumatoide do, 145-146
   bursite do, 138-139
   caixa torácica e, 127-129
   demandas mecânicas no, 195-196
   deslocamento do, 133-135
   distúrbios do, má posição da escápula no, 127
   dor no, 165-166, 500-501
   movimento restrito do cotovelo e, 217-218
   esterno e, 127-128
   estrutura do, *vs.* estrutura do cotovelo, 218
   exame do, 140-141
   forças no, 190-196
      análise bidimensional das, 190-195
      análise tridimensional das, 195-196
      caminhada com muletas, 197
      durante a propulsão, 195-196
      em cadeirantes, 185-186, 197
      modelos matemáticos das, 195-196
      nas atividades da vida diária, 192-193, 195, 197
      nos atletas, 185-187
   hipermobilidade do, 146-148
   lesões do, termoterapia para, 93-94
   movimentos do, 129-149
      abdução, 135-136, 140-142
      adução, 135-136, 235-236
      braço sobre o tronco, 142-149
      depressão, 131-132, 135-136
      elevação, 131-132, 135-136, 140-146, 177-179
      extensão, 235-236
      nas atividades da vida diária, 148-149, 192-193, 195, 197
      perda dos, 145-149
      protração, 129, 131-132
      regra do côncavo-convexo para, 110-111, 142-143
      retração, 129, 131-132
      ritmo escapuloumeral, 143-145, 146-148
      rotação, 125-126, 130, 133-134, 138-140
      sinergia de forças anatômicas no, 159, 164-165, 168, 169-171
      total, 142-149
      translação, 142-143
   músculos do, 153-188
      axioescapular/axioclavicular, 153-171
      axioumeral, 181-187
      escapuloumeral, 169-182
      força relativa dos, 186-188
      na posição em pé, 889
      na sinergia de forças, 159, 164-165, 168, 169-171
   palpação do, ponto de referência para, 129
   ossos do, 123-129
      clavícula, 123
      escápula, 123-127
      úmero proximal, 127-128
   osteoartrite do, 135, 146-148
Omo-hióideo, 432-434
Oponente do dedo mínimo, 359-360
   ações do, 360
   debilidade muscular do, 361
   inervação do, 360
   inserções do, 360
   palpação do, 360
Oponente do polegar, 354, 356
Orbicular da boca, 402
   ações do, 402-403
   debilidade muscular do, 402-403
   inervação do, 402
   inserções do, 402
Orbicular do olho, 396-397
   ações do, 396-398
   debilidade muscular do, 397-398
   inervação do, 396-397
   inserções do, 396-397
Orelha
   músculos da, 395-397
   na articulação temporomandibular disfunção, 442
Orientação, do vetor, 5
Orientação em valgo, 699-701
   definição da, 206-207
   do cotovelo, 203, 206-208, 209-211
      estresse e, 209-211
   do joelho, 752-755, 758-760
   do tornozelo, 821-822, 834-835
Orientação em varo
   definição da, 206-208
   do cotovelo, 206-208
   do joelho, 752-755, 758-759
   do tornozelo, 821-822
Orifícios, faciais, 394
Órtese, para deformação varo da parte posterior do pé, 834-836
Osso, 38-45. *Ver também ossos específicos*
   alterações com a idade no, 45
   anisotrópico, 41-43
   biomecânica do, 40-45
   cicatrização do, 44-45
   compacto, 39-40
   constantes elásticas do, 42-44
   cortical, 39-40
   esfenoide, 442-443
   esponjoso, 39-40
   estrutura do, 39-40
      função e, 40-42
      geometria da, 41-42
   força do, 43-44
   ilíaco, 628-632
      fusão do, ossificação e, 634-636
      no quadril, 692-693
   módulo de Young do, 42-43
   ortotrópico, 42-43
   ortotrópico transverso, 42-43
   taxa de estiramento para, 43-45
   taxa de sobrecarga e, 44-45
   tecido, 39-40
   temporal, 441-443
   tenacidade à fratura do, 43-44
   trabecular, 39-40
      fratura do, 611-612
   zigomático, 442-443
Ossos carpais, 261-265
   movimentos dos, 275-277
Ossos cuneiformes, 816
Ossos do tarso, 813-816

Ossos metatarsais, 816-817
  comprimento dos, 816-817
  sobrecarga em articulações grandes, 872
Ossos palatinos, 443
Ossos sesamoides do dedo maior, 829-830, 862
Osteoartrite
  alterações da cartilagem na, 74-75, 78-79
  do joelho, 908
    instabilidade articular na, 81-82
    obesidade e, 801-802
  do ombro, 135, 146-148
  do punho, 338-339
  do quadril, 737
    debilidade muscular dos adutores e, 720-721
  do tornozelo, 820, 870
  estresse de cisalhamento na, 78-81
  exercício e, 82-83
  idade e, 81-82
  modelos animais da, 81-82
  obesidade e, 82-83, 801-802
  patofisiologia da, 78-81
  patogênese da, 81-83
  proteção articular na, 116-117
  relacionada ao esporte, 82-83
  terapia com exercício para, 82-83
Osteoblastos, 39-40
Osteocinemática, 110-111, 582
Osteocitos, 39-40
Osteoclastos, 39-40
Osteogênese imperfeita, 90-91
Ósteon, 39-40
Osteoporose, 44-45
  fraturas na, 523-524, 562
  fraturas por compressão na, 523-524, 562
  fraturas vertebrais espontâneas na, 563
Osteotomia, vantagem mecânica muscular na, 736

P
Padrão de enrugamento, 89-92
Padrão de extensão (sinergia), na locomoção, 900-901
Padrão de flexão (sinergia), na locomoção, 900-901
Palato mole, músculos do, 428-430
Palatofaríngeo, 428-430
Palatoglosso, 428-429
  ações do, 428-429
  inervação do, 427-428
  inserções do, 427-428
Palmar longo, 299-301
  ações do, 302, 314
  debilidade muscular do, 302
  inervação do, 300-301
  inserções do, 300-301
  palpação do, 300-301
Paralisia de Bell, 402

Paraplegia, manutenção da postura na, 887-888
Parte posterior do pé, 817
  deformação varo da, 834-835
Parto, 636-638, 671, 675-676
Passada, no ciclo da marcha, 895-896
Passo. *Ver também* Marcha; Locomoção
  definição de, 897
Patela, 746-748
  alinhamento da, 759-762
  cartilagem da, 802
  estabilização da, 776
    vasto medial na, 775-777
  instabilidade da, 760-761
    joelheira/banda elástica para, 803-805
    tensor da fáscia lata na, 787-788
    vasto medial na, 777
  movimentos da, 762-764
  subluxação da, 761-764
Patela alta, 760-761
Patela baixa, 760-761
Patelectomia, 746-748
Pé. *Ver também* Tornozelo
  alinhamento do, 833-835
  arcos do, 833-835
  articulações do, 820-832
  caído, 844-845
  cavo, 833-835, 844-845
  centro de pressão no, 910-911
  deformação do dedo em garra do, 844-846
  equipamentos ortostáticos para, 834-836
  estrutura do, 817
  forças no
    dedo maior e, 870-872
    durante a sustentação do peso corporal, 872-873
  insensível, ulcerações na pele do, 873
  movimentos do, 817-818, 831-832
    cadeia fechada, 832
    na locomoção, 899-903
  músculos do, 841-843
    dorsiflexores, 843
    força relativa dos, 863-864
    intrínsecos, 858-863
      efeitos de grupo dos, 863
      extensor curto dos dedos, 862-863
      primeira camada dos, 858-860
      quarta camada dos, 862-863
      segunda camada dos, 859-860
      terceira camada dos, 860-862
  ossos do, 813-817
  plano, 833-834, 895-897
Pectíneo, 710, 721-723
  ação do, 721-723
  contribuições funcionais do, 723-724
  estrutura da, 720-723
  inervação do, 721-723
  inserções do, 721-723
Peitoral maior, 154, 181-184

Peitoral menor, 165-169
  encurtamento do, 168, 890
Pelve, 657-677
  alinhamento da, 881-883. *Ver também* Inclinação pélvica
  articulações da, 637-652
    palpação das, 634-635
    patologia da, *vs.* adaptação funcional, 651-652
  curvas da coluna e, 881-882
  diâmetro da, 636-638
  forças na, 680-687
    na junção lombossacra, 680-685
  formas da, 636-638
  fraturas da, 687
  movimentos da, 624-65
    na locomoção, 899-901
    rotação, 780-781
  músculos da, 659-661
    disfunção dos, 674-676
    inervação dos, 667-670
    na continência anorretal e defecação, 671-673
    na continência urinária e micção, 670-672
    na função sexual, 671, 673-675
    no parto, 671, 675-676
    propriedades funcionais e metabólicas dos, 661-663, 666
  ossos da, 623-638
    diferenças sexuais nos, 635-638
    ossificação dos, 634-636
    palpação dos, 634-635
Pelve android, 636-638
Pelve antropoide, 636-638
Pelve ginecoide, 636-638
Pelve platipeloide, 636-638
Pêndulo invertido, energia do, 912-913
Pêndulo, energia do, 912-913
Pênis, função sexual do, 673-675
Pequeno multiangular (trapezoide), 261-262, 263-264
Perimísio, 50
Períneo, 660-661
  esfíncteres somáticos (externos), 660-663
  músculos do, 660-663
    na continência anorretal e defecação, 671-673
    na continência urinária e micção, 670-672
    na função sexual, 671, 673-675
    no parto, 671, 675-676
    prolapso genital e, 674-676
    propriedades funcionais e metabólicas da, 661-663, 666
  tendão central do, 666-668
Períneo transverso, 660-663
  profundo, 660-663
  superficial, 660-663
Peristalse, defecação e, 672

Perna. *Ver também* Tornozelo; Pé; Joelho
    região lateral da, músculos da, 856-859
    do tenista, 852-853
Pescoço. *Ver também* Músculos cervicais
    dor no, levantador da escápula e, 500-501
    postura do
        amplitude de movimento cervical e, 487-488
        articulação temporomandibular e, 450-451
        músculos cervicais e, 509-511
Peso, 22-23
    osteoartrite e, 82-83, 801-802
    vs. massa, 8-9
Peso CBT-L, 712-714
Peso corporal. *Ver* Peso
Pinça
    adutor dos dedos na, 357
    forças geradas durante a, 380-385
    mecânica da, 373-376
        debilidade muscular e, 376-377
        posições articulares anormais e, 376
    padrões da, debilidade muscular intrínseca e, 380
    vs. preensão, 378
Pinça com a ponta dos dedos, 373-375
Pinça de chave, 375
Pinça em três pontos, 375
Pinça fina, 375
Pinça lateral, 375
Piramidal, 261-264
Piriforme, 659-660, 724-727
Piscada
    espontâneo, 397-398
    reflexo, 397-398
Pisiforme, 261-264
Placa de crescimento, 40
Placa terminal vertebral, 374-375, 567-568
    fraturas da, 611-612
Placa volar
    interfalângicas, 289-291
    metacarpofalângicas, 285-287
Placas de força, 909-910
Plano coronal, 7-8
Plano frontal, 7-8
    desalinhamento no, 889-890
Plano sagital, 7-8
    desalinhamento no, 889-890
Plano transverso, 7-8
    desalinhamento no, 889-890
Planos cardinais, 7-8
Planos corporais, 7-8
Planos de movimento, 108-110
Plantar, 847-848, 851-853
    ações do, 852-853
    inervação do, 852-853
    inserções do, 852-853
    perna do tenista e, 852-853
Plasticidade, temperatura e, 30-32
Platisma, 407
    ações do, 407-408

inervação do, 407
inserções do, 407
Platô tibial, 743
Plexo hipogástrico inferior, 670, 672
Plexo hipogástrico superior, 672
Plexo pélvico, 670
Plexo vesical, 670-671
Plexos hipogástricos, 670, 672
Plicas, 752-753
Pneumonia por aspiração, 425, 437-438
Pogo *stick*, 911-12
Polegar. *Ver também* Dedo(s); Punho e Mão
    articulações do
        carpometacarpal, 280-283
        interfalângica, 288-292
        metacarpofalângica, 285-286
    amplitude de movimento do, 282-283
    articulação interfalângica do, 316-318
    deformação do polegar de macaco, 317-318, 368-369
    do esquiador, 286
    do goleiro, 286
    ligamentos do, 285
    movimentos do, 281-283
        adução, 322-323
        extensão, 319-323
            extensão do punho e, 323-324
        retropulsão, 322-324
    músculos do, intrínsecos primários, 353-358
    na doença de Quervain, 322-323
    posição do, 263-264
Pontes cruzadas na contração muscular, 49
Ponto de aplicação, do vetor, 5
Ponto de fratura, 28-31
Ponto de rendimento, 28-30
    na curva estresse-estiramento, 92-93
Poplíteo, 772, 777-781, 782-783
Posição, 17-18. *Ver também* Postura
    braço de momento e, 59, 297-298
    força muscular e, 60-61
    na imobilização, 98-99. *Ver também* Imobilização
    postura do "sapo sentado", 701-702
Posição articular
    braço de momento e, 59, 297-298
    força muscular e, 60-61
    na imobilização, 98-99. *Ver também* Imobilização
Posição em uma perna, cinética da, 730-736
Posição final, no ciclo da marcha, 896-897
Posição oclusora, 447-448
Posição sentada, levantar a partir da
    momento de extensão na, 777-778
    momento de flexão na, 780-781
Postura, 877-891. *Ver também* Desalinhamento; Posição
    alinhamento na, 878-879
    tronco e pelve, 878-883

ângulo de Cobb na, 878-880
anormal, 889-891
    complicações da, 889-891
    adaptação muscular à, 65-66
    na artrite reumatoide, 885-886
avaliação da, 884
cabeça e pescoço
    degeneração dos discos cervicais e, 515
    músculos cervicais e, 509-511
    amplitude de movimento cervical e, 487-488
    articulação temporomandibular e, 450-451
centro de massa e, 878, 886-887
centro de pressão e, 878
com contratura em flexão do quadril, 713-714
controle muscular da, 886-889
    na paraplegia, 887-888
curvas da coluna na, 887-882. *Ver também* Coluna, curvas da
deglutição e, 436-437
dominância da mão e, 883-884
educação do paciente para, 883
ideal, 878
normal, 878-889
orientação/alinhamento pélvico na, 881-883. *Ver também* Inclinação pélvica
para levantamento, 607, 780-781
ponto de referência corporal para, 878-879
posição anterior da cabeça, 881
posição em pé, 878
    estabilidade da, 878
    momentos externos, 886-887
posição sobre um membro, cinética da, 730-736
relação força-comprimento muscular e, 890-891
sustentação nos ligamentos e, 712-714
Postura anterior da cabeça, 881
Postura do "sapo sentado", 701-702
Postura em pé, 878. *Ver também* Postura
    momentos externos e, 886
Potência, 19-20. *Ver também* Produção de força; Força muscular; Força
    articular, na locomoção, 911-913
    mecânica, 911-912
Pré-balanço, no ciclo da marcha, 896-897
Preensão
    forças geradas durante a, 380-385
    mecânica da, 373, 377-378
    vs. pinça, 378
Pressão intra-abdominal, estabilidade da coluna lombar e, 613-615
Princípio AEDI, 97-98
Princípio da adaptação especial às demandas impostas (AEDI), 97-98
Pró-colágeno, 88

Procedimentos de alongamento de membros, 45
Prócero, 398-399
　ações do, 400
　inervação do, 398-399
　inserções do, 398-399
Processo coracoide, 124-126
Processo coronoide, 203-204
Processo estiloide, 258-260
Produção de força, 53-65. *Ver também* Força muscular; Força
　área de secção transversa fisiológica e, 229-230
　na pinça e na preensão, 380-385
Produção de força tênsil, 53-65. *Ver também* Força muscular; Força
Produção de voz
　anormalidades na, 423
　mecanismo da, 421-423
Produto cruzado, de vetores, 6-8
Prolapso genital, 674-676
Prolapso uterino, 674-676
Pronador quadrado, 229, 314-315, 317-318
　ações do, 317-319
　debilidade muscular do, 318-319
　encurtamento do, 318-319
　inervação do, 317-318
　inserções do, 317-318
　palpação do, 317-318
　teste muscular manual para, 229
Pronador redondo, 222-223, 227-230, 299-301
　ações do, 227-229, 232-235, 299-301
　braço de momento do, 229-232
　comprimento do, 229-232
　contribuição funcional do, 229-232, 299-301
　debilidade muscular, 229, 234-235, 299-301
　eletromiografia do, 232-235
　encurtamento do, 229, 299-301
　inervação do, 227-228
　inserções do, 227-228
　teste muscular manual para, 229
Pronunciação, na produção de voz, 423
Propriedades dos materiais, 28-30
Propriedades extensivas, 23-24
Propriedades intensivas, 23-24
Propulsão do glúteo máximo, 716-717
Proteção articular, 116-117
Proteoglicanos, 72-75
　na substância fundamental, 90-91
Prótese. *Ver também* Artroplastia total da articulação
　quadril, 696-697
　　deslocamento do, 705-706
Protração, esternoclavicular, 129, 131-132
Psoas maior, 599-601, 604, 609, 710-714
Psoas menor, 710, 713-715
Pterigóideo, 455, 458-461
Pterigóideo lateral, 455, 459-460
　ações do, 459-461

hiperatividade do, 460-461
inervação do, 459-460
inserções do, 459-460
palpação do, 459-460
Pterigóideo medial, 455, 458-460
Ptose, 397-398
Púbis, 628-634, 692-693
Puboanal, 659-660
Pubococcígeo, 659-660
Puboprostático, 659-660
Puborretal, 659-663
Pubovaginal, 659-660
Pubovisceral, 660-661
Punho caído, 369
Punho e mão, 257-295. *Ver também* Dedo(s); Polegar
　amplitude de movimento do, 277-280, 284
　　limitada, 308, 311-313
　arco volar do, 285
　articulações do, 266-272, 280-291
　　doença degenerativa das, 381-383
　　intercarpal, 270-272
　　mediocarpal, 270-271
　　radiocarpal, 269-271
　　radiulnar distal, 266-271
　artrite reumatoide do, 268, 278
　compartimentos fibrosos do, inchaço no, 344
　déficits sensoriais no, lesões do nervo e, 369-370
　desvio radial do, 276-280, 299-300, 302-305, 321, 328-329
　desvio ulnar do, 276-280, 302-305, 314, 328-329, 383-386
　edema no, 342
　estresse aplicado no, durante atividade, 338
　estruturas de suporte do, 272-275
　estruturas de suporte extraescapular do, 272-275
　forças no, 333-339
　fraturas do, 259
　imobilização do, 287
　instabilidade do, 278
　lesões relacionadas ao trabalho do, 336
　ligamentos do, 263-265, 272-275
　　extrínsecos, 272-274
　　intrínsecos, 272-275
　mobilização do, 277
　movimentos do, 275-280, 327-329
　　carpais, 275-277
　　em concha, 302
　　extensão, 276-277, 307-314, 321
　　　ações combinadas dos músculos na, 314, 324-327
　　　substituição do polegar para, 323-324
　　　vs. flexão, 327-329
　　flexão, 276-277, 299-305, 307-308, 321

　　　ações combinadas dos músculos na, 314, 324-327
　　　limitada, 308
　　　nos dedos, 302-303
　　　vs. extensão, 327-329
　　fora do plano, 276
　　globais, 275-280
　　movimento carpometacarpal e, 284
　　no padrão diamante, 279-280
　　pinça e preensão, 372-388
　　pronação, 260, 269-271, 277
　　restritos, 269
　　rotação, 277
　　supinação, 260, 269-271, 277
　　variância ulnar e, 260-261
　músculos do
　　ações combinadas dos, 314, 324-327
　　debilidade muscular dos, padrões de pinça e, 380
　　dedicados, 324-326
　　desequilíbrios nos, 366-370
　　extrínsecos, 297-330.*Ver também* Antebraço, músculos do
　　forças relativas do, 326-330
　　interações passivas dos, 326-327
　　intrínsecos, 353-370
　　na lesão do nervo medial, 367-369
　　na lesão do nervo radial, 368-369
　　na lesão do nervo ulnar, 366-368
　ossos do, 258-267
　　capitato, 261-264
　　carpais, 261-265, 275-277
　　escafoide, 261-264
　　falanges, 265-267
　　hamato, 261-265
　　metacarpais, 264-266
　　piramidal, 261-264
　　psiforme, 261-264
　　rádio distal e eixo, 258-259
　　semilunar, 261-264
　　sesamoide, 266-267
　　trapézio, 261-264
　　trapezoide, 261-264
　　ulna distal e eixo, 259-261
　palpação do, ponto de referência para, 266-267, 342
　posições funcionais do, 278-279
　reposição articular total no, 268
　sistemas retinaculares do, 344-346
　sobrecargas no, 335-338
　tecido conjuntivo no, 341-351
　　aponeuroses palmares, 342-344
　　bainhas tendíneas, 346-348
　　fixação dos compartimentos flexores e extensores, 348-351
　　sistemas retinaculares, 345-346

Q
Quadrado do lombo, 599-601, 604, 608
　exercício para, 616-619
Quadrado femoral, 724-727
Quadríceps femoral, 771-778

análise de força para, 794-799
ângulo Q e, 775-776
componentes do
   reto da coxa, 771-773
   vasto intermédio, 771-773
   vasto lateral, 771, 773-774
   vasto medial, 771, 773-777
comprimento do, patela e, 746-748
contração do
   com os isquiotibiais, 802
   forças sobre o LCA na, 801-802
debilidade muscular do, ajuste da marcha na, 908-909
força do, 788-790
função do, 775-778
insuficiência ativa do, 746-748
na estabilização patelar, 775-777
nas atividades da vida diária, 777-778
Quadril, 691-738-739
amplitude de movimento do, 702-705
artrite reumatoide do, 698
avaliação de sobrecarga para o, 737-739
cápsula articular do, 695-698
cartilagem do, 694
contratura em adução do, 885-886
contraturas do
   abdução, 885
   flexão, 698, 712-715, 885-886
desalinhamento do, 698-703
deslocamento do
   congênito, 698-703, 723-725
   na articulação prostética, 705-706
displasia de desenvolvimento do, 698-703, 723-725
dor no, rompimento labial e, 693
efeitos de sobrecarga no, 736-737
estabilidade do, 697-698
estresse no, 694
estrutura do, 695-698
   vs. estrutura da articulação glenoumeral, 706-707
estruturas limitantes no, 703-705
forças, 730-739
   forças de reação articulares e, 733-737
   modificação das, 737-739
   na osteoartrite, 737
   na posição em pé, 887
   na posição em uma perna, 730-736
   sob condições dinâmicas, 736-737
fraturas do, 696-697
   suporte do peso corporal nas, 737
inflamação do, 698
instabilidade do, *vs.* instabilidade glenoumeral, 706-707
lábio do, 693
ligamentos do, 693, 696-698
mobilidade do, avaliação da, 705-706
movimentos do, 702-706, 726-728
   abdução, 703-704, 720-725, 726-727
   adução, 703-704, 720-725, 726-727
   coluna lombar na, 703-704
   diminuídos, compensação dos, 705-706
   extensão, 703-704, 778-779
   flexão, 703-706
      disfunção sacroilíaca e, 687
   na locomoção, 898-903
   posição pélvica e, 703-706
   rotação lateral, 703-704, 724-726, 727-728
   rotação medial, 703-704, 726-728
   verdadeiros *vs.* aparentes, 704
músculos do, 709-728
   abdutores, 717-721, 726-727
   adutores, 720-725, 726-727
   biarticulares, 709-710
   classificação dos, 710
   extensores, 714-719
   flexores, 711-715
   força comparativa dos, 726-728
   força dos, 726-728
   monoarticulares, 709-710
   na locomoção, 902-905
   na posição em pé, 887
   rotadores laterais, 724-726, 727-728
   rotadores mediais, 714-715, 726-728
nas atividades da vida diária, 705-706
necrose avascular do, 696-697, 737
ossos do, 692-696
   acetábulo, 692-693
   congruência dos, 694
   fêmur, 693-696. *Ver também* Fêmur, cabeça do; Fêmur, pescoço do
   osso ilíaco, 692-693
osteoartrite do, 737
   debilidade muscular dos adutores e, 720-721
palpação do, ponto de referência para, 694-696
potência articular no, 911-913
prostético, 696-697
   deslocamento do, 705-706
   substituição total do, 696-697, 705-706
   deslocamento no, 705-706
superfícies articulares do, 692-693
   alinhamento das, 698-703
Quantidades escalares, 5
Queda, coluna lombar na, 610-611

R

Rádio
   comprimento do, comprimento ulnar e, 260-261
   distal
      estrutura do, 258-259
      fraturas do, 259
      inclinação do, 258-259
   eixo do, estrutura do, 258
   proximal, 204-206. *Ver também* Cotovelo
      fraturas do, 206-207
Rafe pterigomandibular, 442
Raio de curvatura, 113-115, 137, 743
Raio de giro, 14-15, 19-20
Raio de rotação, 14-15, 19-20
Ramo isquiopúbico, 633-634
Ramo púbico inferior, 633-634
Ramo púbico superior, 633-634
Razão de Poisson, 28-30, 42-43, 76-77
Reabilitação. *Ver também* Exercícios
   lombar, 614-620
      programas para iniciantes de, 619-620
   sustentação de peso nos membros superiores na, 185-186
Redondo maior, 154, 179-181
Redondo menor, 170-171, 176-177. *Ver também* Manguito rotador
Redundância, 195
Reeducação postural, para dor lombar, 883
Reflexo
   assimétrico tônico do pescoço, 238
   defecação, 673
   micção, 672
   piscar, 397-398
Reflexo de defecação extrínseco, 673
Reflexo de defecação intrínseco, 673
Reflexo de fechamento, na defecação, 673
Reflexo de micção, 672
Reflexo do pescoço tônico e assimétrico, 238
Reflexo tônico do pescoço, assimétrico, 238
Reflexos de defecação, 673
Região anterior do pé, 817
Região de falha completa, na curva estresse-estiramento, 91-92
Região dos dedos, na curva estresse-estiramento, 91-92
Região elástica, na curva estresse-estiramento, 91-92
Região linear, na curva estresse-estiramento, 91-92
Região medial do pé, 817
Região plástica, na curva estresse-estiramento, 91-92
Região principal de falha, na curva estresse-estiramento, 91-92
Regra côncavo-convexo, 110-111, 142-143, 745
Relação força-comprimento, para os músculos, 56, 62, 890-891
Relaxamento do estresse, 34
Relaxamento muscular, 49
Relaxina, 97-98
   cóccix e, 641-642
   movimento da articulação sacroilíaca e, 649-650
Remodelamento ósseo
   na cicatrização de fraturas, 45
   na osteoporose, 44-45
Rendimento, 28-30
Reparo do tendão, nos dedos, 386-387
Reposição articular, 43-44

no cotovelo, 214-215
no punho, 268
no quadril, 696-697
vantagem mecânica muscular na, 736
Resistência adaptável, em dinamometria, 797
Respiração
 atividade muscular da, 553-555
  treinamento da, 554-555
 controle da, fala e, 422
 mecânica da respiração e, 537
 paradoxal, 549-552
Respiração paradoxal, 549-552
Resposta de contato, no ciclo da marcha, 895-897
Ressonância, na produção de voz, 422
Restrição de extensão, 746-748
Retináculo dos músculos flexores, 261, 344
Retináculo extensor medial, 776
Retináculo extensor, no punho, 345-346
Retináculo patelar, 751-752
 lateral, 751-752
Retináculo patelar medial, 751-752
Retirada dos dedos do chão, no ciclo da marcha, 896-897
Reto anterior da cabeça, 505-506
Reto do abdome, 591
 ações do, 597-599
 exercício para, 616-619
 forças no, 604, 608
 inervação do, 597-598
 inserções do, 597-598
Reto femoral, 710, 771-773. *Ver também* Quadríceps femoral
Reto inferior
 ações do, 410-411
 inervação do, 410-411
 inserções do, 410-411
Reto lateral, 409-410
 ações do, 410-411
 inervação do, 410-411
 inserções do, 410-411
Reto lateral da cabeça, 505-506
Reto medial, 409-410
 ações do, 409-411
 inervação do, 410-411
 inserções do, 410-411
Reto posterior maior da cabeça, 495-496
Reto posterior menor da cabeça, 495-497
Reto superior, 410-411
 ações do, 410-411
 inervação do, 410-411
 inserções do, 410-411
Retocele, 674-676
Retração, esternoclavicular, 129
Revisão matemática, 4-8
 análise de vetores, 5-8. *Ver também* Vetores
 sistemas de coordenadas, 7-8
 trigonometria, 4-5
 unidades de medida, 4

Rigidez, 27-28
 após a imobilização, 97-102
 da coluna lombar, 614-615
 das cartilagens costais, 537
Rima da glote, 418-419
Risório, 404-405
Ritmo escapuloumeral, 143-148
Ritmo lombopélvico, 580-581, 649
Rodar, 109-112
Romboide maior, 163-166, 168, 541-542
 dor no, 165-166
Romboide menor, 163-166, 168, 541-542
 dor no, 165-166
Rotação, 17-18, 108-111. *Ver também* Movimento articular
 centro instantâneo de, 110-113, 822
 no cotovelo, 214-215
 no ombro, 142-143
 no tornozelo, 821-823
 com translação, 109-112
 definição de, 108-109
 eixo helicoidal de, 111-112
Rotação do joelho, 759-760
Rotação lateral do joelho, 759-760
Rotadores torácicos, 545-546
Rotadores, 590, 594-595
Rugas faciais, 394

S
Sacro, 626-629
Salpingofaríngeo, 430-431
Sarcômeros, 49
 encurtamento do, excursão articular e, 50-52
 relação força-comprimento para, 56-57
Sartório, 710, 777-778, 782-785
 na bursa anserina, 784-786
 na flexão do joelho, 777-778
Semiespinal, 545-546
Semiespinal da cabeça, 497-498
Semiespinal do pescoço, 497-498
Semilunar, 261-264
 deslocamento do, 263-264
 estrutura do, 262-264
 instabilidade do, 275
 necrose avascular do, 263-264
Semimembranáceo, 710, 714-715, 726-727, 777-781. *Ver também* Isquiotibiais
Semitendíneo, 714-715, 726-727, 777-781. *Ver também* Isquiotibiais
 na bursa anserina, 784-786
Seno, 5
Sensação final do movimento, 217-218, 226-227
Série de exercícios para o quadríceps, 772
 análise de força para, 794-795
Serrátil anterior, 154, 160-164
 ações do, 160
 debilidade muscular do, 160-164
 encurtamento do, 163-164
 inervação do, 160

inserções do, 160
palpação do, 160
Serrátil posterior, 548-549
Silêncio mioelétrico, 607
Sinal de Froment, 358
Sinartroses, 107-108. *Ver também* Articulação(ões)
Sindesmoses, 107-108
Síndrome de Ehlers-Danlos, 89-90
Síndrome de fricção da banda iliotibial, 787-788
Síndrome de plica, 752-753
Síndrome do escaleno anterior, 507-508
Síndrome do impacto no ombro, 144-148
 cólon sigmoide, 672
 debilidade muscular do manguito rotador no, 178-180, 196
 nó sigmoide, 258-259
  curvatura do, 268
 nos nadadores, 141-142, 163-164
 tratamento do, 179-180
Síndrome do impacto subacromial. *Ver* Síndrome do impacto no ombro
Síndrome do piriforme, 725-726
Síndrome do túnel do carpo, 272
 forças do músculos flexores dos dedos e, 387
 manipulação e, 345-346, 387
Sinergia articular, na coluna lombar, 580-582
Sinergia de forças anatômicas, 159, 164-165, 168-171, 509-511
Sinergia na locomoção, 900-901
Sinergistas, 781-782
Sínfise intervertebral, 639-640
Sínfise manubrioesternal, 530-531
Sínfise púbica, 633-634, 649-651
 disfunção da, 651
Sinostose, 107-108
Sinóvia, do joelho, 751-753
Sinovite crônica, 108-109
Sistema coordenado global, 7-8
Sistema coordenado local, 7-8
Sistema de forças em equilíbrio, 9-11, 159, 164-165, 509-511
Sistemas coordenados, 7-8
Sistemas indeterminados, 195, 680-681, 906-907
Sistemas retinaculares, 344-346
Sobrecarga até a falha, no teste de tensão, 28-32
Sóleo, 847-848
 ações do, 849-852
 debilidade muscular do, 851-852
 encurtamento do, 851-853
 inervação do, 850
 inserções do, 850
 palpação do, 850
Soma, vetor, 6-7
Subclávio, 168-169
Subcostais, 551-552

Subescapular, 176-179, 188-189. *Ver também* Manguito rotador
Subida de escadas, 115-117
　flexão do quadril na, 705-706
Subluxação. *Ver também* Deslocamento
　glenoumeral, 174-175
　patelar, 761-764
　volar, desvio ulnar, 383-386
Substância fundamental, 88-90
Sulco do tarso, 814
Sulco espiral
　do úmero distal, 202
　do úmero proximal, 127-128
Sulco intertubercular, profundidade do, 127-128
Sulfato de condroitina, 90-91
　proteoglicanos e, 76-77
Sulfato de Dermatan, 90-91
Superfícies articulares
　bicôncava *vs.* biconvexa, 114-115
　congruente/incongruente, 113-115
　inferior da tíbia, 811-812
　raio de curvatura e, 113-115
Supinador, 239-241, 318-319
Suporte duplo dos membros, no ciclo da marcha, 895-896
Suporte nos ligamentos, 712-714
Supra-hioide, 431-433, 460-462
Supraespinal, 170-175. *Ver também* Manguito rotador
　braço de momento do, 10-11
　cálculo de força para, 14-16
Suspensório de Pavlik, 698-700
Sustentação do peso corporal nos membros superiores
　no uso de cadeira de rodas, 185-186, 197
　nos esportes, 185-187

T
Tala(s). *Ver também* Imobilização
　de abdução, para lesão do nervo medial, 368-369
　dedo, para alinhamento articular, 383-385
　para anteversão femoral excessiva, 702-703
　para contraturas articulares, 34
　para lesão do nervo mediano, 368-369
　para lesão do nervo radial, 369
　Pavlik, 698-700
Tálus, 813-814
　deslizamento anterior do, 821-822
Tangente, 5
Tapa com o pé, 844-845
Taxa de estiramento, 32-33, 43-45
Taxa de estresse, 32-33
Taxa de sobrecarga, 32-34, 44-45
Tecido conjuntivo, *Ver também* Ligamentos; Tendões *e articulações específicas*
　alterações relacionadas com a idade no, 95-98
　cicatrização do, 99-102
　composição do, 88-91
　curva sobrecarga-deformação para, 90-91
　curvas estresse-estiramento para, 91-94
　denso, 88
　efeitos da temperatura no, 93-94
　efeitos hormonais no, 97-98
　elastina no, 90-91
　estrutura do, 88-91
　lesões do
　　mobilização precoce no, 101
　　tratamento do, 101-102
　matriz extracelular do, 88-91
　no colágeno, 88-91
　no músculo, 50
　perda, 88
　propriedades mecânicas do, 90-98
　substância fundamental do, 90-91
　taxa de aplicação de força e, 93-94
　tipos de, 88
Tecido ósseo, 39-40
Temperatura, plasticidade e, 30-32
Temperatura de fusão, do colágeno, 93-94
Tempo da passada, 897-899
Tempo de apoio, 897-899
Tempo de balanço, 897-899
Temporoparietal, 455, 457-458
　ações do, 457-459
　inervação do, 457-458
　inserções do, 457-458
　palpação do, 457-458
Tenacidade à fratura, 31-32, 43-44
Tendão(ões). *Ver também tendões específicos*
　alterações relacionadas com a idade no, 95-98
　cicatrização do, 99-102
　colágeno no, 88-91
　composição do, 88-91
　curvas estresse-estiramento para, 91-94
　efeitos da temperatura no, 93-96
　efeitos hormonais no, 97-98
　elastina no, 90-91
　estrutura do, 88-91
　falha do, 93-94
　inserção do, 108-109
　lesões do
　　dos dedos, 386-387
　　mobilização precoce nas, 101
　　tratamento das, 101-102
　propriedades mecânicas do, 90-98
　taxa de aplicação de força e, 93-94
Tendão do bíceps, deslocamento do, 127-128
Tendão do calcâneo, 847-849
　forças no, 870
　ruptura do, 848-849
Tendão do quadríceps, direção da tração para, 803-805
Tendão patelar, direção de tração para, 803-805
Tênis, bursite da bursa anserina e, 785-786
Tenodese, 326-327
Tensão, 24-25
Tensão circunferencial, discos intervertebrais, 577-578
Tensão normal, 25
Tensor da fáscia lata, 710, 726-727, 785-788
Tensor do véu palatino, 428-430
Terceiro maléolo, 812
Termoterapia
　para lesões dos ombros, 93-94
　para restrição articular, 95-96
Termoterapia
　para lesões no ombro, 93-94
　para restrição articular, 95-96
Teste da artéria vertebral, 477
Teste da gaveta anterior, 755-757
Teste de abdução do ombro resistida, 172-173
Teste de deslocamento do pivô, 756-757
Teste de estresse, para ligamentos colaterais, 755
Teste de Finkelstein, 322-323
Teste de flexão do quadril, 687
Teste de fluência, 75-76
Teste de impacto Charpy, 31-33
Teste de indentação, 76-77
Teste de Lachman, 755-757
Teste de Ober, 787-788
Teste de rasgo, para cartilagem, 80-81
Teste de resistência ao rasgo, 80-81
Teste de tensão, 26-30
Teste de Trendelenburg, 719-721
Teste do estresse valgo, para ligamentos colaterais, 755
Teste do estresse varo, para ligamentos colaterais, 755
Teste muscular manual
　do deltoide, 170-172
　do flexor longo dos dedos, 854-855
　do flexor profundo dos dedos, 316
　do flexor superficial dos dedos, 302-305
　do peitoral maior, 183-184
　do supinador, 239-241
　do trapézio, 158
　dos pronadores do antebraço, 229
Testes de cisalhamento, 77-78
Testes tênseis, para cartilagem, 78-79
Tetraplegia, debilidade muscular do tríceps braquial na, 237-238
Tíbia, 811-812
　alinhamento da, 812
　distal, fraturas da, 813
　palpação da, ponto de referência para, 746-748
　proximal, 743
Tibial anterior, 842-843, 843
　ações do, 842-845

debilidade muscular do, 844-845
encurtamento do, 844-845
inervação do, 843
inserções do, 843
palpação do, 843
Tibial posterior, 853-854
ações do, 853-854
debilidade muscular do, 853-855
inervação do, 853-854
inserções do, 853-854
palpação do, 853-854
Tique doloroso, 455
Tireo-hióideo, 432-434
Tórax
músculos intrínsecos do, 547, 553-554
ossos do, 127-129
posterior, músculos do, 540-547
Torcicolo espasmódico, 504-505
Torcicolo, 504-505
Tornozelo. *Ver também* Pé
amplitude de movimento do, 822-823, 848-850
estabilidade do, 821-822
estrutura do, 820-822
eversão do, 824-825
forças no, 868-870
de pé, 886-887
fratura por avulsão do, 813, 858-859
lesões do
inversão, 824-825, 858-859
superior, 818-819
ligamentos colaterais do, 820-822, 824-825
movimentos do, 821-823
na locomoção, 899-903
pronação, 817-818
músculos do, 841-843
dorsiflexão do, 841-847
em pé, 886-887
força relativa do, 863-864
lateral, 856-859
na locomoção, 903-904
profundo, da região posterior, 852-857
superficial, da região posterior, 847-853
ossos do, 811-813
osteoartrite do, 820, 870
potência articular no, 911-913
técnicas de terapia manual para, 822-823
Torque, 8-9
Torsão pélvica, 648
Torsão, 35-36
disco lombar, 578-579
pélvica, 648
tibial, 812-813
lateral, 702-703
Trabalho, 19-20
Trabalho de parto e parto
forma/diâmetro pélvico e, 636-638
músculos pélvicos/períneos no, 674-675

Trabéculas, 40
Transferência do tendão, 54
Transferência muscular, 54
Transição flexível-quebradiço, 31-32
Transição termal, no colágeno, 94
Translação, 17-18, 108-111. *Ver também* Movimento articular
com rotação, 109-112
definição de, 108-109
nas articulações sinoviais, 109-111
Transverso do abdome, 598-600
Transverso torácico, 551-552
Transversoespinais, 545-547
Trapézio (músculo), 155-160, 502-503, 541-542
ações do, 155-160, 501-503
debilidade muscular do, 157-158, 160, 162-164, 502-504
encurtamento do, 157-159
estiramentos do, debilidade muscular do, 502-504
inervação do, 156, 502-503
inferior, 156-159
inserções do, 156, 502-503
lesão do nervo acessório espinal e, 160
medial, 156-157
palpação do, 156
sinergia de forças anatômicas no, 159
superior, 155-157
teste muscular manual do, 158
Trapézio (osso), 261-262, 263-264
Trapezoide, 261-262, 263-264
Trato iliotibial, 710
Trato respiratório, canal alimentar e, 426-427
Triângulo anal, 660-661
Triângulo urogenital, 660-661
Tríceps braquial, 235-238
debilidade muscular do, 297
na caminhada com muletas, 249-251
Trigonometria, 4-5
Trocanter maior, 695-696
Trocanter menor, 695-696
Tróclea, 201-203, 814
Tróclea do tálus, 814
Tropocolágeno, 88
Troponina, na contração muscular, 49
Túber isquiático, 631-634
Tubérculo dorsal, 258
Tubérculos do úmero proximal, 127-128
Tuberosidade da tíbia, 744
fratura por avulsão, 798-799
Tuberosidade lateral da tíbia, 744
Tuberosidade deltoide, 127-128
Túnel do tarso, 852-853
Túnel ulnar, 202

U
Úlceras, pele, no pé insensível, 873
Ulna
distal, 259-261
forma da, 259-261

movimentos da, supinação, 269
proximal, 203-206. *Ver também* Cotovelo
fraturas da, 206-207
superfície da, 259
Úmero
distal, 200-203, 206. *Ver também* Cotovelo
fraturas do, 206-207
proximal, 127-128. *Ver também* Ombro
na elevação do braço sobre o tronco, 143-145
Unidades britânicas, 4
Unidades de medida, 4
Unidades métricas, 4
Unidades motoras
definição de, 62
força e, 62-63
Uretra, 670
Uretrocele, 674-676
Uso de cadeira de rodas
alívio do peso no, 185-186, 197
sobrecarga no punho e, 335
transferência por deslizamento no, 237-238

V
Vantagem mecânica, 12-13f
Variância ulnar, 260-262
Vasto intermédio, 771-773. *Ver também* Quadríceps femoral
Vasto lateral, 714-715, 726-727, 771, 773-774. *Ver também* Quadríceps femoral
Vasto medial, 773-777. *Ver também* Quadríceps femoral
ângulo Q e, 775-776
debilidade muscular do, 776-777
encurtamento do, 777
estrutura do, 771, 773-775
exercícios para, 777
função do, 775-776
na estabilização patelar, 775-777
Vasto medial longo, 773-775
Vasto medial oblíquo, 773-777
Velocidade, 17-19
Velocidade de caminhada, 897-899, 914-915
Velocidade, caminhada, 897-899, 914-915
Ventilação, 537
Ventilação, do intervalo rotador, 140-141
Vértebra. *Ver também* Espinal, Coluna
atípica, 566
cervical, inferior, 477-479
craniovertebral, 476-477
lombar, 610-612
fraturas por compressão da, 568, 577-578
quinta, 624-628
sacralização da, 628-629
torácica, 523-526
arco vertebral das, 523-525

articulações na região da, 527-531
   costelas e
      articulações entre, 528-530
      movimentos da, 535-536
   fratura com acunhamento da, 561-562
   fraturas espontâneas da, 563
   fraturas por compressão da, 523-524, 562
      forças na, 559-560
   processos articulares da, 525
   processos musculares da, 525-526
   sobrecargas compressivas na, 559-560
Vetores, 5-8
   adição de, 6-7
   coordenadas polares para, 5-7
   direção dos, 5-7
   distância, 8-9
   força de reação ao solo, 910-911
   força, 8-9
   magnitude dos, 5
   momento, 8-9
   multiplicação dos, 6-8
   orientação dos, 5
   ponto de aplicação dos, 5
   produto cruzado dos, 6-8
   representações dos, 5-7
   resolução do componente dos, 5-7
   sentido dos, 5
Vinculares, 346-347
Visão dupla, 410-411
Viscoelasticidade, 34
   coluna cervical e, 517
   coluna lombar e, 570-571
   coluna torácica e, 563
Viscosidade, 34
Vocalização, 414-423
   volume da, 400-401
Volume, 23-24
Volume torácico, pressão torácica e, na mecânica da respiração, 537

Z

Zigomático, 403-404
Zona orbicular, 693